中文翻译版

施耐德产科麻醉学

Shnider and Levinson's Anesthesia for Obstetrics

（原书第 5 版）

原著者
Maya S. Suresh
B. Scott Segal
Roanne L. Preston
Roshan Fernando
C. LaToya Mason

主　译　熊利泽　董海龙　路志红
审　校　董海龙　孙焱芫　侯丽宏　聂　煌　路志红　雷　翀
译　者　（以姓氏汉语拼音为序）

柴　薪　陈　宇　成丹丹　邓　姣　董海龙　范倩倩
侯丽宏　雷　翀　梁洪金　刘明富　鲁　瑶　路志红
马　锐　聂　煌　孙焱芫　田　莉　王　淼　王韶双
王殊秀　王　怡　魏　莉　吴志新　谢亚宁　邢　东
杨　岑　张昊鹏　张久祥　张　倩

科学出版社
北　京

图字：01-2018-3945

内 容 简 介

本书原著由 89 位世界知名的产科麻醉专家结合多年临床经验编写而成，本版历经 30 余年的修订，系统地阐述了产科麻醉的生理学与药理学，胎儿评估，分娩和经阴道娩出的镇痛和麻醉，剖宫产的麻醉，新生儿复苏，产科并发症的麻醉注意事项和管理，麻醉并发症的风险、对策和管理，具有合并疾病产妇的麻醉处理，伦理、医学和社会学的挑战与议题，母体安全、并发症与病死率，生殖、宫内和非产科手术的麻醉注意事项等。本书共分为 11 部分 49 章，每章章末有要点总结，书末附有产科椎管内麻醉指南、产科麻醉实践指南、产科麻醉最佳目标、分娩期胎心率监护、产科麻醉相关名词英汉对照，适于各级麻醉科医师、产科医师阅读参考。

图书在版编目（CIP）数据

施耐德产科麻醉学：原书第 5 版 /（美）玛雅·S. 苏雷什（Maya S. Suresh）等著；熊利泽，董海龙，路志红译 .—北京：科学出版社，2018.6

书名原文：Shnider and Levinson's Anesthesia for Obstetrics

ISBN 978-7-03-057690-3

Ⅰ .①施… Ⅱ .①玛… ②熊… ③董… ④路… Ⅲ .①产科外科手术—麻醉学 Ⅳ .① R719

中国版本图书馆 CIP 数据核字（2018）第 122804 号

Maya S. Suresh, B. Scott Segal, Roanne L. Preston, Roshan Fernando, C. LaToya Mason: Shnider and Levinson's Anesthesia for Obstetrics, 5/E

ISBN-13：978-1-4511-1435-5

本书限中华人民共和国境内（不包括香港、澳门特别行政区及台湾）销售。

本书封面贴有 Wolters Kluwer Health 激光防伪标签，无标签者不得销售。

本书中提到了一些药物的适应证、不良反应和剂量，它们可能需要根据实际情况进行调整。

读者须仔细阅读药品包装盒内的使用说明书，并遵照医嘱使用，本书的作者、译者、编辑、出版者和销售商对相应的后果不承担任何法律责任。

责任编辑：郭 颖 / 责任校对：严 娜 贾娜娜 彭珍珍

责任印制：徐晓晨 / 封面设计：龙 岩

科 学 出 版 社 出版
北京东黄城根北街 16 号
邮政编码：100717
http://www.sciencep.com

北京虎彩文化传播有限公司 印刷
科学出版社发行 各地新华书店经销
*

2018 年 6 月第 一 版 开本：889×1194 1/16
2020 年 3 月第二次印刷 印张：50 1/2 插页：25
字数：1561 000
定价：258.00 元
（如有印装质量问题，我社负责调换）

译 者 前 言

　　产科麻醉历来被认为是麻醉学科中高风险的亚专业之一。孕产期间的生理改变、病理产妇和危重产妇带来的风险，使得产科麻醉所面临的状况瞬息万变，给麻醉医师带来了极大的挑战。

　　Shnider and Levinson's Anesthesia for Obstetrics 是经典的产科麻醉巨著，本次所译的第 5 版与上一版相距 12 年，内容发生了翻天覆地的改变。此外，与本领域其他许多书籍不同，本书的著者由全世界近百名产科麻醉的顶级专家组成，他们从产科麻醉的各个角度详尽而条理清晰地进行了阐述，信息量丰富，知识点全面，知识更新及时。同时拓展到了法律、伦理、危机资源管理等很多麻醉医师亟待掌握的领域。其中的全球展望更是为广大医师打开了一扇了解不同国家产科麻醉现状的窗户。参与翻译本书的麻醉医师们临床经验和翻译经验都很丰富，同时也邀请了产科医师参与本书相关章节的翻译工作。

　　这是一本权威而综合的产科麻醉学巨著。各个层次的麻醉从业者都能从中获益，产科麻醉工作的每个病例都能从中得到指导。翻译的过程中，译者对原书存在的一些明显错误进行了修改，以便进行正确的理解。如果书中仍然存在疏忽与错误之处，恳请读者批评指正。

熊利泽

中华医学会麻醉学分会　主任委员

空军军医大学第一附属医院　博士生导师

原 著 序

本书上一版至今已逾 10 年。我很高兴 Suresh 医生承担了更新和修订这本书的艰巨任务，相信 Shnider 教授也会很高兴。

从 1979 年出版的第 1 版到以后的各版，这部书生动地展现了麻醉医师在为孕产妇提供安全的镇痛和麻醉方面的发展过程。举个例子，当这本书第 1 次出版时，45% 的剖宫产是在全身麻醉下进行的，在美国只有不到 20% 的妇女在分娩时接受硬膜外镇痛，而且还没有开始应用硬膜外及蛛网膜下隙给予阿片类药物。

而现在美国大部分妇女分娩时都会接受硬膜外麻醉，许多机构报道的经阴道分娩时硬膜外麻醉比率达 80%～90%。目前低浓度局部麻醉药及小剂量阿片类药物持续性硬膜外给药获得了患者更高的满意度，是更加安全的麻醉方式。全身麻醉现在很少用于剖宫产，在许多医院都低于剖宫产的 5%，仅限于少数疾病状况或需要特别紧急分娩的患者。尽管怀孕年龄在增加，母体合并症也不可避免地增加，肥胖孕妇显著增加，而且剖宫产比率上升，但麻醉相关母体病死率大幅地降低了，已不再是其死亡的主要原因。

本书不仅提供基本的临床指导，也是从业者及学生的参考资料。为了达到这一目的，我们将重点放在清晰而准确地从各个方面介绍妊娠期妇女对麻醉药物的反应、孕妇生理性改变及胎盘药物转运对胎儿的影响，并帮助读者理解独特的围生期及产科相关问题。在第 5 版中，Suresh 教授继续了这项工作，为读者提供了一本权威而综合的产科麻醉学著作。相信从事产科麻醉的医师们和接受产科麻醉的人们都将获益匪浅。

Gershon Levinson

于加州旧金山

目 录

第一部分　生理学与药理学

第 1 章　妊娠期的生理变化 …………………… 3
第 2 章　子宫胎盘循环及气体交换 …………… 18
第 3 章　胎盘的药物转运和围生期药理学 …… 38

第二部分　胎儿评估

第 4 章　产前胎儿的评估、治疗和预后 ……… 49
第 5 章　产时胎儿监护：新观念与旧观念 …… 59

第三部分　分娩和经阴道娩出的镇痛与麻醉

第 6 章　分娩镇痛的替代（非药物）方法 …… 75
第 7 章　分娩镇痛的全身和吸入用药 ………… 85
第 8 章　产科局部麻醉：循证应用、争议、
　　　　 毒性及现代疗法 …………………… 97
第 9 章　产科区域镇痛 / 麻醉技术 ………… 109
第 10 章　剖宫产后经阴道分娩的麻醉 …… 127
第 11 章　麻醉对子宫活动、产程和预后的
　　　　　影响 ……………………………… 137

第四部分　剖宫产的麻醉：术后和产后问题的管理

第 12 章　剖宫产的麻醉 …………………… 147
第 13 章　剖宫产及阴道分娩术后多模式
　　　　　急性疼痛管理 …………………… 164
第 14 章　剖宫产术后慢性疼痛问题 ……… 178
第 15 章　非分娩产科手术麻醉 …………… 198

第五部分　新生儿健康：新老观念

第 16 章　新生儿复苏 ……………………… 219
第 17 章　新生儿神经损伤管理：循证结局 … 236

第六部分　产科并发症的麻醉注意事项和管理

第 18 章　异常胎位、臀先露、肩难产和多胎
　　　　　妊娠 ……………………………… 247
第 19 章　早产临产和早产 ………………… 257
第 20 章　产时发热、感染和脓毒症 ……… 276
第 21 章　产科出血、新的药物干预、血液
　　　　　保护技术和出血对策 …………… 282

第七部分　麻醉并发症的风险、对策和管理

第 22 章　羊水栓塞 ………………………… 303
第 23 章　孕妇静脉血栓栓塞及椎管内麻醉的
　　　　　抗凝和抗血栓药物使用指南 …… 319
第 24 章　插管困难与失败：产科患者气道
　　　　　相关事件的对策、防范与处理 … 333
第 25 章　禁食水的争议——肺误吸：
　　　　　风险与控制 ……………………… 368
第 26 章　产科区域麻醉的神经并发症 …… 375
第 27 章　硬脊膜穿破后头痛 ……………… 386

第八部分　患有合并疾病产妇的麻醉处理

第 28 章　妊娠期高血压 …………………… 399
第 29 章　内分泌失调产妇的麻醉 ………… 422
第 30 章　妊娠合并心脏疾病患者的麻醉
　　　　　管理 ……………………………… 443
第 31 章　妊娠合并哮喘 …………………… 476
第 32 章　神经性和神经肌肉病变 ………… 489
第 33 章　合并颅内和脊髓病变的临产妇 … 502
第 34 章　出血与凝血功能障碍新进展 …… 522
第 35 章　病态肥胖 ………………………… 530
第 36 章　人类免疫缺陷病毒（HIV）：母亲
　　　　　和胎儿的注意事项和管理 ……… 544

第 37 章　妊娠期肝肾疾病·················556

第 38 章　免疫功能障碍妊娠患者的麻醉·······575

第 39 章　精神障碍·····················596

第 40 章　先天性异常的孕产妇············609

第九部分　伦理、医学和社会学挑战与议题

第 41 章　产科麻醉中知情同意和其他伦理

　　　　　与法律议题·················623

第 42 章　孕产妇物质滥用和药物成瘾·······632

第 43 章　孕期创伤：孕妇复苏、快速应答

　　　　　团队及方案················646

第十部分　母体安全、并发症与死亡率

第 44 章　产妇和新生儿安全中危机管理与

　　　　　模拟教学的应用·············661

第 45 章　近似差错与母体死亡············676

第 46 章　产科麻醉全球展望············688

第十一部分　生殖、宫内和非产科手术的麻醉
**　　　　　注意事项**

第 47 章　体外受精和生殖技术··········705

第 48 章　胎儿宫内手术···············717

第 49 章　孕期非产科手术············741

附录 A　产科椎管内麻醉指南·············753

附录 B　产科麻醉实践指南

　　　　美国麻醉医师学会产科麻醉

　　　　工作小组的更新报告···········755

附录 C　产科麻醉最佳目标·············777

附录 D　分娩期胎心率监护：术语、解读

　　　　和一般管理原则··············779

　　　　妇产科医师临床管理指南

　　　　美国妇产科医师学会···········779

中英文对照词汇表····················786

彩图····························799

本书参考文献请扫描二维码

第一部分

生理学与药理学

第1章

妊娠期的生理变化

（Brenda A. Bucklin 和 Andrea J. Fuller 著，陈　宇译，聂　煌校）

妊娠、分娩和产后一段时间内，孕妇可出现某些特殊的解剖及生理学改变，包括心排血量的显著增加，脑组织对麻醉药的敏感性增加等，几乎所有器官系统在妊娠及围生期均会发生变化。分泌自卵巢、胎盘的激素增加，内啡肽的释放增多，进一步影响生理学改变。为保障母婴安全、获得最佳的临床转归，深入了解这些改变对接诊妊娠期妇女的麻醉医师是十分必要的。

一、妊娠期心血管系统的变化（表 1-1）

妊娠期母体的心血管系统变化主要有两方面益处，一是增加子宫灌注保证胎儿生长及代谢需求，二是为分娩时的失血做好准备。

1. 血容量

妊娠期血管内、外液体容量显著增加，孕妇体重平均增加 12.5kg。其中，血浆约增加 55%，从 40ml/kg 提高到 70ml/kg；红细胞容积约增加 17%，从 25ml/kg 提高到 30ml/kg（图 1-1）。这一变化从怀孕最初的几周开始，妊娠中期迅速增加，并在妊娠晚期达到高峰，临近产期稍有下降。血浆容量的增加可能是由口渴的阈值降低及精氨酸升压素代谢改变引起。大部分增加的血液主要用于增加子宫灌注，在分娩宫缩时有 300～500ml 血液被挤入母体循环。血容

量在产后 7～14d 可恢复至孕前水平。

促红细胞生成素在妊娠第 2 个月开始上升，刺激红细胞生成增加。由于红细胞容积和血浆容积的增加不成比例，所以导致了"妊娠期生理性贫血"。通常血红蛋白保持在 116g/L 是正常的，如果低于 110g/L 或者血细胞比容低于 0.33，则是妊娠期贫血，多因缺铁所致。

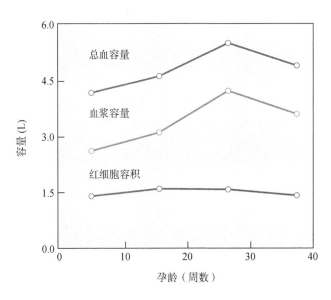

图 1-1　正常妊娠时，总血容量、血浆容量、红细胞容积的变化。血浆容量不成比例的增加是妊娠期贫血的原因之一

（引自 Moir DD, Carty MJ//Moir DD, ed. Obstetric Anesthesia and Analgesia. Baltimore,MD: Williams & Wilkins, 1977.）

表 1-1　心血管系统变化

变量	变化趋势	平均变化
血容量	↑	+35%~40%
血浆容量	↑	+50%
红细胞容积	↑	+20%
心排血量	↑	+40%~50%
每搏量	↑	+30%
心率	↑	+15%~20%
股静脉压	↑	+15mmHg
外周阻力	↓	-15mmHg
平均动脉压	↓	-15mmHg
收缩压	↓	-0~15mmHg
舒张压	↓	-10~20mmHg
中心静脉压	无变化	无变化

（引自 Ueland K. Maternal cardiovascular dynamics. Ⅶ. Intrapartum blood volume changes. Am J Obstet Gynecol, 1976, 126:671-677; Pritchard J. Changes in blood volume during pregnancy and delivery. Anesthesiology, 1965, 26:393-399; Lindheimer M, Davison J.Osmoregulation, the secretion of arginine vasopressin and its metabolism during pregnancy. Eur J Endocrinol, 1995, 132:133-143; Hendricks C. Hemodynamics of a uterine contraction. Am J Obstet Gynecol, 1958, 76:968-982; Cotes P, Canning C, Lind T. Changes in serum immunoreactive erythropoietin during the menstrual cycle and normal pregnancy. Br J Obstet Gynaecol, 1983, 90:304-311; Clark S, Cotton D, Lee W. Central hemodynamic assessment of normal term pregnancy. Am J Obstet Gynecol, 1989, 161:1439-1442; Flo K, Wilsgaard T, Vartun A, et al. A longitudinal study of the relationship between maternal cardiac output measured by impedance cardiography and uterine artery blood flow in the second half of pregnancy.BJOG, 2010, 117:837-844; Mabie W, DiSessa T, Crocker L, et al. A longitudinal study of cardiac output in normal human pregnancy. Am J Obstet Gynecol, 1994, 174:1061-1064; Warner M, Fairhead A, Rawles J, et al. An investigation of the changes in aortic diameter and an evaluation of their effect on Doppler measurement of cardiac output in pregnancy. Int J Obstet Anesth, 1996, 5:73-78; Ueland K, Hansen J.Maternal cardiovascular dynamics. Ⅲ. Labor and delivery under local and caudal analgesia. Am J Obstet Gynecol, 1969, 103:8-18; Ueland K, Hansen J. Maternal cardiovascular dynamics. Ⅱ. Posture and uterine contractions. Am J Obstet Gynecol, 1969, 103:1-7; Seth R, Moss A, McNitt S, et al. Long QT syndrome and pregnancy. J Am Coll Cardiol, 2007, 49:1009-1018.）

增加的血容量为分娩时的失血做了准备。一般阴道分娩失血少于 500ml，剖宫产失血少于 1000ml。除非失血 > 500ml，血流动力学改变一般不明显，也很少需要输血。产后 1 周，血容量水平可降至产前的 125%，6~9 周后逐渐降至产前 110%。血红蛋白和血细胞比容在产后初期也会下降，随后 6 周逐渐增加至产前水平。

2. 中心血流动力学（图 1-2）

妊娠 10 周左右，心排血开始增加，妊娠早期末期，阻抗心动图、超声心动图等显示，心排血量提高 35%~40%。到妊娠 34 周，心排血量可比妊娠前高出 50%，其后维持稳定到足孕（图 1-3）。这一时期，心排血量供应子宫的血流从 5% 增加到 11%。

心排血量的改变主要由心率和每搏量增加引起。妊娠 5 周时心率开始加快，随孕龄稳步增加，分娩前可比妊娠前基线增快 10~20/min（图 1-4）。妊娠 5~8 周，内分泌的改变、雌激素的释放可使每搏量增加约 20%，从妊娠早期至妊娠晚期，继续增加 25%~30%。

分娩时，心脏承担的压力更多，心率、每搏量进一步提高，心排血量随之增加。与分娩开始前相比，心排血量在潜伏期约增加 15%，活跃期增加 30%，胎儿娩出时增加 45%。子宫每次收缩时心排血量可提高 10%~20%。剖宫产后即刻，心指数可提高 40%，全身血管阻力指数降低 39%。但平均动脉压可保持稳定。分娩时的这些变化持续 10~30min，产后 2~5d 恢复至孕前水平。血流动力学改变在不同的分娩方式时是相似的。尽管大多数产妇都可以耐受这种分娩时的心脏高负荷，但一些有心脏病的产妇无法进一步提高心排血量来满足分娩需要，将面临极大的产后并发症风险。

在多种因素的共同作用下，妊娠期的全身血管阻力约从 1530dyn·s/cm⁵（$1dyn/cm^2 = 0.1Pa$）下降到 1210dyn·s/cm⁵。其中，前列环素、孕激素分泌增加，前者是强效的血管扩张药，后者可扩张平滑肌血管。低阻力的胎盘循环与体循环相适应，两者的并联效应使得总体阻力更低，可降低后负荷。生理性贫血令流变学发生改变，血液黏度降低，血流增加，进一步降低后负荷。基于类似机制，妊娠期肺血管阻力约降低 30%。这一点对存在分流的先天性心脏病患者非常重要，在妊娠期其体循环阻力与肺循环阻力的平衡可能被打破。

心排血量的提高可增加子宫胎盘、肾及下肢的灌注。子宫血流量从 50ml/min 逐渐增加到足孕时的 700~900ml/min，其中超过 90% 的血液进入子宫绒毛间隙，其余流入子宫肌层。流向皮肤的血液在足孕时增加 3~4 倍，因此皮温升高。

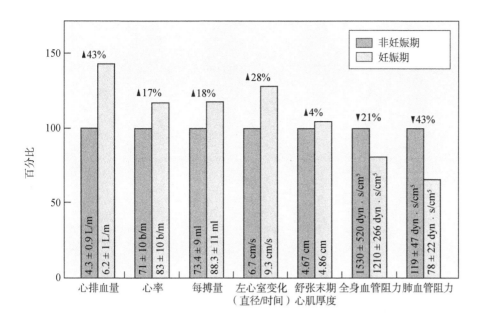

图 1-2　超声心动图和肺动脉导管监测健康女性妊娠期血流动力学变化

（数据来自 Robson SC, Hunter S, Moore M, et al. Haemodynamic changes during the puerperium: A Doppler and M-mode echocardiographic study. Br J Obstet Gynaecol, 1987, 94:1028-1039; Clark SL, Cotton DB, Lee W, et al. Central hemodynamic assessment of normal term pregnancy. Am J Obstet Gynecol, 1989, 161:1439-1442. ）

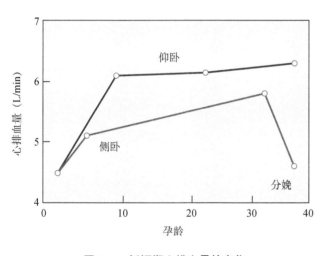

图 1-3　妊娠期心排血量的变化

（引自 Lees MM, Taylor SH, Scott DB, et al. A Study of cardiac output at rest throughout pregnancy. J Obstet Gynaecol Br Commonw, 1967, 74:319. ）

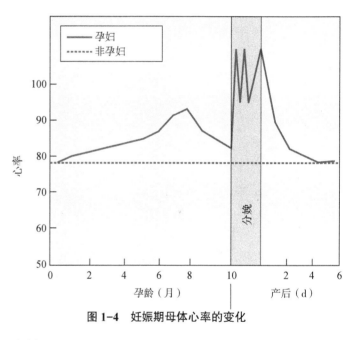

图 1-4　妊娠期母体心率的变化

（引自 Burwell CS and Metcalfe JA. Heart disease and Pregnancy: Physiology and Management. Boston: Little, Brown and Co., 1958. ）

3. 心功能评估

妊娠时，膈肌随增大的子宫上移，导致心脏向左转位，胸部 X 线片上可出现心影扩大（图 1-5），心电图电轴偏移。超声心动图可提示左心室肥大，表现为舒张末期左心室扩大及左心室室壁增厚（与非孕妇女相比）。这种改变主要是心肌细胞体积增大引起，而非细胞数量增加。妊娠孕晚期左心室质量可增加 23%，舒张末期容积随之增加，但收缩末期容积不变，故射血分数大大提高。监测血流动力学时，需注意其中心静脉压、肺动脉舒张压和肺毛细血管压与非妊娠妇女相比并没有改变。有些产妇在做超声心动图检查时可见无症状性心包渗出。

妊娠期心电图可出现一些良性改变，包括 P-R 间期及 Q-T 间期（未校正）缩短，心电轴偏移，妊娠早期 QRS 轴轻度右偏，妊娠晚期轻度左偏，以及短暂的 ST 段改变。长 QT 综合征患者在妊娠期较少出现心脏事件，但分娩后 9 个月出现晕厥、猝死等心脏事件的危险性增加。房性期前收缩和室性期前收缩及窦性心动过速是较常见的良性心律失常表现。但这些正常的生理改变必须与某些疾病相鉴别，包括：①超过Ⅲ级的收缩期杂音；②舒张期杂音；③严重的心律失常；④影像学明确的不对称心脏扩

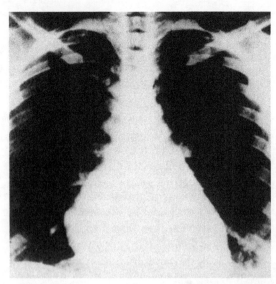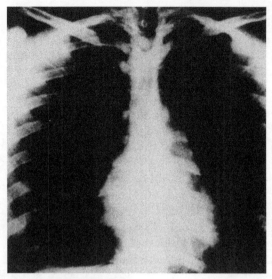

图 1-5　妊娠期（左）和产后（右）的胸部 X 线片对比

（经许可转载自 Burwell CS, McAnulty JH, Ueland K, eds. Heart Disease in Pregnancy: Physiology and Management.
Boston: Little,Brown and Co, 1986:60-63.）

大。94% 的足孕产妇可出现肺动脉瓣和三尖瓣反流，27% 的产妇可出现二尖瓣反流。听诊第一心音时，二尖瓣、三尖瓣开瓣音增强，第二心音很少改变，至妊娠晚期可听到第三心音。主动脉反流杂音很少闻及，但因血流增加，可以闻及Ⅰ～Ⅱ级的收缩期杂音及三尖瓣的开瓣音。

4. 血压

母体血压可受体位、孕龄、年龄和经产数的影响。全身血管阻力的变化导致妊娠中期收缩压、舒张压及平均动脉压降低，妊娠末期恢复至基线水平。相较于收缩压，舒张压在妊娠中期的降低程度更大，最多可达 20%（图 1-6）。血压随年龄增长而增加。左侧卧位时测定的左臂血压与仰卧位或坐位的测量值相关性好。

5. 自主神经系统

全身血管阻力降低一部分原因是子宫绒毛间隙阻力进行性下降，可容纳更多的血流。研究显示，α和β受体下调，前列环素分泌增加可进一步降低血管阻力，增加肾、子宫和肢端血流。尽管血管张力总体降低，为维持血流动力学稳定，母体很大程度上依赖于自主神经的调节。这种依赖性随妊娠进展而不断提高，足孕时达到最大。血管紧张度的降低的效应主要体现在下肢静脉容量系统。这些变化可抵消子宫压

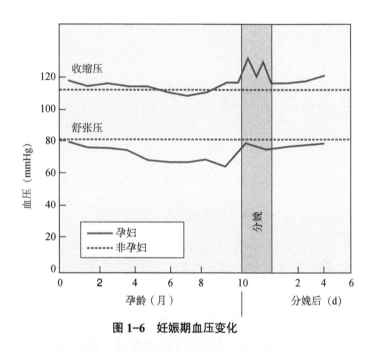

图 1-6　妊娠期血压变化

迫下腔静脉时造成的静脉回流受阻。足孕时，副交感神经张力降低，导致安静状态时的心率及心排血量增加。妊娠期多种激素的分泌变化令压力反射的阈值提高，因此，更易出现低血压表现。此外，一些研究者认为迷走神经张力的进一步降低是为了保证交感神经系统拥有相对正常的功能。这有助于理解常发生于剖宫产手术中的情况，为何孕妇即便在高位交感神经阻滞时，也几乎很少出现严重的心动过缓。尽管药物所引起的交感神经阻滞在足月孕妇可造成严重低血压，对非孕女性却影响很小。

6. 主动脉及下腔静脉压迫

近 15% 的孕妇临近足月时在仰卧位会出现休克症状，包括低血压、面色苍白、出汗、恶心、呕吐，精神状态改变，主要是由右心静脉回流减少引起，被称为仰卧位低血压综合征。影像学检查证实：在仰卧位时，妊娠子宫的压迫可完全或部分阻闭下腔静脉。虽然旁开受阻静脉节段经椎旁（硬膜外）静脉进入奇静脉系统回流心脏的血液可有部分的代偿作用，但下腔静脉受阻的净效应是心排血量减少，组织灌注降低。如能改为侧卧位，可部分改善下腔静脉回流（图 1-7），加上侧支循环的血液，足够维持右心室充盈压。

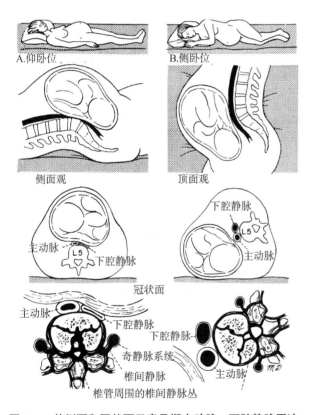

A.仰卧位　　B.侧卧位

侧面观　　顶面观

主动脉　L5　下腔静脉

下腔静脉　L5　主动脉

冠状面

主动脉　下腔静脉

下腔静脉　奇静脉系统　主动脉　椎间静脉

椎管周围的椎间静脉丛

图 1-7　从侧面和冠状面示意孕期主动脉、下腔静脉压迫

（经许可转载自 Bonica JJ, ed. Obstetric Analgesia and Anesthesia. Amsterdam: World Federation of Societies of Anaesthesiologists, 1980.）

妊娠晚期，在胎先露位置入盆固定之前，下腔静脉受压十分常见。下肢静脉血淤滞可引起包括下肢静脉炎、静脉曲张、下肢水肿等一系列症状。如出现踝部水肿、小腿静脉曲张、痔，说明已有下肢静脉怒张。子宫血流量与灌注压，即子宫动脉压减静脉压成正比。下腔静脉受压时，胎盘子宫灌注减少。子宫静脉压力

升高会进一步减少子宫血流，影响胎儿生长。因为仰卧位时，子宫静脉压升高，即使母体血压正常，子宫动脉灌注也会减少。主动脉受压通常不会引起什么症状，但与主动脉钳闭类似，可提高母体上肢血压。仰卧位时，妊娠子宫会部分压迫主动脉，引起下肢和子宫动脉压降低。后者可导致胎儿血流量减少，胎儿缺氧。因此，即便上肢血压正常，仰卧位时子宫胎盘的灌注依然有可能减少。从仰卧位改为左侧卧位，可使足月产妇的绒毛间血流量增加 20%，胎儿氧张力增加 40%。产妇为仰卧位，胎心常不稳定，尤其在全身麻醉或椎管内麻醉后。

认识到主动脉、下腔静脉受压的影响对麻醉管理是非常重要的，在妊娠 20 周时，这种不良影响即可存在。具有血管扩张作用的药物如丙泊酚、吸入麻醉药，或引起交感神经阻滞的治疗等，均可加剧下腔静脉受阻带来的回心血量减少。交感神经阻滞可减弱或完全抵消母体为适应静脉回流减少而引起的血管收缩反应，因此预防主动脉、下腔静脉受压十分必要。睡眠时，大多数孕妇在 30 周以后采用侧卧位，这种避免仰卧位的自然本能是很有益的。保持侧卧位，并使子宫左侧移位（left uterine displacement，LUD）对避免主动脉、下腔静脉压迫非常重要，可用手向左推举子宫实现。其他一些方法包括：把手术台或产台向左倾 15°；在产妇右侧身下放置垫子、泡沫塑料或有弹性的袋子使右侧臀背部垫高 10～15cm。羊水过多或多胎妊娠时子宫通常较大，可能需要更大程度左倾（30°）以缓解大血管受压状态。目测评估子宫的位置通常并不可靠。当产妇处于仰卧位时，其倾斜程度要以能够看到子宫位移离开腹部大血管为准。如果孕妇发生低血压，通常说明左倾程度还不够，应当立即改变体位。有时，右侧卧位、子宫右移也能达到相同效果。与仰卧位相比，剖宫产时左侧卧位分娩的新生儿发生低 Apgar 评分和酸中毒的概率较低，所以这一体位应是必须实施的。不伴左倾的头低足高位对母体低血压的防治基本无用，事实上还可能导致子宫向后移位进一步压迫主动脉和下腔静脉，使症状加重。第二产程时用力屏气会加剧对主动脉、下腔静脉的压迫，并可能减少子宫灌注。如果产妇临近足月时发生低血压，应立即左倾，或完全侧卧位，因为保证足够的静脉回流对于任何后续治疗都是必需的。表 1-2 总结了孕妇心血管改变对麻醉的意义。

表 1-2　心血管系统变化：对麻醉的意义

A. 静脉扩张使硬膜外血管损伤率增加

B. 健康孕妇可耐受失血 1500ml 而不需输血（但分娩时出血仍属高风险事件）

C. 血红蛋白升高（＞140g/L）提示血容量低，通常因子痫前期、高血压或利尿药使用不当引起

D. 产后数小时内心排血量仍然高，有心肺疾病的产妇仍处于危险期

E. 硬膜外阻滞可降低分娩时的心脏负荷，可能对一些心脏病状态有益

F. 行区域阻滞母体血压＜12～12.67kPa（90～95mmHg）时应小心，子宫血流量可能会不成比例降低

G. 一直要注意避免主动脉、下腔静脉压迫：70%～80% 的孕妇阻滞平面达 T_4 交感神经水平时可在仰卧位发生明显的低血压

二、妊娠期呼吸系统的变化

妊娠期呼吸系统解剖及生理上的多种改变会对麻醉管理产生显著影响。

1. 上呼吸道的改变和通气管理

上呼吸道的改变在妊娠早期开始并逐步发展。口、鼻、咽喉的黏膜毛细血管扩张使得上呼吸道的黏膜脆性和血管分布增加。由于黏膜水肿，许多孕妇出现上呼吸道感染症状，而鼻充血使许多患者自诉气短。许多激素，尤其是在雌激素的作用下，呼吸道纤维组织增生，血容量、组织间液及体液总量增加，并进一步导致口咽、鼻咽及呼吸道水肿，血管增生。上呼吸道水肿可因轻微的呼吸道感染、液体负荷过量而明显加重。而子痫前期的产妇呼吸道水肿、血管增生更为严重，常在分娩时出现气管插管困难。上述改变可提高妊娠期和分娩时患者 Mallampati 分级程度，提示有困难气道的可能，气道管理应特别小心。

虽然非孕妇女可以用到 8.0mm 的气管导管，但由于水肿、血管增生，孕妇通常使用较小的 6.0～6.5mm 的导管。在吸痰、放置导管及喉镜时，孕妇更易出现黏膜损伤，且损伤后有大量出血的可能。除非必须，应尽量避免经鼻插管、放置胃管等操作以防鼻出血。

2. 胸部变化

胸部在妊娠期同样会发生一些重要变化。其前后径及横径增加，使得胸腔周长增加了 5～7cm。松弛素的大量分泌使附着于肋骨上的韧带松弛，肋下角扩大约 50%，胸腔结构改变。虽然膈肌会抬高约 4cm，但其移动度增加。这些改变对胸部贯通伤的孕妇具有重要意义，由于膈肌抬高，其往往合并腹部损伤。

3. 肺体积和肺容量（表 1-3）

肺体积或容量在妊娠期改变不大，肺总容量通常不变或轻度降低。足月产妇的功能残气量可降低 15%～20%，导致肺容量轻度下降，但孕期潮气量可增加约 45%。潮气量的增加主要发生在妊娠早期，导致补吸气量增加。残气量的降低有助于维持肺活量。在妊娠晚期，随着潮气量和补吸气量增加，深吸气量增加，相应的，补呼气量减少。

表 1-3　妊娠期呼吸系统变化（%）

肺体积	补吸气量	+5
	潮气量	+45
	补呼气量	-25
	残气量	-15
肺容量	深吸气量	+15
	功能残气量	-20
	肺活量	0
	总肺活量	-5
通气	每分通气量	+45
	肺泡通气量	+45
	呼吸频率	0
	无效腔容积	+45
呼吸力学	肺阻力	-50
	一秒用力呼气量	0
	一秒用力呼气量 / 最大肺活量	0
	闭合容积	0
	呼吸流速容量环	0

（转载自 Bucklin BA, Gambling DR, Wlody DJ. Practical Approach: Obstetric Anesthesia. Lippincott Williams and Wilkins, 2009.）

功能残气量的减少主要是由膈肌上抬及子宫增大引起。这些改变自妊娠第 20 周开始，至足月时降低至孕前的约 80%。如孕妇采用仰卧位，功能残气量会进一步降低（图 1-8）。深吸气量增加可以维持整个

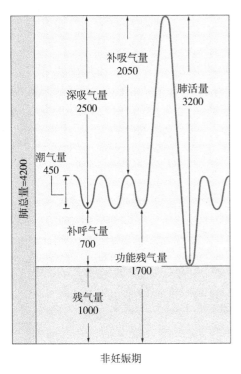

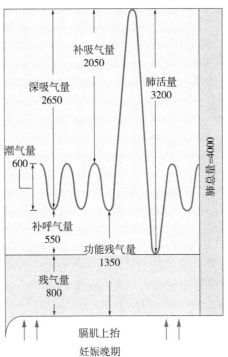

图 1-8　肺体积和肺容量在妊娠期、分娩期及产后的变化（ml）

（经许可转载自 Bonica JJ, ed. // Principles and Practice of Obstetric Analgesia and Anesthesia. Philadelphia, PA:Davis, 1967:24.）

妊娠过程中直立位的肺活量不变，但一些肥胖孕妇的肺活量可有所降低。仰卧位可显著影响妊娠晚期的肺功能。例如仰卧位时，孕妇的闭合容量（小气道开始闭合时的肺容量）可减少 30%～50%。因为闭合容量超过了功能残气量，处于仰卧位时孕妇有低氧和器官灌注不足的危险。

4. 通气和动脉血气（表 1-4）

自妊娠 7 周开始，孕妇每分通气量即增加 30%，到妊娠晚期增加 50%。激素的变化和机体产生的大量二氧化碳引起潮气量的增加，呼吸频率不变，每分通气量增加。总的呼吸无效腔比例在妊娠期没有变化，但肺泡通气量可提高约 30%。孕激素作为呼吸兴奋药可刺激呼吸中枢，增加机体对二氧化碳的敏感性，二氧化碳曲线左移。最近的一项研究显示，上述这些高通气变化是清醒程度、中枢化学感受性呼吸反射、酸碱平衡、代谢率和脑血流在妊娠期共同变化作用的结果。安静状态下，尽管母体每分钟会多产生 300ml 的二氧化碳，但因为通气量提高，$PaCO_2$ 可保持在 4～4.26kPa（30～32mmHg）。且由于肾排泄碳酸氢盐增加（正常孕妇在 20mmHg 水平），pH 被部分矫正，保持在 7.41～7.44 的正常范围内。这些动脉血气的变化对麻醉管理非常重要，例如，一孕妇 $PaCO_2$ 为 5.3kPa（40mmHg），则提示有高碳酸血症存在，需要进一步评估治疗。

与非妊娠患者相比较，孕妇无论在休息（约 20%）还是运动时，氧的摄取和消耗都会显著增加。代谢率的增加与体重、体表面积的改变并不成比例。

表 1-4　妊娠期血气变化

	非妊娠期	3 个月一期		
		妊娠早期	妊娠中期	妊娠晚期
pH	7.40	7.41～7.44	7.41～7.44	7.41～7.44
PaO_2（mmHg）	100	107	105	103
$PaCO_2$（mmHg）	40	30～32	30～32	30～32
［HCO_3^-］（mmol/L）	24	21	20	20

1mmHg=0.1333kPa

（转载自 Bucklin BA, Gambling DR, Wlody DJ. Practical Approach: Obstetric Anesthesia. Lippincott Williams and Wilkins, 2009.）

在每单位体重上，胎儿、胎盘及子宫的共同耗氧（或释放二氧化碳和热量）要较母体高。母体每千克体重耗氧率为4ml/min，而在胎儿的迅速发育时，即胎儿代谢的最高时期，胎儿、胎盘及子宫耗氧则高达12ml/min。因此，妊娠女性的氧耗是母体、胎儿、胎盘及子宫的代谢之和。

5. 妊娠期运动时的肺功能

许多女性怀孕后依然喜欢运动。但怀孕后机体对运动刺激的反应有所不同。妊娠后，有意识地增加呼吸肌收缩做功，以及呼吸系统的机械适应，使得劳累性呼吸困难更为明显。妊娠期运动状态下的肺部改变主要包括每分通气量、潮气量、氧耗、CO_2消耗和一氧化碳弥散能力（carbon monoxide diffusing capacity，DLCO）的增加，但酸碱平衡可保持稳定。

6. 妊娠期低氧血症机制

过度换气可引起肺泡内二氧化碳浓度降低，肺泡通气量增加，根据肺泡气公式（译者注：用于计算肺泡中氧气分压的公式），PaO_2会升高（正常值在103～107mmHg）。但随着子宫增大，胎儿、胎盘代谢的需要，氧耗较高（表1-5）。在妊娠中期，PaO_2经常< 13.3kPa（100mmHg）。仰卧位时，功能残气量进一步减少，以致小于闭合容积，导致小气道闭合，通气/灌注比例异常进一步增大，氧饱和度下降。同时，仰卧位时心排血量减少，引起混合静脉血的氧饱和状态降低，并最终导致氧饱和度降低。改为坐位或侧卧位，肺泡－动脉氧浓度梯度降低，动脉血氧合改善。妊娠晚期，氧耗可较妊娠前增加40%～60%。

氧饱和度降低常发生在呼吸暂停时，如麻醉诱导或是子痫发作（图1-9）。缺氧程度常因肺容量

表 1-5　妊娠期氧消耗增加原因

妊娠期氧消耗增加40%～60%，原因如下

1. 代谢需求增加

　　—胎儿

　　—子宫

　　—胎盘

2. 呼吸做功增加

3. 心脏做功增加

（转载自Bucklin BA, Gambling DR, Wlody DJ. Practical Approach: Obstetric Anesthesia. Lippincott Williams and Wilkins, 2009.）

的变化而加重。最近的一项研究显示，妊娠女性的缺氧耐受度降低类似于快速顺序诱导时的生理改变。以SaO_2降低至0.90为时间节点，研究者发现去氮99%后，妊娠患者仅能耐受4min，而非妊娠患者的这一时间为7min 25s。此外，妊娠患者的SaO_2从0.90降到0.40只需35s，非妊娠患者为45s。

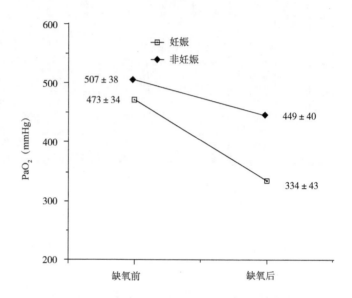

图 1-9　孕妇与非孕妇在缺氧1min后的动脉氧分压变化

（图中数据来自Archer GW Jr, Marx GF. Arterial oxygen tension during apnea in parturient women. Br J Anaesth, 1974, 46:358-360.）

7. 妊娠期睡眠障碍

妊娠后，生理上及激素水平的改变会显著影响睡眠时的呼吸模式。有的改变可使睡眠质量更高，但也有些改变可能引起睡眠障碍，常见的包括睡眠规律改变和打鼾。新近一项评估妊娠睡眠障碍性呼吸和上呼吸道口径的研究证实：妊娠晚期孕妇上呼吸道狭窄，睡眠时打鼾情况增加。多导睡眠描记显示孕妇的慢波和快速动眼睡眠周期缩短，睡眠总时间减少，入睡后觉醒次数增加。妊娠相关睡眠障碍最早由美国睡眠医学学会（American Academy of Sleep Medicine）于2000年提出，定义为在妊娠期出现的失眠或过度困倦。阻塞性睡眠呼吸暂停是另外一种睡眠障碍，在妊娠期的发生率还不清楚。妊娠相关睡眠障碍的诊断比较困难，因为妊娠期间，特别是足月时的睡眠规律紊乱和白日疲劳非常常见。体重指数> 35，颈围> 40.6cm（16in），打鼾频繁或很响，睡眠中有呼吸暂停，激醒次数多，或者白

日经常瞌睡的女性需警惕有阻塞性睡眠呼吸暂停的可能。可通过多导睡眠图进行迅速诊断，并应用持续正压通气减少术后肺部并发症的危险性。

8. 剧痛对母体呼吸的影响（图 1-10）

如不进行药物控制，产妇分娩时的疼痛会十分剧烈。与未孕时相比，其第一产程时的每分通气量可增加 70%～140%，第二产程时可增加 120%～200%。宫缩疼痛时，较易发生严重的低碳酸血症和碱血症。$PaCO_2$ 可低至 1.33～2kPa（10～15mmHg），母体开始低通气，氧合曲线左移。随着氧分子与血红蛋白的结合越来越牢固，胎儿的氧供给减少。与此同时，母体的氧耗却在增加（如产妇为进行双倍的每分通气量，会使氧耗增加 50%），因此，在宫缩间期容易发生严重的低氧血症。血乳酸水平增高，提示分娩时产妇的氧需求高于氧供给。许多研究均证实有效的镇痛措施（如硬膜外镇痛）能够显著改善宫缩疼痛时的高通气状态。在胎儿状况较差，氧供给成为首要任务时，镇痛无疑是一个极为重要的考虑因素。表 1-6 总结了妊娠期呼吸改变对麻醉的影响。

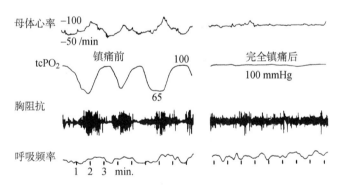

图 1-10 剧痛的宫缩使孕妇过度通气，造成宫缩间期通气量减少，相应造成经皮氧分压（tcPO₂）降低至 8.67～9.3kPa（65～70mmHg）。使用硬膜外镇痛后，tcPO₂ 稳定在 100mmHg

（经许可转载自 Huch R, Huch A, Lubbers DW, eds//Transcutaneous PO₂. New York, NY: Thieme-Stratton, 1981, 139.）

9. 妊娠期血液系统的改变

为保障胎儿生长，妊娠期氧转运增加。尽管血细胞比容减少，降低了血液携氧能力，但其他一些改变补偿了这种降低效应。如高通气使动脉氧分压平均增加到 13.7kPa（103mmHg）；心排血量增加，血管扩张及子宫、肾的灌注增加，使子宫及其他靶器官

表 1-6　呼吸改变：对麻醉的重要意义

A. 气道管理更具挑战性
1. 体重增加、乳房增大，妨碍喉镜操作
2. 黏膜肿胀更易出血；避免经鼻操作
3. 使用较小号的气管插管（6～7mm）
B. 对麻醉药物的反应
1. MAC 值下降
2. FRC 下降，使用非可溶性药物的诱导时间缩短
3. VE 增加，可溶性药物的诱导时间缩短
4. 可能更快发生药物过量和气道反射消失
C. 低氧的风险更高
1. FRC 降低，呼吸暂停期间的氧储备更少
2. 氧耗增加
3. 快速气道梗阻
D. 过度机械通气（$P_{ET}CO_2$ < 24）可降低母体心排血量和子宫血流
E. 母体和胎儿缺氧与疼痛所引起通气过度或不足有关。有效的镇痛可避免缺氧

供血提高；氧离曲线右移（P50 从 26mmHg 移动至 30mmHg）使得胎儿氧供给更为便利，而胎儿血红蛋白的 P50 为 2.4kPa（18mmHg），比母体的血红蛋白更易于与氧结合。

三、血浆蛋白

血浆白蛋白在妊娠早期开始减少，到足月时降至最低点 33g/L。白蛋白/球蛋白比值和总的血浆蛋白浓度均会降低。妊娠期血浆胶体渗透压（plasma colloid oncotic pressure，COP）约减少 14%，即从 2.78kPa（20.8mmHg）降至 2.4kPa（18mmHg），所以很多孕妇会出现轻度水肿。

随着血浆胶体渗透压降低，肺毛细血管楔压减少约 28%，一些肺毛细血管通透性改变或心脏前负荷增加的患者容易发生肺水肿。分娩后，随着心排血量增加，血浆胶体渗透压进一步降低，有子痫前期或之前应用过 β 受体激动药的产妇，发生产后肺水肿的危险性更高。

1. 凝血系统

妊娠期的血液处于代偿性高凝状态，各类凝血因子随妊娠进展而逐渐增加（表 1-7）。凝血系统各方

表 1-7　妊娠期凝血因子的变化

无变化	减　少	增　加
Ⅱ因子（凝血酶原）	蛋白 S	纤维蛋白原
Ⅴ因子	组织纤溶酶原激活物	Ⅶ，Ⅷ，Ⅸ，Ⅹ，Ⅻ因子
蛋白 C	Ⅺ因子（不变或减少）	纤溶酶原
	抗纤维蛋白酶Ⅲ	纤溶酶原激活抑制因子
		凝血酶原片段 1+2
		D-二聚体
		凝血酶-抗凝血酶复合物
		血管性血友病因子（vWF）

面均发生变化，除凝血因子增多外，抗凝血的相关蛋白降低，纤溶活性减弱。在足月和产后即刻，上述改变更为明显。这些变化的主要作用是为了减少分娩时出血，但有时过度高凝会导致血栓形成或出现血栓相关疾病。妊娠尤其是产后发生深静脉血栓的危险性可增加 5 倍。妊娠期几乎所有凝血因子，包括Ⅶ，Ⅷ，Ⅸ，Ⅹ和Ⅻ因子增加，纤维蛋白原浓度可增加 50%，平均浓度达 450mg/dl（非孕女性为 300mg/dl）。Ⅷ因子和血管性血友病因子（von Willebrand factor，vWF）的增加使Ⅷ/vWF 因子促凝血复合物增加。妊娠期凝血酶原（Ⅱ因子）和促凝血球蛋白原（Ⅴ因子）保持不变。抗凝系统中，S 蛋白减少，活化蛋白 C 抵抗提高，但蛋白 C 水平保持不变。妊娠期纤维蛋白溶解作用降低，组织纤溶酶原激活物（tissue plasminogen activator，t-PA）水平降低。此外，胎盘和内皮来源的纤溶酶原活化因子增加。

妊娠末期，多数孕妇血小板计数没有变化或仅轻度下降（约 10%），但 β-血栓球蛋白和纤维蛋白肽 A 增加，说明血小板活化增强。肾上腺素、花生四烯酸、凝血酶、腺苷等均会增加血小板聚集。平均血小板量增加，说明其破坏增多，由妊娠期血小板生成速度提高而代偿。少数女性血小板计数在（90~100）× 10^9/ L，但血小板功能或活性不会下降。"妊娠期血小板减少症"的诊断应采用排除法，通常于产后自行改善、恢复。

2. 免疫系统

妊娠早期白细胞计数开始提高，至足月时可高

达（6~16）× 10^9/ L［6000~16 000/mm³（平均 9000~11 000/mm³）］。目前认为这种改变主要是血浆游离皮质醇和雌激素的增多引起。增多的白细胞以多形核细胞为主，其中有大量未成熟的颗粒细胞如中幼和晚幼粒细胞。除单核细胞不变外，嗜酸性细胞、淋巴细胞、嗜碱性细胞在妊娠期普遍减少。分娩前后，白细胞水平进一步提高，在产后 6 周甚至更长时间始终高于正常水平。妊娠期白细胞的趋化性和黏附性受损，容易导致感染，但也可减轻一些自身免疫性疾病的症状。血清免疫球蛋白 A，G 和 M 水平保持不变，但对麻疹、单纯疱疹、甲型流感病毒的抗体滴度降低。

表 1-8 总结了妊娠期血液学改变对麻醉的意义。

表 1-8　血液学改变：对麻醉的重要意义

A. 血浆的增加水平超过红细胞，导致妊娠期生理性贫血

B. 没有口服铁时，血红蛋白通常在 116g/L

C. 妊娠期血容量增加是为分娩时的出血做准备。阴道分娩时，出血在 500ml 左右；剖宫产时，约为 1000ml

D. 失血＞1500ml 时开始出现血液流变学改变，少于此界值的通常不需输血

E. 正常妊娠时凝血和纤溶系统通常有较大改变。分娩时的过量失血的危险较小，但形成血栓栓塞的危险性增加

F. 传统实验室检测方法无法评估上述改变（如凝血酶原时间、活化部分凝血活酶时间）

G. 大多数产妇血小板计数轻度降低（10%）或没有改变。正常产妇行椎管内麻醉时不需要常规检查血小板

H. 如怀疑血小板减少（如子痫前期、妊娠期血小板减少、原发性血小板减少性紫癜），应进行血小板计数，评估可能的出血情况

四、神经系统

表 1-9 总结了妊娠期神经系统改变对麻醉的影响。

表 1-9　神经系统改变：对麻醉的重要意义

A. 与非妊娠状态时相比，MAC 值降低约 30%

B. 由于 FRC 减少、F_A/F_I 值增快，吸入麻醉药物的摄取更快

C. 因为上述原因，对非孕妇适量的麻醉浓度对孕妇可能是过量的

D. 类似的，妊娠女性对静脉诱导（丙泊酚）和镇静（苯二氮草类）药物的敏感性增加

E. 足月时，椎管内麻醉药的用量可减少 40%，其原因包括生理和机械改变两方面

F. 妊娠早期即开始对椎管内局部麻醉药物的敏感性增加，提示此时主要有生物化学或激素机制参与

G. 主动脉腔静脉受压可导致硬膜外静脉扩张，硬膜外间隙、每一节段的脑脊液随之减少

H. 单次硬膜外或蛛网膜下隙的局部麻醉药注射所引起的阻滞范围更广

1. 全身麻醉

妊娠期间，吸入麻醉药的最低肺泡有效浓度（minimal alveolar concentration，MAC）可降低 30%。可能与血浆内内啡肽、孕激素（妊娠晚期可升高至 10～20 倍）水平升高有关，同时孕激素还具有中枢抑制作用。妊娠、分娩时血中 β 内啡肽水平升高，但作用尚不明确。内啡肽、孕激素的升高水平在分娩时与宫缩频率反映的应激正相关，但 β 内啡肽生理性增加对分娩镇痛的主观反应及 MAC 的影响并不清楚。

认识到这些改变对麻醉很重要，因为在非妊娠患者合适的吸入麻醉药浓度对孕妇而言可能已经过量了。比如，剖宫产时的椎管内麻醉效果不佳，应用 50% 的 N_2O 吸入作辅助，可能引起意识丧失，增加气道梗阻、呕吐及误吸风险。MAC 减少的机制不清，但孕激素的增加可以产生镇静作用，大剂量时甚至导致意识丧失。妊娠期吸入麻醉药需求的改变在产后 3～5d 恢复正常。与吸入麻醉药类似，妊娠女性对静脉诱导药物（如硫喷妥钠）、镇静药物（如苯二氮草类）的敏感性同样增加。

2. 椎管内麻醉

足月时，椎管内麻醉的药物需要可降低约 40%。可能机制包括两个方面：一是子宫可压迫下腔静脉，硬膜外静脉丛扩张；二是硬膜外脂肪增加，蛛网膜下隙脑脊液（subarachnoid cerebral spinal fluid，CSF）容量下降。两者造成每一节段对应的硬膜外间隙和 CSF 含量减少，使得单次硬膜外或鞘内给药可产生更广泛的皮肤阻滞节段。除解剖和机械性因素外，生物化学变化对椎管内麻醉亦有影响。妊娠 3 个月左右，椎管内麻醉所需的药物用量即可减少，此时硬膜外静脉尚未扩张，提示有生物化学或激素机制参与其中。长期使用孕激素处理雄兔迷走神经，发现使用局部麻醉药阻滞其传导的用量减少，但短期处理无此效应，提示长期处理后受体活性、钠离子通道可能发生改变，神经膜的通透性提高，对局部麻醉药更加敏感。使用利多卡因阻滞妊娠女性的正中神经所需时间为 4min，而非妊娠女性需要 11.5min。此外，妊娠期间脑脊液比重减轻，酸碱度改变，可能也会影响局部麻醉药在蛛网膜下隙的作用强度，但脑脊液中与局部麻醉药结合的相关蛋白没有变化。产后 8～24h，蛛网膜下隙麻醉的局部麻醉药需要量可恢复至正常水平。

3. 痛阈和主观感受

随着 β 内啡肽的增加和脊髓 κ 型阿片受体活性提高，痛阈在妊娠期间尤其是分娩时可提高。有动物实验显示，使用阿片类拮抗药可使痛阈提高的效应消失，但产妇血液和脑脊液内的 β - 内啡肽和脑啡肽水平提高，提示内啡肽系统的激活可能是妊娠期痛阈提高的主要因素。

五、胃肠改变

表 1-10 总结了妊娠期间消化系统改变对麻醉的主要影响。

1. 胃的活动与排空

以往的观点一直认为，妊娠期间，特别是在增大子宫的影响下，胃位置发生变化，其活动和排空速度减慢。但是超声检查发现孕妇即使是肥胖孕妇，其胃的排空速度与常人无异，只有在宫缩疼痛的刺激下，胃排空才会减慢。椎管内麻醉时，除非应用芬太尼或其他阿片类药物，胃排空速度亦不受影响。硬膜外使用 > 100μg 的芬太尼或者蛛网膜下隙给予 25μg 芬太尼均能够显著影响胃排空速度。胃对无渣液体的吸收可促进排空，目前美国 ASA 协会推荐：在没有其

他危险因素如病态肥胖症、糖尿病、困难气道等情况下，产妇可以摄入无渣的液体饮料。产后 18h，胃的排空可恢复至孕前水平。30%～50% 的孕妇可出现胃食管反流，增加无症状性反流、呕吐、全身麻醉或其他原因导致意识障碍时的误吸风险。

表 1-10　胃肠系统改变：对麻醉的重要意义

A. 与以往观点不同，超声研究证实妊娠期胃排空时间保持不变，即便是肥胖孕妇也是如此

B. 当痛苦的宫缩开始时，胃排空减慢。胃肠外的阿片类可能有类似作用

C. 椎管内麻醉对胃排空没有影响，除非使用了芬太尼或其他阿片类药物

D. 摄入清澈透明液体似乎可以加速胃排空，目前 ASA 协会推荐对没有其他风险的产妇（如病理性肥胖、糖尿病、困难气道）可以摄入清澈透明液体

E. 异位胃泌素（胎盘分泌）可能增加胃液容量和酸度。但诸多研究显示，妊娠期血内胃泌素水平没有改变或降低

F. 孕激素和雌激素可松弛食管下段括约肌，后者的功能是防止胃食管反流

G. 增大的子宫使胃转位、提高，抵消了膈肌食管入口处的"夹管阀"效应，进一步减弱了防止反流的屏障作用

H. 食管下段括约肌张力降低增加了反流误吸风险，相应也增加了误吸后的肺损伤程度

2. 胃的分泌

子宫自妊娠 15 周开始分泌胃泌素，后者可提高胃内分泌物总量及酸度。但许多研究显示，妊娠期间的血浆胃泌素水平下降或保持不变。妊娠 20～30 周时胃酸分泌下降至最低水平。研究显示，行剖宫产的产妇和其他择期手术的非妊娠女性相比，其胃容量和 pH 没有统计学差异，50% 的女性胃容量 > 25ml，80% 的女性胃内 pH < 2.5，同时发生胃容量增加和 pH 降低者的比例为 40%～50%，在两组人群中相似。针对妊娠 15 周时的同样研究在两组人群中显示了类似结果。

妊娠最后几周，胃内压升高，可超过 3.92kPa（40cmH$_2$O），在肥胖、多胎妊娠及羊水过多的孕妇中更为明显。

3. 食管下端括约肌功能

孕激素、雌激素可松弛食管下端括约肌，降低防止胃食管反流的屏障压力。增大的子宫使胃位置升高、

旋转，膈肌食管入口处的"夹管阀"效应降低，进一步降低屏障压力。此外，妊娠及分娩时的恶心、疼痛、焦虑、阿片类药物应用、近期摄食、合并糖尿病、肥胖、气道反射消失等均可增加反流误吸风险，影响误吸后的肺损伤程度。阿片类和抗胆碱能类药物均可降低胃食管张力。

4. 肝功能

表 1-11 总结了妊娠期肝功能改变对麻醉的影响。

表 1-11　肝变化：对麻醉的重要意义

A. 妊娠期孕激素和雌激素增加，使肝发生不可逆的结构、生理及功能改变

B. 尽管血容量和心排血量增加，但妊娠期肝的供血还是减少约 35%

C. 妊娠晚期，子宫压迫腹腔静脉，肝门及食管静脉压力增加

D. 若存在肝疾病的话，有些变化可能会难以判断，例如蜘蛛痣和红掌等症状是肝病的体征，但两者也可能是妊娠期的雌激素水平增高所致

E. 60% 的正常孕妇可出现毛细血管扩张、食管静脉扩张，下食管温度探头时应注意鼻胃管的放置要轻柔

F. 血清转氨酶可升高至正常高限。除碱性磷酸酶外，肝功能检测一般正常。胎儿胎盘释放碱性磷酸酶，可使母体内的含量增加 4 倍，增加了妊娠期肝功能检测的解读困难

G. 随着分布容积增大，分娩前平均血清胆碱酯酶浓度可降低 24%，但司可林抑制呼吸的效应时间很少延长

H. 妊娠期假性胆碱酯酶活性正常

妊娠期在雌激素和孕激素作用下，肝出现可逆的解剖和生理功能变化。肝大小在妊娠期没有变化，通常不可触及，妊娠晚期可向右后上方移位。尽管妊娠期液体量及心排血量增加，流向肝血流却减少 35%。虽然肝血流下降，但随着增大的子宫对腹部静脉系统的压迫，妊娠晚期，肝门静脉及食管静脉压力可增加。如果怀疑有肝疾病，上诉改变可能会引起一些诊断疑问，如蜘蛛痣和红掌可由肝疾病引起，但妊娠期的高雌激素水平也可导致蜘蛛痣和红掌。再如 60% 的正常孕妇可出现毛细血管扩张和食管静脉曲张，而不伴有肝功能改变。所幸上述改变在产后恢复。因分布容积增大，依赖于肝血流清除的药物清除率降低。

血清转氨酶在妊娠期间可上升至正常高限（表1-12）。除碱性磷酸酶（alkaline phosphatase，ALP）外，肝功能检查可无异常。胎儿及胎盘产生 ALP，可使母体血内 ALP 水平增至 4 倍，提高了对肝功能判读的

难度。由于血浆容积增大，白蛋白水平可降低 60%，并使总蛋白水平在妊娠中期降低 20%。

表 1-12　正常妊娠的肝功能检测指标

检测指标	妊娠期的变化	有最大变化时的妊娠时期（1=妊娠早期; 2=妊娠中期; 3= 妊娠晚期）
白蛋白	↓ 20%～60%	2
α 和 β 球蛋白	轻度↑	3
γ 球蛋白	无或轻度↓	3
纤维蛋白原	↓ 50%	2
血浆铜蓝蛋白	↑	3
转铁蛋白	↑	3
胆红素	无	—
碱性磷酸酶	2～4 倍↑	3
γ-谷氨酰转肽酶	↓	3
乳酸脱氢酶	无或轻度↑	3
天冬氨酸转氨酶和丙氨酸转氨酶	无	—
5'-核苷酸酶	无或轻度↑	2
胆汁酸	—	—
三酰甘油和胆固醇	2～3 倍↑	3

（转载自 Bucklin BA, Gambling DR, Wlody DJ. Practical Approach: Obstetric Anesthesia. Lippincott Williams and Wilkins, 2009.）

虽然肝疾病在孕妇的发生率为 3%，但胆汁分泌增加和淤积使妊娠期发生胆囊疾病的危险提高。孕激素可松弛胆囊平滑肌，减弱收缩，使胆囊排空减慢。妊娠期胆结石的发生率在 5%～12%，胆汁酸的组成可在分娩后迅速恢复正常，即便是之前已有胆结石的患者。妊娠期行胆囊切除术的发生率在 1:1600～1:10 000。

平均血清胆碱酯酶水平在分娩前可降低 24%，产后 3d 由于分布容积增大，可降低 33%，产后 2～6 周恢复正常。尽管胆碱酯酶水平降低，适宜剂量琥珀胆碱引起的呼吸暂停效应并未延长。但有 2%～6% 的基因型正常的孕妇，由于血浆假性胆碱酯酶减少，琥珀胆碱所致呼吸暂停可延长至 20min 以上。假性胆碱酯酶同样为 2-氯普鲁卡因水解所需，但后者在妊娠期通常保持正常。

5. 肾的生理学变化

表 1-13 总结了妊娠期肾改变对麻醉的影响。

表 1-13　肾变化：对麻醉的重要意义

A. 肾和上泌尿道是孕期最早出现改变且变化最为明显的部位之一。肾血流量较孕前升高 50%～80%。肾体积增加 30%

B. 松弛素引起肾血管扩张，孕激素可引起输尿管和肾盂扩张

C. 增大的妊娠子宫压迫输尿管，导致输尿管进一步扩张。妊娠中期，约 80% 的女性有肾积水出现

D. 这些解剖学上的改变可能增加尿潴留的危险，使影像学的解读更为困难

E. 妊娠期肾小球滤过率和肌酐清除率增加，肌酐和血尿素氮分别保持在 44μmol/L（0.5mg/dl）和 3.2mmol/L（9mg/dl）

F. 妊娠期，如肌酐和血尿素氮水平升高到非妊娠状态的正常值范围或轻度增高时，提示肾功能已有损害

G. 肾小球滤过和肾小管的血流量增加会减少近端小管的重吸收作用，导致生理性糖尿。妊娠期，糖尿是正常现象

H. 肾小球滤过增加、肾小管的重吸收作用减弱及肾小球滤过膜两侧的静电压改变可导致轻度的蛋白尿，但大量蛋白尿出现则是异常现象

妊娠期间，肾和上泌尿道的变化最早最明显。妊娠期肾血流可增加 50%～80%，从妊娠早期至第 16 周增长最快，到第 26 周时增至最顶峰，并维持至 34 周，产前稍有下降。肾体积因此增大约 30%。黄体和胎盘分泌的松弛素可扩张肾血管。妊娠早期末期，在激素，特别是孕激素的作用下，输尿管及肾盂扩张。此后，增大的子宫可压迫输尿管，使输尿管因局部堵塞而进一步扩张。妊娠中期，约 80% 的女性可出现肾积水。这一系列改变使得妊娠期间易出现尿液淤滞，导致泌尿系感染，并增加了影像检查的判断困难。

妊娠期间肾功能也会发生改变。肾血流增加和血管阻力降低导致肾小球滤过率增加（glomerular filtration rate，GFR）。妊娠中期 GFR 可增加至 100～150ml/min（高出孕前 40%～65%），血尿素氮和肌酐水平随之降低，肌酐清除率可从 120ml/min 增至 150～200ml/min。所以，如果妊娠期间血尿素氮及肌酐保持不变或即便有轻度增加都预示肾功能不良。妊娠期肌酐水平应保持 44μmol/L（0.5mg/dl），血尿素氮为 3.2mmol/L（9mg/dl）。

GFR 增加会减少近端小管对蛋白质的重吸收，改变肾小球滤过的静电平衡，引起蛋白排出增多及蛋白尿。妊娠期 24h 尿的平均蛋白量约为 200mg（上限为 300mg），其中白蛋白 12mg（上限为 20mg）。血浆其他需要肾清除和吸收的物质同样有所改变，如随着肾清除率增加，妊娠期尿酸水平可下降 25%～35%。妊娠期每分通气量增加，可出现呼吸性碱中毒，肾通

过增加碳酸氢盐排泄，降低血内碳酸氢盐水平，血液的缓冲能力可能下降。

肾对葡萄糖的处理在妊娠期发生改变。非妊娠状态下，近端小管可通过主动转运吸收几乎全部排泄的葡萄糖，排入尿液中的糖含量很少。妊娠时 GFR 和肾小管血流增加，近端小管重吸收作用减弱，形成生理性糖尿。妊娠晚期葡萄糖的排泄增加数倍，通过尿糖水平评估葡萄糖耐量是不恰当的。

六、内分泌系统的改变

表 1-14 总结了妊娠期内分泌系统的改变对麻醉的影响。

表 1-14　内分泌系统变化：对麻醉的重要意义

A. 妊娠期在雌激素作用下，甲状腺结合蛋白增加，总 T_3 及 T_4 水平提高。但游离 T_3 及 T_4 水平保持不变

B. 妊娠早期 TSH 水平降低，随后恢复至正常水平

C. 妊娠期，组织对胰岛素的敏感性降低。摄入糖类后，孕妇血糖水平通常较高

D. 胎儿胎盘需消耗大量的糖，对禁食的反应较大，易出现过度的饥饿性酮症

E. 垂体泌乳细胞增殖，血内催乳激素水平提高

F. 妊娠期皮质醇生成增加、清除减少，体内活化的皮质醇水平可较非孕时增高 2.5 倍

1. 甲状腺功能

妊娠期间滤泡和血管增生，甲状腺可增大 70%。从妊娠早期开始，直至足孕，在雌激素刺激下，甲状腺结合球蛋白不断生成，总 T_3 及 T_4 水平增加 50%，游离的 T_3 及 T_4 水平可保持不变。促甲状腺激素（thyroid-stimulating hormone，TSH）在妊娠前 3 个月有所减少，此后恢复至孕前水平。1.7% 的孕妇可出现亚临床甲状腺功能亢进，其 TSH 水平降低，T_4 正常，通常不会影响妊娠结局。一些研究指出，妊娠早期甲状腺功能检查可出现异常，如怀疑有甲状腺疾病，应请内分泌科医生会诊。

2. 胰腺功能和糖代谢

妊娠期间血糖水平可保持正常，但机体对胰岛素的敏感性下降。这种可导致糖尿病的效应主要由胎盘分泌的催乳素引起。因此在摄入糖类后，相比于非妊娠女性，尽管妊娠女性有着较高的反应性胰岛素水平增加，但血糖水平仍较高。妊娠晚期空腹血糖常较低，主要是胎儿胎盘的高消耗引起。除相对低血糖和低胰岛素外，妊娠女性还可出现饥饿性酮症。这些变化通常于产后 24h 恢复。

3. 垂体功能

妊娠期垂体泌乳素细胞增殖，刺激泌乳素分泌的神经内分泌调节发生改变，血内维持高催乳素水平。胎盘催乳素和多巴胺可影响这种变化。

4. 肾上腺皮质功能

妊娠早期血浆皮质醇可升高 1 倍，足月时升高 2 倍，主要是在激素作用下，肝合成的皮质类固醇结合球蛋白增多引起。游离皮质醇可较妊娠期增加 2.5 倍，与合成增加、清除减少有关。胎盘可参与代谢，如减少倍他米松的水平。

5. 妊娠相关的肌肉和骨骼变化

表 1-15 总结了妊娠期肌肉骨骼系统的改变对麻醉的影响。

表 1-15　肌肉骨骼系统变化：对麻醉的重要意义

A. 妊娠期，子宫体积及体重增加，人体重心改变，脊柱和骨盆应力随之改变，肌肉骨骼系统承受着巨大压力

B. 松弛素进一步增加关节活动度

C. 增大的子宫导致腰椎前凸，下背部压力增加，孕妇易跌倒。分娩或长时间增加腹压的用力方式，可引起或加剧背部疼痛

D. 下背部疼痛是妊娠期及产褥期最常出现的症状

E. 以往观点认为硬膜外麻醉会导致产妇长时间背部疼痛，但前瞻性研究表明两者间没有必然联系

妊娠期肌肉和骨骼的变化具有重要意义。妊娠期及产褥期女性经常出现腰背痛，主要是子宫和体重增加，身体重心改变，脊柱、骨盆关节压力增加引起。子宫增大使腰椎前凸，重心前移至腿，下背部明显牵张，孕妇易摔倒。一项纵向调查显示，在 37 周的妊娠中，98% 的患者可出现背部疼痛。分娩和长时间过度用力同样会增加背部疼痛。

除机械因素外，松弛素对上述改变也有作用。妊娠早期黄体产生松弛素，此后由胎盘和绒毛膜分泌。它主要增加骶尾部活动度，有助于胎儿娩出。松弛素除可使韧带伸展外，在妊娠期还有多种作用，是目前

研究的热点。长期以来一直认为产后背痛与硬膜外麻醉操作有关，但诸多的前瞻性研究已经否定了这种观点。

要　点

- 妊娠期心排血量增加，分娩时可进一步增加。
- 妊娠 20 周后，仰卧位可引起明显的静脉回流受阻，心排血量降低，子宫胎盘灌注减少。
- 向左推移子宫可减轻腹主动脉和下腔静脉受压，产妇仰卧位时应做到这一点。所有足月孕妇都应避免无子宫推移的仰卧位。
- 妊娠晚期子宫血流量约为 700ml/min，如不能及时控制子宫出血，会很快发生血流动力学失衡。
- 功能残气量降低和氧消耗增加，呼吸暂停期间临产妇可能有发生严重低氧的风险。
- 妊娠期产妇痛阈提高，对挥发性麻醉药及局部麻醉药的敏感性增加。
- 妊娠期呼吸道水肿、血管增生，易出现困难气道。
- 妊娠期肾小球滤过和肾血流量增加，血肌酐轻度降低。如其水平升高到非妊娠期的正常值范围，常提示其肾功能已有所损害。
- 妊娠时，胃食管反流风险增加。胃排空时间没有变化，但肥胖、进食不久、使用静脉及椎管内使用阿片类药物镇痛的女性，胃排空时间可能有所改变。
- 妊娠期血液系统处于高凝状态、大多数凝血因子增加，产妇易出现血栓性疾病。

致　谢

感谢 Theodore G. Cheek 博士和 Brett B. Gutsche 博士对此章的贡献。

第2章

子宫胎盘循环及气体交换

（Mark I. Zakowski 和 Sivam Ramanathan 著，陈　宇译，聂　煌校）

胎盘是联系母儿，进行营养、呼吸、代谢物交换的组织。许多死产及胎儿发育受限与宫内缺氧有关，因此诸多决定胎盘功能、尤其是气体交换是否充足的因素具有重要意义。

一、胎盘解剖与循环

人类胎盘从植入子宫一直到分娩均处于不断变化中。胚泡期胎盘植入子宫，最初在低氧环境中发育，$PO_2 < 2.67kPa$（20mmHg），与氧气尚未出现在大气中的纪元的物种发育一样。妊娠前10周，子宫螺旋动脉被滋养层绒毛阻塞，多普勒可示血流缺如，氧张力 $< 2.67kPa$（20mmHg）。此时的胎盘、胎儿主要由子宫内膜腺体（或称为绒毛蜕膜）的分泌物供养。低氧环境中缺氧诱导因子 -1α 刺激胎盘血管增生，而血管内皮生长因子和胎盘生长因子可避免活性氧簇（reactive oxygen species，ROS）在器官发育过程中的损害和致畸作用。ROS 含未配对价层电子，具有高活性，可损害 DAN 及脂质、蛋白和酶。妊娠10～12周来自母体的血流逐渐增多，由胎盘边缘向中心发展，阻塞子宫内膜血管的滋养层绒毛消失，胎盘血供增加，绒毛间隙形成高排低阻状态。如重塑不良，可发生子痫前期。重塑后绒毛间氧张力上升至 $5.3\sim10.7kPa$（40～80mmHg），自中心的胎盘小叶向外周降低（图2-1）。胎盘逐渐适应母体的血流供

应和增加的氧供，抗氧化物酶如过氧化氢酶、谷胱甘肽过氧化物酶、超氧物歧化酶增多，以适应血供变化，对抗 ROS 及伴随血流增加和氧分压增高的氧化应激增强。妊娠早期如果滋养细胞浸润或血管重塑不良，绒毛间隙的血流灌注可能会过早增加，氧合作用提高过快，在随后的妊娠期间，实际上会降低来自母体的血流供给。

人类胎盘是一种绒毛——血窦绒毛膜类型结构，母体及胎儿循环之间只有一层合胞体滋养层。绒毛是突出的胎儿组织，由绒毛膜覆盖，后者浸润在母血中，是胎儿组织的最外层。足孕时，胎盘重约500g，呈盘状，直径约20cm，厚3cm，此时正常胎儿、胎盘重量的比值约为6:1。这之前，胎盘稍重，两者比值较小（如妊娠30周时，比值为3:1）。

胎盘循环见图2-2。母血经子宫动脉运输，在基板处分流入螺旋动脉，再喷涌入绒毛间隙。途经绒毛膜板、胎儿绒毛，进行物质交换，最终汇入基板静脉。

胎儿胎盘的血液循环较为特殊。胎儿血液经两条脐动脉运至胎盘，在胎儿绒毛处分成毛细血管。在绒毛间隙，毛细血管可通过胎儿绒毛顶端与母血进行交换，这种血流交换模式更类似于交流交换而非更有效的逆流交换。经过交换的血液养分充足、废物很少，最终通过脐静脉回流至胎儿。

人类胎盘中母体和胎儿血液通过3层组织膜分开，第一层是滋养细胞，包括细胞滋养细胞和合胞体

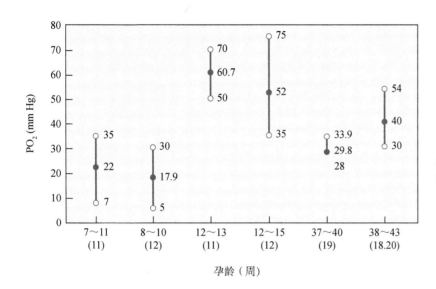

图 2-1 妊娠期绒毛间氧张力增加

[修改自 Tuuli MG, Longtine MS, Nelson DM. Oxygen and trophoblast biology—A source of controversy. Placenta, 2011, 32（suppl 2）:109-118.]

滋养细胞。合胞体滋养细胞是胎盘代谢最旺盛的部分，大多数内分泌功能在此完成。另外两层分别为胎儿结缔组织和胎儿毛细血管内膜，前者为胎儿绒毛的支持部分（彩图 1）。在人类和其他物种中，随着胎盘、胎儿生长，绒毛内胎儿的毛细血管生长速度超过胚胎滋养层的发育速度，交换距离缩短，胎盘氧气弥散与胎儿的重量（需求）进一步适应。足月时，细胞滋养层与合胞体滋养层比值比妊娠早期降低。

胎儿与母体血流的定量关系及胎盘各处血内各种物质的相对浓度非常复杂。在胎盘各处血液流速差别很大，伴随各处的物质交换不断进行，营养物或废物的浓度也持续变化。

二、交换机制

胎盘的物质交换有 5 种途径（彩图 2）：扩散（被动扩散、易化扩散），主动运输，批量运输，吞饮/吞噬，屏障破坏。妊娠期胎盘处于动态变化中，物质

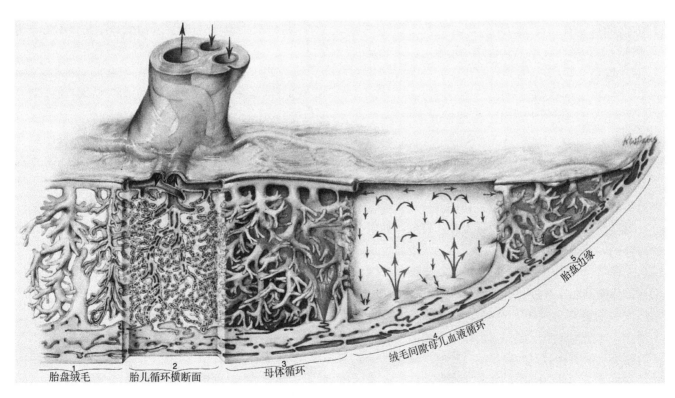

图 2-2 胎盘结构与循环

（引自 Ramsey EM, and the Carnegie Institution of Washington//Greenhill JP. Obstetrics. 13th ed. Philadelphia, PA: WB Saunders Co, 1965.）

转运的方式在各期随之变化。各种应激状态，如酸中毒等可损伤胎盘细胞，可增加胎盘通透性（如局部麻醉药）。

1. 扩散

被动扩散为一种不耗能的物理化学过程，物质顺浓度梯度进行交换。氧气、二氧化碳、脂肪酸和一些小分子离子（如钠离子、氯离子）均经此方式转运。

易化扩散反映了葡萄糖和其他糖类的转运过程，虽同样依物质浓度梯度进行，但转运速率较高，无法单独用浓度梯度解释。易化扩散可能有载体分子参与，并消耗能量，能量来源并非是 ATP 的化学能，而是由另外的复合物和转运体供给。易化扩散随着米-曼常数（Michaelis-Menten constant, Km）变化可达到饱和。

在微绒毛膜和基底膜处载体的协助下，葡萄糖通过易化扩散转运。其顺浓度梯度的转运过程依赖于血流、葡萄糖浓度和能量供给。胎盘出现病理变化时，如宫内生长受限（intrauterine growth restriction, IUGR）、糖尿病、子痫前期等，葡萄糖的转运和利用会出现改变。

2. 主动转运

主动转运的物质转运方向与浓度相反，即逆浓度梯度进行。其过程耗能、有载体分子参与，可受某些代谢物抑制。氨基酸、水溶性维生素、一些大分子离子（如钙离子、铁离子）均经此途径转运。

（1）原发性主动转运：指通过消耗三磷腺苷（adenosine triphosphate, ATP）提供的能量，物质借助特异载体逆浓度（即爬坡式）进行转运。

（2）继发性主动转运：指顺电化学梯度，由载体蛋白供能，物质进行配对转运（如钠离子进入细胞）。

氨基酸的转运需一系列特异载体。这些载体可分为两类，即需与钠离子进行共同转运的（继发性主动转运过程），和不依赖于钠离子的。氨基酸逆浓度梯度从母体向胎儿循环进行"爬坡式"运输。

许多胎盘病理情况下可发生氨基酸转运异常，动物和人体研究均显示胎儿宫内生长受限时有多种氨基酸缺失。对妊娠各期的组织研究发现，胎盘的氨基酸转运能力从妊娠 10～40 周时可提高 5 倍，而有胎儿宫内生长迟缓或孕有巨大儿的糖尿病孕妇转运能力下降。

许多被转运的药物结构与体内一些物质相似。参与药物转运的载体位于母体刷状缘和胎儿基底膜，药物可通过主动转运在母体与胎儿间进行双向运输。转运体包括 ATP 结合盒（ATP-binding cassette，ABC）转运家族的 P 糖蛋白，可转运多种药物，有代表性的如从母体向胎儿方向转运 200～1800Da 的中性及碱性分子。其他如 ABC 转运体多抗药性蛋白家族、乳腺癌耐药蛋白、单胺转运体及新型钠离子驱动有机阳离子转运体 2。

通过敲除动物转运体基因证实：具备自胎儿向外转出功能的药物载体可避免胎儿受到化学毒性的损害（彩图 3）。转运蛋白可由外源性化合物、天然化合物及炎性疾病诱导。许多阳离子药物如苯海拉明、可乐定、雷尼替丁等可竞争性抑制载体对胆碱摄入的转运过程。

吸烟可改变人胎盘结构及转运蛋白。并非所有药物均遵循简单模式进行转移；体外试验发现高脂溶性激动拮抗镇痛药丁丙诺啡从母体向胎儿的转移很少。在胎盘表面，可卡因和安非他命可竞争性结合去甲肾上腺素的载体。母体去甲肾上腺素水平提高可能使子宫动脉收缩，并可诱发宫缩。

3. 整体流动

指物质因流体静力或渗透梯度的存在而发生的转运。水及其携带的某些溶质可经此转运。

水在母儿两侧的转运速度都较快。胎儿水摄取（整体流动）取决于母体与胎儿间的渗透压。妊娠晚期，即使低于 1mmol/L 的梯度也足以供给胎儿水需要。水转运依赖于离子浓度，而离子浓度如 NaCl 的调节需要 ATP 供能，因而任何影响供能的因素如缺氧都可影响水的转运。某些情况下，水的通透性或驱使其转运的动力会发生改变，如羊水过多和过少、非免疫性胎儿水肿或过量饮水等。滋养层通道通常有 15nm［150Å（译者注：Angstrom，埃，长度单位，0.1nm］，在脐静脉压力升高时增宽，实现水及蛋白质的批量运输。

4. 吞饮作用

一些大分子如免疫球蛋白需经细胞膜包裹成小泡后进入细胞，吞噬和胞饮转运速度较慢，不是药物的主要转运方式。

蛋白质摄取时（内吞），细胞表面特异性蛋白受体与蛋白结合，内陷，形成包以细胞膜的小泡，继而进入细胞。内吞的小泡经过酸化过程释放蛋白，小泡膜循环至细胞表面。出胞或胞吐作用与此相反，含有特异蛋白的小泡与细胞膜融合，释放蛋白。

铁循环通过铁结合蛋白、转铁蛋白进行。在合胞体滋养层微绒毛表面，铁结合蛋白与转铁蛋白受体特异性结合，这些特异性蛋白内化（胞吞），铁离子进入细胞，释放后，转铁蛋白与其结合的受体，再回到绒毛膜表面。

5. 断裂

胎儿微绒毛有时断裂进入绒毛腔内时，胎儿部分物质可进入母体循环，同时母体血中的物质也会进入胎儿循环。当胎儿为 Rh 阳性血型，母体为 Rh 阴性时，胎儿 Rh 阳性红细胞进入母体可引起同种异体免疫反应，发生红细胞破裂。据报道胎儿鳞状细胞进入母体循环后不会引起类似问题。大量胎儿物质进入母体时，可能发生羊水栓塞。

三、扩散

提到胎盘转运受限，通常想到的是物质的被动扩散受限。如急性胎盘功能低下可造成氧气、二氧化碳的转运障碍，胎儿缺氧。长期胎盘功能降低会造成生长必需物质匮乏（如糖类），而使胎儿生长受限。为此将详细讲解扩散过程。

Fick 扩散方程可描述被动扩散过程：

转运率 (V_{diff}) ＝浓度梯度 × 面积 × 通透性 / 膜厚度

上述变量均可影响扩散速度，有些因素主要影响内环境稳态，有些则可影响瞬时转运率。

1. 浓度梯度

浓度梯度等于胎盘物质交换区的母血和胎血浓度之差。由于胎盘循环特殊性，这种浓度梯度在胎盘各区域、各时间差别较大。考虑在二室模型进行扩散时交换膜及两侧血流的不同，所有可能影响浓度梯度的因素都应当考虑（彩图 4），包括：

①母体动脉血中的游离物质浓度。

②胎儿动脉血中的游离物质浓度。

③绒毛腔内的母体血流。

④胎儿-胎盘血流：需注意某些病理情况如奇静脉血压升高时，药物转运减少。

⑤胎盘对物质的扩散能力。

⑥交换区母血和胎儿血流比值：这与肺内通气-扩散比相似，比值不平衡会降低转运效率。如果血流相匹配，物质交换效果最佳。血流量可影响物质转运，自由扩散的物质（如二氧化碳）通常受血流限制。转运慢的物质主要由扩散限速，不受血流影响。

⑦物质与分子的结合和解离速率：解离速率可限制物质转运。但氧气和血红蛋白的分离速度似乎不是决定性步骤，胎儿与母体循环间的最终交换速率很大程度受物质结合蛋白的影响。通常，白蛋白结合酸性亲脂性药物，α_1-酸性糖蛋白（α_1 acid glycoprotein，AGP）结合碱性亲脂性药物。妊娠期这些蛋白浓度会发生改变：胎儿母体间白蛋白比值可由妊娠早期的 30% 增加到妊娠晚期的 120%，胎儿 AGP 水平可增加 3 倍。母体白蛋白对一些药物如局部麻醉药，有高亲和性，药物及游离脂肪酸（free fatty acids，FFA）可竞争性结合白蛋白。妊娠晚期，母体与胎儿间 FFA 比值可达 3∶1。体外试验证实，脂溶性高的药物如舒芬太尼，自血及胎盘组织的摄取率高。

⑧血流交换平面的形态：如交换平面两侧的血流方向相同，为并行交换系统，反之为逆行交换系统，后者效率更高。如图 2-2 所示，人胎盘绒毛间血流的物质交换更为复杂，原称为交流倍增交换，现称为多绒毛血流系统。在这一系统中衡量任何营养物质的平均浓度梯度都非常复杂。

⑨物质的代谢：如物质在胎盘中消耗，浓度梯度就不能反映物质通过胎盘的速率。如滋养层可消耗大量氧气，若是基于浓度梯度，会得出氧转运效率低的结论。虽然人类胎盘中含有可氧化、还原、水解及结合药物的酶，但主要参与类固醇代谢，胎儿肝在药物降解中更为活跃。

2. 胎盘面积

妊娠 28 周胎盘绒毛表面积约为 3.4m²，到足月时可增至 11m²，而肺泡表面积为 70m²。胎盘中物质交换的真正部位为血管合体膜，此处胎儿的绒毛毛细血管与母体血液接触最密切，但面积仅有 1.8m²。

一些临床情况下胎盘面积会减少。胎盘早剥会引起急性的胎盘面积减小，但当胎盘仅小部分剥离时，不一定会因为缺氧引起胎儿死亡。胎儿成活与否取决于胎盘剥离前的储备情况。一些胎盘，特别是母体高血压或胎盘有梗死纤维化区的，其交换面积缩小，储备较低。所以母体有长期高血压的胎盘体积小于预测，胎儿生长受限。母体小动脉发育不良可导致一些绒毛或胎盘母面绒毛小叶发生坏死及纤维化，形成胎盘梗死灶。与肺内 V/Q 比值失常引起的缺氧性肺血管收缩类似，非灌注区绒毛纤维化可改善胎盘的物质交换。此外，如有宫内感染或先天异常，胎盘大小和面积也会减少。伴胎儿红细胞增多症和某些糖尿病的孕妇会出现大胎盘。前者胎盘质量增加主要由水肿引起，对促进物质交换没有作用。而糖尿病情况下，增大的胎盘是否能促进胎儿营养物质交换尚不确定。

3. 胎盘膜的通透性

膜和物质本身的特性决定了膜对某种物质的通透性。Fick 扩散公式反映了与通透性相关的因素，主要包括以下 3 个方面。

（1）分子大小：胎盘屏障的叫法并不准确，因为诸多物质均可通过胎盘进入胎儿体内。1000Da 的分子量可作为一粗略分界线，小于此的分子可扩散至胎盘，> 1000Da 的多无法透过。如分子量 < 1000Da，排除其他可能加速或阻碍扩散的因素（见下文），扩散速度与分子大小相关。典型的例子是使用抗凝治疗的孕妇，如使用分子量 > 6000Da 的肝素，不会引起胎儿肝素化；但如使用分子量为 330Da 的华法林（香豆素），则可透过胎盘，引起胎儿国际标准化比值升高，发生产时出血。此外妊娠早期使用华法林有致畸风险。

（2）脂溶性：脂溶性物质更容易透过脂质双分子层。许多局麻药为弱碱性，pKa > 7.4。因此，局部麻醉药以脂溶性、非解离态形式浸润神经、透过胎盘，直到在胎儿体内以解离态达到扩散平衡。胎儿酸中毒更易吸收离子，局部麻醉药的转运更多。高脂溶性的药物如舒芬太尼，也会增加药物在胎盘组织的摄取与沉积。

（3）电荷：可阻止物质透过胎盘。例如，经常用于快速序贯诱导的琥珀胆碱，尽管分子量只有361，但高度离子化，几乎不透过胎盘。硫喷妥钠分子量为264，脂溶性高，呈非解离状态，非常容易进入胎儿循环。

物质可分为通透性受限和血流受限两种。通透性低物质的透过胎盘速率受通透性决定，增加血流也不能增加透过量。大多数生物分子透过胎盘的速率受扩散阻力决定，但通透性高的物质则受血流影响。例如氧气和二氧化碳，减少血流会显著减少两者交换。

4. 扩散距离

胎盘扩散的平均距离约为 $3.5\,\mu m$。与肺泡壁的扩散距离相比（$0.5\,\mu m$）这一距离很大。随着胎盘成熟这一扩散距离从 $50\sim100\,\mu m$ 减小至 $5\,\mu m$，以满足胎儿代谢需要。某些情况下，如胎儿红细胞增多症、先天性梅毒，此距离可增加。其原因可能与绒毛水肿有关，距离增加后交换率下降。胎盘血管纤维化和钙沉积时，如糖尿病或子痫前期，扩散距离亦会增加。糖尿病时胎盘会出现纤维蛋白血栓、绒毛水肿、异常增生及基底膜增厚。胰岛素则可刺激胎儿葡萄糖的有氧代谢，增加氧需求。但由于糖尿病时，氧分子糖基化血红蛋白结合紧密、胎盘基底膜增厚且血流减少，胎盘氧供实际上减少。此外，缺氧会刺激胎儿胎盘小叶处血管生成、毛细血管增生。妊娠性糖尿病患者有 $20\%\sim50\%$ 的可能在妊娠结束后的 $5\sim10$ 年罹患 2 型糖尿病，其子女发生糖尿病及肥胖的危险性也更高。即便控制良好，胎儿出生时也更易发生缺氧，其血糖乳酸水平也较高。

四、子宫血流

子宫血流是许多重要物质透过胎盘的决定因素，子宫血流、影响因素及麻醉对子宫血流的影响于以下讨论。

子宫血流量从妊娠 10 周时的 50ml/min 逐渐增至足月时的 700ml/min（图 2-3），约占母体心排血量的 10%。其中 70%～90% 的子宫血流向绒毛腔，其余部分供给子宫肌层。足月时，绒毛腔内约有 150ml 血。

子宫血管床在平时就已达到最大容积，几乎不可能再扩张。且血容量增加不是自动调节的，而是与平均灌注压成正比。在 α 肾上腺素能激动时可发生显著的血管收缩效应。子宫血流由以下因素决定。

子宫血流 =（子宫动脉压 - 子宫静脉压）/ 子宫血管阻力

许多因素可影响子宫血流，表 2-1 总结了减少子宫血流量的因素。

宫缩引起宫内压力上升，子宫静脉压力随之增加，

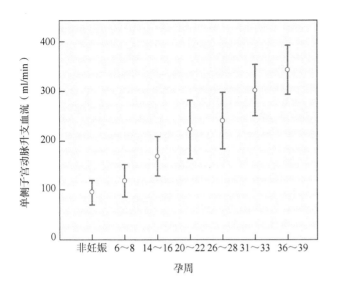

图 2-3　妊娠期子宫血流变化。假定双侧子宫动脉血流相同，经阴道双功能多普勒超声示总的子宫血流量约为 700ml/min

（经许可转载自 Thaler I,Manor D, Itskovitz J, et al. Changes in uterine blood flow during human pregnancy. Am J Obstet Gynecol, 1990, 162:121-125.）

导致子宫血流量降低。宫缩也可增加子宫动脉压。基于相同机制，子宫高张状态（频繁收缩）同样会引起子宫血流量下降。

应用羊的动物实验表明，在不影响子宫血管床阻力的前提下，子宫血流量与子宫动脉灌注压直接相关。表 2-1 中列出的所有低血压相关因素均会降低子宫血流量。

母体无论出现急性还是慢性高血压，子宫血管床阻力都会随之增加，子宫血流量降低。同样，内源性或外源性的血管收缩效应也会通过增加血管床阻力降低子宫血流量。

子宫血流量未达最佳时，可利用一些方法加以改善。但临床最关注的应当是避免或矫正可引起急性血流减少的相关因素（如子宫过度活动、母体低血压）。通常，通过降低子宫张力（张力高时）、提高母体血压（血压低时）、减少子宫血管阻力（阻力高时）或一些增加心排血量的血流动力学改变（表 2-2），即可增加子宫血流量。

一些 β 受体激动药常用作子宫松弛药来治疗早产，理论上有可能增加子宫血流量，但即便增加，幅度不大，可能因为子宫张力降低引起。实验显示一些方法可增加子宫血流量，有时为短效作用，但这些方法尚未在临床应用，如雌激素、乙酰胆碱、硝酸甘油、

表 2-1　导致子宫血流下降的因素

子宫收缩

张力过高

　胎盘早剥

　强直收缩

　心动过速（有或无缩宫素过度刺激）

　α 肾上腺素能激动药，包括静脉注射的肾上腺素和去甲肾上腺素

低血压

　交感神经阻滞

　低血容量

　仰卧位综合征

　心排血量降低

　收缩功能降低（如妊娠期心肌病）

　前负荷减少（如出血、局部麻醉药作用）

　后负荷增加（如大剂量使用去氧肾上腺素、子痫前期）

　心率降低（如腰麻后母体心动过缓）

高血压

　原发性

　子痫前期

　药物诱发

　可卡因

血管收缩，内源性

　拟交感类物质释放

　肾上腺髓质活性增加

血管收缩药物，外源性

　大多数的交感活性药物（α 肾上腺素能激动效应）

　考虑：血压降低，血管阻力增加，心排血量减少

　麻黄碱除外（主要为 β 肾上腺素能激动效应）

表 2-2　增加子宫血流的因素

子宫张力——宫缩或收缩过频则松弛子宫

　去除导致子宫收缩的物质——缩宫素，促进宫颈成熟的前列腺素

　β 肾上腺素能激动药（特布他林，静脉或皮下注射 0.25mg）

　硝酸甘油（一氧化氮供体，静脉注射或舌下含服 100~400μg），

高血压（假定全身血管阻力／子宫血管阻力增高）

　降低后负荷／SVR——如静脉注射肼屈嗪 5mg 或 α 甲基多巴 250mg

　降低循环系统中儿茶酚胺类水平——镇痛、减轻焦虑

　伴或不伴有每搏量增加的高血压

（续表）

循环血量增加——考虑利尿药

心肌收缩加强——考虑 β 受体阻滞药

伴有心率增快的高血压

妊娠期及分娩时通常避免使用 β 受体阻滞药，但拉贝洛尔可安全使用

低血压

低血容量——补充液体，根据指征给予晶体、胶体或血液制品

仰卧位低血压综合征——使子宫向左倾或完全侧卧位

下腔静脉受压——如使用腔镜时气腹压力 > 16mmHg

交感神经张力下降（区域麻醉）——补充液体，使用血管加压素（麻黄碱、去氧肾上腺素）

心排血量低

提高缓慢的心率——麻黄碱、格隆溴铵

增加较低的每搏量——补充液体、增加心肌收缩力——儿茶酚胺类（麻黄碱）

降低后负荷（如果全身血管阻力高）

氧合

供氧

通气血流比失调——如肺栓塞、病态肥胖患者处于仰卧位

肺水肿

肺部疾病，如肺炎

氰化物、缺血、急性或慢性的轻度缺氧等。高血压药肼屈嗪可增加子宫血流量。同样，分娩时应用硬膜外麻醉也可增加子宫血流量。

临床上，孕妇卧床休息可改善胎儿生长受限的预后已达成共识。有证据表明卧床可通过增加雌三醇分泌等改善胎儿生长。

五、脐血流量

无创超声技术显示，足孕时的脐带血流量可达 120ml/（kg·min）或 360ml/min，但产后即刻数值较低，可能与分娩时对脐带的操作有关。超声可以计量收缩期/舒张期血流比（systolic/diastolic ratio，S/D值）峰值，用以反映测量远端的血管阻力。

羊的脐血流量比人类高，约 200ml/（kg·min），可能与其代谢率高（体温 39℃）、血红蛋白浓度低（羊 10g/dl，人 15g/dl）有关。因为我们对胎儿循环的了解，大多来自对慢性植入羊胚胎进行的实验研究，认识到这种种属差异十分重要。羊的脐血流量约占两侧心室排血量的 45%，但其中有 20% 左右不进行母儿交换，即处于"分流"状态。

中度的急性缺氧不会影响脐血流量，但重度有影响。虽然神经支配仅限于脐带中央区，但其平滑肌细胞可受旁分泌的影响，脐血流量可因儿茶酚胺类药物而减少。当然，脐带发生急性梗阻时血流也会减少。对于慢性的脐血流量降低患者，目前尚无有效的改善方法。分娩时脐带受压可表现出特定的胎儿心率变化（如变异减速），如母体改为侧卧或头低足高位，这种变化有时可消失，提示脐带受压状况好转。

人类胎儿血流的研究

（1）血流速度波形：实时多普勒超声已应用于人类胎儿、胎盘和子宫的血流监测，通过显示血管内红细胞的速度波形反映血流、血管阻力和心肌收缩力。血流速度波形因血管不同而各异。其影响因素包括心肌泵功能、心率、血管弹性、血流阻力和血液黏度。流向低阻力血管床的动脉，其舒张期血流速度波形显示出特征性的高速向前血流；流向高阻力血管床的动脉其舒张期流速波形则不显示或是呈反向，说明血流可反映下游血管床阻力。常使用的参数如下。

搏动指数（pulsatility index，PI），PI=$(V_{max}-V_{min})/V_{mean}$

阻力指数（resistive index，RI），RI=$(V_{max}-V_{min})/V_{max}$

Pourcelot 比（Pourcelot ratio，PR），PR=$(V_{max}-V_{min})/V_{max}$

AB（S/D）比值，AB=V_{max}/V_{min}

其中，V_{max} = 最大血流速度 / 心动周期；V_{min} = 最小血流速度 / 心动周期；V_{mean} = 平均血流速度 / 心动周期

（2）血流：多普勒超声可用来估计胎儿血流，计算公式为：

$$Q=(V \times A)Cos\theta$$

其中，V = 多个心动周期的平均流速（cm/s）；A = 估计血管交叉区面积（cm²）；θ = 超声束与血流方向的夹角。

此公式考虑了细胞通过血管时的速度变化，即血管中央的流速较快，周边流速较慢，整体流速为各处的速度总和。所以，应用多普勒测量时，大血管（如 4～10mm 直径）易在合适的角度下（如 30° ～ 60°）获得更准确的数值。二维超声可通过测量房室

瓣口处的血流计算出胎儿心排血量。相较于羊的胎儿，人类胎儿的心排血量更高［人，553ml/（kg·min）；羊，450ml/（kg·min）］，左、右心室排血量差别更小。右心室与左心室排血量比值可从妊娠 15 周时的 1.3 逐渐降低至 40 周时的 1.1。正常妊娠时，脐动脉血流在舒张期仍可保持高速的向前流动。严重的 IUGR 可出现舒张期血流减速，可提示胎盘阻力增加。Marx 等利用超声发现健康分娩中的孕妇接受硬膜外镇痛时，脐动脉血管阻力（S/D 比值）显著降低，带来有利影响。但 Youngstrom 等的研究显示，健康的产程未发动产妇在择期剖宫产时，行硬膜外麻醉（母体交感神经阻滞）时脐动脉血管阻力（S/D 比值）没有显著改变，可能与疼痛刺激少、儿茶酚胺类物质释放减少有关。最近的研究发现，妊娠 24 周时 PI 及 RI 及脐动脉血流切迹变化可提示妊娠后期出现子痫前期的可能。

六、胎儿氧输送

多数的死产和胎儿窘迫是呼吸气体交换不足造成的。胎儿吸收的所有营养中，氧气的存储 / 使用比例最低。动物实验表明，胎儿氧储备为约 42ml，氧消耗 21ml/min，理论上氧储备可供胎儿消耗 2min。但胎儿不会在 2min 内消耗掉所有氧储备，也不会在 2min 后就此死亡。事实上，约 10min 后才会发生不可逆转的脑损伤。其原因在于胎儿有相应的代偿机制会尽量维持较长时间。临床上胎儿氧供完全中断的可能性较少，仅某些特殊情况如突发胎盘完全剥离或完全性脐带受压时可出现，后者多见于脐带脱垂。

从动物实验可提示一些胎儿缺氧时进行代偿的机制：①血流重新分布，血液将主要供给重要脏器，包括心、脑、胎盘；②降低氧耗（如重度缺氧时，氧耗可降低 50%）；③一些血管床可进行无氧代谢。这些变化在轻度缺氧时即可发生，以备缺氧时重要脏器的氧供需求。

表 2-3 中列出了母胎氧传递的决定因素。氧传递主要依赖于血流速度，而弥散的影响较小，因此，胎盘两侧的血流量就决定了胎儿氧供。动物实验提示，正常胎盘有一 "安全系数" 约为 50% 的胎盘血流量。也就是说血流量降至正常值的一半以下时，才会出现严重的胎儿酸中毒及氧摄取下降。但这种调节机制在病理状态，如母体高血压中并不适用。此时的胎盘虽可进行氧交换，但无法支持胎儿发育，常见胎儿生长

受限。加之强烈的子宫收缩，可出现一过性的子宫供血不足，可从宫缩时的胎心率变化中看出（如晚期减速）。

表 2-3　影响母胎氧转运的因素

绒毛间血流
胎儿 - 胎盘血流
母体动脉血氧分压
胎儿动脉血氧分压
母体血氧亲和力
胎儿血氧亲和力
母体血红蛋白或血氧含量
胎儿血红蛋白或血氧含量
母体、胎儿血 pH 和二氧化碳分压（波尔效应）
胎盘扩散能力
胎盘血管分布
母体与胎儿血流交换比率
交换区以外的分流
胎盘氧耗

分娩时宫缩可引起子宫血流减少，产生缺氧再灌注应激；与择期剖宫产相比，产妇体内脂质过氧化反应更高。缺氧再灌注应激的标志物黄嘌呤氧化酶活性提高，而可清除 ROS 的维生素 C 水平下降。子痫前期时胎盘同样发生一些改变，如氧化应激引起促炎因子、血管源性因子释放，可影响内皮细胞。子痫前期或缺氧的正常胎盘组织有类似的代谢过程，可用于识别缺氧及氧化应激、预测未来诊断。

影响氧供的其他重要因素还包括母体和胎儿动脉的氧张力。母体动脉氧张力依赖于充分的通气与完整的肺功能。产科肺功能异常的患者较少，但也有哮喘、充血性心力衰竭或先天性心脏病的产妇，其肺功能降低。母体和胎儿血的氧亲和度、氧容量也会影响胎儿氧供，同样的氧张力，血液的携氧量由血红蛋白与氧气亲和力决定。胎儿血红蛋白的氧亲和力较高［胎儿 P50 在 2.4kPa（18mmHg），母体为 3.6kPa（27mmHg）；图 2-4］，氧离曲线左移。此外，足月时胎儿血红蛋白浓度约为 15g/100ml，而母体约为 12g/100ml。氧亲和力高、氧容量增加，提高了胎儿的氧摄取（图 2-5）。在酸中毒或氧需增加时，胎儿血红蛋白的运输氧能力也会增加。

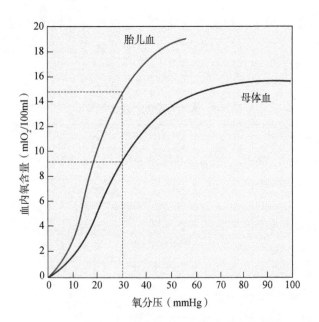

图 2-4　母体与胎儿血的氧离曲线。竖直虚线表明胎儿血氧亲和力较高，在相同氧分压下，胎儿血氧饱和度比母体高

（经许可转载自 Parer JT, ed. Uteroplacental physiology and exchange// Handbook of Fetal Heart Rate Monitoring. Philadelphia,PA: WB Saunders, 1997:40.）

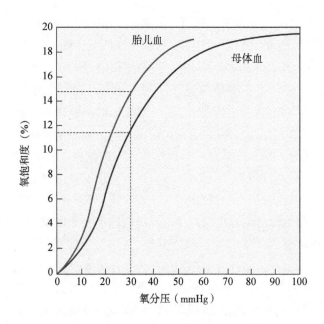

图 2-5　母体及胎儿血氧分压与氧含量关系的氧离曲线。胎儿血红蛋白含量高，血氧含量因此升高

（经许可转载自 Parer JT. Uteroplacental physiology and exchange// Handbook of Fetal Heart Rate Monitoring. Philadelphia, PA: WB Saunders, 1997:41.）

波尔（Bohr）和霍尔登（Haldane）效应均会加强胎盘氧气 / 二氧化碳的交换（彩图 5）。波尔效应指氧离曲线因氢离子增多导致的右移，血红蛋白对氧的亲和性下降。霍尔登效应则指含有较多还原型血红蛋白的血液对二氧化碳的转运能力提高。二氧化碳弥散入母体后，绒毛间氢离子浓度增高，血红蛋白对氧的亲和力下降，增加胎儿供氧。同时，胎儿一侧二氧化碳含量降低，趋于碱性改变，血红蛋白对氧的亲和力增加。在母体与胎儿两侧的氧传递、摄取均涉及波尔效应，因此也被称为双波尔效应。类似的，双霍尔登效应用于形容母体和胎儿间二氧化碳和氧气的摄取交换，即胎儿血红蛋白结合氧释放二氧化碳，后者与母体还原型血红蛋白的亲和力增加。氧在铁血红素结合区与血红蛋白相结合，通过开放或关闭这一区域，改变血红蛋白对氧的亲和性，双波尔效应得以实现。二氧化碳与血红蛋白的前哨组氨酸相结合，可影响氧进入血红素结合区（彩图 5）。

大多数对人类胎儿的测量于分娩中或者分娩后进行，氧饱和度、氧张力、pH 通常小于母体血。但实际上，对动物的长期观察显示，胎儿的氧饱和度、酸碱度均与母体类似，仅氧分压低些。应注意，无论母体还是胎儿，当有 100ml 血液经过胎盘时，其释放或吸收的氧气量是

相等的。表 2-3 的最后 6 项是可以影响子宫氧传递的其他混杂因素，与上述因素相比，它们的影响较小。

七、二氧化碳和酸碱平衡

二氧化碳通过胎盘的速度比氧气要快得多，弥散系数为氧的 20 倍。一般来说，影响氧运输的因素也会影响二氧化碳的转运。二氧化碳转运主要受血流限制，妨碍弥散的因素影响较小。正常时，胎儿二氧化碳张力接近 5.3kPa（40mmHg），而母体约为 34mmHg，且处于代偿性呼吸性碱中毒状态（肾降低血清碳酸氢盐）。胎儿血 pH 接近 7.4，碳酸氢盐浓度接近母体水平。

碳酸氢盐和固定酸通过胎盘的速度较二氧化碳慢，常需几个小时才能在胎盘两侧达到平衡，而二氧化碳仅需几秒。当子宫或脐血流急性减少时，可出现类似呼吸性碱中毒的表现。此时，二氧化碳张力增加、pH 下降，但代谢性酸碱平衡调节水平不变。常见于严重的或潜在的胎儿心率减速（变异减速），在某些宫缩过程，尤其是第二产程时可出现。宫缩停止或心动过缓时这些变化可迅速消失。但如前所述，如有明显的氧供不足，胎儿氧耗可减少、血流

重新分布，一些生理需求将依靠效率较低的无氧代谢。体内乳酸（无氧代谢产物）含量随之增加，导致代谢性酸中毒，如伴有二氧化碳潴留，还会出现呼吸性酸中毒。与二氧化碳相比，乳酸自胎儿转出的速率较低。

乳酸转运需要特异的 pH 依赖性载体，而质子经由通道、脂质扩散、共同转运和特异性质子泵 ATP 酶进入母体循环。

八、临床意义

胎儿受损常由胎盘物质交换发生变化引起。掌握代谢产物及营养物质的胎盘交换过程，可以识别并处理潜在问题。

胎盘两侧的血流量和交换面积是决定胎盘转运的

主要因素。一些影响灌注压或子宫血管阻力的因素可减少子宫血流量。常见的如低血压、高血压、内源或外源性的血管收缩药、严重的心理应激反应等。子宫血管床不具有自我调节能力，其扩张程度通常有限。高血压状态（如子痫前期）、高儿茶酚胺水平（如应激、疼痛）可引起子宫血管阻力增加。分娩时，每次宫缩所导致的间断性子宫动脉血流减少是胎儿宫内窘迫的常见因素。此外，一过性或持续的脐带受压可造成胎儿缺氧。

九、产科麻醉和子宫血流

产科麻醉和镇痛可直接影响子宫血流，或可能改变子宫胎盘循环对有害刺激和各种药物的反应（表 2-4）。灌注压（子宫动脉压减静脉压）可直接影响

表 2-4　药物对子宫、胎盘血流的影响[1]

药　物	模型和技术	剂量 / 血药水平	效　应
诱导药物			
硫喷妥钠	微球技术—母羊	标准	子宫血流降低至初始的 40%
硫喷妥钠	氙气—人	标准	明显降低胎盘血流
丙泊酚	微球技术—母羊	≤ 450mg/（kg·min）	子宫血流与基线水平无差别
地西泮	孕羊	0.5mg/kg	子宫 / 胎盘血流无变化
氯胺酮	孕羊	0.7mg/kg	子宫血流平稳
氯胺酮	孕羊	≤ 5mg/kg	子宫血流呈剂量相关性降低，子宫张力增加
氯胺酮	根据建议给予	0.25～1mg/kg	无不良反应
吸入麻醉药			
氟烷	孕羊	高达 1.5%	子宫血流无变化或轻度升高
氟烷	猴和羊	> 2 MAC	子宫血流呈剂量相关性降低
异氟烷	孕羊	1%	子宫血流增加 25%
地氟烷	无子宫血流量研究		
七氟烷	无子宫血流量研究		
局部麻醉药			
利多卡因	子宫动脉（人）	400μg/ml	血管收缩（超临床剂量）
利多卡因	孕羊	2～4μg/ml 血药浓度	子宫血流量无变化
2- 氯普鲁卡因	豚鼠	2mg/kg	子宫血流量无变化
布比卡因	人 / 超声	硬膜外≈ 140mg	子宫血流量无变化
罗哌卡因	人 / 超声	硬膜外≈ 140mg	子宫血流量无变化
可卡因	孕羊	0.5～2.8mg/kg	剂量相关性地减少子宫血流量
硬膜外阻滞			
不伴有低血压			子宫动脉血流量无变化

（续表）

药　物	模型和技术	剂量／血药水平	效　应
儿茶酚胺类药物			
肾上腺素 1∶200 000	人／氙气	硬膜外给予 10ml 加入 2- 氯普鲁卡因的等渗溶液	绒毛间血流量无变化
肾上腺素	孕羊	静脉注射 20μg	子宫血流量降低 40%。持续 60s
肾上腺素	豚鼠	0.2～1μg/kg	子宫血流量呈剂量相关性下降
异丙肾上腺素	孕羊	静脉注射 4μg，16μg，80μg	子宫血流量呈剂量相关性短暂下降
应激			
	猴／血流探测	严重应激	显著减少子宫血流量
	人	焦虑状态	儿茶酚胺增加，胎心音异常
血管加压药			
麻黄碱	猴／血流探测	静脉注射 10～15mg	与其他加压药相比可更好地恢复子宫血流量
麻黄碱	孕羊	静脉注射 5～10mg	蛛网膜下隙麻醉后可恢复子宫血流量
麻黄碱	氙气—人	静脉注射 25mg	绒毛间血流无变化
去氧肾上腺素	临床试验	静脉注射 20～100μg	母体血压恢复，子宫血流量可能恢复
多巴胺	孕羊	直至血压正常	减少子宫血流量
利托君	孕羊	治疗剂量	减少子宫血流量
特布他林	孕羊	治疗剂量	减少子宫血流量
抗高血压药			
肼屈嗪	高血压羊	直至血压正常	增加子宫血流量，降低血压
肼屈嗪	人类高血压／氙气	125μg/min	增加脐血流，绒毛间血流无变化
硝酸甘油	高血压羊	持续输注	增加子宫血流量，降低血压
硝普钠	高血压羊	持续输注	减少子宫血流量，限于诱导使用
拉贝洛尔	人 /PEC/ 氙气 /US	1mg/kg	绒毛间血流和胎儿血压无变化
钙离子通道阻断药			
维拉帕米	孕羊	0.2mg/kg	子宫血流量减少 25%，持续 2min
尼卡地平	孕兔	低或高剂量	剂量相关性地降低子宫血流量
硝苯地平	孕羊	5～10μg/kg 90 min	子宫血流量短暂下降，胎儿低氧
硫酸镁	孕羊	4g 负荷量，2～4g/h	起初降低子宫血流量，随后恢复
硬膜外阿片类药物			
吗啡、芬太尼、舒芬太尼	孕羊	临床剂量	对子宫血流量无影响
可乐定	孕羊	硬膜外 300μg	没有明显改变子宫血流量
可乐定	孕羊	静脉输注 300μg	明显降低子宫血流量，胎儿缺氧
丹曲林	孕羊	1.2～2.4mg/kg	子宫血流量无变化
吸入气体			
低碳酸血症	孕羊	过度通气	子宫血流量减少 25%
高碳酸血症	孕羊	动脉二氧化碳分压＞ 60mmHg	子宫血流量减少

（1）表由 Dr. T. Cheek 提供

子宫血流、并与血管阻力成反比。产科麻醉影响子宫血流的途径有：①改变子宫动脉或静脉压力而影响灌注压；②直接影响血管张力或间接改变宫缩、肌张力等影响子宫血管阻力；③影响母体心排血量。

胎盘子宫循环相对难以进入，直接测量人类子宫的血流量较为困难。临床上可通过监测胎儿及新生儿的酸碱状态和心率来估测子宫血流的变化。曾有研究于静脉注射氙-133，通过测定清除率来评估子宫绒毛和肌层的血流量。

多普勒超声是目前测量子宫胎盘循环的主要手段。精确测量值需要获得准确的血管横断面积，以及精确的超声束与血流间的夹角。尽管不能直接获得血流真实的测量值，但通过多普勒波形中的收缩期和舒张期比值，即 S/D 比值可研究血流的相对变化。

大多数动脉血管在收缩期可有多普勒波形，而舒张期往往没有或很小。但妊娠后，母体的子宫胎盘血管可有持续的舒张期血流。如出现舒张期血流减少、消失或舒张期末反流都是不正常的。测量真实平均速度会更为准确，可提高这种技术的使用价值。

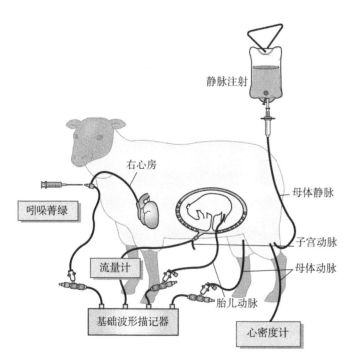

图 2-6　实验羊准备。在子宫动脉的一根分支周围放置流量感应探针，在母羊及胎羊血管内置入长期导管

（经 Ralston DH, Shnider SM, DeLorimier AA. Effects of equipotent ephedrine, metaraminol, mephentermine and methoxamine on uterine blood flow in the pregnant ewe.Anesthesiology, 1974,40:354-370. 许可重印）

关于麻醉对子宫胎盘循环的影响，主要来自动物实验研究。长期母胎动物模型使得可以用各种技术精准地测量子宫、胎盘血流量，胎儿心血管及酸碱平衡状态（图 2-6）。以下章节将讨论常用的麻醉药、麻醉技术、辅助用药和麻醉并发症对子宫血流的影响。

十、静脉诱导药

1. 巴比妥类

超短效巴比妥类是最常用的诱导药，使用后可行气管插管并应用笑气维持麻醉。Palajniuk 和 Cumming 报道，应用上述方法，母体血压没有下降时，子宫血供已降低20%，胎儿氧饱和度和 pH 也会降低。推测子宫血管阻力增加可能与浅麻醉下母体儿茶酚胺释放有关。

Shnider 等对羊的研究发现，硫喷妥钠和琥珀胆碱静脉诱导后使用直喉镜插管，动脉血内的去甲肾上腺素水平升高89%，血压升高65%，子宫血管阻力增加42%，血流量降低24%。插管结束后，这些心血管变化迅速消失。Alon 等报道使用硫喷妥钠诱导行气管内插管后，孕羊的子宫血流量可降低40%，异氟烷维持麻醉后血流量迅速上升，比基础值高出28%±27%。Jouppila 等利用放射性氙确认上述现象在人体同样存在，对剖宫产行全身麻醉诱导后，子宫动脉血流量平均下降35%。

2. 丙泊酚

与巴比妥类药物相比，丙泊酚诱导时（2mg/kg）平均动脉压升高，但子宫血流没有变化。与异氟烷维持麻醉时不同，丙泊酚维持麻醉[150μg/（kg·min），300μg/（kg·min）或350μg/（kg·min）]不会影响子宫血流量，整个麻醉期间可保持平稳。

3. 地西泮

研究发现，0.5mg/kg 的地西泮对孕羊母体及胎儿心血管功能、子宫胎盘供血没有影响。大剂量时可引起动脉压上升8%～12%，子宫血流量随之减少，但胎儿氧合可不受影响。Cosmi 发现，以 0.18mg/kg 单次注射地西泮，对孕羊母体、胎儿的血压和酸碱状态没有不利影响。

4. 氯胺酮

可升高动脉压。Greiss，van Wilkes 及 Ralston 等证实氯胺酮虽提高母体血压，但其缩血管效应可引起子宫血流量减少，导致胎儿缺氧、酸中毒。但 Levinson 等对妊娠晚期的孕羊注射 5mg/kg 的氯胺酮，发现母体平均动脉压升高 15%，子宫血流量增加 10%。Eng 等在猴子身上的研究结果与此类似。Craft 等给绵羊注射 0.7mg/kg 氯胺酮也发现了类似效应。即母体血压轻度升高、心排血量增加（达 16%），而子宫张力中度增加、血流量相对稳定。

Cosmi 等分别测定了氯胺酮对分娩期及非分娩期孕羊的效应。发现静脉给予 1.8～2.2mg/kg 氯胺酮，并在机械通气下使用一氧化氮和氧气维持麻醉，非分娩期孕羊(与择期剖宫产类似)的母体平均血压、心率、子宫血流量增加，胎儿心血管系统及酸碱平衡状态几乎不受影响。而给予分娩期孕羊 0.9～5mg/kg 的氯胺酮后，母体的通气量、子宫张力、宫缩频率及强度均增加，而子宫血流量轻度下降，胎儿可出现心动过速、酸中毒。Galloon 等报道在妊娠中期行治疗性流产时，子宫平滑肌张力与氯胺酮成剂量相关性。

综上所述，母体循环对氯胺酮的反应在分娩和非分娩状态、不同剂量及各妊娠时期会有所不同。临床剂量（0.25～1mg/kg）对子宫血流量一般没有不利影响。许多研究显示，无论剖宫产还是经阴道分娩，给予高达 1mg/kg 的氯胺酮对新生儿临床状态、酸碱平衡都不会有不良影响。但增加剂量比如 2mg/kg 以上时可能增加子宫平滑肌张力。

5. 依托咪酯

不抑制孕羊及胎儿的心血管功能，输注时可提高母体心率、血压。其可快速通过胎盘，在母体与胎儿的代谢及分布速率类似。尽管有研究认为依托咪酯抑制肾上腺功能，特别是脓毒症患者更为明显，但该药仍可安全用于患有绒（毛）膜羊膜炎的孕妇。

6. 右美托咪定

为选择性 α_2 受体激动药，相较于可乐定，脂溶性及胎盘摄入更高，但进入胎儿循环的较少。

十一、卤素类吸入麻醉药

吸入麻醉对子宫胎盘循环及胎儿的影响仍有争议。有导致胎儿缺氧的报道，但也有研究认为，控制良好的吸入麻醉对胎儿或子宫胎盘循环没有不良影响。

卤素类吸入麻醉药有潜在的子宫松弛作用，在产科应用有独特地位。某些需要松弛子宫的情况，如转位、牵引、臀位分娩、胎盘滞留、强直性收缩或手术时，可选用该药。为改善胎儿氧供，在使用氟烷行剖宫产时应降低笑气浓度。子宫强直收缩导致胎儿窘迫时，推荐使用该类药物。

已有大量研究观察了氟烷对子宫血流量的影响，Palahniuk 和 Shnider 发现，孕羊在浅麻醉或中等深度的麻醉时（1～1.5 个 MAC），母体血压轻度降低（＜20%），但子宫血管扩张，子宫胎盘血流量可保持不变，不会引起胎儿缺氧或代谢性酸中毒。深度麻醉时（2 MAC）母体血压、心排血量进一步降低，子宫血管扩张无法代偿，子宫血流量减少，胎儿发生缺氧、酸中毒。Carenza 和 Cosini 等利用孕羊、Eng 等利用孕猴观察到了类似结果。Cosmi 和 Marx 报道，使用氟烷行浅麻醉到中等深度麻醉（0.5～1vol/100ml）不会引起人类母体心血管功能或胎儿酸碱状态改变，但深度麻醉时（1.5vol/100ml 或以上）可引起母体低血压、胎儿酸中毒。

Shnider 等给予孕羊吸入 0.5% 的氟烷 1h 及 50% 的笑气和氧气，发现其子宫血流量增加。提示低浓度氟烷不会对子宫胎盘循环产生不利影响，还能扩张子宫血管。增加吸入浓度会引起母体血压下降，使子宫血流量显著下降。

Palahniuk 和 Shnider 的研究显示，异氟烷对母体和胎儿心血管及酸碱平衡的影响与氟烷类似，浅麻醉不会引起子宫血流量降低，但深麻醉会。Alon 等在孕羊观察到了类似结果，1% 的异氟烷合并 50% 笑气及氧气实施的浅麻醉使子宫血流量增加 25%（彩图 6）。

已有数据表明，同等剂量的安氟烷、地氟烷、七氟烷对子宫张力、血流和灌注的影响与氟烷和异氟烷类似。所有的吸入麻醉药对子宫张力均具有剂量相关性效应。ED_{50} 即 1.5 个 MAC 的七氟烷、地氟烷、氟烷均能达到松弛子宫的作用，异氟烷的剂量稍大，ED_{50} 为 2.3 个 MAC。临床上，如子宫张力增加（如子宫过度刺激、强制性收缩等），卤代麻醉药能减少子宫张力，如母体血压稳定，还可促进子宫胎盘灌注。1.5 个 MAC 的地氟烷复合丙泊酚及瑞芬太尼可很好地保持子宫松弛，实施胎儿手术，但 2.5 个 MAC 时会引起左心室功能障碍、胎儿心动过缓。在羊的研究中发现了类似效应，1.5～2 个 MAC 的七氟烷和异氟烷可减少子宫血流，显著降低胎儿血压、心率。七氟烷可使体外胎儿胎盘血管扩张，脂肪氧化酶生成的花生四烯酸类物质可能有部分作用，但一氧化氮不参与其中。总之，妊娠期，吸入麻醉药的浓度应低于 1.5 个 MAC。

十二、局部麻醉药物

Gibbs 和 Noel 以剖宫产子宫切除术标本中获得的子宫动脉节段进行研究，发现利多卡因和甲哌卡因有缩血管效应。局部麻醉药的使用浓度为 400～1000μg/ml，高于临床所用浓度。低浓度的局部麻醉药不会引起子宫缩血管效应，非妊娠时，子宫动脉也不会因其而收缩，提示局部麻醉药的缩血管效应具有剂量相关性，且只对妊娠子宫有作用。预先使用酚苄明贴片（一种 α 受体阻滞药）不能消除这种缩血管反应。

Greiss 等分别将利多卡因或甲哌卡因 20mg、40mg 或 80mg 注入 8 只麻醉的孕羊背动脉，发现与剂量相关的一过性（2～3min）子宫血流量下降、子宫压力同时增加（彩图 7）。但此实验没有检测子宫动脉的血流量水平。他们还将利多卡因、甲哌卡因、布比卡因、普鲁卡因直接注入非妊娠羊的子宫动脉，发现子宫动脉药物浓度达到以下水平时子宫血流量平均降低 40%：布比卡因 5μg/ml，甲哌卡因 40μg/ml，普鲁卡因 40μg/ml，利多卡因 200μg/ml。而除非药物直接误入血管，否则在硬膜外麻醉中不会出现这么高的局部麻醉药水平。

Fishbume 等利用孕羊进一步观察发现，只有在血药浓度很高时才会发生子宫血管收缩，宫颈旁阻滞（类似注射的药物直接进入子宫动脉）或是发生全身毒性反应时可能会出现这种高浓度的血药水平。Morishima 等报道利多卡因引起孕羊抽搐时，子宫血流量降低 55%～71%。Biehl 等发现血内低浓度水平的利多卡因不会引起子宫收缩。他们将孕羊血内局部麻醉药浓度提高（2～4μg/ml），以模仿人在第一产程和第二产程时的血药水平。发现维持 2h 低浓度水平的利多卡因不会引起子宫血流量下降或增加羊膜腔内压。

类似的，给猪静脉注射 0.4mg/kg 的利多卡因或

2mg/kg 的 2- 氯普鲁卡因不会减少子宫血流速度。

Alahuhta 等发现，硬膜外给予 115～140mg 0.5% 罗哌卡因不会影响剖宫产的产妇子宫血流量。

可卡因局部麻醉作用强，有独特的血管收缩作用。静脉注射 0.5～2.8mg/kg 的可卡因，可使子宫血流量呈剂量相关性下降（彩图 8）。可卡因显著降低子宫血流量，产妇应避免使用，或分次小心使用。此外，可卡因还可引起高血压危象、胎盘早剥及对药物的反应改变。

十三、区域麻醉

低血压是腰麻、腰段硬膜外和骶管麻醉的最常见并发症。子宫血流量可随平均动脉压降低而相应减少。无动脉低血压的硬膜外麻醉则对子宫血流没有影响。

Jouppila 等观察了区域麻醉对产妇子宫胎盘灌注的影响，包括经阴道分娩的和行剖宫产手术的。发现健康产程未发动女性接受剖宫产时，无论行硬膜外还是蛛网膜下隙麻醉，在没有低血压时绒毛内血流量均会发生变化，子痫前期的女性行区域麻醉后绒毛内血流量增加。

硬膜外给予 0.25% 的布比卡因或 2% 的氯普鲁卡因，可使健康分娩期女性子宫血流量增加 35%（图 2-7）。在妊娠期高血压综合征患者，这种影响更为明显，如硬膜外给予 10ml 0.25% 的布比卡因，可使绒毛血流量增加 77%。小剂量时对胎盘血流没有影响（如给予含有或不含 1∶200 000 肾上腺素的 0.5% 布比卡因 4ml）。笔者认为，使用较大药量来更广泛地阻滞交感，同时缓解焦虑、疼痛，可使子宫血流量恢复到正常非紧张状态时的水平。

利用超声多普勒测量子宫胎盘血流速度波形的数项研究也证实硬膜外麻醉对子宫血流量没有不良影响，当然也有实验有相反结论。这些研究中，通过硬膜外给予 2% 的利多卡因或 5% 的布比卡因（含或不含 1∶200 000 的肾上腺素），使麻醉平面保持在 $T_{3～5}$ 水平以行剖宫产手术。产妇会预充 1～2L 的平衡盐，并保持子宫左倾。

十四、儿茶酚胺类和应激

内外源性儿茶酚胺均可产生肾上腺素能刺激，使子宫血管持续收缩、减少子宫血流量。局部麻醉时加

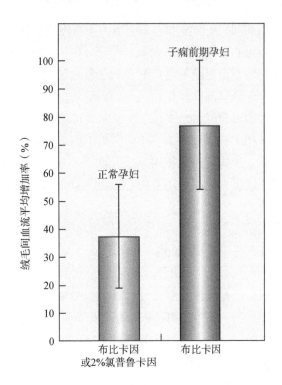

图 2-7　正常及子痫前期孕妇在硬膜外麻醉后绒毛间血流平均值的增加情况（±SE）

（经许可转载自 Hollmén A, Jouppila R, Jouppila P,et al. Effect of extradural analgesia using bupivacaine and 2-chloroprocaine on intervillous blood flow during normal labour. Br J Anaesth, 1982, 54:837-842; Jouppila P,Jouppila R, Hollmén A, et al. Lumbar epidural analgesia to improve intervillous blood flow during labor in severe preeclampsia. Obstet Gynecol, 1982, 59:158-161.）

用外源性儿茶酚胺（以肾上腺素为主）可引起注射部位血管收缩。焦虑、疼痛时内源性儿茶酚胺（包括肾上腺素和去甲肾上腺素）释放。蛛网膜下隙或硬膜外麻醉时常使用血管收缩药物防治低血压。应激、疼痛、甚至吸烟均能增加循环中儿茶酚胺含量。

1. 肾上腺素

对 α 受体和 β 受体均有明显作用。局部麻醉时如误入血管可产生明显的 α 肾上腺素能神经兴奋作用，包括高血压、全身血管阻力增加、子宫血管收缩、子宫活动性增加但血流量减少。孕羊注射 0.10～1μg/（kg·min）肾上腺素可使血压升高 65%，子宫血流量下降 55%～75%。直接注射 20μg 肾上腺素，子宫血流量可下降 40%，并持续约 60s。

行骶管或硬膜外等麻醉时，药物可吸收入血，低血药浓度的肾上腺素可产生全身的 β 肾上腺素能激

动作用，并于硬膜外注射 15min 后达到最大效应。但肾上腺素的 β 受体效应对子宫血管的影响目前还有争议。Rosenfeld 等将 50～100μg 肾上腺素在 5min 内静脉注射至孕羊体内，发现其可产生一系列 β 受体激动效应，包括心动过速，心排血量增加，骨骼肌血流增加。但尽管血压没有改变，子宫血流可减少 50%。他们推测孕羊的子宫动脉可能对肾上腺素的 α 受体效应更为敏感，而骨骼肌、脂肪组织和内脏器官可能对 β 受体效应更为敏感。

Albright 等的研究结果与上述不同。他们经硬膜外注射含 1：200 000 肾上腺素的氯普鲁卡因 10ml，发现产妇人平均血压降低 11mmHg，但绒毛内血流没有变化。Levinson 等比较了剖宫产手术中使用 2% 的利多卡因行硬膜外麻醉，发现 1：200 000 的肾上腺素对血压、新生儿 Apgar 评分和胎儿酸碱平衡状态没有影响。Ramanathan 等在择期剖宫产手术中应用布比卡因行硬膜外麻醉，发现药物中含有肾上腺素时血内肾上腺素水平可增加 400%，而无论药物中是否附加肾上腺素，血内去甲肾上腺素的水平均可增加 80%。Cascio 等发现，蛛网膜下隙应用芬太尼或硬膜外给予利多卡因镇痛时，母体血内肾上腺素水平可降低 52%，去甲肾上腺素升高 25%～30%，且持续时间超过 30min。子宫强烈收缩、短期胎儿心动过缓时，疼痛可瞬时减轻，可能与肾上腺素水平降低（子宫 β 肾上腺素能的松弛效应减少）和（或）去甲肾上腺素水平增加（子宫 α 肾上腺素能的收缩效应增强）有关。

总之，硬膜外麻醉时使用含有肾上腺素的药物可能使子宫血流量有一过性波动，但这些效应对健康胎儿的影响有限。

2. 应激

Myers 等发现，孕期处于应激和焦虑状态的恒河猴，其母体儿茶酚胺分泌增加，可引起子宫血管收缩，胎猴缺氧。Shnider 等观察到应激可引起孕羊子宫血流量下降，血内去甲肾上腺素水平增加。Martin 和 Gmgcrich 也发现严重应激会引起恒河猴子宫血流明显下降。

Lederman 等对初产妇和经产妇的研究发现，分娩时处于焦虑状态下的孕妇相较于精神放松的产妇，其循环中肾上腺素水平增高,胎儿心率异常模式增多。我们由此可再次想到上述这些改变可由子宫低灌注引

起。应激还可增加美国黑种人女性收缩期及舒张期血压，而舒张期血压增高与婴儿低体重相关。此外有研究显示，应激可使早产的风险增加 50%～100%。

3. 血管加压药

主要为 α 肾上腺素能活性的血管加压药可减少子宫血流，对胎儿不利。在动物实验中应用甲氧明、去氧肾上腺素、加压素及去甲肾上腺素治疗腰麻后的低血压，会减少子宫血流量，导致胎儿缺氧。而麻黄碱、美芬丁胺和间羟胺可使子宫血流恢复正常（彩图9）。

但在人类试验中，应用低剂量的去氧肾上腺素（20～100μg）或麻黄碱（10～15μg）治疗择期剖宫产产妇腰麻或硬膜外麻醉后的低血压，并没有发现类似结果。Ramanathan 和 Grant 应用阻抗心动描记器记录去氧肾上腺素和麻黄碱对每搏量、射血分数、舒张末期容积的影响，发现两种药物收缩静脉的作用强于收缩动脉，静脉回心血量（心脏前负荷）及心排血量均增加，从而改善了子宫灌注。麻黄碱对妊娠期的全身血管有选择性收缩，能够保证子宫灌注。Alahuhta 等应用多普勒超声证实去氧肾上腺素会增加子宫血管阻力，相比之下孕期用麻黄碱的优势更明显。

如麻黄碱类的药物可通过增加静脉回流、刺激中枢肾上腺素能活性维持母体血压（正性变时、变力作用）。在血压正常的孕妇，这些药物对子宫血流的影响很小，在治疗腰麻和硬膜外麻醉后的低血压时，可保持子宫血流（彩图10）。小心调节去氧肾上腺素的用量可产生有益的血流动力学效应，且对胎儿没有不利影响，适用于择期剖宫产手术患者。医务人员通常麻黄碱和去氧肾上腺素都会使用。Zakowski 和 Ratmanthan 等发现在剖宫产手术中，为治疗腰麻后的低血压而给予大剂量的去氧肾上腺素（>600μg）可引起短暂的胎儿心动过缓。

麻黄碱和去氧肾上腺素能够通过胎盘，对胎儿造成影响。出现低血压和胎儿缺氧时，麻黄碱和去氧肾上腺素均可改善胎儿的低氧血症，但前者能够使胎儿肺压恢复至基线。去氧肾上腺素会减少左心室排血量，胎儿乳酸水平增高。麻黄碱对脐动脉血流无影响，但长期输注去氧肾上腺素可减少脐动脉血流。但最近的一些临床研究显示麻黄碱可通过胎盘，其 β 肾上腺素能激动效应可增加胎儿耗氧，而使用去氧肾上腺素者出生时脐动脉 pH 更高、乳酸水平更低。

多巴胺作为一种儿茶酚胺类药物，可刺激多巴胺受体、α 及 β 肾上腺素能受体，随剂量不同，其对肾上腺素能受体的激动效应不同。Callender 等发现，多巴胺可增加血压正常的羊的血压和心排血量，减少子宫血流量。Rolbin 等报道，使用多巴胺治疗腰麻所致的低血压在纠正母体血压同时也会造成子宫血流进一步降低。可能与全身血管阻力虽轻度增加，但子宫血管阻力显著增加有关。Cabalum 等的研究结果与上述相左，他们发现应用与 Rolbin 试验中类似的多巴胺剂量，在纠正低血压的同时可以维持子宫血流。β 肾上腺素能药物如异克舒令（去氧氧丙酚胺）、利托君、特布他林可收缩子宫血管。多巴胺对子宫血管阻力的影响可能代表子宫血管对多巴胺的 α 肾上腺素能激动效应的敏感性增强。

十五、抗高血压药物

妊娠期高血压通常都需治疗。理想的治疗药物应在控制母体高血压的同时降低子宫血管阻力、不影响或增加子宫血流量。因为子宫血流不方便直接测量，血压通常被作为评价指标。心排血量也可作为评价指标，任何会影响心血管的措施都应以维持或提高心排血量为标准。血压是心排血量与全身血管阻力的乘积，心排血量是心率与每搏量的乘积。低血压时大剂量的去氧肾上腺素可减少心排血量，同时通过增加血管阻力和减慢心率提升血压。心排血量可能是评价子宫动脉灌注的较好指标。Zakowaski 和 Ramanathan 等在剖宫产手术中观察到，应用大剂量去氧肾上腺素（总量＞600μg）治疗腰麻引起的低血压时，母体血压恢复后会有胎儿心动过缓。

1. 肼屈嗪

作为一种作用缓慢的降压药物，肼屈嗪广泛用于妊娠期高血压的治疗。Brinkman 及 Assali 研究了肼屈嗪对高血压孕羊子宫血流的影响。他们用改良 Goldblatt 夹夹闭一侧肾动脉，并切除另一侧肾，造成严重的高血压，在此模型上发现肼屈嗪可降低血压并增加子宫血流。Ring 等利用去氧肾上腺素诱导高血压，同样发现肼屈嗪可缓慢降低血压并显著增加子宫血流，但并未恢复到正常水平（彩图11）。但在可卡因诱导的高血压孕羊模型中肼屈嗪尽管可以降低母体血压，但并没有恢复子宫血流（彩图12）。Joupila 等研究了肼屈嗪对人类的影响，研究对象为 10 例妊娠期急性高血压或合并严重妊娠期高血压综合征的孕妇。他们将药物经静脉注射（在 60min 内逐渐增加剂量至 125μg/min），使用氙 -133 做标记，通过多普勒超声测量使用药物前后绒毛间和脐带血流，发现在药物注射过程中，母体血压下降，心率增加，脐静脉血流增加，但绒毛间血流没有改变。说明该药对母体和胎儿循环的影响是各自独立的。

2. α 甲基多巴

是妊娠期经典抗高血压药物，现今仍用于慢性高血压妊娠妇女及妊娠期高血压患者。其代谢产物为 α 甲基去甲肾上腺素，可激动中枢神经系统突触前的 $α_2$ 肾上腺素能受体，抑制交感神经传出，降低血压。此外其还能够抑制转换左旋多巴为多巴胺的酶，而多巴胺是去甲肾上腺素和肾上腺素的前体物质。体外实验中，α 甲基多巴对人类的脐动脉没有显著影响。在轻度子痫前期和慢性高血压孕妇应用 α 甲基多巴可引起脐动脉的搏动指数（可用于评估胎盘血管阻力）显著下降。但 α 甲基多巴不会显著改变高血压孕妇的脐动脉指数，即不会影响血流量。在另一项研究中发现 α 甲基多巴可显著减少子痫前期的孕妇子宫动脉血管阻力，但不会影响脐动脉和胎儿大脑中动脉的血管阻力。

3. 硝酸甘油

Craft 等利用去氧肾上腺素诱导孕羊高血压模型，发现输入硝酸甘油可在降低血压的同时改善子宫血流。临床上已使用舌下含服硝酸甘油缓解子宫张力过高及胎心率下降。在静脉输注硝酸甘油可改善鞘内注射阿片类物质时的胎儿心动过缓。硝酸甘油可降低子宫张力、增加子宫血流量。硝酸甘油还可降低可卡因诱导的孕羊急性中毒后的母体血压，但不会改善子宫血流量（参见第 34 章，图 34-8）。在妊娠期行胎儿手术时，静脉应用硝酸甘油利于松弛子宫、维持子宫血流（参见第 14 章）。

4. 硝普钠

作为快速降压药，硝普钠在非产科高血压急症中广泛应用。与肼屈嗪类似，该药降低周围血管阻力、增加冠状动脉及内脏血流量。Ring 等发现，虽然硝普钠可降低周围血管阻力，但不能纠正子宫血流状况（彩图 11）。Nelson 和 Suresh 使用游离孕妇子宫动脉（剖宫产子宫切除术中获得）发现硝普钠和肼屈嗪都可以阻断由去甲肾上腺素诱导的动脉收缩，但前者对孕妇子宫动脉的直接扩张作用更明显。

5. 拉贝洛尔

同时具有 α 和 β 肾上腺素受体阻滞作用。可口服用于治疗子痫前期患者的高血压。静脉输注能够快速降低严重子痫前期患者的血压，减轻气管插管时的血流动力学反应。静脉输注不会影响子痫前期患者静息时的子宫血流量，也不会影响妊娠期高血压大鼠的胎盘灌注。对近足月孕羊的研究发现，静脉单次注射拉贝洛尔可减轻循环中去甲肾上腺素增加对母体动脉及子宫血流的影响，与母体相比，对胎儿肾上腺素能受体的阻断作用较小。

十六、钙离子通道阻断药

产科应用钙离子通道阻断药可能有用。这些药物可扩张小动脉，可能是处理子痫前期的有效药物。它们减慢房室传导，有助于治疗母体及胎儿的室上性心动过速。此外，还可抑制子宫收缩，有助于治疗早产临产。

Murad 等研究了维拉帕米对清醒孕羊的血流动力学影响。发现静脉给予 0.2mg/kg，注射时间 > 3min，母体心血管系统可产生一系列的变化，包括一过性的收缩压、舒张压、平均动脉压下降（2～5min）；中心静脉压、肺平均动脉压和肺毛细血管楔压增加。这些现象与该药的负性变力和周围血管扩张效应有关。心排血量、全身外周血管阻力及肺血管阻力没有受到影响。子宫血流在 2min 时可降低 25%，且在药物注射后 30min 内保持在稍低于对照组的水平。因此在子宫胎盘功能不全时，应用维拉帕米需要小心。

动物研究显示，尼卡地平可降低子宫胎盘血流。但在人体试验中，利用多普勒超声研究发现，短期口服该药不会显著影响子宫胎盘循环。目前硝苯地平已越来越多地应用于早产临产的治疗中。

十七、硫酸镁

自从 1925 年首次在产科使用硫酸镁，该药就被作为治疗一些孕期高血压，尤其是子痫和子痫前期的口服制剂。第 16 章、第 17 章会探讨该药对中枢及外周神经系统和神经肌肉传导的作用。有学者报道了在高血压和正常血压的孕羊使用该药后对母体及胎儿心血管系统和胎盘子宫循环的影响。

Dandavino 等使母体血内硫酸镁浓度维持在 2.5～6mmol/L（5～12mEq/L），Krames 等则使血药浓度维持在 2.5～3.5mmol/L（5～7mEq/L）。前者发现无论在高血压还是正常血压的孕羊中，硫酸镁均可使全身动脉压下降，但仅持续不到 10min，子宫胎盘血流可增加约 10%。大剂量给予时（单次注射 4g 后每小时持续输注 2～4g）可使母体动脉血压出现立即的短暂下降，且在高血压动物更为明显。注射 5～10min 后，两种动物的平均动脉压均会恢复到对照组水平。子宫胎盘血流在正常动物中平均增加 13.5%，在高血压动物中增加 7.7%。Krames 等发现，硫酸镁可使平均动脉压降低 7%，但子宫的血管内流速可增加 7%，故综合起来对子宫血流量没有影响。

这些结果说明，硫酸镁对母体动脉压和子宫血流量的影响是轻微的、一过性的。

十八、鞘内阿片类药物

通过硬膜外给予阿片类药物已广泛用于分娩镇痛。Rosen 等将 20mg 吗啡注射到接近足月的孕羊硬膜外腔，没有观察到药物会对子宫血流量产生明显影响，在 2h 的观察期内，母体及胎儿心血管系统、酸碱状态均无变化。Craft 等的实验再次证实了上述发现，在将 50μg、75μg 或 100μg 的芬太尼，或是 10μg、20μg（未发表数据）的舒芬太尼注射到清醒足月的孕羊后，子宫血流、母体及胎儿血流动力学和酸碱平衡状态均没有发现不良改变。但是，如不给予相应处理，鞘内注射阿片类药物可能会使 10%～15% 的产妇出现急性低血压（参见第 9 章）。体内儿茶酚胺水平没有升高的情况下（如疼痛）通常不会出现低血压。

十九、可乐定

可乐定口服时可用于控制高血压，静脉给予能够快速控制高血压急症，而经硬膜外给予可通过非阿片类机制产生镇痛作用。其主要激动 α₂ 肾上腺素能受体，高浓度时激动其他受体亚型。在体外实验，可乐定通过 α_1 和 α_2 肾上腺素能受体激动效应收缩人类子宫动脉。

口服可乐定对子宫血流的影响还没有研究，但使用以来尚未发现其对母体、胎儿和新生儿有何明显的不良影响。血压正常的孕羊静脉给予可乐定后，羊膜内压力增高，子宫血流减少，但母体及胎儿血压没有变化。而静脉注射可乐定对高血压动物子宫血流的影响还没有研究。

静脉使用 α₂ 肾上腺素能激动药如可乐定会产生一些不良影响，包括快速通过胎盘、母体及胎儿缺氧、高血糖以及心率降低。缺氧机制尚不完全清楚，但不是由于呼吸、心血管受抑制或肺血管收缩所致。高血糖是由于胰岛素释放受抑制所致。可乐定通过 H^+ 依赖的转运体通过胎盘，而非 Na^+ 依赖的转运体，前者可被阳离子药物如苯海拉明所抑制。

二十、丹曲林

丹曲林是用于治疗恶性高热的最有效药物，但孕期及分娩期恶性高热都不常见。在诱导、分娩或剖宫产前预防性地给予恶性高热易感者口服丹曲林的做法目前仍有争议。现建议分娩前每天 4 次口服 25mg 丹曲林，持续 5d，分娩后按递减方案继续服用 3d（第 1 天，3 次 25mg；第 2 天，2 次 25mg；第 3 天，1 次 25mg）。丹曲林可通过胎盘，胎儿与母体分布的比值为 0.18～0.4，对新生儿没有明显不良反应。Craft 等经静脉将 1.2mg/kg 或 2.4mg/kg 的丹曲林注射到清醒孕羊体内，证实该药对母体和胎儿均是安全的。他们发现，给药后母体血压和心排血量轻度增加，但心率、中心静脉压及子宫血流没有明显变化。胎儿心率在 3min 内降低 25%，但 10min 内能够恢复至正常水平。对母体及胎儿的酸碱平衡状态没有明显影响。

二十一、呼吸气体

与以往观点不同，轻度的低氧、高碳酸或低碳酸血症并不会影响子宫胎盘血流。但呼吸气体的明显改变却能够减少胎盘灌注。Dilts 等使用 6%～12% 的氧气进行机械通气造成孕羊严重的低氧血症，通过测量子宫血流发现，6% 的氧气会使心排血量增加，母体全身血管阻力增加，子宫胎盘阻力增加，子宫血流明显减少；而使用 12% 的氧气时，上述变化程度明显减少。他们认为这些血流动力学变化是由于低氧血症引起儿茶酚胺分泌过多所致。当母体动脉氧分压降至

40mmHg 时, 胎儿开始缺氧。

在大鼠模型中发现, 慢性缺氧可增加胎儿胎盘的血管阻力, 导致对硝普钠没有反应。慢性缺氧还会增加对血管紧张素Ⅱ和急性缺氧事件的血管收缩反应。宫内胎儿生长受限患者的胎盘在低氧后由血栓素诱导的收缩反应增强, 其中涉及电压依赖的钾离子通道。体外实验中, 当人类胎盘组织的氧含量从 15% 降至 0% 时, 胎盘胎儿动脉压会显著增加。

母体的高碳酸血症对子宫胎盘循环灌注的影响多种多样, 可增加、降低或没有影响。Walker 等利用未麻醉的慢性缺氧羊模型发现, 当动脉二氧化碳分压增加至 8kPa (60mmHg) 时, 子宫血流量增加, 平均动脉压上升, 而子宫血管阻力没有变化。但如果超过 8kPa (60mmHg), 子宫血管阻力逐步增高, 尽管这时平均动脉压升高, 子宫血流依然降低。对妊娠中期的孕羊建立二氧化碳气腹, 发现子宫血流可减少 30%, 母体二氧化碳分压增加、pH 下降, 胎儿心率、平均动脉压、氧饱和度、pH 均下降, 二氧化碳分压增高 (图 2-8)。

孕妇常常会发生低碳酸血症。可因强烈的宫缩痛、焦虑、分娩时的恐惧或使用不当的拉梅兹呼吸法而自发出现。麻醉状态下的控制性通气有时也可引起母体严重的碱血症。对于低碳酸血症对胎儿、子宫胎盘循环的影响尚存争议。有研究报道过度通气 (维持二氧化碳分压 17mmHg 或更小), 可引起子宫胎盘血管收缩, 子宫胎盘的血流减少, 胎儿缺氧、酸中

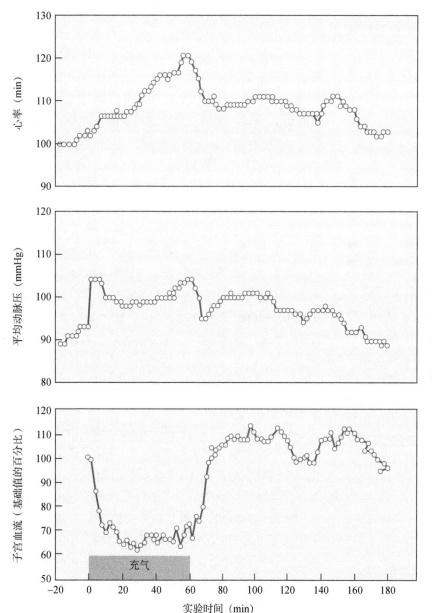

图 2-8 腹腔内充入二氧化碳对羊血流动力学包括子宫血流的影响

(引自 Uemura K, McClaine RJ, de la Fuente SG, et al. Maternal insufflation during the second trimester equivalent produces hypercapnia, acidosis, and prolonged hypoxia in fetal sheep. Anesthesiology, 2004, 101:1332-1338.)

毒、新生儿窘迫。另一些研究者则认为过度通气，即便是很明显时也不会对胎儿产生不利影响，胎儿的酸碱平衡状态改变很小，且子宫胎盘血流没有明显改变。Levinson 等利用非麻醉的孕羊，研究机械通气状态下子宫血流及胎儿氧合的变化。为明确二氧化碳及正压通气在不同水平的影响，他们在机械通气时给予不同浓度的二氧化碳。发现在所有不同浓度二氧化碳的高通气过程中，子宫血流均会降低约 25%（彩图 13）。考虑到子宫血流的减少与母体的二氧化碳分压变化（17～64mmHg）、pH 变化（7.74～7.24）无关，其减少很可能是正压通气的机械效应所致。

代谢性碱中毒会减少子宫胎盘血流，氧离曲线左移，引起母体的血红蛋白对氧亲和力增加，释放到胎盘的水平减少，对胎儿造成伤害。Cosmi 通过静脉注射氨丁三醇造成孕羊代谢性碱中毒，发现母体出现心动过缓、低血压，子宫血流减少，胎儿表现为缺氧、酸中毒。Ralston 等给孕羊注射碳酸氢钠，造成母体碱血症，发现子宫血流减少 16%，并伴随着胎儿氧合和 pH 下降。与之相左，Cosmi 给酸中毒的羊注射小剂量的碳酸氢钠（如 100mmol，注射时间超过 12min），发现子宫血流没有变化。

二十二、总结

静脉诱导药、吸入和局部麻醉药物、内外源性的儿茶酚胺类物质、血管加压药、抗高血压药、硫酸镁、吸入气体和代谢性碱中毒都会影响子宫血流。这些因素对子宫血流的最终效应取决于对子宫血管阻力及灌注压的影响。表 2-4 总结了麻醉药物的效应。

要 点

■ 胎盘循环不是依赖自主调节的。

■ 减少子宫胎盘血流的因素包括：
    血压降低。
    全身血管阻力增加。
    心排血量减少。
    仰卧位低血压综合征。

■ 胎盘是一不断变化的器官，在妊娠的整个过程中，其结构、气体交换均有着明显变化。

■ 增加母体氧张力可提高胎儿氧储备。

■ 母体过度通气会减少胎儿氧摄取。

■ 应用 > 1.5 个 MAC 的强效吸入麻醉药物可使胎儿心功能受到抑制。

致 谢

2012 年 5 月 26 日，一个周六的晚上，Sivam Ramanathan 医生不期离世。他身形伟岸而不失温柔，一直为产科麻醉学界同仁所敬仰。Sivam Ramanathan 医生是纽约医疗中心麻醉学教授、产科麻醉主任，匹兹堡 Magee 妇女医院麻醉科主任、Cedars-Sinai 医疗中心产科麻醉研究工作的负责人和主治医师。他教导、激励了众多的住院医师从事产科麻醉，并撰写过约 120 篇的同行评议文章、几十本教科书相关章节，独立完成 1988 年版产科麻醉学的编写工作。Sivam Ramanathan 博士获得过诸多教学奖，包括全国产科麻醉和围生期医学学会年度教师奖，因其在产科麻醉的杰出工作，还曾获得极具影响力的 Nils Lofgren 奖。

Ramanathan 博士喜欢旅游、品酒，他深爱着妻子 Sita 和他们的女儿 Radha，儿子 Kumar，并为他们自豪。他的幽默、博学、乐于助人、诲人不倦的品格将被我们永远铭记于心。

第3章

胎盘的药物转运和围生期药理学

（David C. Campbell 和 Monica San Vicente 著，陈　宇译，聂　煌校）

一、引言

1847 年哈佛医学院院长、产科学教授 Walter Channing 首次就麻醉对新生儿的影响进行了报道。因为没有嗅到脐带残端的乙醚气味，他认为麻醉对胎儿的影响微乎其微。麻醉学奠基人之一 John Snow 检测到接受乙醚麻醉的产妇所娩出的婴儿呼出气体中存在乙醚，因此对上述观点提出质疑。然而直到 18 世纪 50 年代，才有相关的实验证据证实药物可通过胎盘。对这一问题的探索一直持续至今。

胎盘是母体与胎儿间的生命连接，是营养物质和氧从母亲传递给胎儿的基础，并负责将胎儿产生的废物、二氧化碳再转运回母体。此外，它参与合成多种激素，对维系正常妊娠至关重要。

以往曾认为胎盘屏障可保护胎儿免受母体摄入的药物损害，对药物是不通透的。但现已证实，妊娠期经母体摄入的大多数药物均可不同程度地进入胎儿循环。有大量研究利用多种模型，以深入探究营养物质和药物通过胎盘的机制及作用。哺乳动物随种类不同其胎盘结构的差别很大，基于母体与胎儿循环之间的层数，哺乳动物的胎盘可分为 3 类，即：①血性绒毛膜胎盘；②内皮绒毛膜胎盘；③上皮绒毛膜胎盘。豚鼠与兔子的血性绒毛膜胎盘与人类的相近，经常被用作实验研究。此外，尽管羊的上皮绒毛膜胎盘与人的血性绒毛膜胎盘差别较大，但因为能够进行复杂的手术操作，收集大量可用于检验的样本，也常用于研究。人类胎盘的效应需从这些动物实验中进行推导。基于伦理和技术的考虑，人类药物胎盘转运的在体研究仅限于临近分娩以及分娩时母体静脉血和胎儿脐血的采集。通过比较指定时间内母体与胎儿血内的药物浓度，可推断母体摄入的药物剂量最终会有多少到达胎儿体内。为获得更为精确的人类胎盘药物转运模型，催生了人类灌注子宫模型，包括离体双层灌注的胎盘绒毛叶模型。

二、药物转运机制

药物可经以下 4 种机制通过胎盘：①简单扩散；②易化扩散；③主动转运；④吞饮作用。

1. 简单扩散

大多数药物以简单扩散方式通过胎盘。这种转运方式无须耗能。以下一些因素被证实可影响胎盘扩散的程度：药物的理化特性，母体与胎儿间的血药浓度梯度，胎盘膜的表面积及厚度，胎盘血流，母体和胎儿血的 pH 及蛋白结合率。

药物的理化性质包括分子量、脂溶性和离子化程度。分子大小通常不是限制其胎盘转运速率的主要因素，因为大多数药物的分子量都小于 500Da（daltons，Da）。分子量 > 500 Da 的胎盘转运不完全，> 1000 Da

的几乎无法通过胎盘。通常，亲脂性药物较容易通过生物膜，而极性药物通过膜的扩散速率要慢得多，其通过胎盘的速率与分子大小呈负相关。

简单扩散顺药物浓度梯度进行，而浓度梯度可受母体多种因素的影响，如给药速率、药物分布容积、药物清除速率。维系胎盘血流对于建立胎盘两侧的浓度梯度必不可少。但有研究显示，对促进药物转运，脐循环比母体循环更重要。

胎儿血的 pH 也会影响药物通过胎盘的速率。胎盘血的 pH 通常比母体血低 0.1U。弱酸性药物在母体血内更易离子化。药物以非离子化形式通过胎盘，达到两侧平衡，这就导致酸性药物在胎儿与母体（fetal/maternal，F/M）血浆中的浓度比值倾向于＜1。与之相反，弱碱性药物在胎儿血内更容易解离，致使 F/M 比值＞1。因此，随着宫内窘迫胎儿的酸中毒状况逐渐发展，碱性药物将更容易蓄积，此现象被称为离子井（ion-trapping）。

蛋白结合在决定游离型药物通过胎盘的总量中起到一定作用，因为最终通过胎盘的是药物的游离部分。药物可与白蛋白或 α_1 酸性糖蛋白（alpha-1-acid glycoprotein，AAG）结合。血浆白蛋白水平降低是妊娠期生理学的改变之一。Krauer 等观察到随着妊娠进展，胎儿血内蛋白水平逐渐增高。妊娠 12～15 周时，白蛋白的平均 F/M 比值为 0.58，16～25 周时为 0.66，26～55 周时为 0.97，＞35 周时为 1.2。这说明胎儿白蛋白水平逐渐增加，到妊娠晚期时超过母体水平。母体内 α_1 酸性糖蛋白的水平经常变化，但胎儿体内的水平则稳定增加，但始终低于母体水平，足孕时的平均 F/M 比值可达 0.37。对于蛋白结合率高的药物，母体及胎儿血内蛋白水平在妊娠各期的变化，可引起药物结合程度及游离药物浓度的变化。

2. 易化扩散

是一种被动转运，依赖于跨膜蛋白。后者可辅助无法简单扩散的极化的分子和离子进行跨膜转运。这些载体蛋白工作无需能量，但需要物质在膜两侧具有浓度梯度。载体具有饱和效应，可与被转运分子的结构类似物质结合而受到抑制。通常认为在结构上与内源性物质类似的药物可通过易化扩散方式进行转运，最终使母体及胎儿循环中的浓度达到平衡。

3. 主动转运

与易化扩散的性质类似，需载体介导，载体有饱和性，能够被结构类似物所抑制。但主动转运需要细胞供能，物质转运沿电化学或浓度梯度进行。

4. 吞饮作用

胞吞和胞饮作用通过细胞膜结构包裹溶质，膜内陷后转运至另一侧。但通常认为这种作用进行缓慢，对胎儿药物浓度没有显著影响。

三、药物转运

F/M 比值为衡量妊娠期母体摄入的药物有多少进入胎儿体内提供了一种量化指标。以下部分将就产科麻醉应用的一些药物的药理特征进行概述。特别是通过结合 F/M 比值与其他相关的药效学和药动学指标使读者更好地理解药物跨胎盘转运的过程（表 3-1）。

表 3-1　报道的胎儿与母体血内药物浓度比值

药　物	F/M 比值	药　物	F/M 比值
诱导药物		维库溴铵	0.056～0.11
硫喷妥钠	0.43～1.1	**吸入麻醉药**	
丙泊酚	0.74～1.13	地氟烷	没有报道
氯胺酮	1.26	七氟烷	没有报道
依托咪酯	0.5	一氧化二氮	0.785～0.812
神经肌肉阻滞药		异氟烷	0.71
琥珀胆碱	未检测到[1]	氟烷	0.71～0.87
罗库溴铵	0.16	恩氟烷	0.6
阿曲库铵	0.12	**阿片类药物**	
泮库溴铵	0.19	芬太尼	0.37

（续表）

药　物	F/M 比值	药　物	F/M 比值
舒芬太尼	0.4	咪达唑仑	0.15～0.28
瑞芬太尼	0.88	劳拉西泮	1.0
阿芬太尼	0.28～0.31	**抗高血压药物**	
哌替啶	0.35～1.5	普萘洛尔	1.0（单次给药后为 0.26）
吗啡	0.61	索他洛尔	1.1
纳布啡	0.69～0.75	酚苄明	1.6
局部麻醉药物		拉贝洛尔	0.38
利多卡因	0.76～0.9	肼屈嗪	0.72
布比卡因	0.3～0.56	美托洛尔	1.0
罗哌卡因	0.25	阿替洛尔	0.94
甲哌卡因	0.53	艾司洛尔	0.2
氯普鲁卡因	没有报道	甲基多巴	1.17
抗胆碱能类药物		可乐定	1.04
阿托品	1.0	右美托咪定	0.88
格隆溴铵	0.13	硝酸甘油	0.18
东莨菪碱	1.0	硝普钠	1.0
抗胆碱酯酶药物		**止吐药**	
新斯的明	没有报道	昂丹司琼	0.41
依酚氯铵（腾喜龙）	没有报道	甲氧氯普胺	没有报道
血管加压药物		茶苯海明	没有报道
麻黄碱	0.71	地塞米松	没有报道
去氧肾上腺素	0.17	**口服降血糖药物**	
苯二氮䓬类药物		格列本脲	＜0.3
地西泮	2.0	二甲双胍	0.3

（1）母体琥珀胆碱用量低于 300mg 时脐静脉血无法检测到

四、诱导药物

1. 硫喷妥钠

此药物具有高度的脂溶性，可快速通过胎盘，但剖宫产产妇接受硫喷妥钠后，娩出的新生儿依然强健有活力，能够自发啼哭。胎儿肝大量摄取硫喷妥钠，血药浓度降低，从而使到达胎儿脑中的药物减少可解释这种矛盾。硫喷妥钠的 F/M 比值接近 1，反映了其高度的脂溶性，但另有实验发现 F/M 比值为 0.43。这种差异很可能与该药给药时间短及母体循环中重新分布迅速有关。硫喷妥钠可与白蛋白高度结合，这种效应能够影响该药的药动学特性。

2. 氯胺酮

属弱碱性药物，易通过胎盘。在体内近 50% 的药物可与血浆蛋白结合。剖宫产时，单次静脉注射氯胺酮后，其 F/M 比值为 1.26。Houlton 等发现，经阴道分娩时，小剂量氯胺酮与腰麻后脐带血气的改变近似；剖宫产时，使用硫喷妥钠进行麻醉诱导的胎儿氧合情况要好于氯胺酮，但两者的血气指标相似。

3. 丙泊酚

诸多实验证实，在剖宫产时单次注射丙泊酚后 F/M 比值波动在 0.74～1.13，差异来源于胎儿灌注液内的白蛋白水平不同。另一项研究发现，子宫血流增加时，母体静脉循环的血药浓度增加。可能是由于丙泊酚与胎盘组织接触时间短，或胎盘上相应结合位点的饱和，其自母体循环排除减慢。反之，脐带血流增加时，可能导致丙泊酚清除增加，跨胎盘转运增加。由此可认为，脐带血流正常的健康胎儿摄入的丙泊酚量要大于脐血流减少、宫内生长受限的胎儿。而且给予诱导剂量后传递到胎儿的时间不同，所以单次给予丙泊酚后，其 F/M 比值变异较大。

4. 依托咪酯

在剖宫产中使用依托咪酯诱导，新生儿 Apgar 评分与 F/M 比值与使用硫喷妥钠诱导的没有明显差别（依托咪酯 F/M 比值约为 0.5，硫喷妥钠为 0.6）。但研究者认为，依托咪酯组的新生儿临床状态更好。

五、吸入麻醉药

不同于全身麻醉诱导的单次给药，吸入麻醉药常用于孕妇全身麻醉维持时相对稳定的阶段，所以 F/M 比值的变异程度很小。它们易通过胎盘，在胎儿与母体血内溶解度相同，因此，母体接受吸入麻醉药的时间与胎儿暴露于麻醉药的时间呈正相关。

1. 氟烷

Dwyer 等对剖宫产时母体和婴儿对氟烷的摄取进行了研究，从诱导到胎儿取出的平均时间为 10.8min，0.5% 的氟烷吸入后 F/M 比值为 0.71，该值与氟烷暴露时间相关。但因为与成年人相比，新生儿的血气分配系数较低，新生儿体内的挥发性麻醉药可被快速清除。因此，一旦呼吸建立，挥发性麻醉药的清除即可加速。

2. 异氟烷

0.8% 的异氟烷可快速通过胎盘，F/M 比值为 0.71，其在血内的溶解度较氟烷低，因此清除更快。

3. 恩氟烷

研究发现，恩氟烷的 F/M 比值约为 0.6。

4. 七氟烷

Okutomi 等研究了七氟烷和异氟烷对孕羊血流动力学及血气的影响，发现尽管吸入麻醉药对血气的影响较小，但可使母体及胎儿的动脉血压下降。在另一项研究中发现，七氟烷与其他吸入性麻醉药相比（包括氟烷、恩氟烷和异氟烷），对血压、心率、Apgar 评分、失血量、子宫收缩、母体动脉血气、脐带静脉血气、麻醉苏醒时间和术中知晓的影响没有差异，并认为在剖宫产手术中应用七氟烷与其他吸入性麻醉药同样安全。

5. 地氟烷

地氟烷与七氟烷对新生儿的 Apgar 评分、神经及适应能力评分（neurologic and adaptive capacity score，NACS）的影响相近。与七氟烷组相比，接受地氟烷的产妇平均心率明显增加，但依然在正常范围内，对母体及胎儿没有临床意义。

6. 一氧化二氮

有研究显示剖宫产时，一氧化二氮的 F/M 比值为 0.812，经阴道分娩时为 0.785。给予一氧化二氮 2min 后，其 F/M 比值与暴露时间无关。早前曾报道剖宫产手术中如果一氧化二氮的暴露时间＞15～17min，新生儿呼吸抑制的危险增加。除了考虑一氧化二氮对新生儿的镇静作用，也应考虑在新生儿低氧张力时可致弥散性缺氧，从而导致呼吸功能不全。

六、阿片类药物

1. 舒芬太尼

最早曾报道舒芬太尼的 F/M 比值为 0.81，但此后的研究发现其 F/M 比值为 0.4。尽管胎盘组织的蓄积作用减少了舒芬太尼进入胎儿体内的总量，但胎儿酸中毒时，其从母体向胎儿的转运增加。此外，与母体的蛋白结合程度可显著影响舒芬太尼转运。

2. 芬太尼

具有高度脂溶性，可结合于血浆蛋白。硬膜外注射 10～15min 后达到母体内的血药浓度峰值。早先曾报道芬太尼的 F/M 比值在 0.6～0.7，最高到 1.12。但随后的研究显示，其比值为 0.37，对新生儿几乎没有临床影响。在比较单纯布比卡因和布比卡因联合 80μg 芬太尼行硬膜外镇痛的试验中发现，两组

Apgar 评分没有统计学差异。另一项研究显示，硬膜外应用 $2\mu g/ml$ 的芬太尼时，新生儿的血药浓度远低于产生全身效应所需水平。这一发现进一步证实硬膜外使用芬太尼对新生儿的影响微乎其微。

3. 哌替啶

肌内注射 100mg 的哌替啶，其 F/M 比值为 0.61。但另一研究显示，随着给药时间不同其 F/M 比值差异较大，范围在 0.35～1.5。给药后 30～60min 后哌替啶在母体血内达到药物浓度高峰，之后的 1～5h 胎儿血药浓度可达峰值。有研究发现，肌内注射 1.5mg/kg 的哌替啶后 1～6h 时间段出生的新生儿，其 Apgar 评分 < 8，这与前述的实验结果一致。

4. 吗啡

妊娠 28～35 周需要进行诊断或治疗性血液采样的孕妇接受吗啡 10～15mg 肌内注射后，其 F/M 比值约为 0.61。在母体吗啡注射后 30～71min 采集血样。该试验中还发现接受吗啡后，胎儿的呼吸动度减弱或消失，对非应激试验没有反应。但有试验证实，椎管内注射 $1000\mu g$ 吗啡后，脐带血内吗啡水平很低，对胎儿没有不利影响。

5. 瑞芬太尼

Kan 等的实验显示，瑞芬太尼的平均 F/M 比值为 0.88，提示其极易跨胎盘转运。同时，脐动脉与脐静脉内药物浓度比值为 0.29，说明瑞芬太尼在胎儿体内可被快速代谢并重分布。Apgar 评分和适应能力评分显示，即便母体接受瑞芬太尼的剂量已可产生镇静效应，但对新生儿产生的临床效应极小，新生儿反应灵敏。

6. 阿芬太尼

择期剖宫产手术患者接受 $30\mu g/kg$ 的阿芬太尼后，其 F/M 比值为 0.31。但经硬膜外给予 $30\mu g/kg$ 后持续泵注 $30\mu g/(kg\cdot h)$ 阿芬太尼的产妇，其 F/M 比值降低到 0.28。给予全身麻醉剖宫产手术的患者 $10\mu g/kg$ 的阿芬太尼，不会对新生儿产生不利影响。

7. 纳布啡

是一种阿片类受体激动－拮抗药。肌内注射 $0.29\mu g/kg$ 或静脉注射 $0.1\mu g/kg$ 后，其 F/M 比值分别为 0.69 和 0.75。上述实验的研究者发现，尽管纳布啡在新生儿的半衰期大于母体，出生 5min 后新生儿的 Apgar 评分均为 10。此外，胎儿心率变异消失的发生率为 54%，但与给药剂量和血药浓度无关。

七、苯二氮䓬类药物

1. 地西泮

F/M 比值高达 2。说明该药极易通过胎盘，在胎儿体内聚积。母体注射地西泮后 30～60s 可在脐带血中检出；5～10min 可于胎盘两侧达到药物平衡。但 Ridd 等的研究显示，母体单次静脉注射 5mg 地西泮不会影响新生儿的 Apgar 评分。

2. 咪达唑仑

咪达唑仑及其代谢产物 1- 羟甲基咪达唑仑的 F/M 比值在 0.15～0.28。咪达唑仑的分布及消除半衰期与其代谢产物相同。应用该药不会对新生儿产生镇静效应。

3. 劳拉西泮

F/M 比值为 1.0。该药在新生儿体内的消除半衰期较长，曾有研究显示，给药后 8d 依然可在足月婴儿的体内检测到药物存留。

八、神经肌肉阻断药

1. 琥珀胆碱

以往曾认为琥珀胆碱不会通过胎盘，但现已证实该药可迅速通过胎盘。母体静脉给药后 5～10min 可在胎儿体内检测到药物浓度高峰。Drabkova 等的研究显示，猕猴胎儿血内药物浓度为 $0.6\mu g/ml$，此水平的血浆浓度似已高到可影响胎儿的肌电图（EMG），但不大可能导致新生儿呼吸抑制。

2. 阿曲库铵

在一项临床试验中给予 15 名女性静脉注射阿曲库铵，7 名女性体内的药物水平低于可检测的最低浓度，另外 8 名女性的平均 F/M 比值约为 0.12。所有母体接受阿曲库铵的新生儿均没有发现药物的不利影响。

3. 维库溴铵

与其他非除极肌松药类似，维库溴铵很难通过胎盘。其 F/M 比值范围在 0.056～0.11。因此，虽母体接受维库溴铵，但新生儿的 Apgar 评分及 NAGS 评分均可正常。随着母体注射到婴儿出生的时间缩短，维库溴铵向胎盘转运也会减少。

4. 泮库溴铵

F/M 比值为 0.19，没有研究显示该药对新生儿 Apgar 评分或 NACS 评分有何影响。

5. 罗库溴铵

F/M 比值为 0.16。Aboulcish 等的试验显示，给予 0.6mg/kg 的罗库溴铵后，5min 新生儿 Apgar 评分均在正常值范围内。有报道称在给予氯胺酮和罗库溴铵的患者中，50% 气管插管较容易；而在接受硫喷妥钠和罗库溴铵的患者中，仅 25% 较易插管，两组新生儿 Apgar 评分没有差异。

九、血管活性药物

1. 麻黄碱

F/M 比值为 0.71，跨胎盘转运后可引起胎儿心率及每搏变异度增加。该药在产科麻醉中广泛用于治疗椎管内麻醉后的低血压。大剂量应用时可引起胎儿 pH 及脐带动脉氧含量降低，这种胎儿代谢变化可能与麻黄碱的直接作用有关。应用麻黄碱的母体，其胎儿乳酸、糖、肾上腺素和去甲肾上腺素水平较接受去氧肾上腺素的高，进一步证明这些效应是麻黄碱的直接作用引起。

2. 去氧肾上腺素

很难通过胎盘。其 F/M 比值为 0.17。该药通常用来治疗椎管内麻醉或镇痛所引起的低血压。近期的研究重新评估了该药的应用价值，认为该药可常规应用于治疗母体低血压。尽管应用麻黄碱会引起胎儿代谢水平增高，但与应用去氧肾上腺素相比，其脐动脉中的二氧化碳分压及脐静脉中的氧分压均较高。因此推测与麻黄碱相比，去氧肾上腺素对子宫胎盘循环的血管收缩效应更明显。但目前尚未观察到两种药物对新生儿 Apgar 评分的影响有何差异，对于两者在代谢方面的临床相关问题还不明确。

十、抗胆碱能类药物

1. 阿托品

给孕羊静脉注射 0.05mg/kg 的阿托品后，其 F/M 比值为 1.0。尽管该药可快速通过胎盘，并引起母体心率提高 25%，但对胎儿动脉血压、心率或每搏变异度没有影响。

2. 格隆溴铵

给孕羊静脉注射 0.025mg/kg 的格隆溴铵后，其 F/M 比值为 0.13，提示该药极难通过胎盘。

3. 东莨菪碱

与阿托品类似，东莨菪碱可快速通过胎盘。肌内注射后，其 F/M 比值可达到 1.0。

十一、抗胆碱酯酶药物

1. 新斯的明

为离子型季铵化合物，极少经胎盘转运。但 Clark 等曾报道为一孕妇实施全麻下肘部手术时，5mg 的新斯的明引起胎儿心率从 130/min 降低至 90～110/min，且持续约 1h。几天后该患者因肘部手术再次实施全身麻醉，麻醉医生给予 5mg 新斯的明和 0.4mg 的阿托品，发现胎儿心率没有改变。因此推测因为阿托品较易通过胎盘，可阻止新斯的明所引起的胎儿心率下降。与之相反，曾有报道称整个妊娠期给予重症肌无力孕妇新斯的明不会对胎儿产生任何不良影响。

2. 依酚氯铵（腾喜龙）

也是离子型季铵化合物，极少经胎盘转运。但该药可能与早产临产相关。

十二、抗凝血药物

1. 华法林

为弱酸性药物，易于通过胎盘，但尚无相关 F/M 比值的报道。该药与自发性流产，胎儿脑、颜面及眼部畸形缺陷相关，特别是妊娠早期应用时。此外，华法林还可导致斑点状软骨发育异常。

2. 肝素

分子量大，在 20 000～40 000 Da，即使大量应用也很难通过胎盘。因此，肝素常规用于以下两种情况：一是妊娠前不需要但妊娠期需要进行抗凝治疗的患者，二是妊娠期替代华法林治疗。

3. 亭扎肝素（tinzaparin）

是由猪的完整肝素经酶降解而形成的小分子肝素。有研究通过超声直接获取胎儿血液样本，发现母体注射亭扎肝素 3h 的时间内，该药没有通过胎盘。但很多病例报道对此提出质疑，认为亭扎肝素有致畸性。如有产后肺栓塞病史的孕妇在妊娠 10 周开始每天使用 4500 U 亭扎肝素治疗，导致新生儿出现先天性皮肤发育不全。

4. 依诺肝素

有研究发现，在使用依诺肝素治疗静脉血栓栓塞的产妇，其胎儿静脉血及动脉血内均没有检测到药物存留。提示该药无法跨胎盘转运。

十三、抗高血糖药

1. 胰岛素

糖可经易化扩散通过胎盘。因此，胰岛素依赖的糖尿病产妇妊娠期需维持轻度的高血糖水平。胰岛素为 6000 Da 的多肽，无法通过胎盘。控制较差的糖尿病产妇，会有大量糖跨胎盘转运，刺激胎儿体内产生内源性胰岛素。可导致巨大胎儿和新生儿高胰岛素血症，后者意味着在出生后的最初几天，新生儿易出现低血糖。

2. 格列本脲

尽管以往曾声明口服降血糖药禁用于孕妇，但无论是应用格列本脲还是胰岛素的产妇，其巨大胎儿、新生儿低血糖发生率或剖宫产率均无差异。临床上，格列本脲可很好地控制血糖水平，且与胰岛素相比显著减少低血糖的发生率。早前曾认为该药可以通过胎盘，但最近的一些观察证实格列本脲跨胎盘转运的 F/M 比值低于 0.3。其胎盘转运可受许多因素限制：如高蛋白结合率，胎盘微粒体代谢，快速的药物清除率，以及胎盘流出受体，包括乳腺癌耐药蛋白（breast cancer resistant protein，BCRP）。

3. 二甲双胍

与格列本脲类似，二甲双胍 F/M 比值为 0.3。与胰岛素相比，使用该药治疗妊娠期糖尿病不会对新生儿产生不利影响。但因为 46.5% 的病人应用二甲双胍后血糖控制不佳，还需要额外补充胰岛素治疗，其临床的上述益处受到质疑。因为采用口服降血糖药物治疗的目的之一就是为了避免每天进行胰岛素注射，二甲双胍对血糖控制不佳、仍需胰岛素治疗的窘境从本质上抵消了其临床益处。

十四、止吐药

1. 昂丹司琼

妊娠早期，昂丹司琼的 F/M 比值为 0.41。一项综述通过回顾 176 名妊娠期使用昂丹司琼的女性，认为新生儿严重畸形发生率与对照组相比没有差异。

2. 甲氧氯普胺

促进胃蠕动的甲氧氯普胺可用于治疗妊娠期恶心、呕吐。一项前瞻性多中心临床试验证实，妊娠早期使用该药不会增加畸形、自发性流产以及新生儿体重减轻的风险。

3. 茶苯海明

是苯海拉明和 8-氯茶碱构成的化学盐，可用于预防恶心和晕动病。一项病例对照研究显示，妊娠期使用该药不会增加致畸性风险。

4. 地塞米松

为合成的糖皮质激素。一项针对 4 项临床试验的回归分析显示，妊娠前 10 周使用地塞米松可使唇裂（合并或不合并腭裂）的风险提高 3～4 倍。

十五、抗高血压药物

妊娠期的高血压对母体及胎儿均有害。许多药物可用于治疗妊娠期高血压。Houlihan 等为证实降低血压可能损害胎盘循环、胎儿生长发育，观察了常用抗高血压药物对脐动脉阻力的影响。研究发现，硝苯地平、硫酸镁、肼屈嗪、拉贝洛尔等对脐动脉具有直接扩血管效应，而 α 甲基多巴有极为微弱的扩血管作用。鉴于其对子宫胎盘血流动力学影响最小，笔者认

为 α 甲基多巴是孕期治疗高血压的理想用药。

β 受体阻滞药可通过胎盘，引起胰岛素水平增高，胰高血糖素水平降低。两者的生理变化均会反应性地引起新生儿血糖水平降低。但母体使用 β 受体阻滞药不会增加胎儿先天异常的风险。

1. 拉贝洛尔

兼具 α 及 β 肾上腺素能拮抗作用，F/M 比值为 0.38。可引起轻度的新生儿心动过缓，临床意义不大。孕妇每天服用 600～1200mg 的拉贝洛尔，其胎儿心率依然可保持在正常范围内。没有应用该药后发生胎儿心动过缓的报道。另一项试验对拉贝洛尔与阿替洛尔进行比较研究，发现应用拉贝洛尔的新生儿体重显著增加，两组的 Apgar 评分均高于 8（出生 5min）。提示在母体高血压疾病时，采用拉贝洛尔较阿替洛尔更少导致胎儿生长受限。

2. 索他洛尔

为亲水性的非选择性 β 受体阻滞药，F/M 比值 1.1。有意思的是，由于其高 F/M 比值，该药可用于治疗胎儿心动过速。重要的是索他洛尔不会引起胎儿生长受限。

3. 艾司洛尔

是选择性的 β₁ 肾上腺素能受体阻滞药，可被红细胞酯酶迅速消除，作用时间短暂，其 F/M 比值为 0.2。艾司洛尔并非妊娠人群的常规用药。但曾有病例报道因胎儿心动过缓而行急诊剖宫产的手术中，曾应用 0.5mg/kg 的艾司洛尔治疗母体室上性心动过速。但该文的作者无法判断胎儿的心动过缓是继发于胎盘血流减少，还是因胎盘灌注减少无法代偿引起。尽管艾司洛尔很少经胎盘转运，但其对母体及胎儿的血流动力学影响似乎是相同的。

4. 普萘洛尔

为非选择性 β 受体阻滞药，具有高度脂溶性。文献报道，单次应用时 F/M 比值为 0.26，但长时间使用，其 F/M 比值可增加至 1.0 甚至更高。曾有报道在妊娠期每天应用 160mg 的普萘洛尔可导致严重的新生儿低血糖和呼吸抑制。

5. 美托洛尔

是单纯作用于心肌的 β₁ 受体阻滞药，其脂溶性低，在体内有 12% 与蛋白结合，F/M 比值为 1.0。母体血和脐带内的血药浓度类似。尚无此药对胎儿心率、糖代谢及发育不良影响的相关报道。亦无其致畸性的相关报道。

6. 阿替洛尔

为亲水性心脏选择性 β 受体阻滞药，F/M 比值为 0.94。没有研究显示该药与低血糖、呼吸抑制或胎儿对应激反应改变有关，但有报道在妊娠早期使用阿替洛尔导致低体重新生儿娩出。

7. 肼屈嗪

可通过简单扩散跨胎盘转运，F/M 比值为 0.72。Magee 和 Bawdon 对该药的转运过程及血管效应进行了观察，发现肼屈嗪在胎儿组织内的蓄积水平最大可接近母体药物浓度的 40%，且母体给药后，胎儿血压的下降具有统计学差异。

8. 甲基多巴

为 α₂ 肾上腺素能激动药，F/M 比值为 1.17。

9. 可乐定

为 α₂ 肾上腺素能激动药，F/M 比值为 1.04，对胎儿及新生儿没有明显的不良影响。

10. 右美托咪定

为强效的 α₂ 选择性肾上腺素能激动药，F/M 比值为 0.88。作为分娩镇痛辅助用药时，右美托咪定不会引起母体低血压或心动过缓。对胎儿没有不利影响。

11. 酚苄明

根据一项病例报道，对有嗜铬细胞瘤的孕妇使用酚苄明后，其 F/M 比值为 1.6。在该报道中，作者强调应用该药后，对新生儿在出生后的几天内应严密监测短暂低血压的发生。

12. 硝酸甘油

F/M 比值为 0.18。DeRosayro 等报道给孕羊使用硝酸甘油后，随着母体血压降低，子宫血流随之降低，对胎儿没有记录到不良影响。但与对照组相比，硝酸甘油组胎儿的氧分压水平明显降低。

13. 硝普钠

在孕羊体内，硝普钠的 F/M 比值为 1.0，可迅速通过胎盘。能引起胎儿出现短暂的心动过缓。但不会引起任何先天性缺陷。此前曾担心应用该药可能引起胎儿体内氰化物蓄积，但有研究证实胎儿肝中没有此类物质的过量蓄积，推翻了上述观点。尽管没有研究显示硫代硫酸钠可通过胎盘，但通过降低母体氰化物水平，该药可能对治疗胎儿氰化物中毒有效。

十六、局部麻醉药物

1. 利多卡因

有研究通过人绒毛叶证实，灌注 2h 后利多卡因的 F/M 比值为 0.9。更早的一项研究发现，利多卡因跨胎盘转运变化较大，随着胎儿酸中毒的发生，F/M 比值可从 0.76 上升至 1.1。尽管会在酸中毒的胎儿体内蓄积，但该药不会影响胎儿心率、血压、动脉 pH 及血气对窒息的反应变化。利多卡因很少会从胎儿循环内转运回母体，因此，如误将利多卡因静脉注射，没有必要去期待药物可能从胎儿循环转运回母体中，而推迟分娩。

2. 布比卡因

通过人绒毛叶证实灌注 2h 后，布比卡因（译者注：原文为利多卡因）的 F/M 比值为 0.56。比早前曾报道的 0.3 稍高。通过双向灌注的人类胎盘证实，布比卡因主要通过被动扩散跨胎盘转运。随着母体血药浓度升高，胎儿血内布比卡因浓度随之升高。但硬膜外持续给药时，母体血药浓度稳定，F/M 比值随时间变化很少。F/M 比值受跨胎膜的腺苷酰腺鸟苷（adenylyl adenylyl guanosine，AAG）梯度影响，其可与布比卡因高度结合。胎儿酸中毒时布比卡因的转运更多，而复合应用肾上腺素不会影响其转运。

胎盘的蓄积效应可使布比卡因的胎盘内浓度比灌注液高 5 倍，且与蛋白结合和转运方向无关。有意思的是该药可从胎儿循环转运回母体内。因此，理论上如误将布比卡因静脉输注，且胎儿及母体循环稳定，可推迟分娩时间以利于药物从胎儿循环转运回母体。

3. 罗哌卡因

该药的 F/M 比值为 0.25，但该值主要取决于母体循环中非离子化的药物水平。此研究显示，在母体及胎儿 pH 于一定范围变化时，罗哌卡因和布比卡因的胎盘转运不受影响。因为罗哌卡因的心脏毒性更小，因而更为适用。但与此相左，有研究发现，母体内非解离的罗哌卡因水平与脐静脉血内的药物浓度或胎盘转运的药物含量没有明显的相关性，提示有其他因素决定着罗哌卡因的跨胎盘转运率，而非其母体的非离子化水平。

4. 氯普鲁卡因

因在母体血内可被快速水解，很少会发生胎盘转运。其转运也不会受胎儿酸中毒的影响。一项研究通过比较布比卡因、氯普鲁卡因和依替卡因，发现布比卡因和氯普鲁卡因对神经行为表现、Apgar 评分及酸碱状态的影响没有差异。但与布比卡因相比，氯普鲁卡因的起效时间更短。

5. 甲哌卡因

F/M 比值为 0.53。通过比较甲哌卡因、利多卡因、布比卡因和罗哌卡因的胎盘转运，研究人员发现，无论灌注液的 pH 如何改变，甲哌卡因的 F/M 比值均较其他局部麻醉药物高。此前曾有报道在择期剖宫产手术中，使用该药行腰麻后，其 F/M 比值为 0.56。

要　点

■　现有文献显示，大部分药物均可不同程度地跨胎盘转运，但其转运程度相差很大。

■　大多数药物跨胎盘转运的程度都是根据解读动物实验和人类试验而得。数据主要来源于对分娩时的母体及新生儿血液药物浓度的单次测量。但近来的实验数据可由人类胎盘模型获得。

■　药物通过以下 4 种方式跨胎盘转运：简单扩散、易化扩散、主动转运、吞饮作用。

■　影响药物胎盘转运的因素包括药物的分子量、脂溶性、离子化程度、蛋白结合度、药物在胎儿与母体血浆浓度比值（即 F/M 比值），胎膜交换的表面积、厚度；胎盘血流；母体和胎儿血的 pH 水平。

■　F/M 比值表明药物在母体与胎儿血内的药物浓度比，因此可提示母体给药后，胎儿暴露于药物的水平。

■　深入了解胎盘转运能够提高妊娠期药物使用的有效性和安全性。

第二部分

胎儿评估

第4章

产前胎儿的评估、治疗和预后

（Christina M. Davidson 著，马 锐译，聂 煌 路志红校）

妊娠期的平均时间是从末次正常月经期的第一天算起将近 280d 或 40 周。妊娠期又被平分为 3 个阶段，妊娠早期为起始的 14 周；妊娠中期为 15～28 周；妊娠晚期为 29～42 周。准确掌握胎龄对理想的产科管理非常必要，因此，适合临床的表示胎龄的单位就是已完成的妊娠期周数。临床医生标示妊娠期胎龄采用完整的周数加天数，例如 32^{+2} 周表明妊娠期已过 32 周加 2d。

一、妊娠早期胎儿评估

1.超声检查

妊娠早期超声检查的适应证在表 4-1 列出。当用于胎龄评估时，妊娠早期的顶臀长度测量对于超声测定胎龄是最准确的方法。如果应用顶臀长度测量推断的胎龄与经期推算的误差在 1 周以内，则可用超声检查来确定受孕日期（图 4-1）。妊娠期 6～10 周时，采用最大胚胎长度和顶臀长度（从头的顶端到臀区的最大距离）判定胎龄是最准确的。

如果发现多胎妊娠，妊娠早期是测定绒毛膜（胎盘数量）和羊膜（羊膜囊数量）的最佳时期。在双胎妊娠中，这个指标的准确测定对于胎儿监测和分娩时间的确定都很重要。

表 4-1 妊娠早期超声波检查的适应证

- 确认宫内妊娠
- 评估可疑的异位妊娠
- 评估阴道出血
- 估算胎龄
- 诊断或者评估多胎妊娠
- 确认胎心
- 辅助绒毛膜取样、胚胎移植或宫内节育器的定位、去除
- 对胎儿的某些异常的评定，例如高风险患者怀有的无脑畸形胎儿
- 测定母体骨盆或者有无附件包块及子宫异常
- 对胎儿非整倍体的筛查
- 评估可疑的葡萄胎

改编自： American College of Radiology. ACR practice guideline for the performance of obstetrical ultrasound. Available at:http://www.acr.org/SecondaryMain MenuCategories/quality_safety/guidelines/us/us_obstetrical.aspx. Last accessed October 31, 2011.

2.胎儿非整倍体的产前诊断

（1）筛查：历史上，35 岁或以上年龄的产妇常被认为是孕育唐氏综合征胎儿的高危人群。这些妇女被提供遗传学咨询和有创检测[绒毛膜取样（chorionic villus sampling，CVS）或羊膜腔穿刺术]。许多针对唐氏综合征的其他筛查检测已在临床得到应用，包括在妊娠早期和妊娠中期的血清学生化检测和"颈部透明带"的超声评估。目前的推荐意见是，不论孕妇年龄多大，都应在妊娠的前 20 周接受非整倍体筛查，

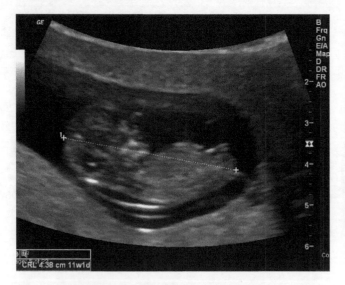

图 4-1　超声图像上的顶臀长度（crown-rump length，CRL）测量。两"十"字之间即为顶臀长

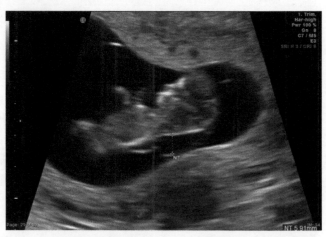

图 4-3　胎儿颈部透明带增厚的超声图像。两"十"字间表示测量的颈部透明带

并有选择有创检测的权利。

在妊娠早期，颈部透明带（nuchal translucency，NT）、血清标志物［妊娠相关血浆蛋白A（PAPP-A）、游离 β - 人绒毛膜促性腺激素（游离 β - HCG）］以及母亲年龄的联合考量是筛查唐氏综合征的有效手段。颈部透明带是指在胎儿颈部后方充满液体的空间（图 4-2）。唐氏综合征胎儿的过多皮肤在超声检查中可被直观显示，表现为胎儿颈部透明带在宫内妊娠的头 3 个月增加（图 4-3），测量的最佳胎龄是妊娠的 11～14 周。

在妊娠早期的筛查显示非整倍体风险高的孕妇应该接受遗传学咨询和绒毛膜取样的诊断性检测，或者在孕中期接受羊膜腔穿刺术。

（2）诊断技术：绒毛膜取样。绒毛膜取样的过程包括经子宫颈或者经腹入路获取胎盘绒毛，进行胎儿细胞的细胞遗传学分析。通常在妊娠的 10～13 周进行。绒毛膜取样的主要优点是非整倍体胎儿在妊娠早期就可被诊断，因此，可应产妇要求在早期安全地终止妊娠。

二、妊娠中期胎儿的评估

1. 超声检查

妊娠中期和妊娠晚期有许多超声检查适应证（表 4-2）。评估胎龄时，当孕中期（直到妊娠期 20 周）多种胎儿生物学测量的均值所显示的孕周与用停经期推断的相差 10d 以内时，可考虑用超声波检查证实怀孕日期。在怀孕的前半期单独用超声波生物学测量的胎龄推算预产期，要比单独应用月经日期或者超声检查结合月经日期推算更准确。双顶径（biparietal diameter，BPD）、头围、腹围和股骨干长度是常用于评估胎龄和胎儿体重的参数（图 4-4 至图 4-6）。

在没有特别适应证的情况下，超声检查可为妊娠 18～20 周的孕妇进行胎儿解剖学测量并且准确评估胎龄。解剖学上复杂的器官，如胎儿的心脏和脑在这一胎龄期可以足够清晰地成像，主要的器官畸形都能被发现，此期还可选择终止妊娠。标准胎儿解剖学测量的基本组成部分在表 4-3 列出。

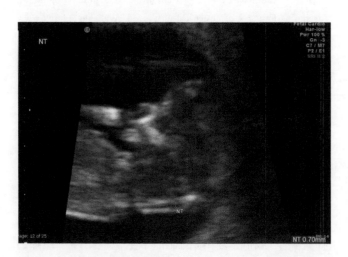

图 4-2　正常胎儿颈部透明带（normal nuchal translucency，NT）超声图像。两"十"字间表示测量的颈部透明带

表 4-2　妊娠中期和妊娠晚期超声波检查的适应证

- 评估胎龄
- 评估胎儿生长发育
- 评估阴道出血
- 评估宫颈功能不全
- 评估腹部和盆腔疼痛
- 胎先露的判定
- 可疑多胎妊娠的评估
- 辅助羊膜腔穿刺术或其他检查
- 子宫大小与临床日期间的显著差异
- 盆腔包块的评估
- 可疑葡萄胎的检查
- 辅助宫颈环扎术
- 可疑异位妊娠的诊断
- 疑似胎儿死亡的判断
- 对可疑子宫异常的评估
- 评估胎儿安全
- 疑似羊水异常的评估
- 对疑似胎盘早剥的评估
- 辅助胎头外倒转术
- 胎膜早破或早产的评估
- 生化异常指标的评估
- 跟踪评估胎儿畸形
- 对可疑前置胎盘和胎盘位置跟踪评估
- 对之前有先天性异常病史患者的评估
- 在登记产检较晚的孕妇中评估胎儿状况
- 评估可能增加非整倍体风险的因素
- 胎儿畸形的筛查

改编自：American College of Radiology. ACR practice guideline for the performance of obstetrical ultrasound. Available at:http://www.acr.org/Secondary Main MenuCategories/quality_safety/guidelines/us/us_obstetrical.aspx. Last accessed October 31, 2011.

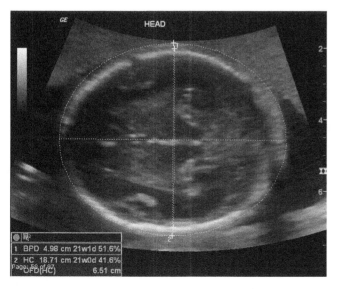

图 4-4　头围（HC）和双顶径（BPD）在超声影像上的测量

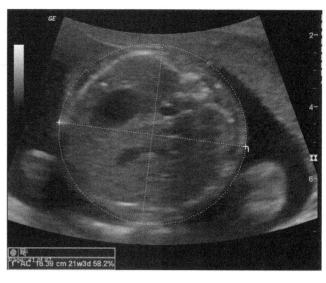

图 4-5　腹围在超声影像上的测量

2. 胎儿非整倍体的产前诊断

（1）筛查：多个不同于妊娠早期的母体血清标志物可用来鉴别胎儿是否为 18- 三体综合征或者 21- 三体综合征（唐氏综合征）。具体而言，检测母体血清 α- 甲胎蛋白（alpha-fetoprotein，AFP）、HCG 及游离雌三醇，还有抑制素 A 都只在妊娠中期有效。这 4 个检验能够检出 70% 的唐氏综合征胎儿。母体血清内所含 AFP 有助于鉴别神经管缺陷（neural tube defect，NTD）风险增加的胎儿，因为羊水和母体血清 AFP 水平在妊娠合并胎儿神经管缺陷中可升高 89%～100%。

（2）诊断技术：羊膜腔穿刺术。遗传学羊膜腔穿刺技术通常适用于妊娠 15～20 周的孕妇。它在美

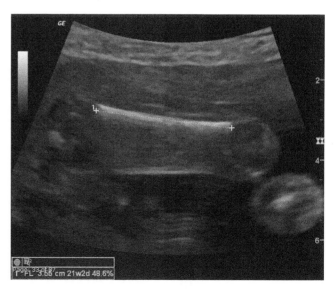

图 4-6　股骨长度在超声影像上的测量。两"十"字之间代表股骨长度

表 4-3　胎儿解剖的标准检查的基本要素

- 头、面和颈部
  - 小脑
  - 脉络丛
  - 枕大池
  - 侧脑室
  - 中线大脑镰
  - 透明隔腔
  - 上唇
- 胸-心
  - 四腔心切面观
  - 尝试将左心室和右心室流出道可视化
- 腹部
  - 胃（存在、大小、位置）
  - 肾
  - 膀胱
  - 脐带进入胎儿腹部的位置
  - 脐带血管数
- 脊柱
  - 颈椎
  - 胸椎
  - 腰椎
  - 骶椎
- 手和足
  - 腿和臂的存在或缺失
- 性别
  - 性别判定用于低风险孕妇的医学指征仅限于多胎妊娠评估

（引自 American College of Radiology. ACR practice guideline for the performance of obstetrical ultrasound. Available at:http://www.acr.org/SecondaryMainMenuCategories/quality_safety/guide lines/us/us_obstetrical.aspx. Last accessed October 31, 2011.）

国是最普遍使用的诊断胎儿非整倍体或者其他遗传疾病的操作。在超声引导下用一根针穿过孕妇的腹壁进入包裹胎儿的羊膜囊，羊水的样本就可采集。而羊水中有从胎儿表面或者胎膜表面脱落的细胞，胎儿的核型分析可通过细胞培养后实施。

三、胎儿治疗

1. 产前皮质激素促进胎儿成熟

妊娠 37 周前分娩即为早产。在美国，早产约占 12%，并且是新生儿死亡和脑瘫的主要原因。尽管医学在发展，但是早产率在过去的 25 年却增长了 1/3。1981 年该比率为 9.5%，1990 年与 2005 年分别为 10.6% 和 12.7%，而 2006 年高达 12.8%。这一增长趋势主要归因于晚期早产数量（妊娠 34～36 周生产）的增加和辅助生育所致多胎妊娠的增加。

自 20 世纪 70 年代开始，产前给予糖皮质激素已经成为降低围生期早产相关并发症与死亡率的最有效和经济的产前干预措施之一。产前糖皮质激素通过诱导肺泡 II 型细胞增加表面活性物质的生成，促进肺组织的成熟，从而改善新生儿肺功能。产前糖皮质激素治疗可减少呼吸窘迫综合征（respiratory distress syndrome，RDS）、颅内出血、坏死性小肠结肠炎和脓毒血症的发生率，并且降低约 50% 的新生儿死亡率。当分娩发生在治疗开始后 24h 并 < 7d 者，治疗效果最佳，且不因人种和性别而异，尽管在多胎妊娠中效果不太明确。产前糖皮质激素的治疗过程包括 12mg 的倍他米松肌内注射，2/d，或者地塞米松 6mg 肌内注射，4/d。

美国妇产科医师学会（American College of Obstetricians and Gynecologist，ACOG）推荐对妊娠 24～34 周，且在 7d 内有早产风险的孕妇应给予单一疗程的糖皮质激素。在妊娠 32 周前合并早产胎膜早破（preterm premature rupture of membranes，PPROM）的孕妇也应给予单一疗程的糖皮质激素。基于现有证据，在妊娠 32～33 周使用糖皮质激素治疗 PPROM 的效果还不清楚，但如果明确肺不完全成熟时，此种治疗对胎儿可能有益。

糖皮质激素应用的胎龄低限大概是妊娠 24 周，因为据推测这是肺泡 II 型细胞可能对治疗发生反应的最早时期。更早期地给药只有用于计划积极的围生期干预时，在妊娠 23～24 周分娩的产妇才是合理的。一项对 1998—2007 年出生的出生胎龄为 23 周的新生儿回顾性队列研究发现，接受完整疗程产前糖皮质激素治疗的母亲，其所生新生儿的相关死亡率降低 82%。由于呼吸窘迫综合征在这项研究的人群中相当普遍，而 50% 暴露于类固醇药物且存活出院的新生儿经历了坏死性小肠结肠炎、脑室内出血或两者兼有的情况，因此，他们在如此早期的胎龄出生能够存活的主要原因可能归于产前糖皮质激素对肺外组织的作用。

2. 硫酸镁对胎儿的神经保护作用

约 3/1 的脑瘫患儿与早期早产有关。20 世纪 90 年代的观察研究发现，对于产科硫酸镁适应证的患者，比如在预防癫痫发作（在子痫前期患者中）或者保胎治疗中（在先兆早产患者中），他们所分娩的早产儿要比没有接受硫酸镁治疗的早产儿发生脑瘫的比率降低。硫酸镁通过减少血管不稳定性、预防低氧、减轻细胞因子或者毒性氨基酸的损伤来起到神经保护作用，以上因素都威胁着早产儿脆弱的大脑。随后，多个大样本随机对照的前瞻性临床试验进行了硫酸镁对胎儿和新生儿神经保护效果的评估。

Rouse 等在最近进行了一项多中心、安慰剂对照随机试验，该试验由美国儿童健康与人类发育研究所（NICHHD）和全美共计 20 家母胎医学机构参与。妊娠 24～32 周有早产风险的 2241 名孕妇随机分配接受硫酸镁静脉注射或安慰剂注射，这些早产风险包括 PPROM（87%）、晚期早产（13%）、人工早产（3%）。这个复杂的研究以新生儿的死亡或者 2 岁时脑瘫为终点事件，尽管硫酸镁组与安慰剂组在主要终点事件上没有显著差异，但那些接受硫酸镁治疗的母亲所生儿童患中度脑瘫或重度脑瘫的比例显著减少（1.9%∶3.5%；相关风险 0.55；95% CI 0.32～0.95）。不同于之前的试验，重复注射硫酸镁在本研究中是允许的。

一项研究硫酸镁在有早产风险的孕妇中对胎儿神经保护作用的 Cochrane 综述包括了 5 个随机、安慰剂对照试验，6145 个婴儿参与，总结明确了"产前硫酸镁的治疗对有早产风险的孕妇的早产胎儿有神经保护作用"。在这 5 个随机试验中孕龄 < 34 周的产妇（5357 个婴儿）脑瘫患儿比例降低。需要通过治疗干预使新生儿获益而避免脑瘫的孕妇为 63 人。此外，对某些研究的深入分析证明硫酸镁治疗对粗大运动功能也有改善。

现有证据表明，在预期的早期早产（妊娠 34 周）前给予硫酸镁可减少存活婴儿脑瘫的风险，ACOG 推荐内科医师选择使用硫酸镁用于胎儿的神经保护时应该制定特有指南，阐明入选标准、治疗方案、合并保胎时的管理以及与大型试验之一相同的监测要求。

四、妊娠晚期胎儿评估

1. 超声对胎儿的生长和羊水量的评估

妊娠晚期超声检查的适应证在表 4-2 已列出。妊娠晚期超声检查通常用于评估胎儿的生长和羊水量。在产前医疗随访期间，整个妊娠期可通过宫高测量来间接地评估胎儿生长。在妊娠 20～34 周，宫底高度的测量用厘米表示，并且它与孕周龄密切相关。人类胎儿的生长是以器官和组织的有序生长、分化和成熟为特点的。胎儿的生长发育由母体提供的物质、胎盘转运能力以及基因组对胎儿生长的潜在支配作用决定。胎儿的生长速率在妊娠 15 周时约是 5g/d，妊娠 24 周时 15～20g/d，妊娠 34 周时 30～35g/d，然而生长速率存在显著生物学变异。

羊水能够为骨骼发育创造一个实际空间以达到正常形态，促进正常胎儿肺的发育，而且有助于避免脐带对胎儿的压迫。正常情况下，在妊娠 36 周羊水量可达 1 L，随之到妊娠 42 周可减少至少于 200ml。液体减少过多称之为羊水过少，而液体过多称之为羊水过多。使用超声波检查评估羊水量有两种方法。一是测定单一液体池最深的垂直径线，这个液体池不能有胎儿的四肢和脐带。二是测定羊水指数［（amniotic fluid index，AFI）（彩图 14）］，也就是在子宫的 4 个象限中，各个象限中液体池的垂直径线之和。常用的羊水过少的定义有两种：一种是没有垂直径线 > 2cm 羊水的液体池，另一种是羊水指数 ≤ 5cm。羊水过多的定义是羊水指数 ≥ 24cm，或者最大垂直液体池 ≥ 8cm。

在妊娠 18～30 周，宫底高度与妊娠 2 周时高度一致。如果测量结果大于预期高度 2～3cm 时，应当怀疑有胎儿生长和（或）羊水的异常。当宫底高度与胎龄之间存在偏差时，应当进行超声波检查以明确原因，如果宫底高度低于预期值表示胎儿的生长受限（fetal growth restriction，FGR）和（或）羊水过少，而高于预期值则表示巨大儿和（或）羊水过多。

（1）胎儿生长受限：普遍定义是评估的胎儿体重低于同龄正常体重的第 10 百分位数。这当中包括处于生长谱下端的正常胎儿，也包括那些具有明确的临床情况使其无法达到自身生长潜能的胎儿，或者是病理性外在影响（如母体吸烟），或者是内在的遗传学缺陷（如胎儿非整倍体）。未达最佳标准的胎儿生长会不会造成胎儿生长受限取决于生长百分比是否下降，后者通过至少间隔 2 周的超声波检查评估胎儿体重进行比较所得。

（2）巨大胎儿：胎儿的过度生长称为巨大胎儿，然而对这种情况还未有统一的诊断标准。ACOG 定义巨大胎儿为生长超出了特定的体重 4500g。超声波检查在预测巨大胎儿的准确性方面并不可靠，超声衍生的评估胎儿体重的方法相比于临床评估并无优势，因此，巨大胎儿的产前诊断很不精确。事实上，正如临床医师使用超声波或腹部触诊（Leopold手法）预测胎儿体重，经产妇也能够预测自己孩子的体重。

2. 高风险产妇的产前监护

在美国，死产与活婴比例为6.2/1000，死胎占整个围生期死亡率的55%以上。在许多高危妊娠中，胎儿低氧和酸中毒表明其最后的共同结果是

胎儿损伤和死亡。产前胎儿监护（antenatal fetal surveillance，AFS）的目的是预防胎儿死亡，避免不必要的干预措施。它监护的前提是宫内氧合受到影响而做出一系列可检测的生理性适应或失代偿征象，比如低氧或明显的代谢性酸中毒。它通常用于评估高危妊娠产前胎儿死亡的风险，而这可能是由于之前存在的母体异常状况造成的，比如子宫胎盘功能不全带来的风险或在妊娠发展期间产生的并发症。表4-4列举了应该立刻进行胎儿监护的因素。

表 4-4　产前胎儿监护的适应证

母体健康状况	妊娠诱发的状况
抗磷脂抗体综合征	子痫前期
甲状腺疾病控制不佳	妊娠期高血压
血红蛋白病	需要药物治疗的糖尿病（A2）
发绀型心脏病	羊水异常
系统性红斑狼疮	胎儿生长受限
慢性肾疾病	同种异体免疫
妊娠前糖尿病（1型和2型）	单绒毛膜/双羊膜囊双胎妊娠
慢性高血压	双绒毛膜/双羊膜囊双胎妊娠合并一个或两个胎儿发育异常
	胎动减少
	既往死产
	过期妊娠
	胎儿畸形、死产风险增加
	妊娠期胆汁淤积
	不明原因的异常母体血清筛查分析结果

有多种产前胎儿监护技术或者试验可以应用。试验的选择以及试验开始的时间取决于胎龄，而医院或者机构对试验的使用次数可能不尽相同。使用频率最高的有非应激试验（non-stress test，NST）、生物物理评分（biophysical profile，BPP）、宫缩应激试验（contraction stress test，CST）、脐动脉多普勒流速测定。从妊娠32~34周开始一直到分娩，产前胎儿监护通常情况下每周要做1~2次，而正常的试验结果才会令人安心（表4-5）。

（1）非应激试验：是记录胎心率（fetal heart rate，FHR）和子宫活动同步记录的试验。非应激试验建立在一种假设之上，这种假设认为在没有酸中毒或者神经系统的抑制时，胎心将会随着胎动暂时加速。胎儿心率加速的定义是在妊娠32周或以后的胎

儿随着胎动可见明显的心率突然增加（从发生到峰值少于30s），且胎心率增加≥15/min，每次持续时间≥15s。非应激试验的结果可分为反应性（正常）或非反应性。反应性是指在20min内至少观察到2次以上的胎心加速（图4-7），如果在第一个20min内反应性没有出现，那么胎心率和宫缩可能需要继续监测20min。非反应性是指超过40min仍然缺乏充分的胎心率加速。

（2）生物物理评分：由无应激试验联合实时超声波检查的4项观察指标组成，这4项指标包括胎动评估、胎儿呼吸、胎儿张力和羊水量。正常生物物理活动的存在间接证明中枢神经系统的特定部分调控了这种活动且是完好、功能正常的。因此，没有低氧血症，而胎儿某个生物物理活动的缺失很难解释，因为

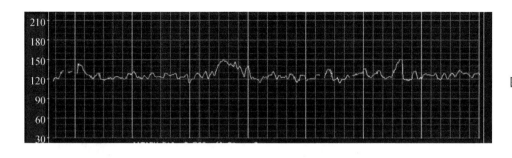

图 4-7　反应性非应激试验描记

它一方面可能反映出病理性抑制，而另一方面可能反映的是正常的周期性。

表 4-5　产前胎儿监护的假阴性率 [1]

- 非应激试验（NST）：1.9/1000
- 生物物理评分（BPP）：0.8/1000
- 改良生物物理评分：0.8/1000
- 宫缩应激试验（CST）：0.3/1000

（1）定义为试验结果正常者 1 周内的死胎发生率

（编译自 Freeman RK, Anderson G, Dorchester W. A prospective multi-institutional study of antepartum fetal heart rate monitoring.I. Risk of perinatal mortality and morbidity according to antepartum fetal heart rate test results. Am J Obstet Gynecol, 1982,143:771-777.Manning FA, Morrison I, Harman CR, et al. Fetal assessment based on fetal biophysical profile scoring: experience in 19 221 referred highrisk pregnancies. Ⅱ. An analysis of false-negative fetal deaths. Am J Obstet Gynecol, 1987, 157:880-884.Miller DA, Rabello YA, Paul RH. The modified biophysical profile: antepartum testing in the 1990s. Am J Obstet Gynecol, 1996, 174:812-817.）

　　在胎儿的发展阶段，生物物理活动是第一个主动出现的，而当胎儿窒息死亡时，所有的生物物理活动也是最后一个消失的。胎儿的张力中枢在妊娠 7.5～8.5 周在子宫内最早形成并发挥功能，胎动中枢在妊娠 9 周左右开始发挥功能。横膈收缩和规律的胎儿呼吸则在妊娠 20～21 周出现。胎心率反应中枢开始工作要到妊娠孕中期末或者妊娠晚期的早期，同时

它也对缺氧最为敏感。然而胎儿张力在窒息时却是最后一个消失的。在分娩前胎儿的评估中，胎儿状况（非应激试验、胎儿呼吸运动、胎动和胎儿张力）的敏感标志物的存在或缺失将决定在试验的时候胎儿损伤的水平。未达到理想氧合状况的胎儿通常将出现非应激试验的非反应性并且在缺氧的初始阶段胎儿呼吸就会缺失，如果缺氧情况越来越重，那胎儿体动和胎儿张力将被完全破坏（渐进性缺氧的概念）。羊水量与其他生物物理参数不同，它不会因胎儿中枢神经系统功能的改变而受剧烈影响。相反，它是胎儿羊水过少的慢性标志物，这种状况是由于低氧介导胎儿血流再分布导致的胎儿排尿减少所致。

　　生物物理评分有 5 个部分，每部分分值为 2 分（正常或者存在）或者 0 分［（异常、缺失或不足）（表 4-6）］。综合分 8 分（合并羊水量正常）或者 10 分表示正常，提示没有干预措施的适应证。综合分 6 分考虑可疑，可能构成胎儿窒息的风险且通常需加快足月胎儿的娩出。对于早产胎儿，在 24h 内需要考虑重复进行生物物理评分。综合分 4 分或者更少表示异常，提示胎儿很可能处于窒息危险之中，且通常有必要进行分娩。

　　（3）改良生物物理评分：结合非应激试验可评估短期胎儿酸 - 碱状态和羊水量的指标。然而就像之前讨论的，它应该是胎盘功能的长期指标。羊水指数

表 4-6　生物物理评分项目

项　目	2　分	0　分
非应激试验（NST）	20～40min，出现≥ 2 次胎心加速且≥ 15/min，持续≥ 15s	20～40min，没有胎心加速或只有 1 次
胎儿呼吸	30min 内，出现≥ 1 次的节律呼吸，持续≥ 30s	30min 内，呼吸时间＜ 30s
胎动	30min 内，躯干或肢体出现＞ 3 次的非连续运动	30min 内，非连续运动＜ 3 次
胎儿肌张力	≥ 1 次肢体伸展和复屈	无伸展 / 复屈
羊水量	在两个互相垂直的平面内测定某一羊水池的垂直直径至少为 2cm	最大的一个羊水池垂直直径≤ 2cm

（引自 Manning FA, Platt LD, Sipos L. Antepartum fetal evaluation: Development of a fetal biophysical profile. Am J Obstet Gynecol, 1980, 136:787-795.）

远＞5cm 表示充足的羊水量。因此。如果非应激试验为反应性且羊水指数远＞5cm，那改良生物物理评分可认为正常，反之，如果非应激试验为非反应性或羊水指数≤5cm，则认为异常。

（4）宫缩应激试验：同非应激试验相比，宫缩应激试验是根据胎心率对子宫收缩的反应来评价胎儿的试验，它的前提是子宫的收缩将使胎儿的氧合短暂恶化。在非理想氧合状态的胎儿，氧合将由此产生恶化，转而导致胎心率迟发性减速。缩宫素或者乳头刺激可在 10min 内诱发 3 个持续≥40s 的宫缩。如果这种情况自发出现，有必要排除子宫是否受到刺激。宫缩应激试验可通过迟发性胎心率减速的存在或者缺失来进行解读（表 4-7）。宫缩应激试验的相关禁忌证包括早产临产和早产风险增加者、子宫破裂或出血高风险者（如早产临产或某些具有早产临产高风险的患者，早产胎膜早破的患者，既往行大范围子宫手术或经典式剖宫产的患者，还有已知前置胎盘的患者）。

表 4-7 宫缩应激试验的解读

- 阴性：无晚期减速或明显的变异减速
- 阳性：50% 或更多的宫缩后出现晚期减速（即使在 10min 内宫缩频率未少于 3 次）
- 可疑：间歇晚期减速或明显的变异减速
- 可疑过度刺激：宫缩频率大于每 2 分钟 1 次或持续长于 90s 时发生胎心率减速
- 不满意：10min 内宫缩＜3 次或不能判读的曲线

（5）脐动脉多普勒流速测定：双脐动脉自髂总动脉发出，代表着远端动脉循环的主要流出，并且可以反映出胎盘循环的下游阻力。正常脐动脉（UA）的血管阻力在整个妊娠期间逐步下降，所以脐动脉血管阻力增加表明胎盘受损。当脐动脉阻力升高时，舒张期流速降低并且最终缺失（缺失的是舒张末期流速）。当阻力进一步升高时，弹性成分就会加入，而前者可诱导舒张末期血流的逆流，因此不充分的血供会使脉压增大，随后出现顽固的胎盘循环反冲。

脐动脉多普勒流速测定法被认为是评估早期由于子宫胎盘功能不全发生的胎儿生长受限（少于妊娠 32～34 周）的最有用监测方法，而根据观察发现正常发育胎儿脐动脉中的血流流速波形与那些生长受限胎儿是不同的。正常发育的胎儿特征是高速的舒张血流（彩图 15），相比之下，在严重的病例中，由于子宫

胎盘功能不全存在胎儿生长受限时，脐动脉舒张血流就会减少、缺失（图 4-8）或者逆流（彩图 16）。

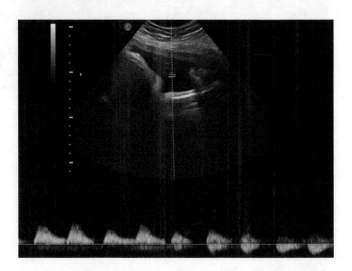

图 4-8 脐动脉舒张末期血流缺失。血流描记表明舒张末期血流在零基线位置

异常的血流流速波形与胎儿的缺氧和酸中毒有关，同时也与围生期的发病率和死亡率有关。舒张末血流速度缺失可能会促进舒张末血流的逆流。因此，逆向的舒张末血流可以考虑作为终止妊娠的条件，一旦探测到异常的脐动脉血流通常都要做好分娩的准备。对早产合并生长受限的胎儿来说，决定分娩最佳时机的最合适的试验仍然未知。但是，如出现异常的脐动脉血流，通常会立刻安排孕妇入院并给予产前糖皮质激素，每天评估生物物理评分以及胎心率监护。合并脐动脉逆向血流的胎儿通常在给予糖皮质激素后娩出，而对于只合并舒张末血流缺失的胎儿来说，如果生物物理评分和非应激试验评分依然令人满意，那分娩可能会推迟到妊娠 34 周。

3. 胎儿肺成熟的评估和择期娩出的时机

为了避免医源性早产，在妊娠 39 周以前的择期分娩前应当对胎儿的肺成熟度进行确认，除非能通过以下标准推断胎儿的成熟度：①妊娠 20 周前开始超声检测直至胎龄达 39 周或以上；②多普勒超声记录胎心音出现 30 周以上；③可靠实验室检测血清或尿 HCG 出现 36 周或以上。如果以上这些标准能够确认胎龄在 39 周或以上，那么就适合安排分娩。

如果需要做胎儿肺成熟试验，可能要用到羊膜腔穿刺技术来对羊水进行分析，要么测定肺表面活性物的浓度（生物化学试验），要么测定这些磷脂

的表面活性效应（生物物理试验）。通常使用荧光偏振法（TDx-FLM Ⅱ）来测定胎儿肺成熟度，但是其他的试验也可以使用。TDx-FLM Ⅱ≥ 55mg/g 有96%～100% 的阳性预测值。一项研究试图测定在妊娠晚期 TDx-FLM 比率每周的增加量，发现均值为（14.4±9.9）mg/g（中位数 12.7mg/g），并且它不受母亲种族、糖尿病状态和胎儿性别的影响。多项研究发现，择期剖宫产与新生儿呼吸系统疾病有关，随着胎龄的降低后者的风险也增加。如果择期剖宫产在妊娠 39 周后施行，呼吸系统疾病的发病率要低于在妊娠 37～39 周施行择期剖宫产者。在一项研究中，呼吸系统疾病的发病率从妊娠 37 周的 8.4% 降至妊娠39 周后的 1.8%。也有证据表明，在剖宫产前产程已发动者呼吸系统并发症的风险更低。呼吸系统发病率在产程启动前剖宫产所生新生儿中占 30%，而产程启动后再行剖宫产所生新生儿发生率为 11.2%。因此，对足月产妇等待自然分娩开始再决定剖宫产时机是预防医源性新生儿呼吸窘迫综合征的有效办法。

五、胎儿治疗

1. 产前糖皮质激素促进胎儿成熟

尽管产前糖皮质激素能够促进胎儿成熟并且推荐用于所有妊娠在 24～24 周且在 7d 内有早产风险的孕妇，但是有约 50% 的患者在给予产前糖皮质激素的初始疗程 7～10d 后仍未分娩。由于这些产妇中的一部分仍然存在早产的高风险并且产科医师对谁和什么时候即将早产的预测是不准确的，研究人员观察了能否重复给予糖皮质激素治疗。一项临床试验研究了产前糖皮质激素的重复剂量，结果表明其与脑瘫的高发率有关，并且减少胎儿体重、长度和头围，尤其是在应用类固醇 4 个疗程后。由于科学的证据不足，重复糖皮质激素疗程不应该常规使用，但对纳入参加临床试验的孕妇应该保留。

既然常规产前每周给予糖皮质激素可能对新生儿有毒性效应，于是研究了另一种策略：类固醇的"补救"疗程。这种方法是当从一开始就预料早产会发生时，就应给予类固醇的初始疗程。如果患者在接下来的 7～14d 没有分娩并且早产再次发生时，就应给予类固醇的重复疗程。最近，一项小型随机安慰剂 - 对照试验评估了单次类固醇药物的"补救疗程"对 247

例胎膜完整的产妇的影响。在入组前参与者至少接受了 14d 的首个类固醇疗程，且这些参与者的胎龄不足30 周并考虑会在 1 周内再次出现早产风险。尽管存在入选标准，但随机化和分娩间平均间隔约是 25d。接受糖皮质激素补救疗程的产妇有 56% 在妊娠不足 34周分娩，而接受安慰剂的产妇有 55% 在妊娠不足 34周分娩。新生儿的综合发病率显著降低，包括减少呼吸窘迫综合征、通气支持和表面活性物质的使用。在重复治疗组中没有观察到对围生期生存的益处或任何长期的效应。

糖皮质激素的使用除了对妊娠 34 周有早产风险的产妇有帮助以外，对妊娠 34～37 周有早产风险的产妇可能也有作用。同一组研究人员评测了 TDx-FLM Ⅱ 平均每周的增量，并以此评估产前糖皮质激素的应用对妊娠 34～37 周合并已知胎儿肺不成熟的产妇促胎儿肺成熟的效应（羊膜腔穿刺技术）。对妊娠 34～37 周 TDx-FLM Ⅱ 少于 45mg/g 的产妇给予类固醇后平均 1 周增加的量为 28.37mg/g，而没接受治疗的为 9.76mg/g（P < 0.002）。因此，可以认为单次糖皮质激素疗程对妊娠 34～37 周并证实有胎儿肺不成熟的产妇有益，且可以促进分娩。

因为产程发动前剖宫产，尤其是那些足月但在妊娠 39 周前进行的会增加新生儿呼吸系统的发病率，研究人员进行了足月剖宫产产前应用类固醇药物（ASTECS）随机试验，以评估是否在分娩前给予2 倍的倍他米松推荐剂量可以减少择期剖宫产所娩新生儿的呼吸窘迫发病率。在这项研究中发现糖皮质激素能够显著减少因呼吸窘迫而需进入特护单元的比率（RR，0.46，95% CI 0.23～0.93），然而在这项试验中，呼吸窘迫综合征的概念并非常规意义，而是定义为新生儿短暂的呼吸急促（呼吸频率 > 60/min）并有呼噜声、三凹征或者鼻翼扇动。尽管试验结果有一定的指导性，但是足月时每预防 1 例呼吸窘迫综合征发生或者 1 例新生儿监护室转入所需的治疗基数可能超过 100 例。

2. 硫酸镁对胎儿的神经保护

如前所述，因为现有证据表明在预期的早期早产（最多到妊娠 34 周）前给予硫酸镁能够减少存活婴儿的脑瘫风险，所以 ACGO 推荐对硫酸镁用于胎儿的神经保护应形成明确的指南，建立与大型试验一致的纳入标准、治疗方案，同时保胎治疗和监护。

要　点

■ 当用于胎龄评估时，妊娠早期的超声波顶臀长度测量是确定妊娠期最准确的方法。

■ 当前推荐所有的产妇，不管母亲年龄多大都应在妊娠 20 周前接受非整倍体筛查，并且所有的产妇不论年龄都有选择有创检测的权利。

■ 没有明确指征时，对妊娠在 18～20 周的孕妇，超声检查时可以进行合理的胎儿解剖学测量并准确评估胎龄。

■ 产前糖皮质激素治疗能够减少呼吸窘迫、颅内出血、坏死性小肠结肠炎、脓毒血症的发病率并可使新生儿的死亡率降低约 50%。ACGO 推荐对所有妊娠在 24～24 周且在 7d 内有早产风险的产妇应用单次糖皮质激素疗程。如果先前的治疗超过 2 周，胎龄又不足 32^{+6} 周，且临床医生判断产妇在接下来的 1 周有可能分娩时，就应给予单次糖皮质激素的补救疗程。

■ Cochrane 综述了硫酸镁用于早产风险的产妇所分娩胎儿的神经保护作用，得出以下结论：产前硫酸镁治疗对有早产风险的产妇所分娩的早产儿具有神经保护作用现在已被认可。

■ 产前胎儿监护的目的是为了预防胎儿死亡和不必要的干预措施。它监护的前提是宫内氧合受到影响而产生一系列可探测的生理适应或失代偿征象（比如低氧或者明显的代谢性酸中毒）。

■ 为了预防医源性早产，在妊娠不足 39 周的择期剖宫产前应当对胎儿的肺成熟度进行确认。

第 5 章

产时胎儿监护：新观念与旧观念

Michelle Simon，Rakesh B. Vadhera 和 George R. Saade 著，

马 锐译，聂 煌 路志红校）

一、背景

产科实践的最初目标和产时胎儿监护的基础是预防以下情况的发生：脑瘫（cerebral palsy，CP）、缺氧缺血性脑病（hypoxic ischemic encephalopathy，HIE）、新生儿脑病变以及围生期死亡。任何这些情况引发足月或接近足月婴儿的并发症和死亡，不仅会导致各种各样的后遗症和残疾，也是医疗法律上向医疗体系索赔的主要原因，造成经济和时间两方面的损失。在过去的 50 年里，电子胎儿监测（EFM）成为产时胎儿监护的代名词，胎心率（FHR）的解读成为最普遍采用的有效胎儿监测方式。尽管对监测非缺氧胎儿非常敏感，但它在鉴别缺氧胎儿或者有可能发展成脑瘫患儿的准确性方面仍屡屡表现出较低的预测价值。其中一部分原因可能是缺乏对 FHR 标准的解读方法，另外即使在有指南指导的情况下，监测者间与监测者自身对 FHR 的解读也有高度偏差。近期的数据表明，同其他围生期原因相比，产时低氧所致的脑瘫发病率非常低。几乎少有工具可预测胎儿的以下风险，诸如产程开始前可能已出现损害，不能耐受分娩，或者胎儿处于不健康的环境中、需要立即分娩。近来发表的新指南对 FHR 的标准化解读方法和预测分娩中有低氧风险胎儿的补充试验都是基于对当前监测策略和以下研究讨论的结果。

二、产时监护的目标

产时监护的理想目标是：

1. 确保胎儿健康并改善围生期预后，尤其是降低死胎和新生儿惊厥的发生率，预防胎儿中枢神经系统损伤和长期的神经损伤，如脑瘫。

2. 充当筛查试验来检测低氧和代谢性酸血症的发生、进展和严重程度，评估它们对心脏节律、变异性和抑制的影响，这三者可能导致神经损害或胎儿死亡。

3. 识别或鉴别哪些胎儿没有受到产程负面影响，哪些虽受影响但是有足够氧储备耐受，而其他可能是缺乏氧储备以代偿产程的损害并因此受到损伤的胎儿。

4. 允许有及时的干预措施，比如紧急分娩来避免胎儿的死亡和疾病的发生。

5. 将不必要的产科干预措施最小化，比如经阴道手术产或剖宫产。

总之，在没有增加母体发病率和干预措施的情况下，理想的监护目标应该是降低脑瘫的发生率和胎儿或新生儿的死亡。迄今为止，EFM 还没有实现这些目标。

在 20 世纪 60 年代，产时持续 EFM 才被引入产科工作中用于复杂妊娠预防围生期胎儿缺氧和死亡。到 1978 年，全美几乎 66% 的孕妇在产程期间接

受 EFM 监护，不管他们的妊娠是不是复杂的。而到 2002 年，全美超过 85% 的孕妇在产程期间接受 EFM 监护。

尽管监测胎心已被广泛使用并被认可，但是监护者间和监护者本身可靠度很低，效果不确定，假阳性率高。

三、胎儿缺氧性脑病和脑瘫的定义和发生率

按照 ACOG 新生儿脑病和脑瘫工作组的定义，新生儿脑病为足月或接近足月的胎儿"发现的一系列相关的症状包括异常的意识、张力、反射、喂养、呼吸的联合表现，或者惊厥，可起因于种种状况"。它是足月或近足月婴儿在早期新生儿阶段的神经功能紊乱的临床综合征，表现为呼吸困难、张力和反射抑制、反应迟钝以及频繁惊厥。该病的发病原因具有多样性并可能还包括多种遗传和代谢问题，而这些在目前来看都有类似的临床体征。如果有证据表明产时缺氧是新生儿脑病的原因，并由此导致神经系统的抑制或惊厥，我们称为新生儿缺氧缺血性脑病。为了明确一个急性产时的重大事件是否足以引起脑瘫和产时缺氧，ACGO 和美国儿科学会新生儿脑病和脑瘫工作组规定必须满足几个标准（表 5-1）。虽然本章写作时仍采用的是现行标准，但是修订的标准却是让人期待的，也许在本书出版之际或许在此后即可面世。需要重点强调的是超过 75% 的新生儿脑病的患者都没有产时缺氧的临床体征。

脑瘫（CP）是一个静态的神经系统病症，大部分是由大脑发育完成前的脑损伤引起。它可以出现在胎儿期、围生期或者分娩后阶段，而在这些时期大脑正处于发育阶段。其表现是在早期出现的非进展性、永久性运动或者姿势控制异常，继发性于未成熟的大脑的缺陷或损伤。该病在 1 岁前发病，确诊多在 4—5 岁。它影响了 2/1000 的存活儿童并且在过去的 30 年一直持续。

在 1861—1862 年，整形科医生 William J Little，提出一个假设：脑瘫主要源于早产、出生创伤和新生儿窒息。这个假想一经提出很快被大家接受，尽管没有任何科学依据验证，而且此后多年都未受质疑。虽然许多人仍相信脑瘫病因这一最初的假想，但是大量的证据表明，在足月和早产的婴儿中 70%～80% 的脑瘫病例是由于产程开始前很长时间的产前因素造成的。包括窒息史者在内的出生并发症仅占脑瘫病例的 8%～28%。所有足月脑瘫患儿中只有 24% 有新生儿脑病病史，这表示 76% 的病例经历了正常分娩和新生儿过程。在患有中度至重度新生儿脑病的存活足月胎儿中，发展为 CP 的总体比例为 13%，而在分娩时表现新生儿癫痫组中，这个比例会更高一些。现在认为，在中度至重度新生儿脑病中只有 4% 的病例是由于产时缺氧所致，这也解释了之前预测的由于产时缺氧所致的新生儿脑病总体发病率低的原因（1.6/10 000）。

四、控制胎心率的因素

FHR 分析和变异性是评价胎儿是否获得充分氧合的主要方法。胎心率变异是交感神经和副交感神经系统交互作用的结果。众所周知，胎儿的脑部通过交感神经和副交感神经的一系列相互作用来调节心率。因此，如果胎儿脑部缺氧，胎心率改变就可以反映这种损伤的发生。胎心率变异代表了一套完整的神经系统通路，包括胎儿大脑皮质、中脑、迷走神经、心脏传导系统的作用。胎心率变异对于临床预后有重要意义，根据它的存在或缺失我们可以得到有价值的经验性解释。

不明原因减小或缺失的胎心率变异以及无周期性的变化可能是以下几种情况的一种：①安静睡眠状态；②无明确原因但又不伴缺氧或者中枢神经症状的特发性胎心率变异降低；③母体接受了对中枢有影响

表 5-1　最可能导致脑瘫的急性产时事件

必须满足以下 4 条标准

1. 排除外伤、凝血功能障碍、感染性疾病或遗传性疾病
2. 胎儿代谢性酸中毒（脐动脉血 pH < 7 和碱剩余 > 12mmol/L）
3. ≥ 34 周出生的婴儿出现痉挛性四肢瘫痪或运动障碍性脑瘫
4. 中度至重度新生儿脑病

额外的证据提示产时胎儿损伤：

1. 超过 5min 的 Apgar 评分 ≤ 3 分
2. 出生 3d 内，有多系统损伤的证据
3. 围生期低氧的前哨事件
4. 前哨事件后，在胎心率 Ⅱ 类和 Ⅲ 类描记图中出现突然和持续性胎儿心动过缓或者胎心率变异的缺失
5. 在影像学上表现为急性非局灶性脑异常

（引自 American College of Obstetricians and Gynecologists. Neonatal encephalopathy and cerebral palsy: defining the pathogenesis and pathophysiology. 1st ed, Washington, DC: ACOG, 2003.）

的药物，例如阿片类药物；④由于中枢神经系统发育缺陷或宫内感染、缺氧事件造成的先天性神经异常；⑤心脏传导系统异常，例如完全性心脏传导阻滞；⑥深度窒息，心脏无法表现出周期性变化。严重生长受限的胎儿也可能出现极小的胎心率变异而没有任何明确的窒息，重要的是还要考虑到伴有心脏传导系统异常，无脑畸形，或者其他先天性神经系统疾病的胎儿可能出现极小的变化或无变化。对先天性神经系统损伤的胎儿来说，这种胎心率变异特征极可能表示分娩前的窒息。

对胎儿来说，交感神经的传出冲动被认为相对张力较高。因此，主要是通过调节迷走神经张力来调节胎心率的变化，用阿托品可阻断迷走神经并导致这种胎心率变异的消失。迷走神经张力的调节是对以下情况做出的反应，位于主动脉弓的压力感受器感受到血压的变化，或者位于颈动脉体的化学感受器感受到血液中氧含量和二氧化碳含量的波动影响。交感神经的紧张性支配在间断应激状态下，通过增加胎儿心率来帮助改善心脏泵血活动。与迷走神经张力一样，交感神经张力在胎儿缺氧期间的支配增加。

足月新生儿窒息实际上是呼吸气体交换受损并伴随代谢性酸中毒的发展。临床上，窒息就是持续性氧供不足，这个范围一方面包括短暂或间断的低氧血症，如果这种状态反复、持续或者延长可能逐步导致高碳酸血症、代谢性酸血症，尤其对于已存在储备不足的胎儿可致酸中毒。在窒息期间，从生理性代偿机制到窒息损伤的发生，胎儿的反应可能都是不同的。

在缺氧期间，α 肾上腺素的活性能够改变血流的分配，通过调节某些血管床收缩，例如肠血管网、肝血管网、肺血管网来改善重要器官（脑、心脏、肾上腺、胎盘）的灌注，使血液能够供给重要的器官。众所周知，胎儿在缺氧情况下会心率变缓，血压升高。脐血流量不会受到急性轻度缺氧的影响，但是在重度缺氧的情况下脐血流量会减少，同时脐血流量也受到儿茶酚胺和急性脐带闭塞的影响。

在生产过程中，由于宫缩和暂时性脐带闭塞引起短时间的子宫血供减少造成短暂的低氧血症很常见。在这个时期血液再分配将血流集中到心脏、脑和肾上腺。这些短暂发生的事件减少了经心肌和脑循环的动静脉氧浓度梯度，但是通过增加各自的血流量，仍然保持了稳定的心脏和大脑氧耗。这种代偿作用是通过减少其他血管床的血流从而增加无氧代谢完成的。

在这种反复发生的缺氧事件中，由于某些频繁的血管床收缩和无氧代谢最终导致乳酸的堆积从而使胎儿出现了代谢性酸中毒。二氧化碳分压的增加进一步加重了呼吸性酸中毒。这种代偿机制使胎儿能够在适当长时间的有限氧供下（最多 30min）生存，而对心、脑等重要的器官没有影响。

当窒息变得严重时，胎儿酸血症也会随之发生，而这时保护性机制已不堪重负，血管收缩剧烈且广泛。此时此刻，所有器官的氧供和氧耗都减少，即使是之前受到保护的脏器。胎儿心动过缓在此时大多数伴有显著低血压的发生，而在很短的时间内死亡就有可能发生。在这个时期出现的低氧所造成的器官损伤通常被认为是生理性失代偿所致。

在生产期间，有 4 个主要机制可减少胎儿氧供：①子宫血流（UBF）至绒毛间隙供应不足；②脐血流间断；③母体氧分压降低；④胎儿病理性状态。

UBF 是胎盘氧气交换的主要决定因素。UBF 的降低超过一个特定水平时，会导致胎儿氧摄入量不足。这种减少可能急性发生，例如胎盘早剥或者腰麻后所致的低血压；也可慢性发生，例如妊娠诱发的高血压；或者间断发生，例如仰卧位综合征所致的母体低血压。

一旦氧气从母体运送到胎盘胎儿一侧，脐血流是否充足将决定胎儿的获氧量。当脐带血流受阻时，会造成胎儿高血压从而兴奋迷走神经导致随后出现的心动过缓。如果脐血受阻间断发生在健康的胎儿，胎心率将会间断性降低，表现为变异减速。

在分娩阶段，因母体氧分压降低导致的胎儿窒息很少发生。窒息可发生在母体呼吸暂停、肺水肿、羊水栓塞、静脉空气栓塞或者严重的哮喘期间。引起胎儿窒息或者低氧血症的另一个罕见原因是胎儿病理状态，如代谢率增加（发热）；或者携氧能力减低（Rh 溶血性贫血）。在分娩时宫缩期间，这些胎儿和早产儿对于氧供降低的耐受更差，并且很快发展为代谢性酸中毒。

五、胎儿心电监护

自从 20 世纪 70 年代以来，胎儿心电监护评估被迅速广泛传播和应用。胎心率描记的解读一般是通过经验来解释，当描记异常时，将考虑胎儿抑制而促其分娩。考虑到分娩时窒息是脑瘫的主要病因，EFM 的拥护者希望通过使用这种监护来对有缺氧风险的胎儿进行早期识别并及时分娩，从而降低脑瘫的发生率。但是研究表明，胎儿心电监护既不能降低脑瘫的发生率，也不能成为预测胎儿代谢性酸中毒或新生儿缺血缺氧性脑病的有效工具。事实上，相关临床试验表明，今天的胎儿心电监护不仅没有降低新生儿的发病率或者产时酸血症与缺氧相关的死亡率，相反，它增加了母体和胎儿可能承受额外外科手术和器械分娩的概率。

虽然没有证明胎儿心电监护对母体和胎儿有实质性益处，但是在美国它仍然作为最常见的产检方法，2002 年有近 85% 的产妇使用了它。

对胎儿健康来说以下这 3 种补充性技术是在分娩时使用最普遍的方法。

1. 体外（间接）

超声（多普勒），监测 FHR 和宫缩反应。分为持续性监测或间断性监测。

2. 体内（直接）

胎儿心电图和宫缩监测。通过从宫颈口置入电极和宫内压套管（intrauterine pressure catheter，IUPC）来进行有创、持续的监测。

3. 胎儿头皮血样采集

通过宫颈口采集胎儿头皮血样来检测胎儿血液pH。

除了这些技术以外，生产时可以运用超声来确认胎心率和胎动。而一些母亲和护理人员仍运用多普勒监测仪或胎儿听诊器来间断性听诊胎心率评估胎儿状态。另外一些补充技术也用来评估胎儿，包括运用超声来帮助生物物理评分（BPP）；还有像胎儿心电图监测对胎儿 ST 段的分析和胎儿血氧定量法这些新技术。而其中一些技术需要进一步验证并且目前仍在临床试验阶段以确认他们的实用性。

胎心率监护并不是没有风险的。手术分娩和剖宫产病例的增加不能够忽略不计且增加了产妇和胎儿所面临的风险。另外有创胎儿监测也增加了相关的感染性并发症，包括子宫内膜炎、绒毛膜羊膜炎、直接的胎儿感染。宫内压套管的使用可能导致子宫穿孔、胎盘裂伤、胎盘早剥、胎盘血管穿孔、脐带缠绕和可能的羊水栓塞。这些监测饱受诟病因为它们影响了母亲或其配偶对生产的感受，改变了与医务人员的互动，

对于一些正常生产或分娩的患者来说，这些监测令人反感且并不人性。

电子胎儿监测仪器由两部分组成：胎心率监测和宫缩监测。胎心率能够被仪器直接或间接获得。间接监测法能够在整个妊娠期使用并且没有任何禁忌证。这种间接监测使用超声波（约 2.5MHz），它通过一个传感器发出，当遇到运动的心脏组织时产生反射波再被传感器接收，最后诠释为电信号（图 5-1）。直接监测法是通过在胎儿皮下置入心电图电极监测胎儿心脏发出的电脉冲，而其中的 R 波被测出且被放大，再利用两个 R 波之间的时间就可计算出胎心率了。这种直接法要求宫颈口至少张开 1cm，胎膜破裂后在胎儿头皮插入一个探头,但此法会带来微小的感染风险，所以只有当其利大于弊时我们才建议使用这种方法。

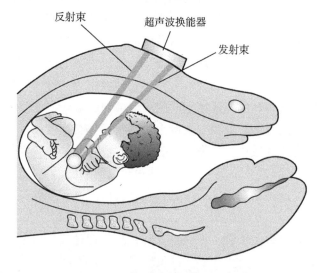

图 5-1　多普勒超声用于监测心脏活动

宫缩也能够监测并且可通过直接或间接测量。间接法就是利用一个分娩力测量仪（一个压力传感器）紧紧贴在母亲的腹壁上并且在宫缩期间感受母体腹部的紧缩。这些信号被转换然后绘制成子宫活动图表。间接法是无创并且在整个妊娠期都可应用，但是受限于只能测定宫缩的频率，而无法测定强度，而且在病态肥胖产妇中应用有限。直接法是使用一个细的可弯曲的宫腔内压力导管经阴道放置于羊膜腔内，通过压力传感器传递的宫缩压力我们能够测定此压力并且绘制成图表，而从此表就可以显示宫缩的频率和强度。该法要求胎膜已破并且由于是有创操作，所以只有当利大于弊时才可使用。

六、胎心率类型：命名、解读和指南

当需要评估胎心率类型时，要按照 ACOG 和美国国家儿童健康与人类发展研究所制定的最新的基本指南来进行。宫缩和胎心率以及胎心率基线的评估，还有变异度、胎心率加速或者减速的存在，这些指标随着时间的推移而改变，因此有必要通过产时胎心率监测来解读。将胎心率和宫缩的数据绘制在纸上，其运动速率可达 3cm/min，该纸张的纵坐标是标准的 30/（min·cm）。标绘的信息特点用于分析和解读胎心率类型以此得出在某个特定时间点关于胎儿状态的结论。

当评估胎心率类型时，专业术语是非常重要的。"不确定胎心状态"这一术语现已被 ACOG 采纳以代替"胎儿窘迫"这一不准确的术语，后者的含义远远超出了预测可能发生的情况。不确定胎心状态的临床体征并不能预测胎儿受损，而"胎儿窘迫"这一术语的使用有可能助长错误的判断或者不恰当的临床处理。

子宫收缩频率的定义是 10min 时间窗内子宫收缩的次数，监测 30min 以上，取平均值。在临床实践中，不仅宫缩频率重要，而且持续时间、强度和宫缩间歇松弛时间也很重要。正常的子宫活动是指平均超过 30min 监测中 10min 内出现 5 次或以下宫缩。宫缩过速定义为在平均超过 30min 监测中 10min 内宫缩超过 5 次。生产时的宫缩强度的峰值可达到 6.7～9.3kPa（50～70mmHg），或者表示为 250～300Montevideo 单位（10min 内收缩次数 × 超过基线的峰值压力，该压力可由宫腔内压力导管测得）。

正常的胎心率基线在 110～160/min，心动过缓为任何情况下胎心率降至 110/min 以下，而心动过速是指胎心率在 160/min 以上。胎心率基线的确定是在 10min 的区间内，观察至少 2min 来建立。基线变异性是指在 10min 的窗口期，胎心率基线出现不规则的振幅或者频率的波动，排除加速和减速，而加速和减速同其他类型一样，也要引起重视。变异性是目前对于胎儿健康最敏感的指标，现在是肉眼来评估的，以胎心率峰值和谷值的差值来定量，分为无变异、轻度变异、中度变异（正常）、显著变异几类（表 5-2）。

加速是指明显可见的胎心率增加，30s 内达峰值，峰值要超过基线 15/min 以上且从出现至回到基线必须至少持续 15s。延长加速指持续超过 2min 但少于

表 5-2　胎儿心电监护对基线和变异度的定义

类　型	定　义
基　线	● 10min 时间段内，平均 FHR 每分钟增幅 5 次左右心搏数（次/分），需除外 　● 周期的或间歇的变化 　● 明显 FHR 变异的时段 　● 变化超过 25/min 的胎心率基线片段 ● 任一个 10min 的时段内，必须以至少 2min 的胎心率为基线。有时某个时段的基线是不确定的。在这种情况下，可以参考先前的 10min 窗口来确定基线 ● 正常 FHR 基线：110～160/min ● 心动过速：FHR 基线 > 160/min ● 心动过缓：FHR 基线 < 110/min
基线变异度	● 基线胎心率振幅和频率的不规则波动 ● 变异从视觉上量化为每分钟心跳波峰到波谷的幅度 　● 无变异 - 振幅无改变 　● 轻度变异 - 振幅有改变，但 ≤ 5/min 　● 中度（正常）变异 - 振幅范围为 6～25/min 　● 显著变异 - 振幅范围 > 25/min

FHR. 胎心率

（经许可转载自 Macones GA, Hankins GD, Spong CY, et al. The 2008 National Institute of Child Health and Human Development workshop report on electronic fetal monitoring. update on definitions, interpretation, and research guidelines. Obstet Gynecol, 2008,112:661-666.）

10min，如果加速持续超过 10min 称为基线改变。

减速可分为晚期减速、早期减速和可变减速，而分类依据是发生的时间点是与子宫收缩时间点的关系（表 5-3）。早期减速与宫缩同步，伴随宫缩的峰值胎心率的波谷在 30s 内出现。这与胎儿的头部受压引起的反射有关，通常为良性反应。可变减速有多种形态，需进一步观察来评估其临床意义（如在宫缩结束后胎心率回复缓慢，双相减速、减速后加速-通常称为尖峰［overshoot］波形或双肩峰［shoulder征］）。延长减速的出现是指胎心率从基线下降多于 15/min 持续超过 2min，但不超过 10min。减速持续超过 10min 就可认为是基线改变。

晚期减速是由宫缩期间子宫血流减少超出了胎儿获取氧的能力所致。这些相对脱氧的血液在宫缩时由胎盘转运给胎儿导致胎儿缺氧，低氧引起化学受体介导的迷走神经兴奋，导致暂时性减速。因为进行性的氧含量降低须达到某个阈值才引发迷走神经兴奋性的增加，因此，这种减速相对宫缩来说要开始的晚。在极端的病例中，直接的心肌缺氧抑制也能产生晚期减速。

"正弦曲线"胎心率波形的定义是在胎心率监护中可见明显且平滑的正弦波样的高低起伏，频率为 3～5/min，持续超过 20min。这种波形被认为是胎心率的不良征兆，需立即分娩。

表 5-3 胎儿心电监护对加速和不同类型胎心减速的定义

类　型	定　义
加　速	● 明显可见 FHR 突然上升（30s 内达到波峰）
	● 妊娠 32 周及以后，加速为胎心率从基线上升 ≥ 15/min，持续 ≥ 15s，但从出现到恢复短于 2min
	● 妊娠 32 周之前，加速为胎心率从基线上升 ≥ 10/min，持续 ≥ 10s，但从出现到恢复短于 2min
	● 延长加速持续 2min 或更久但短于 10min
	● 如果加速持续 10min 或更长的时间，则为基线改变
早期减速	● 明显可见的通常是与子宫收缩相关的 FHR 均匀缓慢下降和恢复
	● FHR 逐渐减速是指从 FHR 开始下降至降到最低点（谷底）要 30s 或更久
	● FHR 减速幅度是从起始到减速的最低点来计算
	● 减速的谷底和宫缩的峰值同时出现
	● 在大多数情况下，减速起始、谷底和恢复分别与宫缩的开始、峰值和结束相一致并对应出现
晚期减速	● 明显可见的通常是与子宫收缩相关的 FHR 均匀缓慢下降和恢复
	● FHR 逐渐减速是指从 FHR 开始下降至降到最低点（谷底）要 30s 或更久
	● FHR 减速幅度是从起始到减速的最低点来计算
	● 减速在时间上延迟，减速的谷底发生在宫缩峰值之后
	● 在大多数情况下，减速起始、谷底和恢复分别在宫缩的开始、峰值和结束之后并对应出现
可变减速	● 明显可见的 FHR 突然减速
	● FHR 的突然减速是指从减速的开始至降到 FHR 谷底的时间少于 30s
	● FHR 减速幅度是从起始到减速的最低点来计算
	● FHR 减速每分钟至少 15/min 或更多，持续 15s 或更久，并在 2min 内恢复
	● 当可变减速与子宫收缩相互关联时，其起始、加深和持续时间通常随逐次的宫缩而变化
延长减速	● 明显可见的 FHR 减速低于基线
	● FHR 从基线下降每分钟 15/min 或更多，持续 2min 或更久但不超过 10min
	● 如果减速持续 10min 或更长的时间，则为基线改变
正弦波图形	● 明显可见的平滑的，正弦波型摆动的 FHR 基线图形，频率在每分钟 3～5 次周期，持续 20min 或更久

FHR. 胎心率

（经许可转载自 Macones GA, Hankins GD, Spong CY, et al. The 2008 National Institute of Child Health and Human Development workshop report on electronic fetal monitoring: update on definitions, interpretation, and research guidelines. Obstet Gynecol, 2008,112:661-666.）

胎心率监护的处理原则要考虑监护时胎心率与胎儿酸碱状态的相关性，但是它不能预测脑瘫，并且临床医生要始终评估胎心率随时间的变化和所处临床情况。

产时胎心率监护目前形成了一个 3 级分类系统，凭借不同分级处置拟将胎儿风险最小化。根据监护图形可分为Ⅰ类、Ⅱ类、Ⅲ类。这 3 类可归纳为正常（Ⅰ类）、异常（Ⅲ类）以及"中间范畴"（Ⅱ类），Ⅱ类也可被认为是意义不明的、可疑的、非典型的、居于正常与异常之间的（表 5-4）。

Ⅰ类 FHR 图形为正常，包含正常的胎心率基线及

基线中度变异，无可变减速或晚期减速，且有或无早期减速和加速（图 5-2）。用常规的方法就能对Ⅰ类描记图进行监护并且无须特殊处理。

Ⅲ类 FHR 图形被认为异常并且与观察点的胎儿酸碱异常有关。根据临床情况，尽快消除这种类型是很有必要的，例如向母体供氧，改变母体体位，终止分娩刺激、纠正母体低血压和心动过速。如果这些处理未能消除Ⅲ类 FHR 图形，就应该娩出胎儿。这类 FHR 图形通常是极端病例，例如，反复出现的晚期减速合并变异缺失（图 5-3）。

Ⅱ类胎心率描记图可认为是介于Ⅰ类和Ⅲ类之

表 5-4　FHR 3 级分类和解读系统

Ⅰ类：

Ⅰ类 FHR 图形包括以下所有

- 基线心率：110～160/min
- 基线 FHR 变异：中度
- 晚期或可变减速：无
- 早期减速：有或无
- 加速：有或无

Ⅱ类：

Ⅱ类 FHR 图形包括所有不能被列为Ⅰ类或Ⅲ类 FHR 图形。Ⅱ类图形可能代表临床中经常遇到那部分，Ⅱ类 FHR 图形的例子包括以下任何情况

基线率

- 心动过缓不伴有基线变异消失
- 心动过速

FHR 基线变异

- 轻度的基线变异
- 不伴反复性减速的基线变异消失
- 显著的基线变异

加速

- 胎儿受刺激后没有诱发出加速

周期性或间歇性减速

- 反复性可变减速伴有轻度或中度基线变异
- 延长减速超过 2min，但不超过 10min
- 反复性晚期减速伴随着中度的基线变异
- 可变减速伴有其他特性，如恢复到基线缓慢，尖峰型，或"双肩峰"

Ⅲ类：

Ⅲ类 FHR 图形包括以下条件之一

- FHR 基线变异消失和以下的任意一项
    - 反复性晚期减速
    - 反复性可变减速
    - 心动过缓
- 正弦曲线图形

FHR. 胎心率

（经许可转载自 Macones GA, Hankins GD, Spong CY, et al. The 2008 National Institute of Child Health and Human Development workshop report on electronic fetal monitoring: update on definitions, interpretation, and research guidelines. Obstet Gynecol, 2008,112:661-666.）

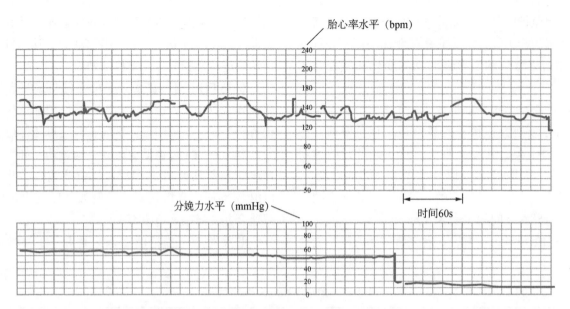

图 5-2 中度变异、正常基线胎心率以及加速的胎心率 I 类描记图的例子。注意：该测量使用的是标准化纸张，用于记录胎心率和分娩力计测量时的宫缩乏力

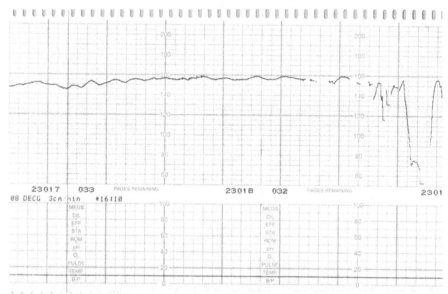

图 5-3 无变异、正常基线和反复变异减速的 Ⅲ 类描记图

间，然而它不能预测胎儿酸碱的异常，它也可能是意义不明的、可疑的或非典型的、居于正常与异常之间的。出现这种描记图就要求持续再评估及监护、并考虑患者与胎儿的临床情况。大多数"不确定胎心状态"都归于这类。然而与其他胎儿心电监护的局限性一样，该类描记图也具有较高的假阳性率，所以推荐采用更多的试验来再次评估胎儿的状态以及是否继续采取非外科的干预措施。备选试验可用于胎儿头皮的 pH 和乳酸测定。但是根据 ACOG 对美国医院的调查，目前在生产和分娩单元中其使用率不到 3%。胎儿血氧含量测定和计算机 ST 段分析今后可能都是辅助试验。目前这两项试验都在临床试验阶段以评估其有效性。

ACOG 推荐对于非复杂妊娠者，其第一产程胎心率监护应该每 30 分钟检查 1 次，第二产程每 15 分钟检查 1 次。而当监护有复杂妊娠者时，监护评估的频率为第一产程每 15 分钟 1 次，第二产程每 5 分钟 1 次。

七、有效性和预后

自从 20 世纪 60 年代引入胎儿心电监护以来，剖宫产的比例不断增加，但是却没有表明对新生儿的预后有益。一些学者认为，剖宫产比率和器械助产阴道分娩（美国预防工作组 D 级）的增加对母亲有害。自 20 世纪 70 年代末开始，几项临床试验表明，胎儿心电监护对围生期胎儿的发病率与死亡率没有影响，并且它的益处也受到尖锐的质疑。脑瘫的发生率在过去的 40 年始终保持不变，在 1000 个成活孩子中就有 2～2.5 个为脑瘫患儿，尽管使用了这些监护技术，但是剖宫产的比率却增加了 5 倍（图 5-4）。在发达国家早产儿成活率的增加也没有明显改变脑瘫的比率。

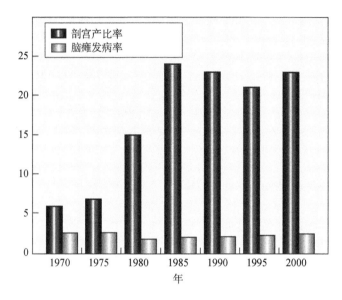

图 5-4　过去 30 年剖宫产的增加和持续的脑瘫发病率

（经许可转载自 Clark SL, Hankins GD. Temporal and demographic trends in cerebral palsy-fact and fiction. Am J Obstet Gynecol, 2003, 188:628-633.）

目前尚缺乏高水平的随机化对照试验比较在分娩期间采用胎儿心电监护与其他监护的益处。最近有人采用荟萃分析对比了胎儿心电监护与间断听诊、胎儿头皮乳酸样本测定，以及有些病例中与无监测相比较的优势，其结果令人失望。总体结果表明，就减少新生儿死亡、不良的神经系统预后包括脑瘫以及不必要的产科干预措施而言，使用传统的胎儿心电监护对预后没有改善。

Grivell 等用荟萃分析将传统胎儿心电监护与没有胎儿监护进行了对比，该分析选取了从 20 世纪 80 年代到 90 年代之间公布的 4 个研究，结果表明在围生期死亡率［EFM 2.3% vs. 无 EFM 1.1%，危险比（RR）2.05，95% 可信区间（CI）0.95～4.42，4 个研究中样本量 n =1627］，或潜在可预防死亡病例（RR 2.46，95%CI 0.96～6.30，4 个研究中样本量 n =1627）上两者没有差别。同时他们发现，在剖宫产的比率上两者没有显著区别（19.7%vs18.5%，RR 1.06，95% CI 0.88～1.28，3 个实验样本量 n =1279）。研

究人员也将传统胎儿心电监护与计算机化胎儿心电监护分析之间进行了对比，结果表明，计算机化胎儿心电监护在减少围生期死亡率上有着良好的应用前景（0.9%vs4.2%，RR 0.20，95 CI 0.04～0.88，两个研究共有 469 名产妇参与）。然而以上这些研究和荟萃分析在发现潜在可预防死亡病例的显著区别上还显不足（RR 0.23，95% CI 0.04～1.29）。

另一项荟萃分析将间断听诊（intermittent auscultation，IA）与连续胎儿心电监护进行了对比，它包括 12 个试验并有超过 37 000 名产妇参与。结果表明，连续胎儿心电监护能降低新生儿惊厥（RR 0.50，95% CI 0.31～0.80，9 个试验样本量 n = 32 386），然而连续胎儿心电监护不能改变脑瘫的发病率（RR 1.74，95% CI 0.97～3.11，两个试验样本量 n =13 252）或围生期死亡率（RR 0.85，95% CI 0.59～1.23，11 个试验样本量 n =33 513）。但是却明显增加了剖宫产的比率（RR 1.66，95% CI 1.30～2.13，10 个试验样本量 n =18 761）和器械阴道分娩的比率（RR 1.16，95% CI 1.01～1.32，9 个试验样本量 n =18 151）。

在对两个超过 3000 名分娩患者随机试验的荟萃分析中发现，使用胎儿头皮血样测定似乎对新生儿预后差别没有影响，包括惊厥、5min 时的低 Apgar 评分、收住新生儿监护室、新生儿脑病、脐带血 pH 及碱缺失或者代谢性酸血症。

很早以前就知道在胎儿心电监护期间，大多数异常的胎心率描记图不会导致酸中毒（彩图 17）。同时，众所周知这些胎心率的类型在鉴别或预测脑瘫方面具有的敏感度和特异性极差，对任何筛查或诊断试验来说可能都是不可接受的。此外，异常胎心率描记图的阳性预测价值很低，假阳性率可达 99.8%（表 5-5）。胎儿心电监护在分娩中预测酸中毒的能力，观察者间和观察者自身对基本胎心率特征的鉴别，例如减速、变异度以及描记图的分类，都存在高度的变异性（表 5-6）。

八、未来监护策略

1. 胎儿心电图监护

胎儿心肌能够在有氧或无氧条件下发挥作用。有氧葡萄糖代谢正确情况下能够高效地为心肌活动提供

表 5-5　根据风险分组的多个晚期减速和（或）变异减少对出生体重 ≥ 2500g 的单胎儿脑瘫的预测：胎心率描记图在预测脑瘫中的敏感度和特异性

风险组	占人群的百分比	脑瘫发病率（每 10 000 人）	敏感度（%）	特异性（%）	阳性预测率（%）
低	69	3.6	13.8	91.3	0.05
高	31	13.8	34.7	89.1	0.25
合　计	100	6.8	26.9	90.7	0.14

（转载自 Nelson KB, Dambrosia JM, Ting TY, et al. Uncertain value of electronic fetal monitoring in predicting cerebral palsy. N Eng J Med, 1996,334:613-618.）

表 5-6　产时胎心率图形在观察者间的差异

一致性	Kappa 系数	早　产[1]	分娩前[2]
差	0.00～0.19	基线 加速 心动过缓 心跳变异度减少 心跳变异度缺失 反复的延长减速 缓慢恢复的变异减速	基线 加速 心动过缓 心跳变异度减少 —— 反复的延长减速 缓慢恢复的变异减速 反复的晚期减速
可接受	0.20～0.29	周期性的晚期减速 周期性严重的变异减速	心跳变异缺失
中等的	0.30～0.43	——	反复的严重的变异减速
良好	0.44～0.59	心动过速	心动过速
可靠的	0.60～0.80	——	——
近乎完美	0.81～1.00	——	——

（1）周期性减速开始前，持续 1h 的胎心率监测；（2）出生前，1h 的胎心率监测

（经许可转载自 Chauhan SP, Klauser CK, Woodring TC, et al. Intrapartum nonreassuring fetal heart rate tracing and prediction of adverse outcomes: inter-observer variability. Am J Obstet Gynecol, 2008, 199:623.e1-623.e5.）

能量并且产生二氧化碳和水作为代谢废物。当可用葡萄糖过量时，就以糖原的形式存储在细胞内。缺氧期间，利用无氧代谢胎儿就有为心肌细胞提供能量需求的能力，而血糖和储存的糖原可为心肌细胞的基本活动提供所需能量。在无氧代谢期间，乳酸和钾离子作为代谢废物会在局部产生。同有氧代谢相比，无氧代谢期间葡萄糖产生的能量只占 5%。

胎儿心电图监护的概念和 ST-T 波分析是建立在成年人心脏应激试验基础上，只不过是从踏板运动变成分娩应激。分娩期间，当胎儿处于宫缩产生的压力之下并且氧供不足以维持心肌的有氧代谢，此时就会变为无氧代谢并释放钾离子，后者将导致这一时间胎儿心电图的 T 波和 ST 段发生改变（彩图 18）。对这些变化进行分析（图 5-5）就可得到分娩应激期间胎儿心肌对变化的需求做出反应的能力的连续信息。通过 T 波和 QRS 振幅之间的比值 [（T/QRS）图 5-5] 可以量化 ST 段和 T 波的高度，判定胎儿心肌在应激激素 - 如儿茶酚胺急剧增加时对低氧的反应性，而应激激素也会导致糖原的利用增加。ST 段的压低表明心脏对缺氧不能完全代偿。

自从 20 世纪 70 年代以来，分娩期间的胎儿 ECG 分析就已在研究中，1975 年后，豚鼠、羔羊以及胎猫等动物实验说明胎儿低氧和胎心率、ECG 的改变是有关系的。因此，在生产期间可用这种监护仪来作为胎心率监测的辅助手段以帮助医生做出判断并识别有风险的胎儿。

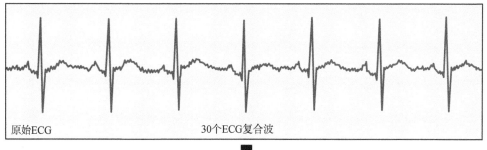

原始ECG　　　　　30个ECG复合波

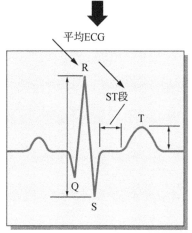

平均ECG

心电图T波振幅除以
QRS波振幅为T/QRS比率

图 5-5　胎儿心电图信息和 ST 段分析监护仪计算出的 T/QRS 比率的计算

（经许可转载自 Fetal Monitoring and ST Analysis. Neoventa Medical. © Neoventa Medical, 2012.）

ST 波形信号监护仪（STAN; Neoventa，Gothenburg，Sweden）已开始使用，目前在美国还处于研究阶段，而在欧洲已进入临床试验。对来自欧洲的最早的 3 项临床试验进行系统回顾，结果表明，胎心率加 ST 段监护比单独使用胎心率可取得更满意的效果。同时使用胎心率监护和 ST 段监护能够减少胎血采样率、新生儿脑病、手术分娩以及脐动脉代谢性酸中毒的发生率。

识别某些可能不表现 ST 段改变的胎儿是很重要的，因为，一方面是可能监护是在 ST 段改变已经开始后才进行的，另一方面由于某些未知的因素胎儿没有表现出 ST 的改变。在这些情况下，需谨记胎儿心电图分析是胎儿心电监护的辅助手段，而当胎心率描记图表现出变异性或反应性缺乏时，仍将是鉴别有风险胎儿的主要手段。

ST 波形分析通过计算机运算来评估这种改变并引发 ST 事件报警。临床医生可利用这些 ST 事件来辅助区分Ⅱ类 FHR 图形，并基于这些额外信息做出临床判断（图 5-6）。

ST 波分析辅助胎儿心电图监护作为胎儿心电监护的一种补充，可用于帮助分娩期间的决策。ST 段监护目前正处于随机对照试验阶段以评估它的作用和可行性。

该试验将纳入 11 000 名分娩中的孕妇，她们被随机分配到胎儿心电图 ST 分析辅助胎儿心电监护组或胎儿心电监护并遮盖 STAN 仪组。主要预后指标是产时胎儿死亡率、新生儿死亡率、5min 时 Apgar ＜ 3 分、惊厥、脐带动脉血 pH ＜ 7.05 和碱缺失＞ 12mmol/dl，新生儿脑病、分娩时有创通气；次要预后指标包括剖宫产率、临床治疗方式转变、新生儿的预后（NICU 的收治、NICU 住院时间等）以及母体的预后。

2. 胎儿脉搏氧计

胎心率监护是胎儿氧合的间接测定方法。脉搏氧计在儿童和成年人中都可帮助减少低氧相关死亡的发生，并且似乎可能作为分娩期间评估胎儿状况的备选方法。能够连续直接监测胎儿氧合或 pH 或两者兼顾的监护设备，对鉴别氧剥夺或已有 pH 改变的胎儿可能会更好。目前的胎儿脉搏氧计使得可以连续监测胎儿氧饱和度。诸多因素诸如胎儿难以接触到、难以寻找到合适的体表进行监测，并且由于较小的脉搏波、较低的胎儿饱和度以及低信号振幅在胎儿生理学上的差异导致这一监测的发展困难重重。胎儿脉氧计发展的另一个重要区别是缺乏可用的组织来应用传统的发射型脉氧监护仪。目前研发的探头是利用反射式血氧计测量法，也就是光线自探头发出后，同一个探头内的光探测器接收表皮下组织反射回的光线。

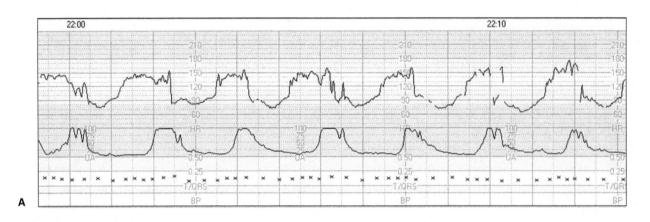

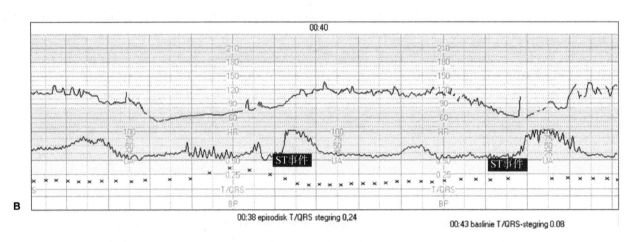

图 5-6　由 ST 段分析监护仪记录的没有 ST 预警和具有 ST 预警的 Ⅱ 类 STAN 图形的范例：决策和新生儿的预后

A. 第二产程记录的 NVD,Apgar 评分 9～10,CA pH 7.18；CV pH 7.27。B.CS NRFHR,Apgar 评分 8～9,CA pH 7.14,Bdef 8.7mmol/L, CV pH 7.34,Bdef 6.3mmol/L。NVD. 正常的经阴道分娩；CA. 脐带动脉血气结；CV. 脐带静脉血气结果；CS NRFHR. 剖宫产中不确定的胎心率；Bdef. 血气中的碱缺失

（描记图由 Neoventa Medical. © Neoventa Medical 2012 授权使用）

要监测胎儿脉搏血氧饱和度，需要经阴道将一个类似于子宫内压力导管的探头放置于子宫壁与胎儿脸部之间。它含有两个低电压的发光二极管作为光源和一个光探测器。其中一个二极管发射 735nm 红光和 890nm 的红外光，而光探测器利用类似于传统脉搏血氧饱和度的处理流程来测定反射光或非吸收光。每个波长吸收光的量的比率与氧合血红蛋白和还原血红蛋白有关，通过这个比率测定出胎儿的氧饱和度。

多个研究表明，胎儿血氧水平低于 30% 与酸血症发生有关，尤其当这一过程维持 2min 或以上时。这些研究以胎羊和人类为实验对象，并对饱和度结果与脐动脉 pH 进行了比较。

Garite 等将胎儿血氧含量监测作为"不确定 FHR 波形"出现时的辅助手段。如果血氧含量在 30% 以上时，分娩可以继续进行。她们发现因胎儿无法耐受所致剖宫产减少了，但是因难产所致剖宫产却增加了。

总体来说，在剖宫产的比率和预后中两者没有差别。Bloom 等也获得了相似的结果。通过对胎儿脉搏血氧饱和度作为胎儿心电监护期间的一项辅助手段的系统性回顾分析发现，两者联合应用时，剖宫产的总体比率没有下降，胎儿和母体的预后也没有差别。

技术问题，包括生产期间胎儿头皮内毛细血管的淤滞，以及有创设备对胎儿所带来的风险都在一定程度上限制了它们的使用。目前，ACGO 并不认可胎儿脉氧计。

理想的胎儿监护仪仍然在研发中，它应当具有能够区分急、慢性损伤，急性损伤合并慢性损伤，并能可靠的检测胎儿的低氧血症的功能。另外，它还应能降低胎儿的死亡率和发病率以及减少产科医生对母体所采取的不必要干预措施。传统的胎心监护远远达不到理想的目标。然而，像胎儿心电图分析和胎儿脉搏氧计这些有希望的技术也还不能充分的提高我们的能

力，不足以进入临床常规应用。

要　点

■ 胎儿监护的基本目标是预防脑瘫、缺氧缺血性脑病、新生儿脑病和围生期胎儿死亡的发生。

■ 胎儿监护的理想目标是确保胎儿健康并改善围生期预后，作为筛查试验来检测低氧和酸血症，明确胎儿对分娩的储备，可及时干预来避免胎儿死亡和并发症并尽量减少不必要的产科干预。

■ 过去 50 年，胎儿心电监护（EFM）就等同于产时胎儿监护和胎心率的解读，并且成为胎儿监护最普遍使用的方法。

■ 胎儿心电监护在识别低氧胎儿和可能发展为脑瘫胎儿中具有极低的预测价值，原因可能是缺乏标准化。

■ 除非有证据表明产时缺氧是新生儿脑病的原因，并由此导致神经系统的抑制或惊厥，新生儿脑病才可称为缺氧缺血性脑病（HIE）。超过 75% 的新生儿脑病患者没有产时低氧的临床体征。

■ 所有足月脑瘫患儿中只有 24% 存在新生儿脑病病史。

■ 胎心率（FHR）的变化可认为代表了一套完整的神经通路作用，包括胎儿的大脑皮质、中脑、迷走神经、心脏的传导系统。胎儿大脑处于低氧环境时胎心率变化明显。

■ 评估产时胎儿健康最普遍使用的方法包括超声监护、胎心率监护（外部或内部）、子宫收缩监护仪（外部或内部）、胎儿头皮血样分析。

■ 正常胎心率为 110～160/min。对采集的胎心率信息进行分析和解读，从而确定胎儿的状态。基线变异性是确定胎儿健康状况最敏感的指标。

■ 在同一个观察时间点，胎心率与胎儿的酸碱状态是相关的，但它并不能预测脑瘫，并且应当评估胎心率随时间的变化和所处临床情况。

■ 目前，胎心率类型可采用三级分类系统，分为 I 类（正常）、II 类（中间或中级）、III 类（异常）。每个类别都有其具体的处理建议。

■ 目前正在对未来的监测方法进行验证和回顾的包括胎儿心电图分析和胎儿脉搏血氧饱和度监护。

第三部分

分娩和经阴道娩出的镇痛与麻醉

第6章

分娩镇痛的替代（非药物）方法

（Katherine W. Arendt 和 William Camann 著，鲁　瑶译，路志红 校）

一、引言

在分娩过程中，并不是每位产妇都需要用药物或局部镇痛的方法来减轻疼痛。几个世纪以来，特别是在当今社会，大量的非药物镇痛方法已经灵活且广泛地应用于分娩过程中。熟练掌握这些方法的产科麻醉医师将为产妇们提供满意的分娩过程。

对于产科麻醉医师来说，每一个通过非药物分娩镇痛方法分娩的产妇都有其独特的挑战性。因为每位产妇通常都会与传统的有效减轻疼痛的方法相比，但是这是不合理的。而且，许多曾经成功接受非药物镇痛方法分娩的产妇，虽然分娩过程特别痛，但她们对整个分娩过程却还是非常满意。这是让大多数麻醉医师很困惑的问题。还有些产妇，她们在分娩过程中对分娩镇痛期望值过高；结果，当应用镇痛药物以后，虽然疼痛减轻的很明显，但是她们对分娩过程并不是很满意。接受非药物镇痛方法分娩的人群的心理和社会驱动因素是复杂的，大多与之前同样的经历或通过某种途径获得过这方面的信息有关。这些信息大多是通过非权威的机构获得的，比如，网络、书本、电视、杂志、朋友、课程及其他途径，因此，通常是不准确的。

区域镇痛方法不能被非药物镇痛方法所替代。在分娩过程中，区域镇痛技术相对于其他无痛方法来说是非常适合的，并且受到好评。此外，在分娩过程中产科麻醉医师扮演了非常重要的角色，当产妇急产或新生儿需要复苏时，产科麻醉医师的工作就是要确保大人和孩子的生命安全。

二、补充和替代医学

美国国立卫生研究院（NIH）全国补充和替代医学中心（National Center for Complementary and Alternative Medicine，NCCAM）明确规定了补充和替代医学（complementary and alternative medicine，CAM）的定义。传统医学（也叫西医或对症医学）是由具有 MD 和 DO 学位的专业人士，或者其他医疗卫生人员来实施的，比如，理疗师、心理咨询师、注册护士等。补充医学是将 CAM 与传统医学联用。替代医学是指用 CAM 替代传统医学。整合医学是指将 CAM 与传统医学结合起来用于有安全性和有效性证据的领域。NCCAM 指出，"CAM 和传统医学的界限并不是绝对的，随着时间推移，有的 CAM 措施也可能被广泛地接受"。

本章我们的主要工作，是科学严谨的阐述 CAM 用于分娩镇痛和提高分娩满意度的基本原则。通过对那些评估各种 CAM 技术的安全性和有效性的临床研究的分析，我们讨论了支持这些技术用于分娩过程的证据和欠缺的部分。

1. 产科的补充和替代医学

臀先露的艾灸和针灸：用科学标准评估 CAM 技术的挑战的一个范例。

现在很多在全世界广泛应用的 CAM 技术的例子都表明了用循证医学（EBM）来评估 CAM 面临着诸多挑战。用艾灸来处理臀先露就是这种挑战的一个典型例子，因为这一治疗的结果是客观的，不像镇痛治疗的结果是主观的。

通常来说，艾灸是一种传统的中医技术，是将缓慢燃烧的物质放置在某些穴位上或旁边，以达到刺激穴位或维持某种医疗效果的目的。某些艾灸例如用艾条点燃刺激 BL67 穴位（至阴穴，足小趾末节外侧），自古就被用于促进臀位胎儿的胎头倒转。1998 年，Cardini 和 Weixin 在 JAMA 中已经报道，与对照组相比，中国的臀先露初产妇在妊娠 33 周时开始使用艾灸，会增加胎动，并且在治疗 7～14d 之后会胎头倒转，并且分娩时为头先露。

自这项研究之后，Cardini 等在意大利的 6 家医院对非中国人群进行了类似的研究。他们发现，在非传统医疗机构评估这一 CAM 技术有困难。由于"治疗中断的患者数目很多"，最终仅有 46% 的预计样本量得以完成研究，组间未见有疗效差异。此外，艾灸组的 65 例妇女中有 27 例诉有不适感，结果 14 例因此中断了治疗。有趣的是，作者依然得出结论"这一研究的意义在于强调了将所研究的治疗措施从其原生的伦理、社会和文化环境中移出所面临的问题，并得出有关中医临床研究的方法学的一些推论"。在评价产科应用 CAM 技术时面临对患者无法设盲、安慰剂效应、甚至主观想法和受试者的"买账"心理等问题，评价涉及 CAM 技术的随机对照研究（RCT）时必须注意到这些方面。

自从 1998 年 JAMA 发表的文章以来，其他研究也发现对于愿意被随机分入艾灸组的患者，对 BL67 穴位使用艾灸、针灸、电针或激光刺激技术在纠正臀先露方面比单纯观察组或膝胸位的方法更有效。但是，2005 年的一项 Cochrane 综述尝试评估了单纯艾灸用于臀先露引起胎头倒转的效果。作者应用了更严格的纳入指征，未纳入中国来源的研究们，并只分析了艾灸 BL67 穴位的效果。作者们确定，由于各项研究中干预措施有所差异，而且样本量较小，因此，无法对艾灸用于胎头倒转的有效性进行荟萃分析。重要的一

点是这一疗法看起来是安全的。12 例接受艾灸的妇女的胎心监护表明未受干扰。

总之，对 BL67 穴位的刺激是安全的，对臀先露的胎头倒转可能有效。但是，这种疗法相对于西方文化来说更容易被中国文化所接受。如果在实施这一技术前，孕妇、陪人和医务人员都能接受这一 CAM，那么一般耐受性良好。评价 CAM 技术用于分娩镇痛的镇痛有效性的研究也受同样问题的困扰，而且还要考虑对接受不同镇痛技术的文化和地区差异，研究中的选择偏倚（愿意参加研究的妇女也可能更对替代疗法"买账"），以及在实施替代疗法中的技术差异。

2. 分娩中的补充和替代医学：预后的定义

当讨论 CAM 技术或生育理念在分娩过程中减轻疼痛的有效性时，必须要考虑到预后的主观性。尽管麻醉医师可以通过椎管内技术来达到无痛的分娩，CAM 技术或替代生育理念更多的是给女人一种工具和力量来减轻并应对疼痛。这种类型的医务人员的工作可能并不是减少疼痛，而是减少痛苦。因为痛苦是由每一个产妇单独定义的，对有的产妇而言分娩时的疼痛是不能消除或避免的。因此，CAM 技术的预后可能包括减少痛苦，提高满意度，而并不一定包括减少身体上的疼痛。

产妇可能有多种原因来选择（或不选择）分娩过程的干预和类型。不管是精神上、情感上、身体上、还是文化上，非药物分娩镇痛对许多产妇都有显著的价值。产妇可能会渴望以母亲生出自己的方式来娩出孩子。可能是设定了不用药的分娩目标，在达到这一目标后就会获得满意感。还可能是母亲认为不掩盖分娩的疼痛会使她感到自己与孩子的连接更为紧密。不管是什么原因，我们知道对于设定了不用药分娩的产妇而言，成功达到目标者比没有成功、转而使用硬膜外镇痛者要满意度更高，尽管后者疼痛评分明显更低。因此，对于有的产妇而言疼痛的消除并不等同于分娩的满意。更确切地说，消除疼痛不等同于对疼痛缓解的满意。

一个产妇的生育理念反映了她对生产和分娩镇痛的个人信仰和价值观。评估 CAM 技术时重要的是谨慎分析各项研究中的预后指标。疼痛的缓解或消除、产妇对镇痛方案的满意度以及产妇对生产过程的满意度都是独立的预后指标，应该进行相应的评估。CAM 技术和理念的支持者认为后一项预后是最重要的。

3. 分娩中的补充和替代医学：整体疗效

要想科学的证明 CAM 技术是否可以有效地减轻分娩痛是有一定困难的。要想证明一项技术是否比另一项技术有效则更困难。2002 年，Simkin 的文献综述评估了分娩镇痛的 5 种非药物方法：持续的分娩支持、水疗法、触摸和按摩、产妇的活动和体位以及皮内水包缓解背部疼痛。可以得出结论，这 5 个技术是安全的，但是需要进一步研究来证明其有效性。一项 2004 年的系统回顾评价了 12 项应用针灸、生物反馈、催眠、皮内无菌水注射、按摩和呼吸自主训练的研究，结论是没有足够的证据证实这些措施（除无菌水注射外）可以有效地减轻分娩痛。在一项 Cochrane 综述中，Smith 和同事发现针灸和催眠有利于管理分娩过程中的疼痛，但是他们承认参与试验研究的产妇人数较少。这篇综述中还分析了其他补充疗法，包括音乐镇痛、穴位按压、芳香疗法、催眠、按摩和放松。作者的结论是，这些疗法并非适当的科学的研究，尚不足以得出结论。一项 2006 年的综述总结了有关替代疗法减轻分娩痛和（或）减少传统镇痛药物需求的情况如下：穴位按压和无菌水注射有效，针灸和水疗法可能有效，目前尚不能确定其他 CAM 疗法有效。

有学者认为有科学证据支持催眠、穴位按压、针灸、水疗和无菌水注射镇痛的有效性。值得注意的是，椎管内麻醉已经确定可以减轻分娩痛。然而，2005 年对分娩中硬膜外、非硬膜外或无镇痛的 Cochrane 综述表明，产妇对缓解疼痛的满意度并不高（RR 1.18，95% CI 0.92～1.50，5 项试验，1940 例患者）。这些发现似乎与 CAM 技术和理念的支持者强调的一样，缓解疼痛并不等于满意。因此，CAM 技术和理念在改善患者对镇痛和整个生产过程的满意度中起了一定的作用。

4. 分娩中的补充医学和替代医学：益处

对于麻醉医师来说，用开放的心态面对各种对患者个体有价值的 CAM 技术和分娩理念是非常重要的。这种技术对我们的医疗不会构成威胁，事实上，它可以与椎管内或全身镇痛合用，以获得产妇更高的满意度。这种技术可以用于椎管内镇痛之前，特别是在麻醉医师被耽搁的时候。这种技术还可以用在椎管内禁忌时，以及硬膜外置管和镇痛起效之间，或少见的椎管内镇痛失败时。

来自于 CAM 技术和生育理念的消极态度可能会影响产妇对生产过程的满意度。对 137 篇分析影响产妇对生产经历满意度的影响因素的报道（包括随机对照试验和产中干预的系统综述）的系统综述发现，个人的期望值、医务人员的支持程度、医务人员与患者的关系的好坏以及患者参与决策的程度非常重要，超过了人口统计学差异、分娩准备工作、疼痛程度、医疗干预、生产环境和护理的持续性带来的影响。因此，对有些患者而言，与给予椎管内镇痛相比，尊重并支持产妇对如何减轻自己疼痛的决策、让产妇参与和掌控自己的镇痛决策并建立一种积极的医患关系可能更重要。

三、生育理念

1. 拉梅兹（Lamaze）理念

是美国最被肯定的生育理念。它是在 20 世纪 60 年代由法国产科医生拉梅兹建立的一项"心理预防"技术，利用呼吸和放松技术来使产妇体验"无痛分娩"。从这以后，拉梅兹方法从呼吸和放松技巧逐渐发展为妊娠、生产和育婴的整体理念（表 6-1 至表 6-4）。这一理念的宗旨是，生产是"正常、自然、健康的"，并"为女性提供了准备分娩和成为母亲的基础和方向"。拉梅兹法的导师不再宣教拉梅兹技术可使分娩无痛。拉梅兹导师们是由国际拉梅兹认证和全美资格认证组织（NOCA）认可的。

表 6-1　生产的拉梅兹理念途径

- 生产是正常、自然和健康的
- 生产的经历会对妇女及其家庭产生深刻影响
- 女性自身的智慧指引她们完成生产过程
- 医务人员和生产的环境可能增强或毁坏女性生产的信心和能力
- 女性有权利不用常规医疗干预而完成生产过程
- 在家、生产中心和医院都能安全完成生产
- 生育教育使患者能在了解情况的基础上对医疗做出选择，能对自己的健康有责任感，并能对自身的智慧有信心

20 世纪 60～70 年代，美国首次全面引入拉梅兹技术时，产妇的分娩经历与现在美国医院里的分娩过程大不相同。拉梅兹理念的引入引发了一场运动，让产妇积极地备产，让准父亲们参与准备过程，让医务人员为产妇提供资讯和选择。今天美国的产科医学学术团体们已经在大力推荐和实践着这些理念。早期有

表 6-2　拉梅兹理念健康生产实践

- 让分娩自然开始
- 在分娩中走步、活动、并变换体位
- 由爱人、朋友或导乐提供持续的支持
- 避免医学角度来说不必要的干预
- 避免躺着生产，顺应自己身体的冲动来用力
- 让母婴在一起，这对母亲、孩子和哺乳都是最有利的

表 6-3　怀孕的拉梅兹途径

- 怀孕是正常、自然的生命事件
- 女性的身体有着完美的设计以提供妊娠期营养和哺育宝宝
- 怀孕的这几个月对宝宝的发育和生长、对母亲的身体为生产做好准备、对女性成为母亲至关重要
- 怀孕为父母提供了与宝宝形成终身的关联的机会
- 好的支持系统、健康的生活方式、应对生活中压力的能力共同促进了健康的妊娠、健康的生产和健康的宝宝
- 医疗系统和医务人员可能增强或削弱女性对怀孕的正常性和生育健康宝宝的能力的信心
- 拉梅兹教育让女性获得对自己身体的信心，相信自己本身的智慧，并对怀孕、生产、哺乳和育婴做出可靠的决策

表 6-4　育儿的拉梅兹途径

- 良好的育儿对我们孩子的身体、情感和精神健康、我们自己和我们的社会都很重要
- 育儿是一项快乐、富有挑战而且使人获得极大满足感的工作，值得每个人尽力去做
- 育儿在出生前就开始了。孩子与父母的亲密联系应当从出生开始终其一生得到尊重和保护
- 母亲和父亲在孩子的生命中各自扮演着独特的、不可替代的角色
- 宝宝和孩子在与父母的亲密而持续的互动中茁壮成长
- 育儿是一门有学问的艺术；我们最重要的老师是我们自己的父母、我们的家庭和我们的孩子
- 良好的育儿需要家庭、朋友和社区的支持
- 知识和支持可以增强父母做出符合孩子和自己需求的决策的信心和能力

一篇研究评估了 500 名拉梅兹法准备的产妇和 500 名没有生产准备的产妇。前者需剖宫产的数目是后者的 1/4，胎儿窘迫数目是后者的 1/5（$P < 0.005$），产后感染的数目是后者的 1/3（$P < 0.005$），会阴裂伤更少、程度也更轻（$P < 0.005$）。对照组患者子痫前期的数量是拉梅兹组的 3 倍（$P < 0.005$），早产的数目是 2 倍（$P < 0.05$）。尽管这一研究中可能存在选择偏倚，但它的结果表明产妇做生产准备有益无害。

1984 年的一项研究发现，拉梅兹准备组与对照组相比平均疼痛评分略有下降，不具有统计学差异。然而，1985 年一项血浆中 β 内啡肽水平的研究（在有效的镇痛技术如硬膜外和鞘内镇痛下，β 内啡肽水平会降低）发现，26 例拉梅兹准备组的产妇和 28 例对照组的产妇相比，拉梅兹组 β 内啡肽水平明显较低（37.2 vs 68.5 pg/ml，$P < 0.02$），同时第一产程也更短（8.28h vs 9.86h；$P < 0.02$）。拉梅兹准备很容易被产妇所接受。1990 年 Mackey 发表的文章表明，受访的 95% 的拉梅兹准备的产妇声明拉梅兹宣教会帮她们降低对分娩的恐惧，使她们放松，不紧张，增加良好分娩的机会。此外，这种理念并非不建议在分娩过程用药物来缓解疼痛，而是赋予女性在分娩过程中的选择权。许多拉梅兹技术可以很好地与静脉镇痛或椎管内镇痛相结合。

2. 布拉德利法（Bradley）

产科医生罗伯特·布拉德利，自然分娩的推崇者，1965 年出版了《丈夫执教分娩》。在最新的版本当中，他说道："新的研究带来了让婴儿在理想状态下来到人世间的新动力和新理由：立即进行母乳喂养的婴儿和没有药物带来的不良反应。如此出生是一项基本人权。还有什么更好的天赋是我们可以给予孩子的呢？"

这段话包含了布拉德利法的分娩理念。布拉德利法的导师是由美国丈夫指导的分娩学会（American Academy of Husband-Coached Childbirth，AAHCC）认证的。这种方法是让丈夫或者伴侣来指导正在分娩产妇的呼吸，同时保证分娩环境不受干扰。这一理念强调教育、准备、支持和充满爱意的教练的参与、产妇应当健康、低风险，避免发生需要医疗干预的并发症。布拉德利法的最大成就是"自然分娩"——一个不用手术，不用药物，不用医疗干预的分娩。因此布拉德利法不赞成分娩产妇使用静脉或椎管内镇痛。

布拉德利法要求产妇进行深度腹式呼吸，在经历疼痛的过程中集中精力。布拉德利法使夫妇在生产前就理解分娩和接生的过程。但是，也有人感觉这一方法对医务人员有怀疑态度，因为它强调所谓"消费主义"，也就是患者/父母对自己和孩子的安全负责。尚无随机对照研究对布拉德利法进行评估。

3. 其他分娩理念

此外还存在一些其他不被人熟知的分娩理念。1933年迪克－里德提出了"自然分娩"理念，他提出分娩痛是由于产妇的恐惧和紧张而产生的病理性痛。通过宣教分娩的过程和指导产妇放松的技巧，迪克－里德认为分娩痛是可以减轻的。

1974年，Frederic Leboyer出版了《非暴力分娩》，这本书所倡导的理念来自于印度瑜伽，旨在营造一种宁静的环境。准爸爸、准妈妈和助产士都要保持安静和镇静。准妈妈要保持她的注意力集中于分娩过程的始终，来提高痛阈。房间内要没有噪声，灯光昏暗而且宝宝出生后要洗个温水澡。尽管迪克－里德理念和Leboyer理念都没有被深入研究，但它们的一些基本原则已经被纳入到现代自然分娩教育中。

四、补充和替代医学镇痛技术

1. 水浴和分娩

在美国许多医院和分娩中心已经越来越流行使用分娩池、盆浴、漩涡浴（图6-1）。分娩时温水浸浴能够使产妇舒适。这一镇痛机制目前还不清楚——可能是浮力以及温暖而顺滑的环境起了一定的作用。另外，温暖和漂浮可能对痛觉传入有一定的影响，继而产生镇痛作用。

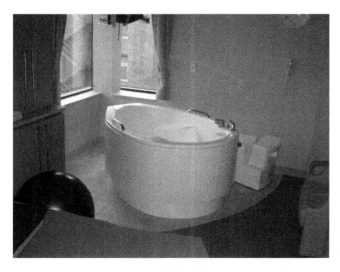

图6-1　典型的分娩浴盆

各家医院对产妇分娩时使用水疗的限制标准各不相同。对大多数医院来说，水疗的禁忌可能包括早产、

多胎妊娠、前次剖宫产后试产（TOLAC）、引产、活动性生殖器疱疹或者是其他感染、羊膜破裂和（或）羊水胎粪污染或有阴道出血。有些机构仅让患者在水中分娩但不在水中娩出；有的让患者在水中完成整个过程。大部分医院还有针对水温和浸浴时间的指南。Geissbuehler等的研究并不支持应用这些指南，他们报道当产妇选择适合自己的温度和浸浴时间时，产妇和孩子都不会受影响。新的检测仪的出现使得产妇浸浴的时候可以做连续胎心监护。一般来说，麻醉医师赞成有硬膜外管的分娩者不应使用盆浴或淋浴。

一项1983年的观察性研究表明，水中分娩的产妇产程进展得更快，会阴撕裂更少，对其他镇痛药物的需要量也更少。其他研究也发现，水疗法可以使会阴撕裂率、会阴侧切、失血的发生率降低；同时也可以使产科的人工破膜、会阴侧切以及剖宫产的概率降低。一项对108位巴西产妇的随机试验为水中分娩在镇痛方面的益处提供了支持证据。研究还发现，水疗可以减少传统镇痛药物和技术（如椎管内或静脉镇痛）的使用。有趣的是，水疗在产程早期很有优势，在分娩时的优势就没有那么大。一些研究表明，水疗可以使分娩痛进展得更慢一些；然而，在分娩过程的末期，水中分娩的疼痛与传统分娩模式分娩的疼痛是类似的。对11项试验（$n=3146$）的Cochrane综述发现，与对照组相比，随机分至水浴组的产妇接受硬膜外、蛛网膜下或椎旁镇痛的需要更少（比值比0.82，95%置信区间0.70~0.98）。而在阴道辅助分娩、剖宫产分娩、会阴外伤或产后感染方面没有差别。

水浴的性质决定了对这一干预措施是无法对产妇设盲的。因此，由于疼痛具有主观性的特征，镇痛效果是很难评估的。然而，一些研究发现与传统分娩相比，水疗分娩确实可以使产妇产生更高的满意度和放松感。此外，一项研究表明，使用过一次水疗后，大多数女性随后的分娩还想再次使用。

许多人都很关心水中分娩和娩出的并发症。新西兰的一家医院报道了4例据称在水中出生时误吸的新生儿病例，他们发生了中度到重度的呼吸窘迫，随之胸部X线片表现为肺水肿，"呈现典型的儿童淡水近似溺水特征"。但已经被报道的最多的水中出生的并发症是感染风险。在浴缸中、注水管和加热系统中都曾报道有铜绿假单胞菌和肺炎克雷伯菌。还有一些个案病例报道了新生儿和产妇都发生感染的情况。有一例病例报道了一个出生11h的新生儿出现了败血症的症状和体征。

铜绿假单胞菌是从新生儿的耳朵和脐部的拭子样本培养出来的。这些样本中的铜绿假单胞菌与婴儿出生的浴缸、入水软管、水龙头、出水软管和一次性的铺巾上培养出的铜绿假单胞菌是一致的。这个新生儿接受了抗生素治疗并恢复了。

尽管有这些病例报道，但多个研究并未显示水中分娩出生的新生儿预后更差（包括感染的发病率）。这些研究并未进行效能分析。只有部分母亲在水中生产（与水中分娩的相比）；整体只包括了 988 位使用水疗法的产妇。一项对所有儿科医师的监测研究和对所有英国国家卫生服务产科组织的问卷调查研究发现，在 4032 例分娩出生的新生儿当中，没有一例死于水中分娩。有 2 例新生儿被报道因为误吸了水而需要入院特护。与区域镇痛的数据相比，水中分娩的围生期死亡率的相对风险是 0.9（99% 置信区间是 0.2～3.6）。研究者发现，对于那些低风险、自发的、正常经阴道的足月分娩，水中分娩的围生期的死亡率并不比传统分娩高。一项 Cochrane 综述也支持了水疗的安全性，它的结论是 Apgar 评分、新生儿病房转入率、水中分娩产妇的感染率都没有明显的区别。

总之，通常来说水中分娩是安全的；然而，它必须在有经验且了解新生儿潜在风险的医务人员指导下进行，以避免发生误吸和新生儿感染的风险。医疗设施的卫生情况至关重要。许多产妇都发现水中分娩放松而满意。尽管目前的数据还不足以证明水疗可以显著镇痛，但是水中分娩和（或）生产确实可以减少产妇椎管内或静脉镇痛技术的使用。

2. 催眠法

第一次提出催眠法是在 1960 年，但是最近才开始兴起产妇利用催眠为基础的分娩镇痛技术。因此而出现了各种面向产妇的消费项目，如"催眠生产"或"催眠宝宝"。要使用这种模式分娩，产妇通常都要在怀孕期间学习不同长短的孕妇课程来准备分娩。有时催眠师会陪伴着产妇分娩，有时产妇和她的陪护人员会依靠自己所学的技术。催眠为基础的技术是使用各种可使人集中注意力的方法、图像引导并使用使人放松的录音带来使人达到集中精力的状态，在这一状态下产妇相对无意识，但并不是对周围环境完全无知觉。许多这种技术都会使用比我们常用的术语"更温柔"的词语，以帮助患者放松精神。例如用子宫"活动增加"来代替"收缩"；"压力／感觉／发紧"而不是"疼痛"；羊膜"释放"而非"破裂"；"放松呼吸"而非"用力推"；"生产的陪伴"而非"教练"；"盛开"而非"宫口扩张"。对于积极的产妇来说，催眠是一项很有效的技术。这项技术在它的支持者中广泛地被接受和流行，当椎管内技术禁忌时，催眠就成为了一种很有效的镇痛方法。催眠技术的应用也完全可以与区域镇痛技术相结合。

催眠已经科学的成为控制疼痛的一种方法。通过电子发射断层扫描技术（PET）发现，催眠是通过抑制大脑前扣带回神经的活动来调节疼痛的。尽管研究者强调目前还没有有说服力的随机试验来证明催眠对分娩的镇痛作用；但是 2004 年一项系统性综述表明，在分娩疼痛的评估方面，催眠可以减少分娩镇痛药物的应用（RR 0.51；95% CI 0.28，0.95）。这一系统性综述还说明，催眠技术可以降低分娩时缩宫素的使用；同时还可以增加阴道自然分娩的概率。在一项自我催眠产妇与常规管理的产妇的预试验研究中也发现了类似的研究结果。这项小规模研究还发现，产前接受自我催眠培训的初产妇更少使用硬膜外镇痛：36%（18/50）比 53%（765/1436），RR 0.86（95% CI 0.47，0.98）；并且更少需要缩宫素：18%（9/50）比 36%（523/1436），RR0.48（95% CI 0.27，0.90）。

3. 针刺疗法

针刺是中医学的一个分支，中医认为能量以"气"的形式通过名为"经络"的通道流经全身。许多疾病情况都是由于这一能量流的异常、中断、失衡或阻塞引起的。根据中医在经络的适当位置插入合适的针可恢复气血的调和，可以用于治疗多种疾病，促进健康。包括中医医生在内的大家都知道，这些经络和能量流尚无与传统西医医学思维一致的解剖、药理或生理学基础。

多项试验表明，怀孕和分娩期间使用各种针刺和穴位按压是有效的。针刺可以缓解妊娠前 3 个月的呕吐症状。针刺还可以增加体外受精者妊娠和活产的成功率。一项随机试验证实，针灸疗法（艾灸位于小趾末端外侧的 BL76 穴）可以使臀位婴儿成功转为头位。研究还表明，在引产中针刺也可以起到一定作用。最近的研究集中在刺激 P6 穴（腕内侧）来治疗妊娠、分娩和使用麻醉药期间的恶心呕吐。尽管结果部分提示这一措施有效，但也有一些不同的声音。图 6-2 列出了部分产科和麻醉适用的穴位选择。

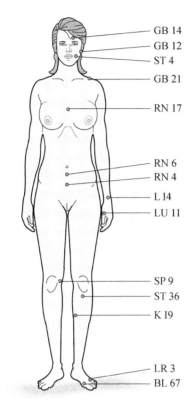

图 6-2　与产科和麻醉有关的穴位选择
（Marlena Bocian 授权使用艺术作品）

GB12（完骨穴），GB14（阳白穴），LR3（太冲穴）：头痛，包括硬膜穿破后头痛；ST4（地仓穴）：贝尔面瘫；GB21（肩井穴），RN17（膻中穴）：哺乳和引产；RN4（关元穴）：避孕；RN6（气海穴）：不育；PC6（内关穴）：恶心；LI4（合谷穴）和BL67（至阴穴）：分娩痛和高血压；LU11（少商穴）：喉痉挛；SP9（阴陵泉穴）：咽喉痛；ST36（足三里穴）：水肿；KI9（筑宾穴）：焦虑；BL67（至阴穴）：臀位和引产

分娩过程中针刺的随机试验显示，针刺可以轻度降低母体疼痛评分，减少镇痛药物的使用量，使产妇更加放松。2010 年，一项对针灸缓解分娩痛的 10 个随机试验（n =2038）的系统回顾和荟萃分析发现，在 1h 和 2h 时针刺并不比最小针刺（针刺的位置是非穴位）优越，平均差分别是 -8.02、-10.15；95% CI 分别是（-21.88，5.84）和（-23.18，2.87）；I^2 分别是 94% 和 92%。与安慰剂对照相比，电针治疗的 15min 和 30min 时 VAS 评分分别减少了 4%（平均差 -4.09；95% CI -8.05，-0.12）和 6%（平均差 -5.94，95% CI -9.83，-2.06）。与空白对照组相比，在针刺 30min 时疼痛减少了 11%（平均差 -10.56；95% 可信

区间 -16.08，-5.03）。针刺组需要更少的哌替啶（汇集风险比 0.20；95% CI 0.12，0.33）和其他镇痛方法（汇集风险比 0.75；95% CI 0.66，0.85）。

这一荟萃分析中的大多数研究都缺少设盲。针刺研究中是很难设盲的。有的安慰剂和假针刺干预设备是模拟针刺，但是针并没有刺到皮肤里。有一项研究评估了这种设备的镇痛效果。这一研究发现，与假针刺组相比，真正接受针刺治疗的产妇对哌替啶（14.14% vs 35.29%；P < 0.001）或硬膜外镇痛（10.38% vs 10.47%；P < 0.01）的需要更少；而且 VAS 评分更低（P < 0.05）。

在针刺研究中设盲的另一种方法是使用所谓"最小针刺"或是在非穴位处实施针刺。有一项研究使用这种设盲方法评估了分娩镇痛效果，发现针刺 2h 后真正针刺组的产妇 VAS 评分更低，但针刺后第一个 2h 内的平均 VAS 评分未见差异。这一研究还评估了分娩时长和催产的需要，发现针刺组产程活动期更短，对缩宫素的需求更少。其他研究产程和催产的随机对照试验有的支持、有的不支持这一结果。

一般来说针刺是一项安全的技术。目前对它的并发症的报道很少。特别是分娩中针刺方面还没有并发症的报道。使用针刺进行分娩镇痛在很大程度上依赖于产妇的积极性和有无经过培训、持有执照的针灸师。这一技术的机制尚不明确，但是可能涉及神经内分泌系统。最近的一项随机对照试验将 36 位临产的产妇随机分为电针刺激组和对照组。与对照组相比，电针刺激组疼痛强度更低（P =0.018），舒适性更佳（P =0.031），外周血 β 内啡肽（P =0.037）和 5- 羟色胺含量更高（P =0.030）。有趣的是，针刺某些穴位（如 BL7）可以增加子宫血流和胎儿活动度，因此对于妊娠早期是相对禁忌的，以免引起流产或早产。针刺可能在妊娠晚期一些特殊情况下起到一定的作用，比如足月引产或者臀位胎儿转位。

4. 分娩支持

连续一对一的产时支持可以缩短产程，提高阴道自然分娩率，减少产时镇痛的需求，提高产妇分娩的满意度。分娩支持人员可以提供情感支持（陪伴和安慰）、身体上的支持（比如倒一杯水或抚摸后背）、信息、建议和（或）鼓励。持续支持使产妇的预后更好从理论上来讲与焦虑有关。焦虑可以引起儿茶酚胺释放，从而减少子宫收缩，降低胎盘血流量。因此在

良好支持下产妇可以减轻焦虑,随之子宫收缩的更好,胎盘血流量更大。研究比较了未经培训的女教友、经培训的女教友(临产助手、导乐)、女性亲属和护士作为分娩支持的作用,发现没有哪一种比别的作用更强。

对分娩支持的研究是很难控制的,而且因为存在文化和地域的差异,也很难进行评估。比如,之前在危地马拉进行了一项分娩支持研究,那里通常是不允许家庭成员和朋友陪产的。分娩区域很拥挤,同时护理人员又非常少。但是这一研究发现,接受产时支持的产妇发生剖宫产和胎粪污染的概率明显降低,产程缩短,产妇与婴儿的联系也更好。然而在这项研究中,整个环境都是格外紧张的,对照组的产妇又是独身一人,因此分娩支持的作用可能被夸大。另一项研究表明,当有导乐参与时,美国一个拥挤产科里的年轻的贫穷初产妇分娩的结果得到了改善。在另一项研究中,低收入的孕妇随机选择一位女性朋友进行非专业的助产师培训,然后让她为产妇进行分娩支持,结果显示产妇的产程缩短了。反之,一项研究观察了有私人保险的产妇,并未发现产时支持像在低社会经济群体中那样有益。

导乐是指接受过分娩支持专业培训的有经验的妇女。导乐通常都没有专业背景,但大多都当过产房护士、生育教育工作者或者在产科的其他领域有工作经历。她们鼓励、安慰、安抚产妇,陪伴产妇完成分娩。"导乐"一词来源于希腊,原意为"女人的仆人"。导乐师不同于产房护士,她们不承担任何临床任务,也不参与传统的护理工作。导乐师也不同于助产士或产科医生,因为她们不能参与医疗工作,在分娩时也不能进行实际的身体上的行为。产房护士经常要同时照顾几个产妇。同样,助产士和产科医生也不是始终陪伴在分娩产妇身边。尽管有爱心、奉献、分娩教育课和最好的意愿,但即使是产妇的伴侣在实际分娩过程中能起的作用也很有限(当然并非不重要)。实际上一项研究表明,即使产妇有伴侣陪伴,她们依然觉着导乐还是很有用的。另一项随机对照试验发现,超过50%的产妇觉得以医院为背景的导乐比丈夫陪伴更有用。

可以低成本地代替专业导乐陪伴的可以是女性亲属或是朋友。一项研究评估了这类与产妇一起接受了如何非医学性、持续地支持分娩的2h培训课程的女性。总体而言,随机分入被支持组,接受这些短训"导乐"(与标准护理相比)支持的产妇对自己和孩子态度更积极,对医院医疗的满意度更高。这些产妇术后6周时仍在母乳喂养的可能性也更大。

许多导乐坚决采用非药物方法来控制疼痛,而许多寻求导乐支持的产妇也同样愿意尝试非药物镇痛的分娩。尽管如此,越来越多的人认可情感支持在分娩中的重要性,结合现代区域镇痛技术在分娩中的日益普及,导致有些已经接受区域镇痛的产妇也会要求导乐支持。虽然有些导乐会限制客户人群,只接手那些想不用药分娩的产妇,但应注意导乐不应替产妇决定是否用药。北美导乐实践伦理与规范法典中声明:"导乐不提供备选方案或给予医学建议。导乐不为客户做决定;导乐不将自己的价值观和目标加诸于产妇身上。导乐的目标是帮助产妇有一个如她们自己认为的安全而满意的生产。许多产妇选择或者需要通过药物来减轻疼痛,导乐不能阻止产妇做出这样的选择。尽管使用镇痛药,但导乐提供的安抚和安慰依然是有效的。"

有些产妇在计划硬膜外镇痛时会雇佣一位导乐。在分娩过程中疼痛的缓解并不能完全消除情绪上的困扰和焦虑。即使硬膜外镇痛良好,但担心新生儿的安全,产程的长短,害怕又出现疼痛,期待又恐惧第二产程的到来,害怕体型变化,害怕分娩过程中在其他人面前失去尊严等,所有这些都是产妇焦虑的原因。在这种情况下,一位专业的导乐所提供的支持和安慰是非常宝贵的。但有时导乐会干扰产房的常规工作,这时应明确她们的作用以便促进产房内友善的互动。有的导乐对自己对于产妇的作用和保护能力态度比较激进。导乐在院内生产中的作用到底是什么依然是一个有待讨论的问题。

5. 无菌水皮丘

助产士和导乐常提倡的一种鲜为人知的技术是在皮内注射出无菌水皮丘,即"皮内水包"。一些观察性试验和随机试验证实这些注射可以起到镇痛作用,特别是严重的背部疼痛或常常由背先露胎儿导致的"背部分娩"所产生的疼痛。在骶骨上方数厘米,用25G的针头和1ml的注射器在皮内注射4个0.1ml的无菌水皮丘,排列图形如图6-3。这种方法所产生的镇痛是短暂的,通常持续时间为45min至2h。其作用机制可能与分散注意力有关,类似于经皮电神经刺激(transcutaneous electrical nerve stimulation, TENS),又称门控理论;也可能是与针刺类似,可

以增加体内 β 内啡肽水平；或者是这些机制的结合。有趣的是，一项随机试验将 128 位产妇随机分为针刺镇痛组和无菌水皮丘组，结果发现无菌水注射能更显著地减轻疼痛（$P < 0.001$），所产生的舒适感更强（$P < 0.001$），更受产妇欢迎（$P < 0.001$）。

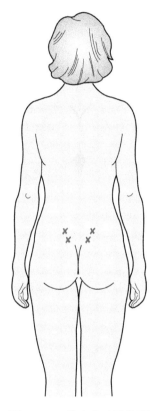

图 6-3　无菌水皮丘的位置
（Marlena Bocian 授权使用艺术作品）

随机试验还表明这项技术可以降低 10min，45min，60min，90min 和 120min 以后的下腰部的 VAS 评分。与没有无菌水皮丘的对照组相比，静脉使用阿片类药物或使用硬膜外镇痛没有差异。有趣的是，当无菌水与生理盐水皮丘相比时，两种方法都有效，但是无菌水产生的效果更明显。更有趣的是，2009 年的一项系统回顾和荟萃分析评估了无菌水皮丘法对剖宫产率的影响。这项分析纳入了 8 项随机试验（$n = 828$），发现无菌水注射组剖宫产率为 4.6%，对照组剖宫产率为 9.9%（RR 0.51，95%CI 0.30，0.87）。研究者建议进行更进一步的严格控制和更全面的研究。

6. 经皮电神经刺激（TENS）

经皮电神经刺激装置可以发出低电压脉冲，应用

于分娩产妇的下腰部时，可以产生缓解疼痛的作用（图 6-4）。从 19 世纪 70 年代开始这项非药物镇痛方法就被应用在分娩过程当中。在英国这种设备在分娩过程中的使用率可能达到 25%。"门控理论"是 TENS 减轻疼痛的机制之一。根据这一理论，电脉冲通过中枢神经系统刺激粗大的传入神经纤维，从而抑制其他疼痛刺激从这些通路传递。还有人提出 TENS 可能会增加脑内啡肽的释放。这一方法可以分散对疼痛的注意力，增加产妇的掌控感，减轻焦虑，从而减轻分娩疼痛。

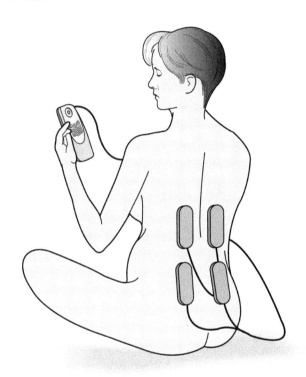

图 6-4　经皮电神经刺激用于分娩镇痛时电极的位置
（Marlena Bocian 授权使用艺术作品）

随机对照试验未能表明 TENS 在镇痛方面有明显的优势。19 项研究（$n = 1671$）的荟萃分析和系统回顾发现 TENS 组和对照组相比分娩时疼痛评分无显著差异。在硬膜外镇痛的同时使用 TENS 也并未表现出益处。然而这一研究发现，当 TENS 刺激穴位时，产妇对严重疼痛的主诉减少（风险率 0.41，95% CI 0.32，0.55）。TENS 不会对产程的长短、分娩中的干预或者是产妇和（或）婴儿的健康有影响。

7. 体位变化、抚摸、按摩、音乐和芳香疗法

想要在生产过程中非药物镇痛的产妇可以采用各种各样的抚摸和按摩技术。文献所报道的有关体位

的变化对疼痛的影响是相矛盾的。有些个案证据表明站立、移动或者活动、坐在分娩球上对分娩都是有益的。矛盾的实质在于，目前还不清楚这些活动是否真正起到了止痛的作用，或者是否那些容易分娩和对疼痛不敏感的产妇更有可能选择这一方法。一项系统性回顾和荟萃分析报道，在 21 项研究共计 3706 位产妇中，在第一产程中鼓励站立位还是侧卧位对分娩是有影响的。随机分到站立组的产妇的产程缩短了 1h（平均差 -0.99，95% CI -0.61，0.39），并且对硬膜外镇痛的需求更少一些（RR 0.83，95% CI 0.72，0.96）。此外两组在分娩方式、第二产程的长短以及产妇和婴儿的安全方面没有差别。值得注意的是，对于已有硬膜外镇痛的产妇，被分入直立组或侧卧位组其所有预后（包括产程长度）均无差异。

芳香疗法或者是使用有香味的香水和精油，在一些产妇中很受欢迎。可以在太阳穴或其他部位来应用某些精油按摩（如薰衣草、玫瑰、薄荷、桉树或者其他），从而营造一个宁静舒缓的环境。分娩中使用音乐、按摩和其他放松技术同样常见。目前这些技术对母亲和婴儿来说很少或者根本没有风险。此外，一个积极的产妇和一位有能力的实施者可以采用这些方法来使分娩的体验更好，而且完全都可以与区域镇痛兼容。

五、结论

事实上，分娩过程中所有的非药物方法都与硬膜外镇痛是完全相容的。接受过教育的、掌握了足够资讯的患者，伴以支持她的、肯接受非药物方法的医务人员，是确保安全和舒适生产的最佳模式。产科麻醉医师应当熟悉这些多种多样的应用于怀孕和分娩中的非药物方法。他们应该知道，缓解疼痛可能并非是所有产妇的目的，让产妇满意才是更广义的目标。除了母体和胎儿的安全以外，没有什么比母亲和伴侣们开始他们身为父母的重要角色更重要了。

要 点

- 事实上，分娩过程中所有的非药物方法都与

硬膜外镇痛是完全相容的。

- 分娩中使用 CAM 技术的预后可能包括减轻痛苦和提高满意度，但可能包括或不包括缓解身体上的疼痛。

- 一个女人的生育理念反映了她个人对生产和分娩痛的信念和价值观。

- 拉梅兹是美国最知名的生育理念，认为分娩"是正常的、自然的、健康的"。拉梅兹并不反对药物缓解疼痛。事实上，许多拉梅兹技术与静脉和硬膜外镇痛都能很好地结合使用。

- 布拉德利方法也称为丈夫执教生产，这一生育哲学强调教育、准备、一位具有支持力的教练的参与以及保持产妇健康的重要性。布拉德利方法的目标是实现"自然分娩"，这是一种没有手术、药物或医疗干预的生产过程。因此，这种方法不支持在分娩过程中使用静脉或椎管内镇痛。

- 水疗必须由有经验的并且具有新生儿风险意识的医务人员来实施，这样可以避免新生儿误吸或感染的发生。许多产妇对这种方法感到满意，研究表明这种方法可能会降低静脉和椎管内镇痛的需求。

- 一些研究表明，持续的一对一的产时支持可以缩短产程，增加阴道分娩率，减少分娩镇痛率，提高产妇对生产经历的满意度。

- 研究表明，无菌水皮丘可以为严重背痛或通常与背先露胎儿有关的"背部分娩"提供镇痛。

- 有些学者认为有科学依据可以支持催眠、穴位按压、针刺、水疗和无菌水注射的镇痛疗效。

- 熟悉和认同非药物镇痛方法可以帮助产科麻醉医师为产妇提供满意的尊重患者的分娩体验。

致 谢

我要感谢梅奥诊所家庭分娩中心的助产人员，包括 Susan M.Skinner、Lisa M.Bowman、DeAnna L.Griebenow、Patricia J.Hinck、Laurel A.McKeever、Mary M.Murry 和 Candi L.Nelson，是他们不断地耐心地传授给了我非药物分娩镇痛方法的精髓。

第7章

分娩镇痛的全身和吸入用药

（Samantha J. Wilson 和 Roshan Fernando 著，鲁　瑶 译，路志红 校）

一、引言

　　1874 年，James Young Simpson 率先使用乙醚麻醉了一位骨盆变形的产妇，从此开启了在分娩过程中使用药物镇痛的历史。从那以后，随着人们逐渐意识到分娩对新生儿的影响和产妇自身参与分娩过程的积极性，在分娩期间使用深度镇静和全身麻醉已经逐渐被摒弃。不过，2001 年美国仅有不到 10% 的产妇分娩时没有镇痛（表 7-1），由此可见镇痛在分娩过程中起了极其重要的作用。

　　目前，硬膜外椎管内镇痛是分娩镇痛的黄金标准，它不仅能够提供有效的镇痛，而且对母体和新生儿的不良反应少，因此已经取代了全身镇痛药，成为许多产妇的首选。在美国一些主要的分娩中心里，硬膜外镇痛的使用率高达 61%。

　　尽管全世界硬膜外镇痛的可用性都在提高，使用率也在不断增加；但是在分娩过程中使用全身镇痛药仍然很普遍。英国 NHS 2005—2006 年孕产妇的统计数据表明，分娩过程中只有 1/3 的产妇使用区域镇痛技术。

　　分娩过程中仍然采用全身镇痛的原因有以下几点。首先，硬膜外镇痛有一定的风险。如果放置位置有误却未被发现后果将会很严重。有报道指出，血管内、鞘内和硬膜下出血的概率分别为 1/5000，1/2900 和 1/4200。

　　其次，有时候硬膜外镇痛是禁忌使用的。比如，凝血功能障碍或者穿刺困难的患者（如腰椎术后）。有些产妇的个人偏好也导致了硬膜外镇痛使用率下降。最后，尽管硬膜外镇痛技术在各种医疗单位都在逐渐开展，但是有些产妇分娩的地点还是可能没有硬膜外技术可用。

表 7-1　按每年出生数量分层的产妇分娩镇痛的类型

分娩镇痛	第一层（每年出生 > 1500 人）			第二层（每年出生 500～1500 人）			第三层（每年出生 100～500 人）		
	1981	1992	2001	1981	1992	2001	1981	1992	2001
无镇痛	27	11	6	33	14	10	45	33	12
肠外	52	48	34	53	60	42	37	48	37
硬膜外	22	51	61	13	33	42	9	17	35

（修改自：Bucklin BA, Hawkins JL, Anderson JR, et al. Obstetric Anesthesia Workforce Survey. Anesthesiology, 2005, 103:645-653.）

二、常用的分娩镇痛药

1. 全身用药：阿片类药物

阿片类药物是分娩镇痛中最常使用的全身性镇痛药物，尽管这类药物并不能完全的镇痛，但他们能使产妇更好地耐受疼痛。另外，此类药物在全球范围内都易于得到，在世界范围内使用方便，而且给药方便，不需要特殊设备或人员。但是产妇的不良反应（如恶心、呕吐、胃排空延迟、烦躁、嗜睡和通气不足）和可能的新生儿不良反应影响了阿片类药物的广泛使用。

尽管阿片类药物全身用药应用于分娩镇痛已经有很长时间，但并没有确切证据表明哪一种阿片类药物更好，大多数阿片用药的选择是根据各单位的用药传统或使用者的个人喜好来的，而非有科学依据的。阿片类药物全身用药镇痛的疗效和副作用主要是剂量依赖性，而非药物性依赖。

所有阿片类药物都有可能导致新生儿呼吸抑制和新生儿行为改变，原因有以下几点。首先，脂溶性和低分子量的阿片类药物极易扩散通过胎盘；其次，阿片类药物在新生儿体内的代谢和消除时间比成年人长。最后，新生儿的血-脑屏障发育并不是很完善，因此阿片类药物可以直接作用于呼吸中枢。分娩时新生儿呼吸抑制的可能性与阿片类药物给药的时间和药量有关。阿片类药物对宫内胎儿的影响表现为胎心率（FHR）每搏变异性下降。但这种变化通常并不代表胎儿宫内缺氧或者是酸碱状态恶化。

产妇使用阿片类药物对新生儿的影响可能表现得比明显的新生儿呼吸抑制要轻微得多。例如，新生儿神经行为会有持续几天的轻微的变化，但是这些变化所产生的长期临床意义尚不清楚。Reynolds 等采用荟萃分析比较了哌替啶、布托啡诺或芬太尼等阿片类药物硬膜外镇痛和全身用药的效应。结果发现，腰段硬膜外镇痛者新生儿的酸碱平衡状态更好。另外 Halpern 等的多中心随机对照研究比较了患者自控硬膜外镇痛与自控静注阿片类药物的镇痛效果，发现阿片类药物组中更多新生儿需要积极复苏（52% vs.31%）。

（1）给药途径和技术：阿片类药物用于产妇可以采用间断单次给药或者患者自控镇痛。下文中我们将讨论不同种类阿片类药物适合的给药方式，而这些给药方式既与药物的药动学和药效学有关，反过来也影响着后两者。

①间断单次给药技术：阿片类药物可以间断皮下注射（SC）、肌内注射（IM）或静脉注射（IV），它的注射途径和时机都可能影响产妇的吸收和穿过胎盘。皮下和肌内注射优点是相对安全、操作简单，但可能有注射痛，而且注射部位不同吸收也不同。镇痛作用起效也慢。因此，通过肌内和皮下注射两种方法进行分娩镇痛起效时间、镇痛质量和持续时间都不稳定。静脉注射有许多优点：一是血药浓度峰值的变异性很小；二是镇痛起效更快；三是滴定剂量更方便可行。

②患者自控静脉镇痛技术（PCIA）：已经被广泛有效地应用于术后镇痛和分娩镇痛，英国最近的一项调查发现，49% 的产科病房在无痛分娩时使用 PCIA。与间断给药相比，PCIA 技术的优势在于频繁小剂量给药可以产生更稳定的血药浓度和更持续的镇痛效果。这种方法可以用更小剂量的药物就达到更好的镇痛效果，产妇呼吸抑制的风险也更低，药物通过胎盘更少，止吐药物的需求更少，并提高产妇的满意度。

在医院，如果没有硬膜外可用或者产妇有硬膜外穿刺禁忌证，又或者穿刺失败，这时 PCIA 是非常好的分娩镇痛的选择。理论上来讲产妇可以根据个人的需求来调整镇痛药量以更好地控制镇痛。与其他阿片类药物给药方法相比，产妇使用 PCIA 的满意度更高。然而，现有的研究未能表明与产科护士静注阿片类药物相比，PCIA 能减少用药量或是改善镇痛效果。

PCIA 用于分娩镇痛有其局限性。比如，分娩痛的强度波动很大，特别是在在第一产程后期和第二产程，因此频繁的小剂量给予阿片类药物并不总是有效果。这一领域的许多研究在评估新生儿风险方面采用的方法各不相同，无法相互比较，使得我们难以估计胎儿及新生儿真正的风险。此外，研究中的药物剂量和时间间隔也多种多样，有的使用背景剂量加单次量，有的只设置单次量，这也使得使用不同药物的不同研究间的比较愈发困难。现在还没有确定最适合的药物、剂量和剂量方案，临床用药差异很大（表 7-2）。

（2）单药介绍

◆哌替啶

哌替啶（度冷丁）是全世界无痛分娩中使用最广泛的阿片类药物。84% 的英国产科都会在无痛分娩时使用哌替啶，通常是 100mg 肌内注射，每 4 小时注射 2 次。肌内注射 30～45min 镇痛起效，持续 2～3h。

表 7-2　不同 PCIA 分娩镇痛配方

药　物	产妇自控剂量	锁定时间（min）
哌替啶	10～15mg	8～20
纳布啡	1～3mg	6～10
吗啡	1～2mg	3～6
海洛因	1mg	6
阿芬太尼	250μg	3～5
芬太尼	10～25μg	5～12
瑞芬太尼（单次）	0.4～0.5μg/kg	2～3
瑞芬太尼（背景剂量＋单次）	0.05μg/（kg·min）+0.25μg/kg	2～3

（数据修改自：Saravanakumar K, Garstang JS, Hasan K. Intravenous patient-controlled analgesia for labor: a survey of UK practice.Int J Obstet Anesth, 2007, 16:221-225 and Douma MR, Verwey RA, Kam-Endtz CE, et al. Obstetric analgesia: a comparison of patient-controlled meperidine, remifentanil and fentanyl in labour. Br J Anaesth, 2010, 104（2）:209-215. ）

由于哌替啶广为人知，易于给药，又成本低廉，因此被广泛使用，目前还没有发现更优于它的阿片类药物。

Tsui 等最先采用了随机双盲、安慰剂对照的方法对无痛分娩中肌注哌替啶进行了研究。中期分析显示，与盐水对照组相比，肌内注射 100mg 哌替啶组 VAS 评分明显减少，因此这项研究提前终止了。这一镇痛作用不算太强，在镇痛 30min 时 VAS 评分变化的中位数为 11mm（95% CI 2～26mm）。

哌替啶是否对母体、胎儿和新生儿有不良影响一直为人们所担忧。孕产妇经常发生恶心、呕吐和过度镇静。哌替啶对胎儿和新生儿的影响与其药动学有关，见表 7-3，并将在下文进行讨论。哌替啶是一种合成的阿片类药物，通过被动扩散穿过胎盘，6min 内在母体和胎儿的血浓度达到平衡。给药后 25～40min FHR 变异性降低，1h 内恢复。哌替啶在母体内的半衰期为 2.5～3h，但在新生儿的半衰期为 18～23h。哌替啶在肝被分解代谢产生去甲哌替啶，这一代谢物具有药理活性，是一种强效的呼吸抑制药。去甲哌替啶可以通过胎盘，同时新生儿自身代谢哌替啶也可以产生去甲哌替啶。

去甲哌替啶在新生儿体内的半衰期为 60h。新生儿并发症与总剂量和给药 - 分娩时间有关。孕妇肌内注射哌替啶 2～3h 后胎儿的药物摄取量最大，并且研究表明，在此时间段出生的新生儿呼吸抑制的风险增加。多次用药或用药 - 分娩间隔较长时间会导致去甲哌替啶在胎儿体内聚积，因此，有可能引起新生儿的神经行为改变，包括觉醒时间减少、注意力降低，还会影响母乳喂养。

表 7-3　哌替啶的胎儿和新生儿效应

胎儿效应	减　少	肌肉活动性
动脉血流		
氧饱和		
短期心率变异性		
新生儿效应	**抑　制**	**Apgar 评分**
呼吸		
神经行为评分		
肌张力和吮吸力		
对哺乳的不利影响		

（引自 Reynolds F. Labour analgesia and the baby: good news is no news. Intl J Obstet Anesth, 2011, 20:38-50. ）

Isenor 和 Penny-McGillivray 研究了不同的哌替啶给药方式在分娩中的效果，他们比较了间断单次肌内注射哌替啶（每 2 小时 50～100mg）和 PCIA 哌替啶（背景剂量 60mg/h 加单次给药 25～200mg）。结果发现，PCIA 组疼痛评分明显低于单次给药组，而母体的不良反应、FHR 或新生儿 Apgar 评分没有明显差异。但是当哌替啶 PCIA 与短效的阿片类药物相比较时就显示出了其劣势。Volikas 等比较了 10mg 哌替啶锁定 5min 和 0.5μg/kg 瑞芬太尼锁定 2min。在完成了 17 例受试者后，由于哌替啶组新生儿 Apgar 评分低（1min 评分中位数 5.5，5min 中位数 7.5）而中止了这一试验。Blair 等比较了哌替啶 PCIA（15mg，锁定 10min）与瑞芬太尼 PCIA（40μg，锁定 2min）。结果发现，两组 VAS 评分相同，但哌替啶组神经系统和适应能力的评分明显较低。这些研究都显示，与哌替啶相比，

PCIA 技术中使用瑞芬太尼这样的短效阿片类药物具有明确的优势。

◆ 吗啡

吗啡结合东莨菪碱曾被用于分娩期间来产生一种"蒙眬睡眠"，以过度的母体镇静和新生儿抑制为代价来换取良好的镇痛。如今北美的一些医院在分娩早期仍然使用吗啡，剂量为 5～10mg 肌内注射或 2～5mg 静脉注射，起效时间分别为 20～40min 和 3～5min，作用持续 3～4h。

吗啡主要通过与其活性及非活性代谢产物相结合来进行代谢。吗啡 -3- 葡萄糖苷酸是主要的非活性代谢产物，在肾功能正常的情况下，6h 内 66% 通过尿液排出。吗啡 -6- 葡萄糖苷酸是产量很少的活性代谢产物（1:4），可以产生显著的镇痛作用，但是同时也会有呼吸抑制的危险。吗啡可以迅速通过胎盘到达胎儿体内，5min 时胎儿母体的血药浓度比为 0.96。在新生儿体内其消除半衰期（6.5h±2.8h）比成年人长（2.0h±1.8h）。与其他阿片类药物一样，吗啡使 FHR 变异性降低。

Oloffson 等对分娩时静脉注射吗啡（每 3 次宫缩给予 0.05mg/kg；最大剂量 0.2mg/kg）的镇痛效果进行评估，发现疼痛强度的减少并没有显著的临床意义。之后他们进一步研究比较了静脉注射吗啡 0.15mg/kg 和静脉注射哌替啶 1.5mg/kg，结果发现，尽管在高水平镇静的情况下，两组的疼痛评分仍然很高。Way 等通过测定对 CO_2 的反应性发现，静脉注射吗啡比注射等效剂量的哌替啶更容易引起新生儿呼吸抑制，并将此归因于新生儿的大脑对吗啡的通透性更高。

对分娩时使用吗啡 PCIA 的顾虑是可以造成其活性代谢产物吗啡 -6- 葡萄糖苷酸的蓄积，这是一种呼吸抑制剂，可能会增加新生儿不良事件的发生率。目前尚无研究比较分娩中的吗啡用药模式。若胎儿存活不会常规将吗啡 PCIA 用于分娩。

◆ 二醋吗啡（海洛因）

二醋吗啡（3,6- 二醋吗啡，海洛因）是吗啡的一种合成衍生物，据报道它可以作为分娩镇痛用药，可以产生愉悦感并提供有效的镇痛，还可以减少恶心、呕吐的发生。虽然在英国之外并不是使用二醋吗啡处处都合法，但是 34% 的英国产科仍然在使用，在英国的有些地区它的使用率甚至高于哌替啶。二醋吗啡通过水解酯裂解代谢生成 6- 单乙酰吗啡。与吗啡相比，它的脂溶性更强，因此起效时间更短。二醋吗啡

之所以能产生镇痛效果，主要与其代谢产物 6- 单乙酰吗啡有关，但它能通过胎盘屏障并会产生呼吸抑制。6- 单醋吗啡进一步分解产生吗啡，随后通过前文所述的结合作用代谢。二醋吗啡常用剂量为 5～7.5mg 肌内注射，给予更大量会导致新生儿呼吸抑制。

Rawal 等研究了单次剂量的二醋吗啡对分娩时脐带血中游离吗啡浓度的影响。他们发现，肌内注射二醋吗啡 7.5mg 以后，吗啡迅速进入胎儿体内，同时还发现给药 - 分娩间隔时间与脐带吗啡水平具有显著的相关性。给药 - 分娩间隔较短的新生儿 1min Apgar 评分有降低的趋势，复苏的必要性增加，血中吗啡的浓度更高。

1999 年，Fairlie 等比较了肌内注射哌替啶（150mg）和二醋吗啡（7.5mg），发现哌替啶组有更多患者在 60min 时疼痛未缓解或缓解较少。这一研究样本量小，但提示考虑到母体不良反应、呕吐和 1min Apgar 评分测定的新生儿状态，二醋吗啡要比哌替啶有优势。但两组都有许多患者需要额外镇痛，提示哌替啶和二醋吗啡镇痛效果都不理想。

与间断肌内注射相比，分娩时二醋吗啡 PCIA 者疼痛评分更高，满意度更低。像吗啡一样，二醋吗啡 PCIA 也不常用于分娩。

◆ 芬太尼

芬太尼是一种高脂溶性、高蛋白结合性的阿片类药物，它的镇痛效力是吗啡的 100 倍，是哌替啶的 800 倍。芬太尼起效快（3～4min 达到峰值效应），作用时间短，没有活性代谢产物，这些特点使它可以很好的应用在分娩镇痛当中。然而大剂量的芬太尼会造成体内的蓄积，随着输注时间延长芬太尼的时量相关半衰期（当血浆浓度达到稳定时停止输注，血浆浓度下降 50% 所需的时间）也延长。

芬太尼容易通过胎盘，但是平均脐带 - 母体血药浓度比低达 0.31。Eisele 等发现，1μg/kg 芬太尼可以产生很好的镇痛效果，并且对血流动力学没有明显影响，对 Apgar 评分、酸碱状态及 2h 和 24h 的神经行为学评分也没有不良影响。Rayburn 等在分娩中根据产妇的需求每小时静脉注射 50～100μg 芬太尼，所有的产妇都可以产生短暂的镇痛和镇静作用。FHR 变异性有下降，但与未暴露于镇痛的新生儿相比，Apgar 评分、酸碱状态及 2h 和 24h 的神经行为学评分没有差异。Rayburn 等还比较了芬太尼（每小时静脉注射 50～100μg）和等效剂量的哌替啶（每 2～3

小时静脉注射 25～50mg）的效果。结果发现两组神经及适应能力评分并没有明显的差别，但是芬太尼组镇静、呕吐更少，新生儿呼吸窘迫而使用纳洛酮也显著减少。但是两组的疼痛评分都很高，表明这两种药物镇痛效果都不好。

芬太尼的药动学特点是起效快、作用强、作用时间短且没有活性代谢产物，这使得它特别适合 PCIA 的给药模式，因此，也成为了分娩 PCIA 中最常用的阿片类药物。在英国使用 PCIA 分娩镇痛的医疗单位中 26% 都会选择芬太尼 PCIA。

Rayburn 等还比较了芬太尼 PCIA（10μg，锁定时间 12min）和间断静脉注射芬太尼（每小时 50～100μg）的效果，发现两组的镇静镇痛效果基本相同。然而不幸的是，在分娩后期两组的镇痛效果都不完善。新生儿 Apgar 评分、纳洛酮的需要量及神经适应试验结果两组无差异。Morley-Forster 和 Weberpals 对 32 例母体使用芬太尼 PCIA 的新生儿进行了回顾分析，发现 44% 存在中度新生儿抑制（1min Apgar 评分 < 6）。他们还发现，需要纳洛酮的新生儿的母亲中芬太尼的总量与其他产妇比有明显的差异（770μg ± 233μg 比 298μg ± 287μg）。

◆ 阿芬太尼

阿芬太尼是芬太尼的低效价衍生物（芬太尼的 1/10）。阿芬太尼亲脂性较低，更易与蛋白结合，因此分布容积较低，从而起效迅速（1min 之内），作用时间短，清除迅速（半衰期仅 90min）。它的时量相关半衰期比芬太尼更短，但对新生儿评分的抑制比哌替啶更强。Morely-Forster 等比较了 PCIA 阿芬太尼（单次剂量 200μg，锁定时间 5min，背景剂量 200μg/h）与 PCIA 芬太尼（单次剂量 20μg，锁定时间 5min，背景剂量 20μg/h）的效果。结果表明，与芬太尼相比阿芬太尼 PCIA 不能为分娩提供充分的镇痛。两组母体不良反应和新生儿转归没有显著差异。因此他们得出结论，在 PCIA 方面阿芬太尼比芬太尼效果差。

◆ 瑞芬太尼

瑞芬太尼是一种新型超短效的、起效迅速的 μ 受体激动药（1.2～1.4min 达到脑 - 血流稳态），它可以被血液及组织中的酯酶快速代谢为无活性的代谢产物。瑞芬太尼的时量相关半衰期恒定为 3.5min，不受输注时间的影响。它的有效镇痛半衰期长于 6min，因此对接连几个宫缩都可以产生有效的镇痛效果。

瑞芬太尼在妊娠期的血药浓度是非妊娠期的一半。原因可能有二，一是由于血容量增加和蛋白结合下降导致分布容积增加；二是由于心排血量增加和高酯酶活性的肾灌注增加，而导致清除率增加。瑞芬太尼能迅速通过胎盘，在脐静脉血与产妇血浓度比值为 0.85。然而，脐动 - 静脉血浓度比值只有 0.29，表明该药物在胎儿体内可以迅速重新分布和代谢。20 世纪 90 年代末期瑞芬太尼开始被应用于分娩镇痛，作为阿片类药物 PCIA 的应用它还是有许多优点的。2007 年，在英国使用 PCIA 分娩镇痛的医疗单位中有 33% 在使用瑞芬太尼，随着对这一技术的临床认可度不断提升，它的使用率也在不断增加。

镇痛效果： 将瑞芬太尼与其他镇痛药进行比较，结果发现越来越多的证据表明，瑞芬太尼有很好的镇痛效果（表 7-4）。Thurlow 等比较了瑞芬太尼（单次给药剂量为静脉注射 20μg，锁定时间 3min）和最常用的阿片类镇痛药物哌替啶 100mg 肌内注射，发现瑞芬太尼组的疼痛评分明显低于哌替啶组，中位数为 48，而哌替啶组为 72（P = 0.004）。母体的不良反应包括轻度的镇静和氧饱和度更易低于 94%；但恶心、呕吐较少。两组的新生儿 Apgar 评分没有明显的差别。另外，Volmanen 等的双盲交叉试验（受试者按随机次序先后接受两种镇痛方法）比较了 0.4μg/kg，锁定时间 1min 的瑞芬太尼与 50% 的笑气，发现瑞芬太尼组疼痛评分明显降低，但除了镇静外，母体不良反应没有显著差异。

Blair 等评估比较了 PCIA 瑞芬太尼与哌替啶的效果，发现两组的 VAS 疼痛评分相同，但是瑞芬太尼组的患者满意度更高。2005 年 Evron 等进行了 PCIA 瑞芬太尼与静脉注射哌替啶在早期产程中的镇痛效果的一项随机双盲对照试验。结果发现瑞芬太尼组镇痛效果更好，VAS 疼痛评分更低（36mm vs 59mm），产妇的满意程度更高（3.9 vs 1.9，采用 4 评分法，1= 不满意，4= 非常满意）。另外，瑞芬太尼组因镇痛不足而需转为硬膜外镇痛的也更少（11% vs 39%）。

目前尚无确切证据能够证明瑞芬太尼的镇痛效果比其他阿片类药物好。Douma 等比较了瑞芬太尼 PCIA 和等效剂量的哌替啶和芬太尼的镇痛效果，结果发现虽然瑞芬太尼组的 VAS 疼痛评分降低最明显，但只有 1h 这一时间点有显著性。Marwah 等最近发表了一项本单位的 5 年期回顾性研究，比较了 PCIA 瑞芬太尼和 PCIA 芬太尼在分娩过程中的镇痛效果。

该研究纳入了 98 例产妇，结果显示瑞芬太尼和芬太尼都可以产生中度镇痛，两组 VAS 评分无差异。瑞芬太尼组比芬太尼组更易发生一过性母体氧饱和度降低（分别为 13% 和 2%，比值比为 7.32，95%CI 为 0.85～63.3），而芬太尼组更多新生儿需要复苏（分别为 59% 和 25%，比值比为 4.33，95%CI 为 1.75～10.76）。

最佳剂量方案

单次给药的时间： 给药的剂量和途径是瑞芬太尼镇痛效果的关键。值得注意的是，每次瑞芬太尼 PCIA 单次给药的时间都在子宫收缩（平均可以持续 70s）刚开始的时候，这样就可以对随后的子宫收缩产生很好的镇痛效果。因此，很多研究者都尝试着优化 PCIA 单次给药的时间，但 Volmanen 等优化了瑞芬太尼在子宫收缩循环中的单次给药时机后并没有增强其镇痛效果或减少其不良反应。还有一种假设是在宫缩间期给予瑞芬太尼可以获得最好的镇痛效果，因为这使得下一个宫缩高峰时药物浓度也达到峰值，但 Volmanen 也未能证实这一假说。

单次给药的剂量： Volikas 等发现，PCIA 0.5mg/kg 锁定时间 2min 对 86% 的产妇是有效的，同时这一方案的母体不良反应可以接受，新生儿不良反应也最

低。Volmanen 等发现，瑞芬太尼平均的有效剂量为 0.4mg/kg，因个体而波动于 0.2～0.8mg/kg。在这个剂量下 VAS 疼痛评分的均值为 3～5 分（10 分法），但 17 例受试者中有 10 例的饱和度低于 94%。如表 7-4 所示，瑞芬太尼单次给药的剂量主要是根据体重计算。但在实际应用中有些人并不根据体重计算，而是使用固定剂量。

单次给药的滴定： Volmanen 发现根据产妇的需要来滴定瑞芬太尼 PCIA 单次给药比固定剂量能更好地改善疼痛评分。根据每个人对疼痛的反应和分娩过程中逐渐增加的疼痛强度来滴定单次给药剂量似乎是有益的。Volmanen 的研究中，滴定给予瑞芬太尼可以使平均疼痛下降达到 -4.2，而固定按 0.4μg/kg 给药者平均疼痛强度下降为 -1.5。Evron 等也做了类似的研究，不论产妇的体重是多少，都首先给予 20μg 的单次剂量，锁定时间 3min，然后根据产妇的需要每隔 15min 给予 5μg 直到达到足够的镇痛效果为止。

单次给药速度： 与给药时机一样，瑞芬太尼单次给药的速度对分娩过程中充分镇痛是同样重要的。Blair 等采用 PCIA 设备的 "stat" 模式来给予瑞芬太尼单次量，给药时间为 18s 以上；而其他研究者给予

表 7-4　分娩镇痛中使用瑞芬太尼的研究总结

	瑞芬太尼 PCIA 单次剂量[1]	例数	对照组	锁定时间（min）	笑气的使用	疼痛评分的中位数或降低程度	转为椎管内镇痛
Blair	0.25～0.5μg/kg	21	无	2	无	中位数 50mm	4/21
Thyrlow	0.2μg/kg	18	肌内注射哌替啶	2	有	中位数 48mm	7/18
Volmanen	0.4μg/kg	20	笑气	1	-	减少 15mm	无报道
Blair	40μg	20	哌替啶 PCIA	2	有	中位数 64mm	2/20
Volmanen	0.2～0.8μg/kg	17	无	1	无	减少 42mm	无报道
Evron	0.27～0.93μg/kg	43	哌替啶输注	3	无	中位数 35mm	4/43
Volokas	0.5μg/kg	50	无	2	无	中位数 46mm	5/50
Balki	单次剂量 0.25～1.0μg/kg+ 固定持续静注剂量	20	泵注 0.025～0.1μg/（kg·min）+ 固定单次注射剂量	2	无	减少 56mm vs.41mm（不定量单次注射 vs 不定量泵注）	1/20
Volmanen	0.3～0.7μg/kg	24	硬膜外	1	无	中位数 73mm	无报道
Douma	40μg	52	哌替啶 PCIA，芬太尼 PCIA	2	无	1h 中位数 46mm，2h 中位数 57mm，3h 中位数 72mm	7/52

研究中所有的疼痛评分基于 0～100mm 分值

（1）大部分单次剂量为 1min 注射完毕

PCIA. 患者自控静脉镇痛

单次剂量的时间为 1min 以上。

背景输注：目前尚不明确是否背景输注对镇痛有优势，因为各项研究的结果相互矛盾。为了建立理想的瑞芬太尼的输液方案，Balki 等比较了固定单次给药剂量 + 滴定背景输注和滴定单次给药 + 固定背景输注。背景输注起始剂量为 0.025μg/（kg·min），单次给药量为 0.25μg/kg，锁定时间 2min。背景剂量或单次剂量逐步递增，最大剂量为 0.1μg/（kg·min）或者单次 1μg/kg。两组的疼痛和满意度评分的均值没有差别，瑞芬太尼的累积总量也没有差别。只有 5% 的产妇需要转为硬膜外镇痛。新生儿的不良反应相同，只有一名新生儿 1min Apgar 评分低于 9 分。但是，单次剂量递增组的产妇不良反应明显较多，该组 100% 的产妇有嗜睡，而背景剂量递增组只有 30%。该组氧饱和度低于 0.95、需要吸氧的产妇也更多（60% vs 40%）。因此，研究者认为应当选用的方案是，背景输液量在 0.025～0.1μg/（kg·min）范围内逐渐递增，单次给药剂量恒定为 0.25μg/kg，锁定时间 2min。相反 Blair 等报道瑞芬太尼的背景输注不能够改善镇痛效果，反而会加重产妇的不良反应。

产妇的不良反应：通常阿片类药物的使用因产妇的不良反应而受到限制，这也常常导致用药量不足。瑞芬太尼起效、恢复都很迅速，使其易于滴定。瑞芬太尼在产妇和新生儿体内快速消除也减少了不良事件的发生。Volikas 等研究了 50 位产妇使用瑞芬太尼 PCIA（单次给药 0.5μg/kg，锁定时间 2min）对母体和新生儿的影响。嗜睡是最常见的问题，尽管可以唤醒，发生率有 44%。但是恶心的发生率并没有变化，也没有证据表明可以影响心血管系统的稳定性，除了有 5 位产妇的心率下降超过 15%，但是都不需要干预。没有发生肌僵或者通气不足，最低的氧饱和度是 0.93。有 10 位产妇在开始使用 PCIA 20min 以后，在 CTG 监测下发现 FHR 有变化，但是都不需要干预。1～5min 的新生儿 Apgar 评分平均为 9 分，脐带血气和神经系统检查都在正常范围内。

另外，Blair 等发现，瑞芬太尼 PCIA 与哌替啶 PCIA 下母体氧饱和度降低（氧饱和度低于 0.95）的发生率相同。Evron 等发现，与瑞芬太尼相比，静脉注射哌替啶可以使母体的氧饱和度显著降低（0.942 vs 0.975）。

回顾文献可以发现，在分娩过程中使用瑞芬太尼 PCIA 镇痛比其他常见的分娩镇痛方法更容易使产妇的氧饱和度降低。这种呼吸抑制的可能性使得我们要安全有效地使用瑞芬太尼 PCIA 的话，就必须密切的监护呼吸。

新生儿的不良反应：与哌替啶 PCIA 相比，瑞芬太尼 PCIA 新生儿的不良反应更让人乐观，不良 FHR 模式更少，神经行为评分更高。另外，Evron 等的研究发现，瑞芬太尼组中 90% 的 FHR 基线保持不变，而哌替啶组只有 38%。

瑞芬太尼 PCIA vs 硬膜外镇痛：瑞芬太尼 PCIA 研究的良好结果让 Volmanen 等假设这一方法能够提供和硬膜外相当的镇痛。他们比较了瑞芬太尼滴定单次给药剂量平均 0.5μg/kg（个体差异范围 0.3～0.7μg/kg）、锁定时间 1min 与腰椎硬膜外使用低剂量 20ml 混合液（0.625mg/ml 左布比卡因和 2μg/ml 芬太尼）镇痛，方法为随机双盲对照试验。瑞芬太尼组中 26% 的产妇和硬膜外组中 52% 的患者疼痛评分可以达到可接受的范围内。瑞芬太尼组中有些产妇担心过度镇静，不愿意增大药物的使用剂量，因此镇痛效果并不是很好。瑞芬太尼组中 54% 的产妇需要吸氧，这些产妇的用药剂量 > 0.5μg/kg。两组胎儿和新生儿转归没有差异。因此他们得出结论，即使与“最佳”PCIA 阿片类药物相比，还是硬膜外镇痛更有优势。

安全预防措施：实际上在英国和北爱尔兰，瑞芬太尼 PCIA 是分娩过程最常用的阿片 PCIA。但是这一方法仍然是未经授权的，需要地区性的指南来指导安全使用。北爱尔兰阿尔斯特社区和医院信托基金会对这一方法有良好的安全使用指南（表 7-5）。助产士要经过一段时间的指导下使用瑞芬太尼 PCIA，直

表 7-5　阿尔斯特社区和医院信托基金会 - 瑞芬太尼用于分娩镇痛。
瑞芬太尼 PCIA 的指南 =40μg 单次剂量、2min 锁定时间

持续观察	30min 观察	联系麻醉医师的指征
氧饱和度	呼吸频率	镇静评分 < 3 分（呼之不应）
1 : 1 人员监护	疼痛评分	呼吸频率 < 8/min
	镇静评分	吸氧时氧饱和度 < 0.90

到可以胜任为止。在之前的 4h 内不允许对产妇使用其他阿片类药物，并且应充分告知产妇可能发生的不良反应，包括需要吸氧。PCIA 要单独使用一个专门的静脉通路。应持续监测氧饱和度，每 30 分钟进行 1 次镇静评分，明确何时应联系麻醉医师援助。而且必须要有一对一的监护。

总之，尽管瑞芬太尼的镇痛效果已经被证实，但它并不完善，也无法达到与椎管内阻滞相媲美，许多产妇在使用瑞芬太尼 PCIA 的同时还会再吸入 50% 的笑气（entonox）。最近发表的一项 12 个随机对照试验的荟萃分析比较了瑞芬太尼与其他镇痛方法，其结果确认了瑞芬太尼优于哌替啶，硬膜外镇痛优于瑞芬太尼。分娩中最佳的方法是根据产妇个体的反应性来滴定剂量，并随着产程的进展逐渐增加剂量。已有的研究表明，瑞芬太尼对产妇和新生儿有良好的安全性，但是由于仍可能发生母体不良反应，在使用时必须要有助产士或者产房护士悉心监测、持续指导。未来进一步的发展可能包括将瑞芬太尼 PCIA 单次给药剂量和分娩力计的记录同步，使药物的最大镇痛效应与子宫收缩的峰值一致。

2. 吸入药物

在美国，分娩过程中不常使用吸入镇痛药。但在加拿大和英国就不一样了，在英国 100% 的产科病房都有 entonox，而且助产士都会使用。虽然许多手术用吸入麻醉药都曾被尝试着用于分娩，但是至今仍然被常规使用的只有笑气。最近开始关注将七氟烷用于分娩镇痛，我们将在这一章详细介绍。

◆ 笑气

在分娩过程中间断吸入笑气可以提供分娩镇痛，但不能完全消除子宫收缩的疼痛。近几年，entonox 在分娩过程中的镇痛作用遭到质疑，有些分娩期镇痛的研究显示，30%～40% 的产妇表示吸入 entonox 没有或几乎没有作用。其他一些学者认为，在适当的时机吸入 50% 笑气，可以使多达 50% 的产妇达到明显的缓解疼痛。使用笑气想要明显镇痛的话，需要产妇的合作。在宫缩达到峰值时，笑气的血药浓度（随之脑内浓度）必须达到镇痛浓度，才会起到镇痛作用。应鼓励产妇在宫缩刚开始就吸入 entonox，直到宫缩结束。笑气不会影响子宫的活动。

分娩过程中必须要有一个合适的吸入装置来确保笑气的镇痛作用安全而满意。这一装置要能控制笑气的浓度（如笑气/氧气混合器或预混的 1∶1 气罐），而且还要定期检查以防意外给予高浓度笑气、低浓度氧气。采用带单向活瓣的面罩或咬口来吸入药物，以减少废气对产房的污染。笑气废气对环境的污染可能很明显，还可能使镇痛效应大打折扣。现在尚不清楚亚麻醉浓度的笑气的职业暴露是否会影响医护人员的健康。

许多医师比较关注吸入笑气/氧气混合气体后可能发生弥散性低氧，这会导致分娩过程中低氧血症。但这方面的证据尚不足。事实上，Carstoniu 等比较了分娩时吸入 50% 的笑气和吸入压缩空气。结果发现，在宫缩间期笑气组产妇的血氧饱和度比压缩空气组略高。应注意的是两组的平均疼痛评分没有差别。相反，有些医生发现在分娩过程中吸入笑气会使产妇一过性血氧饱和度降低。

另外还有研究发现，产妇的氧饱和度降低并不完全是因为吸入笑气而引起的弥散性缺氧，提示笑气和阿片类药物合用增加了产妇氧饱和度降低的风险。还有一项研究观察了不同镇痛模式下产妇氧饱和度下降的发生率。结果发现，与静脉注射哌替啶 +entonox 吸入组、左布比卡因/芬太尼混合液硬膜外组、单纯布比卡因硬膜外组相比，没有接受镇痛的产妇第二产程中更容易发生氧饱和度降低。

因此可能可以得出结论，尽管有证据表明笑气可以引起产妇的氧饱和度降低；但是其他镇痛方法以及没有任何镇痛的情况下，发生氧饱和度降低的可能也是一样大的。

吸入笑气的另外一个对胎儿的风险是长期吸入会抑制蛋氨酸合成酶。分娩镇痛中使用笑气通常是间断的，不会有长时间高暴露水平或蓄积，因此不存在这一风险，新生儿在出生后数分钟内就可以清除大部分气体。这样使用笑气不会抑制新生儿呼吸或影响新生儿神经行为。

总之，分娩镇痛时使用笑气是安全的，并且会继续广泛的应用。

三、不常用的分娩镇痛药物

1. 全身用药

（1）阿片激动-拮抗药和其他

◆ 纳布啡

纳布啡（nubain）是混合激动/拮抗药型阿片类药物。Romagnoli 等发现，纳布啡和吗啡的药效强度相似，但是纳布啡更多了一种安全性，其呼吸抑制有封顶效应。当纳布啡的剂量超过 30mg/70kg 时呼吸抑制不会再增强，仅限于 20mg/70kg 吗啡所引发的抑制水平。但纳布啡的这种安全性临床意义不大，因为在分娩中使用的剂量通常只有每 4~6 小时 10~20mg。纳布啡静脉注射 2~3min 起效，肌内注射和皮下注射的起效时间为 15min。其镇痛效果可以持续 3~6h。考虑到纳布啡同时还有拮抗药的作用，英国自 2003年开始停止使用这一药物。

Wilson 等进行了一项随机双盲试验，比较了纳布啡 20mg 肌内注射与哌替啶 100mg 肌内注射用于分娩镇痛的效果。结果发现，虽然两组镇痛作用相当，但是纳布啡组比哌替啶组恶心呕吐更少、产妇镇静更多。纳布啡组的新生儿在出生 2~4h 神经行为评分较哌替啶组低，但是 24h 两组评分没有差别。纳布啡组（0.78±0.03）平均脐静脉 / 母体血液浓度比值高于哌替啶组（0.61±0.02）。

Giannina 等比较了纳布啡和哌替啶对分娩时 FHR 的影响。结果发现，纳布啡明显减少胎心率加速的次数和变异性。而哌替啶作用则不那么明显。同时也有病例报道指称在产妇使用纳布啡以后会出现各种异样的 FHR 的变化。

纳布啡 PCIA（1mg 单次注射，锁定时间 6~10min）比静脉单次注射（4~6h 10~20mg）产妇的满意度更高。两组的镇痛效果和 Apgar 评分没有差别，且两组新生儿都不需要使用纳洛酮。Frank 等发现，当与哌替啶 PCIA（单次 15mg，锁定时间 10min）比较时，纳布啡 PCIA（单次 3mg，锁定时间 10min）的镇痛效果更好。两组产妇的镇静评分没有差别；新生儿的 Apgar 评分、恢复持续呼吸的时间以及产后 6~10h 的神经行为评估都没有差别。

◆ 布托啡诺

布托啡诺是一种具有激动 - 拮抗药属性的阿片类药物。它的效力是吗啡的 5 倍，哌替啶的 40 倍。在分娩中的常用剂量为静脉或肌内注射 1~2mg。95%的布托啡诺在肝代谢为非活性代谢产物。主要通过肾排出体外。在同等镇痛效果剂量下，布托啡诺和吗啡产生类似的呼吸抑制。2mg 布托啡诺所引起呼吸抑制的程度，相当于 10mg 吗啡或 70mg 哌替啶所致程度。但是，4mg 布托啡诺所产生的呼吸抑制的程度却没有20mg 吗啡或 140mg 哌替啶所产生的严重。

由于布托啡诺的半衰期短、代谢产物无活性、且镇痛效果好，因此是非常好的分娩镇痛药物。Maduska 和 Hajghassemali 比较了布托啡诺（1~2mg）和哌替啶（40~80mg），发现两种药物分娩镇痛的效应相同。他们发现布托啡诺可以迅速通过胎盘，在肌内注射 30~210min，平均脐静脉 / 母体血药浓度比为 0.84（与哌替啶相似）。FHR 变化、Apgar 评分、恢复持续呼吸时间及脐血血气指标都没有差别。

另外，Quilligan 等的一项双盲对照试验比较了分娩中静脉注射布托啡诺（1 或 2mg）和哌替啶（40mg 或 80mg）的效果。结果发现，给予布托啡诺后 30min 和 1h 镇痛效果更好。两组的新生儿 Apgar 评分没有区别。

Nelson 和 Eisenach 研究了布托啡诺和哌替啶联合用药与单药静脉注射相比是否产生协同作用。三组疼痛强度的减少程度一致（25%~35%），产妇的不良反应及新生儿 Apgar 评分没有区别。总之，两种药物联合用药并不能提高疗效。

◆ 美普他酚

美普他酚（meptid）是特异的 μ_1 受体部分激动药，具有混合性激动 - 拮抗药特性。它起效快，肌内注射后 15min 起效，作用持续时间与哌替啶相似，常用剂量为肌内注射 100mg。美普他酚的部分激动药特性使得它镇静、呼吸抑制和药物依赖风险更轻。美普他酚是由醛糖酸化在肝代谢，相对于哌替啶的代谢途径，这一代谢过程在新生儿更不成熟。它在新生儿体内的半衰期为 3.4h，而在成人体内的半衰期为 2.2h。美普他酚的快速消除有利于将其用于分娩镇痛后的新生儿预后。

Nicholas 和 Robson 将美普他酚 100mg 肌内注射与哌替啶 100mg 肌内注射相比较，进行了一项大样本的随机双盲研究。结果发现，美普他酚组相对于哌替啶组，在 45min 和 60min 可以更好地减轻疼痛，而且不良反应更少（美普他酚组 28%，哌替啶组35%）。新生儿预后无明显差异，但是美普他酚组出生后 1min Apgar 评分高于 7 分的更多。

Morrison 等在一项包括了 1100 位产妇的大样本研究中，没有发现美普他酚比哌替啶有更多的优势，在肌内注射 60min 以后两种药物作用的疼痛评分相似。美普他酚组比哌替啶组产妇发生嗜睡的少，但是呕吐发生率更高。两组的 FHR 变化没有差别，新生儿需要复苏的情况、Apgar 评分和吸吮能力都没有差别。两组纳洛酮总体使用情况也相同，但是当给药 -

出生时间间隔超过 180min 时，哌替啶组需要使用纳洛酮的新生儿明显更多。

de Boer 等比较了分娩中母体肌内注射美普他酚或哌替啶以后（剂量都是 1.5mg/kg），两组新生儿的血气指标和酸碱状态。10min 时的足跟血气分析发现，哌替啶组 pH 更低，CO_2 分压更高；但是在 60min 内恢复正常。这些结果表明，美普他酚对新生儿呼吸的抑制更轻。

总之，美普他酚比哌替啶对新生儿更安全，但是并没有在临床中广泛的使用。美普他酚的费用远高于哌替啶。

◆喷他佐辛

喷他佐辛（talwin）具有激动药和弱的拮抗药的属性。30～60mg 喷他佐辛等同于 10mg 吗啡的药效。喷他佐辛静脉注射 10min 内达到镇痛的峰值，肌内注射 15～60min 达到血浆浓度峰值。当剂量达到 40～60mg 时呼吸抑制达到封顶效应。临床研究发现，单独注射 100mg 哌替啶或 40～45mg 喷他佐辛对新生儿的呼吸抑制作用相当。但是，重复给予产妇喷他佐辛不会增加新生儿呼吸抑制的比例，而重复给予哌替啶时新生儿的呼吸抑制是会累积的。喷他佐辛标准剂量就可能会引发幻觉，但是大剂量用药后幻觉更频繁。可能的幻觉的不良反应限制了喷他佐辛在产科临床的广泛应用。

◆曲马朵

曲马朵（tramal, zydol）是不典型的弱阿片类药物。它的 μ 受体亲和力较弱，强度是吗啡的 1/10，同时还作用于 GABA 能、去甲肾上腺素能和 5-HT 能系统。常规剂量的曲马朵不会引起有临床意义的呼吸抑制。100mg 曲马朵肌内注射 10min 内镇痛起效，并且可以持续 2h。曲马朵在肝代谢为活性代谢产物 M1，它的半衰期比曲马朵长，为 9h。

Claahsen van der Grinten 等发现，曲马朵的胎盘渗透能力很强，脐静脉与母体血的比率为 0.97。新生儿具有完整的肝代谢能力，可以将曲马朵转化成为活性代谢产物 M1。M1 最终在肾消除，半衰期为 85h，因为肾消除在新生儿尚不成熟。新生儿的预后如 Apgar 评分、神经和适应能力的评分在正常范围内，且与曲马朵和 M1 的浓度无关。

Keskin 等比较了肌内注射 100mg 曲马朵和肌内注射 100mg 哌替啶的分娩镇痛效果。结果发现，哌替啶组在 30min 和 60min 的疼痛评分明显降低，曲马

朵组恶心的发生率更高。两组新生儿预后无明显差异，但是曲马朵组因呼吸抑制和低氧血症而需要吸氧的新生儿更多。因此作者得出结论，哌替啶的镇痛效果更好，且不良反应更少。

（2）阿片拮抗药：纳洛酮（narcan）是阿片受体拮抗药，主要用于产妇使用阿片类药物以后，逆转新生儿的抑制症状。在分娩中和出生前使用纳洛酮对新生儿没有一点好处，而且也不能减轻阿片相关的产妇不良反应。另外，纳洛酮并不能或者不能完全逆转新生儿的抑制作用。当预计产妇使用阿片类药物后新生儿会发生呼吸抑制时，最好是直接给新生儿使用纳洛酮。纳洛酮可以逆转阿片对新生儿每分通气量的抑制，增加母体使用阿片类药物所引起的新生儿 CO_2 反应曲线的斜率。阿片类药物成瘾者的新生儿不能使用纳洛酮，因为有可能诱发新生儿戒断症状。纳洛酮的推荐剂量是 0.1mg/kg 或使用 1mg/ml 或 0.4 mg/ml 的溶液，可以静脉注射或是气管内给药。纳洛酮还可以肌内注射或皮下给药，但新生儿紧张且血管收缩，采用这些给药方式药物吸收可能会延迟和难以预计。

（3）镇痛辅助用药和镇静药：一直以来许多药物（如巴比妥酸盐、羟嗪、东莨菪碱等）都被用作静脉阿片镇痛的辅助用药。这些药大多有镇静的作用，还可以引起新生儿抑制，现在已经不太常用了，因为目前通过硬膜外或 PCIA 阿片技术可以获得充足的镇痛。

巴比妥酸盐只有镇静作用，没有镇痛效应。这类药物是脂溶性的，能够迅速通过胎盘并在胎儿体内检测到。巴比妥酸盐有引起新生儿抑制的风险，特别是与全身用药联合使用时。

吩噻嗪类与阿片类药物合用可以产生镇静作用，并减少恶心、呕吐的发生。它们可以迅速通过胎盘，减少 FHR 变异性；但是目前还没有可以引起新生儿呼吸抑制的报道。对神经行为表现还没有研究。吩噻嗪类如氯丙嗪作为 α 肾上腺素阻滞药可以引发严重的低血压。异丙嗪（非那根）常用剂量为 25～50mg 静脉注射或肌内注射，可产生深度镇静和轻度呼吸兴奋，可以对抗阿片类药物引发的呼吸抑制。产妇静脉注射异丙嗪 1～2min 以后就可以在胎儿体内检测到，15min 达到平衡。丙酰马嗪（largon）有轻微的呼吸抑制作用，会加重阿片引起的产妇通气受抑。它比异丙嗪起效更快，作用时间更长。只有两项研究表明，吩噻嗪类会增强哌替啶的作用。

甲氧氯普胺是多巴胺 D_2 受体拮抗药、混合性 $5\text{-}HT_3$ 受体拮抗药 $/5\text{-}HT_4$ 受体激动药；它没有镇静作用，可以减少恶心、呕吐的发生，促进胃排空。Vella 等发现，分娩中使用甲氧氯普胺可以减少笑气的用量。他们还发现，当产妇同时使用哌替啶和甲氧氯普胺时，其疼痛评分优于单独使用哌替啶者。

在产科，苯二氮䓬类药物可被用作镇静药，但是会引起严重的不良反应。地西泮（安定）可以迅速通过胎盘，在胎儿体内蓄积的浓度可超过母体。地西泮的消除半衰期较长（24～48h），其弱活性代谢产物的消除半衰期为 51～120h。分娩中给予地西泮可以引起新生儿的肌张力减低、呼吸抑制、体温调节受损和应激反应；这些效应是与剂量相关的。劳拉西泮（ativan）半衰期较短，为 12h，其代谢产物是无活性的葡萄糖苷酸。McAuley 等比较了肌内注射 100mg 哌替啶之前给予劳拉西泮 2mg 或安慰剂用于分娩镇痛的效果。劳拉西泮组镇痛效果更好，但呼吸抑制有所增加，尽管并无统计学意义。两组新生儿的神经行为评分相似。劳拉西泮组遗忘很常见，20 位产妇有 14 位回想不起分娩中的事件，而安慰剂组的 20 位产妇只有 4 位发生遗忘。咪达唑仑（versed）起效迅速，持续时间短，代谢产物无活性。它可以通过胎盘，且在大剂量用于全身麻醉诱导时会导致新生儿肌张力减低。由于苯二氮䓬类药物对产妇和新生儿有一定的不良反应，而且分娩过程中不需要镇静，这类药物并没有被广泛应用。

氯胺酮是一种苯环己哌啶的衍生物。小剂量的氯胺酮静脉注射或肌内注射可致分离性镇痛 ± 遗忘状态，大剂量（1mg/kg）可用于麻醉诱导。子痫前期的产妇最好避免使用氯胺酮，因为它可以引起交感兴奋、血压升高。但是，氯胺酮是低血容量或哮喘患者麻醉诱导的首选药。小剂量的氯胺酮不会引发新生儿抑制，但是大剂量会使 Apgar 评分降低和新生儿肌张力异常。

静脉注射氯胺酮起效迅速（30s），持续时间短（3～5min）。分娩中在出现分娩痛时先给予 0.1mg/kg 氯胺酮，接下来以 0.2mg/（kg·h）持续泵注可以有效地镇痛，在此基础上适当调整增减 1～2ml/h 可以保证持续的镇痛效果。这些剂量不会引发幻觉或噩梦。

2. 吸入药物

挥发性卤素麻醉药在分娩中的潜在使用价值已经得到了研究，有单独使用的，也有作为笑气的辅助用药使用的。但大部分（但并非全部）研究集中在七氟烷，因为它无刺激性气味、常常用于麻醉诱导。所有的吸入麻醉药都会引起剂量相关的子宫平滑肌松弛。最近的一项体外研究表明，能引起子宫肌肉收缩功能被 50% 抑制的最低肺泡有效浓度（MAC）为：异氟烷是 2.35MAC，七氟烷是 1.7MAC，地氟烷是 1.4MAC，氟烷是 1.66MAC。更高的浓度可能会降低子宫平滑肌对缩宫素的反应性。

需要注意的是，使用吸入麻醉药进行分娩镇痛时要特别注意的是保护产房的人员不要暴露于药物中。能避免过量吸入的精准的给药系统、安全阀门和废气清除系统是必不可少的。

◆ 安氟烷

Abboud 等比较了第二产程中使用 0.25%～1.25% 安氟烷与 30%～60% 笑气的镇痛效果。结果发现，安氟烷组约有 80% 的产妇对分娩过程表示满意，而笑气组满意者占 76%。两组产妇的遗忘率相似，均为 7%～10%，失血量、Apgar 评分以及脐血血气分析结果都没有差异。

◆ 异氟烷

McLeod、Arora 和 Wee 发现，异氟烷可以产生更好的镇痛效果，且嗜睡的程度对临床并无影响后，Ross 等做了另外一项研究，将 221 位产妇随机分为两组，一组接受 0.25% 异氟烷和笑气的混合气体，另一组单独使用笑气。研究中使用了连接预混气罐的供气安全阀门。之前的研究使用的是连接在 entonox 环路上的蒸发罐。两组中都没有产妇发生过度镇静；除了母体使用阿片类药物者外，其他新生儿复苏率也没有增加；失血量也没有超过预期（平均 200ml）。有 8% 的产妇无法忍受药物的气味，有 14% 的产妇最终改用硬膜外镇痛。研究者还评估了这一气罐系统的安全性以确保其可用于临床。

◆ 地氟烷

地氟烷由于溶解度低而起效、恢复都迅速。Abboud 等发现，1%～4% 的地氟烷与 30%～60% 的笑气比较，两组的镇痛效果相似，但是地氟烷组的遗忘发生率高达 23%。两组新生儿预后无差别。

◆ 七氟烷

七氟烷是麻醉诱导最常用的挥发性药物。它起效快、恢复、刺激小、比其他吸入药物气味好闻。2003 年，Toscano 的一项预试验中，50 位产妇通过小型麻醉系统间断吸入 2%～3% 的七氟烷与氧气或空气的混合气体。他们将子宫收缩峰期时的呼气末气体浓度控制在 1%～1.5%。吸入七氟烷之前平均 VAS 评分 8.7 ± 1，吸入七氟烷之后 VAS 评分 3.3 ± 1.5（$P < 0.05$）。没有氧饱和度降低或意识丧失发生，失血量无明显增加。FHR 没有变化，平均 1min 新生儿 Apgar 评分为 9 分（全距：5～9），5min 评分为 10 分（全距：8～10）。

Yeo 等采用交叉研究比较了 32 位产妇吸入 0.8% 七氟烷和笑气的效果。2 位产妇不能耐受七氟烷的气味，5 位产妇在吸入笑气的过程中需要硬膜外镇痛。以 100mm 疼痛尺度来评估，七氟烷组疼痛评分缓解的均值是 67（四分位间距：55～74），笑气组疼痛评分缓解的均值是 51（四分位间距：41～70）。另外，笑气组更容易发生恶心、呕吐［相对风险 2.7（95%CI1.3～5.7），$P = 0.004$］；七氟烷组更容易发生过度镇静［分值中位数 74mm（四分位间距 66.5～81，全距 32.5～100）vs 51mm（四分位间距 41～69.5，全距 13～100），$P < 0.001$］。32 位产妇中有 29 位表示更喜欢七氟烷，并发现其镇静效果对分娩镇痛是有益的。没有发现其他不良反应：无氧饱和度降低、呼吸暂停和呼气末 CO_2 改变的情况。他们得出结论，七氟烷可以为分娩提供有效的镇痛。

吸入麻醉药镇痛未能常规使用的原因包括需要特定的装置、污染问题、产妇可能失忆和丧失保护性气道反射。尽管间断吸入挥发性麻醉药可以产生镇静效果，但是镇静的程度尚无危及气道反射的报道。对间断吸入药物来分娩镇痛进行深入研究可能会表明母体的安全性更好，可以将此技术应用于区域麻醉禁忌的病例。

正如本章节所阐述的，许多药物都被成功用于分娩镇痛。哌替啶在全世界长时间被应用，但由于镇痛效果差、安全性低，正在逐渐退出日常实践。目前的证据和经验表明，在适当的监护和安全措施下使用瑞芬太尼 PCIA 目前是硬膜外镇痛最好的替代方法。七氟烷也是颇具潜力的分娩镇痛药物，在将来可能用得越来越多，因为其有效性和安全性得到了一定证实。

要　点

- 全身性镇痛药仍然很常用。
- 所有的阿片类镇痛药都可以迅速地通过胎盘引起短暂的 FHR 变异性下降。
- 哌替啶最常间断给药。它的活性代谢产物可以引起新生儿呼吸抑制和神经行为变化。
- 分娩中使用瑞芬太尼 PCIA 者产妇满意度高。它可以提供良好但并非完全的镇痛，对新生儿预后影响甚微。使用该技术时需要严密监护，因为可能发生产妇镇静和严重并发症。
- 分娩镇痛中使用吸入麻醉药在美国比其他国家少见。笑气可以提供部分镇痛，可用作其他技术的辅助用药。
- 分娩过程中间断吸入挥发性麻醉药物很少使用，但迄今为止的研究显示，这一方法可提供良好的镇痛，且不良反应极少。

第8章

产科局部麻醉：循证应用、争议、毒性及现代疗法

（Barbara M Scavone 著，谢亚宁 译，聂 煌 校）

一、引言

许多局部麻醉药已经应用于产科麻醉的临床实践中，它们可用于鞘内以及硬膜外麻醉，也应用于外周神经阻滞，例如阴部神经阻滞以及皮下浸润。掌握药物的化学性质，药效学以及药动学是确保药物安全应用的关键。麻醉医师必须熟悉各种不良反应的诊断与治疗，其中最严重的是局麻药全身中毒反应。理解麻醉药物的药理学原则可以确保合理的应用。

二、局部麻醉药的化学结构和作用机制

目前普遍使用的局部麻醉药拥有相似的化学结构，包括一个脂溶性的芳香族，一个碳链，一个末端的胺基团，还有各种 R 基基团（图 8-1）。酯类局部麻醉药在芳香族环与碳链之间有一个酰胺键。日常使用的酯类局部麻醉药包括普鲁卡因、氯普鲁卡因和可卡因（可卡因由于其致畸性不能用于产妇）。酰胺类局部麻醉药有一个酰胺基团连接芳香族环或者碳链，酰胺类局部麻醉药包括利多卡因、布比卡因、左布比卡因、罗哌卡因、甲哌卡因。

局部麻醉药作用于中枢和外周神经时，可逆地结合在电压门控 Na^+ 通道上的特异性受体，阻止 Na^+ 内流，从而阻止动作电位的发生，可逆地阻滞神经

传导（彩图 19）。每种局部麻醉药的临床特性都受到多种因素的共同影响，包括药物解离度及 pKa，脂溶性以及蛋白结合率（表 8-1）。首先，药物必须进入细胞内部，只有那些中性无电荷形式才能有足够量的分子进入细胞。临床上所用的局部麻醉药是弱碱性，分子的末端胺基团接受质子成为带电状态。解离常数 pKa 就是分子溶液中药物离子浓度和非离子浓度完全相等时的 pH。局部麻醉药 pKa 大于生理 pH，人体是相对的酸性环境，促进质子化带电部分的形成。药物的 pKa 与人体生理 pH 差距越大，弥散性能差的离子部分就越多。因此，局部麻醉药的 pKa 部分决定了药物起效的速度，药物的 pKa 越低（和生理 pH 越近，离子部分越少），起效时间越短（氯普鲁卡因是个例外，虽然它拥有较高的 pKa，但是

表 8-1　局部麻醉药的化学性质

局部麻醉药	pKa	相对脂溶性	相对蛋白结合率
普鲁卡因[1]	8.9	—	—
氯普鲁卡因[1]	8.7	—	—
丁卡因[1]	8.5	++	++
利多卡因[2]	7.8	++	++
布比卡因[2]	8.1	++++	+++
罗哌卡因[2]	8.1	+++	+++
甲哌卡因[2]	7.6	++	++

（1）氨基酯类麻醉药；（2）酰胺类麻醉药

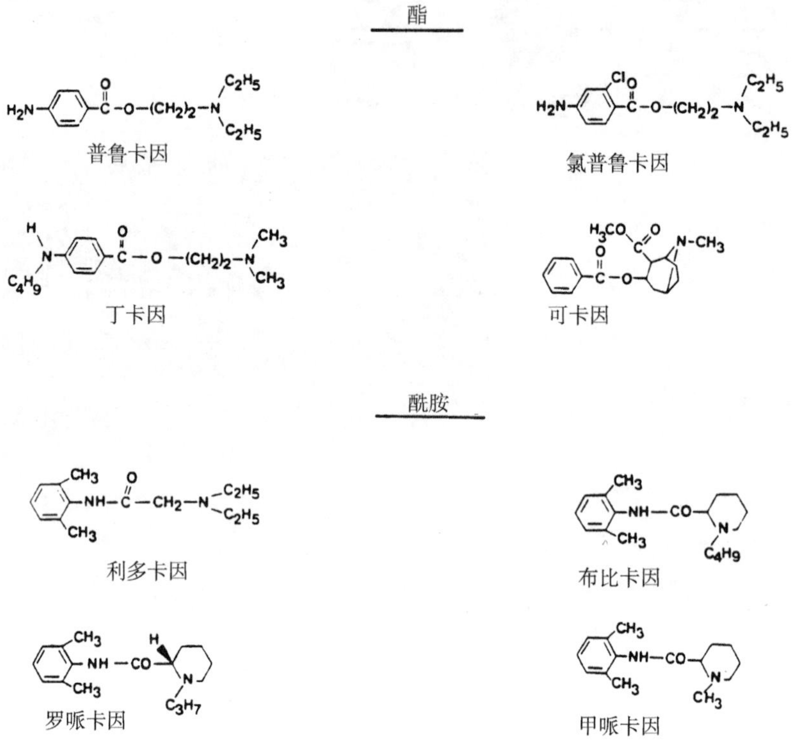

图 8-1　局部麻醉药化学结构：芳香环、碳链、末端的胺基团。氨基酯类局部麻醉药在芳香环和碳链之间有一个酯键。酰胺类局部麻醉药分子在芳香环和碳链之间有一个酰胺键

起效迅速）。

脂溶性增加了分子穿过和进入细胞膜的能力，所以也一定程度上决定了局部麻醉药的效能。

局部麻醉药的电离形式一旦在神经元内表面结合电压门控 Na^+ 通道的特异性受体，就会改变原来开放状态的 Na^+ 通道，从而阻止 Na^+ 向细胞内转移，使之不能达到阈值而不产生动作电位。Na^+ 通道处于开放 / 激活或者关闭 / 失活的状态（与除极相关）比静息状态更易于与局部麻醉药结合，这种现象就叫作"相位阻滞""使用依赖性阻滞"或者"频率依赖性阻滞"，也就是越频繁地触发动作电位，则细胞对局部麻醉药更加敏感。

最终，局部麻醉药分子从结合位点解离，离开细胞并被代谢。越小的分子离开细胞的速度越快；比较大的分子，则很缓慢。中等大小的药物分子相对快速地进入细胞，离开细胞的速度取决于药物分子的形状、结构的可变性以及脂溶性。中度亲脂性的药物（如利多卡因）更易于从结合位点解离，极度亲脂性的药物可能会和受体持久结合。除此之外，易溶于神经周围脂类和（或）与神经周围蛋白质紧密结合的药物，被吸收进入血管内的速率会降低，所以脂溶性和蛋白结合率均影响药物作用时间。

三、差别阻滞

差别阻滞反映不同类别的神经对局部麻醉药阻滞的易感性不同。这种异差是轴索髓鞘形成，直径以及功能等作用的结果（表 8-2）。有髓鞘的神经元对于局部麻醉药更敏感。没有髓鞘的神经纤维，动作电位发生会使周围的区域达到动作电位的阈值，所以，这种动作电位是扩散的。为了防止这种扩散，必须阻滞长轴索的神经元。有髓鞘的轴索只需要阻滞 3 个郎飞结就可以阻止动作电位的传播（通常是稍短的神经元）。

轴索的直径越大，对阻滞的抗性越大，这有可能是直径不同所造成的功能差异，也很可能说明直径越大的轴索其郎飞结的间距越大，所以阻滞 3 个郎飞结需要麻醉更长的轴索。

和轴索的直径和髓鞘的状况有关的差别阻滞的发生率会随神经功能分类而改变，因为不同功能神经在解剖学和生理学上存在差别。包括特定离子通道的密度和门控行为不同，离子泵的密度以及髓鞘的特性不同。

解剖学特征，譬如神经在神经干中所处的位置决定了某些阻滞特征。相位阻滞也同样适用于此，快速发出冲动神经对阻滞更加敏感。结前交感神经纤维更易产生冲动而易被阻滞；感觉神经元较运动神经元更易激活，所以也更容易受到局部麻醉药影响。

差别阻滞衍生出来很多重要的含义，在脊髓和硬膜外麻醉中，有一个局部麻醉药最大浓度点存在，叫中心点（类似于震中），取决于注射部位，患者体位，药物比重等因素。局部麻醉药由中心点远处扩散，浓度会降低。交感神经（最敏感）可能受到麻醉药的全部浓度梯度影响，但是运动神经（最不敏感）只在浓度最高的区域被阻滞，所以出现了区域差别阻滞。即便交感神经切除术也不能完全阻断，在中枢轴索神经麻醉时，交感神经阻滞平面超过感觉阻滞好几个皮区节段（图 8-2）。当阻滞平面上升，感觉下降的程度从大到小依次为温觉、锐痛、轻触觉（彩图 20）。因此，建议在切皮前用痛觉刺激的方法例如针刺探知敏感性，而不是冷感觉的试验。介导锐痛觉的 A δ 神经纤维相比介导烧伤痛觉的 C 纤维来说，更易被低浓度的局麻药阻断。最后，因为运动神经对于阻滞相对不敏感，稀释的局部麻醉药在不影响产妇用力的情况下可以缓解产时疼痛。

四、添加剂

分娩镇痛经常将阿片类药物加入局部麻醉药进行鞘内和（或）硬膜外阻滞。溶液中加入阿片类药物可以降低局部麻醉药浓度，降低运动无力以及辅助阴式分娩的发生率。局部麻醉药联合芬太尼使用可以增加剖宫产时的舒适程度，减少术中辅助镇痛用药及恶心的发生。

前面曾说过局部麻醉药是弱碱性，pKa 高于 7.4，在生理 pH 下更易于转化为离子状态。许多商售局部麻醉药为保持药物稳定性采用氯化钠为溶剂，因此溶液环境为酸性，药物更易离子化。局麻药溶液中加入碳酸氢盐可以调节局部环境的 pH，使之与麻醉药的 pKa 相近，使非离子化的部分增多，从而在紧急情况下加快感觉阻滞的起效时间。

腰麻试剂中加入肾上腺素可增加密度和阻滞时间，减缓阻滞的失效速度。当硬膜外麻醉加入肾上腺素，起效变快，镇痛效果更强，持续时间更长。可以

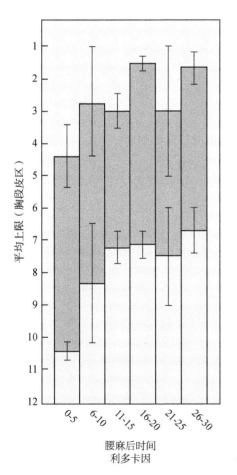

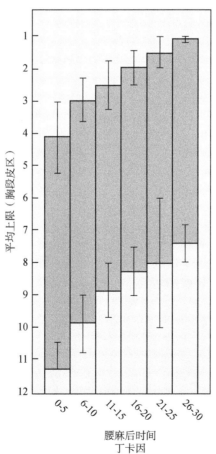

图 8-2 利多卡因（左）和丁卡因（右）腰麻后时间和平均交感神经和感觉神经阻滞的程度

（经许可转载自 Chamberlain DP, Chamberlain BD. Changes in the skin temperature of the trunk and their relationship to sympathetic blockade during spinal anesthesia. Anesthesiology, 1986, 65:139-143.）

表 8-2 决定局部麻醉药敏感性的神经元特性

纤维分类	髓鞘	相对直径	功能	相对敏感性
A α	+	最大	运动，本体感觉	+
A β	+	↓	触觉，压力觉，本体感觉	++
A γ	+	↓	肌梭	++
A δ	+	↓	痛觉，触觉，压力觉	++
B	+	↓	交感节前神经	++++
C	—	最小	痛觉，温度觉，交感节后神经	+++

从两方面解释这个现象：肾上腺素的 α_2 激动作用提高麻醉的效能；除此之外，肾上腺素收缩血管，减少了从非神经组织的清除率，从而加强了阻滞，延长了持续时间。在硬膜外麻醉时，肾上腺素和利多卡因或布比卡因联合应用时，可以降低药物在血浆中的峰浓度。分娩镇痛加用肾上腺素可能会加强运动阻滞。去氧肾上腺素由于与短暂神经征（TNS）有关，已经不用作血管收缩的添加剂了。

局部麻醉药加用 α_2 激动药可乐定可以加强其椎管内和硬膜外镇痛作用；不过也增加了低血压和镇静的风险。分娩镇痛加入新斯的明和恶心、呕吐发生率高相关，所以并不建议常规使用。添加剂的使用必须权衡成本和联用多种药物可在理论上造成的潜在错误。

五、妊娠的影响

孕妇在第二和第三产程时鞘内给予重比重麻醉药比非妊娠妇女可能经历更高头端阻滞，并且硬膜外麻醉也出现了同样的结果。局部麻醉药对于妊娠的影响包括两个方面：①中枢神经轴的解剖改变促进了局部麻醉药向头侧扩散；②神经元对局部麻醉药的敏感性增高。

MRI 显示妊娠期子宫压迫腔静脉出现硬膜外静脉充血，导致椎管后移位，进而导致脑脊液容量减少。将标准剂量局部麻醉药注射到更小的椎管内可以使麻醉的节段更广泛并且阻滞位置更高。静脉充血阻止硬膜外注入的药液从小孔中漏出，使硬膜外用药纵向扩散更好。

除了以上的解剖因素外，神经本身在妊娠期间对于局部麻醉药的敏感性提高。肘部正中神经阻滞应用相同剂量的利多卡因，产妇比非产妇阻滞更明显。在体外试验中妊娠动物的神经比非妊娠动物神经更快更容易被局部麻醉药所阻滞。这种现象并非由于神经元摄取局部麻醉药的差异，而认为是一种被孕激素介导的药效学影响。妊娠期脑脊液酸碱度的变化可能对此没什么影响。CSF 中局部麻醉药的蛋白结合率也并未发生变化。

六、药动学

理解局部麻醉药的药动学需要吸收原理的知识以及常讨论的控制消除的药动学变量的相关知识。因为局部麻醉药是局部使用，所以当讨论药物清除时一定要考虑到注射部位的吸收。注射后最大血清浓度（C_{max}）和 C_{max} 发生特定吸收的时间（t_{max}）。吸收率取决于局部血流量，在不同部位局部血流量是不同的，按照以下顺序（最高血流量／最高吸收率到最低血流量／最低吸收率）：肋间＞骶管＞硬膜外＞周围神经阻滞＞皮下注射。加入血管收缩药后降低 C_{max} 并且延长 t_{max}，而且这个现象在血管丰富的组织中很明显，比如硬膜外腔。吸收也取决于局部麻醉药对于组织的结合能力。上面说过，药物能够溶解于神经周围的脂类和（或）紧密结合神经周围的蛋白质，这可以减慢药物的吸收速率（低 C_{max} 和长 t_{max}）。硬膜外腔系统性摄取是双相的，快速摄取相之后是慢而长的摄取相，高脂溶性的药物布比卡因比低度脂溶性药物利多卡因后时相更长。与静脉注射给药相比，硬膜外的持续吸收入血抵偿了消除作用。如果注射部位的吸收率比 $t_{1/2}$ 慢（如临床相关的局部麻醉药和注射部位），比起讨论血清 $t_{1/2}$，了解平均身体残留时间更有意义（药物在人体中存在的时间）。

血清消除 $t_{1/2}$ 与分布容量（V_d）直接相关，和清除率间接相关。V_d 和血浆相对容积以及血 / 组织结合率相关，高蛋白结合率的布比卡因 V_d 相对较低。氨基酯和酰胺类局部麻醉药清除率不同。酯类被假性胆碱酯酶和其他血浆酯酶快速水解。尽管在妊娠期假性胆碱酯酶减少，体外 2- 氯普鲁卡因的血清半衰期为 11s。由于从注射部位持续吸收，硬膜外注射 2- 氯普鲁卡因的半衰期更长，从 1.5min 到 6.4min 不等。

相反，酰胺类局部麻醉药在肝经过数小时代谢。利多卡因具有高肝提取率，清除率主要取决于肝血流量，妊娠期硬膜外注射利多卡因的消除半衰期为 114min。然而，大多数酰胺类具有中等肝提取率，因此清除率取决于肝血流和酶的活性。

长时间硬膜外输注可以使布比卡因和罗哌卡因血清水平升高。手术后蛋白结合率增高可以部分抵消这种作用，所以游离药物浓度保持稳定。

妊娠使 V_d 和清除率减少，$t_{1/2}$ 保持不变。因此，意外将大剂量局部麻醉药注射到血管内可以导致更高的血清初始浓度但 $t_{1/2}$ 不变。

七、胎盘转运及对于血流和胎儿的影响

局部麻醉药能迅速穿过胎盘并能在胎儿血清中找到。胎儿酸血症发生时，母体注射并被吸收的局部麻醉药离子化并"困"在胎儿血液循环中。在胎儿酸血症的情况下，应谨慎避免使用利多卡因，因为它更有可能穿过胎盘。布比卡因以低浓度存在于脐静脉中，硬膜外注射数小时之后还能在脐静脉中发现。因为氯普鲁卡因能从循环中快速被清除，所以在胎儿体内蓄积的可能性不存在。

动物研究表明，临床相关剂量的局部麻醉药对于子宫动脉血流无影响。临床研究证实，硬膜外注射布比卡因或罗哌卡因不引起任何子宫动脉或脐动脉的多普勒血流变化。相反，中毒剂量的局部麻醉药意外注入血管内，会增加子宫的肌张力，从而减少子宫血流量。

除外可卡因，临床相关剂量的局部麻醉药没有致畸性。

八、局部麻醉药全身毒性

局部麻醉药全身毒性（local anesthetic systemic toxicity，LAST）仍是区域麻醉一个令人恐惧的并发症。

当局部麻醉药意外注入血管或者血管内吸收了中毒剂量的局部麻醉药，将影响中枢神经和心血管系统，给患者带来毁灭性打击。意外静脉注入局部麻醉药可能快速引起抽搐，常因硬膜外静脉充血继发于妊娠期硬膜外麻醉时。相反，如果是局部注射后缓慢吸收导致局部麻醉药中毒，症状可能延迟 20～30min 出现，局部麻醉药血清浓度在一段时间内维持较高水平。

1. 发生率

一项法国大型随访研究调查局部麻醉药相关的不良反应，共 98 个并发症，其中 24 种涉及癫痫发作并且呈现 LAST。这 24 种可能的 LAST 都不伴心搏骤停或死亡。作者估计硬膜外麻醉 LAST 的风险为 1.3/10 000。这个团队最近的一项研究证实了这些数字（1.8/10 000 硬膜外麻醉和 0.7/10 000 产科硬膜外麻醉），并又一次证实毒性有癫痫发作但不伴心搏骤停。美国一项最新麻醉相关母体致命性的调查显示剖宫产区域麻醉的死亡率为 3.8/1 000 000，其中包括因为"药物反应"——可能是 LAST 的死亡率为 0.7/1 000 000。LAST 的发病率在普通和产科人群中均不断下降。最近的产科麻醉诉讼分析中没有因麻醉操作失误导致 LAST 而向麻醉科医师索赔的案例。作者把发病率的下降归功于将 0.75% 布比卡因从产科应用市场上撤出，对 LAST 意识的提高，对安全方法如试验剂量、缓慢增量注射等使用增多以及使用新的治疗方法如脂肪乳剂溶液。

2. 临床表现

LAST 的症状是由于中枢神经系统（CNS）以及心血管系统电压门控 Na^+ 通道的阻滞而产生。症状具有剂量依赖性（表 8-3）。CNS 的效应反映局部麻醉药对于脑的作用：在低血清浓度，局部麻醉药阻滞中枢神经系统抑制性神经元，因此会产生一段时间的兴奋。患者可能会经历舌麻木和迷走神经性头晕或眩晕，随即会有焦虑和肌肉抽搐，并且最后发生全身强直 - 阵挛。更高的血清水平下，可能产生昏迷和脑干循环呼吸中枢抑制，并且可能导致死亡。局部麻醉药对心血管系统产生直接和间接作用。直接作用包括心肌抑制，间接作用是通过中枢神经系统介导的，呈双相性。CNS 兴奋相发生交感神经兴奋，CNS 抑制相，出现血管运动抑制。最终结果是局部麻醉药亚惊厥剂量使心肌收缩力、心排血量、系统血压轻度降低。惊

表 8-3 利多卡因毒性的剂量依赖性症状

血浆浓度（μg / ml）	影 响
1～5	镇痛
5～10	头晕
	耳鸣
	舌麻木
10～15	癫痫发作
	意识丧失
15～25	昏迷
	呼吸骤停
＞25	心血管抑制

［经许可转载自 Barash Clinical Anesthesia. I（2009 6th edition）］

厥剂量水平可致心率增快，心脏收缩力增强，心排血量、系统血管阻力和血压上升。超惊厥浓度会使心脏收缩力、心排血量、系统血压下降。除此之外，可能发生心动过缓和宽 QRS 心律失常。

回顾过去 30 年已发表案例报道，可见 LAST 的临床表现是多变的。年老或年幼的患者以及患有合并症的患者，尤其是心，肺，神经和（或）代谢疾病，更易发生 LAST。41% 的已报道病例包括了一些非典型表现：25% 有超过 5min 症状延迟，少于 20% 在癫痫发作前有前驱症状（如口周麻木、眩晕等）。在一些案例中，心血管症状与中枢神经系统症状同时发生，而 11% 的患者没有任何中枢神经系统毒性的证据。这篇报道的作者建议采纳一个低的 LAST 诊断阈值，并且指出最初缓解后，LAST 的症状和体征可能在数分钟或数小时内重复发生，强调延长观察的必要性。

3. 相对毒性

CNS 毒性和药物的效应强度直接相关，意味着不同局部麻醉药给予等效剂量后具有相同引起癫痫发作的倾向。布比卡因的左旋异构体是个例外，它比等效的消旋混合物引起癫痫发作的倾向低。反之，不同的局部麻醉药引起心血管毒性的倾向不同。分别给动物静脉内注射利多卡因，布比卡因和罗哌卡因，利多卡因具有更好的安全范围。致命剂量的比率分别为 9：1：2，尽管治疗剂量的比率接近 4：1：1.7。药物应用所造成的死亡机制各有不同。注射利多卡因的动物发生呼吸骤停和进展性低血压以及没有心律失常证据的心脏泵衰竭。注射布比卡因和罗哌卡因的动物经历更多的心律失常，包括室性心动过

速/心室颤动。高度脂溶性药物例如布比卡因和罗哌卡因在收缩期或紧随收缩期后，与受体（处于开放/激活或者关闭/非激活的状态）结合，在舒张期不解离，然后在接下来的除极中积聚于细胞内（即为"快进慢出"结合）；利多卡因结合和解离速度均较快（即为"快进快出"结合），所以在心肌细胞内很少残留。这种现象发生于心率在正常的临床范围 60～150/min（L- 布比卡因比消旋布比卡因更少产生心律失常，但遗憾的是美国不再应用）。

虽然目前已知利多卡因比长效脂溶性局部麻醉药毒性低，但是罗哌卡因是否比消旋布比卡因具有更低的心脏毒性仍存在争议。罗哌卡因和室上心动过速相关性比布比卡因低。然而，许多毒理研究并没有考虑药物效应强度差异，而罗哌卡因比布比卡因药物效应强度更低。应用序贯试验法，Polley 等测定了分娩镇痛硬膜外局部麻醉药 20ml 的 50% 有效浓度（50% 局部麻醉药浓度或者 MLAC，ED_{50} 大概值），确定罗哌卡因和布比卡因药物效应强度比率为 0.6。这一发现被另外一组研究者在鞘内给药行分娩镇痛的研究中获得相似数据予以证实。然而，D'Angelo 质疑运用 MLAC 数据确定药物效应强度比值的有效性，因为 ED_{50} 并不是临床意义的剂量，应该绘制全剂量效应曲线来确定比较 ED_{95}。一组研究者比较了分娩镇痛鞘内注射布比卡因和罗哌卡因复合舒芬太尼的剂量效应曲线并得出结论，罗哌卡因：布比卡因 ED_{95} 药物效应强度比值为 0.69。相反，另外一项采用硬膜外分娩镇痛的研究测得布比卡因和罗哌卡因的 ED_{90} 值相似。

尽管关于它们的效应强度缺乏文献上的一致性，但即使考虑到药物效应强度可能存在的差异，仍有证据建议罗哌卡因比布比卡因毒性更低。在犬的实验中，注射两倍致癫痫发作剂量，布比卡因比罗哌卡因更容易导致心律失常，而且对高级心脏生命支持反应低，不易复苏成功，虽然实验因为样本量小（每组 6 只犬）而没有统计学意义。类似的，当狗被注射布比卡因或罗哌卡因达到心血管系统崩塌的极限并且应用包括开胸按压的高级心脏生命支持治疗时，布比卡因组更容易发展为心室纤颤（$P < 0.05$）；有可能因为研究主体数量太小，在致死率上差异没有统计学意义。最后，运用兔子模型，研究者分别以 3mg/（kg·min）的速度注射布比卡因，以 3mg/（kg·min）和 4.5mg/（kg·min）的速度注射罗哌卡因（因为考虑到药物效应强度的差

别），并测定到特定毒性事件的时间。罗哌卡因发生心动过缓，心律失常，低血压和心搏骤停的时间均长于布比卡因组（彩图21）。

4. 妊娠的影响

有一些研究探讨了妊娠对局部麻醉药毒性易感性的影响。一项在孕羊上证明了易感性增加的研究因为样本量小和未对研究者采用盲法而价值有限。Santos等做了一系列羊的实验，证实妊娠对于心脏毒性影响不大，尽管有可能增加癫痫发作的可能。妊娠对于LAST易感性的影响，就算是存在的也是最小的。

5. 预防LAST

美国区域麻醉和疼痛医学学会局部麻醉全身毒性实践报告强调LAST应该"预防为本"。硬膜外导管注射麻醉药之前应该回抽，虽然假阴性率为0.6%~2.3%。经多孔导管回抽降低了假阴性率的发生，并且较之对产妇应用标准利多卡因和肾上腺素试验剂量的方法降低了假阳性率。虽然目前缓慢加量注射并没有研究完善，但作者支持这种方式因其遵循基本的药动学原理，早期诊断LAST可限制总给药剂量，并且缓慢注射将限制血清峰浓度。

建议麻醉医师把血管内标志物（如试验剂量）应用于临床实践。有几项倡导的血管内置管试验方法，但缺乏文献上的证据支持。Mulroy认为应该在2个以上的研究机构进行2个或更多基础试验剂量的随机对照实验。按照那一标准，他推论血管内注射肾上腺素15μg，心率每分钟增加10次，收缩压升高15mmHg，敏感性和阳性预测值为80%。由于基线心率变异性，产妇可能对于肾上腺素的敏感性和特异性都会降低，但仍然提倡肾上腺素的使用。同时应用全身麻醉、镇静药或者β受体阻断药会进一步限制肾上腺素作为血管内标志物敏感度和特异度。

试验剂量中所含小剂量局部麻醉药可产生低度毒性的主观症状（头晕、口周麻木等）。笔者建议剂量为100mg利多卡因，100mg氯普鲁卡因或者25mg布比卡因以增加判断血管内注射的可靠性。但按照以上剂量鞘内注射局部麻醉药会引起危险的高位阻滞，所以应该分次注射：开始应用小剂量局部麻醉药排除鞘内置管可能，然后用稍高剂量排除进入血管的可能。

产妇中应用空气试验剂量也曾介绍过。Doppler超声探头从患者腹部暂时移动到心前区，然后将1ml空气注射到硬膜外导管。血管内注射会使母体心音产生一种特异性的改变，这种特异性的心音改变被称为"磨轮样杂音"。100μg芬太尼也能用作试验试剂，当无意间注射到血管内，会在3min内产生主观症状，如眩晕或嗜睡。

应该限制单次注射总剂量，以减少严重的毒性后遗症（表8-4）。读者应该注意安全剂量因注射的部位而异——硬膜外注射和上文提到的中等程度吸收相关——加用血管收缩药，病人相关因素如年龄过低或过高或多种疾病同时存在都是影响因素。肾功能不全是一种高动力状态并且与吸收增加相关，此外，有可能发生代谢清除率降低，所以持续注射时应该加以注意。清除率降低也可发生于肝疾病和心力衰竭患者。

表8-4 70kg健康成年人局部麻醉药推荐最大剂量

局部麻醉药	普　通	联合肾上腺素
普鲁卡因	1000	N/A
氯普鲁卡因	800	N/A
利多卡因	300	500
布比卡因	175	225
罗哌卡因	200	N/A
甲哌卡因	400	500

N/A. 不适用的

6. 处理LAST

Weinberg强调在局部麻醉药中毒治疗中"气道管理的重要性"。体外实验数据显示，低氧血症和酸中毒增加布比卡因相关心肌抑制和缓慢心律失常的发生。同样，在动物中，严重的缺氧增加布比卡因CNS和心血管毒性；同时也增加癫痫发作前心律失常发生的可能性（严重低碳酸血症会延长心律失常的时间，所以建议保持正常的血碳酸浓度）。因此，控制癫痫发作至关重要，从而控制气道、保证氧合和通气以及缓解酸中毒，后者可能伴全身强直-阵挛发作。小剂量苯二氮䓬可满足这一要求；小剂量丙泊酚同样治疗癫痫，但比苯二氮䓬有更多的心血管不良反应。采用琥珀胆碱协助麻醉医师完成气道管理。

临床医师必须支持循环系统，保持充足的冠状动脉灌注以防止心肌缺血和酸中毒，并利于清除心肌细胞内的布比卡因。应该遵循基础和高级心脏生命支持指南进行操作。室性心律失常有可能对胺碘酮有反应，而不是局部麻醉药。将布比卡因从心脏洗脱可能需要更长的复苏时间。当复苏时间超过数小时，应采用心肺分流术提供循环支持。心肺分流术可能是患者"最后的希望"。

最近回顾了一些关于脂肪乳剂有效治疗 LAST 的案例。1998 年，Weinberg 等首次报道了脂类治疗 LAST 的潜在价值。在大鼠模型中，实验者应用生理盐水安慰剂或不同剂量的脂类预防布比卡因中毒，脂类治疗的动物中较之生理盐水组发生心搏骤停或死亡所需布比卡因浓度更高，呈剂量依赖性。在相同的研究中，脂类治疗相死亡率低于生理盐水组。相似实验中，应用脂类治疗的犬相比生理盐水复苏成功率更高，生存率分别为 6/6 和 0/6（$P < 0.01$）。

第一例临床报道应用脂肪乳剂的患者是接受了 20ml 0.5% 布比卡因和 20ml 1.5% 甲哌卡因肌间沟阻滞，随后发生全身痉挛 - 强直发作，心律失常和心搏骤停。20min 的心肺复苏无效，直至给予脂肪乳剂后在 1min 内除颤成功。另一报道是剖宫产硬膜外给予 10ml 0.5% 布比卡因麻醉，之后快速出现中枢神经系统中毒症状，抽搐发作，用脂肪乳剂 30s 之内缓解。这个案例很有意思，不仅因为是第一例对产妇应用脂肪乳剂的案例，同时也告诉我们 LAST 发生后应倾向早期行脂肪乳剂治疗。虽然从这些非对照的试验我们仅仅能得到一个局限性的结论，但是大量的文章已经说明脂肪乳剂的成功应用。脂肪乳剂能够减轻 LAST 的体征和症状并有可能减少致死率。

脂肪乳剂治疗的机制尚存争议。脂类好比是"水槽"，将高度脂溶性局部麻醉药从心肌拽出来并成为血液中的脂质基质。脂肪乳治疗过程中，临床症状缓解与心肌中布比卡因水平下降相平行，布比卡因被隔离于脂质室中。这一效应呈剂量依赖性。另外一种机制是布比卡因抑制细胞内的肉碱酰基转移酶，减少了脂肪酸向心肌线粒体中转运，导致在细胞水平底物减少进而使能量产生减少。脂肪乳剂提供了另外一种能源。第 3 种可能机制是脂类可以增加细胞内 Ca^{2+} 浓度，并提高心肌收缩力。

然而尚未清楚脂肪乳疗法如何融入现代复苏法。通过一系列大鼠模型实验，Weinberg 和 DiGregorio 等比较了脂肪乳剂、肾上腺素，血管紧张素和联合肾上腺素 / 血管紧张素治疗效果，发现脂肪乳剂血流动力学恢复更好［用心率 - 血压乘积（RPP）测定］，代谢状况也恢复更好（更高的动脉和混和静脉血氧分压），QRS 间期恢复更快（彩图 22 和彩图 23）。肾上腺素单独使用有利于更好的早期恢复，但不持续，而且动物发生持续心律失常，乳酸酸中毒和肺水肿。血管紧张素的使用和更高的肺水含量相关。相反，Mayr 等用猪模型证明肾上腺素 / 血管紧张素优于脂肪乳剂。肾上腺素 / 血管紧张素组的自主循环恢复率为 5/5（定义为收缩压 ≥ 80mmHg 持续时间 ≥ 5min），而脂肪乳组则为 0/5。

实验方案的差别可以解释这些矛盾的结果。Mayr 相比其他人应用了更小剂量的脂肪乳剂。而且猪模型在心搏骤停和复苏前要经历窒息的过程。脂肪乳剂只能针对中毒相关的心搏骤停，而事实上阻碍了因为窒息而引起的心搏骤停的恢复。种属间差异存在于犬（Weinberg 的初始脂肪乳实验）、大鼠（应用于显示脂肪乳优势的实验）和猪（结果显示脂肪乳处于劣势）。狗有丰富的侧支循环可以更容易地被复苏。同样，狗的复苏方式包括开胸心脏按摩，能够提供更充分胸部压力以及更充分的冠状动脉灌注压力，对预后有决定性作用。

复苏过程中当患者正在进行传统的基础和高级心脏生命支持时（如胸外心脏按压）血管紧张素有利于提高冠状动脉灌注压力。临床应用似乎提示应该避免窒息的发生，当毒性发生时应早期（在心搏骤停发生前）应用脂肪乳剂。如果发生心搏骤停，建议将血管紧张素的应用加入到复苏步骤之中，有利于增加冠状动脉灌注，但应使用最低有效剂量。当应用脂肪乳剂和逐渐增量的肾上腺素将大鼠复苏后，动物能更快地恢复自主循环；然而，当超过一个特定的阈剂量时（肾上腺素 10μg/kg），则预后不佳，与乳酸酸中毒和肺水肿相关。一项研究显示，对于脂肪乳剂无效的布比卡因引起的心搏骤停，需要高剂量的肾上腺素，有人把脂肪乳剂效能的缺失归因于高剂量肾上腺素的使用。

脂肪乳的 LD_{50} 要比建议使用量高出好几个数量级。偶尔可能发生代谢失衡，如三酰甘油和（或）淀粉酶一过性升高。理论上的风险包括过量和脂肪栓塞，但是短期应用不太会引发。可能发生过敏反应。近期报道了一位 LAST 的患者刚开始对脂肪乳表现出良好的反应，但是 40min 后重新出现了心脏的症状，说明应该延长监测和治疗时间。

建议 20% 脂肪乳剂的初始注射量为 1.5ml/kg，之后维持在 0.25ml/（kg·min）输注。如果心血管系统持续不稳定可以重复 1 或 2 次单剂注射，输注速率可增加到 0.50ml/（kg·min）。当心血管系统稳定之后至少需持续输注 10min。有关于 LAST 美国麻醉医师协会和疼痛医学的实践指南的最新总结，读者可以参考表 8-5。副本可以在 http://links.lww.com/APP/A17 或 http://links.lww.com/APP/A18 浏览和下载。可以印刷，制成材料，张贴在分娩和剖宫产房间。关于脂肪乳剂临床应用的数据可以在这个网站找到 http://www.lipidrescue.org。欢迎向此报告，禁止人类对照试验。

九、其他不良反应

如果浓度足够高的局部麻醉药直接应用于神经时间足够长，所有的局部麻醉药都会产生神经毒性。利多卡因相比其他局部麻醉药更具有潜在的神经毒性。许多案例报告利多卡因持续腰麻会产生马尾神经综合征。通过直径小阻力高的导管反复注射利多卡因会使阻滞的节段最小，可能是因为在脑脊液中分布不均，导致高浓度利多卡因聚集在马尾部。应该谨慎避免鞘内注射高浓度利多卡因。基于这些报道，小管径鞘内导管已经不在美国使用。

除了这些考虑，前瞻性研究显示神经损伤很少发生，虽然腰麻比硬膜外麻醉多，应用利多卡因比其他局部麻醉药发生更多。区域麻醉后的永久神经损伤很可能是由于穿刺针造成的创伤或是其他因素，而不是局部麻醉药神经毒性所致。建议麻醉医师密切关注患者麻痹的症状，并避免在发生麻痹时注射局部麻醉药溶液。

腰麻后很可能发生短暂性神经性症状（transient neurologic symptoms，TNS）。患者会感到臀部烧灼痛并向下肢放射；症状有时可能会很严重，出现在局部麻醉开始，常在 72h 内缓解。门诊患者或者手术截石位是 TNS 发生的危险因素。一篇系统综述的作者总结利多卡因引起综合征的可能性是其他局部麻醉药 4 倍多。利多卡因腰麻的患者中 12% 会发生 TNS，发生率并不受利多卡因剂量，渗透压或者浓度的影响。TNS 的病因有待阐明，但似乎和神经功能降低或者毒性无关。产妇之中 TNS 的发生率很低。Wong 和 Slavenas 随访了 303 位产程应用利多卡因、布比卡因、丁卡因进行腰麻的患者，并未发现任何 TNS 的案例。

局部麻醉药过敏反应确有发生，但是极少。绝大多数报道的过敏反应并不是免疫介导的，而是其他的反应，如肾上腺素吸收，LAST 等。177 名局部麻醉药不良反应的患者中，过敏测试（皮肤点刺试验、皮内和皮下注射、放射免疫法检测 IgE）只检测出 3 位阳性患者，且没有 IgE 介导的。氨基酯局部麻醉药注射后过敏更为常见，因为酯类化合物代谢产生一种已知的过敏原对氨基苯甲酸（para-aminobenzoic acid, PABA）；不同的酯类局部麻醉药之间存在交叉反应。某些配液中对羟基苯甲酸酯和亚硫酸盐防腐剂也会引起过敏反应。产科患者如果出现局部麻醉药的"过敏"，应该咨询专业诊断和治疗过敏的医师。由这一领域专家实施的标准化激发试验可以避免不必要的剥夺患者轴突麻醉 / 镇痛的权益，虽然有时这种试验的结果存在争议。

如果怀疑过敏反应发生，应该切断可能的过敏原。确保气道和通气正常，给予 100% 氧气吸入。静脉扩容以支持循环系统。静脉滴注肾上腺素直至起效，对于轻度症状，初始剂量为 5～10μg；对于严重的过敏性反应，初始剂量为 50～100μg。肾上腺素由于其 α_1 受体介导的血管收缩，β_1 受体介导心肌收缩，β_2 受体介导的支气管舒张以及抑制肥大细胞和嗜碱粒细胞脱颗粒而发挥作用。二线治疗包括组胺抑制药和吸入式 β_2 受体激动药和（或）抗胆碱药以治疗支气管痉挛。糖皮质激素可以预防偶尔发生的延迟症状出现；氢化可的松 0.5～1g 或者甲泼尼龙 1～2g 静脉给药。

十、产科麻醉中常用局部麻醉药（表 8-6）

外科手术例如剖宫产麻醉常用重比重或等比重布比卡因鞘内给药。考虑到孕妇硬膜外的局部麻醉药浓度 > 0.75% 可能会引起全身毒性反应，外科手术并不经常使用硬膜外麻醉。布比卡因常用于轴突分娩镇痛。正如美国麻醉医师协会产科麻醉实践指南所建议，分娩镇痛的目标是为了在保证母亲充分镇痛和满意度的同时实现最小的运动阻滞。因此，无论对于硬膜外分娩镇痛的初始注射还是维持，都应该使用低浓度的布比卡因（0.062 5%～0.125%）；溶液中加入阿片类药物可以降低局部麻醉药浓度，最大程度保留运动能力。腰硬脊膜外联合麻醉时，鞘内应用阿片类药物复合布比卡因（1～2.5mg）可以增强镇痛效果并减少阿片类

表 8-5 ASRA 关于 LAST 的实践指南

局部麻醉药全身毒性反应（LAST）的药物治疗和其他心搏骤停的治疗不同

□求救
□首先注意
 □气道管理：100% 氧气供应
 □控制癫痫：推荐使用苯二氮䓬，对于由循环不稳定征象的患者避免使用丙泊酚
 □寻求最近能够进行心肺转流术的设备
□控制心律失常
 □基础和高级心脏生命支持（ACLS）需要调节用药并需要长期努力
 □避免血管紧张素、钙通道阻断药、β 受体阻断药或局部麻醉药
 □减少个人肾上腺素剂量至 1μg／kg 以下
□脂肪乳剂（20%）治疗（括号中的数值针对 70kg 患者）
 □初始注射量 1.5ml/kg（瘦体重）静脉注射＞ 1min（～100ml）
 □持续输注 0.25ml/（kg·min）（－18ml/min；调节速度）
 □持续的心血管系统崩溃可以重复 1 次或 2 次单次注射量
 □如果血压很低，增加输注速率达 0.5 ml/（kg·min）
 □当循环系统稳定之后继续输注至少持续 10min
 □建议上限：在第一个 30min 内使用约 10ml/kg 脂肪乳剂
□ LAST 后发生的事件请参考 www.lipidresue.org 和脂类报告用法参考 www.lipidregistry.org

做好准备

- 我们强烈建议那些使用足以造成局部麻醉药全身毒性反应充足剂量局部麻醉药（LA）的麻醉医师制定一个预案以处理并发症。准备局部麻醉药中毒治疗套件并张贴说明

减少风险（保持机敏）

- 用最小剂量的局部麻醉药以获得所需程度和时间的阻滞
- 注射的部位和剂量都会影响局部麻醉药血药浓度水平。增加 LAST 发生可能性的因素有高龄、心力衰竭、缺血性心脏病、传导异常、代谢性（如线粒体）疾病、肝疾病、低蛋白血症、代谢性或呼吸性酸中毒、阻断 Na⁺通道的药物。有严重心脏功能不全，尤其是低射血分数的患者，对于 LAST 更加敏感并且由于循环缓慢更易于"堆积"注射（导致局部麻醉药组织浓度升高）
- 考虑运用一些标志性药物和（或）试验剂量，例如局部麻醉药加肾上腺素 5μg/ml。用"试验剂量"排除血管内注射时知道给药后预期反应，起效时间，持续时间和限制
- 在每次注射之前应该回抽观察有无回血
- 分次逐渐增量注射，注射间期观察询问有无中毒的征象和症状

监测（保持警惕）

- 采用标准的美国麻醉医师协会（ASA）的监测仪
- 因为临床上中毒可能延迟 30min 以上发生，所以在注射时以及注射后都应该密切监测患者
- 经常和患者交流并询问是否有中毒的症状
- 当局部麻醉之后任何患者发生精神状态的改变，神经症状或循环不稳定状况时，应当考虑 LAST 的可能性
- 中枢神经系统征象（可能微弱或者缺乏）
 ○兴奋（焦虑、意识模糊、肌肉震颤、癫痫）
 ○抑制（嗜睡、意识模糊、昏迷或呼吸暂停）
 ○非特异性症状（金属味觉、口周麻木、复视、耳鸣、眩晕）

- 心血管征象（经常成为严重 LAST 的唯一征象）
 ○刚开始可能是循环高动力状态（室性心动过速、尖端扭转型室性心动过速、心室颤动）
 ○进行性低血压
 ○传导阻滞，心动过缓或心脏停搏
 ○室性心律失常（室性心动过速、尖端扭转型室性心动过速、心室颤动）
- 镇静催眠药物可以减轻癫痫发生的风险，但是轻微的镇静也可能使患者丧失识别或报告局部麻醉药浓度上升时的症状

治疗

- 脂质注射的时机仍然有待争论，最保守的方式，等待 ACLS 被证明未成功时进行，是不合理的，因为早期治疗可以预防心血管性虚脱。LAST
- 最早征象出现时注射脂质是不必要的，因为只有一小部分患者才会进展到严重中毒。最合理的方式根据临床严重程度和 LAST 的进展率进行脂质疗法
- 实验证据证实肾上腺素能削减 LAST 复苏的效果并减弱脂质解救的功效。因此，推荐避免使用高剂量的肾上腺素并使用更小剂量，例如，＜ 1μg/kg，作为治疗低血压剂量。
- 当出现循环不稳定状况时，不应该使用丙泊酚。丙泊酚是心血管抑制药，虽然含有脂质成分，但是含量太少，并没有任何益处。当有进展为心血管性虚脱的风险时，不推荐使用丙泊酚
由于局部麻醉药所造成的心血管抑制可能在治疗后持续存在或复发，所以当出现全身局部麻醉药中毒的征象时建议延长监测时间（＞ 12h）

药物相关的瘙痒。

罗哌卡因在产科麻醉中的使用方法大体与布比卡因一致。有些学者认为前者更优于后者，因为罗哌卡因感觉 - 运动差异阻滞更明显，并且罗哌卡因引起全身中毒的可能性更小。然而，其他学者认为罗哌卡因并不优于布比卡因，他们认为缺乏等效剂量时运动阻滞差异的数据。而且因为产科所用布比卡因浓度已经极低，所以中毒可能性极小。这些学者还指出，即便罗哌卡因确实在运动阻滞方面更优于布比卡因，但在母亲满意度、麻醉效果、走动能力或助产率等方面并无差异。罗哌卡因比布比卡因更贵。

利多卡因（通常为重比重）是外科手术时鞘内注射的另一种选择，尤其是需要短时间麻醉的手术，例如产后输卵管结扎和刮宫术。此外，它还用于硬膜外分娩镇痛改为剖宫产麻醉时。此时常用浓度为2%。碱化局麻药可使起效更快，加入肾上腺素（通常 5μg/ml）增强麻醉效果并延长麻醉时间。浓度1%～2% 的利多卡因可以增加阴道助产的阻滞强度。

氯普鲁卡因（复合或不复合碳酸氢盐）凭借其快速起效以及胎儿体内最小蓄积的优点，常用于需要快速延长硬膜外麻醉或紧急剖宫产时。对于之前接受硬膜外分娩镇痛的患者，25ml 加入碳酸氢盐 3% 的氯普鲁卡因注射后，5min 以内即可满足外科手术的条件。氯普鲁卡因比利多卡因起效更快。由于需要加入碳酸氢盐和肾上腺素，所以利多卡因的准备时间更长。另外一个氯普鲁卡因优于利多卡因的是在不确定胎儿状况时，不会加重胎儿酸血症。氯普鲁卡因代谢快，在酸中毒的胎儿也不蓄积，相反，利多卡因则快速通过胎盘，可能形成离子井蓄积在体内。当需要加强阴道助产的麻醉时，氯普鲁卡因也可替代利多卡因。

如果硬膜外导管移位至蛛网膜下隙，预计注入硬膜外腔的大剂量氯普鲁卡因可误入鞘内，造成粘连性蛛网膜炎。原因考虑是酸性 pH 下防腐剂焦亚硫酸钠造成，虽然并非所有学者都认同这一机制。溶液中含有防腐剂乙二胺四乙酸二钠（EDTA）会引起定位不准确的背痛，疼痛或者灼烧感，尤其大剂量注射时，可能相当严重。背痛有可能由于 EDTA 对于钙的螯合作用及其所导致的强直性肌肉收缩。因此，应当避免使用防腐剂，并尽量减少氯普鲁卡因的给药量。氯普鲁卡因持续时间短，所以手术开始 30～40min 后需硬膜外重复给药，为了减少用量，待到重复给药时可换为利多卡因。

要　点

- 局部麻醉药的分子性质决定了它的临床作用和应用。
  - pKa 决定起效速度。
  - 脂溶性决定效力和持续时间。
  - 蛋白结合率进一步影响持续时间。
  - 各种添加药物改变了阻滞的起效时间、密度和持续时间。
- 差别阻滞的概念。
  - 说明交感神经阻滞节段超过了感觉神经阻滞节段。
  - 得以让麻醉医师应用阿片类药物混合低浓度局麻部麻醉药提供分娩镇痛同时实现最小运动阻滞。
- 由于妊娠特殊的解剖和药效学改变，提高了对局部麻醉药的敏感性。

表 8-6　产科麻醉常用局部麻醉药及剂量

局部麻醉药	剖宫产			产时和分娩镇痛		
	鞘　内	硬膜外	鞘内初始	硬膜外初始	硬膜外持续注射	器械阴道助产
布比卡因	9～12mg[1]	N/A	1～2.5mg[1]	10～20ml 0.062 5～0.125%[1]	0.062 5%～0.1%[1]	N/A
罗哌卡因	18～25mg[1]	N/A	1～2.5mg[1]	10～15ml 0.1%[1]	0.10%[1]	N/A
利多卡因	75mg	20ml 2%[2]	N/A	N/A	N/A	10ml 1%～2%
氯普鲁卡因	N/A	20ml 3%[3]	N/A	N/A	N/A	10ml 2%～3%

（1）一般加入阿片类；（2）一般加入肾上腺素和碳酸氢盐；（3）一般加入碳酸氢盐；N/A. 不适用的

■ 安全使用局部麻醉药必须掌握伴随的不良反应的知识，尤其是局部麻醉药全身中毒反应。

■ LAST 的表现可能不同，所以临床医师需采用一个较低的阈值来诊断。

■ 利多卡因相比其他脂溶性局部麻醉药，例如布比卡因和罗哌卡因来说，具有更低的心脏毒性；罗哌卡因的心脏毒性又低于布比卡因。

■ 通过以下方式预防 LAST 的发生非常重要：经导管回抽，缓慢增量注射和血管内试验剂量。

■ LAST 治疗主要包括气道管理，血流动力学支持和早期应用脂肪乳剂。

■ 建议在区域麻醉实施的地方张贴包括给药剂量在内的 LAST 脂肪乳剂治疗方案。

■ 布比卡因、罗哌卡因、利多卡因和氯普鲁卡因都常用于产科患者。

致　谢

谨向 Sandra Nunnally 在本章节准备中所给予的帮助表示衷心的感谢。

第9章

产科区域镇痛／麻醉技术

（Manuel C. Vallejo 著，谢亚宁 译，聂 煌 校）

区域麻醉技术应用广泛，并且对分娩期镇痛非常有效。这一技术不仅为产妇提供镇痛，而且可使其在清醒中参与分娩过程。当正确实施这些技术时，镇痛效果优于其他方法而且十分安全（表9-1）。与肠道外途径给药或全身吸入麻醉相比，区域麻醉能减少对胎儿的药物抑制和母亲吸入性肺炎的可能，并能有效地缩短与疼痛性子宫收缩有关的过度换气及宫缩间隙时的低换气周期。分娩镇痛能降低母体儿茶酚胺水平，改善子宫胎盘灌注，特别利于患有妊娠期高血压的孕妇。有效的镇痛可以改善与疼痛性子宫收缩有关的血流动力学效应，这些效应对于某些合并症如心脏瓣膜病（参见第26章）或脑血管疾病（参见第29章）的患者非常有害。而且，硬膜外麻醉对经阴道臀位助产、早产和双胎分娩等复杂生产情况均有帮助（参见第15章）。

最常用的区域麻醉方法有腰段硬膜外麻醉、腰麻、腰-硬联合麻醉、阴部和局部会阴浸润麻醉（彩图24）。其他技术包括骶管、宫颈旁、腰交感神经和椎弓旁体神经阻滞（表9-2）。每种区域麻醉技术都能阻滞第一或第二产程或者两产程绝大部分的传导疼痛冲动的神经。

一、疼痛通路

分娩疼痛主要来源于子宫和会阴的伤害性感受器。在第一产程中内脏传入神经纤维传导来自子宫收缩和宫颈扩张的痛觉，通过交感神经纤维进入第

表 9-1　区域麻醉的优点

优点
第一和第二产程疼痛更好地缓解
在生产过程中使产妇更好地配合
减少母体过度换气的发生并提升胎儿体内酸碱状态
降低母体体内儿茶酚胺的分泌
使胎盘循环，供养和功能处于最佳状态
使母亲处于清醒状态能及时和出生的婴儿互动交流
减少全身麻醉所造成的气道损失、窒息、吸入等
提供会阴切开术或辅助阴道生产的麻醉
允许剖宫产麻醉的延伸
避免了阿片类诱导的母体和新生儿的呼吸抑制

10，第11和第12胸椎及第1腰椎脊髓节段的轴索（彩图24和彩图25）。这些神经纤维与其他上行和下行纤维在脊髓背角内形成突触，产生联系（彩图25和彩图26），尤其是在第Ⅴ板层。在第一产程末和第二产程中，越来越多的疼痛冲动从会阴内的疼痛敏感区发出（盆底扩张，阴道），通过阴部神经的躯体神经纤维进入第2，第3，第4骶髓节段。在多个解剖位点阻断神经传导通路，可使大部分疼痛的感觉传入减轻（彩图24和彩图27）。

二、区域阻滞的准备工作

ASA已经提出关于产科区域麻醉患者安全监护的指南，包含在附录A。在开始区域阻滞之前，必须做好充分准备以应对可能出现的并发症，包括全脊髓

表 9-2　产时镇痛技术

连续硬膜外灌注（CEI）

患者自控硬膜外麻醉（PCEA）

蛛网膜下隙 - 硬膜外联合麻醉（CSE）

静脉 / 患者自控镇痛（PCA）麻醉药

氧化亚氮吸入麻醉（Nitronox®，Entonox®）

其他吸入药物（七氟烷）

经皮电刺激神经疗法（TENS）

针灸

拉梅兹呼吸法

生产球

催眠

导乐陪伴分娩

麻醉，麻醉药意外静脉注射引起的全身毒性反应和血流动力学改变或气道相关后遗症。区域麻醉的实施和维持只能在具备复苏设备和药物的条件下进行，产房和实施剖宫产的手术间设备、人员配置应与中心手术室类似。必需的设备包括含 100% 氧气的加压通气设备、合适的吸引装置、气道设备（包括口、鼻腔通气道、喉镜、气管导管和管芯），以及管理区域麻醉操作相关并发症所需维持呼吸和循环的药物。维持气道的替代物品如喉罩（LMA）需随时可用。此外，每个产室必须有一个供氧设备和吸引器，以及能迅速调整至头低足高位的手术床。用于母亲复苏所需设施清单列于表 9-3。

表 9-3　椎管内麻醉初始准备建议使用的气道管理设备

正压呼吸设备

脉搏氧计

喉镜和各种型号的弯镜片和直镜片

气管导管（成人——6.0，6.5，7.0，7.5）和导管芯

定量 CO_2 检测仪

口咽、鼻咽通气道

喉罩气道

视频喉镜（如 Glidoscope®，C-Mac®）

建立静脉通路和液体复苏的设备

氧源，吸引器和能够快速摆出头低位的床

CPR 的设备和药物（包括除颤器）

三、区域麻醉技术

1. 腰段硬膜外麻醉（表 9-4 和彩图 27 至彩图 29）

腰段硬膜外分娩镇痛术是以各种不同的药物使用为特征，包括那些用或不用局部麻醉药、阿片类药物和（或）肾上腺素以及一些较新的药物如可乐定。选择哪种配方取决于很多因素，包括患者的期望、人员、麻醉医师的在位情况以及医疗机构的期望。下面介绍建议用于腰段硬膜外麻醉的常用技术。

一旦进入产程，产科医生或助产士询问产妇，产妇要求用硬膜外镇痛，医生进行评估，并取得患者同意后，就可以实施连续硬膜外输注（continuous epidural infusion，CEI）、患者自控硬膜外镇痛（patient controlled epidural analgesia，PCEA）或者腰 - 硬膜外联合麻醉（CSE）。当产妇感到子宫收缩疼痛而没有内科或产科的禁忌证时，在产程的任何时候都可以进行硬膜外镇痛。以前，硬膜外镇痛仅在产妇产程进入活跃期（宫口扩张 4～6cm）或宫缩强烈（持续 1min 或更长时间，规律间隔 3min）才可以使用。这已经成为争论的源头，但是，没有证据表明在产程早期使用硬膜外镇痛有害。ASA 和美国妇产科医师学会（American College of Obstetricians and Gynecologists，ACOG）共同发布实践指南，支持神经阻滞镇痛不应严格受限于宫颈口扩张的程度，而应根据患者的基本条件和要求来决定。

在硬膜外间隙放置针或导管后，必须采用试验剂量或者试验方法（见下文）以除外导管意外进入蛛网膜下隙或静脉内（表 9-4），之后可注射局部麻醉药和（或）阿片类药物实施镇痛。产妇侧卧位以防止主动脉 - 腔静脉受压。一旦出现了单侧镇痛，可将产妇转向对侧，再注入更多的局部麻醉药（5～10ml）。如采用持续输注，随产程进行到分娩时通常可实现充分的会阴部麻醉，而且对经阴道自然分娩者，无须再给予 1 次会阴区域麻醉的剂量。如采用产时间断注射法，麻醉药的重复注射提供节段性镇痛直至会阴部需要麻醉。为缓解会阴因胎先露下降而扩张引起的疼痛，可给予 10～15ml 局部麻醉药，采用 1.0%～2.0% 的利多卡因或者 2% 或 3% 的 2- 盐酸氯普鲁卡因，均可快速产生有效镇痛和肌肉松弛效应。0.125% 或 0.25% 布比卡因也可增加会阴部的镇痛效果。

2. 持续输注腰段硬膜外麻醉（表 9-4 和表 9-5）

局部麻醉药的持续硬膜外输注（CEI）较之胃肠外途径（如静脉注射和肌内注射）给予阿片类药物，具有更好的镇痛效果。相比于不联合阿片类药物的

表 9-4　产程和阴道分娩时的腰硬膜外麻醉：建议方法

1. 评估患者状态并征得患者同意
2. 证实患者已经进行产科检查；评估母婴状况及产程；医生能随时到场处理出现的产科并发症
3. 检查复苏设备和供氧系统
4. 确保足够的静脉通路（一般情况下 18G 塑料留置管就足够了）和其适当的功能。在硬膜外导管置入之前没有必要使静脉输液的量恒定
5. 绑袖带并测量基础血压
6. 摆体位为坐式（对肥胖的患者有用）或侧卧位，有护士去安慰患者、监护患者、防止患者在穿刺时活动
7. 触摸腰椎棘突，选择 L₃ 以下最宽的椎体间隙
8. 用合适的消毒液洗背，在腰部区域铺无菌洞巾
9. 触摸穿刺点已确认穿刺区域并实施局部麻醉
10. 按照常规进行硬膜外腔置针（17～18G）
　（1）直入法最常用，但也可以使用单侧或旁入
　（2）多数人使用装有盐水或空气的注射器以使用落空感技术
11. 注入 3～5ml 无防腐剂的盐水或局部麻醉药以利于置管
12. 置管并拔出穿刺针。硬膜外导管应置入硬膜外腔内 3～5ml（置管过程可能增加单侧麻醉或单个皮区阻滞的发生率；置管过浅常导致导管从硬膜外腔移出）
13. 回抽检查是否有血液或脑脊液
14. 注射试验剂量（见正文的讨论）。最常用的是 3ml 的局部麻醉药，其中含有 1：200 000（5μg/ml）肾上腺素作为试验剂量。观察 60s 内无心率增快或在 3～5min 无脊髓阻滞的征象。如果试验剂量阴性，再分次注射额外的药物，直至达至理想的镇痛效果
15. 整个分娩过程中产妇取侧卧位（非仰卧位）以防止主动脉 – 腔静脉受压
16. 当注射局部麻醉药之后的 10min 内每隔 1～2min 监测血压，以后每隔 10～30min 1 次，直至麻醉消失。某些患者可能需要更严密的监控
17. 在首次剂量注射后的第一个 20min 内，必须监护患者，不能置患者于不顾，在追加剂量后可能出现低血压和其他后遗症，应该适当监护患者
18. 如果发生低血压（收缩压较基础水平降低超过 20%～30% 或低于 100mmHg）。应保证让子宫左旋，加快输液速度，必要时静脉注射麻黄碱 5～15mg 或去氧肾上腺素 40～160μg。如果低血压持续存在，需使用血管加压素和氧气
19. 在硬膜外麻醉实施之前及实施过程中监测胎心率和子宫收缩
20. 在每次追加剂量之前都要回抽检查有无血液和脑脊液。考虑一个试验剂量，大剂量应该分次使用
21. 分娩后，拔出导管，要确保导管的尖端完好无损地拔出

表 9-5　产程和阴道分娩中腰硬膜外麻醉的 CEI 和 PCEA 用药方案

1. 按表 9-4 所述放置硬膜外导管并确定其位置
2. 1.5% 利多卡因 ＋ 1：200 000 肾上腺素试验剂量，初始单次注射量方案包括
　（1）0.06%～0.125% 布比卡因（10～15ml）± 芬太尼 50～100μg（或舒芬太尼 5～10μg）
　（2）0.1%～0.2% 罗哌卡因（10～15ml）± 芬太尼 50～100μg（或 5～10μg）
3. 持续麻醉可供选择的方案包括
　（1）间歇给药：当需要时重复上述给药，以保持产妇舒适
　（2）持续输注：10～15ml/h
　　　 0.0625%～0.125% 布比卡因 ± 芬太尼 1～2μg/ml（或舒芬太尼 0.1～0.3mg，1～2μg/ml）
　（3）PCEA
　　　①初始单次注射量同 2（1）或 2（2）相同
　　　②基础注射布比卡因 5～10ml/h，方案同 3（2）
　　　③需求冲击量布比卡因 5～10ml/h，方案同 3（2）
　　　④间歇 5～15min
　　　⑤ 1h 剂量 20～25ml 或 4h 限量 80～100ml
4. 如果需要会阴麻醉，给予 1.0%～2.0% 利多卡因或 2%～3% 氯普鲁卡因或布比卡因 0.25% 10～15ml 局部麻醉

注意：局部麻醉药的等效剂量，包括布比卡因、氯普鲁卡因、利多卡因、左布比卡因和罗哌卡因，能相互替换使用 PECA.patient-controlled epidural analgesia 患者自控硬膜外麻醉

高浓度局部麻醉药，硬膜外应用局麻药联合阿片类药物可以增强镇痛效果，减轻运动阻滞和母亲的不良反应（如低血压）。最低浓度的局麻药输注（如≤0.125%布比卡因）联合或不联合阿片类药物不仅可提供充分镇痛，提高患者满意度，而且可最大程度减少运动阻滞和低血压等不良反应。

CEI为分娩提供了一个持续而稳定的麻醉平面，避免了传统硬膜外腔间断注射引起的镇痛效果波动。大量研究证实了这一技术的优点。由于使用稀释的局部麻醉药，运动阻滞的程度最轻，从而让产妇在床上更大限度地活动，保持盆腔肌肉的力量，降低胎位异常的发生率，使产妇在第二产程能够更好地自主用力。

和间断硬膜外腔注射相比，CEI期间更少发生低血压，可能是由于避免了交感神经阻滞的波动。该技术也给忙碌的麻醉医师带来了好处。不用间断注射，就无须耗时重复试验剂量，也不必在每次注射后密切监护患者。但是，这不意味着麻醉医师在阻滞完成后可以对患者置之不理（表9-6）。为了安全、有效，并使患者满意，麻醉医师必须定期检查、访视患者，必要时对输注速度和局麻药浓度进行调整，辨别导管移位进入血管或蛛网膜下隙的种种迹象。在麻醉医师巡视患者的间歇，应有训练有素的护士密切监测患者。

产时持续硬膜外镇痛技术需使用多种注射设备。这些装置的安全性非常重要，流速应该准确，可调并且锁定，以免输注速率被意外修改。装药液的容器和输注管应该清晰明显地标注，谨防意外错用其他药物的可能。

该技术潜在的并发症是输注时导管移位至血管或蛛网膜下隙，或麻醉平面逐渐上升引起低血压和呼吸困难。应用上述技术不太可能引起严重并发症。由于局部麻醉药浓度低、输注速度慢，即使导管进入血管，也可避免显著的全身毒性，主要的"不良反应"可能是镇痛无效。例如，0.125%的布比卡因，按每小时10ml输注，1h仅注入12.5mg，这个剂量不会引起全身性中毒，但不会有任何镇痛效果。

如果硬膜外导意外地刺破硬脊膜，运动阻滞起效慢并容易诊断。例如，在30min内，以10ml/h的速率向蛛网膜下隙注入了6.25mg（0.125%）布比卡因，这一剂量将导致产妇不能抬腿，由此提醒医师可能发生了鞘内注射。即使更快输注稀释药液，通过感觉平面缓慢的意外广泛上升也能容易的辨别出来。尽管产科麻醉的连续硬膜外输注相对安全，但也可能发生一些小事故。有经验的、警醒的、训练有素的医护人员必须随时应对硬膜外镇痛可能发生的并发症。

3. 患者自控硬膜外镇痛（PCEA）

Gambling在1988年首次提出PCEA这个概念。PCEA可以按需给药或者联合持续背景输注。和CEI相比，PCEA的优点包括局部麻醉药用量减少；由于减少麻醉干预，进而减少麻醉科人员工作量；镇痛效果相当或更佳；患者的满意度提高；患者参与、控制、自主缓解疼痛的程度提高；运动阻滞减轻。PCEA可以联合或不联合背景输注。然而，恒定持续背景输注可提高镇痛效果并减少干预需求（如"追加"）从而达到更平稳的治疗镇痛水平。

PCEA使用的溶液和CEI镇痛的一样。麻醉医生可设置输液（局部麻醉药/阿片类药物浓度）参数、患者自控的单次注射量、锁定时间、背景输注速率和每小时最大允许剂量。尚未确定理想的PCEA参数（如单次注射量、锁定时间、背景输注速率）。建议使用

表9-6 产时硬膜外镇痛监测

1. 照常放置硬膜外麻醉管

2. 应用适量的试验剂量方法确定没有进入血管或蛛网膜下隙内

3. 在合适的时机开始注射药物（取决于初始阻滞的试剂）

4. 规律地检查感觉水平和麻醉的程度。根据皮区水平调节注射速度。如果阻滞不完全应该提高局部麻醉药的浓度或加入阿片类药物

5. 在分娩过程中保持患者侧斜位防止主动脉腔静脉受压。患者应该每隔1h换到另一侧以防止不对称阻滞

6. 首剂局部麻醉药注射之后，在最初10min内每隔1～2min监测血压，之后每隔10～30min监测1次直到阻滞消失

7. 时常检查患者能否抬腿以监测运动阻滞

8. 精心的护理监测是必须的

9. 镇痛效果减弱说明可能有麻醉药进入血管的可能。在单次大剂量注射之前应重复剂量试验

10. 发展成为深度运动阻滞可能表明麻醉药进入蛛网膜下隙。通过回抽检验管的位置，细致进行运动感觉检测，如果必要可以小心进行剂量试验

的 PCEA 药物方案和输液参数列于表 9-5。

van der Vyer 等所做一项包含了 9 个随机对照试验的荟萃分析比较了不联合背景输注 PCEA 和 CEI 的效果，发现 PCEA 组需要更少的麻醉干预，局部麻醉药需求量减少，运动阻滞减轻，两组产妇满足感、母亲或新生儿的结果没有显著差异。

总体来说，PCEA 提供了一个比 CEI 更有效和灵活的方法来维持产时镇痛。

4. 程控硬膜外间歇脉冲注入（programmed intermittent epidural bolus，PIEB）

有研究比较了程控硬膜外间歇脉冲注入（PIEB）和联合或不联合 CEI 的 PCEA 的给药方式的效果。似乎在高压下实施更大容积的硬膜外给药，可使麻醉药溶液在硬膜外腔分布更加均匀。Hogan 在一项对于尸体的研究中发现，在更高的注射压力下给予相对大的容积，可使药物在硬膜外腔的扩散更均匀。反之，低压力的持续输注则使硬膜外间隙的药物分布不均匀。同样，Fettes 等比较了间断每小时单次注射和 CEI 输注相同溶液，结果显示，规律间歇的硬膜外注射可减少硬膜外补救用药次数和硬膜外药物用量，并达到与 CEI 相同的疼痛缓解效果，由此推论间断脉冲给药相比 CEI 而言，扩散更均一，镇痛更可靠。

Wong 等在一项临床研究中对经产妇使用两种方法进行了比较，一为鞘内注射 45min 后每隔 30min 进行自动 PIEB，一为 CEI（12ml/h 输注）。结果发现，PIEB 联合 PCEA 方案镇痛效果与 CEI 相似，但是比 CEI 组布比卡因的用量更少，补救注射次数减少，患者满意度更高。另外，Sia 等发现与 CEI 相比，采用每小时自动注射的 PIEB 联合 PCEA 可减少镇痛药用量和产妇自控给药。在以上两个研究中，自动单次注射组的局麻药总用量少于持续输注组。Wong 等在另外一项研究中发现，行单独 PIEB（不联合 PCEA）时，

将间歇时间从 15min 延长到 60min，剂量从 2.5ml 增加到 10ml，可以减少布比卡因的总用量而不降低患者满意度和舒适度。

总的来说，PIEB 与 CEI 或者 PCEA 持续基础输注相比，可以降低局部麻醉药用量，减少爆发痛，提高患者的满意度。然而，应用 PIEB 镇痛最大的阻碍是缺乏经济的输注泵装置，可实行定时单次注射或 PCEA 的自控注射。应用这项技术的最佳注射剂量组合，注射间隔以及药物浓度还有待进一步研究。

5. 蛛网膜下隙麻醉

也叫鞍区阻滞，常用于产程加快者。当没有足够时间放置硬膜外麻醉管时，它能立刻镇痛。对于真正的鞍区阻滞来说，在坐位时将小剂量重比重局部麻醉药（如 4～5mg 布比卡因，15～20mg 利多卡因，或者 3mg 丁卡因联合或不联合 10～25μg 芬太尼，或 2.5～5μg 舒芬太尼）注射至蛛网膜下隙，可产生单纯的骶部麻醉。

通常更为广泛的皮区麻醉（T_{10} 至 S_5）是最理想的，可以通过稍微增加布比卡因（7.5mg），利多卡因（30mg）或丁卡因（4mg）浓度，联合或不联合阿片类药物（10～25μg 芬太尼，或 2.5～5μg 舒芬太尼）来实现。采用小口径、笔尖式脊麻穿刺针能减少硬脊膜穿刺后头痛（postdural puncture headache，PDPH）的发生率。

局限于骶部或至下胸段麻醉平面的蛛网膜下隙麻醉程度有限，并与蛛网膜下隙的麻醉剂量不直接相关。重比重溶液能麻醉到胸部中上段皮区，且和剂量无关。所以在当下的临床实践中很少使用单次蛛网膜下隙麻醉。

6. 间断和连续蛛网膜下隙麻醉（表 9-7）

将导管置入蛛网膜下隙有几个潜在优点：①提供

表 9-7　连续蛛网膜下隙麻醉

1. 按照常规方法进行腰穿。任何一种进入蛛网膜下隙的方案都是可以应用的。放置标准硬膜外穿刺针
2. 硬膜外穿刺针侧向倾斜（如和脊髓的长轴平行）直到硬脊膜被穿透，将硬脊膜针转向头侧
3. 导管只需置入超过针尖 2～3cm，这个距离足以防止导管脱出，也不会因为置管过长使导管弯曲或进入硬脊膜套。如果导管不能进入蛛网膜下隙。导管和针一起退出，重新置管，永远不要将导管从针内拔出。如果这样，导管的一部分可能会折断。微型导管现在不作为推荐使用
4. 导管置入以后，慢慢将针从导管退出，小心不要将导管同时拔出
5. 抽出脑脊液提示置管位置正确
6. 应用局部麻醉药或阿片类药物。药物的剂量至少 1.0～1.5ml
7. 建议使用高比重利多卡因（15～30mg）、布比卡因（2.5～7.5mg）、舒芬太尼（2.5～5～10μg）、芬太尼（10～25μg）、吗啡（25～100μg）

快速镇痛或麻醉；②可以少量间歇性给予麻醉药或阿片类药物直到出现合适的麻醉平面为止，有可能限制交感神经阻滞和低血压的程度，使高危患者受益（所谓高危是指这些患者如果意外出现麻醉平面过高，可能导致严重的心血管或呼吸系统并发症）；③使难以配合硬膜外穿刺体位摆放的病态肥胖产妇受益；④在硬膜外穿刺过程中意外刺破硬脊膜，麻醉医师可将导管置入蛛网膜下隙，选择进行间断或连续蛛网膜下隙麻醉。分娩之后，鞘内置管可于 24h 后拔除，一些研究中（并非所有研究）显示，此法可降低 PDPH 的发生率。

这种麻醉方法的缺点包括增加感染（脑膜炎、蛛网膜炎）和神经损伤的风险，但这一点尚未被临床证明是一个显著的问题。有学者担心连续性麻醉中经常使用的大口径穿刺针将导致难以接受的高 PDPH 发病率。这一点目前尚没有非妊娠患者的临床研究支持。然而，许多产科麻醉医师发现，意外穿破硬脑膜后行鞘内（硬膜外）置管的 PDPH 发生率高，不宜常规应用。

过去曾研制能通过标准的 25 或 26G 腰麻穿刺针的微型导管，但现已退出美国市场。鉴于非产科患者应用后发生了神经损伤，1992 年，美国食品与药品监督管理局收回了这些椎管内微导管（27～32G）。有研究试验了一些管径稍大的腰麻导管。Alonso 应用 22 G 腰麻导管进行连续蛛网膜下隙麻醉，出现了难以接受的高阻滞失败率和 PDPH 发生率。

最近，Arkoosh 等进行的前瞻随机多中心实验中，将产时镇痛使用 28G 鞘内置管输注布比卡因及舒芬太尼与传统的硬膜外镇痛进行比较，发现鞘内置管存在更多技术困难（拔管困难）和更高的置管失败率，但没有神经后遗症的报道。无论怎样，微型导管在早期失败后还未在美国找到市场。新型的连续蛛网膜下隙麻醉的器材仍在研发，包括 Wiley 腰麻包（基于小管径笔尖式腰麻穿刺针的穿透系统），可能是很有前景的一种替代品。

7. 腰硬联合镇痛（表 9-8 和彩图 29，彩图 30）

在许多产科中心，腰硬联合（combmed spinal-epidural，CSE）镇痛已经成为一种常用技术。这一技术融合了腰麻的优点，如起效快、置针可靠（脑脊液流出），同时也包含了硬膜外麻醉的优点。腰麻失效之后，可经硬膜外导管常规给药满足分娩镇痛或麻醉的需求。CSE 也可应用于剖宫产和其他外科手术麻醉。

不同制造商提供了相应的 CSE 穿刺包。CSE 技术通常采用标准的硬膜外穿刺针在 L_{3～4} 或 L_{4～5} 间隙穿刺，然后经硬膜外穿刺针置入一根长的腰麻针（24G 或更小，124mm 或更长）进入蛛网膜下隙。分娩镇痛可单独注射阿片类药物如芬太尼 10～25μg 或舒芬太尼 2.5～10μg，或联用局部麻醉药如布比卡因 1～2.5mg，疼痛缓解约持续 90min（范围 20～245 min）。

许多机构研究表明，鞘内单独注射芬太尼是 CSE 常用的一种方法。有一项研究证实，芬太尼的平均有效剂量为 14μg（95% CI 13～15μg），剂量超过 25μg 并无益处。另一项研究显示采用 10μg 芬太尼鞘内注射，分娩镇痛维持的平均时间为（102±49.8）min，也可能 5μg 就够了。鞘内注射药物后，放置硬脊膜外导管以便输注分娩镇痛、器械或手术分娩时进一步需要的局部麻醉药。分娩镇痛的硬膜外给药初始剂量可采用 0.0625%～0.125% 布比卡因加 0.000 2% 芬太尼（2μg/ml）或等效剂量的罗哌卡因或左旋布比卡因。鞘内注射及硬膜外置管后，也可以选择不用初始注射的持续输注或 PCEA，实现从鞘内到硬膜外镇痛的无缝衔接。

CSE 技术用于分娩的好处是如果产妇想活动的话就可以活动，因此常被称作可以行走的硬膜外麻醉。然而应用 CSE 后的行走本身，或者不联合椎管内镇痛并不一定能给产程、缩宫素催产、生产结果、母婴并发症带来真正的好处。应用 CSE 技术后，产妇可以安全地行走，这对许多产妇很有吸引力，但是如果想避免发生意外的话，必须制定和遵守允许行走的特定标准。即使不鼓励产妇活动，实现迅速镇痛的同时伴有最小运动阻滞也是令患者、产科医师和护士都满意的。

比较 CSE 和硬膜外麻醉应用于初产妇和经产妇分娩镇痛，各组在分娩时间、分娩方式、局部麻醉药消耗量或者母体或胎儿的并发症方面没有显著差异。

8.CSE 的不良反应（彩图 30）

与硬膜外或鞘内阿片类药物和腰麻所产生的不良反应相似，包括瘙痒、恶心、呕吐、低血压、呼吸抑制、尿潴留及 PDPH、胎儿心律（FHR）异常（表 9-9）。

最常见的不良反应是瘙痒，已有报道在接受鞘内注射舒芬太尼的患者中有 80% 发生瘙痒，虽然极少

表 9-8 阴道分娩 CSE 镇痛：建议技术

1. 在阻滞前检查复苏设备和麻醉机器
2. 在开始阻滞之前确保静脉通路建立和给予液体注射
3. 绑血压袖带并监测基础血压
4. 摆体位：最常用的是坐位。可以用侧卧位和相反式 Trendelenburg 体位，特别是早产或者胎儿下降很快的时候
5. 暴露背部并铺洞巾
6. 触摸腰棘突并在 L_3 以下选择最宽的椎间隙
7. 如表 9-4 一样进硬膜外穿刺针，运用落空感技术。接下来，插入长 124mm（5in）小管径（22～27），小切口笔尖式穿进硬膜外针进入椎管内
8. 宫缩间期注射阿片类（15～25μg 芬太尼或 5～10μg 舒芬太尼）联合或不联合 1.5～2.5mg 布比卡因
9. 当注射局部麻醉药之后的 10min 内每隔 1～2min 监测血压，以后每隔 5～10min 1 次
   如果发生低血压（收缩压较平时下降 20%～30% 或低于 100mmHg）确保 LUD，快速静脉输液，使患者处于 10°～20° 的 Trendelenberg 体位。如果血压没有迅速恢复可以静脉注射麻黄碱 5～15mg 或去氧肾上腺素 40～160μg。如果低血压持续，则继续给予升压药和吸氧

表 9-9 鞘内阿片类－硬膜外麻醉的不良反应

问 题	治 疗	总 结
瘙 痒	● 纳洛酮 40～100μg，IV ● 盐酸纳布啡 5～10mg，IV ● 苯海拉明 25mg，IV ● 丙泊酚 10mg，IV ● 氟哌利多 0.0625mg，IV ● 昂丹司琼 8mg，IV	10%～25% 需要某些治疗，仅个别（＜5%）有严重的瘙痒，尤其常见于鞘内吗啡，如果患者在意的话尽早治疗
低血压	● 静脉补液，改变体位（LUD），血管加压药（如麻黄碱、去氧肾上腺素），如通常用法	出现于 5%～10% 使用鞘内阿片类药物的产时妇女中，可能由儿茶酚胺介导，但原因尚未被证实
呼吸抑制	● 需要时给氧（很少需要通气） ● 当之前使用过阿片类药物，按指示使用纳洛酮 40～100μg 或更多	少有临床意义，但舒芬太尼 10μg 时曾有发生［更低的剂量（5μg）可以降低发生率］；呼吸抑制可立即出现或 0.5～5h 时发生；更为常见
恶心、呕吐	● 纳洛酮 40～100μg，IV ● 甲氧氯普胺 5～10mg，IV ● 氟哌利多 0.0625mg，IV ● 其他药物：昂丹司琼、多拉司琼、丙泊酚（见瘙痒）	通常很难与产科原因鉴别；使用最低有效剂量阿片类药物
PDPH	● 当需要时可以产后治疗；硬膜外血补丁有效	头痛不常见（＜1%）；其发生率与常规硬膜外麻醉相似
尿潴留	● 插尿管 ● 可能需要纳洛酮 400～800μg 治疗	通常单次导尿即可解决问题
FHR 异常	● 维持母亲血压、氧饱和度，LUD ● 补液和麻黄碱 ● 硝酸甘油（50～200μg，IV 或 400～800μg 舌下［1～2 喷气雾剂］）	发病率不清，机制不明确，突然儿茶酚胺改变和（或）子宫张力增加可能是机制

IV. 静脉注射

有患者需要治疗。在接受鞘内芬太尼或舒芬太尼给药的患者中 5%～10% 发生低血压。低血压的发生率与常规产时硬膜外麻醉相似，处理方法也相同。不常见的不良反应包括恶心、呕吐（2%～3%）、呼吸抑制（极罕见）和 PDPH（1% 或更低），这些不良反应相对容易处理。

相比之下，CSE 后胎儿心律异常可能更常见。有 3 项非随机的研究报道，CSE 胎儿心动过缓的风险在鞘内注射芬太尼或硬膜外注射布比卡因后相似。针对多个比较鞘内和硬膜外镇痛的随机试验的荟萃分析显示，CSE 组胎儿心律异常发生率轻度增加［OR 值 1.8（95%CI 1.0～3.1），NNH 值 28］，但不影响不

良胎儿结局和紧急剖宫产率。分娩过程中的 FHR 异常很常见，静脉注射哌替啶、宫颈旁封闭、硬膜外区域麻醉药和鞘内阿片类药物均可引起 FHR 异常。也有学者提出剧烈疼痛或引产的妇女可能会面临更大的 FHR 改变风险，对这些妇女采用 CSE 可能导致选择偏倚。FHR 的处理包括母亲低血压的治疗、改变母亲体位（左侧子宫移位、LUD）、吸氧、快速静脉补液、子宫过度刺激的治疗。据推测子宫过度刺激可能是与 CSE 有关的胎儿心动过缓的发生机制之一。特布他林（1.25～2.5mg 静脉注射或皮下注射）或者硝酸甘油［50～200μg 静脉注射或 400～800μg 舌下含服（2 喷气雾剂）］可有效治疗子宫过度刺激。有一个假设是母体儿茶酚胺水平改变导致短暂的子宫血管收缩，进而使胎心率异常，通常 FHR 异常对这种治疗都有反应。一项大型的回顾性综述研究了紧急剖宫产术发生率，结果显示，接受 CSE 镇痛妇女的剖宫产率与产时未使用区域麻醉或全身给药者剖宫产率无显著差异（1.3% vs.1.4%）。如前所述，一项纳入 RCT 实验的荟萃分析显示，CSE 和传统硬膜外镇痛的紧急剖宫产发生率无显著差异。

9.骶管麻醉（表 9-10 和图 9-1 至图 9-4）

一旦进入产程就可实施骶管麻醉。患者取侧卧（图 9-1）或俯卧位在大腿下放一支撑物。以尾骨作为中线的标志，触摸骶骨角和骶骨韧带（图 9-2 和图 9-3），然后将针穿刺至骶管内。当产程晚期或胎头已达会阴部时，进行骶管麻醉前应先行肛检，以免意外穿刺胎儿先露部导致胎儿麻醉药中毒（图 9-4）。因为有可能穿刺到终止于第 2 骶椎平面的硬脊膜囊，或穿刺到骶神经根的硬脊膜套而导致全脊髓麻醉，回抽后应经针或导管给予试验剂量的局部麻醉药。此外，这里也是血管密集区，可能意外穿刺入静脉内。一篇关于产科硬膜外镇痛的综述中报道，骶管麻醉的中枢神经系统中毒（1/600）远较腰椎途径麻醉（1/3500）发生率高。阻滞平面达 T_{10} 所需麻醉药量通常是 15～20ml，随后用 15ml 维持镇痛效果。如果想要减少麻醉药量，可将患者取头低位。剖宫产术可能需要很大的麻醉药量，因此，除非用于分娩镇痛，剖宫产时选择骶管麻醉并不合适。

置入 2 根导管（双管技术）在许多年以前非常盛行，腰段硬膜外导管在产程中使用，骶尾部导管在经阴道分娩时使用。这种麻醉方法在分娩早期实现节段阻滞（T_{10} 至 L_1），然后在分娩时应用骶管麻醉代替腰段硬膜外麻醉，产妇能感受到子宫收缩，可充分用力，并且仍有深部会阴麻醉效果。这种方法现已被能达到相似镇痛效果的其他技术取代。

表 9-10　产时骶管麻醉

1. 硬膜外麻醉准备（表 9-4）

2. 摆体位：最常用是侧位，俯卧位大腿下放置支持物也比较流行。有护士安抚患者，帮助他们摆好姿势并在放置阻滞的时候防止他们移动

3. 骶部区域准备和铺洞巾

4. 尾骨作为中线的标志，触摸骶管裂孔和骶尾韧带

5. 按照通常的方式在椎管腔放置 16～18G 硬膜外穿刺针

　（1）放置穿刺针之后，拿掉洞巾，做直肠检查排除意外穿入直肠，宫颈和胎儿先露部和后续的胎儿毒性反应

　（2）换手套，重新铺洞巾，通过穿刺针放置麻醉管

6. 回抽看是否有血液和脑脊液

7. 注射局部麻醉药行硬膜外麻醉。如需达 T_{10} 节段，总量为 10～15ml 的局部麻醉药是必需的

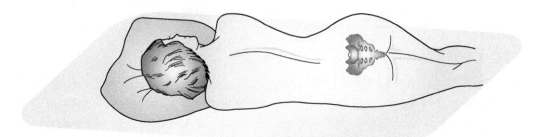

图 9-1　骶管阻滞中的侧位。注意上面的大腿向前倾斜。对于惯用右手的医师，患者最好取左侧位

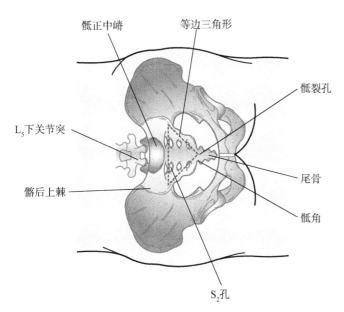

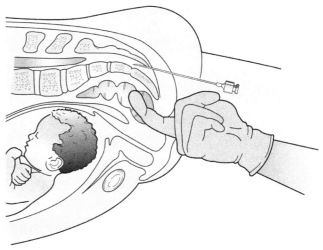

图 9-4　在注射药物和放置导管之前，肛门指检可以排除穿刺针意外穿入直肠或刺到婴儿

图 9-2　骶骨。确定骶骨角和骶管裂孔的骨性标志。骶管裂孔在尾骨尖上方 6.35cm（2.5in）的位置或者在髂后上棘和骶尾韧带所构成等边三角形的顶点上

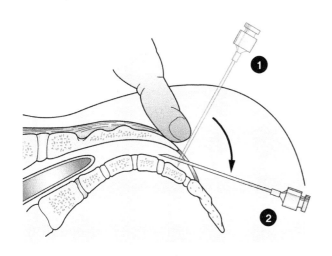

图 9-3　骶管麻醉。拇指放在骶管裂孔顶点的骶角之间。针以大概 45° 的角度通过骶尾韧带（针的位置 1），一旦穿过韧带，针如图所示调整位置（针的位置 2），顺势推进 1～2cm 进入骶管腔。骶管腔的位置可以通过快速注射 2～3ml 的生理盐水而指尖未触及脉冲来确定

可实现快速镇痛，并经硬膜外导管为可能的手术干预提供麻醉。因此，目前骶管麻醉已经很少应用于产时镇痛，除非腰段硬膜外麻醉禁忌或存在技术性困难。

10. 宫颈旁浸润麻醉

是产科医师在产程中使用的一种相对简单的镇痛方法。将局部麻醉药注射到宫颈旁阴道穹窿黏膜下，封闭 Frankenhauser 神经节（宫颈神经节），这个神经节含有所有来自子宫、宫颈和阴道上端的内膜感觉神经纤维。而来自会阴的躯体感觉纤维并没有被阻滞，因此，这种麻醉方法仅在第一产程有效。宫颈旁浸润麻醉的主要缺点是阻滞后胎儿心动过缓的发生率相对较高。胎儿心动过缓与胎儿供氧减少、酸中毒及新生儿抑制的增加有关，心动过缓在 2～10min 发生，持续 3～30min，病因至今不明，但有根据提示胎儿心动过缓主要与局部麻醉药注射到子宫动脉附近引起子宫血管收缩、子宫血流减少有关（彩图 31）。

腰段硬膜外麻醉优于骶管麻醉的理由如下：①在产程早期还不需要骶部麻醉时可实现节段性 $T_{10\sim12}$ 水平阻滞；②产程中所需药量较少；③骨盆肌肉仍保持张力，使胎头旋转更容易实现；④尽管有增加硬脊膜刺破的危险，通常对麻醉师来说腰段硬膜外麻醉更容易操作；而对患者而言，腰段硬膜外麻醉在放置穿刺针时疼痛更少。骶管麻醉仅在分娩之前需要会阴麻醉和快速肌肉松弛时才被推荐使用。然而这种情况下，CSE 技术

胎儿血液内局部麻醉药浓度过高可加重心动过缓。在心动过缓的新生儿中，胎儿血药浓度偶尔可高于同时测得的母体血液内的药物浓度，提示局部麻醉药可能通过比母体系统吸收更直接的途径进入胎儿体内。有些学者推测高浓度的局部麻醉药可能经过子宫动脉弥散至胎儿体内。

尽管引起胎儿心动过缓的确切原因仍存在争议，但其意义是明确的。宫颈旁浸润麻醉可能降低胎儿氧合，增加新生儿发病率和死亡率。基于这些潜在风险，当已知子宫胎盘灌注不足或已存在影响胎儿的不利因素时（如异常 FHR 曲线），不应采用宫颈旁浸润麻醉，

除非采用其他麻醉方法禁忌或对母亲、胎儿有更大的危险时才可考虑。

实施宫颈旁浸润麻醉时，必须应用最低剂量。安全实施的要点包括必须是表面注射（恰好在黏膜下）、注射前回抽以及注药后密切监护胎儿心率。实施麻醉时要求患者取膀胱截石位，穿刺针经过阴道黏膜到达宫颈旁3点钟处。回抽阴性后，注射5～10ml低浓度局部麻醉药。如果没有胎儿心动过缓，再用相同剂量进行对侧宫颈9点钟处封闭。对侧封闭后10min之内，需密切监护FHR和母亲的血压。采用这种方法可以减少胎儿心动过缓的发生率，但不能完全排除封闭后胎儿心动过缓发生的可能。疼痛缓解的时间依用药不同而异。1.5%盐酸氯普鲁卡因可持续40min。1%甲哌卡因持续90min。在美国，考虑到布比卡因的全身吸收作用，该药禁用于产科宫颈旁浸润麻醉。浸润麻醉可重复进行，其间隔时间取决于局部麻醉药的作用时间。当宫颈口扩张达到8cm时，阻滞要小心，以免注射到胎儿头皮内。

11. 腰交感神经阻滞（彩图32）

双侧腰交感神经阻滞可阻断来自子宫、宫颈和阴道上1/3来的疼痛冲动而不伴有运动阻滞。这种麻醉方法可用于第一产程镇痛（彩图32）。但在第二产程中为减少会阴部疼痛，必须追加阴道神经阻滞或蛛网膜下隙麻醉。

腰交感神经阻滞是在第2腰椎平面进行，采用22G，10cm长的穿刺针找到横突，顺势向前进5cm，针尖到达脊柱的前外侧面，恰好在腰大肌内侧附着的前面。针在两个平面回抽以检查有无血液或脑脊液，紧接着注射一个总量为10ml的局部麻醉药试验剂量。这一剂量将允许麻醉药沿着交感神经的长轴扩散。这一操作必须双侧进行。0.5%布比卡因的麻醉效果能持续2～3h。

阻滞后必须像腰段硬膜外或骶管麻醉一样密切监测患者。产妇可能会发生低血压，尤其是应用大剂量局部麻醉药后，这些麻醉药扩散并麻醉了腹腔丛和内脏神经。因麻醉药意外注入血管引起的全身性中毒或意外注入蛛网膜下隙和硬膜外的情况也会发生。重要的是在进行阻滞之前必须做好处理这些并发症的准备。有些证据表明；腰交感神经阻滞能加速第一产程。因此，对已存在产程过快因素的产妇要谨慎使用，以免子宫收缩紊乱。最近一项随机试验显示，与硬膜外麻醉相比，腰交感神经阻滞可导致引产的初产妇产程加速。

与连续性腰硬膜外麻醉、PCEA和CSE相比，腰交感神经阻滞在技术上更难以操作、置针时更痛，且不能提供第二产程镇痛，因此已很少用于产科。而且很少有麻醉师能熟练此项技术。言及最轻程度的运动阻滞，硬膜外麻醉同样可以实现。但是，这种方法对背部有手术史、硬膜外麻醉失败或禁忌的产妇是有用的。

12. 阴部阻滞和会阴局部浸润麻醉

这种麻醉方法通常由产科医师在第二产程或仅在分娩前使用，以缓解阴道下段、外阴和会阴扩张引起的疼痛。它们对于经阴道自然分娩、出口产钳和负压吸引分娩非常有用。但对中骨盆水平器械助产、宫颈或阴道上段裂伤缝合或人工剥离残留胎盘的操作不能提供充分的麻醉。阴部神经阻滞也导致会阴肌肉和肛门外括约肌的运动阻滞。阴部神经阻滞常常经阴道进行，患者取膀胱截石位，医师触摸坐骨棘，放入穿刺针向导（Iowa吸引管）至坐骨棘下，通过向导引入一20G针直至针尖到达阴道黏膜，向前进约1cm，穿透骶棘韧带，回抽阴性后注入10ml局部麻醉药（1%利多卡因或甲哌卡因，或2%盐酸氯普鲁卡因），然后再阻滞对侧。遗憾的是，即便是经验丰富的医师实施阴部阻滞的产时镇痛效果也有限，没有椎管内镇痛完善。

四、并发症的预防和处理

1. 硬膜外麻醉、骶管麻醉、蛛网膜下隙麻醉的禁忌证

麻醉的绝对禁忌证很少，包括：①患者拒绝；②穿刺部位感染；③脓毒症；④低血容量性休克；⑤严重的凝血障碍。

明显的脓毒症对于脊髓和硬膜外麻醉是一个禁忌证，因为感染可能通过血液传播途径进入中枢神经系统。穿刺部位局部的感染也应列为禁忌。然而，鲜有直接人类数据支持或者驳斥这个观点。大多数的流行病学证据显示，蛛网膜下隙麻醉所造成的脑膜炎的发生很可能和消毒技术相关，而不是从脊髓周围血管扩散而来。某些动物实验提供了一些证据，Carp和

Bailey 在一项兔子实验中发现，40 只腹腔脓肿的兔子中有 12 只硬膜穿刺后发生脑膜炎，40 只脓毒症未行硬膜穿刺和 30 只未感染进行硬膜穿刺的动物，都没有发展成为脑膜炎。重要的是，菌血症的兔子在硬膜穿刺之前给予抗生素可以预防脑膜炎的发生，由此提示，对可疑感染的患者预先给予抗生素，有可能安全地实施区域麻醉。

产妇常见的凝血障碍包括血小板减少和肝素的使用。采用特异性血小板计数预测区域麻醉并发症的发生率尚无定论。麻醉医师可以根据患者患病史，体格检查和临床体征决定是否需要进行血小板计数的检查。反之，大多数麻醉医师用来指导诱导麻醉的血小板计数在近几十年有所下降，许多医生的参考标准是血小板 > 80×10^9/L。

对正在接受低分子量肝素（low-molecular-weight heparin，LMWH）治疗的患者实施硬膜外或蛛网膜下隙麻醉必须根据个人情况来决定。美国区域麻醉学会一致通过的建议如下：正在接受 LMWH 治疗的患者，应用 LMWH（如伊诺肝素 0.5mg/kg，1/d）后至少 12h 不能进行穿刺；患者接受大量的 LMWH（如伊诺肝素 1mg/kg，2/d）治疗需要推迟更长时间（24h）。有可能的话，在 LMWH 抗凝开始之前应拔除硬膜外导管，反之，应在给予 LMWH 之后 10～12h 拔管。下一个剂量至少应在拔管后 2h 给予。当代先进的凝血检测设备血栓弹力图（thromboelastography，TEG）可用于评估和管理凝血障碍的产妇，确定是否可行椎管内麻醉。

已存脊髓或周围神经神经系统疾病是相对禁忌证，但是有时区域麻醉对于母亲和新生儿可能最有益处。每个病例都应该个体化评价。

2. 阻滞不完全或失败

对技术熟练者而言，产时硬膜外镇痛技术是非常有效的。然而，总体的阻滞失败率可高达 2%～5%，镇痛不完全率可达到 10%～15%。阻滞失败或不全的典型原因是识别硬膜外腔失败，或导管错位。较高的失败率可能与操作者缺乏经验（尤其那些正在接受训练者）或产程进展太快有关，例如在某些硬膜外置管失败的情况下没有时间重新置管。

在产程中对硬膜外导管的位置有疑问时，麻醉医生可用 5～10ml 更浓缩的局部麻醉药（1.5% 利多卡因，2%～3% 的 2- 氯普鲁卡因）分次注射，以确定导管的位置，如果不能马上提供显著的镇痛，硬膜外导管必须重置，不必再花时间去试图确定导管的位置。

单侧硬膜外阻滞无论麻醉医师的技术好坏都有可能发生，而且并不鲜见。在一项前瞻性的分析中（$n = 10\ 995$），Paech 等发现，分娩或剖宫产时 1.3% 的硬膜外导管因单侧阻滞或不对称阻滞需要重新放置。之前这一问题主要归因于硬膜外腔内的阻隔（背中线连接组织），后来发现解剖原因引起者远远少于因患者体位引起者（侧向一边的时间太长），或硬膜外腔内导管过长，将导管向外拔出 1～2cm 后注射大剂量稀释的局部麻醉药可以解决这一问题。在前瞻性研究中，多孔导管置入硬膜外腔的理想长度是 2～6cm。

对于肥胖的产妇，硬膜外腔阻滞时患者常取坐位。应在患者躺下或侧位时再用胶带固定导管，因为肥胖妇女由于姿势改变所致导管移动可达 4cm 以上。与剖宫产的患者相比，分娩患者的活动较多，即便仔细放置导管也可能会脱落。因此，在产程过长或肥胖的产妇中偶尔需要重置硬膜外导管。在一篇对病态肥胖产妇麻醉结局的综述中，作者指出尽管操作困难，但 94% 的患者最终获得了成功的硬膜外麻醉，然而需要重置硬膜外导管的比率高达 46%，3 次或以上置管率为 21%。

当一个带着"可疑的"硬膜外导管的产妇计划手术时，与继续用硬膜外导管相比，腰麻可能是更好的选择。然而已有报道当一个失败（时好时坏）的硬膜外麻醉改为腰麻时，可能会出现高位腰麻，因此应格外小心。

采用硬膜外麻醉用于剖宫产术时，如果切皮后发现麻醉不完善，可采取以下措施补救：单纯等待硬膜外麻醉起效，尤其是已经应用布比卡因或罗哌卡因。其他方法包括追加局部麻醉药（5～10ml）以加强镇痛效果，小剂量麻醉药（50～100μg 芬太尼）静脉注射，或静脉注射氯胺酮（0.25mg/kg），1～2 次剂量的氯胺酮能够在"缓慢"但成功的硬膜外麻醉起效之前提供足够的镇痛。此外，如果没有出现麻醉平面，手术医师可在手术区内用局部麻醉药进行浸润麻醉。最后，低剂量吸入镇痛药氧化亚氮可能奏效。采用静脉和（或）吸入镇痛药进行补救时，必须牢记可能存在误吸的风险。无论采取哪种麻醉方法，麻醉效果必须充分。在一些特殊情况下可能需要全身麻醉，尤其是紧急手术或者已行切皮但患者仍感觉疼痛时。

3. 试验剂量的给药方法

硬膜外穿刺针或导管可能意外置入蛛网膜下隙或血管内，有多种测试方法有助于麻醉医师在向蛛网膜下隙或血管内不适当的注射大剂量麻醉药之前发现这种错误。这些测试方法包括回抽、稀释的局部麻醉药加量注射、局部麻醉药中加肾上腺素、注射气体或芬太尼。理想的测试方法应具有以下特征：①测试方法安全；②药物或设备随时可用；③具有高度敏感性和特异性，即很少有假阳性或假阴性。满足这些理想标准非常困难，使用哪种方法还存在争议。

回抽是测试穿刺针或导管是否进入血管或蛛网膜下隙最简单的方法，应该被广泛应用。不过，有很多关于回抽阴性后意外注入血管或蛛网膜下隙的案例报道。回抽对末端为单孔的硬膜外导管似乎并不可靠，但有学者声称回抽总能测试出多孔硬膜外导管的静脉内置管。

Norris 等研究了 1029 例产妇，用多孔硬膜外导管加量注射稀释的局部麻醉药溶液和阿片类药物并且回抽作为是否进入血管的独立测试，得出结论认为没有必要给予额外的试验剂量。他在研究中也是用 2ml 局部麻醉药鉴别导管是否置入蛛网膜下隙。在其后的研究中发现，只有一例血管内置导管的病例回抽阴性但通过注射含肾上腺素的麻药被检测出来，其余的 7/10 则为假阳性（经导管给药实现了双侧镇痛）。但是，同期发表的述评建议谨慎回抽后给予一个合适的试验剂量可以提高置管误入血管的检出率。

目前，最常用的试验剂量是局部麻醉药（常用利多卡因）加 15～20μg 肾上腺素，即 1:200 000 的溶液 3～5ml。由于试验剂量的作用是为了识别意外的硬脊膜或静脉穿刺，因此，一个试验剂量如果注入蛛网膜下隙，所含的药量应足以迅速产生低位腰麻，注入血管内也应能提供可靠提示。

利多卡因似乎是最合适的伍用肾上腺素作为试验剂量的局部麻醉药。3ml 1.5% 的重比重利多卡因注射到 $L_{2\sim3}$ 或者 $L_{3\sim4}$ 水平蛛网膜下隙，S_2 脊神经后根感觉纤维的皮肤分布区将在 2min 内就出现麻醉效果。蛛网膜下隙注射含肾上腺素的 2% 利多卡因 60mg（3ml）能够可靠地诱导运动阻滞。布比卡因和罗哌卡因并不能可靠地产生这些相似效应。

肾上腺素是鉴别硬膜外导管血管内误置的最常见药物。最初研究是用 15μg 加到局部麻醉药中，如

果发生血管内注射，将迅速产生一过性心率增快（每分钟增快 20～30 次）以及轻微的血压增高。虽然最初的研究是在非产科患者中进行，但相似变化也可见于产科患者（图 9-5）。对于产妇而言，注射 15μg 肾上腺素后心率会出现每秒 1.2 次的加速时相（即 MHR 加快率 > 1.2/s）。它不同于分娩镇痛引起的心率 0.69/s 的加速。因此，肾上腺素试验剂量应该在子宫舒张期给予，最好是在子宫收缩后即刻给予。

对于产妇应用肾上腺素作为试验剂量以确定是否有意外置管入血管，有很多批评的意见，包括高假阳性率和高假阴性率，以及对于子宫血流和胎儿健康的不良影响，尤其是子痫前期患者。

还有一些替代肾上腺素作为试验用药的方法。可应用亚惊厥剂量局部麻醉药，如 100mg 利多卡因或 2-氯普鲁卡因，但因为依靠产妇的主观反应，对于那些情绪紧张的产妇可能不可靠。此外，这一剂量如果注射到蛛网膜下隙，可能产生难以接受的高位阻滞。选用其他能加快母亲心率，但对子宫血流不会产生不良影响的儿茶酚胺，如异丙肾上腺素（5μg），可能在准备稀释药液时不够便利。也曾有学者建议注射空气（1ml）和胎心多普勒监护，但并未得到广泛应用。熟练者应用多普勒试验的优点是假阳性率低、阳性预测价值高，但这一试验需要对多普勒声音改变做出客观解释，需要另外的人来放置和固定传导器，患者侧卧位时很难操作，并且注射过程中妨碍持续性胎儿监护，除非有第二台外部 FHR 监护系统。鞘内注射少量气体是安全的，同静脉内一样。

4. 低血压

是经阴道分娩实施麻醉时最常见的不良反应。轻、中度的血压降低对产妇不会造成不良影响，但可能严重影响子宫血流量和胎儿健康。当分娩在诱导麻醉之后很快发生时，比如要进行剖宫产术，这些影响就具有临床意义。剖宫产区域麻醉时生低血压的预防和治疗将在第 12 章详细讨论。

尽管足月产血容量增加超过孕前水平的 40%，但其在麻醉过程中极易出现低血压。大多数仰卧位产妇由于妊娠子宫压迫可导致下腔静脉和主动脉部分性或完全性阻塞。下腔静脉阻塞不仅影响静脉回心血量，导致低血压（图 9-5），也能增加子宫静脉压，进一步降低子宫血流量。大多数产妇可通过增加静息交感紧张性补偿静脉受压的影响，使血压得以维持。然而，

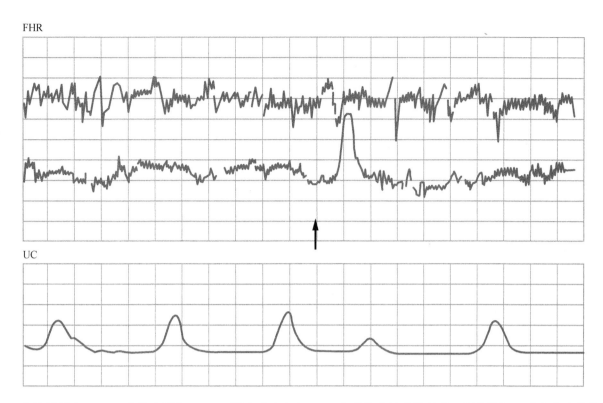

图 9-5　分娩过程中 **12.5mg** 布比卡因和 **12.5μg** 肾上腺素加入 **10ml** 生理盐水静脉注射后，用能描记双重心率胎儿监护仪记录的母亲心率，一个持续 **40s** 的母亲心率增快的波峰。箭头所示开始注射，两条直线之间为 **30s**

［经许可转载自 van Zundert AA, Vaes LE, De Wolf AM.ECG monitoring of mother and fetus during epidural anesthesia. Anesthesiology, 1987, 66（4）:584-585.］

当交感紧张性突然消失，如脊髓或硬膜外麻醉时，可能导致显著的血压下降。多数医师认为，硬膜外麻醉中低血压的发生频率和程度低于腰麻时，可能因为硬膜外麻醉是逐渐起效，使代偿机制有时间来调节麻醉对心血管的影响。在局部麻醉药中经常加入碳酸氢钠以加快硬膜外阻滞起效的速度。起效越快，低血压发生率越高。一般来讲，交感阻滞平面越高，低血压的发生率和严重程度越高。血容量减少常见于子痫前期，产后出血或脱水，进一步加重产妇低血压。

多数健康产妇可耐受 10.7～12kPa（80～90mmHg）的收缩压而无任何不适。然而，胎儿对母体动脉压降低非常敏感。与其他重要器官不同，当母体血压急剧下降时，子宫没有血流调节机制。随着蛛网膜下隙或硬膜外麻醉引起的血压下降，子宫血流与血压呈线性关系。

子宫血流减少对胎儿造成的影响取决于血流减少的程度和持续时间及原来子宫胎盘的循环状况。当子宫血流缺乏时，会出现胎儿窒息。导致胎儿窘迫的具体低血压程度和持续时间似乎因人而异。麻醉导致收缩压持续低于 70mmHg 会引起持续性胎儿心动过缓。

当母体收缩压为 70～80mmHg 持续 4min 或更长时间时，部分胎儿出现持续性心动过缓。母体收缩压低于 100mmHg 持续 5min，会出现异常的 FHR 波形。收缩压低于 100mmHg 持续 10～15min，将导致胎儿酸中毒和心动过缓。在所有这些研究中，血压纠正后 FHR 恢复正常。

1969 年 Marx 等发表的一项经典研究中发现，当腰麻引起的低血压被预防而不是治疗时，胎儿的生化指标和临床状况会更好。然而，这些临床结论应该谨慎应用于临床实践，因为低血压的预防和治疗与那时的情况相比已经发生很大的变化。其他的研究者并未发现如果低血压早期发现及时治疗未发生低血压和有低血压的母亲所产新生儿在 Apgar 评分或血气方面有什么差别。

在实施产科麻醉中有些预防措施可以降低低血压的发病率和严重程度。大多数研究表明，这些策略已经用于剖宫产和蛛网膜下隙麻醉，但并没有太多关注产时硬膜外镇痛。对于产时和分娩常规蛛网膜下隙麻醉或硬膜外阻滞，常常推荐以下措施。

（1）低位硬膜外麻醉或鞍区麻醉（麻醉平

面 T_{10}）时，麻醉医师通常在 30min 内静脉输注 500～1000ml 无糖平衡液。中等量的前负荷似乎无害，而且可降低母体低血压的发生，减少险情且在低血压发生时较容易用血管升压药治疗。但是，有些学者对用晶体类扩充前负荷预防低血压的价值提出了质疑，甚至对剖宫产时蛛网膜下隙麻醉也有类似质疑。ASA产科麻醉组声明蛛网膜下隙麻醉时静脉输液增加前负荷可以降低母体低血压发生率，但不能因输固定容量的液体而推迟蛛网膜下隙麻醉。为有效预防交感神经阻滞所致低血压，静脉输液应增加足够大的血容量才能达到增加心排血量的效果。静脉输注足量的晶体类液体能迅速增加心脏充盈压，然而，它们在血管内的半衰期较短，当交感神经阻滞发生时，增加的心脏充盈压会很快逆转。也有研究显示，产程中一个快速的液体冲击量可能导致一过性的子宫收缩频率减少，这种短暂的减少（约 20min）发生于快速给予 1000ml晶体液时，而给予 500ml 时则没有发生。在这两项研究中，500ml 或 1000ml 液体不再进一步减少低血压的发生率。

尽管含糖溶液对减少母体酮症有用，但它并不适于区域麻醉前所需的大容量扩容。其不良影响包括高血糖（经常伴随渗透性利尿）及随之而来的新生儿高胰岛素血症和低血糖。有证据显示，高血糖增加脑对缺氧的易感性，因此，呼吁在分娩过程中要避免高血糖症。

（2）在产时硬膜外镇痛中不推荐用升压药预防。低血压的发病率不高，发生时常常较缓和也容易处理，而肾上腺素的胎盘内转运（图 9-6）可能增加胎儿 FHR 异常和变异性，使产程中对 FHR 图的解释更困难。

（3）应该采取持续性 LUD 以减少对主动脉与腔静脉的压迫。因此分娩时患者应保持侧位或半侧位。

（4）产时硬膜外或蛛网膜下隙镇痛开始应频繁监测动脉血压。这种做法有助于早期鉴别和迅速治疗低血压。

针对硬膜外或蛛网膜下隙镇痛引起低血压的治疗包括 LUD 位或变换体位，快速输液，头低足高位增加静脉回流，静脉注射去氧肾上腺素、麻黄碱，输氧。关于选择血管升压药的更多讨论请见第 12 章。

5. 血管升压药导致的高血压

血管活性药物和麦角碱衍生物的交叉反应会导致

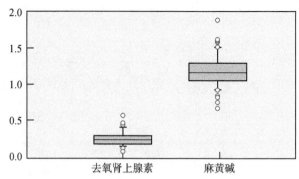

A. UV/MA

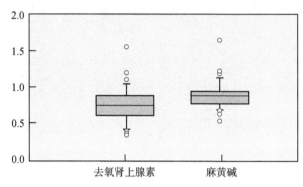

B. UA/UV

图 9-6　去氧肾上腺素和麻黄碱血浆浓度比率

数据显示（A）脐静脉 / 母体动脉（B）脐动脉 / 母体静脉。盒形图中 25%，50%，75% 用横线表示，盒上和盒下代表 10% 和 90%。高于 90% 和低于 10% 用单独的点表示。两个组间浓度比有明显差异（$P < 0.001$）

［经许可转载自 Ngan Kee WD, Khaw KS, Tan PE, et al. Placental transfer and fetal metabolic effects of phenylephrine and ephedrine during spinal anesthesia for cesarean delivery.Anesthesiology, 2009, 111（3）:506-512.］

母体严重高血压，甚至脑血管意外。纯 α 肾上腺素能受体激动药（如甲氧明）与麦角碱衍生物（麦角新碱和甲麦角新碱）联合使用尤其危险。单独使用麦角新碱衍生物也可能导致产后高血压。但这些药对于控制产妇出血是至关重要的（参见第 23 章）。在高血压产妇中，预防性使用升压药或麦角新碱一定要慎重，如果发生了急性产后高血压，治疗应包括①拉贝洛尔 10～20mg，静脉注射，每 5 分钟重复到 1mg/kg（每次 40～80mg，最大量 300mg）；②肼屈嗪 10～20mg静脉注射，每 15 分钟重复 1 次；或者③在极端情况下硝普钠静脉滴注，或者硝酸甘油静脉滴注或舌下喷雾 0.4～0.8mg，或者使用其他药物如酚妥拉明。

6. 区域麻醉惊厥

中枢系统毒性发生于脑组织中局部麻醉药浓度过高时。多数情况下，脑组织中局部麻醉药浓度过高总是与血液中浓度过高有关。导致血液中麻醉药浓度过高的原因包括麻醉药意外注射到血管内，手术时间延长，重复注射致局部麻醉药蓄积或者局部麻醉药从血管丰富区迅速全身吸收。给药次数、药物总量和患者的身体状况影响局部麻醉药的耐受性。意外注射到血管内的情况可以发生在任意一种区域麻醉技术中，包括宫颈旁和会阴阻滞。因此，当麻醉针或导管放置好后，应首先给予试验剂量（前面已介绍），包括回抽以便在注药前明确针或导管是否进入血管。当给予较大量局部麻醉药时（如剖宫产），应分次给药，每次不超过 3～5ml，同时识别全身中毒症状和腰麻体征。

局部麻醉药的清除半衰期为 2～3h，因此在大剂量、频繁重复给药的情况下可能发生局部麻醉药全身蓄积接近中毒水平。如果恰当使用局部麻醉药，因吸收引起中毒的情况非常罕见。目前产科使用更加稀释的局部麻醉药进一步降低了这种风险。

产科区域麻醉中报道的惊厥发病率为 0～0.5%。在最近的报道中，因局部麻醉药中毒引起的惊厥已经越来越少，其发生率为 1/9 000～1/5 000。在大多数和产科区域麻醉相关惊厥的案例中，迅速识别和治疗可使母亲和胎儿得到痊愈。虽然有一些研究表明，从 1984 年以来美国惊厥发生率已经降低，但惊厥仍然是一种潜在的并发症。局部麻醉药的毒性，包括布比卡因的心脏毒性我们曾在第 8 章讨论过。局部麻醉药全身毒性反应的症状和体征总结于表 9-11。

表 9-11　局部麻醉药引起全身毒性反应的症状和体征

中枢神经系统
　大脑皮质
　　兴奋：不安、紧张、语无伦次、金属味觉、头晕、视物模糊、
　　　　震颤和惊厥
　　抑制：意识丧失
　髓质
　　兴奋：血压增高、呼吸、心率增快、恶心、呕吐
　　抑制：低血压、窒息、心搏停止
心血管
　心脏：心动过缓，室性心动过速和纤颤，收缩力降低
　血管：血管扩张和低血压
子宫
　子宫血管收缩和子宫张力过高导致宫内胎儿窘迫

7. 治疗

（1）早期识别中毒反应：通过持续观察患者、生命体征、交流能力，就有可能发现即将发生的中毒反应，从而采取预防措施以防进一步恶化。

（2）预防中毒反应进展：小剂量静脉内给予丙泊酚可预防惊厥。丙泊酚可能能增强局部麻醉药引起的循环和呼吸抑制作用。但小剂量地西泮（5mg）或咪达唑仑（1～2mg）按需重复使用可能是安全的。与此同时进行面罩给氧，确保惊厥发生时患者氧供充分。脂肪乳剂也已成功用于局部麻醉药毒性反应的治疗，改善了患者预后。

（3）惊厥或呕吐时维持氧合：惊厥并不是致命的，但它所导致的缺氧和酸中毒却是致命的。清理气道内异物，用正压呼吸装置供给患者 100% 的氧气。对非麻痹的惊厥患者实施通气可能存在困难，需要时采用琥珀胆碱（80～100mg）使患者麻痹。用带套囊气管内导管进行气管插管有助于换气和（或）防止误吸。

（4）循环支持：抬高下肢，减轻子宫对腔静脉和主动脉的压迫，快速静脉补液，应用升压药（如麻黄碱，去氧肾上腺素、肾上腺素）可能是改善循环抑制所必需的。

（5）治疗心搏骤停：心搏骤停的治疗应采用标准的高级心脏生命支持（advanced cardiac life support，ACLS）方案，在待产室和产房中需备好适当的设备和药物（表 9-3）。如果可能应保持 LUD 位，尽快娩出胎儿以解除对腔静脉的压迫有利于心肺复苏（cardiopulmonary resuscitation，CPR）。美国心脏协会已声明：“许多作者建议要迅速做出围生期剖宫产的决定，在心搏骤停 4～5min 娩出胎儿”。紧急剖宫产术为改善母儿预后提供了一个最好的机会。做这一决定必须慎重考虑以下几个方面：①心搏骤停的鉴别诊断；②胎龄；③设备及供给品的可用性。

（6）胎儿方面的考量：惊厥发生后要尽快评估胎儿状况以决定下一步分娩处理。迅速对母亲复苏常能改善子宫血流和胎儿的供氧状况，使胎儿体内的局部麻醉药通过胎盘排向母体，从而避免紧急剖宫产术。

8. 高位阻滞和全脊髓麻醉

全脊髓麻醉或严重的高位阻滞常由于鞘内、硬膜外或硬膜下（位于硬膜和蛛网膜之间的潜在腔隙）注射后，局部麻醉药广泛扩散所致。硬膜外导管所

导致的硬膜穿孔可以发生在最初置管时，也可以发生在连续硬膜外麻醉过程中导管移位时。发生率为1：1400～1：4500。全脊髓或高位腰麻可导致严重的低血压、呼吸困难、不能说话及最终的意识丧失。硬膜下间隙被称之为"进入迷途的第三间隙"，也能引起全脊髓麻醉（图9-7）。已有报道在实施剖宫产术后，经硬膜外导管注射阿片类药物引起紧急的危及生命的呼吸抑制，而此导管在之前成功用于术中CSE。导管可能是在术后移位到了硬膜下。在CSE时放置硬膜外导管看起来相当安全，但意外插入硬膜内和导管移位都有可能发生，因此，必须经常检查导管、回抽、给予试验量以除外这种罕见、但又确实存在的可能性。

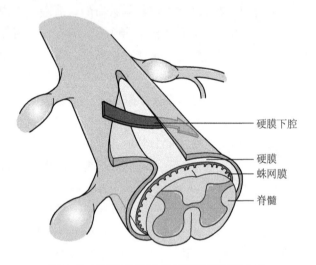

图9-7　硬膜下间隙在蛛网膜和硬脊膜之间

硬膜下腔
硬膜
蛛网膜
脊髓

［经许可转载自 Lubenow T, Keh-Wong E, Kristof K, et al. Inadvertent subdural injection:a complication of an epidural block. Anesth Analg, 1988, 67（2）:179.］

局部麻醉药注射到硬膜下导致比预期高但不一致（"参差不齐"）的高位节段性阻滞。硬膜下麻醉的扩散范围较广且具有可变性，阻滞为节段性，起效缓慢，有轻微的运动阻滞。硬膜下间隙是位于硬膜和蛛网膜之间的潜在间隙，向上延伸到颅内，因此可能影响脑神经。在对非产科患者的回顾性综述中发现麻醉药注射到蛛网膜下隙的发生率可能高达0.82%。

虽然全脊髓麻醉或其他高位阻滞不常发生，但一旦发生要求抢救人员马上到场并能迅速做出诊断和处理，抢救设备到位。治疗措施包括建立气道、供氧通气以及提供心血管支持。应尽快行气管内插管以防误吸。全脊髓麻醉不会引起下颌肌肉松弛，

因此气管插管时需要用琥珀胆碱。取头低足高位和LUD以增加静脉回心血量。输液和应用血管升压药保持母体血流动力学稳定并保证胎儿充足的子宫胎盘血流灌注。

9. 强烈或持久的硬膜外阻滞

产时硬膜外镇痛的目的是缓解疼痛，通常不需要或不希望产生运动阻滞。因此，越来越稀释的硬膜外麻醉药和CSE技术变得尤其普及。然而，有时更浓的局部麻醉药（0.125%～0.25%的布比卡因或者1.0%～2.0%利多卡因）也是镇痛不全或加至饱和所必需的。长时间持续性输注或重复给药后，将导致明显的运动阻滞，可能给患者和护理人员带来麻烦，也可能使第二产程孕妇的自主用力变得困难，导致产后持久的硬膜外阻滞，尤其是当在局部麻醉药中加入了肾上腺素后。在产时硬膜外镇痛中高浓度局部麻醉药诱导的阻滞很容易通过降低硬膜外输注速率或局部麻醉药浓度来减轻。如果出现了强烈的硬膜外阻滞，可停止输注30min，然后用更稀释的麻醉药开始输注，或是采用更低的输注速率，或者取消PCEA的背景输注。非预期的持久阻滞常与含有肾上腺素的高浓度局部麻醉药持续使用有关，这种情况经常发生在使用依替卡因时，但此药已不再使用。

发生持久阻滞时必须考虑到产时和分娩本身的神经并发症以及区域镇痛的并发症（参见第26章）。经常要考虑的是硬膜外血肿，如果产妇没有凝血机制异常或接受抗凝治疗，这种并发症发生的可能性很小。据报道产科硬膜外麻醉中硬膜外血肿的发生率为0.2/100 000 至 3.7/100 000。如果阻滞平面逐渐消退且不再发展则可排除硬膜外血肿。强烈的单侧阻滞也不考虑硬膜外血肿。然而，如果出现了通常原因不能解释的临床表现时，明智的选择是与神经病学家会诊。产科麻醉中使用稀释的麻醉药可降低这一并发症的发生率。

10. 心搏骤停

有报道称在没有预先应用阿托品的年轻健康患者中，严重的心动过缓可以演变为心搏骤停。1997年，法国的一项大型研究报腰麻患者心搏骤停的发生率为（6.4±1.2）/10 000。2005年，Mayo医院一项回顾性研究报道这一比例为2.9/10 000。心率低于60/min应该静脉输液增加静脉回心血量，必要时立即给予阿

托品或麻黄碱。一些区域麻醉中缓慢心脏停搏的案例与迷走神经介导无关。如果阿托品或麻黄碱的常用剂量无效，静脉给予肾上腺素。

在一些案例中，心搏骤停和高位蛛网膜下隙麻醉有关，采用基础生命支持会仍导致不良神经后果。在 ASA 的最新分析中，14 名健康患者在腰麻中发生心搏骤停，Caplan 等发现 7 人（50%）的第一征象是心动过缓。所有患者均复苏成功，但 6 人有神经损伤并在医院中死亡。8 位幸存者中只有 1 位恢复至生活自理的程度。高位交感神经阻滞使得 CPR 时外周血流灌注增加，而脑部血流的灌注减少。Caplan 发表的病例中，心脏停搏平均 8min 内并没有使用肾上腺素。肾上腺素应在心动过缓发生的早期应用（彩图 33）。据推测早期使用肾上腺素可增加 CPR 期间脑血流量，降低神经损伤的高发生率。在腰麻或硬膜外麻醉中，一旦发生心搏骤停建议立即给予复苏全剂量的肾上腺素。

没有确诊的疾病也应纳入考虑范围。一例剖宫产腰麻中发生心脏骤停的产妇最终确诊为心肌病。经历快速气管内插管，分娩婴儿，包括给予肾上腺素（1mg 静脉滴注）和阿托品的 CPR 以及随后的肾上腺素输注和重症监护，母婴恢复良好。因此，也应考虑伴随发生的疾病，鉴别诊断包括过敏性休克、子痫，羊膜、气体或血栓栓塞以及严重的大动脉腔静脉压迫。

11. 背痛

发生于硬膜外或腰麻穿刺点的局部触痛和短暂的背痛相当常见，尤其多见于穿刺置管困难时。背痛通常在数日到 3 周内消失，其发生可能与表皮或骨膜激惹或损伤有关。然而也有关于产后背痛持续数月或更长时间的报道。尽管这些报道受到了极大关注，但产妇背痛也发生于没有接受区域麻醉的患者中。产后背痛可能与激素改变，母体韧带软化和力学改变有关（如过度的腰椎前凸和母体体重增加）。Macarthur 等的研究资料来源于对 11 701 名分娩后 1～9 年妇女的邮件问卷调查，他们发现经阴道分娩应用了硬膜外镇痛妇女比没有接受硬膜外镇痛的背痛发生率高（18.9% vs.10.5%）。但是这一研究在回忆的准确性，回忆信息时可能存在的倾向性等方面受到质疑。产后背痛前瞻性研究的结果不支持回顾性调查所获得的资料。一项对 1042 例产妇的前瞻性研究中，Breen 等发现，产后 1～2 个月背痛的发生率在接受硬膜外麻醉的妇女中为 44%，在没接受硬膜外麻醉的妇女中为 45%。Russell 等的研究支持了这一结果，他们发现，33% 的产妇自诉产后背痛至少持续 3 个月，无论她们是否接受了硬膜外镇痛。在产后头 3 个月内与背痛有关的主要原因好像是产前背痛，妊娠期体重增加可能也是其中的因素之一。虽然产后背痛常见，但它似乎与应用区域镇痛无关，尤其与硬膜外技术无关。

12. 尿潴留

分娩过程中尿潴留并不常见，但应用区域镇痛后相对常见。最近一篇关于妇女接受稀释的含阿片类和局麻药硬膜外输注的报道显示，在多数情况下产妇能排尿。另一篇更早的研究指出，在正常经阴道分娩的产妇中 14.2% 有膀胱功能障碍，而在经引导器械助产者中为 37.5%，这些妇女都没有接受区域麻醉。最近对这一并发症的检查显示，其总体发生率更低，在自我选择硬膜外镇痛的产妇中其发生率为 2.7%，而未行硬膜外镇痛者仅为 0.1%。尽管有报道显示，阿片类药物对骶髓的直接作用和对逼尿肌的作用可能是硬膜外注射阿片类药物导致尿潴留的原因，但在临床实践中产时应用稀释的局部麻醉药和阿片类药物滴注似乎很少引起。

在一项非随机设计中两组产后尿潴留没有可比基线风险。产时和产后的尿潴留受到很多产科因素的影响，包括会阴损伤、水肿、滞产、第二产程延长、阴道助产和疼痛。产时或产后的患者应该观察可能发生的膀胱扩张并根据指征留置尿管。

虽然硬膜外镇痛对于产时疼痛很有效，这项技术的使用需要技术和练习，麻醉医师应接受偶尔的阻滞失败，掌握作为补充的其他方法的知识和技术。

注：最新 ASA 产科区域麻醉指南见附录 A～C。

要　点

- 区域麻醉技术对分娩期镇痛非常有效。
- 分娩镇痛能降低母体儿茶酚胺分泌量并提高胎盘血流灌注。
- 产房和产科手术间应具备与主体手术室相同的设施、装备和人员配备。
- 回抽是确定穿刺针或导管误置血管和蛛网膜下隙的最简单、但并非总是可靠的方法。小心回抽并给予合适的试验剂量可提高血管内置管的检出率。

- 肾上腺素试验应该于子宫舒张期注射。注射后1min后母体心率突然快速加速至少10/min，提示静脉内注射。

- 间断注射或CEIs，CSE和PCEA都是产科镇痛很普遍的技术。PCEA和CSE比传统的持续输注更有优势，持续输注要优于间接注射。持续蛛网膜下隙和腰交感神经阻滞在技术上更具有挑战性而且不良反应更多。

- 经阴道分娩麻醉最常见的不良反应是低血压。产时硬膜外麻醉并不推荐血管加压药的预防性使用。

- 硬膜外或者蛛网膜下隙麻醉低血压的治疗包括更多LUD位，或者变换体位，快速静脉输液，头低足高位增加静脉回流，静脉注射去氧肾上腺素或麻黄碱，供给氧气。

- 在椎管内麻醉中可静脉注射麻黄碱或去氧肾上腺素治疗低血压。除外母体心动过缓时，去氧肾上腺素用于不复杂妊娠情况下对改善胎儿酸碱情况更优。

- 当给予较大量局部麻醉药时（如剖宫产），应分次给药，每次不超过3～5ml，同时识别全身中毒症状和腰麻体征。

- 产时硬膜外镇痛失败率高达5%，阻滞不全高达10%或更多。硬膜下阻滞通常是节段性的，延迟起效，相对温和的运动阻滞，比我们之前所认识到的更高发。

- 母亲心搏骤停，无调整的给予ACLS和LUD是必要的；快速做出剖宫产决定，停搏4～5min使胎儿产出。

第10章

剖宫产后经阴道分娩的麻醉

（C.La Toya Mason 和 Nilolaos Marios Zacharias 著，成丹丹译，雷　翀校）

一、前言

剖宫产后经阴道分娩（vaginal birth after cesarean，VBAC）是指实施了前次剖宫产的妇女，再次受孕后经阴道分娩。这一议题很大程度上直接关系到产科管理。然而，在本书背景下讨论该问题仍有价值，因为通常需要麻醉医师对前次剖宫产后试产的妇女（TOLAC）提供照护。从历史上看，如何最好地处理这个患者群体再次分娩的问题，一直备受争议。1916年，Edward Cragin 宣告格言"一次剖宫产，终身剖宫产"。1997年，Bruce Flamm 修改这句话为"一次剖宫产，总是存在争议"。毫无疑问，这个话题一直是有争议和复杂的。2010年召开的 NIH 的共识发展会议，其目标在于向医疗工作者，正期待新生儿的夫妇及普通民众提供对现有 TOLAC/VBAC 的数据进行可靠评估的结果。

在过去的10年中，美国妇产科医师学会（ACOG）2010年更名为美国妇产科医师大会，与其他国家的产科专业协会一起，发表了具有影响力的报告，这些报告影响了产科医师和正期待新生儿夫妇的选择。基于提供 TOLAC 需要考虑该医院行急诊经腹生产的能力，对前次剖宫产（CD）的女性应避免使用前列腺素和缩宫素进行引产/促产这些合理建议，目前美国的产科执业医生更加不愿意实施 TOLAC。最新 ACOG 实践公告提及这个话题（2010年8月），目的是为了在美国鼓励 TOLAC，为了降低美国的剖宫产率，在没有新的有力数据时有必要对之前的证据进行重新解读。这份文件不可能对现有的趋势产生任何显著影响（证据太弱，发布时间太晚）。一项不能被低估的因素是美国现代社会及其价值观的演进，包括对产妇自主权，便利程度，生活质量（如避免分娩时窒息导致神经系统后遗症，产妇盆底肌肉松弛导致尿失禁），围生期风险规避，肥胖症的增多，生育推迟和生育率下降等问题的关注，这些问题的存在形成了产前签署知情同意书的特殊背景，也是造成美国现有 CD 趋势的潜在原因。

确定哪位前次剖宫产的孕妇适合经阴道试产，这是一个慎重的决定，需要考虑很多因素。虽然产科医师主要负责帮助孕妇做出这个决定，但至关重要的是麻醉医师应了解这些决定的意义，并了解在照护这类女性过程中这些复杂的医疗的、非医疗的因素之间是如何交汇融合，相互影响的。为了确保患者的最佳结局，麻醉医师应该熟知与 VBAC 相关的临床收益和风险。本章将针对上述议题，进行以证据为基础的讨论，并为承担对计划实施 VBAC 患者照护任务的麻醉医师提供管理建议。

二、背景资料

1. 相关术语

麻醉医师可能对这个议题相关术语的熟识度不同，产科医师、家庭医师、助产士、调查员及正期待新生儿的夫妇在使用这些术语时也非常矛盾和混乱。以下定义和缩写词提供更清晰的表达，并保持整个讨论的一致性。

- 前次剖宫产后试产（TOLAC）：前次剖宫产（CD）的产妇按计划试图正常分娩。
- VBAC 分娩：TOLAC 后经阴道分娩，即一个成功的 TOLAC。
- 不成功或失败的 TOLAC：TOLAC 后中转剖宫产。
- 分娩前再次剖宫产（PRCD）：也被称为择期再次剖宫产，这个术语指妊娠 39 周时计划再次行 CD，未尝试 TOLAC。

2. 发生率与实践模式

在过去的 40 年里，在美国和世界各地，均可以看到整体 CD 率和 VBAC 率呈摆动趋势。剖宫产成为美国最常见的手术操作。国家卫生统计中心的数据显示，2007 年剖宫产数量占所有出生人口 32%（彩图 34）。这个比率创历史新高。1970 年美国 CD 率约为 5%，从那以后以不断增长的前景持续增高。VBAC 率对这一趋势发挥了重要作用：当 1988 年和 1994 年 ACOG 发布建议倾向于 TOLAC 时，接受过前次 CD 后 VBAC 的女性数量从 1985 年的 5% 上升至 1996 年的 29%，而总的 CD 率下降到 20%。

从那时起，关于子宫破裂增加和 TOLAC 并发症的负面法医报告，以及关于大规模 PRCD 母婴安全的流行病学研究，都在劝阻产科医师和正期待新生儿的夫妇放弃 TOLAC。美国 2006 年的数据显示，只有 8% 的女性前次 CD 后 VBAC。看来现代妇产科已通过错综复杂的路径回到 Cragin 博士百年老格言的时代。

有几个因素导致剖宫产率增高。1/3 的初产妇坚决要求手术分娩。此外，约 40% 接受剖宫产分娩的妇女为择期二次剖宫产。实施 PRCD 最常被提及的原因是前次剖宫产留下的瘢痕。同时试图 TOLAC 人数的减少，也导致剖宫产率总体上涨。其他引起剖宫产率上涨的因素有：执业环境的改变，如胎儿电子监护

的引进，臀位阴道分娩的消失，以及阴道助产手术的减少。不断增加的证据也为 CD 持续增加提供了临床解释。尽管如此，母体和婴儿的短期和长期的利益和风险，一直是几十年来激烈争论的主题。同样，对于经历过前次剖宫产的妇女下次如何分娩，学术界一直存在分歧。

VBAC 并不是一个新概念。在欧洲特别是英国，成功 VBAC 的报道可以追溯到 20 世纪 50 年代。VBACs 适用性的相关文献已经从孤立的个案报道扩展为大型临床试验。自从低位横向子宫切口（Kerr）作为标准切口后，VBAC 在英国广泛实施。然而，直到 1981—1996 年这个时间段，美国产科医师才真正接受这种做法。在这一时间段，VBAC 美国风靡的主要原因在于对日益增长的剖宫产率的担忧。1982 年，国家卫生研究所共识会议发布了的第一项支持 VBAC 的声明，认同 VBAC 对很多重复剖宫产妇女是一种"可接受的选择"。同时指出应采取相应措施确保谨慎选择患者，具有正规的设施，以及可提供即时服务的工作人员包括产科医师和麻醉医师。1996 年美国 VBAC 率超过 28%。然而这个高比率维持时间很短，因为对 TOLAC 潜在严重并发症的关注迅速增长。很明显的是，对失败的 TOLAC 相关不良结局被着重关注，这些不良结局包含但不限于子宫破裂、子宫切除、输血、产妇和新生儿围生期死亡。目前美国 VBAC 率据报道约为 8.5%。在美国，对患者安全和医师责任方面的关注导致更多的限制性政策，伴有同期 VBAC 下降。

3. 影响 TOLAC/VBAC 实践模式的因素

TOLAC 率变化很大，它们的变化范围为 28%～70%，而美国整体比率为 58%。妇产科皇家学院（RCOG）报道单次剖宫产后 VBAC 成功率为 72%～76%。加拿大的一项研究报道了类似的结果，VBAC 成功率为 76.6%。从全球来讲，尽管欧洲、亚洲和非洲的医师比美国和加拿大的医师更倾向于尝试 TOLAC，但仅 60%～80% TOLAC 最终成为 VBAC。有一些医疗和非医疗的因素，可以用来预测 VBAC 是否成功，从而影响 VBAC 实践模式。实践模式可以根据地理区域，医院环境，医师喜好和患者的特点各不相同。VBAC 与 CD 率成反比；高的 VBAC 率总是与低 CD 率相关。从地域上讲，最近的数据趋势表明，美国南部各州 VBAC 率最低，而西部各州

VBAC 率最高。从医院环境方面讲，分娩量大、学院附属三级医疗中心、有住院医师培训计划的教学医院，尝试 TOLAC 的可能性更大。结果发现，在这些医院中剖宫产率比较低。DeFranco 等的一项研究进一步发现，大学附属医院和具有产科医师培训计划的医院比没有产科医师培训计划的医院尝试 VBAC 比率更高（61% 比 50.4%）。综合所有类型的医院，成功率为 75%。就医师而言，产科医师和非产科的临床医师均有成功实施 VBAC 的报道。具体来说，近期的一项国家级研究报道，家庭医师和认证助产士实施 VBAC 成功率分别为 81% 和 87%。据报道产科医师为 TOLAC 女性实施 VBAC 的成功率为 65.4%。对 ACOG 成员的调查数据显示，美国产科医师"出于对责任，患者的喜好和分娩所在医院资源有限等问题的顾虑，较少实施 VBACs"。美国妇产科权威曾就除了在紧急情况下能随时提供相关人员的医疗机构，由专业的产科医师对 TOLAC 产妇进行管理之外，由其他任何人员对 TOLAC 产妇管理这一问题公开提出过顾虑。

同样重要的是需要考虑，哪些患者的特征和产科因素可能对 VBAC 实践模式产生影响。具体而言，有研究确定了产妇年龄、人种 / 种族和经济状况是影响 TOLAC 率的人口学因素。所有年龄阶段 VBAC 的实施均减少。同样，所有人种和种族 VBAC 比率下降。有趣的是，非白种人女性更可能去尝试 TOLAC，但 VBAC 成功的可能性却更低。在产科因素方面，曾经阴道分娩的女性有超过两倍的概率行 TOLAC（比值比：1.51～6.67）。11 项队列研究一致报道，有经阴道分娩史能增加 VBAC 的概率。此外，前次 VBAC 史的女性此次 VBAC 的可能性比无前次经阴道分娩经历的妇女高 3～7 倍。如前面提到的，非临床因素影响并与 TOLAC 相关。NIH 的数据表明，VBAC 率与保险状况有关；与接受政府医疗补助的女性相比，有私人保险的女性 VBAC 率较低，而剖宫产率更高。相反的，来自全国住院样本（nationwide inpatient sample，NIS）的数据显示，2000 年、2003 年和 2005 年，不同保险类型患者间 VBAC 率没有差异。据推测，VBAC 实施率低与保险类型无关，而是取决于医院的资源。许多医疗的和非医疗的因素相互作用，影响了 TOLAC 使用率和 VBAC 实践模式，这些相互作用是相当复杂的，是方案决策和患者医疗质量的一个重要组成部分。当然，有必要更好地理解这些因素

以及它们对 TOLAC/ VBAC 的影响。

三、确定患者 TOLAC 的适用性

TOLAC 有一些（绝对或相对）禁忌证：没有能提供紧急剖宫产的人员（在家生产，人手不足的小医院），生产或阴道分娩的普遍禁忌［如前置胎盘或前置血管、产道受阻（如子宫肌瘤）、产道活动性疱疹病毒感染、母体严重的心血管病变、生产时异常胎先露（单或者多胎）、Ⅳ型 Ehlers-Danlos 综合征］，既往子宫穿孔或曾实施胎儿体外手术，既往有子宫垂直切开（病历记载或可疑的病史）、透壁子宫肌瘤剔除术、宫角切除术（间质性异位妊娠）、既往子宫破裂或子宫切开术后瘢痕裂开、先天性子宫异常实施或未实施过成形术、3 次或更多次既往 CD，既往 2 次 CD 无阴道分娩史、前次胎肩位难产、巨大儿（估计胎儿体重＞4kg）、产妇肥胖症、身材矮小和过期引产［或它们的组合，按顺序诊断标准强度降低（表10-1）］。

表 10-1　TOLAC 的绝对和相对禁忌证

TOLAC 绝对禁忌证
- 没有能立即应对急诊的工作人员
- 生产或阴道分娩的普遍禁忌
- 既往子宫穿孔或破裂
- 透壁子宫肌瘤剔除术
- 既往子宫垂直切开
- 先天性子宫异常 +/- 成形术
- 宫角切除术（间质性异位妊娠）
- 既往 3 次或更多次 CD

TOLAC 相对禁忌证
- 预计成功率＜50%～60%（如再次 CD 指征、多胎妊娠）
- 可预测的巨大儿
- 产妇肥胖，身材矮小
- 过期引产
- 前次胎肩位难产
- 产妇年龄大
- 既往 2 次 CD 无阴道分娩史

在 TOLAC 过程中，症状性子宫破裂风险因既往子宫切口类型不同而存在差异：Kerr 切口发生率为 0.2%～1.5%（低位横向切口），Kronig 切口为 1%～7%（低位垂直切口），经典 / T / J 形切口为 4%～9%（图10-1）。在美国，正期待新生儿的夫妇及产科医师认为灾难性的子宫破裂的风险＞1% 即是极限，因此，

子宫切口类型

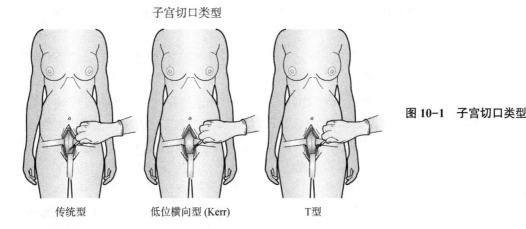

传统型　　　　　　　低位横向型 (Kerr)　　　　　　T型

图 10-1　子宫切口类型

在实际应用中，只有确定或估计是 Kerr 子宫切口的女性才被认定为 TOLAC 候选者。针对既往 2 次 Kerr 子宫切开术和阴道分娩史的女性的分娩模式问题的文献有限；与既往 1 次 CD 史的女性相比，这些女性 VBAC 成功率相似，主要并发症中度上升。因此，ACOG 现在规定，既往 2 次 Kerr 子宫切开史的女性，可以考虑作为 TOLAC 候选者。

既往 1 次 CD 史的女性，病历记载或估计子宫切口为 Kerr 切口，此次单胎妊娠，可以作为 TOLAC 候选者，预期 VBAC 成功率至少为 2/3～3/4，尤其是既往有经阴道分娩史（这种情况下，VBAC 成功率可能高达 4/5）。2010 年 NIH 专家组推荐，对于这种患者应该在产前检查时以非命令的方式向她们提出 TOLAC 建议。正期待新生儿的夫妇应该认识到，无论 PRCD 和 TOLAC 都存在母体和胎儿的收益及风险，这两个选择的比较应该依据前瞻性的分娩意向（并非只能在事后才知道的实际分娩方式）进行数据分析。

对将来的妊娠而言，计划 TOLAC 与计划 PRCD 相比，具有如下优点：可避免身体需要长时间恢复的腹部大手术，并回复到低风险状态。TOLAC 发生以下事件的可能性低：手术并发症（肠、膀胱或输尿管损伤），未来的异常胎盘植入（前置胎盘、胎盘粘连 / 胎盘植入 / 穿透性胎盘植入），继发性不孕，或者将来病理妊娠。因此，它对准备生育多个孩子的年轻女性更有吸引力。

计划 PRCD 与计划 TOLAC 相比，优点包括增加分娩时间的可控性（方便）以及以下风险的发生率显著降低：症状性子宫破裂及其后遗症（0 vs 0.9%）、子宫内膜炎（1.8% vs 2.9%）、缺氧缺血性脑病（0vs0.78%）和围生期死亡率（0.01% vs 0.13%）。因此，这对于大多数渴望减少围生期风险的夫妇更有

吸引力，特别是考虑少生孩子的更年长的夫妇（在或不在体外受孕的辅助下生育 1～2 个孩子），以及那些从来没进入产程活跃期，更关心盆底功能的女性。

撇开优点不谈，产前咨询应确定并总结导致 TOLAC 失败而需要中转 CD 的危险因素，因为中转剖宫产是尝试 TOLAC 最常见的不良结局。文献分析证实，多种因素影响 VBAC 成功率。自然分娩及经阴道分娩史提高 VBAC 成功率。相反，再次出现 CD 指征（难产、头盆不称）、身材矮小、肥胖症产妇、高龄产妇、巨大儿、过期妊娠（＞ 40 周）、引产 / 促产等，均降低 VBAC 的成功率。为符合条件的夫妇（既往有 1 次 Kerr 子宫切开术，此次单胎、头位）提供咨询的临床非常实用的在线计算器，是基于美国母婴医学网络（Maternal-Fetal Medicine Units Network，MFMU）的数据得出的，其网址为 Http://www.bsc.gwu.edu/mfmu/vagbirth.html。当预测 VBAC 的可能性＜ 60%，有证据表明，TOLAC 的不良事件发生率大于 PRCD；举例说明，前次 CD 无经阴道分娩史的女性，合并宫颈状况不良，VBAC 成功的概率只有 45%，不主张行 TOLAC。另一方面，如计划实施 PRCD 的女性在剖宫产之前自发分娩（预产期正常或提前），应该再次评估分娩方式，因为此时 CD 益处不大（此时不再是分娩前，已经进入分娩），而 VBAC 成功率很高（即使产前预测评分并不理想）。

四、关注患者的健康

1. 母体短期预后

对大多数符合条件的妇女来说，TOLAC 是一种合理安全的选择。2010 年，NIH 共识发展会议评估

了高级别的证据，声称尝试 TOLAC 的产妇与直接实施 PRCD 的产妇相比，死亡率降低。TOLAC 的母体死亡率大概为 3.8/100 000 例活产，而择期重复剖宫产的母体死亡率大概为 13.4/100 000 例活产。大多数尝试 TOLAC 的妇女（60%～80%）将实现 VBAC。VBAC 成功的产妇与那些直接实施 PRCD 的产妇相比，具有如下优点：子宫切除率较低，血栓栓塞事件发生率较低，输血概率较低，以及住院时间缩短。尽管存在这些已知的优点，尝试 TOLAC 比率仍然很低。这在很大程度上归因于，如果 TOLAC 尝试失败，产妇可能出现潜在的短期或长期的不良预后。

目前，没有现成的模型能绝对精确地预测候选人是否能成功实现 VBAC。少数尝试 TOLAC 的妇女需要紧急的再次剖宫产，而这往往伴随严重的不良预后。麻醉医师、产科医师及考虑 TOLAC 的妇女应该认识到这些潜在且严重的风险。子宫破裂、子宫切除术、血栓栓塞性疾病、手术损伤和母体死亡是文献报道最严重的后果。图 10-2 展示了子宫破裂导致胎儿宫内死亡，并引起左侧阔韧带血肿。不太严重的后果包括需要输血治疗的产后出血、感染性疾病（如子宫内膜炎、伤口感染、产褥热）以及住院时间延长。症状性子宫破裂几乎只发生于不成功的 TOLAC。子宫切除率与成功的 VBAC（0.1%），不成功的 TOLAC（0.5%），PRCD（0.3%）概率相似。输血的频率和子宫内膜炎的风险，在不成功 TOLAC 女性中最高。母体死亡和血栓栓塞性疾病文献报道很少，它们在这些组的发生频率不易区分。然而，尝试 PRCD 组与尝试 TOLAC 组相比，母体死亡率在每 10 000 次妊娠额外增加 1 例。除了子宫破裂，与成功 VBAC，不成功

TOLAC 和 PRCD 相关的产妇预后的数据非常稀少。因此，本讨论将集中于子宫破裂，因为目前认为它是与尝试 TOLAC 相关的最灾难性的短期并发症。

TOLAC 极少发生但后果严重的结局是症状性子宫破裂，它可能带来致死性的母胎后遗症。PRCD 几乎从未出现过症状性子宫破裂。精确地计算子宫破裂的发生率是一项挑战，因为研究报道数据通常是症状性子宫破裂和无症状的瘢痕子宫裂开两者之和。2010 年，NIH 共识发展会议提供了如下子宫破裂发生概率的估计值。考虑所有的胎龄，TOLAC 女性中子宫破裂的发生率是 0.3%（325/100 000）。尝试 TOLAC 的足月产妇，子宫破裂风险上升到 0.77%（778/100 000）。PRCD 女性子宫破裂的风险是 0.026%（26/100 000）。无瘢痕的妊娠子宫很少发生症状性破裂，预计发生率为每 5000～10 000 次妊娠 1 例。该比例在有过 1 次前次 CD 史尝试 TOLAC 的女性中高两个数量级。前次剖宫产妇女子宫破裂的危险因素，与部分 TOLAC 失败的危险因素相似：经阴道初产，多次 CD 史，引产或助产，过期妊娠及产前超声检查发现子宫膀胱膈变薄［（＜2.3mm）图 10-3］。

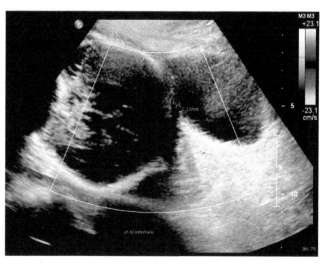

图 10-3　一名曾经历 6 次 Kerr 子宫切开术的产妇，切口处子宫肌层变薄（＜2.3mm），在她第 7 次剖宫产时发现，子宫瘢痕处裂开

区分症状性子宫破裂与子宫瘢痕裂开非常重要。彩图 35 和彩图 36 是症状性子宫破裂和术中子宫修复的照片。根据定义，症状性子宫破裂是指子宫壁全层的撕裂（蜕膜、子宫肌层和浆膜层），通常导致（显性或隐性）出血，偶尔引起胎儿胎盘的一部分被挤出，而出现胎心异常。关于这个话题在解读文献时存

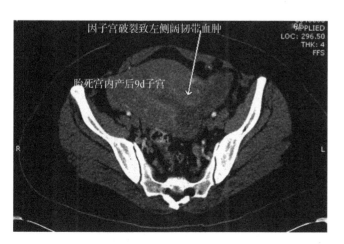

图 10-2　CT 图像显示了子宫破裂导致胎儿宫内死亡，引起左侧阔韧带血肿

在的主要障碍在于不同的作者交替使用不同的术语，如完全性/不完全子宫破裂、子宫瘢痕裂开、症状性子宫破裂等。子宫瘢痕裂开，浆膜层是否完好的，对母胎的结局影响小，这一点与症状性子宫破裂形成了鲜明对比。文献中大多数 TOLAC 相关病例记录的是症状性子宫破裂（VBAC 成功的病例若未进行剖腹手术，则可能无法诊断断子宫裂开），而 PRCD 病例则是再次剖腹手术时顺带记录了子宫瘢痕裂开的情况（计划实施剖宫产，产前却出现子宫破裂，需要紧急行外科手术）。几项研究中显示，TOLAC 比 PRCD 每 1000 例患者中症状性子宫破裂发生率增加 3～4 例，无症状的子宫瘢痕裂开率两组相似。事实上，若选择 PRCD，不会发生症状性子宫破裂及后代没有缺氧缺血性脑病；对婴儿来说，PRCD 显然是最安全的选择。然而，对母体来说，PRCD 并不是最安全的选择（与计划 TOLAC 相比，死亡率高 1/10 000），并可能危及将来的妊娠（前置胎盘/胎盘植入导致膀胱损伤和输血，继发性不孕，将来流产，所有这些不良事件随 CD 次数增加呈指数增长）。

真正的子宫破裂可能会导致严重的母胎结局，除非紧急救治立刻启动。子宫破裂与母体围生期发病率和死亡率之间密切的关系，使得医疗工作者，医院，政策制定者和正期待新生儿的夫妇对其产生极大关注。意识到这一点，是否有管理因素可能减少其发生及降低其严重性，受到越来越多的关注。取决于多种临床危险因素，子宫破裂的发生率有显著差异。前次子宫切口的类型和位置可能是需考虑的最重要因素（图 10-1）。既往的垂直（经典和 J/T 形）切口显著增加子宫破裂的风险（4%～9%）。前次的低位垂直切口（Kronig）患者发生症状性子宫破裂的风险为 1%～7%。除了子宫瘢痕类型，以下与产科病史相关的特征均被报道与子宫破裂的发生率和风险有关：既往剖宫产分娩的次数，既往经阴道分娩，分娩间隔时间和分娩时的胎龄。显然，有几项因素与子宫破裂明确相关，在给产妇提供咨询时非常有用，并帮助她们根据自身的风险，进行明智的决策。遗憾的是，尽管试图开发一个准确的模型预测 TOLAC 期间子宫破裂的个体风险，但依然没有完美的风险预测计算器。

2. 母体长期预后

如果不提潜在母体长期预后，那么关于尝试 TOLAC 不良后果的讨论是不完整的。大多数现有的

科学文献，常常侧重于那些短期的不良后果。然而，对于考虑 TOLAC/VBAC 的产妇，权衡风险利益比时，认识母体长期并发症同样重要。接受剖宫产和重复剖宫产的妇女可能存在不同的慢性问题。这些女性发生以下问题的风险增加：发生慢性盆腔疼痛、手术粘连、胃肠道症状、继发不孕，将来妊娠发生流产；这些不良事件的发病率随着既往剖宫产次数的增加而增加。特别值得一提的是，接受多次重复剖宫产的妇女（无论是急诊还是计划）前置胎盘，胎盘粘连/胎盘植入/穿透性胎盘植入的风险显著增加，导致威胁生命的出血和并发症。这种情况及其麻醉管理将在第 21 章阐述（第 21 章产前出血和血液保护治疗；产后出血，大量输血的策略以及新型治疗性干预）。即使不存在胎盘植入，MFMU 网络队列研究报道显示，剖宫产数量的增加与如下并发症的增加密切相关：子宫切除术、前置胎盘、膀胱切开术、手术损伤、肠梗阻、≥4U 的输血，术后需要机械通气，住院时间延长。另一方面，TOLAC+/- VBAC 增加产妇盆底功能障碍，尿/便失禁及数年后盆腔器官脱垂的可能性，从而影响生活质量。总而言之，针对特定的待产妇，当决定 TOLAC 是否是最佳选择时，要同时考虑到可能的长期并发症与短期并发症。对医师和待产妇来说，当她们想选择一种安全明智的分娩方式时，在评估不良事件的风险时，明确哪些因素需要纳入考虑，是很重要的。

五、产科管理办法

分娩监护／ACOG 的建议

尝试 TOLAC 的产妇，出现危及生命的母胎并发症的风险很高，应进行相应的管理。在管理这类产妇时，需应用多学科联合的方法（图 10-4）；也就是说，她们应该在有立刻可以提供急诊医疗服务医护人员（产科医师、围生期麻醉医师、新生儿医师、血库和手术室）的机构受到照护。连续的体外胎儿监护，经验丰富的产科医师对分娩力计的结果进行实时解读，硬膜外麻醉以及再次剖宫产的指征放宽都是成功管理 TOLAC 的基石。

症状性子宫破裂，通常在分娩时发生，虽然也偶尔发生在产前或一开始就出现在产后（图 10-2）。分娩过程中子宫破裂的前兆是出现胎心异常（87% 病

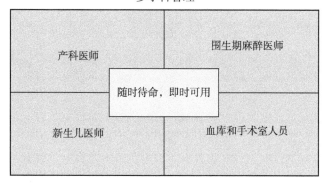

多学科管理

产科医师　　　　　围生期麻醉医师

随时待命，即时可用

新生儿医师　　　　血库和手术室人员

图 10-4　多学科联合对尝试 TOLAC 的临产妇进行管理

例有此表现：心动过缓、减速或心动过速），但有时也表现为产妇腹痛、心动过速、低血压 / 休克、子宫收缩停止、胎先露消失、子宫瘢痕压痛、子宫形态改变。诊断主要依靠母体和胎儿的心率，而不仅仅是产妇的疼痛。在手术室进行紧急剖腹探查时，子宫破裂得以确诊，并应同时进行相应治疗；持续的产科监护和及时的手术操作对改善围生期预后起重要作用。胎儿经腹部娩出后，选择子宫破裂修补术还是子宫切除术，取决于手术产科医师的决定和产妇的血流动力学状况及凝血参数。

TOLAC 管理并不要求常规放置宫腔内测压导管〔除非正在输注缩宫素（虽然存在争议），但这样做的优点在于可以对缩宫素的效果进行滴定〕；如果体外胎儿监护不可靠，胎儿头皮电极可能是明智的选择，某些特殊产妇也同样适用（如肥胖症）。对正尝试 TOLAC 的妇女强烈建议采用硬膜外麻醉，它是一项安全舒适的措施，并在做分娩方式咨询时不用考虑产妇对子宫收缩疼痛的恐惧，同时可以快速提供外科手术麻醉，使其成为必要措施。

既往曾行子宫切开术在妊娠晚期行 TOLAC 患者禁忌使用前列腺素，因为它增加了症状性子宫破裂的风险，可能导致致命的后遗症。ACOG 指出，米索前列醇不应用于有前次 CD 或子宫大手术史、目前活胎妊娠的女性，用于妊娠晚期促使宫颈成熟或引产。值得注意的是，米索前列醇仍可以安全地用于妊娠中期进行吸引助产（如用于存在致命畸形的胎儿），也用于妊娠晚期死胎分娩，子宫破裂发生率 < 1%。

若前次 CD 史目前活胎妊娠女性需要进行分娩诱导时，应该重新进行分娩方式的咨询，并获得知情同意书，同意书中应说明 VBAC 成功的可能性降低（特别是宫颈检查发现宫颈状态不好时）且围生期并发症

风险增加。GBS 阴性妊娠 38 周前后的女性行羊膜剥脱可能是实施足月刺激分娩的较好的时机，但对前次 CD 史女性而言，这种方法没有循证医学证据，也并不是每次都适用，因为分娩诱导的几个医学指征并不能可靠地进行预测。在这种情况下经过适当的产前咨询后，希望 TOLAC 的产妇，采用机械方式使宫颈成熟（导尿管），然后实施人工破膜，并持续密切监测，可能是最安全的方法，对于既往曾经阴道分娩，且经检查宫颈状态良好的这部分产妇，可以保留缩宫素输注。缩宫素输注速度和持续时间都应该保持在最低限度，以保证足够的子宫收缩频率和强度，可以通过宫腔内导管测压数据来判断子宫收缩状况，这些都需要在经验丰富的产科医师进行判断。关于 TOLAC 中缩宫素的使用，目前尚无循证的推荐意见（无论是引产还是助产）。因此，应该合理使用谨慎的母胎和产程监测，同时进行可靠的临床判断并将再次剖宫产的指征放宽。

因为缺乏对既往 CD 患者实施体外胎头倒转术（external cephalic version, ECV）的可靠数据，大多数产科医师回避 ECV，对存在先露异常的产妇在 39 周或临产时实施再次剖宫产。将单胎妊娠胎先露异常的数据进行外推，考虑到已知多胎妊娠 CD 的风险（为了利于未先露的胎儿），大多数专家推荐对既往剖宫产后多胎妊娠的妇女实施 PRCD。因为没有可靠的证据表明 TOLAC 对多胎妊娠是安全的，考虑到在现代美国超过 80% 的双胞胎是经腹分娩的，目前不鼓励对这类产妇使用 TOLAC。

没有任何证据表明，VBAC 成功后，对子宫瘢痕进行指检能提供任何有用的临床信息。因此它不被推荐。

六、麻醉方面的考虑

1. 麻醉医师的作用

麻醉医师在多学科协作团队中起不可或缺的作用，为尝试 TOLAC 的产妇提供医疗服务。这个作用可能仅仅是给成功 VBAC 的产妇实施硬膜外镇痛。在过去的几十年里，在这种临床情况下实施硬膜外分娩镇痛一直存在顾虑。这种顾虑主要源于分娩中实施硬膜外镇痛后，可能会影响子宫破裂的检查与治疗这样一个假设。产科医师对子宫破裂的识别，很大程度

上依赖于经典的症状和体征，包括胎心异常、阴道出血、产妇疼痛及产妇血流动力学不稳定。具体来说，顾虑在于是否子宫破裂引起的产妇疼痛会被硬膜外镇痛掩盖而不易被发现。有证据显示，事实并不是这样的。实际上，硬膜外给药模式反而是子宫破裂即将出现或进展的一个标志。2010 年，Cahill 等在纳入25 000 例患者的多中心回顾性队列研究中开展巢式病例对照研究，观察尝试 VBAC 的患者硬膜外给药模式和子宫破裂的相关性。该研究发现，既往未出现过子宫破裂的产妇，子宫破裂前即刻硬膜外镇痛药物需药量增加。出现子宫破裂的产妇使用的硬膜外镇痛平均剂量比未出现子宫破裂的产妇高（分别为 4.1 与3.5 个剂量，$P = 0.04$）。有观点认为，接受硬膜外麻醉的 TOLAC 女性无法感受到子宫破裂引起的疼痛，这一研究结果反驳了这一观点。这些发现对于尝试TOLAC 产妇的分娩中管理有非常重要的作用。

推荐对尝试 TOLAC 的产妇实施硬膜外镇痛有良好且一致的证据支持。硬膜外镇痛不是导致 TOLAC失败的危险因素。虽然实施硬膜外镇痛似乎并不增加成功率，但显然也不禁忌对这类产妇实施硬膜外镇痛。尝试 TOLAC 的产妇应该使用硬膜外镇痛。ACOG赞同根据产妇意愿，TOLAC 期间使用硬膜外镇痛。ACOG 也承认，硬膜外镇痛可以充分缓解分娩时的疼痛，可能鼓励更多的妇女选择 TOLAC。最重要的是，硬膜外镇痛并不像被认为的那样会掩盖子宫破裂的症状和体征。实际上，围生期医疗团队应该认识到，尝试 TOLAC 产妇对硬膜外镇痛药物剂量需求增加，可能是子宫破裂即将发生 / 发展的一个替代标志。

对于因产程进展不良或其他非紧急产科指征导致TOLAC 尝试不成功的产妇，麻醉医师的作用转换成为无并发症的剖宫产提供手术麻醉。如果母胎状况尚好，麻醉技术可以采用与其他任何非紧急重复剖宫产相同的方式。如果已有硬膜外导管，且使用良好，可以直接给予实施手术麻醉的药物剂量。

在其他情况下，尝试 TOLAC 过程中出现问题并且急需行急诊产科手术，麻醉医师的作用可以进一步扩展到为急诊剖宫产手术提供麻醉。麻醉方式的选择应根据病例具体情况制定（图 10-5）。根据不同的临床情况，可以采用区域阻滞或气管插管全身麻醉。在很多病例中，也需要麻醉医师帮助处理可能发生的严重并发症。麻醉医师还负责在需要时进行液体和电解质复苏，给予血液制品，并提供全面支持治疗。

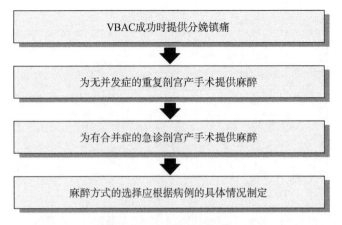

图 10-5　麻醉医师的作用

对于选择了 TOLAC 的产妇，无法依据个体的情况对其分娩进程进行准确预测。因此，麻醉医师应当尽一切努力进行充分的准备，以保证最佳的围生期预后。建议麻醉前进行一次完整的评估，包括母体气道评估。应获得所有实施 TOLAC 的患者的知情同意。此外，应早期建立大口径静脉通道。完成交叉配血的血液制品应该随时可以获得，最好在具备大量输血方案流程的机构进行。一旦发生症状性子宫破裂或其他围生期急症，可能发生快速灾难性出血，因此强烈鼓励施行以上措施。

2. ASA 和 ACOG 联合建议

2008 年，ASA 和 ACOG 发布"产科麻醉管理最佳目标"的联合声明。该声明解决了两个专科关注的问题，并提出了所有提供产科服务的医院都应该努力实现的目标。联合声明中与 TOLAC/ VBAC 服务直接相关的部分条款见表 10-2。

表 10-2　"产科麻醉管理最佳目标"强调内容

ASA 和 ACOG 联合声明

● 立即可用的合适的设施和人员，包括产科麻醉医师、护理人员和能够监测分娩和实施剖宫产的医师，其中包括为剖宫产后经阴道分娩（VBAC）的病例行紧急剖宫产术

● 可用的麻醉医师和手术人员，在确定方案后，30min 内可以开始剖宫产术

3. 麻醉人员的可用性

如前述，无论是 ASA 和 ACOG 都倡导适当的人员和设备"立即可用"，以便在需要时行急诊剖宫产手术。"立即可用"这个概念究竟指什么，它在所有

提供 TOLAC 的医院是否可能实现？当然，当对这个问题进行深入探讨时可能提出这样或那样的问题。本质上，必须提出的问题是，是否有足够的麻醉人员以满足这个要求。Birnbach 和他的同事最近探讨了麻醉医师感兴趣的 3 个方面："在美国所有分娩机构，麻醉医师能为 TOLAC/VBAC 提供快速可用的能力；对将来麻醉医师从业人员数量的评估；在所有提供产科医疗的医院，阻碍麻醉医师即时可用的原因。"麻醉医师的可用性受很多因素的影响。它具有巨大的地区差异性。不仅是产科麻醉医师的需求量不断增加。由于手术室、内镜室、介入放射科和其他手术室外手术操作量的增多，这些都需要麻醉医师提供麻醉，因此，麻醉医师的整体需求量也在不断增加。工作分担模式增加、兼职就业、个人工作量减少、提前退休和计划安排的灵活可变性等因素使麻醉医师可用性和人员短缺问题进一步恶化。

联合委员会赞同在分娩中心和产科进行团队培训和模拟训练，以提升患者安全。直到能获得数据可以清楚地界定这个复杂的问题，根据 Birnbath 综述"目前没有足够的额外人员可以在全美范围内从根本上转变编制模式以便在各医院提供立即可用的麻醉人员"。也许，重点应该在"尽可能地整合产科服务，改善对患者的教育，形成可以对风险因素进行分层的方案流程和指南，优化医务人员配置，改良程序，对分娩和产科工作人员进行团队培训和模拟，深化患者安全研究"。

七、推荐意见摘要

通过对现存最佳证据的综述，对剖宫产后分娩管理的推荐意见参见表 10-3。当一个麻醉医师面临为尝试 TOLAC/VBAC 的临产妇提供麻醉时，应重点考虑这些精编的推荐意见。推荐意见分为以下几级：A 级，B 级或 C 级。A 级建议是基于有力且一致的科学证据。B 级建议是基于有限的或不一致的证据。C 级建议是基于一些共识或专家意见。

表 10-4 提供了几个专业学会对 TOLAC 建议的总结，这些专业学会包括美国妇产科医师大会（原学会）（ACOG），RCOG，加拿大妇产科医师学会（SOGC），美国家庭医师学会（AAFP），以及美国卫生和人类服务部医疗保健研究与质量局（AHRQ）。

要　点

■ 对于许多经历过 1 次 Kerr 切口剖宫产的女性，TOLAC 可能是一种合理的选择，应该向合适的候选人进行推荐。

■ 为提高美国和世界各地的 VBAC 率，需要改善医疗的可获取性，患者的教育和逆转法医学的负面氛围。

■ 确定哪位产妇是尝试 TOLAC 的合适候选人是一个复杂的、微妙的决定，最终决定权最好留给待产夫妇和他们的产科医师。

■ 症状性子宫破裂是 TOLAC 相关的最灾难性的短期并发症之一，几乎只在 TOLAC 失败时发生。

■ 对于病历记载或评估可能存在子宫垂直瘢痕的妇女，不建议采用 TOLAC，因为这种切口往往与症状性子宫破裂有关。

■ 硬膜外镇痛是安全的，应提供给所有尝试 TOLAC 的产妇。

表 10-3　剖宫产后分娩的建议总结

建　议	证据等级
对于经历过一次 Kerr 切口剖宫产的妇女，TOLAC 可能是一种合理的选择，应该向合适的候选人进行推荐	A 级
为提高美国的 VBAC 率，需要改善医疗的可获取性，患者的教育和逆转法医学的负面氛围	C 级
确定哪位产妇是尝试 TOLAC 的合适候选人是一个复杂的、微妙的决定，最好将决定权留给待产夫妇和他们的产科医师	C 级
症状性子宫破裂是 TOLAC 相关的最灾难性的短期并发症之一，几乎只在 TOLAC 失败时发生	B 级
病历记载或评估可能存在子宫垂直瘢痕的妇女，不建议采用 TOLAC，因为这种切口往往与症状性子宫破裂有关	B 级
硬膜外镇痛是安全的，应提供给所有尝试 TOLAC 的产妇	A 级
尝试 TOLAC 的产妇，硬膜外镇痛药物剂量需求的增加，可能是子宫破裂即将发生/发展的一个警报	B 级
ASA 和 ACOG 倡导的立即可用的适当的设施和人员，包括围生期麻醉医师、护理人员和一名经验丰富能够监测 TOLAC 并实施紧急剖宫术的产科医师	C 级
为确保尝试 TOLAC 的妇女最佳的围生期结局，多学科联合方法很有必要	C 级

表 10-4　专业学会对 TOLAC 建议

学　会	VBAC 咨询	设备和人员	其他建议
ACOG	大多数经历过 1 次子宫低位横切口 CD 的妇女，应该建议行 VBAC，经历过 2 次低位横切口 CD 的妇女，可以考虑 VBAC	医师能提供紧急 CD 的医院最安全，但是，当无法获得这些资源时，允许患者接受增加的风险	不应提前排除双胎、巨大儿、过期妊娠、低位垂直子宫切口和其他不确定的子宫切口
RCOG	经历过 1 次低位 CD 的妇女，可以讨论选择 VBAC 的可能性，最后的决策取决于产妇和她的产科医师	应该在人员和设备配置合理的产房进行，同时进行连续的分娩护理及监测，具有可用的紧急 CD 及高级新生儿复苏资源	小心双胎及巨大儿（因为研究不充分，所以不确定）
SOGC	经历过 1 次子宫低位横切口 CD 的妇女，应该建议 VBAC	在能提供及时 CD 的医院，约 30min 能充分准备好紧急剖腹手术	无
AAFP	经历过 1 次子宫低位横切口 CD 的妇女，应该建议 VBAC	不应该局限于那些可在分娩全程提供外科支持的机构，因为没有证据显示这些额外的资源能改善结局	无
AHRQ	对大多数经历前次剖宫产的妇女，VBAC 都是一种合理的选择	无	无

VBAC. 剖宫产后经阴道分娩；CD. 剖宫产术；ACOG. 美国妇产科医师大会（原学会）；RCOG. 英国皇家妇产科学院；SOGC. 加拿大妇产科医师学会；AAFP. 美国家庭医师学会；AHRQ. 美国卫生和人类服务部医疗保健研究与质量局

（改编自 Scott JR. Vaginal birth after cesarean delivery: a common-sense approach. Obstet Gynecol, 2011, 118：342. Copyright 2011 Lippincott Williams & Wilkins.）

■ 尝试 TOLAC 的产妇，硬膜外镇痛药物剂量需求的增加，可能是子宫破裂即将发生 / 发展的一个警报。

■ ASA 和 ACOG 倡导的立即可用的设施和人员，包括围生期麻醉医师，护理人员和一名经验丰富能够监测 TOLAC 并实施紧急剖宫产术的产科医师。

■ 为确保尝试 TOLAC 的妇女最佳的围生期转归，有必要采用多学科联合方法。

第11章

（Elena Reitman–Ivashkov，Pamela Flood 和 Mrinalini Balki 著，

成丹丹译，雷 翀校）

妊娠和分娩期间用于麻醉和镇痛的药物可能对子宫收缩力产生不同的影响。本章将综述子宫收缩的相关机制，并阐述麻醉对分娩及剖宫产时宫缩的影响。

一、分娩机制

子宫由平滑肌构成，整个孕程存在不同频率和强度的正常子宫收缩。在分娩活动发生前，子宫颈会发生一些变化，包括传入性 C 纤维的内向生长和生化信号通路的激活，这种激活致使胶原断裂，并改变子宫颈结构的完整性。分娩生产过程中，宫缩频率和强度的增强使宫颈变薄并扩张，使胎儿能从子宫进入产道。

传统的分娩过程分为 3 个产程。第一产程为宫颈期，这一时期宫颈管消退，宫口扩张；第二产程为骨盆期，胎儿下降通过骨盆娩出；第三产程为胎盘期，胎盘被娩出。一些专家定义了第四产程，指产后的1h，这一时期宫缩导致血容量增加，易发生产后出血。

二、产痛的机制

第一产程的疼痛主要是内脏痛，由子宫本身和宫颈收缩时传入产生。子宫和宫颈由交感神经传入支配，这些神经来源于子宫宫颈丛，腹下丛的下中上支以及主动脉丛。小的无髓鞘 C 纤维将伤害性感受通过腰及下胸部的交感神经链传至胸 10，胸 11，胸 12 和腰 1 神经根的后支，进入脊髓背角突触。随着产程进展，剧痛来源于胸 10 和腰 1 支配的皮区。疼痛的严重程度与宫缩的持续时间和强度有关，具有很大的个体差异。

第二产程的疼痛，来源于躯体因素加上第一产程的内脏痛。壁腹膜的压力，子宫韧带、尿道、膀胱、直肠、腰骶丛及盆底的韧带和肌肉的牵拉，都会增加疼痛的强度。第二产程中，胎先露对腰骶丛的直接压力会产生神经病理性痛。阴道及会阴的拉伸通过激活细小快传导有髓"A δ"纤维激活阴部神经（$S_{2\sim4}$）。这些区域的伤害性刺激通过脊髓背角细胞上传至大脑脊髓丘脑束，并在大脑被最终解析为疼痛。

一些动物模型提示，产痛可能影响子宫收缩。在啮齿类动物，如果腹下神经被切断，宫缩的幅度会增大，可能加快分娩的进程。这种反馈系统与人类分娩是否相关，尚不可知。

三、顺产过程

产科管理的一个关键任务是确定分娩过程是否正常，如果不正常，需要确定产程延迟的意义和相应的处理。产科医师使用经典的 Emmanuel Friedman 产程模型及其修正模型来预测分娩进程。这种方法是很直接的：他在 Y 轴描记宫颈的扩张程度，X 轴记录消耗

的时间，记录了数千例的分娩进程。最初的 Friedman 模型是一条 "S" 形曲线，包括宫颈口扩张 4cm 前的潜伏期、活跃期和宫颈口扩张 10cm 前的减速期。是否存在减速期的尚有争议，活跃期和潜伏期产程被简化为线性。Friedman 最大的贡献是他将第一产程的潜伏期和活跃期区分开。数小时的规律而疼痛宫缩后，宫颈管明显变短，但宫口扩张并不明显。Philpott 修正了 Friedman 的模型，将宫口扩张速度＜ 1cm/h 设为警界线，这个速度位于初产妇最低的 10 个百分位区间。这已经被写入 WHO 产程图，用来对资源缺乏环境下的难产进行预测。

Friedman 模型已经被用来研究不同人群的产程。然而，对于个体而言，第一产程从潜伏期到活跃期的变化，并不表现在宫口迅速扩张、转变突然发生，而是在宫口扩张曲线中坡度变化发生。近来，两种新方法应用于产程模型。Zhang 和同事们用一个多阶多项式功能的重复测量回归曲线。Flood，Reitman 和同事们运用二次指数产程模型来寻找显著影响产程进展的因素。这些方法都有优点和缺点，本章节不进行讨论。

产程潜伏期的长短存在巨大的变异性。单纯的潜伏期延长与胎儿窘迫或头盆不称无关。然而，原发分娩异常和活跃期的宫口扩张停止，可能预示头盆不称。Friedman 最初的研究提示，如果活跃期出现宫口扩张停止，那么 50% 患者可能需要行剖宫产。后期的研究表明，需要剖宫产的概率低一些，但有一点是明确的，即活跃期出现宫口扩张停止的患者比产程进展正常的患者需要剖宫产的可能性显著增加。然而，也有可能是产科某些习惯使然。近来，Zhang 和他的同事对大量同期人群队列研究提示，很多患者在宫口扩张 6cm 才进入活跃期，所以当宫口扩张＜ 6cm 之前，产程进展迟缓可能并不能提示异常产程。已明确的是，个体化的产程预测将有利于资源的有效利用，能降低不必要的手术娩出比率。

四、吸入性麻醉药

现在产科麻醉中，区域阻滞备受推崇，因为它既有利于母体，也有益于新生儿。然而，当存在凝血异常、严重感染、血容量不足及神经系统异常时，实施全身麻醉可能更为安全。

所有的吸入性麻醉药，包括七氟烷、地氟烷、异氟烷、氟烷和乙醇，均对妊娠期自发性子宫收缩产生剂量依赖性抑制作用。可能引起产后子宫松弛或无力导致出血量增加。因此，剖宫产术中，可能导致子宫过度松弛的高浓度吸入麻醉药应尽量避免。然而，吸入麻醉药这种众所周知的不良反应在某些情况下却反而被应用于某些复杂的分娩，通过子宫松弛作用来促进分娩。

历史上，20 世纪 60 年代中期，Fuchs 将肠道外给予乙醇作为早产时抑制分娩药物应用于临床，尽管存在其他可替代药物，但这一方法一直沿用到 1981 年。据报道，乙醇有效的血药浓度需达到 $1.2 \sim 1.8g/L$。然而，血药浓度增高造成母体麻醉和呼吸抑制，从而增加吸入性肺炎的风险。虽然并不常见，也会发生低血压和尿失禁。大多数使用乙醇的患者出现恶心症状，需要常规使用止吐药。

七氟烷和地氟烷在产科麻醉获得广泛应用。它们对宫缩的抑制作用已经在大鼠和人类中均得到证实。七氟烷和地氟烷的抑制程度与氟烷相当，而异氟烷抑制程度较小。这可能与他们的作用机制不同有关。异氟烷的抑制效应一定程度上与其对 K_{ATP} 通道调节有关，而其他的吸入麻醉药可能通过其他通路产生效应，其中包括跨膜 Ca^{2+} 流动。吸入麻醉药的抑制效应呈现浓度依赖性。低浓度［＜ 1 个最低肺泡有效浓度（MAC）］吸入麻醉药就对宫缩有抑制作用，使用缩宫素可恢复子宫收缩力。

地氟烷和七氟烷是剖宫产麻醉的适用药物，因为它们血气分配系数低，能够快速被吸收和清除。在等效 MAC 值时，这两种药物与之前的同类药物对子宫的舒张作用相似，但这两种药物在手术结束时能快速被消除，缩短子宫舒张的时间。全身麻醉剖宫产的减少意味着这些药物的可用数据非常少。Gambling 等比较了 1% 的七氟烷和 0.5% 的异氟烷用于择期剖宫产术。他们发现，两组在心血管参数、失血量、子宫张力、围术期并发症、苏醒时间和新生儿预后上没有差异。Abboud 等对比了 3% 和 6% 的地氟烷与 0.6% 的安氟烷用于剖宫产麻醉，发现两者对子宫收缩力的影响无差异。地氟烷应用于剖宫产麻醉的时间相对较短，关于它对母体和胎儿的影响的知识正在累积。Karaman 等通过观察母体和新生儿的预后，对比分别采用地氟烷、七氟烷用于择期剖宫产全身麻醉或使用硬膜外麻醉，3 组之间没有差异。

卤代的吸入麻醉药具有明显的优点，它们容易被滴定，降低术中知晓的风险。然而，没有证据支持使用现代常用吸入药物中的某一种（异氟烷、七氟烷、地氟烷）作为剖宫产的常规用药。对于剖宫产患者，应用低浓度吸入麻醉药（同时给予缩宫素），通常能维持子宫收缩力，但当存在宫缩乏力引起的产后出血时，吸入麻醉药的使用应谨慎并使用最小浓度，或者改为静脉麻醉。

改良剖宫产使生产过程中可进行不同的干预治疗，被称为产时宫外治疗（EXIT 操作）。这种操作常常被用于胎儿的干预治疗，此时胎儿依然通过胎盘进行气体交换（胎盘旁路）。EXIT 操作避免新生儿在下列病变时发生生产后缺氧，如囊性淋巴管瘤、淋巴瘤、颈部畸胎瘤以及出生后可能存在气道风险的先天性综合征。对于存在心肺疾病，出生后存在心力衰竭和缺氧的风险的胎儿，这种操作也被用于作为使用体外膜式氧合器（ECMO）的过渡。随着适应证的增多，EXIT 操作使用也日趋广泛。吸入麻醉药对子宫的舒张作用被应用于 EXIT 操作和帮助实施胎儿手术。EXIT 操作是在全身麻醉下进行的，但不同于常规剖宫产，在麻醉诱导后手术开始前，需要足够的时间，使卤代吸入麻醉药维持较高的恒定呼吸末有效浓度，确保子宫松弛，并实施胎儿麻醉。当子宫足够松弛后，使用吻合器切开子宫，将胎头和胎肩娩出以备气管插管。一旦脐带被夹闭胎儿娩出，母体的麻醉应快速降低子宫松弛程度，以避免产后出血。降低并清除卤代吸入麻醉药的有效浓度，开始使用 70% 的氧化亚氮、阿片类药物和（或）输注丙泊酚。

低浓度的吸入麻醉药和氧化亚氮均可被用于分娩镇痛。Abboud 等在第二产程使用 0.25%～1.25% 的安氟烷和氧气与 30%～60% 的氧化亚氮进行比较。大概 89% 的安氟烷组和 76% 的氧化亚氮组的患者对镇痛满意。记忆缺失的发生率相近（7% 与 10%）。两组失血量，新生儿 Apgar 评分及脐带血气分析数据无显著差异。与吸入麻醉药不同，氧化亚氮不影响子宫收缩。

五、静脉麻醉药

除了剖宫产，妊娠期间有可能需要进行其他外科手术。静脉麻醉药可复合吸入麻醉药使用，或者单纯采用全凭静脉麻醉（TIVA）。预测这些药物对子宫收缩和胎盘血流的影响是很重要的。意外的子宫肌肉松弛或收缩对胎儿及继续妊娠有害。

对妊娠前 3 个月自愿终止妊娠的患者，进行了一项双盲的临床研究，来比较采用异氟烷全身麻醉和丙泊酚全凭静脉全身麻醉对外科出血量的影响。丙泊酚全凭静脉麻醉组平均出血量为 148ml（123～170ml）显著低于异氟烷组，异氟烷组平均出血量为 244ml（198～301ml）。在均衡两组年龄、体重、子宫大小后，这种显著性差异仍存在。然而，体外研究证实，丙泊酚能剂量依赖性降低子宫收缩力。因为美国没有硫喷妥钠，尽管 FDA 尚未批准丙泊酚应用于妊娠患者，但是现在丙泊酚已经常用于临床妊娠患者的麻醉，已经有几项发表的临床研究证实，丙泊酚用于剖宫产麻醉诱导是安全的。丙泊酚能快速分布通过胎盘，脐带静脉血药浓度与母体静脉血药浓度的比率是 0.65。

咪达唑仑是一种短效、水溶性的苯二氮䓬类药物，它对血流动力学影响小，具有镇静和遗忘作用。它通常作为区域阻滞的辅助用药，小剂量（1～2mg）用于剖宫产术中，起抗焦虑作用。这个剂量的咪达唑仑能通过胎盘，但并没有证据显示它对胎儿安全有副作用。咪达唑仑尽管通常被用作麻醉术前药，但它也可加大剂量用作剖宫产的诱导用药。咪达唑仑对人类子宫收缩力的影响尚没有直接的研究，但体外模型研究证实，咪达唑仑能降低大鼠子宫的收缩力。

氯胺酮被用于产科手术全身麻醉或区域阻滞的辅助镇痛药和（或）镇静药。它对母体的心血管和呼吸抑制作用有限，同时降低阿片类药物对新生儿的不良反应。氯胺酮的镇痛机制可能与拮抗 N- 甲基 -D- 天冬氨酸（NMDA）受体有关。动物研究表明，氯胺酮的使用并不伴随子宫血流的减少。在体外，氯胺酮可剂量依赖性增加子宫张力，但是单次的诱导剂量并不增加足月妊娠患者子宫的张力。氯胺酮适用于剖宫产全身麻醉诱导，与硫喷妥钠相比，它在母体的血流动力学稳定，清醒及新生儿预后等方面更具优势。它能快速通过胎盘，但当使用剂量＜ 1mg/kg 时并未观察到胎儿抑制。然而使用氯胺酮苏醒时会出现谵妄和幻觉，这一现象在未使用术前药患者尤为明显，从而限制了氯胺酮成为常规诱导药应用于剖宫产麻醉。如果使用氯胺酮，应该同时使用苯二氮䓬类药物来减少这种精神心理改变的发生。

尽管很多种全身使用的阿片类药物被用于分娩镇痛，但几乎没有科学证据显示一种药物本身的镇痛作用强于另一种，通常情况下，阿片类药物的选择是基于传统习惯和（或）药动学。对离体人体妊娠期子宫肌肉束进行体外研究证实，阿片类药物，如芬太尼、哌替啶、瑞芬太尼和阿芬太尼都直接抑制子宫收缩，但其药物浓度要高于镇痛时用药浓度。镇痛浓度的阿片类药物对妊娠子宫的自发性收缩没有明显影响。有趣的是，吗啡和舒芬太尼即使远高于临床浓度，依然对子宫收缩力无影响。前瞻性对比椎管内镇痛与非口服的阿片类药物镇痛对剖宫产率的影响，结果显示两者剖宫产的难产率没有差异。荟萃分析患者随机接受椎管内镇痛或非口服的阿片类药物镇痛的临床研究，结果显示接受椎管内镇痛的患者分娩时间延长，但满意度更高，胎儿预后更好。接受非口服阿片类药物镇痛娩出的胎儿脐动脉血的 pH（＜7.15 或 7.20）常低于接受硬膜外镇痛后娩出的胎儿。

六、剖宫产手术的椎管内阻滞

椎管内麻醉和镇痛用于产科已日益普及。最主要的原因是经证实与全身麻醉相比，它对妊娠妇女更安全。最常见的与麻醉相关，影响产妇死亡率的原因是无法确保困难气道的处理，而妊娠增加了困难气道的发生率。1991—2002 年产妇死亡率与 1979—1990 年相比显著降低，相当一部分原因可能是椎管内麻醉用于剖宫产的比率增加。

因为腰麻使用药物剂量较小，从而减少了全身暴露，因此，腰麻药物对子宫 / 胎儿或新生儿几乎没有直接影响。椎管内麻醉的不良反应低血压和子宫张力增高可能潜在地影响子宫血流。因为子宫血流不能自主调节，所以子宫胎盘的灌注直接依赖于母体的灌注压。未经处理的母体血压降低，可能胎儿无法很好地耐受。荟萃分析研究对比了腰麻和椎管内麻醉应用于剖宫产术，证实腰麻出现低血压的程度更严重。另一篇综述对比不同的麻醉方式，发现腰麻与全身麻醉和硬膜外麻醉相比，脐带血 pH 更低，碱剩余更高。没有证据显示胎儿的酸碱状态统计学上的差异导致新生儿临床预后不同。但值得注意的是，没有一篇综述提及用现代的方法来治疗交感神经切除，包括输注去氧肾上腺素。

作为腰硬膜外联合技术的一部分，在硬膜外镇痛的基础上给予腰麻药物后，观察到胎儿出现短暂的心率异常的概率增加。某些情况下，这种变化与母体低血压有关，但在很多病例中，当子宫收缩频率增加时，包括在某些宫缩极度活跃的病例，母体的血压并没有大的波动。这一假设在最近的一项随机临床试验中得到证实，这一研究中患者放置了子宫内测压管。内源性肾上腺素激活子宫 β$_2$ 肾上腺素能受体，使子宫松弛。椎管内麻醉后，体内肾上腺素浓度快速降低。在椎管内麻醉时，肾上腺素降低，对子宫松弛作用降低，子宫基础收缩活动增强。在腰硬膜外联合镇痛前，给予肌内注射 25mg 麻黄碱，证实能减少晚期或变异的胎儿减速，与母体血压无关。由于被研究患者未放置宫内测压导管，并不能确定与子宫张力之间的直接关系。

七、椎管内分娩镇痛

运用现代的方案，椎管内分娩镇痛不增加产妇和新生儿围生期的发病率和死亡率，也不增加需要剖宫产的风险。

1. 第一产程

如前述，第一产程的疼痛是内脏痛，部位广泛。为了阻断宫颈成熟和分娩过程中产生的不断增强的传入反应，镇痛区域应覆盖从胸 10 至腰 1 节段的皮区。

在多项前瞻性随机研究中，将椎管内镇痛对第一产程时程的影响作为次要观察指标。一项荟萃分析纳入了 9 项研究发现，随机分配接受椎管内镇痛的患者和接受全身类阿片药物镇痛的患者相比，第一产程时长没有差异。这些研究的结果存在很大的不均一性，因为不同研究纳入的患者人群不同，对第一产程时限的定义也不同。相反，对 Parkland 医院的数据进行单独的荟萃分析显示，随机接受硬膜外镇痛的初产妇，第一产程会轻度延长（约 30min）。Wong 等和 Ohel 等在他们的随机对照研究中，在分娩早期给予椎管内镇痛，将产程作为次要观察指标进行评估。两组研究均发现，接受椎管内镇痛的患者与接受全身类阿片药物镇痛患者相比，第一产程明显缩短。第一产程受到很多因素影响。临床医生注意到某些患者椎管内镇痛约 30min 后，子宫活动度增强，而另一些患者则减弱。Cheek 等注意到，静脉输注 1L 晶体液后，子宫活动度减弱，而输注 0.5L 或仅给予维持生理需要量的液体对子宫活动度没有影响。仅给予硬膜外麻醉不给予液体负荷，子宫活动度并不减弱。Zamora 等观察到了同样的现象。

Rahm 等在前瞻性研究中发现，与未接受硬膜外镇痛的健康对照组相比，硬膜外给予布比卡因和舒芬太尼镇痛 60min 后，血中缩宫素水平下降。Behrens 等注意到，第一产程实施硬膜外镇痛明显降低前列腺素 F_{2a} 的释放，并使正常子宫活动进行性增强受到阻碍。而 Nielsenet 等对 11 例自然分娩的初产妇进行观察，在硬膜外布比卡因镇痛前后测量子宫上段和下段的宫内压力，持续 50min。研究者观察到接受硬膜外镇痛前后，子宫收缩的次数没有显著变化。硬膜外镇痛前后，子宫上段宫内压力均高于下段宫内压力（即宫底优势）。此外，此项研究还发现与镇痛之前相比，给予硬膜外镇痛后宫底优势更显著。

硬膜外给予局部麻醉药物复合肾上腺素，两种药物均会被全身吸收。有些医师担心肾上腺素会激活全身的 β 肾上腺素能受体，从而延缓产程。早期研究中使用大剂量肾上腺素，骶管硬膜外给予局部麻醉药复合肾上腺素，会延长第一产程，同时使需要缩宫素催产患者数量增加。然而，更多现代研究表明，目前局部麻醉药复合 $1.25 \sim 5\mu g/ml$ 的肾上腺素（1：800 000～1：200 000），并不影响产程及生产方式。

鞘内注射类阿片药物，引起胎儿心率减慢，与静止子宫张力增高有关。可能的机制是，镇痛后母体循环中儿茶酚胺的浓度急剧降低。因为肾上腺素通过激活 $β_2$ 肾上腺素能受体发挥减张作用，循环中儿茶酚胺浓度的突然降低导致子宫张力增加，子宫胎盘灌注减少，胎儿心率减慢。通常治疗后子宫高张力状态在 4～8min 可缓解，不需要行紧急剖宫产术。

总之，椎管内镇痛对产程有不同的影响，它使某些人产程缩短，而使另一些人产程延长。但是，镇痛相关的第一产程轻微延长，并没有表现出对母体或胎儿有不良影响，可能并没有临床意义。

2. 第二产程

子宫的收缩与子宫下段的伸展是第二产程时伤害性刺激的主要来源。会阴部拉伸导致低位产道的筋膜和皮下组织开始伸展并可能被撕裂，会阴的骨骼肌也承受压力。尖锐的疼痛局限于会阴部。对第二产程进行镇痛，头侧阻滞区域应达到 T_{10}，尾部应阻滞至阴部神经，阴部神经来源于 $S_{2\sim4}$ 神经前主支。

传统的硬膜外镇痛与第二产程延长有关。

美国妇产科医师协会（ACOG）对第二产程延长的定义是初产妇有硬膜外镇痛者第二产程超过 3h，无硬膜外镇痛者超过 2h；经产妇硬膜外镇痛者第二产程超过 2h，无硬膜外镇痛者超过 1h。荟萃分析对比椎管内和全身给予阿片镇痛的随机对照研究，支持这一临床观察结果。然而，第二产程的平均延长时间相对较短，随机分配至接受硬膜外镇痛患者的第二产程比接受全身阿片镇痛者约延长 15min。

最近的一项研究对比了间断单次注射与 PCEA 技术。PCEA 技术能在第一产程和第二产程提供更好的镇痛效果，但剖宫产率也更高（尽管胎头吸引助产率较低）。以 10～14ml/h 的速度持续硬膜外输注 0.125% 的布比卡因，因为运动阻滞导致产程延长。同时，一些研究证实，接受背景输注的临产妇女需要低位产钳助产的概率比间断单次注射的临产妇女高；中位产钳助产率和剖宫产率两组相似。

八、子宫收缩药

子宫收缩药被用于诱导或加强宫缩。更重要的是，它们用于防治因宫缩乏力引起的产后出血。这些药物会对母体产生某些不良反应，因此需要谨慎使用。对麻醉医师来说，了解这些药物对子宫的作用及其全身效应是很重要的，有助于优化药物治疗，降低母体发病率。

缩宫素：缩宫素是怀孕过程中天然合成的神经垂体激素，在分娩过程中对子宫平滑肌收缩起主导作用。缩宫素通过与子宫表面缩宫素受体（oxytocin receptors，OTRs）结合发挥作用。缩宫素 -OTR 复合物通过激活磷脂酶 C，释放 1，4，5- 三磷酸肌醇，1，2 二酰甘油和细胞内钙离子，诱导子宫收缩。药动学研究显示，缩宫素的半衰期是 5～15min，达到稳定血药浓度的时间是 40min，达到稳定子宫反应时间是 30min。

缩宫素通常被用于诱导或增强宫缩，以达到正常经阴道分娩的目的；它也是恢复子宫收缩力减少产后出血的一线用药。尽管缩宫素被广泛使用，但并没有形成分娩及生产时的标准用药方案，从而导致临床用药不一致。荟萃分析 11 项关于缩宫素用于诱导分娩的临床随机研究发现，和更激进的大剂量冲击疗法相比，采用小剂量缩宫素方案，即增加缩宫素剂量的间隔时间超过 30min，较少发生子宫过度刺激，自然阴道分娩率更高，母体产后感染和产后出血更少。然而，这些研究中，涉及缩宫素的用药方案非常宽泛。另一方面，最近的一篇关于缩宫素增强分娩的系统综述，其中包含了 10 项研究，这些研究根据缩宫素的初始使用剂量和剂量增加频率，区分高剂量方案（高于 4mU/min）和低剂量方案（低于 4mU/min）。研究认为，高剂量方案可中度降低剖宫产的风险，并且缩短了产程，但出现子宫过度刺激的概率增高。与子宫正常活动相比，子宫过度刺激与胎儿饱和度降低及胎儿异常心率模式相关。另外，分次注射缩宫素可能对母体血流动力学影响显著，例如低血压、心动过速、心肌缺血、这些不良反应都是与剂量相关的。英国孕产妇死亡机密调查显示，1997—1999 年，2 例死亡是由于静脉注射 10U 缩宫素后发生心血管不稳定所致。大剂量使用缩宫素的其他不良反应包括降低自由水清除率，外周潮红，恶心和呕吐。因此，基于患者安全考虑倾向于使用不影响该药临床疗效的低剂量的缩宫素输注。

缩宫素对子宫活动影响呈剂量相关性；但当它用于非临产产妇剖宫产时，剂量达到 5U 时出现"封顶效应"，超过这个剂量，并不能进一步改善子宫收缩或减少出血量。已经证实，对于非临产的产妇行择期剖宫产时，给予小负荷剂量（ED_{90}=0.35 U）的缩宫素，可以产生足够的子宫收缩作用。对已经使用过缩宫素来促进分娩的临产妇，需要 9 倍的负荷剂量（ED_{90}=2.99 U），尽管使用了如此大的剂量，产后出血仍然较多。类似于上面提到的荟萃分析，最近的一项研究表明，当为了促进分娩大剂量长时程使用缩宫素后，宫缩乏力继发严重产后出血的发生率较高。这些临床发现可以用 OTR 脱敏及信号减弱的分子机制来解释，分娩过程中，OTR 暴露于缩宫素后，发生时间和浓度依赖性脱敏和信号减弱。

九、缩宫素脱敏现象

隶属于 G 蛋白耦联受体（G-protein-coupled receptors，GPCRs）家族，与其他 GPCRs 一样，会因为同源刺激而产生快速分子脱敏。与 OTR 结合后，受体快速内化，与 G 蛋白解耦联，从而限制其他缩宫素信号。人体细胞培养中缩宫素介导的 OTRs 脱敏，使细胞对后续缩宫素反应能力降低，这种脱敏的特点是在子宫肌层缩宫素结合位点减少及 OTR mRNA 浓度降低。对怀孕大鼠的子宫肌束模型进行体外研究，进一步证明了这一脱敏现象，缩宫素预处理后，缩宫素诱导的子宫肌收缩被抑制。同样，产后期持续高剂量的缩宫素暴露，也可能导致急性受体脱敏，使子宫

肌层对追加的缩宫素不敏感。鉴于重复使用的缩宫素可能快速地失效，在产后出血的情况下，应考虑早期使用二线宫缩药。缩宫素诱导的脱敏现象是同源的，因此在大鼠的子宫肌束模型，并未观察到通过其他受体起作用的麦角新碱和前列腺素 $F_{2\alpha}$ 对子宫的收缩作用受影响。有趣的是，尽管存在脱敏现象，暴露于缩宫素的大鼠子宫肌束，缩宫素诱导的肌肉收缩依然强于其他宫缩药物。

◆ 卡贝缩宫素

卡贝缩宫素是人工合成的长效缩宫素，它通过与子宫肌层 OTR 的结合，来产生子宫收缩作用。尽管它作用时效比较长，在体研究显示它的效能为缩宫素的 1/10，大鼠体外模型研究显示，它对子宫肌收缩活性仅是缩宫素的 1/30。卡贝缩宫素收缩子宫能力较低，可能是因为配体 - 受体复合物诱导子宫肌细胞内源性活性的能力降低。它的血浆及 OTR 半衰期较长（是缩宫素的 4~10 倍），它的结构修饰降低了酶对其的降解，有助于延长宫缩活性。

相反，在过去 10 年对卡贝缩宫素所做的临床研究显示，与缩宫素相比，它对预防产后出血有更高或同等的疗效。卡贝缩宫素的不良反应与缩宫素相似。这种药物的剂量反应性和分娩过程中缩宫素暴露后受体脱敏的问题都尚未被研究，有必要对卡贝缩宫素的功效进一步研究。

◆ 麦角生物碱类

马来酸麦角新碱使子宫上下段发生张力性收缩，并且作用时间长。它通过钙通道或子宫肌内层的 α 受体发挥作用，同时也是 α 肾上腺素能受体、5HT-1 和多巴胺受体的部分激动药。它呈剂量依赖性地增强子宫肌收缩，但更大剂量使用可能带来更多的不良反应。比较麦角新碱与缩宫素的临床研究显示，两者平均出血量及产后出血的发生率差异不大。目前，麦角新碱是治疗产后出血的二线用药，如果分娩过程中使用缩宫素后，子宫收缩乏力仍然持续存在，可以考虑使用麦角新碱。子痫前期或高血压患者是使用麦角新碱的相对禁忌证，因为它可能造成恶性高血压而导致脑出血。这种情况下，在确定血压后可小剂量滴定使用。

◆ 前列腺素

前列腺素（prostaglandins，PGs）已经被确定为诱导足月分娩和人工终止妊娠的有效缩宫药，同时也用于治疗子宫收缩乏力引起的产后出血。PGs 通过 G

蛋白耦联前列腺素受体而发挥作用，已知前列腺素受体有几种亚型。$PGF_{2\alpha}$ 通过 FP 受体从细胞内钙库动员钙和增加 OTR 表达，促使子宫收缩。它对体外妊娠大鼠子宫肌收缩作用呈剂量依赖性增加。$PGF_{2\alpha}$ 所产生的子宫肌收缩作用强于其他类型的 PG，但不优于同浓度的缩宫素。卡前列氨丁三醇，一种甲基化的 $PGF_{2\alpha}$ 异构体，已被证实是一种更有效的子宫收缩药，比母体复合物作用时间更长。它适用于治疗其他常规方法无效的宫缩乏力导致的产后出血。它可能引起支气管痉挛，通气血流比例失调及低氧血症，当患者合并呼吸系统疾病时应谨慎使用。

米索前列醇，一种与前列腺素 E_1 类似的子宫收缩药，它选择性地与 EP_2 或 EP_3 前列腺素受体结合。它可以诱导分娩及流产，促进宫颈成熟，也可用于预防产后出血。对妊娠大鼠体外子宫肌样品，它产生的收缩力比 $PGF_{2\alpha}$ 和缩宫素弱。与安慰剂相比，它对减少分娩后失血有效；然而，与常规注射类子宫收缩剂相比，它用于第三产程并不具优势，特别是对于低风险的妇女。因为它的不良反应是剂量相关的，应该开展更多的研究确定其最低有效剂量。

◆ 用于妊娠高血压的药物

用于治疗妊娠期高血压的药物，包括硫酸镁、硝苯地平、硝酸甘油和拉贝洛尔，它们都对子宫有松弛作用。其中有些也用于安胎。

硫酸镁仍然是防治重度子痫前期患者发作的首选药物。在临床上，它也被用作宫缩抑制药（安胎药），尽管有争议认为硫酸镁的这种用途是无效的。最近确定，对具有早产风险的妇女，分娩前使用硫酸镁治疗，对早产胎儿有神经保护作用。在体外，发现硫酸镁用于妊娠对宫缩的抑制是剂量依赖性的，并随时间抑制作用增强，高浓度时，子宫自发性收缩完全停止。缩宫素诱导子宫肌收缩作用也能被硫酸镁削弱，虽然这种作用并不是很显著，而且需要使用的剂量比临床常规剂量高得多。需要更多的研究来阐明离体实验和在体实验结果之间的差异。

与镁剂相比，钙通道阻断药如硝苯地平，对有早产倾向的患者能更成功地延长妊娠，并且很少出现新生儿问题。

硝酸甘油，用于治疗严重妊娠高血压，同时具有松弛子宫作用。它通常用于协助以下治疗：清除滞留胎盘，协助困难胎儿娩出，易化体外胎头倒转术，双胎的处理，纠正因子宫张力过高引起的胎儿心律

异常以及用于纠正子宫内翻。硝酸甘油对子宫的松弛作用，源于它产生活性一氧化氮复合物。在体外，硝酸甘油是较强的人体子宫松弛药，但它的松弛作用很容易被其他子宫收缩药逆转。尽管其在临床实践中被广泛使用，但它是否优于目前使用的子宫松弛药仍不确定。

拉贝洛尔对足月人类子宫肌样本的收缩作用已被研究，但其宫缩舒张效应，仅在浓度远高于临床治疗高血压浓度时才被观察到。拉贝洛尔的轻度子宫松弛作用可能与直接的子宫肌抑制有关。然而，临床上，拉贝洛尔似乎对妊娠期及分娩进程没有任何影响。

要　点

■ 分娩是一个子宫结构和功能发生变化的动态过程。已提出不同的方法用来预测产程进展。

■ 所有挥发性麻醉药包括七氟烷、地氟烷、异氟烷、氟烷和乙醚，呈剂量依赖性地抑制子宫收缩，只有在低浓度时（低于 1 MAC），它们的抑制宫缩作用可以被缩宫素逆转。

■ 异丙酚呈剂量依赖性地减少子宫收缩。当单次使用氯胺酮用于麻醉诱导时，它对子宫张力的增加不具有临床意义。

■ 在镇痛浓度，全身性阿片药物如芬太尼、哌替啶、芬太尼、阿芬太尼对子宫自发性收缩无显著影响。当用药浓度高于镇痛浓度时，它们可能直接抑制子宫收缩；然而，即使大剂量使用，吗啡和舒芬太尼对子宫依然没有影响。

■ 腰麻硬膜外联合麻醉通过降低血液中肾上腺素的浓度，降低交感神经活性，从而增加子宫张力，并增强子宫基础活动度。

■ 目前使用的小剂量椎管内分娩镇痛技术，不增加产妇和新生儿围生期的发病率和死亡率，也不增加剖宫产的风险。

■ 椎管内镇痛对产程有不同的影响，使部分产妇程缩短，而其他产妇产程延长。第一产程不受硬膜外麻醉的影响，并且即使第一产程轻度延长，对母体和新生儿无不良作用。

■ 硬膜外镇痛可能延长第二产程，但它对第二产程的平均延长时间是比较短的。以 $10 \sim 14 ml/h$ 的速度连续硬膜外泵注 0.125% 的布比卡因，可能使产程延长，同时因为运动阻滞而增加需要器械助产的

可能性。

■ 所有的子宫收缩药呈药量依赖性地产生宫缩作用及全身效应。当大剂量的缩宫素被用于诱导分娩或助产，因存在缩宫素的脱敏现象，可能导致产后子宫收缩不良。

■ 抗高血压药，如用于治疗妊娠高血压疾病的硫酸镁、硝苯地平、硝酸甘油和拉贝洛尔对于子宫肌肉具有不同程度的松弛作用。这可能潜在地导致宫缩减弱；然而，这一药物特性的临床意义尚未被阐明。

第四部分

剖宫产的麻醉：术后和产后问题的管理

第12章

剖宫产的麻醉

（McCallum R. Hoyt 著，成丹丹 译，雷　翀 校）

　　剖宫产已经成为最常见的外科手术之一。这主要是因为剖宫产的发生率在过去的几十年里爆炸式上涨，特别是在发达国家。为剖宫产手术选择最适合的麻醉药物取决于许多因素，不仅仅是状况的紧急程度、产妇的医疗状况及任何特定技术的禁忌证。随着对母胎状况、风险和收益的认识有了进一步的发展，产科麻醉技术已经逐渐适应并发展。其结果是椎管内技术成为剖宫产麻醉最常用的方式，特别是非急诊情况下。临床实践已经有了如此大的改变以至于住院医师可能从来没有为剖宫产实施过全身麻醉，这使得在住院医师培训过程中，理解剖宫产时实施全身麻醉的原因、实施方法及风险和利益的权衡显得更为重要。其他正影响麻醉实践的概念包括缩宫素应用的新信息、术中产妇氧合及其对胎儿益处的研究。

一、剖宫产的发生率和病因

　　剖宫产分娩的发生率在过去的几十年显著增加，导致大多数发达国家剖宫产分娩率爆炸式增长，是许多因素综合作用的结果，目前国际数据表明，地域因素可能对剖宫产率和产妇死亡率产生强大的影响。2007年公布的一份报告显示，国际剖宫产率约为15%，美国和其他很多工业化国家发生率更高。不幸的是，同一份国际数据表明，孕产妇死亡率与较高的剖宫产率之间存在令人担忧的关联。数据显示，当达到某一个点时，剖宫产率的升高不再改善产妇和胎儿的死亡率，反而使之恶化。虽然证据表明，高剖宫产率并不与预后改善呈正相关，但目前的高剖宫产率能否被降低也只能是猜测。

1. 剖宫产率

　　一项关于剖宫产率的国际性调查显示，不同区域，发达国家和不那么发达的国家之间，剖宫产率均存在显著的差异性。该调查收集了母体、胎儿和新生儿的死亡率，发病率用人口出生的百分比表示，受培训的专业卫生保健人员数，这代表为民众所提供产科护理的数量等数据。该调查共收集126个国家的数据，作者估计，他们收集的数据涵盖了2002年出生的89%的活产儿。根据联合国的标准，这些国家被分为区域和分区域的不同类别，这些类别的剖宫产率如下（表12-1）。调查显示，两者合计国际剖宫产总发生率为15%。但是，区域类别内和不同类别之间，不同发展水平国家之间，剖宫产率存在显著差异。

　　在发达地区，如西欧、北美、澳大利亚和新西兰，平均剖宫产率远超过全球15%的水平。以发达国家作为一个整体，据报道平均剖宫产率为21.1%。在美国，初次和重复剖宫产率稳步上升，从1970年的5.5%，升至2007年的32%。Zhang等报道，美国2002—2008年，总剖宫产率为30.5%。但受调查的不同医院之间，剖宫产率存在显著差异，为20%～44%

表 12-1 区域和分区域组剖宫产率和估计覆盖范围

区域 / 分区域[1]	剖宫产出生率（%）	范围，最小至最大（%）	估计覆盖范围[2]（%）
非洲	3.5	0.4～15.4	83
东非	2.3	0.6～7.4	93
中非	1.8	0.4～6.0	26
北非	7.6	3.5～11.4	84
南非	14.5	6.9～6.0	93
西非	1.9	0.6～6.0	95
亚洲	15.9	1.0～40.5	89（65）[3]
东亚	40.5	27.4～40.5	90（0.31）[3]
中南亚	5.8	1.0～10.8	93
东南亚	6.8	1.0～17.4	83
西亚	11.7	1.5～23.3	75
欧洲	19.0	6.2～36.0	99
东欧	15.2	6.2～24.7	100
北欧	20.1	14.9～23.3	100
南欧	24.0	8.0～36.0	97
西欧	20.2	13.5～24.3	100
拉丁美洲和加勒比海地区	29.2	1.7～39.1	92
加勒比海地区	18.1	1.7～31.3	78
美洲中部	31.0	7.9～39.1	98
南美	29.3	12.9～36.7	90
北美	24.3	22.5～24.4	100
大洋洲	14.9	4.7～21.9	92
澳大利亚 / 新西兰	21.6	20.4～21.9	100
美拉尼西亚	4.9	4.7～7.1	87
密克罗尼西亚	N/A	N/A	0
波利尼西亚	N/A	N/A	0
全世界总计	15.0	0.4～40.5	89（74）[3]
发达地区	21.1	6.2～36.0	90
发展中国家	14.3	0.4～40.5	89（72）[3]
不发达国家	2.0	0.4～6.0	74

（1）依据联合国的标准对国家进行分类；2000 年人口总数低于 140 000 的国家未被纳入；（2）参考可用的全国活产比率数据；（3）括号内的数字代表排除中国后的覆盖率。N/A：数据不详

［转载自：Betrán AP, Merialdi M, Lauer JA, et al. Rates of caesarean section: Analysis of global, regional and national estimates. Paediatric and Perinatal Epidem, 2007, 21(2):98-113.］

不等。在其他地区，如加拿大，剖宫产率从 1994 年的 17.8% 上升至 1997 年的 19.1%，在英格兰和威尔士，剖宫产率逐步升高，1995 年，1999 年和 2000 年，剖宫产率分别为 16%，19% 和 21.5%。

在欠发达地区，平均剖宫产率徘徊在 15%，在区域和分区域之间仍然存在显著差异。在最不发达的地区，是指主要位于非洲的 49 个国家，平均剖宫产率为 2%。在这里，低剖宫产率和高产妇死亡率存在着相关性，但有一些例外。

剖宫产率的快速上涨引起人类警觉，1985 年世界卫生组织建议，产科机构应该将其剖宫产率相关信息发布给公众。他们认为，通过告知产妇剖宫产分娩的潜在不良作用，然后公布机构数据，剖宫产率就会下降。WHO 的报告指出，世界上剖宫产率低于 10% 的国家围生期死亡率最低，指出"任何地区剖宫产率都没有理由超过 10%～15%"。尽管非常公开地尝试降低剖宫产率，但剖宫产率仍呈现出明确的增长趋势。

2.剖宫产适应证

发达国家剖宫产率上升的原因是复杂的、多方面的，但在大多数工业化国家之间，导致剖宫产率上升的原因变化不大，提示存在共性的影响。Joseph 等回顾了加拿大新斯科舍省 1988—2000 年所有首次剖宫产的指征。他们发现，产妇特征、产妇合并症和产科临床实践的变化是首次剖宫产率上涨的原因（表 12-2）。已确定的孕产妇特征包括年龄的增长、产次的减少、妊娠前体重更大和妊娠期更大程度的体重增长。所列举的首次剖宫产的原因中，最显著的是难产和臀先露的增加。同时母体合并症对孕产妇造成更大的风险，这也推动了剖宫产率的上涨。这些研究结果也得到其他人支持，他们注意到更多的女性追求职业道路的发展，推迟了结婚和生育年龄。因此，在过去的 20 年，初产的平均年龄上升，公共卫生分析证实，高龄产妇更可能需要剖宫产。Menacker 等同意所有上述原因，并对诉讼和医学会的保守建议表示担忧，这些因素促使美国 1991—2007 年剖宫产率上涨。在美国，2007 年剖宫产率达到 32% 创有史以来最高记录，比 16 年前增加了 53%。在某些州，增长幅度超过 70%。

表 12-2　已确定的剖宫产相关危险因素

孕产妇特征	产科临床实践的改变
年龄增长	产钳使用减少
合并症	臀先露采用剖宫产
妊娠期肥胖症	无指征的择期促产
产前体重增加过多	技术使用的增加
诉讼	常规的电子胎儿监护
孕产妇要求	医学学会指南

产科临床实践随时间的变化而改变，更多的技术应用于分娩管理，产科医师对产妇的安全和预后有了更好的认识。臀位患者很少进行经阴道分娩，原因有很多，包括会造成产妇和新生儿预后不良、害怕引起诉讼、产科协会发表的文章提示剖宫产预后更好。产钳应用的减少，以及在产科实践中更多地采用胎儿监护导致对异常胎儿曲线的不同解读，这些都导致剖宫产的增加。2004 年，在美国至少有 1/3 的初产妇采用剖宫产分娩。Zhang 等在这份报告中指出，择期促产是具有统计学显著性的促进因素，特别是在不具备没有明确的产科或医学指征时实施。

1985 年 WHO 推荐意见公布时，提倡剖宫产率应在 10%～15%，首次剖宫产后都必须经剖宫产分娩的概念被颠覆。为了降低手术分娩率，剖宫产后经阴道分娩（VBAC）的概念被认可。随后在 20 世纪 90 年代初期，因为孕产妇被劝告尝试 VBAC，整体剖宫产率出现了短暂的下降。然而随后由于对产妇安全的关注，1996 年 VBAC 率开始下落，剖宫产率开始上升。Macones 等对超过 25 000 例既往实施剖宫产的女性进行回顾性观察研究。他们报道低位横切口子宫破裂的发生率为 9.8/1000，既往成功实施 VBAC 的患者，子宫破裂的发生率进一步降低。无论如何，VBAC 率下降，对一篇关于美国 VBAC 分娩率下降文章，3 年后 Macones 发表了述评做出回应，提出在导致产科医师和他们的患者做决策的驱动因素中，过分强调了对子宫破裂的关注。他指出，目前证据显示子宫破裂的风险在 0.5%～1%，新生儿缺血缺氧性脑病的发生率为 12/15 000。Macones 也重点强调了随着剖宫产的增加，前置胎盘或胎盘植入等长期风险的增加。抛开数据，更多的当前数字显示 VBAC 率仍然很低。经历过前次剖宫产的妇女经阴道试产的只有 28.8%，而据评估 2/3 的子宫有瘢痕的产妇是适合经阴道试产的。尝试 VBAC 的产妇中，只有 57.1% 能成功经阴道分娩。因此，2004 年 83.6% 的前次剖宫产患者通过再次剖宫产分娩。

一个经常被引用来解释剖宫产分娩增加的原因是因孕产妇或新生儿预后不良而导致的诉讼。在工业化国家包括美国，诉讼压力与剖宫产率呈正相关，与 VBAC 分娩呈负相关。Murthy 等报道，诉讼对医疗实践的影响可以通过职业责任保险金间接测量。他们分析伊利诺斯州 1998—2003 年，医疗职业责任保险金上涨与同期首次剖宫产率之间的关系，发现初产妇与经产妇首次剖宫产率上升与保险金上涨呈正相关。

另一种相对较新的尚未受到关注的趋势是产妇请求进行择期剖宫产，从而避免阴道试产。Habiba 等通过问卷调查了 8 个欧洲国家的产科医师，询问他们如何回应那些没有任何产科或医学指征的产妇择期剖宫产的请求。很可能会同意择期剖宫产请求的是德国和英国的医师。最不可能同意此类要求的是西班牙和法国的产科医师。这些作者认为，文化差异和对诉讼的恐惧是确定某一特定国家产科医师是否愿意在没有指征的情况下实施择期剖宫产的重要因素。有些学者认为，母亲所认为的对自己孩子最佳的分娩方式，会影响她对分娩方式的决定。考虑到这一点，一篇发表在《柳叶刀》杂志的述评书面回应了关于英国产妇剖宫产要求方面日益激烈的全国性的争论，指出：对剖宫产的适应证和后果充分了解的母亲，在没有剖宫产指征时是不太愿意要求剖宫产的，如果产妇了解的更多，她可能愿意去尝试剖宫产后经阴道分娩（TOLAC）。然而，该文中引述一项调查报道，英国 31 家医院中的女性产科医师当被问及如果她们怀孕了会选择哪种分娩方式时，31% 的人回答即使缺乏指征，她们仍会选择择期剖宫产。这表明，即使有了充分的了解，产妇依然基于个人喜好做出请求，尽管证据显示，剖宫产并没有益处，而且发病率和死亡率更高。

3. 产妇的风险及并发症

无论是否是择期手术，剖宫产分娩都使母亲暴露于各种潜在的短期和长期风险中。Kainu 等进行的一项 600 例患者的队列研究显示，与经阴道分娩相比，剖宫产患者术后持续 1 年的慢性疼痛发生率较高。虽然比较罕见，剖宫产患者膀胱及输尿管损伤比经阴道分娩患者更大，且产后子宫内膜炎的风险显著增大。相比经阴道分娩的女性，择期剖宫产后的女性不太可能出现尿失禁或盆底功能障碍，因为她们没有经历过分娩镇痛。这一统计数字常常被引用作为产妇要求剖宫产的原因。然而，已证明如果一个女性因难产而实施剖宫产，尿失禁的发生率与阴道分娩女性相似。子宫瘢痕的存在增加了胎盘异常植入的风险，前置胎盘和（或）胎盘植入显著增加了未来妊娠的风险。

20 世纪产妇总体死亡率显著下降，但这并不一定是因为剖宫产率的上升。Deneaux 等对法国妇女进行一项病例对照分析，对比了剖宫产与经阴道分娩后产妇死亡率。他们报道，剖宫产后死亡的风险是经阴道分娩风险的 3.6 倍。其中 4 例剖宫产死亡病例与麻醉有关，其中 3 例是全身麻醉，1 例是椎管内麻醉。其他国家的研究也报道，相比经阴道分娩，剖宫产增加了母亲的风险。2001 年产妇死亡数据机密调查，英国妇产科医师皇家学会在对英国产妇不良预后的 3 年期报告中，计算出的择期剖宫产产妇死亡率是经阴道分娩产妇死亡率的 2.84 倍。

不考虑分娩方式，2007 年美国孕产妇死亡率是 12.7/10 万活产。Clark 等对美国 2000—2006 年剖宫产相关产妇死亡的原因进行具体地研究。他们报道，各种原因导致的产妇死亡中经阴道分娩死亡率为 0.2/100 000，剖宫产分娩死亡率为 2.2/100 000。通过检查死亡原因他们报道，大量产妇死于血栓栓塞并发症。他们进一步计算出，如果防止这些血栓栓塞事件，因剖宫产后产妇死亡率将降至 0.9/100 000。这将使孕产妇剖宫产死亡率降至与经阴道分娩死亡率相当的水平。Clark 等注意到，即使有这样的预防措施，不论采用经阴道还是手术分娩模式，大多数产妇死亡是不可预防。

4. 胎儿并发症

没有任何证据表明，剖宫产新生儿的预后会比经阴道分娩更好。Villar 等进行的一项流行病学研究纳入 8 个拉美国家共 97 095 名新生儿。他们指出，随着剖宫产率从 10% 上升到 20%，新生儿需要在重症监护病房（ICU）治疗 7d 或更长时间的人数增多。应该有一个最佳的剖宫产率，此时母亲和胎儿整体的发病率和死亡率达到最小，但这一剖宫产率尚未被定义。几项报道指出剖宫产率 > 15%，可能与母亲和胎儿的发病率和死亡率增加有关。

其他研究探讨剖宫产是否与新生儿的长期预后呈负相关。Leung 等通过观察门诊和住院率，探索剖宫产是否影响小儿发病率。本流行病学研究涵盖了来自中国这个后工业化社会的 5449 例单胎婴儿。在考虑所有潜在的混杂因素后，作者发现在孩子出生后前 18 个月，剖宫产与孩子门诊就诊或住院率之间没有关联。他们得出结论，在出生后的前 18 个月内，分娩方式对婴儿发病率或死亡率没有影响。

5. 降低剖宫产率的方法

全球范围内，特别是在发达国家，剖宫产的发生率越来越高。如上文讨论过的，这种增加的原因是复杂的。有学者建议，减缓剖宫产率增长的最好办法是避免对那些足月、单胎、顶先露的低风险产妇实施剖宫产。有证据表明，只在有指征时实施促产或自然分娩将会提高经阴道分娩的数量。另外，不同意无指征的手术分娩请求将会有显著的影响。另一组目标产妇是那些有条件尝试 TOLAC 的前次剖宫产产妇。在合适的条件下，产妇风险会很小，可安全实施 TOLAC 且成功的可能性高。这种措施可以使这些患者避免再次的剖宫产及相关的风险。

二、剖宫产的准备

许多剖宫产患者具有相对良性的病史，通常只需要下述的常规准备（表 12-3）。仅考虑健康患者人群，必要的床旁程序包括常规的病史及体格检查、风险讨论、麻醉方案的优点及可替代方案，并获得知情同意书。在带领患者进入手术区域之前，最后的检查包括再次核查所有必须的实验室检查，保证患者有一个确实可靠的大口径静脉导管，确认没有误吸的风险，输注抗生素的种类和时间。对于那些病史复杂的患者，更多的准备是必要的，但都遵循相同的基本步骤。

表 12-3 剖宫产的准备

完整病史
体格检查
气道
心脏
肺
病史或麻醉方案相关的检查
知情同意
告知麻醉方案
对获益的讨论
对风险的讨论
告知替代方案
提问及回答
检查必要的实验室检查及血库样本
预防误吸
术前 30min 使用 H_2 受体拮抗药
术前即刻使用非颗粒的抗酸药
抗生素
确定种类
切皮前即刻完成输注

1. 患者评估与知情同意

因为产科常突然出现意外情况，实施任何操作之前，都最好有基础评估。因此一个完整的麻醉前评估不仅包括了解完整的病史，还应该进行至少包含气道、肺和心脏评估的体格检查。其他方面的检查取决于患者的病史和麻醉方案。关于困难气道、气道检查方法的完整讨论，请参见第 23 章。

患者的知情同意包括 5 个方面：介绍麻醉方案、讨论麻醉风险和益处、介绍备选方案、给患者机会让她提问题并解答她的问题，直至满意。对正经历产痛或面临急诊或紧急状况需要快速反应的产科患者能否做出知情决定，这个问题已凸显出来。没有证据显示产妇在那时不能做出判断。因此，除非出现立即威胁到母亲或胎儿的生命的局面，每一个产妇在麻醉前都应该经历知情同意的过程。

2. 术前实验室检查和血液制品

目前没有证据表明对健康的产妇进行常规剖宫产时，任何特定的实验室检查，如血小板计数或血细胞比容是必要的。应该根据产妇的病史或临床情况来确定选择哪些实验室检查。虽然在过去硬膜外麻醉开始前要求常规查血小板计数，目前证据表明，对一名病史及检查无特殊的患者，不强制需要这项检查。常规的剖宫产前，进行全套的配型和交叉配血，同样是不必要的。然而，完成血型和筛查或在血库留取血液样本被认为是合理的。

如果患者病史提示在硬膜外麻醉前需要进行血小板计数，接下来要考虑的问题是，为防止血肿发生血小板计数的下限是多少才是硬膜外放置的禁忌。"100 000 原则"执行这么久，却是没有科学依据的，现在大多数麻醉医师认为，$80 \times 10^9/L$（"80 000"）是安全的。但是，这一观点也没有客观的或基于预后的证据支持，不幸的是，目前依然没有建立可评估血小板功能的床旁检查。过去检查出血时间已不再被视为有效，但无论是血小板功能分析仪（platelet function analyzer，PFA）还是血栓弹力图（TEG）都缺乏足够的研究设计和样本量来证实其有效。评估这两种方法有效性的研究只是基于小群体。因此，在推荐这些设备前还需要进行更多的研究。

美国和英国血液病学会已经提出，当出现特发性血小板减少性紫癜时，可以耐受较低的血小板计数。英国血液学标准委员会公布的指南，指出血小板计数 $50 \times 10^9/L$ 对于阴道分娩是安全的，计数 $80 \times 10^9/L$ 对于剖宫产和椎管内麻醉是安全的。美国血液病学会指南认为血小板计数 $50 \times 10^9/L$ 对于经阴道分娩、剖宫产和椎管内麻醉没有区别，都是安全的。这些建议背后仍缺乏充足的数据支持，但越来越多的麻醉医师对血小板低于 $100 \times 10^9/L$ 但没有出血史的患者坦然地实施硬膜外麻醉，一些学者建议对于未合并子痫前期血小板减少的产妇，血小板计数要求可以低至 $50 \times 10^9/L$。

3. 静脉通道和液体负荷

静脉通道一定要充足，以保证出血时有效地复苏。在需要时，大口径静脉导管（16G 或 18G）能进行快速液体复苏和输血。没有必要在椎管内麻醉之前使用液体扩容，不应该妨碍阻滞开始。Dyer 等研究显示，在椎管内麻醉的同时给予 20ml/kg 的晶体液快速扩容与提前进行容量预充一样有效。虽然显著的低血压是腰麻后常见并发症，但并不是所有合并低血压并发症的产妇都具有显著性，而且无法预知谁会出现低血压并发症。无论如何，这种并发症很容易通过液体治疗和使用血管升压药来纠正，在美国优选麻黄碱、去氧肾上腺素或两者联用。

4. 监护仪和设备

ASA 产科麻醉实践指南指出设备、监护仪、设施和技术支持人员应该与主要手术室配置类似。接受剖宫产或任何手术操作的患者应该按照 ASA 的标准进行监护，胎儿监护仪和新生儿复苏设备应放置在手术室或附近。必要的产妇急救设备也应符合设施标准，其他物品如空气加热器，液体加热器，快速输液装置和复苏设备应在手术室或附近，并保证完好可用。由于产科气道中发生困难气道的可能性较大，应配备一个设备完善的"困难气道车"，定期检查，并在手术操作区附近随时可用。

5. 预防误吸

误吸的风险和预防技术，对 NPO 原则的考量将在第 24 章详细讨论。在本节中，主要考虑剖宫产相关误吸的具体预防方法。随着对妊娠患者胃肠道生理的进一步认识，现代产科麻醉实践与指南发生了改变。目前的建议是对非临产、无并发症的择期剖宫产患者，术前 2h 仍允许摄入适量的清液。显然，那些已知的合并胃功能障碍或误吸危险因素的患者，仍需要更长时间的禁食或按"饱胃"（误吸的风险）处理。至于固体食物的摄入，目前的建议是应禁食 6～8h，具体取决于无并发症的择期剖宫产前患者摄入食物中脂肪的含量。由于分娩中的患者可能需要限期或急诊剖宫产，而已经证实分娩过程中即使摄入轻固体食物也会增加胃的容量和呕吐物的量，在许多医疗中心，限制分娩时固体食物的摄入是常见做法。当面临非择期剖宫产时，患者可能无法等到推荐的 6～8h，在保证安全的情况下，应尽可能地延长禁食时间，同时使用中和胃酸的药物，并尽可能地促进胃排空。

早期的研究支持非颗粒抗酸药如柠檬酸钠，提高胃的 pH 的作用，但却会增加胃的容积。但药效性与给药时间有关。Dewan 等对剖宫产前使用柠檬酸钠来提高胃液 pH 的最佳时机和疗效进行评估。他们对 32 例接受全身麻醉的患者随机分别在术前 60min 内，术前超过 60min，和婴儿娩出即刻给予 30ml 0.3mol 的柠檬酸钠进行观察。其结果表明，柠檬酸钠必须在手术开始前 60min 内给予，才能有效地提高胃液 pH，三组胃容积是相似的。随着有 H_2 受体拮抗药可供使用，研究确定它们能有效地增加胃 pH 但不增加胃容量。Rout 等研究了两种药合用好，还是单一使用好。他们评估了雷尼替丁和柠檬酸钠合用与单独使用柠檬酸钠的疗效。计划全身麻醉下接受非择期剖宫产的患者，在确定手术时给予雷尼替丁或安慰剂，在患者入手术室时给予柠檬酸钠。作者发现，如果从给予雷尼替丁到麻醉诱导的时间超过 30min，患者误吸的风险显著降低，当然定义的标准很宽松（pH > 3.5，容积 > 25ml），并且只比较了拔管之前，未比较拔管之后。Lin 等对腰麻下行择期剖宫产患者进行研究，比较了 H_2 受体拮抗药和质子泵抑制药中和胃酸的疗效。他们随机选择了 160 例患者，在术前至少 3h，给予口服安慰剂，法莫替丁 40mg，雷尼替丁 300mg 或奥美拉唑 40mg。他们确定奥美拉唑对中和胃酸无效，且胃容量增加最多。但 H_2 拮抗药，法莫替丁和雷尼替丁疗效相似。

最近一项 Cochrane 综述评估了抗酸药预防误吸有效性的证据。作者报道，虽然现有的研究质量不佳，目前的证据依然支持 H_2 受体拮抗药和抗酸药的联合应用比单用一种或不预防用药更有效。质子泵抑制药不怎么有效，而增加胃动力药物，如甲氧氯普胺，似乎也没有什么效果。此外，de Souza 等反对在择期剖宫产时压迫环状软骨来预防误吸。总之，最有力的证据表明，给予一些药物预防误吸是必要的，特别是对正在分娩的患者，多模式的治疗比单一制剂对改善代表误吸风险的指标（如胃酸 pH）更有效。有力的支持是术前 30min 使用 H_2 受体拮抗药和临近手术前给予非颗粒的抗酸药。尽管缺乏证据来证实预后的不同，但认为其他方案应该也是可以接受的。

6. 抗生素治疗

剖宫产患者产后感染发生率是经阴道分娩患者的 5～20 倍。哪种抗生素是最好的选择，应该什么时候给予是剖宫产前需要决定的最重要问题。目前，在美国抗生素的选择是头孢菌素。然而，最近一项 Cochrane 综述报道，头孢菌素对剖宫产后即时感染的预防作用与青霉素相当。证据来源于 25 项随机对照试验，但这些试验的质量比较差。他们还注意到没有数据支持哪一种抗生素对预防新生儿或晚期母体感染是最好的。

直到最近，剖宫产时所有抗生素都在脐带被夹闭后才使用，避免将新生儿暴露于抗生素，掩盖即将发生脓毒血症的体征。目前美国国家标准提倡切皮前使用抗生素，作为预防术后感染的重要措施。Tita 等回顾了目前关于剖宫产时抗生素预防的文献。他们对各种随机对照试验和其他荟萃分析进行荟萃分析，发现切皮前使用窄谱抗生素如头孢唑林，或脐带夹闭后使用广谱抗生素如阿奇霉素或甲硝唑，这两种方法出现同样有效地预防 50% 的术后感染。这与夹闭脐带后给予窄谱抗菌谱如头孢唑林的传统做法不同。然而，他们报道没有证据显示新生儿感染或耐药菌感染的风险。许多其他随机试验已经证实切皮前给予抗生素的优势，ACOG 也推荐这个时间点。由于使用头孢菌素更便宜，目前的建议是切皮前给予头孢唑林 2g。如果患者对头孢菌素过敏，克林霉素与庆大霉素合用是首选，而不考虑该患者之前是否因为其他感染而使用过其他的抗生素。

三、剖宫产的椎管内麻醉技术

在过去的几十年里，椎管内麻醉技术在产科麻醉中占统治地位，无论是应用于正常分娩，还是手术操作。椎管内麻醉技术是剖宫产的默认麻醉方式，2001年美国择期剖宫产选择全身麻醉方式的不足 5%（彩图 37）。2001 年，腰麻成为占主导的麻醉方式，尽管从 1981—1992 年硬膜外麻醉逐年上涨，但当腰麻越来越流行后，它的使用率下降。不是所有的局部麻醉药都适合用于椎管内麻醉，只有少数被用于产科临床。选择局部麻醉药时，不仅要考虑它的起效时间、作用时长等特性，还要考虑胎儿暴露的问题。此外，哪种药物是"最好的选择"取决于当时的情形与机构

内药物的可获得性。阿片类药物被加入到局部麻醉药普遍应用于椎管内，因为它们已被证明可以改善和延长手术麻醉，并提供术后镇痛。芬太尼和舒芬太尼是被研究得最充分的短效阿片类药物，因为术中效果好常被使用。吗啡术中效果不佳，但作为可选择的阿片类药物，常用于术后镇痛。其他辅助药物常与局部麻醉药合并使用，但不是所有的药物都能改善局部麻醉药，因此药物的选择和组合方式很多。

本章将对技术和药物进行概述。将着重叙述剖宫产时椎管内技术特有的问题。更深入对椎管内麻醉技术和禁忌证、局部麻醉药物和术后疼痛管理的讨论，详见第 8 章和第 9 章。

1. 技术

（1）腰麻：腰麻麻醉药物集中，起效快，并具有明确的可视指征，即脑脊液（CSF）流出。它通常作为"单次注射"技术，即穿刺针被置入，CSF 流出作为到达鞘内间隙的标识，注入药物，然后拔除穿刺针。虽然腰麻操作快、起效快，缺点是无法延长作用时间，作用时间由注入药物的药理学特性所决定。腰麻操作通常选择 L_3 至 L_4 间隙或更低的间隙，以减少脊髓损伤的风险，因为脊髓通常终止于 L_1 或 L_2。然而，有一小部分人群，脊髓终止于更低的位置。此外，有证据显示用来确定不同间隙的方法，有很大的不确定性，因此，通常选择最低可接受的间隙进行操作。

腰麻的再次流行，一部分原因是技术的改进，新型的腰麻穿刺针使硬脑膜穿刺后头痛的发生率降至 1% 以下。在很多机构，腰麻已成为首选的麻醉方式，因为与硬麻外麻醉相比，其外科麻醉质量更好，起效迅速，患者感觉舒适且并发症少。腰麻同时具有局部麻醉剂吸收入母体循环最少的特点，从而使胎儿暴露概率降至最低。应当指出所有注入鞘内的制剂应该不含防腐剂，从而降低发生神经毒性的可能性。

（2）硬膜外麻醉：最常见的使用是，当产妇使用硬膜外留置导管来进行分娩镇痛，中转剖宫产时，直接用留置的硬膜外导管实施剖宫产麻醉。硬膜外麻醉在择期剖宫产的应用有所下降，是因为腰麻用于剖宫产，技术操作上更容易，并提供更快和更完善的阻滞效果。然而，如果麻醉方案需要起效慢，并避免低血压，硬膜外麻醉是最好的选择。与鞘内技术相比，硬膜外麻醉技术最大的优点在于，如果外科手术延长，它可以持续维持麻醉效果。

为使患者剖宫产时感觉舒适，麻醉平面需要从分娩镇痛的平面（约 T_{10}）扩展到 T_4。硬膜外麻醉引起的运动阻滞通常没有腰麻的完全，但通常足够满足手术暴露。但应告知患者，他们在术中可能会感受到手术操作（"拉和拖拽"）。

（3）腰硬（膜外）联合麻醉（combined spinal-epidural，CSE）：即具有腰麻起效迅速的优点，又可通过硬膜外导管来维持麻醉效果。如果预计手术时间可能会比腰麻作用时间长，可以选择腰硬联合麻醉。该技术可以在两个独立的间隙操作，一个用于鞘内注射，通常比放置硬膜外导管的间隙要低。由于已存在 CSE 相容和 CSE 特异性穿刺针，大多数医师通过针内针技术在同一间隙进行操作。

尽管概念简单，研究表明，联用这两种椎管内阻滞技术可改变麻醉的特性。Ithnin 等进行了一项研究，30 名患者均接受重比重布比卡因鞘内注射，一组接受单次注射腰麻（single shot spinal，SSS），另一组接受 CSE，但硬膜外腔只定位，不放置导管。SSS 组最大感觉阻滞平面平均为 T_3 水平，但 CSE 组最大感觉阻滞平面平均为 C_6 水平。CSE 技术达到最大感觉阻滞所需的时间更长，但是感觉阻滞消退速度、并发症如恶心、呕吐、低血压的发生率，两组相似。作者推断使用 SSS 技术时，仍保持硬膜外腔的负压，而 CSE 技术则不同。Lim 等推测，正分娩的患者硬膜外腔压力与非临产患者不同。作者将 40 名无分娩镇痛的临产患者，随机分成接受 SSS 或 CSE 麻醉方式来进行剖宫产术。两组患者均接受重比重布比卡因鞘内注射，CSE 组硬膜外腔被定位并置入导管，但不经导管给予药物。作者发现，两组之间最大感觉阻滞平面没有差异。他们得出结论，硬膜外腔压力的不同可能影响腰麻感觉阻滞平面这一理论可能是正确的，但对正在分娩的患者，不存在这种差别，因此没有必要调整剂量。

（4）硬膜外容积扩散（epidural volume extension，EVE）：是指鞘内注射后，立即向硬膜外腔注入一定容积的任何液体，将会影响腰麻特性。Lew 等纳入计划实施择期剖宫产的患者给予 SSS 或 CSE 麻醉。所有患者接受相同剂量的鞘内注射，但 CSE 组在 5min 后通过硬膜外导管给予 6ml 生理盐水。CSE 组运动阻滞恢复的更快，但运动阻滞本身并不完善。最高感觉阻滞平面，手术镇痛，感觉减退时间，或首剂镇痛药物需求时间，两组间没有差异。Tyagi 等比较了 3

种神经阻滞技术：SSS，CSE 但不从硬膜外腔给药，CSE 合并 EVE。所有患者均接受择期剖宫产，并接受同样的鞘内剂量。CSE 合并 EVE 组是放置硬膜外导管后立即通过导管给予 5ml 生理盐水，注射时间超过 15s。SSS 组起效更快，最快达到感觉和运动阻滞的最大程度。其他研究的参数，如感觉和运动阻滞的范围和持续时间，不良反应的发生率，3 组相似。Kucukguclu 等对该技术的临床应用提出了质疑，他们对择期剖宫产患者随机给予鞘内注射重比重或等比重的布比卡因，EVE 或硬膜外腔不给予盐水。他们发现无论鞘内注射何种比重药物，EVE 组感觉或运动阻滞平面没有区别。

（5）序贯 CSE：不同于传统方法的一种变革，即有意地降低鞘内注射药物剂量，使得麻醉所需阻滞平面必须通过硬膜外导管注射药物来扩展。据报道其优点在于，诱导期血流动力学更稳定。它已成功地用于有显著心脏疾病的患者，对他们来说血流动力学稳定是至关重要的。

2. 药物和剂量

（1）局部麻醉药：可用于鞘内注射的局部麻醉药与适合硬膜外注射的药物并不一定相同。任何将被注入到蛛网膜下隙的药物都应该不含防腐剂，以避免神经毒性或粘连性蛛网膜炎发生。许多硬膜外制剂含有防腐剂以延长保质期。不同麻醉技术使用的局部麻醉药浓度也不相同。典型的例子是布比卡因，其中 0.75% 的剂型常规用于鞘内注射，但不用于硬膜外注射。在资料记录因意外静脉注射具有心脏毒性的布比卡因导致产妇心搏骤停后，FDA 不推荐 0.75% 布比卡因用于硬膜外腔给药。不同麻醉技术所需药物剂量也不相同，因为解剖学、药动学和药效学的不同，硬膜外给药需要更大的用药量。

表 12-4 记录了剖宫产麻醉时鞘内注射最常用的局部麻醉药。在美国，罗哌卡因未被批准用于鞘内注射，但可用于硬膜外注射，曾在标示外用于腰麻。利多卡因和甲哌卡因也已成功地被使用过，但它们的作用持续时间较短，需要确信外科手术操作时间短。最近在很多机构不太愿意使用利多卡因，因为担心它会导致一过性神经综合征，且其发生率之高超出可接受范围，尽管其他人认为，妊娠对这种不良反应相对具有保护性。所有的药物中，布比卡因应用最广泛，相关研究支持选择布比卡因，因为相比罗哌卡因和左布

表 12-4 鞘内注射药物剂量

	浓 度	剂 量
布比卡因	0.5%～0.75%	7.5～15mg
左旋布比卡因	0.5%	7.5～15 mg
利多卡因	2%～5%	25 mg
芬太尼	N/A	10～20 mg
舒芬太尼	N/A	1.25～2.5μg
吗啡	N/A	100～200μg

N/A. 数据不详

比卡因，它能稳定地产生充分的腰麻效果，作用时间长，运动阻滞完善。

表 12-5 记录了剖宫产硬膜外麻醉最常用的局部麻醉药。这些药物起效速度及其持续时间不同，当单独使用硬膜外麻醉方式时，起效速度往往决定哪种局部麻醉药被首选。氯普鲁卡因比利多卡因起效更快，但可以通过添加碳酸氢盐来提高利多卡因的起效速度（和阻滞深度）。但由于代谢快，作用时间短，氯普鲁卡因需要重复给药来维持剖宫产麻醉。另外，使用氯普鲁卡因会降低酰胺类局部麻醉药和类阿片药物的反应性，它可能对椎管内使用类阿片药物的效果产生负面影响，并潜在地可能影响至术后（参见第8章）。甲哌卡因特性与利多卡因类似，已有研究对比硬膜外使用甲哌卡因与 2- 氯普鲁卡因。两者的起效时间或麻醉维持时间、低血压、Apgar 评分及神经行为学评分等参数没有显著差异。然而，接受氯普鲁卡因麻醉的产妇从诱导至分娩的时程明显缩短。

表 12-5 硬膜外注射药物的剂量(1)

	浓 度	剂 量(2)
布比卡因	0.25%～0.5%	50～100mg
左旋布比卡因	0.5%	75～150 mg
罗哌卡因	0.5%～0.75%	100～150 mg
氯普鲁卡因	2%～3%	600～800 mg
利多卡因	1.5%～2%	300～400 mg
甲哌卡因	1%～2%	300～400 mg
芬太尼	N/A	50～100 μg
舒芬太尼	N/A	5 μg
吗啡	N/A	3～5mg

（1）此剂量的前提是患者之前镇痛时没有接受硬膜外镇痛或没有接受过鞘内注射；（2）上限为最大剂量；N/A. 数据不详

与利多卡因相比，布比卡因和左布比卡因起效速度明显减慢，但持续时间较长。但外消旋布比卡因相比其他药物潜在心脏毒性更强，有误入血管导致心脏毒性的风险，使得部分麻醉医师不愿选择这种药物。布比卡因和左布比卡因的麻醉特性是相似的。罗哌卡因是一种相对较新的局部麻醉药，起效时间及持续时间类似于布比卡因和左布比卡因，据报道心脏毒性小于其他药物。对比罗哌卡因和布比卡因应用于剖宫产麻醉，在阻滞质量、低血压、恶心或新生儿状况等方面，未发现罗哌卡因优于布比卡因。

（2）椎管内给予阿片类药物：芬太尼和舒芬太尼是起效迅速，作用时间短的阿片类药物，已被证明是局部麻醉药术中的有益补充。研究表明，它们可以降低局部麻醉药的需要量，改善术中麻醉效果，延长作用时间。这两种类阿片药物的最佳鞘内剂量很难确定，因为研究表明较低剂量时很多患者感到不适，而较高剂量时不良反应发生率明显增高。因此，表 12-4 和表 12-5 列出了推荐剂量范围。因为作用时间短，这两种阿片类药物都不能减轻术后疼痛，因此，除了这两种药物外，常常合并使用吗啡。吗啡因起效时间长对术中麻醉影响小，但能提供显著的术后镇痛作用，是镇痛的药物选择。当剂量为 100～200μg 时，它可以提供约 18h 的有效镇痛作用。

椎管内使用阿片类药物具有众所周知的不良反应，其中大部分只是令人烦恼并不是危及生命的不良反应。这些不良反应包括皮肤瘙痒、恶心、呕吐、胃排空延迟、尿潴留、镇静和呼吸抑制。上述这 3 种阿片类药物都可产生显著的瘙痒。恶心和呕吐较少见，但一旦发生患者非常痛苦。尿潴留对剖宫产患者临床意义不大，因为患者通常在最初的 24h 都留置导尿管。虽然由短效类阿片药物引起的镇静应该受到关注，在剖宫产标准的监护下，这些作用容易被发现和处理。许多研究关注的重点一直是吗啡潜在威胁生命的延迟呼吸抑制作用。更完整的讨论参见第 13 章。然而，使用推荐剂量 100～200μg 时，呼吸抑制是很罕见的。

（3）其他辅助药物：辅助药物是那些附加到局部麻醉药中来影响其特性的药剂，最典型作用是使其起效加快，作用时间延长。除阿片类制剂以外，最常用辅助药物是肾上腺素和碳酸氢钠。肾上腺素经常被添加用于鞘内注射，使阻滞更完善，并延长阻滞持续时间。通过以下两种方式来实施：将一定量的肾上腺素抽入注射器（5～15μg）或"表面冲洗"方式完成，即用注射器抽一安瓿的肾上腺素，然后推掉。这个动作被认为是在注射器内表面涂上一层肾上腺素。然后用该注射器抽吸所选择的局部麻醉药。这种方法添加的肾上腺素量是不确定的，但认为这个量足以延长局部麻醉药的持续时间。肾上腺素也用于判定硬膜外注射药物是否注入血管内。肾上腺素以 1:200 000 稀释度添加到局部麻醉药中，即每 3ml 注射液中含 15μg 肾上腺素。如果这 3ml 试验量误入血管，将显著提高心率，尽管分娩疼痛引起心率增快可能使这一试验变得不可靠（参见第 9 章）。据报道，类似浓度的肾上腺素用于腰麻，可完善阻滞，并显著延长作用时间。添加肾上腺素的另一个原因是减少局部麻醉药的吸收。然而，一项研究表明，不同的浓度的肾上腺素（1:200 000～1:400 000）用于硬膜外麻醉，减少了剖宫产利多卡因的用量，但与未使用肾上腺素的相比，母体血浆利多卡因浓度并未降低。

碳酸氢钠被添加到局部麻醉药用于硬膜外注射，以加快其起效速度。它不用于鞘内注射。8.4% 的碳酸氢钠添加到局部麻醉药中，使其更接近生理 pH，从而加快起效速度（参见第 8 章）。把碳酸氢钠添加到布比卡因是有问题的，因为布比卡因迅速与小剂量的碳酸氢盐生成沉淀，从而对阻滞效果产生负面影响。但是，碳酸氢盐加入到利多卡因，可使起效时间从 10min 缩短至 5min。碱化氯普鲁卡因也可加速其起效时间，但氯普鲁卡因本身起效迅速，添加碳酸氢盐加速起效可能不具有临床意义。碳酸氢钠也有可能通过除碱化局部麻醉药以外的其他作用机制，来增强局部麻醉药的效能。

四、非择期剖宫产的管理

1. 限期与急诊剖宫产

当非择期剖宫产指征出现时，手术麻醉必须以不损伤母体为代价的方式加快胎儿安全娩出。美国妇产科医师学会（ACOG）和美国麻醉医师学会（ASA）发表联合声明，从请求行限期剖宫产到手术切皮，时间应不超过 30min。然而，这存在巨大的争议，考虑到此标准的可行性，指南对新生儿的影响，以及几项研究并未发现从决定剖宫产至分娩 < 30min 和新生儿状况这两者之间存在良好的相关性。为患者提供医疗服务的人员之间的相互沟通是至关重要的，因为不是

所有的非择期剖宫产都是相同的。因第一产程停滞需要剖宫产的，不像脐带脱垂那么严格受时间限制，但它也不应该被拖延。在准备外科手术时，患者和胎儿都不应被置于任何不必要的风险中。如果用于分娩镇痛的硬膜外导管放置位置合适且畅通可用，碳酸氢盐通常被添加到快速起效的局部麻醉药中，进一步加快起效。根据所选择的局部麻醉药，可加入短效阿片类药物提升阻滞的效果。

紧急情况下也可尝试腰麻，但要求患者的血流动力学平稳，腰麻操作应迅速完成，否则应该改成全身麻醉。回顾性研究和模拟研究认为与腰麻相比，全身麻醉达到手术麻醉需求的速度稍快。

2. 胎儿状况不佳时的硬膜外麻醉

不良胎心监护模式可能意味着胎盘灌注受损和胎儿酸中毒（参见第 5 章）。此时需要使用起效迅速的局部麻醉药，使硬膜外分娩镇痛模式迅速转变为手术麻醉模式。局部麻醉药能通过胎盘，问题是，不进一步损害胎儿的最佳选择是什么。氯普鲁卡因曾经是被选择的局部麻醉药，因为它不会像利多卡因一样在酸中毒胎儿体内蓄积，但它可能影响阿片类药物的有效性（参见第 8 章）。Gaiser 等研究了剖宫产分娩宫内窘迫胎儿时，硬膜外给予 3% 氯普鲁卡因与 1.5% 利多卡因添加碳酸氢盐和 1:200 000 肾上腺素的效果。他们报道两组 Apgar 评分及胎儿脐带血 pH 相似，提示没有对胎儿造成损伤。同一研究组研究了碱化 3% 氯普鲁卡因和 1.5% 利多卡因合并肾上腺素对新生儿预后的影响。氯普鲁卡因组和利多卡因组达到外科麻醉深度的时间分别是 3.1min 和 4.4min，同样，两组间新生儿 Apgar 评分或脐带血 pH 无显著差异。这些结果提示，当出现不良胎心监护模式需要进行剖宫产时，临床应用利多卡因合并碳酸氢钠，与氯普鲁卡因一样快速有效。

五、高风险患者椎管内麻醉

传统上某些患者不适合区域麻醉。但近年来，这些曾经的禁忌证被质疑，许多原本禁忌的患者也可以安全地采用硬膜外麻醉或腰麻。这一人群将包括那些严重子痫前期或如多发硬化或心脏疾病等医疗情况。

Hood 等报道了一系列确诊为重度子痫前期患者，经椎管内麻醉完成剖宫产的病例。约 1/4 的患者接受

了硬膜外麻醉，其余患者接受了腰麻。虽然认为硬膜外麻醉对这类人群是合适的，但避免腰麻是因为担心腰麻后交感神经阻滞会产生危险的血流动力学状况。这些作者发现两种麻醉方式下，血压的变化和 Apgar 评分相似，表明两种形式的椎管内麻醉可以安全地用于重度子痫前期患者，前提条件是血小板功能正常可以实施阻滞。同样，Wallace 等将 80 名重度子痫前期实施剖宫产患者，随机分组接受硬膜外麻醉、腰麻或全身麻醉。他们发现 3 组间产妇和胎儿的预后没有区别。对子痫前期患者麻醉相关的更广泛的讨论，请见第 27 章。

Bader 等发表了回顾性综述，报道合并多发硬化症产妇接受硬膜外麻醉或全身麻醉剖宫产后的预后。他们报道两种麻醉产妇复发率无明显差异。Drake 等对英国麻醉医师发出了调查问卷，评估他们对多发性硬化症患者进行椎管内麻醉的意愿。多数医师报道对实施椎管内麻醉没有顾虑，但他们对这类病例的经验是有限的。关于麻醉对多发性硬化症和其他神经系统疾病的影响，更广泛的讨论参见第 31 章和第 32 章。

产科医师所面对的合并心脏疾病的患者人数激增。由于女性选择开始生育的年龄增大，一些人可能孕前合并某些疾病，如高血压、冠心病或瓣膜病。更多的患者有先天疾病病史，她们经历过矫治或姑息手术治疗。大多数这样的患者已成功实施区域麻醉，虽然使用有创血流动力学监测更多。关于麻醉对心脏疾病的影响，更广泛的讨论参见第 29 章。

六、不良反应、并发症和管理

涉及剖宫产椎管内技术的相关不良反应、并发症及管理，将在这里进行讨论。更详细的讨论参见第 8 章和第 9 章。

因为对交感神经的深度抑制产生的低血压是腰麻最常见的不良反应。正常分娩硬膜外镇痛扩展至用于剖宫产麻醉时也可发生低血压，但通常其严重程度不及已经存在交感神经部分抑制时。这种低血压具有临床显著性，对母体产生如恶心、呕吐等不良反应。如果不及时治疗，因为子宫胎盘血流减少，将导致胎儿酸中毒。研究试图判定严重低血压的高危患者，但没有成功。

预防和治疗低血压，需要联合运用适当的患者体位、液体和血管加压素支持。20 周及以上妊娠的患者都应该保持左侧卧位，因为即使在妊娠的早期，腔静脉受压也可导致胎盘血流减少。输液治疗已经被认为是经典的一线预防和治疗低血压的方法。传统的做法是预充 500~1000ml 晶体液。然而，大量的研究对这种常规技术提出质疑。Rout 等首先对预充液体提出质疑，并发现给予 20ml/kg 的晶体液预充与不预充相比，无显著优势，新生儿预后无差异。对 75 项研究，超过 4600 例患者进行的荟萃分析发现，使用晶体液预充轻度降低低血压的发生率（RR 0.78，95% CI 0.6~1.0）。胶体液在一定程度上更有效。发现不同剂量，给药时机及给药速率都没有影响。预充液体在某些女性中效果可能比其他人好，例如，那些存在容量缺乏的患者，或静息时交感神经张力特别高的患者，或腰麻后血压下降幅度大的患者。技术方面最近的一项变化是同步扩容，即腰麻起效的同时给予液体扩容。早期的研究提示同步扩容效果优于预充。然而，对纳入 500 例观察对象的 5 项随机对照临床研究的荟萃分析结果并未发现同步扩容的优势。

多年来，麻黄碱一直被认为是治疗母体低血压唯一适用的升压药。这一临床实践基于绵羊的研究结果：可用的升压药中只有麻黄碱能改善母体低血压，而不降低子宫胎盘血流。然而，动物研究并不总是能很好地转化应用于人类，使用麻黄碱会导致产妇心动过速及反跳性高血压。新的研究对此提出质疑，治疗产妇低血压究竟哪种血管加压药更好。Lee 等对随机对照试验进行了荟萃分析，这些试验比较了剖宫产时，麻黄碱和去氧肾上腺素用于预防和治疗腰麻引起的低血压的疗效及安全性。他们发现，麻黄碱用于预防和治疗低血压的作用类似于去氧肾上腺素。他们还发现，使用去氧肾上腺素的产妇更容易出现心动过缓，使用麻黄碱的患者脐动脉 pH 低 0.03。然而，两种药物都不导致胎儿酸中毒，两组新生儿 Apgar 评分也没有差异。Ngan Kee 等分析不同晶体液输注速度对腰麻患者的影响，给予 100μg/min 去氧肾上腺素作为背景输注量，并滴定以维持收缩压接近正常值直到子宫被切开。患者随机接受快速输注 2L 晶体液直到子宫被切开，或者接受基础的维持量输注。接受快速晶体输注的患者需要更少的去氧肾上腺素，收缩压较高，心率正常。Lee 等在另一项研究中评估预防性使用麻黄碱，对防止腰麻剖宫产患者低血压的功效。他们评估 5 项研究后得出结论，预防性使用麻黄碱对于预防低血压是无效的。

循证医学数据库综述对现有验证预防性干预措施防止腰麻剖宫产低血压的随机研究进行评估。除了上述提到的扩容治疗，使用麻黄碱或去氧肾上腺素比不使用血管加压剂或单独使用晶体更有效，此外机械性装置，如下肢加压设备的使用在一定程度上比不采用任何干预要好。麻黄碱和去氧肾上腺素预防低血压的疗效不确定。最值得注意的是，没有任何干预措施能防止腰麻剖宫产过程中的低血压。两个最近的综述得出结论，去氧肾上腺素特别是预防性输注时，是防止低血压的首选方法。对低血压的预防和治疗的进一步讨论，请参见第 9 章。

1. 椎管内麻醉改全身麻醉用于剖宫产

有时，椎管内麻醉扩散效果不好或不能提供手术所需的麻醉深度。有时这种情况在手术开始前就显而易见，有时术中才发现。Halpern 等研究了在一所研究型医院中，硬膜外分娩镇痛中转手术麻醉用于非择期剖宫产，总体中转全身麻醉的比率为 4.1%。最常见的中转原因有术中麻醉效果不佳（71%），没有足够的时间通过硬膜外导管来给予局部麻醉药（14%），以及产妇的请求（10%）。1/3 硬膜外麻醉的患者因麻醉深度不够需要进行再次椎管内操作来满足手术需求。其中 66% 接受了单次腰麻，22% 接受了 CSE，12% 接受重复硬膜外麻醉。作者指出，分娩过程中追加药物的次数与硬膜外镇痛中转手术麻醉失败率存在相关性。

英国皇家麻醉医师学会发表指南，推荐硬膜外麻醉中转全身麻醉的概率＜3%，但一些机构发现这是一个不切实际的数字，报道的硬膜外麻醉中转全麻（全身麻醉）的比例差异很大。Rafi 等回顾性统计了某学术机构中转全身麻醉的概率。他们报道，择期剖宫产几乎没有中转全身麻醉的病例。但限期—急诊剖宫产的中转率为 5.4%。这主要发生在 1 类剖宫产，此时母亲或胎儿生命受到威胁。这是在回顾性统计的 4 年内中转全麻率没有降低的唯一一类剖宫产手术，更别提指南要求的 3%。另一项回顾性研究统计，椎管内麻醉失败需要中转全身麻醉来完成剖宫产的发生率为 16%。这些占椎管内阻滞总量的 4%。急诊状况下，试图将硬膜外分娩镇痛中转为手术麻醉时，失败率是最高的。同样，Campbell 和 Tran 研究发现，硬膜外分娩镇痛中转手术麻醉的失败率为 12.4%，剩余患者超过 80% 可通过调整硬膜外导管位置补救，只

有 1.2%～5.6% 的患者需要中转全身麻醉，这取决于麻醉医师的经验。

2. 硬膜外镇痛后高位腰麻

硬膜麻醉失败中转腰麻也可能会有危险。已经有很多病例报道，在这种情况下中转可能出现腰麻平面很高。问题是在部分硬膜外阻滞时，鞘内注射剂量应该给多少。Furst 等对硬膜外麻醉不全中转腰麻出现高位腰麻的发生率进行了回顾性统计。他们分析了 2 年时间内的 1400 例分娩病例。那些硬膜外麻醉失败的患者，84% 接受了该机构常规剂量的单次腰麻，余下的患者接受了全身麻醉。约有 11% 的单次腰麻患者出现了高位腰麻。另一份报道在硬膜外分娩镇痛中转硬膜外麻醉失败后接受单次腰麻患者，没有发现高位腰麻的发生。然而，作者通常的做法是当需要剖宫产麻醉且时间允许，直接采用单次腰麻替换硬膜外麻醉，而不是尝试在硬膜外镇痛的基础上扩展至硬膜外麻醉。因此在这种情况下，腰麻之前并没有向硬膜外腔单次注入大剂量局部麻醉药。

分娩镇痛中转为手术麻醉不完善的发生率，在不同的机构不同的从业人员之间不同。不管中转失败是导致高位腰麻还是阻滞不完全，在急诊情况下更有可能中转为全身麻醉。应该随时准备好全套的设备和药品，以便能安全迅速地提供全身麻醉。

七、全身麻醉剖宫产

全身麻醉曾经是剖宫产的首要技术，直到文献显示用于分娩镇痛的硬膜外技术可以快速扩展用于剖宫产手术麻醉，椎管内阿片类药物可提供出色的术后镇痛，而且非常安全，同时，对非公开的索赔案例分析提示，硬膜外技术降低了产妇气道风险。然而有些时候，全身麻醉可能是唯一的选择，例如，当椎管内麻醉禁忌或失败；产妇要求全身麻醉；或者急诊需要全身麻醉的快速反应，而使用椎管内技术可能延长分娩开始的时间。因此，了解各种麻醉药对母亲或新生儿的影响，以及会存在什么风险是非常重要的。气道管理不在这里讨论，将会在第 23 章中进行讨论。

1. 镇静／催眠药

理想的诱导药物应该提供快速平稳的静脉诱导，维持血流动力学稳定，对子宫张力或胎儿的不利影响

最小。这种药物并不存在。研究集中在确定和比较可用药物的正面和负面特性。目前用于诱导的药物是硫喷妥钠、丙泊酚、氯胺酮和依托咪酯。咪达唑仑在过去曾被用于诱导。

直到最近，硫喷妥钠一直是传统的静脉诱导用药。它的优势在于其起效迅速，血流动力学稳定，虽然已经明确它能通过胎盘，但常规诱导剂量 4mg/kg 不产生新生儿抑制作用。与氯胺酮相比，使用它时新生儿 Apgar 评分和酸碱平衡状态较好。与依托咪酯相比，母体血流动力学更稳定，依托咪酯能通过胎盘抑制新生儿皮质醇的生成。近来，硫喷妥钠已越来越稀缺，因为美国已经停止生产该产品，目前还没有迹象表明在不久的将来会重新生产，这可能会导致对硫喷妥钠的兴趣成为历史。

当产妇合并哮喘或因血容量不足导致心血管功能不稳定时，氯胺酮是一种广泛使用的诱导用药。它的血管加压效应可提升出血患者的血压，但它不应该被用于高血压患者。虽然它具有升压效应，但动物模型显示它并没有减少子宫血流量。然而，怀孕早期给予氯胺酮已被证明将增加子宫张力。这种效应在妊娠晚期消失。氯胺酮能透过胎盘，但 1mg/kg 的诱导剂量，不会产生新生儿抑制作用。然而，已确定它会使母体产生不愉快的梦境。

当产妇条件不需要使用心脏抑制程度更小的药物时，丙泊酚是最常用的诱导药。即使在这种情况下，也通常使用较小剂量丙泊酚并复合另一种药物，例如阿片类。丙泊酚具有与硫喷妥钠相似的特性，当硫喷妥钠完全消失后，丙泊酚是其合适的替代产品。在常规 2～3mg/kg 诱导剂量，丙泊酚的胎盘转移与硫喷妥钠类似，对新生儿的影响很小，因为药物在母体的快速再分布和胎儿肝对药物的代谢。

2. 阿片类药物

全身麻醉期间使用阿片类药物的顾虑，主要围绕着这些药物可能透过胎盘，对胎儿产生潜在影响。在一般人群中使用阿片类药物诱导来抑制神经内分泌应激反应和稳定血流动力学。短效阿片类药物根据母体血流动力学进行滴定，从而使对新生儿的影响更短暂。毫无疑问，芬太尼能透过胎盘，但其通过胎盘的速度和是否因此不能将其用于剖宫产尚不清楚。Eisele 等在全身麻醉诱导时或椎管内麻醉下择期剖宫产时静脉给予 1μg/kg 的芬太尼，然后测量了分娩时脐静脉以

及非给药母体静脉中芬太尼的含量。所有分娩都在给予芬太尼后 10min 内完成，尽管芬太尼具有高亲脂性，但脐静脉血芬太尼浓度从未达到镇痛水平。新生儿 Apgar 评分和神经行为学评分均正常。结果提示芬太尼的高蛋白结合的特性减少了透过胎盘的药物量，如果在分娩前短时间内给予芬太尼可能减少了胎儿暴露。

瑞芬太尼是一种超短效的阿片类药物，已经在非产科麻醉中得到广泛使用。因为它可以根据患者的血流动力学需求和应激反应被滴定，因此似乎是临产妇理想的全身麻醉诱导用药，因为作用时间短因此可能对胎儿影响极小。Draisci 等研究了 42 例全身麻醉下随机给予芬太尼或瑞芬太尼的产妇。芬太尼组的患者在新生儿娩出前不给予药物，而瑞芬太尼组患者先给予单次注射诱导，然后持续输注直到腹膜被切开。新生儿娩出后再重新开始输注瑞芬太尼。芬太尼组产妇分娩后才给予芬太尼，对手术应激反应更大。但瑞芬太尼组有 3 例新生儿娩出后因呼吸暂停，需要气管插管以维持呼吸，瑞芬太尼组整体 Apgar 评分均低于芬太尼组。Orme 等考虑在产妇血流动力学比胎儿情况更重要的危急情况下，瑞芬太尼是否应该被选择。他们展示了 4 例合并严重主动脉瓣狭窄全身麻醉下行剖宫产的患者。瑞芬太尼用于诱导和术中维持输注。他们报道这种麻醉方案达到了所追求的血流动力学稳定，而且对新生儿几乎没有影响。这两项研究表明，当产妇血流动力学稳定最优先考虑时，瑞芬太尼是一种可被选择的类阿片药物，但必须保证新生儿复苏设备和人员随时可用以进行短暂的新生儿支持。

3. 神经肌肉阻断药

因为对产科患者误吸的关注，通常采用快速起效的药物来实现全身麻醉气管插管条件，缩短诱导到插管的时间（参见第 24 章）。通常使用琥珀胆碱。虽然妊娠期血浆胆碱酯酶水平下降，但临床上单次注射琥珀胆碱的作用时间并不显著延长。

非除极神经肌肉阻断药常用于插管后维持肌肉松弛。已经对比了这些药物的作用时间和胎盘转移。与泮库溴铵相比，维库溴铵的特性更佳。它作用时间相对较短，半衰期为 36min，胎盘转移量很少。罗库溴铵是另一种非除极肌松药，号称能提供像琥珀胆碱一样快的插管条件。Magorian 等在 50 例患者中，对比了罗库溴铵、维库溴铵和琥珀胆碱达到充分插管条件

的时间。他们发现，使用剂量为 0.9mg/kg 和 1.2mg/kg 的罗库溴铵时，能提供类似于琥珀胆碱的插管条件。然而，罗库溴铵的持续时间较长，特别是剂量为 1.2mg/kg 时。这表明罗库溴铵是琥珀胆碱合适的替代品，特别是当后者的使用存在禁忌时。然而由于罗库溴铵作用时间较长，必须确保气道安全。

4. 吸入麻醉药

（1）最低肺泡有效浓度：妊娠女性吸入麻醉药的最低肺泡有效浓度（minimum alveolar concentration，MAC）降低。其原因可能是多方面的。早期的动物研究表明，所需的 MAC 降低，但没有阐明原因。因为妊娠期孕激素水平增加，Datta 等验证了这是否可与孕激素水平上升有关。他们通过给去势兔注射孕激素建模模拟孕激素增加，对比非去势兔与未注射孕激素的去势兔 MAC 的需求。他们发现孕激素水平增加与对氟烷的需求降低之间存在关联，提升孕激素水平和 MAC 需求之间可能存在负性线性相关。在人类，Gin 等对比了妊娠早期接受终止妊娠手术女性和年龄相似但非妊娠女性异氟烷的 MAC 需求。所有患者接受了异氟烷吸入诱导和维持。他们发现妊娠 8～12 周的患者异氟烷的 MAC 值降低了 28%，但在讨论中他们指出并不存在 Datta 提出的线性关系。基于当时已发表的多项研究结果他们认为，可能存在某个孕激素阈值与 MAC 降低有关。这些作者的研究也显示妊娠女性氟烷和安氟烷 MAC 值分别下降 27% 和 30%。因此，在妊娠早期母体对多种吸入麻醉药的需求降低。

分娩后 MAC 值迅速恢复至正常。Gin 等评估了实施产后输卵管结扎的产妇对异氟烷 MAC 的需求。他们发现产后 24～36h 异氟烷 MAC 值依然降低，在产后 72h 恢复至正常水平。

（2）对子宫张力的影响：吸入麻醉药抑制子宫肌肉收缩。Muson 研究显示，人类子宫纤维暴露于仅 0.5 MAC 的安氟烷、异氟烷或氟烷中，子宫收缩力基线就会降低，并以剂量依赖性方式进一步降低。早期的研究还表明，这种效应不能被缩宫素逆转，导致产后出血风险增加。Dogru 等研究了较新型的吸入麻醉药地氟烷和七氟烷对大鼠缩宫素引起的子宫肌层收缩的影响。尽管已经使用了缩宫素，在 2 MAC 的地氟烷和七氟烷浓度下，子宫收缩的持续时间、幅度和频率几乎被完全抑制。使用离体人类子宫纤维重复该研究，在缩宫素刺激的同时将这些纤维暴露于不同浓度的地氟烷和七氟烷中。暴露浓度为 0.5 MAC，1 MAC 和 2 MAC 地氟烷和七氟烷时，收缩频率和幅度减小。但是，在 1 MAC 浓度下，地氟烷对缩宫素诱导的子宫纤维收缩的抑制作用小于七氟烷。因此，即使产妇对吸入麻醉的 MAC 需求降低，即使已经使用了缩宫素，当仅暴露于 0.5 MAC 吸入麻醉药时子宫收缩依然受到抑制。

5. 术中知晓和产科人群

全身麻醉时术中知晓的发生率被认为在剖宫产手术比普通外科手术高。可能存在很多原因，包括产妇心排血量高致静脉诱导药物快速再分布和终末器官效应延迟，尽可能地减少对子宫的松弛作用而降低 MAC，或者顾虑全身麻醉药对胎儿的影响而减少用药量。产科患者人群的全身麻醉诱导方案的设计，以避免影响胎儿为原则。通常等患者准备好并消毒铺巾后再使用快速顺序诱导。在准备和消毒铺巾时，给予患者预先吸氧，等手术小组完全准备好之后，再开始麻醉诱导。通常气管插管后立即切皮，即给予诱导药物后约 1min。King 等研究了这种诱导方式对术中知晓的影响。他们设计了一个复杂的研究，将被诱导患者的前臂通过止血带隔离出来，通过耳机发出录音指令，患者可以通过弯曲隔离的手指来做出反应，诱导后每分钟经耳机发出指令至 10min。之后对患者进行访视确定是否有术中知晓的指征。在整个操作过程中，96% 患者切皮时知晓，76% 的患者 1min 后知晓，20% 的患者 2min 后知晓，6.7% 的患者 3min 时知晓。没有迹象表明患者 3min 后知晓，并且在术后访视时，没有患者能回忆起存在知晓。遗憾的是，这项研究的样本量不足以确定临床条件下知晓和回忆的发生率。

Paech 等针对择期和限期剖宫产接受全身麻醉的患者术中知晓问题进行了多中心前瞻性的观察研究。采用硫喷妥钠或丙泊酚进行诱导，有时合用阿片类药物或咪达唑仑，以挥发性麻醉药七氟烷进行术中维持。32% 的病例采用脑电双频指数（bispectral index，BIS）进行监测。有 2 例患者被确认为术中知晓，发生率为 0.26%，另有 3 例可能发生了术中知晓。

推荐用 BIS 监测意识水平。尽管对转归的研究出现了互相矛盾的结果，但读数低于 60 被认为能降低全身麻醉术中知晓率。尽管有一些文献中报道了在产科人群中使用 BIS 的情况，这些研究的目的是要确定目前的临床实践不产生高 BIS 值，或者在不同的 BIS 值比较 MAC 水平。确定 BIS 监测在产科实践中的有效性还有很多工作要做。

6. 全身麻醉和产妇死亡率

产妇死亡率被掩盖（参见第 46 章），但应该指出的是全身麻醉下剖宫产比椎管内麻醉的死亡率更高。这由英国孕产妇死亡机密查询的 3 年期报道首次指出。这些系列报道显示，产妇死亡主要是由于气道问题导致的，因为椎管内麻醉增多而全身麻醉减少，因此麻醉相关的死亡率显著下降。

最近，Hawkins 等发表了一篇后续观察研究，是对他们 1997 年发表的关于美国产科麻醉死亡的文章的随访。近期的研究比较了 1979—1990 年与 1991—2002 年的死亡率。他们指出，虽然麻醉相关的总死亡率下降了 59%，其中 86% 的死亡发生于剖宫产。1991—2002 年全身麻醉的死亡率下降，但死亡依然主要发生于诱导期或气道管理上。遗憾的是椎管内麻醉剖宫产死亡率也增加了。作者认为其中某些死亡是因为没有意识到导管置入鞘内或者因为没有准备好设备应对紧急情况的发生。

八、产妇吸氧治疗和胎儿预后

在许多机构中传统的做法是给接受剖宫产的患者吸氧，即使文献从未确认过这是一个安全的做法或能改善预后。最早的一些文献表明，全身麻醉下给予患者高浓度氧既不能增加胎儿 PO_2 也不能使 PO_2 达到平台期。而另外关于产妇硬膜外麻醉同时接受氧气治疗的研究表明吸氧改善了胎儿酸碱平衡。研究结果的不一致源于技术的不同。较新的研究已重新验证了这个问题，目前认为剖宫产期间给予产妇高浓度氧可能对胎儿造成不利影响。

已明确给予早产儿吸入高浓度氧会导致一系列严重的医疗问题。儿科文献现在已经确定足月新生儿复苏时使用高吸入氧浓度也是有害的，新生儿复苏计划（Neonatal Resuscitation Program，NRP）的第 6 版目前主张采用室内空气或低浓度氧开始复苏。但如果分娩前即刻给予母体补充氧气，是否会对胎儿造成危害？

Khaw 和同事为验证这个问题开展了大量的工作。在最早的一项研究中，他们比较了给予母体空气和补充氧气对母体和胎儿氧合和自由基产生的影响。所有接受择期剖宫产的产妇采用椎管内麻醉技术，随机入补充氧气组的患者通过面罩给予 60% 的吸入氧浓度。虽然吸氧组胎儿血氧水平中度升高，但产妇和胎儿的自由基活性均增加。Cogliano 等还验证了择期剖宫产的情况下，吸氧治疗是否有利于胎儿。他们随机给予产妇面罩吸 40% 的氧气，面罩吸室内空气，或通过鼻导管吸 2L/min 的氧气。测定脐动脉和脐静脉血 pH 和氧浓度。发现吸氧治疗并没有改变脐动脉血 pH 或提高胎儿氧合。Backe 等评估了母体吸氧对新生儿预后的影响。他们对 60 名接受择期剖宫产的产妇通过面罩随机给予浓度 21%～25% 或 40%～60% 的氧气。他们对两组新生儿神经适应能力评分进行测量，没有发现显著差异。Khaw 等还研究了择期剖宫产中，当出现子宫切开至胎儿娩出这一时间段延长时，给予产妇吸氧治疗是否会改善胎儿氧合。他们定义的时间延长指从子宫切开至胎儿娩出的时间超过 180s。他们确认即使在这种状况下，胎儿氧合没有增加。

接下来最显著的问题是紧急剖宫产时，母体吸氧是否有益。来自中国香港的该团队再一次发表了关于这个问题的一项研究。Khaw 等将不需要全身麻醉的紧急剖宫产患者随机给予面罩吸入 60% 氧气或吸入室内空气。记录吸氧治疗至分娩的时间，脐动脉和脐静脉血液中气体和氧气含量，检测自由基副产物活性。他们还关注是否存在胎儿抑制。他们发现，母亲接受吸氧治疗的胎儿脐动脉和脐静脉 PO_2 值和氧含量较高。两组 pH 相似，自由基活性不可测。但是他们将结果归因为与择期剖宫产相比急诊剖宫产切皮至分娩时间更短。不论是否存在胎儿抑制，不需要高级复苏，如胸部按压或气管插管。各组 Apgar 评分相似。因此得出结论，急诊时使用椎管内麻醉技术，不管是否存在胎儿抑制给予母亲吸氧治疗对胎儿有益。

因此，给予产妇吸氧治疗可能会增加胎儿氧合，但当吸氧时间超过某个尚未确定的时间点时可能给胎儿带来吸氧伴发的不良反应。择期状况下，吸氧对胎儿无益，但急诊时吸氧能改善胎氧含量却并未发现其他可检测的影响。此外，没有证据显示出生后早期吸氧对新生儿有益。

九、缩宫素治疗

缩宫素是由垂体后叶分泌的结构上与加压素类似

的一个九肽。它是第一个被人工合成的多肽激素，因其在体内对子宫平滑肌的收缩作用和分泌乳汁作用而被人所熟知。缩宫素受体大多数集中于子宫，妊娠期间成倍增加，分娩时达峰值。然而这些受体也存在于其他器官，如心脏，心脏上的缩宫素受体被活化导致心房促钠排泄肽（ANP）和脑促钠排泄肽（BNP）的释放。这些促钠排泄肽具有相似的活性，产生利钠、利尿和血管扩张的作用。结果可能出现低血容量和低血压。矛盾的是，因为缩宫素结构类似于血管加压素，使用较高浓度的缩宫素可以激活加压素受体从而导致抗利尿和升压作用。这便可以解释输注或单次给予缩宫素所产生的各种不良反应（表 12-6）。

表 12-6　剖宫产的缩宫素方案"三分法则"

静脉给予 3U 的缩宫素负荷量[1]（推注时间不小于 15s）

3min 的评估周期。如果子宫张力不足，静脉给予 3U 缩宫素补救剂量

3 次缩宫素剂总剂量（最初负荷量 +2 次补救量）

3U 的缩宫素静脉维持量（3 U/L，100ml/h）

如果不能维持足够的子宫张力，有 3 种药物可以选择（如麦角新碱、卡波前列素、米索前列醇）

（1）初始的 3U 的缩宫素对非产程和产程中的妇女均能产生有效的子宫收缩作用。更好的做法是，此剂量的缩宫素给药方式采用快速输注比单次推注给药好。缩宫素维持输注可持续至产后 8h

［经许可转载自 Tsen LT，Balki M. Oxytocin protocols during cesarean delivery: time to acknowledge the risk/benefit ratio? Int J Obstet Anesth, 2010, 19(3):243-245.］

近期对缩宫素显著的不良反应和结局的关注促使对药物和如何给药进行回顾。Clark 等指出，关于滥用缩宫素的费用问题目前已超过产科诉讼的 50%，而该药物已被列入安全用药实践机构（Institute for Safe Medication Practices，ISMIP）12 种"伤害高风险"药物名单。

在剖宫产过程中，缩宫素几乎普遍用于胎儿娩出时，以增强子宫收缩减少出血的危险。但是，以何种方式给予和给药剂量全世界差异很大。在某些国家如英国，建议将 5U 的缩宫素单次剂量经静脉缓慢注射，但也有时单次剂量高达 10U。在美国，通常采用 40～60U/L 的缩宫素以不确定的速度开始输注，这可能包含或不包含同时给予 2～5U 推注剂量。

什么是用于剖宫产的缩宫素治疗剂量？两项研究定义为对 90% 择期剖宫产或尝试顺产后剖宫产女性有效的剂量（ED90）。Carvalho 等进行了一项随机

单盲研究纳入未尝试顺产的 40 名择期剖宫产患者。给予单次推注剂量的缩宫素后按照剂量 - 效应方案给药。确定缩宫素的 ED90 为 0.35U，这比通常用于临床实践的剂量少得多。Balki 等进行了一项类似设计的研究来确定使用缩宫素后依然产程停滞而需要剖宫产的妇女的 ED90。他们确定在这种临床情况下缩宫素的 ED90 为 2.99U。作者认为，与 Carvalho 研究中缩宫素需求的差异的原因在于缩宫素输注后缩宫素受体的脱敏。有趣的是定义的 ED90 剂量仍远远低于大多数剖宫产时的使用剂量。提示在对 3U 缩宫素缺乏反应时，不应该使用更多的缩宫素而是应选择二线药物（参见第 33 章）。

最有力的证据表明，必须谨慎使用缩宫素，在实现其优点的同时尽量减少药物的不良影响（表 12-7）。如果子宫张力仍然很差，应该尽早考虑使用其他子宫收缩药。在一篇述评中，Tsen 和 Balki 提出剖宫产中合理使用缩宫素的方案。其中他们提出的"三分法则"是更循证地使用缩宫素的方法（表 12-5）。此外，证据支持持续输注比单次剂量推注更能避免发生潜在的不良反应。

表 12-7　缩宫素的不良反应

低血压	恶心 / 呕吐
胸痛	心律失常
EKG 改变	肺动脉压升高
潮红	头痛
呼吸急促	肺水肿
心肌缺血	母体死亡

要　点

■　在大多数发达国家剖宫产率已呈爆炸式增长，这是多种因素共同作用的结果并存在强大的地域影响。在发达国家，推动剖宫产率增加的原因有产科临床实践的改变，对诉讼的担心，产科人口学的变化以及产妇自身的要求。

■　手术率较高等同于孕产妇和新生儿预后改善，这一假设是不正确的。手术率超过推荐 15% 后，产妇和新生儿预后均发生恶化。

■　虽然没有任何预防误吸方法被证明有效，有合理的证据表明应谨慎预防。目前推荐同时使用 H2 受体阻滞药和非颗粒抗酸药。其他方法可能是合理的，

但缺乏预后数据。

■ 椎管内技术是大多数剖宫产患者的麻醉选择，尤其对那些择期手术患者。椎管内技术母体死亡率和并发症的风险低，同时减少了胎儿对脂溶性药物的暴露。目前择期剖宫产时腰麻技术比硬膜外技术更常用，并且常加入阿片类药物来提高阻滞质量及延长作用时间。吗啡是术后镇痛首选的阿片类药物。

■ 所有用于全身麻醉诱导的药物都能透过胎盘，低至 0.5 MAC 的挥发性麻醉药可以使子宫肌肉松弛而引起宫缩乏力，并且对缩宫素反应迟钝。诱导方式应以减少胎儿暴露为原则。所以麻醉需关注术中知晓，但对手术的事件回忆实际上并不常见。

■ 择期手术条件下，给予母亲吸氧对胎儿无益。但急诊时能改善胎儿的氧含量，但不影响其他测量指标。

■ 缩宫素已被列入 ISMIP "伤害高风险"药物名单。最有力的证据支持剖宫产时应输注而不是单次剂量推注缩宫素，且输注剂量不超过 3U，以避免潜在的严重不良反应。如果对缩宫素反应差，应考虑使用二线子宫收缩药。

第13章

剖宫产及阴道分娩术后多模式急性疼痛管理

（Rodolfo Gebhardt, Sarah L.Armstrong, Oscar A.de leon–Casasola, Thomas Chai, Julie A.Sparlin, Jose M, Rivers 和 Roshan Fernando 著，

范倩倩译，雷　翀校）

一、引言

过去的 20 年中，全世界实施剖宫产分娩的患者数目急剧增加，术后急性痛成为大多数这类患者的主要特征。急性痛是指与组织损伤或潜在的组织损伤相关的不愉快的感受或情感体验。术后急性痛处理不当会给患者身体和心理带来不良后果。美国一项全国调查结果显示，每位患者术后发生中到重度疼痛的概率高达 50%～71%，而且急性痛处理不当会发展为持续性慢性痛。剖宫产产妇需要尽快从大的开腹手术中恢复同时还要照顾新生儿，因此高质量术后镇痛非常重要。虽然镇痛方法有很多，但是针对患者的个体化治疗还存在许多问题，因为很难预测术后疼痛的严重程度及个体对于镇痛方案的反应性。镇痛方案的选择受许多因素的影响，如患者的喜好和预期、手术难易程度及持续时间、实施者的经验等。其中部分预测因素可在床旁量化并进行调整。一些研究显示，对患者宣教可提高剖宫产术后的镇痛效果。

二、疼痛通路

对于一个健康的个体，疼痛是与组织损伤或潜在的组织损伤相关的复杂的感觉体验。伤害性传入刺激非特异性外周伤害性感受器，C 类和 Aδ 类神经可将信号传递到脊髓背角。细的无髓鞘的 C 类纤维以 < 1m/s 的速度传递由温度、压力及化学刺激引起的电冲动。在相同的刺激下，中等粗细的有髓鞘的 Aδ 类纤维传递电冲动速度较快（5～30m/s）。在分子水平，疼痛刺激可使皮肤角化细胞和血管释放许多介质，包括前列腺素、P 物质及降钙素基因相关肽（calcitonin gene-related peptide, CGRP），这些神经递质与伤害性感受纤维上的受体结合，引起除极，并将信号传递到中枢神经系统（CNS），同时神经自身释放神经递质到外周，这种现象称为轴突反射，可导致血管舒张和炎症反应，产生正反馈回路，募集最初被激活神经周围的沉默的伤害性感受器及疼痛纤维。

痛觉纤维与脊髓背角浅层（Rexed 分层 I 层和 II 层）的二级纤维突触连接，神经肽类如速激肽（P 物质和神经激肽 A）和谷氨酸在突触前水平释放。速激肽与突触后神经激肽 NK_1 和 NK_2 受体结合，通过活化 GTP 蛋白引起除极及第二信使改变（彩图 38）。

一级神经元除极导致胞体上电压门控钙通道开放，引起钙离子内流。钙离子与包含神经递质的囊泡结合后促进神经递质的释放。这些神经递质与突触后或二级神经元上相应的受体结合引起兴奋。二级神经元经过脊髓，通过脊髓丘脑束携带冲动到对侧丘脑。阿片类受体及配体存在于脊髓背角浅层，主要分布于 Rexed II 层，也被称为胶状质。自被发现以来，阿片受体有许多名称。目前，阿片受体通用命名法（国际药理学联合会批准）如下。

MOP（mu opioid peptide receptor, mu 阿片受体）；KOP（kappa opioid peptide receptor, kappa 阿片受体）；DOP（delta opioid peptide receptor，delta 阿片类受体）及 NOP（nociceptin、orphanin FQ peptide receptor，痛敏肽、孤啡肽受体）。

每个受体还有不同的亚型；MOP 有 2 个亚型，KOP 有 3 个亚型，DOP 有 2 个亚型。sigmoid 受体由于不符合阿片受体的所有标准而不归于此类。

阿片类药物通过 G 蛋白耦联受体在神经系统许多部位对突触传递有突触前（间接）和突触后（直接）易化和抑制作用。这些效应器系统可分为两大类：瞬时效应器包括钾离子和钙离子通道，长时效应器包括第二信使类如环一磷腺苷（cyclic adenosine monophosphate，cAMP）。所有的阿片类受体均能抑制电压门控钙离子通道开放而 MOP 和 DOP 能够激活内流钾通道。MOP 受体活化也会直接增加钙离子内流，从而增加神经元内钙离子浓度。钾离子通道激活导致神经元细胞膜超极化，减少突触传递，抑制疼痛信号的传导，神经递质的流动和释放也由细胞内钙离子浓度来调节。在脊髓中，阿片类药物通过减少突触前神经递质释放及引起突触后水平脊髓后角神经元细胞膜超极化来发挥镇痛作用。

激活阿片类受体能够抑制 CGRP 及谷氨酸和 P 物质从神经释放，从而抑制导致伤害部位疼痛敏化的前馈机制。这种可能伴随着小胶质细胞激活的损伤介导的神经调节被视为痛觉超敏（通常不引起疼痛的刺激导致的疼痛）或痛觉过敏（对正常疼痛刺激产生过强的反应）。此外，外周敏化促使脊髓背角重复释放分子介质引起二次痛觉过敏（彩图 39）。

从躯体感觉皮质下行的通路也调节痛觉感受。激活中脑导水管周围灰（periaqueductal gray，PAG）及延脑头端腹内侧区（rostral ventromedial medulla，RVM）的细胞能够刺激下行的神经纤维在脊髓水平释放 5- 羟色胺及去甲肾上腺素，此现象可调节脊髓疼痛传导。阿片类可通过增加氨基丁酸或 GABA（脑内一种抑制性神经递质）促进下行疼痛调节进而在脊髓上水平发挥作用。此种机制称为"阿片脱抑制"，指阿片类可从 PAG 及 RVM 或其他部位释放 GABA，激活下行抑制通路，增加突触前水平的 5- 羟色胺及去甲肾上腺素进而调节脊髓中疼痛信号。

剖宫产后的疼痛途径：剖宫产术后痛包括躯体痛和内脏痛。躯体痛源自腹部伤口的伤害性感受器，具有浅表痛和深部痛两种成分，在脊髓节段神经的前根传递，一般在 T_{10} 至 L_1 节段。神经纤维在腹横肌和腹内斜肌之间的腹壁横向走行。子宫内脏的伤害性刺激通过下腹下丛的传入神经纤维经 T_{10} 至 L_1 节段脊髓神经根到达脊髓。理想的产科术后镇痛方案应当成本效益高、便于实施且对工作人员工作量影响最小，应当能够连续高质量的缓解疼痛，满足不同患者间的个体差异，同时不良反应和并发症发生率低。理想的镇痛方法不能影响产妇对新生儿的照护或母乳喂养，务使最少的药物转移至乳汁以减少新生儿不良反应。要想达到这些目标需要多模式镇痛方法。

三、母乳喂养和产科患者镇痛

母乳喂养的母亲经常会担心新生儿通过乳汁接触到镇痛药物。文献中对于椎管内镇痛对母乳喂养的影响存在诸多争议。母乳喂养能力受多因素的影响，因此，目前认为椎管内镇痛对其影响很小。然而，也有少数多中心随机对照试验研究两者之间的关系。

目前有关母体全身应用阿片类药物对母乳喂养新生儿影响的客观信息还很少。当某药物与乳汁蛋白或乳脂肪球结合时可分泌进入人乳。影响药物分泌入乳汁的因素包括母乳喂养与给药的时间之间的相对关系及乳汁成分等。相对于初乳，脂溶性药物更容易集中在脂肪含量高的成熟乳中。大部分阿片类药物呈弱碱性，与初乳相比，也相对更容易集中于成熟乳中。美国儿科学会药品委员会列举出吗啡、芬太尼及布托啡诺可用于母乳喂养期的产妇。尽管只有极少量（1%～3%）的母体阿片类药物可通过乳汁转移给新生儿，母体大剂量全身用药可能导致新生儿神经行为抑制并可能影响母乳喂养。

1. 椎管内麻醉技术

已有大量的文献证实与全身麻醉相比，区域麻醉对保障妊娠期患者的安全更有益。大部分剖宫产麻醉使用蛛网膜下隙麻醉、硬膜外麻醉或蛛网膜下隙 - 硬膜外联合阻滞技术（CSE）。椎管内给予阿片类药物能增强术中麻醉效能、优化术后镇痛效果，这些麻醉方法均可提供便捷、有效的给药途径。阿片类药物的用药剂量和其给药路径影响其麻醉的效能、起效时间、持续时间及不良反应。此类药物最常见的不良反应包括瘙痒、恶心、呕吐也可能降低母体舒适度。

2. 椎管内阿片类药物的理化特性

椎管内使用阿片类药物的优势在于产生镇痛作用的同时不产生运动或交感阻滞。高脂溶性阿片类药物镇痛起效较快，相反，吗啡等非脂溶性阿片类药物滞留于脑脊液（CSF）中，对脊髓作用时间更长、起效较慢，单次给药持续时间较长。

亲脂性可用辛醇 / 水分配系数来评估，与脑膜通透系数相关但并非线性关系。产生最大脑膜通透率的最优辛醇 / 水分配系数在 129（阿芬太尼）和 560（布比卡因）之间。亲脂性和脑膜通透系数之间的双向关系可由起主要屏障作用的蛛网膜的双重特性来解释。一个药物给进硬膜外腔但未到达脊髓之前，其必须首先通过蛛网膜的亲水区（细胞外液和细胞内液），然后是疏水区（细胞膜脂质）。因此，在透过这两个区域扩散之前，药物需先溶于环境中。亲脂性药物（如具有高辛醇 / 水分配系数的药物，如芬太尼和舒芬太尼）能够快速溶解并较易通过蛛网膜的脂性成分，但却难透过亲水区，成为其蛛网膜内扩散的主要限速因素。半脂溶性药物能够在脂质和水相区域较快渗透，因此其脑膜通透系数相应较高（如阿芬太尼、羟考酮、哌替啶）。阿片类药物的这些理化性质也决定了其在血管中的通透率。相比蛛网膜下隙，高辛醇 / 水分配系数的阿片类药物如芬太尼和舒芬太尼较易到达静脉腔，因此，硬膜外给药后，脊髓中阿片类药物的浓度是吸收率和血管与蛛网膜下隙分布率的净差。此差异解释了为什么尽管吗啡的脑膜通透系数与芬太尼及舒芬太尼相近，都远低于脑膜通透性的最佳范围，却能成为硬膜外麻醉的常用药物。

Bernards 及 Hill 在体外模型中也证实舒芬太尼的辛醇 / 水分配系数低于脑膜通透性最佳范围。

呼吸抑制、嗜睡、瘙痒与 CSF 中阿片类药物向头端扩散的程度有关。这些不良反应出现的时间因硬膜外腔给予的阿片类药物是亲脂性的还是亲水性的而有所不同。吗啡的头端扩散是剂量依赖性的且遵循既定时程。相反，因头端扩散是由上半身镇痛起效时间决定的，腰部硬膜外腔给予脂溶性阿片类药物后呼吸抑制的发生率是无法预知的。Gourlay 等证实腰部硬膜外腔给予芬太尼后 10min 其浓度在颈部 CSF 中达到峰值，平均为腰部 CSF 中芬太尼浓度的 10%。然而，6 名患者中有 2 名患者颈部 CSF 中阿片类药物浓度峰值是其他患者的 2 倍。在另一项研究中，下胸段硬膜外导管以 14μg/h 的速度持续输注舒芬太尼，72h 后检测舒芬太尼的浓度，发现舒芬太尼在血浆和小脑延髓池中的浓度分别是腰部脑脊液浓度的 56% 和 82%。亲脂类阿片类药物也表现出头端扩散的现象，但可预测性没有吗啡好。此差异说明术后使用亲脂性阿片类药物实施椎管内镇痛，也应当与硬膜外腔给予吗啡一样监测是否发生呼吸抑制。美国麻醉医师协会协作组对于椎管内给予阿片类药物后呼吸抑制的预防、识别及管理发表了专门的指南。

表 13-1 列出了一些阿片类药物的辛醇 / 水分配系数及脑膜通透系数。

四、剖宫产椎管内镇痛

在美国超过 90% 的剖宫产是在区域麻醉下实施的。同样，来自英国的数据也显示有 94.9% 的择期剖宫产手术及 86.7% 的急诊剖宫产手术选择区域麻醉。

表 13-1　阿片类药物的辛醇 / 水分配系数、脑膜通透系数及最低有效镇痛浓度（MEAC）

阿片类	辛醇 / 水分配系数	脑膜通透系数[1]	MEAC[2]（ng/ml）
吗啡	1	0.6	30.00
哌替啶	525	NA	455.00
二氢吗啡酮	525	NA	4.00
芬太尼	955	0.9	0.60
舒芬太尼	1737	0.75	0.04
阿芬太尼	129	2.3	41.00
布比卡因	560	1.6	Nap

（1）cm/min × 10^{-3}。（2）MEAC 为血浆水平的某一范围而非特定数值。MEAC 血浆水平在不同患者、不同时间和不同活动有高达 5 倍的差异。此表格中展示的数值是最常用的数值

NA. 没有数据；Nap. 不适用

人类脊髓内给予阿片类药物的首次报道是在1979 年。自此，椎管内给予阿片类药物成为术后镇痛的常用方法。据报道超过 90% 的产科麻醉医师会选择在腰麻、硬膜外麻醉或 CSE 时，经蛛网膜下隙或硬膜外腔给予行剖宫产的产妇阿片类药物。蛛网膜下隙或硬膜外腔给予阿片类药物对产妇剖宫产术后恢复有诸多益处，包括总阿片类用药量减少却可提供完善术后镇痛，轻度镇静，乳汁药物蓄积最少，早期活动及肠功能早期恢复。

五、鞘内应用阿片类药物

阿片类药物，特别是不含防腐剂的吗啡，是镇痛方案的核心药物。主要作用于脊髓背角胶质层的 MOP 受体，抑制 C 纤维释放兴奋性神经肽而发挥作用。脂溶性决定了脊髓背角从脑脊液中吸收药物的程度。芬太尼、舒芬太尼等脂溶性药物可直接扩散入神经组织，也可通过脊髓节段动脉传递到脊髓背角。例如，高脂溶性的芬太尼可相对快的吸收到富含脂质的脊髓背角，快速起效，但持续时间较短。有研究监测 24h 芬太尼消耗量证实其在提供足够术后镇痛方面的局限性。与芬太尼镇痛持续时间短的特点相比，吗啡由于脂溶性低扩散入神经组织花费的时间较长，因此持续时间较长。但吗啡存在的一个明显的不足是由于其滞留在 CSF 中的时间较长，允许其向头端扩散，因此呼吸抑制等并发症也相应增加。

1. 鞘内应用吗啡

吗啡是美国食品药品监督管理局（US FDA）首个批准的可鞘内给药的阿片类药物。吗啡是高离子状态、水溶性的，不似芬太尼可快速扩散入高脂质组织。吗啡在 CSF 中滞留时间较长，可向头端扩散，在健康志愿者中鞘内给药 3h 即可到达三叉神经分布区域。吗啡的达峰时间为 45~60min，镇痛持续时间为 14~36h，其持续时间可能是剂量依赖性的。研究鞘内给予不同剂量的吗啡，剂量超过 100μg 时没有发现明显的量效关系。Palmer 等给患者鞘内注射 25~500μg 吗啡，同时应用静脉自控镇痛，发现当剂量超过 75μg 后具有封顶效应。加大剂量并不能增加镇痛效果反而产生剂量依赖性的不良反应，特别是瘙痒。Palmer 等也注意到尽管鞘内应用吗啡剂量较高，多数产妇仍然需要低剂量恒速给予额外的阿片类药

物，这或许也解释了脊髓和脊髓上作用部位之间的相互作用。

Yang 等对实施择期剖宫产的 60 名产妇给予 100μg 或 250μg 的吗啡作为腰麻的一部分，同时脊髓内应用 20μg 芬太尼，术前及术后常规给予非甾体抗炎药（NSAIDs）。用视觉模拟疼痛评分（visual analog scale，VAS）评估产妇疼痛缓解程度，发现小剂量吗啡和大剂量应用吗啡并没有显著差异。鞘内应用吗啡的不良反应已有大量报道，包括瘙痒、恶心、呕吐、尿潴留及早期或延迟性的呼吸抑制。当使用剂量增加，最常见的不良反应瘙痒的严重程度也增加。使用吗啡剂量达到 100μg，43% 的女性出现瘙痒，12% 发生恶心、呕吐。椎管内给予吗啡也与口腔单纯疱疹的复发有关。研究既往有口腔单纯疱疹病史的女性，发现椎管内应用吗啡 38% 的患者复发，静脉使用吗啡仅 16% 患者复发口腔单纯疱疹。

呼吸抑制虽然不常见却是非常严重的不良反应，在产科人群中的发病率很难确定。Abouleish 等研究了 856 名临产妇，剖宫产术中鞘内注射 200μg 吗啡，将 SpO_2 < 85% 或呼吸频率< 10/min 定义为呼吸抑制，有 8 名患者（0.93%）出现症状，且均为肥胖患者。与其他患者相比，孕期生理变化，特别是与孕激素水平增高相关的呼吸频率增快，使吗啡使用的安全范围更宽。应该注意的是更小剂量的鞘内吗啡（75μg）治疗可使镇痛持续时间缩短，需要增加辅助镇痛药剂量。同样，由于患者对鞘内应用吗啡的反应不同，一些患者可能会出现镇痛不足和（或）阿片药物相关的不良反应。

2. 鞘内应用芬太尼

芬太尼是世界上最常应用于鞘内的阿片类药物。与吗啡相比，其脂溶性相对高，可以局限作用于相应节段、起效迅速。尽管鞘内应用芬太尼后镇痛持续时间相对较短，但其可提高术中镇痛效果，特别是在子宫向外牵拉时，同时使患者在椎管内麻醉恢复期更易于向其他镇痛药物过渡。Shende 等进行了一项随机研究，对 40 名拟行择期剖宫术的健康患者随机将生理盐水或 15μg 芬太尼加入到 2.5ml 高比重布比卡因中进行鞘内注射。他们观察到芬太尼组可明显提高术中镇痛效果，延长阻滞衰退时间。Chu 等观察了 75 名行择期剖宫产的患者，随机分为鞘内注射布比卡因 5mg 组及布比卡因复合 7.5μg，10μg，12.5μg，

15μg 芬太尼组，发现随着芬太尼给药剂量的提高，手术镇痛效果增强、术后镇痛持续时间延长。他们的结论是 12.5μg 芬太尼的剂量发生封顶效应。剖宫产术中鞘内注射芬太尼复合局部麻醉具有长时程镇痛益处。与吗啡相比，鞘内注射芬太尼并不会使剖宫产患者易于恶心、呕吐。尽管没有吗啡严重，芬太尼仍可引起剂量依赖性瘙痒。由于芬太尼的节段性效应且不向头端扩散，鞘内注射芬太尼后发生延迟呼吸抑制的风险相对较小。最近的一个大样本荟萃分析没有发现在剖宫产术中鞘内注射芬太尼后发生呼吸抑制的病例报道。即使发生呼吸抑制，通常在给药后 30min 内出现。

3. 鞘内应用舒芬太尼

舒芬太尼是芬太尼的噻吩基衍生物，由于其脂溶性较高效能也较强。舒芬太尼的辛醇／水分配系数是 1778，蛋白结合率是 91%。芬太尼的辛醇／水分配系数是 813，蛋白结合率是 84%，体现了两者之间的药动学差异。理论上鞘内注射舒芬太尼应该比芬太尼有利，包括起效快、头端扩散少、胎盘转移少。一些研究对比了芬太尼和舒芬太尼用于剖宫产镇痛，发现两组之间镇痛作用相当，但舒芬太尼组有较多的产妇出现瘙痒。蛛网膜下隙应用舒芬太尼的最佳剂量是 5μg，不良反应的发生（特别是瘙痒）有剂量依赖性。

4. 其他鞘内应用的阿片类药物

其他更不常用的鞘内阿片类药物包括哌替啶、海洛因、丁丙诺啡及纳布啡。哌替啶是阿片类药物家族中唯一一个具有类似局部麻醉效果的阿片类药物，有时具有运动阻滞的趋势。既往曾将哌替啶单独用作剖宫产椎管内麻醉药物。

海洛因（3，6 二醋吗啡）即吗啡的乙酰乙酸盐，是由吗啡乙酰化产生的半合成阿片类药物。在英国常用椎管内注射海洛因减轻剖宫产术后疼痛。相反，在美国海洛因不能应用于临床。海洛因有许多理想的理化性质，可提供良好的术后镇痛并能降低不良反应。海洛因半脂溶性（油／水分配系数 280），与吗啡或芬太尼相比在水溶性和脂溶性组织中的渗透力均增强。海洛因在脊髓组织代谢后产生的活性成分（6 乙酰吗啡和吗啡）可增强镇痛效果，这些代谢产物比母药脂溶性低，限制了其反向扩散回 CSF。海洛因其他重要的理化特性有 PKa 较低（PKa7.8），蛋白结

合率低（40%），非离子部分较高（27%），这些理化特性可增强脊髓组织中与阿片受体结合的生物利用度，增强 CSF 清除率从而可减少可能发生的不良反应如呼吸抑制。文献中关于剖宫产术中海洛因的使用及安全性有很多数据。Cowan 等观察了 74 名行择期剖宫产的产妇，随机分为鞘内注射高比重布比卡因联合 20μg 芬太尼组和联合 300μg 海洛因组。作者观察发现，两组患者术中追加镇痛药量并没有差异，而从术后镇痛需求结果发现海洛因组术后 12h 视觉模拟评分（visual analog scale，VAS）降低，而芬太尼组术后 VAS 降低仅维持 1h。两组患者术后瘙痒症发生率无差异。

目前有 3 个研究报道探索剖宫产术鞘内注射海洛因剂量。Skilton 和 Kelly 等观察发现当鞘内应用海洛因剂量到达 0.375mg 时，随着剂量增加镇痛效应增加（以需要的补救镇痛药决定）且没有封顶效应。Stacey 等将 40 名行择期剖宫产的孕妇随机分为鞘内应用海洛因 0.5mg 组和 1mg 组，发现鞘内应用 1mg 海洛因组需要追加镇痛药的时间延长且 24h 吗啡消耗量明显较低（45% 患者术后未使用任何阿片类药物），镇痛评分也较低，两组均发生轻度不良反应且无差异。

六、硬膜外阿片类药物

◆吗啡

Palmer 等进行了一项剂量 - 反应研究，观察硬膜外应用 0~5mg 吗啡对剖宫产术后疼痛的影响，发现吗啡镇痛具有封顶效应。当硬膜外用量超过 3.75mg 时吗啡全身累计用量没有差异。3mg 吗啡硬膜外给药与 100μg 吗啡鞘内给药效果相当，均可提供 12~24h 镇痛。文献中有些研究对比了硬膜外应用吗啡和鞘内应用吗啡对于剖宫产术后镇痛的效果。Sarvela 等进行了一项双盲 RCT，比较了硬膜外应用 3mg 吗啡与鞘内应用 100μg 或 200μg 吗啡，发现 3 组在疼痛评分上并没有显著性差异，但鞘内应用 100μg 吗啡组追加镇痛药的次数更多，提示此剂量对于剖宫产术后镇痛效果较差，但相应的此组患者也较少出现瘙痒。

由于镇痛效果持续时间长，吗啡硬膜外给药可间断单次注射给药也可持续输注。似乎硬膜外持续输注吗啡用于硬膜外镇痛比间断给药在临床上更具有优势。在非产科人群的研究中评估了腰段硬膜外腔单次给药后吗啡头端扩散的情况，结果显示，在腰段硬膜

外单次给药后大量药物到达脑干呼吸中枢引起呼吸抑制。事实上，大样本研究提示间断给药组导致需要处理的呼吸抑制的发生率比持续输注组高。平均剂量在 7~13mg/d 的间断给药组和平均剂量在 6~14mg/d 的持续输注组，呼吸抑制的发生率不同。单次给药组呼吸抑制的发生率是 1:500，而持续输注组呼吸抑制的发生率是 1:1500。基于上述数据，在非产科人群中，呼吸抑制最大风险的 95% 可信区间在间断给药和持续输注分别为 1:100 和 1:5000。此外，在使用硬膜外吗啡间断给药时不推荐同时合用胃肠外阿片类药物治疗爆发性疼痛，除非确定即使在外科病房也不会增加延迟性呼吸抑制的风险时才允许使用。

有趣的是，与间断注射相比，持续输注的镇痛效果更完善。一项研究评估了硬膜外吗啡间断推注和持续输注的镇痛质量，结果证实硬膜外吗啡持续输注比间断注射镇痛效果更好。基于明显更优的临床效能和更低的呼吸抑制发生率，硬膜外持续输注吗啡更能使患者获益。近期有一项对 10 个研究的系统综述比较了硬膜外吗啡单次注射和全身应用阿片类药物在择期剖宫产术后的镇痛效果及不良反应，结果表明单次硬膜外给予吗啡比胃肠外应用阿片类药物能够提供更好的术后镇痛，但其镇痛效能仅限于剖宫产术后第 1 天，且不良反应也较多。根据这项研究及其他的研究结果，目前临床实践推荐在硬膜外腔给予 3mg 不含防腐剂的吗啡。

◆ 氢吗啡酮

氢吗啡酮的镇痛效果与吗啡相当。根据一些未发表的临床观察，推荐单次注射时吗啡和氢吗啡酮用药量比率为 5:1，持续输注吗啡与氢吗啡酮的比率为 3:1。与吗啡相比，氢吗啡酮起效快，作用持续时间短，瘙痒发生率也较低。

◆ 芬太尼

芬太尼具有较高的辛醇／水分配系数，硬膜外给药后与脑膜渗透相比更易经血管吸收。事实上，芬太尼硬膜外给药的价值存在争议。一些研究显示，剖宫产术后接受芬太尼硬膜外治疗或静脉治疗的患者在镇痛质量、不良反应发生率、每日芬太尼用量及输注 24h 后血浆药物水平之间相似。

Sevarino 等对 40 名 ASA 分级 I~II 级的孕妇进行了一项双盲随机研究，在利多卡因硬膜外麻醉下行择期剖宫产，分娩后通过硬膜外导管给予生理盐水或 100μg 芬太尼，所有患者术后均提供静脉哌

替啶患者自控镇痛泵（patient-controlled analgesia, PCA），结果发现，两组 PCA 药物用量无差异。由此作者得出结论：硬膜外芬太尼单次给药不显著缓解剖宫产术后疼痛。

而 Ginosar 等的研究验证了硬膜外腔有布比卡因存在时硬膜外持续输注芬太尼能够通过脊髓机制诱发镇痛作用的假说。他们进行了一项前瞻性、随机、双盲研究，使处于分娩期的孕妇接受硬膜外布比卡因镇痛直到疼痛缓解，之后随机分为静脉注射芬太尼组和硬膜外输注芬太尼组，结果发现，同等剂量的芬太尼硬膜外给药比经静脉途径给药效能高 3 倍，提示阿片类药物主要通过脊髓机制发挥镇痛作用。

◆ 舒芬太尼

如芬太尼一样，舒芬太尼可通过脊髓或脊髓上效应发挥镇痛作用。有研究比较了静脉注射舒芬太尼或硬膜外应用舒芬太尼的术后镇痛效果，结果显示，两种给药方式的镇痛质量和药物血浆水平相似。静脉注射组呼吸抑制（以较高的 CO_2 水平来判定，两组呼吸抑制患者比例分别为 6/26 和 1/24）和镇静（两组患者镇静比例分别为 4/15 和 0/15）发生率增加。

Grass 等进行了一项随机、双盲研究，比较了剖宫产术后硬膜外应用芬太尼或舒芬太尼的镇痛效果。80 名行择期剖宫产术的孕妇硬膜外腔注射 2% 的利多卡因和肾上腺素，感受到疼痛时分别给予芬太尼（25μg，50μg，100μg，200μg）或舒芬太尼（5μg，10μg，20μg，30μg），用视觉模拟评分和镇静评分来评估反应性。结果显示，两种药物均存在量效关系，使用芬太尼 100μg 和 200μg，舒芬太尼 20μg 和 30μg 均可达到 VAS 评分 < 10 mm，且两组在 VAS 评分降低 50% 的时间上没有差异。研究提示达到 VAS 评分 < 10mm 的 50% 和 95% 有效剂量芬太尼为 33μg 和 92μg，舒芬太尼为 6.7μg 和 17.5μg。术后使用等效镇痛剂量，两组在起效时间、持续时间及镇痛效能上无差异。

七、局部麻醉药复合阿片类药物

临床上将硬膜外腔阿片类药物和亚麻醉剂量局部麻醉药合用有 3 个原因：①减少两种药物剂量；②维持并增强镇痛作用；③降低局部麻醉药或阿片类药物不良反应的发生率。Chesenut 及其同事证实 2μg/ml 芬太尼复合 0.0625% 布比卡因可实现上述 3 个目标，

他们报道布比卡因 / 芬太尼合用与单独应用 0.125% 布比卡因镇痛质量相当，但运动阻滞程度更轻。该研究中芬太尼和布比卡因合用的浓度低于两药单独应用所需的镇痛剂量，提示两种药物之间有增强作用。然而，此研究是在产妇中得出的结论，由于这些患者的孕激素水平较高，此研究结论并不适用于手术人群。

与静脉给药相比，给予低剂量的硬膜外阿片类药物不良反应发生率较低。然而，目前还没有设计合理的剂量范围研究确定人类局部麻醉药和阿片类药物理想等量摩尔比值。必须充分认识到以等量摩尔比给予阿片类药物和局部麻醉药的重要性。Tejwani 等发现，布比卡因对脊髓应用吗啡镇痛作用的增强效应具有剂量依赖性，虽然增强吗啡与 κ 阿片受体结合是布比卡因最显著的效应，但高剂量布比卡因抑制阿片配体与所有的脊髓受体结合。因此在硬膜外合用局部麻醉药与阿片类药物时，考虑此局限性非常重要。

八、单次硬膜外吗啡缓释剂

目前术后疼痛研究及药物研发的目标是寻找一种药物效应局限在手术部位，镇痛作用持久，产生尽可能少的不良反应。单次硬膜外吗啡缓释剂〔（extended-release epidural morphine，EREM）DepoDur，Endo Pharmaceuticals，Chadds Ford，PA〕是新开发的一种药物，利用缓释多囊脂质体制剂（DepoFoam）（Skyepharma，San Diego，CA）技术释放传统的吗啡硫酸盐，DepoFoam 是一种创新的药物输送系统，内含有多个囊状脂质颗粒，囊状颗粒内部含有非同心水囊包裹活性药物。经腐蚀和重组这些自然产生的脂质体被降解，单次给药后 48h 内局部释放吗啡。

在产科人群中的临床研究显示，EREM 的术后镇痛可持续至第 2 天且没有明显的不良反应。由于剖宫产术后疼痛在术后 24~48h 才达到高峰，而单次椎管内吗啡给药的镇痛效用在此时间范围内已失效，因此 EREM 具有明显的优势。10mg EREM 与标准的 4mg 吗啡硬膜外用药相比，使用 EREM 患者术后 24~48h 需要追加的阿片类药物剂量可减少 60%。且两组患者恶心、瘙痒、镇静、呼吸抑制及低氧事件发生率无明显差异。2009 年 9 月，FDA 批准了吗啡硫酸盐缓释脂质体注射液（DepoDur）的安全标签修订，强调需个体化给药，给药时需备好监测，复苏设备及阿片药

物拮抗药。硬膜外腔给予 EREM 后需持续监测 48h。尽管 EREM 在首个 48h 提供的持久镇痛很有吸引力，但也需权衡 EREM 使用相关的弊端，包括联合局部麻醉药时 LipoFoam 技术的不稳定性、给药后需延长对患者监测时间及制剂费用等问题。

临床实验已经证实了 EREM 在全髋关节置换术和择期剖宫产术后镇痛的功效。Gambling 等近期获得的药动学数据也显示了椎管内给予麻醉药后使用 EREM 的效用。他们设计了一项对照、剂量－范围研究，144 名行下腹部手术的患者术后使用 EREM 镇痛，作者观察到达到最大镇痛效果和最低不良反应的最佳平衡是给予 15mg EREM，同时使用多模式疼痛管理方法，如在镇痛方案中添加非甾体抗炎药，能够进一步降低提供有效镇痛所需药物剂量并降低不良反应的发生。

1. 椎管内技术的益处

多中心大手术硬膜外麻醉和镇痛澳大利亚研究（Multicenter Australian Study of Epidural Amaesthesia and Analgesia in Major Surgery，MASTER）是迄今为止最大的一项比较硬膜外及 PCA 术后镇痛的前瞻性研究，此研究使用随机样本评估了非产科高危患者术后的死亡率及主要并发症的发生率。在该研究预先定义的 7 个主要并发症中，唯有呼吸衰竭在硬膜外注射组的发生率低于 PCA 组。一项大样本、回顾性队列研究评估了 15 年内 250 000 名行非心脏手术中高风险患者的 30d 死亡率，患者接受硬膜外注射或全身应用镇痛药作为术后疼痛管理。虽然研究发现硬膜外给药组死亡率明显降低，但由于样本量较小其适用性受到限制，研究中也没有详述具体的并发症。但两组术后需要机械通气的患者比例无差异。

对于高风险产科患者，椎管内镇痛技术比全身镇痛技术更能降低围术期发病率。其益处包括围术期心血管并发症发生率低，肺部感染和肺栓塞发病率低，胃肠功能恢复快、凝血障碍少见、炎症和手术应激反应减少。其他间接益处包括由于不使用全身麻醉药，有助于剖宫产术后产妇活动能力恢复及与其婴儿互动。

2. 患者自控镇痛（PCA）

PCA 泵可用来输注多种阿片类药物，包括芬太尼、吗啡及氢吗啡酮。通常用于未接受椎管内阿片类

药物的患者，例如全身麻醉下行剖宫产手术的患者及需要经静脉给予强效镇痛的患者。

Cooper 等进行了一项随机、双盲、对照试验，比较 84 名剖宫产术后患者硬膜外使用芬太尼或静脉使用吗啡自控镇痛，所有患者均使用硬膜外或静脉 PCA 设备。结果发现在硬膜外芬太尼组 PCA 使用少，恶心、眩晕较少，两组患者瘙痒症发生率无差别。

Howell 等的研究比较了 PCA 吗啡和 PCA 芬太尼在剖宫产术后镇痛的效果，结果发现，两组镇痛方法均能提供平均术后 37h 的有效镇痛及较高的患者满意度，VAS 评分无差异。但芬太尼组较多患者需要额外给药或改变 PCA 泵设置，而且该组有一例患者由于镇痛不足从试验中剔除。结论是剖宫产术后镇痛应常规优先使用吗啡 PCA 而不是芬太尼 PCA。

PCA 允许患者在一定时间段内经静脉自控注射小剂量阿片类镇痛药物，可在大手术后提供有效、持久的镇痛。PCA 与阿片类药物常出现的不良反应相似，包括可能致命性的呼吸抑制等，我们推荐应严密监测包括脉搏血氧变化和定期进行护理评估。

3. 多模式镇痛

此理念是在 19 世纪 90 年代中期首次提出的，目前在临床已被广泛应用。该理念是基于认识到急性术后疼痛很少是单纯的伤害性疼痛，而是由神经病理痛、内脏病、炎性痛及肌肉痉挛组成的复合痛。因此，适当的疼痛管理是需要使用作用于不同的疼痛路径和不同位点的多种药物达到平衡的方法（图 13-1 和彩图 40）。多种药物联合使用通过相加或协同效降低单一用药时的药物剂量、增加镇痛作用，而且可降低单一药物时发生的不良反应。例如，与单用吗啡 PCA 相比，非甾体抗炎药与静脉吗啡 PCA 合用可降低患者恶心、镇静的发生。不同类型的镇痛药及不同的给药途径（如静脉注射或硬膜外方法）联合使用产生的镇静、恶心、呕吐、瘙痒和便秘等不良反应较少，且能更大程度上缓解疼痛。多模式镇痛还可节约阿片类药物用量、加快康复、减少住院时间、降低康复时间。因此，多模式镇痛对有效的疼痛管理非常关键。开发术后镇痛的新药可为多模式镇痛提供更多有效的组合，多模式镇痛强调阿片类与非阿片类镇痛药给药途径、椎管内技术、辅助椎管内用药、伤口浸润及神经阻滞等方法的不同镇痛作用。

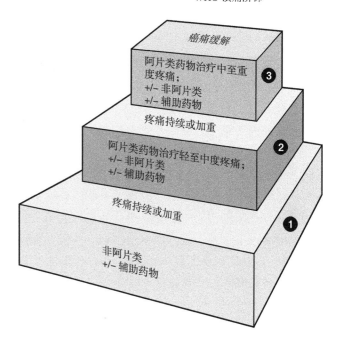

WHO 镇痛阶梯

图 13-1　世界卫生组织（WHO）镇痛阶梯

（经许可转载自 2012 WHO.）

之前已经讲述了阿片类与硬膜外镇痛。其他用于妇产科手术的区域麻醉技术包括腹直肌鞘阻滞和腹横肌平面阻滞（transversus abdominis plane block, TAP）。这两种技术均可在床旁实施，可盲探操作，但目前常在超声下引导穿刺针到达准确的位置并可观察到局部麻醉药扩散。这两种阻滞方法均可减轻术后腹壁疼痛。

九、腹横肌平面阻滞

TAP 阻滞是在腹内斜肌和腹横肌之间的筋膜层注射局部麻醉药。在前腹壁的感觉神经离开此平面穿过肌肉支配前腹壁之前阻滞神经（彩图 41）。穿刺时可使用超声定位筋膜平面，引导穿刺针前行至所需位置后观察局部麻醉药沿着准确的筋膜平面扩散。阻滞的作用时间取决于局部麻醉药的种类，如果需要延长镇痛时间可使用超声引导放置导管以便持续输注。

文献中有许多观察 TAP 阻滞用作剖宫产术后镇痛的研究。McDonnell 等随机将 50 名孕妇分成 0.75% 罗哌卡因行双侧 TAP 阻滞或生理盐水安慰剂组，结果显示，TAP 组首次需要吗啡的中值时间从 90min 增加到 220min。TAP 组术后 48h 的吗啡需求量减少，镇静和恶心的发生也相应减少。然而，并不是所有的研究都与此结论相符。Balavy 等开展了一项相似的研究，结果显示，组间相比静脉阿片类药物需求量减少，但是两组的疼痛评分没有区别，而 Costello 等的研究结果发现，增加 TAP 阻滞后术后阿片类药物使用量和疼痛评分均没有差别。McMorrow 等比较了 TAP 阻滞和鞘内注射吗啡用于剖宫产术后镇痛，将 80 名患者随机分为 4 组（腰麻的基础上应用）：脊髓内吗啡 $100\mu g$、脊髓内生理盐水、2mg/kg 布比卡因术后双侧 TAP 阻滞、生理盐水术后双侧 TAP 阻滞，结果显示，脊髓内应用吗啡组的运动痛及早期的吗啡消耗量最低，TAP 阻滞不增加临床效果。通过以上研究可以合理得出以下结论：剖宫产术后镇痛时应优先使用椎管内阿片类药物而不是 TAP 阻滞，TAP 阻滞或许可以在全身麻醉产妇术后镇痛中使用。

十、伤口浸润

使用局部麻醉药和非甾体类抗炎药（NSAIDs）进行伤口浸润近期引起了关注。普通腹部手术后由于导管放置的位置、使用的药物，持续与单次注射技术效果等差异使伤口浸润镇痛的效果难以评估。2009 年的一篇 Cochrane 综述观察了 20 个剖宫产术中使用局部麻醉药进行伤口浸润的研究后发现，①区域麻醉和全身麻醉时辅助使用局部麻醉药物浸润和腹部神经阻滞有助于降低阿片类药物用量；②局部麻醉药中添加 NSAIDs 可进一步缓解疼痛。

Lavand'homme 等发现，与罗哌卡因输注或双氯芬酸静脉注射相比，通过伤口输注导管单用双氯芬酸可减少 48h 吗啡需求量，提示双氯芬酸除了全身效应外还具有外周镇痛特性。还需要进一步的研究来评估局部麻醉药和 NSAIDs 除镇痛作用外对伤口愈合和粘连形成等的影响。

口服阿片类药物和辅助镇痛药

患者一旦可以耐受经口进食，可口服镇痛药作为最初椎管内或静脉阿片类药物的"降阶梯"治疗，是多模式镇痛的组成部分。

经常使用的口服药物方案包括以下几种：氢可酮（二氢可待因）+对乙酰氨基酚（扑热息痛）、羟考酮+对乙酰氨基酚、氢吗啡酮、羟考酮、口服吗啡。

文献中有许多观察这些方案的研究。Davia 等进行了一项 RCT 试验比较了剖宫产术后静脉吗啡 PCA

与口服氢可酮-对乙酰氨基酚的镇痛效果，评估分娩后 6h 和 24h 两个时间点的疼痛程度，发现口服给药组 2 个时间点的疼痛程度均较轻。该组术后 6h 恶心及嗜睡的患者较少，但术后 24h 恶心的患者轻度增多。另外一项研究中，Jakobi 等的研究评估了剖宫产术后口服镇痛患者的满意度，结果发现与静脉镇痛方法相比，口服镇痛可提供满意的镇痛，给药方便且价格低廉。

（1）对乙酰氨基酚（扑热息痛）：Alhashemi 等比较了静脉注射对乙酰氨基酚与口服布洛芬对剖宫产术后使用吗啡 PCA 的患者的疼痛控制和吗啡需求量的影响。评估 VAS 评分及患者满意度。结果发现，随着时间的推移，两组患者 VAS 评分降低，但在任何时间点两组之间都没有差异。两组患者的满意度均较高，因此他们认为静脉注射对乙酰氨基酚是静脉吗啡 PCA 的一个理想的辅助药物。令人惊讶的是，很少有实验观察对乙酰氨基酚单独用于剖宫产术后镇痛。Munishankar 等进行了对乙酰氨基酚的双盲、RCT 研究，比较了口服对乙酰氨基酚、双氯芬酸及两药合用对于剖宫产术后疼痛缓解的效果。与单用对乙酰氨基酚的患者相比，给予乙酰氨基酚-双氯芬酸联合用药患者吗啡需求量降低 38%，单用双氯芬酸组患者吗啡需求量与其他两组无明显差别。Nauta 等对随机试验进行系统综述，比较了可待因-对乙酰氨基酚合用与 NSAIDs 对治疗术后腹痛的效果，结果显示，并没有研究证实可待因-对乙酰氨基酚合用在开腹手术后镇痛方面优于 NSAIDs，而且 NSAIDs 组术后不良反应较少。产科患者中目前尚无相似的研究。

（2）非甾体抗炎药

◆ 双氯芬酸钠

双氯芬酸钠是一种 NSAIDs，常用于治疗疼痛、炎性病变、痛经、子宫内膜异位及轻到中度的手术后或创伤后疼痛。与其他 NSAIDs 类似，双氯芬酸钠有胃肠道出血倾向，但属于耐受性较好的 NSAIDs。通过抑制环氧化酶抑制前列腺素合成，具有抗炎、退热及镇痛作用。已有证据证明，双氯芬酸可通过抑制脂氧合酶途径减少白三烯的形成并可抑制磷脂酶 A_2 的活性。这些作用可解释双氯芬酸的强效能，它在很多方面都是效能最强的 NSAIDs。约 50% 双氯芬酸经肝首关代谢，60% 从肾排出，1% 以原型随尿排出。双氯芬酸在孕早期和孕中期被 FDA 归为 B 类药品，但在妊娠晚期或接近分娩时使用则为 D 类风险药品。

之前研究显示，当与对乙酰氨基酚合用时双氯芬酸可提供显著的镇痛作用。Mitra 等进行了一项随机、双盲、平行对照研究，纳入 204 例产妇比较剖宫产术后双氯芬酸 - 对乙酰氨基酚合用与双氯芬酸 - 曲马朵合用的镇痛效果，他们发现两个组合均可提供满意的剖宫产术后镇痛。总的来说双氯芬酸 - 曲马朵组合更有效但术后恶心发生率也较高。

◆塞来昔布

塞来昔布是一类适用于骨关节炎、原发性痛经的 NSAIDs。与所有 NSAIDs 一样，塞来昔布具有镇痛、退热、抗炎的特点。塞来昔布通过选择性抑制环氧化酶 -2（cyclooxygenase-2，COX-2）而发挥作用，COX-2 作为炎症反应通路的一部分参与前列腺素合成。与非选择性环氧化酶抑制药（既可抑制 COX-1 又可抑制 COX-2），例如，萘普生和布洛芬相比，选择性 COX-2 抑制可减少胃肠道不良事件的风险且不影响血小板聚集。塞来昔布胶囊有 50mg，100mg，200mg 及 400mg 的规格。因经肝代谢，肝功能障碍的患者需调整用药剂量。由于 NSAIDs 可降低肾灌注，肾功能不全的患者需谨慎使用。在妊娠期 30 周之前属于妊娠期用药分类 C 类药品，而在妊娠 30 周后则被归为 D 类药品。因塞来昔布可导致动脉导管提前关闭，在妊娠晚期禁忌使用。塞来昔布不应用于磺胺类过敏的患者。由于可能会增加发生严重心血管及胃肠道不良事件的风险，塞来昔布有 FDA 黑盒子警告。

与非选择性 NSAIDs 相比，塞来昔布因不抑制血小板聚集而具有优势，围术期可为辅助镇痛药使用，尽管塞来昔布可能对骨折愈合有影响。

一项 Cochrane 综述评价了单次口服塞来昔布术后镇痛的效果。共纳入了 8 个试验，200mg 的塞来昔布与 600mg/650mg 的阿司匹林及 1000mg 的对乙酰氨基酚减轻术后疼痛效果相当。400mg 的塞来昔布与 400mg 的布洛芬效能相当，塞来昔布与安慰剂组不良事件发生率相似。此研究的结论是单次剂量的塞来昔布可有效缓解术后疼痛。急性疼痛推荐使用 400mg 塞来昔布。

◆酮咯酸

酮咯酸属于 NSAIDs，在处理中重度急性疼痛时短期使用（有胃溃疡、出血及穿孔的风险，使用时间不超过 5d）。通过抑制前列腺素合成而发挥镇痛、退热及抗炎作用。给药方式有口服、静脉注射或肌内注射。静脉给药时，成年人剂量是每 6 小时静脉注射 15~30mg，24h 最大剂量为 120mg。不良反应与其他 NSAIDs 相似。被列为妊娠分类 C 类药物，不推荐在哺乳期使用。

酮咯酸由于比其他 NSAIDs 的效能较强（与阿片类药物相当）且可减少阿片类药物用量，常用于围术期镇痛。El-Tahan 等研究了剖宫产术前应用酮咯酸的镇痛效果，90 名患者随机分为两组，酮咯酸组诱导前单次静脉注射酮咯酸 15mg，之后持续输注酮咯酸 7.5mg/h，安慰剂组注射生理盐水。结果显示，酮咯酸组 15.6% 的患者术后需要曲马朵镇痛，而对照组该比例为 31.1%。结论是术前预防性使用酮咯酸可增强剖宫产术后镇痛。Lowder 等的一项随机对照试验比较了 44 名患者剖宫产术后使用酮咯酸和安慰剂的效果，发现与对照组相比，酮咯酸组可显著降低 24h 吗啡静脉 PCA 用量，因此他们得出了酮咯酸可减少阿片类药物用量，降低术后疼痛的结论。另一项研究中，Tzeng 和 Mok 探讨了酮咯酸联合低剂量硬膜外吗啡对剖宫产术后镇痛的效果。将纳入的 90 名患者随机分为 3 组：术后分别使用。①硬膜外吗啡 2mg+ 静脉注射安慰剂；②硬膜外吗啡 2mg+ 肌内注射酮咯酸 30mg；③硬膜外生理盐水 + 肌内注射酮咯酸 30mg。结果显示，B 组的镇痛效果明显优于其他两组。辅助应用酮咯酸可增强硬膜外低剂量吗啡的镇痛效果。

十一、选择性辅助镇痛药

◆氯胺酮

氯胺酮是非巴比妥类麻醉药，适用于不需要肌肉松弛的操作。可在全身麻醉诱导前给药，偶尔也作为全身麻醉药使用。氯胺酮经肝代谢、从肾排出。其确切的作用机制尚不清楚；可作用于大脑皮质和边缘系统产生"分离"麻醉，具有镇痛、遗忘及全身僵硬等特征。副作用包括拟精神病作用，例如幻觉、噩梦、苏醒期错觉及其他症状，常发生在给药剂量＞ 2mg/kg 时。氯胺酮是妊娠用药分类 B 类药物，然而，由于其在妊娠期使用的安全性还未确定，目前还不推荐在产科麻醉中使用。已知氯胺酮作为拮抗药，部分通过与 N- 甲基 -D- 天门冬氨酸（N-methyl-D-aspartate，NMDA）受体相互作用发挥效应。NMDA 受体是一种兴奋性氨基酸受体，参与疼痛的产生过程，使 CNS 对疼痛刺激敏化。因此拮抗此受体的药物可降低中枢敏化并因此缓解疼痛感受。围术期给予亚麻醉剂量（少于 1mg/kg 静脉注射）氯胺酮，作为辅助镇痛药物使用。近期的一个 Cochrane 系统综述对 37 项围术期静脉注射氯胺酮治疗急性术后疼痛的试验进行了分析，得出了氯胺酮在术后 24h 可有效降低吗啡需要量的结论。氯胺酮也可降低术后恶心、呕吐发生。这些研究中氯胺酮大多采用静脉注射的方法，给药时间各有不同，包括在切皮前、术中或术后给药。

Kwok 等在一项研究中评估将氯胺酮作为一种超前镇痛药的效果，此观点认为术前使用氯胺酮可预防中枢敏化，因此可减少术后疼痛。此研究共纳入行妇科腹腔镜手术的 135 例患者，将这些患者随机分为 3 组。第一组患者切皮前静脉注射氯胺酮 0.15mg/kg；第二组患者术后静脉注射等量氯胺酮；第三组患者给予安慰剂。研究结果显示，切皮前给药组早期术后疼痛程度降低（用 VAS 评分评估），阿片类药物用量减少。提示氯胺酮确实可提供超前镇痛的效果。

另一项由 Zakine 等实施的研究评估腹部大手术给予氯胺酮对减少术后阿片类用药量的效果。本研究为前瞻性随机双盲研究，患者随机分为 3 组，第一组（"PERI"组）术中至术后 48h 持续静脉输注氯胺酮［单次静脉注射 0.5mg/kg，之后持续输注 2 μg/（kg·min）］；第二组（"INTRA"组）只在术中持续静脉输注氯胺酮；第三组（"CTRL"组）给予安慰剂。记录各组术后吗啡用量。结果显示，与对照组相比，"PERI"组的吗啡用量明显减少，使用氯胺酮的两组（"PERI"组和"INTRA"组）的 VAS 评分及恶心发生率显著降低，镇静或拟精神病作用 3 组之间无差异。

◆镁

镁（Mg^{2+}）是酶促反应的辅助因子，在神经化学传递及肌肉兴奋性中发挥着重要作用。

可使用硫酸镁注射液静脉给药，作为电解质补充液或作为抗惊厥药治疗许多症状，包括低镁血症、子痫前期/子痫及尖端扭转型室性心动过速等。硫酸镁注射液是妊娠用药分类 A 类药品。镁可通过胎盘，也出现在母乳中。

镁在围术期可作为辅助镇痛药。其抗伤害机制部分是通过阻断 NMDA 受体，抑制钙内流。NMDA 受体是一种兴奋性氨基酸受体，参与疼痛的产生过程，使 CNS 对疼痛刺激敏化。因此拮抗此受体的药物可降低中枢敏化并因此缓解疼痛感受。镁是 NMDA 受体的拮抗药，因此被研究确定其在围术期镇痛中作为一种辅助用药的效果，虽然研究结果不一致，但目前的研究大多证实镁具有镇痛作用。Ghrab 等研究结果显示，将硫酸镁与鞘内吗啡合用可增强术后镇痛效果。笔者纳入了 105 名剖宫产术后行鞘内镇痛的患者，随机分为 3 组：吗啡组鞘内应用 0.5% 的布比卡因 10mg + 吗啡 0.1mg + 芬太尼 10μg；镁组鞘内应用 0.5% 的布比卡因 10 mg + 10% 硫酸镁 100mg + 芬太尼 10μg；吗啡 + 镁组鞘内使用布比卡因、吗啡、硫酸镁和芬太尼，剂量同前。与其他两组相比，吗啡 + 镁组疼痛评分显著降低。

Yousef 和 Amr 在一项前瞻性、双盲、随机研究中共纳入了 90 名患者，评估在择期剖宫产手术中在 CSE 中加入 500 mg 硫酸镁的镇痛效果，结果显示，接受镁组术后镇痛药用量明显降低。

◆加巴喷丁

加巴喷丁临床中适用于治疗癫痫及带状疱疹后遗神经痛，也可用于治疗其他类型的疼痛，特别是神经病理性疼痛。

加巴喷丁发挥镇痛作用的机制目前尚不清楚，然而动物模型研究显示，加巴喷丁可预防痛觉过敏和痛觉超敏。加巴喷丁在某些神经病理性疼痛和外周炎症反应后可阻止疼痛相关的反应。

从结构上看，加巴喷丁与神经递质 GABA 相关，但它并不作用于 GABA 受体，而是作为膜稳定剂与电压激活钙离子通道结合。加巴喷丁有以下不同规格，胶囊：100mg，300mg，400mg；片剂：600mg，800mg；口服溶液：每 5 毫升含 250mg。

加巴喷丁在体内不被代谢，以原型从肾排除。肾功能不全患者需调整用药剂量。

加巴喷丁是妊娠用药分类 C 类药品，可经母乳分泌。在妊娠期或哺乳期应充分考虑风险 - 效益比后使用本品。

加巴喷丁的不良反应包括眩晕、嗜睡以及周围性水肿，常在快速滴定或使用较高剂量时出现。为避免戒断症状，建议停药时缓慢减药。

除了美国 FDA 批准的临床应用指征，也常在围术期将加巴喷丁作为一种多模式镇痛药物来研究。Turan 等进行的一项此类研究是探讨经腹全子宫切除术后加巴喷丁的镇痛效果。该随机、安慰剂对照、双盲研究纳入 50 名患者。一组患者术前口服 1200mg 加巴喷丁，另一组为安慰剂组。术后所有的患者使用 PCA 泵静脉注射曲马朵。与安慰剂组相比，加巴喷丁组患者术后坐位及仰卧位的 VAS 评分显著降低，两组所有时间点的镇静评分相似。加巴喷丁组术后 24h 的曲马朵用量也明显减少。该试验的结论是术前口服加巴喷丁可增强曲马朵的镇痛效果，降低曲马朵用量。

Moore 实施的一项随机、双盲、安慰剂对照研究，旨在评估将加巴喷丁加入剖宫产术后多模式药物镇痛方案的效果。46 名患者于术前 1h 随机接受 600mg 加巴喷丁或乳糖安慰剂片。首要观察指标为 24h 的 VAS 评分。本研究的结论是术前使用加巴喷丁的多模式镇痛方案可显著降低剖宫产术后疼痛。此外，与安慰剂组相比，母体满意度更高，对新生儿没有不良影响。

Sen 等在另一项研究中比较了加巴喷丁和氯胺酮在择期子宫切除术中辅助镇痛的效果。60 名患者随机分为 3 组，对照组术前口服安慰剂胶囊后单次静脉注射或持续静脉输注生理盐水；氯胺酮组术前口服安慰剂胶囊，切皮前单次静脉注射氯胺酮 0.3mg/kg，之后持续输注氯胺酮 0.05mg/（kg·h）直到手术结束；加巴喷丁组口服 1200mg 加巴喷丁后单次静脉注射或持续输注生理盐水。术后评估项目包括口头评定量表（verbal rating scale，VRS）疼痛评分、吗啡消耗量及其他预后评估。与氯胺酮组（至 16h）和安慰剂组相比，加巴喷丁组（24h）术后 VRS 疼痛评分显著降低。治疗组（氯胺酮组和加巴喷丁组）吗啡总消耗量（术后 24h）较安慰剂组明显降低。结论是氯胺酮和加巴喷丁在术后早期的镇痛控制和节约阿片类药用量上效果相当。

Gilron 等实施了一项安慰剂对照、随机临床试验，旨在研究围术期给予加巴喷丁、罗非昔布（一种非甾体抗炎药）和两者合用对全子宫切除术后由运动引起的疼痛的治疗效果。共有 110 名患者入组，分别在术前 1h 开始给予安慰剂，加巴喷丁（1800 mg/d）、罗非昔布（50mg/d）或两者合用（加巴喷丁 1800mg/d，复合罗非昔布 50mg/d）。药物持续 72h。结局指标记录 24h，包括静息痛和运动诱发痛（就坐）及其他指标。记录 48h 吗啡消耗量，结果显示，复合用药组及罗非昔布组显著降低运动诱发痛及吗啡消耗量。得出的结论是加巴喷丁 - 罗非昔布复合用药治疗子宫切除术后就坐运动诱发痛优于两药单用，且可提供持久的镇痛效应（注：由于担心长期、大剂量使用罗非昔布会增加心血管事件的风险，2004 年 9 月罗非昔布主动退

出市场）。Kong 和 Irwin 在一项对随机临床试验和荟萃分析的系统综述中评估了加巴喷丁（普瑞巴林，加巴喷丁样药物）治疗术后急性疼痛的效果。共纳入了 7 个原始随机试验中的 663 名患者，其中 333 名患者口服加巴喷丁，另外 330 名患者给予安慰剂。结局指标包括术后阿片类药物用量、静息疼痛评分和运动疼痛评分。7 项研究中的 6 项研究结果显示，接受加巴喷丁的患者第一个 24h 阿片类药物用量显著降低；7 项研究中 3 项显示术后 6h 平均静息疼痛评分降低；4 项研究中 2 项研究证实平均活动疼痛评分显著降低。对 8 项 RCT 试验中的 719 名患者进行荟萃分析，评估加巴喷丁治疗急性术后疼痛的效果，集合分析结果显示，镇痛药和加巴喷丁在不良反应方面并没有显著差异。荟萃分析 12 项研究围术期加巴喷丁镇痛效果的 RCT 试验。共有 449 名受试者口服加巴喷丁，447 名受试者服用安慰剂。加巴喷丁组镇静发生率高，术后疼痛评分及阿片类药物用量降低。一项荟萃分析分析了 16 项研究的 1151 名患者（614 名患者接受加巴喷丁），结果显示，术前单次（而非多次）加巴喷丁（1200mg 或更少）便可使术后 6h 及 24h 的疼痛程度显著降低。所有组（加巴喷丁 1200mg 组；加巴喷丁 < 1200mg 组；加巴喷丁多次给药组）术后 24h 内的阿片类药物总用量均明显减少。

◆ 曲马朵

曲马朵作为一种弱的 5- 羟色胺和去甲肾上腺素再摄取抑制药及弱的 MOP 阿片受体激动药，是一种合成的中枢性镇痛药。适用于中到重度疼痛，规格有 50mg 片剂（速释型）、100mg，200mg 和 300mg 片剂（缓释型）。不良反应包括恶心 / 呕吐、眩晕、便秘等。有癫痫病史的人会增加癫痫发作的风险。对可待因有过敏反应的人应避免使用，服用影响 5- 羟色胺药物的患者（有 5- 羟色胺综合征的风险）应谨慎使用。肝、肾功能不全和高龄患者应调整用药剂量。严重肝、肾功能不全的患者应避免使用。曲马朵被列为妊娠用药分类 C 类药品，母乳喂养时不宜使用。

Olle Fortuny 等进行的一项随机临床试验比较了经腹子宫切除术后曲马朵和酮咯酸术后镇痛的效果。此研究共纳入 76 名孕妇，分为两个治疗组：曲马朵（TRA）组口服 100mg 曲马朵；酮咯酸（KET）组每隔 6h 静脉注射 30mg 酮咯酸。结果显示，TRA 组比 KET 组在术后第一个 12h 能更有效地缓解疼痛，但 TRA 组术后呕吐发生率增加。

附录　美国食品药品监督管理局妊娠期及哺乳期用药分类

FDA 妊娠期用药分级

分　类	
A	大量人类对照研究显示，没有发现在妊娠前 3 个月对胎儿有危险（在妊娠中晚期也没有有危险的证据）
B	动物生殖研究没有证据显示对胎儿有危险，没有足够的妊娠妇女对照研究或动物实验显示存在不良反应，但有足够的妊娠妇女对照研究中没有证明在妊娠的任何时期对胎儿有危险
C	动物生殖研究已经证明对胎儿有不良反应，但没有足够的人类对照研究，虽然存在潜在风险，由于潜在的利益在妊娠妇女可谨慎使用该药物
D	从调查、市场经验或人类研究中获得的不良反应数据提供了对胎儿有危险的阳性证据，虽然存在潜在风险，由于潜在的利益在妊娠妇女可谨慎使用该药物
X	动物或人类研究中已经证实可导致胎儿畸形和（或）从调查、市场经验或人类研究中获得的不良反应数据提供了对胎儿有危险的阳性证据，妊娠妇女使用该药物的风险超过收益
N	FDA 还未把此类药品归类

注：FDA 目前正在复审此分类系统

◆吗啡

妊娠期用药 C 类，哺乳期用药 S 类。

胎儿注意事项：在人类胎儿中没有足够的报道或对照研究。吗啡能够快速通过人类胎盘，使 F∶M 比接近一致。胎儿生物物理参数预计发生改变，吗啡在胎盘中的滞留会延长胎儿的暴露时间，这部分解释了相对于母体药物浓度对胎儿行为的长时效应。母亲滥用阿片类药物的婴儿，通常发生 SGA，对 CO_2 的通气反应降低，新生儿戒断综合征伴有苏醒－睡眠异常，喂养困难，体重降低，癫痫发作的风险增加。动物研究提示，延长子宫内吗啡的暴露时间可引起成年人大脑行为的长期改变。动物研究认为，吗啡在子宫内短期暴露是安全的，没有致胎儿畸形的证据。

母乳喂养安全性：吗啡可通过人的乳汁排除，新生儿吸收量与母体的血浆药物浓度、摄取乳汁量及首关效应程度有关。鞘内应用吗啡与母体血浆及乳汁中的吗啡浓度无关。使用常规剂量的吗啡 PCA 后乳汁中的浓度是非常小的，可安全用于母乳喂养。

◆芬太尼

妊娠期用药 C 类，哺乳期用药 S 类。

胎儿注意事项：在人类胎儿中没有足够的报道或

FDA 哺乳期用药分级

分　类	
S	安全
NS	不安全
U	未知

对照研究。芬太尼能够快速通过胎盘，使 F∶M 比达到 1。胎儿生物物理参数预计发生改变。动物研究认为，芬太尼是安全的，没有导致胎儿畸形或 IUGR 的证据。

母乳喂养安全性：在哺乳妇女中没有足够的报道或对照研究。芬太尼可进入母体乳汁中，但对于谨慎的哺乳妇女来说不足以给新生儿带来危险。

◆可乐定

妊娠期用药 C 类，哺乳期用药 NS 类？

胎儿注意事项：在人类胎儿中没有足够的报道或对照研究。可乐定能够快速通过胎盘，使 F∶M 比达到 1。羊水中的药物浓度比血浆中高 4 倍。分娩期间接受可乐定的产妇，新生儿出生后可能发生轻度低血压。动物研究认为，可乐定是安全的，没有导致胎儿畸形和 IUGR 的证据。

母乳喂养安全性：可乐定在人类乳汁中被浓缩，使 M∶P 比值达到 2。

◆氯胺酮

妊娠期用药 D 类，哺乳期用药 U 类。

胎儿注意事项：在人类胎儿中没有足够的报道或对照研究。动物研究提示，氯胺酮可改变产后行为。

母乳喂养安全性：在哺乳妇女中还足够的报道或对照研究。还不清楚氯胺酮是否可进入人类母乳。

◆ NSAIDs

妊娠期用药 C 类，哺乳期用药 U 类？

胎儿注意事项：在人类胎儿中没有足够的报道或对照研究，尚不明确 NSAIDs 是否可通过胎盘。一定剂量时可引起胎儿少尿和导管痉挛，该效应呈胎龄依赖性。动物研究提示 NSAIDs 是安全的，没有导致胎儿畸形和 IUGR 的证据。

母乳喂养安全性： 少量的 NSAIDs 进入人类母乳。母乳喂养新生儿不太可能摄取有临床意义的剂量。

◆ 加巴喷丁和普瑞巴林

妊娠期用药 C 类，哺乳期用药 S 类？

胎儿注意事项： 在人类胎儿中没有足够充分的报道或对照研究，还不知道加巴喷丁 / 普瑞巴林是否可通过人类胎盘，动物研究提示，两药可增加胎儿轻度畸形（包括骨骼畸形和肾盂积水）的发生率。

母乳喂养安全性： 亚临床剂量的药物即可到达人类母乳，母乳喂养新生儿不太可能摄取有临床意义的剂量。

要　点

■ 急性术后疼痛处理不当可对身体和心理造成不良影响，并可能发展成为持续性慢性疼痛状态。

■ 椎管内应用阿片类药物可提供完善的术后镇痛，降低肠道外阿片类药物总量，镇静水平低，术后活动早，肠功能恢复快，母亲与新生儿关系更亲密，母乳中药物蓄积少。

■ 椎管内应用阿片类药物产生的不良反应和并发症包括瘙痒、恶心、呕吐、尿潴留、嗜睡、呼吸抑制及口腔单纯疱疹复发。

■ 口服镇痛药在分娩后主要以椎管内阿片类药物镇痛的降阶梯管理中起重要作用。

■ 辅助镇痛药减轻剖宫产术后痛中发挥着辅助作用。

■ 硫酸镁注射液属妊娠期用药 A 类药品。与安慰剂组相比，使用镁的患者术后疼痛评分、累计镇痛药用量、寒战发生率明显降低。

■ 曲马朵是一种合成的中枢性镇痛药，作为一种弱的 5- 羟色胺和去甲肾上腺素再摄取抑制药及弱的 μ 阿片受体激动药。适用于中到重度疼痛。曲马朵被列为妊娠用药分类 C 类药品，母乳喂养时不宜使用。

第14章

剖宫产术后慢性疼痛问题

（Ruth landau 著，范倩倩 译，雷　翀 校）

一、引言

1994 年，国际疼痛研究协会（International Association for the Study of Pain，IASP）将疼痛定义为"与实际或潜在的组织损伤或被描述成与此损伤相关的一种不愉快的感觉和情感经历"。

急性疼痛的定义是主要由外周组织损伤引起的短期疼痛。慢性疼痛经验性的定义为超过 3 个月的疼痛或是超过预期恢复时间的疼痛。过去几十年对临床疼痛神经生物基础的认识有了实质性的进展。IASP 分类工作组出版的 IASP 基本疼痛术语强调了疼痛（一种感觉和不愉快的经历）和伤害性刺激（实际的或潜在的组织损伤事件）的区别（表 14-1）。

2007 年，IASP 发起了"真女人，真疼痛"的活动，以赋予女性权利并提升对影响全世界女性疼痛问题的认识。那一年（2007—2008）被称为"对抗女性疼痛全球年"。据报道称产科疼痛是"与分娩相关的疼痛，可出现在：①妊娠期；②分娩期有 95% 的孕妇主诉有疼痛；③若神经阻滞效果不好或手术时间延长偶尔也出现在剖宫产时；④生产后超过 70% 的产妇主诉存在急性或慢性疼痛"。

美国每年有 400 万例分娩，剖宫产率超过 30%，生产和分娩对产后急性疼痛甚至慢性疼痛的产生具有巨大的影响。近期对慢性疼痛可能发生在新生儿出生后的认识已促使临床医生及研究人员调查这一问题。

很明显，产科麻醉医师有得天独厚的优势，可使产妇生产和分娩的经历发生显著变化。随着剖宫产率的持续增加及术后严重急性痛导致慢性术后痛证据的出现，产科麻醉医师必须接受新的任务，即提供最佳的剖宫产术后镇痛，不仅需改善短期预后而且需抑制重度急性痛的慢性化及致残率的增加。

本章将对近几十年累积的大量慢性术后疼痛知识做一综述，更具体地说是阐述对目前出现的某些女性剖宫产术后可转化成慢性疼痛的关注，以及预测、预防这种潜在的灾难性的预后的方法。

若要治疗，先学习去认识。

——Sir William Osler.

二、术后慢性疼痛

手术导致的组织创伤可引起慢性疼痛的概念大约是在 40 年前提出的。第一个报道是截肢后出现的长期幻肢痛，之后相继出现了乳房切除术后乳房幻痛、开胸术后、胆囊切除术后、腹股沟疝修补术后慢性痛的报道。这一现象在 19 世纪 90 年代中期变得越来越显著，有 1/5 慢性疼痛门诊的患者指出手术是他们慢性疼痛的原因。不久之后业内确认了术后慢性疼痛是实际存在的。术后慢性疼痛的发生率取决于手术操作，发生率在 4%~50%（表 14-2）。

20 世纪 90 年代早期开始，产生了术后充分镇痛

表 14-1　IASP 分类工作组出版的 IASP 基本疼痛术语分类

疼痛	与实际或潜在的组织损伤或被描述为此类损伤相关的一种不愉快的感觉和情感经历
痛觉超敏[1]	正常情况下不能引起痛觉的刺激所引起的疼痛
镇痛	对正常可引起疼痛的刺激丧失痛觉反应
痛性感觉缺失	在被麻醉的范围或区域的疼痛
灼痛	创伤性的神经病变之后出现的持续烧灼痛、痛觉过敏、痛觉过敏综合征，多伴随着血管收缩及汗腺分泌功能异常，后期出现营养改变
中枢性疼痛	由中枢神经系统的原发性损害或功能障碍所引起或导致的疼痛
感觉迟钝	自发或诱发的一种不愉快的异常感觉
痛觉过敏[1]	对正常疼痛刺激反应性增高
感觉增强	对刺激的敏感性增强，不包括特殊感觉
痛觉过度	是一种疼痛综合征，特征是对刺激（尤其是重复刺激）的异常疼痛性反应，并伴有阈值的增高
痛觉减退	正常疼痛刺激所引起的疼痛强度减退

上述定义的内在含义可简单总结如下

痛觉超敏	阈值降低	刺激和反应模式不同
痛觉过敏	反应增加	刺激和反应模式相同
痛觉过度	阈值增加	刺激和反应模式可相同或不同
	反应增加	
痛觉减退	阈值增加	刺激和反应形式相同
	反应减弱	

感觉减退	对刺激的敏感性降低，不包括特殊感觉
神经痛	指一根或多根神经分布区的疼痛
神经炎	指一根或多根神经的炎症
神经病理性痛[1]	躯体感觉神经的病变或疾病引起的疼痛
中枢神经病理性痛[1]	中枢躯体感觉神经病变或疾病引起的疼痛
外周神经病理性痛[1]	外周躯体感觉神经病变或疾病引起的疼痛
神经病	指神经的功能紊乱或病理性改变：累及单一神经的称为单根神经病；累及数根神经的称为复合单根神经病；如果受累神经弥散且为双侧则称为多发性神经病
伤害性感受[1]	编码伤害性刺激的神经过程
伤害性感受神经元[1]	躯体感觉神经系统的中枢或外周神经元，能编码伤害性刺激
伤害性疼痛[1]	起源于非神经组织的实际或潜在损伤并激活伤害性感受器引起的疼痛
伤害性刺激[1]	由伤害性感受器转导并编码的实际或潜在的组织损伤事件
伤害性感受器[1]	外周躯体感觉神经系统的一种高阈值感觉受体，能够转导并编码伤害性刺激
有害刺激[1]	正在损伤或对正常组织有损伤危险的刺激
痛阈[1]	能产生疼痛感知的最小刺激强度
疼痛耐受水平[1]	个体在特定环境下能耐受的最大疼痛刺激强度
感觉异常	自发的或诱发的异常感觉
敏化[1]	伤害性感觉神经元对正常传入的反应性增强和（或）对正常阈下刺激产生伤害性反应
中枢敏化[1]	中枢神经系统的伤害性感觉神经元对正常或阈下传入冲动反应性增强
外周敏化[1]	外周伤害性感觉神经元对在其感受域内的刺激的反应性增强或阈值降低

（1）代表此术语是最新引入的或者是其定义及相应的注释是在 1994 年版本后修改的

［经许可转载自 Part Ⅲ："Pain Terms, A Current List with Definitions and Notes on Usage"（pp. 209-214）Classification of Chronic Pain, Second Edition, IASP Task Force on Taxonomy, edited by H. Merskey and N. Bogduk: IASP Press, Seattle, © 1994.］

的需求并兴起了"急性疼痛服务",其目的是降低手术应激,促进正常功能的早期恢复,改善术后整体预后。在急性术后疼痛可导致疼痛像"上发条一样不断拧紧"(Wind-up)和疼痛超敏的前提下,促使麻醉医师给予超前镇痛及多模式镇痛来增强术后镇痛效果。已有充分的证据证明,急性术后疼痛与持久痛及高发生率的慢性术后疼痛相关,但他们之间是否有因果联系或者只是单纯是手术后容易同时发生急性和慢性疼痛,目前尚在研究中。急性术后疼痛管理本身就是一个挑战,因为急性疼痛目前尚未得到良好的管理。采用针对不同手术操作的镇痛方案可能改善短期甚至长期预后。

1. 慢性术后疼痛的定义

需要达到一些标准(如下文)方可满足慢性术后疼痛的定义,因此,已经存在的但持续时间超过术后恢复时间的疼痛不应归为慢性术后疼痛。

- 手术操作后产生的疼痛。
- 疼痛持续时间至少 2~3 个月。
- 排除其他原因引起的疼痛(如癌痛,慢性感染)。
- 不是之前已存在的疼痛的延续(手术引起疼痛加重与这种状况很难区分)。

2. 慢性疼痛发展的机制

慢性术后疼痛与其他慢性疼痛综合征相似,由多因素组成且非常复杂。正如上文强调,慢性术后疼痛被认为是在预期恢复时间外仍存在的"异常"疼痛。慢性术后疼痛的当前模式强调了急性痛向慢性痛的演进过程,或疼痛持续较长时间的患者具有遗传性或有诱导内源性疼痛抑制功能缺陷以致于在损伤后无法抑制中枢敏化发生。

伤害性疼痛是指在不存在中枢或外周敏化时,对完整组织的短时伤害性刺激引起的急性疼痛感受。急性疼痛通常是外周伤害性感受器激活引起的,也被称为初级传入。此"正常"的或可预见的不愉快的感觉反映了伤害性刺激的出现、位置、强度及持续时间,去除刺激后此感觉也消失。伤害性感受是一种保护性过程,通过产生对伤害性刺激的逃避反射或产生非常不愉快的感觉,引起复杂的行为策略来躲避与此类刺激的进一步接触,从而预防伤害。伤害性感受系统的敏化是在反复或特别强烈的伤害刺激后出现的附加现象,可引起疼痛激活阈值降低且对后继出现的传入冲动的反应增强。若组织损伤不持续存在,敏感性增强的状态将回到正常基线。

手术创伤除了有明显的伤害性疼痛,也伴随着炎症反应及神经损伤(图 14-1)。持续存在的炎症和神经损伤是与痛觉过敏、中枢敏化及持续性疼痛相关的两个因素。

炎性痛是指组织损伤后发生的疼痛,不伴有神经损伤,是由组织损伤后炎症介质的释放及炎症反应造成的。当炎症介质降低受神经支配的炎症组织中的伤害性感受器的阈值时,便会发生外周敏化。此超敏反应降低了激活炎症部位伤害性感受器所需的外周刺激强度,被称为初级痛觉过敏。外周敏化是由于阈值降低及对伤害性感受器的反应增加引起的,发生在高阈值的初级感觉神经元的外周轴突末端暴露于炎症介质或损伤组织时,是由在改变热高敏中发挥重要作用的

表 14-2　术后慢性疼痛发生率

	估计的慢性疼痛发生率	估算的致残的慢性疼痛发生率 (按照 0~10 分量表,疼痛评分 > 5 分)	美国手术数量(1000)
截肢(幻痛)	30%~50%	5%~10%	15.9(仅在下肢)
乳房手术(乳房肿瘤切除术及乳房切除术)	20%~30%	5%~10%	47.9
胸廓切开术	30%~40%	10%	N/A
腹股沟疝修补术	10%	2%~4%	60.9
冠状动脉旁路移植术	30%~50%	5%~10%	59.8
剖宫产	10%	4%	140[1]

(1)2007 年估计的数量

(转载自 Kehlet H, Jensen TS, Woolf CJ. Persistent postsurgical pain: Risk factors and prevention. Lancet, 2006, 367:1618-1625, with permission from Elsevier.)

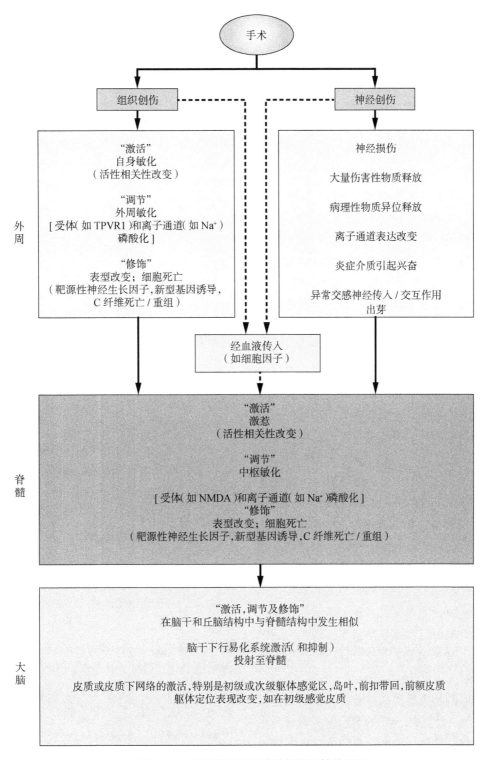

图 14-1　伤害性刺激诱发的痛觉过敏的机制

伤害性感受器的激活引起的，且局限于损伤组织区域。中枢敏化是中枢神经系统中神经元兴奋性增强，导致正常的传入冲动产生异常的反应，是由中枢神经系统中神经元性能改变引起的。疼痛不再与伤害性刺激的出现、强度及持续时间相耦联。而中枢敏化表现为异常反应状态或对伤害性系统的敏感性增强。炎性疼痛

的临床表现包括炎症区域的自发性疼痛、触诱发痛、热痛觉过敏及波动性疼痛。这种对正常感觉传入的增强反应在组织损伤后可持续数小时至数天，但通常是可逆转的，最终恢复正常的敏感性。

　　神经病理性痛是指外周或中枢神经损伤后出现的疼痛。与伤害性和炎性疼痛不同，此损伤为神经元自

身的损伤。神经病理性疼痛通常与损伤部位异常神经元活动及中枢敏化相关。神经病理性痛的关键特征是感觉缺失同时伴随着异常的超敏反应。神经病理性痛的临床特点包括感觉减退、感觉异常、痛觉超敏（经常是对冷刺激）、痛觉过敏、痛觉过度（爆发性）及烧灼痛。目前的范例是并非所有神经损伤的患者均遭受神经病理性疼痛。在某些患者，神经损伤的类型可解释急性和慢性疼痛的增加，但疼痛的程度由其他因素介导，包括能够增强疼痛的敏感性和减弱疼痛调节的基因、心理和生理因素。目前认为，疼痛持续时间较长的患者具有遗传性或诱导内源性疼痛抑制缺陷，以致于在外科损伤后不受抑制迅速发生中枢敏化。如果是这样的话，便可解释为什么检查抑制疼痛的通路，例如下行抑制通路，有助于预测有形成慢性术后疼痛的高风险患者。

我们都知道有一种现象是压力可减轻疼痛，在特定的情况下反之亦然，即非疼痛性压力可引起痛觉过敏。在系列研究中，Rivat 等在大鼠疼痛模型中证明，单次阿片类药物使用可导致炎症或外科切口后的长时间痛觉过敏（阿片类诱导的痛觉过敏）；炎性痛动物 1 周后重复同样的损伤，可引起痛觉过敏增强。给予 NMDA 受体拮抗药（如氯胺酮）可阻断这一增强的反应，提示给予芬太尼导致大鼠在炎症或外科疼痛后出现的阿片诱导的痛觉过敏是由 NMDA 依赖的前伤害性系统介导的。最后，以暴露于炎性痛和（或）多次给予阿片类药物（每次间隔几周）的大鼠为模型探索非自然状态下（等同于"生命中曾经历的事件"）阿片引起的痛觉过敏，结果大鼠表现为持续的敏化，即阿片类暴露的大鼠中每次重复暴露于疼痛刺激后敏化作用均会增强，这种现象可被单剂量的 NMDA 拮抗药如氯胺酮抑制（彩图 42）。

这些动物实验的临床意义为随着外科手术数量增加，反复暴露于阿片类药物治疗的术后疼痛可导致中枢敏感化及伤口痛觉过敏。因此，我们可以推断慢性术后疼痛可能是发生在遭受二次疼痛"打击"的患者而非天生对阿片类药物不敏感的患者。如果想在人类证实这些理念，重复剖宫产可成为复制 Rivat 等在大鼠模型中观察到的现象的最终模型。这也可为以下推测提供理论依据：只有在初次剖宫产时发生痛觉过敏或发生阿片类诱导的痛觉过敏的女性在二次剖宫产后才会产生慢性疼痛。

3. 慢性盆腔疼痛

是一种非常常见的现象，定义为下腹部存在至少持续 6 个月的非月经性疼痛。与此失能状态相关的妇科因素包括子宫内膜异位、盆腔内粘连及慢性盆腔炎性疾病。诊断性治疗措施通常包括腹腔镜检查以辨别解剖异常，但众所周知盆腔解剖异常并不一定会引起疼痛，特别是并非所有的粘连都可引起慢性盆腔疼痛。神经因素也被认为和慢性盆腔疼痛综合征相关，如阴部神经病变及继发于 Pfannenstiel 切口的神经病变。

Almeida 等首次报道了剖宫产史易于产生盆腔慢性疼痛。在一项对计划行腹腔镜的巴西女性的回顾性队列研究中，比较拟行外科输卵管结扎患者中有盆腔疼痛的患者（$n = 116$）与没有疼痛史的健康患者（$n = 83$）。发现与对照组（39%）相比，在慢性盆腔痛患者中剖宫产史的比率显著较高[（67%）OR 3.7，95%CI 1.7~7.7；$P = 0.000\ 6$]。腹腔镜检查中发现，与慢性盆腔疼痛相关的其他预测因素包括存在子宫内膜异位症和盆腔炎症疾病后遗症。粘连不一定与慢性盆腔疼痛相关。

参与盆腔粘连重塑的因素包括缺血及细胞外基质蛋白水解酶细胞比例失调。盆腔手术后盆腔粘连发生率较高，目前认为因妊娠时纤维蛋白激活物的活性增强，与其他妇科操作相比，妊娠可给予一定的保护作用，降低盆腔粘连的风险。

4. 手术因素：妇科和产科操作

（1）Pfannenstiel 切口术：是 1900 年由德国妇科医生 Hermann Johannes Pfannenstiel 在一个 51 例病例报道中首次提出的（图 14-2）。此手术方法的优势在于切口疝发生率低且较美观（也被称为"比基尼切口"）。尽管如此，由于慢性术后疼痛与下腹壁神经损伤有关，作为妇科及剖宫产手术切口的 Pfannenstiel 切口术被认为是慢性疼痛的可能来源。

在系列研究中，Brandsborg 等报道了 5%~32% 女性在子宫切除术后发生慢性疼痛。一项文献综述纳入了 11 篇研究，包括以下关键词：疼痛、慢性疼痛、盆腔痛、神经病理性痛、内脏痛、神经可塑性、外科操作后、术后、妇科、子宫切除术、Pfannenstiel 切口、Joel-Cohen 切口、垂直切口、神经损伤、切口疝、切口子宫内膜异位。有 60%~100% 的女性术前出现疼痛症状，子宫切除术后 1~2 年仍有疼痛发生率为

5%～32%。1%～15% 有新发疼痛，术前盆腔疼痛的女性 3%～5% 疼痛加剧。与慢性疼痛相关的因素包括术前抑郁、术前盆腔疼痛、2 次或多次妊娠、前次剖宫产及社会经济地位较差。手术方法（腹部、经阴道或腹腔镜）、切口类型（垂直切口或 Pfannenstiel 切口）、麻醉方法（全身麻醉或腰麻）不一定与子宫切除术后慢性疼痛风险增加相关。作者提出了一系列参数来比较将来的研究和慢性子宫切除术后痛优化评估，这些参数包括术前因素（子宫切除术指征、之前盆腔疾病 / 手术、疼痛特点、镇痛药消耗量、心理分析及量化感觉测试、社会人口学参数、基因学参数）、术中及术后早期参数（麻醉、手术操作及并发症、组织病理学、急性术后疼痛及镇痛药消耗量）、子宫切除术后 3 个月的参数（疼痛特点及镇痛药消耗量、感染或再次手术等术后并发症、心理分析及量化感觉测试、社会人口学参数）。

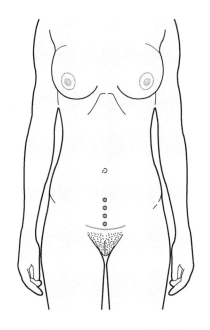

图 14-2　Pfannenstiel 切口术

　　作为丹麦国家审计的一部分，Brandsborg 等为了调查子宫切除术后慢性疼痛的危险因素，联系了 1299 名术后 1 年的患者。对 1135 名（87%）女性进行分析，其中 32% 的女性有慢性疼痛，23% 的女性疼痛已影响了日常生活。只有术前盆腔疼痛、疼痛是手术指征、前次剖宫产及其他疼痛问题与子宫切开术后慢性疼痛风险显著增高相关。手术操作并不影响慢性疼痛发生率，但腰麻可降低慢性疼痛风险。

　　Brandsborg 等前瞻性地纳入了 90 名拟行子宫切除术的女性，这些女性均无子宫内膜异位或恶性肿瘤。子宫切除术的主要指征是子宫纤维变性及异常子宫出血。此研究旨在更特异地评估慢性疼痛发生的围术期风险因素。有 51% 的女性术前有盆腔痛（大多在盆腔中部），32% 的女性使用镇痛药物。分别由妇产科与麻醉科的主治医师决定子宫切除术的手术方法及麻醉方式。经腹法（Joel-Cohen 法和 Pfannenstiel 法）占 63%，经阴道法占 28%，腹腔镜辅助经阴道法占 9%，全身麻醉占 39%，腰麻占 14%，全身麻醉复合硬膜外麻醉占 47%。术后 3 周，53% 的女性发生盆腔疼痛，其中 12% 的女性疼痛部位在瘢痕处。术后 4 个月，仍有 15 名女性（17%）存在盆腔疼痛并影响日常活动，4 个女性（4%）明确指出疼痛是新发的且与手术有关。由于样本量较小，结果并不像此作者之前描述的那样，腰麻可以降低慢性疼痛风险。此前瞻性纵向研究可能是唯一一个避免了回顾偏差，区分了之前存在盆腔疼痛恶化与新发持续术后疼痛的较详细的研究。只有相对很少的一部分女性真正将她们的盆腔疼痛归因于手术本身这一事实，为研究子宫切除术后慢性疼痛的发生率及相关的因素提供了新的视角。子宫切除术后 4 个月内持续疼痛与手术前存在的疼痛、通过自身感觉进行疼痛控制和急性术后痛有关，而与手术操作本身无关。当 Pfannenstiel 切口术出现神经卡压时，瘢痕疼痛已不是持续疼痛的主要原因。正如在其他手术操作中描述的那样，由生理或心理因素引起的异常疼痛调节参与到子宫切除术后慢性疼痛的发展过程，这与之前的假设也是一致的。

　　为了评估 Pfannenstiel 切口术术后疼痛综合征的发病率并明确其危险因素，Loos 等在一项调查中联系了 866 名 2 年内使用 Pfannenstiel 切口行子宫切除术（7%）或剖宫产术（93%）的女性。Pfannenstiel 法切开是按照标准程序进行的，在耻骨联合上 2～3cm 行 12～15cm 的横切口，切开皮下脂肪及腹直肌鞘。如需要，可通过切开包含腹外斜肌、腹内斜肌、腹直肌筋膜的纤维鞘向侧面延伸切口。在脐与耻骨联合之间，自腹直肌和锥状肌下分离浅筋膜及白线，之后从中线分离腹直肌，分开腹膜外脂肪组织后，打开腹膜。不使用牵开器。完成腹部操作后，用可吸收的连续缝合线缝合皮下及肌肉层，皮肤采用皮内缝合。一些研究中会使用调查问卷（见附录）对疼痛进行定性和量化，也包括使用示意图，指导产妇在图示上标记疼痛的确切位置（图 14-3）。超过 90% 的产妇称疼痛在切口水平，其中 70% 的疼痛在侧端。在定性疼痛时，神经病理性（"针刺样"或"刺痛的"）和非神经病理性（"持续性"或"撕裂样"）都用来描述疼痛，两者的使用频率相似。在 690 个反馈者中（80%），223 名女性（33%）称在之前 1 个月（平均为术后 26 个月）仍存在切口疼痛，其中 9% 为中到重度疼痛。存在中到重度疼痛的女性（$n = 61$）被邀请到研究机构的门诊接受随访，对 32 名女性进行了全面的评估，有 17 名女性（53%）出现了因髂腹下神经及髂腹股沟神经损伤引起的神经病理性疼痛。9 名女性接受了诊断性神经阻滞治疗，其中 6 名疼痛症状明显减轻，在这 6 名女性中，2 名患者最初疼痛减轻效果持续了至少 12 个月。其余 8 名拒绝注射。针对这 32 名患者进行了 Pfannenstiel 术后慢性疼痛诊断分类。研究结果提示，53% 的患者出现神经病理性疼痛，37% 的患者呈现非神经病理性、非妇科疼痛（7 例为弥散的瘢痕疼痛，2 例为肌腱痛，1 例为腹壁萎缩伴有局部凸出，1 例为瘢痕疙瘩，1 例为脂肪坏死），9% 的女性呈现非神经病理性妇科痛（1 例为子宫内膜异位，1 例为继发阴道痉挛，1 例为痛经）。神经卡压导致中到重度疼痛的发病率较高（17/32），但在整个队列中发病率较低（少于 3%）。总之，切口部位麻木、再次用 Pfannenstiel 切口、急诊剖宫产是 Pfannenstiel 术后慢性疼痛重要的预测因素。虽然切口长度并非慢性疼痛的预测因素，仍有相当一部分女性患者称在伤疤外侧部存在疼痛。当切口延伸超过腹直肌鞘的外侧时可能使支配骨盆上区域及下腹部区域的神经受损或受压，神经卡压在中到重度疼痛的女性患者常见。

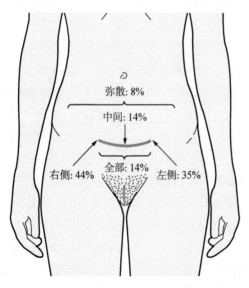

图 14-3 Pfannenstiel 切开术后持续疼痛的位置

Loos 等也报道称髂腹下神经和（或）髂腹股沟神经切除术为遭受 Pfannenstiel 导致神经痛的 27 名产妇（19 例行剖宫产）提供了完善的止痛效果。

（2）Joel-Cohen 切口：是在两髂前上棘连线下 3cm 处的横行皮肤切口，比传统的 Pfannenstiel 切口位置高。有学者认为这种手术方法可减少手术时间及手术出血，但其对感染性并发症的影响还存在争议。

在一项纵向前瞻性、随机临床试验中比较了采用 Joel-Cohen 法和 Pfannenstiel 法进行初次剖宫产（大部分是在全身麻醉下进行的），Nabhan 等共纳入了 600 名埃及女性。每组中的 62 名女性在计划实施二次剖宫产时进行进一步的评估。二次剖宫产术前评估时，每组有 4 名女性（7%）称存在长期疼痛，2 名 Joel-Cohen 组患者和 3 名 Pfannenstiel 组患者存在片状麻木感。Pfannenstiel 组手术中并发症多，预后明显较差，严重粘连率较高（膀胱与子宫粘连），导致手术时间延长及出血量增加。

除了腹部切口类型，手术方法的选择包括钝性腹部入路或锐性腹部入路；子宫外置或子宫腹部原位修复；子宫切口单层或双层缝合；缝合或不缝合盆腔腹膜；开放或限制性的使用腹直肌鞘下引流。主要是通过器官损伤、器官衰竭、严重的脓毒血症、血栓甚至死亡等严重的术中及术后并发症对这些手术方法进行评估。这些研究中通常缺乏对母体满意度、疼痛预后、产后早期镇痛药使用的评估。

（3）腹膜缝合：一些研究中评估了缝合和不缝合脏层和（或）壁腹膜对减少盆腔粘连的益处，但仍存在争议。目前提出前次剖宫产时缝合腹膜后发生重度粘连，导致子宫切开前需要粘连松解的发生率较高。一些研究中也对缝合或不缝合壁腹膜对严重急性术后疼痛及剖宫产后慢性疼痛的影响进行了评估。

Shahin 等对不缝合壁腹膜可降低剖宫产术后持续疼痛发生率的假说进行了验证。在一项随机临床试验中，将重比重布比卡因（不含阿片类）腰麻下行择期初次剖宫产的埃及女性患者随机分为缝合壁腹膜组和不缝合壁腹膜组。在缝合腹膜组（$n = 161$），40% 的产妇出现急性腹痛，产后 15d 及产后 8 个月仍存在疼痛的产妇比例分别是 29% 和 25%。在不缝合腹膜组（$n = 16$），只有严重急性疼痛的患者比例为 18%，产后 15d 及产后 8 个月仍存在疼痛的产妇比例分别是 12% 和 10%。缝合腹膜组用于治疗急性术后疼痛的吗啡消耗量较高。产后 8 个月，缝合腹膜组有 14% 的女

性患者需使用镇痛药物，而不缝合腹膜组此比例只有
4%。若特异性的评估切口部位疼痛，产后 8 个月时
两组之间无差异；瘢痕痛在缝合腹膜组和不缝合腹膜
组分别为 7% 和 2%。不考虑外科技术（且无子宫外置），
此大型前瞻性试验显示，即使常规使用多模式术术后
镇痛方案（NSAIDs，对乙酰氨基酚及用吗啡来控制
爆发痛），仍有 18% 的女性在术后 8 个月存在慢性
腹痛。不缝合脏腹膜疼痛预后较好可能是由于腹膜上
神经支配丰富而血供较差。拉伸、牵引、缝合或再次
缝合腹膜可能导致缺血损伤，这也可解释为何有较多
上腹部及脏器疼痛的报道。

（4）子宫外置：在北美子宫外置是一种常见的
操作，认为这样可提供更好的手术暴露，更简单快速
的缝合子宫、缩短总体手术时间，减少出血量，降低
术后感染率。但值得注意的是，上述益处仍存在争议。
子宫外置也与术中不适及疼痛增加、术中恶心及呕吐
增加、血流动力学改变及潜在的致命性的空气栓塞
有关。

Nafisi 等在一项随机临床试验中评估了子宫外置
对拟在全身麻醉下行剖宫产手术的伊朗女性患者的急
性术后疼痛的影响。在所有病例中均缝合脏腹膜，一
部分病例缝合壁腹膜（哪些病例及两组的比例并未详
细说明）。与原位缝合子宫（$n = 104$）相比，子宫外
置（$n = 102$）组分娩术后前 2 夜内脏痛评分及需要补
充阿片类药物以减轻爆发痛的产妇数量明显较多。两
组切口疼痛评分无统计学差异。子宫外置导致产后痛
增加的原因包括牵拉腹膜。壁腹膜缝合导致的腹膜牵
拉在此研究中可能是间接因素。

5. 单层或双层缝合子宫

很少有研究评估手术参数与剖宫产术后疼痛预后
的关系。在一项研究中提出单层缝合能够轻度减少分
娩后第 1 天严重术后疼痛的发生。但另一方面，此手
术方法也可增加之后妊娠子宫破裂的风险。

总之，目前还没有严格设计的研究能够在最合适
的麻醉下评估各种手术方案选择对急性术后疼痛的影
响。然而，可能增加内脏痛、严重术后疼痛、增加术
后镇痛药需要量的手术因素及其机制如下。

- 手术切口较大（增加外侧神经受压及神经瘤
的风险）。
- 子宫外置（腹膜牵拉）。
- 壁腹膜缝合（腹膜牵拉）。

- 反复手术操作（超敏反应）。

三、剖宫产术后慢性疼痛

剖宫产术后慢性疼痛的定义与其他类型手术后慢
性疼痛（CPSP）的定义相似。具体地说，剖宫产术
后慢性疼痛被定义为与经痛无关的、分娩后持续 3 个
月以上的腹部切口瘢痕痛。然而，CPSP 某种程度上
被认为是手术后非常重要且普遍的不良反应，直到最
近才认识到剖宫产术后慢性疼痛的重要性。

1. 发病率：神话还是现实

Nikolajsen 等通过对丹麦女性的队列研究，于
2004 年首次报道剖宫产术后慢性疼痛的发病率。在
分娩后 6~18 个月将一份问卷调查寄给在 2001 年 10
月 1 日到 2002 年 9 月 30 日行择期或非计划剖宫产的
所有产妇。这是一项回顾性调查研究，平均随访时
间为 10 个月。共联系了 244 名产妇，应答率为 90%
（$n = 220$）。大多数女性 3 个月内疼痛消失。但仍有
19% 的女性术后腹部伤疤痛超过了 3 个月，到调查时，
仍有 12% 的产妇存在疼痛。此研究并未提供麻醉方
法及术后镇痛方案（特别是鞘内应用吗啡）的信息。
有些因素（如前次腹部手术包括剖宫产、留置硬膜外
导管用于分娩镇痛、剖宫产手术指征（择期/非计划）、
切口类型、术后伤口感染、母体身高及体重、接受调
查的时间）在有无慢性疼痛的女性之间是相似的。确
认的持续疼痛的危险因素包括全身麻醉、其他部位疼
痛问题及回忆起有严重急性术后疼痛。此研究的重要
性不仅在于其首次报道了慢性疼痛发病率，也因为其
提供了调查问卷（见附录），自此后续的研究中研究
者均使用该问卷。

Eisenach 等开展了一项前瞻性、纵向队列研究，
旨在探讨分娩后急性疼痛和慢性疼痛的发病率并确认
慢性疼痛产生的危险因素。共纳入了 1228 名行/未
行椎管内分娩镇痛、经阴道分娩（$n = 837$）和择期或
非计划（有/无尝试分娩）行剖宫产（$n = 391$）的产妇。
与 Nikolajsen 等的报道不同，此试验在分娩后 36 h 评
估是否出现急性疼痛，并记录之前是否存在疼痛，妊
娠前及妊娠期的疼痛治疗，并采用 10 分评分量表记
录躯体症状的程度。记录麻醉药物和镇痛药物需求量
等分娩数据。分娩 8 周后，通过电话随访评估是否出
现持续疼痛及其特征，并使用 Edinburgh 产后抑郁评

分表评估产后抑郁特征。此大型前瞻性临床试验的主要结果是 20% 的剖宫产产妇和 8% 的经阴道分娩产妇产后早期发生严重急性疼痛，这与持续疼痛及产后抑郁有关，显著影响了产妇产后日常活动的能力。这些观察结果强调了需要对分娩后急性疼痛进行更好地管理，也亟须更多的研究帮助识别高风险患者并寻找减轻持续疼痛及抑郁的有效干预措施。

作为对剖宫产术后急性疼痛、种族及基因多态性研究的扩展，Sia 等调查了剖宫产术后慢性疼痛的发病率。这是一项探索 μ 阿片受体基因型（OPRM1）和静脉吗啡临床疗效关系的研究，研究对象是 1066 名以鞘内应用吗啡进行腰麻来实施剖宫产的亚洲女性，857 名女性患者（80%）同意接受 Nikolajsen 问卷调查。从分娩后到电话采访的平均随访时间是 14 个月（12~20 个月）。28 名受访者（3%）称术后疼痛超过 3 个月，但调查时疼痛已消失，另有 51 名受访者（6%）直到调查时疼痛仍存在，慢性疼痛的发病率是 9%。慢性疼痛与是否有其他腹部手术、既往剖宫产手术史、母体年龄、胎龄、母体身高及体重、伤口感染、手术持续时间、24h 疼痛状况及剖宫产术后吗啡总消耗量等因素无关。但是，术后即刻疼痛记忆、其他部位疼痛（最常见的背部痛和偏头痛）或非私人保险是慢性疼痛产生的独立危险因素。因为慢性疼痛的产妇术后疼痛回忆较多，而记录的剖宫产术后 24h 疼痛评分或吗啡消耗量无差异，强烈提示存在报道或回忆偏倚；实际上，一些女性在分娩后超过 20 个月才接受调查。然而，正如作者所言，这也有可能是实际情况，因为只记录了剖宫产术后第一个 24h 的疼痛评分，这之后的镇痛治疗也可能是无效的。

同一作者进行了针对中国汉族女性的另一项研究，共有 631 名女性纳入了这项 ATP 结合盒 B 亚族 1（ATP-binding cassette sub-family B member 1，ABCB1）基因多态性与鞘内应用吗啡行剖宫产术后急性和慢性疼痛基因相关性研究。503 名产妇（80%）同意接受 Nikolajsen 问卷调查。分娩后 6 个月，33% 的产妇回忆称 1 个月时仍有伤口疼痛，25% 疼痛持续至产后 3 个月，4%（20 名）受访者疼痛持续至 3~6 个月。调查时仍有疼痛的占 4%（18 名），因中到重度疼痛需镇痛治疗的占 1.2%（6 名），称每日均有疼痛的占 0.6%（3 名）。慢性疼痛的发病率是 8%，如果考虑回忆偏倚，与同一作者之前的报道非常相似。两研究中亚洲女性慢性疼痛发病率较低的原因可能与

种族、基因及手术技术（无子宫外置且不缝合腹膜）的差异有关。

为确定剖宫产术后是否比经阴道分娩术后更容易产生慢性疼痛，在分娩后 12 个月内对连续 600 名芬兰产妇进行了队列调查。若持续疼痛发病率从经阴道分娩的 5% 增长到剖宫产的 15%，显著性水平为 0.05，可信度为 90%，则每组需要的样本量为 184 例。剖宫产组应答率是 76%（$n=229$），经阴道分娩组应答率是 70%（$n=209$），在腰麻（吗啡 120~160 μg）、硬膜外麻醉或全身麻醉（占 14%）下行择期（37%）或非计划（63%）剖宫产。66% 经阴道分娩的产妇使用了硬膜外分娩镇痛。剖宫产后疼痛持续时间显著高于经阴道分娩后；2 个月后的疼痛缓解率在剖宫产后为 70%，经阴道分娩术后为 83%。这项研究的主要结果是剖宫产术后慢性疼痛较常见；剖宫产及经阴道分娩术后 12 个月疼痛的发病率分别是 18% 和 10%（$P=0.011$，比值比 2.1，95% CI 1.2~3.7）。剖宫产前尝试分娩并不影响慢性疼痛的发病率，硬膜外分娩镇痛也不影响经阴道分娩产妇慢性疼痛的发病率。虽然两组疼痛强度均为轻度，剖宫产组有 14% 的患者疼痛影响日常生活，而经阴道分娩产妇此比例为 15%。不管分娩方式及其他危险因素包括慢性疾病病史和之前疼痛如背痛病史，慢性疼痛持续至术后 12 个月的女性产后第 1 天疼痛回忆率也较高。

总之，大多数研究是基于分娩时的疼痛回忆来定量急性和慢性疼痛的发病率的。根据这些研究，慢性疼痛发病率的范围在 3%~18%（表 14-3）。

2. 危险因素

主要是基于回顾性研究及一部分前瞻性研究，产后慢性疼痛的危险因素包括个人特征、术前因素、术中因素及术后因素（表 14-4）。

3. 缩宫素：产妇分娩时潜在的保护性作用

缩宫素是一种九肽类激素，广为人知的是其在分娩、哺乳、社会行为（记忆、认知、联盟、性行为、侵略）、非社会行为（学习、应激、焦虑、抑郁）、饮食和人类行为（爱、结合、信任）等方面的作用。缩宫素主要是在下丘脑的视上核和室旁核合成的。室旁核投射神经纤维释放缩宫素至中枢神经系统各区域，包括脊髓。在脊髓，起源于 C 和 Aδ 初级传入纤维的伤害性传入信号被一通路抑制，该通路始于室

表 14-3　剖宫产术后慢性疼痛发病率

参考文献	研究设计	急性疼痛	慢性疼痛 > 3 个月	相关因素
观察性研究，将慢性疼痛作为首要指标				
[3]	回顾性（6～17 个月） 丹麦 CS N=222	1 个月：55% 1～3 个月：26.4%	3～6 个月：18.6% > 6 个月：12.3%	全身麻醉 其他部位疼痛 剖宫产术后严重疼痛
[4]	前瞻性 CS N=391 VD N=837 多中心（美国）	24h，VAS > 7/10 分： 17% CS，8% VD 8 周：9.2% CS，10% VD		分娩后严重疼痛 产后抑郁
[5]	回顾性 （12～20 个月） 混合亚洲 CS N=857	N/A	3～12 个月：3.2% > 12 个月：6% （总计：9.2%）	剖宫产术后严重疼痛 其他部位疼痛 非私人保险
[6]	"前瞻性"回忆 （6 个月） 中国 CS N=503	1 个月：33% 3 个月：25%	3～6 个月：4% 6 个月：3.6% （总计：7.6%）	ABCB1 基因组
[7]	回顾性 （12 个月） 芬兰 CS N=229 VD N=209	3 周内：37% CS，51% VD 3 周至 2 个月：33% CS， 32% VD	2～5 个月：9% CS，9% VD 1 年：18% CS，10% VD	分娩术后严重疼痛 之前存在疼痛 慢性疾病 CS > VD
[8]	前瞻性 （12 个月） 中国 CS N=301 VD N=301	N/A	6 个月和 12 个月 腰 / 背痛：20% CS vs 17% VD 腹痛：CS 4% vs VD 2%	腹痛 CS vs VD RR3.6（95%CI 1.2～11.0）
RCT—持续 / 慢性疼痛作为次要指标				**结果**
[9]	壁腹膜缝合 vs 不缝合 埃及，N=340 腰麻 （未 IT 吗啡）	2 周 缝合：29% 疼痛 不缝合：12% 疼痛	8 个月（18%） 缝合　/　不缝合 疼痛 26%（治疗　/　疼痛 10%（治 14%）　/　疗 4%） 上腹部 8%　/　上腹部 3% （治疗 5%）　/　（治疗 2%）	缝合腹膜壁层增加慢性 疼痛
[10]	IT 可乐定（未 IT 吗啡） 比利时，N=96	IT Clo 150 μg Clo 75 μg- Suf 2 μg 无 Clo	3 个月　/　6 个月 3%　/　3% 22%　/　12% 17%　/　7%	IT 可乐定降低 48h 内痛 觉过敏
[11]	48h IW 双氯芬酸（未 IT 吗啡） 比利时，N=92		6 个月 IW ROP：10% IW DIC：3% IV DIC：23%	IW 双氯芬酸比 IV 双氯 芬酸有效 IW ROP 与 IV DIC 一样 有效
[12]	48h IW ROP 筋膜上 vs 筋膜下 法国，N=50	1 个月 上：2 例患者 下：1 例患者	6 个月 上：1 例患者 下：1 例患者	导管位于筋膜下可增强 镇痛效果

（续表）

参考文献	研究设计	急性疼痛	慢性疼痛 > 3 个月	相关因素
[13]	TAP 阻滞（罗哌卡因）vs 安慰剂 加拿大，N=100	6 周：8.3% 患者疼痛 （只有一个患者需要疼痛药物治疗）		IT 吗啡后 TAP 阻滞无额外益处
[14]	PO 加巴喷丁 vs 安慰剂 加拿大，N=44	GABA 降低第一个 48h 疼痛评分 （没有吗啡节约效应）	3 个月 GABA 组：2/16（12%） 安慰剂组：4/20（20%）	GABA 可增强第一个 48h 内镇痛效果
[15]	24 h IV MgSO4 澳大利亚，N=120	6 周 持续痛：16% 类似"拧紧发条"样痛： 12% 痛觉过敏：8% （MgSO4 组 9%，安慰剂组 5%）		MgSO4 对治疗急性或持续性疼痛无益处

IW. 伤口内；CS. 剖宫产；Clo. 可乐定；MgSO4. 硫酸镁；IT. 鞘内注射；VD. 经阴道分娩；ROP. 罗哌卡因；GABA. 加巴喷丁；TAP. 腹横肌平面；DIC. 双氯芬酸；Suf. 舒芬太尼；IV. 静脉注射

旁核释放缩宫素，兴奋位于脊髓背角最浅层的谷氨酸能中间神经元，随后将兴奋传布到所有的 GABA 能神经元。大量的动物模型显示，缩宫素具有抗伤害性感受的作用，引发了一些新的研究兴趣。

尽管大量的动物研究证据显示，缩宫素具有抗痛觉过敏的特性，并认为术前中枢给药（鞘内应用）有益，但在人体学研究还很少见。在一癌症终末期患者脑室内注射缩宫素可减轻癌性痛，鞘内注射缩宫素可减轻背痛。缩宫素结肠局部给药可降低肠易激综合征患者肠扩张的痛阈。经鼻吸入延长缩宫素治疗时间对缓解顽固性便秘女性的腹部疼痛、不适和情绪有益。在一些临床疼痛综合征中测量血浆缩宫素水平。在一项患有纤维肌痛的女性队列研究显示，缩宫素有疼痛处理作用，这可能解释纤维肌痛相关的症状，如疼痛、压力及抑郁等。与健康对照组儿童相比，反复腹痛的儿童血浆缩宫素水平较低。

与其他手术相比，生产后特别是剖宫产后慢性疼痛的发生率较低，为了给这一现象提供机制上的解释，目前提出生产和分娩期过程中释放的内源性缩宫素可能发挥了特殊的保护作用。Eisenach 等为检测分娩时缩宫素潜在的保护作用，在大鼠模型上进行了预实验，结果显示，缩宫素能够有效地调节术后疼痛但对分娩痛无作用。另外，在腰麻下行产后输卵管结扎术的 12 名女性脊髓缩宫素水平与在腰麻下行非产科手术的 12 名健康女性无差异，这并不能解释在队列研究中发现的，对 978 名女性年随访至产后 1 年发现的慢性疼痛发病率相对较低这一现象。在这个队列研究中，6 个月后慢性疼痛存在于 2%（18 例）女性患者，12 个月该比率降至 0.3%（3 例）。理解并证实生产和分娩过程中内源性缩宫素在抗痛觉过敏中的作用，并检测鞘内注射缩宫素在减轻慢性术后疼痛中的潜在应用价值，还有更多的工作要做。

4. 剖宫产术后慢性疼痛的预防

在过去的 10 年里，大量的证据均提示，分娩后特别是剖宫产后严重急性疼痛切实存在，需要有效的管理来预防可能发生的灾难性的长期后果；包括可超过预计康复时间的持续的使人虚弱的疼痛及产后抑郁。

目前建议使用针对多个作用靶点的适当的多模式术后镇痛（图 14-4）。然而，即使使用了金标准的多模式镇痛方案（脊髓或硬膜外应用吗啡联合对乙酰氨基酚及 NSAIDs），剖宫产后严重急性疼痛的女性患者比例仍很高，产妇对剖宫产后疼痛的恐惧已成为她们最担心的问题。尽管有大量改善术后即刻镇痛效果的研究，预防痛觉过敏和慢性疼痛的特异性针对性措施仍十分少见。

Carvalho 等开展了 2 项研究探索硬膜外吗啡缓释剂（extended-release epidural morphine，EREM）配方在剖宫产术后镇痛中的效果。在他们的第二项随机临床试验中，以反映当前产科麻醉多模式镇痛的趋势

表 14-4　剖宫产术后急性 / 慢性疼痛相关危险因素

术　前	特定参数
社会心理因素	躯体化评分
	疼痛灾难化量表（PCS）
之前存在的疼痛 / 其他疼痛	背痛
	偏头痛
	痛经
	前次剖宫产伤疤痛觉过敏
慢性疾病	
基因易感性	ABCB1
术　中	
麻醉类型	全身麻醉
手术因素	急诊剖宫产
	重复切开＞ 2 次
	Pfannenstiel 切口的长度
	子宫外置
	缝合腹膜
术　后	
急性疼痛	
抑郁	

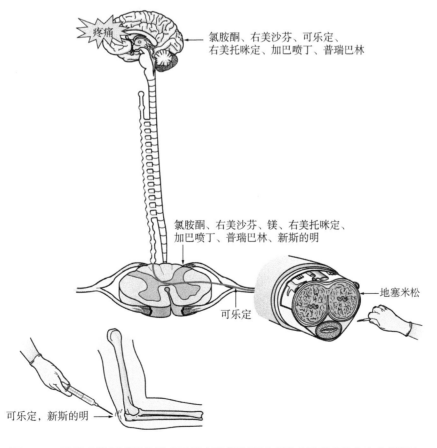

图 14-4　已提出的促进阿片类或局部麻醉药作用以减轻术后疼痛的众多作用靶点

为背景，比较了 EREM（10mg）与硬膜外吗啡（4mg）的效果。作者发现，EREM 组在分娩后 24~48h 有明显的吗啡节约效应，功能活动也相对较好。两组不良反应及呼吸抑制发生率相似。尽管脂质体药物输注的效果最初让人兴奋，但 EREM 并不是剖宫产术后镇痛的万能药，但还需更多的研究来诠释其益处。目前尚未确定择期剖宫产时是否应该常规放置腰硬联合麻醉的硬膜外导管，使 EREM 能够释放到硬膜外腔，而非单次脊髓给药。最后，还需解决不慎将 EREM 注射到蛛网膜下隙的问题。

四、预防剖宫产后慢性痛的镇痛药物选择

1. 鞘内应用可乐定

在有些研究中将可乐定加入椎管内麻醉药液用于剖宫产术，其目标和结局也各不相同（表 14-5）。鞘内应用可乐定具有强效的 α_2 肾上腺素能受体介导的抗伤害性感受作用，通过下行信号通路传递到脊髓背角，对躯体和内脏痛均有效果。手术时将鞘内应用可乐定加入到局部麻醉药中可延长手术阻滞时间（感觉减退到 L_2 和运动阻滞的持续时间）和首次镇痛药物需要开始的时间。

在一项随机临床试验中，Benhamou 等通过评估术中疼痛程度，比较了单独应用高比重布比卡因、合用 $15\mu g$ 芬太尼和（或）合用 $75\mu g$ 可乐定的效果。加入可乐定后明显增加了药物扩散平面，没有任何使用可乐定-芬太尼的产妇在剖宫产时出现疼痛。可乐定-芬太尼组手术阻滞持续时间明显延长，首次镇痛药物开始的时间也延长。使用可乐定（有/无芬太尼）产妇术中恶心及呕吐发生率较低。可乐定-芬太尼组镇静较常见。各组低血压和麻黄碱用量无差异。很明显最佳麻醉药物方案是布比卡因与芬太尼-可乐定合用。这项早期研究中未评估急性疼痛评分和持续疼痛状况。

Paech 等评估了包括布比卡因、芬太尼、吗啡、可乐定等多种麻醉药物溶液的效果。比较第一个 48h 内静脉患者自控镇痛（PCA）吗啡消耗量。$100\mu g$ 吗啡-$60\mu g$ 可乐定合剂可增加剖宫产术后镇痛持续时间、降低术后 12h 疼痛评分、降低静脉吗啡消耗量。使用可乐定的产妇发生术中镇静。剖宫产后 12~36h 各组疼痛评分无差异。未评估持续性疼痛状况。

在一项安慰剂对照随机临床试验中，van Tuijl 等比较了鞘内单用布比卡因和布比卡因联用 75 μg 可乐定。两组术后静脉吗啡总消耗量和第一个 24h 疼痛评分相似；但第一次镇痛药物使用的时间显著延长。作

表 14-5　鞘内应用可乐定在剖宫产术后镇痛中的作用

参考文献	研究设计	IT 可乐定	首要观察指标	结　果
[25]	$N=78$ RCT BUP 10mg ± Fent 15μg 无吗啡	$\pm 75\mu g$	术中疼痛	Fent-Clo 是最佳组合 首次需要补救时间延迟 镇静
[26]	N = 240 RCT BUP 10mg Fent 15μg Mo100 μg	$60\sim150\mu g$	吗啡 IV PCA → 48h	吗啡 $100\mu g$-Clo $60\mu g$ 是最佳组合 镇静 呕吐
[27]	N = 106 BUP 10mg 无 Fent 和 Mo	$\pm 75\mu g$	首次需要镇痛药的时间 吗啡 IV PCA 剂量	手术时间延长 首次需要补救时间延长 无吗啡节约效应
[10]	N = 96 RCT BUP 10mg Suf 2μg 无吗啡	$\pm 75\sim150\mu g$	首次需要镇痛药时间 吗啡 IV PCA 剂量 疼痛 → 48 h 6 个月时疼痛情况	手术时间延长 首次需要补救时间延长 抗痛觉过敏 6 个月时疼痛发病率是 12%

BUP. 布比卡因；Fent. 芬太尼；Suf. 舒芬太尼；Mo. 吗啡；Clo. 可乐定；IV. 静脉注射

者得出结论：将 75μg 可乐定加入布比卡因重比重液可延长剖宫产后脊髓镇痛和运动阻滞的时间，无任何严重不良反应发生，但效应不能持续至 2h 后。研究未评估持续疼痛状况。

Lavand'homme 等在一项安慰剂对照随机临床试验中，比较了鞘内单独应用布比卡因与低剂量可乐定（75μg）和舒芬太尼（2μg）或高剂量可乐定（150μg）的效果。本研究首次将切口周围点状机械痛觉过敏的程度作为首要观察指标，以 von Frey 细纤维丝沿瘢痕划动，作为中枢敏化（超兴奋）的标志，可预测持续疼痛。此研究的主要结果是可乐定（150μg）能够降低 48h 内伤口痛觉过敏的程度和发生率（图 14-5）。使用可乐定-舒芬太尼组首次需要追加镇痛药的时间显著延迟。尽管使用 150μg 可乐定组低血压（蛛网膜下注射后 30~45min）的发生率较高，各组的麻黄碱用量相似。分娩后 1 个月，所有产妇中有 30% 存在轻度疼痛，多数是在瘢痕水平（尽管这些人中有 1/3 报道有内脏痛）。尽管使用高剂量可乐定组产妇有疼痛减轻的趋势，但各组的疼痛发病率并没有差异。3 个月时，安慰剂组有 17%，低剂量可乐定组有 22%，而高剂量可乐定组仅有 3% 的产妇有轻度疼痛，这些患者中只有 1 个患者仍在服用镇痛药。6 个月时，安慰剂组有 7%，低剂量可乐定组有 12%，而高剂量可乐定组仅有 3% 的女性患者称有轻度疼痛，其中有 1 个患者仍在服用镇痛药。虽然这项不足以得出此结论，但联用可乐定似乎并不能降低慢性疼痛的风险。联用高剂量可乐定可降低术后机械痛觉过敏的程度及发病率这一结果非常有趣，特别是因为伤口痛觉过敏与中枢敏化相关，可导致永久性改变并促使持续疼痛的产生。

2. 伤口内应用双氯芬酸

优化剖宫产术后镇痛的其他新策略验证了伤口内输注 NSAIDs 加 / 不加局部麻醉药的短期和长期益处。Lavand'homme 等验证了双氯芬酸除具有全身效应外还有外周镇痛特性，即能够降低敏化伤害性感受器介质的局部表达的假说。在他们的临床试验中，将拟在腰麻下行剖宫产手术的女性患者随机分为 3 组：20G 多孔导管（Pain Buster®，I-Flow Corpration，Lake Forest，Ca）置入筋膜表面，导管与弹性泵相连在伤口内注射双氯芬酸伤口内注入罗哌卡因同时静脉注射双氯芬酸或伤口内输注生理盐水同时静脉注射双氯芬酸。伤口内持续输注双氯芬酸与经静脉间断推注相同剂量相比，极大地节约阿片类药物用量并提供完善的术后镇痛，与伤口内输注罗哌卡因同时静脉注射双氯芬酸的镇痛效果相似。超过 24h 后两种药物都不再发挥作用，也无长期效果。虽然此研究不足以体现长期预后的差异，剖宫产术后 6 个月持续疼痛的发病率各组间没有统计学差异，仍有 14% 的女性患者存在慢性疼痛。

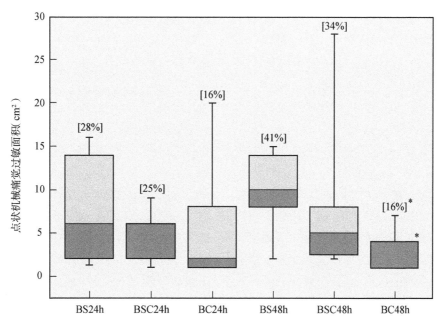

图 14-5　蛛网膜下隙应用可乐定的抗痛觉过敏效应

Mignon 等在一项纳入 50 名拟行择期剖宫产产妇的随机临床试验中检测了包含局部麻醉药和 NSAIDs 溶液的效果，并在分娩后 6 个月进行了随访。这种新型疗法将导管留置 48h，使用局部麻醉药（罗哌卡因）和 NSAIDs（酮洛芬）溶液镇痛，在两个不同平面比较这种鸡尾酒镇痛模式的效果。作者报道通过一根 20G 的多孔导管（PAINfusor 7.5cm）在筋膜下注射 450mg 罗哌卡因和 20mg 酮洛芬，比在筋膜上注射同样剂量的药物，48h 内镇痛效果更佳，剖宫产术后 36h 静息时的疼痛评分更低，术后 48h 内为减轻疼痛所需吗啡的补救剂量更少。作者报道两组在吗啡相关不良反应及长期益处上无差别；每组 25 名产妇有 1 名产妇称在 6 个月时有术后残余疼痛及不适。是否筋膜下伤口输注比其他局部麻醉药注射技术更能缓解疼痛，这一问题仍有待解答。

3. 腹横肌平面（transversus abdominis plane，TAP）阻滞

是另一项最新研究技术，便于实施，比伤口内输注费用更低且效果满意。

McDonnell 等在一项安慰剂对照随机临床试验中，纳入拟在腰麻下（布比卡因和芬太尼）行剖宫产术的 50 名爱尔兰产妇，使用突破法进行 TAP 阻滞（每侧应用 0.75% 的罗哌卡因 1.5mg/kg），评估疼痛评分和 TAP 阻滞持续时间。安慰剂组 48h 后的疼痛评分较高，TAP 阻滞 36h 后的吗啡消耗量较高。

Belavy 等在一项安慰剂对照随机临床试验中，纳入拟在腰麻下（布比卡因和芬太尼）行剖宫产术的 50 名澳大利亚产妇，评估超声引导下 TAP 阻滞（每侧应用 0.5% 的罗哌卡因 20ml）后吗啡节约效应。分配到安慰剂组的产妇第一个 24h 的吗啡消耗量及止吐药用量明显较高。

Kanazi 等在一项随机临床试验中，纳入拟在腰麻下（布比卡因和芬太尼）行择期剖宫产术的 57 名黎巴嫩产妇，比较超声引导下 TAP 阻滞（每侧应用含有 5μg/ml 肾上腺素 的 0.375% 罗哌卡因 20ml）与蛛网膜下隙应用吗啡（0.2 mg）的镇痛效果。蛛网膜下隙应用吗啡能够提供较长时间的术后镇痛，改善早期内脏痛评分，降低首个 12h 爆发痛所需镇痛药物用量，但需以恶心、呕吐及瘙痒为代价。

Costello 等在一项安慰剂对照随机临床试验中，纳入拟在腰麻下（布比卡因、芬太尼及吗啡 0.1mg）

行择期剖宫术的 87 名北美产妇，评估联用超声引导下 TAP 阻滞（每侧应用 0.375% 的罗哌卡因 20 ml）的益处。48h 内两组运动及休息时的疼痛评分及镇痛药消耗量均相似。6 周残余腹痛率是 8.4%。

目前仍有一些问题需要解答，包括最佳药液（在局部麻醉药中加入何种辅助药物）、最理想的浸润时间、为再次给药留置 TAP 导管的益处。寻找这些方法将有助于减少伤口痛觉过敏的程度及发病率，且可降低持续性疼痛的发病率。

4. 静脉注射硫酸镁

镁离子能够调节 NMDA 受体的活化，是非竞争性 NMDA 受体拮抗药。在组织损伤及中枢敏化的动物模型中，将镁复合吗啡全身应用可增强阿片类镇痛药的效能。

Paech 等开展了一项安慰剂对照随机临床试验，验证静脉注射硫酸镁（magnesium sulfate，MgSO$_4$）可降低术后阿片类药物消耗量、减轻急性术后疼痛及伤口痛觉过敏这一假说。他们比较了术前 1h 至分娩后 24h 分别输注生理盐水、低剂量（1g/h）硫酸镁与高剂量（2g/h）硫酸镁的效果。使用 von Frey 细丝描记瘢痕，在分娩后 6 周评估 104 名产妇的点状机械痛觉过敏（对机械刺激的敏感性增加）及痛觉上扬现象（由反复接触刺激引起的）。33 名（27%）女性伤口附近部位感觉丧失。12 名（7%）女性出现痛觉上扬，9 名（8%）女性有痛觉过敏。24h 内不管是高剂量还是低剂量添加硫酸镁均不能改变痛觉上扬现象及痛觉过敏的发病率。MgSO$_4$ 对术后即刻阿片类消耗量或急性疼痛评分没有益处，且增加术中失血量。

5. 静脉注射氯胺酮

氯胺酮是 NMDA 受体拮抗药，经多种给药途径给药均可降低外科操作后急性术后疼痛及镇痛药消耗量。另外，因其可抑制 NMDA，氯胺酮已被推荐为预防切皮引起的痛觉过敏及中枢敏化理想的药物。

Bauchat 等在一项安慰剂对照随机临床试验中，纳入拟在腰麻下（布比卡因 12mg，芬太尼 15μg，吗啡 150μg）行剖宫产术的 174 名产妇，研究分娩后即刻静脉单次注射 10mg 氯胺酮作为多模式策略的一部分的效果。此研究的目的是评估剖宫产术后第一个 24h 爆发痛及对补救药物的需求。即刻预后参数（爆发痛、首次需要镇痛药物的时间、镇痛药补救剂量、

恶心及呕吐)之间没有差别;但是,分配到使用氯胺酮组的产妇较多出现了难以入睡、困倦,他们中有35% 感觉头晕眼花、眩晕或看到重影。还未出现使用氯胺酮后 72h 内出现噩梦的报道。尽管在第一个 24h 未见可量化的镇痛益处,使用氯胺酮的女性剖宫产后2 周内的疼痛评分较低。全身多模式镇痛联用蛛网膜下隙注射吗啡可掩盖氯胺酮可能的益处,分娩后的使用时机也妨碍氯胺酮超前镇痛的效果。然而,氯胺酮2 周内呈现的益处提示其可能对部分有慢性疼痛风险的女性适用。进一步对不同剂量方案的研究可揭示氯胺酮更实际的效果,特别是长期效果。

6. 口服加巴喷丁和普瑞巴林

已经证明,加巴喷丁和普瑞巴林可降低术后触诱发痛及痛觉过敏,且已经在临床研究中证实具有阿片类药物节约效应。这些(或其他)抗惊厥药的镇痛机制包括钠和钙通道拮抗及减少谷氨酸转运。最近已经证实,加巴喷丁作为多模式方案的一种在降低乳腺手术和经腹子宫切除术后慢性疼痛的效果。在一项针对行子宫切除术产妇的随机临床试验中比较了加巴喷丁和氯胺酮的镇痛效果,发现加巴喷丁比氯胺酮能更有效的降低术后 6 个月的疼痛评分。当预计可能出现术后急性神经病理性疼痛时,普瑞巴林也被推荐为能有效降低慢性疼痛发病率的药物。

Moore 等在一项安慰剂对照随机临床试验中,纳入拟在腰麻(布比卡因 12mg,芬太尼 10μg,吗啡 100μg)复合多模式镇痛下(口服对乙酰氨基酚、双氯芬酸及全身应用阿片类来治疗爆发痛)行择期剖宫产的产妇,评估普瑞巴林的镇痛效果。首要观察指标是 24h 产妇运动时的疼痛。他们发现在剖宫产术前 1h 单次口服 600 mg 的加巴喷丁能够改善第一个 48h 的疼痛评分及患者满意度。3 个月时对部分同意随访的产妇评估其持续疼痛状况。加巴喷丁组,2 名受试者(12%)存在持续疼痛,3 名受试者(19%)报告存在伤口异常感觉。安慰剂组,4 名受试者(20%)存在持续疼痛,9 名受试者(45%)报告存在伤口异常感觉。这项研究还不足以检测长期预后的差异。

7. 剖宫产术后慢性疼痛的预测因素

目前证据强调术后发生慢性疼痛的患者比例差异很大,取决于手术类型及多种生物、心理、社会/环境因素。降低慢性术后疼痛发病率及严重程度的临床干预措施效果不佳。可能是因为测试的药物确实无效(无效的药物、剂量不足、时机错误)或是作用效果太弱,因为慢性疼痛的发病率低,尝试"有作用"的研究因为样本量不足,无法证明其效果。因此,由于不是所有的产妇都需超前/预防性干预治疗,可识别对疼痛敏感患者的术前测试非常有益。换言之,如果在分娩前能够识别出疼痛诱发敏化或是有疼痛抑制缺陷的高危产妇,针对这些"敏感"产妇的靶向镇痛措施将会产生更强的作用及实际的益处。

8. 定量感觉测试(quantitative sensory testing,QSTs)

包括一系列能测量个体对不同形式(热、机械、电及化学)的各种伤害性刺激反应的测试。更为传统的测试主要集中在测量对诱发痛的"静态"反应:阈值、耐受性及阈上。更新的测试探索疼痛产生过程中更复杂的"动态"成分:外周及中枢敏化、痛觉上扬、时间总和(temporal summation,TS)及下行伤害性抑制控制(descending noxious inhibiting control,DNIC)。分类法上的最近的推荐意见及这些测试的临床实践均强调需要更多标准且统一的测试对不同的临床试验结果进行对比,且已将 DNIC 模式重命名为"条件性疼痛调制"。

最近有许多研究采用 QST 来预测急性术后疼痛及慢性疼痛。使用了不同的疼痛模型,研究了行不同外科手术的不同人群。在一项定性的系统综述中,Abrishami 等回顾了 13 项用术前疼痛敏感性来预测急性术后疼痛及镇痛药消耗量的研究;2 项评估持续/慢性术后疼痛的研究。一个重要的发现是对阈上热痛的反应能够可靠地预测术后疼痛结局,然而没有发现热痛阈与术后疼痛有明显的相关性。目前认为在痛阈和耐受水平之间的阈上疼痛刺激,可能更接近并模拟手术创伤引起的疼痛感受。

Yarnitsky 等在 2008 年发表了一篇具有里程碑意义的研究,首次描述出使用 DNIC 模式能够预测慢性术后疼痛。术前"较差"DNIC 测试显示有疼痛抑制缺陷的患者胸廓切开术后有慢性疼痛的风险。Lundblad 等也发现术前测试(使用电刺激来评估痛阈)与全膝置换术后慢性疼痛相关。阈值较低也预示着术后慢性疼痛的风险较高。

妊娠诱导镇痛被认为是一种"应对机制"，可以使产妇可耐受 / 挺过镇痛和分娩期强烈疼痛。妊娠诱导镇痛对理解镇痛和分娩时的疼痛调节提供了有趣的启示；特别是可以帮助理解为什么有些产妇能够耐受此种强烈的疼痛而其他则不能。已提出的此现象机制是基于动物研究，妊娠状态够激活脊髓水平的阿片系统。然而，妊娠诱导镇痛的人类研究却报道了不一致的发现。有些作者发现妊娠晚期或生产过程中对诱发痛的敏感性降低，而其他人却没有发现类似的效果，甚至有报道妊娠时对伤害性刺激的敏感性增加。目前认为对分娩的恐惧也能影响妊娠及产后的诱发痛耐受阈，也为通过检测产妇对诱发疼痛的反应来预测镇痛和分娩的疼痛结局这一原本就复杂的概念增加了新的难度。

迄今为止，有 4 项研究评估了通过术前疼痛测试来预测剖宫产术后疼痛严重程度及镇痛药消耗量的模型。Granot 等针对 58 名拟行剖宫产的以色列产妇测试了术前温度痛阈。阈上疼痛与 24 h 疼痛增加相关，48℃的热刺激能够最好地预测术后休息及运动时的疼痛水平。

Pan 等进行了一项北美 34 名健康产妇的队列分析，评估了用术前参数和温度阈预测剖宫产术后疼痛及镇痛药消耗量的模型。共确定了 6 个预测因素：①施加于手臂和背部的 49℃热刺激引起疼痛及不适；②术前血压；③之前存在疼痛及妊娠时不适感；④对剖宫产术后疼痛的预期及镇痛药需要量；⑤手臂和背部的温度疼痛阈值；⑥术中因素（手术持续时间和切皮时感觉阻滞上端水平）。2 个因素（热刺激引起的疼痛与不适及患者预期）可较好地预测剖宫产术后休息时的疼痛。作者得出结论：联合术前身体与心理测试构建模型可预测术后疼痛及镇痛药需要量。

Nielsen 等使用电刺激评估 39 名健康丹麦产妇痛阈，发现剖宫产术前痛阈可预测术后休息及运动时的疼痛强度。

Strulov 等发现，47 名以色列产妇 1 分钟强直性（持续）46℃热刺激的疼痛强度可预测剖宫产术后第 1 天的疼痛，而术前剧烈疼痛能够很好地预测剖宫产术后第 2 天的疼痛。剧烈疼痛量表（pain catastrophizing scale，PCS）是一份包含 13 项评估内容的调查问卷，这 13 项内容包括：反思（消极的思想、担心及无法抑制与疼痛相关的想法）、放大（对

疼痛状况的不适感及不良预后的预期）及无助（反映了患者无力应对疼痛状况）。术前剧烈疼痛能够预测术后急性疼痛；分娩时剧烈疼痛与产后抑郁和社会行为有关。

Lavand'homme 报道的初步数据显示，术前出现异常的总时间与 24h 剖宫产术后运动时疼痛及子宫痉挛增加、伤口（切口周围）痛觉过敏发病率增加、产后 2 个月内持续疼痛风险增加有关。此外，对于术前具有时间总和的产妇来说，氯胺酮对子宫痉挛及运动时疼痛具有有益的作用。

Landau 等在一项在研的国际多中心、前瞻性、观察性研究中测试用临床预测因素和基因因素预测急性剖宫产术后疼痛、伤口痛觉过敏及产后超过 10 年的慢性疼痛。初步的数据显示，DNIC 及机械时间叠加总和（mechannical temporal Summation，mTS）等术前测试可识别出严重急性疼痛及伤口痛觉过敏风险增加的产妇。此外，很大一部分反复行剖宫产的产妇再次手术前表现出异常瘢痕映射。而且，术前痛觉过敏与术前异常 mTS 和较高的术后疼痛评分及术后伤口痛觉过敏有关（图 14-6）。将几项能证实中枢敏化（兴奋过度）的 QST 结合起来可提示这些产妇存在异常疼痛调节。术前伤口映射可预测具有严重急性或持续疼痛高风险的产妇，在标准的多模式镇痛方案基础上可合理应用抗痛觉过敏药，如椎管内应用可乐定和（或）静脉注射氯胺酮。

基因因素：在过去的几十年中，已经提出许多基因变异型在痛觉感知、疼痛处理策略、对阿片类药物的反应及慢性疼痛中发挥着重要作用。目前已经有描述疼痛基因的人类和动物数据库，帮助研究者进行表型－基因型疼痛相关研究。特别是 μ 阿片受体基因（μ-opioid receptor，OPRM1）、儿茶酚胺氧位甲基转移酶基因（catechol-O-methyltransferase gene，COMT）、鸟苷三磷酸环化水解酶基因（the guanosine triphosphate cyclohydrolase 1 gene，GCH1）、β₂ 肾上腺能受体基因（β_2-adrenergic receptor gene，ADRB2）、ABCB1 基因、产生红头发表型的黑皮质醇 -1 受体基因（melanocortin-1 receptor gene，MCR1）、钠通道基因（SCN9A）等，评估这些基因在痛觉感知及镇痛中的作用。另外，最近已报道了首个人类急性术后疼痛的基因组范围相关研究（genome wide association study，GWAS），并新发现了一个与神经损伤后慢性疼痛发生相关的基

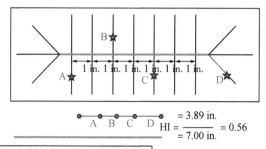

瘢痕映射技术：
使用 180g 的 von Frey 细丝自伤疤外侧开始刺激，
按每次 1.27cm（0.5in）向瘢痕靠近直到出现疼痛、酸胀
或针刺样感觉。测量距切口的距离。如果没有出
现感觉改变，在距切口 0.76cm（0.3 in）时停止刺激
痛觉过敏指数（hyperalgesia index:HI）计算方法：
痛觉过敏点到瘢痕的距离 / 切口的长度

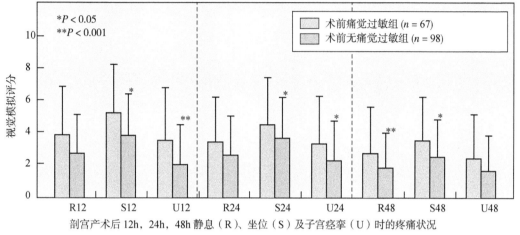

图 14-6　重复剖宫产术前瘢痕映射。痛觉过敏与 12h，24h，48h 疼痛评分增加相关

因，即 CACNG2 基因。

Sia 等通过对 631 名剖宫产后随访至 6 个月的中国产妇进行队列研究，评估了一些常见的 ABCB1 基因变异型与剖宫产术后急性疼痛、镇痛药消耗量及慢性疼痛可能的关系。所有 ABCB1 基因的单核苷酸多态性（single nucleotide polymophisms，SNPs）均不能影响剖宫产术后第一个 24 h 的吗啡消耗量、疼痛评分及不良反应。然而，T 等位基因是 C3435T 多态性纯合子的产妇（18% 的产妇属于此队列）具有较高术后持续疼痛风险的趋势，尽管还没有达到统计学差异。在此研究中慢性疼痛的总发病率是 8%。

毫无疑问，遗传差异影响了对疼痛的感知，而基因变异型影响了疼痛的敏感性、疼痛调节、对镇痛药的反应及慢性疼痛的风险。人类研究尚未建立这些变异与疼痛之间的紧密联系，因此，尚不能选择基因整合入临床或基因预测模型中。最近一项在研的研究对反复行剖宫产的产妇，使用瘢痕映射评估术前 DNIC 及 mTS 测试，结合调查问卷，评估剧烈疼痛及焦虑水平。基因分析包括 OPRM1 基因、COMT 基因及缩宫素受体基因（oxytocin receptor gene，OXTR）的多态性序列及可能的基因组范围的序列。可在模型中使用这些参数以预测急性术后疼痛、镇痛药消耗量、伤口痛觉过敏及产后 1 年的慢性疼痛状况。此项目的最终目标是为识别易感产妇提供强效的预测工具，进而使患者能够从剖宫产术后靶向抗痛觉过敏治疗（个体化超前镇痛）中获得最大益处。

五、未来方向

持续术后疼痛可能的机制、性质及定义仍存在争议；因此，需要设计更好的临床试验来确定慢性术后疼痛的发病率，寻找切实有效及安全的预防措施。

要　点

■ 已经证明：对超过分娩后预计恢复时间仍存在的疼痛的评估非常复杂且具有挑战性，对健康、年轻产妇这一特殊人群来说，慢性疼痛的定义仍需明确。

■ 分娩后女性患者恢复的预期与因癌症行乳房切除术的患者是非常不同的；因此，任何评估术后疼痛预后的研究均需考虑到这个问题。

■ 急诊非计划剖宫产与择期计划剖宫产时患者对痛觉的感知是不同的；因此，与后者相比，她们更未做好准备，也更不愿意因任何不适影响其做母亲的喜悦。

- 妊娠引发的镇痛和缩宫素可能预防持续性疼痛。因此，需要采用标准的工具及准则来定义持续失能性疼痛，同时，针对这一特殊的人群及术后环境，应对无效的减轻慢性疼痛的预防措施进行调整。

- 随着重复剖宫产增加的趋势，剖宫产或许可成为一个特殊的外科模型，测试女性患者前次手术残余高敏性，识别有继发慢性疼痛风险的患者。因此，还需进一步的研究来确定能有效预测慢性疼痛的模型，为最需要个体化抗痛觉过敏治疗的产妇提供靶向干预措施。

附　录

将 Nikeolajsen 等的调查问卷翻译为中文

1. 分娩镇痛时是否使用了硬膜外导管？
　　是　　　　　　　　　　否　　　　　　　　　　不知道
2. 已行的剖宫产类型？
　　急诊　　　　　　　　　择期　　　　　　　　　不知道
3. 剖宫产时使用全身麻醉还是腰麻？
　　全身麻醉　　　　　　　腰麻　　　　　　　　　不知道
4. 术后即刻是否有非常严重的疼痛？
　　是　　　　　　　　　　否　　　　　　　　　　不知道
5. 是否经历了伤口感染
　　是　　　　　　　　　　否　　　　　　　　　　不知道
6. 之前做过剖宫产手术吗？
　　是　　　　　　　　　　否
7. 曾经做过其他类型的腹部手术吗？
　　是　　　　　　　　　　否　　　　　　　　　　如果是，请详细说明
8. 你目前的身高和体重是多少？
　　身高：　　　　　　　　体重：
9. 术后腹部伤口疼痛持续了多长时间？
　　少于 1 个月　　　　　　1~3 个月　　　　　　　超过 3 个月　　　　　　现在仍有疼痛
　　如果你在伤疤处仍存在疼痛，请回答 10~18 的问题
　　如果已不存在疼痛，回答 17、18 最后 2 个问题
10. 目前疼痛发作的频率？
　　持续存在　　　　　　　每天　　　　　　　　　间隔几天　　　　　　　间隔几周
11. 疼痛的强度？
　　休息时　　　　　　　　无　　　　　　　　　　轻度　　　　　　　　　中度　　　　　　　　重度
　　体力活动时　　　　　　无　　　　　　　　　　轻度　　　　　　　　　中度　　　　　　　　重度
12. 请说明是否疼痛影响了以下行为。
　　自低椅上站起来　　　　是　　　　　　　　　　否
　　坐着超过 30min　　　　是　　　　　　　　　　否
　　站着超过 30min　　　　是　　　　　　　　　　否
　　爬楼梯　　　　　　　　是　　　　　　　　　　否
　　提重物或抱小孩　　　　是　　　　　　　　　　否
　　开车　　　　　　　　　是　　　　　　　　　　否　　　　　　　　　　不开车
　　运动　　　　　　　　　是　　　　　　　　　　否　　　　　　　　　　不运动
　　工作　　　　　　　　　是　　　　　　　　　　否　　　　　　　　　　不工作
13. 疼痛影响你的睡眠吗？
　　是　　　　　　　　　　否
14. 疼痛影响你的情绪吗？
　　是　　　　　　　　　　否
15. 近 3 个月内是否因为手术部位疼痛而服用药物？
　　是　　　　　　　　　　否　　　　　　　　　　如果是，请详细说明
16. 近 3 个月内是否因为手术部位疼痛而就诊？
　　是　　　　　　　　　　否
17. 其他部位有疼痛问题么？如：背部痛，偏头痛
　　是　　　　　　　　　　否　　　　　　　　　　如果是，请详细说明
18. 现在疼痛发作时间？
　　持续存在　　　　　　　每天　　　　　　　　　间隔几天　　　　　　　间隔几周

第15章

非分娩产科手术麻醉

（Christopher R.Cambic 和 Feyce M.peralta 著，范倩倩译，雷 翀校）

麻醉医师偶尔需为接受非分娩产科手术操作的女性提供照护。这些手术操作包括因宫颈功能不全而行的环扎术，因非头先露而行的胎头体外倒转术（external cephalic version，ECV），产后输卵管绝育术及辅助生殖技术，辅助生殖技术将在第48章中讲述。尽管每个手术操作都存在不同的麻醉问题，妊娠引起的生理变化对产妇和胎儿健康的影响仍然是管理这类患者的首要问题。

一、环扎术

宫颈功能不全是指因宫颈功能不足无法维持妊娠到足月。特点是妊娠中期宫颈无痛扩张和（或）缩短，导致早产或反复流产。由于临床诊断标准不明确，宫颈功能不全的发病率也很难确定。常使用宫颈环扎术数量来代替宫颈功能不全的发病率。Martin 等报道称在美国宫颈环扎率是 4.4/1000 活产婴。宫颈功能不全发生的危险因素包括家族遗传（例如结缔组织异常如 Ehlers-Danlos 综合征及马方综合征）、非洲裔美国人种、子宫内感染、激素水平异常、先天性子宫畸形（例如产妇子宫暴露于己烯雌酚）接受诊断性或治疗性的手术干预措施。由活检、烧灼、锥形切除术、机械扩张和刮除引起的宫颈结构损伤也与宫颈功能不全有关。

宫颈功能不全的诊断还不明确，主要依据用药史及临床评估。之前妊娠中期流产史、宫颈缩短、无痛宫颈扩张及存在已知的危险因素指向该诊断。由于胎膜膨出、尿频及子宫黏性分泌物增多，患者可主诉阴道压迫。如果不做处理，最终可导致胎膜破裂，可能发展为早产和（或）死胎。

超声辅助评估宫颈长度，妊娠中期超声下显示宫颈较短的产妇自发性早产的风险较高。由于所有自发性早产的患者中只有小部分存在妊娠中期宫颈缩短，因此，只有在存在高度宫颈功能不全风险的患者才考虑使用超声监测宫颈长度。

尽管还存在争议，对宫颈功能不全的管理主要是采用环扎术。目前的证据提示，从宫颈环扎术中获益的是临床中出现急性宫颈功能不全、之前有宫颈功能不全病史及已用超声证明存在进行性宫颈缩短的这部分患者。其他处理宫颈功能不全与宫颈环扎术联合使用的治疗方法有使用孕激素、保胎药及术前使用抗生素。一项由儿童健康与人类发展国家研究所产妇-胎儿医学网络发表的研究中，作者得出结论：与安慰剂相比，每周注射孕激素可极大地降低高危患者反复早产的发生率。关于其他辅助药物的信息还不完善。

宫颈环扎术可以是择期、限期或急诊手术。择期宫颈环扎术通常在妊娠13~16周进行，针对的是有宫颈功能不全史或有多种危险因素但无症状的患者。限期环扎术是在超声发现有宫颈长度减少（< 25mm）时进行，针对的是无症状妊娠20~24周的患者。急

诊宫颈环扎术是针对非分娩但伴有宫颈提前扩张（＞2cm）且有症状患者，可伴或不伴胎膜膨出。急诊行宫颈环扎尚存在争议，因为其伴有较高的胎膜破裂的风险。宫颈环扎时机与新生儿预后的关系也是存在争议的，因为目前还没有足够大型的随机试验研究。

环扎术的最佳手术方式尚不清楚。总体来目前使用两种方法：经阴道或经腹。McDonald 术和改良的 Shirodkar 术是最常用的环扎方法。这两种方法均是经阴道操作的方法，胎儿预后也相似。McDonald 环扎术损伤较小，在宫颈阴道连接处采用荷包缝合，不移动膀胱（图 15-1）。Shirodkar 环扎术与 McDonald 环扎术的不同之处在于是在移动膀胱后进行缝合，允许较高的切口位置。此外，去除 McDonald 环扎时通常不需要使用镇痛药物，而 Shirodkar 环扎术创伤较大，去除环扎时通常需要镇痛或麻醉。经腹环扎需要剖腹手术或腹腔镜探查，适用于经阴道环扎特别困难（例如前次宫颈手术）或经阴道方法失败患者的替代治疗。一篇系统综述比较了前次妊娠经阴道环扎失败患者经腹和经阴道环扎后的妊娠结局，得出结论：接受经腹宫颈环扎的孕妇 24 周前围生期死亡及分娩的风险较低（分别是 6.0% vs 12.5%）。但是经腹环扎术比经阴道环扎术后严重并发症的发生率高（3.4% vs 0，95% CI 0.01%～6.8%）。经腹宫颈环扎术的患者分娩模式通常是剖宫产。

宫颈环扎术最常见的手术风险包括医源性胎膜破裂、绒毛羊膜炎、出血、宫颈狭窄及宫颈撕裂。宫颈环扎术也增加产科干预措施的数目（例如应用保胎药、剖宫产等）且将来需要再次环扎。此外，对 8 项研究的荟萃分析证明，行宫颈环扎术的孕妇比接受其他措施治疗宫颈功能不全的孕妇剖宫产率轻度增高（相对风险 [（relative risk，RR）1.19；95% CI 1.01～1.40]。以下情况时不应实施宫颈环扎：产妇血流动力学不稳定、胎膜破裂、羊膜内或阴道感染、胎盘异常、产妇或胎儿活动性出血、子宫收缩或早产、胎死宫内、胎儿存在严重异常危及生命及胎龄大于 28 周。

宫颈环扎的麻醉处理主要依据手术操作方式和手术时机。经阴道宫颈环扎通常可在腰麻、硬膜外或全身麻醉下实施，而经腹环扎多在全身麻醉下实施。手术通常是在门诊手术室进行，完成需要 30～45min，T_{10} 至 L_1 及 $S_{2～4}$ 感觉阻滞即可覆盖子宫、阴道及会阴部。在不同的椎管内技术中，优选腰麻，因为与硬膜

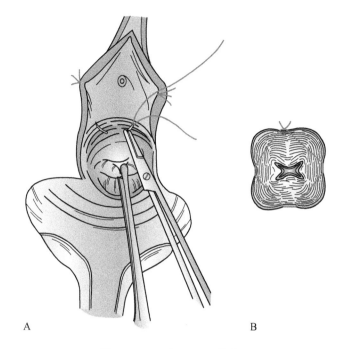

图 15-1　McDonald 环扎术

A. 在阴道黏膜与子宫颈交界处周围的 4 个区域进行缝合；B. 宫颈环扎后横断面观

（经许可转载自 Rock J, Jones HW Ⅲ . TeLinde's Operative Gynecology. 10th ed. Philadelphia, PA: Lippincott Williams & Wilkins, 2008.）

外麻醉相比，它可提供较快且较深的阻滞。重比重利多卡因溶液 30～70mg，重比重布比卡因 5.25～12mg 或甲哌卡因 45～60mg 是腰麻较合理的选择。Lee 等观察到与非妊娠状态相比，妊娠中期的孕妇蛛网膜下隙给予重比重布比卡因的镇痛效果增强。脂溶性阿片类（例如芬太尼 10～20μg）常用于减少局麻药物用量及作用时间。

考虑到作用时间，尽管利多卡因是行宫颈环扎术更好的选择，但对鞘内应用后产生短暂性神经综合征（transient neurologic syndrome，TNS）的顾虑，使许多麻醉医师不愿意使用重比重利多卡因行环扎术。事实上，在非妊娠患者中，利多卡因比布比卡因 TNS 的发生率高，且降低浓度并不能降低 TNS 的风险。尽管并不能完全排除 TNS 的风险，与非妊娠患者相比，产妇发生 TNS 的风险降低。在一项前瞻性研究中，Wong 和 Slavenas 报道 67 名接受 5% 重比重利多卡因行宫颈环扎的产妇 TNS 的发生率为 0（95% CI　0～4.5%）。尽管没有发现 TNS 病例，95% 可信区间仍然比非产科人群中 10%～37% 的发生率要低。在另一项研究中，Aouad 将剖宫产的患者随机分成使用 5% 重比重利多卡因或 0.75% 重比

重布比卡因进行腰麻，报道了 TNS 发生率是 0（95% CI 0～3%）。最后，Philip 等将产后输卵管结扎的患者随机分成接受 5% 重比重利多卡因或 0.75% 重比重布比卡因鞘内注射。作者报道这一患者人群重利多卡因和布比卡因 TNS 的发生率无差异（3% vs 7%）。总之，这些证据提示，与鞘内应用其他局部麻醉药相比，妊娠患者鞘内使用重比重利多卡因对 TNS 风险而言是安全的，并且比非妊娠人群的风险更低。

低剂量硬膜外麻醉也可为宫颈环扎提供手术麻醉。2% 利多卡因加 5μg/ml 肾上腺素 10～15ml，通常可提供充足的感觉阻滞平面；可通过硬膜外导管加入 50～100μg 的芬太尼以增强椎管内阻滞的强度。最后，宫颈旁神经阻滞是 McDonald 环扎术的另一选择，但其并不受欢迎，由于注射局部麻醉药后可能引起胎儿心动过缓，报道的发生率为 2%～10%。不管选择什么麻醉技术，经阴道宫颈环扎术基本不需要或很少需要术后镇痛药。

急诊环扎多使用全身麻醉，因为挥发性麻醉药可引起子宫松弛从而降低宫颈胎膜膨出的可能。此外，该麻醉技术不需要坐位或侧卧位给药，若存在胎膜膨出时是无法摆出这种体位的。对妊娠不足 18～20 周的健康、禁食患者来说，面罩麻醉或喉罩通气（laryneal mask airway，LMA）均可接受。然而，妊娠 18～20 周以上孕妇误吸的风险增加，因此需要进行气管内插管。如果插管，应当注意咳嗽和呕吐会增加腹内及子宫内压，可诱发或加重胎膜膨出甚至导致胎膜破裂。围麻醉期应当采取措施避免这些事件发生。

二、体外胎头倒转术

单胎足月妊娠臀先露的发生率在 3%～4%。胎儿臀先露时胎头在子宫底部而臀部、腿或足先露。臀先露有 3 种主要的类型：单臀先露、完全性臀先露、不完全臀先露（图 15-2）。单臀先露时胎儿的下肢在髋部屈曲，在膝部伸直，因此足背位于脸部位置，只有臀部先露。完全臀先露时胎儿的髋部和膝部均屈曲，但足并不向臀下伸展。不完全臀先露（也被称为足式臀位）时胎儿的 1 个或 2 个下肢伸直，1 个或 2 个足在阴道先露。

臀先露的原因还不清楚，胎儿及产妇因素均会增加臀先露的可能（表 15-1）。子宫容积相对增加（如早产儿、低体重儿）妨碍胎儿根据子宫腔的形状调整位置导致异常先露。多产、多胎妊娠、羊水过多均与臀先露有关，是由子宫松弛度增加所致。最后，子宫空间受限（如盆腔肿瘤、子宫异常、胎盘异常、羊水过少）及胎儿肌肉疾病（如肌肉萎缩症）均可导致异常胎先露。在所有的这些情况下，分娩前不会发生胎头倒转。

臀先露胎儿有多种分娩方法，包括剖宫产、经阴道试产或 ECV。每一种方法都有其各自的收益及风险。足月臀位试验（term breech trial，TBT）将 2000 名单胎臀先露的孕妇随机分成剖宫产或经阴道分娩，已证实对臀先露胎儿来说，剖宫产分娩比经阴道分娩新生儿预后好（分别是 1.6% 和 5%，RR 0.33，95%

图 15-2　臀先露的类型

A. 单臀先露——胎儿的下肢在髋部屈曲，在膝部伸直；B. 完全臀先露——胎儿的髋部和膝部均屈曲；C. 不完全臀先露——胎儿的 1 个或 2 个下肢在髋部伸直

（经许可转载自 Evans, AT. Manual of Obstetrics. 7th ed. Philadelphia,PA: Lippincott Williams & Wilkins, 2007.）

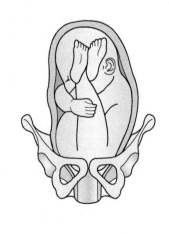
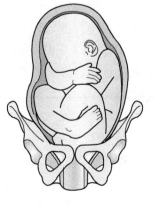
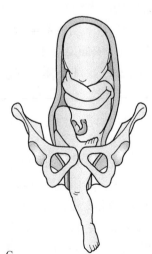

A　　　　　　　B　　　　　　　C

CI 0.19~0.56，*P* < 0.000 1）。此结果发表后，臀位经阴道分娩的比例已经降低。一项回顾性研究评估了 TBT 前、后 8 年臀位足月妊娠的孕妇经阴道分娩的比例，作者观察到在初产妇经阴道分娩的比例从 15.5% 下降到 7.2%，经产妇从约 32.6% 下降到 14.8%。

表 15-1　臀先露的易感因素

胎　儿	母　体
早产儿	子宫松弛（如多产、多胎、羊水过多）
胎儿神经损伤（如肌肉萎缩症）	胎盘异常
胎儿先天异常（如脑积水、先天无脑畸形）	母体骨盆缩窄
短脐带	副中肾管异常
羊水过少	子宫异常
	骨盆肿瘤
	前次臀位分娩

与头位经阴道分娩相比，臀位剖宫产和经阴道分娩可增加产妇及围生期的发病率及病死率。美国妇产科医师学会（American College of Obstetricians and Gynecologist，ACOG）推荐足月时使用 ECV 倒转胎儿为头先露。ECV 是通过母体腹壁进行体外倒转将非胎头先露（通常是臀位）倒转变为头先露的一种产科操作。一项对随机对照试验的系统性综述中，ECV 的总体成功率是 60%，范围从 35%~85% 主要取决于是否使用安胎药。若成功，ECV 不仅可降低剖宫产的需要，也可改善产妇及围生期的预后。

1.ECV 时机

一些研究已经解决了 ECV 操作合适时机的问题。一项 Cochrane 系统性综述显示，在妊娠晚期的早期（如妊娠 32~34 周）实施 ECV 并不能降低足月时臀位胎儿的数目，也不能降低剖宫产的数量。然而，应该在妊娠 34~36 周时还是 37 周或之后使用 ECV，作者并没有明确的推荐意见。

2 项随机对照研究，ECV1 和早期 ECV2 试验，研究了这个问题。ECV1 试验将 232 名单胎臀先露的患者随机分为妊娠 34~36 周（早期组）或妊娠 37~38 周（晚期组）行 ECV。尽管作者证明早期组比晚期组分娩时先露异常的比例要低（分别是 56.9% 和 66.4%），但结果没有统计学差异，其原因可能是

纳入样本量较少，不足以获得统计学差异。因此，作者开展了早期 ECV2 试验，纳入 1500 名单胎臀先露的患者随机分为妊娠 34~36 周或妊娠 37 周或之后行 ECV。结果显示，早期 ECV 组（41%）比晚期 ECV 组（49%）出生时非胎头先露的比例要少（RR 0.84;95% CI 0.75~0.94; *P*=0.002）。除此之外，两组的剖宫产率没有差异。同样的，两组早产率和孕妇或新生儿发病率之间也没有差异。作者得出结论即使早期行 ECV 会增加出生时头先露的可能性，但并不降低剖宫产率。目前，ACOG 推荐意见指出应当对足月符合条件的患者，即在妊娠满 36 周后行 ECV，这是由于考虑到胎儿大小、自发性倒转、自发性反转及早产儿健康的问题。

2. 安全性

尽管存在 ECV 能够降低足月时非胎头先露的比率这一事实，且母体与新生儿剖宫产及经阴道臀位分娩相关发病率也降低，仍有医生及孕妇排斥尝试这一操作。研究表明，适合行 ECV 却没有行此操作的孕妇数量范围是 4%~33%。即使提供了这一选择但产妇拒绝行 ECV 比例范围是 18%~76%。另外，ECV 并不总是对孕妇和（或）胎儿有利。当此操作对胎儿会有重大危害时、尝试后成功的可能性非常低或除臀先露外还有其他剖宫产指征时，禁忌行 ECV（表 15-2）。

表 15-2　体外胎位倒转术的绝对禁忌证和相对禁忌证

绝对禁忌证	相对禁忌证
多胎妊娠	早产
严重的胎儿或子宫异常	羊水过少
胎膜破裂	小于孕龄儿
宫内生长受限	瘢痕子宫
胎儿状况不良	母体肥胖
同种免疫	
前置胎盘	
胎盘破裂	

对 ECV 的安全性的顾虑可能是妨碍产科医师和孕妇的一个问题。然而，现有的证据表明严重并发症总的发病率很低。Collaris 等进行的一项荟萃分析，纳入了 44 项研究涉及 7000 多名女性患者，最常报道的并发症是短暂的胎心改变，出现在 5.7% ECV 操作中。持续胎心改变、阴道出血及胎盘破裂的发生率很

低（分别是 0.37%、0.47% 和 0.12%）。同样的，急诊剖宫产和围生儿死亡率也非常低，分别是 0.43% 和 0.16%。但是 ECV 成功后仍有 3% 的风险在妊娠 36 周或之后自发反转至臀先露位。在另一项包含 84 项研究，纳入 12 955 名孕 36 周或以上单胎臀位妊娠产妇 ECV 相关并发症的系统性综述中报道了相似的结果。在这项荟萃分析中，作者发现，总并发症发病率是 6.1%（95% CI 4.7~7.8），严重并发症（例如胎盘破裂，胎儿死亡）的风险为 1/417 ECV 操作，急诊剖宫产的发生率是 1/286。总体来说，ECV 并发症的风险在 ECV 成功或失败的病例之间没有差异 [（OR 1.23;95% CI 0.93~1.7）图 15-3]。

3.ECV 成功的预测因素

可根据一些临床和超声因素预测ECV总成功率。已知的与成功 ECV 相关的临床因素包括多产、低体质指数、子宫松弛、胎头未入盆。令人感兴趣的是，宫底高度与胎龄对 ECV 的结果并没有影响。胎盘后位、完全性臀先露及羊水指数增加是预测 ECV 成功的超声参数。

Cluver 等开展了一项纳入 2500 名女性患者，25 项研究的荟萃分析，比较了常用于增加 ECV 成功率的一些干预措施。这些干预措施包括使用安胎药、区域麻醉、声振刺激、羊膜腔注射及全身应用阿片类药物。在这些干预措施中作者总结只有安胎药可增加 ECV 成功率。此外，应用区域麻醉联合安胎药增加 ECV 成功率的效果优于单用安胎药。尚无充分的数据推荐 ECV 时使用声振刺激、羊膜腔注射及全身应用阿片类药物。最近，Kok 等开发了一个可计算 ECV 成功率的预测模型。尽管此模型仍需要外部验证，但它似乎可区分出 36 周胎龄后臀位妊娠 ECV 成功率较低的孕妇（＜ 20%）和 ECV 成功率较高的孕妇（＞ 60%）。

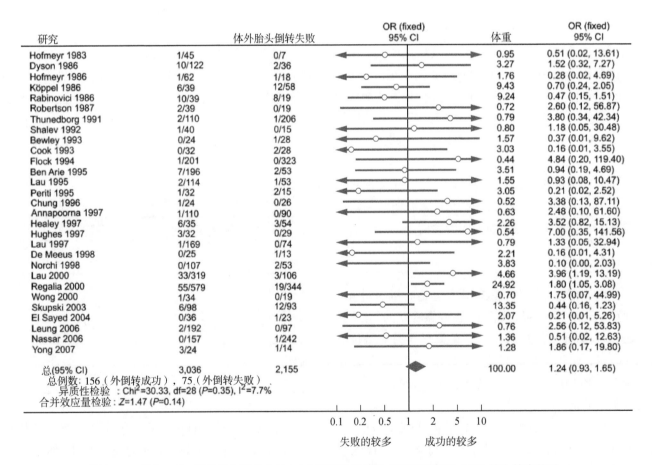

图 15-3 报告 ECV 相关所有并发症与 ECV 预后关系的独立研究比值比（OR 值）的森林图

OR. 比值比；CI. 可信区间

（经许可转载自 Grootscholten K, Kok M,Oei SG, et al. External cephalic version-related risks: a meta-analysis. Obstet Gynecol, 2008;112:1143-1151.）

4. 子宫松弛药

不同的子宫松弛药被用于 ECV 时松弛子宫。与对照组相比，不管是使用利托君、沙丁胺醇还是硝酸甘油均不增加 ECV 的成功率。Fernandez 等开展的一项前瞻性研究中，与安慰剂相比特布他林可增加 ECV 的成功率（分别是 52% 和 27%，RR 1.9，95% CI 1.3~6.5，$P=0.01$）。在一篇系统性综述中，Wilcox 等观察到，使用硝苯地平的患者比使用特布他林的患者 ECV 成功率低（总风险比 =0.67，95% CI 0.48~0.93，$P=0.016$）。依据现有证据，特布他林是 ECV 手术时推荐的子宫松弛药。

5. 镇痛药选择

一些研究已经探索了静脉镇痛、椎管内镇痛和椎管内麻醉对 ECV 成功率的影响。Yoshida 等评估了他们临床实践改变后 ECV 的成功率，即改成在椎管内麻醉下实施 ECV。作者报道了给予区域麻醉后不仅 ECV 成功率从 56% 增长到 79%，而且足月臀位妊娠剖宫产率从 50% 降至 33%。相似的，在对 6 个随机对照试验的系统性综述中，Goetzinger 等得出区域麻醉比静脉镇痛或无镇痛的 ECV 成功率高（59.7% vs 37.6%）的结论（图 15-4）。

6. 椎管内技术

与无镇痛或静脉镇痛相比，椎管内技术对 ECV 的患者有如下优势。首先，椎管内技术可使孕妇腹壁松弛、避免无意识腹壁紧张并可增加产妇对手术的耐受性，从而潜在增加 ECV 的成功率。此外，一些随机对照研究显示，与对照组相比使用椎管内阻滞的患者产妇疼痛评分明显较低。Sullivan 等研究显示，使用腰硬联合技术的患者比静脉注射芬太尼的患者满意度评分更高（10 vs 7，$P < 0.005$）。在一些病例中，对照组产妇不适也可导致 ECV 终止。能够快速扩展硬膜外镇痛平面到急诊剖宫产手术麻醉平面是非常有益的，因为这可避免全身麻醉及其风险。最后，对 ECV 后试分娩患者，硬膜外导管可提供分娩镇痛而无须二次麻醉。

一些研究试图阐明椎管内麻醉对 ECV 成功率的影响。但这些研究的差异性，在镇痛药物和麻醉技术对 ECV 成功率的影响和对母体和胎儿安全性的影响都产生了相互矛盾的结果。研究结果不同的因素包括生产次数、与胎龄相关的 ECV 时机、使用子宫松弛药的种类和途径、使用的局部麻醉药及椎管内应用药的剂量差异。

7. 低剂量椎管内技术

已经证明，低剂量鞘内布比卡因（如 2.5mg）联合阿片类药物不能增加 ECV 的成功率。Dugoff 等比较了随机接受蛛网膜下隙阻滞麻醉［腰麻（0.5% 布比卡因 2.5 mg 和舒芬太尼 10μg）］或无镇痛患者 ECV 的成功率，结果显示，两组间总 ECV 成功率无

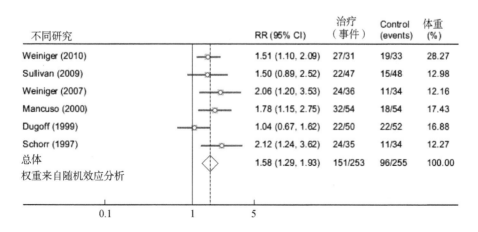

不同研究		RR (95% CI)	治疗（事件）	Control (events)	体重(%)
Weiniger (2010)		1.51 (1.10, 2.09)	27/31	19/33	28.27
Sullivan (2009)		1.50 (0.89, 2.52)	22/47	15/48	12.98
Weiniger (2007)		2.06 (1.20, 3.53)	24/36	11/34	12.16
Mancuso (2000)		1.78 (1.15, 2.75)	32/54	18/54	17.43
Dugoff (1999)		1.04 (0.67, 1.62)	22/50	22/52	16.88
Schorr (1997)		2.12 (1.24, 3.62)	24/35	11/34	12.27
总体		1.58 (1.29, 1.93)	151/253	96/255	100.00
权重来自随机效应分析					

**图 15-4　对比椎管内麻醉与静脉麻醉或无麻醉成功 ECV 比例的荟萃分析总风险比（RR）是 1.58%
［95% 可信区间（CI）1.29~1.93］，$I^2=14.9\%$**

（经许可转载自 Goetzinger KR, Harper LM, Tuuli MG, et al. Effect of regional anesthesia on the success rate of external cephalic version: a systematic review and meta-analysis. Obstet Gynecol, 2011,118:1137-1144. ）

差异（腰麻组 44% vs 无腰麻组 42%，P=0.86）。相似的，Sullivan 等在操作前将患者随机分为使用 CSE 技术（0.5% 布比卡因 2.5mg 和芬太尼 15μg）和静脉注射 50μg 芬太尼。作者报道与静脉注射组 31% ECV 成功率相比，CSE 组 ECV 成功率是 47%，但结果没有统计学意义。

8. 中剂量椎管内技术

Weiniger 等在 2 项控制了产次这一影响因素的独立研究中比较了较高剂量鞘内布比卡因（7.5mg）对 ECV 成功率的效果。第一项研究中将足月初产妇随机分配至采用布比卡因 7.5mg 腰麻或无镇痛。与对照组 34% 相比，腰麻组 ECV 成功率是 67%（P=0.004）。紧接着第二项研究将足月经产患者随机分配至腰麻（布比卡因 7.5mg）或无镇痛，结果与前一研究结果相似，腰麻组 ECV 成功率是 87%，对照组为 57%（P=0.009）。

9. 高剂量椎管内技术

Schorr 等随机将拟行 ECV 的足月产妇分为接受硬膜外麻醉或无硬膜外麻醉。通过硬膜外导管注射 2% 利多卡因及 1:200 000 肾上腺素，以达到 T_6 平面为目标。硬膜外组 ECV 的成功率为 69% 高于对照组的 32%（P=0.01）。Mancuso 等针对硬膜外麻醉开展了一项相似的研究，得出了相近的结果。

Goetzinger 等对随机试验的系统性综述及荟萃分析提示，椎管内阻滞与接受静脉或无镇痛的产妇而言，椎管内阻滞 ECV 成功率增加（60% vs 38%，RR 1.58，95% CI 1.29~1.93），但剖宫产的风险无明显差异（48% vs 59%，RR 0.8，95% CI 0.55~1.17）。2012 年，Cochrane 协作网上的一篇关于提高 ECV 成功率干预措施的研究也报道了相似的结果，作者得出结论区域镇痛联合子宫松弛药可提高 ECV 成功率。然而分娩时头先露及剖宫产率没有差异。

关于能提高 ECV 成功率的理想椎管内技术尚无明确的结论。Goetzinger 研究了区域麻醉与较高的 ECV 成功率之间关系，当将数据进一步分为腰麻组与硬膜外组时，结果显示硬膜外技术（RR 1.91，95% CI 1.29~1.93）比腰麻或 CSE 技术（RR 1.46，95% CI 1.14~1.87）ECV 成功率更高，尽管此差异可用硬膜外组使用较高剂量局部麻醉药来解释。Lavoie 和 Guay 开展了一项荟萃分析，比较使用镇痛或麻醉剂量的椎管内阻滞对 ECV 成功率影响的随机对照试验，结论是只有使用麻醉药量的椎管内阻滞时 ECV 的成功率才能增加（图 15-5）。

这些研究中许多存在一些缺陷。椎管内阻滞定义不清，因为镇痛和麻醉这两个词常很随意地使用。使用不同剂量通过不同的途径给予子宫松弛药。虽然

椎管内阻滞对胎转位的成功率的影响

分组 剂量	研究名称	每个研究的统计 Risk ratio	下限	上限	p值	成功数/总数 椎管内阻滞组	对照组	风险比和95%可信区间
镇痛药	Delisle	1.363	0.936	1.984	0.106	41/99	31/102	
镇痛药	Dugoff	1.040	0.666	1.624	0.863	22/50	22/52	
镇痛药	Hollard	1.006	0.542	1.867	0.985	9/17	10/19	
镇痛药	Sullivan	1.197	0.744	1.926	0.459	22/48	18/47	
镇痛药	Subtotal	1.182	0.940	1.485	0.152			
麻醉药	Mancuso	1.778	1.148	2.753	0.010	32/54	18/54	
麻醉药	Schorr	2.119	1.241	3.620	0.006	24/35	11/34	
麻醉药	Weiniger	2.061	1.203	3.529	0.008	24/36	11/34	
麻醉药	Subtotal	1.950	1.464	2.597	0.000			
Overall		1.436	1.201	1.716	0.000			

0.1 0.2 0.5 1 2 5 10

对照组优势　椎管内阻滞优势

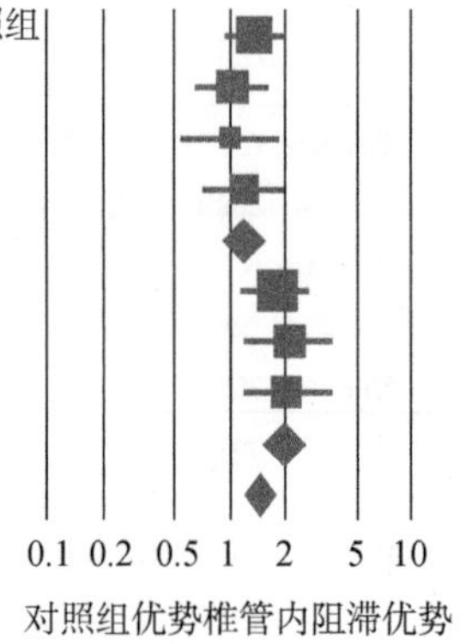

混合效应模型

图 15-5　探索椎管内麻醉技术对 ECV 成功率影响的荟萃分析

总体分析 I^2=30.25%；各亚组分析 I^2=0%；两亚组之间有显著差异（P=0.007）

（经许可转载自 Lavoie A, Guay J. Anesthetic dose neuraxial blockade increases the success rate of external fetal version: a meta-analysis. Can J Anaesth, 2010, 57:408-414.）

β 受体阻滞药及其类似物可增加 ECV 成功率，但关于其他子宫松弛药（如钙通道阻断药及硝酸供体）有效性的信息有限。经产可增加 ECV 的成功率，但若不对产次这一影响因素进行控制则不能获得相同的阳性效应。

尽管目前的大部分研究表明麻醉药剂量可提高 ECV 成功率，作者的观点是在形成最终的推荐意见前需考虑产妇和胎儿的风险效益比以及注射麻醉药后的花费。

总之，现有的证据尚无法得出结论推荐一种具体的提高 ECV 成功率的椎管内技术或局部麻醉药量。制定明确的推荐意见前还需精心设计的随机对照研究，严格控制混杂因素，明确椎管内技术对 ECV 预后的影响。然而，大部分研究提示较高的椎管内局部麻醉药剂量与提高的 ECV 成功率有密切关系。此外，相比单纯腰麻或硬膜外内技术，CSE 技术似乎是一个更好的选择，因为它同时具有腰麻（如快速起效、完善而可靠的阻滞、局部麻醉药需求量较低）及硬膜外导管多用性（能快速增加手术麻醉阻滞平面，可用于分娩镇痛）等益处。

三、成本-效率

Tan 等从社会学的观点，研究了足月臀先露行 ECV 或择期剖宫产的成本-效率。成本-效率定义为某质量调整寿命年，就臀先露分娩患者而言，ECV 比行择期剖宫产成本-效率低。但这仅限于成功 ECV 可能性 > 32% 的情况。此外，Bolaji 及其同事证实使用椎管内技术会使成功 ECV 的数量增加 15%，由于可减少剖宫产率及其并发症，可省超过 33 000 美金。

四、后备保障

ECV 应该在手术室或是有手术室的产房进行，以备需要急诊剖宫产。然而考虑到使用手术室的费用，在产房行此操作的性价比可能更高。另外，整个手术过程中应当监护产妇和胎儿。使用血压和脉搏氧对产妇进行监测，每次 ECV 前后均应对胎儿进行监护。此外，患者平卧时应当确保子宫左倾，一旦发生低血压，操作者应当具备快速处理的能力。最后，ECV 应当在不影响对产房其他患者的照护时候进行（表15-3）。

表 15-3　体外胎头倒转术的通用原则

- 患者准备 ECV 前应当再次评估胎先露位置
- 核实患者禁食禁饮情况
- 与产科医师讨论不同情况下，如 ECV 成功或不成功时的分娩方案
- 如果不管 ECV 是否成功，操作之后计划实施分娩，考虑放置硬膜外导管，进行分娩镇痛或剖宫产时实施麻醉
- 确保有手术室可供急诊剖宫产使用后，可在产房、术前准备室或术后恢复室进行 ECV
- 产妇应当常规行无创监测，特别是行椎管内阻滞时
- 整个操作过程中保持子宫左倾
- 推荐每次试行 ECV 前后监测胎心

五、产后输卵管绝育术

输卵管绝育术是高效的女性避孕措施，失败率 < 1%。由于其可靠性和持久性，2006—2008 年，在美国有 16.7% 的女性采用此种方式进行避孕，仅次于女性常用的口服避孕（图 15-6），它也是美国最常见的手术之一，2006 年有 643 000 名患者接受此手术，其中约 340 000 名患者在产后进行。由于超过 50% 的输卵管绝育术是产后早期进行，为产妇提供产科照护的麻醉医师经常被叫来对此手术进行照护。

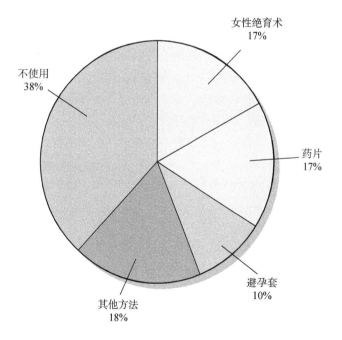

图 15-6　美国 2006—2008 年 15—44 岁女性现行避孕措施分布。来自国家家庭生育调查数据

（引自 Mosher WD, Jones J. Use of contraception in the United States: 1982-2008. Vital Health Stat 23, 2010, 29:1-44.）

1. 手术注意事项

产后进行输卵管绝育术具有以下优势。第一，输卵管位于腹壁下脐水平，较易进入；第二，腹壁松弛便于调整切口位置使其可以位于任何一个子宫角上；第三，患者已是住院患者，可避免额外的不便及二次住院的花费。此外，许多女性倾向于选择使用硬膜外分娩镇痛，可以方便地扩展至手术麻醉平面，避免了二次麻醉的需求。与分次手术相比，如在产后 68 周进行输卵管绝育术，产后进行输卵管绝育术的失败率较低（7.5 例产妇/1000 例绝育术）。最后，要求进行产后输卵管绝育术，但却没有接受该手术的女性比没有要求进行产后输卵管绝育术的女性更易于在分娩后 1 年怀孕，导致了患者和社区的经济及社会负担的增加。

然而，在产后立即进行输卵管绝育术也存在一些缺点。首先，阴道或剖宫产分娩后没有足够的时间进行恰当的新生儿评估。如果新生儿预后不好，产妇可能想再要一个孩子，若产后立即实施永久的输卵管绝育术，无疑增加了挑战性。同样的，美国的一项国家多中心队列研究显示，与一段时间后再行此手术相比，剖宫产时或经阴道分娩后立即行输卵管绝育术的产妇在之后的 3~7 年后悔她们的决定的可能性更高。年龄在 30 岁以下，或行此手术前与丈夫有冲突的患者后悔的风险增加。最后，产后立即进行输卵管绝育术对于有产科并发症或是其他并存疾病的产妇可能是不安全的，分娩后即刻发生子宫乏力或产后大出血的风险增加，导致患者血流动力学不稳定。另外，由于产后即刻后负荷、心排血量及静脉回流明显增加，有心脏病的产妇会出现血流动力学情况恶化，实施此手术是不安全的。

实施输卵管绝育术的手术技术有好几种，各有其优缺点（图 15-7）。在这些技术中，Parkland 和 Pomeroy 法是最常用于产后输卵管结扎的方法。尽管也可考虑使用腹腔镜，但通常产后输卵管结扎使用腹壁小切口法。虽然这两种方法有严重并发症（如肠穿孔及血管损伤）风险相似，但使用腹腔镜其他小并发症及手术时间较少。不同方法的失败率主要取决于绝育时患者的年龄及输卵管阻塞的方法。但与其他女性绝育方法相比，如果不考虑手术技术，输卵管结扎术的失败率明显较低。

2. 麻醉注意事项

尽管有在分娩后不久实施产后输卵管结扎术的外部需求（如产科医师有时间、住院费用、避免延长住院时间、分娩镇痛后还具备起作用的麻醉技术），目前仍认为其是一个择期手术。因此，只有在患者病情稳定、根据指南禁食时间适当，同时不妨碍对患者分娩期间其他的医疗照护时进行。2007 年，美国麻醉医师学会（American Society of Anesthesiologists, ASA）产科麻醉工作组发表了一篇关于产科患者麻醉管理推荐意见的更新，共包括 5 项有关产后输卵管结扎术指南：

（1）为行产后输卵管结扎术，要求患者术前 6~8h 内未经口摄入固体食物，取决于摄取食物的种类（如脂肪含量）。

（2）需考虑预防误吸。

（3）手术时机和决定采用的具体的麻醉技术（如椎管内 vs 全身麻醉）应依据麻醉危险因素、产科危险因素（如失血量）及患者喜好进行个体化。

（4）对大多数产后输卵管结扎术来说，椎管内技术优于全身麻醉。麻醉医师应清楚分娩时接受阿片类药物的患者胃排空延迟，随着距离生产时间延长硬膜外导管失效的可能性增加。

（5）如果患者在出院前接受产后输卵管结扎术，应该选择在不影响对患者的其他产科医疗和照护时进行。

另外，工作组建议麻醉前应当对所有产科患者进行基本的术前评估，包括：①产妇健康状况及麻醉史；②相关产科史；③测量基础血压并检查气道、心脏、肺及背部。即使分娩镇痛时已进行术前评估，操作前应再次回顾其用药史、着重关注体格检查，分娩时和分娩后情况（包括分娩时失血量），因为在此期间这些可能发生改变。

3. 产褥期生理改变

妊娠时几乎所有脏器系统均可发生明显的生理改变。产程启动和随后的分娩进一步加重了这些变化，可持续到产后期。照护产妇的麻醉医生应该清楚这些变化及其对麻醉管理的影响。

4. 心血管改变

产后需即刻进行手术的女性患者表现出妊娠诱发的心血管生理的改变。与非妊娠状态相比，足月时产妇的心排血量增加 50%；这一改变是由于每搏量和心率的相对增加引起的。产程一发动，与分娩前相比第一产程早期心排血量可再增加 10%，第一产程后期可

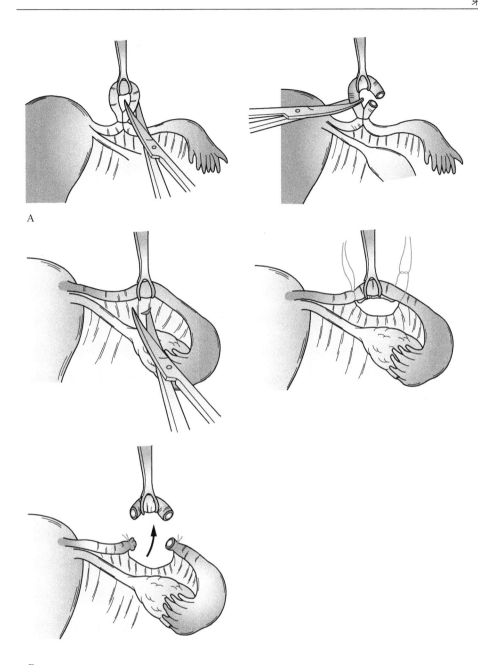

图 15-7　输卵管绝育术常用技术

A.Pomeroy 术——使输卵管中部套一个环，将输卵管结扎并切除；B.Parkland 术——将输卵管从输卵管系膜上无血管处分离开后，选取卵输卵管中部约 2 cm 部分，近端和远端结扎之后切除（待续）

继续增加 25%，第二产程可增加 40%。这些改变是由于交感神经兴奋性增加、静脉回流增加及子宫收缩时自体输血效应。分娩后由于腔静脉压迫解除、子宫收缩引起中心血容量增加及下肢远端静脉压力下降，心排血量可增加分娩前数值的 75%。尽管心排血量可在约分娩后 24h 恢复到分娩前数值，其他妊娠前数值需到分娩后 12~24 周才恢复。尽管由于交感神经兴奋性降低及静脉回流增加，心率在分娩后并没有显著降低，直到分娩后 2 周才恢复到妊娠前数值。

5. 呼吸改变

妊娠后每分通气量可增加 45%，主要是由于潮气量增加引起的，可导致部分代偿的呼吸性碱中

毒。与妊娠前水平相比，分娩时每分通气量可增加至 200%，特别是在未用药分娩时。妊娠时由于产妇及胎儿的新陈代谢需求增加，氧耗也增加，分娩时可增加 75%。氧耗增加主要是由于子宫活动性增加、继发于疼痛的过度换气及第二产程的突然用力导致的新陈代谢增加引起的。最后，妊娠时由于增大的子宫引起横膈上抬，功能残气量（functional residual capacity，FRC）进行性降低。足月时，FRC 可较妊娠前数值降低 80%，在产妇平卧位时进一步降低。分娩后每分通气量及氧耗仍然保持较高值直到产后 6~8 周。分娩后由于子宫对横膈的影响减弱，FRC 增加，但直到产后 1~2 周才恢复至产前数值。FRC 改善的延迟及氧耗的持续增加，使产后患者呼吸暂停时氧饱和度快

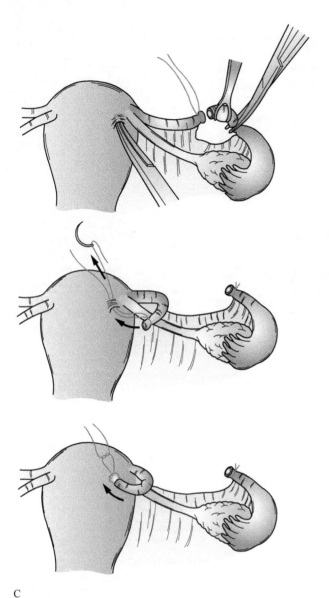

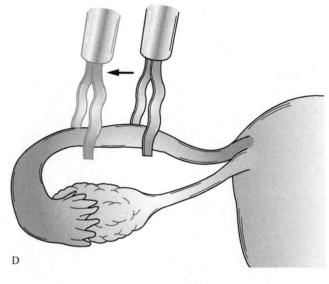

图 15-7 输卵管绝育术常用技术

（续）C.Irving 术——自子宫输卵管连接处切下约 4 cm 输卵管后，输卵管近端包埋于输卵管系膜后方，远端旷置或包埋于输卵管系膜内；D. 双极电凝——电凝输卵管中部 2cm 部分的两端

（经许可转载自 Rock J, Jones HW Ⅲ . TeLinde's Operative Gynecology. 10th ed. Philadelphia,PA: Lippincott Williams & Wilkins, 2008.）

速降低的风险增加。

妊娠时产妇的气道解剖也发生了改变。气道血管充血导致口咽、喉及气道水肿，可能引起面罩通气和插管困难和黏膜易损。研究发现，产程和分娩期间气道水肿可导致 Mallampati 分级改变Ⅰ～Ⅱ级。甚至这种改变可持续至分娩后 48h，潜在增加面罩通气和（或）插管困难的风险。Mckeen 等最近的一项回顾性研究探索 2600 多名行全身麻醉的产科患者插管困难或失败的发生率，报道 2 例插管失败，均发生在经阴道分娩后行产后输卵管结扎术的患者。尽管这些病例并未导致产妇死亡，但却强调了加强对产后产妇气道管理警觉性的重要性。

6. 胃肠道变化

自从 1946 年 Mendelson 首次描述此并发症以来，

产妇误吸胃内容物一直是麻醉医师担心的主要问题。有一些生理改变导致产妇误吸的风险增加，而分娩并不能立即逆转妊娠时发生的这些变化，这些生理改变包括食管下段屏障压降低及分娩引起的胃排空延迟。

妊娠晚期的产妇经常主诉存在胃食管反流症状，这通常是由于胃上抬及孕激素增加引起的食管下段屏障压降低引起的。尽管在妊娠 36 周左右食管下括约肌张力达到最低点且直到产后 1～4 周才能达到妊娠前水平，孕激素水平在胎盘娩出后可快速降低，产后 24h 可达到黄体期水平，提示孕激素在产后食管下段屏障压降低方面作用有限。Vanner 和 Goodman 报道 25 名足月产妇中有 17 名存在胃食管反流，依据食管下端 pH，但只有 5 名患者在产后 2d 仍存在反流症状。然而，由于作者并未明确妊娠前或妊娠后 6～8 周"正常"患者的反流发生率，产后胃食管反流的发生率仍不清楚，仍然认为分娩后反流的风险增加。

一些研究已经证明妊娠时胃排空保持不变。然而，由于产程开始后交感神经兴奋性增加，胃排空延迟。此外，不管是全身还是鞘内使用阿片类药物用于分娩镇痛均可导致胃动力降低，且不因使用甲氧氯普胺而逆转。有趣的是，探索椎管内应用阿片类药物对胃排空作用的影响的研究结果是相互矛盾的。Porter 显示分娩时硬膜外注射低剂量布比卡因及 2.5 μg/ml 芬太尼而不继续硬膜外芬太尼单次注射，不延缓胃排空。而其他研究已经显示，硬膜外给予芬太尼或二醋吗啡的分娩产妇胃排空延迟。

研究产后胃排空的结果也相互矛盾。O'Sullivan 等采用胃阻抗图比较了非妊娠妇女、妊娠晚期妇女及分娩后第一个小时妇女固体和液体的胃排空时间。与其他两组相比，产后妇女平均胃排空时间较长（表 15-4）。此外，分娩时未接受肌内注射哌替啶产妇的胃排空率与非妊娠妇女相似；分娩时接受阿片类药物的产妇胃排空率降低（表 15-5）。Whitehead 等观察到处于妊娠早期、妊娠中期、妊娠晚期及产后超过 18h 妇女的胃排空率没有差异。但是，确实已经显示产后 2h 妇女的胃排空时间延长。此外，在这一组的 17 名产妇中有 4 名分娩期使用了哌替啶和异丙嗪，提示分娩时应用阿片类药物可延缓分娩后 2h 的胃排空。

表 15-4 女性志愿者、妊娠晚期孕妇及产后即刻产妇对 500ml 清水的胃排空时间

	未妊娠（n=15）	妊娠晚期（n=30）	产后（n=23）
$T_{0.7}$（min）	5.2 ± 0.6	4.4 ± 0.5	8.8 ± 1.6[1]
$T_{0.5}$（min）	8.3 ± 0.9	7.2 ± 0.6	13.0 ± 1.9[1]
$T_{0.3}$（min）	11.1 ± 1.3	9.8 ± 0.8	15.8 ± 2.3[2]

数值用均值 ± 标准误表示

（1）$P < 0.05$ 产后即刻产妇与其他两组之间；（2）$P < 0.05$ 产后即刻产妇与妊娠晚期孕妇之间；$T_{0.7}$. 70% 胃排空时间；$T_{0.5}$. 50% 胃排空时间；$T_{0.3}$. 30% 胃排空时间

（经许可修改自 O'Sullivan GM, Sutton AJ, Thompson SA, et al. Noninvasive measurement of gastric emptying in obstetric patients. Anesth Analg, 1987, 66:505-511.）

表 15-5 使用或未使用阿片类镇痛药物的产后患者的胃排空时间

	无镇痛或硬膜外镇痛（n=15）	静脉镇痛（n=8）	P 值
$T_{0.7}$（min）	6.6 ± 1.4	13.1 ± 3.0	< 0.05
$T_{0.5}$（min）	10.3 ± 1.4	18.2 ± 4.0	< 0.05
$T_{0.3}$（min）	12.9 ± 1.5	21.8 ± 5.6	< 0.05

数值用均值 ± 标准误表示

$T_{0.7}$. 70% 胃排空时间；$T_{0.5}$. 50% 胃排空时间；$T_{0.3}$. 30% 胃排空时间

（经许可修改自 O'Sullivan GM, Sutton AJ, Thompson SA, et al. Noninvasive measurement of gastric emptying in obstetric patients. Anesth Analg, 1987, 66:505-511.）

尽管胃排空延迟，分娩中的产妇胃容量并不增加。一些研究已经探索了增加的分娩期及产后胃容量的关系。Lam 等研究显示，产后 1~5d 行输卵管结扎术前 2~3h 给予 150ml 水的产妇与产后产妇或半夜 24:00 开始禁食的非妊娠妇女的胃容量没有差异。同样的，James 等比较了拟行择期手术的非妊娠妇女与产后 1~8h，9~23h，24~45h 产妇的胃容量及 pH。作者发现，4 组患者中胃容量 > 25ml 或胃部 pH < 2.5 的患者比例并没有差异，提示产后女性患者与拟行择期手术的患者发生严重吸入性肺炎的风险并没有差异。

摄取食物的种类可能会影响胃容量及胃排空率。清液体不会增加产后误吸的风险。Kubli 等发现，分娩时喝水与喝等张运动饮料的产妇产后胃容量没有差异。然而，有证据表明固体和液体的胃通过时间是不同的，液体排空更快。Srutton 等在分娩产妇中证实了这一观察结果，他将处于分娩早期的产妇随机分为分娩期接受清淡饮食或只饮水，作者发现，与只饮水的产妇相比，接受清淡饮食的产妇超声下胃扩张更明显且更容易呕吐（表 15-6）。同样的，Jayaram 等发现 20 名产后女性患者中有 19 名在标准餐后 4h 胃内仍有固体食物颗粒，而 21 名非妊娠女性中仅有 4 名存在此情况。值得注意的是，在产后组末次镇痛药物给予的平均时间是（14.7±6.9）h。但是，2009 年 O'Sullivan 等的研究将 2000 多名分娩中的产妇随机分成接受清淡饮食，发现呕吐的发生率并没有差异（35% vs 34%，RR 1.05，95% CI 0.94~1.17），由于这并不是研究的首要观察指标，因此样本量不足以发现差异。

表 15-6　分娩中产妇随机给予清淡饮食和只饮水后胃窦部横截面积、呕吐发病率及呕吐量

	轻饮食 （n=26）	只饮水 （n=24）	P 值
胃窦部横截面积 [cm², 平均（SD）]	6.35（1.98）	4.50（1.64）	0.001
呕吐的病例数（%）	17（38）	8（19）	0.046
呕吐量 [ml; 平均（SE）]	309（173）	104（83）	0.001

SD：标准差；SE：标准误

（经许可修改自 Scrutton MJ, Metcalfe GA, Lowy C,et al. Eating in labour. A randomised controlled trial assessing the risks and benefits. Anaesthesia, 1999, 54:329-334.）

总之，产后胃功能的数据提示：

（1）尽管还不知道产后胃食管反流的发病率，但应该认为行产后输卵管结扎的产妇胃食管反流的风险增加。

（2）如果分娩时给予了阿片类药物，产后即刻胃排空可能会延迟。很少有产后第一个 8h 期间胃排空的数据。

（3）不管分娩时是否给予阿片类药物，产后固体食物的胃排空均延迟。只要分娩时不给予类阿片类，液体的胃排空就不延迟。

基于这些发现，有理由假设并没有确定明确的产后患者误吸的风险增加或降低的时间段。但是在开始前给予预防误吸的措施非常明智的 [如 H_2 受体拮抗药、甲氧氯普胺和（或）非颗粒性抗酸药]，因为此干预措施的益处远大于其风险。对于已知存在误吸风险的患者（如糖尿病、肥胖）应当同时使用 3 种药物进行预防。最后，遵循禁食禁饮时间，即行产后输卵管结扎术的产妇禁食固体食物 6~8h，分娩时接受阿片类药物的产妇禁液体 2h，可降低这类患者胃内容物误吸的风险。

7. 麻醉管理

局部、椎管内及全身麻醉均已成功用于产后输卵管绝育术。决定使用何种麻醉方法取决于以下几个因素，包括患者及麻醉医生喜好，分娩和输卵管绝育术之间的时间间隔、产科及麻醉危险因素及是否有起作用的硬膜外导管。

8. 产后输卵管绝育术的麻醉风险

产后立即（即分娩后 8h 内）进行输卵管绝育术的确切的麻醉风险尚不明确。1983 年，Peterson 等报道了 1977—1981 年美国 300 万输卵管绝育术中有 29 例死亡（包括在产后手术和间隔一定时间后手术）。11 例死亡是由于全身麻醉并发症引起的，其中 6 例是由于通气不足引起的，其他的是由于不明原因的心脏呼吸骤停。尽管 11 例死亡中有 5 例发生在产后，所有因通气不足导致的 6 例死亡均发生在未插管的患者，没有患者因为误吸而死亡。已经有报道在产后间隔一段时间后，全身麻醉下行输卵管结扎的患者，与局部麻醉或椎管内麻醉相比，术中或术后并发症（尽管没有死亡）的发病率较高。

这些初步报道之后，由于气道管理技术的明显提高，术中氧合和通气监测得到改善，椎管内技术的使用增加，产妇麻醉相关死亡率降低。尽管没有明确指出产后输卵管结扎术的死亡率变化，Hawkins 等研究显示，与 1979—1990 年的数据相比，1991—2002 年美国产妇麻醉相关死亡率降低了 60%。作者明确 1997—2002 年全身麻醉和椎管内麻醉的产妇死亡风险没有差异（表 15-7）。降低产妇死亡率的一个方法是插管失败时使用 LMA 补救。此外，Evans 及其同事报道将 Proseal™LMA 用于 90 例经阴道分娩超过 8h 之后再行产后输卵管绝育术的患者，没有胃内容物误吸发生。尽管此研究结果良好，但在推荐常规使用 LMAs 之前仍需开展研究确定此类人群中胃内容物误吸确切发生率。

9. 局部麻醉

尽管椎管内技术是美国产后输卵管绝育术最常用的麻醉技术，全世界范围仍有 75% 的输卵管绝育术采用局部麻醉。局部浸润麻醉的优点包括：①与全身麻醉相比并发症发生率低；②与全身麻醉或椎管内麻醉相比，并发症的发生率和死亡率低；③节省大量费用；④与全身麻醉相比康复较快，恶心、呕吐及术后疼痛较少见。然而，由于此类手术常需要术中镇静，与其他麻醉方法相比，由于气道反射迟钝引起的通气不足和误吸的风险降低了局部麻醉的安全性。

一些研究已经探讨了局部麻醉的临床有效性。Munson 和 Scott 报道经静脉注射地西泮并在手术区域局部浸润 1% 的甲哌卡因后，采用 Pomeroy 方法进

表 15-7　美国 1979—2002 年不同麻醉下剖宫产手术病死率和麻醉相关死亡率比

死亡年份	病死率[1]		率　比
	全身麻醉	椎管内麻醉	
1979—1984	20	8.6	2.3（95% CI 1.9～2.9）
1985—1990	32.3	1.9	16.7（95% CI 12.9～21.8）
1991—1996	16.8	2.5	6.7（95% CI 3.0～14.9）
1997—2002	6.5	3.8	1.7（95% CI 0.6～4.6）

（1）每百万全身麻醉或椎管内麻醉死亡人数

CI. 可信区间

（经许可修改自 Hawkins JL, Chang J, Palmer SK, et al. Anesthesia-related maternal mortality in the United States: 1979-2002. Obstet Gynecol, 2011, 117:69-74.）

行输卵管绝育术的 138 例妇女均获得了理想的预后。Cruikshank 等研究显示，静脉注射地西泮、皮内注射利多卡因 100mg（0.5% 的溶液 20ml）、腹腔内注射利多卡因 400mg（0.5% 的溶液 80ml）的 26 例女性患者的麻醉和手术效果与前一研究相似。在此研究的第二个阶段，作者测量了在全身麻醉下行输卵管绝育术的 9 例女性患者腹腔注射利多卡因 1000 mg 后 10min，20min，30min，40min 和 60min 后的血浆利多卡因浓度，发现利多卡因的平均峰浓度是 2.92μg/ml，在其毒性范围内。

其他研究探索局部麻醉下行腹腔镜输卵管结扎术的效果。在回顾了 2800 多例病例后，Poindexter 等描述了使用芬太尼（50~100μg）联合咪达唑仑（5~10mg）静脉镇静、皮内注射 0.5% 布比卡因 10ml，同时每侧输卵管喷洒 0.5% 布比卡因 5ml 进行腹腔镜输卵管绝育术的麻醉方法。作者报道使用此方法的失败率是 0.14%，且无须中转开腹。此外，与全身麻醉相比，此方法可降低手术时间及费用。在另一项研究中，Bordahal 等将行腹腔镜输卵管结扎术的 150 名妇女随机分为全身麻醉组（丙泊酚 / 咪达唑仑 / 阿芬太尼 / 阿曲库铵）或局部麻醉（1% 利多卡因 10ml 皮内注射及每侧输卵管喷洒 0.5% 布比卡因 5~10ml）联合镇静药（咪达唑仑 / 阿芬太尼）组。作者证明与全身麻醉组相比，使用局部麻醉的患者康复时间更短、术后疼痛更少、手术费用更低且满意度较高。

在缺乏麻醉医生和设备的发展中国家，局部麻醉行输卵管结扎术的安全性及性价比使这种方法成为一种可行的选择。一篇对肯尼亚 15 年内在局部麻醉下行小切口剖腹探查术经验的文献回顾显示这种方法术中

及术后的镇痛效果尚可，手术条件及成功率也较理想。

10. 椎管内麻醉

在美国，椎管内麻醉（腰麻或硬膜外）是最常用于产后输卵管绝育术的麻醉方法。椎管内技术的优点包括术中镇痛比局部麻醉更好，避免了气道管理，可维持完整的气道反射从而防止胃内容物误吸，避免了通气不足，且没有挥发性药物引起的子宫收缩乏力。对于接受硬膜外分娩镇痛的女性来说，可使用硬膜外进行手术麻醉，给予椎管内吗啡提供有效、长效的术后镇痛的能力是其额外的优势。不管使用何种椎管内技术，均需达到 T_4 感觉平面以阻断操作输卵管时对内脏的刺激。

（1）蛛网膜下隙麻醉：对未接受分娩时硬膜外镇痛的患者，行产后输卵管结扎术时蛛网膜下隙麻醉优于全身麻醉。尽管妊娠时麻醉需求降低，但蛛网膜下隙麻醉需求量于产后 12~36h 恢复至未妊娠水平。Marx 发现行产后输卵管结扎术的产妇产后前 3d 阻滞持续时间进行性减少。同样的，Abouleish 等前瞻性地比较了择期剖宫产和产后输卵管结扎术鞘内应用高比重布比卡因的剂量，发现分娩后 24h 行产后输卵管结扎术的患者需要追加 30% 的布比卡因才能达到 T_4 感觉平面。

产后蛛网膜下隙麻醉药物需求量有此改变的一个理论是胎盘娩出后血浆孕激素水平快速降低。Datta 等就此已经开展了几项在体及离体研究。在一项研究中，作者显示与未妊娠对照相比，将妊娠兔分离出的膈神经暴露于布比卡因，神经传导阻滞的时间间隔较短。考虑到产后血浆孕激素浓度的改变，作者进一步研究了非妊娠、妊娠及分娩后 12~28h 女性患者血浆

及脑脊液孕激素浓度与鞘内应用利多卡因需求量的关系。妊娠女性血浆和脑脊液中的孕激素浓度分别是非妊娠对照组的 60 倍和 8 倍；产后即刻组血浆和脑脊液中的孕激素浓度分别是非妊娠妇女的 7 倍和 3 倍。有趣的是，妊娠和产后组平均鞘内利多卡因剂量相同［（3.16±0.04）mg/ 节段和（3.21±0.08）mg/ 节段］，但是仍然比对照组低［（3.80±0.08）mg/ 节段；$P < 0.05$］。此外，鞘内应用利多卡因剂量与脑脊液孕激素浓度呈负相关（彩图 43）。作者得出结论孕激素只是改变妊娠时神经元对局部麻醉药敏感性的其中一个因素，对此观察而言"需要有一个脑脊液和（或）血浆）中孕激素的最低水平"。

由于与其他外科手术相比，输卵管结扎术持续时间相对较短，理想的是使用相对短效的蛛网膜下隙麻醉药。因此，重比重利多卡因已有效地应用于产后输卵管绝育术，尽管对用药量还没有明确的推荐意见。Huffnagle 及其同事研究了一些患者因素（如年龄、身高、体重、体重指数、脊柱长度、给药到阻滞起效的时间）对 5% 重比重利多卡因 75mg 在蛛网膜下隙扩散的影响。作者发现，只有患者的身高会影响脊髓阻滞的平面，其正相关关系非常微弱（r^2=0.15），

以至于任何的剂量调整可能都不会带来明显的临床益处。最后，尽管其作用时间较短，鞘内用药后发生 TNS 的顾虑使许多麻醉医师不愿意在产后输卵管绝育术时鞘内应用重比重利多卡因。尽管并不能完全排除 TNS 的风险，正如前述与非妊娠患者相比，产妇的风险降低。

也有研究调查了鞘内应用其他局部麻醉药用于产后输卵管绝育术。Huffnagle 等开展了一项鞘内使用布比卡因用于产后输卵管结扎术的剂量探索研究，发现 7.5mg 剂量比 5mg 剂量提供的手术麻醉平面高，比 10mg 和 12mg 剂量运动恢复快、恢复时间短（表 15-8）。Panni 等在 2 个独立研究中采用序贯增减法调查了行产后输卵管结扎术时合用或不合用 $10\mu g$ 芬太尼鞘内应用重比重罗哌卡因的剂量。作者评估出不使用或使用芬太尼时罗哌卡因的 ED_{95} 分别是 21.9mg 和 21.3mg。最后，Norris 等将 20 例行产后输卵管结扎术的患者随机分为鞘内应用 5% 重比重利多卡因 70mg 或哌替啶 60mg。尽管在血流动力学改变、阻滞不充分及患者满意度方面各组没有差异，接受哌替啶的患者比利多卡因组术后镇痛时间长（448min vs 83min），但是以增加瘙痒为代价的。

表 15-8　鞘内应用 7.5mg、10mg 或 12.5mg 重比重布比卡因女性患者的麻醉效果

布比卡因剂量（mg）	给药到腰麻的时间	手术持续时间	平均运动恢复时间	平均腰麻到 D/C 时间	平均 PACU 停留时间
7.5	1014±787	48.2±12.2	74.4±27.0	101.0±40.8	37.7±39.7
10	657±446	46.8±14.8	117.3±39.6	132.5±48.9	75.3±38.7
12.5	959±778	40.1±15.4	131.3±31.3	144.4±47.2	95.8±53.9
P 值	NS	NS	7.5 vs 10, $P < 0.003$	NS	7.5 vs 10, $P < 0.05$
			7.5 vs 12.5, $P < 0.001$		7.5 vs 12.5, $P < 0.005$

时间用分钟 ± 标准差表示

PACU. 麻醉后监护室；D/C. 出室；NS. 无意义

（经许可修改自 Huffnagle SL, Norris MC, Huffnagle HJ, et al. Intrathecal hyperbaric bupivacaine dose response in postpartum tubal ligation patients. Reg Anesth Pain Med, 2002, 27:284-288.）

（2）硬膜外麻醉：对于产后输卵管绝育术来说，硬膜外麻醉技术的主要优势在于硬膜外分娩镇痛导管可扩展至手术麻醉平面，避免了使用另一种麻醉方法。然而，产科麻醉操作指南提示如果从分娩到再次使用的间隔时间较长，分娩放置的硬膜外导管失效的可能性很大。这个现象已被一些研究证实，这些研究调查产后输卵管结扎术时使用硬膜外麻醉失败的可能性与分娩后时间间隔的关系。Vincent 和 Reid 在 90 例行产后输卵管绝育术的女性患者中回顾性地分析了这

一关系，发现分娩后 4h 经硬膜外导管再次给药的产妇比时间间隔更长再次使用硬膜外导管的产妇达到产后输卵管结扎手术合适的麻醉平面的比例高（95% vs 67%，P=0.029）。此外，作者发现，达到充分硬膜外麻醉的患者比与未达到的患者分娩到手术的平均间隔时间较短（10.6h vs 14.8h）。Viscomi 和 Rathmell 也回顾性的分析了根据分娩到手术时间间隔不同，再次使用硬膜外导管的成功率，结果显示，分娩后 1~4h 行输卵管结扎术的产妇成功率是 93%，而分娩后 5h

或之后行手术的产妇成功率是 70%（图 15-8）。最后，Goodman 和 Dumas 调查了再次使用硬膜外导管的成功率与以下的分娩到手术时间间隔的关系：① < 8h；② 8~16h；③ 16~24h；④ ≥ 24h。作者发现，分娩后 < 24h 内行输卵管结扎术的患者再次使用硬膜外导管实施麻醉的成功率是 93%，但 24h 或之后进行手术的

患者的成功率仅有 80%。最后这 2 个研究的主要问题是其中在成功率上的差异没有统计学意义，可能是因为这些研究的样本量不足以检测到差异。然而，证据提示减少分娩到手术的时间间隔可以明显降低硬膜外麻醉失败率。

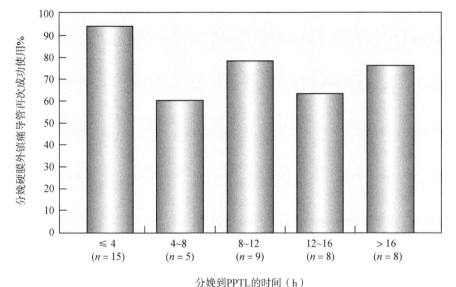

图 15-8　硬膜外分娩导管再次使用于产后输卵管结扎术成功的百分比与分娩到手术的时间间隔之间的关系

P=0.08，时间间隔不超过 4h 与超过 4h 的成功率的百分比。PPTL. 产后输卵管结扎

（经许可转载自 Viscomi CM, Rathmell JP. Labor epidural catheter reactivation or spinal anesthesia for delayed postpartum tubal ligation: a cost comparison. J Clin Anesth, 1995, 7:380-383.）

分娩到手术之间间隔时间较长，再次使用膜外导管失败率较高的原因之一是导管移位的比例较高。围生期，36%~54% 的患者发生明显的导管移位。另外，患者体位从屈曲坐位变为直立坐位或侧卧位，硬膜外导管的位置均可发生明显改变。D'Angelo 等报道单孔硬膜外导管当置入硬膜外腔 2cm 时移位的概率较高，但导管置入 6~8cm 时单侧阻滞的风险较高。Beilin 等发现，硬膜外腔置入多孔硬膜外导管 5cm 时分娩镇痛的满意度最高。因此，再次使用硬膜外导管行输卵管结扎术为了提高成功率，推荐导管置入硬膜外腔 4~6cm。另外，推荐患者在非屈曲位时将硬膜外导管固定到皮肤，特别是对于肥胖的产妇。

然而，有些放置了硬膜外导管行分娩镇痛的患者，在合适的时间间隔内再次使用硬膜外导管行输卵管结扎时，仍不能达到手术需要的麻醉平面。硬膜外导管失败后的麻醉选择包括：再次放置硬膜外导管、蛛网膜下隙麻醉、腰硬联合麻醉、手术部位局部麻醉浸润或全身麻醉。硬膜外导管失败后选择蛛网膜下隙麻醉是有争议的。再次使用硬膜外导管失败后采用蛛网膜下隙麻醉主要担心的问题是有可能发生高位或全脊麻。一些病例报道已经阐述了此并发症，发生率是 0.8%~11%。此风险增加的可能机制包括由于硬膜外

腔膨胀引起的鞘内空间减小，硬膜外药物通过随后行蛛网膜下隙麻醉硬脑膜上的穿刺孔渗入，硬膜外药物向蛛网膜下隙扩散。已经提出了在这种情况下避免出现高位腰麻的一些方法，但还没有证明哪一种方法能够降低发生率。

再次使用硬膜外导管失败时，更换硬膜外导管是另一种选择。然而，此种方法的两个主要缺点是增加了局部麻醉药中毒的风险，特别是已经使用了大剂量局部麻醉药时，以及更换硬膜外导管失败。使用较低鞘内局部麻醉药量的腰硬联合麻醉可减少高位或全脊髓麻醉的风险，但腰麻平面不能满足手术时或操作持续时间比预期的要长时仍可追加局部麻醉药。除了降低高位或全脊髓麻醉的风险外，已经证明较低鞘内药物用量也可降低低血压和恶心的发病率。

11. 全身麻醉

按照产科麻醉操作指南，没有足够的证据来比较椎管内麻醉与全身麻醉用于产后输卵管结扎术的优势。然而，指南中确实建议优先使用椎管内麻醉，可能是由于全身麻醉的并发症发病率和死亡率较高。然而，在特定情况下（如患者偏爱、凝血障碍）应优先使用全身麻醉。若选择全身麻醉需考虑以下事项。第

一，妊娠引起的药动学改变仍存在，并影响麻醉管理；第二，心肺生理的改变不仅会影响全身麻醉下患者的血流动力学，也会引起面罩通气和插管困难；第三，胃的生理的改变（参见上文）可能会增加患者产后误吸的风险。因此，实施者应当将这些患者按"饱胃"处理，可通过满足禁食禁饮时间要求、使用抑制胃酸预防措施及使用快速顺序诱导方法联合环甲膜压迫。最后，所有患者应当使用标准 ASA 监护，特别是对氧合和通气的监护，以降低与全身麻醉有关的并发症的发生率和死亡率。

硫喷妥钠能够安全有效地应用于产科人群中作为诱导药物使用已有很长的一段历史。然而，硫喷妥钠的负性肌力作用及血管扩张效应，以及近期在美国无法获取等缺点迫使我们有必要更换诱导药物。丙泊酚作用可靠、起效快、恢复快及恶心、呕吐发生率较低，是一个合适的替代药品。另外，Gin 等证明，丙泊酚的药动学在行剖宫产与行产后输卵管结扎的患者中相似。

产后输卵管结扎术的全身麻醉维持可使用全凭静脉技术或使用挥发性吸入药物。产后即刻使用挥发性药物一个明显的缺点是其可导致子宫松弛，增加了产后大出血的风险。吸入性药物对子宫收缩力影响的剂量依赖关系已经在一些研究中证实。Marx 在 20 名产妇中评估使用不同浓度恩氟烷和氟烷对产后子宫压力的影响，发现两药在 0.5 个最低肺泡有效浓度（minimum alveolar concentration，MAC）时可抑制子宫自发性活动。另外，作者报道 0.8MAC 的氟烷和 0.9MAC 的恩氟烷可抑制缩宫素诱导的子宫收缩。异氟烷、地氟烷、七氟烷也显示了相似的作用。因此，为减少产后出血的风险，行产后输卵管结扎术时使用挥发性吸入药物进行全身麻醉维持的麻醉医师应当使用 0.5MAC，为降低术中知晓的风险可复合静脉药物。

妊娠女性 MAC 需要量降低 40%，可能是由于孕激素和（或）内啡肽的镇静效果。两项研究探索了产后 MAC 值。Zhou 等发现在全身麻醉下行产后输卵管结扎术的产妇的异氟烷 MAC 需要量降低，在产后第一个 12h 降低 28%，分娩后 12~25h 又回归至正常值。然而，产后血浆孕激素水平的降低与 MAC 的需求量并不相关（图 15-9）。同样的，Chan 等证明异氟烷的 MAC 值在产后 24~36h 降低，并在产后 72h 逐渐恢复到非妊娠时的数值，但产后孕激素的改变并

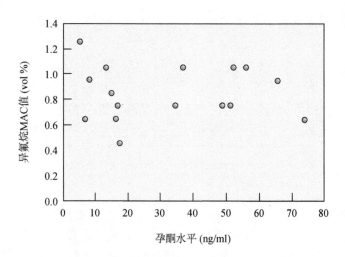

图 15-9 线性回归分析显示异氟烷 MAC 与产后行输卵管结扎术的产妇的孕激素浓度无相关性

r=0.005；P=0.985；MAC. 最低肺泡有效浓度

（经许可修改自 Zhou HH,Norman P, DeLima LG, et al. The minimum alveolar concentration of isoflurane in patients undergoing bilateral tubal ligation in the postpartum period. Anesthesiology, 1995, 82:1364-1368.）

不能完全解释对麻醉药需求量的改变。

产后患者对去极化和非去极化神经肌肉阻滞药的反应的变化已被描述。琥珀胆碱由于其起效快、消除快的作用特点常用于产后输卵管绝育术患者肌肉松弛。与未妊娠妇女相比，产妇假性胆碱酯酶的活性在分娩时及产后 3d 可分别下降 24% 和 33%，但在分娩后 2~6 周恢复到未妊娠时的水平。Leighton 等探索了产后该酶活性降低的意义。与对照组相比，足月产妇及产后女性的胆碱酯酶活性降低，产后女性的肌松恢复时间延长了 25%（表 15-9）。另外，术前给予甲氧氯普胺预防误吸，该药物抑制假性胆碱酯酶，琥珀胆碱的效果可延长高达 228%。"不能插管 / 不能通气"情况下由于需要快速从琥珀胆碱的作用中恢复过来时，此时肌松作用时间的延长非常重要。

相反，产后患者对非去极化肌肉松弛药的反应比较复杂。与用于非妊娠状态相比，产后维库溴铵持续时间变化最明显，作用时间延长超过 50%。其敏感性增强的可能机制包括肝血流减少及继发于肝内甾体类性激素竞争性结合增加，导致维库溴铵肝摄取及消除降低。米库氯铵的作用时间可延长 20%，主要是由于假性胆碱酯酶活性降低引起的，使用甲氧氯普胺后可进一步延长作用时间。但罗库溴铵产后作用持续时间没有变化。最初，Puhringer 等报道产后罗库溴铵的作用时间延长了 25%，但 Gin 等后续研究显示，如果

表 15-9　琥珀胆碱 1mg/kg 的恢复时间及胆碱酯酶数值

	注射后 25% 恢复时间（s）	25%～75% 恢复时间（s）	胆碱酯酶活性（U/ml）
对照（n=14）	501 ± 21	102 ± 6	5.01 ± 0.33
口服避孕药（n=7）	499 ± 29	104 ± 8	4.81 ± 0.63
足月妊娠（n=5）	470 ± 56	83 ± 6	3.66 ± 0.39[1]
产后（n=8）	685 ± 22[2]	95 ± 11	2.84 ± 0.35[3]

数值用平均值 ± 标准误表示

（1）P < 0.05，与对照组相比；（2）P < 0.01，与其他所有组相比；（3）P < 0.05，与对照组和口服避孕药组患者相比

（经许可转载自 Leighton BL, Cheek TG, Gross JB, et al. Succinylcholine pharmacodynamics in peripartum patients. Anesthesiology, 1986, 64:202-205.）

按照患者的瘦体重而不是总体重给药，罗库溴铵的作用时间并没有延长，提示 Puhringer 等的发现可能是由于产后患者短暂的体重增加导致的罗库溴铵相对过量。最后，产后顺苯磺阿曲库铵的作用时间缩短，主要是由于妊娠生理改变引起的 pH 增加及温度依赖性的霍夫曼消除及肾脏清除增加所致。由于产后对非去极化肌肉松弛药的不同反应及某些药物（如甲氧氯普胺、镁）对这些药物作用时间的影响，建议使用神经肌肉监测。

12. 术后镇痛

尽管产后输卵管绝育术后疼痛属于典型的中度疼痛且持续时间有限，患者仍需要术后镇痛。使用多模式镇痛，联合使用口服和（或）胃肠外阿片类药物及非甾体抗炎药（nonsteroidal anti-inflammatory drugs, NSAIDs），可提高镇痛效果及患者满意度，减少阿片类药物相关不良反应且可促进患者早日出院。作为多模式镇痛的一部分，酮洛芬或布洛芬是最常用于术后镇痛的 NSAIDs，主要是由于他们具有阿片类药物节约效应，虽然术后使用其他 NSAIDs 也可起到同样的效果。产后输卵管结扎术使用酮洛芬存在的顾虑是对母乳喂养的新生儿来说可能会有抑制前列腺素合成的不良反应。然而，美国儿科学会认为产后使用酮洛芬"与母乳喂养不冲突"。

由于大部分产后输卵管绝育术是在椎管内麻醉下进行的，一些研究已经调查了椎管内应用吗啡的术后镇痛效果。Campbell 等将 60 例产妇随机分配使用鞘内吗啡 100μg 或安慰剂作为重比重利多卡因和芬太尼行蛛网膜下隙麻醉的一部分用于产后输卵管结扎术。毫不意外，使用鞘内吗啡的产妇 24h 吗啡消耗量更少，休息和运动时疼痛评分更低；两组在不良反应方面没有差异。然而此研究的一个不足之处是治疗术后爆发

性疼痛时只是静脉注射了吗啡而没有使用多模式的方法。之后，Habib 等将行产后输卵管结扎术的患者随机应用鞘内吗啡 50ug 或安慰剂（生理盐水）作为重比重布比卡因 / 芬太尼蛛网膜下隙麻醉的一部分。此研究中，作者使用了多模式的方法治疗产后爆发性疼痛，包括口服萘普生和羟考酮 / 对乙酰氨基酚混合液。尽管吗啡剂量较低，作者仍然发现，与对照组相比使用鞘内吗啡的患者需要补救镇痛的时间较晚，术后羟考酮 / 对乙酰氨基酚使用量较少，术后 4h 休息时，4h 和 12h 运动时疼痛评分较低（图 15-10）。然而，

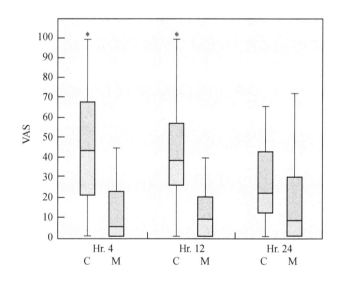

图 15-10　使用安慰剂和 50μg 鞘内吗啡行产后输卵管结扎术的产妇运动时的疼痛评分

X 轴显示的是进入麻醉后监护室的时间（h），Y 轴显示的是疼痛视觉模拟评分（mm）。数值用柱图中位数和四分位间距来表示。垂直线最长可延伸 1.5 倍的四分位间距。C. 对照组；M. 吗啡组；Hr. 小时；VAS. 视觉模拟评分。*P=0.02，4h 时与吗啡组相比；P=0.000 4，12h 时与吗啡组相比

（经许可转载自 Habib AS,Muir HA, White WD, et al. Intrathecal morphine for analgesia after postpartum bilateral tubal ligation. Anesth Analg, 2005, 100:239-243.）

使用吗啡的患者恶心及瘙痒的发生率也较高。最后，Marcus 等将行产后输卵管结扎术的产妇随机分成使用安慰剂、2mg，3mg 或 4mg 吗啡作为硬膜外麻醉的一部分。使用布洛芬和羟考酮 / 对乙酰氨基酚作为术后多模式镇痛方法，作者发现与生理盐水相比，2mg 硬膜外吗啡可提供较好的术后镇痛，与 3mg 和 4mg 剂量的效果相同。此外，与其他吗啡剂量相比，2mg 剂量组阿片类药物相关不良反应发生率低。总之，这些证据支持椎管内吗啡对于产后输卵管结扎术产妇的术后镇痛效果。然而，ASA 指南推荐椎管内应用亲水性阿片类药物后应至少观察 24h 呼吸抑制情况，这妨碍了其常规应用，特别是用于那些在呼吸抑制危险期未度过之前转运至没有监护的环境的患者。

其他一些术后镇痛模式的效果也被研究，结果各不相同。已经证明输卵管系膜局部麻醉浸润可降低术后阿片类药物使用量。van Ee 等将在全身麻醉下行腹腔镜输卵管结扎术的妇女分为 3 组：①术前给应用酮洛芬并联合 0.9% 生理盐水 5ml 和肾上腺素输卵管系膜浸润；②术前应用酮洛芬联合 0.5% 布比卡因 5ml 和肾上腺素输卵管系膜浸润；③术前应用安慰剂联合 0.5% 布比卡因 5ml 和肾上腺素输卵管系膜浸润。作者研究显示，与其他两组相比，酮洛芬 - 浸润组的疼痛评分改善，术后使用需使用的额外镇痛药减少，出院时间缩短且呕吐较少见。Wittels 等报道了相似的结果，只是针对的是在蛛网膜下隙或硬膜外麻醉下行术后输卵管结扎术的患者。最后研究显示，与安慰剂相比，使用舒芬太尼浸润输卵管系膜，结扎术后 24h 疼痛评分较低。除了其镇痛效果外，输卵管系膜浸润是一种简单、快捷的方法，产科医生可在术中实施。

要　点

■ 环扎术为一些子宫功能不全的孕妇预防早产提供了一种可行的选择。环扎术可以是择期、限期或急诊手术。

■ 环扎术可经阴道或经腹部进行。经阴道环扎最常用，与经腹部环扎相比，围生儿死亡及严重并发症的发生率较低。

■ 经阴道环扎术优先使用椎管内麻醉。为确保会阴部、阴道及宫颈麻醉需阻滞 T_{10} 至 S_4 的感觉平面。经腹部环扎术可在开腹或腹腔镜下进行，通常需要全身麻醉。

■ 即使鞘内应用利多卡因，与普通人群相比，产妇短暂神经症状的发生率明显较低。

■ ECV 为臀位胎儿的管理提供了一种安全、可行的选择。一些患者因素及干预因素影响了 ECV 成功的可能性。

■ 已经证明使用子宫松弛药可增加 ECV 成功的概率。β 肾上腺素激动药（如特布他林）与较高的 ECV 成功率相关。

■ 与无镇痛或静脉镇痛相比，ECV 使用椎管内技术不仅可提供较好的镇痛效果及产妇满意度，且可增加成功 ECV 的概率。此成功率是剂量依赖性的，椎管内给予达到麻醉水平的药物剂量可达到较高的成功率。

■ 妊娠时产妇的一些生理改变可持续至产后，可影响产后输卵管绝育术患者的麻醉管理。心血管改变包括心排血量和心率增加。呼吸改变包括每分通气量和氧耗量增加，FRC 降低及气道解剖的改变。胃肠改变包括胃食管反流风险增加，如果分娩期使用阿片类药物或食用固体食物胃排空延迟，但胃容量及 pH 没有不良的改变。

■ 尽管还不知道产后即刻行输卵管绝育术确切的麻醉风险，气道管理技术的发展、术中氧合和通气监测的改善及椎管内技术运用的增加已经明显降低了麻醉相关产妇死亡率。

■ 局部麻醉是世界上最常用于输卵管结扎术的麻醉方法。此方法的优点包括与全身麻醉相比并发症较低，与全身麻醉或椎管内技术相比并发症发生率和死亡率减少，费用降低且恢复质量较好。

■ 对于输卵管绝育术来说，椎管内技术优于全身麻醉。为阻滞输卵管操作时对内脏刺激，需阻滞 $T_{2\sim4}$ 感觉平面。

■ 产后输卵管结扎术常需增加鞘内局部麻醉药剂量，一定程度上是由于产妇孕激素水平降低引起的。

■ 分娩到需再次使用的间隔较长时硬膜外导管有可能失效。硬膜外导管失效后的麻醉管理方法包括硬膜外导管重置、蛛网膜下隙麻醉（高位或全脊髓麻醉的风险增加）、腰硬联合麻醉、局部麻醉药浸润或全身麻醉。

■ 全身麻醉下实施产后输卵管结扎时，应当考虑到妊娠引起的挥发性麻醉药的 MAC 及神经肌肉阻滞药的药动学活性改变。

■ 多模式术后镇痛，包括阿片类药物和 NSAIDs，可提高镇痛效果及患者满意度，降低阿片类药物的不良反应，且可较早出院。

第五部分

新生儿健康:新老观念

第16章

新生儿复苏

（Emily J. Baird, Richard C. Month 和 Valerie A. Arkoosh 著，路志红 译，
董海龙 校）

全世界每年新出生婴儿约超过 1 亿。由胎儿向新生儿的顺利转换有赖于新生命对子宫外生活环境的适应能力。分娩过程中的这种转换涉及复杂的生理改变而且要求迅速完成。尽管如此，只有 10% 的新生儿在出生时需要借助辅助通气，1% 的需要更复杂的复苏措施（图 16-1）。而这也意味着每年有 500 万～1000 万例分娩需要医疗复苏的介入。为了满足这类需要，同时具备相应的技术条件和知识去恰当应对这类挑战，产房医护人员必须充分理解新生儿对宫外生活环境的适应，胎儿循环模式向成年人循环模式的转换及胎儿窒息的生理机制。

一、新生儿对宫外环境的适应

1. 胎儿心肺生理

成年人的体循环和肺循环是并行不悖的两路机制，而胎儿的循环体系则是依序通过串联模式运行的（图 16-2）。在宫内，氧合血通过脐静脉从胎盘反流入肝门静脉并通过静脉导管分流到下腔静脉（inferior vena cava，IVC）。近 40% 的 IVC 反流血通过卵圆孔进入左心室和升主动脉，向心脏和大脑提供氧合程度最高的氧合血。头部和上肢的脱氧血通过上腔静脉（superior vena cava，SVC）进入心脏。

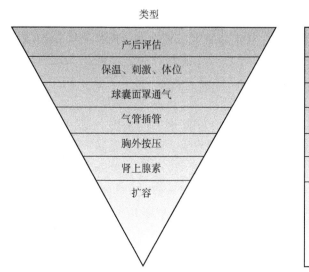

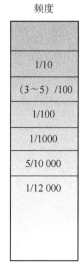

类型	频度
产后评估	
保温、刺激、体位	1/10
球囊面罩通气	(3～5)/100
气管插管	1/100
胸外按压	1/1000
肾上腺素	5/10 000
扩容	1/12 000

**图 16-1 产房干预类型（倒三角图）和干预频度
（右侧柱状图）**

［改编自 Vento M, Saugstad OD. Resuscitation of the term and preterm infant. Semin Fetal Neonatal Med, 2010, 15（4）: 216-222.］

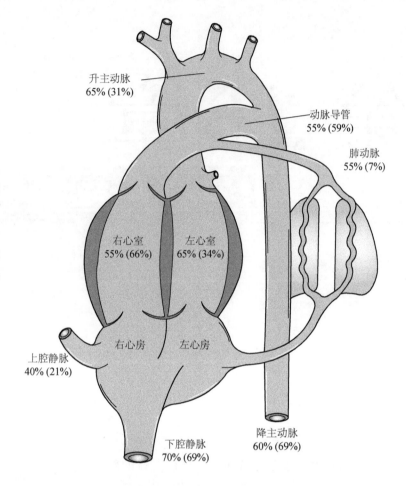

升主动脉
65% (31%)

动脉导管
55% (59%)

肺动脉
55% (7%)

右心室
55% (66%)

左心室
65% (34%)

右心房

左心房

上腔静脉
40% (21%)

下腔静脉
70% (69%)

降主动脉
60% (69%)

图 16-2　妊娠晚期血氧饱和度和通过心脏和大血管的血流

图中所标数值为氧饱和度（心室排血量百分比）

（引自 Rudolph AM, Heyman MA. Fetal and neonatal circulation and respiration. Annu Rev Physiol, 1974, 36:187-207.）

这部分血主要进入了右心室并与下腔静脉反流的残留氧合血混合。由于肺动脉阻力（pulmonary vascular resistance，PVR）高，右心室 90% 的流出血通过动脉导管分流向降主动脉，灌注腹腔、盆腔及下肢。40% 的心排血量回流入低阻力的胎盘，而这也有助于整体外周血管阻力（systemic vascular resistance，SVR）保持较低的水平。

胎儿的肺发育贯穿整个妊娠期并在新生儿期进一步发育成熟。事实上，新生儿肺泡数量只有成熟肺泡数量的 1/3，肺泡的发育过程在出生后要持续约 1.5 年的时间。

在胎儿肺的发育过程中表面活性剂的出现较晚。肺表面活性剂能降低肺泡表面张力，促进有效通气和血气交换。它是由远端气道的 Ⅱ 型肺细胞生成的，在孕 20 周以上的胎肺组织中可以检测到。但直到孕 28～32 周以上才在气道中出现，并在孕 34～38 周才能达到充足的数量。

2. 向宫外模式的围生期正常转化

分娩过程对新生儿的血流动力学和肺功能机制

产生迅速而深刻的影响。在胚胎发育期间，胎儿气道中含有约 30ml/kg 液体，在生产过程中，这种血浆超滤液开始被重新吸收。自然分娩时产道对婴儿胸廓的压迫将残余的液体从上气道和口腔中挤压出去。伴随着第 1 次呼吸，肺里充满空气，表面活性物质释放，氧合作用开始增加。氧气张力和血流的增加可以使肺血管进一步释放一氧化氮，继而导致肺部血管系统的扩张，PVR 明显降低。同时，夹闭脐带阻断了体循环向低阻力胎盘的回流，导致外周血管阻力 SVR 大大增加，左侧动脉压力上升使得通过卵圆孔的血流停止。在首次呼吸后左侧动脉压力超过右侧动脉压力时迅速发生，卵圆孔迅速功能性关闭。最终结果就是胎儿期的从右向左的分流急剧减少直至停止。通过动脉导管由右向左的分流在出生后的最初几分钟就明显减少。但是，卵圆孔解剖性闭合过程需要数月，因此，任何使右侧动脉压力升高的循环紊乱都可导致卵圆孔继续开放，静脉血由右向左持续分流，最终导致婴儿发绀。

3. 迁延性缺氧/酸中毒及转型失败：新生儿窒息

正常新生儿一般都能较好耐受暂时性的缺氧/酸中毒，及时的复苏往往不会遗留永久性生理缺失。但是，迁延性低氧血症和酸中毒则会阻碍新生儿正常的生理性转型。低氧血症和酸中毒通过缺氧性肺血管收缩形成肺动脉高压，促使动脉导管继续分流。低氧也可以直接促进动脉导管的开放，因为动脉导管平滑肌的收缩依赖动脉血氧分压的变化。肺动脉高压导致右心室压力升高，继而通过卵圆孔保持由右向左持续性分流。通过未闭的动脉导管（patent ductus arteriosus，PDA）和卵圆孔的血流是未氧合的，进一步加重低氧血症。进行性低氧血症和酸中毒最终会导致心力衰竭和脑损伤。

新生儿和胎儿对低氧血症的反应叫潜水反射（一种类似于海豹潜水时的生理反应）。血流集中流向心脏、大脑和肾上腺，组织的氧摄取率最大程度升高。虽然最初只是高血压性反应，随着氧摄取率达到峰值，心肌收缩性和心排血量降低，导致全身低血压。

缺氧期间新生儿通气一开始是快速和规律的。但随着缺氧的持续，呼吸会出现停止，此时被称为原发性呼吸暂停。这期间通过刺激可以重新启动呼吸。如果缺氧状态进一步继续，新生儿开始出现不规律的鼾样呼吸，并伴随再次呼吸停止，称作继发性或终末性呼吸暂停。此时刺激已不能扭转继发性呼吸暂停，因为中枢性（central nervous system，CNS）抑制和直接的膈肌抑制导致呼吸驱动力减低。其结果就是新生儿出现持续的肺动脉高压，很低或者没有通气动力。理想状态下，及时的复苏可以防止这种生理紊乱的发生。

二、困难新生儿的预测

约 80% 的需要复苏的新生儿是可以预测的。表 16-1 列出了许多产前和产中可能与新生儿复苏有关的因素。

表 16-1　产前和产时与新生儿复苏相关的因素

产前与新生儿复苏相关的因素	
母亲糖尿病	过期妊娠
妊娠高血压	早产妊娠
既往 Rh 敏感史	多胎妊娠
既往死胎史	胎儿大小与妊娠时间不符
孕中期或孕晚期阴道出血	羊水过多
母亲感染	
缺乏产前检查	羊水过少
母亲药物滥用	已知胎儿畸形
母亲药物治疗包括利舍平、碳酸锂、镁、肾上腺素能神经阻断药	

产时新生儿需要复苏的相关因素和事件	
剖宫产	全身麻醉
胎儿表现异常	子宫强直/高张性子宫
早产	羊水胎粪污染
羊膜破裂超过 24h	脐带脱垂
绒毛膜羊膜炎	胎盘早剥
难产	子宫破裂
分娩时间延迟超过 24h	困难器械助产
第二产程延长时间超过 3～4h	母亲分娩 4h 内全身使用麻醉性镇痛药
胎儿心脏监护结果为不确定类型	

1. 产前评估

宫缩应激试验（contraction stress test，CST），最初也叫缩宫素激惹试验（oxytocin challenge test，OCT），是最早用于评估胎儿健康状态的产前试验之一。通过静脉内注射缩宫素或刺激母亲乳头，在 10min 内诱导出至少 3 次中等到强烈的宫缩，试验至少要持续 20min。表 16-2 总结了该试验的结果。结果难以确定或可疑的试验通常在 24h 之内再重复进行。阳性 CST 显示出与宫内生长受限有较好相关性，增加了生产时晚期减速的发生率，降低了产后 5min 的 Apgar 新生儿评分。CST 还有很高的阴性预测价值，假阴性率低于 0.4/1000。不过，同绝大部分其他的产前检查所存在的问题类似，假阳性率仍高达约 30%。

表 16-2 宫缩应激试验（CST）结果

试验结果	结果
阳性	即使子宫收缩活动弱于正常，晚期减速超过宫缩的一半以上
阴性	正常宫缩无晚期减速现象
难以确定 - 可疑	宫缩活动正常，有一些晚期减速但未达到阳性的标准
难以确定 - 刺激过度[1]	晚期减速合并过度宫缩
不满意[1]	描记图的质量不足以正确解读或未获得正常宫缩活动

（1）试验结果难以确定或不满意的通常必须在 24h 内重复试验

胎儿生物物理评估（biophysical profile，BPP）是产前评估中更进一步的手段。BPP 由 4 个超声模块和一个胎心监护模块（非应激性试验 NST，本身就是一个单独的筛选试验）组成，如表 16-3 所列。每个模块计分 0 或 2，最大总分为 10 分。BPP 计分为 8/10，同时羊水量正常，则可以放心。而 BPP 计分为 6/10（或 8/10 但羊水量不正常）则很可能有胎儿窒息。

表 16-3 胎儿生物物理评估（BPP）

生物物理评估内容	正常表现（2 分）
胎心加速性（非应激性试验）	在 20min 内胎儿心率出现 2 次以上的加速性，每次都有如下特征 ● ≥ 15min ● 超过 15s 以上 ● 与胎儿运动有关
胎儿运动	30min 内 2 次以上独立的肢体或躯体运动
胎儿呼吸	30min 期间每 20 秒中至少有 1 次以上呼吸动作
羊水容量	一个或以上的羊膜囊垂直直径≥ 2cm
胎儿肌张力 / 反射活动	躯体或肢体 1 次或以上主动的伸展和屈曲，手掌伸开和握合表明肌张力正常

BPP 能准确识别急性缺氧（通过 NST、运动、呼吸异常来判定）和慢性缺氧（通过反射运动和羊水量的异常来判定）。它可以用来鉴定几类高危孕妇人群是否发生胎儿窒息，如表 16-1 中所列的大部分情况。该项检查的假阴性率虽然低于 0.7/1000 例，间隔 1 周的假阳性率却高达约 50%。

BPP 属于强劳力检测，要求 30min 连续不间断超声监测。为了简化试验，作为一线筛查，只选取一个急性缺氧指标（NST）和慢性缺氧指标（羊水

量）相结合。这种改良的胎儿生理评估（mBPP）如果任一指标异常，就接着进行完整的 BPP 检查。通过这种改进，大大缓解了 BPP 所要求的劳力强度的压力。

2. 分娩期评估

最主要方法仍然是胎心监测，观察胎儿的心率（fetal heart rat，FHR）变化。这已被证明是确认胎儿是否健康的可靠手段。若 FHR 监测结果良好，往往能判定新生儿 5min Apgar 评分可达到 8 分甚至更高，其准确率高于 90%。不过，FHR 监测也有高达 50% 的假阴性率。异常 FHR 监测结果并不能预测长远后果，但对产房是否需要采取复苏措施具有很强的预警作用。

通过监测 FHR（通过外源性多普勒或胎儿头皮电极）结合监测宫缩类型（通过外源性分娩力计或宫内压力传感器）可以对胎儿在分娩期间进行严密监护。这 2 项指标结合起来可以有效预测胎儿是否健康。它们也可预示是否有胎儿窒息。FHR 监测中有 4 项参数需要评估：基线、变异性、加速性、减速性。表 16-4 中对每项参数都有相应解释。

利用这 4 项参数，FHR 监测结果可分为 3 大类，如表 16-5 所列。第一类为正常，表明胎儿健康。第二类为不确定，既不表明胎儿健康也不表明胎儿酸碱状态异常。这类结果要求反复重新评估和持续监护，并全面考虑所有临床因素。第三类为异常，高度怀疑胎儿酸碱状态不正常。这类结果提示要及时评估并进行恰当的医疗干预。另外，出现正弦波样 FHR 类型时，需要及时的医疗干预。其定义为在 FHR 监测中出现平滑的正弦波样描记，每分钟 3~5 次，持续 20min 甚至更长时间。

对第二或第三类 FHR 结果，有时需要确认性试验来验证胎儿到底是否健康，通常对这类试验都比较谨慎。胎儿 pH 可以直接通过头皮穿刺检测，最终明确或排除酸中毒。头皮 pH 低于 7.20 属于不正常，如果能被第二种检测方法证实，则预示着可能需要引产（expedient delivery）。从胎儿头皮采样并非没有争议，对母亲和胎儿都属于有创检查，并需要刺破羊膜接触胎儿。基于这些原因，许多产科单元已经减少或不再进行胎儿头皮采样，而代之以数字化头皮刺激。

数字化头皮刺激是在阴道检查时将刺激探头轻柔

表 16-4　胎心监测解读

内　容	定　义
基线	胎儿在任一个 10min 时间窗内的平均心率，不管加速或减速，四舍五入为整数。期间必须有 2min 可辨认的基线区间（不必连续），否则就认为基线不确定
	胎儿心率基线分为
	正常：110～160/min
	心动过速：＞ 160/min
	心动过缓：＜ 110/min
变异性	胎儿基线心率在幅度和频率上不规则的波动。也是以 10min 为时间窗测定。不做短期和长期变异性之分
	变异性分为
	缺失：FHR 探测不到波动
	微弱：有波动，但波动＜ 5/min
	适度：基线波动在 6～25/min
	明显：基线波动＞ 25/min
加速	胎儿心率突然出现明显可见的增加（30s 内从发生到顶峰），对 32 周以上妊娠龄的胎儿，心率至少增加 15/min 并至少持续 15s。对 32 周以内胎龄的胎儿心率至少增加 10/min 并至少持续 10s
	延长加速：加速持续 2min 以上 10min 以内。加速持续 10min 以上则认为是基线变化
减速	胎儿心率突然出现明显可见的减少。至少减少 15/min 并持续至少 15s
	减速又进一步分为如下几种
	早期减速：FHR 出现明显可见的减少，通常减少和回增呈对称、渐进的形式并与一次宫缩有关。心率减速到最低点同时也是宫缩最强的时候
	晚期减速：FHR 出现明显可见的减少，通常减少和回增呈对称、渐进的形式并与一次宫缩有关。但减速在时机上是延迟的，减速最低点发生于宫缩峰值之后
	变异减速：FHR 突然出现明显可见的减速。但变异减速与宫缩相关时，其启动、幅度及持续时间变化无常
	延长减速：减速持续 2min 以上 10min 以内。减速持续 10min 以上则认为是基线变化
	间断减速：在 20min 以上的监测期间，＜ 50% 的宫缩后出现减速
	持续减速：在 20min 以上的监测期间，50% 以上的宫缩后出现减速

表 16-5　胎儿心率监测分类

三级胎儿心率解读

Ⅰ型

包括以下参数

- 基线：110～160/min
- 变异性：适度（6～25/min）
- 加速：有或无
- 减速：无晚期或变异减速

Ⅱ型

所有介于 Ⅰ 型和 Ⅲ 型之间的监测结果

Ⅲ型

包括如下任何一项

- 变异性缺失及存在以下任一项
- 反复出现晚期减速
- 反复出现变异减速
- 基线为心动过缓
- 出现正弦波样 FHR 类型

摩擦胎儿头皮 15s。刺激后如果 FHR 的加速性达到 10/min 并保持 10s 以上，预示着胎儿的 pH ＞ 7.20。而头皮刺激后缺乏加速性则预示胎儿酸中毒的似然比＞ 15。

三、新生儿评估

1.Apgar 评分

过去 50 年来 Apgar 新生儿评分一直是新生儿评估的基石。该评分最早由麻醉医师 Virginia Apgar 于 1953 年首次发表。它由 5 个体征组成：心率、呼吸动度、反射敏感性、肌张力和肤色，每项评分为 0～2 分，综合最高分为 10 分。一般在分娩后 1min 和 5min 进行评分。各项参数列于表 16-6。

这套简单的评分系统尤其是 5min Apgar 评分已反复证明在预测新生儿死亡率时非常有用：5min

表 16-6　Apgar 评分系统

参　数	Apgar 评分系统		
	0 分	1 分	2 分
心率	摸不到或听不到心跳	＜ 100/min	100～160/min
呼吸动度	无呼吸动度	不规则或喘息样呼吸	规律、正常呼吸
反射敏感性	对刺激无反应	刺激后有面部扭曲和（或）微弱哭泣	刺激后有咳嗽、哭泣和（或）躲避退缩反应
肌张力	松弛	有部分屈曲，对伸展有微弱抵抗	上肢自发性屈曲以及下肢能抵抗伸展
肤色	全身发绀	躯体粉红，四肢发绀	全身粉红

Apgar 评分为 0～3 分的婴儿在新生儿期的死亡率高出评分为 7～10 分婴儿死亡率 59～386 倍。

不过，Apgar 评分并非完美无瑕。由于不同评分人之间的主观性差异导致评分结果的差异过大，不管是总分还是各单项评分都存在这种问题。另外，评分除了用于预测新生儿死亡风险，还被不当用于预判远期转归（包括长期神经功能障碍、脑瘫、甚至今后的智力水平）。这种对 Apgar 评分的过度解读已经导致了一些医学法律责任问题。根据美国儿科学会（American Academy of Pediatrics，AAP）和美国妇产科学会（American College of Obstetricians and Gynecologists，ACOG）的观点，Apgar 评分系统除了与新生儿死亡相关外，并不是"分娩期急性缺氧事件……的决定性标志"。

2. 脐带动静脉血气分析

除 Apgar 评分外，脐带血的血气分析能进一步阐明胎儿的宫内环境。表 16-7 列出了正常脐动静脉血气分析检测参数。但从中可以看出在 Apgar 评分为 7～10 分的健康新生儿中这些参数变化较大。血样采集应在脐带夹闭后立即从 20～30cm 长的脐带的脐动脉和脐静脉中抽取。

表 16-7　脐带动静脉血气分析正常值

	脐动脉	脐静脉
pH	7.26 ± 0.07[1]	7.34 ± 0.06
PCO$_2$（mmHg）	5.3 ± 10	41 ± 7
PO$_2$（mmHg）	17 ± 6	29 ± 7
碱剩余（mEq·L^{-1}）	0.4 ± 3	0.3 ± 3

（1）所有数值为 ± 1 个标准差

[引自 Helwig JT, Parer JT, Kilpatrick SJ, et al. Umbilical cord blood acid-base state: what is normal? Am J Obstet Gynecol, 1996, 174(6):1807-1812; discussion 1812-1814（30）.]

这两种检测结果提供了不同的信息，两者相结合可评估胎儿在围生期的宫内环境，这有助于解释胎儿宫内窘迫的形成原因。由于脐静脉血流是直接从胎盘过来的，静脉血样可以间接监测母亲和胎儿的状态，提示胎盘转运是否正常。另一方面，脐动脉血样可直接监测胎儿氧合功能和酸碱状态，类似于成年人的中心静脉血样。

单独一份脐动脉血样就可以收集到许多信息，而一对血样就可以获得更多有用信息。首先，这两份血样可以很容易辨别哪个是动脉血哪个是静脉血。静脉血的 pH 和氧分压（PO$_2$）总是高于相应的动脉血。其次，单份动脉血可以鉴别胎儿酸中毒并量化其程度，而一对血样则有助于揭示酸中毒的原因。由于母亲缺氧或子宫胎盘功能不全导致的胎儿窒息其动静脉血都为低氧和酸血征；胎盘血氧合不充分导致胎儿组织氧供不足。另一方面，由于脐带压迫导致的胎儿窒息只有脐动脉血为酸血征，而脐静脉血在这种状态下气体交换时间延长（导致 PO$_2$ 和 pH 更高）而且不能进入胎体，所以导致胎儿酸中毒。脐动静脉血的 pH 的差异可以用来提示胎儿酸中毒的原因到底是由于胎盘功能不全还是由于脐带压迫。脐动静脉血的 pH 的差异 ＞ 0.15 是区分这两种病因的有效分界点。

四、新生儿复苏

虽然绝大多数分娩过程顺利，但仍有约 10% 的新生儿需要一些帮助来完成向宫外生存模式的转型。由于新生儿生理状态的不稳定性，所有产科从业人员均有必要熟悉新生儿复苏技术。

新生儿的复苏不仅要挽救生命，还要防止急性窒息可能导致的后遗症，包括缺氧缺血性脑病、脑瘫、认知缺陷、多器官衰竭、骨髓抑制、弥散性血管内凝血以及窒息性心肌病。器官损伤程度和完全恢复的可能性取决于窒息的严重程度和持续时间，以及是否及时采取了有效的复苏措施。

1. 早期复苏步骤

（1）人员：每个产科单元都应该有一个专业的新生儿复苏团队，以应对分娩过程中母亲和胎儿可能出现的各种状况。根据美国麻醉医师学会操作指南要求，在任何情况下一旦怀疑胎儿异常，必须保证该团队随叫随到。复苏团队成员必须各司其职，包括气道管理、监护仪安放、线路插接、药物医嘱制定、表格填写和记录等。在复苏团队中麻醉医师的角色极其重要，需要负责困难插管和通气管理，所以不应包括负责监护母亲的麻醉医师，仅在必要时在不会使母亲受损害的前提下提供简要的帮助。另外，具有新生儿复苏经验的专业人员诸如呼吸科医师也是复苏团队重要的组成部分。鉴于新生儿复苏的紧迫性，复苏常用药物的准备也是产房准备的重要一环。

（2）设备：标准的新生儿复苏设备和药物应该集中摆放，经常检查性能是否正常及药品失效期，并于用完后及时补充（表 16-8）。吸引器、氧气、压缩空气、气体混合器必须随时可用。另外，复苏床上应该有辐射产热垫，通过贴在婴儿腹部的传感器来控制温度。

表 16-8　新生儿复苏基本用品

吸引设备	药物
冲洗球	肾上腺素 1 : 10 000
机械吸引器	生理盐水
吸引导管 5～10F	10% 葡萄糖
胎粪吸引器	血管通道
气道设备	脐动脉置管盘
带压力释放阀的新生儿气囊	脐带胶布
新生儿面罩	脐带导管 3.5Fr，5Fr
口咽气道	注射器及针头
氧气及流量计	三通开关
气管插管设备	监护设备
喉镜	听诊器
0 # 和 1 # 直喉镜片	心电图
气管导管 2.5～4.0mm	其他
管芯	辐射保暖器
备用灯泡和电池	剪刀
胶布	手套

（3）新生儿复苏方案：AHA 和 AAP 根据新生儿状态反复评估和逐步升级干预措施制定的一项新生儿复苏方案（图 16-3）。以 30s 为一个间隔，每次干预完成后，立刻重新评估新生儿状态，并决定是否需要进入下一步干预。新生儿状态评估主要关注心率和呼吸。只有上一步骤正确完成才能继续进入下一步骤。

新生儿出生后即刻通过 3 个筛查问题对新生儿一般情况进行快速评估：是否足月？是否呼吸和啼哭？肌张力是否正常？足月、肌张力良好、呼吸正常无窘迫的健康新生儿仅需常规护理。对宫外生存模式转型困难的新生儿应保温，轻柔刺激，采用"嗅物位"来开放气道。鼻咽部吸引应简短轻柔。长时间和剧烈吸引可导致屏气、喉痉挛和（或）心动过缓。

2. 稳定体温

尽量降低热量损失是新生儿复苏不可或缺的一环。窘迫和窒息的婴儿通常体温调节系统不稳定。新生儿较大的体表面积与体重比率使其更易通过传导、对流、蒸发和辐射而快速失温。足月新生儿对体温过低的主要防御是通过儿茶酚胺介导的褐色脂肪代谢来实现的。非战栗性生热作用又导致耗氧、耗热及代谢率增加。造成的低氧血症、高碳酸血症和低糖血症又进一步妨碍新生儿的转型和复苏。

3. 辅助通气

能自主呼吸的婴儿一般在胸廓露出产道外数秒就开始进行第一次呼吸。伴随着第一次呼吸，新生儿胸腔内可产生 5.88～9.8kPa（60～100cm H_2O）的负压，吸入约 80ml 空气。首次吸入的大部分空气存留在肺内成为正在形成的功能性残气量的一部分。通过轻柔刺激、保温及气道吸引仍不能引发自主呼吸的婴儿需要进一步干预以确保充足的通气。

在所有新生儿中 3%～5% 的需要辅助通气（图 16-1）。新生儿需要正压通气的指征是，出生后 30s 仍呼吸暂停、通气不足或喘息样呼吸和（或）心率低于 100/min（图 16-3）。辅助通气可以用气囊面罩、喉罩气道(laryngeal mask airway, LMA)，或气管插管。传统上一般是先用气囊面罩进行辅助通气，临床症状无改善的情况下转换成气管插管。

4. 气管插管

当气囊面罩通气无效或需要延长通气时间时应

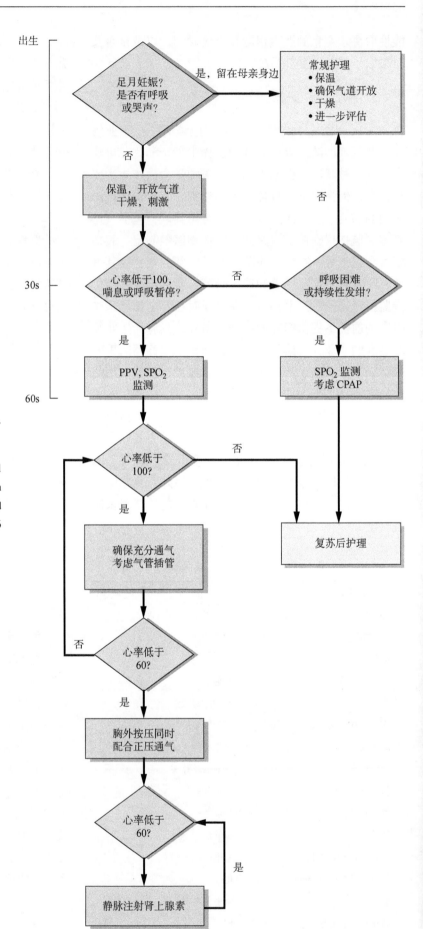

图 16-3　根据美国心脏学会指南绘制的新生儿复苏流程图

［引自 Kattwinkel J,Perlman JM, Aziz K, et al. Neonatal Resuscitation:2010 American Heart Association guidelines for cardiopulmonary resuscitation and emergency cardiovascular care. Pediatrics, 2010, 126（5）:e1400-e1413.］

改为气管插管。历史上，气管插管的目的曾经是为了抽吸气管内胎粪污染的羊水（meconium-stained amniotic fluid，MSAF）或气管内给药。但目前这类操作已经被弃用了。

要想插管顺利，婴儿头部应处于正中"嗅物位"（图 16-4）。由于新生儿喉部独特的解剖特征，喉内镜选用一个像米勒 0 号或 1 号的小直镜片就可以获得很好的喉部视野。具体来说，新生儿喉部较成年人的靠前，并且位于第 3 颈椎水平而不是成年人的第 6 颈椎水平。在正压通气时稍微有点漏气表明气管内导管大小合适（表 16-9）。导管过大会导致声门下狭窄，而过小又可能会影响充足的通气并且容易堵塞。气管导管插入深度应超过声带 2cm，在气管内的位置可以通过测定呼气末 CO_2，双侧呼吸音以及胸廓动度是否对称来确认。

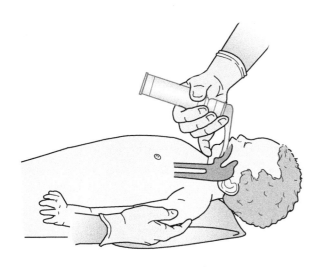

图 16-4　喉镜技术。左手握喉镜稳住头部，小指压住甲状腺软骨以帮助喉部进入视野

表 16-9　气管导管（ETT）尺寸推荐

体重（g）	ETT 尺寸（mm）	距嘴唇距离（cm）
< 1000	2.5	7
1000~2000	3.0	8
2000~3000	3.5	9
> 3500	4.0	10

5. 喉罩

需要注意的是，气囊面罩和气管插管通气都可造成并发症。长时间气囊面罩通气由于向面罩加压可导致胃胀气和（或）眼睛或面部擦伤。另一方面，气管插管可引起明显的高血压反应继而有脑出血的风险。同时，新生儿气管插管有时很具挑战性。一项儿科 3 年级住院医师新生儿气管插管操作熟练度调查（共 131 例次插管）发现，1 次成功或 2 次尝试才成功的概率仅为 62%。鉴于气囊面罩和气管插管的这些缺点，一些研究人员近来呼吁在新生儿复苏时改用 LMA。通常 1 号喉罩的尺寸刚好可罩住新生儿喉管入口，现已在足月或早产新生儿的复苏中得到成功应用。LMA 的优点包括简单易操作、减少了血流动力学应激反应的发生。一组报道介绍了经 LMA 行正压通气成功复苏 20 例新生儿。值得注意的是，该组研究者以前并没有在新生儿身上应用 LMA 的经验。另一项随机对照试验结果表明，对于资深的新生儿复苏专业人员，在剖宫产新生儿的复苏过程中，LMA 组和气管插管组之间并没有显著差异。

虽然在需要高气道峰压或气管吸引时仍然更适合选择气管插管，但 LMA 确实可以挽救通气困难的新生儿生命。具体来说，LMA 已证明在伴有 Pierre Robin 综合征或其他先天性下颌骨发育不良的新生儿复苏时尤其有用，而在这些患儿气囊面罩和气管插管往往难以成功。需要提醒的是，对于出生时体重 < 2000g，有 MSAF，以及在胸外按压期间 LMA 的有效性评估还缺乏足够证据。

6. 建立通气

还需要确定理想的充气压力，时间以及充气频率。作为辅助通气，最初几次呼吸通常需要 2.94~3.92kPa（30~40cm H_2O）的压力来使得肺扩张。充气压力过高带来医源性气胸的风险。一旦肺已经膨胀开，1.18~1.96kPa（12~20cm H_2O）的充气压力通常就足以维持 5~7ml/kg 的正常潮气量。如果正压通气仍不能启动自主呼吸，则需要以 30/min 的呼吸频率继续辅助通气。同时要适当运用呼气末正压通气（positive end-expiratory pressure，PEEP）。动物实验表明，出生后立即正压通气时，运用低水平的 PEEP（5cm H_2O）可防止肺损伤，改善肺顺应性和气体交换。应尽量避免高水平 PEEP，因为可能会降低肺血流量并增加气胸的危险。无论哪种通气模式，氧合是否充足可以通过观察指脉氧、心率、肌张力是否改善来确认。

7. 吸氧

一直是新生儿复苏的基本措施。近期的证据对新生儿复苏时用 100% 纯氧提出了挑战。AHA 和 AAP 在最新指南中支持对足月新生儿的复苏开始先用室内空气。用室内空气进行复苏的诸多好处由 Ramji 等最早提出。他发现在新生儿复苏过程中用室内空气跟用 100% 纯氧一样有效。Saugstad 等进一步发现，用室内空气进行复苏比用纯氧可以降低新生儿死亡率（13.9% 比 19%）。一项随访研究显示，在新生儿复苏起始阶段不管是用室内空气还是 100% 纯氧，两者对婴儿 18~24 个月神经病学评估结果或是婴儿阶段性发育特征的影响都没有显著性差异。最近一份来自西班牙的报道也证实，室内空气组较 100% 纯氧组的死亡率显著减低，由 3.5% 降到 0.5%，提示在第三世界医疗条件下也是这种趋势。近期一项包含了随机和半随机试验的荟萃分析指出室内空气复苏（881 例）比纯氧复苏（856 例）具有更显著的益处，包括较低的死亡率，较快启动首次呼吸，较高的 5min Apgar 评分等。

虽然越来越多的证据表明用纯氧复苏可能有害，但还不清楚用室内空气就最理想。最近针对氧在新生儿复苏中作用的大量研究揭示，氧对新生儿并发症和死亡率的影响是自相矛盾的。在窒息后氧无疑在细胞功能的恢复中起重要作用。在新生乳猪间歇性呼吸暂停模型上，发现用 100% 纯氧比用 21% 的氧进行复苏能更好地保护大脑特殊区域（纹状体和海马）免受凋亡性损伤的影响。其他研究提示，用 100% 纯氧复苏会产生大量活性氧簇而导致发育中的脑、肺、心肌及肾再灌注损伤。另外，出生后即使只有很短时间的

缺氧也可以引起足月或早产儿脑血流降低。由于新生儿氧转移效应明显，复苏开始应使用室内空气。如果尽管是有效的空气正压通气，但心率没有增加或氧合仍然不足，则应该考虑用较高浓度的氧。氧浓度的增加应参考右手或腕部的动脉导管前脉氧（SpO_2）值来调节。

8. 胸外按压

不管复苏初期氧浓度是多少，如果在正压通气 30s 后心率仍低于 60/min，就需要实施胸外按压（图 16-3）。足月产新生儿心搏骤停的发生率 < 0.1%，而这最可能与呼吸衰竭有关（图 16-1）。缺氧合组织酸中毒导致心动过缓，心肌收缩减弱最终导致心搏骤停。胸外按压以 3 : 1 的比率开始，即每分钟 90 次按压对应 30 次呼吸。这里介绍两种新生儿胸外按压方法（图 16-5）。"拇指按压法"即将双拇指按住新生儿胸骨下 1/3 段，其余手指环绕胸廓并托住新生儿后背。由于这种方法可以让外周血管和冠脉产生更高峰值灌注压，因此一般作为首选按压方法。"双指按压法"在还需要脐带连接的情况下更适用，用中指和示指指尖垂直于胸廓方向，另一只手托住后背，以便同时进行多种干预。不管哪种按压法，每次按压要求上下深度达到胸骨前后径的 1/3。新生儿指脉氧的改善和脉搏跳动明显表明心排血量正常。每隔 2min 可暂停胸外按压以确认自主心率是否恢复正常。当心率 > 80/min 且脉搏跳动明显时可停止胸外按压。

9. 肾上腺素

约 0.05% 的新生儿，尽管给予充足通气和 30s 胸

图 16-5　A：双指按压法；　B：胸外按压多采用拇指按压法

（译者注：原文 A/B 标注反了）

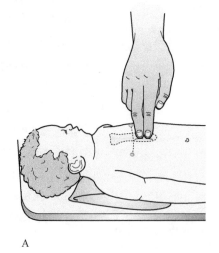

A

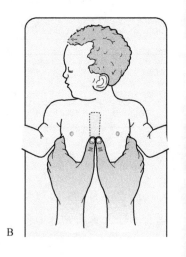

B

外按压心率仍低于 60/min，此时应考虑使用升压药肾上腺素（图 16-3）。肾上腺素可通过 α 肾上腺能受体介导的血管收缩增加心肌血流，继而增加冠脉灌注压。通常以 0.01～0.03mg/kg 剂量血管内给予肾上腺素，每隔 3～5min 可以重复给药直到心率恢复到 60/min 以上（表 16-10）。由于肾上腺素的 α 和 β 肾上腺能活性增加组织氧耗，可导致低氧状态下心肌损害，因此给药前必须建立有效充足的通气。

围绕气管内使用肾上腺素存在着一些争议。最近一项研究表明，44 例新生儿通过气管内给予肾上腺素，仅 14 例恢复正常循环。新生儿的一些特殊因素可能会阻碍肺泡对药物的吸收。胎儿循环模式的持续，通过未闭的卵圆孔和（或）动脉导管，可导致部分肺循环分流。产后新生儿肺内残存的肺泡液可能稀释常规剂量肾上腺素导致实际用量不足。最终，酸中毒和肾上腺素引起的肺血管收缩又使得肺部血流减少不足以将气管内的给药通过肺泡运转到中央循环系统。虽然有一些动物实验证实高剂量气管内给药有效，更多的研究结果表明，气管内常规剂量给药无效。不幸的是，大剂量气管内给药可能会引起恶性高血压、心肌功能降低及神经功能损害。目前，只有在血管内给药困难及充足通气和胸外按压后心率仍难以增加到 60/min 以上时推荐气管内用药（剂量 0.05～0.1mg/kg）。

表 16-10　新生儿复苏药物

药　物	浓　度	剂　量	给药速度
肾上腺素	1：10 000	0.01～0.03mg/kg	每 3～5 分钟快速给药
扩容	生理盐水	10ml/kg	5～10min 以上
	O 型阴性血	10ml/kg	5～10min 以上
纳洛酮[1]	0.4mg/ml	0.1mg/kg	快速给药

（1）纳洛酮不推荐在产房复苏时用

10. 脐静脉插管

脐带血管内留置导管既可以迅速注射复苏用药又可以进行血流动力学监测。脐静脉插管为注射肾上腺素和（或）输液扩容提供了可靠的通道。一般用 3.5 或 5F 导管通过残段脐带无菌性穿刺进入脐静脉。导管进入深度 2～3cm 应该可以抽到血液。必须将导管留置在肝下下腔静脉，因为直接肝内灌注药物或高渗性溶液可引起肝坏死或肝门静脉血栓形成。

如果需要频繁测量体循环血压（正常 50～70/25～45mmHg）或动脉血气分析，可以脐动脉插管。脐动脉导管头部应位于主动脉分叉以上和腹腔动脉、肾动脉、肠系膜动脉以下。在足月产婴儿身上，一般将导管送入 9～12cm 可获得较理想的位置。如果需要留置较长时间，应拍 X 线片确认导管的头部位置是否合适。

11. 治疗休克

虽然新生儿心肺功能抑制一般继发于低氧血症，但罕见情况下严重的低容量血症也可导致心肺抑制。新生儿休克的最常见原因是急性脐带压迫；严重脐绕颈可导致胎盘俘获胎儿血液，因为血流可以继续通过较硬的肌性的脐动脉流向胎盘，而顺应性较好的脐静脉会被压闭。少见情况下胎盘早剥、前置胎盘、血管前置以及胎儿 - 母亲出血也可导致新生儿低容量血症。尽管有各种潜在原因导致新生儿在分娩时失血，但很少需要扩容输液，很多情况下扩容反而有害。在一项 38 000 例分娩的回顾性研究中，仅 1：12 000 的足月新生儿产后需要扩容治疗。目前的 AHA 指南建议只有在强力复苏无效并有明确失血证据情况下可扩容治疗。

低血容量时可以通过输入等渗晶体液如生理盐水或乳酸林格液，也可输入 O 型阴性血。初始剂量 10ml/kg，5～10min 输完，如有必要可以重复输入（表 16-10）。一项随机对照试验显示，在新生儿低血压的治疗中白蛋白并不比等渗晶体更有益。

虽然低血容量时补充血容量很关键，但扩容不当可进一步加重心脑损害。不幸的是，如果没有明显的失血证据，则很难把低血容量和正常容量窒息的婴儿鉴别清楚。即使在良好的通气条件下，这两种临床表现都是以发绀、脉搏微弱、毛细血管再充盈迟缓及持续心率较低为特征。由于新生儿的每搏输出量相对比较固定，因此对于正常容量的窒息婴儿，本身心肌功能不全、每搏排血量降低，再增加前负荷将产生不利影响。更有甚者，快速扩容非常容易对窒息新生儿的大脑微循环造成损害。不当扩容的潜在不良反应还包括 10min Apgar 评分更低，脐动脉血 pH 下降，更严重的碱缺失以及心肺复苏时间延长。

12. 纠正酸中毒

新生儿复苏过程中另一个有争议的内容就是用碳酸氢钠纠正代谢性酸中毒。虽然酸血症损害心肌功能、减弱儿茶酚胺的血流动力学反应，但数项研究已经否定了碳酸氢钠的治疗作用。19 项成年人回顾性研究检查了死亡率及其他结果，均提示没有效果；其中 11 项研究表明用与不用碳酸氢钠其预后无差异，8 项研究表明在心肺复苏时应用碳酸氢钠结果更差。一项随机对照试验证明，在新生儿复苏时应用碳酸氢钠对死亡率和神经功能预后无影响。

也许更糟，大多数研究证明碳酸氢钠对许多器官系统是有害的，并且可能降低复苏的成功率。AHA 的指南强调了与输注碳酸氢钠相关的神经、心脏不良反应。外源性碳酸氢钠很容易转变成二氧化碳，继而扩散进心肌细胞和脑细胞内，反而会加重细胞内酸中毒，损害细胞功能。由碳酸氢钠引起的细胞外碱中毒会改变氧合血红蛋白饱和度曲线，阻碍氧的组织扩散，进而进一步加重细胞内酸中毒。注射碳酸氢钠还通过减少 SVR 妨碍大脑和冠脉的灌注。由于颅内出血与快速输注高渗性碳酸氢钠有很强的相关性，新生儿神经功能损害可能会进一步加重。因此，目前在新生儿复苏早期已不再应用碳酸氢钠注射液。

13. 复苏的中止

AHA 不仅提供新生儿复苏指南，最近还提出了中止复苏的条件和时机。出生后立即出现多器官衰竭并通过 10min 以上各种复苏抢救 Apgar 评分仍为 0 分的绝大多数新生儿再继续复苏已无意义，即使存活也会有严重低氧缺血性脑病和毁灭性神经后遗症。鉴于这种情况，10min 复苏后仍无生命迹象的婴儿可以中止抢救。

五、特殊情况下的复苏

1. 宫外产时治疗

胎儿产时在胎盘支持下的手术操作（operations on placental support，OPPS），也称作宫外产时治疗（ex utero intrapartum treatment，EXIT）。困难气道胎儿的分娩风险极高，其流程特殊并充满挑战。通过剖宫产将胎儿部分娩出母体外，但一直到气道安全为止仍要通过胎盘供氧。对母亲采用深度吸入麻醉，通常需要超过 2 个 MAC 剂量，以达到子宫松弛并对胎儿产生部分麻醉效果。在这种状态下要想维持母亲的平均动脉压和正常的子宫胎盘灌注，可能需要对母亲进行静脉扩容并给予拟交感神经能药物，例如多巴胺。

产时如果可能需要直接用喉镜才能确保胎儿气道安全，则值得用喉镜一试。如果插管失败，也可以选择气管切开、支气管镜，或安装体外膜肺氧合器（extracorporeal membrane oxygenator，ECMO）。部分娩出的胎儿可以行指脉氧监测，以确保胎儿动脉氧饱和度 > 0.4。虽然胎儿通过母亲吸入的麻醉药物就可以达到有效麻醉，直接给予胎儿 $0.2\mu g/kg$ 维库溴铵和 $15\mu g/kg$ 芬太尼更有利于婴儿的气道管理。一旦气道可靠或其他氧合措施安全建立，胎儿就可以与胎盘分离并由新生儿医疗团队监护。

2. 羊水胎粪污染（MSAF）

胎粪是吞咽的羊水、胃肠细胞、肠道分泌物的分解产物。正常情况下胎粪在出生后才排出。但是 10%~15% 的胎儿在分娩时由于对生产的耐受性较差，结肠活性受到刺激，导致 MSAF。产时约 5% 的 MSAF 胎儿由于缺氧性应激引发深度痛苦的喘息，导致吸入胎粪并进一步发展为胎粪吸入综合征（meconium aspiration syndrome，MAS）。其后果包括肺组织发炎、小气道阻塞、血管活性物质释放刺激肺血管收缩及肺泡表面活性物质功能抑制。MAS 又由于需要延长机械通气而可能并发气胸和持续的肺动脉高压。婴儿可能会有严重的呼吸功能障碍，其死亡率高达 5%。

针对婴儿 MSAF 的处理已有几十年的历史。在 20 世经 70 年代，人们推测 MAS 源于新生儿出生后的初次呼吸时吸入胎粪。早期的研究人员认为，分娩时仔细吸引胎儿口咽部及气管可降低 MAS 发生率。1974 年，Gregory 等报道了 MSAF 婴儿产后通过气管插管和吸引，存活率为 100%。2 年后，Carson 等介绍了一种联合方法，即在分娩会阴期胎头露出先用 Delee 吸引清理上气道，完全娩出后再行气管吸引。虽然这些早期研究的临床意义令人怀疑，但直到最近两步联合法仍被广泛采用。

目前 MAS 已不再被认为只是产后的病理过程。近期的研究提示，吸入胎粪本身并不足以引起严重的 MAS 和组织和生理性改变。表明 MAS 婴儿处于长时间应激状态的证据包括肺动脉高压和血管肥厚，提示 MAS 是一个从产前到分娩中一段时间内各种因素促成的复杂、多方面的病理过程。很可能胎粪吸入早于分娩，而严重的 MAS 是宫内发生的病理过程所引起的，主要为慢性窒息和感染。

传统上所主张的治疗性干预，包括口咽及气管吸引，对严重 MAS 的转归的益处令人怀疑。随着对 MAS 病原学的更好理解，促使一些团队研究了 MSAF 胎儿分娩过程中常规口咽及气管吸引的利用情况。在一项国际性前瞻性随机对照试验中，共 2514 例在 MSAF 状态下分娩的婴儿，Vain 等证实，在胸部娩出前就应用口、鼻咽吸引，其 MAS 发生率、机械通气时间、给氧时间或死亡率与不吸引相比没有差异。其他研究者发现，在心率＞ 100/min，自主呼吸、肌张力尚可的健康、胎粪污染的婴儿中，气管吸引毫无益处。在 MSAF 下分娩有呼吸抑制的新生儿应用气管吸引的好处还有待观察。有必要清醒认识，气管吸引实际上会产生一些并发症，包括迷走神经刺激导致心动过缓和呼吸暂停；黏膜激惹引起黏液分泌增加和鼻塞；组织损伤破坏自然抗感染屏障，因此增加了感染扩散的风险。这些发现促使新生儿复苏组织（Neonatal Resuscitation Program，NRP）、AHA 以及 ACOG 修订了他们的指南：在存在 MSAF 时，产时不再推荐应用口咽和鼻咽吸引，气管吸引也仅在呼吸抑制的新生儿使用。

3. 气胸

虽然在新生儿复苏期间气胸可以自发性产生，最常见的还是黏稠胎粪吸入（继发于球阀气体陷闭效应）或肺顺应性差（见于膈疝和肺发育不全）。张力性气胸由于胸廓内高压阻止静脉血回流入心脏，可造成灾难性后果，严重威胁生命。怀疑有气胸时可通过透视和床旁 X 线胸片立即明确。

紧急处理包括用 25 号穿刺针在第 2 肋间隙穿刺进入胸腔，外接带三通的 20ml 注射器。如需持续吸引，则需用足够尺寸的导管（10～16F）代替穿刺针置于第 6 肋间隙腋中线，方向朝前方。导管通过水下封塞与持续吸引器相连。

4. 早产儿

虽然早产儿的存活率在过去数十年稳步上升，但＜ 28 周孕龄的早产儿并发症发生率和死亡率仍然很高。对这类早产儿的成功复苏有赖于正确理解其独特的生理性局限。虽然早产儿在多个器官都存在着高风险问题，关注点尤其应集中在肺和脑的问题方面。胎儿最后 3 个月肺的发育主要为终末细支气管囊性发育和 II 型肺细胞分泌表面活性物质。早产儿肺泡表面积及表面活性物质的减少都可使肺通气变得困难并且很易在正压通气时产生气压伤。另外，由于抗氧化防御系统是在妊娠晚期才发育的，早产儿更易受到过量吸氧不良反应的伤害。Vento 等证实，在早产儿复苏时用 30% 的氧气可减少氧化应激、炎性反应及慢性肺病的发生。不过，与足月产婴儿相比，孕周＜ 28 周的早产儿仅用室内空气复苏是不够的。对于一开始吸空气的早产儿，反复尝试调节吸入氧浓度可能使部分婴儿出生 9min 时的氧合降到未知或危险的水平。为了确保充分氧合并同时避免高氧血症带来的并发症，早于 34 周妊娠龄的早产儿应该一开始用 30% 的氧气进行复苏。如果产后 5min 婴儿的氧饱和度（SaO_2）低于 0.7，或心率增加不到令人满意的程度，则需要额外给氧。

与肺部情况类似，早产儿的脑组织结构通常还未发育完善。虽然体重＜ 1500g 婴儿的存活率约为 85%，但这些婴儿中大多数会出现神经功能缺失。具体来说，这类极低体重的新生儿中有 5%～10% 会发展成脑瘫，25%～50% 表现有行为和认知功能障碍。这些新生儿的室管膜下原始基质还未发育成熟十分脆弱，非常容易发生脑室内出血（intraventricular hemorrhage，IVH）。这是早产儿脑损伤的早期标志。对早产儿的产前干预，如应用皮质类固醇和硫酸镁结合产后治疗措施能降低 IVH 风险，改善神经功能。有效通气的建立有助于维持脑血管网络的完整性。低氧血症和高碳酸血症可导致脑血管自主调节功能损害并发展成压力被动性脑循环。另外，在复苏期间迅速扩容和高渗性溶液如碳酸氢钠的应用已被证实会增加 IVH 风险，进而导致婴儿神经功能损伤。

早产儿体温过低也会显著增加并发症和死亡率。早产儿的体温调节功能常常不稳定。皮肤较薄，体表面积较大，同时由于褐色脂肪不够限制了非战栗性产热，使得早产儿极易迅速损失热量。他们对冷刺激的应激反应导致氧耗量增加、低糖血症及代谢性酸中毒，这些又都会影响复苏的效果。为防止早产、低体重新生儿体温过低，产房室温应高于26℃，外加保温措施，包括用聚乙烯袋包裹婴儿和辐射性保暖器。

5. 阿片抑制

分娩镇痛或母亲对阿片成瘾均可使胎儿暴露于阿片类药物中，使得在产后新生儿发生明显的抑制。新生儿呼吸功能的抑制发生率与母亲体内阿片蓄积量及距最后一次用药的时间有关。麻醉性镇痛的婴儿典型表现为低通气和对刺激的反应较差。APP提出纳洛酮不应常规用于暴露于麻醉性镇痛药的婴儿。这些新生儿应一开始通过辅助通气进行复苏。在通过了一段时间辅助通气后，仍然有一小部分阿片暴露史的婴儿存在明显呼吸抑制，表现为呼吸节律不规律，此时可以辅助使用纳洛酮（0.1mg/kg）。目前还没有研究去检查由于母亲的阿片暴露史致使婴儿有严重呼吸抑制时纳洛酮的使用情况，其潜在的使用风险非常令人担忧。已有文献报道，对有慢性阿片暴露史的新生儿注射纳洛酮可引起急性戒断症状，包括心律失常、高血压、非心源性肺水肿、惊厥等。另外，有报道指出新生儿使用纳洛酮可能会妨碍内源性阿片的重要功能，对婴儿的行为会产生长期影响。

6. 镁中毒

在一些孕妇为治疗子痫前期和子痫症状而使用了大剂量镁剂后可能会发生新生儿高镁血症。镁很容易通过胎盘进入胎儿体内，可能会影响新生儿神经肌肉及循环系统。具体来说，高镁血症的婴儿一般颜面潮红、血压低、躯体肌张力低，还有外周血管扩张。罕见情况下，高镁血症婴儿由于呼吸动力差而需要气管插管和机械通气。只要肾功能正常，血镁浓度一般在24~48h可恢复正常。如果有严重的低血压，可以用钙作为解毒剂；给予100~200mg/kg葡萄糖酸钙，给药时间5min以上，通常足以提升新生儿血压。

六、合并胎儿水肿和主要畸形的新生儿复苏

1. 胎儿水肿

发生率约为1/3000，其特征为过量胎儿液体聚集。鉴于弥漫性间质水肿是众多胎儿功能失常的非特异性、终末期的表现，胎儿水肿应被视为一个症状而非是某种疾病。产前处置应把注意力聚焦在引起胎儿水肿的原发病诊断和治疗上。

虽然有超过100种情况与胎儿水肿相关，但最初的分类主要根据胎儿免疫系统是否受累。免疫介导的胎儿水肿源于母亲–胎儿抗原的非相容性导致的同种免疫作用、胎儿溶血及严重贫血。随着恒河猴免疫球蛋白预防治疗的出现，免疫介导的胎儿水肿发生率大大减少。

非免疫介导的胎儿水肿（nonimmune-mediated hydrops fetalis，NIHF）约占所有胎儿水肿的90%，包含了一大群全然不同的胎儿疾病。引起NIHF的各种原因包括心血管疾病（21.7%）、染色体不平衡（13.4%）、血液病性异常（10.4%）、感染（6.7%）、胸腔内占位（6.0%）、淋巴管发育异常（5.7%）、双胎输血综合征及胎盘原因（5.6%）、各种综合征（4.4%）、输尿管畸形（2.3%）、特发性水肿（17.8%）。不管起始原因是什么，作为终末期表现的胎儿水肿的直接原因是间质液的产生与吸收正常平衡遭到破坏。

间质和毛细血管腔之间的胶体渗透压和静水压这对竞争性力量调控着液体的渗出、毛细血管的重吸收和淋巴回流入中央循环。很多因素可促使胎儿间质液体蓄积。胎儿毛细血管对血浆蛋白的通透性增加，因此，血管腔内外的胶体渗透压差不能有效促进间质液向血管腔内重吸收。胎儿间质腔具有很高的顺应性，在静水压增加之前可以吸收大量的液体。最终，胎儿的淋巴循环更易受到损害；具体来说，心力衰竭和静脉回流受阻使得静脉压升高导致毛细血管的静水压增加，并阻碍淋巴回流入血管腔。结果大量的间质液蓄积导致胸膜渗出、腹水、心包积液和（或）广泛水肿。

由于与胎儿水肿相关的死亡率超过50%，所以对所有存在水肿的新生儿都应做好复苏准备。已有异常的新生儿在一出生就应保持干燥，置于辐射性保暖器下以防产生冷应激反应。有胸膜积液、腹水和（或）肺发育不良的婴儿可能会出现呼吸窘迫，应给予辅助通气。颜面部水肿的婴儿对球囊面罩贴合性较差，因此面罩通气会较困难。类似的是，对口咽和喉部水肿的婴儿，气管插管也较困难。如果在插管后还难以获得充足的通气，可能需要对胸膜积液和（或）腹水进行穿刺引流。可以用18~20号血管穿刺套管和注射器进行腹穿和（或）胸穿并轻柔吸引积液。如果有心

脏压塞表现，可以进行心包穿刺。脐带动静脉穿刺插管有利于直接进行血气分析、给予血管加压药物和血流动力学监测。一旦心肺状态稳定，应着手诊断引起胎儿水肿的病因并直接进行针对性治疗。

2. 罗宾序列征（Robin sequence，RS）

发病率为 1/8500。该病对新生儿的复苏颇具独特挑战性。小颌畸形（下颌骨较小并后缩）和舌后坠（舌头阻塞后咽腔）作为 RS 的特征，常会导致部分或完全气道阻塞。另外，患有 RS 的新生儿合并腭裂的高达 90%。出生后呼吸障碍可迅速导致缺氧、肺动脉高压、心搏呼吸骤停和死亡。死亡率为 1.7%~11.3%，往往与气道受阻有关，若合并有其他畸形，死亡率可升至 26%。

了解 RS 新生儿气道阻塞的机制对治疗很重要。舌头发育不成比例、舌头向腭裂脱垂、舌肌缺乏自主控制以及负压对舌头的牵拉等，所有这些因素都可能造成会厌水平的气道梗阻。虽然 RS 新生儿常发生呼吸障碍，绝大部分都可以通过非手术治疗获得满意疗效。将婴儿置于俯卧位可将舌头从咽后壁移开并能缓解 50% 以上 RS 新生儿的气道阻塞。若单纯靠俯卧位还不能达到目的，用口咽或鼻咽导管往往可以有效将舌头和咽后壁的阻塞打开。如需长时间维持治疗，可用纤维支气管镜通过鼻腔将改良的气管插管远端送入舌后坠区域以远的口咽部，这样可以使新生儿既能通过气管插管呼吸又能通过对侧鼻孔呼吸。用巾钳向外牵拉舌头效果有限并且会引起严重损伤。这种操作仅在有生命危险时可以尝试。由于伴有小颌畸形和舌后坠，RS 新生儿的气管插管尤其具有挑战性。各种保障气道通畅的设备要一应俱全、随手可用。其中，1 号 LMA 既能提供正压通气又能作为气管插管的套管，已成功用于临床。

3. 先天性膈疝（congenital diaphragmatic hernia，CDH）

是一种复杂的问题，涉及膈肌闭合不全，发病率约为 1/3000。在器官形成期膈肌缺损易使腹腔内脏器疝入胸腔，虽然发病机制还不完全清楚，CDH 的发生与各种不同程度的肺发育不良及双侧肺动脉高压有关。与膈肌缺损同侧的肺通常只有正常肺 20% 大小；而对侧肺能达到正常肺的 70%。出生时呼吸功能衰竭与气道支气管网络不全，气体交换面积减少，肺泡囊性发育异常，表面活性物质缺乏，以及广泛的肺血管肌化有关。CDH 也常常合并其他先天性畸形，包括心脏、骨骼、胃肠和（或）中枢神经系统，因此更增加了新生儿复苏的难度。尽管在过去的 10 多年产前诊断和治疗水平取得了长足进步，但仍有许多患有 CDH 的新生儿在出生后有严重的呼吸和循环障碍。虽然传统报道的死亡率接近 50%，在一些大的医疗中心通过新的复苏措施和后期手术修补已可以使存活率达到 75%。

CDH 新生儿典型的临床表现包括呼吸窘迫呼吸音减少，舟状腹合并胸腔可闻及肠鸣音，心音移位在对侧胸腔可闻及。在存在这种三联征的情况下，通常会产生明显的氧合、通气及心排血量的不足。肺发育不良不仅阻碍氧合，还促进血流通过 PDA 由右向左分流，进一步加重低氧血症和酸血症。一旦怀疑有 CDH，应迅速调整、实施针对性的新生儿复苏方案。

若不得不用的话，球囊面罩通气不能持续时间太长。面罩通气可导致胃肠胀气，进一步妨碍肺扩张和功能。气管插管进行"温和通气"对 CDH 是最可靠的。气道峰值压力应保持在较低水平，一般应低于 2.45kPa（25cm H_2O），以避免气压伤和容积损伤。不要尝试去扩张发育不良的患侧肺，因为可能会引起对侧肺的气胸。可以通过小幅、快速的呼吸节律（60~150/min）获得充足的通气。应根据动脉导管前氧饱和度指导氧疗，因为 CDH 发育不良的肺对过量输氧的毒性作用非常敏感。导管前饱和度 > 0.8，氧分压（PaO_2）8kPa（60mmHg），以及适度的高 CO_2 至 7.3kPa（55mmHg）都是可接受的。

除了确保充足通气，理想的心肺功能也可进一步改善氧合状态。置入鼻胃管对胃肠减压可以促进肺扩张、改善肺功能。酸中毒既损害心功能又增加 PVR，应及时纠正。可能需要维持一定的血压以阻止血流通过 PDA 由右向左分流。开始时可以输入等渗性液体来纠正低血压和灌注不足（10~20ml/kg）。进一步的血压维持可能需要加压药如多巴胺、肾上腺素、去甲肾上腺素以及多巴酚丁胺。最后，应避免由于体温过低导致氧耗增加和肺动脉高压加重。

4. 腹壁缺损

新生儿先天性腹壁缺损最常见的情况是腹裂和脐突出，需要在出生后立刻引起重视以尽量降低伤残率和死亡率。虽然在产房对脐突出和腹裂的处理方法大同小异，但在发病机制及临床表现上两者有一些重要区别，需要正确认识并给予恰当的治疗。

脐突出指小肠及其他腹部脏器通过腹前壁缺损向外突出，发生率约为 1/4000。在正常器官形成中，妊娠早期腹腔脏器疝入脐带并在妊娠 10 周时还纳入腹腔内。若腹腔脏器不能回纳入腹腔内就形成脐突出。脐突出成一个囊性包块内含小肠和其他脏器包括肝、脾、和胃。出生后，突出的囊包由多层脐带组织覆盖，作为保护层防止感染和细胞外液体丢失。值得注意的是，脐突出常常预示着其他结构性或染色体的发育异常，最常见的是心脏畸形、肺发育不良和 13，18 及 21 染色体三体综合征。

与脐突出相比，腹裂常单独发生，发病率约为 2.6/10 000。腹裂通常在妊娠第 10 周后发展形成，此时腹腔脏器已还纳入腹腔。虽然具体的发病机制还不清楚，一般认为腹裂的发生是由于子宫内血管性意外导致胎儿脐周腹壁各层缺血和萎缩。薄弱的腹壁可导致胎儿肠管及其他脏器疝出。严重的是，由于疝出的腹腔内容物无任何膜性覆盖，因此，在分娩后极易导致大量体液丢失、感染及损伤。

虽然在发病机制和临床表现上脐突出和腹裂有一些明显的不同，但早期的复苏措施是相似的。紧急处理包括无菌性包裹外凸的肠管以保温，尽量减少隐性体液丢失，以及防止物理性创伤。疝出的内脏用热盐水浸泡过的纱布覆盖并用塑料薄膜包裹。下鼻胃管进行胃肠减压防止肠管进一步膨胀。适当建立静脉通道并给予输液复苏。另外，应考虑给予覆盖母亲阴道菌群的广谱抗生素（氨苄西林和庆大霉素）。情况稳定后，应全面检查新生儿的身体状况以排除合并其他的畸形。尤其应注意脐突出婴儿的心肺状态，因为脐突出与心脏畸形和肺发育不良有很高的相关性。

5. 脊髓脊膜膨出

是最常见的先天性原发神经管发育异常，发病率约为 1/1000。在妊娠第 4 周神经管若不能完全闭合将导致椎弓、脊膜及脊髓的异常。其典型表现为新生儿腰骶部囊性占位，内含神经组织、脊膜以及脑脊液（cerebrospinal fluid，CSF）。其伴随的运动性瘫痪和感觉缺失不仅仅由于发育异常，也会因膨出的神经组织长时间暴露在羊水中导致神经损伤。另外脊髓脊膜膨出常常合并其他神经系统畸形包括脑积水、Chiari Ⅱ 型畸形、胼胝体发育不良和（或）脑神经核发育异常。

对脊髓脊膜膨出新生儿的复苏主要应预防进一步的中枢神经系统损伤，防止感染，维持细胞外体液容量及筛查可能伴随的其他先天性畸形。新生儿一开始应置于俯卧位或侧卧位，以防直接压迫外露的神经基板。后部膨出的囊性包块一旦破裂可能导致持续脑脊液漏。用盐水纱布和无菌塑料薄膜覆盖不仅可以防止直接损伤还可以预防感染和脱水。用抗生素可以抵御分娩时污染可能产生的不良后果。初期复苏稳定后，应评估新生儿中枢神经系统障碍的严重程度及其他伴随的危及生命的先天性畸形。所有进一步的复苏尝试均应在侧卧位下进行。

七、结论

从胎儿向新生儿顺利转型的特征是分娩后必须迅速发生和完成的一系列生理变化。尽管过程复杂，但只有 10% 的新生儿在出生时需要复苏。一般需要复苏的情况在产前或产时都有胎儿和母亲方面的预兆。新生儿迁延性缺氧或酸中毒可显著增加并发症发生率和死亡率，因此所有产房专业人员必须了解新生儿对宫外生存环境适应的生理机制，认识需要复苏的征兆，并在理论上和操作技能上做出正确应对。

要　点

- 胎儿循环模式向新生儿循环模式的转换始于新生儿的首次呼吸。

- 产后宫内环境（酸中毒，缺氧等）的持续可损害这种模式的转换，新生儿可表现为持续性肺动脉高压。

- 产前检查，包括 CST，NST，BPP 以及其他一些检查，可确定胎儿是否健康。但是，所有这类检查仍有 30%~50% 的假阳性率。

- 持续 FHR 监测仍是产时胎儿监测的最主要手段。动态胎心监测有 4 项参数（基线心率、变异性、加速性、减速性），可分为 3 种类型。FHR 对确定胎儿是否健康非常有用，但是，一个可疑的胎心监测结果仍有高达 50% 的假阳性。

- Apgar 评分依然是评估新生儿状态和判定是否需要复苏的金标准。不过，它并不能确定性鉴别急性缺氧事件。

■ 防止体温过低是新生儿复苏过程中不可或缺的一环。新生儿体表面积与体重的比率远大于成年人，极易快速失温。而非战栗性产热又可导致低氧血症、高碳酸血症和低血糖。

■ 新生儿在产后 30s 仍呼吸暂停，存在无效、喘息样呼吸和（或）心率低于 100/min 的情况下，应给予正压通气。心率、肤色及肌张力的改善表明氧合充足。

■ 正压通气 30s 后心率仍低于 60/min 时应进行胸外按压。胸外按压应以 3∶1 的比率进行，即每分钟 90 次胸外按压对 30 次通气。

■ 新生儿心肺功能不全通常继发于低氧血症，罕见情况下血容量不足也可导致。一般很少需要扩容治疗，而且扩容可能对正常容量的窒息婴儿造成心脑损害。

■ 婴儿在产时有胎粪污染但产后充满活力、心率＞ 100/min，有自主呼吸、肌张力正常时目前已不推荐口咽或鼻咽吸引。最新证据表明，胎粪吸入应是在分娩前就发生的事件。严重的 MAS（胎粪吸入综合征）是由发生在宫内的病理过程引起的。

第17章

新生儿神经损伤管理：循证结局

（Mihaela Podovei 和 Bhavani Shankar Kodali 著，王　怡 译，路志红 校）

新生儿神经损伤可由围生期的很多事件引起，例如宫内缺氧缺血事件（脐带脱垂、胎盘早剥或者子宫破裂）、产伤（肩难产、产钳阴道分娩）或孕妇外伤。然而，许多损伤并没有可以明确的原因。这一章将重点介绍新生儿神经损伤的循证医学管理。

一、新生儿脑病

新生儿脑病是一种相对常见的疾病。Nelson 和 Leviton 把它定义为一种临床综合征："足月新生儿在最初阶段的神经功能障碍，表现为难以开始和维持呼吸，肌张力降低，反射减弱，意识水平不正常，并常伴有抽搐。"Kurinczuk 等最近分析了并发症的数据，估计其在存活产婴为 3/1000，94% CI 2.7~3.3，早期研究的数据为 2/1000~6/1000 存活产婴。新生儿脑病被认为是分娩期事件的结果，若干不同的名称被用来定义它发生的过程：缺血缺氧性脑病，出生时窒息，窒息后脑病和围生期窒息。现在的观点中，新生儿脑病被描述成不涉及病因或发病机制假设的一系列临床综合征。缺血缺氧性脑病是新生儿脑病的一个亚群，有证据表明常是产中有缺血事件发生。最近一项荟萃分析估计缺血缺氧性脑病发生率是 1.5/1000 存活产婴（95 CI 1.3~1.7），而之前报道的发生率为 1/1000~8/1000 存活产婴。

大部分研究者使用改良的 Sarnat 指征来对临床症状进行分级，Sarnat 指征最初是被用于描述 21 例新生儿脑病的病例特征的。

- 轻度 /1 期：高度警觉、反射亢进、心动过速、瞳孔散大、无抽搐。
- 中度 /2 期：嗜睡、反射亢进、瞳孔缩小、心动过缓、肌张力低下、吸吮及拥抱反射减弱、抽搐。
- 重度 /3 期：肌肉松弛、昏迷、小到中度瞳孔且对光反射差、牵张反射减少、低体温、无拥抱反射。

新生儿脑病对于很多婴儿来说会导致严重的后果，包括死亡、脑瘫、癫痫、明显的认知、发育及行为问题。

Williams 等研究了胎儿睡眠期间出现短暂大脑缺氧后的细胞外改变，观察到了细胞内水肿的双相分布，早期水肿恢复很慢也不完全，平均在（28 ± 12）min，在（7 ± 2）h 后开始第二次肿胀，达峰在（28 ± 6）h。而在新生儿缺血缺氧后可以观察到同样的双相过程也已被广泛接受。

- 缺氧可造成新生儿立即死亡。新生儿损伤可源自于严重能量衰竭、酸中毒、谷氨酸释放、细胞内钙离子聚积、脂质过氧化反应及一氧化氮的神经毒性，这些都会破坏细胞的关键成分、导致细胞死亡。损伤的严重程度和时长影响着缺血缺氧后细胞损伤的进程。
- 经过初步的复苏后，氧供及循环恢复。在二次损伤及进一步神经元死亡之前，胎儿大脑将有一段至少 6h 的潜伏期。初始事件与二次损伤之间有机会时间窗，此时治疗措施能有效改善神经学预后。

■ 导致迟发新生儿死亡的原因包括：充血、细胞毒性水肿、线粒体衰竭、激活的线粒体的细胞毒性作用、兴奋性毒素累积、激活细胞死亡、一氧化氮合成及自由基损伤。循环中内源性炎性细胞和介质将会导致持续性大脑损伤。在缺血缺氧后数小时白介素 1 及肿瘤坏死因子 α 信使 RNA 将会表达，伴随着 α 和 β 趋化因子趋化，随后嗜中性粒细胞将聚集在梗死部位。

第二阶段的严重性与 1—4 岁神经发育预后的严重程度相关。研究者一直致力于寻找治疗措施来尽量减轻神经损伤，改善缺血缺氧脑病的新生儿的预后(低体温、氧自由基抑制药和清除药、兴奋性氨基酸拮抗药、生长因子、预防一氧化氮生成、阻断凋亡通路)。

缺血缺氧性脑病婴儿的管理包括①诊断；②支持治疗；③对抗持续性大脑损伤的治疗。表 17-1 总结了诊断及支持治疗的基本概念，以及能够减轻进一步

表 17-1　缺血缺氧性脑病婴儿的管理

诊　断

- 分娩过程中标记性事件的证据，例如胎心率异常
- 严重抑制的婴儿（改良 Apgar 评分低）
- 需要在产房复苏
- 严重婴儿酸血症的证据
- 早期神经功能检查异常(新生儿脑病)和(或)大脑功能评估异常(振幅整合脑电图)
- 振幅整合脑电图、头部超声、计算机断层扫描和磁共振可以用来评估缺血缺氧性脑病的严重性及进展

支持治疗

- 维持足够通气
- 避免低血压
- 避免低血糖。一项转入新生儿重症监护室的 185 例酸中毒患儿的回顾性研究提示早期低血糖 [血糖 2.2mmol/L ＜（40mg/dl）] 是预测围生期大脑损伤的重要因素，并可能加重大脑损伤
- 治疗惊厥。缺血缺氧性大脑损伤是早期新生儿惊厥最常见的原因。惊厥可能造成持续性损伤，反复发作惊厥会扰乱大脑生长及发育，也增加后续癫痫的风险

对抗大脑持续性损伤的治疗

- 降温
- 氧自由基抑制药和清除药
- 兴奋性氨基酸拮抗药
- 生长因子
- 预防一氧化氮生成
- 阻断凋亡通路

损伤的治疗措施。后文还将进一步讨论可能的治疗措施。

二、对抗大脑持续性损伤介入治疗

治疗性低体温：过去的 10 年里，人们在低体温对缺血缺氧性脑病婴儿中的效应研究方面做出了很大的努力。治疗性低体温在 20 世纪 50 年代及 60 年代被应用，但在近几十年很少应用。在 20 世纪 90 年代末低体温作为一种很有希望的治疗措施重新进入了人们的视野，并且在最近 5 年或 6 年时间里，有 18 个月随访数据的 5 项大型随机对照试验已经发表，结果都表明这一治疗措施有益（表 17-2）。

治疗性低体温可以通过若干机制改善缺血性损伤后的神经功能预后。

- 抑制谷氨酸释放。
- 减少大脑代谢，保留高能量磷酸盐。
- 降低细胞内酸中毒及乳酸蓄积。
- 保存内源性抗氧化剂。
- 一氧化氮产生减少。
- 预防蛋白激酶抑制。
- 改善蛋白质合成。
- 减少白三烯生成。
- 阻止血脑屏障破坏及脑水肿。
- 抑制细胞凋亡。

在低体温治疗之前，一些方案的细节需要考虑：①缺血发生到治疗开始的时间；②实现低体温的方法（全身降温 vs 选择性头部降温）；③低体温程度，体温测量的部位；④低体温持续时间（48～72h）。

所有缺血缺氧性脑病婴儿的随机对照试验都试图在缺血缺氧损伤后及继发性代谢衰竭开始之前的潜伏期开始介入治疗。婴儿常在出生后或确定缺血性事件发生的前 6h 接受降温。大部分试验都采用两种方法之一来达到低体温—选择性头部降温或全身降温。选择性头部降温：将有 10℃循环水的帽子放置在头部，同时身体要保温，维持直肠温度在 34～35℃。全身降温：常用冰或冰袋降低体温，婴儿常身上和身下用 2 个降温毯来维持体温在 33～34℃。

正如前文所述，目标温度可能根据降温方法不同而有轻微不同。

表 17-2　治疗性低体温随机对照试验中的主要研究指标（18 个月时死亡或严重残疾）

研　究	患者例数	治疗组主要预后指标	对照组主要预后指标	比值比	95% 可信区间	P 值
冰帽	218	55%	66%	0.61	0.34~1.09	0.1
NICHD	205	44%	62%	0.72	0.54~0.95	0.01
Toby	325	45%	53%	0.86	0.68~1.07	0.17
中国研究	194	31%	49%	0.47	0.26~0.84	0.01
neo.nEuRo.network	111	51%	83%	0.21	0.09~0.54	0.001

1. 选择性头部降温

第一篇婴儿治疗性低体温的安全性研究采用的就是选择性头部降温。受试者被分入不同的组，分别降至不同的靶温度，最低达 35.5℃，研究证明低体温是安全的且能被良好耐受。随后的选择性头部降温的研究将直肠温度 34~35℃作为靶温度。

2. 全身降温

Shankaran 等发表了一篇先导性研究，文章中评估了 72h 内全身处于 34~35℃低体温（食管温度）的可靠性及安全性。心率随降温而减慢，并维持在低于对照组的水平，但可以被很好地耐受；在降温组中没有发现更多的危险。治疗组和控制组的血压、肾衰竭、持续肺动脉高压、肝功能障碍、血管活性药物需要量、死亡率都是相似的。同一组研究者几年后发表了一项大型随机对照试验，这项研究使用了相同降温方法使食管温度到（33.5±0.5）℃。全身低体温的其他随机对照研究同样是降低婴儿体温至直肠温度 33~34℃，没有发现干预措施会引起严重不良事件。

然而，Eicher 发表了一项关于全身低体温的安全性研究，研究中降低温度至直肠温度（33±0.5）℃。在这项研究中，低体温组更容易发生低体温期间心动过缓、心率更低、更长时间依赖血管活性药物、凝血酶原时间延长、血小板计数低、血浆及血小板输注需要量增加及更频繁的临床惊厥及脑电图异常。

所观察到的不良反应的严重程度为轻到中度，并且通过小的干预就可控。

在 2005—2010 年，有 5 项关于缺血缺氧性脑病治疗性低体温用于婴儿的随机对照研究和一项荟萃分析，有超过 1000 名儿童参与。每一项试验中，18 个月内结局指标是死亡或严重残疾。

冰帽试验是一项对比标准化治疗的随机对照研究，这项研究使用选择性头部降温，使直肠温度维持在 34~35℃之间 72h，处于轻度全身低体温状态。这项研究有 234 名足月婴儿参与，其中有 218 名婴儿的数据可用。入选标准包括发生中度及重度窒息时临床相关的振幅整合脑电图（aEEG）数据、生物化学、神经病学标准。这项研究报道传统治疗组主要研究指标发生率为 66%，干预组为 55%，OR 0.61（0.34~1.09），$P=0.1$。用 aEEG 严重程度校准后低温治疗的比值比为（0.32~1.01，$P=0.05$）。亚组分析显示头部降温对有严重脑电图改变的婴儿无益，但对轻度脑电图改变的婴儿有益［需要治疗数（NNT），6（CI 3~27）］。

冰帽试验在进一步分析确定治疗有效性的决定因素时发现，治疗与出生体重明显相关。大体重婴儿（体重＞25 百分位数）表现出更少的良性预后，但是会在降温后有更大的改善。对大体重婴儿，需要治疗数是 3.8。同样的，对照组的发热（＞38℃）与不良预后显著增长相关，决定了脑病的严重性。在监护的 76h 内，对照组 34 名患者直肠温度一直在 38℃以上，其中 28 名患者有不良预后（OR 3.2，95% CI 1.2~8.4，$P=0.028$）。

第二个大型随机对照研究由国立儿童健康及人类发展研究所的新生儿网络执行，即 NICHD 试验。这项研究纳入了 208 名婴儿，其中有 205 名婴儿数据有效。低体温通过降温毯来维持 72h 食管温度在 33~34℃，这项结果是与传统治疗作比较。对照组有 62%、降温组有 44% 发生不良的结局指标（18 个月死亡或中重度残疾），风险比率 0.72，95%CI 为 0.54~0.95，$P=0.01$，需要治疗数 =6。低体温组中中重度脑病组出现所有不良预后减少的趋势。

第三个大规模研究——TOBY 试验纳入了全球 42 个中心的 325 名中度到重度缺血缺氧性脑病患儿。干预措施是全身降温。凝胶冰袋用于早期降温，降温毯用于维持体温在 33~34℃ 72h。53% 的对照组和 45% 的降温组患儿出现不良预后（RR 0.86，95%

CI0.68～1.07）。主要预后指标（死亡或中重度残疾）差异没有统计学意义，但在幸存者中，降温组的患儿没有神经功能障碍的生存率增加（44% 降温组对比 28% 标准化治疗组，RR 1.57，95% CI1.16～2.12，$P = 0.003$）。幸存者中干预组脑瘫的风险降低（RR 0.67，95%CI 0.47～0.96，$P=0$，03），智力发展指数、婴儿发展贝氏量表精神运动指数及粗大功能分级系统评分均有改善。这项研究的结论是对围生期窒息患儿进行 72h 中度低体温后，并不会减少死亡及严重残疾的发生率，但可以改善幸存者神经功能预后。

2010 年，发表了一项治疗性低体温随机对照试验的荟萃分析。分析了 3 项共计 767 名婴儿的大规模试验，这些试验均有 18 个月随访信息。另外 7 项有死亡率信息但没有恰当的神经发育数据的试验也被纳入分析。治疗性低体温显著降低 18 个月内死亡及严重致残率：风险比率 0.8，95% CI 0.71～0.93，$P=0.002$；风险差异 -0.11，95% CI 0.18～0.04，需要治疗数 =9（95%CI 5～25）。

低体温增加了幸存者正常神经功能的概率，降低了严重残疾发生率、脑瘫及精神运动发育指数少于 70。

荟萃分析后，其他两个大规模随机对照研究发表了他们的结论。来自中国的研究团队发表了一项多中心随机对照试验结果，这项试验在婴儿出生后 6h 内进行选择性的头部降温，使 72h 内鼻咽部温度在 34℃，直肠温度在 34～35℃。194 例新生儿入选。主要研究指标是 18 个月死亡或严重残疾的情况，患病率在降温组是 31%，而在对照组是 49%（OR 0.47，95% CI 0.26～0.84，$P = 0.01$）。严重残疾发生率是降温组为 14%，对照组为 28%，OR0.4，95% CI 0.17～0.92，$P=0.01$。

最近发表的研究是欧洲的一项多中心研究，这项研究用降温毯使全身温度 72h 内降至直肠温度 33～34℃。他们报道了 111 名婴儿的数据。所有的婴儿都接受了阿片类药物（吗啡或芬太尼）来减少由于脑病引起的不适及抵消低体温引起的应激反射。主要预后指标发生率在干预组为 50.9%，而在对照组为 82.8%，RR 0.21，95%CI 0.09～0.54，$P = 0.001$。干预组脑瘫发生率也更低（12.5% 对比 47.6%，RR 0.15，$P = 0.007$）。这项研究由于对照组受试者方面的伦理考虑而早早终止。

总之，对于缺血缺氧性脑病的婴儿，中等程度的低体温与 18 个月内死亡及神经功能损伤的减少相关。

三、氧自由基抑制药及清除药

1. 别嘌醇

次黄嘌呤转变为黄嘌呤过程中产生的自由基是缺血缺氧事件后脑损伤的重要途径。黄嘌呤氧化酶抑制药别嘌醇可以减轻脑损伤严重程度，机制包括减少自由基生成、直接清除自由基（羟基）及非蛋白结合金属的螯合作用。

有研究报道了一些别嘌醇用于婴儿缺血性脑损伤的随机对照研究和观察性研究。van Bel 等纳入了 22 名转入新生儿重症监护室的有严重出生时窒息的患儿，并把他们随机分配到别嘌醇组和对照组。这项研究没有采取盲法及安慰剂对照。结果提示别嘌醇治疗对自由基生成、脑血流量及脑电活动的有利影响，而未发现明显的不良反应，没有发病率及死亡率的数据。随后 Benders 等的一项随机双盲安慰剂对照试验未能证明别嘌醇有益于严重窒息婴儿出生 12h 后的死亡率及短期预后。它的结论是出生后 4h 开始使用别嘌醇治疗太晚了，无法发挥有益影响。而且如果窒息很严重，出生后给予别嘌醇治疗无法影响生存或神经功能预后。另一方面，Gunes 等的一项随机安慰剂对照试验证明早期别嘌醇治疗（出生后 2h）并持续 3d 是有益的。该研究纳入了 60 名缺血缺氧性脑病的新生儿，他们被分为别嘌醇治疗组和安慰剂组。20 名健康新生儿入选为对照组。别嘌醇治疗组严重不良事件（12 个月和 12 个月以上时死亡或严重损害）的发生率为 39.3%，安慰剂组为 53.6%（$P < 0.05$）。测定了各个组的血—氧化氮水平，发现它与缺血缺氧脑病的程度相关。别嘌醇治疗的窒息婴儿血浆—氧化氮水平在出生后 72～96h 显著降低。

再灌注 / 再氧合后出现自由基生成，高峰是在出生后的 30min 内。因此，开始抗氧化药物治疗的最佳时间应在出生时甚至娩出前。一项随机双盲安慰剂对照可行性试验研究了对有胎儿窒息征象（不良胎心描记或胎儿头皮 pH 低于 7.20）的孕妇使用别嘌醇，发现有治疗水平的别嘌醇的胎儿 S-100B 水平更低，而 S-100B 是脑损伤的一种标志物。一项大规模随机双盲安慰剂对照试验（ALLO-Trial）正在进行中，这项研究的主要研究指标是 S-100B 水平和氧化应激的严重程度，次要研究指标是新生儿并发症发生率、死亡率和长期神经功能状态。

2. 抗坏血酸（维生素C）

极低浓度的抗坏血酸可以清除和抵消引起缺血缺氧性新生儿脑损伤后持续性神经损伤的活性氧。抗坏血酸还可以再生抗氧化剂如α维生素E及β胡萝卜素。一项随机双盲对照研究观察了在出生后2h内开始静脉注射抗坏血酸和口服布洛芬并持续3d的效果，这项研究未能证明该治疗对新生儿缺血缺氧性脑病有益。其他氧自由基抑制药及清除药目前正在动物模型中研究，包括超氧化物歧化酶及过氧化氢酶、铁离子螯合剂及拉扎洛依（非糖皮质激素、21氨基甾体）。

3. 兴奋性氨基酸拮抗药

谷氨酸会促进导致细胞死亡的瀑布样级联效应。细胞外谷氨基酸堆积对神经元及少突细胞的死亡很重要。门冬氨酸（N-methyl D-aspartic acid，NMDA）受体拮抗药［地佐环平（MK-801）、镁剂、氯胺酮、苯环己哌啶、右美沙芬］被广泛用于缺血性神经元损伤的不同种类模型中，包括在培养基及在体（动物模型），都表现出了很好的神经保护效应。镁剂是在人体应用最广泛的门冬氨酸受体拮抗药。一项早产儿的观察性研究显示，硫酸镁可用于神经损伤的改善。脑瘫是一种非进展性运动障碍及姿势失调，是儿童期残疾的首要原因。早产是脑瘫的主要风险因素。观察到产妇接受镁剂作为抗早产药物或者治疗子痫前期，与未接受镁剂产妇相比较，同样分娩极低体重儿（<1500g），但前者产后3年时脑瘫发生率更低。随后的回顾性研究发现与未接受硫酸镁治疗的极低体重新生儿（<1500g）相比，治疗者脑瘫发生率更低。然而，证据并不都是正面的。Mittendorf等发现镁剂治疗组总死亡数增加，但随后的研究却没有得出相同的结果。

3项大规模随机安慰剂对照研究阐明了镁剂在预防脑瘫中的作用。主要研究指标分别是：Crowther等的研究中是2岁前死亡或脑瘫，Marret等的研究中是出院前死亡或严重白质损伤，Rouse等的研究中是1年内死亡或2年或以上中重度脑瘫。这3项研究中镁剂治疗组合对照组的主要结局指标均没有显著性差异。但3项研究的次要研究指标的分析表明治疗组更有益。Crowther等证明接受镁剂治疗的婴儿粗大运动功能紊乱（不能在无协助的条件下行走）或死亡显著减少或两者均减少。Marret等证明接受镁剂治疗能显著减少死亡、粗大运动功能障碍或两者均有；以及死亡或运动或认知功能障碍或两者均有。Rouse等发现，接受镁剂治疗的妇女所产的存活婴儿中重度脑瘫更少，并且整体脑瘫率更低。

一些荟萃分析得出的结论是出于神经保护目的在产前使用硫酸镁，可降低脑瘫发生率及减少脑瘫合并死亡，对胎儿及婴儿死亡率无影响。

美国妇产科医师协会（ACOG）回顾了镁剂和神经保护的数据，在2010年3月发表了一项预计早产前使用镁剂的委员会意见。ACOG产科医师及妇科医师美国协会回顾镁剂及神经保护数据，在2010年3月发表了一项委员会意见是镁剂可用于预期早产之前。ACOG认识到这些单个研究的主要研究指标无改善。但这项委员会意见的结论是目前证据显示在预期早产之前使用硫酸镁能降低幸存婴儿脑瘫的风险。

4. 钙通道阻断药

细胞内钙累积是缺血缺氧损害后导致神经元损伤的级联反应中的重要步骤。钙通道阻断药，可以减少细胞内钙，看起来是一个很好的治疗方案。尼卡地平在4个严重窒息的婴儿上试验过，但它的积极效应被显著的血流动力学紊乱抵消了。

5. 其他药物

在动物模型上研究着的可能有神经保护作用的其他途径包括氙气、血小板刺激因子拮抗药、腺苷、单唾液酸神经节苷脂、生长因子、类胰岛素生长因子-1及阻断凋亡途径（米诺环素、红细胞生成素）。以上药物中，红细胞生成素是唯一一个可以用于人类试验的药物。

红细胞生成素最初用于新生儿促进红细胞生成。临床试验表明人重组红细胞生成素防治早产儿贫血是安全有效的。在新生儿脑损伤模型上红细胞生成素全身用药已被证实具有神经保护功能。红细胞生成素可以预防神经元凋亡，并刺激血管内皮生长因子分泌及血管再生。其他效应由刺激脑源性神经营养因子来介导。

在一项重组人红细胞生成素预防早产儿贫血的试验中，研究者注意到提高的血红细胞生成素浓度与更高的智力发展指数评分相关。其他观察性研究也有相同的结果。然而，Ohls 等并没有发现 18~22 个月神经发育预后有差异。

有一项随机对照研究观察了中重度缺血缺氧性脑病足月新生儿的红细胞生成素水平。主要预后指标是在 18 个月时进行发生死亡或者神经发育测试表明残疾。有 153 例婴儿有预后数据。死亡或严重残疾在对照组占 43.8%，而在红细胞生成素组占 24.6%，P=0.017。亚组分析提示研究干预只可以改善中度缺血缺氧性脑病患儿的长期预后（P=0.001），而对重度缺血缺氧性脑病无作用（P =0.227）。红细胞生成素可以很好耐受，没有观察到发生过敏反应或血栓。

四、机械性胎儿及新生儿损伤

造成新生儿神经功能缺陷的机械性损伤会涉及头部（颅外、颅部或颅内）或外周神经系统（外周神经麻痹）。机械性胎儿损伤的危险因素包括阴道助产、巨大胎儿、早产儿、胎位异常、产程延长及凶险性分娩。

1. 颅外损伤

几乎所有经吸引分娩的婴儿都有头皮损伤，大部分损伤是短暂的并没有临床意义。

■ 头皮擦伤及裂伤：16% 真空吸引分娩及 17% 产钳分娩会发生头皮及面部损伤。真空吸引分娩时杯子置于正确位置及避免杯子分离（"弹出"）可以减少及避免损伤发生。产钳上的保护性覆盖物可以减少面部擦伤及皮肤淤青。

■ 面瘫：面瘫多为产钳相关损伤，由于压迫茎乳孔或覆盖在面神经管垂直段的骨头造成。但也有 33% 的损伤发生于自然阴道分娩，可能是由于压迫母体骶骨岬造成。预后良好，可在 2 周内康复。

■ 胎头水肿：这是骨膜外血性浆液的聚集并扩散过了中线及超过骨缝。由推扩张的宫颈时对先露部的机械性创伤引起。

■ 发黑：真空吸引引起组织间液及微血肿聚集填满真空杯的内径。这种聚集通常在 12~18h 消失，不需要治疗。

■ 头颅血肿：头颅血肿是在头盖骨和骨膜之间的骨膜下血管破裂后造成血液聚集。没有超越骨缝，很少造成贫血和低血压。常在几周内吸收，不需要任

何治疗，但会造成几个月的骨头肿胀。若怀疑为颅骨凹陷性骨折或有神经系统症状，应行头颅 X 线和头部 CT 检查。

■ 帽状腱膜下出血或腱膜下出血：腱膜下出血在骨膜及帽状腱膜（覆盖着头骨并连接着皮肤和帽状腱膜组织的纤维组织紧密层）之间进展。帽状腱膜下有连接硬脑膜窦和头皮静脉的大支导静脉。足月新生儿潜在的帽状腱膜空间可以容纳 260ml，而导静脉破裂会导致可造成生命危险的出血及贫血。报道的发生率为经阴道分娩 4：10 000，真空吸引为 0~21%。表现为超过骨缝的弥漫性肿大或波动性肿块。血块会根据胎儿头部位置变动。丢失 20%~40% 的循环血量会造成低血容量性休克。这类病例的死亡率接近 25%。婴儿血细胞比容降低超过基线值的 25% 与严重出生时窒息相关。管理措施包括纠正贫血、血小板减少和凝血障碍，在一些严重病例中需要手术烧灼出血的血管。

2. 颅骨损伤

颅骨骨折多由产钳或产妇骨盆的挤压引起。其他胎儿颅骨骨折的罕见原因包括产妇创伤、车祸及安全气囊膨胀时的钝性创伤，及刺伤和枪伤的穿透性创伤。产伤引起的颅骨骨折可为线性或者凹陷性（乒乓球型骨折）。线性骨折无临床意义，不需要特殊治疗。凹陷性头骨骨折可以进行非外科治疗，但若存在神经功能缺陷、大脑内有骨头碎片、颅内损伤症状、脑脊髓液外流至帽状腱膜下或无法闭合操作，则需要外科治疗。若有帽状腱膜血肿或蛛网膜下隙出血应怀疑颅骨骨折。

3. 颅内损伤

每 10 000 个活产婴儿中有 5~6 例发生颅内损伤，这可能会致死或造成终身残疾。风险因素包括产钳或真空吸引分娩、第二产程延长或凶险性分娩及巨大胎儿。除产伤外，其他颅内出血的原因包括出生时窒息、早产儿、出血性倾向、感染及血管畸形。工具助产与硬膜下及蛛网膜下出血相关，而不是脑室内出血。脑室内出血是早产儿（出生体重少于 1500g）最常见的出血类型。硬膜外、硬膜下或蛛网膜下、脑实质内及脑室内出血均有发生。硬膜外出血可能表现出弥漫性神经症状，颅内压升高及囟门膨胀，或者抽搐或眼球偏视等局部症状。硬膜下出血可表现为呼吸暂停、瞳

孔不等大、眼球偏视、烦躁、囟门紧张、抽搐及昏迷。蛛网膜下隙出血可表现为抽搐、烦躁、反复发作的呼吸暂停及意识障碍。头颅超声常是新生儿的第一手影像资料，后续可检查 CT 及 MRI。治疗措施根据神经系统症状及病变的程度而定，有时可能需要外科干预治疗。

4. 围生期外周神经损伤

新生儿支配上肢功能的外周神经损伤常涉及臂丛神经。也可发生单独的桡神经麻痹。

5. 臂丛神经麻痹

产科臂丛神经麻痹（obstetrical brachial plexus palsy，OBPP）是出生时前、中、后一支或更多颈胸神经根（C_5 至 T_1）损伤的结果。大多数情况下受累的是 $C_{5\sim6}$ 神经根（Erb-Duchenne 麻痹），但也可能为 $C_{5\sim7}$，C_8 至 T_1（Klumpke 麻痹）、全部神经丛病变或合并霍纳综合征的全神经丛病变。Erb-Duchenne 麻痹在所有病例中占 46%，预后是最好的，常在 1 年内恢复，但也有 5%～8% 的病例症状会持续。Klumpke 麻痹常持续存在，只有 40% 可以在 1 年内恢复。产科臂丛神经麻痹在西方国家中每 1000 名出生婴儿有 0.42～3 名，在美国为 1.5/1000 活产婴儿。

OBPP 主要的危险因素是肩难产；然而，有相当一部分病例是继发于宫内损伤。引起 OBPP 的宫内因素包括分娩的产力、子宫内适应不良、肩后部被骶骨岬压迫，子宫的反常收缩。

OBPP 的风险因素见表 17-3。

避免产科臂丛神经损伤是困难的，大部分婴儿并没有明确的风险因素。肩难产也是很难预料的。过去提倡在怀疑巨大胎儿时进行催产，但对两项随机对照研究的荟萃分析提示对于怀疑巨大胎儿的非糖尿病产妇，催产并不能够降低产妇及胎儿的死亡率。剖宫产者臂丛神经麻痹发生率较低，所以对于有风险的病例可能行择期剖宫产是合理的。Yeo 等发现对预计体重＞4kg 的胎儿选择择期剖宫产分娩可以避免 44% 的肩难产。Gilbert 等研究了 100 多万名产妇中产科臂丛神经麻痹的危险因素，发现怀有巨大胎儿（超过 4.5kg）的糖尿病孕妇经工具辅助阴道分娩是发生新生儿臂丛损伤的最高危因素。即使在这一高危组，92% 的婴儿也没有产科神经麻痹，所以对于

表 17-3　产科臂丛神经麻痹风险因素

产妇
● 糖尿病
● 高体重指数或增重严重
● 产妇年龄 > 35 岁
● 非正常产妇骨盆结构（扁平骨盆）
● 未产妇
胎儿
● 巨大胎儿
● 臀先露
产科
● 肩难产：4%～40% 的肩难产病例可合并产科臂丛神经麻痹，其中 1.6% 的病例有永久性的损伤。尽管巨大胎儿是肩难产的最重要风险因素，但有一半的体重在 4000g 以下
● 臀位分娩
● 胎头骨盆或胎儿骨盆不称
● 第二产程延长，凶险第二产程
● 器械阴道助产
● OBPP 病史

大多数病例没有必要剖宫产分娩。在一篇综述中，Doumouchtsis 等预测在糖尿病产妇中，443 名产妇需要通过剖宫产分娩来避免超过 4.5kg 婴儿发生一种永久性 OBPP，有 489 名产妇需要通过剖宫产分娩避免超过 4kg 婴儿发生一种 OBPP。

正确处理分娩过程中肩难产可减少新生儿神经损伤发生率及严重程度（臂丛神经麻痹及缺血缺氧性脑病）。产科医生可以有若干种处理方法来帮助解放肩部（表 17-4）。

大部分新生儿臂丛神经麻痹病例都是短暂的，只需要支持性的非干预性护理就可以恢复。在专业人士指导下在家物理治疗是首选的治疗。康复的时机具有重要的预后意义：婴儿在出生后头 2 个月恢复一些力量（至少部分抗重力运动）将会在 1—2 岁内神经功能完全恢复。相反的，婴儿臂力功能恢复晚于 3 个月则将很难完全恢复。万一出现持续性的臂丛神经麻痹，理疗、微创手术神经重建、二次关节矫正及肌肉转位可以用来尽量恢复功能。

五、桡神经麻痹

桡神经损伤在临床上很罕见，要与更常见的臂丛神经损伤相区别，特别是与会影响手腕及手指屈肌的低位臂丛神经麻痹相区别。那些腕部和手指无法伸展

表 17-4　处理肩难产的手法

一线手法

- 屈大腿法（McRobert 法）：仰卧位下尽量屈髋，使腰骶角变直
- 耻骨上加压促使胎儿肩部内转，缩小双肩周径并转为斜位

二线手法

- 后臂分娩
- Rubin 手法：前肩向前旋转
- 旋肩法（Woods 法）：在后肩前部分用力，力图向与 Rubin 手法相同的方向旋转胎儿
- 反向 Woods 扭转：在后肩后方用两只手指，按与 Woods 法相反的方向旋转
- 匍匐位：产妇双手双膝着地，轻柔的牵引以分娩后肩，胎儿可能因重力而下降
- 断锁骨法来分娩婴儿会增加医源性臂丛神经损伤、血管及胎儿软组织损伤的风险

三线手法

- Zavanelli 手法：胎儿再推入骨盆，阻止分娩并进行剖宫产。这种方法的成功率高达 92%，但是会引起严重胎儿及产妇并发症包括胎儿损伤及死亡、子宫及阴道破裂
- 耻骨联合切开术：下尿路损伤风险很高

避免会增加臂丛神经损伤风险的手法

- 与将头放于正位相比，向下向侧面屈曲头部时臂丛神经牵拉会增加 30%
- 宫底加压可以加重肩部的嵌顿
- 宫底加压联合牵引会引起神经系统并发症

但三角肌、二头肌及三头肌功能完整的新生儿应怀疑桡神经损伤。这一损伤常由于桡神经在子宫内受压引起。手臂后外侧出现淤血及脂肪坏死常提示螺旋沟（桡神经）区域受压。桡神经损伤预后良好，大部分婴儿可以完全自行恢复。

要　点

■ 缺血缺氧性脑病是新生儿脑病的亚群，发生率为 1.5/1000 活产婴儿。

■ 缺血缺氧造成新生儿损伤具有双相病程，会造成急性神经死亡和继发性延迟损伤。从最初损伤开始至少有 6h 的潜伏期，提供了可以改善神经发育预后的神经保护治疗机会窗。

■ 低体温应在足月或接近足月新生儿出生后 6h 内开始，并维持 48～72h，可有效改善 18 个月时的神经发育预后。

■ 黄嘌呤氧化酶抑制药别嘌醇如果在出生后 2h 内进行治疗并持续 3d，对降低继发性缺血损伤严重程度有益。别嘌醇用于有胎儿缺血症状的产妇的好处也正在研究中。

■ 已有的证据显示在预计早产之前使用硫酸镁可降低幸存婴儿的脑瘫风险。

■ 红细胞生成素可以改善中度缺血缺氧性脑病婴儿神经发育预后。

■ 机械性新生儿神经损伤的危险因素包括工具辅助经阴道分娩，巨大胎儿，早产儿，非正常胎方位，产程延长及凶险性分娩。有些损伤的发生并无明确风险因素。

■ 头部损伤——颅外、颅骨、颅内——依据严重程度可能造成神经功能缺陷。治疗包括保守治疗及手术治疗。

■ 与分娩有关的外周神经损伤可能涉及面神经、臂丛神经及桡神经（少见）。大部分损伤预后良好，可以在几周到几月内自行恢复。严重的臂丛神经损伤可能需要进行外科干预治疗。

■ 适当的产前及产时胎儿监护及管理可以从一定程度上预防新生儿损伤。然而，许多损伤是很难避免的。

第六部分

产科并发症的麻醉注意事项和管理

第18章

异常胎位、臀先露、肩难产和多胎妊娠

（Thomas A. Gough 和 Paul Howell 著，柴 薪译，雷 翀校）

一、引言

异常胎位、胎先露和多胎妊娠显著增加母亲和孩子并发症的风险，同时也是对产科医师和麻醉医师的一个巨大挑战。以成员间沟通良好的团队为基础的方法是获得良好预后的关键所在，因此，麻醉医师应该对这些问题的解剖和生理特征有很好的了解。

描述胎儿在宫内的方位需考虑 3 个变量：胎产式、胎先露和胎位。胎产式指胎儿的长轴与子宫的长轴的相对关系。这可以是纵向、横向或倾斜。

胎先露指胎儿与骨盆入口重叠的部分，通常可通过阴道指检穿过子宫颈触及。先露可以是头部，臀部和肩部，头部被进一步划分为顶部，额部或面部。正常先露是顶部，先露异常是指任何非顶部先露。

胎位是指先露骨性突出部分与母体骨盆之间的关系。顶先露是指枕部，面先露是指颏部，臀先露是指骶骨，肩先露是指肩峰。

大多数单胎分娩为顶先露，枕前位（occipoto-anterior，OA），其他所有胎位或先露被认为是异常的。下面章节中将介绍这些妊娠。

二、异常胎位

1. 枕后位

持续性枕后位（occipitoposterior，OP）的发生率在所有妇女约为 5.5%，初产妇的发生率高于经产妇（7.2% vs. 4.0%）。其发生的机制是由于从初始的后位或横位旋转失败，或初始的枕前位旋转不良。OP 通常引起产程延长伴有显著较高程度产妇不适。由于胎头不是与骨盆完美匹配，导致胎儿下降缓慢和宫颈扩张的延迟。对骶后神经的压力增加，可导致严重的背部疼痛，这是 OP 妊娠产妇在生产过程中的常见并发症。

许多观察性研究显示，使用硬膜外镇痛和持续性 OP 之间的相关性。但是，目前还不清楚这种关联是直接的因果关系还是因产程延长和生产时更严重的疼痛导致的硬膜外镇痛需求增加的结果。Lieberman 等在一项前瞻性队列研究中得出结论，硬膜外镇痛直接影响分娩时的胎位。在纳入了 1562 例女性的研究中，他们在产程的各个阶段通过超声检查胎儿的头位。纳入时那些接受硬膜外镇痛（研究人群的 92%）和没有接受硬膜外镇痛的女性中 OP 的发生率没有差别（23.4% vs. 26.0%），但分娩时硬膜外镇痛组持续性 OP 的发生率为另一组的 4 倍（12.9% vs. 3.3%）。从中作者认为，硬膜外镇痛可增加分娩时持续性 OP

的发生率，但不认为存在因果关系。有趣的是，Fitzpatrick 等得出了相反的结论，在他们的机构中 25 年来硬膜外率镇痛使用率从 3% 上升到 47%，围生期其他管理方式保持不变，OP 位的发生率有所下降。因此，硬膜外麻醉和 OP 位之间的确切关系的仍然存在争议，但两者之间存在关联是毋庸置疑的。

（1）产科管理：持续性 OP 位被认为是高风险生产，因为剖宫产或器械助产的可能性大于正常的 OA 位。事实上，虽然 OP 位占所有产妇的 5.5%，但占因难产而行剖宫产分娩的 12%。持续性后位也与胎膜早破、引产、外阴切开、阴道撕裂、出血和三或四度撕裂的发生率增加有关。传统上，产科医师试图在分娩前通过手法或产钳将胎儿旋转为 OA 位。这种技术已经越来越不流行，因为它增加孕母体和胎儿的创伤，而更多初级产科医师在使用高转产钳（如 Kielland 钳）时缺乏经验和自信。现今如果胎儿没有自然旋转至 OA 位，产科医师允许产程进展并在 OP 位分娩。以这种方式自然经阴道分娩的成功率在初产妇高达 1/3，经产妇达 55%。

（2）麻醉管理：由于产妇通常要承受长时间和巨大的痛苦，尽管存在如上所述争议，OP 位仍然是区域镇痛的常见适应证。如前述，低位腰背痛是这一人群存在的特殊问题需要得到照护和处理，阻滞应覆盖骶神经根。需要仔细评估皮区扩散范围，但应当注意的是如果使用间歇维持技术可能会使用几个附加量，如果使用持续输注可能需要几个小时。普遍接受的是使用 CSE 技术与常规的硬膜外方法起效更快，可能更早实现骶神经阻滞。尽管最近的 Cochrane 系统评价得出结论认为 CSE 相比常规低剂量硬膜外分娩镇痛在产程中没有总体优势，可能提示它的使用将适用于 OP 位妊娠的分娩镇痛。但是尚没有随机对照试验以支持这一观点。某些女性在使用低剂量的局麻药与阿片类药物混合硬膜外应用尽管能提供一个良好的感觉阻滞，但 OP 位引起的骶部疼痛和低位腰背痛没有得到完全缓解，这些女性可能需要更高的局部麻醉药的浓度。

广泛使用低剂量局麻药的方案减少了现代硬膜外分娩镇痛的运动阻滞。如果头顶的位置是最初的枕后位，盆底肌肉及会阴部肌肉的深度松弛可能会阻碍自发旋转到正常 OA 位或使最初 OA 位的胎儿旋转不良至 OP 位。但是在器械助产过程中，可能有必要通过有意松弛盆底帮助产科医师更容易的放置产钳或吸杯，减少阴道损伤（和胎头创伤）。这可通过高浓度的局麻药增加阻滞的强度，如 2% 或 3% 的 2- 氯普鲁卡因，2% 利多卡因（有或没有佐剂），0.5% 布比卡因或左旋布比卡因，或 0.75% 的罗哌卡因，取决于紧急程度和个人偏好。

2. 面或额先露

在面先露时，胎儿的头部和颈部过伸枕部靠在上背部。因此先露部是眶脊和颏之间的面。在新生儿发生率为 1/600～1/500，与早产儿、低出生体重、胎儿畸形、头盆不称及羊水过多相关。额部可前位、横位或后位。只有当颏部是前位时才可能经阴道分娩，占所有病例的 60%～80%。10%～12% 的颏部是横位，通常在产程中自然旋转至前位。20%～25% 的病例为后位，约有 1/3 自动转换为前位。面先露的总剖宫产率约 15%。尝试手动旋转胎儿至更合适的胎置很少成功，并且与高围生期死亡率和产妇发病率相关；因此，这种做法已经不推荐。

额先露，胎头在完全屈曲（顶）和过伸（面）之间。先露部位是眼脊和前囟之间的胎头。发生率约为 1/1500，与面先露的发生因素相同。在产程中，额先露可以进展为 3 种方式中的一种。它可以自动转换为面或顶先露，或保持额先露。因此，合理的产科管理是转换到一个更合适的先露位置，但如果持续额先露则常见难产，通常需要剖宫产。

3. 肩先露

发生于横向胎产式（当脊柱垂直于母体脊柱）或斜向胎产式（胎轴偏差朝向一侧或另一侧髂窝）。它可以通过体外胎头外倒转术（ECV）成功转为顶先露，但如果失败必须实施剖宫产。例外的情况是双胎中的第一个经阴道分娩第二个为横位。在这种情况下产科医生可尝试宫内胎足倒转术，旋转胎儿到臀位然后手动取出胎儿。

三、臀先露

该术语是从旧英文单词"brec"派生出来的，意思是臀部或骶部，描述先露部分与骨盆入口之间的关系。臀先露主要有 3 种类型（图 18-1）。

（1）单臀先露型：胎儿的腿在髋部屈曲和在膝部伸展。臀部是先露部位。

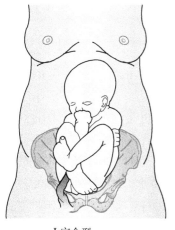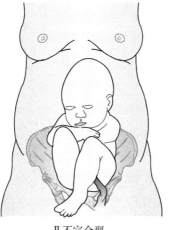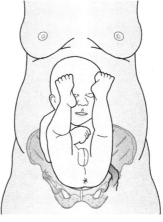

Ⅰ 完全型	Ⅱ 不完全型	Ⅲ 单臀先露型

图 18-1 臀先露的类型

（2）完全型：胎儿腿在髋部和膝部屈曲，足在臀部旁边为先露部位。

（3）不完全型：胎儿的 1 只或 2 只足（足臀）或膝（膝臀）的位置低于臀部（例如，一侧或两侧髋部伸展）。

臀位的类型一般可通过超声检查确定，同时产科医师也可以通过超声检查排除严重的先天性畸形。这可能会影响产科医师的对生产方式选择。Frank 臀先露的足月胎儿通常位置保持不变，但完全性臀先露在产程开始之前或产程中的任何时间都可能变为不完全臀先露，需要产科医师管理一条或两条腿先露的分娩。

1. 流行病学

单胎妊娠臀先露的发生率 28 周时在 20%～40%，足月时可降至 3%～4%。这个发生率的变化是胎儿在宫内会移动至最合适的胎位的一个过程。有很多母体或胎儿因素可干扰这一自然进程，增加足月时臀先露的风险。这些因素总结在（表 18-1）。

2. 母婴死亡率和并发症发病率

臀位胎先露比正常先露围生期发病率与死亡率更高，即便通过早产矫正过之后依然如此。这不仅由于导致臀先露分娩的那些易感因素，而且机械条件可能导致胎儿缺氧和脑损伤。先天性胎儿异常例如无脑畸形或脑积水可导致胎儿立即死亡或长期神经系统后遗症。母体因素例如前置胎盘，子宫异常或高龄也可增加新生儿的风险。臀先露分娩时，以下几种情况可能发生胎儿低氧。

（1）脐带：由于脐带插入点与产道内胎儿身体最低点的距离减少（与顶先露相比），臀先露分娩在胎儿骨盆下移过程中脐带受压风险更高。这可导致胎儿缺氧，除非能将胎顶快速娩出。然而，由于胎顶部是胎儿最大的部分，通常需要时间来形变成适应产妇骨盆的形状，而这可能导致分娩延迟。这种情况被称之为抬头包埋，需要通过剖宫产立即分娩防止加重胎儿缺氧和脑损伤。早产儿风险更高，因为在这种情况下，宫颈尚未充分扩张，肩和腿可通过未完全扩张的宫颈，但是头部被卡住的风险增加。脐带脱垂是另外一种罕见但可能致命的并发症，特别是不完全性臀先露分娩。在这种情况下，先露部分无法像其他类型的臀先露（或顶先露）有效的填充子宫颈，导致脐带可

表 18-1 臀先露的相关因素

与臀先露相关的母体因素	与臀先露相关的胎儿因素
子宫扩张或松弛	先天性胎儿畸形
多产	无脑畸形
多胎妊娠	脑积水
羊水过多	低出生体重
子宫异常	宫内发育迟缓
盆腔肿瘤（良性和恶性）	早产
子宫畸形	
产科条件	
前次臀位	
羊水过少	
前置胎盘	
非产科条件	
高龄	
母体糖尿病	
吸烟	

经由宫颈脱垂至阴道。随后脐带受压或血管痉挛压力可导致胎儿缺氧。这可能会导致胎心监测异常如心动过缓或变异减速需要紧急剖宫产。

（2）胎盘：由于第二产程经常延迟，胎盘灌注在子宫收缩时明显减少。在枕位分娩时，分娩头部和手动吸引时，子宫体积减少 1/3（宫缩），同时子宫胎盘交换单元也减少。臀位分娩时，类似的阶段发生在肩胛骨娩出后（此时开始手动吸引），此时子宫体积减少了 2/3，相应子宫胎盘交换单元减少更多。

分娩过程中，胎儿有发生创伤相关并发症的风险。这并不仅局限于阴道分娩，因为臀位剖宫产时更困难。这些创伤性并发症包括一般性分娩外伤（特别是人工助产器械的使用），头部过伸，偏转时脊髓损伤。

臀位也增加了母体的死亡率与发病率。与顶先露相比，围生期创伤特别在使用产钳时，产后出血及感染的风险更高。使用产钳可能盆底肌肉直接生理或神经损伤，导致尿便失禁、盆腔器官脱垂、性交困难。这些风险也不能通过经腹分娩而完全避免，因为剖宫产也与失禁、出血、住院时间延长、血栓性疾病相关。

3. 产科管理

针对臀先露产科医师有 3 个基本干预途径。首先，可以尝试通过 ECV 转换成顶先露。若成功，则可避免臀位分娩的风险。其次，可尝试经阴道分娩。或者第三通过剖宫产分娩。这可能是计划或急诊剖宫产。

（1）臀先露的体外抬头倒转术（ECV）：是经由母体腹壁将胎儿从臀先露转为顶先露的操作手法。ECV 成功率在 30%～85%，但有很多因素可影响到其结果。包括种族、产次、子宫张力、羊水量、臀先露的情况，胎头是否可及，宫缩抑制药的应用。宫缩抑制药包括特布他林、利托君、沙丁胺醇。

ECV 的目标是降低与臀位分娩相关的不良预后。一项有关足月 ECV 的 Cochrane 综述显示，尝试 ECV 可显著降低非头位出生率［5 项试验，433 名女性；相对风险（RR）0.38，95% CI 0.18～0.80）］和剖宫产率（5 项试验，433 名妇女；RR 0.55，95% CI 0.33～0.91）。ECV 术的时机也是影响预后的潜在因素。有研究提示，足月前（孕 34～35 周）行 ECV 术较足月行 ECV 术非头位出生率降低更多。早期 ECV 2 试验显示，与足月 ECV 相比分娩时非头先露降低更多，剖宫产率没有降低，并有可能会增加早产率（这种关联未达到统计学意义）。

ECV 术是一个非常安全的操作，并发症发生率非常低。然而，却有胎盘早剥、子宫破裂和母胎出血的病例报道。即刻急诊剖宫产的发生率约在 0.5%。

ECV 中显著的疼痛和不适与较低的成功率相关。然而，这也被作为潜在发生并发症的标志，因此，产科医师不愿意在进行该项操作时实施区域麻醉，担心掩盖并发症发生的警报体征。但最近，为了便于实施 ECV，区域麻醉或者麻醉的使用正在增加。Schorr 等将 35 名孕妇分配至硬膜外麻醉（2% 利多卡因和肾上腺素）下行 ECV，34 名孕妇 ECV 前不实施硬膜外麻醉。结果显示，硬膜外麻醉组成功率更高（67% vs 32%，RR 2.1，CI 1.2～3.6）。Mancuso 等将 108 名女性平均分配至硬膜外麻醉（2% 利多卡因与芬太尼）和对照组。报到硬膜外组成功率更高（59% vs 33%，RR 1.8，CI 1.2～2.8）。2010 年 Weiniger 等重复了他们之前研究的发现。将 64 名女性平均分配至腰麻组（7.5mg 布比卡因）和对照组，结果显示区域麻醉组成功率较高（87% vs 57.5%，$P = 0.009$；95% CI 0.075～0.48）。有趣的是，注意到此研究中对照组相对较高的成功率，这是对之前研究的反驳，即对照组 30%～35% 的成功率没有充分反映正常的临床实践。其他一些研究也显示，之前行 ECV 术失败的孕妇，之后使用椎管内麻醉产生更成功的预后，成功率在 39.7%～89%。

由于已发表的关于 ECV 时使用椎管内阻滞的益处的证据存在冲突，2010 年发表了一篇荟萃分析回顾了截至当时的证据。作者显示研究的主要区别是剂量而非技术。他们发现，如果研究组使用药物的麻醉药量，使用椎管内阻滞的改善 ECV 成功率结果有统计学意义。但是若使用药物的镇痛剂量，则椎管内阻滞没有益处。他们还发现，除了产妇低血压，椎管内阻滞不影响 ECV 严重不良事件的发生率。但是应该注意到由于严重不良事件的发生率相对较低，这些研究中没有一个单独的研究有足够的检验效能检测出并发症发生率的统计学差异。

目前对于区域阻滞下行 ECV 的观念，大西洋两岸存在分歧，北美较英国常用，在英国并不将椎管内阻滞作为常规运用于 ECV 操作。然而，越来越多的证据支持使用椎管内麻醉下行 ECV 操作，提示麻醉医师在改善臀先露产妇的管理经验和预后中发挥一定的作用。

（2）臀先露分娩模式：分娩方式也许是臀先露

产科管理中最具争议的领域之一。2000年，Lancet杂志发表了TREM臀位试验。这项大型、多中心、随机对照试验比较了臀位经阴道分娩与计划剖宫产母体与胎儿预后，该研究包括26个国家的2083名女性患者的资料。最重要的发现是新生儿死亡率或严重并发症的发生率在计划剖宫产组为1.6%，计划阴道分娩组为5%。这种差异在围生儿死亡率低（英国、美国、加拿大）的国家中更为显著。这两组母体的预后无显著差异。这项研究发表后，使已经在上升中的臀位剖宫产率急剧升高。在美国，1970年臀位剖宫产率为11.6%，至2001年已经上升到86.2%。一项荷兰的研究直接检验TERM臀位试验对全国臀先露剖宫产率的影响，结果发现文章发表后仅2个月，臀先露剖宫产率从50%上升到80%。美国妇产科医师学会（The American College of Obstetricians and Gynecologists，ACOG）震惊于该数据，遂于2001年将对分娩方式的推荐意见修订为"足月时持续臀先露单胎妊娠患者应该接受计划剖宫产术"。

然而，正如头条研究常见的那样，并不能获得一直的赞同。许多学者认为，这项研究中存在缺陷，特别是关于纳入标准和实施分娩的方式，产生了误导性的结果，实际上臀先露经阴道分娩对特定的患者人群还是有效选择。臀位经阴道分娩不良预后的危险因素包括胎颈过伸，产程延长，分娩时缺乏有经验的临床医师，足月胎儿极端体重（<2500g或>4000g）。偏向于经阴道分娩的医师认为，排除以上涉及的患者人群，可能确定出能成功经阴道分娩的患者并避免剖宫产潜在的并发症风险。然而应当注意的是，在当今对此类产妇倾向于选择计划计划剖宫产的产科环境下，培训机会越来越少，导致有经验的臀位经阴道分娩临床医师越来越罕见。对阴道分娩进一步支持来自于TRERM臀位试验2年随访结果。研究人员发现，不管分娩方式为何，2岁时死亡或神经发育异常的风险没有差别。这说明在原先的研究中发现的经阴道分娩增加严重并发症发生率的风险，并不导致任何长期并发症的发生。

最后形成了折衷意见，2006年ACOG指南推荐分娩方式的决定应取决于产科医师的经验，医院也应该有各自臀位阴道分娩方案。加拿大妇产科医师学会（The Society of Obstetricians Gynecologists of Canada，SOGC）也呼应地发布了一系列指出适合阴道臀位分娩的患者和应该如何进行管理。然而，目前仍不确定将来会有多少产科医师能自信地管理臀位经阴道分娩，目前计划剖宫产仍将是最常见的分娩方式。

4. 臀先露的麻醉管理

（1）分娩镇痛：过去，臀位分娩使用硬膜外镇痛会延长第一产程，也增加手术分娩率。导致人们认为臀先露是硬膜外镇痛的相对禁忌证。然而，这些是回顾性、观察性研究，只能说明那些产程延长，产痛更剧烈的产妇更可能要求硬膜外镇痛。此外，这些研究中很多是较老的研究，与目前的临床实践相比，其中硬膜外使用了较强的局部麻醉。还有其中的一些研究已显示了硬膜外镇痛的实施能改善新生儿预后，有效地针对分娩持续时间的关注不那么有说服力。目前，大多数作者认为臀先露是硬膜外分娩镇痛的适应证，其有以下优势：①疼痛缓解质量更佳。②抑制母体在第一产程过早用力，若患者在子宫颈完全扩张之前用力，增加胎头包埋和脐带脱垂的风险。然而在第二产程，必须小心确保母体有足够向下用力分娩的力量。③放松盆底肌肉以有助于第二产程末的分娩。④有将分娩镇痛扩展至手术麻醉的选择。臀位经阴道分娩可迅速进展为需要紧急剖宫产，此时必须有麻醉医师在场向硬膜外追加药物或者实施全麻，进行急诊剖宫产。

在作者机构和在英国，最常用于建立和维持硬膜外阻滞的配方是0.1%布比卡因和2μg/ml芬太尼（通常最高达20ml/h，以单次推注追加的方式给药）。自从标志性比较产科可行走硬膜外试验（comparative obstetric mobil epidural trial，COMET）于2001年发表在Lancet杂志后，使用低剂量硬膜外混合药物给药或"可行走的硬膜外"已成为发达国家的常规。COMET的作者显示，与传统的硬膜外镇痛相比（0.25%布比卡因），低剂量镇痛（0.1%布比卡因与2μg/ml芬太尼；或者作为腰麻-硬膜外联合技术推注追加药物或者连续硬膜外输注）能够减少器械助产的使用并且维持镇痛效果。硬膜外溶液中使用阿片类药物对局部麻药物的节省作用已被报道，但COMET试验显示了临床获益，使用可行走硬膜外技术正常阴道分娩率为43%，而传统硬膜外镇痛该比率为35%（$P = 0.04$）。其解释是在分娩时更好地保存了运动功能。

（2）胎头包埋：在胎头包埋受限的情况下，有经验的妇产科医师可能会尝试Duhrssen切口，在子宫颈 2，6，10 点钟方向做放射性切口。这在技术上很困难，伴随明显的母体出血。通常他们需要麻醉医生提供宫颈和子宫松弛，以协助之后胎头通过。传统地，这是通过全身麻醉和高浓度的吸入麻醉药（2～3MAC）来实现的，因为所有常用的吸入性麻醉药是以剂量依赖的方式抑制子宫收缩的。然而，这将母体暴露于急诊全身麻醉的风险中。

更微创的方法是使用硝酸甘油，一种强有力的平滑肌舒张药，可舌下含服或静脉注射。虽然有案例研究发表显示其安全和有效，但是没有大的随机对照试验支持其使用。也有人认为由于宫颈组织只有 15% 为平滑肌，硝酸甘油松弛宫颈的作用是有限的。尽管如此，其使用已被广泛接受。推荐静脉注射剂量为 50～500μg，但增加 50～100μg 剂量也正常。舌下使用时，常用 1 个或 2 个喷雾剂量（400～800μg）。静脉用药时需要抽取药物，相对而言舌下使用更简单，对于产科管理比较紧迫的时候，选择舌下给药是更符合临床实践的一线选择，特别是目前没有证据支持某种给药方式更优的情况下。但这也将取决于各个机构的硝酸甘油的配方。然而应该记住的是，胎儿娩出后子宫松弛也应结束，宫缩药如缩宫素和麦角新碱应随时在手，需要时使用以预防 / 治疗宫缩乏力。

（3）剖宫产：麻醉在本书的其他部分已经有了详细的介绍，臀先露分娩时基本原则是相同的。区域技术更好，可避免全身麻醉的风险，但在某些情况下，无法实施区域技术。急诊剖宫产时，现有硬膜外导管的存在可以加快决定手术到切皮的时间，这是另一个支持臀先露阴道试产产妇使用硬膜外镇痛的理由。硬膜外分娩镇痛向手术麻醉转换时局部麻醉药物的选择还存在很大争议。

当速度最重要的时候，优选快速起效的局部麻醉药物。3% 氯普鲁卡因已被证明比 1.5% 利多卡因起效快，但与 2% 利多卡因和肾上腺素混合溶液相比，两者起效速度相似。然而，由于其存在潜在的神经毒性引发在使用这种药物的顾虑，虽然有些人认为这是由于防腐剂亚硫酸氢钠所引起的，现存的质疑导致该药物使用的减少。随着无防腐剂 3% 氯普鲁卡因的产生，它已被更为广泛地使用，尤其是在美国。

最近，比较利多卡因联合各种辅助药与普通外消旋布比卡因或其 S- 对映体左旋布比卡因的工作已经完成。随机比较 0.5% 布比卡因与 2% 利多卡因 / 肾上腺素 / 芬太尼显示，虽然利多卡因混合液平均起效更快（13.8min vs 17.5min），但差异无统计学意义，还存在需要更长的配药时间的缺陷。另一项研究显示，普通 0.5% 布比卡因 与 0.5% 布比卡因 /2% 利多卡因和 1：200 000 肾上腺素以 50：50 比例混合相比，达到手术麻醉效果的时间无差异。相反，2% 利多卡因 / 肾上腺素 / 芬太尼与 0.5% 左旋布比卡因相比，即使加上配药时间，两者阻滞起效时间也有显著差异。左旋布比卡因比消旋布比卡因心脏毒性小，因此更主张使用左旋布比卡因作为硬膜外追加药物，实现硬膜外镇痛向剖宫产手术麻醉的转换，这可能是一个重要的发现。有趣的是，当纯左旋布比卡因与混合芬太尼的溶液相比，阻滞的速度和镇痛的质量都没有差异。这归因于使用含有芬太尼的溶液进行分娩镇痛，在追加药物进行剖宫产之前提供了接近最大的阿片类药物效果。作者的临床经验提示在这种情况下，15ml 0.75% 的罗哌卡因是硬膜外镇痛后追加药物的快速有效溶液。

最后，添加碳酸氢盐已被证明可能对加快阻滞起效最有效果。与 0.5% 左旋布比卡因相比，利多卡因 / 碳酸氢盐 / 肾上腺素溶液阻滞起效时间减半。相似地，另一个研究团队发现，碱化可加快 2% 利多卡因加肾上腺素和芬太尼的起效时用，将手术麻醉起效平均时间从 9.7min 减少到 5.2min（$P < 0.001$）。在解读这些结果的时候必须谨慎，因为试验之间对阻滞起效的定义是不一致的；但是即使加上配药所需时间，含有 2% 利多卡因、肾上腺素和碳酸氢钠的溶液麻醉起效最快。这一配方的稳定性可能不好，特别是在光线暴露下，建议不预先配制。

相比阴道分娩，臀先露剖宫产术在技术上要求更高，手术医师有时要求子宫更加松弛。清醒患者可用硝酸甘油，但必须注意预防或快速纠正低血压，必要时分娩后纠正其子宫松弛效应。接受全身麻醉患者，可通过增加吸入麻醉药的浓度达到 2～3 个 MAC 提供子宫松弛。但儿科医师应当清楚加深麻醉深度可加深分娩后婴儿的抑制。

四、肩难产

ACOG 定义肩难产为"轻轻向下牵引胎头帮助分娩肩部失败后需要更多产科操作的分娩"。部分产科医师使用他们自己的标准诊断肩难产，包括分娩肩部所需操作的数量，不同诊断标准反映在发表肩难产发生率 0.2%~3% 的差异。因为胎儿肩峰间径与骨盆入口前后径不相称导致肩难产的发生，胎儿的肩膀前部受限于耻骨联合后方。肩难产是产科急症可导致严重的母体和婴儿并发症。婴儿创伤可引起肱骨、锁骨的撕裂和骨折，臂丛神经损伤伴有显著的神经后遗症。头和肩部娩出时间延长导致低氧，潜在的后果有脑瘫或死亡。肩难产分娩婴儿损伤的发生率约为 20%。母体的风险包括宫颈撕裂，会阴外损包括三度和四度的撕裂，由于创伤或者子宫收缩不良导致的大量出血。

危险因素包括之前肩难产病史、巨大儿、糖尿病、母体体质指数（> 30kg/m²）、诱导分娩、产程延长（第一或第二产程）、缩宫素助产和辅助阴道分娩。但是虽然他们统计上存在关联，这些因素阳性预测值低，事实上大多病例发生于没有明显的危险因素的孕妇。这使肩难产难以预测和预防。

1. 产科管理

由于肩难产预测和预防困难，管理应以教育所有助产人员当艰难产发生时如何处理为中心。首先，做出诊断非常重要。体征包括产妇用力正常和胎儿头牵引后无法分娩出胎儿的肩部，或胎儿头部缩回母亲的会阴部——"海龟征"。一旦确诊，应该立即召唤帮助（包括麻醉医师）。进一步的管理采用了一系列通过临床实践发展演化而来的操作。他们可以通过会阴侧切辅助，但这不是必须的。McRoberts 手法是最成功的干预操作，应首先尝试。这包括屈曲和外展的母亲的髋部，将母体的大腿置于腹部。这能增加子宫收缩压和收缩幅度。耻骨上加压和 McRoberts 手法同时使用可增加成功率。这减少了双肩峰的直径，旋转前肩入骨盆斜径，使肩膀滑过耻骨联合下。

如果这些操作失败，然后需在体内操作和"四足着地体位"之间做出一个选择，系列研究显示其成功率为 83%。内部操作用于旋转肩部入骨盆斜径，或持续旋转 180° 使后肩出现在耻骨联合下方。或者可尝试通过将后肩在婴儿的胸部摇动直接将后肩娩出。前肩随后可容易地娩出。但是若患者能移动，使她趴过来处于四肢着地体位，然后重复之前的擦作也能有效地改变骨盆的角度。

上述方法全部失败时，描述过几种三线方法但很少施行。这些包括断锁骨术（休内胎儿锁骨折断），耻骨联合切开术和 Zavanelli 手法（抬头复位）和随后的剖宫产。

2. 麻醉管理

由于肩难产的不可预知性，麻醉医师通常作为应急反应团队的一部分，虽然可能有一些确定为高风险的患者，例如，糖尿病母亲怀有巨大胎儿，但这部分患者的情况也可能不那么紧急。但正如之前提到的，大多数情况下肩难产是不可预见的。在这种情况下，可通过预先放置的硬膜外导管追加高浓度、快速起效的局部麻醉药，如 3% 氯普鲁卡因，0.75% 罗哌卡因，或含有或不含油佐剂的 2% 利多卡因，如上文所讨论的。这不仅确保了痛苦产科操作过程中充分的镇痛，也增强了骨盆松弛，有助于吸引出胎儿。如果所有这些操作失败，决定实施 Zavanelli 操作，通常给予特布他林或硝酸甘油（50~100μg 静脉注射）等子宫松弛药，随后给予麻醉药进行剖宫产。在有硬膜外分娩镇痛的患者，达到充分剖宫产手术阻滞所需的时间与充分准备并实施全身麻醉所需的时间相似。但是在患者没有硬膜外分娩镇痛的情况下，无论是考虑到麻醉起效速度还是准备方面的困难，全身麻醉优于从头开始实施区域麻醉技术。应该注意的是在这种情况下，无论是产科团队还是患者都比较焦虑和激动。麻醉医师应尽力保持冷静和专业，并向处于极度应激状态的母体提供支持。

五、多胎妊娠

有一个以上的胎儿极大地增加了母体和胎儿的风险。麻醉需要考虑的不仅包括相比于单胎妊娠更加剧烈的生理变化，也需要注意与多胎妊娠相关的母体和胎儿的特定的并存疾病。团队之间，特别是妇产科医师和麻醉医师之间清楚明确的沟通，对成功的预后至关重要。

1. 流行病学

单卵双胞胎发生在 1 个受精卵分裂成 2 个独立的胚胎时，全球发生率比较一致，约每 250 个新生儿中有 1 对。而双卵双生为 2 个卵子分别受精，其自然发生率为 1∶80，存在较大的人口学差异。影响因素包括母体自身是双胞胎之一、种族、母体年龄增加、多产。相比双胎妊娠，自然发生的多胎妊娠的发生率呈指数下降。但是随着辅助生殖技术的出现和生育时间的推迟，这些数据都在改变。在美国 1980 年和

2001 年 2 年相比，双胎妊娠增加了 77%，三胎和多胎妊娠增加了 459%。多胎妊娠发生率的增加意味着所有的产科麻醉医师应该对多胎妊娠独特的产科和麻醉挑战有一个透彻的理解。

多胎妊娠孕期的一个重要因素是胎盘的配置情况，可以是单或双绒毛膜，单绒毛膜双胎的羊膜囊可能是单羊膜囊或双羊膜囊（图 18-2）。所有的双卵双胎都是双绒毛膜双羊膜囊。

2. 多胎妊娠母体生理

多胎妊娠的生理变化通常比正常妊娠生理适应更剧烈。双胎妊娠母体血容量可额外增加 500ml，血细胞比容更低，贫血更常见。由于心率增加和收缩力更强，心排血量额外增加了 20%。有假说认为这导致心脏静息储备减少，心血管系统更接近其最大能量状态。由于妊娠子宫更大，动静脉受压也会增加，腹部和下肢大静脉受压更重。使母体容易发生仰卧位低血压综合征和硬膜外静脉充血。

多胎妊娠对呼吸功能的影响比单胎妊娠更大。虽然少有证据支持，但这一理论合乎逻辑，更大的子宫容积使膈肌进一步上升从而更大程度地减少了功能残气量（functional residual capacity，FRC）。呼吸暂停的风险增加，可导致饱和度急剧下降和显著的低氧。更大的子宫也增加误吸的风险，因为它迫使胃向头侧移动，也进一步降低食管下括约肌的能力。

3. 多胎妊娠并发症

双胎和多胎妊娠对婴儿和母体产生显著的风险。风险随着胎数的增加而增加，与单胎人生相比母体的死亡率增加 3 倍。表 18-2 列出了与多胎妊娠相关的母体和胎儿并发症。

表 18-2　多胎妊娠并发症

母体并发症	胎儿并发症
● 子痫前期	● 早产
● 早产	● 先天性异常
● 前置胎盘 / 胎盘早剥	● 双胎输血综合征
● 出血	● 脐带缠绕或脱垂
● 贫血	● 宫内生长弛缓
● 妊娠期糖尿病	● 胎先露异常
	● 第二个胎儿难产

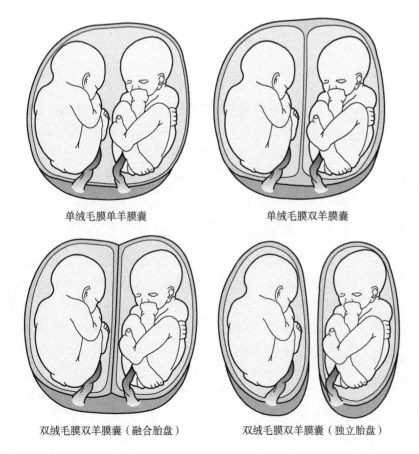

单绒毛膜单羊膜囊　　　　　　单绒毛膜双羊膜囊

双绒毛膜双羊膜囊（融合胎盘）　　　双绒毛膜双羊膜囊（独立胎盘）

图 18-2　多胎妊娠不同胎盘和羊膜囊配置

（1）胎儿并发症：随着胎儿的数量增加平均孕龄减少，早产是非常常见，是这类患者围生期发生率最高的并发症。

当胎儿间血流不一致时，通过单绒毛膜胎盘存在的交通血管发生双胎输血综合征（twin-to-twin transfusion syndrome，TTTS）。它在 10%～15% 的单绒毛膜双胎妊娠中出现，虽然 TTTS 可以在单羊膜囊双胎妊娠中出现，但更常见于双羊膜囊双胎妊娠。这被认为是由于单羊膜囊双胎中有保护性的动脉 - 动脉血管交通。当 TTTS 发生时，双胎中的一个（受血者）可能由于血流过多而有心力衰竭的风险，而双胞胎中的另外一个（供血者）可能由于低灌注和贫血发生 IUGR。也存在羊水量的不平衡（双羊膜囊双胎），出现受者羊水过多、供者羊水严重过少。后一发现解释了"卡压"双胎综合征，双胎中的供者由于羊水量减少而附着于子宫壁上，导致操作空间非常小。在严重 TTTS 病例，母亲的健康也由于出现"镜像"综合征（也被称为 Ballantyne 综合征）受到影响。影响母体的临床条件表现出很多前期子痫的症状——广泛水肿、蛋白尿、高血压、少尿——与严重的胎儿或胎盘水肿相关。未经治疗 TTTS 预后非常差，双胎中 1 个或者 2 个的死亡率在 80%～90%。突然恶化的风险也很高，经常发生一个胎儿死亡，存活胎儿患有神经功能障碍。可怕的结果导致治疗这一临床情况技术的引入，包括造口术，在分隔膜上开个洞使羊水平衡；羊水减容，涉及一系列羊膜穿刺术以减少过多的羊水量；激光光凝，胎儿镜插入子宫烧灼凝住形成 TTTS 的交通血管。最近的 Cochrane 综述进行了一项荟萃分析，分析确定围生儿和新生儿预后最佳的处理方法。他们发现光凝组比羊水减容组整体死亡率较低（48% vs. 59%），围生期死亡率减低（26% vs. 44%），新生儿死亡率低（8% vs. 26%）。造口术和羊水穿刺术组之间死亡率无显著差异，但造口术常需要进一步的干预。最后，激光光凝组和羊水穿刺术组之间没有明显的产后神经系统功能差异。他们得出结论，在可能的情况下激光光凝应提供给所有 TTTS 患者作为一线治疗，无法实施激光光凝时羊水减容可作为一种治疗选择。可采用各种技术对激光光凝治疗 TTTS 进行麻醉管理，包括用吸入麻醉药或者 TIVA 实施全身麻醉，区域麻醉，或镇静下局部麻醉。随着胎儿镜逐渐变小需要的切口也更小，产妇的不适感也随之减少，镇静下的局部麻醉镇静可能是最佳选择，因为它较少引起

母体血流动力学不稳定，因此胎盘灌注压波动小。镇静药物包括静脉注射咪达唑仑、芬太尼和瑞芬太尼。使用静脉镇静可以减少胎儿的运动，改善手术条件。

多胎妊娠者胎先露异常包括臀先露的发生率更高，与单胎妊娠一样很容易引发脐带脱垂。胎头包埋（特别是臀 - 顶位）和第二个胎儿娩出困难是双胎妊娠经阴道分娩的特殊危险。脐带问题引起的先天性异常更常见，导致围生期死亡和并发症的发生。

（2）母体并发症：多胎妊娠与妊娠高血压疾病有很强的关联，子痫前期的发病率为单胎妊娠的 2～3 倍。此外辅助生殖技术的使用也增加了风险。Lynch 等的一项研究，观察了 528 名多胎妊娠女性，发现与自然受孕相比，使用辅助生殖技术轻度子痫前期的发病率增加 2 倍，重度子痫前期的发病率增加了 5 倍。这促进了早期分娩，一项研究显示 70% 伴有子痫前期的四胎妊娠于 34 周左右分娩。

多胎妊娠产前和产后出血的风险均增加。胎盘早剥的发生率是单胎妊娠的 2～3 倍，双胎妊娠前置胎盘的发生率高 40%。多胎妊娠由于子宫扩张程度更大，常发生子宫收缩无力，产后失血增加。这因此增加了急诊产后子宫切除率——所有多胎妊娠中发生率高达 6 倍，胎数越多发生率越高。

75% 的多胎妊娠需要剖宫产或者手术阴道分娩等外科操作，导致母体发病率与死亡率增加。

4. 产科管理

虽然大多数的三胎或更多胎妊娠是剖宫产分娩，但双胎妊娠的产科管理尚不太清楚。一项荟萃分析比较计划剖宫产与计划阴道分娩，发现除非双胎中先分娩的是非顶先露，否则双胎妊娠母体并发症发生率或新生儿预后没有差异。通常认为双胎都是顶先露的情况下（发生率高达 50%），可实施阴道分娩，其成功率为 70%～80%。相反，若双胎的第一个为非顶先露通常建议剖宫产。对于 A 胎是顶先露而 B 胎不是的情况如何选择分娩方式还存在不一致的意见。如果 A 胎经阴道分娩，那么产科医师有以下选择。

（1）尝试对 B 胎行 ECV，若成功则经阴道分娩。

（2）体内足倒转和完全臀部吸引，如前述。

（3）剖宫产。

不管最终选择为何，产科麻醉医师必须在产房并能在紧急情况下快速反应；因此应采用可以变化调整的方法。

5. 麻醉管理

（1）阴道分娩：传统上，对多胎妊娠实施硬膜外分娩镇痛存在顾虑，正如一项研究显示硬膜外镇痛增加围生期死亡率。但进一步的研究没能重复这一发现，事实上后续研究显示对母体硬膜外镇痛能改善第二胎的脐动脉 pH。目前没有明显禁忌证时，大多数作者推荐使用硬膜外镇痛，因为其有很多有点。会阴区完善的镇痛能防止母亲过早的用力。同时，硬膜外麻醉固有的灵活性意味着麻醉医师可以迅速提供更深的镇痛便于体内胎足倒转，或需要时扩展阻滞范围为剖宫产或手术阴道分娩提供麻醉。从低剂量保留运动功能的分娩镇痛向辅助分娩更强的阻滞转换可以很快地实现，但是与产科医师的良好沟通非常关键。但应该牢记多胎妊娠孕妇更易于发生动静脉受压，椎管内麻醉交感神经阻滞将加剧这一风险。因此，必须保证正确的患者体位和应对低血压的准备——大口径的静脉通路、液体、血管活性药物如麻黄碱或去氧肾上腺素。分娩过程中，如果硬膜外效果不满意时应该重新放置硬膜外管，在双胎妊娠经阴道分娩时快速变化的镇痛和麻醉需求下，特别不希望出现不完善的椎管内阻滞。

（2）剖宫产：当决定择期经腹分娩后，可以实施区域或全身麻醉。母体和临床医师都更偏好区域麻醉，除全身麻醉给母体带来的风险外，多胎妊娠降低的 FRC 意味着在快顺序诱导无呼吸时低氧发生更快。然而，当存在明显的区域麻醉禁忌证时，全身麻醉是安全的选择。

对于区域麻醉技术的选择取决于麻醉医师的偏好。多胎妊娠神经阻滞头侧扩散（可能是由于硬膜外静脉充血增加）是否更显著尚存在争议。Jawan 等显示与单胎妊娠相比，多胎妊娠女性出现更高的感觉平面。Ngan Kee 等未能发现类似的关联。但他们都发现低血压的发生率或血管加压素剂量没有差异，提示临床上这一影响很小。作者推荐标准剂量腰麻药，但建议密切监测感觉平面扩散和恰当地使用体位控制麻醉药物的扩散（如需要时头高或头低位）。若考虑手术时长，腰硬联合麻醉技术是理想的选择。

除外麻醉技术的选择，其他需要考虑的因素包括子宫过度扩张导致宫缩乏力继发产后出血风险增加。因此，充分准备包括大口径的静脉通路、快速获得交叉匹配的血液制品、有宫缩药可用，和能实施新生儿复苏的专业技术人员（超过 1 人）。最后，麻醉医师应确保在娩出全部婴儿前不静脉给予缩宫素。

要 点

■ 胎先露异常和多胎妊娠对产科医师和麻醉医师构成巨大挑战，良好的沟通是关键。

■ 早期区域镇痛对控制疼痛有用，减少产妇不恰当的用力，并可以快速转换至有利于辅助分娩的麻醉。

■ 麻醉医师的作用不仅限于实施椎管内阻滞，因为也可能需要快速子宫松弛。

■ 在高风险分娩如臀位阴道分娩和多胎妊娠时，麻醉医师应在现场。

第19章

早产临产和早产

（Carlo Pancaro 著，张昊鹏 译，路志红 校）

早产被定义为妊娠不足 37 周而分娩，在世界范围内都是导致婴儿夭折的重要原因。从 20 世纪 80 年代起，美国早产率（preterm birth，PTB）持续升高约 1/3 直至 2006 年达到顶峰。此后，在美国 35 个州范围内，早产率迅速回落，唯独夏威夷一州的早产率仍有上升。在美国，虽然因早产而引起的婴儿死亡率普遍低于欧洲各国，但是足月婴儿（孕周 ≥ 37 周）的死亡率却普遍高于欧洲各国。美国较高的早产率导致了相对较高的婴儿死亡率（图 19-1）。早产率的上升与明显升高的剖宫产率有着显著的相关性，因此，能为这些分娩立即提供麻醉的需求也日益增加。

2006 年，美国早产的发生率为 12.8%，其中 3.66% 的早产孕周不足 34 周。约 50% 的早产为自发性早产。在这 50% 中，有 30% 是由于胎膜早破（preterm rupture of membranes，PROM），而另外的 20% 是治疗性早产或择期早产。

造成早产增加的主要原因是多胎妊娠的发生增加。从 1996 年至 2002 年，多胞胎率每 1000 例活产增加了 20%～33%（双胞胎率为 31/1000）。多胎妊娠者更易早产；与单胞胎早产率只有 10% 相比，大概 50% 的双胞胎和 90% 的三胞胎为早产。

一、定义

足月产定义为孕周在 39～41 周娩出。"早期足月产"发生在孕周第 37～38 周。早产则是孕周不足 37 满周而娩出。根据孕周早产可进一步分为：晚期早产（34～36^{+6} 周）；中度早产（32～33^{+6} 周）；重度早产（≤ 32 周）；极度早产（≤ 28 周）；由于根据出生体重判断婴儿和新生儿预后比根据孕龄要更为准确，学术团体也使用出生体重来定义早产：低体重儿（low birth rate，LBW）体重 < 2500g，非常低体重儿（very low birth weight，VLBW）体重 < 1500g，极低体重儿（extremely low birth weight，ELBW）体重 < 1000g。

二、发病机制

早产临产是由许多发病机制过程共同导致的结果。4 个主要的过程为：①下丘脑 - 垂体 - 肾上腺轴的未成熟激活；②对炎症和感染的过度反应；③蜕膜出血；④病理性子宫扩张。这些过程并不是相互排斥的，并且可能早在临床诊断有早产临产或胎膜早破前很久就已发生。此外，这些机制有着共同的通路，涉及子宫收缩物质和蛋白酶的形成，后者可弱化胎膜和宫颈间质。

1. 下丘脑 - 垂体 - 肾上腺轴的激活

胎盘分泌促肾上腺皮质激素增加，呈现出"胎盘时钟"，会过早地激活母体中的下丘脑 - 垂体 - 肾上

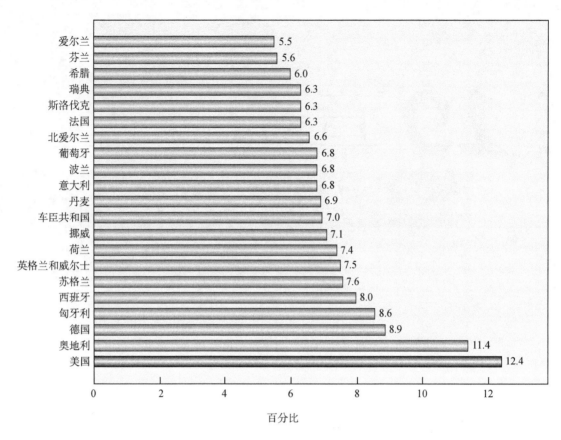

图 19-1　2004 年美国和欧洲部分国家、地区早产所占百分比

（引自 MacDorman MF, Mathews TJ. Behind international rankings of infant mortality: how the United States compares with Europe. NCHS Data Brief, 2009, 23:1-8.）

腺轴。此外，胎儿脑垂体的促肾上腺皮质激素分泌增加会刺激胎盘雌激素合成，从而激活子宫肌层并发动产程。

主要的产妇身体上或者心理上的应激因素，如抑郁，可能激活母体的下丘脑-垂体-肾上腺轴，并且与轻度升高的早产率有关。在怀孕初期就有抑郁症状的妇女的早产率是无抑郁症状者的 2 倍。尤其是早产的风险随着抑郁的严重程度而增加。

与顺利的初次怀孕的女性相反，初次怀孕为早产的女性在她们再次怀孕时，再次早产、子痫前期和胎儿生长受限的风险增加。

2. 对炎症和感染的过度反应

早产和全身或者生殖泌尿道病原体之间存在着关联。在一项近 200 000 例分娩的大型回顾性研究中，2.5% 的患者有无症状的菌尿症，该症与早产独立相关。对无症状菌尿症的诊断和处理可降低早产的风险。

另一项对 759 名妇女的研究显示，孕早期没有异常阴道菌群的妇女在怀孕 35 周前分娩的风险比有异

常阴道菌群者低 75%。乳酸杆菌的缺乏，细菌性阴道疾病的存在，革兰阳性需氧球菌阴道炎的存在都与早产风险增加 2~3 倍相关。但是，在低风险人群中，对细菌性阴道疾病的治疗并非总能减少早产。同样的，牙周的疾病也与高早产率相关，但是治疗牙周疾病并没有使早产率下降。最后，临床的和亚临床的绒毛膜羊膜炎在早产中都非常常见，占到了孕周不足 30 周而早产的 50%。这些数据表明母体先天或者后天的免疫力失调，而非仅仅是某种生殖道的细菌的存在，是与炎症相关的早产的主要原因。

在易感患者中，细菌因素触发了母体和（或）胎儿与早产相关的炎症反应。这一反应的特征是活化的中性粒细胞、活化的巨噬细胞和各种早期炎症介质。白细胞介素 -1β（IL-1β）和肿瘤坏死因子 α（TNF-α）是这种反应的关键性初始介质，它们加剧了羊膜和蜕膜内前列腺素的产生，并抑制绒毛膜内前列腺素代谢酶。

细菌同时还会产生磷脂酶 A2 和内毒素，从而刺激子宫的收缩引起早产临产。

此外，绒毛膜羊膜炎还与中性粒细胞在蜕膜内的募集和激活有关。中性粒细胞可以释放早期炎症介质来加剧蜕膜和胎膜的前列腺素的产生，从而募集和激活额外的中性粒细胞。补体激活在此处也扮演着重要的角色。由此，母体和胎儿对感染的炎性反应都有可能导致早产临产。

胎盘灌注不足会增加早期炎症介质的生成，这解释了在生长受限胎儿中自发性早产发生率的轻度增高。

3. 蜕膜出血

其造成的阴道出血与早产临产和胎膜早破高风险有关。在怀孕的多个阶段阴道出血可使胎膜早破的风险增加 7 倍。

胎盘早剥时发生胎膜早破与高蜕膜组织浓度有关。实验研究表明，凝血过程中产生的少量凝血酶会增加子宫肌层收缩的频率和力度，这一效应会被含凝血酶抑制药的血液抑制。

4. 病理性子宫扩张

多胎妊娠，羊水过多和其他导致子宫过度扩张的因素都是导致早产的风险因素。子宫平滑肌加剧伸展导致缝隙连接形成、缩宫素受体上调、前列腺素以及肌球蛋白轻链激酶的产生。所有这些都是推动子宫收缩和宫颈扩张的关键事件。

三、风险因素

下列 3 种因素可能导致自发性流产：社会压力和种族、感染和炎症及遗传。

1. 社会压力和种族

贫穷、产妇受教育程度有限、产妇低龄、未婚状态和产前医疗不足都会明显增加早产和低体重儿的风险。另一个风险因素是母体的种族。在美国，黑种人妇女的早产率是白种人妇女的 2 倍。此外，黑种人妇女的习惯性早产率是白种人妇女的 4 倍。

2. 感染和炎症

绒毛膜羊膜炎是最为明显的因为感染而导致早产的例子。约 25% 的早产是由感染引起的，其中 11%～79% 有细菌集落生长。在早产临产的大多数病例中，宫内感染临床并不明显。但常可见蜕膜内、胎膜或者脐带炎症的组织学证据。

3. 遗传因素

产妇的早产史是导致早产的非常重要的因素。早产可以被视为一种常见的复杂的障碍，涉及基因—基因和基因—环境的相互影响。母体的基因，或者母体基因对胎儿的影响，极大地决定了早产的风险。而父亲一侧的基因只占了一小部分。常见的环境因素影响了不同种族间妊娠预后的差异。这些环境因素的影响有可能会掩盖比较小的遗传因素的影响。一组最新的回顾性数据显示，过去 10 年间整个孕期出生的所有婴儿的整体死亡率有所下降。但是分析表明，不同人种和种族的早产儿死亡率下降程度有很大差异。例如，根据超过 11 年的分析，出生时达到 37 周的拉美裔和非拉美裔白种人婴儿的死亡率分别降低了 35% 和 22%，而非拉美裔的非裔美国籍婴儿的死亡率只降低了 6.8%。满 37 周出生的非拉美裔黑人婴儿出生后第 1 个月的死亡率则根本没有下降。同时，2006 年拉美裔和非拉美裔 37 周出生的新生儿死亡率与 1995 年一样。

四、诊断

早产临产的诊断是根据临床的表现确定的。患者孕龄 ≤ 37 周而出现宫颈改变或消失 > 80%，或宫颈口扩张 > 2cm 合并每 20 分钟规律疼痛性宫缩 4 次或每 60 分钟 8 次，即可诊断早产临产。

对于怀疑或诊断早产临产的患者，下一步需确定有无子宫出血（可能为胎盘前置或者胎盘早剥）、胎膜是否破裂（可能为胎膜早破）、是否伴发绒毛膜羊膜炎。此外，需要通过超声和胎心宫缩监护估计准确胎龄和胎儿状况。

对许多妇女来说，子宫收缩会自发停止。事实上，在被评估为早产临产的妇女中，仅有 20% 的妇女真正早产。

五、对早产临产女性的治疗

紧急抑制子宫收缩和产前使用皮质激素是产妇早产临产的主要治疗方法。除非极个别的情况，几乎没有办法能遏制早产临产。通过现有治疗手段医师只能将早产延迟 1～7d。一旦确诊早产临产，产科医师必须决定是否开始短期子宫收缩抑制治疗以延迟早产至少48h（表19-1）。这个时间段至关重要，可以给予母体皮质激素以加速胎肺成熟，同时给予抗生素来预防新生儿B组链球菌感染。

表 19-1 抑制早产临产的适应证和禁忌证

适应证

● 孕龄≤37周

● 宫颈改变或消失≥80%，或宫颈口扩张>2cm合并每20分钟规律疼痛性宫缩4次或每60分钟8次

● 近期腹内手术引起的早产临产

禁忌证

● 绒毛膜羊膜炎

● 胎儿状态不稳定

● 严重胎儿生长受限

● 重度子痫前期或子痫

● 母体出血、血流动力学不稳定

● 致命的胎儿畸形

● 胎儿宫内死亡

六、紧急保胎

1. 保胎疗法概述

对急性发作的早产临产进行保胎疗法可以使收缩暂时停止，但是并不能去除使产程发动的根本原因（表19-2）。保胎疗法最主要的目的是延迟分娩至少48h，以使给予母体的皮质激素能发挥最大的效应。保胎疗法的另一个目的是，如果需要的话，产妇可以有充分的时间转院以获得更专业的新生儿治疗。此外，保胎疗法对自限性疾病状态造成早产临产，如肾盂肾炎和腹部外科手术者也很有益处。早产临产潜在的病因，而不是胎龄，决定了什么时候开始紧急保胎。事实上，还没有来自随机试验的明确数据能够指导判断需抑制早产临产的最低孕龄。许多专家选择为孕龄15周，因为到了这一孕龄的妊娠失败很少是由于染色体核型异常。还有一些人选择20周，因为在20周前分娩一般被认为是自然流产而非早产。但对于腹内手术这种自限性的可引起早产临产的事件，在腹内手术后抑制子宫收缩是合理的，无论孕龄如何。在孕龄满34周后一般不会试行保胎，因为在这一孕龄，围生期并发症和死亡率的降低即将无法平衡保胎疗法可

能引起的母胎并发症。

所有常用抑制子宫收缩药物都能有效延迟分娩48h～7d。但是，延长妊娠并不能明显降低总体的呼吸窘迫综合征发生率或者新生儿死亡率。

产科医师1次只使用1种药，因为联用不同的保胎药物其疗效不会增加，反而会增加不良反应。如果单独用药不起作用，医师可以在排除绒毛膜羊膜炎后可以换成其他药物。在使用一种药物未能成功保胎的女性中，有65%羊膜培养是阳性的。事实上，没有感染的明确临床指征时，在换用另一种用药前一些产科医师会考虑行羊膜腔穿刺术来排除潜在羊膜腔内感染。

紧急保胎疗法的禁忌证包括绒毛膜羊膜炎、胎儿状态不稳定、严重的胎儿生长受限、重度子痫前期、母体大量失血血流动力学不稳定、致命的胎儿畸形和宫内胎儿死亡（表19-1）。

有两种特殊的情形麻醉医师会被要求对接受保胎疗法的早产临产患者实施镇痛或者全身麻醉。第一种情况是保胎失败，患者需要分娩镇痛或剖宫产需要麻醉。第二种情况是在进行经腹或者经宫颈环扎术时或手术之前保胎。当麻醉医师熟悉保胎药物的药理、不良反应和与其他麻醉药物的相互作用时，麻醉管理就很容易了。

2. 保胎药物

（1）硫酸镁：在细胞膜电压门控通道上镁离子与钙离子相互竞争。镁离子通过超级化胞膜并抑制肌球蛋白轻链激酶的活动，来减少子宫收缩。尽管其功效仍然存在怀疑，但在北美硫酸镁依然是最常用的子宫抑制疗法的药物之一。与 β 肾上腺素能激动药相似，硫酸镁也可能引起肺水肿和胸痛。母体的治疗会引起胎心率基线轻度降低和胎心率变异，这两种情况都没有临床显著性。生物物理评分（biophysical profile score，BPS）和无应激试验反应都不会有明显的改变。

硫酸镁治疗对麻醉的影响：已使用硫酸镁的临产产妇进行椎管内阻滞或者全身麻醉时并没有禁忌。当椎管内镇痛或麻醉时，镁会降低母体血压，但是不会降低子宫的血流量（uterine blood flow，UBF）。可以使用麻黄碱和去氧肾上腺素来预防和治疗母体低血压。尽管硫酸镁能增强由非除极神经肌肉阻断药诱导的神经肌肉阻断，并且可能拮抗琥珀胆碱产生的阻断，

表 19-2　急性早产临产的保胎治疗

急性早产临产的保胎治疗		
给药途径（剂量）	母体不良反应	胎儿不良反应
保胎药		
硫酸镁　静脉注射：单次 4～6g，随后 2～3g/h 输注	心跳呼吸骤停 肺水肿 低血压 头痛 无力 恶心	每搏变异度下降 新生儿嗜睡 肌张力低下
β₂ 肾上腺素能激动药		
硫酸特布他林　皮下：每 20 分钟注射 0.25mg 静脉注射：2µg/min，最大量 30µg/min	心动过速 心律失常 心悸 心肌缺血 胸痛 气短 肺水肿 震颤 焦虑不安 恶心呕吐 皮疹 低血钾 高血糖	心动过速 低血压 肠梗阻 高胰岛素血症 低血糖
前列腺素抑制药		
吲哚美辛　口服：负荷量 50～100mg，随后 25mg，4～6/d 直肠：100mg，2/d	间质性肾炎 血小板功能异常 胃肠效应（恶心、胃灼热感）	新生儿未闭动脉导管提前闭合 持续肺动脉高压 羊水过少
钙通道阻断药		
硝苯地平　口服：20～30mg，3～6/d，最大量 180mg/d	低血压 反射性心动过速 头痛 恶心 潮红 肝毒性 呼吸抑制	无

但是依然没有证据表明对早产临产患者进行全身麻醉诱导时应当调整肌松药的插管剂量。

但是，对使用镁的产妇而言，必须减少非去极化神经肌肉阻断药的维持剂量，而且需要通过神经刺激仪来小心调整药量，以确保剖宫产结束后患者神经肌肉功能能充分恢复。此外，接受镁剂治疗者对新斯的明拮抗无反应。现有证据表明，使用硫酸镁的患者对术后镇痛的需求并没有减少。我们会在随后的第 28 章详细介绍硫酸镁的用药剂量、监护、毒性及与麻醉

药物的相互作用。硫酸镁宫内暴露的神经保护效应在第 17 章有介绍。

（2）β 肾上腺素能激动药：在美国，特布他林是最常用于紧急保胎的 β 肾上腺素能激动药。有多项随机、安慰剂对照试验对利托君和特布他林进行了研究，但美国现在已经没有利托君了。特布他林可以通过静脉注射、皮下注射或者口服。使用特布他林后的子宫松弛是子宫平滑肌内 β₂ 受体被激动的结果。β₁ 受体的同时被激动导致了对母胎的不良反应（表

19-2）。

一项对 1332 例患者的回顾研究发现，β 肾上腺素受体激动药会减少在 48h 内分娩的女性数量（RR 0.63，95% CI 0.53～0.75），而且可能减少在 7d 内分娩的患者数（RR 0.67，95% CI 0.48～1.01）。呼吸窘迫综合征也有减少的趋势，但无统计学显著性。激动药对新生儿死亡率没有影响。

尽管足月时 β_1 和 β_2 肾上腺素受体都在人类子宫肌层有表达，但子宫松弛仅仅是由 β_2 肾上腺素受体介导的。特布他林对 β_2 肾上腺素受体的选择性是 β_1 肾上腺素受体的 60 倍。特布他林激活 G 蛋白 Gs，随即激活细胞内腺苷酸环化酶。腺苷酸环化酶促进三磷腺苷（adenosine triphosphate，ATP）水解为环磷腺苷并激活蛋白激酶，导致细胞内蛋白磷酸化。这将造成细胞内游离钙的降低，致使肌动蛋白和肌球蛋白间的相互作用被抑制，最终使子宫肌层松弛。

最近，一种 β_3 肾上腺能受体被发现是妊娠和非妊娠人类子宫肌层中的主要 β 肾上腺能受体亚型。其在防治早产临产中的作用正在研究中。

在作者所在单位，特布他林一般为间断皮下注射。通常每 20～30 分钟注射 0.25mg，直至 4 剂或者子宫松弛。一旦分娩被抑制，可每 3～4 小时给予 0.25mg 直到子宫停止活动。如果采用持续静脉输注，一般从 2.5～5μg/min 开始给予特布他林。可以每 20～30 分钟增加 2.5～5μg/min 直至达到最大剂量 30μg/min，或直至收缩减弱停止。一旦达到效果，可以按 2.5～5μg/min 的剂量逐渐减少直到能维持子宫静止的最低剂量。

特布他林可能引起明显的母体和胎儿心血管、中枢神经系统和代谢方面的不良反应（表 19-2）。在特布他林给药期间，临床医师应当监测液体入量和尿量，并且注意母体表现出的各种症状，尤其是气短、胸痛和心动过速。此外，由于常发生高血糖和低血钾，应每 4～6 小时监测血糖和血钾浓度。过高的血钾应当被治疗以降低心律失常的风险，过高的血糖应该用胰岛素进行治疗。

（3）心血管不良反应：心血管效应既是特布他林和神经末梢上 β_2 肾上腺素受体的结合带来的直接作用；也是突触前 β_2 肾上腺素受体激活后释放去甲肾上腺素增加引起的间接效应。特布他林引起的心率增快和正性肌力作用主要是由心脏 β_2 肾上腺素受体激活引起的。

在 Jartti 等的研究中，给健康的志愿者持续静脉输注 10～30μg/min 的特布他林，会以剂量依赖的方式增加心率（从每分钟 57 次至每分钟 109 次）和每分通气量（从每分钟 11L 到每分钟 13L）。在同一试验中，血钾浓度降低（4～2.5mmol/L）而血压并没有明显改变（从 115/65～120/64mmHg）。不同患者心血管对特布他林的反应可能有显著的差异，这可能是由于 β_2 肾上腺素能受体的结构差异引起的。β_2 肾上腺素能受体是多态的，有 4 种主要多态性编码序列：Arg19Cys，Arg16Gly，Gln27Glu 和 Thr164Ile。一些研究者发现，β_2 肾上腺素受体的多态性会显著影响包括特布他林引发的正性肌力和正性频率作用的剂量效应曲线。有 Thr164Ile 受体的受试者表现出明显的心率增加幅度减小和电机械收缩时间缩短。

据推测，特布他林治疗期间伴发的显著低血钾可能增加窦房结和房室结动作电位的坡度和幅度，从而导致心动过速。与心脏的反应相似，与携带 Thr164 β_2 肾上腺素受体者相比携带 Ile 164 β_2 受体者 β_2 激活引起的血管舒张反应会钝化。所以，刺激血管上的 β_2 肾上腺素受体可引起不同程度的舒张压降低。

常见的与 β_2 肾上腺素受体激动药相关的心血管症状包括心悸（18%）、气短（15%）和胸部不适（10%）。可能会发生 ST 段压低和 T 波改变，通常停用 β 肾上腺素治疗后即可消退。心肌缺血也是 β 肾上腺素治疗的并发症之一，尽管一项 8709 例受试者的回顾性研究未能发现接受特布他林治疗的孕妇有心肌缺血事件发生。

在接受 β 受体激动疗法的患者中，肺水肿的发生率约有 0.3%（3/1000）。一项对 62 917 例连续妊娠病例的回顾性研究中，13 例患者出现子宫平滑肌抑制药所致的肺水肿。这 13 例患者（肺水肿继发于子宫平滑肌抑制药使用）均接受了多种子宫平滑肌抑制药。最常见的药物组合是静脉给予硫酸镁加皮下注射特布他林。多胎妊娠、母体感染、多种子宫平滑肌抑制药的刺激可能是出现肺水肿的主要风险因素。

尽管接受 β 肾上腺能治疗中出现肺水肿的孕妇肺毛细血管楔压正常，但仍然有两种可能因素在子宫平滑肌抑制药引发肺水肿中起作用：液体超负荷和肺毛细血管通透性增加。

在 β 肾上腺能治疗时液体超负荷可能是特布他

林治疗中主要的致病因素。它可能表现为继发于 β 肾上腺能受体激动所致肾素和抗利尿激素活性增加的液体和钠双重潴留。

一些研究者观察到当给予 β 肾上腺能药物时，给予的晶体液种类不同，发生肺水肿的风险也不同。等渗氯化钠溶液比含糖溶液更易导致液体潴留。在怀孕的狒狒身上，利托君和乳酸林格溶液合用，比单独的乳酸林格溶液造成更多的液体和钠潴留。有些情况下等渗溶液引起更多的液体和钠潴留；在另一些情况下，含糖溶液会增加高血糖和低血钾的可能性。所以，低渗的 0.45% 氯化钠溶液和 β 肾上腺素能药物一同使用是合理的。此外，小心监测患者的每日液体总入量是十分关键的。

对早产临产合并感染的临产妇使用 β 肾上腺能药物可能会增加罹患非心源性肺水肿的危险，这可能是因为由内毒素释放引起的肺血管通透性增加。

肺水肿通常在开始 β 肾上腺能治疗后 24～72h 出现，并且临床症状与其他类型的肺水肿完全相同：呼吸困难、呼吸急促、心动过速、低氧血症和弥漫性湿啰音。胸痛和咳嗽也有可能发生。一项有 58 例病例报道的回顾研究发现，子宫平滑肌抑制药相关肺水肿最常见的临床表现为肺底湿啰音（100%）、呼吸急促（76%）、胸痛（24%）、咳嗽（17%）、X 线胸片上双侧气体腔隙减少（81%）和发热（14%）。子宫平滑肌抑制药相关的肺水肿是一种排除诊断。致死并不常见，多采用支持疗法，大多数患者对停用 β 肾上腺素能激动药、吸氧、限制液体量和利尿反应良好。尽管可能有必要进行机械通气，但大多数病例会在 12～24h 缓解。超过这一时间若症状仍持续则应及时重新考虑诊断。

（4）代谢不良反应：β 肾上腺素能受体激动药与两个主要代谢效应相关：高血糖（30%）和低血钾（39%）（图 19-2）。通过刺激在肝细胞膜上的腺苷酸环化酶，β 肾上腺素能激动药激活了肝磷酸化酶，增加糖原的分解并导致后续葡萄糖的产生和高血糖的发生。接受这类药物的胰岛素依赖型糖尿病患者可能需要更为频繁地监测血糖水平，并且最终可能需要持续输注胰岛素以防发生酮症酸中毒。

低血钾是由于胰岛素介导的钾离子和糖一起从胞外转移至胞内，以及直接激活骨骼肌中的 β_2 肾上腺素能受体导致了 Na^+-K^+ ATP 酶的激活。体内总钾量保持不变，因为在 β 肾上腺素能治疗期间，钾的尿

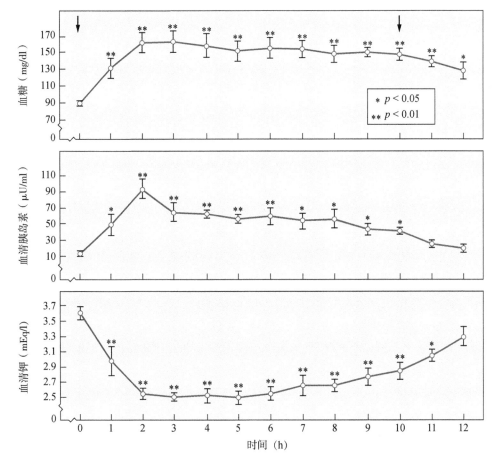

图 19-2　6 名早产临产孕妇的基线（左箭头）、输注特布他林的 10h 期间、输注结束 2h 后（右箭头）的平均血清葡萄糖、胰岛素和钾的水平

（经许可引自 Cotton DB, Strassner HT, Lipson LG, et al. The effects of terbutaline on acid-base, serum electrolytes, and glucose homeostasis during the management of preterm labor. Am J Obstet Gynecol, 1981, 141:617-624）

排泄并未增加。由于血清钾浓度在中断 β 肾上腺素能治疗后的 3h 内恢复正常，所以通常不需要静脉给予钾。此外，给全身麻醉的患者输注钾可能导致反弹性血钾过高，不管用的是除极还是非除极肌松药。

（5）多种母体全身不良反应：β 肾上腺素能受体激动药相关的主要中枢神经系统症状是震颤。一例有偏头痛病史的患者报道有血管痉挛导致的脑缺血。有 4 例特布他林相关肝炎的病例报道。在每个病例中，停用特布他林都会导致肝损伤的酶标志物的恶化。在 1 例重症肌无力产妇中报道有肌无力和呼吸停止。

（6）胎儿的不良反应：β 肾上腺素能受体激动药迅速穿过胎盘进入胎儿体内，造成胎儿心动过速。母体长时间高血糖时会导致胎儿高胰岛素血症，可能引起新生儿低血糖。

（7）禁忌证：对于患有心脏疾病、甲状腺功能亢进控制不佳或糖尿病的女性，应慎用 β 肾上腺素能受体激动药来抑制分娩。在有大出血风险的女性中，β 肾上腺素能受体激动药可能会导致产妇心动过速和低血压。这些症状会干扰母体对持续出血的代偿反应的能力，并混淆临床表现的视听。

需要平衡推迟分娩的益处和治疗的可能不良反应，才可最终决定是否可以在这些情况下给予这类药物。

（8）β 肾上腺素能疗法对麻醉的影响：根据已发表的给予 β 肾上腺素能激动药后产科麻醉管理的报道，没有足够的证据表明在胎儿或母体处于危险时应延迟椎管内或全身麻醉。对 β 肾上腺素能治疗期间给予麻醉的主要担忧包括特布他林的心动过速和低血压的不良反应，这可能加剧与腰麻或全身麻醉有关的母体低血压。特布他林的血流动力学效应在停止用药后 15～30min 消退。α₁ 肾上腺素能激动药去氧肾上腺素可抵消与特布他林相关的体循环血管阻力的下降，可能导致反射性心动过缓效应，这对母体给予特布他林后的心动过速来说是有益的。Chestnut 等观察到，在硬膜外给予不含肾上腺素利多卡因的孕牛，之前给予利托君不会加重低血压（彩图 44）。利托君的正性肌力和正性频率效应可能保持了心排血量并且改善了 UBF。对于接受 β 肾上腺素能激动药者，区域或全身麻醉诱导前和期间避免大量输入液体是明智的。考虑到这些患者更易发生肺水肿，如果发生了低血压，滴定血管升压药而非补液是更好的治疗选择。在特布他林输注时失血致低血压的怀孕动物中，麻黄碱有助

于恢复 UBF 流速（彩图 45）。有研究者评估了在预先输注利托君的怀孕动物，预防性给予不同血管升压药来维持血压的效应；他们发现，尽管去氧肾上腺素和肾上腺素会恶化 UBF 流速，但麻黄碱可保留这一速度（彩图 46）。但达到这一差别所用的剂量（去氧肾上腺素 10μg/kg，麻黄碱 1mg/kg）是目前临床人类所用剂量的近 10 倍。随后一项研究观察了利托君输注中发生硬膜外麻醉所致低血压的怀孕动物，比较了母体给予麻黄碱和去氧肾上腺素对母体和胎儿的作用。麻黄碱增加了子宫胎盘血流，但是没有改变子宫血管阻力，而去氧肾上腺素并没有改变子宫胎盘血流，但增加了子宫血管阻力图（彩图 47）。在将实验室数据应用于临床时应当谨慎。截至目前最合理的途径是遵从麻醉医师的临床决策，来判定用麻黄碱还是去氧肾上腺素去防治接受 β 受体激动药的早产临产孕妇在区域麻醉或全身麻醉期间的低血压。

如果在 β 肾上腺素能激动药停药后需要全身麻醉，应记住 β 肾上腺能治疗可能引起心动过速，会增加估计麻醉深度和液体状态的难度。用设备来监测麻醉深度、并与产科团队密切沟通了解母体失血是很有用的。心律失常与 β 肾上腺素能激动药的使用有关。Shin 和 Kim 报道了 1 例病例，在停止输注利托君后 30min，用麻黄碱治疗低血压（剖宫产硬膜外麻醉中）后发生了室性心动过速和心室颤动。当需要全身麻醉时，应当选择吸入麻醉药，因为它们不会使心肌易于发生儿茶酚胺诱导的室性心律失常（如七氟烷和异氟烷）。应避免过度通气，因为它可能会增加子宫血管阻力并且引起呼吸性碱中毒。呼吸性碱中毒可能导致钾进入细胞内，加剧 β 受体激动药治疗引起的低血钾。

3. 钙通道阻断药

直接阻止了钙离子通过细胞膜的内流。它们也抑制了来自肌浆网的细胞内钙的释放，增加了钙从细胞流出。随后细胞内游离钙的减少导致了钙依赖性肌球蛋白轻链激酶磷酸化的抑制，并导致了子宫肌层的放松。

没有大型随机试验直接比较钙通道阻断药与安慰剂相比较用于早产临产的效果。

一个对 12 项随机对照试验、超过 1000 例女性的荟萃分析比较了钙通道阻断药和其他保胎药物（主要是 β 肾上腺素能受体激动药）。与其他保胎药相比，

钙通道阻断药并没有明显减少开始给药后 48h 内出生的风险，但能减少 7d 内出生的风险。相反，9 项比较钙通道阻断药和 β 肾上腺素能受体激动药的试验发现，钙通道阻断药能够明显降低在开始给药的 48h 内早产临产的风险（RR0.72，95% CI 0.53～0.97）。

钙通道阻断药可以降低呼吸窘迫综合征、坏死性小肠结肠炎（necrotizing enterocolitis，NEC），脑室内出血（intraventricular hemorrhage，IVH）和新生儿黄疸的风险。一项对 9 个比较硝苯地平和特布他林或利托君治疗早产临产的随机试验的荟萃分析（679 名患者）也报道了同样的结果。在推迟娩出至少 48h 方面，硝苯地平比 β 肾上腺素能受体激动药有效（OR 1.52，95% CI 1.03～2.24）。一项比较硝苯地平和硫酸镁的随机试验没有发现 48h 内分娩有显著差异。一个常见的给药方案是初始剂量口服 20mg 硝苯地平，随后于 90min 后再次口服 20mg。另一种方案为每 20 分钟给予 10mg 的口服剂量，直到给予 4 次。如果仍存在宫缩，每 3～8 小时可给予 20mg 的口服剂量，直到给予 72h，每天不应超过最大剂量 180mg（表 19-2）。

单次口服硝苯地平作用时间为 6h，30～60min 血浆浓度达峰，硝苯地平几乎完全地在肝代谢，最终通过肾排出。

（1）对孕产妇和胎儿的不良反应：硝苯地平是一种外周血管舒张药，可能会引起恶心、潮红、头痛、眩晕和心悸。硝苯地平引起的周围血管扩张导致平均动脉压降低，随后压力感受器被激活，导致外周交感神经系统活动增加，孕产妇表现为心动过速。这些血流动力学的变化通常是轻度的，比 β 肾上腺能激动药治疗后的要轻。然而，一些病例报道和 1 例子痫前期输注硫酸镁的患者报道使用硝苯地平后出现了严重低血压。动物研究显示，使用钙通道阻断药后，会出现 UBF 降低和胎儿血氧饱和度下降的现象；但在人体胎儿脐和子宫胎盘血流的超声都是稳定的。娩出时胎儿脐带血的酸碱状态并没有显示出任何胎儿缺氧和酸中毒的现象。

（2）禁忌证：左心室功能障碍或充血性心力衰竭的女性应慎用钙通道阻断药。钙通道阻断药和硫酸镁共同使用可以在抑制肌肉收缩方面发挥协同作用并导致呼吸抑制。人工气道的建立或静脉注射钙剂均可以治疗此类情况。

（3）钙通道阻断药治疗对麻醉的影响：钙通道阻断药可以一直持续应用到经阴道分娩或剖宫产。但当使用吸入麻醉药时应十分小心，因为钙通道阻断药可以抑制心肌收缩性和心脏传导。尽管硝苯地平与其他同类药物相比有较少的心血管效应，但一般来说这些药都可以使周围血管扩张。此外，如果产后出现子宫弛缓，缩宫素和前列腺素 $F_{2\alpha}$ 可能在有钙通道阻断药治疗时没有效果，这将导致产后出血的风险增加。

4. 环氧化酶抑制药

环氧化酶可将花生四烯酸转化为前列腺素。前列腺素通过提高钙的跨膜内流和胞质膜释放，增加了可用的胞内钙。妊娠组织持续表达环氧化酶 -1，而环氧化酶 -2 为诱导型，在足月和早产临产期间的脱膜和子宫肌层中增加。环氧化酶抑制药通过整体抑制环氧化酶或特异性抑制环氧化酶 -2 而减少前列腺素的生成。

吲哚美辛为非特异性环氧化酶抑制药，是此类药物中最常用于保胎的。Cochrane 综述比较了环氧化酶抑制药和安慰剂对早产临产的治疗效果，该综述包含两个小试验，共涉及 70 名患者；与安慰剂相比，环氧化酶抑制药被证明能够降低开始治疗后 48h 内和 7d 内分娩的风险。在围生期死亡率、呼吸窘迫综合征、动脉导管的早闭、新生儿持续肺动脉高压、IVH 或新生儿肾衰竭方面两者无差异。

10 个临床试验对吲哚美辛、β 肾上腺素能受体激动药和硫酸镁进行了比较。与安慰剂相比，吲哚美辛减少了孕 37 周以前的出生数，并且增加了出生时胎龄和出生体重。与其他保胎药相比，环氧化酶抑制可使 37 周以内出生数更少，且需要停药治疗的母体药物反应也更少。根据这些数据，决策分析推荐将吲哚美辛用作 32 周前早产临产的一线治疗药物。

尽管环氧化酶 -2 抑制药已被研究用于治疗早产临产，但目前尚未将此类药物用于人类早产临产。抑制分娩所需的吲哚美辛剂量一般为口服或直肠给药 50～100mg，随后每 4～6 小时口服 25mg（表 19-2）。

（1）对孕产妇和胎儿的不良反应：服用吲哚美辛治疗早产临产的孕妇会出现恶心、食管反流、胃炎等症状，还有可能出现母体间质性肾炎和血小板功能障碍。使用吲哚美辛和其他环氧化酶抑制药对胎儿的影响主要是动脉导管收缩和羊水过少。

导管的过早收缩甚至关闭都会引发肺动脉高血

压、三尖瓣反流和持续胎儿循环。曾经报道过一些孕妇在孕期出现过早性导管关闭的案例，其中暴露于吲哚美辛的时间超过了 48h；但在接受吲哚美辛短期治疗的 500 多个胎儿中并没有出现并发症。导管的收缩程度取决于胎龄和胎儿的曝光时间。尽管胎龄早达 24 周者就有导管收缩的报道，但最常见于 31～32 周后。因此，胎龄满 32 周后不建议使用吲哚美辛，如果治疗时间超过 48h，就要考虑每周行胎儿超声心动图检查。环氧化酶抑制药同样也会导致肺动脉收缩。

吲哚美辛增强了抗利尿激素的作用，但减少了胎儿肾血流量，结果减少了胎儿的尿量。胎儿的尿量减少会导致羊水减少，使得 70% 的羊水容量正常孕妇发生羊水过少。

（2）禁忌证：对环氧化酶抑制药的母体禁忌证包括血小板功能障碍或出血障碍、肝功能障碍、胃肠道溃疡性疾病、肾功能障碍以及阿司匹林高敏的患者。

（3）环氧化酶抑制药治疗对麻醉的影响：最近的第 3 次椎管内麻醉和抗凝共识会议（由美国区域麻醉和疼痛医学学会赞助）报道，环氧化酶抑制药不会增加发生脊髓或硬膜外血肿的风险。因此，若患者正在使用环氧化酶抑制药，对早产临产者没必要再进行化验检查或推迟椎管内镇痛或麻醉。

5. 缩宫素受体拮抗药

可以与缩宫素竞争结合子宫肌层和蜕膜内的缩宫素受体，从而抑制细胞内预防钙的增加和子宫肌层收缩。阿托西班是一种选择性缩宫素受体拮抗药，现在在美国没有这种药物可用，因为食品药品监督管理局拒绝批准这种药物用于安胎，原因是孕妇在不足 28 周胎龄时使用这种药物会导致胎儿死亡率增高。

一项系统综述发现在预防用药开始 48h（RR 0.98，95% CI 0.68～1.41）～7d（RR 0.91, 95% CI 0.69～1.20）内早产方面，阿托西班与 β 肾上腺素受体激动药效果相当。较之 β 肾上腺素受体激动药（RR 0.04，95% CI 0.02～0.11），阿托西班可以显著降低需要中止用药的母体不良反应。在欧洲有可供临床使用的阿托西班。

6. 一氧化氮供体

一氧化氮会增加平滑肌细胞内 cGMP 水平，从而激活肌球蛋白轻链激酶，松弛平滑肌。目前还没有足够的证据支持一氧化氮供体用于抑制早产临产。

七、产前糖皮质激素

使用积极的紧急的保胎、并至少将娩出推迟 2h 非常重要，因为在这段时间内若给予母体糖皮质激素，早产儿的预后会大大改善。与未使用者相比，产前暴露于糖皮质激素的早产儿呼吸窘迫综合征、IVH 及 NEC 的发生率更低，死亡率也更低。第一次治疗剂量后 1～7d 出生的婴儿明显受益，但用药后 24h 内或 7d 之后出生的婴儿受益并不明显。

建议胎龄 24～34 周、预计 7d 之内早产的孕妇使用产前糖皮质激素治疗。

距初次产前糖皮质激素治疗已满 2 周者、初次疗程时胎龄不足 28 周者、目前胎龄 < 33 周者以及早产风险增加者，可以再次给药。

产前糖皮质激素通过两种机制增强新生儿的肺功能：一是通过增强肺结构的成熟变化，二是通过诱导肺酶促进生化成熟。产前糖皮质激素治疗的两种常用药物为倍他米松（24h 内肌内注射 2 剂 12mg）和地塞米松（12h 内肌内注射 4 剂 6mg）。

一项研究发现，倍他米松可显著降低新生儿死亡的概率，但倍他米松和地塞米松在新生儿呼吸窘迫、血管加压治疗、NEC 及早产儿视网膜病变、动脉导管未闭、新生儿败血症或新生儿死亡等方面差异并不显著。但注射倍他米松的新生儿患 IVH（17% vs.6%）和脑病变（18% vs.7%）的概率比注射地塞米松者明显高；研究提示，地塞米松与不良神经预后有关。

因为目前还不确定胎龄 34 周后使用产前糖皮质激素是否能明显改善预后，NIH 针对糖皮质激素促胎儿成熟对围生期预后的影响召开的共识会议声明，如果胎肺尚未成熟，则孕龄 34 周以上者可以给予糖皮质激素。

即使在宫内接受第一剂倍他米松、在能给予第二剂前出生的婴儿其预后也要好于没有接受产前糖皮质激素者。

不良反应：糖皮质激素会引起注射 48～72h 后婴儿心率变异性一过性下降。因此，在评估胎儿因不稳定心率状态而需娩出时应考虑到这一可能性。胎儿的呼吸和体动也经常会减少，从而导致生物物理评分更低或对无应激试验无反应。

糖皮质激素不会增加孕妇死亡、绒毛膜羊膜炎、产后脓毒症等的风险。有对绒毛膜羊膜炎或多胎妊娠者联合给予糖皮质激素和保胎药引发了肺水肿的病例报道。

许多妇女都会有一过性高血糖，糖尿病患者更加严重，首剂给药后约 12h 后开始出现类固醇效应，并持续 5d。

注射倍他米松后 24h 内总白细胞计数会增加约30%，淋巴细胞计数减少约 50%。这些改变在 3d 内会恢复到基线水平。

八、低出生体重胎儿的产中管理

LBW 胎儿产中管理的目标是避免出现围生期酸中毒和产伤，因为早产胎儿生理上还无法耐受娩出的应激。对 LBW 胎儿进行连续产中胎心率监护非常重要，因为稳定胎心率模式与正常脐动脉 pH 相关，而不稳定的胎心监护描记则与娩出时新生儿酸中毒相关。然而，与定期听诊相比，电子胎儿监护并不引起早产儿童神经发育的改善。未足月胎儿心率变异性下降的原因还有神经和心血管系统发育不成熟和母体使用了糖皮质激素。

出生地点对早产儿来说非常重要。在 I 级和 II 级育婴室出生的极低体重婴儿院内死亡率较 III 级育婴室高（36% 比 21%）。娩出时儿科团队应在场，以优化医疗。

娩出时机：当 PTB 发生在怀孕早期（孕 34 周之前），若怀疑有胎儿酸中毒或母体有问题，则分娩对母亲的健康有可能是有益的。但对晚期早产（34周、35 周和 36 周）和早期足月产（37 周和 38 周）的娩出时机的决策则比较复杂。尽管与孕 34 周以内出生者相比风险较低，但晚期早产儿仍然比足月儿更易发生长期神经发育问题和新生儿死亡。此外，大部分需转入新生儿监护室的都是 34~37 周出生的新生儿，也占据了医疗保健支出的很大一部分。在一项大规模研究中，超过 1/3 的择期（无医疗指征的）足月剖宫产在孕周 39 周之前实施，未满 39 周出生的新生儿与 39 周以上的相比，严重并发症的风险更高。美国出生缺陷基金会、美国儿童健康和人类发展研究所（National Institute of Child Health and Human Development，NICHD）、母胎医学学会和美国妇产科医师学会因此统一了理念，开始努力预防不必要的

PTB 和 "早期出生"。一些大型卫生保健组织还积极推动减少无指征的 39 周以内分娩的数量，已经取得了一定成功。

全国晚期早产儿的百分比从 1990 年的 7.3% 升到了 2006 年的 9.1%，升高了 25%，然后从 2006 年的 9.1%降到了 2008 年的 8.8%，下降了 3%。

在分析了美国 1995—2006 年出生的逾 4600 万婴儿的数据后，Reddy 等发现，在 37 周出生的婴儿（2006年，每 1000 新生儿死亡 3.9）可能比出生在 40 周（每 1000 新生儿死亡 1.9）的婴儿 1 岁以内死亡率更高。死亡的常见原因包括出生缺陷、婴儿猝死综合征（sudden infant death syndrome，SIDS）、宫内和出生时缺氧及意外事件。

进行临床评估需要权衡继续妊娠的风险和早产临产的风险（图 19-3）。为了简化确定晚期早产和早期足月产时机的决策途径，可利用以下三方面因素来指导临床管理：①孕产妇和产科；②子宫胎盘；③胎儿。

1. 影响娩出时机的孕产妇和产科因素

高血压、糖尿病和既往死胎是紧急早产临产和胎膜早破时增加风险的主要因素。

（1）高血压和娩出时机：妊娠期高血压或子痫前期者继续妊娠的风险有出现重度子痫前期和其并发症、增加胎儿风险和胎儿并发症（胎儿生长受限、高血压危象、胎盘早剥后窒息和死亡）。足月时高血压和子痫前期干预试验（HYPITAT）的循证数据表明，合并轻度妊娠高血压或妊娠 37 周以上出现轻度子痫前期者是娩出的指征。相反，没有数据支持合并轻度妊娠高血压或妊娠 34 周、35 周、36 周出现轻度子痫前期者，保守监护能改善围生期预后或是会增加母胎风险。对这类患者保守监护可能的风险是严重高血压、子痫、HELLP 综合征、胎盘早剥、肺水肿，胎儿生长受限和胎儿死亡。

尽管缺乏随机对照试验，但有专家建议，在没有以下因素的怀孕妇女应进行保守监护：严重高血压、早产临产或胎膜早破、阴道出血、胎儿监测异常（可变或晚期减速，脐动脉舒张期血流缺如或反向，生物物理评分 ≤6，胎儿生长受限，羊水过少）。当重度子痫前期的诊断在 34 周或以后，应及时娩出以降低产妇并发症和死亡率（表 19-3）。

（2）糖尿病和娩出时机：糖尿病妊娠最大的风

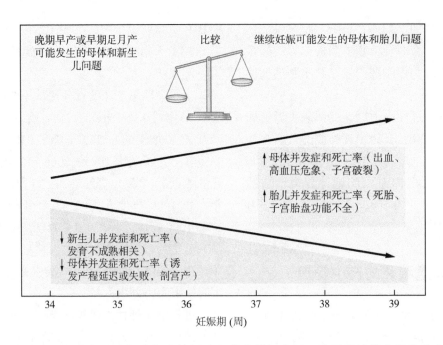

图 19-3 晚期早产或早期足月产与继续保胎相比的风险和益处的概念图。该图并不代表风险变化的具体幅度或比率，因为这些数字会随着具体的妊娠状况和个人情况而不同。随着孕周增加新生儿并发症和死亡率会下降，它们通常与早产有关。对这些早产分娩而言，由于诱发产程往往需很久或无法诱发而需剖宫产，因此母体的并发症和死亡率也更高。情况复杂、有并发症或死亡风险者若继续妊娠，其母体转归与出血、高血压危象和子宫破裂有关。这些情况下继续妊娠还可能导致胎儿并发症和胎儿胎盘功能不全引起的死产

（经许可转载自 Spong CY, Mercer BM, D'alton M, et al. Timing of indicated late-preterm and early-term birth. Obstet Gynecol, 2011, 118:323-333.）

险是宫内胎儿死亡或死产。根据最近 Reddy 等的报道，与一般人群相比，有糖尿病者死产的校正绝对风险为 3.1（每 1000 例出生）。在孕 34 周开始的非异常妊娠糖尿病者死产的风险似乎增加。此外，有糖尿病者其 38 周时胎儿死亡率（在每 1000 例出生）是增加的。Cundy、MacIntosh 和 Lauenborg 等的研究报道，需使用胰岛素的糖尿病妇女的非异常胎儿死亡中，有 25%～38% 发生在孕 37 周期间或以后。这些胎儿死亡中有一部分是可以预防的，因为风险因素如母体血糖控制不佳等是可以处理的。但是即使在血糖控制良好和产前检查正常的糖尿病孕妇也有晚期胎儿死亡的报道。此外，从孕 37 周开始，胎儿死亡率远远超过了新生儿死亡率。

这意味着，虽然不能排除新生儿并发症，但是有可能通过在第 37 周时娩出而降低围生期死亡率。

尽管糖尿病者早期娩出可以降低巨大儿、相关产伤和死产的风险，但是缺乏来自随机对照试验的数据，并且糖尿病孕妇的最佳娩出时机取决于病症的严重程度、合并症情况、是否需要药物治疗，以及并存的产科情况（表 19-3）。

（3）既往死产与娩出时机：有死产史的妇女发生胎儿生长受限、PTB 及子痫前期和死产的风险增加。对于既往死产者，妊娠 39 周之前分娩没有被证明可降低再次死产或不良妊娠预后的风险，因此，若无胎儿生长受限和合并症，则不明原因的死胎病史并非早产的指征（表 19-3）。因为这种情况下早期娩出并无明确益处，所以若因母亲焦虑、母亲想要分娩或两者皆有等原因而计划于 39 周以前分娩的话，产科医师会行羊膜穿刺来判断肺成熟状况。但须注意，在晚期早产或早期足月产阶段即使肺成熟也不能确保不会发生新生儿并发症。

（4）早产临产、胎膜早破和娩出时机：早产临产或胎膜早破可能自然进展为娩出，但并非所有这类患者都会如此。晚期早产或早期足月胎膜早破者保胎治疗会增加绒毛膜羊膜炎的风险和因脐带受压而胎儿死亡的可能性，但大部分病例到娩出的潜伏期较短。由于潜伏期短暂，晚期早产或早期足月胎膜早破者保胎治疗不太可能改善新生儿转归，因此，对孕期 34 周或之后发生的早产胎膜早破或已达到 34 周的胎膜早破患者推荐其娩出（表 19-3）。

表 19-3 孕 34 周或以上出现孕期并发症者娩出时机的指南

并发症	分娩时孕龄[1]	推荐级别[2]
胎盘与子宫方面		
胎盘前置[3]	36~37 周	B
怀疑胎盘前置合并胎盘粘连、植入或穿透[3]	34~35 周	B
既往经典剖宫产史（子宫上段切口）[3]	36~37 周	B
既往子宫肌瘤切除史，使得必须进行剖宫产[3]	37~38 周（对于较大范围或复杂的肌瘤切除术者，可能需要提早分娩，与既往经典剖宫产史者相同）	B
胎儿方面		
胎儿生长受限－单胎	38~39 周 ●无其他合并症，无其他异常 34~37 周 ●有合并症（羊水过少，异常超声发现，母体风险因素，并存疾病） 无论孕龄如何均需立即分娩 ●持续胎儿异常警报提示胎儿紧急损害	B
胎儿生长受限－双胎	36~37 周 ●双绒毛膜双羊膜囊双胎，独立的胎儿生长受限 32~34 周 ●单绒毛膜双羊膜囊双胎，独立的胎儿生长受限 ●合并有其他问题（羊水过少，异常超声发现，母体风险因素，并存疾病） 无论孕龄如何均需立即分娩 ●持续胎儿异常警报提示胎儿紧急损害	B B B
胎儿先天畸形	34~39 周 ●怀疑胎儿器官受损加重 ●可能发生胎儿颅内出血（如 Galen 静脉动脉瘤样畸形，新生儿异体免疫血小板减少症） ●分娩前娩出为佳（如 EXIT 操作时） ●曾行胎儿干预 ●并存母体疾病（如子痫前期和慢性高血压） ●可能因胎儿状况导致母体不良影响 无论孕龄如何均需立即分娩 ●当进行干预更有利时 ●出现胎儿并发症时（严重异常胎儿监测，新发胎儿水肿，进展性或新发器官损害） ●母体并发症进展（镜像综合征）	B B
多胎妊娠：双绒毛膜双羊膜囊[3]	38 周	B
多胎妊娠：单绒毛膜双羊膜囊[3]	34~37 周	B
多胎妊娠：双绒毛膜双羊膜囊或单绒毛膜双羊膜囊，有一胎死亡[3]	若在 34 周或以后发生，考虑分娩（此建议限于孕周 34 周或以上者；若在 34 周以前发生，则根据并存母体或胎儿状况个体化处理）	B
多胎妊娠：单绒毛膜单羊膜囊[3]	32~34 周	B
多胎妊娠：单绒毛膜单羊膜囊，有一胎死亡[3]	考虑分娩；根据孕龄和并存疾病个体化处理	
羊水过少——独立且持续[3]	36~37 周	B
母体方面		
慢性高血压——未用药[3]	38~39 周	B

（续表）

并发症	分娩时孕龄[1]	推荐级别[2]
慢性高血压——用药控制[3]	37～39 周	B
慢性高血压——难以控制（需要频繁调整用药）[3]	36～37 周	B
妊娠高血压[3]	37～38 周	B
子痫前期——重度[4]	确诊时（本推荐意见限于孕龄 34 周或以上者）	C
子痫前期——轻度[3]	37 周	B
糖尿病——孕前控制良好[3]	不推荐 LPTB 或 ETB	B
糖尿病——孕前有血管病变[3]	37～39 周	B
糖尿病——孕前，控制差[3]	34～39 周（根据情况个体化）	B
糖尿病——孕期，通过饮食控制良好[3]	不推荐 LPTB 或 ETB	B
糖尿病——孕期，通过药物控制良好[3]	不推荐 LPTB 或 ETB	B
糖尿病——孕期，药物控制效果不佳[3]	34～39 周（根据情况个体化）	B
其他方面		
既往死胎史——原因不详[3]	不推荐 LPTB 或 ETB	B
	若计划在 39 周以前分娩，考虑行羊膜穿刺检查胎肺成熟度	C
自发性早产：PPROM[3]	34 周（本推荐意见限于孕龄 34 周或以上者）	B
自发性早产：主动提前产程发动[3]	若产程进展或出现其他母体或胎儿指征则进行分娩	B

（1）孕龄为整周；因此，34 周包括 34 周至 34[+6] 周

（2）推荐级别的定义：推荐意见和（或）结论基于良好的连续的科学证据（A）；有限的或不连续的科学证据（B）；主要为专家共识和专家观点（C）。对紧急胎儿受损即刻分娩的推荐意见未行分级。对重度子痫前期的推荐意见主要基于专家观点；但是，近期不会有更高级别的证据，因为这一情况下保胎至 34 周以后分娩会给母体带来很大风险，而对胎儿的益处也可能很有限

（3）无合并症，因此无胎儿生长受限，叠加子痫前期等。若有这些情况，则需考虑更早分娩

（4）维持抗高血压治疗不应被用于治疗妊娠高血压

LPTB. 在 34 0/7 周到 36 6/7 周晚期早产；ETB. 在 37 0/7 周到 38 6/7 周早期足月产

2. 影响娩出时机的胎盘和子宫因素

合并胎盘和子宫问题的晚期早产和早期足月产的目的是避免急性灾难性母体并发症，和降低胎儿死亡或危害的可能性。此外，早期娩出可以避免在非最优环境下进行的紧急计划外分娩。相关病况包括胎盘前置、胎盘粘连、植入和穿透、慢性胎盘早剥和有子宫破裂的重大风险的病症，例如既往经典剖宫产和既往子宫肌瘤切除术史（表 19-3）。

（1）胎盘前置与娩出时机：胎盘前置可能导致胎儿娩出前的出血。对于无症状的近足月患者，继续妊娠的风险是因出血或劳累而意外分娩。若娩出时机不佳，可能导致没有所需资源可用（如血液制品、专用手术室工作人员和外科专家）以及可能因母体低容量休克而导致胎儿或新生儿低氧血症或酸中毒。在 230 例前置胎盘病例中，紧急出血的风险在 35 周时为 4.7%，36 周时为 15%，37 周时为 30%，38 周时为 59%。

决策分析和专家意见建议没有并发症的胎盘前置孕妇在怀孕 36～37 周进行分娩（表 19-3）。

（2）胎盘植入与娩出时机：如果计划 36 周后分娩，有 44% 的胎盘植入的孕妇需要进行紧急手术。胎盘植入的病例对照研究已证明，36 周后分娩常发生灾难性出血，产前进行类固醇治疗后于 34～35 周进行择期分娩可减少失血和输血。

决策分析也得出类似的结论，在胎盘植入的情况下，在孕 34 周分娩而无须确认胎肺成熟其质量调整生命年（quality-adjusted life years）是最长的（表 19-3）。

（3）慢性胎盘早剥和娩出时机：慢性胎盘早剥在文献中虽没有明确定义，但已被描述为在孕晚期出现的、没有其他明显原因的间歇性或持续性子宫出血。通常，具有胎盘早剥风险和母体血流动力学损害者，或胎儿监护状态不稳定者都应分娩而非保守治疗。有 1% 的孕妇会出现胎盘早剥，但慢性早产的发病率仍未知。风险因素包括创伤，子痫前期，母体血管疾病

和物质滥用。并发症包括子宫胎盘功能不全，继而可导致胎儿生长受限和死产，和前置胎盘的并发症类似。尽管早期分娩可能避免进一步的胎盘分离以及随后的需要紧急输血的急性出血，但由于缺少标准定义，关于该病症的临床病程的数据也很有限，故无法给出分娩的最佳时机的推荐意见（表 19-3）。

（4）既往经典剖宫产、子宫肌瘤切除术史和娩出时机：以下几种情况具有子宫破裂的重大风险。在一项大型前瞻性观察性研究中，既往子宫上段垂直切口的剖宫产术（如经典剖宫产）占了再次剖宫产的 9%。既往经典剖宫产者分娩的发生率为 0.3%～0.4%，再次怀孕时子宫破裂的风险介于 1% 和 12% 之间。同样肌瘤切除术可涉及子宫肌层的肌肉部分，但是妊娠合并这种情况的发生率未知。当子宫肌瘤切除涉及子宫肌层的肌肉部分时，通常建议剖宫产（相反，若切除的是带蒂的浆膜下肌瘤，则仍可考虑经阴道分娩）。一项研究发现，腹腔镜子宫肌瘤切除术后子宫破裂的风险为 0.49%～0.7%，开腹切除术后为 1.7%。然而，这些风险的差异是否与手术技术或选择用于某种方法的患者的特征相关仍不得而知。子宫肌瘤的位置（例如子宫壁内与穿透子宫壁，和与浆膜下相比，子宫上段与下段相比）和切除程度（切除的数目）对子宫破裂风险的影响目前知之甚少。子宫破裂后，胎儿有死产、缺氧或酸中毒及其后遗症的风险。

在既往有涉及肌肉部分的子宫手术史者，在分娩发动前也可能发生子宫破裂。及早分娩可以避免子宫破裂及其后遗症的风险。根据一项队列研究和一项决策分析，既往经典剖宫产史者建议在孕 36～37 周娩出，预计用 22 例呼吸窘迫综合征的代价可防止一例子宫破裂后的缺氧缺血性脑病。虽然子宫肌瘤切除术后子宫破裂的潜在风险很低，但后果可能是灾难性的。因此，当既往肌瘤切除术史的妇女计划行剖宫产时，可考虑在 37～38 周分娩，具体根据曾行肌瘤手术的种类和切除程度而定（表 19-3）。

3. 影响娩出时机的胎儿因素

许多病况可使胎儿有死产、低氧血症或酸中毒、心力衰竭或以上皆有的风险。例如前置胎盘、胎儿生长受限、先天畸形、多胎妊娠和单纯羊水过少。在这些情况下，晚期早产或早期足月产可避免胎儿死亡和继发于不良宫内环境的长期神经系统后遗症，因此是有益的。

（1）胎盘血管前置影响分娩的时机：最近的一项决策分析表明，对于具有胎盘血管前置的孕妇，在 34～35 周的妊娠期分娩可以平衡围生期死亡的风险与早产相关的婴儿死亡率、呼吸窘迫综合征、智力迟钝和脑瘫的风险。对于有胎盘血管前置者，羊水穿刺确认胎肺成熟度在任何孕龄都不会改善预后。

（2）胎儿生长受限和娩出时机：34 周后，单胎或双胎宫内生长受限（intrauterine growth restriction, IUGR）、出现羊水过少或脐动脉舒张末期血流（absent end diastolic flow, AEDF）缺失者，应当在诊断出这些并发症后尽快分娩。在羊水量、超声检查和生物物理测试均正常的 IUGR 单胎，胎儿有可能较小，可保胎至 38～39 周。

若超声检查结果出现异常、提示有胎盘病变，则在 36 至 37 周分娩是合理的（表 19-3）。

（3）胎儿异常和娩出时机：许多胎儿异常并不需要晚期早产或早期足月产，因为胎儿在子宫内更利于其生长和成熟。在少数几种情况下，近足月者继续怀孕会有母体风险。这些包括在怀孕期间接受有创胎儿干预的少数患者会有子宫破裂的母体风险。目前美国每年报道的开放性胎儿手术少于 25 例，并且随着干预转向内镜技术和适应证的限制，数量将会越来越少。开放性胎儿手术需切开子宫，因此，目前的建议是在胎肺成熟后在 36 周时分娩。孕期内镜干预后分娩的时机不受影响，除非需要行产时胎儿手术（ex utero intrapartum technique，EXIT）。当怀疑胎儿器官损伤恶化时，建议随时分娩（表 19-3）。

（4）多胎妊娠和娩出时机：无论无合并症还是已有一胎死亡，多胎妊娠都会增加母亲和胎儿的风险。除了 PTB，母体病况如妊娠糖尿病、子痫前期、胎盘早剥、胎盘前置和产后出血在双胎妊娠中都更为常见。早期分娩可降低死胎的风险，并且为分娩提供了充足的时间，以便为复杂病例的新生儿管理准备最佳的人员和资源配置。

一旦超声显示无合并症的双胎为双胎盘（双绒毛膜），产科医师可放心等待至孕周 38 周（图 19-4），这样预计预后会比较好。当仅检测到一个胎盘（单绒毛膜）时，则确定是 1 个（单羊膜）还是 2 个（双羊膜）羊膜囊是非常重要的。由于单羊膜囊双胎中脐带缠绕致胎儿死亡的风险很高，因此推荐在 32～34 周分娩。尽管无合并症的双羊膜囊单绒毛膜双胎死胎风险较高；但仍推荐晚期早产［（34～37 周）图 19-5］。

图 19-4 无合并症的近足月双绒毛膜双胎妊娠的娩出时机确定流程

（经许可转载自 Newman RB, Unal ER. Multiple gestations: timing of indicated late preterm and early-term births in uncomplicated dichorionic, monochorionic, and monoamniotic twins. Semin Perinatol, 2011, 35:277-285.）

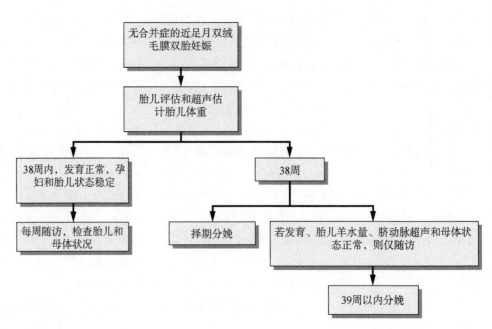

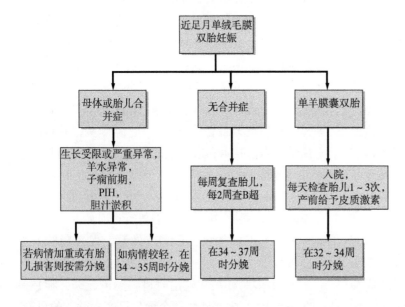

图 19-5 无合并症、近足月单绒毛膜双胎妊娠的娩出时机确定流程

（经许可转载自 Newman RB, Unal ER. Multiple gestations: timing of indicated late preterm and early-term births in uncomplicated dichorionic, monochorionic, and monoamniotic twins. Semin Perinatol, 2011, 35:277-285.）

在有一个胎儿死亡的多胎妊娠中，早期分娩可以防止第二个胎儿死亡。在单胎死亡的双绒毛膜妊娠中，通常建议保胎并每周监测至37周；然而，由于数据有限，在34周和36周之间的分娩也可能是合理的。在单绒毛膜（单和双羊膜囊）妊娠合并一胎死亡时，由于对存活的另一双胎会有急性血流动力学影响，神经损伤可能是难免的；然而，需要权衡存活胎发生死亡和早期分娩两者的风险。无论绒毛膜情况如何，在这些情况下不能低估母亲的焦虑，并且这可能是临床判定娩出时机的决定因素。表19-3总结了多胎妊娠的娩出时机的考量。

（5）羊水过少和娩出时机："羊水过少"有的定义为垂直深度＜2.0cm，而另外一些定义为羊水指数为5.0cm或更小。羊水过少可增加无反应型无应激试验［（nonreactive non-stress tests，NSTs）1.5倍］、胎儿心率减速（1.8倍）、分娩时胎儿不耐受、死胎（4.5倍）、5min Apgar 评分为3分（11分）和胎粪吸入（12倍）。正常胎儿生长下的羊水过少可能比异常胎儿生长时的羊水过少结局略好。然而，当使用基于群体的列线图观察时，超声检查对于胎儿生长受限的诊断是不敏感的。早期分娩的优点是避免死胎，但是早期分娩产程发动和剖宫产会引发母体的风险。在其他无合并症的孤立和持续性羊水过少的情况下，推荐在36～37周分娩（表19-3）。一般通过评估羊水与胎儿测试、胎儿生长和母体状况来决定羊水过少时的娩出时机。

4. 分娩模式与麻醉管理

（1）剖宫产对比阴道分娩：早产高风险孕妇的最佳分娩模式尚存争议。有学者认为常规剖宫产可以避免分娩和经阴道产出，从而减少低氧应激、颅内损伤和 IVH。但是，对于顶先露的胎儿，大多数比较常规剖宫产和阴道分娩的研究都未发现预后有显著差异。

低体重儿剖宫产，特别是非顶先露的非常低体重和极低体重儿，可能需要做竖直切口或经典子宫切除术切口。子宫下段还未发育到可以行低位横切口的程度，如果切口太小，可能无法做到娩出胎头而不损伤，因此会造成头部受压、胎头娩出困难和 IVH 的风险。竖直子宫切口好处是手术入路更简单，但术后出血和再次妊娠时需手术分娩等并发症风险增加。

此外，分娩模式或避免挤压胎头能否避免出血倾向的胎儿发生 IVH 尚不清楚。一些研究发现，自发阴道分娩、低位产钳阴道分娩或剖宫产与胎儿或新生儿 IVH 没有相关性。但是，IVH 风险增高相关的 3 个重要因素是 1min Apgar ＜ 7、体重＜ 1250g 和呼吸窘迫综合征。为了降低会阴阻力，尽量减轻对胎头的损伤，过去曾推荐会阴切开和器械助产。现在的数据并未显示会阴切开和器械助产的早产儿预后有改善。

产钳可以被用于所有孕龄分娩，但专家建议对 34 周以下孕龄的分娩避免用真空吸引，因为有胎儿 IVH 的风险。早产胎儿的头与臀和大腿相比相对较大，因此，最后臀先露的话或比较难处理，容易胎头嵌顿，娩出困难。双胎娩出时，若双胎 B 非顶先露，若估计胎儿体重＜ 2000g 则全臀位取胎术可能更为复杂，可能应选择剖宫产。许多作者都推荐对体重＜ 1500g 的臀位胎儿常规行剖宫产。在作者所在单位，早产双胎 B 经阴道分娩很多，产科医师通常对体重估计＞ 1500g 的双胎 B 选择经阴道分娩。但不管双胎 B 体重如何，若双胎 B 体重大于双胎 A 的 20% 或比双胎 A 重 1lb 以上，则本单位不会选择臀位取胎。

产科麻醉医师最好能与患者、产科医师和新生儿科医师充分讨论治疗计划，特别是孕龄较低、存活的可能性有可能不大的胎儿。

例如，若胎儿可能无法存活的病态肥胖产妇需急诊行剖宫产，产科医师可能会想要尽快手术切皮。但麻醉医师知道这一患者可能会出现母体气道建立失败，因此，提前与产科和新生儿团队沟通相关问题非常重要。在考虑全身麻醉前麻醉医师可能会想要尝试椎管内麻醉，所有团队成员都应提前知道麻醉医师的考虑。情况是不断变化的，治疗计划可能也会不断需调整，也可能因为患者可能会不想要复苏新生儿，也可能新生儿的状况改善了。因此，麻醉医师必须与团队和患者讨论。

美国心脏协会和美国儿科学会推荐不对孕周＜ 23 满周或体重＜ 400g 的新生儿进行复苏。NICHD 新生儿研究网络前瞻性研究纳入了 4446 例孕周 22～25 周出生的新生儿，发现除孕龄和体重外，产前暴露于皮质激素和女性也在新生儿预后中起重要作用。这些研究者还提出了一个在线的预后估计器（http://www.nichd.nih.gov/about/org/cdbpm/pp/prog_epbo/epbo_case.cfm），临床医师可以用它粗略估计新生儿的预后，牢记每个新生儿都是不一样的，预后估计器所涉及的因素都可能会影响其预后。

（2）麻醉管理：怀有未足月胎儿的孕妇的麻醉管理与足月者相同。这些患者剖宫产的风险比足月者高，因此麻醉医师应警惕，可能需在胎儿监护状态不稳定时提早放置椎管内阻滞。当然这是根据患者的具体情况来决定的。如果患者感觉良好但胎儿监护状态不稳定，一般麻醉医师会开始小剂量硬膜外输注以防很快需要剖宫产。当出现不稳定的胎儿监护状态时，产科团队会每 15 分钟重新评估 1 次。若 30min 内没有胎儿心率异常，产科医师可能会让患者恢复正常活动。这时应停止硬膜外输注，间断重新评估是否需重新开始硬膜外输注。不稳定状态可能会转为稳定状态，并可持续稳定数天。应与产科医师一起反复评估患者是否需禁食、是否能离床活动，以及是否需持续硬膜外输注。若考虑极可能紧急剖宫产，不需要椎管内输注，产科麻醉者可以留置硬膜外导管但不输注。此时硬膜外导管应每数小时用生理盐水冲 1 次，以保持通畅，并不断评估患者状态。

若胎儿未足月而患者宫口开大 7～8cm，产科医师会令其卧床，因为这一扩张程度可能足以娩出小的未足月胎儿。这时，若患者允许进食，则可考虑持续硬膜外输注生理盐水；相反，若患者只被允许饮用清液体，则可输注小剂量局麻药物（布比卡因 7.5mg/h）和阿片（12μg/h）。常用局麻药物和阿片混合给药。若患者被允许稍后进食，则停止输注且麻醉者确定无运动或感觉阻滞后患者可进食。以上是作者所在单位的管理方法。别的单位和产科医师可能处理方案不一样，因此，麻醉医师应与患者医疗的所有成员一起分析，制订麻醉计划，并充分提前讨论一旦出现紧急情况的所有管理细节。

若考虑阴道分娩，椎管内镇痛的目标如下：①宫颈口完全扩张前抑制产妇不恰当的用力；②避免急产，这可能导致胎儿头部损伤；③放松盆底和会阴，让胎头能更好地娩出。

最后一点在臀先露时非常重要。若马上就会阴道娩出，则腰硬联合镇痛要优于单次腰麻。虽然两种技术都能提供快速镇痛和会阴充分松弛，但若需使用产前或需紧急剖宫产时，腰硬联合者可经硬膜外导管额外加药，也就降低了需紧急全麻的风险。不推荐阴部神经阻滞和局麻药浸润，因为它们不能松弛肛提肌、球海绵体肌和盆底肌。

当怀有未足月胎儿的妇女进行剖宫产分娩时，椎管内或全身麻醉以及麻醉药物和剂量与足月产妇没有不同。

与先前认为的相反，未足月儿对局部麻醉药物的抑制作用不敏感；实际上诱发未足月胎羊癫痫发作所需的利多卡因的量大于更大胎龄胎羊所需的量。此外，对利多卡因的心血管反应在较年轻的胎儿中不太严重。

Pedersen 等表明，利多卡因在母羊和胎羊中的药动学和药效学在足月和未足月者没有差异。

Morishima 等通过部分脐带阻塞使未足月胎羊适度窒息。然后他们给予胎羊静脉注射利多卡因或盐水对照 3h。在稳定状态下，母体和胎羊血浆利多卡因浓度与在人类硬膜外麻醉期间获得的相似。窒息和利多卡因会导致酸中毒，平均动脉压下降，而且脑、心脏和肾上腺的血液减少。这些反应不同于同一组研究者早期研究观察到的窒息的成熟胎羊对利多卡因的反应。作者得出结论，"当暴露于来自母体经胎盘获得的临床可接受血浆浓度的利多卡因时，未足月胎羊会丧失其对窒息的心血管适应性"。该研究的主要局限性是未能比较利多卡因与 2- 氯普鲁卡因，后者是在胎儿窒息发生时在北美最常用的硬膜外局麻药物。2-氯普鲁卡因在母体和胎儿血浆中迅速代谢，其胎盘转移不因胎儿酸中毒增加。此外，研究者没有评估硬膜外麻醉的可能益处，如减少母亲儿茶酚胺释放和早产儿的无损伤分娩。

Santos 报道，布比卡因会消除窒息未足月胎羊中重要器官的血流代偿性增加，但程度比先前研究中利多卡因所引起的要轻。

到目前为止，尽管动物数据显示在全身麻醉暴露后神经元发生凋亡，但没有实质性证据表明对未足月胎儿的母亲使用全身麻醉药物可能对胎儿或儿童大脑发育产生可怕的后果。

（3）早产儿的短期并发症：VLBW 婴儿中最常见的并发症是呼吸窘迫、早产儿视网膜病变、动脉导管未闭、支气管肺发育不良、败血症、NEC 和重度 IVH。产房里有经验丰富的新生儿小组可以降低VLBW 婴儿短期并发症的风险。事实上，将近一半的 VLBW 婴儿在出生时需要插管；此外，对极低龄早产儿迅速给予表面活性物质可以降低呼吸窘迫综合征、气胸和肺间质性肺气肿的风险。

早产儿体表面积相对较大且产热不足，因此热损失非常迅速。低体温可能导致低血糖和酸中毒，并且与孕周 < 26 周的极低龄早产儿的死亡率增加相关。一旦转入新生儿重症监护病房，应将早产儿放入温箱或使用辐射保温装置，以避免低体温。在发展中国家，皮肤增强润肤剂如凡士林软膏或葵花籽油可提供皮肤屏障，减少热和水的损失，减少感染的风险，甚至提高存活率。

呼吸窘迫综合征、支气管肺发育不良和呼吸暂停是早产儿呼吸系统疾病的主要表现。应该在出生后立即连续监测早产儿的心率和呼吸。还应监测氧合，以避免缺氧或高氧。如果麻醉医师（由于缺乏额外的人员或资源）被呼叫给早产儿插管，重要的是要记住前导（右手）氧饱和度值 0.9 就可以有效地氧合组织和器官，从而防止高氧。

早产儿的心血管并发症包括动脉导管未闭和全身性低血压。约 30% 的 VLBW 新生儿会发生有症状的动脉导管未闭。产后即刻的全身低血压与早产儿并发症和死亡率显著相关。在一项对孕周 23～25 周出生的婴儿的回顾性研究中，与正常血压者相比，有低血压（定义为出生后头 72h 有 3 次或以上测得平均动脉压 ≤ 25mmHg）的幸存者在校正胎龄 18～22 个月时神经发育更可能较差。

IVH 通常发生在脆弱的生发层基质中，并且随着出生体重的减少而频率增加。严重 IVH 发生在12%～15% 的 VLBW 婴儿中。应当常规监测血糖浓度，因为低血糖和高血糖在早产儿中很常见。

NEC 发生在高达 10% 的 VLBW 婴儿中，并且与死亡率的增加相关。

脓毒症是早产儿的常见并发症，发生在近 20%

的 VLBW 婴儿中。在一次新生儿感染后存活的 ELBW 婴儿与未感染者相比，更可能神经发育预后不良和生长不良。

早产儿视网膜病变是发生在早产儿未完全血管化的视网膜中的血管增生异常。该病变在受精后 30～34 周开始，进展至 40～45 周，在大多数婴儿中可自行缓解。然而，严重未治疗的早产儿视网膜病变者其视力损害的风险增加。

（4）早产儿的长期并发症：与 PTB 相关的最常见的慢性病症是哮喘、支气管肺发育不良、进食问题、视力和听力障碍、胃食管反流和 SIDS 的风险增加。

早产出生的成年人与正常出生的成年人相比，似乎更易患胰岛素抵抗和血压更高。

早产儿幸存者与足月婴儿相比，神经发育损害的风险更高。ELBV 和 LBW 婴儿表现出受损的认知和神经感觉缺陷，并持续到儿童和青年时期。

要　点

- 早产是造成新生儿死亡的首要原因。

- 保胎治疗的目的是推迟分娩 2～7d 以便能达到以下要求。

1. 有充足的时间使糖皮质激素作用于患者从而加速胎儿肺部成熟，由此减少新生儿呼吸窘迫综合征、脑室内出血、新生儿坏死性小肠结肠炎、败血症和死亡的风险。

2. 如患者面临早产，能将患者转移至可提供妥当新生儿医疗的场所。

3. 当潜在的、自限性的病况（如肾盂肾炎或者腹部手术）可能诱发产程但不会造成反复早产临产发作时，通过保胎治疗延长妊娠。

- 现有的所有保胎药物的使用都不会限制随后对患者实施区域麻醉或全身麻醉。

- 分娩的时机可能会突然改变，产科麻醉医师应当积极与产科和新生儿科团队相互沟通以优化产妇和新生儿的转归。

- 早产儿阴道分娩的麻醉目标包括：①抑制母亲的用力；②松弛母亲的盆底；③预防急产。

- 麻醉管理应根据患者最新的临床状况和需求进行调整。

第 20 章

产时发热、感染和脓毒症

（Laura Goetzl 著，张昊鹏 译，路志红 校）

一、产时感染及脓毒症的流行病学

在发达国家和发展中国家，孕产妇败血症的发病率和原因差别很大。在发展中国家，妊娠女性感染艾滋病和疟疾等感染占很大的比例，而这在发达国家却并不常见。早期妊娠并发症如感染性流产的发病率因获取医疗的途径和预防性抗生素的使用而不同，而这些病例也在发展中国家更为常见。产科麻醉医师很可能会被要求参与处理严重产后感染如腹腔内脓肿、会阴切开伤口感染以及伤口清创，而这些感染和典型的多种微生物所致术后深部组织感染有很多共同之处。因此，本章将重点叙述产时发热的特点（母体体温 > 38℃）以及和产科有关的孕产妇感染。此外，本章将讨论孕产妇败血症的治疗，这仍然是孕产妇死亡的主要原因，以及产妇的生理变化会如何改变典型的分类、分诊和治疗。

二、引起产热的病因

根据患者感染的风险因素、孕次和硬膜外镇痛的使用等，产时发热的发生率差异很大。产时发热率最低的是低风险、硬膜外镇痛率较低的经产妇。传统的绒毛膜羊膜炎的诊断基于以下 3 个标准。

- 母体体温 > 38℃。
- 宫底（子宫）触痛。

- 恶臭的阴道分泌物。

硬膜外镇痛通常在分娩早期母体发热出现前建立，因此，子宫压痛不是一个特别有辨识度的临床症状。阴道分泌物一直是主观定义且不精确的。其他辅助体征，如母体或胎儿心动过速和孕产妇和胎儿的高体温密切相关，只要母体发热就有可能出现。众所周知，硬膜外与产时的核心温度的增加有关，但这一现象的原因尚不清楚。这将在下面的章节中做更详细地讨论。产妇白细胞计数随分娩时间的延长而增加，并可明显升高而无感染证据。此外，白细胞计数不能可靠地区分绒毛膜羊膜炎和硬膜外相关的发热，与绝对白细胞计数相比向未成熟型的大量转变更为引人关注（杆状核粒细胞增多症）。总之，没有可靠的方法来区分感染性和非感染性（硬膜外相关）发热；产时发热可能是这些类型的结合。由于有新生儿败血症的潜在风险，因此，推荐一个较为保守的做法，即所有的孕产妇产时发热均为给予母体抗生素的适应证。

三、绒毛膜羊膜炎

绒毛膜羊膜炎是胎盘、胎膜、羊水、母体蜕膜的炎症，在许多情况下也是胎儿的炎症，通常由细菌感染引起。引起绒毛膜羊膜炎的危险因素主要与产程较长或胎膜破裂推迟有关。孕妇细菌性阴道炎与 B 组链球菌属定植也是较弱的危险因素。此外，< 37 周

分娩本身就是显著的风险因素，宫内感染率估计在25%～45%。虽然分娩时阴道检查的次数被认为与感染有关，但最近的研究表明，当多变量分析中将分娩时长的因素排除掉后，阴道检查次数不再是独立风险因素。新生儿败血症的风险随母体体温的增加而上升：孕妇温度＜ 38.6℃时为约 2%，温度≥ 38.6℃时为 6%。诊断有绒毛膜羊膜炎的母亲，建议对其所产新生儿行败血症评估，但各地败血症评估的范围和处理不同。

绒毛膜羊膜炎孕妇的治疗应包括广谱抗菌治疗。在筛查及治疗母体 B 组链球菌携带前，母体产时使用抗生素可使新生儿败血症的风险降低 86%。改良筛查和预防性抗生素治疗可能改变治疗疑似绒毛膜羊膜炎对预防新生儿败血症的有效性；但几乎没有现代数据可用。B 组链球菌和其他与产科感染相关的微生物如表 20-1 所示。标准治疗包括联用氨苄西林和庆大霉素。尽管每 8 小时使用庆大霉素是最常见的，但也有一些证据支持每日使用同样有效。其他可选抗生素治疗方案包括克林霉素或头孢西丁。应按常规对分娩进行管理，并根据常用适应证选择剖宫产。缩短胎儿暴露于感染的时间并不能改善预后，母体抗生素治疗可使胎儿体内具有治疗浓度的抗生素。此外，在有绒毛膜羊膜炎的情况下剖宫产产妇并发症发病率会增加。绒毛膜羊膜炎是产妇子宫收缩乏力的风险因素（RR 2.5，95% CI 2.2～2.8，17）。因此，谨慎的做法是在这些妇女娩出之前立即备好宫缩药。

表 20-1　与产科感染相关的常见病原体

B 组链球菌
肠球菌
大肠埃希菌
金黄色葡萄球菌
肺炎链球菌
阴道加德纳菌
A 组链球菌
菌支原体、脲原体属病种
其他链球菌
肺炎克雷伯菌
其他肠杆菌
铜绿假单胞菌
A 群链球菌
类杆菌属
产气荚膜梭菌
其他厌氧菌

没有明确的证据来指导对疑似绒毛膜羊膜炎的女性的麻醉管理。尽管脓毒症一般认为是区域镇痛的禁忌证，但在临床绒毛膜羊膜炎的情况下，母体菌血症率估计为 5.2%～9.2%。两项回顾性队列研究描述了共计 850 例有绒毛膜羊膜炎的妇女接受硬膜外镇痛而无感染并发症。此外，只有 19%（166/850）在硬膜外镇痛前接受了抗生素治疗。因此，虽然理论上区域麻醉时有感染种植到硬膜外或蛛网膜下隙的风险，实际的风险是非常低的。没有产科人口的数据来引导硬膜外麻醉和腰麻的相对安全性。总体看来，在没有明显的败血症迹象下，对患有临床绒毛膜羊膜炎、脓毒症的女性进行区域镇痛是合理的。理想情况下，应用抗生素应在区域镇痛启动前进行。

四、与硬膜外麻醉相关的发热

硬膜外镇痛和母体温度增加之间的关联性在 1989 年第一次被提出。此后，多项随机试验已经证实了接受硬膜外镇痛的孕妇产时发热的风险会增加。硬膜外镇痛后引起发热的主要临床风险因素是暴露时长，因此，经产患者很少有增加的风险。硬膜外镇痛的广泛使用可能对产时发热的时间发生率有重要的影响。历史上产时发热率一般报道是 1%～5%。据报道目前未产妇的产时发热发生率为 13% 和 33%（表20-2），而经产妇发生率一般都不会增加。

硬膜外镇痛妇女母体体温升高的比率有争议。最初的研究提出假设，硬膜外后温度上升是由于影响了体温调节，因此理论上来讲应该所有接受了硬膜外的妇女都会同等受影响。然而，最近的研究表明，对硬膜外镇痛的温度反应可能不是单一的。那些最后在整个分娩期间都无发热的未产妇，在硬膜外镇痛后的最初 4h 体温也并未升高，而那些最后有发热的产妇在硬膜外镇痛后 1h 内就会立即有明显反应（彩图 48）。对于有体温升高倾向的女性，温度的升高可能很快，平均每小时升高 0.33 ℉。这与观察性研究表明一致，这些观察性研究表明暴露于硬膜外镇痛 4～6h 后，母体发热＞ 38℃的风险显著增加。

硬膜外相关发热的病因仍存在争议。已提出的病因包括母体体温调节受干扰、获得性产时感染和非感染性炎症。由于大多数的硬膜外镇痛的妇女不会经历与之相关的体温升高，由于硬膜外的生理效应而影响体温调节这一机制难以得到支持。相反，通过测量血

表 20-2　初产妇产时发热风险

研　究	研究类型	发热率 硬膜外组（%）	发热率 对照组（%）	相对风险 （95% CI）
25	观察性	15	1	14.5（6.3～33.2）
26	观察性	20	2	9.8（2.4～39.7）
Yancy（2001）	观察性	13	1.1	11.3（1.6～79.4）
22	随机	33	7	4.8（2.9～8.0）
21[1]	随机	24	5	5.0（2.5～9.9）
23	随机	未按产次分层		
24	随机	未按产次分层		

（1）该试验的结果按产次分层分析的结果

（引自 Philip J, Alexander JM, Sharma SK, et al. Epidural analgesia during labor and maternal fever. Anesthesiology, 1999, 90:1271-1275.）

清白介素 -6（IL-6）的水平，一些研究发现，硬膜外前母体炎症是随后发热的显著风险因素。分娩早期 IL-6 水平在最高四分位数的女性随后发热的发生率显著增加（彩图 49）。没有证据支持选择硬膜外镇痛的孕妇血清 IL-6 水平更高。因此，对于选择硬膜外镇痛的妇女，似乎没有增加炎症 / 发热风险的选择偏倚。有肿瘤坏死因子（TNFα）Δ308 多态性的女性该因子水平增加，与对照组相比有产时发热增加的风险 [（24.4%）RR 3.3；95% CI 1.3～7.1]。也许炎症病因机制最有说服力的证据是，在硬膜外镇痛前即刻预防性给予产妇糖皮质激素，可将随后发热的风险降低超过 90%。硬膜外镇痛后发热者其母体炎症来源尚不清楚，尽管可以观察到胎盘炎症，后者可能部分参与了孕期对硬膜外镇痛的独特体温反应。

获得性感染无疑只是足月产时发热的一小部分原因，而硬膜外镇痛本身不应引起母体感染风险显著增加。无论有没有发热，接受硬膜外镇痛产妇的胎盘组织并没有出现明显的感染率。严格来说，硬膜外镇痛对延迟分娩的风险影响最小，后者是感染性发热的最危险因素。在大多数的总结分析中，硬膜外镇痛对分娩时长的影响是比较小的，虽然也需要增加缩宫素使用率。再者，镇痛较好的女性可能阴道检查也会更多，这与感染风险增加无关。最后，在硬膜外镇痛下，针对 B 组链球菌属预防性给予抗生素无法降低硬膜外镇痛后的发热率，这与感染病因机制的概念不符。

细胞因子可直接通过刺激下丘脑视前区前列腺素的合成引起发热。其他几个因素可能会调节硬膜外镇痛女性的体温升高程度。硬膜外镇痛可能引发母体颤抖和寒战，反过来母体颤抖也与硬膜外镇痛引起的发热相关。颤抖和寒战在全身感染者很常见，可能是细胞因子介导的。给予健康志愿者 IL-6 可剂量依赖性地引发寒战。因此，母体炎症水平升高引发体温升高的另一种可能是通过寒战产热引起。但寒战不可能是唯一的产热途径，因为在非妊娠患者肌松仅轻微减轻白介素 -2 引发的发热反应（彩图 50）。部分但并非所有研究表明母体使用阿片类药物可能引起硬膜外镇痛后母体体温轻度下降。这种效应可能是通过减少颤抖和（或）直接抑制细胞因子释放介导的。最后，硬膜外镇痛后出汗和过度通气的改变可能也对母体体温调节有轻微影响。

目前尚无有效的预防策略能降低硬膜外镇痛后母体高热的风险。尽管给予母体激素有效，但这可能增加无症状性新生儿菌血症的风险。对乙酰氨基酚不改变硬膜外镇痛后的母体体温曲线。在一项小型随机试验中，硬膜外给予地塞米松减轻母体 IL-6 和体温的升高，但临床发热率通常较低，各组之间并无差异。对高危患者进行有效甄别预测，选择更有针对性的基于机制的干预措施，才能更有效地防治硬膜外镇痛后母体发热。

五、严重母体感染的治疗

尽管产褥期败血症的母体存活得到了稳步改善，但感染仍是产妇并发症和死亡率的重要原因。与产前和围生期败血症有关的常见母体病况见表 20-3。产妇严重感染可导致不同程度的全身受累：全身性炎症反应综合征（systemic inflammatory response syndrome，SIRS）、脓毒症、严重脓毒症或感染性休克（表 20-4）。在分娩中有些诊断标准可能难以解读，因为①正常分娩过程可导致母体白细胞升高；②正常妊娠可有生理性呼吸性碱中毒，并不代表对酸中毒的代偿；③分娩或术后痛可引起母体心动过速。因此也就不奇怪最近的数据表明，对于产科患者 SIRS 和改良早期预警评分（modified early warning score，MEWS）的预测价值不高。为了在孕妇中使用，已经对评分系统进行了调整，将阈值根据妊娠的正常生理改变做了变动。改良早期预警评分有利于更好地识别异常孕产妇；但只有一项验证性研究对此进行了观察，其中感染组仅有 40 例患者（20%）。母体的

表 20-3 与感染性休克相关的母体病况

肾盂肾炎
感染性流产
绒毛膜羊膜炎
子宫内膜炎
中毒性休克综合征
坏死性筋膜炎感染性盆腔血栓性静脉炎手术部位感染（产科或非产科）
阑尾炎
肺炎
胆囊炎
脑膜炎

表 20-4 关键术语的定义

感 染	微生物对正常无菌宿主组织的侵袭和（或）对这些微生物的炎症反应
菌血症	血液中存在活菌，有或没有临床意义
脓毒症	对感染的全身炎症反应
全身性炎症反应综合征（SIRS）	广泛炎症反应，有 2 个或 2 个以上的以下体征（除妊娠者外） 体温 > 38℃ 或 < 36℃ 脉搏 90/min 呼吸频率 > 20/min 或 $PaCO_2$ > 32 mmHg 白细胞计数 > 12 000 × 10⁹/L 或 < 4000 × 10⁹/L 或未成熟型 > 10%
严重脓毒症	脓毒症伴相关器官衰竭
感染性休克	脓毒症伴液体复苏难以纠正的低血压

（引自 Bone RC，Balk RA，Cerra FB，et al. American College of Chest Physicians/Society of Critical Care Medicine Consensus Conference: Definitions for sepsis and organ failure and guidelines for the use of innovative therapy in sepsis. Crit Care Med, 1992, 20:864-874.）

预后取决于致病因素，以及生理免疫反应和过度炎症反应之间的平衡。明确有菌血症的孕产妇死亡率据估计为 6.8%。虽然这远远低于非产科患者，但没有这方面的更新的数据。在产前母体感染病例，择期分娩不能改善产妇的生存，除非产妇心搏骤停、剖宫产可能改善母体复苏。应根据产房所能安全提供的医疗水平来决定是否转入重症监护设施和进行更高级别的护理，各单位产房水平可能相差悬殊。

1. 抗生素的选择

一开始的抗生素治疗应当根据最有可能的致病菌选择广谱药物，并应覆盖 A 组链球菌。对于妊娠中止或绒毛膜羊膜炎后流产者，抗生素治疗应覆盖梭状芽孢杆菌。最好能在开始抗生素治疗前进行 2 次母体血培养。若有中心静脉通道，则应外周和中心分别采样培养。对产程尚未发动的产前患者，如怀疑为宫内感染，应考虑行羊水穿刺进行革兰染色和培养。革兰染色是宫内感染最特异的快速检测方法，而培养可最终确诊并确定致病菌。子宫内膜和阴道培养通常会有多种微生物生长，可能不能准确反映原发致病菌（们）。

2. 其他治疗和考虑

应积极治疗产妇酸中毒和低血压，既有利于改善母体预后，而且产前处理好这些情况也能最大限度地减少对胎儿的不良影响。按照维持平均动脉压 ≥ 65 mmHg 和尿量 > 0.5ml（kg·h）的目标调整治疗措施较合理，尽管没有多少研究对目标导向性治疗和孕期预后的关系进行观察。对有些病例可行有创母体心血管监测。金黄色葡萄球菌、梭状芽孢杆菌或链球菌感染者内毒素介导的低血压可能尤其严重。孕期选择哪种正性肌力药最好尚不清楚。麻黄碱可同时激动 α_1 和 β_2 肾上腺素受体，对子宫灌注和胎儿酸中毒也有正面作用，因此单次注射可用于短暂低血压的处理。就持续输注而言，有很多药物可用，最常见的是多巴胺和去甲肾上腺素。动物实验中使用去氧肾上腺素可引起胎儿过度酸中毒，但临床试验已经部分打消了理论上人们对此的顾虑。应维持血氧饱和度（oxygen saturation，SaO_2）> 0.93，以预防胎儿缺氧和改善母婴结局。应在臀下或侧腹部放置软垫使产妇维持左侧位，以防子宫压迫主动脉 - 下腔静脉导致前负荷下降。胎心率监护的反应有助于判断治疗

效果，若反复发生晚期减速，则应加强宫内复苏。应根据需要给予液体复苏，但要了解妊娠合并内皮系统炎症是肺水肿的重要风险因素。急性呼吸窘迫综合征（acute respiratory distress syndrome，ARDS）可使败血症者情况进一步复杂化，所致孕产妇死亡率达20%～40%。如果母体必需机械通气，而且须允许性的高碳酸血症，则应注意正常妊娠会降低 CO_2 和碳酸氢盐的正常基础值。如果对给予晶体的初始反应不够理想，则应输注 CMV 阴性、Kell 阴性的配型红细胞（如果有），将血细胞比容升至 0.30 以上。细胞因子介导的一氧化氮生成及其导致的灌注不足可增加败血症诱发的肾衰竭，这会增加死亡率，同时也是死亡率升高的标志。

在娩出或终止妊娠后发生感染的，应评估宫内是否有妊娠残留物。若判断有残留，则应进行扩宫清宫，以防其引起持续感染。并无研究观察孕期使用激素疗法能否改善母体存活，但并非禁忌证。如果临床上有指征需对败血症者辅助使用糖皮质激素，则不应因为妊娠而不用。若需促胎肺成熟，则应按常用产科剂量给予已知能通过胎盘的激素（如倍他米松和地塞米松）。产时用胰岛素强化治疗脓毒症尚未得到评估。但临床上常于产时输注胰岛素，只要避免了母体低血糖，这一措施就不太可能有害。对弥散性血管内凝血应以凝血因子和血液成分替代治疗为宜。活化蛋白 C 等新的治疗方法还未正式在妊娠患者得到评估，仅有个案报道。由于剖宫产或阴道分娩后出血的风险都会增加，因此，必须权衡个体的风险和获益，和围手术期非妊娠患者一样，母体感染增加了母体血栓栓塞并发症的风险。虽然最新的指南中并未指明这一特定风险因素，但在没有 DIC 或活动性出血症状者，用序贯加压设备和预防性给予普通肝素来预防血栓形成是合理的。

六、其他围生期感染并发症的预防

尽管估计在每 1000 例入院患者中就有 2～7.5 例母体菌血症，但母体并发症包括感染性心内膜炎和败血症是很罕见的。美国妇产科医师学会（American college of obstetricians and gynecologists，ACOG）目前的指南指出，应只对那些极高危心脏病况者进行心内膜炎预防抗生素治疗，包括人工心脏瓣膜或其他留置的假体材料、已知感染性心内膜炎病史，未修复的

发绀型先天性心脏病或先天性心脏病修复后残留缺陷。其他预防性使用抗生素的适应证在产科也通用。在孕 35～37 周对孕妇进行 B 族链球菌的培养是标准医疗之一。若患者不满 37 周分娩且 B 族链球菌状态不明，则一般按阳性处理，因为这类患者的早产新生儿感染的风险是升高的。

最后，有多个临床试验表明，切皮前给予抗生素治疗可预防剖宫产后子宫内膜炎和切口感染。最近的 Cochrane 综述显示，发热并发症的平均风险比为 0.45（95% CI 0.39～0.51），切口感染为 0.39（95% CI 0.32～0.48），子宫内膜炎为 0.38（95% CI 0.19～0.48）。短期不良反应主要是过敏反应，而未知的不良反应可能包括造成了抗生素耐药菌株。ACOG 目前推荐在切皮前 60min 内预防性使用抗生素，而不是常见的在脐带夹闭后使用。推荐使用 1～2g 的头孢唑林，除了对头孢菌素和青霉素有过敏反应者。最近的一些证据引起了人们的关注，对于体重指数超过 40 kg/m^2 的孕妇，即使 2g 的剂量也是不够的。研究还在继续，以优化剂量策略。推荐对糖尿病者围生期 / 围术期严密控制血糖（＜ 110mg/dl），以降低新生儿低血糖发生率。一些研究还表明，剖宫产后 24～48h 严密控制血糖可降低切口感染发生率。吸氧并不能降低剖宫产后切口感染。

七、产时发热的母体后遗症

由于硬膜外镇痛通过增加产妇发热的发生率而增加了绒毛膜羊膜炎的临床诊断，因此，也就不奇怪硬膜外镇痛增加了母体产时抗生素的使用。此外，产时体温 37.5℃（＞ 99.5 ℉）者即使排除产程时长因素后，其剖宫产的风险也会升高 2 倍（95% CI 1.5～3.4）。剖宫产率增加的原因不确定，可能是炎症时子宫肌肉收缩力下降。此外，产妇有发热也可能会改变产科医师对分娩模式的决策，以避免对胎儿造成损害。产后感染的风险也增加，包括伤口感染和子宫内膜炎。长期后遗症罕见。产后出血风险增加前文已有叙述。

八、新生儿产时发热的后遗症

绒毛膜羊膜炎的短期并发症有新生儿感染显著增加。足月时经治的绒毛膜羊膜炎与脓毒症风险增加相

关（1.3% 的绝对风险），但与新生儿死亡无关。早产儿感染并发症风险显著增高。产妇发热时胎儿也暴露于高温。口腔温度是宫内温度的最佳指标，但平均要低 0.8℃。反过来，胎儿核心温度比胎儿皮温 / 宫内温度要高约 0.75℃（McCauley，1992）。因此，产妇体温 38℃时一般胎儿核心 / 大脑温度为 39.5℃或以上。产妇发热还导致胎儿在宫内暴露于炎症。脑温升高和胎儿炎症激活都直接有神经毒性，两者结合的话，即使没有感染，也会造成损害。在发热的母亲娩出的 16 例有脑病的患儿中，只有 1 例（6.4%）确认有败血症引发脑损伤。足月时有临床显著性绒毛膜羊膜炎者发生新生儿缺血缺氧性脑病的风险增加 4 倍以上，脑瘫的风险增加 4～9 倍。支持部分炎症机制的是，有脑瘫的足月新生儿更容易有 IL-6 基因的功能多态性。与对照组相比，娩出脑瘫儿者母体羊水 IL-6 和 IL-8 也升高。此外，产时发热会降低胎儿缺氧损伤的阈值。在最近的一项研究中，母亲发热或胎儿酸中毒者新生儿脑病的风险约为 1%。但当两者同时存在时，新生儿脑病的风险为 12.5%（表 20-5）。这并非由母体发热时胎儿氧化应激增强引起。即使没有严重损伤，未足月胎儿暴露于产时发热也会增加非语言智力评分 < 70 的可能性 [（OR 3.4；95% CI 0.94～12）除外脑瘫病例]。最后，新生儿更可能进行脓毒症的评估及抗生素治疗，但主要是由于对这些治疗来说母体发热也是指征之一。在不同单位风险也不一，新生儿医疗模式在其中起重要作用。判定暴露于产时体温升高和炎症的风险仍是现在研究的热点，对可能的神经保护剂的研究也是如此。N- 乙酰半胱氨酸（NAC）是具有抗炎特性的抗氧化剂，目前正在研究其对临床绒毛膜羊膜炎妇女的效应（clinicaltrials.gov）。

表 20-5　基于产时因素的新生儿脑病绝对风险

	母体不发热（%）	母体发热（%）
无胎儿酸中毒	0.12	1.13
胎儿酸中毒	1.58	12.50

要　点

■ 足月时母体发热是感染性绒毛膜羊膜炎和非感染性发热结合引起的；都会使胎儿暴露于高热和炎症。

■ 与足月者相比，未足月孕妇发热者单纯宫内感染的比率更高。

■ 产妇产时发热应按感染性绒毛膜羊膜炎处理，并给予产妇抗生素；常见的方案包括氨苄西林和庆大霉素。

■ 绒毛膜羊膜炎是产妇子宫收缩乏力的风险因素；因此，谨慎的做法是在娩出前立即备好宫缩药。

■ 母体脓毒症是一种罕见但严重的情况，产妇死亡率较高。

■ 有脓毒症的产妇，应遵循目标导向的治疗方案，并根据已知母体生理变化加以调整。

■ 剖宫产切皮前短时间内应立即给予预防性抗生素，以减少术后感染并发症的风险。应根据孕妇体重指数调整剂量。

■ 仅对有人工心脏瓣膜或其他留置假体材料、既往感染性心内膜炎史、未修复的发绀型先天性心脏病、已修复但有残余缺损的先天性心脏病者预防性应用抗生素预防心内膜炎。

■ 需要进一步的研究以了解和预防与炎症和发热有关的胎儿宫内损伤。

第 21 章

产科出血、新的药物干预、血液保护技术和出血对策

（Ashutosh Wali 和 Jonathan H.Waters 著，杨　岑 译，董海龙　路志红 校）

一、出血的定义

许多对出血的定义都是血液丢失达到血细胞比容的 0.1，出血已经导致血流动力学不稳定或者失血已经需要输血纠正。虽然血细胞比容下降 10% 看起来幅度很大，但对年轻产妇来说血细胞比容从产前的 0.35 下降到 0.25 在临床上对健康并无影响。当出血导致血流动力学不稳定时，就应当着手确定造成不正常产后出血的因素。常难以回顾性地确定血流动力学不稳定的原因是出血还是麻醉。

（一）产科出血定义和分类

产科出血，即围生期出血，被定义为在孕期（产前）、分娩中（产中）或产褥期（产后出血 postpartum hemorrhage，PPH）的出血。产前出血又以妊娠 20 周为界限分为分娩前早期和晚期出血；分娩期出血主要是在分娩过程中的出血；分娩后出血（PPH）根据分娩后 24h 为界限分为早期和晚期分娩后出血。临床上，出血的时间界限并不像定义这么分得清楚，出血可能开始于分娩前贯穿分娩期最后结束于分娩后。围生期出血一词一般都指有异常的或超过 1000ml 的出血。

（二）产科出血发生率

虽然近些年产科出血发生率已经下降，但其依然一直是全球孕产妇并发症发生率和死亡率的首要因素。在美国产科出血相关的孕产妇死亡率已经从 1986—1990 年的 25.8% 下降到 1991—1997 年的 18.2%。主要有两个因素导致了这种下降：能够早期诊断和处理异常妊娠的能力使得异常妊娠相关死亡率在相同时期内由 10.7% 下降至 5.6%；另一个因素就是对产科出血处理的进步包括前列腺素的应用、新的外科技术如栓塞术。在英国，过去 10 年出血相关孕产妇死亡率也呈现相似的下降。在 2000—2002 年出血是第二大孕产妇死亡原因，在这期间有 17 例患者发生死亡，死亡率为 0.85/100 000 次分娩；而 2003—2005 年出血下降为第五大孕产妇死亡原因，在这期间 14 例患者发生死亡，死亡率为 0.66/100 000 次分娩；在 2006—2008 年其依旧是第五大孕产妇死亡原因，在这期间 9 例患者发生死亡，死亡率为 0.39/100 000 次分娩（表 21-1）。

表 21-1　英国出血相关母体死亡数目和死亡率：2000—2008

数　目			每 100 000 例母体中的发生率		
2000—2002	2003—2005	2006—2008	2000—2002	2003—2005	2006—2008
17	14	9	0.85	0.66	0.39

（改编自 Cantwell R, Clutton-Brock T, Cooper G, et al. Saving mothers' lives: Reviewing maternal deaths to make motherhood safer: 2006-2008. The eighth report of the confidential enquiries into maternal deaths in the United Kingdom. BJOG, 2011,118 Suppl 1.）

（三）产科（围生期）出血的代偿

产科（围生期）出血主要相关的问题是区别正常围生期血液丢失和临床重大的围生期出血。在妊娠过程中会发生很多生理改变。其中一个非常巨大的改变就是血容量的增加，代表性的是血浆含量在妊娠期会增加 55%，约在妊娠第 30 周左右达到高峰。而伴随血浆含量的增加红细胞含量在妊娠期间也增加 30%。血浆容量的增加超过了红细胞的增加而导致妊娠期生理性贫血。这种改变可为分娩中和之后发生的出血提供代偿储备。妊娠期出血最大的威胁不是对产妇的，而是对胎儿的。大多数情况下，达到 1000ml 的出血是可以被妊娠期血浆容量的增加所代偿的。近些年，在英国严重产科出血的发生率已经从 2003—2005 年的每 1000 个分娩发生 4.5 个到 2006—2008 年的 3.7 个。

妊娠会导致血容量由 76ml/kg 增加到 94ml/kg，因此，一个 70kg 的孕妇有大概 6600ml 的总血容量。传统方法根据血容量丢失百分比和对失血的生理反应将产科出血分为 4 级。第一级出血被定义为 15% 血容量丢失（990ml）导致轻度的生理反应如眩晕和心悸。第二级出血量大概为总血容量的 20%~25%（1320~1650ml），会产生心动过速、呼吸急促、出汗、直立性低血压和脉压变窄。脉压变窄是由于交感肾上腺素系统激活导致全身血管收缩和舒张压增加。结果就是血液从非重要脏器如皮肤和肌肉重新分布到重要脏器如大脑和心脏。第三级出血对应血容量减少 30%~35%（1980~2310ml），患者出现坐立不安、心动过速加重（120~160/min）、呼吸急促加重（30~50/min）、明显的低血压、苍白和四肢冰冷。第四级的出血量达到或者超过血容量的 40%，出现末梢脉搏无法触及、呼吸窘迫、休克和少尿/无尿。

1. 产前出血

理论上分为发生在孕 20 周前的早期产前出血，主要原因是先兆流产和异位妊娠，以及发生在孕 20 周后的晚期产前出血，其主要原因是胎盘早剥和前置胎盘。然而，为了临床和实际的要求，早期和晚期产前出血应以妊娠 24 周为分界线。

（1）早期产前出血

①先兆流产：世界卫生组织定义流产为：在妊娠 20 周前自发或者诱发的妊娠终止。孕 20 周前阴道出血被定义为先兆流产。在所有孕产妇中先兆流产的发生率约为 20%，其中 50% 会自发流产。

②异位妊娠：被定义为子宫外妊娠，通常此种妊娠难以维持，会出现在约 3% 的妊娠中。主要原因是炎症、感染或者输卵管手术导致的受精卵从输卵管到子宫的通道不畅通。危险因素包括超过 35 岁高龄产妇、体外受精和性伴侣过多。临床表现包括腹部疼痛、阴道出血和闭经。诊断主要依据临床表现和症状、血清人绒促性素水平、血清孕激素水平、血细胞比容和经阴道超声。由于异位妊娠是无法维持的，其破裂和出血会造成危及生命的紧急情况，需要腹腔镜手术干预。

（2）晚期产前出血

①胎盘早剥：胎盘早剥是胎盘和子宫内膜间的贴合被破坏，定义为胎盘早产性（妊娠 20 周后）、在产前从子宫内膜的子宫基底蜕膜分离。依据分离的程度，胎盘早剥分为边缘型、部分型和完全型胎盘早剥（图 21-1），由于胎盘能进行母 - 胎氧交换的表面积减小，可导致直接胎儿损害。

胎盘早剥：正常胎盘不同分离程度

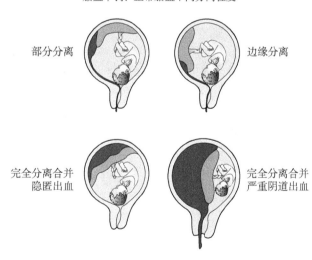

部分分离　　边缘分离

完全分离合并隐匿出血　　完全分离合并严重阴道出血

图 21-1　胎盘早剥分型

流行病学：胎盘早剥的危险因素包括受外力如创伤和胎膜破裂；暴露于安非他命、可卡因、美沙酮和烟草；其他合并症如高血压合并子痫前期、重度子痫前期、子宫平滑肌瘤、绒毛膜羊膜炎、急性/慢性呼吸疾病、高龄产妇/多次妊娠、多胎妊娠和胎盘早剥史。子痫前期是胎盘早剥最常见的风险因素，发生率达 50%。

胎盘早剥的总发生率在每 1000 个单胎中为 5.9~6.5，双胎中为 12.2。然而，胎盘早剥发生率与妊娠时间相关，60% 发生在妊娠早期（20% 发生在34 周之前，40% 发生在 34～37 周）而 40% 发生在37 周之后。与无胎盘早剥者比，这一发生率与胎盘早剥者娩出低体重新生儿有因果关系。胎盘早剥者分娩低体重儿的相对风险如表 21-2 所示。最近数据显示围生期死亡率近几十年来已经从近 80% 下降到12%。

表 21-2 胎盘早剥分娩低体重儿的相对风险

新生儿体重	校正相关风险（ARR）	ARR 范围
＞ 2500g	4.6	4～5.3
1500～2499g	4.1	3.4～4.8
＜ 1500g	11.4	8.6～15

［改编自：Ananth CV, Berkowitz GS, Savitz DA, et al. Placental abruption and adverse perinatal outcomes. JAMA, 1999, 282（17）:1646-1651.］

诊断：胎盘早剥的典型临床表现经常是令人印象深刻的，包括腹痛、阴道出血、子宫压痛、子宫刺激征、凝血病、早产和不确定的胎儿心率。阴道出血可以是丰富的，即"显露的"；也可能形成隐匿的胎盘后血块，表现为无出血，即"隐匿的"。无法解释的孕产妇低血压不伴随阴道出血是隐匿型胎盘早剥主要特点。与诊断主要来自于影像学证据的前置胎盘比较，胎盘早剥主要通过临床诊断，因为 Keihauer-Betke 评估和超声作用有限。

但超声可以在临床怀疑胎盘早剥时协助确诊、帮助确定血肿的边界及排除前置胎盘。正常的胎盘厚度是 5cm，如果胎盘厚度超过～9cm，就应该考虑胎盘早剥为鉴别诊断之一了。

显性阴道出血的鉴别诊断应该包括前置胎盘、生

殖道创伤、边缘窦破裂、血尿和胎盘血管前置。隐匿型出血的鉴别诊断应该包括急性阑尾炎、绒毛膜羊膜炎、子宫肌瘤变性、卵巢破裂和扭转、肾盂肾炎、胎盘后分离和子宫破裂。

病理生理：胎盘早剥也可以被分为轻、中、重度（表 21-3）。重度胎盘早剥的并发症包括失血性休克、弥散性血管内凝血（disseminated intravascular coagulopathy，DIC）、贫血、急性肾衰竭、子宫收缩无力、垂体坏死和胎儿窘迫 / 死亡。

约 20% 的胎盘早剥者可发生 DIC，若胎儿死亡则 DIC 风险进一步增加，因为此时促凝血酶原激酶释放，促进血栓形成。促凝血酶原激酶可以激活外源性凝血级联反应释放凝血酶，使纤维蛋白原转化为纤维蛋白，引起大量的血管内凝血导致凝血酶 I、II，V，VIII 和血小板的消耗。实验室检查为凝血酶原时间（prothrombin time，PT）、部分凝血活酶时间（partial thromboplastin time，PTT）、凝血酶时间（thrombin time，TT）延长，纤维蛋白裂解产物（fibrin split products，FSP）增加，血小板减少，低纤维蛋白原血症和典型的血栓弹力图（thromboelastography，TEG）表现。纤维蛋白和凝血酶阻塞微循环、破坏重要器官的关键血供。同时，次级纤维蛋白溶解出现，降解多余的纤维蛋白。旋转血栓弹力图（rotational thromboelastometry，ROTEM）可以帮助早期诊断纤溶活性，从而开始干预措施。

胎盘早剥中的子宫弛缓是由于在母体血浆和产褥排泄物中 FSP 水平增加。离体实验中 FSP 可使子宫肌层收缩性降低，在体实验中可使子宫易于出血。抗纤溶在胎盘早剥中可以增强子宫肌层收缩性。

产科处理：胎盘早剥的产科处理最好是娩出胎儿

表 21-3 胎盘早剥分级

	0 级	1 级	2 级	3 级
阴道出血	无	无至少量	无至中度	无至重度
子宫发硬	无	轻度	中度	重度
母体血流动力学	稳定	正常心率 正常血压	心动过速 直立性低血压	低血容量休克 心率＞ 120/min 收缩压＜ 80mmHg
低纤维蛋白原血症	无	无	低纤维蛋白原血症 轻度（＞ 150mg/dl）	低纤维蛋白原血症 重度（＞ 150mg/dl）
凝血系列	正常	正常	轻度不正常	明显凝血障碍
胎儿状况	可靠	可靠	胎儿窘迫	胎儿窘迫

和胎盘。然而，分娩途径和时机的临床考虑应基于胎盘早剥的严重性、胎龄、心血管稳定性、凝血检查和胎儿情况。电子胎儿心率监测（electronic fetal heart rate monitoring，EFHR）和子宫内压力导管持续分娩力测定是产科管理的主要措施。

- 如果胎儿是不能存活的或已死亡，阴道分娩是首选。

- 如果胎儿可存活，EFHR 良好，早剥为轻度，且已足月，则阴道分娩是首选，可以进行引产。然而，可能无须给予缩宫素增强宫缩，因为胎盘早剥时子宫本身活动性增强。

- 如果胎儿可存活，EFHR 良好，早剥为轻度，但为早产，则分娩应该推迟，继续妊娠以确保胎儿肺成熟。

- 如果胎儿可存活，EFHR 不良（通常继发于严重胎盘早剥，与胎龄无关），则立即行剖宫产术以降低围生期并发症发生率和死亡率。

麻醉管理： 胎盘早剥的麻醉管理应该包括早期患者评估和准备，包括建立大口径静脉通路、血型测定和交叉配血 4～6U 浓缩红细胞、实验室全血计数检查（血小板计数）、凝血系列（PT，PTT 和纤维蛋白原）、动脉血气和 TEG（如果可能）。急性失血和其后的血流动力学反应都需要快速的液体复苏；左侧子宫移位，子宫导管插入；基于脉搏血氧测定的氧气治疗；和全身麻醉的胃肠道准备。

一种简单、便宜、快速的床旁凝血状态测试方法是将红帽玻璃试管装满血液，观察是否在 6～7min 形成血块或者在 60min 以内血块分解，如果两者皆无就说明存在凝血不正常。显然的，红帽玻璃试管测试很简陋，而更特异性的凝血检查有 PT，PTT 及纤维蛋白原、血小板计数和 TEG。尽管红帽玻璃试管测试不是很可靠，但在无法进行凝血测试时它还是有一定价值的。

在胎盘早剥中一个预示着预后不佳但不是很常见的消耗性凝血障碍是低纤维蛋白原血症，通常低于 150mg/dl，而且直接与胎盘剥离程度相关。TEG 可能会出现 K 时间增加（正常范围是 2～4min）和 α 角减小（正常角度是 50°～75°）TEG 的这些参数主要会被纤维蛋白原水平影响，其反映的主要是血块形成速度。低纤维蛋白原血症对输注冷沉淀反应最好，冷沉淀有丰富的纤维蛋白原，每单位容量比新鲜冰冻血浆多 3～10 倍的纤维蛋白原。通常，1U 冷沉淀

（10～15ml）可以提高血浆纤维蛋白原 6～7mg/dl，因此，13～16U 冷沉淀可以将血浆纤维蛋白原提高到 100mg/dl，新鲜冰冻血浆不能用于纠正低纤维蛋白原血症。

有创的动脉血压和中心静脉血压监测可以用于严重血流动力学不稳定和 3～4 级出血患者评估和指导液体、血液治疗，以维持尿量在 0.5～1ml/（kg·h），保持血红蛋白分别在 60g/L 或者 70g/L 以上。

麻醉管理应当由胎儿分娩的必要性和胎盘剥离程度来指导。如没有不确定胎儿状态（nonreassuring fetal status，NRFS）、血容量减少或 DIC 等禁忌证，则可将椎管内麻醉技术如连续硬膜外镇痛和蛛网膜 - 硬膜外联合镇痛用于分娩和阴道分娩。区域麻醉是否妥当，胎盘进一步剥离的风险，以及进一步出血对子宫胎盘灌注的不利影响是需要考虑的。在妊娠母羊未处理的出血（20ml/kg 出血量）期间，硬膜外麻醉会恶化母体低血压、子宫血流量、胎儿 PaO_2 和 pH。然而，在及时识别和充足的血管内容量治疗下，研究组和对照组的心排血量、平均动脉压和胎儿 PaO_2 没有差别。作者得出结论：硬膜外麻醉和相关交感神经阻滞可以对出血未处理的怀孕患者的代偿反应产生不利影响。

因此，严密监测和观察是必要的，因为椎管内麻醉后可能发生新的出血或者凝血障碍，这就需要终止椎管内技术；可能需要适当的血流动力学和神经功能监测机构，和适当的血流动力学和神经外科干预机构。

持续出血、DIC 和 NRFS 的胎盘早剥者常需准备剖宫产。全身麻醉通常使用快速顺序诱导 / 插管技术和环状软骨加压。氯胺酮在子宫收缩力较低或者正常时可以用到 1mg/kg。更高剂量的氯胺酮在怀孕早期可以增加子宫收缩力，在足月期则没有这个作用。0.3mg/kg 的依托咪酯可以用来增加子宫收缩力或者用在血流动力学不稳定情况下。丙泊酚和硫喷妥钠是活动性出血或者血流动力学不稳定的相对禁忌证，因为它们可能会加重母体低血压、恶化胎儿状态。低剂量的吸入麻醉药维持全身麻醉是被推荐用来防止出现知晓的，但其可能加重子宫弛缓，需要娩出后给予子宫收缩药，也可能恶化低血压、需要缩血管药物维持血流动力学稳定。

②前置胎盘：前置胎盘关键是胎盘种植的问题；当胎盘种植在胎儿先露部之前时就表现为前置胎盘。一般来说，在妊娠早期，胎盘位于接近子宫颈的子宫较低位置。当妊娠持续，胎盘会寻找子宫中血管更丰

富的位置（为了营养物质和氧气）而迁移到一个更靠近子宫头侧或基底的位置，使得胎儿先露部能占据子宫下段。基于胎盘最终位置与子宫颈的相关性，前置胎盘分为低置胎盘（胎盘在低位子宫部分）、边缘型（胎盘侵及但是没有覆盖子宫颈）、部分型（胎盘部分覆盖子宫颈）、完全型〔（胎盘完全覆盖子宫颈）图 21-2〕。

前置胎盘分级

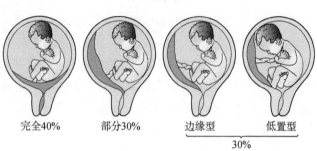

完全40%　　部分30%　　边缘型　　低置型

30%

图 21-2　前置胎盘分型

流行病学： 胎盘早剥危险因素包括阻止胎盘在子宫内向上迁移的情况，如子宫手术史（剖宫产术、子宫肌瘤剔除术、扩张/刮宫术）、前置胎盘史、高龄产妇和多胎。

胎盘早剥的发生率是每 1000 次怀孕 3.6 例，分布约为 40% 完全型、30% 部分型、30% 为边缘型和低置胎盘。报道的围生期死亡率为 2.3%。

诊断： 前置胎盘典型的临床特点是无痛性阴道出血，可能是间断发生的非常少的出血，经常发生在第二或第三孕程中。没有腹部疼痛和不正常子宫收缩不能排除胎盘早剥，因为约有 10% 前置胎盘患者合并胎盘早剥。在宫颈检查中通常无法触及先露部，因为胎盘占据了子宫较低部分，随后有 33% 的胎盘前置病例可以观察到臀位或者横位，初始的出血通常可以自发停止很少会导致母体或者胎儿并发症/死亡。胎盘早剥未诊断者宫颈检查时可能发生猛烈出血。

与胎盘早剥主要依靠临床症状诊断不同，前置胎盘可以通过超声诊断，在膀胱充盈良好者准确率达 93%～97%。经阴道超声敏感性达 100%，还可以更好地确认胎盘和子宫边界，但置入阴道探头有可能造成创伤和诱发出血。磁共振可以很好地分辨宫颈和胎盘，而且对精确诊断前置胎盘很有用，但其花费较高。

产科处理： 前置胎盘的产科处理应基于阴道出血的量和胎肺成熟程度。如果阴道出血较少、胎肺没有成熟或者患者没有进入活跃产程，则患者应当入院行保胎治疗。如果阴道出血已停止超过 48h，且患者可以方便快速地到达一个有产科、麻醉科、新生儿科和血库的三级医院，则可以让患者回家，并明确告诉患者一旦阴道出血或者开始分娩需立即赶回医院。如果是低置胎盘距离子宫颈近端 2cm 以上，胎儿状态稳定，母体血流动力学稳定，没有进行性阴道出血，且做好准备可随时进行剖宫产，则可以选择阴道分娩。若为边缘型或者完全型前置胎盘，则应行剖宫产。剖宫产术也可以用于进行性大量出血、胎肺已经成熟或者处于活跃产程者。

保胎治疗很关键，尤其对于孕周不满 32 周者，可使胎儿肺成熟，减少新生儿并发症发生率和死亡率，并提供胎儿神经保护。然而，大多数保胎药有心血管不良反应，在使用前应该权衡其与提高胎肺成熟度作用孰轻孰重。同样的，血液治疗对延长孕程和允许胎肺成熟有重要作用，但是应当不断评估和比较血液和血液制品输注相关不良反应的风险。

麻醉管理： 麻醉前评估对所有产前出血的分娩产妇都很关键。应特别关注前次剖宫产史、本次妊娠的胎盘位置、全面的气道评估、血管内容量状态的评估和预计出血情况的评估。快速放置至少 2 路短的、宽的外周静脉导管（16G）、抽血测血型和全血计数、评估胎儿心率都很重要。如果血细胞比容在可接受范围内、患者血流动力学稳定，则可用不含糖的晶体液补充血管内容量；如果血细胞比容可接受、患者情况不稳定，可用非血红素胶体溶液补充；如果血细胞比容低于可接受范围、患者情况不稳定，可以使用浓缩红细胞。血流动力学稳定患者若持续大量出血，或者患者血流动力学不稳定时，应立即测定血型和交叉配血 4U 浓缩红细胞。

麻醉的选择应当个体化，应基于血流动力学稳定性和术前气道评估。对于血流动力学稳定者，因前置胎盘而行择期剖宫产手术时，全身麻醉或硬膜外麻醉后的估计失血量、尿量和新生儿 Apgar 评分无差异。然而，椎管内麻醉依然是麻醉医师对没有已知的胎盘植入、血流动力学不稳定或者母体低血容量患者的首选。椎管内麻醉可以选择单次蛛网膜下隙麻醉、连续硬膜外麻醉、蛛网膜下隙-硬膜外联合麻醉，这 3 种麻醉方式都已经被成功实施。但是，前置胎盘患者术中大量失血的风险极高，因为手术切口可能直接通过前置的胎盘，娩出后扩张的子宫下段无法充分收缩，而且曾有剖宫产等子宫手术史者胎盘植入的风险增加。作为一般规则，前置胎盘产妇椎管内麻醉下行剖宫产术者，应当告知患者术中可能需择期或紧急改全身麻醉，通常是在娩出后持续大量失血需切除子宫时。这种进行性出血通常来自胎盘植入。尽早建立和保护气道使得麻醉管理团队可以专注于母体容量复苏。

对于出血的前置胎盘患者，应首选全身麻醉。因为出血的来源是胎盘本身，在胎儿娩出后取除胎盘是很重要的。通常由于这些病例很紧急而无法进行完善的术前评估。然而，必须同时进行评估、复苏和使患者做好剖宫产的准备。有时必须在没有血液配型情况下紧急术前输注浓缩红细胞。在这种情况下，应给予特定血型或者 O 型 Rh 阴性血。在 Baylor 医学院（Ashutosh Wali），从分娩冰箱里我们可以立即拿到 4U O 型 Rh 阴性红细胞用于紧急情况。

对进行性出血患者需建立有创性血流动力学监测，包括可以记录每搏血压和间断采血的动脉内导管、可以评估血管内容量状态和补液的中心静脉导管。另外，还应该监测患者体温。应避免低体温以防凝血障碍和寒战，可以采用快速输注系统、温液装置、加温床垫和加温毯。

如果气道评估是不确定的，则可以保持清醒维持气道通畅，或采用快速顺序诱导。但在快速顺序诱导时，手术室必须有配备了高级气道设备的困难气道车，还应随时有充足的后援人员，还应通知一名在院内的外科医生，如有需要建立外科气道时能立即到场（详细内容参见困难气道管理章节）。

如果气道评估结果良好，可实施快速顺序诱导全身麻醉，诱导时需进行稳妥的胃肠道准备、充足的充氧去氮、子宫左倾和有效的环状软骨按压以防胃内容物反流。由血流动力学稳定状况决定静脉诱导药物种类。依托咪酯（0.3mg/kg）已经被证明在产科麻醉中是安全的，尤其是在子宫张力增加或者患者血流动力学不稳定时推荐使用。依托咪酯的不良反应有注射部位疼痛、打嗝、恶心、呕吐和肌阵挛。氯胺酮（0.75～1mg/kg）易于管理，对子宫张力正常或者降低的出血产妇是理想的用药。氯胺酮激活中枢交感神经系统，抑制去甲肾上腺素重吸收导致非直接的心率增加、心排血量增加和动脉血压上升。在严重出血性休克患者儿茶酚胺耗尽，由于抑制钙离子转运氯胺酮可以直接导致心肌抑制，加重低血压。不良反应包括术中增加子宫张力加重胎儿窘迫，当剂量超过 2mg/kg

时术后出现噩梦 / 幻觉。

麻醉维持药物的选择也依赖于血流动力学的稳定性。吸入卤化麻醉药可以导致子宫肌肉松弛，增加剖宫产中失血，但是它可以防止母体术中知晓。氧气和氧化亚氮联合使用，保持血氧饱和度在正常范围内，加以低浓度吸入卤化麻醉药直至胎儿娩出。娩出后静脉给予小剂量短效阿片类和短效苯二氮䓬类药物以补充麻醉，这可以尽可能地减少吸入麻醉药和氧化亚氮的浓度。

在胎儿和胎盘娩出之后，由于之前有胎盘种植，所以子宫下段不能很好地收缩，导致持续出血而需要停止吸入卤化麻醉药，静脉给予缩宫素，肌内注射甲麦角新碱，肌肉和（或）宫体注射 15- 甲基前列腺素 $F_{2\alpha}$，直肠给予米索前列醇。前置胎盘中不常发生凝血障碍，可表现为输注晶体 / 胶体和浓缩红细胞后的稀释性血小板减少。

③子宫破裂

流行病学：子宫破裂是子宫肌肉的分离，可以在有或无子宫瘢痕的情况下发生，最常见的原因是前次剖宫产子宫瘢痕的破裂。

子宫破裂的病因可分为两类，孕前和孕期。孕前原因包括：手术（前次剖宫产分娩、前次子宫肌瘤切除术的瘢痕、前次子宫破裂修复和扩张刮宫术）、创伤（钝器伤、贯通伤、利器创伤）、先天异常（双角子宫和宫角发育异常）。孕期原因反应的是本次妊娠中的病因，包括产前（自发的和强烈的子宫过度刺激、用缩宫素或前列腺素增加分娩刺激、外倒转术、多胎妊娠或羊水过多致子宫过度膨胀、羊膜腔内滴注盐水或前列腺素）、分娩期（困难产钳分娩、臀位取胎）、后天获得的（胎盘植入、妊娠滋养细胞肿瘤）。近期的一项研究（2001）关注了子宫破裂风险增高与使用前列腺素诱导的关系，建议在前次剖宫产患者不要使用前列腺素。真正子宫破裂的总体风险在无瘢痕子宫基本是不存在的，在瘢痕子宫产妇它也很低只有 1%。然而，与非分娩患者相比自发分娩中子宫破裂的相对风险为 3.3（95% CI 1.8～6），使用前列腺素诱导分娩后风险更高为 15.6（95% CI 8.1～30），但缩宫素有无影响尚不清楚。

大多数分娩中的子宫破裂主要发生在较低子宫前壁部分，导致母体并发症发生率和死亡率增高，因为子宫前壁血供极为丰富而且可能包含了胎盘种植的部位；而发生在分娩前的子宫破裂主要出现在基底部。

一项对 23 例严重子宫破裂产妇的回顾报道胎儿死亡率为 35%，在这一回顾中没有母体死亡。子宫破裂者新生儿死亡率升高 60 倍。

危险因素包括前次剖宫产、先天性子宫异常、胎儿先露异常、多次经产、缩宫素或前列腺素引产和前次子宫肌瘤切除术。

诊断：子宫破裂对于母体和胎儿都是灾难性的，幸运的是它不经常发生。然而，一旦发生，母体和胎儿并发症发生率和死亡率取决于它的严重程度，也就是说，取决于子宫破裂是完全性还是仅为子宫瘢痕裂开。完全性子宫破裂引起广泛性子宫壁缺损，导致胎儿受损和母体出血，需要手术干预。另一方面，子宫瘢痕裂开导致的子宫壁缺损较小，可能无症状或者不会引起需要手术处理的胎儿受损和母体出血。

分娩中子宫破裂最常见和最可靠的临床症状是突发的胎心率异常，据报道可发生于 81% 的患者。其他临床表现包括阴道出血、低血压、血尿和子宫收缩乏力。子宫破裂患者不一定出现腹部疼痛。

产科管理：子宫破裂的产科处理应个体化，应基于症状和体征的严重程度。若前次剖宫产后阴道分娩产后检查中注意到有子宫裂缝，但患者血流动力学稳定没有阴道出血证据，则产妇应被严密监测，排除隐匿出血。另一方面，如果有进行性大量母体出血和（或）胎儿窘迫，应该实施剖宫产并手术修复子宫破裂部位，尤其是以后还有生育需求者。如果实施了手术修复，在以后的妊娠中应选择剖宫产分娩。然而，手术修复也有子宫再次破裂风险，而且有可能是致命的。终极处理方案是子宫切除和子宫次全切除术，与手术修复相比可以缩短手术时间、降低并发症发生率和死亡率、缩短住院时间。有证据显示，输血一般用于非子宫瘢痕子宫破裂患者而不是子宫瘢痕患者。纤维和瘢痕边界的瘢痕比新破裂的无瘢痕子宫出血要少。

麻醉管理：麻醉管理包括管理需要子宫切除的出血产妇，特别关注气道、血流动力学、血液系统和胎儿状态。如本章前文所述胎盘早剥的管理一样，对血流动力学不稳定者，应采用血液和血液制品积极补充容量、全身麻醉、建立有创血流动力学监测、并使用快速输注系统和加温装置。然而，如果患者血液学和血流动力学代偿良好，则可以使用预先置入的分娩硬膜外导管来提供手术麻醉，同时注意术中一旦需要保护气道和确保容量复苏，则随时有必要改为全身麻醉。

④胎盘血管前置

胎盘血管前置是胎儿血管在胎先露部位前方、在宫颈内口或附近穿过胎膜，导致不能保护来自胎盘或脐带的胎儿血管，从而可能由于胎儿先露部分直接压迫胎儿血管导致胎儿缺氧和缺血。而且在人工或者自发破膜期间，胎儿血管可能受到剪切力、撕裂和破裂而导致胎儿失血。

流行病学：据报道胎儿死亡率高达 50%～75%，母体血流动力学和血液学检查一般不会受到影响。唯一已知的危险因素是多胎妊娠，因为脐带的帆状插入直接与胎儿数目成正比。然而，总体发生率很低，约为 0.000 4%。

诊断：诊断通常依靠超声，用彩色多普勒成像确诊，产前确诊可以确保围生期的良好预后。有时，诊断基于阴道出血和胎膜破裂随后出现 NRFS 的关系。另外，也可以通过产妇常规宫颈检查时触诊胎膜处的搏动进行诊断。化学测试如 Apt 检测（胎儿血红蛋白在碱性条件下对变性的抵抗能力）或者 Wright 染色（检测胎儿血液有核红细胞）也被用于有胎膜破裂的阴道出血时的辅助诊断。

产科管理：产科管理重点在于优化胎儿预后，尤其是在出血的胎盘血管前置者，因为她们通常需要剖宫产。择期剖宫产可能要在妊娠 36 周就进行，而且胎盘前置血管破裂时可能需急诊剖宫产。尽管在阴道出血几分钟内就进行剖宫产术，但由于胎儿血液储备只有很小的 80～100ml/kg，急诊剖宫产的胎儿预后一般较差，通常需要用浓缩红细胞行新生儿容量复苏。

麻醉管理：麻醉应该满足处于危险的母体和胎儿双方的需要，详见本章前文所述前置胎盘部分。

2. 产后出血（postpartum hemorrhage, PPH）

产后出血的严重性：PPH 依据出血发生在分娩后 24h 内或 24h 后分为早期和晚期产后出血。PPH 是孕产妇死亡的首要原因。在发展中国家，约每 1000 次分娩有 1 例死于 PPH。虽然在美国发生率没有这么高，但 PPH 依然占据了母体死亡的 11%～13%，使其成为公共卫生健康的关注点。除死亡外，PPH 还会引起高的并发症发生率。并发症包括低血容量性休克、弥散性血管内凝血、肝肾衰竭、急性呼吸窘迫综合征（acute respiratory distress syndrome，ARDS）和神经损伤如席汉综合征。

虽然不会改变寿命，但 PPH 可以减少储存铁导致产后铁不足和缺铁性贫血。即使没有 PPH 的妇女发生产后铁不足和缺铁性贫血也是很常见的。贫血可以导致工作能力降低，认知功能受损和较高的产后抑郁发生率。下面主要讨论 PPH 的最常见原因。

（1）子宫弛缓

流行病学：子宫弛缓定义为胎儿娩出后子宫平滑肌不能满意收缩。正常情况下子宫平滑肌收缩压迫胎盘床的动脉和静脉，若这些血管扩张且可能对血管收缩药没有反应则会导致 PPH。有产科出血的产妇可能子宫动脉对缩血管药物反应性差。这是 PPH 最常见的原因，出现在 80% 的病例中，也是产后输血最常见适应证。内源性缩宫素和前列腺素介导的子宫收缩和复旧有助于控制 PPH，是娩出后最主要的止血途径。

子宫弛缓的危险因素分为分娩相关因素（分娩停止活跃期需要缩宫素催产、急产、滞产）；胎儿相关因素（巨大胎儿、多胎妊娠、胎盘早剥、前置胎盘、羊水过多）；或母体相关因素（绒毛膜羊膜炎、家族史、多次经产、剖宫产中的伤口、使用宫缩抑制药、高浓度吸入麻醉药）。

诊断：诊断通常简单，主要根据阴道出血情况下触诊到柔软的产后子宫。然而，子宫弛缓可能与其他引起 PPH 的原因共存，在开始药物处理之前应排除这些因素。必须检查是否有胎盘碎片、宫内滞留胎盘、宫颈裂伤和阴道裂伤。如果在人工探查中触诊到子宫较韧，应该高度怀疑胎盘植入可能性。

产科管理：产科管理应该考虑到早期的用药治疗（缩宫素、甲麦角新碱、15- 甲基前列腺素 $F_{2\alpha}$ 和米索前列醇），直接子宫操作（双手压迫、子宫按摩）或者外科干预（B-Lynch 术、子宫切除术）。通常情况下，药物治疗和子宫操作应该同时进行，对这两种疗法没有反应的话麻醉医师和产科医师应及时沟通，进行手术干预。分娩后早期使用缩宫素对防止子宫弛缓和预防严重的母体并发症 / 死亡很关键。还有证据表明，其他替代的宫缩药物可能没有益处。

麻醉管理：麻醉管理根据患者气道检查、血流动力学稳定性和血液状况决定。静脉给予氯化钙可以增强难治性子宫弛缓的子宫收缩，尤其是在接受硫酸镁治疗者。除使用子宫收缩药物以外，关键的处理原则和同其他 PPH 病例一样，在下面的章节将详细叙述。

（2）子宫内翻（uterine inversion）：是子宫腔翻转而使子宫腔转为内面向外。子宫内翻可能是完全的或者不完全的、急性的或者慢性的。

流行病学：子宫内翻的发生率报道不一，3 项历时 25 年以上的研究的人群调查中约为 1/3000。母体死亡率在发达国家较低，母婴健康保密调查（confidential enquiry into maternal and child health，CEMACH）2007 年没有子宫内翻病例的报道，母婴调查中心（the Center for Maternal and Child Enquiries，CMACE）2010 年报道了 1 例病例。

危险因素包括过度脐带牵拉、不当的宫底施压、子宫弛缓、胎盘位于宫底和脐带过短。

诊断：在出现阴道大量、严重出血，腹部触诊不到子宫时可直接诊断，分类为完全型内翻；而当没有明显的阴道出血时，诊断可能被延误，可能是致命的，这种是不完全性内翻。

临床表现是剧烈的出血性和神经源性休克，在 90% 患者出血通常是严重的，大多在子宫弛缓情况下通过胎盘分离部位出血，而神经源性主要是由于子宫韧带牵拉。

产科管理：产科管理包括请求帮助和立即徒手翻转子宫，以在不取除胎盘情况下预防灾难性出血、减少失血。

通常需要子宫松弛以便徒手外翻还原子宫。许多不同种类的宫缩抑制药都可用，包括静脉注射特布他林，静脉注射硝酸甘油，静脉注射硫酸镁。经阴道水压复位 ± 拔罐杯（一种通常用于第二产程延长者娩出胎儿的真空吸引装置）被证明可以产生较好结果。快速诊断和立即子宫翻转可以使患者免于手术干预。如果上述所有方法都已经尝试但是无效，产科医师应该立即实施剖腹探查术，行 Huntingdon 或 Haultain 术翻转子宫。Huntingdon 数是用组织钳顺着子宫表面缓慢持续牵拉倒转子宫自腹腔的内翻口或圆韧带。如果 Huntingdon 手术不成功，可以尝试 Haultain 术式，将宫颈后环纵向切开，松解宫颈处的收缩而使子宫缓慢回缩。

在子宫翻转之后给予催产药物如缩宫素、卡前列素和甲麦角新碱是很重要的，可以增强子宫收缩。

麻醉管理：麻醉优先处理包括即刻松弛子宫以利于翻转子宫恢复正常、在复位后恢复子宫张力及充分镇痛。子宫松弛药如硝酸甘油是一种起效快、消除快的理想药物镇痛可以静脉给予芬太尼。硝酸甘油通常舌下含服，剂量为 400μg/ 喷给药 2 次或者静脉注射单次 50～100μg，在胎盘娩出有助于子宫松弛，说明其发挥作用是通过 NO 非依赖机制，而不是早期认为的硝酸甘油只能通过 NO 依赖机制发挥作用，而且需要胎盘组织的存在。吸入卤代烃如七氟烷全身麻醉是另一种可选择的方法，在气管插管保护气道的情况下可提供子宫松弛，预防术中知晓。给予全身麻醉，尤其是在急诊情况下无法在术前进行完善的气道评估时，应应及困难气管插管、胃内容物误吸和困难拔管等危险。

（3）侵入性胎盘 / 植入性胎盘 / 穿透性胎盘植入：胎盘植入是由于缺少正常情况下将胎盘和子宫肌层分开的底蜕膜海绵层，而导致胎盘绒毛不正常地直接附着于子宫肌层。可分为 3 种类型（图 21-3）。

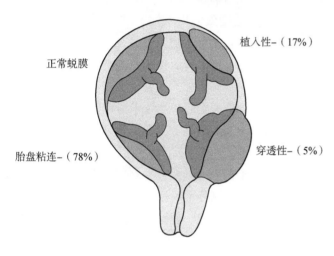

不正常胎盘形成中子宫胎盘关系

正常蜕膜

植入性-（17%）

胎盘粘连-（78%）

穿透性-（5%）

图 21-3　胎盘植入分型

胎盘粘连：是胎盘绒毛不正常地附着于子宫肌层，没有侵入。

胎盘植入：是胎盘绒毛不正常地附着于子宫肌层，有侵入。

穿透性胎盘植入：是胎盘绒毛不正常地附着于子宫肌层，并累及其他盆腔器官。

流行病学：胎盘植入主要危险因素包括子宫下段手术史（低横切口剖宫产分娩、子宫刮宫和子宫肌瘤剔除术）。胎盘植入的危险分层显示与之相关的有前置胎盘（风险增加 54 倍）、母体血清甲胎蛋白（maternal serum alpha-fetoprotein，MSAFP）超过 2.5MoM（增加 8 倍风险），母体游离 HCG 超过 2.5MoM（增加 4 倍风险），产妇年龄超过 35 岁（增加 3 倍风险）。MoM 指中位数的倍数，中位数从适当的参考人群计算得来。

最近几十年由于剖宫产分娩率从 1980 年的 1：2500 增加到 2002 年的 1：535，再到 2006 年的 1：210，胎盘植入的概率也大大增加。前置胎盘产妇合并胎盘植入的风险在无前次剖宫产者分别有报道为 3% 和 5% 而在有 1 次剖宫产史者分别上升至 11% 和 24%。随剖宫产次数增加胎盘植入的风险也增加，据报道 2 次剖宫产史为 40% 和 47%，3 次剖宫产史为 61% 和 40%，4 次剖宫产史者为 67%（表 21-4）。

表 21-4　剖宫产史者胎盘植入的相对风险

前次剖宫产分娩数目	胎盘植入患者 %[1]	胎盘植入患者 %[2]
0	5	3
1	24	11
2	47	40
3	40	61
4 或更多	67	67

［改编自

（1）Clark SL, Koonings PP, Phelan JP. Placenta previa/accreta and prior cesarean section. Obstet Gynecol, 1985, 66(1):89-92.

（2）Silver RM, Landon MB, Rouse DJ, et al. Maternal morbidity associated with multiple repeat cesarean deliveries. Obstet Gynecol, 2006, 107(6):1226-1232. ］

诊断：在产前不容易进行临床诊断，出血主要是由同时存在的前置胎盘引起，可能有 500ml 左右。通常在产后取出胎盘困难、估计出血量可能达 4～5L 时才会考虑有胎盘植入。临床怀疑胎盘植入的状况包括胎盘滞留、移除胎盘后大量出血、血尿、子宫内翻、在徒手取出胎盘后触诊到宫腔粗糙提示肌层被侵入。确诊需剖腹探查。

据报道产前超声检查对诊断胎盘植入只有 33% 的敏感性。在超声检查中加用彩色多普勒血流图有助于更好地诊断胎盘植入（据报道敏感性有 100%，阳性预测值为 78%），因其可识别肌层被胎盘侵及的两个高度敏感的预测因素：大的胎盘内液性暗区、胎盘后血管与子宫浆膜膀胱分界距离缩窄（＜1mm）。

如果超声结果为可疑或者怀疑，则有必要行 MRI 来确诊胎盘植入，有助于评估子宫壁受侵情况。一项 40 例患者的队列研究采用两步 MRI 方案取得了良好的结果，14 例患者中的 14 例被准确排除，26 例患者中的 23 例被准确预测。3 项 MRI 表现被认为可高度预测胎盘植入，包括胎盘内出现强弱不一的信号，T_2 加权图像上出现胎盘内暗带和胎盘膨出。但 MRI 也有缺点：增加费用，并非所有医疗机构都有条件施行，而且敏感性并不比超声高。

产前对胎盘植入做出临床和（或）放射学的诊断有助于做好准备，但不一定都能做到。美国妇产科医师学会（The American College of Obstetricians and Gynecologists，ACOG）推荐如下。

• 术前对已知胎盘植入的患者进行有关子宫切除的讨论。

• 做好输注血液/血液制品的准备。

• 优化分娩时机和地点，确保有适合的产科人员和设备。

• 术前麻醉咨询。

• 通知血库确保可以得到足够的血液和血液产品。

• 使用术中血液回收。

产科管理： 胎盘植入产科管理应分两个亚组考虑，预期的胎盘植入和意料外的胎盘植入。如果在分娩前发现胎盘植入，就有时间计划分娩过程和处理预期出血。

产前做出诊断使得有机会做充足的准备和保守处理，比如在某些病例，髂内动脉球囊放置术被倡导用来减少出血、提供更好的术野和缩短手术时间。然而，如果没有在分娩前发现胎盘植入，在探查时可能持续大量出血，母体死亡率可能高达7%。未计划的意料外子宫切除是急诊手术，发生率约为每1000例出生0.3～0.8个。多学科团队对于成功管理胎盘植入开腹子宫切除术至关重要，包括产科、麻醉科、实验室、血库、手术室、放射科、泌尿外科、妇科、肿瘤科、普通外科、血管外科、新生儿科和护理团队都应参与其中。当然，如果提前计划和预测到要行这一手术就能比较容易地协调各科室的工作。绝大多数（80%）胎盘植入开腹子宫切除术都在反复剖宫产后。开腹子宫切除风险在有2次或以上剖宫产史的前置胎盘患者为30%～50%。

意料外的胎盘植入时，早期识别和快速复苏有助于预防母体和胎儿并发症/死亡。如果反复剖宫产者子宫下段血供丰富的话，可行经典子宫切口或者底切口以防伤及低位胎盘，避免大量出血。如果胎盘不易移除、异常粘连，不应尝试强行剥除。而应缝合子宫切口，不应输注缩宫素，立即行基线实验室检查（全血计数、凝血序列、TEG，红帽试管检查和动脉血气），备血液/血液产品，组织相关人员，并做出子宫切除的决策。即时检测TEG已被用于确定正常和高风险

产妇的凝血情况和处理围生期凝血障碍。在失血的患者如果凝血检查和TEG无法进行，应采样进行红帽试管检查。如果红帽试管检查在7min内不能形成血块，就可能是凝血障碍，可根据经验输注冷沉淀、新鲜冰冻血浆和血小板。尽管红帽试管检查对检查患者凝血有些过时了，但它可以为做出决策提供一个起点，特别是在无法及时获得凝血检查时。

剖腹子宫切除术中，严密监测生命体征非常关键。正常血压或者接近正常血压会误导医师以为母体出血缓慢或停止。在没有使用升压药和宫缩药情况下母体心率改变可能提示进行性出血。母体心率超过120/min，呼吸频率超过20/min可能提示失血为总血容量30%～40%，这是3级的产科出血，可能导致可代偿的可逆性出血性休克。另外，脉压较低尤其在出现母体心动过速情况下，可能提示即将发生失代偿出血性休克。脉压下降是由于儿茶酚胺引发血管收缩导致心脏舒张压增高，而这是对即将发生的出血性休克的代偿机制。

并发症包括围生期母体并发症发生率增高、手术时间延长、出血量增加、器官损伤、增加血液和血液制品使用、输血相关问题增加如血小板稀释减少、DIC及输血相关急性肺损伤（transfusion-related acute lung injury，TRALI）和感染。胎盘植入患者并发症发生率和死亡率较高，输血率也较高。对胎盘植入患者应考虑行预防性髂内动脉球囊导管置入和准备术中自体血回收。

麻醉管理： 麻醉管理应该个体化以满足每个患者的需要，关于麻醉诱导、维持和苏醒的一般原则应参考前文所述前置胎盘麻醉管理部分。

围术期监测应包括动脉血气连续分析、全血细胞计数、凝血系列、TEG和电解质。还有一些预料外的剖宫产时胎盘植入的治疗方法尚未得到足够的科学证据支持，包括启动大量输血方案；凭经验使用1∶1比例的新鲜冰冻血浆和浓缩红细胞以降低母体死亡率、尽早纠正凝血异常、并减少在ICU的浓缩红细胞用量；一项包括118例大量出血的PPH回顾研究报道使用70μg/kg的Ⅶa重组因子（rFⅦa）可使90%的患者减少出血。最近的研究报道，羊水栓塞患者使用rFⅦa者比未使用rFⅦa者预后更差。现在建议，AFE患者只有在大量输注血液成分后出血仍不停止的情况下才使用rFⅦa。

胎盘植入患者术后应被监护并转入重症监护病

房。通常情况下，患者需要几小时到几天的呼吸机治疗以达到血管内和间质液体平衡、气道肿胀消散、镇痛充分，从而更易于管理。患者都进行了镇静和静脉内镇痛处理；连续评估实验室检查和胸部 X 线检查；保持体温正常；当证实无进行性出血、满足气管拔管指征时，可拔除气管导管。

术后并发症可能是危及生命的，包括持续性腹腔出血、盆腔血栓栓塞，肾、肠道缺血，非心源性肺水肿、TRALI 及输血相关循环超负荷（transfusion associated circulatory overload，TACO）、心肌抑制和席汉综合征。

（4）胎盘滞留：胎盘滞留定义为新生儿出生后 30min 或者 60min 内胎盘没有娩出。据报道世界范围内经阴道分娩的胎盘滞留率根据研究人群和诊断标准不同为 0.01%～6.3%。瘢痕子宫和有胎盘滞留史的患者发生率更高。其他危险因素包括年龄、早产和小的或者低位胎盘。

胎盘滞留使子宫无法收缩而导致 PPH。有很多不同种类的胎盘滞留：胎盘受困（胎盘受困于部分闭合的宫颈后）、胎盘粘着（胎盘粘着于子宫内膜但手动可分离）、胎盘植入（胎盘不正常的附着于子宫肌层）。

胎盘滞留患者干预和处理的理想时机各异，要平衡人工取除胎盘的风险（如出血、感染、创伤）和将胎盘滞留于子宫内的风险（如出血和感染），要与等待胎盘自行娩出的期待疗法相比较。

产科管理：研究已经证明胎盘滞留时间超过 30min 与 18min 相比出血风险增高。产科管理包括人工移除胎盘，使用催产药物比如缩宫素快速增强子宫张力，监测持续出血的体征。

麻醉管理：麻醉管理应该考虑到让患者舒适和子宫松弛。如果患者没有进行性出血，可通过平面在 T_{10} 到 S_4 的蛛网膜下隙阻滞来使患者可耐受人工探查子宫、移除胎盘；否则可经预先放置的硬膜外导管给予局麻药和阿片类药物。有进行性出血患者，快速顺序诱导全身麻醉更加安全，必要的注意事项包括术前气道评估、胃肠道预防措施、建立良好静脉通道和备好可用的浓缩红细胞。

气管插管全身麻醉者可以用吸入性麻醉药如七氟烷或地氟烷使子宫松弛。不同吸入麻醉药物若为等效剂量，则能提供的子宫松弛程度一致。如果患者非全身麻醉，可以用硝酸甘油，舌下含服剂量为 400μg/喷 ×2 次或者静脉注射 1 次 50～100μg。硝酸甘油的优点为起效迅速，恢复迅速，子宫松弛和避免了使用

吸入性麻醉药。主要的缺点是使进行性出血者更易于低血压，但由于硝酸甘油血浆半衰期很短（1～3min），低血压持续时间也常较短。

二、出血的药物处理

1. 宫缩药

增加子宫张力，也被认为是催产药物。通常使用的有 3 类药，包括缩宫素、麦角新碱和前列腺素。

（1）缩宫素：缩宫素静脉注射可以快速作用于子宫高亲和力缩宫素受体发挥作用，平均血浆半衰期为 3min，而其作用消失也很迅速，因此，需要持续输注才能达到持续的子宫收缩作用。在剖宫产钳夹脐带后或者阴道分娩取除胎盘后，通常快速输注每升含 20～40U 缩宫素的晶体液来增加子宫压力，随后减慢滴注速度维持子宫收缩。之后根据子宫的反应调节滴注速度，单独使用时不良反应较少，可减少对人工移除胎盘的需要和其他药物治疗的需要。代谢迅速，通过肝、肾和缩宫素酶代谢，因此半衰期短。缩宫素在 25℃ 以下都较稳定。但冷藏可以延长其储存期。

不良反应包括血管平滑肌松弛导致血管扩张、低血压和反射性心动过速。单次注射 3～5U 除了上述不良反应外还可引起胸痛，但是与输注相比不能减少预计失血量。在 2001 年英国母体死亡机密调查（Confidential Enquiries into Maternal Deaths，CEMD）发表的 1997—1999 年报道"为什么母亲死亡"中，指出 10U 的缩宫素单次剂量与 2 位心血管系统不稳定患者死亡有关。他们同时推荐在剖宫产后仅缓慢给予 5U 的缩宫素。单次注射缩宫素不良反应多，现在已经很少这样给药，已被上述的缩宫素输注所取代。另外，对于难产而行剖宫产的患者，因之前已经接受了持续缩宫素催产，因此，需快速输注 3U 缩宫素才能达到分娩后的有效宫缩，这一剂量是未试产直接行剖宫产者所需剂量的 9 倍。作者的结论是分娩期外源性给予缩宫素导致缩宫素受体脱敏而需要给予更高剂量，这时应给予其他宫缩药而非增加缩宫素剂量，以达到更好的子宫收缩，更好地控制难产而行剖宫产者的出血。

（2）甲麦角新碱：甲麦角新碱是半合成的麦角碱，可以通过激活 α 肾上腺素能受体发挥即刻和持续的子宫平滑肌收缩作用。剂量是 0.2mg，2～4min 起效，按推荐的肌内注射给药可持续 2～4h。甲麦角新碱通

过广泛的肝代谢，血浆半衰期为 30min。该药对热和光敏感，因此应避光在 8℃以下储存。

不良反应包括恶心、呕吐和严重的 α 受体介导的血管收缩反应，导致中心静脉压、肺动脉压和动脉血压升高。有报道的严重不良反应包括肺水肿、高血压危象、心肌梗死和脑卒中，已有高血压和子痫前期者尤其风险高。在这些患者可能需要给予扩血管药来控制甲麦角新碱的血管收缩作用。然而，一项大型荟萃分析比较了缩宫素治疗和缩宫素联合麦角新碱（甲麦角新碱的母体化合物），发现当出血超过 1000ml 时这两组的出血量没有统计学差别。应避免静脉给药，因其可恶化上述不良反应，使危险更快出现、更严重。

（3）卡前列素：卡前列素（15甲基前列腺素 $F_{2\alpha}$）是公认的二线治疗药物，在难治性子宫弛缓可以使子宫平滑肌收缩。它可以肌内注射或肌层内注射，推荐剂量是 0.25mg。出血性休克期间肌层内注射是更常用的给药方式，因为肌内注射吸收有限。可以每 15～20min 重复给予，最大达到 8 次剂量（2mg）。对区域麻醉的清醒患者，与三角肌相比大腿肌内注射部位是更谨慎的选择，因为大腿无知觉而且区域麻醉相关的血管舒张使药物更容易被吸收。

不良反应主要是由于全身平滑肌收缩反应，导致支气管收缩、静脉收缩、胃肠道平滑肌痉挛（恶心、呕吐、腹泻）。低血压、通气 - 血流比失调、肺内分流和低氧血症也有报道。产后出血量在肌内注射卡前列素和肌内注射甲麦角新碱的产妇没有明显差别。

（4）米索前列醇：米索前列醇（15- 脱氧 -16- 羟甲 -16- 甲基前列腺素 E_1）是合成的前列腺素 E_1 类似物，帮助宫颈成熟，增加子宫张力。宫颈柔软主要是由于该药直接作用于宫颈，其次是由于子宫收缩。通过任何途径给药都可以在 30min 内使子宫收缩，作用持续 4h，然而为了达到持续作用必须重复给药。米索前列醇的优点包括室温下较稳定，可以口服给药、发展中国家可用、不良反应小和价格低廉。除了口服给药也可以通过舌下含服、阴道、直肠给药。产科临床适应证包括在诱导分娩、药物流产前、手术清宫前和预防 / 治疗 PPH 时使宫颈松软。

使用米索前列醇主要风险是有剖宫产史患者在妊娠晚期有子宫破裂可能，尤其在分娩诱导期。风险会随妊娠进展增加。其他不良反应是不常见而且有自限性的，包括腹泻、恶心和呕吐。有报道的其他不良反应有发热和寒战，尤其是在 PPH 预防和治疗时。

2. 新的药物干预措施和促凝血药物

两种不同的新型药物被提倡用于出血患者促进凝血功能，下文对其进行讨论。

（1）重组Ⅶa因子：rFⅦa 的 FDA 标签将其使用范围限于获得性或遗传性缺乏Ⅶ，Ⅷ或Ⅸ因子患者，其他使用都是标签外的。现在对将重组Ⅶ激活因子用于 PPH 治疗的兴趣日益增加。这一做法的证据仅限于经验之谈和病例报道。在产科出血中没有随机对照试验。在出血合并羊水栓塞的病例系统回顾中，Leighton 等比较了 16 例使用 rFⅦa 者和 28 例未使用者的预后，结论是使用 rFⅦa 者死亡和永久残疾都有明显增加，rFⅦa 应该只用于羊水栓塞最危急病例。

近来 Franchini 和同事总结了一共 272 例女性 PPH 可用病例。他们报道给药剂量中位数为 81.5μg/kg 时，85% 的患者使用后可以停止或减少出血。病例分析的问题在于由于研究者倾向于更多地报道阳性结果而非阴性结果，由此产生显著的偏倚。Franchini 还报道了血栓栓塞有 2.5% 的发生率。正是由于标签范围外广泛使用这一药物才引起了血栓事件的发生。一项荟萃分析评估了 36 例安慰剂 - 对照试验，Levi 等发现使用 rFⅦa 后动脉血栓栓塞事件显著增加。一项相似的对无血友病出血治疗的患者的荟萃分析总结，使用该药后只有很少的益处但存在巨大的血栓风险。由于有这些风险，作者总结在有更好的证据之前，rFⅦa 应该只用于临床试验。除巨大的血栓栓塞风险外，也应该注意到使用这种药物的高额费用（$4500.00）。

（2）抗纤维蛋白溶解药：当出血是由纤维蛋白溶解造成时，在麻醉诱导后给予赖氨酸类似物如氨甲环酸（50～100mg/kg）或者氨基己酸（10～15g）可加强止血。赖氨酸类似物通过抑制纤维蛋白溶酶原降解为纤溶酶和直接抑制纤溶酶活性而减少纤维蛋白降解。在产科出血治疗中使用这些药物的数据不足。最近发表了 2 项关于预防性给予氨甲环酸的综述。两者的结论都是失血只有很少的减少；但他们都指出可用的研究设计薄弱，而且没有研究评估血栓栓塞并发症。

三、出血的产科有创处理

1. B-Lynch 技术

用于子宫弛缓，包括使用可吸收的单根长线垂直加压于子宫体，在压迫从宫角穿出的血管的同时紧闭宫腔，以此避免子宫切除。这一子宫背带式缝合的效果可通过双侧子宫加压止血来预测，如果后者止血有效则 B-Lynch 缝合就应当有效。据报道这一技术的成功率中等，随访表明子宫可恢复正常解剖和生理。改良的 B-Lynch 缝合包括两个底部缝合、侧面结扎达到更好的加压、阻止滑脱，这一技术可能有应用前景。

2. 子宫球囊填塞

用于治疗子宫弛缓造成的 PPH，最近已经收到广泛注意，其作用是直接压迫子宫血管系统。这一技术简便易行，可以快速达到止血，对其效果的评估也是迅速、可靠的。可用"填塞试验"评估球囊填塞效果。这一试验中，将填塞球囊通过阴道、宫颈放入子宫。球囊被膨胀直到在宫颈管能够看到。为了通过球囊保持子宫收缩，在这一试验中持续输注缩宫素。在球囊膨胀状态下持续监测球囊周围或者经相连管腔的出血。另外，需间断测定血红蛋白水平、血小板计数和凝血系列。如果出现持续进行性出血证据，就可以宣布这个患者"填塞试验"失败，需要进行确定性治疗如子宫切除术。在大多数成功填塞报道中，球囊留置 12～24h，在持续监测出血下，经 1h 以上缓慢放气。

3. 子宫血供阻断

已经被预防性用于在手术室行剖宫产术期间诊断为胎盘植入的产妇，作为子宫切除前准备工作。它也被用于子宫弛缓、前置胎盘、胎盘早剥和创伤所致出血的治疗。

（1）子宫动脉结扎：在孕期子宫动脉提供大部分（90%）子宫血供，结扎双侧子宫动脉是替代子宫切除的容易、安全、成功的替代方法。一项历时逾 30 年的大型病例分析报道，在 265 例剖宫产分娩后出血患者中，传统子宫动脉结扎有 96% 成功率，同时可以保留生育能力和月经周期。传统的子宫动脉结扎是从侧面使用可吸收缝线经双侧阔韧带无血管处缝扎。但在有前置胎盘者，无论有无植入，采用逐步血管阻断技术更有利于保留子宫将来怀孕。因为前置胎盘患者子宫下段不能有效收缩，因此，还需在比原来缝合部位低 3～5cm 处再缝扎 1 次，以阻断供应子宫下段和宫颈上段的宫颈阴道动脉上升支和子宫动脉分支；据报道出血控制成功率达 100%。

（2）卵巢动脉结扎：双侧卵巢动脉结扎，从内侧结扎保留卵巢血液供应，切断剩余的 10% 供应子宫的血流可作为逐步血管阻断技术的一部分。

4. 髂内动脉球囊导管

虽然有人建议围术期在放射介入室置入髂内动脉球囊导管，术中在胎盘植入产妇剖宫产娩出后膨胀球囊，但有其他人质疑其临床使用，因为深部盆腔侧支开放会导致出血更难控制。其他可能的缺陷包括插入部位可能感染、血肿形成、脓肿形成和下肢缺血。一项病例对照研究发现，在胎盘植入行剖腹子宫切除术的产妇，置入或未置入预防性血管内球囊导管者失血量、手术时长、住院时间、血液和血液制品使用量没有差别。这一技术理论上的优点包括如果出血控制良好则术后可以将导管放气，可以将导管放置 24h 或者更长，如有需要还可以重新充气。

5. 子宫和卵巢动脉介入栓塞术

在有熟练水平的介入放射科的医院可行子宫动脉栓塞术。选择性使用可吸收明胶海绵能够短暂性阻断子宫动脉，最长可达 10d。成功率在子宫弛缓和盆腔创伤较高而在胎盘植入较低。优点包括直接可看到动脉出血点，可以阻断远端动脉出血，可以实时评估止血效果，如果需要可以重复操作。缺点包括手术时间长，需要有临时通知就可用的介入放射人员和设施，需要将出血患者从手术室或重症监护室转运至较远处的介入放射科。

6. 剖宫产或产后子宫切除

产科出血的确定性治疗是子宫切除术。剖宫产子宫切除术最常见的适应证是子宫弛缓。做出子宫切除术的决定可能很难，尤其是在初产妇，但拖延子宫切除可能是致命的。子宫切除术的管理在前文胎盘早剥、前置胎盘、子宫破裂、子宫弛缓、胎盘植入部分已有描述。

四、床旁检查

床旁检查或近距离实验室检查是将实验室分析仪器放在患者床旁或附近。这样可以实时获得检测结果，促进对患者管理的决策，而不是将患者血样送到中心实验室，等 30～45min 才能拿到报告结果。床旁设备可以检测许多参数，包括动脉血气、血红蛋白、

PT/PTT，通过全血黏度参数（TEG 和 ROTEM）还可测定凝血功能。在心脏外科领域，一些研究已经证明，当使用床旁检测和按流程输注策略时输血可减少70%，二次手术更少，术后胸导管引流也更少。同样的床旁凝血功能评估在产科出血中也是提倡的。床旁检测可以用微升级的血样就测得血红蛋白、凝血酶原时间、PTT 及 INR，评估血小板数目和功能。

床旁检测价值远远不止提供床旁实验室检查数据。使用床旁设备只需微量采样，可减少失血。微量采样是床旁检测的关键部分，与常规实验室检查需要10～20ml 血液样本相比，只需要微升级的样本。频繁采样所致医源性失血的量可以是很大的。

五、出血和血液输注

出血经常需要输注浓缩红细胞和血液制品。输血治疗有一系列并发症，与大部分接受输血治疗的年龄更大的患者相比，这些并发症对年轻女性影响更大。对年轻患者影响更大的输血后遗症之一是微嵌合（microchimerism）。输血相关微嵌合是从供体给受体输注细胞免疫成分。一些调查者认为，与未接受输血者相比，接受输血的年轻患者有发生血液播散肿瘤和自身免疫疾病的可能性。

更为人们所知的，也是很多人面对异体输血首先想到的输血并发症是感染的风险。现代血库和筛查已经将疾病传播的风险降到了很低水平。在美国每输一单位血的感染病毒的风险为：HTLV 为 2.993 百万中出现 1 例，HIV 为 1.467 百万中出现 1 例，HCV 为 1.149 百万中出现 1 例，HAV 为 1 百万中出现 1 例，HBV 为 280 000 中出现 1 例。细菌污染在血小板中最重，是输血最常见的感染并发症。近来，TRALI 被认为是异体输血并发症和死亡率的首要原因。TRALI 发生在输血后的 1～2h，会导致严重低氧血症、双侧肺水肿、低血压和发热，与 ARDS 症状不能区别。从捐献血浆中去除经产妇捐献部分后，TRALI 发生率明显减少。一些专家认为现在 TACO 更重要。

异体输血后输血相关免疫抑制（transfusion-related immunosuppression, TRIM）风险较少被提及，但是对短期和长期患者预后的影响甚于病毒传播的风险。异体输血术后感染和肿瘤再发增加被认为是来自于 TRIM。评估异体输血术后感染的研究已经证明了异体输血患者感染概率增加 10 倍。产科患者，剖宫产术后感染率为 5%～25%。因此，由于 TRIM 导致的感染率的增加对患者并发症发生有显著影响。

除 TRALI，TACO，TRIM 和病毒暴露的风险之外，血液还会因储存发生改变，在这种储存相关改变中最重要的是红细胞中 2，3-二磷酸甘油酸（2，3-DPG）减少。2，3-DPG 减少使氧合血红蛋白曲线左移，氧气与血红蛋白结合更加困难。输注库存血后恢复正常水平的 2，3-DPG 可能需要长达 1d 时间，而这意味着输注血的氧输送水平是不能和体内血相比的。最近研究提示 2，3-DPG 的减少和相关红细胞形状的改变可能导致组织氧供更差、预后更差。

六、围生期输血指征

在所有患者应何时开始输血都仍在争议中。争议主要集中于如何适宜地输注红细胞，但也逐渐开始涉及血浆和血小板输注。

1. 红细胞输注

没有数据是专门关于围生期患者红细胞输注指征的。可以从其他患者人群研究得到推论作为围生期合适的输血指征。最新的 2006 年 ASA 指南认为"当血红蛋白水平 < 160g/L 可以进行红细胞输注，当红细胞水平 > 100g/L 一般不需要输血"。这一推荐主要基于为数不多的证据而不是 ASA 成员和专家意见。目前文献中唯一的前瞻、随机对照研究是重症监护中的输血需求（transfusion requirements in critical care, TRICC）试验，该研究表明，在重症患者血红蛋白 < 70g/L 时应输注红细胞。重要的是医务人员应当意识到这一数字只是个参考，应当结合患者的临床状况考虑。输血的适应证可以有很多种。无论血红蛋白水平如何，对于无症状患者，输血不能仅仅基于某个数值。输注血液制品应该考虑到前面讨论到的并发症。年轻围生期女性输血后可能数十年才发生相关并发症。其中一些与之前的疾病和异体输血的免疫调节效应有关。

对于围生期出血、血液指标下降到接近输血指南水平的患者，应该考虑到分娩后数天内由于血浆容量减少导致的血液浓缩。血液浓缩可使产后贫血快速改善而无须输血。对这种交界病例可考虑给予铁剂治疗。

2. 血浆

同样也没有产科患者血浆输注指征。较合理的血浆输注指征是 INR 水平超过 1.6 且有临床出血证据。对非妊娠患者来说，INR 水平超过 1.6 意味着凝血因子水平降至 < 30%。但这对孕妇是否适用尚未被证明。血浆输注有极高的 TRALI 风险，因此，在健康、年轻围生期女性输血浆前应慎重考虑。除非有活动性出血，否则血浆输注不应该用来反转华法林作用。

3. 血小板

尽管已经有明确的在血液系统恶性肿瘤和骨髓移植中输注血小板的指南，但围生期和手术患者这方面的指南还主要依靠专家共识，而非循证预后数据。ASA 指南推荐在有出血证据和血小板计数 < 50×10^9/L（50 000/μl）时输注血小板。

4. 冷沉淀

是血浆解冻产物，富含纤维蛋白原、Ⅷ因子、von Willebrand 因子、ⅩⅢ 因子和纤维连接蛋白。当产科出血出现低纤维蛋白原血症时可以给予冷沉淀。冷沉淀为静脉使用，混悬在 10~15ml 血浆中，按 4~6U 输注。每单位冷沉淀可以提升血浆纤维蛋白原 6~7mg/dl。

5. 凝血酶原复合体浓缩物（Prothrombin complex concentrates，PCC）

富含 Ⅱ，Ⅶ，Ⅸ 和 Ⅹ 因子，在欧洲主要用于快速逆转维生素 K 拮抗作用和先天性因子缺乏。PCC 被建议作为大量输血后稀释性凝血障碍的试验性治疗，但是由于缺乏科学临床证据没有得到广泛认可。

6. 血液保护治疗和血液管理

"患者血液管理"包括合理供应和使用血液、血液成分和其衍生物及减少和避免血液输注的策略。理想的血液保护治疗应当是一种多模式技术。多模式策略的应用可以在产前就着眼于减少输血需要，包括优化血细胞比容、分娩前自体血捐献、急性等容血液稀释（acute normovolemic hemodilution，ANH），产后阶段可以选择的治疗是血液回收。

（1）铁和促红细胞生成素：被广泛提倡用于血液管理中。孕妇的促红细胞生成素水平一般会提高 2 倍，这也是孕期红细胞增多的原因。因此，一般不需要外源性促红细胞生成素，如果孕期合并慢性肾功能不全，促红细胞生成素的正常增加会被抑制，需要外源性补给。

在孕期由于胎儿生长和母体血容量增多消耗可用母体铁储备，缺铁性贫血会增加。孕期铁不足是最主要的贫血原因。即使在发达国家，孕妇贫血也会影响 18% 的人群。因此，常规推荐孕期女性补铁。最常见口服补铁药是亚铁盐（硫酸亚铁），其价格便宜而且是非处方药物。

口服铁剂治疗有效性的主要挑战是不良胃肠道反应。当每天给予亚铁持续 12 周时，高达 76% 的女性有腹部疼痛、消化不良或者便秘。33% 的口服铁剂患者胃肠道反应非常严重，以至于影响按医嘱服药。因此毫不意外女性口服铁剂的依从性很差。

静脉铁剂治疗可以替代口服铁剂，但由于费用问题和可能发生过敏反应，这一治疗的应用并不广泛。现在的静脉铁剂包括右旋糖酐铁和非右旋糖酐制剂，铁糖和钠葡萄糖酸亚铁复合物（sodium ferric gluconate complex，SFGC）。即使在使用之前已经成功给予了试验量，右旋糖酐铁仍有突发和致命性过敏的可能性。因此，应该优先考虑非右旋糖酐铁剂。由于这些并发症，孕期应当避免使用右旋糖酐铁剂。非右旋糖酐静脉铁剂必须多次小剂量给予，以避免高血压、痉挛和胸痛。由于这些限制，静脉铁剂应该只用于围生期出血风险高、有罕见抗体或者不接受输血的患者。

（2）分娩前自体血液捐献：更常被称为术前自体捐献（preoperative autologous donation，PAD）是在进行预期外科操作前患者捐献自身血液以供使用。这种方法在 19 世纪 80 年代被宣传为可以减少异体血制品输注引起的感染 HIV 风险。从那时开始，人们就已经考虑到血液输注可以引起 HIV 的传播。因此，异体血液和 PAD 血液有相同的风险，然而 PAD 血液在收集过程中会浪费 50%~60%，导致其费用昂贵。在有前置胎盘或其他高危因素的孕妇的 4 个研究中，297 例患者中的 40 例（13%）接受了自体血液回输，导致比一般非孕妇人群花费更高。另外，由于分娩日期不确定导致捐献时机也不能确定。由于血液储存时间有限，这也限制了该方法的有效性。此外，大多数血液捐献中心不会允许血红蛋白 < 110/L 者进行捐

献。由于这一水平和孕妇血红蛋白正常水平接近，导致许多女性都不适合自体血捐献。最后，由于孕期女性血管迷走神经张力比非孕期女性高，使自体血捐献可能不安全。

（3）急性等容血液稀释（acute normovolemic hemodilution，ANH）：起源于 1957 年心脏手术的血液保护技术，随后在骨科和泌尿外科广为使用。考虑到其可能加重孕期生理性贫血和围生期液体转移，ANH 在产科患者使用有限。第一例 ANH 在产科的应用报道来自 1997 年 Baylor 医学院（Ashutosh Wali）。

ANH 技术包括在手术室术前和麻醉前在持续监测动脉血压和中心静脉压下抽取一定量的全血。另外，对产科患者应该持续监测胎儿心率。将全血抽入含抗凝剂枸橼酸盐 - 磷酸葡萄糖腺嘌呤（cirtrate phosphate dextrose adenine，CPDA）的血袋，历时 15～20min，同时输入合适剂量的晶体或非血红素胶体维持正常血量。根据 Gross 公式，允许抽取血量可以按照下式估算。

$$V = EBV \times \frac{H_i - H_f}{H_{av}}$$

其中，V 是抽取的血量；EBV 是估计的患者血容量（平均怀孕成年人 85ml/kg，范围 76～94ml/kg）；Hi 是抽血前初始血细胞比容；Hf 是最终或目标血细胞比容；Hav 是平均血细胞比容（Hi 和 Hf 的均值）。

一个 80kg 的孕妇，EBV=6800ml，如果 H=35%，Hf=25%，Hav=30%，则允许的全血抽取量为：

$$6800 \times \frac{0.35 - 0.25}{0.30} = 2267ml$$

最初抽出的血液是红细胞、凝血因子和血小板最丰富的，同理最后抽出的浓度最低。在手术最后，将收集的血液以相反顺序回输到患者体内，以此使富含最高浓度的红细胞、凝血因子和血小板的血液最后输入。

ANH 常见的适应证包括接受封闭 ANH 的耶和华见证人，患者血液有特异性抗体，患者血型特殊，患者血细胞比容高于 0.35 且预计失血量 > 2L，以及血液资源不足的机构。ANH 常见禁忌证包括贫血、心脏损害、凝血紊乱和肾功能不全。

ANH 的常见益处包括减少异体血液输注需求，增加氧输送和组织灌注，可以输注有接近正常浓度红细胞、凝血因子、血小板、ATP，P50 和 2，3-DPG 的新鲜全血，避免血液输注相关反应，阻止血液相关

疾病传播，避免血液相容性问题和避免笔误。

ANH 的过程包括抽取患者全血，最好是在有严密监测的手术室，在外科操作开始之前进行，同时用合适的晶体或者胶体维持血容量正常。原理是在操作期间的出血中的红细胞、凝血因子和血小板浓度较低。隔离的血液在操作最后回输到患者体内，避免输血。用一个例子帮助阐明这个技术，如果在剖宫产分娩期间会流失 1000ml 血液，患者血细胞比容为 0.35，那么就会失去 350ml 的血细胞。如果将患者血细胞比容稀释到 0.25，同样失去 1000ml 血液则失去 250ml 血细胞。抽取血液后就从失血中保存了 100ml 血细胞。这个技术另一个优点是血浆和血小板也被移除。

孕妇实施这一技术的安全数据是有限的，在一项包含 38 例胎盘异常妇女的研究中，抽取有限的血液（< 1000ml）对宫内胎儿是没有影响的，脐带血气所有参数都在正常范围内，Apgar 评分是可接受的。该研究没有设置对照组来比较预后。

（4）血液回收：是术中或术后使用血液收集然后回输到 PPH 妇女的独特技术。收集、处理、再回输收集的血液被定义为"血液回收"。许多医务人员将这项技术和设备称为"细胞收集"和"细胞收集器"，但"细胞收集器"是 Haemonetics 股份有限公司（布伦特里，MA）生产的一种设备的商品名。对这个技术更常用的称呼是简单的"血液回收"（图 21-4）。可以在术中或者术后使用血液回收。一般情况下术中回收包括收集、浓缩、清洗和血液回输，而术后回收是通过伤口引流，大多数当回输的时候不清洗。

一般产科出血术中血液回收被认为是禁忌的。禁忌证主要与 FDA 对该设备的标记相关。标记为禁忌证的最初原因是因为害怕混入来自术野的羊水、回输含有这些羊水的血液导致医源性羊水栓塞。然而并没有临床证据支持这一担忧。实际上，对近 400 例的产科出血使用血液回收病例的报道表明，被羊水污染的血液经清洗后再回输没有出现临床危害。由于缺乏支持产科禁忌证的证据，ACOG，大不列颠产科麻醉协会和英国 CEMACH 提倡产科患者使用血液回收。事实上，英格兰、威尔士、苏格兰和北爱尔兰国家卫生和临床优化研究所（the National Institute for Health and Clinical Excellence，NICE）发布了产科患者术中血液回收指南，指明有充足的安全证据支持其使用。由于这些重要组织认可产科

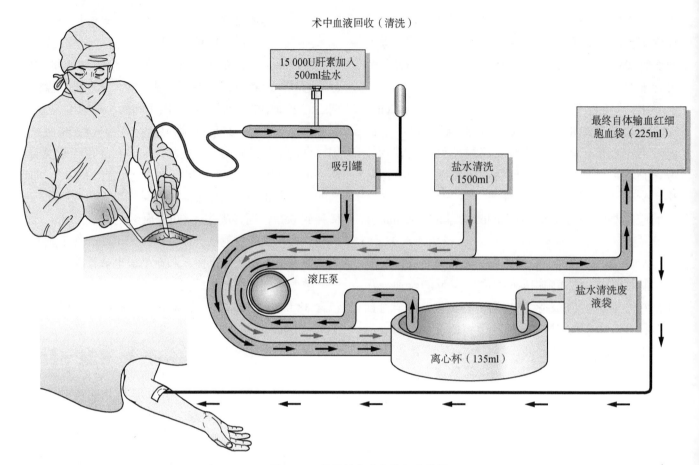

术中血液回收（清洗）

图 21-4　典型的术中血液回收装置

血液回收使用，据报道已有 38% 的英国产科使用血液回收。

术中血液回收与一些不良事件有关，包括空气栓塞、肾衰竭、血液回收综合征。这些都是可以预防的，着重强调在应用该技术时应具备相应知识和理解。AABB（美国血库协会）围术期自体血液收集和输注标准，和手术与创伤血液复苏和再输注指南都概述了安全使用这些技术所需质量系统。如果医师考虑进行血液回收，强烈推荐学习这些资料。

产科患者羊水一般包括胎毛、毛发、胎脂、胎粪、胎儿细胞碎屑和组织因子，血液回收联合白细胞滤过（Pall RS 白细胞去除滤器，Pall 公司，Port 华盛顿、纽约）可以去除胎儿鳞状细胞、细菌污染和板层小体，使其达到和母体循环相似水平。经过简单清洗，实验室检查已经证明羊水生物标志物（α 胎儿蛋白和组织因子）已经从清洗的红细胞中完全清除了。羊水栓塞的原因不清楚，使用这些滤器可以增加血液回收使用的安全性。

对剖宫产分娩的产科患者，应认识到大部分失血都在剖腹纱布上，在丢弃纱布前用盛满生理盐水的器皿冲洗纱布可以回收大约 75% 的红细胞。清洗的溶液可以回吸到血液回收储存器以备后续使用。一块湿透的剖腹纱布包含约 100ml 血液，湿纱布是血液回收的丰富资源。最后，应该调低吸引力以减少对红细胞的机械切应力。常规吸引力是 -300mmHg，下调到 -80～-120mmHg 可以减少切应力，可显著增加红细胞回收。

7. 出血治疗方案

全球严重 PPH 发生率都在增加。与此出血率增加相应的是母体死亡率增加。加利福尼亚母体质量管理协会（the California Maternal Quality Care Collaborative，CMQCC）已经确定了可以导致出血死亡的常见失误。其中包括低估出血量、延误输血、缺少工作设备、产科团队成员反应延迟和缺少有组织的标准团队管理。

为了解决这些失误中的第一条，低估出血量，一些组织推荐对肉眼估计出血量进行培训。主要可以使用有不同出血量的纱布、毛巾、剖腹纱布、外科医师的手术衣和产房地板的图片的形式。通过这些方法，希望产房与手术室人员可以识别出比出血异常增多的患者。

产科团队成员反应延迟促进了有特定专业人员的围生期急诊快速反应团队的发展。在匹兹堡马吉妇女医院（Jonathan H. Waters），建立了"状况 O"来代表任何时候当医务人员感觉可能发生危及患者生命的事件时，立即增派人手到床旁。凭直觉来讲，对一个经受危及生命事件的围生期母亲，快速反应的水平至少应不低于我们对一个 90 岁心搏骤停老人的反应水平，这是可以理解的。"状况 O"是一个快速反应团队，紧急调动一名产科医师、一名高年资产科住院医师、一名重症医师、数名护士、一名呼吸治疗人员和一名麻醉医师到患者床旁。

小组资源管理是用来解决医务人员间沟通不良的另一个工具。不同专业的医务人员在不同的"筒仓"中受训，思考问题的角度不同，处理事件的优先等级也不同。小组资源管理培训是用于航空业的有力工具，现主张用其解决不同医疗专业工作者独立受训造成的差异，改善团队的沟通。Pettker 等证明通过使用小组资源管理将他们单位对好的团队氛围的认知提高了 2.5~4 倍。通过计算不良预后指数（adverse outcomes index，AOI），发现不良预后也显著减少。

8. 大量输血方案

过去 3 年间，若干篇来自伊拉克和阿富汗冲突的有关血液制品合适比例（红细胞、血浆、血小板）的报道。这些报道的一致之处是定义为输注 10U 以上红细胞的大量出血时输注比例应为 1:1:1。在产科患者中尚无此类提倡大量使用血浆和血小板的数据。

尽管有大量来自创伤患者的回顾性、观察性资料提倡这种策略，但也应认识到这些数据存在存活者偏倚，因此在遵循推荐策略时应该谨慎。另外，数据主要参考军事损伤，所以与产科人群有很大差异。

这些文献中阐述的幸存者偏倚是指幸存者比死亡者接受更多血液产品。在幸存者的管理过程中，他们接受总血液制品比率约为 1:1:1，这就为推荐提供了支持。死于创伤的患者也有可能接受同样比例的血

液制品，但他们没有存活到使用这些制品，尤其是血浆。修正幸存者偏倚后，Snyder 等发现，大量输注血浆对预后并无额外的益处。Sperry 等发现，接受高比率血浆治疗的患者术后成人呼吸窘迫综合征比率增加两倍。Johnson 等发现，创伤患者接受大量血浆治疗更容易发生多器官衰竭。因此，在将这些创伤数据用于产科患者时应谨慎。

另一个基于推荐的 1:1:1 输注的问题是它提倡在患者输血时采用食谱式的方式，有时可能导致输入血液制品的量不必要的多。最近有证据证明通过基于床旁检查的目标导向策略可以提供相同的管理水平但避免不必要的输血。一些心脏手术人群的前瞻性研究已经证实使用床旁检查时预后有改善。异体输血可以挽救生命，但就如很多治疗方法一样它也是有风险的。在产科出血患者没有确定证据地盲目接受 1:1:1 输血，完全忽视了异种输血的风险。

要　点

■ 产科出血发生率在世界范围内都有增加，一直是母体并发症发生率和死亡率的首要因素。

■ 由于孕期血容量和心排血量生理性增加会掩盖失血带来的影响，造成低估围生期失血，这是一个重要失误，可能导致产妇出血死亡。

■ 胎盘早剥是胎儿生长受限，早产和围生期高死亡率的显著原因。

■ 低纤维蛋白原血症是胎盘早剥后常见的消耗性凝血功能障碍，输注冷沉淀效果良好。

■ 子宫弛缓是最主要的产科出血原因，通常对多种药物治疗都有反应，在对难治性子宫弛缓施行围生期子宫切除前，可进行试验性子宫加压缝合和子宫内球囊填塞。

■ 由于剖宫产分娩率增高，胎盘植入发生率日益增高，有可能发生危及生命的 PPH 和需要产后子宫切除。

■ 床旁检查有助于指导血液制品输注。

■ 当对年轻女性患者输血时，应该权衡输血风险和可能的益处。

■ 术中血液回收可以安全用于产科出血。

■ 使用 TEG 及髂内血管球囊扩张、rF Ⅶ a 和大量血液输注方案在很多围生期出血病例报道中都是安全有效的，但没有产科临床试验证实。

第七部分

麻醉并发症的风险、对策和管理

第22章

羊水栓塞

（Quisqueya T. Palacios 著，杨 岑 译，董海龙 路志红 校）

一、引言

1987年，卫生资源和服务管理局报道孕产妇死亡率为每100 000个活产有6.6例孕妇死亡，而这一数据已经保持超过10年。2010年，世界卫生组织（World Health Organization，WHO）评估美国孕产妇死亡率将近17/100 000个产妇，这一数据高于美国健康与人类服务部对健康人2010年定义的目标3.3/100 000。在2003—2005年3年期间，孕产妇和儿童咨询中心（the Centre for Maternal and Child Enquiries，CMACE）报道孕产妇死亡率为13.95/100 000。2011年，CMACE报道在更近的2006—2008年3年期间孕产妇死亡率为11.39/100 000。

根据疾病控制与预防中心（Centres for Disease Control and Prevention，CDC）对1991—1998年美国孕妇相关死亡率的研究，首要的孕产妇死亡原因有出血、妊娠相关高血压病、肺栓塞、羊水栓塞（amniotic fluid embolism，AFE）、感染和并存慢性疾病如心血管疾病。Clark认为，羊水栓塞是除了子痫前期、肺血管栓塞、产科出血和心脏疾病之外的孕产妇死亡的首要原因。而羊水栓塞和肺血管栓塞约25%孕产妇死亡的原因（表22-1）。在西方国家5%～15%孕产妇死亡原因都是羊水栓塞。在2006—2008年3年期间，CMACE报道羊水栓塞是英国第四大孕产妇死亡直接原因。虽然大多数羊水栓塞导致的死亡是无法预防的，但麻醉管理人员应当对羊水栓塞的麻醉并发症有深刻的认识，以便在孕产期间能立即诊断和处理羊水栓塞。

表22-1 孕产妇死亡首要原因

死亡原因	数 目	（ % ）
子痫前期并发症	15	（16）
羊水栓塞	13	（14）
产科出血	11	（12）
心脏疾病	10	（11）
肺栓塞	9	（9）
产科感染	7	（7）

[改编自 Clark SL, Belfort MA, Dildy GA, et al. Maternal death in the 21st century: causes, prevention, and relationship to cesarean delivery. Am J Obstet Gynecol, 2008, 199（1）:36.e1–36.e5; discussion 91–92. e7–e11.]

羊水栓塞虽然罕见，但对产妇来说是既不能预知也不能防止的致命的并发症。然而，一个由麻醉医师、产科医师和重症医师组成的团队来尽早诊断、快速复苏和分娩、处理后遗症，是可以改善孕产妇和胎儿预后的。虽然积极地早期处理，但在20世纪90年代中期孕产妇和胎儿并发症发生率和死亡率仍然保持在令人难以接受的60%～80%。然而管理和处理羊水栓塞的新策略和新方法，包括应用主动脉内球囊反搏、体外膜肺氧合（extracorporeal membrane oxygenation，ECMO）、体外循环、吸入一氧化氮、右心室辅助装置和重组因子Ⅶa（recombinant factor VIIa，rFⅦa），已经被报道应用成功，当所有传统的"标准治疗"管理方法都已经失败时应当考虑这些新技术。虽然羊水栓塞的表现多种多样，可以从轻度一过性的到严重的突发心肺衰竭，但及时诊断和积极处理可以改善孕产妇预后。

虽然在1926年Meyer第一次报道了一个死胎合并母体死亡及肺内发生羊水栓塞的病例，Steiner和Lushbaugh1941年第一次在一个病例报道中描述了羊水栓塞综合征：8名女性意外死于产科休克合并有羊水栓塞的病理学证据，在母体肺血管内发现胎儿物质。他们理论性的提出在子宫收缩过程中羊水进入母体循环。Steiner和Lushbaugh也描述了该综合征的实验证据，在兔子和狗血管内注射富含胎粪和胎脂的人类羊水，引起相同的临床表现和与8位产妇尸检相同的结果：肺血管被来源于胎儿的鳞状细胞堵塞。实验动物研究提供具体的病理学证据证明了这8例产妇意外死亡是由于肺血管被胎儿物质物理性阻塞所导致的，据此Steiner和Lushbaugh提出了一种新的产科疾病，羊水栓塞。

虽然羊水栓塞的诊断是基于临床的，但症状包括（但不限于）呼吸骤停、心源性休克、凝血异常和DIC及异常胎心音联合在肺动脉血内发现无核鳞状细胞等并非羊水栓塞的特异表现。1995年，Clark确定在73%的致命性羊水栓塞病例的肺循环中发现胎儿鳞状细胞。另外，只有50%诊断为羊水栓塞患者的肺动脉血样中发现了胎儿鳞状细胞。当然，在围生期循环中出现鳞状细胞也不一定就是羊水栓塞。母体血液被胎儿鳞屑污染可能发生在肺动脉插管期间，采用Masson建议的方法可能减少。但是，检测出胎儿物质对于羊水栓塞的诊断非常重要。然而，症状差异很大，缺乏放射检查的特征性表现，缺少症状的剂量 - 反应效应和凝血障碍，如此种种并不完全与循环的物理性阻塞（该病的主要机制）一致。这可能是由于胎儿抗原漏到母体循环导致的补体激活。罕见的免疫反应可能被罕见的病理抗原或者被表现异常的普通抗原所激活。

1995年，Clark建立了有46个准入项的全国羊水栓塞病例注册系统，2005年，Tuffnell建立了有44个准入项的英国羊水栓塞病例国家注册系统，这些都依靠自我上报而且有相似的准入标准（表22-2）。虽然大多数的羊水栓塞发生于分娩过程中，但Clark确定在他们登记系统的羊水栓塞患者中有19%是在剖宫产过程中而不是分娩过程中出现症状的。在对国家登记的羊水栓塞病例进行分析后，Clark报道41%患者有过敏史，他同时也报道了在临床病程、双相反应和血流动力学改变中羊水栓塞患者和过敏性休克患者有相似性，提出羊水栓塞是免疫性的，建议将其名称由羊水栓塞改为孕期类过敏综合征。虽然Clark采用了术语类过敏，而非过敏，表明该过程与肥大细胞脱颗粒有关，而非和抗原和抗体有关，但Benson认为胎盘、胎儿、胎粪污染羊水可能是外来抗原的来源或者其可导致母体暴露于大量非抗原物质、引发致命的非免疫原性过敏。

表22-2 英国羊水栓塞国家登记准入标准

急性缺氧
急性低血压 / 心搏骤停
凝血
发生时间
分娩中
剖宫产
扩宫和吸引
产后30min 内
其他可能诊断已经被排除
在注册系统开放5年内发生

[改编自 Clark SL, Hankins GVD, Dudley DA, et al. Amniotic fluid embolism: analysis of the national registry. Am J Obstet Gynecol, 1995, 172（4 Pt 1）:1158–1167; discussion 1167–1169.]

如果考虑"全或无"理论的话，面对动物模型上的矛盾结果，和病理上缺乏胎儿碎片物质机械阻塞的证据，那么关于AFE的病因和机制还有很多悬而未决的问题。另外，有人可能会认为免疫反应性增强的孕妇出现对AFE的"一系列反应"，许多这些患者可能有潜在亚临床败血症、创伤或者分娩期和产后即刻的其他危险因子，这些可能是AFE的病因和机制。Romero描述了2例孕产妇死亡合并亚临床羊膜腔内感染的病例。他认为孕产期心血管循环衰竭的机制可能是感染和全身炎症而不是AFE。另一方面，本文作者提出感染和全身炎症可能导致AFE中发生心血管循环衰竭阈值降低。因此，在这些病例中实验室检查应该包括特异性免疫检查和多种血培养,而且除 AFE 处理方案外还应进行特异性抗体治疗。对有脓毒血症、破膜延长、产程延长、羊水胎粪污染和发热合并分娩中心血管衰竭的患者使用重组人活化蛋白 C,可能进一步改善母体预后。

也许一旦达到了某个阈值,特别是在有其他免疫因素如宫腔感染时,早期的第一个反应是呼吸系统,临床表现为呼吸困难和缺氧,合并肺动脉高压和严重的一过性血管痉挛。这些经常会导致右心室衰竭和心搏骤停。如果患者存活,会发展为左心室衰竭。然而,如果患者合并卵圆孔未闭、ASD 及 VSD 或者 PDA,这些起始阶段可能会更加短暂或者缺失,代之以立即出现的、持续的严重的左心室衰竭和(或)DIC。另外,内源性介质可能直接引发左心功能不全,导致心脏抑制和凝血异常。这就可以解释患者可能有或无典型临床症状比如:呼吸困难、低血压、抽搐、DIC 和不稳定胎儿状态。免疫耐受可以解释为什么所有的母亲对其胎儿都没有产生免疫反应,就像 Rh 阴性母亲在随后的历次妊娠中不会出现同种异体排斥,或者为什么所有的母亲都不会排斥胎儿。另外,对免疫耐受的深入理解有助于阐明 AFE 和子痫前期与反复流产等疾病的病理生理。

二、发生率和死亡率

历史上,美国 AFE 的发生率估计为每 8000～80 000 例分娩有 1 例。然而在更近的 2008 年,Abenhaim 在一项美国从 1999—2003 年基于 3 百万出生记录的人口回顾性研究中估计 AFE 发生率为每 100 000 例分娩 7.7 例,或者每 13 000 例分娩 1 例。

在 2006 年,在一项基于人口的回顾性加拿大医院数据库中 Kramer 估计 AFE 的发生率为每 100 000 例出生发生 6.1 例。在包含从 1991—2002 年从 3 百万医院出生数据中得到的和利用从英国产科监控系统(UK Obstetric Surveillance System,UKOSS)得到的信息的前瞻性全国队列研究中,Knight 得出一个更低的发生率即每出生 100 000 例发生 2 例。最近在 UKOSS,Dawson 报道在 2005—2009 年这个 4 年周期中每 100 000 个孕产妇发生 2 例 AFE。在 2010 年,Roberts 报道在一个澳大利亚基于人口的队列研究中 AFE 发生率为 3.3/100 000,母亲死亡率为 35%,围生期死亡率为 32%。新的确定的危险因素包括阴道前列腺素催产和人工剥离胎盘。

在 1979 年,Morgan 回顾了英国医学文献中 272 例 AFE 病例并报道了死亡率为 86%,在这些死亡病例中,25% 的病例死于出现症状的第 1 个小时。在 1995 年,Clark 出版了 AFE 国家登记表回顾了 46 例 AFE 病例报道了孕产妇死亡率为 61%。在 Clark 的研究中,超过 50% 患者死于第 1 个小时,2/3 的死亡发生于 AFE 的前 5h,只有 15% 的幸存者神经功能正常。然而最近,在 1999 年一项基于人口的研究中 Gilbert 报道了一个更低的 27% 的死亡率。

在 2005 年,Tuffnell 也从英国登记系统中得出一个更低的死亡率 37%。在 2011 年,CMACE 确定 AFE 是英国从 2006—2008 年 3 年间第四大孕产妇死亡原因。CMACE 报道在英国 261 例直接或者间接孕期相关死亡的女性中有 13 例与 AFE 相关,由此得到直接与 AFE 相关的孕妇死亡率为 0.57/100 000。虽然这表明孕产妇死亡率的下降,与 UKOSS 最新死亡率研究报道一致,但这没有统计学意义。另外这些病例约有 62%(重度 15%,轻度 46%)其死亡原因为医疗管理不合标准。牵扯不合标准的管理有转运的组织差、交流障碍、缺少记录、无效的复苏和本可避免地延误了 5min 内实施围死亡期剖宫产,而这些都可以导致差的预后和死亡。另外,死亡率也会由于少数种族和非洲黑种人而增加。在 2006 年,Kramer 报道加拿大基于人口的队列研究中孕产妇死亡率为 13%。

在 2008 年,Abenhaim 估计病例的死亡率为 21.6%。他同时也发现孕妇超过 35 岁、前置胎盘、子痫前期剖宫产、胎盘剥离和使用产钳与 AFE 相关。Abenhaim 建议持续进行全国 AFE 登记来收集和回顾不同的处理措施和预后以便建立循证的 AFE 的处理流程。除了更新的处理策略和更好的预后,也许有些这种患者没有出现典型的 AFE 症状,而且孕产妇死亡率和并发症发生率差异很大,表明对 AFE 的反应是不同的。

在 1995 年,Clark 报道了新生儿死亡率为 20%～25%,只有 50% 的幸存者神经功能正常。随着孕产妇复苏和预后的改善,新生儿预后也应有改善。

三、病因学

通常在妊娠期完整的膜将羊水和母体循环分离。

对 AFE 来说羊水必须以某种方式进入母体循环。在约 78% 病例中都有膜破损。14% 的患者在膜破损3min 内发生 AFE 症状。可能的进入方式包括子宫内压导管、子宫创伤、子宫下段小的撕裂和在胎盘植入部位胎盘剥离过程中宫颈内膜损伤（图 22-1）。另外，有学者假设由于压力梯度造成羊水整体运动，促使羊水进入子宫的血管。Karetzky 认为 AFE 的化学介质沿电化学梯度大量向下移动。虽然，一些描述的缩宫素催产和子宫强烈的收缩也是 AFE 的危险因素，但

强直收缩实际上会阻止羊水进入母体循环。也可能强烈和高张力的收缩是之前有羊水进入导致子宫血管、子宫肌层和脉管系统痉挛的结果。

通常情况下 AFE 发生在产程和分娩过程中或者发生在产后即刻。约有 70% 病例发生在分娩前，剩余的可以发生在产后 48h 内。在 13% 的病例中 AFE 发生在分娩开始之前。然而也有报道 AFE 病例发生在人工流产、经腹羊水穿刺术、腹部和外科创伤、环扎去除术中。

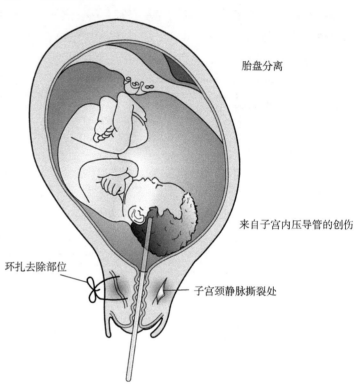

胎盘分离

来自子宫内压导管的创伤

环扎去除部位

子宫颈静脉撕裂处

图 22-1　AFE 进入母体循环的可能部位

四、危险因素

虽然易患因素如高龄产妇、多胎产、暴力分娩（tumultuous labor）最初被 Steiner 认为是 AFE 的易患因素，但其他人并未证实它们之间有直接联系。Morgan 认为巨大儿、高龄产妇、羊膜腔灌注和催产是 AFE 的易患因素。而最近，Abenheim 根据来自大规模基于人口的队列研究提出只有高龄产妇和剖宫产分娩才是危险因素。1995 年，Clark 发表了 AFE 登记系统的分析报道，只确定羊膜破损是 AFE 的危险因素；他总结了 AFE 患者的人口统计学特点（表 22-3）。虽然 Clark 认为 AFE 只有一个易患因素，但其他人仍继续在指出其他的危险因素。Knight 描述高龄、少数民族妇女因 AFE 而死亡的风险增加，原因可能与潜在的健康问题和（或）医疗环境有关。Oi

表明有致死性 AFE 的患者其临床表现和实验室检查包括多胎、心搏骤停、呼吸困难或者失去意识；致命 AFE 病例还可见更高唾液酸水平。

1. 高龄产妇和多胎妊娠

Knight 展示了 AFE 与多胎妊娠、高龄少数民族妇女和催产相关的证据。另外，他发现剖宫产分娩与产后 AFE 相关。UKOSS 中从 2005 年 2 月到 2009 年 2 月之间英国有 60 例妇女被确认为 AFE，Knight 对此进行了前瞻性的人群队列研究，并进行了病例对照分析。Knight 预计 AFE 发生率为 10 万次出生中发生 2 例，预计孕产妇死亡率为 20%，围生期死亡率为每 1000 例活产中 135 例。死亡女性明显年龄更大或为来自少数民族。60 例发生 AFE 妇女中的 26 例出现在娩出后，26 个妇女中的 19 个或者说 73% 为剖宫

表 22-3　羊水栓塞患者人口统计学特点

因　素	平均数（±标准差）
孕产妇年龄	27（±9）
孕次	3（±2）
产次	2（±2）
孕产妇体重（kg）	73（±11）
孕龄（wk）	39（±2）
出生体重（g）	3519（±732）
种族	患者数目（%）
白种人	29（63）
拉丁美洲	8（17）
黑种人	7（15）
亚洲	2（4）
男性胎儿	35/37（67）
双胞胎	1（2）
曾有择期流产	9（20）
曾有自然流产	8（17）
药物过敏或过敏体质历史	19（41）

［改编自 Clark SL, Hankins GVD, Dudley DA, et al. Amniotic fluid embolism: analysis of the national registry. Am J Obstet Gynecol, 1995, 172(4 Pt 1):1158-1167; discussion 1167-1169. ］

产, 这 19 例妇女中的 10 例 AFE 发生在剖宫产娩出之后而不是在剖宫产中。60 例妇女中的 55 例即 92% 在破膜后的 45min 内发生 AFE。在发生 AFE 的病例中 30% 的妇女会出现作为 AFE 第一标志的先兆症状,随后 20% 出现呼吸短促, 20% 出现胎儿心动过缓或者其他的不确定胎心音。Mulder 描述了一例 44 岁墨西哥经产妇病例, 人工破膜后可见羊水胎粪污染, 出现胎儿心动过缓合并剧烈疼痛的收缩。患者心搏骤停,复苏不成功, 在全身麻醉下剖宫产娩出的男性婴儿后来也死亡了。显微镜检查右心房血液发现有滋养层来源的多种细胞, 在肺动脉终末分支发现有核的胎儿鳞状上皮。

2. 羊膜腔灌流和插入子宫腔内压力导管

在 2008 年和 2010 年, Matsuo 和 Harbison 描述了 2 例置入子宫腔内压力导管发生类过敏综合征的病例。虽然置入子宫腔内压力导管是产程和分娩中的常规操作, 但它也有一些并发症如子宫和胎盘创伤, 可能造成胎盘早剥、子宫穿孔和子宫内膜炎。子宫创伤可能会导致母体循环和羊水之间的分隔被破坏, 这是

AFE 的危险因素。虽然只有 2 例有记录的在孕期置入子宫腔内压力导管后发生过敏综合征的病例, 但本文作者也有 1 例被病理证明的置入子宫腔内压力导管后发生 AFE 的病例。

1994 年, Maher 描述了 2 例未生育的硬膜外麻醉下分娩患者, 因为羊水胎粪污染接受羊膜腔内盐水灌注, 发生了严重的 AFE。可能的易感因素与人工破膜相关, 包括采用子宫腔内压力导管注射盐水, 这能损伤子宫颈或者子宫血管, 由此使羊水可进入母体循环。另外, 在压力下采用泵可以增加子宫静息时的张力, 使羊水进入母体循环。高血压和硬膜外麻醉的可能毒性也会降低压力梯度, 进一步利于羊水进入母体循环。另外, 羊水胎粪污染可能含白细胞三烯从而导致过敏反应。

五、人工破膜和羊膜穿刺术

Mato 描述了 1 例 40 岁患者在孕 41 周由于过期产同意实施催产, 3h 前曾顺利进行腰硬联合阻滞,人工破膜后立即出现心跳停止。紧急剖宫产后成功复苏, 由于严重的子宫乏力和 DIC 行子宫切除术, 输注大量血液制品, 包括 12U 浓缩红细胞、24U 混合浓缩血小板、8U 冷沉淀和 8U 新鲜冰冻血浆。虽然结扎子宫血管和子宫切除达到了外科止血, 但患者仍有中度到重度的渗血, DIC 仍持续。复苏措施还包括使用重组凝血因子Ⅶa 200μg/kg, 给药 30min 以上,以协助改善凝血。外周血病理检查显示, 存在少量的胎儿鳞状细胞。其他可能的鉴别诊断都被排除。羊膜穿刺术后发生 AFE 非常罕见。

六、遗传性过敏症（特应性）和男性胎儿

Clark 指出, 41% 患者有遗传性过敏症病史或者有已知的药物过敏。在对国家登记库的分析中 Clark 指出 67% 的发生 AFE 的产妇都有男性胎儿。

七、腹部钝性损伤

创伤在美国是首要的孕产妇死亡非产科因素。最主要的孕期创伤原因包括机动车事故、摔倒、遇袭、他杀、家庭暴力和贯通伤。创伤不仅增加流产的危险,也会增加出血和 AFE。Rainio 描述了 1 例妊娠 38 周

由于未正确使用安全带而在车祸中发生持续腹部钝性创伤的 AFE 病例。病理检查显示，苏木精－伊红染色、荧光桃红－柠檬黄红染色可以在肺血管发现鳞状物质。另外细胞角蛋白免疫组织化学染色阳性，针对类胰蛋白酶阳性颗粒的单克隆抗体也呈阳性。婴儿也未存活，死于脑缺氧损伤和肺炎。Ellingsen 也描述了 1 例轻度腹部钝性创伤病例，如果没有怀孕那么损伤也就不会引起 AFE，尽管该病例没有破膜或子宫撕裂的迹象，也就不会想到羊水会进入母体循环。但肺的病理检查显示，血管里有黏液、鳞状上皮和少量子宫组织。Pluymakers 描述了 1 例腹部钝伤病例，由于腹部受击需要手术处理左侧附件扭转，该患者出现进行性呼吸急促和低血压，需要插管和血流动力学支持。肺动脉血液采样和支气管肺泡灌洗液的病理学检查都证明存在胎儿鳞状细胞。

宫颈缝线取除：虽然 AFE 最常见于分娩患者，但 AFE 可有很多种表现。Haines 描述了 1 例非致命性 AFE 合并肺水肿、低氧血症、氧饱和度下降和低血压病例，该患者为经产妇，有全身麻醉下环扎术或拆除宫颈缝线史，合并有胎盘早剥，需紧急剖宫产。患者曾 6 次反复自然流产，随后 3 次成功妊娠中有宫颈结扎史。这名患者有一项可能的危险因素：经产、胎盘过早剥离和在宫颈缝线取除中可能宫颈撕裂，为羊水提供了进入母体循环、右侧心脏和肺血管系统的途径。Pluymakers 描述了 1 例患者，在孕 14 周有宫颈缝合史，由于自发破膜、羊水胎粪污染、怀疑宫内污染而需取除宫颈缝线和清宫而入院。患者出现 AFE 症状体征，需要插管、压力控制高 PEEP 机械通气、100% 纯氧通气、吸入高达 20×10^{-6} 的一氧化氮和血流动力学支持。肺动脉采血和支气管肺泡灌洗的病理检查显示有胎儿鳞状细胞和黏蛋白。

八、剖宫产分娩

McDougall 描述了 1 例在全麻剖宫产胎盘娩出过程中发生 AFE 的患者。虽然最初复苏成功，但患者随后发生脓毒血症、急性呼吸窘迫综合征和急性肾衰竭，7d 后死亡。尸检显示 AFE 的证据包括弥漫肺泡损伤、DIC 及肺血管内有胎儿鳞状上皮。没有证据显示血栓栓塞。

九、硬膜外和蛛网膜下隙阻滞

Sprung 描述了 1 例 27 岁患者，前次剖宫产分娩一名健康婴儿，此次硬膜外麻醉下催产失败。患者首先诉头部感觉不舒服，接着失去反应，随即胎盘娩出和子宫翻出体外后立即出现强直－阵挛发作。患者开始血流动力学不稳定，出现严重低血压、心动过缓、DIC 及呼吸骤停和低血氧饱和度。复苏成功。在患者接受血液制品（4U 新鲜冰冻血浆、4U 浓缩红细胞和 8U 冷沉淀）治疗凝血障碍之前就拔除了硬膜外导管以防止损伤。如果在硬膜外导管置入处有出血，则推荐在拔除导管之前纠正凝血。自发性硬膜外血肿很少发生，但是一旦发生需要手术切除椎板。

Pang 提出，腰麻下剖宫产术期间交感神经阻滞使得压力梯度更有利于羊水进入母体循环。这促使子宫血管扩张，胎儿组织碎屑聚集，在使用血管收缩药、交感张力恢复期间进入母体循环。因此，推荐在剖宫产期间有效地同时扩容和预防性使用缩血管药，以避免羊水和胎儿组织碎屑进入母体循环。

Bastien 描述了 1 例硬膜外麻醉下产钳辅助阴道分娩后表现出 DIC 征象的 AFE 病例。患者发生鼻出血、硬膜外穿刺部位出血、产后出血和子宫弛缓。虽然进行了有效地复苏和输注各种血液成分包括 10U 浓缩红细胞、6U 血小板、6U 新鲜冰冻血浆，但患者依然没有存活。在凝血障碍和出血时，不应尝试移除硬膜外导管，一直到凝血障碍被处理纠正和患者存活。

1. 胎儿死亡和孕中期流产

1995 年，Clark 发现 3 例孕中期流产发生 AFE 病例。Ray 描述了 1 例 18 周孕龄妇女胎儿宫内死亡的 AFE 病例。患者有哮喘病史和严重抗生素过敏史。另外，胎儿是男性。在扩张宫颈和吸除羊水之后，患者在扩张和抽吸时突发阵发性咳嗽、烦躁和周围性发绀。患者出现低血压、休克、呼吸骤停、无脉性电活动、出血和 DIC。患者在心肺复苏、液体复苏、升压药、血液制品和宫缩药后成功复苏。

Price 描述了 1 例 24.5 周胎死宫内患者在扩张和吸刮术时发生严重低血压、周围性发绀和 DIC。在输注了浓缩红细胞、新鲜冰冻血浆和冷沉淀后复苏成功。

流产时孕周越大，母体死亡率越高。与孕 15 周相比，孕 20 周流产的风险增加了 24 倍。

2. 催产

在最近一项对随机对照试验的 cochrane 系统回顾中，Caughey 比较了择期催产与分娩期待疗法，发现择期催产者剖宫产和羊水胎粪污染的风险下降。虽然，Kramer 发现药物催产可能会使 AFE 风险加倍，但与致死性病例关系密切的还有很多因素，如孕龄 ≥ 35 岁、剖宫产或器械分娩、羊水过多、宫颈裂伤或子宫破裂、前置胎盘或胎盘早剥、子痫、胎儿窘迫也与 AFE 风险增加有关。尽管 AFE 风险相对较低，且其流行病学研究仍需标准化，但决定择期催产时产科医师仍需意识到这些风险是存在的。Price 描述了 1 例病态肥胖患者，在破膜之后约 15h，头皮电极置入和压力导管置入、开始缩宫素治疗后 6.5h 心跳骤停，最后复苏失败。Fletcher 描述了 1 例 41 岁孕 41 周的初产妇，用普洛舒定和缩宫素输注引产，由于羊水胎粪污染人工破膜，由于胎儿晚期减速需要急诊全身麻醉剖宫产。患者出现呼吸和肾衰竭，需要机械通气和血液透析，血流动力学不稳定和凝血障碍，需要行子宫切除术。经胸超声心动图没有发现血流受阻，右心室和心房轻度扩张而左心室大小正常。Knight 也说明催产在剖宫产、多次妊娠和高龄少数民族患者之外会增加 35% 的 AFE 的发生率。然而，许多这些 AFE 病例不只与一个可能的危险因素相关，而是多因素的，未能明确催产和 AFE 之间有直接因果关系。

3. 多胎妊娠

在一项回顾性加拿大人口队列研究中。Kramer 评估了在单胎妊娠 AFE 发生率为每 100 000 个分娩发生 6 个，多胎妊娠 AFE 发生率为每 100 000 个分娩发生 14.8 个。单胎分娩发生 AFE 者死亡率为 13%。Papaioannou 报道了 1 例可能为非致命 AFE 病例，系双胞胎妊娠，在使用利托君安胎后出现胎膜早破和急性呼吸窘迫。腰麻下剖宫产术后 2h 患者出现进行性低氧血症、低血压、发热和凝血障碍，需要插管和重症治疗。

4. 羊水胎粪污染

动物实验研究证明，含胎粪的羊水与过滤羊水相比诱发 AFE 综合征的风险更高。胎粪中的颗粒物质可能会作为栓子阻塞母体肺。羊膜腔内感染时，羊水胎粪污染比清亮羊水更常见。Romero 报道与清亮羊水相比，在胎粪污染羊水检测出免疫源性内毒素的频率更高。

5. 子痫前期、胎盘早剥和前置胎盘

Ratten 描述了 2 例由于前置胎盘行全身麻醉剖宫产的 AFE 病例。其中 1 例使用了肾上腺素、氢化可的松、除颤和胸内心脏按摩，复苏成功。病理学检查发现在肺小动脉有羊水碎屑。

6. 胎膜破裂

Morgan 在他 1979 年对 AFE 的回顾里发现只有两个危险因素。除胎膜破裂之外 78% 的病例为多次经产妇。Clark 分析了 121 个不同的危险因素，证明胎膜破裂是 AFE 唯一的母体易患危险因素。88% 的 AFE 患者有胎膜破裂，既有自发的也有人工破膜。症状出现的时间与胎膜破裂也有关，发生在破膜的 3min 内。Price 也描述了 1 例病例，由于胎粪污染进行人工破膜、放置胎儿头皮电极和宫内压力导管后，出现气短恶化合并急性背部疼痛、胎儿心动过缓。患者出现心跳骤停、进展性 DIC，最后复苏失败。子宫没有发现能成为羊水入口的撕裂。

7. 子宫破裂

Greene 描述了 1 例前次低横切口剖宫产、子宫肌瘤切除和 3 次自发流产病史的患者，该患者足月有自发性宫缩，硬膜外麻醉下经阴道分娩后发生心血管衰竭。在分娩后即刻发现患者子宫破裂，失血已经达到 1L，出现低血压和发绀。患者出现心跳呼吸骤停，给予插管、心肺复苏、输注浓缩红细胞和新鲜冰冻血浆，并行子宫切除术。复苏未成功。

8. 临床表现

典型的、经典的 AFE 临床表现有 3 个阶段：第 1 阶段，呼吸系统和心血管系统功能障碍；第 2 阶段，凝血障碍；第 3 阶段，急性呼吸窘迫综合征和急性肾衰竭。然而，也可以见到非典型的表现：凝血障碍合并产后出血或急性呼吸窘迫综合征，或出现急性肾衰竭，但没有呼吸系统和心血管系统功能障碍的起始阶段。Clark 确定 AFE 经常出现在分娩、阴道分娩期间，或者有 19% 的病例出现在产后即刻。他发现在所有 AFE 病例里最常见的症状体征是低血压和不稳定的胎儿状态。93% 的患者有呼吸症状，

87% 有心搏骤停，83% 有发绀和凝血障碍。50% 的 AFE 患者有抽搐。通常 AFE 包括以下一个或者全部症状（表 22-4）。

前驱症状包括躁动、不安、焦虑、麻木、耳鸣、寒战和濒死感。

9. 肺

呼吸困难、呼吸急促、咳嗽、发绀和脉搏血氧饱和度突然下降，在插管患者可以观察到呼气末二氧化碳下降和消失。

10. 心脏

AFE 的孕产妇可能会出现心动过速、低血压、心搏骤停和肺水肿。

11. 凝血

产后出血、子宫弛缓和 DIC 可能是 AFE 的唯一症状。

12. 神经学

AFE 可能表现有抽搐和昏迷。

13. 胎儿

胎儿心动过缓可能是 AFE 的第一症状，可能会出现在 AFE 症状刚出现或者紧随其后（图 22-2）。

14. 发病机制：动物模型

早期的动物研究一致性差，AFE 的病理生理被认为与肺动脉痉挛、肺动脉高压和右心衰竭有关。差异因素包括：异种对比同种羊水，过滤对比胎粪污染羊水，不同羊水量，非妊娠对比妊娠动物等，造成动物的反应的各不相同，从山羊、狗和小牛的仅有短暂血流动力学和肺血管改变，到兔子的死亡。Steiner 和 Lushbaugh 表明，注射人羊水和胎粪到兔和狗体内可以导致大部分动物死亡。Attwood 等表明，注射人羊水和胎粪到狗体内可引起明显的但并非持续的肺血管阻力、中心静脉压和肺动脉压力增加。Spence 和 Stolte 都未能通过注射同种羊水给兔和含胎粪羊水给

表 22-4　羊水栓塞症状体征比较表

症状体征	Knight 患者数目（%）	Morgan 患者数目（%）	Clark 患者数目（%）
母体前驱症状	28（47）		
呼吸		（51）	
肺水肿 /ARDS		65（24）	28（93）
发绀			38（83）
呼吸困难	37（62）		22（49）
支气管痉挛			7（15）
咳嗽			3（7）
心血管			
低血压	38（63）	（27）	43（100）
心脏停搏	24（43）		40（87）
心律失常	16（27）		
其他			
凝血障碍	37（62）	（12）	38（83）
出血	39/60（65）		11（23）
抽搐	9（15）	（10）	22（48）
胎儿			
胎儿心动过缓	26（43）		30（100）

[改编自 Knight M, Tuffnell D, Brocklehurst P, et al. UK Obstetric Surveillance System. Incidence and risk factors for amniotic-fluid embolism. Obstet Gynecol, 2010, 115（5）:910–917.]

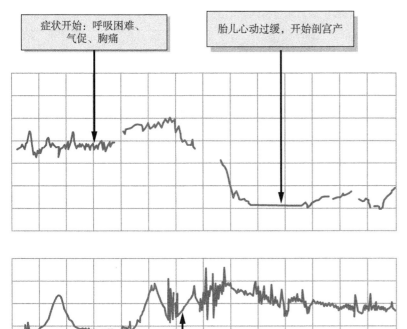

症状开始：呼吸困难、气促、胸痛

胎儿心动过缓，开始剖宫产

子宫张力过高

图22-2 一例在分娩中出现临床表现和症状、因休克和DIC需要紧急复苏的羊水栓塞患者的胎心描记

猴子重现与AFE相关的症状。Hankins向妊娠山羊体内注入2.5ml/kg自体羊水，发生急性、短暂但显著的全身和肺血管阻力增加、右心衰竭和心排血量轻度增加。然而，注射含胎粪的羊水导致左心衰竭和低氧血症，心排血量减少更明显，以及全身和肺动脉血管阻力的增加更多。因此，Hankins在山羊模型中确定，在AFE后急性发生严重的肺动脉高压，特别是在胎粪污染羊水情况下。另外也可以观察到短暂的左心室功能障碍。Clark对有羊水胎粪污染的AFE登记病例进行了分析，发现母体预后更差。然而，很难说是胎粪污染由AFE的症状之一胎儿窘迫引起，还是胎粪污染的AFE导致了AFE的症状（表22-5）。

15. 病理生理

空气、血栓栓塞和AFE都可以造成机械梗阻，最终导致严重肺动脉高压，左心充盈减少，随后低血压。这些可导致肺动脉压力、肺毛细血管楔压（pulmonary capillary wedge pressure，PCWP）和之后右侧心脏压力升高，提高中心静脉压。这一机械梗阻可以导致V/Q比率失调和低氧血症，静脉回流受阻，导致上腔静脉综合征和颜面水肿。

AFE的病理生理是多因素的，包括免疫球蛋白E、与败血症相关内毒素和羊水的直接生理作用。AFE如何影响母体循环导致妊娠类过敏反应综合征——AFE综合征的最新理论是羊水包含复杂的母体细胞外液成分、胎儿尿液、胎儿鳞状细胞、胎儿毛发、胎脂、黏蛋白和胎粪，另外还有胎儿抗原和强效血管活性成分如促凝血酶原激酶、纤溶酶激活物质、血管收缩内皮素、血小板激活因子和一种强力肺血管收缩物质前列腺素$F_{2\alpha}$。内源性调节因子包括组胺、缓激肽、内皮素、白三烯和花生四烯酸代谢产物。这种对羊水的免疫性免疫球蛋白E调节的过敏反应或者非免疫非IgE过敏反应都包含了肥大细胞和嗜碱性粒细胞的激活，导致补充激活凝血和凝血酶级联反应，有可能致命、需要紧急处理。羊水中的白三烯被认为可以导致局部和整体的过敏反应，引起肺泡毛细血管渗漏和肺水肿。这一类过敏反应一般都会有皮疹、支气管痉挛和心跳骤停的临床表现。实验室检查可见一种丝氨酸蛋白酶——血清类胰蛋白酶升高、出现特异性敏感性肥大细胞脱颗粒的酶标志物和类过敏或过敏反应。出现这些免疫因素再加上男性胎儿和药物过敏史表明AFE发生率大大增加。另外，血管内巨噬细胞的出现表明机体对异物发生了非特异性免疫。根据损害和受伤的情况，有的病例发生了嗜酸性粒细胞心肌炎、局灶性嗜酸性肺炎、局灶性门脉嗜酸性肝炎。明确诊断的依据是免疫组化证明有羊水来源的黏蛋白、胎儿角蛋白

表 22-5　全部动物模型中羊水栓塞的影响

主要研究者	年份	动物（#）[1]	麻醉	怀孕	过滤羊水	胎粪污染羊水	羊水种群（同种[2]）
Steiner & Luschbaugh	1941	兔[1]（9）/ 狗（11）	无/无	无	无影响/未检查	是/是	人/人
Cron et al	1952	兔[1]（14）	变异的	无	未检查	是	人
Schneider	1955	狗[1]（10）	无	无	未检查	是	人
Jacques et al	1960	狗（9）	是	无	未检查	未检查	人/狗[2]
Halmagyi et al	1962	绵羊（7）	是	无	无影响	未检查	人
Atwood & Downing	1965	狗（44）	是	无	是	是	人
Stolte et al	1967	猕猴（12）	是	是	未检查	是	人/猴子[2]
MacMillan	1968	兔[1]（12）	无	无	未检查	未检查	人
Reis et al	1969	绵羊（10）	是	是	是	未检查	绵羊[2]
Dutta et al	1970	兔[1]（34）	是	无	未检查	未检查	人
Adamsons et al	1971	猕猴（9）	是	是	未检查	未检查	猴子[2]
Kitzmeller & Lucas	1972	猫	是	无	无影响	无影响	人
Spence & Mason	1974	兔（26）	无	是	无影响	未检查	兔[1]
Reeves et al	1974	小牛（14）	无	无	未检查	未检查	小牛[2]
Azegami & Mori	1986	兔[1]（36）	无	无	无影响	未检查	人
Richards et al	1988	老鼠	是	无	是	人	
Hankins et al	1993	山羊	是	是	是	山羊[2]	
Petroianu et al	1999	小型猪	是	是	是	迷你猪[2]	

（1）动物死亡；（2）自体羊水

［改编自 Dildy GA, Belfort MA, Clark SL. Anaphylactoid syndrome of pregnancy（amniotic fluid embolism）// Belfort MA, Saade G, Foley MR, eds. Critical Care Obstetrics. 5th ed. Wiley-Blackwell, 2010:466-474.］

鳞屑和尸检或切除子宫时仔细系统的检查宫颈。

导致早期低血压的心肌功能障碍的机制是多因素的。可能的解释有心肌无法对急性肺动脉高压做出反应，羊水中血管收缩介质直接抑制心肌，由于右心室扩张导致的室间隔偏移和由低氧血症引起的缺血性心肌损伤。

除了心肺不稳定和休克、抽搐，弥散性血管内凝血也是 AFE 的并发症。凝血障碍的病因学是多因素的。Dolak 提出母体血液中的羊水胎粪会激活羊水的促凝血障碍作用。羊水胎粪污染可以明显缩短活化凝血时间、增加体外模型中血凝块形成速率。2004 年，Dolak 通过凝血分析仪表明在羊水引发的凝血中，羊水有剂量依赖性缩短 ACT 和凝血块峰值出现时间的作用。另外，羊水中的在孕期增加的组织因子是血块形成的起始因素。凝血酶刺激血管内皮素的释放，可抑制心肌和子宫肌层收缩，导致血流动力学不稳定和子宫弛缓。在 Mastuda 对 9 例患者的回顾中，4 例未能存活，50% 的未存活者是双胎

妊娠，这会增加产后宫缩乏力，这些患者发生了休克和子宫弛缓。

16. 诊断

AFE 的诊断是根据临床表现的排除性诊断，当妊娠期妇女在分娩中、剖宫产中、扩宫和清宫中或者分娩后即刻突然出现低血压、凝血、呼吸困难和胎儿窘迫时，均应怀疑 AFE。另外，连续脉搏血氧饱和度和动脉血气分析可以评估低氧血症和酸中毒程度。系列全血细胞计数、凝血检查和 TEG 可以鉴别早期凝血。

17. 非特异性和特异性实验室检查

在母体肺动脉循环中发现鳞状细胞不是 AFE 的特异征象，因为妊娠和非妊娠妇女在插入肺动脉导管过程中都有可能发生鳞状细胞污染。因此，应按照 Masson 的方法所描述的从肺动脉导管末端采血，肝素化，并用 Papanicolaou 方法分析。在 AFE 病例

中鳞状细胞可以和胎儿鳞屑或者被白细胞黏附的嗜伊红颗粒物质一起被嗜中性粒细胞和血小板包裹。母体肺组织切片的阿新蓝、苏木精和伊红常规染色在无法识别出胎儿黏蛋白。建议的 AFE 生化标志物包括锌粪卟啉、唾液酸 Tn 抗原和补体 C3 及 C4。Kobayashi 描述了用抗胎儿抗原（唾液酸 Tn）的敏感性单克隆抗体 TKH-2 的免疫组织化学方法，该法是检测肺组织切片内 AF 来源的黏蛋白的更敏感的方法。检测母体血浆中一种特异性的胎粪中的胎儿肠成分锌粪卟啉 I 可能也是诊断 AFE 的敏感方法（表 22-6）。

表 22-6　非特异性和特异性实验室检查

非特异性

ECG

心动过速

心律失常

缺血

CBC

血红蛋白和血细胞比容

凝血系列

PT 和 PTT 延长

纤维蛋白原减少

胸部 X 线

肺水肿

ARDS

ABG

呼吸性酸中毒

低氧血症

肺内分流

超声心动图

急性左心衰竭

通气 / 灌注比

肺动脉造影或螺旋 CT 扫描

特异生化标志物

母体锌卟啉，一种胎粪成分

血清类胰蛋白酶（正常 < 1ng/ml）

组织学检查：宫颈、肺和其他器官的鳞状细胞

一种敏感的抗黏蛋白单克隆抗体，TKH-2，免疫染色检测 AFE，通过与胎粪和黏蛋白型糖蛋白反应，Sialyl Tn 抗原，来自 AF，染色肺组织

在肺水肿液体中发现羊水碎片

18. 经食管超声心动图

经胸和经食管超声心动图都已经被用于 AFE 的早期诊断和处理。超声心动图可有效评估心脏功能、血管内容量状态、通过确定急性肺血管收缩、右心室舒张、左心室衰竭伴室间隔偏移来鉴别是否发生栓塞。使用超声心动图可以做到早期诊断和成功使用体外循环来处理。利用 TEE，Stanten 确定了在症状出现的 10min 就会出现严重的肺动脉收缩和右心室衰竭。因此急性严重肺血管收缩是短暂的，它可能自行缓解或导致左心室衰竭。1999 年，Shechtman 用经食管超声心动图在症状发生 15min 内确诊致命 AFE 伴肺动脉高压和右心衰竭。2009 年，Vellayappan 描述了 1 例全身麻醉急诊剖宫产病例，在分娩中破膜后出现心跳骤停疑为 AFE。在剖宫产过程中 TEE 确定了一个大的活动性团块，从右心房通过未闭的卵圆孔进入左心房。这种类似血栓的栓子可能来自于羊水因为羊水可以激活凝血形成血栓。因此，TEE 不仅可以确定 AFE 中房间隔反常活动，也有利于移除它治疗 AFE。

19. 美国和英国 AFE 登记

纳入指征现在已经被标准化了。表 22-2 描述了 AFE 的准入标准。

20. 鉴别诊断

AFE 的鉴别诊断包括产科和非产科、麻醉可能并发症，它们可能是 AFE 相关症状的病因。AFE 诊断是基于症状和临床过程的排除性的诊断。实验室和病理学发现是能支持诊断的唯一证据（表 22-7）。

21. 孕期过敏反应

由于对免疫反应的反应性更强，产科患者过敏反应的发生率和严重程度都增加。孕激素，受抑的 T 细胞反应和细胞因子信号可能在孕妇反应增强中起作用。作为对抗原的反应，皮肤、肺、血管和胃肠道的嗜碱性粒细胞和肥大细胞释放组胺，除了细胞因子、丝氨酸蛋白酶和前列腺素也被释放，产生平滑肌收缩、增加血管渗透性、直接激活 H-2 受体介导的松弛作用和间接激活 H-1 受体介导的 NO 和前列腺素释放。这一反应可能从亚临床反应、过敏反应（过敏体质）、类过敏反应（非免疫性肥大细胞激活和非 IgE 介导的反应）到真正的过敏（快速 1 型反应或者迟发型 4 型

表 22-7 羊水栓塞鉴别诊断

产科原因

　　围生期心肌病

　　子痫

　　胎盘早剥

　　宫内感染或浓度休克

　　子宫破裂

　　产后出血

麻醉并发症

　　全脊髓麻醉或者高位硬膜外阻滞

　　局麻药毒性

　　误吸

医疗疏忽

非产科因素

肺血栓

　　空气栓塞

　　急性心肌梗死

　　主动脉夹层

　　药物不良反应或过敏反应

癫痫

颅内出血或脑血管意外

超敏反应和 IgE 介导的反应）。正常抗原包括抗体、缩宫素、肌肉松弛药、局部麻醉药、雷尼替丁、胰岛素、胶乳、血液和血液制品、胶体注射液、昆布属植物、造影剂、抗蛇毒血清、血浆和氯己定。过敏反应可以划分为Ⅰ级，皮肤症状和轻微发热反应比如瘙痒、烧灼感、红晕、荨麻疹肿胀和皮疹；Ⅱ级，未危及生命的呼吸和胃肠道功能障碍，如心动过速、低血压和心悸；Ⅲ级，休克、危及生命的平滑肌痉挛，如喉头水肿、支气管痉挛和肺水肿，有喘鸣和咳嗽症状；Ⅵ级，有呼吸心跳骤停。在一些病例会出现双相表现，患者没有重复暴露于抗原但症状反复。处理包括建立气道并 100% 纯氧机械通气；心血管支持和液体复苏治疗纠正低血压；使用升压药如 α_1 激动药和缩血管药物去氧肾上腺素来协助维持血压和纠正全身血管扩张，用肾上腺素、去甲肾上腺素和多巴胺提供正性肌力支持。肾上腺素是 β_2 受体激动药，可以诱导抗炎反应，抑制肥大细胞和嗜碱性粒细胞释放介质。也可以使用垂体加压素，几乎不会引起肺血管收缩，心力衰竭者应考虑使用米力农或者其他磷酸二酯酶抑制药。H_1 受体阻滞药苯海拉明、H_2 受体阻滞药雷尼替

丁和皮质激素比如甲泼尼龙可以提供一般支持治疗。

22. 免疫反应

血浆类胰蛋白酶是一种肥大细胞酶，其水平升高有助于诊断 AFE。C3 和 C4 水平在 AFE 妇女也明显降低，表明在 AFE 中补体激活比肥大细胞脱颗粒作用更重要。

23. 妊娠类过敏综合证

AFE 的临床表现和病理生理与 1 型超敏反应相似，其症状可以从轻度反应到过敏和休克。Clark 提出 AFE 严重程度的不同是由于抗原暴露和个体反应不同。虽然过敏反应是由于再次暴露于抗原引起的，但 AFE 在初产妇和经产妇中都会发生。

24. 动脉血气

可显示与低氧血症和代谢性酸中毒一致的变化。

25. CBC 和血小板

83% 的 AFE 患者合并有凝血障碍。其症状可以发生在 AFE 症状出现的 10～30min 到症状发生后 4h。有很多因素与凝血障碍有关。羊水有促凝作用，羊水中的组织因子可以结合Ⅶ因子激活外源性凝血途径。另外，羊水中纤溶酶原激活抑制因子 1 增加，可导致纤溶，也是凝血障碍的一个因素。循环肌层抑制因素和子宫低灌注可导致子宫弛缓和产后出血，最终导致消耗性凝血障碍。

26. 凝血酶原时间、部分凝血活酶和纤维蛋白原

患者会出现 DIC 的证据，表现为 PT 延长，纤维蛋白原低，血细胞比容低和血小板减少。纤溶亢进与纤维蛋白裂解产物和 D- 二聚体相关。

27. 血栓弹力图（thromboelastography，TEG）

可在处理 AFE 凝血障碍和产后出血中实时评估凝血状态，包括血小板功能和纤溶状态。Annecke 描述了在 1 例致命 AFE 病例中按流程处理凝血障碍和出血的方法。也许在未来，在妊娠中、非出血分娩和产后出血中旋转血栓弹力图可以提供凝血状态的实时评估作为参考值。

28. 胸部 X 线

显示正常或者显示心脏增大或肺水肿。

29. 十二导心电图

可以显示心动过速、非特异性 ST-T 改变或者右心劳损改变。

30. 监护

基础的常规监测包括 ECG，脉搏血氧饱和度、呼气末二氧化碳、持续的胎儿监测直至娩出，除此之外有创监测包括动脉内导管、中心静脉置管、肺动脉置管、经食管心脏超声（transesophageal echocardiography，TEE）也有用，可以显示急性右心室压力超负荷时右心室和肺动脉主干扩大。急性肺动脉高压和痉挛可能是一过性的也可能是猝死的原因。本身有肺动脉疾病的患者可能会肺动脉压力增高，舒张压高于 6～10mmHg，超过了 PCWP。然而，存活患者有些出现左心室衰竭合并肺动脉舒张压提高，肺动脉舒张压和 PCWP 之间梯度＜6mmHg。超声心动图显示，左房扩大（left atrial enlargement，LAE）、射血分数降低和左心室运动功能减退。根据症状体征的发生发展、并排除围生期心肌病，可做出 AFE 的诊断。

31. 起始的心肺复苏

最近 Lipman 在 18 例视频模拟的孕妇 AFE 且心肺复苏不佳、心搏骤停的病例上评估了产科高级生命支持（advanced cardiac life support，ACLS）的质量。该研究使用了包含 10 项现在美国心脏协会（American Heart Association，AHA）对产科患者 ACLS 的措施的清单。Lipman 发现，在模拟心跳骤停中对产妇 CPR 的多个不足之处：分别有 44% 和 22% 的病例没有实施子宫左侧移位和在按压前提供坚实的背部支持，导致分别有 44% 和 50% 的时间按压和通气无效。拖延了 1min 42s 才呼叫新生儿团队，83% 的新生儿团队是在模拟患者已经完全没有反应之后才被叫。此外，在 50% 的病例中，没有按新生儿复苏指南要求的给新生儿团队提供有利于复苏的基本信息。Lipman 建议经常模拟培训、开展临床多学科产科团队演练、进行再认证或者建立 AHA 产科生命支持课程认证以及在 ACLS 课程中建立针对孕妇的复苏教学模块。

32. 管理

早期识别 AFE、积极呼吸和循环复苏、防治后遗症是提高成功预后可能性的关键。最近研究报道 AFE 死亡率从 20 世纪 90 年代中期的 61%～86% 下降到 2000 年中期的 13.3%～44%。由产科医师、麻醉医师和重症医师组成的团队进行早期干预，可以改善母体复苏和母体、新生儿预后。另外，有创监测包括动脉、中心静脉、肺动脉导管、TEE 和尿管有利于液体状态的管理和血液制品复苏、升压药治疗和肺、心肌和肾衰竭的管理。更为有创的复苏方法已经被报道，包括血液置换、体外膜式人工氧合法（ECMO）、体外循环、右心室辅助装置和子宫动脉栓塞。前列腺素雾化和吸入一氧化氮都可以直接舒张肺血管，已经被成功用于处理急性肺血管收缩。

十、麻醉注意事项

1. 氧合和呼吸支持

通过插管、100% 氧气机械通气、维持 $PaCO_2$ 在 28～32mmHg，平均 pH 为 7.42，平均碳酸氢盐水平 18mmol/L 等维持氧合。孕产妇通常有呼吸性碱中毒合并代偿性代谢性酸中毒。$PaCO_2$ 超过 32～34mmHg 意味着可能有低通气，可导致呼吸性酸中毒。

2. 心血管支持和复苏

遵循 AHA 对仰卧位且子宫左侧移位孕妇的 CPR 指南和 ACLS 方案进行。大多数病例 AFE 发生在娩出前，快速娩出胎儿对改善心脏静脉回流和心排血量非常关键，而且有利于母体复苏，并通过减少胎儿暴露于母体低血压和复苏期间的缺氧来避免胎儿并发症和死亡。在围死亡期 5～15min 内娩出可使 67% 的新生儿完好存活（表 22-8）。Alon 强调了在复苏期间左侧子宫移位和即刻剖宫产分娩以利于母体复苏的重要性。

建立大口径导管或中心静脉导管的静脉通道。用晶体、胶体和血液制品行液体复苏可优化心脏前负荷，维持循环容量。通过肺动脉导管和 TEE 的有创监测有利于纠正肺水肿和用正性肌力药、利尿剂和缩血管药处理左心衰竭。虽然不是总能成功，但可考虑肺动脉取栓术、体外循环和使用体外循环支持。有些时候后负荷的减少可能有益于恢复心排血量。在无尿患者血液透析可以处理液体超负荷、改善心脏功能，帮助清除免疫介质。

表22-8　AFE后母体心搏骤停至娩出时间和新生儿转归。16例产前心搏骤停患者，胎儿仍在宫内，时间间隔可知

时间间隔（min）	新生儿存活 （共16例患者）	神经功能完整的 新生儿存活（%）
< 5	3/3	2/3（67）
5～15	3/3	2/3（67）
16～25	2/5	2/5（40）
26～35	3/4	1/4（25）
36～54	0/1	0/1（0）

[经许可转载自 Clark SL, Hankins GVD, Dudley DA, et al. Amniotic fluid embolism: analysis of the national registry. Am J Obstet Gynecol, 1995, 172(4 Pt 1):1158–1167; discussion 1167–1169.]

3. 恢复子宫张力

产后出血会增加并发症和死亡率。除手术和有创操作外，主要的产后出血处理措施包括改善子宫张力、血液和液体复苏、补充凝血因子。以下宫缩药应该被考虑，包括缩宫素（缩宫素）40～80U 加入到 500～1000ml 乳酸林格液或 0.9% 生理盐水内，静脉输注 4～8h，甲麦角新碱(methergine)0.2mg 肌内注射，30min 内可以重复给予该剂量。卡前列素（15 甲基前列腺素 $F_{2\alpha}$，欣母沛）250μg 肌内注射或者宫壁注射，可以每 15 分钟给予 1 次直至达最大剂量 2mg。米索前列醇每剂 800～1000mg 直肠给药或 400mg 口服，氯化钙 1g 静脉注射也可考虑用于增加子宫张力。钙对之前用硫酸镁治疗的或者产后出血在子宫切除术中输注血液制品的患者有用。

2010 年，Knight 报道 14 例输注入 rF Ⅶa 治疗凝血障碍的患者中 13 例都存活。2010 年，Franchini 也报道了一个大样本的病例分析，包括国际登记的 272 例对药物和手术治疗都无效的产后出血病例，这些患者"标签外"使用 rF Ⅶa 成功地控制了产后出血，其中就包括一些 AFE 病例。81.5μg/kg 的 rF Ⅶa 就可以使 85% 的病例产后出血减少或停止。Franchini 推荐在使用初始剂量 90μg/kg 的 rF Ⅶa 前先纠正酸中毒、血小板减少、低纤维蛋白原血症、低体温和低钙血症。初始剂量没有反应后 20min 可给予第二次剂量。如果已给予 2 次 rF Ⅶa，而且其他可能使 rF Ⅶa 效能降低的因素都被纠正后产后出血仍持续，则应考虑子宫切除术。

4. 纠正凝血障碍

Clark 发现，83% 的 AFE 患者除了呼吸衰竭和心搏骤停外第 3 个临床症状就是凝血障碍。凝血障碍可能发生在症状出现的 10～30min 内，可能是唯一症状，也可能延后若干小时后出现。虽然凝血障碍是多因素的，与出现促凝和组织因子、激活外源性凝血途径、纤维蛋白溶解、低体温等有关，但处理需要基本的复苏和想尽所有办法。处理 DIC 需要输入大量的新鲜冰冻血浆、浓缩红细胞、血小板和快速输入冷沉淀。启动大量输血方案并通知血库有利于及时拿到所需血液制品。血液加温和保温毯可防止低体温和相关凝血障碍、血小板减少、心律失常和外周组织缺血。另外应避免低血钙、高血钾和肺水肿。冷沉淀可补充纤维蛋白原、凝血因子，还可以恢复纤维结合蛋白水平，有利于去除抗原物质。

Annecke 描述了在一例致命 AFE 病例中按流程处理凝血障碍和出血的方法，包括在给予氨甲环酸、大剂量纤维蛋白原和血小板过程中使用血栓弹力图、1∶1 成分输注浓缩红细胞和新鲜冰冻血浆，还有使用凝血酶原复合物。

用输入血小板、新鲜冰冻血浆、冷沉淀等血制品纠正凝血的目标应为，维持血小板计数超过 50×10^9/L（50 000/mm³），纤维蛋白原水平超过 100 000mg/dl（文编注：原书有误，正常应为 2～4g/L）。虽然输入了足够的血液制品仍持续凝血障碍者还需要使用 rF Ⅶa 以预防致命性出血。最近，Huber 的大型单中心研究评估了在子宫弛缓（32%）、胎盘植入（9%）和一例 AFE 所致严重产后出血病例中，rF Ⅶa 在避免产后切除子宫方面的作用。Huber 发现对于保守药物治疗和手术治疗失败的 22 例妇女，20 例（91%）病例中 rF Ⅶa 可有效终止产后出血和避免产后子宫切除。两例患者在给予 rF Ⅶa 后仍持续出血，最后由于胎盘植入实施产后子宫切除术。未发生血栓栓塞。

然而，在使用 rF Ⅶa 后重要器官血栓形成和是可能的极严重的并发症。一项最近的回顾性系统综述评价了大量出血的 AFE 患者手术止血的效果，发现在接受 rF Ⅶa 治疗患者 88% 出现死亡和终身残疾等严重不良后果，而未接受 rF Ⅶa 治疗患者只有 39% 出现。在幸存者中接受 rF Ⅶa 治疗组发生终身残疾的比率为75%，未接受rFⅦa组此比率为19%。使用rFⅦa者的终身残疾包括昏迷卒中、记忆丧失、肺动脉高压还有新发的体循环高血压，可能是由器官血栓引起的。因此，Leighton推荐AFE相关消耗性凝血障碍的初始治疗应该包括补充血液成分：PRBC，FFP，血小板、冷沉淀，可能还有纤维蛋白原浓缩物。只有在大量补充血液成分和手术都无法止血的情况下，咨询血液学专家后才考虑使用rFⅦa。

5. 产科和手术控制出血

保守的手术处理包括B-Lynch缝扎、髂内动脉或者子宫动脉结扎、Bakri球囊子宫内填塞和子宫动脉介入栓塞，可用于后续还想生育的患者。虽然早期栓塞或结扎子宫动脉可以保存生育能力，但子宫切除才是救命的措施。Goldszmidt报道了2例出血的AFE病例，用子宫动脉栓塞代替子宫切除术成功控制了出血。然而，当创伤较小的方法不成功时，就需要开腹切除子宫来止血。

6. 管理硬膜外导管

如果已放置硬膜外导管的患者发生了AFE，有出血和DIC，在拔除硬膜外导管之前应确认凝血障碍已纠正。应对患者进行监护，密切评估神经功能，以便拔除硬膜外导管后发生蛛网膜下或硬膜外血肿时能及时发现。

7. 其他注意事项

肾上腺素是α和β肾上腺能激动药，可以调节环磷酸腺苷，引起血管收缩、支气管扩张和减少肥大细胞和嗜碱性细胞释放的介质。虽然Cochrane系统回顾并无建议肾上腺素处理过敏，但肾上腺素可以作为过敏的处理措施。另外，吸入β2受体激动药可用于呼吸困难病例。

虽然只有很少证据支持，但H1和H2抗组胺药和类固醇可作为辅助治疗措施。在急性过敏反应中，类胰蛋白酶、肥大细胞羧肽酶、血小板激活因子、前列腺素、白三烯和细胞因子等介质被释放。抗组胺药可以结合和稳定组胺受体，被用于下调这一过敏反应。H1抗组胺药如苯海拉明可以减少瘙痒、潮红、麻疹、喷嚏和流鼻涕。H2抗组胺药如雷尼替丁可以降低血管渗透性、减少潮红、胃酸分泌、低血压、心动过速和黏膜分泌。当同时给予H1和H2抗组胺药来减少血

管渗透、红晕和低血压时，两者有轻度叠加效应。然而，一项有关使用H1抗组胺药治疗过敏的Cochrane系统综述未能得出结论推荐其用于临床。

大剂量皮质激素通过下调迟发嗜酸性粒细胞炎症反应发挥抗炎效应。该药起效需要时间来让蛋白合成，在开始复苏早期就应该给予此药。短时间使用糖皮质激素可以阻止或减少过敏反应的双相反应。糖皮质激素如氢化可的松200mg可静脉注射或肌内注射，后续再用药数日。但Cochrane系统回顾并未推荐其用于临床。

也有报道个别病例使用其他一些替代治疗方法得到了成功，但现在这些都不能作为治疗的标准。McDonnell报道了吸入一氧化氮成功处理右心衰竭和低氧血症的病例。

血浆置换应该被看作是支持治疗的拓展。Knight报道了7例使用血浆置换的AFE患者，她们均存活。

8. 管理AFE的新策略

体外循环和肺动脉取栓术已被成功用于处理AFE。ECMO和主动脉内球囊反搏术（intra-aortic balloon counterpulsation，IABP）已被成功用于左心衰竭药物处理无效患者。

十一、母亲和胎儿的预后

1. 预后可以预测和影响吗

2010年Oi确定了AFE母体死亡的一些致命因素，包括多胎、足月非剖宫产分娩和3项临床表现：心搏骤停、呼吸困难和失去意识。另外，血清唾液酸Tn水平在致命AFE患者高于非致命AFE者，其也提示了较差的预后。

1995年，Clark报道总的母体死亡率为61%。死亡发生在症状出现2h内的有36%，发生在症状出现5h内的有63%。在成功从心搏骤停复苏和存活的患者中只有8%神经功能正常。2009年Matsuda回顾了1989—2000年一家三级医疗中心9位死于AFE患者的临床记录。报道的死亡率为44.4%。Matsuda发现，临床症状出现到处理的时间间隔存在差异，存活组明显短于非存活组，数值分别为48min（10～90min）和137.5min（75～180min）。存活组衰竭器官数目也明显少于非存活组。因此，早期诊断和处理AFE是

存活的关键。为了长期存活，对存活过初始阶段的患者要多学科联合处理衰竭脏器，进行包括肺、心、肝、肾和胃肠道的重症治疗。

母体心跳骤停后胎儿预后最好的分娩时间间隔是5～15min。Stehr描述了1例AFE病例，在分娩前发生心跳骤停并发凝血障碍、严重出血和肝包膜下血肿，母亲和胎儿成功复苏。该病例中决策实施剖宫产只用了9min，这对成功预后是很重要的。针对紧急剖宫产（包括围死亡期剖宫产）建立学科间警报系统对成功复苏和良好预后很关键。

对于剖宫产过程中发生的AFE病例，在手术室立即开始复苏措施可能有利于成功的预后。

Knight报道与单纯支持治疗相比，采用子宫切除术、血液交换、血浆交换和rF Ⅶ a等管理技术有助于成功的转归。

2. 低温

Hosono描述了1例迟发性AFE合并长时间心脏复苏的病例，在快速输注多种血液制品时采用容许性低体温，该患者成功恢复。虽然在失血性休克过程中低体温可以保护大脑和其他重要器官，但它也可以导致凝血障碍和心律失常。

3. 胎儿预后

虽然围生期转归被报道只有21%，但50%的这些婴儿会有永久性的神经损伤。Clark报道60%的患者发生AFE时胎儿都尚在宫内存活。虽然报道胎儿存活率有79%，但只有39%的胎儿存活而没有神经学损害。2010年，围生期死亡率为每1000例出生发生135例。心搏骤停至娩出的时间在5～15min不仅能改善胎儿预后，还有利于母体复苏，手术医生应当做好准备立即实施围死亡期剖宫产术（表22-8）。

4. 复发

1992年，Clark描述了2位前次妊娠时发生AFE的成功妊娠病例。1998年，Collier报道了前次剖宫产发生AFE后再次成功妊娠的病例，这位患者第一次妊娠中使用硬膜外麻醉，在胎儿娩出后、胎盘娩出过程中出现心搏骤停，有大量出血和DIC，输入了40U的血和血液产品。直到凝血恢复硬膜外导管才被拔除，这位患者15个月以后进行了1次正常阴道分娩。在1998年和2000年，Duffy和Stiller报道了前次妊娠中发生AFE，本次妊娠成功且顺利分娩的一些病例。

要　点

- AFE在孕产妇并发症发生率和死亡率中占重要地位。
- 早期诊断和积极治疗可以改善产妇和新生儿预后。
- AFE是不可预防、不可预测的，而且为排除性诊断。
- 当孕产妇突然出现呼吸窘迫、心搏骤停、抽搐、不正常出血和（或）难以解释的胎儿心动过缓合并类过敏型反应时，应怀疑AFE。
- AFE可能会出现在分娩、阴道生产、剖宫产和产后期的任何时候。
- 不管患者衰竭的原因是什么，有一个多学科团队来快速识别、高效沟通和复苏，以及迅速围死亡期分娩是非常重要的，可改善母亲和胎儿预后和转归。

第 23 章

孕妇静脉血栓栓塞及椎管内麻醉的抗凝和抗血栓药物使用指南

（Quisqueya T. Palacios 著，杨 岑译，董海龙 路志红 校）

一、引言

2010 年，世界卫生组织（World Health Organization，WHO）评估美国孕产妇死亡率为每 100 000 例孕妇有 17 例死亡。据报道英国 2003—2005 年 3 年母体死亡率为每 100 000 例孕妇死亡 13.95 例，而 2006—2008 年 3 年的母体死亡率为每 100 000 个孕妇死亡 11.39 例。母婴调查中心（the Centre for Maternal and Child Enquiries，CMACE）报道母体血栓栓塞死亡率是自 1985 年来英国排在第一位的死亡原因，在 1985—1988 年 3 年期间为每 100 000 例孕妇有 32 例死亡，2003—2005 年和 2006—2008 年 2 个 3 年期间分别为每 100 000 例孕妇有 1.94 和 0.79 例死亡。在英国产科监控系统（UK obstetric surveillance system，UKOSS）险兆事件研究报告的总结部分，Knight 报道产前肺动脉血栓发生率为每 1.3/10 000。导致肺动脉血栓的主要危险因素是经产、高龄产妇和肥胖。孕妇的总体肥胖发生率的增加反映了普通人群的肥胖率的增加。2007 年英国 16 岁及以上女性肥胖症发生率从 2003 年的 16% 增加到了 24%。相较于其他死因而言产妇体重被发现对血栓栓塞死亡率影响最显著，有 78% 死于血栓栓塞的母亲是超重或者肥胖。尽管在 2004 年皇家妇产科医师学会"妊娠期，分娩期及自然分娩之后的血栓栓塞预防"指南发布之后，产妇的血栓栓塞死亡率显著降低，但

对这 3 个时期及产后期间的血栓风险评估仍是降低产妇死亡率的关键因素。另外，血栓栓塞指南在 2009 年修订更新，加入了对病态肥胖患者根据体重用药剂量的推荐意见。2012 年，Schoenbeck 报道了关于妊娠期静脉血栓栓塞（venous thromboembolism，VTE）形成的个体风险评分系统，将该系统成功用于指导低分子量肝素的使用以预防高危产妇血栓栓塞。这一评分系统可改进对有 VTE 风险女性的临床管理而不会增加产科或麻醉并发症。

根据疾病控制与预防中心（Centers for Disease Control and Prevention，CDC）的一项研究，在美国 1991—1998 年与妊娠相关的死亡率中，肺栓塞是孕产妇死亡的首要原因。2008 年，一项研究回顾了美国医院集团（Hospital Corporation of America，HCA）的 124 家医院在过去 6 年里的 150 万分娩病例中所有孕产妇死亡病例，分析了产妇死亡的个体原因。Clark 等确认除子痫前期、羊水栓塞、产科出血和心脏疾病外，肺血栓栓塞是产妇死亡的主要原因，占了产妇死亡的 10%（表 23-1）。Clark 等总结了一套全国范围的系统性的并且世界范围内可应用的 VTE 的预防措施，可以基本消除血栓，从而防止产妇因肺栓塞死亡。在 2010 年，联合委员会发布了前哨预警，其中第 44 条建议在肺栓塞高危产妇行剖宫产期间使用气动加压设备。另外，他们的国家患者安全目标第 16 项被提升为 2010 年医院标准之一，要求书面明确

患者状况变化或恶化早期预警体征的标准，以及何时应进一步治疗。此外，联合委员会号召各医院建立有效的策略以降低与怀孕有关的死亡率和严重并发症。尽管人们对 VTE 风险的认识提高了，也采取了预防措施，但肺栓塞仍是孕产妇死亡的一个主要原因。因此，深入理解麻醉对妊娠期间肺栓塞风险因素、诊断、防治的影响以及椎管内麻醉下自然分娩和剖宫产中的抗凝是很重要的。

表 23-1　孕产妇首要死亡原因

死亡原因	数　目	%
子痫前期并发症	15	13
羊水栓塞	13	14
产科出血	11	12
心脏疾病	10	11
肺动脉血栓栓塞	9	9
产科感染	7	7

［改编自 Clark SL, Belfort MA, Dildy GA, et al. Maternal death in the 21st century: Causes, prevention, and relationship to cesarean delivery. Am J Obstet Gynecol, 2008, 199(1):36.e1–e5.］

　　怀孕女性血栓栓塞的风险较非怀孕者高，尤其是在剖宫产期间。孕妇深静脉血栓（deep venous thrombosis，DVT）和肺栓塞的概率是育龄未孕女性的 2～5 倍。在 2008 年的回顾性调查中，Clark 等证实肺血栓栓塞者剖宫产后母体死亡率为 2/100 000，是自然分娩者死亡率 0.2/100 000 的 10 倍。大部分这些死亡，即 77%（9 例中的 7 例）死于初次或者再次剖宫产之后的肺血栓栓塞，而 22%（9 例中的 2 例）死在自然分娩之后。9 名患者都没有接受过分级肝素或普通肝素（fractionated or unfractionated heparin）或气动加压设备等围生期血栓栓塞预防措施（表 23-2）。不论哪种分娩方式和与血栓栓塞相关的大手术风险如何，接受剖宫产和自然分娩的女性的孕产妇死亡率都超出了预期。此外，如果广泛应用药物或机械措施预防血栓栓塞，我们估计接受剖宫产孕妇的 VTE 会减少 70%～80%，就像在别的手术人群中看到的那样。广泛应用这些措施将把剖宫产相关孕产妇死亡率由 2/100 000 降至 0.9/100 000。

　　在法国一项 1996—2000 年的 5 年回顾性基于人群的病例对照研究中，Deneux-Tharaux 等也确认了与自然分娩相比，剖宫产产后死亡风险增加 3.6 倍（表

23-3）。Deneux-Tharaux 等发现剖宫产者死于全身麻醉并发症、感染、出血和 VTE 的风险显著增加。

表 23-2　母体死亡和分娩方式的因果关系

分娩方式	病例数目	死亡例数	死亡例数（每 100 000 例）
经阴道	1 003 173	2	0.20
首次剖宫产	282 632	7	2.5
重复剖宫产	175 465	2	1.1
剖宫产	458 097	9	2
总和	1 461 270	11	0.75

［改编自 Clark SL, Belfort MA, Dildy GA, et al. Maternal death in the 21st century: Causes, prevention, and relationship to cesarean delivery. Am J Obstet Gynecol, 2008, 199(1):36.e1–e5.］

表 23-3　孕期静脉血栓栓塞的危险因素

前次 VTE 史	静脉淤滞性疾病
VTE 家族史	手术
孕期和产后	口服避孕药
长期卧床或制动	吸烟
年龄超过 35—40 岁	炎症性肠道疾病
肥胖	存在中心静脉导管
创伤	恶性肿瘤
经产	多次妊娠
剖宫产后子宫切除术	遗传或获得性血栓形成倾向
有抗磷脂抗体	

二、发生率

　　VTE，指的是 DVT 和肺栓塞（pulmonary embolism，PE），它与高并发症发生率和死亡率有关。Berg 等发现 11% 的妊娠期间死亡的产妇与肺栓塞有关。妊娠相关 VTE 中，DVT 占 75%～80%，PE 占 20%～25%。VTE 的发生率是 0.025%～0.1% 或者每 1000 例分娩 0.5～3 个。类似的，66% 的 DVT 发生在分娩之前，而其中的 50% 又发生孕晚期之前。相反，PE 较少发生于孕期，但是在产后高于 DVT。近 25% 的 DVT 患者如果没有得到处理会转化为 PE。所以，处理 DVT 的目的就是预防 PE。妊娠期间的 DVT 更可能靠近近心端，体积较大，更容易发生在下肢的左髂静脉。远端血栓可以发生在左侧或者右侧。盆腔静脉血栓形成通常与分娩和盆腔手术有关，占分娩与产

后 DVT 的 10%～12%。上肢或颈部的 DVT 很少见，通常与辅助生殖技术下怀孕或卵巢过度刺激综合征有关。DVT 和 PE 通常是可以预防和治疗的。近 30% 的患者会复发 DVT。如果没有得到治疗，近 25% 的 DVT 患者会发展为 PE。急性 PE 是一种常见的致命的疾病。在美国剖宫产率现在已经超过 30%，由于剖宫产者肺血栓栓塞致产妇死亡率更高，因此麻醉医务人员有责任了解肺血栓栓塞的其他风险因素、麻醉的影响及如何管理。

三、发病率与死亡率

PE 的死亡率接近 15%。及时诊断和治疗可以降低死亡率。DVT 的孕妇在接受抗凝治疗后，肺血栓栓塞的风险可以降低到 4.5%，而死亡率可以降至 1% 以下。

四、病因学

妊娠期是一种高凝状态，与凝血途径的改变有关。凝血因子 II，VII，VIII，X 和纤维蛋白原增加以及蛋白 S 的水平降低，可能导致凝血块的形成。而且，在孕晚期纤维蛋白溶解被抑制。由于孕期水肿和卧床休息引起的下肢静脉肿胀血液淤滞导致 VTE。妊娠子宫压迫下腔静脉，并影响了来自下肢和骨盆的髂静脉、股静脉和腘静脉的静脉回流，导致静脉血液淤滞，这也会引起静脉血栓形成。较多发生于左侧。妊娠期间，血栓形成的位置通常在髂股静脉的近端。而产后往往是腘部受到影响。此外，激素引发的静脉容量增加和血管的损伤也会增加妊娠相关 VTE 的风险。需长期卧床的、吸烟的、过度肥胖的或者有血栓形成倾向的孕妇 DVT 和 PE 的风险增加。产妇的年龄、经产、脓毒症、器械助产或剖宫产、出血及心脏疾病，包括心房颤动和有机械瓣膜都会增加 VTE 的风险。尽管孕晚期 VTE 的风险高于孕早期和孕中期，但是它的风险在最初的 12 周内是在增加的，显然早于妊娠引发解剖改变导致静脉血液淤滞增加。然而，产后期卵巢静脉血栓的风险增加，通常与感染和剖宫产有关。近 80% 的血栓栓塞发生在静脉，而动脉只有 20%。与妊娠期相比，产后 6 周 VTE 的风险高 20～80 倍，而在产后第 1 周高达 100 倍。

五、复发

近 15%～25% 的妊娠期血栓栓塞患者会在孕期或以后的再孕期间复发，而 VTE 占所有孕产妇死亡原因的 10%。妊娠期间出现 VTE 最重要的风险因素是有血栓病史。妊娠期 VTE 复发的风险增加 3～4 倍。据报道，未接受抗凝血栓预防治疗的女性 VTE 的复发率是 2.4%～12.2%。但接受了预防性抗凝的女性，VTE 复发率低于 2.4%。而且，在妊娠期有过 VTE 病史的患者在随后再孕时会有 4%～15% 的复发率。已知有血液高凝状态引起血栓形成倾向的女性在妊娠期 VTE 的风险高，应该接受预防治疗。用普通肝素每日 2 次、平均剂量 16 400U/d 或者每 24 小时 225U/kg 患者体重，可以有效预防。通常在孕中、孕晚期预防血栓的每日用药剂量会增加。

六、风险因素

风险因素包括有 VTE 病史、遗传性或获得性血栓形成倾向、孕妇年龄＞ 35 岁、怀孕及分娩相关的并发症、经产、肥胖、妊娠期间接受剖宫产等手术，以及肺血栓栓塞病史（表 23-4）。

表 23-4　诊断母体 VTE 时放射线检查的类型和胎儿暴露量估计

放射线检查类型	估计胎儿辐射暴露	相对辐射比率
胸部 X 线	＜ 0.001rad（CGy）	＜ 1
通气 / 灌流扫描	0.001～0.035/0.006～0.018rad	1～5/6～12
肺动脉造影	0.221～0.405rad	＜ 50
胸部 CT 扫描	0.016 rad	15
螺旋 CT 扫描	0.000 33～0.01rad	＜ 0.3

［改编自 Mclintock C, Brighton T, Chunilal S. Recommendations for the diagnosis and treatment of deep venous thrombosis and pulmonary embolism in pregnancy and the postpartum period. Aust N Z J Obstet Gynaecol, 2012, 52（1）：14–22. Copyright 2011.］

然而，尽管妊娠与产后 VTE 的风险增高，但大多数女性并不需要抗凝。抗凝治疗的适应证包括目前 VTE 者，有 VTE 病史者，有血栓形成倾向、妊娠预后不佳病史者及产后出现风险因素者。预防的适应证或抗凝治疗的程度应基于风险因素，并需要进行 VTE 风险评估。孕妇和产后患者如果＜ 35 岁及自然分娩，则判定为低风险。未行血栓预防措施的非孕女性 DVT 风险＜10%。建议尽早下床活动和补液。卧床休息和剖宫产、合并一两个风险因素的患者为中等风险。建议使用 SCDs 并考虑抗凝预防措施。怀孕或产后患者有 3 个或以上的危险因素，且有 VTE 病史和（或）血栓形成倾向者，为高风险。这些患者在没有接受预防措施时 DVT 的风险在 40%～80%。所以建议对其行预防性抗凝，并考虑使用 SCDs。分娩时的管理目标是在尽量降低 VTE 和出血的风险时，权衡抗凝的益处。

七、VTE 的并发症

近 30% 的患者会复发 DVT 而近 20%～30% 的患者出现长期并发症，包括静脉曲张、右心衰竭、血栓形成后综合征以及肺动脉高压。血栓形成后综合征是 DVT 栓塞的长期并发症，表现为静脉淤血慢性肿胀、发红、溃疡形成、持续的腿部疼痛及未来 VTE 的风险增加。医院主动采取了措施，遵守国际联合委员会 2012 医院国家患者安全目标 03.05.01，以通过抗凝措施和治疗 VTE 来减少患者受到伤害和发生并发症的可能性，并改善产妇的死亡率。

八、DVT 和 PE 的诊断

利用影像学技术进行早期诊断和治疗降低了 PE 的风险。但是，对怀孕患者的诊断是个挑战，因为正常孕妇也可能出现与 PE 相关的症状。在正常怀孕期间也可见气短、气促，心动过速，心悸及腿部肿胀。急性 PE 患者通常在肺动脉或其分支被大多来源于下肢的血栓阻塞后迅速出现症状体征。尽管有 70% 的记录为 PE 的患者没有症状，但症状可能包括突发性的呼吸困难、呼吸急促、胸膜型胸痛、干咳、咯血及心动过速。由于这些症状的不典型性，影像学评估对于及时诊断 PE 非常重要。

除实验室检查和影像学检查外，VTE 的诊断还要依据临床检查和与临床表现的相关性。准确的诊断检查来证实或者排除 DVT 或者 PE 是有必要的，因为一旦做出其中任一诊断，就需要在怀孕期间持续的治疗，在以后再孕时做预防措施，并且应该避免口服避孕药。很不幸的是，PE 的临床表现是多变的、非特异性的，尤其是在妊娠期间，使得很难做出准确的

诊断。当怀疑是 PE 并且临床上高度怀疑时，应该考虑进行抗凝治疗直到完成评估并排除 PE 诊断为止。

对于孕妇来说每一种诊断检查都各有利弊。80%的 PE 患者胸部 X 线片检查会有异常，但是检查结果往往是非特异性的。另外，心电图的结果可能也是非特异性的。70% 的 PE 患者动脉氧分压很低。加压超声、通气 / 灌注（V/Q）扫描、肺血管造影、螺旋 CT 扫描在孕妇中的应用还未得到全面评估。

静脉造影术需要将不透 X 线的染料注射到怀疑有血栓部位以下的静脉里。成像中看到充盈缺损可以作为 DVT 诊断的金标准。然而，对于孕妇加压超声和阻抗容积描记法已经取代了静脉造影术。加压超声利用彩色血流多普勒成像技术，同时对超声转换器加压来检测腿部主要静脉系统管腔的充盈缺损情况，包括股总、股浅、大隐和腘静脉。静脉管腔不可压缩是血栓形成最准确的超声指征。加压超声是创伤性最小的检查，如果需要可以重复进行，也不会让母亲或者胎儿暴露于辐射。所以，美国妇产科学会（American College of Obstetricians and Gynecologists，ACOG）最近推荐把加压超声作为妊娠期间新发 DVT 的首选诊断检查，推荐级别为 1A。若诊断有 DVT，那么就可假设会发生 PE，因此，无须进一步检查就可开始治疗。加压超声检查在近端 DVT 检测的敏感性和特异性分别为 95% 和 96%。但是加压超声对于单独的小腿 DVT 或者单独的髂静脉血栓的诊断无效。当加压超声扫描阴性时还应进行其他检查，因为这些近端 DVT 造成栓塞的风险很高。但是加压超声检查是女性在临床上疑为 DVT 时选择的诊断检查。阻抗容积描记法在孕期是无创而安全的，它测量的是对血流的阻抗。阻抗容积描记法利用高频连续电流作用于下肢，近端下肢深静脉的流出阻力增加会引起血流阻抗减小。在诊断股静脉、股浅静脉或腘静脉的 DVT 以及大部分孤立的小腿血栓或非梗阻性近端血栓中，阻抗容积描记法没有加压超声效果好。

通气 / 灌注（V/Q）扫描，螺旋 CT 扫描以及肺血管造影都有一定剂量的辐射暴露，一般前两者暴露剂量分别为 10～37mrad 和 6mrad。胎儿暴露的剂量是孕妇剂量的 30%。防护套能将胎儿受到的辐射剂量减少 30%。但是，暴露＞5 拉德（0.05Gy）被认为会导致辐射诱导的胎儿中枢神经系统损伤，尤其是在第 8～15 周器官发育形成的时期。虽然在通气 / 灌注（V/Q）扫描中胎儿的辐射暴露是极小的，但初步诊

断性灌注扫描可进一步减少胎儿的暴露。通气/灌注（V/Q）扫描分为低、中、高、正常和不确定的诊断类别，依据是比较吸入的放射性气溶胶气体和静脉注射的放射性标记物（比如 ^{99m} 锝）两者的对比图像。

低概率指的是要么没有灌注缺损要么并非节段性缺损，与通气/灌注缺损相匹配的亚节段性充盈缺损。高概率指的是有 2 个或以上不匹配的节段性缺损，或者缺损远远大于胸片上的异常（图 23-1）。如果在

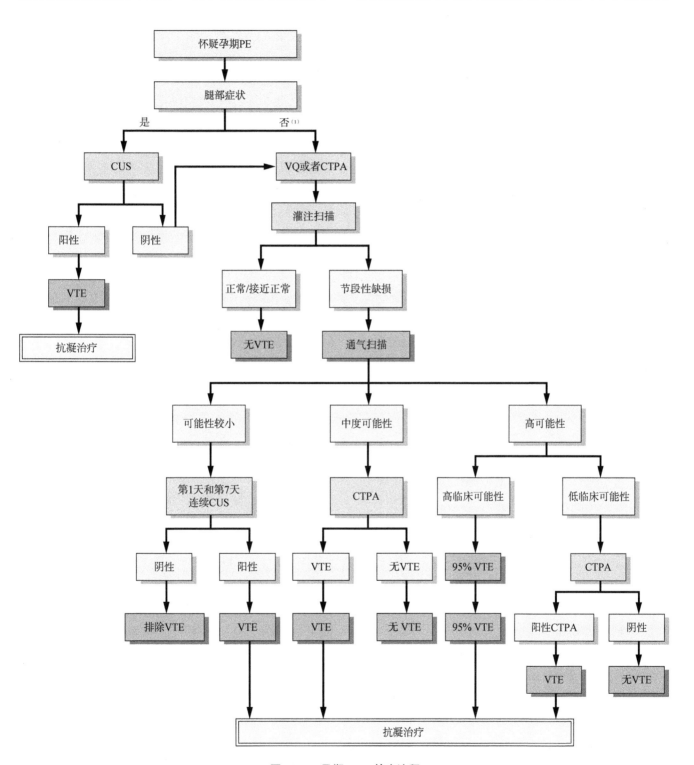

图 23-1　孕期 VTE 检查流程

CUS. 加压超声成像；VQ. 通气/灌注扫描；CTPA. 计算机断层摄影肺血管造影术；VTE. 静脉血栓形成

（1）一些专家建议不管是否出现 DVT 症状加压超声都应作为一线检查

［改编自 Bourjeily G, Paidas M, Khalil H, et al. Pulmonary embolism in pregnancy. Lancet, 2010, 375（9713）:500–512.］

有症状的患者出现肺动脉血流的缺损则可认为是有诊断意义的。对于不是由 PE 引起的灌注扫描缺损,肺通气扫描可以区别相匹配的缺损和不相匹配的缺损。若扫描结果为低的、中间的或者不确定的,则可能需要进行额外的检查。对之前的通气 / 灌注(V/Q)扫描应进行回顾,因为之前血栓栓塞造成的缺损可能没有完全恢复。对胸片也应进行回顾,评估肺不张,积液以及粘连的情况。^{99m} 锝是灌注扫描时静脉注射用的造影剂,经由肾排泄,可分泌入乳汁,可以通过增加怀孕患者液体摄入量 4～6h 以及在检查后用配方奶代替母乳喂养的方法来减少胎儿的暴露。灌注扫描应该在肺通气扫描之前进行,因为灌注扫描正常的话可以排除 PE。氙 -133 是除了 ^{99m} 锝之外用于肺通气扫描的放射性同位素。所以,灌注扫描异常的时候再应用肺通气扫描可以减少母婴的辐射暴露。对于已经做过胸部 X 线片的疑为 PE 的孕妇,通气 / 灌注(V/Q)扫描是首选的诊断性检查。

如果通气 / 灌注(V/Q)扫描是正常的,那就不需要进行额外的检查。然而,在一项对孕妇的大型研究中,只有 3.3% 的通气 / 灌注(V/Q)扫描患者与非孕患者相比较可以看作高可能性。对于中高度怀疑 PE 的怀孕患者,当通气 / 灌注(V/Q)扫描为高可能性时,应该没有其他检查就开始治疗。在同一研究中,在孕妇只有 25% 的通气 / 灌注(V/Q)扫描检查被认为是不能做出诊断、需要其他检查,相比较而言在非孕患者身上是 47%～57%。与大多数需要胸部影像学检查的患者相比,怀孕患者一般比较年轻和健康,通气与灌注扫描正常的比例更高,孕妇与非孕妇扫描正常的比例分别为 72.5% 和 27%～36%。

D- 二聚体是由纤维蛋白降解产生的,在 PE 时水平会增高。因此,在临床上罹患 PE 可能性低的非孕患者,D- 二聚体检测阴性能可靠的排除 PE 的诊断。对于怀孕患者来说,在孕期、手术后、早产、子痫前期及胎盘早剥时均可出现 D- 二聚体增高。因此,怀孕降低了 D- 二聚体检测的准确性并限制了其对于妊娠期 VTE 诊断的效能。所以,不建议将 D- 二聚体检测用于妊娠期或产后早期患者可疑 DVT 栓塞和 PE 的诊断检查。

在最近的一次文献回顾中,报道在非孕患者排除 PE 诊断方面螺旋 CT 与肺血管造影效果相当,而且对于孕妇在整个孕期螺旋 CT 都是经济而安全的。与比通气 / 灌注(V/Q)扫描相比,在螺旋 CT 中胎儿静脉注射造影剂后的辐射暴露很小。造影剂可能会导致过敏反应和肾功能不全,患者应该在螺旋 CT 扫描使用造影剂之后补充足够的液体。螺旋 CT 扫描对于预测 PE 的敏感性和特异性分别为 57%～94% 和 64%～100%。但是,在怀孕期间,螺旋 CT 扫描诊断不出 PE 的比率较高,为 36%,而通气 / 灌注(V/Q)扫描此比率为 25%。其他 PE 的鉴别诊断如肺部浸润、肺炎及渗出都可以通过螺旋 CT 扫描来排除。螺旋 CT 被认为在妊娠期是安全的,并且与肺段动脉相比,对肺主动脉和肺叶动脉的 PE 有更高的诊断价值。因此,对于 PE 的诊断,螺旋 CT 扫描与肺血管造影一样有价值。螺旋 CT 扫描被推荐用于胸片不正常或者通气 / 灌注(V/Q)扫描结果不确定的女性患者。

磁共振成像(MRI)是通气 / 灌注(V/Q)扫描和螺旋 CT 扫描外另一个可供选择的检查。磁共振成像利用钆注射来显影肺血管。磁共振成像在 PE 的诊断上与螺旋 CT 扫描有相似的敏感性和特异性,且胎儿不需要进行造影剂注射和暴露于辐射下。但是在怀孕期间应避免用钆来增强显影,以免胎儿受到辐射暴露。胎儿的辐射暴露可能会持续很久,因为钆可通过胎盘,而且可分泌入羊水而被胎儿吞下到达胎儿的膀胱。虽然磁共振成像对于孕妇的孤立性髂静脉血栓形成诊断很有效,但是钆还没有被证明在孕期使用是安全的,被定义为孕期的一种 C 类用药。

但是,如果通气 / 灌注或者螺旋 CT 扫描未诊断出来,那么 PE 的诊断金标准就是肺血管造影。特异性接近 100%。肺血管造影包括通过颈内静脉或股静脉插入导管到肺动脉并通在 X 线下观察充盈缺损。虽然静脉使用造影剂的胎儿暴露比螺旋 CT 扫描低,但是创伤较大并且并发症的风险较高(为 0.3%～1%,死亡率为 0.5%)。并发症包括可能对造影剂过敏、穿孔、肾和肺衰竭、血肿。肺血管造影可能会使母体乳房组织受到相对较高剂量的辐射,这会增加患乳腺癌的风险。可以通过胸部防护来降低乳房的辐射暴露。

九、DVT/PE 的管理和治疗

除了支持治疗外,抗凝也是急性 PE 的主要治疗。可能需要用面罩吸氧或者插管机械通气。用强心药或者血管加压药进行循环支持,可能需要通过中心静脉导管或肺动脉导管有创性监测动脉血气、中心静脉压或心排血量。未治疗患者由于 PE 复发致死亡率接近

30%。它的风险大大超过了大出血的风险，大出血死亡风险低于 3%。对可疑 DVT 的初始治疗措施取决于急性 PE 的临床分级，是否有抗凝治疗禁忌证，是否有 PE 及 DVT 或者两者都有。当有高度怀疑急性 PE 的指标时，应在诊断检查之前就开始抗凝治疗。如果排除了 DVT，抗凝治疗可以中止。如果是中度或者低度怀疑指标，则诊断检查前的抗凝治疗取决于个人状况。

在怀疑 PE 和 DVT 栓塞被确诊时应放置下腔静脉滤网，但是抗凝治疗是禁忌。在没有其他证据表明急性 PE 而单纯怀疑 DVT 栓塞的情况下，抗凝治疗往往在 VTE 栓塞确诊后再进行。孕期和产后 6～8 周推荐通过静脉注射普通肝素或者皮下注射低分子量肝素来进行急性抗凝治疗。如果在孕期进行抗凝治疗，则血栓预防和抗凝治疗的优缺点取决于它们的药理作用（表 23-5）。与普通肝素相比，低分子量肝素的优点是肝素诱导的血小板减少症和骨质疏松的风险小。另外，因为它半衰期更长，因此每天只需要用 1～2 次剂量。低分子量肝素和普通肝素都不会通过胎盘，而且对于母乳喂养的婴儿是安全的。

1. 肝素

普通肝素是从猪或牛的肠或肺里分离出来的一种硫酸化的黏多糖非均相混合物，分子量是 5000～30 000Da。肝素结合抗凝血酶Ⅲ，抑制凝血酶、Ⅸa，Ⅹa，Ⅺa，Ⅻa。普通肝素因为对蛋白质的高亲和力，其生物利用度只有 30%，所以它的作用难以

预测。另外，由于妊娠期生理学的改变引起蛋白结合增加、血浆容量增加及肾小球滤过率增加，需要更大剂量的给药方案维持治疗效果，尤其对于妊娠引发的肝素抵抗情况下。肝素不能溶解已经形成的血栓或者栓子。但是它能预防新的血凝块的形成或者已有血凝块的增大，从而减少 PE 的并发症和死亡率。

肝素已经得到了广泛的研究，并且被认为在孕期使用是安全的。肝素经常用于孕早期和孕晚期。孕早期肝素 5000～7500U 皮下注射，孕中期 7500～10 000U 皮下注射，孕晚期 10 000U 皮下注射可以预防孕期血栓。诊断为急性 PE 后，应立即静脉注射肝素 5000～10 000U 作为初始负荷剂量。在初始负荷剂量后，注射肝素 18U/kg 作为维持剂量。注射后 6h 开始监测部分凝血活酶时间（APTT），维持其在基础值的 1.5～2.5 倍。作为维持剂量，可以在整个孕期每天 2 次皮下注射 10 000U 肝素，直到分娩之前。分娩后，开始用华法林，使产后至少 6～8 周国际标准化比率（international normalized ratio，INR）达到 2～3。使用普通肝素者肝素诱导的血小板减少症发生率接近 3%。Ⅰ 型血小板减少症被认为是由血小板聚集引起的，通常在接受治疗后 3～4d 快速发生，并且常常是可逆的。血小板减少症往往可以自愈，肝素治疗应该继续。Ⅱ 型血小板减少症常发生于开始治疗的 5～14d，由免疫球蛋白介导并且发生在 1%～3% 的非孕患者身上。肝素诱导的血小板减少症者若未经治疗，可能会发生动静脉血栓的严重并发症。所以在开始治疗的前 2 周内应严密监

表 23-5　抗凝药药理作用

药　物	作用方式	给药途径	作用开始	消除半衰期
普通肝素	结合 AT Ⅲ	SC；IV	2h 内（SC）；立即（IV）	30，60，150min（25U/kg，100U/kg，400U/kg）
LMWH	结合 AT Ⅲ	SC	±3～4h	3～6h；非剂量依赖性， 肾功能减退延长
磺达肝素	选择性抑制 X a	SC	2h 内	17h
阿司匹林	不可逆抑制 COX-1	口服	5h 内	7.5h（主要代谢）
噻氯匹定	抑制 ADP 诱导的血小板聚集	口服	1～8h	20～50h
华法林	抑制 Ⅱ，Ⅶ，Ⅸ，Ⅹ γ- 羧化作用	口服	90min 内	36～42h

普通肝素、低分子肝素、磺达肝素、阿司匹林、氯吡格雷、噻氯匹定和华法林药理学数据总结（基于非产科患者）

AT. 抗凝血酶；COX. 环氧化酶；IV. 静脉注射；U. 单位；LMWH. 低分子肝素；SC. 皮下注射

（经许可转载自 Butwick AJ, Carvalho B. Anticoagulant and antithrombotic drugs in pregnancy: What are the anesthetic implications for labor and cesarean delivery?. J Perinat, 2011, 31:73-84. Copyright 2011.）

测血小板计数。如果血小板计数在用药的 7～10d 内严重下降，则应中止肝素抗凝治疗，改用其他方法抗凝。但是，对于以下患者普通肝素要优于其他抗凝药：血流动力学不稳定、有出血高风险、接近足月和分娩、需要区域麻醉的患者。必要时可以用鱼精蛋白逆转肝素的作用，它的半衰期与剂量有关，在 30min，60min 和 150min 之间。骨质疏松已经被报道由使用普通肝素 6 个月以上引起，孕期患者应该补充钙和维生素 D。哺乳女性使用肝素是安全的。为了减少血小板和部分凝血活酶时间的频繁监测，或在有肝素诱导的血小板减少症和骨质疏松发生时，建议可替代使用低分子量肝素。

低分子量肝素：低分子量肝素是一种较短的多糖，由普通肝素酶促降解而来，分子量为 4000～6000Da。这使得其蛋白结合较少，生物利用度更高（90%），作用可预测性更高，峰值为 3～4h，剂量依赖性的消除半衰期，作用时间长至 12h。低分子量肝素和抗凝血酶 III 结合，抑制凝血因子 X a 的作用与普通肝素类似，但抗凝血酶和凝血因子 II 的作用更弱。低分子肝素的抗 X a 因子活性的高峰出现在皮下注射后约 4h，在注射后 12h 的时候，抗 X a 因子活性接近高峰时候的 50%。血栓预防的抗 X a 因子水平应该是 0.1～0.2U/ml，对于抗血栓治疗是 0.5～0.8U/ml。但是监测抗第 X a 因子水平不能预测椎管内出血，所以不建议在椎管内阻滞中使用。给予依诺肝素 40mg，1～2/d，可作为孕期血栓栓塞中级预防。但是，与每日 1 次 1mg/kg 皮下注射相比，每日 2 次按体重给药是孕期急性 VTE 的首选治疗方法。预防性抗凝 6 周后，应继续抗凝治疗 20 周。在第 36 周，停止使用低分子量肝素，开始普通肝素预防直到分娩开始。达肝素 5000U，1～2/d，可用于孕期中级血栓栓塞预防，根据体重给予 100U/kg，2/d 或者 200U，1/d 可用于抗凝治疗。区域麻醉在低分子肝素治疗用药剂量后 24h 内是禁忌的。使用低分子量肝素在产前和产后预防和治疗 VTE 的情况下，分娩和娩出中进行椎管内麻醉的建议参见表 23-6。

低分子肝素被认为在孕期使用相对安全。据报道超过 96% 的用低分子量肝素预防或治疗 VTE 的患者孕期顺利。低分子量肝素的优点是生物利用度高，可以每天只给 1 次药，不会经过胎盘也不会致畸。低分子量肝素抗凝效果更可预测，无须监测，不会在剖宫产术以及其他外科手术中增加出血的风险，不影响

血小板活性，不会有肝素诱导的血小板减少症和骨质疏松。低分子肝素不会分泌入乳汁，所以哺乳的女性可安全使用。低分子肝素通过肾排泄，所以建议肾功能不全的孕妇使用应谨慎。可能的不良反应包括动脉血栓（0.50%）和大出血（1.98%）。美国胸内科医师学会（The American College of Chest Physicians，ACCP）对孕期 VTE 症的管理指南建议按体重给予低分子肝素或者普通肝素，进行至少 5d 的治疗推荐级别为 1A 级。有人工瓣膜或二尖瓣狭窄的孕妇也会有血栓栓塞的高风险。抗凝预防用于对有二尖瓣狭窄、心房颤动或者有 VTE 病史的心脏疾病者应给予预防性抗凝。在 VTE 的预防和治疗上低分子肝素优于普通肝素，推荐级别为 2C 级。ACCP 还推荐产后至少 6 周皮下注射低分子肝素或普通肝素，推荐级别为 2C 级。同时也建议急性 VTE 的孕妇应该在产后进行抗凝至少 6 周，共计接受最少 6 个月的治疗。

表 23-6　美国区域麻醉和疼痛医学学会（ASRA）对于 LMWH 抗凝和椎管内麻醉与镇痛的指南

1. 对使用 LMWH 的孕妇决策使用椎管内阻滞时应权衡脊髓血肿的风险和区域麻醉或镇痛的益处

2. 合并使用的抗血小板药或口服抗凝药物增加脊髓血肿风险

3. 接受预防性 LMWH 治疗的患者，椎管内麻醉应该在最后一次使用 LMWH 后 10～12h 进行

4. 接受高剂量或治疗剂量 LMWH 治疗的患者，如依诺肝素 1mg/kg，2/d 或依诺肝素每天 1.5mg，应该在最后一次剂量后至少 24h 进行椎管内麻醉

5. 术后首次剂量 LMWH 应根据处方剂量方案

  （1）每天 2 次剂量：首次剂量 LMWH 应该至少在术后 24h 后给予，首次剂量 LMWH 应该在硬膜外导管移除至少 2h 给予

  （2）每天 1 次剂量：首次剂量 LMWH 应在术后 6～8h 给予，第二个剂量应该在首次剂量后 24h 给予，硬膜外导管应该留置，至少在最后剂量 LMWH 后 10～12h 后再拔除导管，硬膜外导管移除后至少 2h 再皮下注射 LMWH

6. 如果在细针或者导管中看见血液，首次剂量 LMWH 应该推迟到术后至少 24h

（经许可改编自 Beilin Y. Thrombocytopenia and low molecular weight heparin in the parturient: Implications for neuraxial anesthesia. ASA Refresher Course in Anesthesiology, 2010, Course 202:1–7.）

2. 华法林

对于妊娠期 VTE 症的预防和治疗，1 个 13 名成

员组成的血栓工作小组提出了共识和建议。这一综述对测量抗凝血酶水平和区域麻醉的正确实施给出了建议。同时建议产妇尽量避免在生产前用华法林抗凝。华法林应该避免用于早期妊娠并且在孕早期禁忌使用。华法林阻止维生素 K 依赖性的因子Ⅱ，Ⅶ，Ⅸ，Ⅹ的谷氨酸羧化作用。口服华法林 90min 内起效。但是，它需要 2～3d 才达到足够的预防作用。治疗窗很窄且必须进行效应的检测，应维持 INR 在 2～3。华法林消除半衰期长达 36～42h。华法林可透过胎盘，与胎儿致畸如兔唇、腭裂及白内障有关。另外，华法林还与自发性流产、产妇出血、新生儿和胎儿出血及胎盘早剥有关。除此之外，在孕中期到预产期之前 2～4 周使用华法林和哺乳女性使用是相对安全的。华法林也用于有机械心脏瓣膜的孕妇，以进一步降低肝素和低分子肝素抗凝治疗中可见的血栓栓塞的风险。

阿司匹林：在低剂量口服 160mg 后会快速不可逆地抑制血小板环氧化酶 COX-1，降低血栓素 A2 含量。消除半衰期是 30min，持续 7～10d。ACCP 不建议对所有患者群体单独使用阿司匹林作为血栓预防措施，推荐级别为 1 级。阿司匹林无法防护 DVT，对 VTE 的防护作用也不佳。阿司匹林在预防动脉血栓方面有效。美国指南没有对接受阿司匹林者实施椎管内麻醉就时机给出推荐意见。

磺达肝素：是一种合成肝素五糖，选择性地结合抗凝血酶Ⅲ以选择性抑制抗凝因子 X a，可能是孕期严重过敏反应或肝素诱导的血小板减少症者的更佳选择。2h 内起效。磺达肝素主要靠肾排泄，它的剂量依赖性半衰期是 17h。但是关于妊娠期使用的数据不足，监测抗凝作用更加频繁。

噻吩并吡啶：间接地不可逆地抑制二磷酸腺苷诱导的血小板聚集，对预防动脉血栓栓塞有效。在口服后 5h 内氯吡格雷抑制二磷酸腺苷诱导的血小板聚集的作用最强。氯吡格雷的无活性代谢产物通过肾排泄，清除半衰期是 7.5h。停用氯吡格雷 7d 后血小板功能可恢复正常。口服噻氯匹定后，由于它的生物利用度为 90%，所以在 1h 内就能抑制血小板。口服后 3～5d 血小板功能抑制达到最大。清除半衰期是 24～36h。血小板功能在 3～8d 缓慢恢复。

其他选择包括溶栓、取栓术和下腔静脉滤器：ACCP 治疗指南中推荐对血流动力学受损者或高风险但无低血压者进行溶栓，溶栓在风险分级并对肺栓塞

严重性和可能结局、出血的风险进行评估后进行。一些病例报道肯定了孕期溶栓的效果，在有血栓栓塞复发的患者，即便已经接受了充分的抗凝，也应考虑溶栓治疗。孕期溶栓的孕产妇死亡率为 1%，胎儿死亡率为 6%，早产率为 6%。与之相对的，取栓术和体外循环的胎儿死亡率更高，为 20%～40%。重组组织纤溶酶原激活剂（recombinant tissue plasminogen activator, rtPA）分子量大、不易透过胎盘，给药时间短，与溶栓酶和尿激酶相比过敏和出血的风险更低，因此是溶栓的首选。rtPA 是能激活纤溶酶原形成纤溶酶的一个大分子多肽，纤溶酶可以裂解纤维蛋白、纤维蛋白原、Ⅴ因子及Ⅷ因子。rtPA 也没有抗原性。ACCP 指南建议使用溶栓治疗不稳定的孕妇或危及生命的情况下的 PE。链激酶同样也不易穿过胎盘。但是它有很强的抗原效应，在初始剂量后不应给药 6 个月。尿激酶易穿过胎盘，与胎儿凝血障碍的发病率增高有关，所以应该避免在孕期使用。椎管内麻醉在需要溶栓的患者是绝对禁忌。

ACCP 治疗指南中推荐，对受损严重溶栓出血风险高者或没有时间进行有效的全身溶栓者实施导管取栓和手术取栓。但是，孕期很少行取栓术。对于孕妇生命岌岌可危的情况和对于血流动力学不稳定、对抗凝和升压药无反应的患者，可行取栓术。

对于怀孕和非孕患者使用下腔静脉滤器的指征包括患者有急性 VTE 但抗凝治疗是禁忌，病情稳定的患者尽管有充足的抗凝治疗但是 VTE 复发，或血流动力学不稳定的患者血栓复发可能危及生命。下腔静脉滤器阻挡下肢的静脉血栓向心脏和肺部迁移，从而预防 PE。并发症的风险相对较低。但下腔静脉滤器可能的并发症是下腔静脉阻塞、滤器移位、滤器破损以及栓塞、腔静脉穿孔、邻近结构受损和腹膜后血肿。

十、孕期抗凝治疗的并发症

尽管怀孕机体处于高凝状态，但对于有血栓栓塞高风险病史、机械性心脏瓣膜、抗凝血酶Ⅲ缺乏致流产、抗磷脂综合征、蛋白 S 和蛋白 C 缺乏或其他血栓倾向和高凝状态等的孕妇，抗凝治疗可能是必须的。

除了出血、血小板减少、脊髓和硬膜外血肿的风险增加，孕期抗凝治疗对于麻醉实施者还有很多需考虑之处。当出现活动性非手术出血时，抗凝治疗应立刻终止，直至实验室检查确认输注新鲜冰冻血浆、

血小板、冷沉淀、凝血因子、浓缩红细胞等血液制品后出血可得到纠正，方可继续抗凝治疗。鱼精蛋白可完全逆转普通肝素和部分逆转低分子量肝素的抗凝作用。华法林的抗凝效果可通过新鲜冰冻血浆、凝血酶原浓缩物或者活性重组凝血因子Ⅶa纠正。脊髓或硬膜外血肿可导致永久性瘫痪。正常孕妇区域麻醉后出现硬膜外血肿和脊髓血肿的风险概率分别是1/150 000和1/22 000。抗凝治疗的患者在置入和拔除硬膜外导管时发生硬膜外血肿的风险更高。脊髓血肿可导致神经根病变引起的严重神经根性背痛和神经功能缺陷，包括肠道膀胱功能紊乱、棘突区或棘突旁区压痛和难以解释的发热。MRI和CT扫描检查可确诊，血肿出现8h内由神经外科医师实施椎板切除脊髓减压可改善神经功能的恢复。

Horlocker等报道了接受低分子量肝素抗凝治疗的未怀孕患者，持续硬膜外麻醉和腰麻后，发生硬膜外血肿或者脊髓血肿的概率分别高达1/3 000和1/100 000。Forsnes等曾报道1例与低分子量肝素有关的孕期自发性硬膜外-脊髓血肿的病例。Belin等于1997年曾报道过麻醉相关脊髓血肿61例，其中68%的患者有凝血障碍，75%接受的是硬膜外麻醉和硬膜外置管而非腰麻。50%的患者（30例产妇中有15例）是在拔除硬膜外插管后出现硬膜外血肿。但是与区域麻醉相比，全身麻醉剖宫产者麻醉相关母体死亡率显著提升。患者安全是衡量全身麻醉或区域麻醉利弊、决定麻醉方式时首要考虑的问题。此外，孕期血小板会减少近20%。对于临产孕妇，约7%出现血小板数低于150×10^9/L（150 000/mm³），0.5%～1%出现血小板数低于100×10^9/L（100 000/mm³）。根据Beilin的调查表明了未经抗凝治疗、血小板数低于100×10^9/L（100 000/mm³）的临产妇实施硬膜外麻醉术的相对安全性，大部分麻醉者会在患者血小板数稳定、并处于（80～100）$\times 10^9$/L（80 000～100 000/mm³）之间时实施硬膜外麻醉。

麻醉者若遵从ASRA关于低分子量肝素抗凝与椎管内镇痛和麻醉的指南，则可安全实施硬膜外麻醉和腰麻（表23-7）。对于有易瘀青病史和子痫前期、HELLP综合征等引发血小板计数快速下降的患者，应避免实施硬膜外麻醉。这些情况下，在为产妇实施分娩镇痛放置和拔除硬膜外导管前即刻，应测定血小板计数。分娩过程中，应密切评估运动功能，直至感觉和运动阻滞恢复。若分娩和剖宫产中产妇出现凝血障碍或者大出血需输注多种血液制品，则需在拔除硬膜外导管前监测凝血评估凝血状态。对于剖宫产术，使用细针腰麻优于需硬膜外置管的硬膜外麻醉。若产妇出现明显运动阻滞，应行MRI评估是否有硬膜外血肿。若出现硬膜外血肿，则需在6～12h内实施紧急椎板切除减压以保护神经功能。

十一、预防血栓形成

产前与产后预防血栓的指征不同。因为产后比产前VTE症风险高，所以产后启动药物预防的阈值低。此外，产后抗凝治疗持续时间也通常较短，无须考虑致死性并发症。预防方法包括下床活动和使用加压设备，如逐级加压弹力袜和间断充气加压设备。逐级加压弹力袜减少下肢静脉淤血，有效降低静脉血栓形成的风险。逐级加压弹力袜更多地被称作抗血栓袜。机械性预防设备包括间断充气加压和序贯加压设备。间断充气加压设备通过增加静脉血流速率和下肢静脉回流来预防静脉血栓形成。间断充气加压设备用单个袖囊来产生间断的非均匀膨胀，可用于小腿及全下肢。应当合理正确穿戴逐级加压弹力袜和间歇充气加压设备，特别是在病态肥胖的手术患者，这些设备在手术开始前就应启动，术中和术后应持续使用。与二线预防方法合用，逐级加压弹力袜的效果会更明显。对于未接受血栓预防的所有剖宫产孕妇在术前放置充气加压设备，美国妇产医师学会（ACOG）的推荐等级为C。此外，直到患者下床活动和重新开始抗凝前，均应持续放置充气加压设备。加压设备不会增加出血风险，可与药物预防措施联用。序贯加压设备使用按不同压力依次膨胀的多房袖带，可用于小腿及全下肢。

但对于VTE高风险患者，药物预防可能是必须的。有抗磷脂综合征、孕前DVT，无法解释的反复DVT和VTE及口服避孕药等病史的孕妇应进行血栓预防。对于孕期出现DVT和VTE，或之前有孕期VTE的患者，需4～6个月抗凝治疗，产后再进行6～12周的预防性抗凝。

既往特发性VTE和已有血栓形成倾向，可增加孕期反复VTE的风险。2011年，Knight在UKOSS的险兆事件研究中报道，反复肺血栓栓塞症发生率为1.4%，母体死亡率为3.5%。对于无血栓形成倾向和孕期发生单次VTE病史的产妇，ACCP推荐进行产前临床监测和产后预防。对于有遗传性血栓形成倾向、

表 23-7　接受抗凝治疗患者椎管内阻滞时机指南

药物	抗凝治疗时机
普通肝素皮下注射	
椎管内麻醉前 / 导管拔除后	5000U，2/d 者无须间隔时间超过 4d，检查血小板计数
椎管内麻醉后 / 导管拔除后	1h
普通肝素静脉注射	
椎管内麻醉前 / 导管拔除后	无推荐 /2～4h
椎管内麻醉后 / 导管拔除后	1h
低分子肝素（预防剂量）	
椎管内麻醉前 / 导管拔除后	10～12h
椎管内麻醉后 / 导管拔除后	6～8h 第 1 次术后剂量（单次）
	第 1 次剂量后 24h 第 2 次剂量
	不管如何给药，导管移除后 2h
低分子肝素（治疗剂量）	
椎管内麻醉前 / 导管拔除后	24h
椎管内麻醉后 / 导管拔除后	24h/2h
磺达肝素皮下注射	
椎管内麻醉前 / 导管拔除后	推荐单次腰麻，无创伤阻滞，不建议放置导管
椎管内麻醉后 / 导管拔除后	推荐单次腰麻，非创伤阻滞，不建议放置导管
阿司匹林	**无禁忌**
氯匹格雷 / 椎管内麻醉前 / 导管拔除	7d
噻氯匹定椎管内麻醉前 / 导管拔除	14d
华法林	
椎管内麻醉前 / 导管拔除	推荐待 INR 正常 / ≤ 1.5
椎管内麻醉后 / 导管拔除	导管拔除后可以再开始

［经许可改编自 Butwick AJ, Carvalho B. Neuraxial anesthesia with anticoagulant drugs. Int J Obstet Anesth, 2010, 19(2):193–201. Copyright 2011.］

凝血因子 V Leiden 突变或抗凝血酶缺乏病史，无 VTE 症病史，出现如抗磷脂抗体综合征、不良妊娠结果等获得性血栓形成倾向的患者，推荐可使用低分子量肝素进行预防。对于有遗传性血栓形成倾向、凝血因子 V Leiden 突变或抗凝血酶缺乏、有 VTE 病史的患者，推荐使用中等剂量的低分子量肝素。对于孕前长期抗凝治疗、孕期接受 VTE 症治疗、抗磷脂抗体综合征致获得性血栓形成倾向、和 VTE 病史的患者，以及有多个血栓栓子病史的患者，推荐按体重给药。

抗凝治疗孕妇的椎管内麻醉技术指南：包括硬膜外麻醉、腰麻、腰硬联合麻醉在内的椎管内麻醉技术，不仅使自然分娩和剖宫产孕妇的疼痛得到有效缓解，而且可以产后镇痛。椎管内麻醉技术不良神经并

发症罕见、还可降低母体并发症发生率和死亡率。继椎管内麻醉后用低分子量肝素预防手术性血栓形成致脊髓血肿的报道增多以后，1997 年美国食品药品监督管理局（FDA）发布了对低分子肝素用药的建议。但最近的大型回顾性研究表明，产妇椎管内麻醉后出现脊髓血肿的风险非常低，硬膜外麻醉和腰麻下剖宫产后脊髓血肿报告率分别为 1/200 000 和 1/50 000。虽然抗凝药和抗血栓药物可增加产妇椎管内麻醉术后脊髓血肿的发生率，但是接受抗凝治疗的产妇脊髓血肿的具体发生率仍不清楚。ASRA 共识委员会建立了抗凝治疗孕妇椎管内麻醉的指南。对于术前使用低分子量肝素预防血栓形成者，硬膜外或腰麻应间隔至少12h，对于术前使用治疗剂量低分子量肝素，穿刺至

少间隔 24h。若穿刺和置管时发现出血，术后低分子量肝素预防治疗应当禁用 24h。按术后预防每天两次的剂量，无论麻醉方式，首次低分子量肝素使用应不早于术后 24h。按术后每天 1 次的剂量，首次低分子量肝素使用应不早于产后 6～8h。此外，末次使用低分子量肝素后至少 12h 方可拔除硬膜外置管。拔除硬膜外置管 2h 后可重新使用低分子量肝素。对于抗凝治疗患者椎管内麻醉，ASRA 推荐注入稀释浓度的局麻药或阿片类药物，以方便经常监测神经功能。这些指南见表 23-8。

经阴道分娩和剖宫产患者接受普通肝素和低分子量肝素预防性抗凝的管理（图 23-2 和图 23-3）。

经阴道分娩和剖宫产患者接受普通肝素和低分子量肝素治疗性抗凝的管理（图 23-4 和图 23-5）。

为了减少脊髓血肿，皇家妇产科医师学会推荐剖宫产后预防血栓形成的指南规定，首次按体重剂量的低分子肝素应在腰麻或硬膜外麻醉或拔除硬膜外导管后 4h 给予。在末次低分子量肝素使用 12h 内和使用下个剂量的 4h 前，不应拔除留置的硬膜外导管（图 23-4 和图 23-5）。

十二、产后血栓形成的预防

曾有 VTE 及血栓形成倾向或有 VTE 家族史的妇女，推荐进行产后预防。无论分娩方式如何，产后患者仍有肺血栓栓塞的风险。预防性抗凝处理应当于经阴道分娩后 3～6h 和无并发症的剖宫产术后 6～8h 重新开始。BMI 指数高于 40 的病态肥胖者，或有 2009 年新版 ROCG 指南或 CMACE 指南中其他危险因素的患者，无论何种分娩方式，应当持续使用 6 周低分

表 23-8　抗凝和血栓治疗用药后椎管内麻醉指南总结

	ACOG	ACCP	ASRA
概述	急性 DVT 初步诊断试验是 CUS 本次孕期畸形血栓栓塞或者有机械性心脏瓣膜而接受抗凝治疗者 对所有孕妇在剖宫产前放置 PCD，并留置至患者可活动和恢复抗凝治疗 恢复抗凝治疗的时间不早于阴道分娩后 4～6h 或剖宫产后 6～12h	不推荐对无血栓形成倾向或有血栓形成倾向但无血栓或较差妊娠预后者使用抗血栓药物 避免硬膜外镇痛或将其时间限制在 48h 以内，用华法林者在 INR ＜ 1.5 时拔除导管 使用磺达肝素后避免硬膜外镇痛；腰麻安全无对直接凝血酶抑制药、溶栓药使用的建议	使用华法林者，椎管内麻醉前 INR 应正常，INR ＜ 1.5 时方可拔除导管 最后 1 次磺达肝素后推迟 36～42h 方可穿刺，拔管后 6～12h 才可再次给予磺达肝素 使用直接凝血酶抑制药后避免椎管内穿刺 溶栓药后绝对 CI
抗血小板药物治疗后		NSAIDS：无禁忌 椎管内麻醉前停止氯吡格雷 7d	NSAIDS：无禁忌 停止噻氯匹定 14d，氯吡格雷 7d
皮下注射 UFH 后	接受治疗或预防性口服抗凝药的妇女在孕 36 周以前可换为同等剂量的低分子量肝素，直至产程发动或剖宫产前 36h，换为皮下或静脉注射 UFH 可用药至分娩前 4～6h	皮下注射 UFH 后 8～12h 才可穿刺；穿刺或拔管后 2h 才可再次给药	每日两次皮下注射剂量和每日剂量＜ 10000U 者无禁忌 若椎管内阻滞操作上有难度，则考虑停用皮下 UFH 椎管内穿刺后 1h 可开始静脉注射 UFH，最后 1 次 UFH 后 2～4h 拔除导管，如有损伤则无须等待 剖宫产或拔除导管后 12h 恢复预防用药，剂量为 5000U 的 UFH，每日 2 次，无论何种分娩方式，24h 后方可开始用按体重计算的 UFH 剂量预防治疗
皮下注射 LMWH 后	最后 1 次预防剂量 LMWH 至少 36h 前或 12h 后或最后 1 次治疗剂量 LMWH 24h 后才可进行椎管内阻滞	LMWH 后 8～12h 方可穿刺；穿刺或拔管后 2h 方可再次给予 LMWH 每日 2 次 LMWH 预防剂量下置管安全	每日 2 次预防剂量：术后 24h 给予 LMWH，无论采用何种技术 第 1 次 LMWH 剂量前 2h 拔除椎管内导管 治疗剂量：将穿刺推迟 18h 剖宫产或拔管后 12h 恢复依诺肝素 40mg 每日 1 次预防用药 不管何种分娩方式，将 LMWH 1mg/kg、每 12 小时 1 次预防用药推迟 24h

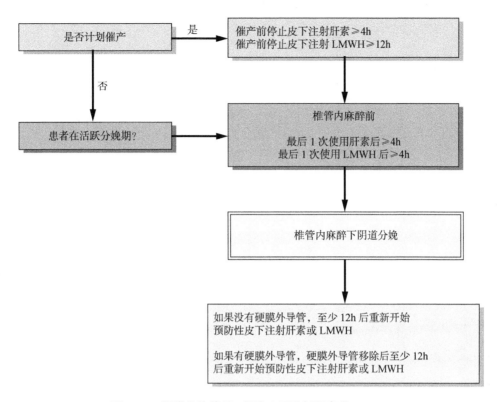

图 23-2　阴道分娩管理：预先皮下注射肝素或 LMWH

（经许可改编自 Butwick AJ Carvalho B. Algorithm for the timing of prophylactic subcutaneous heparin or LMWH administration before and after vaginal delivery. J Perinat, 2011, 31:73–84. Copyright 2011.）

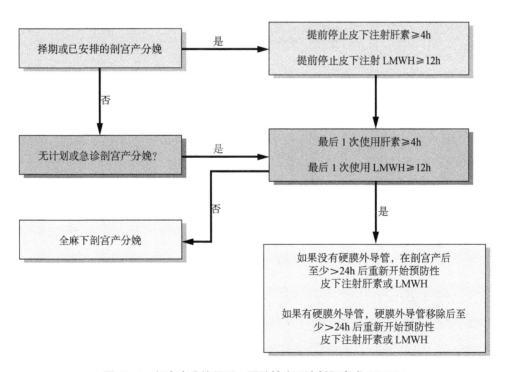

图 23-3　剖宫产分娩处理：预防性皮下注射肝素或 LMWH

（经许可改编自 Butwick AJ, Carvalho B. Algorithm for the timing of prophylactic subcutaneous heparin or LMWH administration before and after cesarean delivery. J Perinat, 2011, 31:73–84. Copyright 2011.）

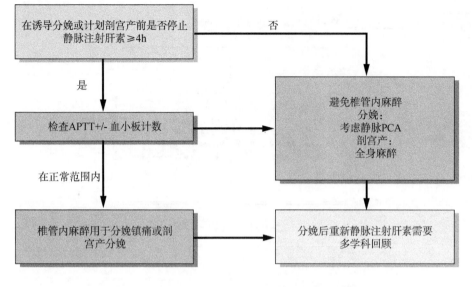

图 23-4 围生期管理：阴道或剖宫产分娩静脉肝素治疗

PCA. 患者自控镇痛

（经许可转载自 Butwick AJ, Carvalho B. Algorithm for the timing of therapeutic low molecular weight heparin administration before and after vaginal or cesarean delivery. J Perinat, 2011, 31:73–84. Copyright 2011. ）

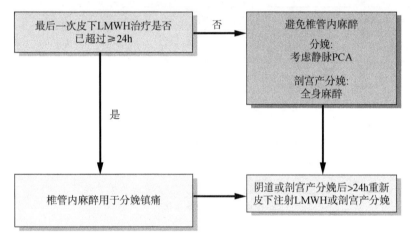

图 23-5 围生期管理：阴道或剖宫产分娩皮下注射 LMWH 治疗

LMWH. 低分子肝素；PCA. 患者自控镇痛

（经许可转载自 Butwick AJ, Carvalho B. Algorithm for the timing of therapeutic low molecular weight heparin administration before and after vaginal or cesarean delivery. J Perinat, 2011, 31:73–84. Copyright 2011. ）

子量肝素进行预防性抗凝。必须精确计算 BMI 值，使用按体重计算的预防剂量。另外，患者应警惕和及时报告小腿疼痛、呼吸困难或胸痛症状。

预防性及治疗性使用抗凝药和抗血栓药物后、孕期 VTE 管理后，椎管内麻醉的指南总结（表 23-8）。

人工心脏瓣膜孕妇的抗凝指南。美国心脏病学会和美国心脏协会发布推荐意见，所有置入机械性人工心脏瓣膜的患者在怀孕期间应进行持续治疗性抗凝处理。建议包括使用华法林的妇女进行早孕测试、继续通过静脉注射普通肝素来确保持续性抗凝，当孕期 6～12 周无法继续使用华法林时，使用按体重剂量的普通肝素或皮下注射低分子量肝素。持续静脉注射普通肝素或皮下注射低分子量肝素的抗凝治疗往往需维持至孕 36 周。否则在孕 12～36 周期间，可能重新使用华法林以维持 INR 为 3。应每日皮下注射低分子量肝素 2 次，维持给药 4h 后的抗 Xa 因子的治疗水平在 0.7～1.2U/ml。使用普通肝素治疗患者的 APTT 值，

应该为正常对照参考值的 2 倍。对于置入机械性人工瓣膜孕妇的其他更多建议，请参见心脏疾病章节。

要 点

■ 肺动脉血栓栓塞是孕产妇并发症和死亡率的重要原因。

■ 早期诊断和积极处理可以改善母体和胎儿预后。

■ 肺动脉血栓栓塞本质是可以预防的阻塞和栓塞现象。DVT 和肺动脉栓子处理的目标是防止出现肺动脉栓塞和其再次发生。

■ 如遵循美国区域麻醉学会指南，阴道和剖宫产分娩前或后接受预防性和治疗性抗凝的孕妇可以安全使用区域麻醉。

■ 多学科团队早期诊断和即刻复苏可以改善母体和胎儿的预测和预后。

第 24 章

插管困难与失败：产科患者气道相关事件的对策、防范与处理

（Maya S. Suresh，Ashutosh Wali 和 Edward T. Crosby 著，

王殊秀 译，孙焱芫 路志红 校）

一、背景

在美国，剖宫产手术全身麻醉（general anesthesia，GA）引发的喉镜显露困难、气管插管失败以及通气和氧合障碍等气道管理并发症是导致产妇患病率和死亡率的主要因素，因此，临床中产科麻醉更倾向于采用区域麻醉（regional anesthesia，RA），全身麻醉量急剧减少，即使在分娩量很大的大型三级医疗中心也是如此。针对 1976—2005 年英国产妇死亡率的一系列保密性调查报告，详细记录了由于不能建立气道而致母亲死亡的众多病例，从其中可以反映出人们对产科全身麻醉的热情已经严重消退。

产科全身麻醉的减少引发对以下几方面的关注。

1. 临床方面

接受全身麻醉的产妇具有下列特征：①大多数为合并多种并发症的高危患者；②妊娠期体重显著增加，因此，该类患者在接受全身麻醉时风险加大。

2. 患者安全方面

孕妇气管插管困难（difficult intubation，DI）的发生率并未明显改变，仍是我们所关注的问题。急诊剖宫产患者多采取全身麻醉，而在这些紧急情况下，麻醉医师精神压力大，可能导致对产妇气道评估和准备不充分或缺乏对困难气道的处理经验。这些高压力情况将增加气管插管困难甚至失败的风险，导致母婴并发症和死亡率的可能性加倍。

3. 教育方面

麻醉受训者在产科全身麻醉方面的经验下降，迫使产科麻醉医师寻求其他的继续教育形式以增进高级气道管理经验。

近年来，在气道管理方面取得了巨大的进步：①美国麻醉医师学会（American Society of Anesthesiologists，ASA）困难气道管理工作小组推荐意见的引进和修订；②高级气道管理知识体系的不断扩增；③大量气道管理相关设备的应用；④全世界气道管理方面论文发表的迅猛增长。这些改进使围术期气道相关死亡率在普通手术人群中明显下降。在产科患者中，随着区域麻醉使用的不断增加和喉罩（laryngeal mask airway，LMA）在困难气道管理经验的不断丰富，脑死亡发生率和死亡率已下降；但气管插管困难的发生率却并未降低。

二、产科麻醉气道管理的目标与步骤

气管插管失败所致产妇死亡的影响是巨大的，对其家庭造成破坏性影响，而且由于产科相关赔偿造成了财政负担，以下为亟待提高的目标（表 24-1）。

表 24-1　产科麻醉困难气道管理的目标与步骤

目　标	步　骤
确保母儿安全的预后	知晓困难气道的预测因素
建立氧合和通气；优先进行，可能需要替代气道设备	评估可能导致气道相关并发症的危险因素
保证产妇安全的同时注意胎儿紧急娩出	对于困难气道的管理，按周密计划的流程框架制订气道急救计划
预防反流和误吸	在产房和手术室配备用于管理困难气道的设备推车
完全消除气道相关的母儿不良后果	学习并维持高级气道管理技能，包括环甲膜切开术

（1）确保母胎安全和最佳预后。

（2）在产科急诊时，应首先使用气道急救设备建立供氧与通气。

（3）紧急分娩时，同时确保胎儿和产妇生命安全。

（4）预防肺误吸，尤其是饱胃患者使用声门上气道时。

（5）最终目标应是完全杜绝气道相关产妇和新生儿的不良后果。

产科麻醉医师应谨记上述目标，并遵循以下步骤：①明确困难气道的预测因素。②评估导致气道相关并发症的危险因素。③预先制定困难气道管理急救预案和计划周详的流程图。④在产房和手术室放置触手可及的气道设备/困难气道急救车；当发生气管插管失败时，可行面罩通气和环状软骨压迫，或使用声门上设备［如置入喉罩（Fastrach™）］；也可考虑使用 Combitube® 行气道维持和肺通气。⑤使用声门上气道行氧合和通气时，权衡紧急分娩与防止误吸。⑥掌握包括环甲膜切开术等高级气道管理技能。如发生不能通气又无法唤醒患者的情况，需要手术建立气道。

2007 年，ASA 出版了产科麻醉实践指南。该指南明确阐述了产房应配备处理困难气道的专职人员和设备，包括脉搏氧饱和度探头、二氧化碳检测仪，与 ASA 困难气道管理实践指南一致。

三、气道相关患病率和死亡率的流行病学

在美国和英国，导致产妇主要死亡原因中麻醉因素分别位居第 7 和第 8。即使在发展中国家麻醉也正成为产妇致死的独立危险因素，且仍有大量漏报数据。气管插管失败后无法维持有效气道和充足氧合仍是产科麻醉中的主要关注点和医疗事故赔偿的主要来源。

1. 全身麻醉相关患病率和死亡率的流行病学

（1）美国（USA）数据：目前，美国妊娠相关死亡原因中，麻醉相关并发症所占比例显著下降，约 1.6%。在过去的 30 年，导致产妇死亡的全身麻醉相关并发症尤其是气道相关并发症明显减少。在 1997 年，Hawkins 等在美国发表了第一篇全国性研究，指出与区域麻醉相比，全身麻醉导致产妇死亡相对危险度为 16.7，促使麻醉方式从全身麻醉向区域麻醉（RA）的转变。大多数（82%）麻醉相关死亡发生于剖宫产中，原因为气管插管困难或失败、误吸和呼吸相关并发症。剖宫产中患者死亡率从 20/100 万（1979—1984 年）上升至 32.3/100 万（1985—1990 年）（表 24-2）。与此相反，同时期区域麻醉死亡率却从 8.6/100 万下降至 1.9/100 万。全身麻醉死亡的相对危险度为区域麻醉的 2.3 倍。

在一项随访研究中，Hawkins 等将 1991—2002 年与 1979—1990 年各 12 年间麻醉相关死亡率进行

表 24-2　1979—2002 年美国不同麻醉方式行剖宫产者的麻醉相关死亡的病死率和病死率指数

死亡年度	病死率[1]		
	全身麻醉	区域麻醉	病死率指数
1979—1984	20.0	8.6	2.3（95% CI 1.9~2.9）
1985—1990	32.2	1.9	16.7（95% CI 12.9~21.8）
1991—1996	16.8	2.5	6.7（95% CI 3.0~14.9）
1997—2002	6.5	3.8	1.7（95% CI 0.6~4.6）

CI（confidence interval）：可信区间

（1）每百万全身麻醉或区域麻醉的病死率

［经许可转载自 Hawkins JL, Chang J, Palmer SK, et al. Anesthesia-related maternal mortality in the united states: 1979–2002. Obstet Gynecol, 2011, 117(1):69–74.］

研究。两种技术间病例死亡危险度 1997—2002 年为 1.7，而 1985—1990 年为 16.7。与 1979—1990 年数据相比，1991—2002 年麻醉相关的产妇死亡率下降了近 60%。尽管该数据令人振奋，然而随访研究显示，麻醉相关并发症并未杜绝。研究结果显示，在 86 例产科死亡病例中，30 例为其他原因死亡（27 例为早期流产和异位妊娠、3 例妊娠转归不明）；其余 56 例均主要与麻醉气道并发症有关，且占妊娠相关总死亡率的 1.6%。全身麻醉相关病死率持续下降，已从 1991—1996 年的 16.8/100 万降至 1997—2002 年的 6.5/100 万（表 24-2）。1991—2002 年几乎所有死于麻醉并发症的产妇均为剖宫产（86%），与之前报道相似（82%）。综上所述，1991—2002 年，麻醉导致产妇死亡的主要原因有气管插管失败或麻醉诱导问题（23%）、呼吸衰竭（20%）及同样可引起呼吸衰竭的高位硬膜外麻醉或高位腰麻（16%）。

考虑到近年来的报道表明，只有合并多种疾病的危重产妇和没时间行区域麻醉的紧急病例才会实施全身麻醉，可以说全身麻醉病死率方面的改进是特别显著的。该结果得到了 Bloom 等的证实，其 2005 年的研究结果表明，对于大多数急诊危重患者来说如果决定是否手术的时间不足 15min 或 ASA 分级 4 级以上时，其全身麻醉概率会明显增加。2011 年，Palanisamy 等证实这一结论，在美国一家大型医学中心全身麻醉剖宫产率不足 1%，并且只在缺乏充足椎管内阻滞时间和并存严重血液系统疾病、神经病变、感染和心脏疾患的高危产妇才推荐实施全身麻醉。

数据显示，麻醉相关死亡率已经稳定在约为 1/100 万活产新生儿。全身麻醉相关产妇死亡率下降的因素尚不清楚，可能与麻醉方式的改变、困难气道管理方案和流程的应用增加、气道替代技术的出现和应用增加有关。

在产科患者中，椎管内技术提供无痛分娩和剖宫产麻醉因其优势而备受推崇，其中最重要的原因是可以避免产科患者潜在困难气道和误吸的风险。尽管全身麻醉病死率在持续下降，而区域麻醉相关病死率却从 1991—1996 年的 2.5/100 万上升至 1997—2002 年的 3.8/100 万，区域麻醉与气道相关的死亡率也出现轻微增长。最新的研究尚未阐明区域麻醉相关死亡的确切原因，其可能与硬膜外置管误入蛛网膜下隙、高位硬膜外麻醉所导致的呼吸暂停和缺乏专业人员和气道设备进行及时干预等因素有关。

（2）英国数据：英格兰和威尔士孕产妇死亡率保密性调查报道提供了自 1952 年以来的全面连续资料。1968—1984 年，尽管英国孕产妇总死亡率已明显降低，但麻醉相关死亡原因始终占总死亡率的 10% 左右。英国麻醉相关孕产妇死亡率与美国相似（表 24-3）。与美国变化相同，英国麻醉相关孕产妇死亡率从 8.7/100 万（1979—1981 年）降至 1.4/100 万（1997—1999 年），而 2000—2002 年却上升至 3.0/100 万。

表 24-3　英、美 1979—2002 年麻醉所致的妊娠相关死亡率

3 年期	美　国[1]	英　国[2]
1979—1981	4.3	8.7
1982—1984	3.3	7.2
1985—1987	2.3	1.9
1988—1990	1.7	1.7
1991—1993	1.4	3.5
1994—1996	1.1	0.5
1997—1999	1.2	1.4
2000—2002	1.0	3.0

（1）每百万活产中产妇死亡率；（2）每百万产妇（活产、死产、终止妊娠、异位妊娠、流产）中死亡率

[引自 Hawkins JL, Chang J, Palmer SK, et al. Anesthesia-related maternal mortality in the United States: 1979-2002. Obstet Gynecol, 2011, 117(1):71.]

1982—1984 年 243 例死亡病例中，麻醉所致死亡有 19 例，为第 3 位致死因素，其中 15 例为气道相关问题。

1994—1996 年保密性调查表明，268 例产妇死亡中只有 1 例与麻醉相关。母婴健康机密调查（Confidential Enquiry into Maternal and Child Health, CEMACH）研究显示，2000—2002 年 6 例直接与麻醉相关死亡病例中，2 例是由于气管导管误入食管所致。另外 2 例为受训者在无上级医师支持下为急诊剖宫产实施麻醉。这些麻醉医疗行为是不符合标准的。全身麻醉所致死亡风险估计为约每 20 000 例全身麻醉中 1 例。

2. 孕产妇死亡与苏醒后气道相关问题

（1）美国资料：过去认为，气道因素所致的产妇死亡大多是由于麻醉诱导期通气失败或气管插管困难导致的误吸，然而目前越来越多的观点认为与

术后早期拔管或呼吸困难有关。Mhyre 等对密歇根州 1985—2003 年 855 例妊娠相关死亡病例进行回顾性研究发现，8 例发生在苏醒期。这 8 例死亡病例中，5 例为苏醒期、拔管期或恢复期发生通气不足或气道梗阻。该研究强调了苏醒期气道相关问题的重要性，尤其是重度肥胖和美籍非裔人群以及术后缺乏预防气道相关并发症的适度监管和监测的警觉性。避免通气不足或气道梗阻和气道事件发生的策略和建议将在本章后文介绍。

（2）英国资料：随着全身麻醉在产科应用的减少，麻醉所致孕产妇死亡的原因也在发生着变化。在 CEMACH 研究中，2003—2005 年麻醉直接导致的孕产妇死亡率与 2000—2002 年的数据相似，均为 6 例。对 2003—2005 年 6 例麻醉直接致死病例进行保密性调查发现，1 例为拔管期呼吸困难，2 例为术毕呼吸衰竭；上述情况 1 例为术毕即刻出现而其余病例在术后数小时发生。未出现全身麻醉诱导期的死亡病例。产妇死亡的原因是由于主治医师未对经验不足的受训者进行严密监管；2 例死亡病例是由于术后通气不足和未行充分监护；以及无法充分管理气道和通气所致。6 例死亡病例中，4 例与病态肥胖有关。此外，第 8 号报告（2006—2008 年）中描述的 7 例麻醉致死病例约占直接孕产妇死亡率的 6.5%，仅 2 例涉及气道。1 例是由于尽管能通过喉罩保证足够通气但反复尝试气管插管，另外 1 例为饱胃患者行急诊剖宫产术，术毕拔管后发生了误吸所致。

（3）加拿大资料：1992—2000 年，加拿大唯一一例麻醉直接导致产妇死亡的原因与术后拔管有关。

3. 产科麻醉已结案索赔分析

临床产科承担了巨大的医疗责任风险，2006 年美国妇产科医师协会（American College of Obstetricians and Gynecologists，ACOG）报道了妇产科医师职业责任的"持续消极倾向"，妇科和产科都有职业责任。调查数据显示，约 89.2% 的产科医师在其职业生涯中至少经历一次职业责任索赔，换言之妇产科医师（OB/GYN）赔偿率为人均 2.62。同样，产科麻醉也承担了极高的赔偿责任。这种情况仍在继续，ACOG 在 2012 年度投诉调查报告中指出，77.3% 的 OB/GYN 执业者在其执业生涯中至少经历 1 次职业投诉赔偿，人均为 2.69。

ASA 已结索赔项目是对美国 35 家职业投诉保险公司事故赔偿案例中不良事件的有组织的评估。1990 年之前，在 ASA 已完成的赔偿数据中，产科麻醉医疗事故赔偿最常见的原因为产妇死亡和新生儿死亡或脑损伤。然而在过去 30 多年里，随着产科麻醉的巨大变革，这种情况也随之改变。对 1990 年前与 1990—2003 年产科麻醉伤害赔偿进行比较，发现与 1990 年之前相比，1990 年之后与剖宫产和全麻相关的赔偿比例均减少（$P < 0.01$），产妇和新生儿死亡率 / 脑损伤比例均减少（图 24-1）。1990 年或之后与呼吸损伤有关的医疗事故赔偿从 24%（1990 年之前）降至 4%；与氧合、通气不足或胃内容物误吸和气管导管误入食管有关的赔偿也减少。尽管赔偿减少了，但是导致产妇死亡或脑损伤最常见的全身麻醉方面的原因仍是气管插管困难和产妇大出血。1991—1998 年共发生 7 例与气管插管困难有关的损伤，其中 6 例发生在诱导期。气道相关的赔偿主要与多次反复尝试气管插管导致的通气困难有关。2 例预测为困难气道的赔偿案例中，其备选方案为唤醒患者使用纤支镜清醒插管。然而当试图唤醒患者时却发现气道管理困难进行性加重，因而导致不良后果。1990 年后气管插管困难相关赔偿与之前相比并未发生变化（表 24-4）。在过去几年里，事故赔偿统计数据的完善、麻醉相关孕产妇死亡率以及全身麻醉与区域麻醉总危险度的降低，可归因于 ASA 产科麻醉实践指南的引进。这些举措包括麻醉中呼吸监测设备（脉搏氧饱和度和二氧化碳监测）最低标准的实施；提高对产科患者发生胃内容物误吸风险的防范意识；减少产科全身麻醉的使用；加强对 ASA 分级中困难气道的识别能力。在过去的 20 年，麻醉医师集中精力提高气管插管困难或失败的处置能力，并且通过喉罩和其他气道设备获得了丰富的临床经验。

医师保险公司报道了 1998—2006 年 22 例麻醉事故赔偿案例，产妇在产房发生心跳骤停。导致 10 名产妇死亡、11 名发生缺氧性脑损伤、仅 1 名产妇神经功能未受损。在这 22 例赔偿事故中，仅 1 例是由于全身麻醉插管失败导致的；13 例为硬膜外穿刺误入蛛网膜下隙导致的呼吸骤停、5 例高位腰麻，均发生在行剖宫产手术时。由于产房未配备呼吸急救设备而有 7 名患者被转运到手术室施行心肺复苏。5 名患者在手术室接受剖宫产手术、进行椎管内麻醉时发生呼吸骤停。遗憾的是，当发生危急情况时手术室没有

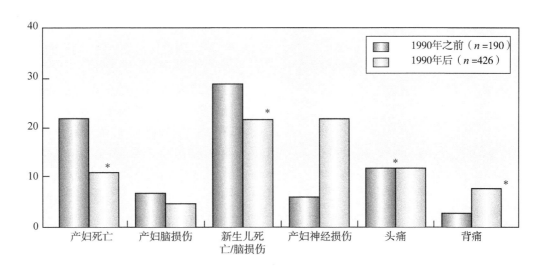

图 24-1　1990 年前、后产科麻醉索赔中损伤类型的比较

（经许可转载自 Davies JM, Posner KL, Lee LA, et al. Liability Associated with obstetric anesthesia:A closed claims analysis. Anesthesiology, 2009, 110:131–139.）

一台可以发出警报的监护仪。并未对有关气道的处理细节进行描述。

四、困难气道的定义

对产科困难气道发生率和流行病学文献评价进行回顾性研究的困难之一是对产妇困难气道尚无统一的定义。本章将引用 ASA 困难气道管理工作组的定义。

1. 困难气道

困难气道的定义是麻醉医师在临床工作中所遇到的面罩通气困难、气管插管困难或由此导致的低氧血症和支气管树的污染。

2. 气管插管困难（difficult intubation, DI）

DI 即需要多次反复尝试插管。

完成气管插管所需时间：ASA 最早对 DI 的描述是至少需要 10min 或多次反复尝试。然而对于产科患者该定义遭到质疑，尤其是全身麻醉通常仅用于急诊剖宫产，而此时胎儿娩出才是最紧急的。对产科患者而言，插管困难或插管失败的定义应有不同的时间限定。全身麻醉下行剖宫产手术，最常见的麻醉方法是琥珀胆碱单次注射后即完成气管插管。那么，此时对插管困难的定义应是，经正规培训的麻醉医师在注射诱导剂量琥珀胆碱后气管插管失败。

表 24-4　1990 年前、后产科麻醉索赔中损伤类型的比较

	1990 年以前[1]	1990 年或之后	P 值
呼吸受损事件	46（24%）	17（4%）	＜0.001
胃内容物误吸	8（4%）	2（＜1%）	0.012
插管困难	10（5%）	11（3%）	NS
气管导管误入食管	7（4%）	0	0.007
氧合 / 通气不足	10（5%）	3（1%）	0.006
医疗标准			
未达标	74（39%）	92（22%）	＜0.001
达标	87（46%）	293（69%）	＜0.001

（1）1990 年之前出版和使用资料均获得作者和出版社的批准

NS. 无统计学差异（P＞0.05）

（经许可改编自 Davies JM, Posner KL, Lee LA, et al. Liability associated with obstetric anesthesia: A closed claims analysis. Anesthesiology 2009;110: 131–139.）

3. 插管失败

对手术患者，经过多次尝试仍未能置入气管导管时，即定义为插管失败。然而，对于产科患者插管失败应定义为经两次尝试后仍无法确保气道，包括使用普通喉镜插管和其他气道设备辅助插管。

4. 喉镜显露困难

文献中关于喉镜显露困难定义的说法不一，一些作者将其定义为声门显露不佳（3 级或 4 级）。2003年 ASA 实践指南定义为使用普通喉镜插管时，虽经多次尝试仍无法显露声门的任何部分。Cormack 和 Lehane 将喉镜显露分为 4 级，3 级（仅能显露声门）或 4 级（无法显露喉的任何部分）提示可能发生直接喉镜插管困难。

5. 面罩通气困难（MV）

指经面罩吸入 100% 氧气时无法维持氧饱和度＞0.90，或通气不足征象无法逆转。

6. 喉罩通气困难

ASA 或其他主要困难气道协会指南并未对此做出明确定义。在研究中将喉罩通气困难定义为，未能将喉罩置入满意的位置以获得足够通气量和保持气道通畅。临床上所指足够通气量的指标为潮气量＞7 ml/kg 且泄露压力＞1.47～1.96kPa（15～20 cmH$_2$O）。应用这一标准对超过 11 000 例患者进行研究，发现失败率仅为 0.16%。

五、产科患者中困难气道、插管失败、无法插管和无法通气的发生率

据报道，喉镜显露困难或气管插管困难在非妊娠人群中的发生率为 0.1%～13%。在产科患者中，插管困难比例为 1∶249～1∶300。值得注意的是在全身麻醉应用比例较高的国家如南非，其插管失败率较低，为 1∶750。此外，由于美国教学医院的产科麻醉是由主治医师负责，因此插管失败率也较低。一些研究者将产科与非产科气道插管困难或失败的发生率进行比较，虽然各研究之间对于插管困难的定义不尽相同，但得出的结论却是相似的。他们推断 DI 的发生率为 1%～6%，插管失败的发生率为 0.1%～0.6%。其他一些研究报道的产科患者插管困难或失败其发生率不一。这些研究所报道的 DI 的发生率为 1.5%～8.5%，气管插管失败率为 0.13%～0.3%；这一数据与普外科患者一致。

对一家三甲医院 1990—1995 年全身麻醉剖宫产的学术实践进行回顾性研究，结果显示，DI 发生率最高可达 16.3%（1994 年），最低为 1.3%（1992 年），仅发生 1 例插管失败。共 536 例全身麻醉中，1 例患者出现无法插管无法通气（cannot intubate cannot ventilate，CICV）的紧急情况，CICV 发生率为 1∶536。该病例经历多次尝试气管插管、面罩通气失败、

CombitubeTM 置入失败、环甲膜切开术失败后导致呼吸心搏骤停最终实施气管切开术。虽然完成心肺复苏，然而产妇持续昏迷而后死亡，新生儿遭受显著的神经功能损害。同一作者对 2000—2005 年全身麻醉剖宫产进行跟踪调查，结果显示全身麻醉比例更低，同样仅 1 例插管失败，CICV 发生率为 1∶98。由于对此急诊剖宫产病例怀疑其为困难气道，所以立即有一位外科医师随时待命。气管插管失败、LMA 置入不成功、低氧血症，导致 CICV，而外科医师成功实施了环甲膜切开术，母儿预后良好。以上两项研究中良好的细节报告系统协助麻醉医师制定了救治方案，产妇才得以转危为安。

McDonnell 等对澳大利亚 13 家产科医院（分娩量 49 500 例 / 年）2005—2006 年 1095 例全身麻醉剖宫产患者进行前瞻性观察性研究。结果表明，DI 发生率为 3.3%，4 例发生气管插管失败（0.4%）。

McKeen 等从全省数据库抽取 1984—2003 年 102 587 例在地区三级加拿大医疗中心接受全身麻醉者孕期和产后（分娩后 3d）的资料，发现 1052 例剖宫产妇女中 60 例发生 DI（5.7%），但无气管插管失败者。20 年的数据研究分析表明，DI 发生率较为稳定。这些结论与其他研究者的推论一致，即产妇困难气道发生率较低，虽然各有不同，但是在过去几十年变化甚微，而且大体上与普外科人群相似。产科患者困难气道和 CICV 发生率见表 24-5。

六、产妇困难气道的相关因素

妊娠期解剖结构和生理功能的改变，增加了产妇出现喉镜显露困难、气管插管困难和面罩通气困难的风险。在产科，气管插管失败和呼吸相关损伤并非单一因素作用的结果。以下因素可能参与其中：喉镜显露困难或面罩通气困难与肥胖、孕期上呼吸道水肿有关，而子痫前期和乳房增大又使情况进一步加重。孕期呼吸的改变使困难气道者迅速出现低氧血症，腔静脉受压造成心血管系统损害，胃肠道变化使产妇发生反流误吸和呼吸道并发症的风险增加。

1. 气道变化

妊娠期激素的影响，尤其是在雌激素的作用下气道结缔组织基质增厚，血容量增加，体液和组织间液增加，导致血管增多，口咽、鼻咽和呼吸道水肿

表 24-5　困难气道发生率

外科患者	产科患者
与全身麻醉相关的气管插管困难较常见，发生率为 1%～3%	Cormacks 等 喉镜显露分级 III 级为 1：2000
普外科患者面罩通气困难发生率为 0.9%～5%	Hawthorne 等 气管插管失败率 1：250
无法插管无法通气（CICV）发生率为 0.01% 至 2/10 000	Lyons 插管失败 1：300
	Samsoon & Young 插管失败 1：283
	Rocke 等 插管失败 1：750
	Tsen 等 CICV[1] 1：536
	Palanisamy 等 CICV[1] 1：98

（1）CICV（cannot intubate cannot ventilate）. 无法插管无法通气
［引自 Cormack RS, Lehane GR, Adams AP, et al. Laryngoscopy grades and percentage glottic opening. Anesthesia, 2000, 55(2):184. Hawthorne L, Wilson R, Lyons G, et al. Failed intubation revisited: 17-yr experience in a teaching maternity unit. Brit J Anaesth, 1996, 76(5):680–684. Lyons G. Failed intubation. six years' experience in a teaching maternity unit. Anaesthesia; 1985, 40(8):759-762. Samsoon GL, Young JR. Difficult tracheal intubation: A retrospective study. Anaesthesia, 1987, 42(5):487-490. Rocke DA, Murray WB, Rout CC, et al. Relative risk analysis of factors associated with difficult intubation in obstetric anesthesia. Anesthesiology, 1992, 77(1):67-73. Tsen LC, Pitner R, Camann WR. General anesthesia for cesarean section at a tertiary care hospital 1990–1995: Indications and implications. Int J Obstet Anesth, 1998, 7(3):147-152. Palanisamy A, Mitani AA, Tsen LC. General anesthesia for cesarean delivery at a tertiary care hospital from 2000 to 2005: A retrospective analysis and 10-year update. Int J Obstet Anesth, 2011, 20(1):10–16.］

最终造成气道软组织肿胀。在妊娠、分娩等阶段，Mallampati（MP）气道评分的分值也随之提高。此外，与分娩前相比，分娩过程中 MP III 级和 IV 级的发生率增加，且这一现象在分娩后 48h 仍未得到改善。因此，剖宫产患者在麻醉前进行气道评估是绝对必要的。妊娠期超重、子痫前期、医源性容量超负荷、分娩过程中宫缩引起的血压增高等这些改变都可能造成上呼吸道黏膜水肿。其他气道变化包括妊娠期舌体充血致口底活动度降低和 MP 评分改变。几篇已发表的研究指出，分娩过程中气道水肿、子痫前期、产后大出血行大量液体和血液复苏均可使 MP 评分更高而致气管插管困难。

有报道述及子痫前期和子痫患者面部和喉头水肿导致的气管插管困难，包括迅速出现的气道水肿病例。由于产妇血管增生、黏膜充血和气道肿胀，经鼻插管发生鼻出血的风险增加，且反复尝试插管时易受伤。避免鼻腔操作、选择型号较正常略小的气管导管、严格限制经口插管尝试次数在 2 次以下等措施对于预防气道相关损伤、出血、水肿和远期并发症非常重要。

2. 呼吸功能的变化

随着妊娠的进展，增大的子宫将膈肌推向头侧，使功能残气量（functional residual capacity，FRC）减少 20%；仰卧位时，这一改变将更加明显。仰卧位功能残气量为站立位正常值的 70%。肥胖产妇在仰卧位下正常呼吸时，即可发生气道闭合和肺泡 - 动脉氧分压差增大，因此易于发生氧分压降低。同时，由于胎儿、子宫和胎盘代谢需要的不断增长，产妇耗氧量增加 20%。妊娠期胸壁顺应性降低和解剖结构改变使呼吸时耗氧量增加 50%。在孕激素的作用下妊娠期肺通气驱动力增强，从而使通气增强以满足孕妇较高的氧需量。到妊娠末期耗氧量和二氧化碳生成量均增加 20%～40%。功能残气量减少与氧利用量增加缩短了麻醉诱导后呼吸暂停的安全时间。氧饱和度降低和低氧血症的出现较注射琥珀胆碱后自主呼吸恢复的时间更为迅速。

预充氧在呼吸暂停安全期限最大化方面起到关键作用。全身麻醉诱导前行预充氧的目的在于为患者提供足够耐受缺氧的时间，甚至在发生意外时也有充足时间行气道干预而保证患者生命安全。预充氧将在有关章节进行讨论。

3. 心血管系统变化和对复苏的影响

仰卧位时，增大的子宫压迫下腔静脉导致静脉回流受阻和心排血量减少。心排血量减少和氧耗增加将使氧饱和度进一步降低。当发生气管插管困难、插管失败或 CICV 等情况时，心排血量减少和低氧血症增加了产妇罹患心肌缺氧、心搏骤停和子宫胎盘灌注不足的风险，进而对胎儿生命安全构成威胁。将子宫左倾，及时建立有效气道保证通气和氧合，维持充足血供和保持心血管稳定对母儿安全至关重要。

4. 胃肠道的变化

妊娠期激素、解剖和生理等胃肠道变化增加了全身麻醉时胃食管反流和误吸的危险。在胃酸 pH 降低、胃内压增高和胃食管括约肌松弛共同作用下使孕妇处于"饱胃"状态；分娩一旦开始，胃排空将减慢。妊娠期呼吸相关的死亡与诱导期气管插管困难、插管误入食管和无效通气等并发症有关。

5. 肥胖

在过去的 20 年，世界范围内成年人中约有 10 亿人超重，肥胖已经成为全球性问题。美国疾病控制中心（Centers of Diease Control，CDC）发布，1985—2009 年这 20 多年，33 个州的肥胖人数急剧增长达到或超过 25%，9 个州甚至超过 30%。妊娠期妇女肥胖人群一致，为 6%～28%。

体重指数（body mass index，BMI）> 25kg/m² 为超重，BMI > 30 kg/m² 为肥胖。非孕人群 BMI > 26 kg/m² 时面罩通气困难发生率增加 3 倍。几项回顾性研究认为不论孕妇还是非孕妇，肥胖与困难气道的发生有关。

McKeen 对加拿大一家大型三甲医院产科中心 20 年的数据进行分析，发现产妇年龄 > 35 岁、体重 90～99kg 及未临产发生 DI 的风险增加。虽然这些结果引人关注，但由于孕妇肥胖发生率不断增加、相当数量妇女为过期妊娠，所以它们的临床意义有待商榷。

妊娠期肥胖和超重常伴随有高血压或子痫前期、胎儿宫内发育迟缓、糖尿病、巨大儿和异常分娩等并发症，使剖宫产率增加。这些患者产后出血的风险增加，可能需要实施全身麻醉干预。

妊娠期体重增长主要源于子宫的增大和胎儿的生长、血容量和组织间液的增多及脂肪堆积。体重增长与 Mallampati 评分增加间存在联系。体重增加和肥胖与 Mallampati 评分有关，肥胖孕妇咽腔部分阻塞的发生率为非孕者的 2 倍。肥胖的发生是妊娠期乳房增大和肿胀共同作用的结果。仰卧位时，增大的乳房上移占据颈部影响施行有效的环状软骨压迫并影响喉镜置入。另外，颈围的增长为气管插管困难和面罩通气困难的危险因素。虽然上述变化如乳房增大等存在个体差异，但仍可能造成喉镜显露困难、气管插管困难和面罩通气困难等风险。产妇体重 > 130kg 时，常发生气管插管困难。肥胖患者在妊娠期呼吸道的变化更加明显，表现为功能残气量显著减少，在潮气呼吸中闭合气量甚至超过残气量，导致动脉氧分压降低，在发生气管插管困难或面罩通气困难时产妇更易发生低氧血症。

对于肥胖孕妇进行全面的术前评估、合并症的检查和既往插管困难病史的了解非常必要，可针对性的做好充分准备和适当干预。全身麻醉诱导前，将肥胖孕妇置于"嗅花位"有利于通气和喉镜显露声门以提高气管插管成功率。该体位的目的在于使肥胖患者"三轴"（即口、咽、喉三轴）达到"最佳重叠"。

七、困难气道的预测

为确保母儿安全，产妇气道问题的预防策略需要充分的术前气道评估、合理的计划、安全的实施和最佳的麻醉方法。

ASA 困难气道工作指南，建议对气道相关的内外科和麻醉等病史进行检查以发现与困难气道有关的因素。同样，产科麻醉学（2007 版）实践指南也推荐应重视病史采集和包括呼吸道检查等在内的体格检查。ASA 已结案索赔分析（2005 年）显示，8% 的患者并未接受术前和气道相关检查。一项针对产妇插管失败进行的长达 6 年的回顾性分析发现，在共计 8970 例产科全身麻醉患者中发生 36 例插管失败（发生率 1/249），其中仅 26 例有记录可供检查。该 26 例患者的数据检查显示，有术前气道评估者还不到一半。缺乏术前气道评估是麻醉相关孕产妇死亡的主要因素。对 5802 例全身麻醉剖宫产患者进行回顾性分析，发现共 23 例插管失败，发生率为 1∶250；尽管所有患者都接受了术前评估，但仅有 1/3 被预计到可能发生插管困难，其中 2 名患者有既往困难插管病史。术后随访检查表明，最常见的是颏退缩、张口受限、牙齿突出或错位、颈部活动受限。产妇插管困难危险因素多变量分析表明，气道异常的数量越多发生困难气道的可能性也就越大。一项对产妇和非产妇插管困难预测的床旁测试诊断准确性的荟萃分析显示，测试方法的联合使用比单一方法对困难气道预测更有诊断价值。

1. 产妇困难气道预测和评估的重要性

预防产妇气道危害的基础，首先是尝试预测产妇是否存在喉镜显露困难、插管困难和面罩通气困难的风险。

研究人员试图通过单一的体格检查来预测是否存在困难气道。大多数研究人员对非产科患者运用一种或多种困难气道预测因素，而少数则运用多种预测因素判断产妇是否存在困难气道。Yentis 描述了多项关于困难气道预测研究中存在的问题；应运用专业术语进行准确性和预测力的描述。使用各种不同方法对普通人群和产妇困难气道进行预测也将在本节叙述。

2. 对预测试验进行分析的描述性术语

预测插管困难的检查方法应有高度敏感性，这样才可将大多数患者与真正插管困难者区分开来。同时，也应具有高度阳性预测值，这样只有极少数实际上易于插管的患者会遵从困难气道管理方案。

3. 术前评估

（1）病史和评价：困难气道的评估始于全面的病史采集和体格检查。ASA 困难气道管理指南和 ASA 产科麻醉工作指南建议在对所有患者麻醉开始和气道管理前，只要可行就应了解患者气道病史。有证据提示，患者的病史特征和先前的医疗记录可能与遭遇困难气道的可能性有关。这些证据建立在困难气道与先天性、获得性或者创伤性疾病等各种因素之间的关系上。通过对既往内外科病史和麻醉记录的研究，如果使用得当（尤其是对气道高危患者）将为气道管理提供有用信息。既往困难气道病史应被视为发生问题的强烈预测指标，除非该病史与特殊可逆的病程有关。病史可能来源于患者的口头回忆、既往麻醉记录、医院记录和困难气道管理证明或医疗警报（Medic-Alert）手环。麻醉信息管理系统和电子医疗记录的引进将为及时获得重要信息提供极大帮助。

（2）体格检查：指南也建议，对所有患者在麻醉开始和气道管理前运用多种气道特征评估和 6D 气道评估法行气道检查（表 24-6）。

表 24-6　用于预测产科患者气管插管困难的术前测试

插管困难指征	描　述	可接受的异常与插管困难相关的结果	与插管困难有关的量化或质化结果
比例失调（Disproportion）	与咽腔相较大的舌体	Mallampati 分级 Ⅰ 或 Ⅱ	Mallampati 分级 Ⅲ 或 Ⅳ
变形（Distortion）	气道水肿（子痫前期）	气管居中	可能难于评估
	气道创伤（钝性伤或贯通伤）	喉部解剖结构可动	钝性或贯通性气道损伤
	颈部包块（甲状腺增大）	易于触及甲状软骨	气管移位
		易于触及环状软骨	颈部不对称
			声音改变
			喉部结构不能活动
			无法触及甲状软骨
			无法触及环状软骨
甲颏间距减小（Decreased thyromental distance）	喉前和下颌空间减小	甲颏间距≥6.5cm（3 横指）无下颌后缩	甲颏间距（从甲状软骨上表面到颏尖的距离）＜6.5cm（＜3 横指）有下颌后缩
门齿间距减小（Decreased interincisor gap）	张口度减小	门齿间距＞3cm（2 横指）	上下门齿间距＜3cm（＜2 横指）
气道的部分或所有关节活动度减小（即寰枕关节、颞颌关节、颈椎）；寰枕关节对鼻嗅物位至关重要（Decreased range）	关节炎、糖尿病或其他疾病导致的头部伸展受限烧伤或创伤后的颈部挛缩	头部伸展寰枕关节伸展≥35°颈椎弯曲度≥35°颈部长、细	头部伸展＜35°颈弯曲度＜35°颈短、粗
龅牙（上唇咬合试验）（Dental overbite）	门齿前突干扰气道轴线的重叠并可能使门齿间距减小	无龅牙	有龅牙

气道评估 6-D 法有助于执业者对 6 种与气管插管困难相关征象逐一进行评估。每一征象均以大写字母 D 开头，如"difficult"一词。发生气管插管困难的可能性与该表观察到征象的数量成比例

［经许可改编自 Rich JM. Recognition and management of the difficult airway with special emphasis on the intubating LMA-Fastrach/whistle technique: A brief review with case reports. Proc (Bayl Univ Med Cent), 2005, 18(3):220–227.］

4.面罩通气困难的预测指标

能够识别产妇困难气道的预测指标也是至关重要的。当无法成功实施喉镜显露或发生意外困难气道时，成功的面罩通气（mask ventilation，MV）就成为麻醉医师进行急救的唯一手段。妊娠期呼吸改变相关章节中已细述，妊娠期妇女呼吸暂停后出现低氧血症更加迅速。计算机模拟患者吸入纯氧后动脉血氧饱和度表明，与健康者相比，当患病或肥胖时出现低氧血症的过程将会明显加速（彩图51）。同样运用计算机模型，观察到产妇对呼吸暂停的耐受性下降，尤其是在Trendelenberg体位时。这些研究都强调早期识别气管插管困难的重要性，并制定如何对母亲进行氧合和通气的策略。

虽然大量文献对喉镜显露困难的预测因素进行描述并对暴露程度分级，而对面罩通气困难的研究却非常有限。用四点测量法对面罩通气困难进行分级（表24-7）。临床上遇到面罩通气3级（不充分、不稳定或需双人操作）或4级（无法通气）同时发生插管困难为最担心的气道后果；患者发生气管插管困难时作为首要急救技术的传统面罩通气也极具挑战。因此，预测到这些情况非常重要，可以使麻醉医师准备如喉罩、可视喉镜等替代工具。

表 24-7　面罩通气困难分级

分级	描述
1	可经面罩通气
2	置入口咽通气道/用或不用肌松药辅助下行面罩通气
3	用或不用肌松药通气困难（不足、不稳定或需双人）
4	不论用或不用肌松药无法行面罩通气

［经许可转载自 Kheterpal S, Han R, Tremper KK,et al. Incidence and predictors of difficult and impossible mask ventilation. Anesthesiology, 2006, 105(5):885-891. ］

一项对22 660例非产科患者面罩通气的观察性研究中，与面罩通气3级或4级和插管困难相关的指征可应用于产科患者，包括独立危险因素如①下颌活动受限或严重受限、颈粗或颈部肥胖；②呼吸暂停史；③打鼾史和BMI ≥ 30kg/m²。该项研究支持并能够证实Takenaka等提出的下颌前突测试在预测面罩通气困难和气管插管困难中的价值。

5.特殊患者气管插管困难的评估方法

（1）张口度（张口受限）：张口度（interincisor distance，IID）指上下门齿之间的距离。正常值＞4.6cm；如＜3cm或＜2横指（fingerbreadths, fd）是不安全的并预示可能插管困难、＜1横指将阻碍喉罩置入。张口度＜5cm或2～3横指提示可能喉镜显露困难，＜1横指或1.5cm时影响喉罩和喉镜置入。置入可插管型喉罩张口度至少需2cm。最大张口度受寰枕关节伸展度的影响，但它对普通人群或产妇插管困难的预测并不可靠。

不论普通人群还是产妇，单以张口度为插管困难的预测指标并不可靠。最大张口度受寰枕关节伸展度的影响。尽管Savva等发现张口度在鉴别是否为插管困难时并非有用的独立测试，但在澳大利亚重症事件监测研究中，4个与插管困难有关的变量分别为张口受限、肥胖、颈部活动受限和缺少有经验的助手。张口受限伴下颌活动受限在综合评分系统中占据很高的位置，如Wilson风险评估（体重、头颈活动度、门齿间距、下颌前突、下颌退缩、龅牙）和Arne风险指数评分（插管困难史、插管困难相关病理改变、临床综合征、甲颏间距＜6.5cm，头颈活动受限、Mallampati评分2～4分、张口度＜5cm及下颌前突B/C级）都被用于插管困难的预测。

（2）下颌前突试验：依照下门齿前移可超过上门齿的程度分为A级、B级或C级（图24-2）。依据分级标准，C级与喉镜显露困难和面罩通气困难相关，而A级却很少发生困难。产科患者中，将Wilson风险评估和Mallampati评分联合运用，显示出高度敏感性、特异性和阳性预测值。

（3）上唇咬合试验（upper lip bite test, ULBT）：ULBT用于评估下门齿可以超过上唇的程度，分为3级（图24-3）。该试验可同时评估下颌前突活动度和门齿前突。一项最新研究显示，在非孕患者中，ULBT Ⅲ级同时ⅡD＜4.5cm、甲颏间距（thyromental distance，TMD）＜6.5cm和颏胸间距（sternomental distance，SMD）＜13cm均被认为插管困难的预测指标。ULBT的特异性和准确性显著高于TMD，SMD或ⅡD（三者特异性分别为91.69%，82.27%和82.27%）。将ULBT和SMD联合应用时敏感性最高。建议ULBT与其他试验结合使用对预测喉镜显露和气管插管难易程度更可靠。

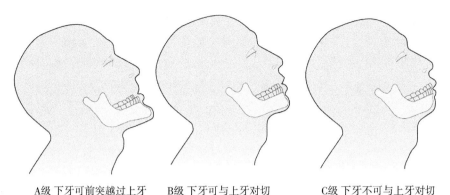

A级 下牙可前突越过上牙　　B级 下牙可与上牙对切　　C级 下牙不可与上牙对切

图 24-2　用于预测面罩通气困难的下颌前突试验

[经许可转载自 Takenaka I, Aoyama K, Kadoya T. Mandibular protrusion test for prediction of difficult mask ventilation. Anesthesiology, 2001, 94(5):935.]

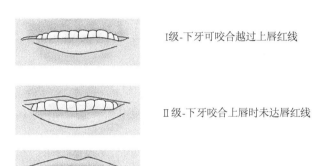

I级-下牙可咬合越过上唇红线

II级-下牙咬合上唇时未达唇红线

III级-下牙无法咬住上唇

图 24-3　上唇咬合试验

[经许可转载自 Khan ZH, Mohammadi M, Rasouli MR, et al. The diagnostic value of the upper lip bite test combined with SMD, TMD, and interincisor distance for prediction of easy laryngoscopy and intubation: A prospective study. Anesth Analg, 2009, 109(3):822–824.]

（4）改良的 Mallampati 试验：1985 年，Mallampati 等首次对舌底与口咽结构（悬雍垂、扁桃体、咽腭弓）间的关系进行了描述。Mallampati 假设就口咽腔而言舌底巨大时，巨大的舌体可能遮挡扁桃体和悬雍垂造成喉镜显露和气管插管困难。最初 Mallampati 分为 3 级；随后 Samsoon 和 Young 进行修正并增加了第 4 级。分级标准是依照舌底遮挡咽部结构的程度而定的(图 24-4)。试验时患者取坐位，头保持正常位、张口并尽力伸舌。勿发音，因为可使软腭回缩造成假阳性。为了避免假阳性或假阴性，该试验应反复测试 2 次。

Mallampati 分级可作为单一变量预测因素或多变量分析的一部分对气管插管困难进行预测。在产科患者中，Mallampati 分级试验被作为单一参数来说明妊

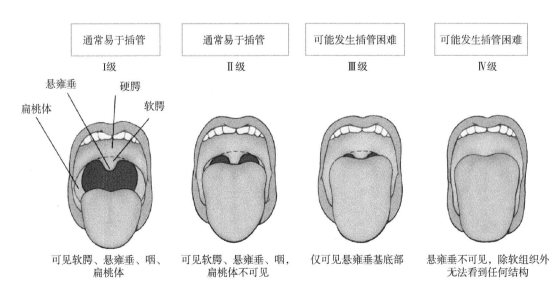

图 24-4　插管难度

[改编自 Mallampati Classification. Samsoon GL, Young Jr. Difficult tracheal intubation: A retrospective study. Anaesthesia 1987;42:487–90; Mallampati SR, Gatt SP, Gugino LD, et al. A clinical sign to predict difficult tracheal intubation: A prospective study. Can Anaesth Soc J, 1985, 32(4):429–434.]

娠期妇女显著的气道变化并强调术前气道评估的重要性。Pilkington 等评价了在孕周 12 周和 38 周两个阶段拍照记录的 Mallampati 分级,并证实同一患者 Mallampati 分级提高。随着妊娠的进展,与之相关的体重增加、呼吸道结缔组织和血管增生导致口咽部水肿与 Mallampati 评分的提高有关。

最近,Kodali 等完成了一项评价分娩过程变化的研究,分为两部分。第一部分的研究采用传统的 Mallampati 气道分级 Samsoo 修正版。在分娩开始和结束时分别对气道拍照并记录。第一部分研究不包括 Mallampati 分级Ⅳ级的妊娠妇女。在第二部分的研究中,用听觉反射技术测量分娩开始和结束时上呼吸道容积。第一部分(n =61)分娩后较分娩前 Mallampati 分级显著提高($P < 0.000\ 1$)。分娩后,20 例(33%) Mallampati 分级提高了 1 级、3 例(5%)提高了 2 级。分娩结束后,8 名产妇 Mallampati 分级为Ⅳ级($P < 0.01$),30 名产妇 Mallampati 分级为Ⅲ级或Ⅳ级($P < 0.000\ 1$)。第二部分(n =21),产后患者口腔容积($P < 0.05$)、咽腔面积($P < 0.05$)和容积($P < 0.001$)均显著降低。

Boutonnet 等对 87 位妊娠期患者在妊娠第 8 个月(T_1)、硬膜外导管置入(T_2)、产后 20min(T_3)和产后 48h(T_4)等 4 个时间点行 Mallampati 分级变化的评估。37% 的患者 Mallampati 分级无变化。各时间点 Mallampati 分级降至Ⅲ级和Ⅳ级的患者比例如下: T_1 10.3%, T_2 36.8%, T_3 51%, T_4 20.7%。各比例的差异均显著($P < 0.01$)。与产前相比,分娩时 Mallampati Ⅲ级和Ⅳ级的发生率增加,且该变化在产后 48h 未逆转。

这些研究明确了妊娠期尤其是在分娩过程中 Mallampati 分级常会增高。结果表明在分娩前对气道进行评估、剖宫产麻醉管理前再次评估对预测可能发生的面罩通气和气管插管困难是必不可少的。

(5)寰枕关节(atlanto-occipital,AO)伸展度:嗅物位或 Magill 位被看作最"经典"利于插管的头颈位置。嘱患者头部伸直、面部向前、做最大限度伸展时,检查者通过上牙咬合面轴线与水平面的角度测得 AO 伸展度。测量可用简单的视觉估算或使用更加准确的测角仪。正常 AO 关节伸展度为 35°(图 24-5)。放置喉镜时,上段颈椎的 AO 关节伸展度可使(口、咽、喉)3 条轴线成一直线,从而提高喉镜置入和气管插管的成功率(图 24-6)。

任何伸展度的减少均被分级如下:

Ⅰ级: > 35°

Ⅱ级: 22° ~34°

Ⅲ: 12° ~21°

Ⅳ: < 12°

关节伸展度的减小可造成喉镜显露和气管插管困难。AO 关节完全僵直可影响置入喉镜后声门的暴露。张口度、头颈活动度即 AO 关节伸展度,被看作是成功气道管理的关键。头颈活动度对于基本的气道维持和直接喉镜显露是必不可少的。一项对志愿者的观察性研究中,Calder 等假设头颈伸展度存在于张口度正常的人群。研究者证实当颈部从中立位伸展达 26° 时张口度为最大;下颌活动度、张口度和头颈伸展度之间是相互影响的。如果患者头颈活动受限那么其张口度也会减小。这一现象表明,当患者头颈活动度减小时气道管理将会面临困难。

图 24-5 寰枕关节伸展度量化的临床方法

[经许可转载自 Bellhouse CP, Dore C. Criteria for estimating likelihood of difficulty of endotracheal intubation with the Macintosh laryngoscope. Anaesth Intensive Care, 1988, 16(3):329–337.]

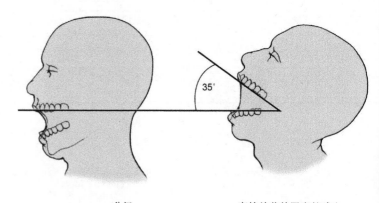

分级	寰枕关节伸展度的减少
1.伸展度无减少	无
2.减少约 1/3	1/3
3.减少约 2/3	2/3
4.无伸展度	全部

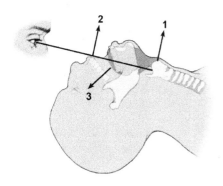

可阻碍直视声门的有：

1. 喉的位置相对前移
2. 上齿明显前突
3. 巨大的位于后方的舌体

图 24-6　声门的可见度

（经许可转载自 Cormack RS, Lehane J. Difficult tracheal intubation in obstetrics. Anaesthesia, 1984, 39:1105–1111.）

（6）甲颏间距（thyromental distance，TMD）（Patil 试验）：甲颏间距是指头完全伸展时测量从下颌到甲状软骨切迹之间的距离，用尺子测量可更准确。可对下颌空间进行估算，并可帮助确定在寰枕关节伸展时喉轴线与咽轴重叠的程度（图 24-7）。

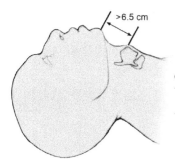

>6.5 cm

≥6.5cm ~ 正常　易于插管
6.0 ~ 6.5cm 可能存在喉镜显露/气管插管困难
<6.0cm 不可能完成喉镜显露/气管插管

图 24-7　甲颏间距

[引自 Patil Vijayalakshmi U, Stehling Linda C, Zauder Howard L. Fiberoptic endoscopy in anaesthesia. Chicago: Year Book Medical Publishers; 1983. Bellhouse CP, Dore C. Criteria for estimating likelihood of difficulty of endotracheal intubation with the macintosh laryngoscope. Anaesth Intensive Care, 1988, 16(3):329–337. Frerk CM. Predicting difficult intubation. Anaesthesia, 1991, 46(12):1005–1008.]

■ 甲颏间距 > 6.5cm：无其他畸形、表明易于插管。

■ 甲颏间距 6~6.5cm：表明咽轴和喉轴重叠困难，造成喉镜显露困难和气管插管困难。然而，使用弹性橡胶探条或可视管芯辅助可能完成插管。

■ 甲颏间距 < 6cm：表明喉镜显露尤其是气管插管几乎是不可能的。甲颏间距与其他参数如 Mallampati 分级合用可预测困难气管插管；患者 Mallampati Ⅲ级或Ⅳ级和甲颏间距减小时可能发生插管困难。

（7）颏胸间距（sternomental distance，SMD）：指闭口、头完全伸展时测得从胸骨至颏尖间的距离，

正常值 13.5cm。Savva 等对 355 名（322 名非产科患者和 28 名产妇；185 名女性）患者使用以下指标行是否为气管插管困难的评估：甲颏间距、颏胸间距、下颌前突和张口度。气管插管困难者 17 名（4.9%），其中 4 名为 Cormack-Lehane 3 级或喉镜显露 4 级。Savva 等并未指出这 4 名患者有几名是产科患者，由于妊娠期体重的增加可能造成喉镜窥喉困难。17 名气管插管困难的患者中有 14 名在评估时发现其闭口、头最大伸展时颏胸间距 ≤ 12.5cm。该研究结果表明，颏胸间距敏感性为 82.4%，特异性为 88.6%，在颏胸间距、甲颏间距、改良的 Mallampati 分级、下颌前突试验和张口度等所有测试项目中，颏胸间距为预测气管插管困难的最佳指标。

对 523 例拟在全身麻醉下行择期或急诊剖宫产手术患者的颏胸间距和喉镜显露的情况进行记录。SMD ≤ 13.5cm 时，敏感性 66.7%，特异性 71%，阳性预测值仅 7.6%。18 例（3.5%）Cormack-Lehane 3 级或喉镜显露 4 级的患者被归为可能气管插管困难。对于产科患者，SMD 本身并非喉镜显露困难或气管插管困难有用的预测因素，但其可作为术前气道评估的一部分与其他快速简便的测试方法合用。

（8）颏-舌间距：颏长度的测量是从下颌至舌骨，正常值至少 4cm 或 3 横指。如颏-舌间垂直距离增加，可能造成喉镜显露困难。如下颌支相对较短或喉部相对靠后，可能为喉镜显露困难的不利解剖因素。

八、产科患者困难气道的预测因素

由于全身麻醉应用的减少使得对产科人群喉镜显露困难和气管插管困难的研究受阻。然而很多病例仍然需要全身麻醉，因此，对于麻醉医师来说对患者行系统的术前评估是非常必要的、可对气管插管困难的潜在风险做出正确决定。

Rocke 等首次使用多变量分析对气管插管困难进行预测。对 1500 例行急诊和择期剖宫产术患者的术前气道评估和潜在风险因素进行评价和记录。使用 Mallampati 试验行气道评估，最大张口时评估口咽结构的可见度。其他潜在风险因素的评估包括肥胖、颈短和上颌切牙缺失、龅牙或单个门齿。颈短相当于寰枕关节活动度降低、下颌退缩等于甲颏间距减小、上颌切牙突起为明显的龅牙或 ULBT Ⅲ 级。在随后的全身麻醉诱导，对 Cormack-Lehane 喉镜显露和气管插管困难程度进行分级。

依照以下标准对气管插管的难易程度进行分级（图 24-8）。

1 级：简单，首次尝试插管成功，无困难。

2 级：稍困难，首次尝试未完成插管，无困难、经调整喉镜片或头部位置插管成功，无须借助其他设备、取出再重新置入喉镜或上级医师帮助。

3 级：非常困难，需取出喉镜再次面罩通气给氧，随后再尝试插管用或不用气道辅助设备。3 级又分为 3A 和 3B。

3A 仅可见会厌（使用直喉镜片可将会厌挑起）。插管困难但使用引导探条或可弯曲纤维支气管镜可能成功。

3B 仅可见会厌（使用喉镜片无法将会厌从咽后壁提起）。在可视管芯或纤维支气管镜下完成气管插管。

4 级：气管插管失败，住院医师数次尝试插管失败或误入食管，上级麻醉医师插管成功。

气道评估 Mallampati Ⅰ 级相比，气管插管困难的相对风险为：Mallampati Ⅱ 级 3.23；Mallampati Ⅲ 级 7.58；Mallampati Ⅳ 级 11.3；颈短 5.01；下颌退缩 9.71；门齿前突 8.0。运用独立风险因素单变量分析，危险因素不同组合的概率指数 / 或相对风险参数显示，Mallampati Ⅲ 级或Ⅳ级的患者合并门齿前突、颈短和下颌退缩时，发生喉镜显露困难的可能性＞ 90%（图 24-9）。

Rocke 等的研究强调术前气道评估的重要性和全身麻醉下行急诊剖宫产时对气道干预预期准备的重要性。

多种测试方法结合可更好地预测产科患者插管困难。

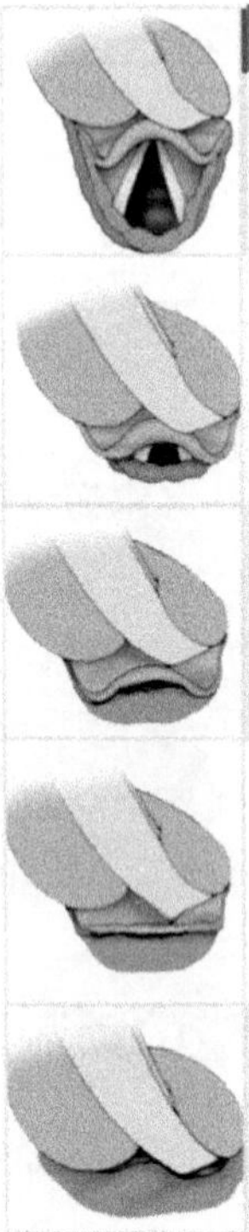

	分级	口腔解剖所见	可能的插管情况
	1	完整的从前、后联合至声门开放	易于插管
	2	仅可见声门后部	通常带管芯的气管导管通过喉口并不困难
	3a*	仅可见会厌（用喉镜片可将会厌提起）	插管困难，但使用Eschmann引导探条或可弯曲的纤维支气管镜可能完成插管
	3b*	仅可见会厌（但用喉镜片无法将会厌从咽后壁提起）	插管困难，因为插入Eschmann引导探条可能受阻。经可视喉镜或可弯曲纤维支气管镜可成功实施气管插管
	4	仅可见软组织，气道解剖无法辨认	插管困难，需要高级技能方能完成插管

*通常气管插管需要高级气道技能而非直接喉镜显露

图 24-8 Cormack 和 Lehane 气道分级

［经许可转载自 Cormack RS, Lehane JR, Adams AP, et al. Laryngoscopy grades and percentage glottic opening. Anaesthesia, 2000, 55(2):184.］

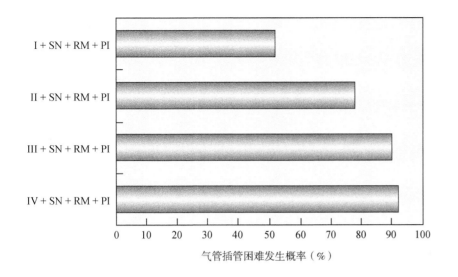

图 24-9 不同危险因素合并时发生气管插管困难的概率

［经许可改编自 Rocke DA, Murray WB, Rout CC, et al. Relative risk analysis of factors associated with difficult intubation in obstetric anesthesia. Anesthesiology, 1992, 77(1):67-73.］

1. 运用 MP 分级和 Wilson 风险评估

Gupta 等将 MP 分级和 Wilson 风险评估合用对接受择期或急诊剖宫产手术的 372 例产科患者进行插管困难预测。Wilson 风险评估评分由 5 个附加分因素、3 个客观和 2 个主观标准（体重、头颈活动度、下颌活动／下颌前突与 IDD 及下颌退缩、龅牙）计算而来。对产科患者行困难气道预测时，将 MP 分级和 Wilson 风险评估合用其敏感性、特异性和阳性预测值均提高。Rocke 等对产妇气管插管的难易程度进行主观评价并记录。在该研究中，372 例患者中有 25 例（6.7%）为喉镜显露困难。尽管与 Wilson 风险评估相比，MP 分级对困难气道的预测更加敏感，但两者单独使用时敏感性均较低，而且假阴性和假阳性结果较多。而两者合用时，敏感性提高至 100%，特异性 96.2%。该研究认为，产妇术前评估时应常规进行这两项试验。如两项试验均为阳性，即可预测喉镜显露困难／气管插管困难，可采取有效措施制定麻醉方案以避免气道相关事故的发生。

2. MP 分级、甲颏间距、颏胸间距、颌舌间距和张口度的应用

Merah 等对连续 80 例需在全身麻醉下行剖宫产的产科患者进行了超过 1 年的评估。研究人员采用 MP 分级、TMD，SMD，下颌水平长度和 IID 等 5 种气道评估方法，对 80 名西非裔产科患者进行直接喉镜显露困难的预测研究。80 名患者中，8 名（10%）为喉镜显露困难。研究人员对测试方法的敏感性、特异性和阳性预测值进行计算。MP 测试最高，分别为敏感性 87.5%，特异性 95.8%，阳性预测值 70%。

将所有测试方法联合使用时敏感性为 100%，特异性 36.1%，阳性预测值 14.8%。然而，与 MP 单独使用相比，MP 和 TMD 合用时敏感性达 100%，特异性降至 93.1%，阳性预测值则从 70% 降至 61.5%。或许加大样本量得出的结果会有差异。研究人员认为，改良 MP 测试与喉镜显露困难的预测之间存在密切联系。

3. 床旁筛查试验的荟萃分析

Shiga 等对预测气管插管困难的床旁测试的诊断准确性进行了荟萃分析，要求被试患者无气道疾病病史。35 项研究（50 760 例患者）中包含了来自电子数据库的外科和产科患者；详见表 24-8。气管插管困难总发生率为 5.8%（95% 可信区间（confidence interval，CI 4.5~7.5）。筛查试验包括 MP 分级、TMD，SMD，张口度和 Wilson 风险评分。各测试方法的敏感性从较差到中等，为 20%~62%，特异性中等至优良，为 2%~97%。荟萃分析发现，最有用的床旁预测方法为 MP 分级和 TMD 合用（阳性似然比 9.9，95% CI 3.1~31.9）。

该研究得出结论，在手术患者中，将测试方法合用时诊断价值高于各种方法单独使用。

产科患者（共 2155 例患者）气管插管困难发生率为 3.1%（95% CI，1.7~5.5）。荟萃分析的结果提示，MP 分级对产妇和肥胖者的诊断价值与普外科患者相似。上述人群中诊断相对危险度相似，敏感性较差，特异性较高。产科患者中，MP 分级评分敏感性为 56%、特异性 81%，似然比 0.6%。然而，由于研究不足和个体差异的问题，对产科患者的荟萃分析尚无定论。

表24-8　6种气管插管困难床旁试验统计的 Bayesian 评估汇总

诊断试验	所含研究数量	患者数量	插管困难流行率 (95%CI), %	合并敏感性 (95%CI), %	合并特异性 (95%CI), %	合并似然比 Pos.	合并似然比 Neg	合并记录诊断优势比 (95%CI)
全部人群								
Mallampati								
分级	31	41 193	5.7 (4.4~7.3) [1]	49 (41~57) *	86 (81~90) *	3.7 (3.0~4.6) *	0.5 (0.5~0.6) *	2.0 (1.7~2.3) *
甲颏间距	17	2 932	6.5 (4.6~9.1) [1]	20 (11~29) *	94 (89~99) *	3.4 (2.3~4.9) *	0.8 (0.8~0.9) *	1.7 (1.2~2.1) *
颏胸间距	3	1 085	5.4 (3.1~9.2) [1]	62 (37~86) *	82 (67~97) *	5.7 (2.1~15.1) *	0.5 (0.3~0.8)	2.7 (1.4~3.9) *
张口度	3	20 614	5.6 (2.2~14.5) [1]	22 (9~35) *	97 (93~100) *	4.0 (2.0~8.2) *	0.8 (0.7~1.0) *	1.7 (1.2~2.3) *
Wilson 风险评分	5	6 076	4.0 (1.8~9.0) [1]	46 (36~56)	89 (85~92) *	5.8 (3.9~8.6) *	0.6 (0.5~0.9)	2.3 (1.8~2.8) *
Mallampati 分级								
与甲颏间距合用	5	1 498	6.6 (2.8~15.6) [1]	36 (14~59) *	87 (74~100) *	9.9 (3.1~31.9) *	0.6 (0.5~0.9) *	3.3 (1.5~5.0) *
产科亚组								
Mallampati 分级	3	2 155	3.1 (1.7~5.5) [1]	56 (41~72)	81 (67~95) *	6.4 (1.1~36.5) *	0.6 (0.4~0.8)	2.5 (0.6-4.4) *
肥胖亚组（BMI > 30）								
Mallampati 分级	4	378	15.8 (14.3~17.5)	74 (51~97) *	74 (62~87) *	2.9 (1.6~5.3) *	0.4 (0.2~0.8)	2.1 (0.8-3.3) *

验前概率 = [（验前比）* 似然比] / [1+（验前比）* 似然比]；验前比 = 验前概率 / (1- 验前概率)

全部使用 DerSimonian-Laird 随机效应模型

(1) 显著性差异（P < 0.1）

BMI（body mass index）. 体重指数；CI（confidence interval）. 可信区间；Neg（negative）. 阴性；

[经许可转载自 Shiga T, Wajima Z, Inoue T, et al. Predicting difficult intubation in apparently normal patients: A meta-analysis of bedside screening test performance. Anesthesiology, 2005, 103(2):429-437.]

肥胖患者（BMI > 30kg/m^2）气管插管困难的发生率为 15.8% 或为正常人群的 3 倍。肥胖患者插管困难的验前概率为 15%，插管困难风险为 34% 且 MP 评分较高，风险为正常人群的 2 倍，正常人验前概率为 5%。由于肥胖患者腭、咽后壁、下颌等区域软组织的过度堆积，导致喉镜显露困难。同样，肥胖孕妇的插管困难发生率也较高。正因如此，MP 评分证实肥胖患者插管困难验后概率较正常人高。

4. 插管困难的量化评估——Lemon 试验

多种外部特征与喉镜显露困难和气管插管困难有关。在紧急剖宫产行全麻诱导前，一种实用、系统和快速的气道评估方法是必须的，对预测潜在的喉镜显露困难或面罩通气困难十分重要。应根据评估结果制定管理方案和配备气道急救设备。

"LEMON" 为一项简便、快速并易于在急诊患者中实施的气道评估方法，经证实其具有较高的预测价值。由五项麻醉前评估项目的首字母缩写组成（表24-9，图 24-10）。

表 24-9 LEMON：气道评估法

L（look）= 目测评估可能造成气管插管困难的解剖特征

E（evaluate）=3-3-2 评估法则

— 张口度（3 横指）

— 舌颌间距（3 横指）

— 甲状软骨 - 口底间距（2 横指）

M=Mallampati 评分

— Ⅰ：可见软腭、悬雍垂、扁桃体

— Ⅱ：可见软腭、悬雍垂

— Ⅲ：可见软腭、悬雍垂底部

— Ⅳ：可见硬腭

O（obstruction）= 梗阻：检查上气道部分或完全梗阻

N（neck）= 颈部活动度

［经许可转载自 Reed MJ, Dunn MJ, McKeown DW. Can an airway assessment score predict difficulty at intubation in the emergency department? Emerg Med J, 2005, 22(2):99–102.］

将来随着产科全身麻醉量的减少，对预测气管插管困难有意义的前瞻性研究将越来越难。基于目前的知识状况，直到能对多中心产科患者困难气道预测试验证据进行科学有效性的验证前，上述多变量分析在预测喉镜显露困难和插管困难方面还是不错的。然而，

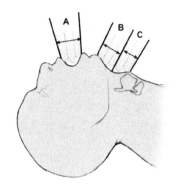

A. 门齿间距（3横指）

B. 舌颏间距（3横指）

C. 甲状软骨-口底距离（2横指）

图 24-10 LEMON 气道评估法

（经许可转载自 Murphy MF, Walls RM. The difficult and failed airway. Manual of Emergency Airway Management. Chicago, Illinois: Lippincott Williams & Wilkins, 2000:31–39, fb, finger breadths.）

仍需对未来的受训者进行喉镜显露困难、气管插管困难、面罩通气困难、声门上设备的置入和困难外科气道等稳妥气道评估的继续教育。当怀疑产妇存在困难气道时，需要在顺产和手术分娩前制定合理的麻醉计划，并在策略和技术方面及时做出决定，以通过向母亲通气和氧供进行困难气道的急救，逆转气道事故；也要意识到权衡产妇分娩的重要性也是很关键的。

九、困难气道产妇的麻醉管理

预测困难气道产妇顺产或手术分娩时、预计或非预计的困难气道产科患者行剖宫产时的麻醉管理方案，均应以 ASA 产科麻醉实践指南和 ASA 困难气道管理实践指南为基础。

不论产科还是非产科患者，困难气道管理已经成为最重要的安全问题之一。因此，ASA、英国困难气道学会、加拿大困难气道管理指南、法国、意大利及澳大利亚国家学会困难气道管理工作组等均发表了关于成年人困难气道管理的指南和策略。

2007 年版 ASA 产科麻醉实践指南的重要性在于它提出了降低产妇、胎儿和新生儿并发症的特别建议，包括以下内容。

根据对麻醉和产科风险（即病态肥胖和困难气道）的认识，应该确保麻醉医师和产科医师间的会诊。对具有插管困难和面罩通气困难风险的产科患者，应在分娩时提前制定避免气道问题的策略。该策略要求对高风险（如肥胖、困难气道、子痫前期、高风险产科并发症、前次剖宫产患者试行经阴道分娩）患者在分娩早期提前行硬膜外置管，这与 ASA 产科麻醉实践

指南的建议是一致的。

　　应考虑为有产科或麻醉指征的患者（困难气道或肥胖）提前置入可用的椎管内导管，以减少必须进行紧急操作时对全身麻醉的需求。

　　计划还需包含急诊气道管理人员和设备的立即可用性，以及供氧或危急气道管理的方式，这意味着必要时需建立外科气道。

　　ASA 困难气道处理流程（difficult airway algorithm，DAA）的关键和优势在于它的推荐意见覆盖了成年手术患者预计和非预计困难气道的管理。ASA 困难气道管理工作组也强烈推荐气道管理的整个过程中维持氧合相关策略的使用。氧合是在非急诊通道、急诊通道和 CICV 危急气道等情况下维持气道管理的基础。遗憾的是，对饱胃患者行快速顺序诱导时的急诊气道管理 ASA DAA 并未给出建议，研究表明，在急诊情况下回想 ASA DAA 是非常困难的。

　　最近的文献前瞻性地验证了，通过简化 DAA、严格遵守 DAA、并使用如橡胶弹性探条、可插管喉罩和新的可视喉镜等气道设备，困难气道患者插管成功率得到了提高。英国困难气道学会为 3 种不同的困难插管情况制定了更加简单、清晰和明确的流程图，分别为：常规诱导、非预计插管困难的非产科患者行快速顺序诱导（琥珀胆碱）、肌松和麻醉后患者发生插管失败 /CICV 和逐渐加重的低氧血症。

　　然而，DAA 指南并未对分娩时预计为困难气道或快速顺序诱导后发生困难气道的产妇制定管理策略，尤其是在急诊分娩情况下。因此，接下来为以下情况提供推荐意见。

　　A. 对预计为困难气道的①顺产或②手术产的孕产妇的管理，此时气道管理并非必须。

　　B. 对预计为困难气道的剖宫产孕产妇的管理，此时气道管理是必须的。

　　C. 意料外困难气道快速顺序诱导的管理。

　　D. CICV（无法插管 / 无法通气）情况的管理，①无创气道急救设备的使用；②急诊剖宫产或急产发生进行性低氧血症时使用有创气道急救设备。

　　这些推荐意见的形成是建立在 ASA 产科麻醉实践指南、ASA 困难气道管理实践指南和英国困难气道学会快速顺序诱导后困难气道管理指南的基础之上。

1. 预计为困难气道孕产妇的麻醉管理

　　（1）顺产：为保证孕产妇和胎儿的安全，消除气道相关孕产妇死亡率，明确产科麻醉管理方案中“最佳实践”的概念非常重要。这意味着，首先在产前对高风险孕妇进行评估并启动多学科讨论，为高风险孕妇的分娩管理制订合理计划。在法国，所有妊娠期妇女均需强制行产前麻醉评估。既然强制性评估可能性价比不高，应当确立产前麻醉评估选择的明确适应证，如病态肥胖、已知的困难气道或存在显著合并症等。

　　其次，作为“最佳实践”的一部分，应该为所有在分娩区的孕妇提供麻醉评估和咨询服务，由此可以防止麻醉预计为困难气道者时措手不及。产科医师和麻醉医师应相互协作处理高风险产妇以使其获得最佳医疗。

　　根据 1992 年美国妇产科医师学会的委员会意见，产科医师应警惕麻醉医师为产妇实施全身麻醉时可能发生的并发症。应考虑为该类患者提前置入有功能的硬膜外导管。在急诊或紧急剖宫产时，通过可用的硬膜外导管实施手术麻醉要比尝试清醒气管插管快得多，尤其对困难气道患者；或者更糟的，气管插管失败后确保气道开放，这更难。

　　对产科住院医师教育和培训气道评估、气管插管失败的风险也非常重要，因为已证实这改变了他们对分娩镇痛的态度。在该研究中，产科医师要求对存在困难气道的患者预防性行硬膜外置管，因其提供了又一提高患者安全性的措施。

　　对在麻醉方面具有高风险者和有可能剖宫产需减少非预计全身麻醉风险者，于分娩早期预防性置入椎管内导管，如连续硬膜外镇痛和连续腰麻镇痛。这一做法已得到大样本人群研究的验证。有功能的硬膜外导管的使用减少了对全身麻醉的需求并避免了发生可能的气道并发症，尤其是在急诊手术中。此外还建议在这类高风险患者中，于分娩开始前或分娩早期患者要求分娩镇痛时置入硬膜外或蛛网膜下隙导管。病态肥胖产妇首次失败率很高；因此，硬膜外导管应在分娩早期提前置入，以保证效果确切。

　　另一分娩镇痛的观点是运用腰硬联合（combined spinal epidural，CSE）镇痛。但是，它在预计为困难气道、严重肥胖或极可能行手术分娩等患者中的使用仍有待商榷。在最初经蛛网膜下隙用药镇痛的阶段，硬膜外导管的功能并不清楚，因此置入 CSE 后急诊或紧急剖宫产手术所需麻醉效果无法确保。然而，Bloom 等报道区域麻醉失败需要改用全身麻醉的比例中，硬膜外较腰麻或腰硬联合更为常见（分别为 4.3% 对比 2.1% 和 1.7%）。

最后，作为最佳实践的一部分，需要一种更加积极的方式来管理不完善的椎管内阻滞，如及时更换无效的或效果甚微的硬膜外导管。

（2）手术分娩：椎管内技术对剖宫产既安全又可预测；因此，对行择期或急诊剖宫产术的患者，如果无须对气道进行干预，那么就可采用如单次腰麻、连续硬膜外麻醉、腰硬联合麻醉或连续腰麻等神经麻醉。很显然，在椎管内阻滞前建立功能监护警报、完善药物准备、设备检查等是至关重要的。急诊气道设备与困难气道车应准备就绪。毋庸置疑，区域麻醉应在手术室内实施。

2. 剖宫产孕产妇预计困难气道的管理，此时气道管理是必要的

（1）清醒气管插管：若判定剖宫产者有受气道干预的极大可能，则应行清醒气管插管。剖宫产手术患者清醒插管的指征包括既往气管插管困难 / 失败病史、成骨不全、严重的类风湿关节炎、严重的面部烧伤、上呼吸道畸形、肢端肥大症、小舌扁桃体畸形、病态肥胖合并呼吸睡眠暂停综合征、预测为面罩通气困难或失败（表 24-10）。在这些患者中可以考虑实施椎管内麻醉，纵然极具挑战，但保证清醒气道以确保母儿安全是谨慎的。

表 24-10　困难气道相关因素

既往困难气道病史
病态肥胖
糖尿病，肢端肥大症，类风湿关节炎，阻塞性睡眠呼吸暂停，成骨不全症
创伤，面部烧伤，水肿，头颈部感染，口、舌、咽、喉、气管或颈部血肿
舌体大，颌退缩，腭弓高，龅牙，颈短粗，乳房巨大，小口畸形，喉头固定或"高"
张口度 2～3cm，下颌前突 C 级，Mallampati 3 级或 4 级，甲颏间距 < 6cm，头 / 颈活动度减少
声音改变，呼吸短促，吞咽困难，窒息性喘鸣，无法平卧，流涎，舌扁桃体增生

预计为困难气道行剖宫产手术患者的麻醉管理并不是一成不变的，因为麻醉诱导后气管插管可能失败，进而可能发生 CICV 情况。相反，区域阻滞技术可能会不成功，或者可能出现尽管较少见的并发症、需要紧急插管。

成功实施清醒气管插管的基本步骤如下。

- 患者咨询。
- 患者同意。
- 抑制腺体分泌药物的使用。
- 合理镇静。
- 气道表面麻醉。
- 成功使用纤维支气管镜的临床技能。

患者咨询：提供所有的选择、讨论风险和益处，获得知情同意，这些内容怎么强调都不过分。与患者和家属交流需要充足的时间。上呼吸道表面麻醉前 15min 格隆溴铵 0.2mg 静脉注射，有助于减少口咽部分泌物，利于未稀释的局麻药经口咽黏膜快速吸收并提高声门开放时纤维支气管镜的可视程度。产妇使用格隆溴铵的另一优势为，季铵类化合物不能通过胎盘屏障，因此对胎儿无影响。

镇静：谨慎选择镇静药物，如咪达唑仑 15～30µg/kg 静脉注射可缓解焦虑，芬太尼 1.5µg/kg 静脉注射（理想体重）不仅可提供镇痛、抑制气道反射、利于气道操作、提高患者舒适度配合整个操作过程，并且对母儿无呼吸抑制的风险。

盐酸右美托咪定为又一可选择的镇静药物，它不通过胎盘，并成功用于纤支镜插管时的镇静。右美托咪定 1.0µg/kg 连续 10min 静脉滴注，可使患者良好耐受整个插管过程；血流动力学更加平稳；保证气道通畅且无呼吸抑制风险。

表面麻醉：传统上讲，口腔作为气道的入口；因为鼻黏膜充血有鼻出血的风险，因此，妊娠期妇女应避免经鼻插管。利多卡因气道表面麻醉的目的在于抑制咽、喉、支气管反射便于顺利完成气管插管。无须注射即可完成气道表面麻醉应遵循以下方法。①咽、舌周联合麻醉：助手拇指和示指垫纱布将舌轻柔的向前牵拉并用涂有 2% 利多卡因凝胶的压舌板涂抹舌体两侧、舌尖和舌根部。将 2.54cm（1in）5% 利多卡因药膏涂抹于压舌板，就像拿着棒棒糖一样在患者可忍受的条件下尽力向舌后涂抹。②舌咽神经阻滞：压舌板置于侧面将舌向中间推动，4% 利多卡因喷洒于腭、舌底、扁桃体、咽后壁、扁桃体前部和后部；MADgic® 喷雾器（Wolfe Tory Medical, Inc, Salt Lake City, Utah）的液滴非常小，因此用作局麻喷雾非常有效；喷出的微粒在黏膜表面可获得最大范围的扩散和局麻药的快速吸收，尤其是在黏膜干燥时；弯钳持浸润 4% 利多卡因的纱布球置于梨状隐窝 ≤ 5min。消除吞咽反射是清醒插管成功的关键，将局麻药用于舌根和扁桃体周围充分阻滞舌咽神经（局麻药用于舌底、扁桃体、喷洒于梨状隐窝）是非常重要的。使用 Yankauer 或柔软的吸引器清除分泌物并测试反应（吞咽，咳嗽）。③喉上神经和喉返神经阻滞："边进边喷"技术 - 纤维支气管镜侧孔预载含 2%～4% 利多卡因 5ml 的 Luer 滑动注射器，在会厌上面和前面各喷出 2～3ml 药液以阻滞喉上神经；在会厌的下面和后面、声带和气管上段可阻滞喉返神经。

清醒气管插管前充分的表面麻醉对预防吞咽、咳嗽和喉痉挛的发生至关重要，对存在胃内容物反流风险的患者抑制吞咽和喉反射可使其发生误吸的风险增加。然而，在对一组误吸高风险患者的研究中发现这些担心似乎是多余的。若镇静的使用合理的话，不管气道表面麻醉的程度如何，下段食管的张力似乎能得以保留。

上呼吸道表面麻醉并消除吞咽反射后，即可在可弯曲纤维支气管镜或使用最近报道的可视喉镜的辅助下完成气管插管。

（2）成功纤维支气管镜技术的临床要点

①使用纤维支气管镜前，测量从口角至耳垂的距离，代表了口腔至声门的距离。置入可插管口咽通道（Ovassapian, Berman, Patil-Syracuse, Williams, 或 MAD）。

②勿使纤维支气管镜弯曲并沿硬腭的中线置入。优势手操作可更好地完成使尖端指向正确方向的复杂动作。

③纤维支气管镜置入至 10cm，观察显示器，识别可分辨的气道结构。

④纤维支气管镜向前进入时应利用把手行微调。

⑤如气管导管尖端碰到右侧的杓状软骨，尝试将气管导管退回至超过纤维支气管镜 2cm，而后将其顺时针或逆时针旋转 90°，这样导管的右侧斜面尖端将位于 6 点或 12 点位置。

⑥找到隆突，纤维支气管镜推进至隆突上 3 个气管软骨环的位置，注意勿触及隆突，因可导致刺激性呛咳。气管导管到达合适位置和退出纤维支气管镜前，

嘱患者深吸气。如果气管导管前进过喉部时遇到阻力，后退 1～2cm，逆时针旋转 90° 后再次插管。

⑦一手固定气管导管并将套囊充气。全身麻醉诱导前手控通气观察 $ETCO_2$ 并听诊双肺呼吸音以确认导管位置。

Glidescope 视频喉镜清醒插管：在困难气道需行清醒气管插管时，与纤维支气管镜清醒插管技术相同，Glidescope 视频喉镜插管的使用也包括了抑制腺体分泌药物的使用、合理的镇静、和充足的表面麻醉。Glidescope 视频喉镜对技术要求较低，因此使其成为一种非常有用的清醒插管工具。纤维支气管镜插管不仅安全而且在直视下操作也成为清醒插管技术的金标准。反复尝试插管造成气道损伤使得气管导管的推进并不总那么容易。Glidescope 视频喉镜可在直视下看到气管导管通过声门。

一项研究对适度镇静下纤维支气管镜插管与 Glidescope 可视喉镜（videolaryngoscope, VL）清醒插管进行比较。结果显示，Glidescope VL 插管时间较短且应激反应小。其他研究也证实了 Glidescope VL 插管的有效性并可作为纤维支气管镜清醒插管的替代产品，而且对技术要求低。具体实施参看成功可视喉镜 / Glidescope 插管的临床要点部分。

3. 麻醉快速顺序诱导后发生非预计困难气道的管理

麻醉医师应严格遵照气道管理策略，尤其是对急诊剖宫产手术中的非预计的困难气道进行有效管理。图 24-11 以一种简单、符合逻辑和线性的 5 步法对临床情况进行了说明，本节包含了前 3 步。我们的建议是以 ASA 困难气道评估法（ASA DAA）和英国困难气道学会（Difficult Airway Society, DAS）指南为基础。每一步均有时间限制，< 30～45s，因此，需在 5min 内决策为"急诊通道，危急气道"实施紧急有创气道。

首次尝试气管插管之前，需要包括预防误吸、合适的体位、将子宫向左侧倾斜、最佳的预充氧等的合理计划。

4. 误吸的预防

由于妊娠期解剖和生理的变化，尽管禁食时间延长，但产妇仍存在胃内容物反流和误吸的风险。降低此风险的胃肠道预防措施包括，全身麻醉诱导前 15～20min 口服枸橼酸钠 30ml 中和胃酸等；全身麻

醉诱导前 45～60min，静脉注射法莫替丁 20mg 减少胃酸分泌；或全身麻醉诱导前 60～90min 静脉注射甲氧氯普胺 10mg，增加食管下段括约肌张力并加速胃排空。

5. 合适的体位

（1）头高喉镜检查体位（head elevated laryngoscopy position，HELP）：有助于产妇摆出合适的体位，使用预先成型的抬高枕头如泡沫枕（troop elevation pillow，mercury medical，clearwater，florida），或使用折好的毯子或单子制造一个斜坡。HELP 的目的在于确保外耳道与胸骨切迹平齐，因此患者头部位置高于胸壁，以利于喉镜的最佳暴露、气管插管和面罩通气。与仰卧位相比，头高 25° 体位喉镜显露效果最佳。

（2）预充氧：如前述妊娠期的生理变化，使产妇在妊娠晚期呼吸暂停时存在动脉氧饱和度快速下降的风险。此外，室内空气持续被送至肺泡以补充肺血管对肺泡内氧的不断摄取，从而加重了动脉氧饱和度的下降。

在全身麻醉快速顺序诱导相关的呼吸暂停阶段，妊娠期妇女 PaO_2 下降的幅度为非孕女性的 2 倍（139 mmHg/min 对比 58 mmHg/min）。经吸入 100% 氧气充分去氮后，非孕患者氧饱和度降至 0.90 前可以耐受 9min 呼吸暂停，但产妇的耐受时间仅 2～3min。尚无证据支持传统的操作模式，即从麻醉诱导至喉镜显露、完成气管插管的间隔时间中无须面罩通气，而事实上，有证据鼓励面罩通气。为了将呼吸暂停的安全时间最大化，应考虑供氧并至少行 3min 通气或在 60s 内做 8 次深呼吸。与仰卧位相比，肥胖患者在头高位下行预充氧，结果显示，可在麻醉诱导后延长呼吸暂停的安全时间，并可考虑在产科患者中应用。因此，最佳体位下行充分的预充氧，限制琥珀胆碱后呼吸停止期间插管的时间和次数，对避免母亲氧饱和度降低、低氧血症和随后母儿不良神经功能损害的发生至关重要。

有效的肺去氮需要机体肺、血管和组织的氧储备达到最大。但有人认为，充分的预充氧可以通过吸入 100% 氧气 3～5min 或做 4 次共计超过 30s 的深呼吸（4 DB/30s）获得。然而，随后证实 4DB/30s 技术可能导致氧饱和度快速降低，尤其是在呼吸暂停阶段。在儿童、肥胖者和产妇中低氧饱和度出现的更快、更严重。随后的研究证实，在肥胖患者、妊娠晚期患者做 8 次深呼吸、持续 1min 以上，与 3min 正常呼吸的结果相似，在预防呼吸暂停低氧饱和度方面优于 4 DB/30s 技术。

呼吸暂停时的氧合（AO）：多年以来一直采用 AO 策略来为弥散期间提供氧合。这一概念在全身麻醉非肥胖和健康人群的研究中证实有效，利用向咽喉部吹入氧气，患者可耐受呼吸暂停的时间达到了 10min 和 6min，动脉氧饱和度维持在 0.95 以上。另一项相似的研究以肥胖患者为对象，模拟喉镜显露困难，通过鼻腔吹入氧气。经鼻供氧使得患者氧饱和度 > 0.95 的耐受时间延长（5.29 min vs. 3.49 min）；6 min 呼吸暂停后仍维持氧饱和度 > 0.95 的患者数量明显增加（8 vs. 1）；最低动脉氧饱和度也显著提高（94.3% vs. 87.7%）。

麻醉快速顺序诱导和气管插管行环状软骨压迫为剖宫产全身麻醉的标准操作。

（3）环状软骨压迫：目的在于避免胃内容物反流入下咽部；过度或不恰当的操作可使声带向前或向一侧移位，影响直接喉镜对喉的暴露。1961 年，Sellick 首先介绍了环状软骨压迫在全麻快速顺序诱导时的使用，通过压迫位于前方的环状软骨和后方的第 6 颈椎椎体之间的食管可以防止胃胀气和胃内容物反流。对于清醒患者，助手拇指和示指施以 10 牛顿（Newton，N）的力，全身麻醉诱导患者意识消失后示指力量可增至 30 牛顿，可封闭食管而不会阻塞气道。虽然支持这一假设的临床证据非常有限，但是实际应用却很广泛。适当的环状软骨压迫由于直接导致头向颈部屈曲，或许会干扰喉镜显露，因其与维持嗅物位或头高喉镜检查体位需要的头部伸展相反。双手操作可解决这一问题，一手行环状软骨压迫，另一手托住颈后防止头部向颈部屈曲。

改善并获得最佳的喉镜显露视野，最佳的气管插管尝试需要遵循：

■ 最佳的头颈体位（嗅物位）：喉外部的操作［（BURP 技术——向后、上、右侧按压）彩图 52］。

■ 喉镜片 / 手柄的单次调整：Miller 直喉镜片、Macintosh 4 镜片或短手柄。

■ Eschmann 插管探条。

■ 放松对环状软骨的压迫，因为过度或非专业的环状软骨压迫可阻碍声门的暴露。

如果首次尝试气管插管成功，并得到二氧化碳波形证实，即可行剖宫产术或其他的下一步处理。

第二步：第二次气管插管 / 最大努力—喉镜显露

困难 / 气管插管困难（图 24-11，步骤 2）

首次尝试遇到喉镜显露困难 / 气管插管困难后，重点应保证患者充足的氧合和通气。以下为推荐步骤。

■ 首次尝试插管时呼叫帮助并准备困难气道急救车，进行喉镜显露的评估。应及早寻求困难气道管理专家或外科医师 1 人 / 多人的帮助，最终可能需要建立外科气道。

■ 以 30 牛顿的力持续压迫环状软骨，但在第二次尝试气管插管时考虑间断放松。

■ 尝试气囊、面罩通气。

■ 维持 / 重新调整头高喉镜检查体位。

■ 更换喉镜片的类型和尺寸，使用直径较小的气管导管。

■ 根据首次喉镜显露情况（分别为 3A，3B，4 级）考虑使用 Eschmann 插管探条、可视管芯或视频喉镜。

■ 由现场经验最丰富的人员行第二次尝试；使用喉外部操作 /BURP 技术。

■ 考虑唤醒患者并恢复自主通气。

以 ASA-DAA 推荐意见和 ASA 产科麻醉实践指

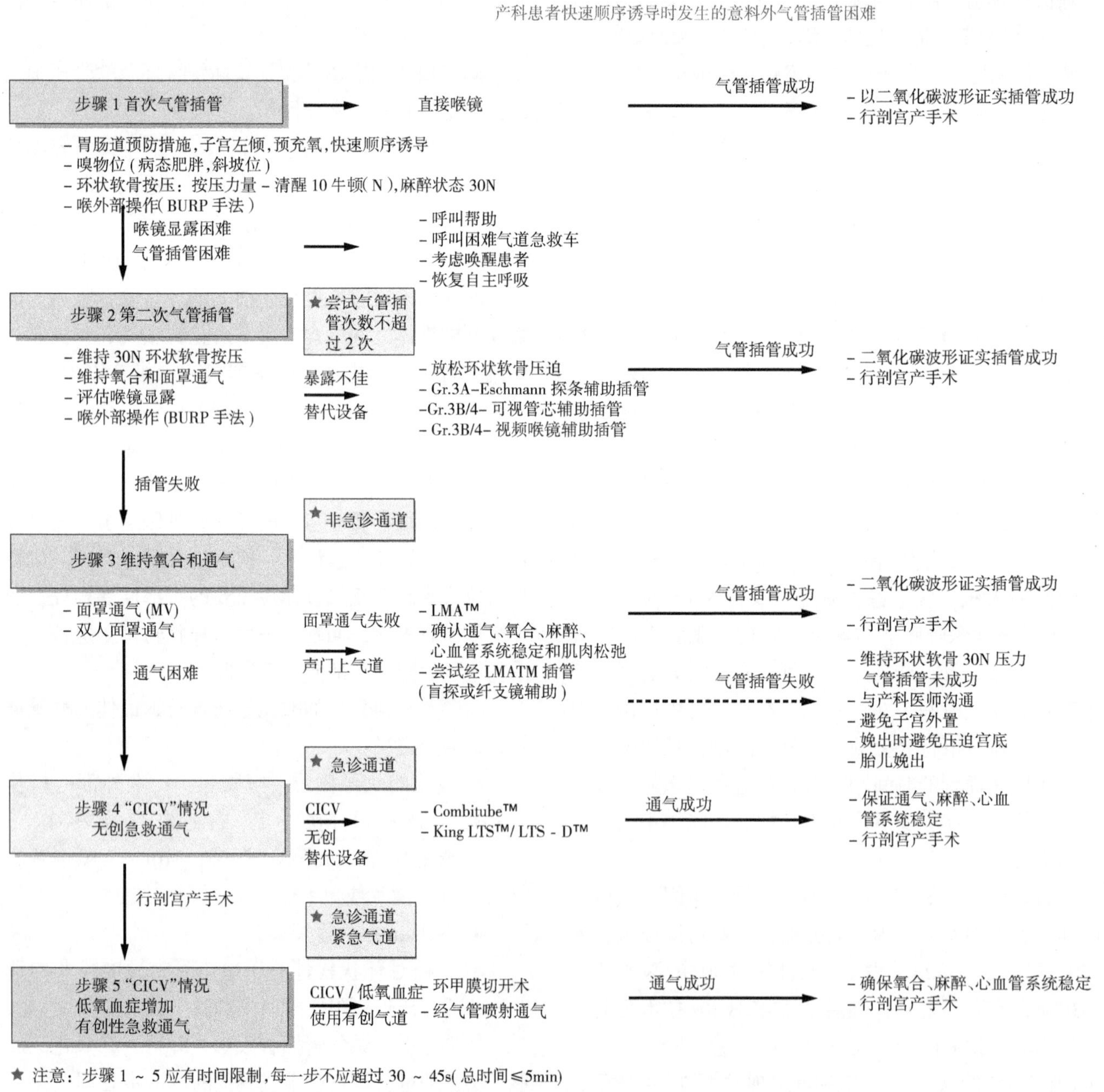

产科患者快速顺序诱导时发生的意料外气管插管困难

★ 注意：步骤 1 ~ 5 应有时间限制，每一步不应超过 30 ~ 45s（总时间 ≤5min）

图 24-11 产科患者快速顺序诱导发生未预计插管困难时的整体方案

南为基础，我们（作者 MSS 和 AW）在产科手术室配备了困难气道急救车，并被证实在遇到产科急诊气道时至关重要（表 24-11）。

表 24-11　困难气道推车内容物

位　置	内容物
顶层	清醒插管准备物品 Eschmann 探条 可视管芯
侧槽	纤维支气管镜
抽屉 A	3 号和 4 号的声门上气道： 经典型喉罩、插管型喉罩、 双管喉罩、一次性双管喉罩
抽屉 B	特殊声门上气道：小体格成年人型号食管气管联合导管 37Fr, King LTS-D™
抽屉 C	有创气道设备：环甲膜切开套件、经气管喷射套管、逆行插管套件

视频喉镜在产科手术间始终处于备用状态

第二次尝试应是最优化的，也应是最佳的插管尝试。意识到在急诊情况下反复尝试气管插管可使气道相关并发症的发生率增加同样重要，随着喉镜显露次数的增加，从 < 2 到 > 2 次，可能导致低氧血症（11.8% vs. 70%）、胃内容物反流（1.9% vs. 22%）、误吸（0.8% vs. 13%）、心动过缓（1.6% vs. 21%）、心搏骤停（0.7% vs. 11%）发生率都增加（$P < 0.001$），（见图 24-12）。建议在急诊剖宫产气管插管尝试的次数应限制在 2 次。新、旧气道设备在产科喉镜显露 / 气管插管困难管理的相对效能尚无研究。

就喉镜显露困难而言，临床判断至关重要，必须权衡持续环状软骨压迫可能影响声门的开放、减轻或暂时解除环状软骨压迫可提高喉镜显露利于气管插管但有潜在反流误吸风险两者间的利弊。应意识到该环节发生的误吸虽可得到有效治疗，但如果由于未能充分氧合引起患者脑缺氧将可能导致不可逆的脑损伤。

通过行环状软骨压迫，Sellick 实现了在快速顺序诱导时不仅可以保证肺通气还能防止胃扩张和胃反流。然而，在过去的几年，多次报道了发生在诱导期和急诊全麻时的食管撕裂和误吸。可能正因如此，使得全身麻醉快速顺序诱导行持续通气这一操作减少，久而久之已经常规不行通气。最近，有关快速顺序诱导期通气中断的讨论也很多，一些麻醉医师常规在快速顺序诱导（rapid sequence induction，RSI）后呼吸暂停阶段，在环状软骨压迫下使用气道峰压 < 15mmHg 的低压手控通气，防止动脉氧饱和度下降。这除了可为通常并未充分氧合、去氮的患者提供氧合外，还可以在首次插管前帮助了解面罩通气的难易情况。

（4）向后、上、右按压：与环状软骨按压相反，在甲状软骨处向后、上和右侧按压（backward, upward, rightward pressure，BURP）手法，左手持喉镜显露声门的同时右手按压，可改善直接喉镜下声门暴露，因为甲状软骨是颈前判断声门的解剖标志，该手法也被认为是最佳喉外部操作（optimal external laryngeal manipulation，OELM）。一项研究比较了使用 / 不用 BURP 手法对喉镜显露的影响，结果发现，BURP 手法可将 Cormack 和 Lehane 分级 2，3，4 级患者的喉镜显露视野提高 1 级或更高，并使插管失败率从 9.2% 降至 1.6%。

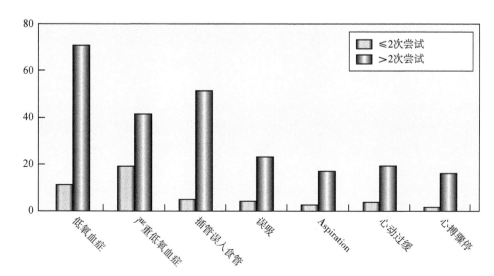

图 24-12　图示不同次数插管尝试后的并发症情况

（经许可转载自 Mort TC. Tracheal Intubation: Complications associated with repeated laryngoscopic attempts. Anesth Analg, 2004, 99: 607–613.）

（5）Eschmann 探条：是一种非常有用的气道设备，通常被用于直接喉镜显露困难时的辅助气管插管，尤其是在喉镜显露 2 级或 3A 级。在最早的 Cormack 和 Lehane 分级中，2 级可见声门的后部，而 3 级仅可见会厌。Cook 对该分级进行了改良，指出 3 级应再分为 3A 和 3B。3A 仅可见会厌，但喉镜片轻柔的即可将其从咽后壁提起；3B 也仅可见会厌，但喉镜片无法将其提起（图 24-8）。

在 Eschmann 探条进入的气管的过程中，当弯曲为 35° 末梢尖端贴着气管环前壁滑入时，可以感到气管凹凸感（彩图 53）。模拟和实际喉镜显露 3 级的患者中，78% 成功出现气管凹凸感，另外 22% 未成功表现器官凹凸感的患者最终证实为气管导管误入食管。另一判断气管导管位置的测试方法是将 Eschmann 探条轻柔的向气管深处推进，直至被隆突或较小的外周气道"阻挡"。将喉镜片置入口腔，气管导管即可沿 Eschmann 探条插入。气管导管无法插入最常见的原因是气管导管右侧尖端斜面碰到杓状软骨、右侧声带或右侧杓会厌襞。将气管导管后退 2~3cm，顺时针旋转 90°，随后即可插入气管。为了避免耽搁成功气管插管的时间，气管导管插入前预先在 Eschmann 探条上顺时针旋转 90°，这一技术被称为 Cossham 旋转。可视管芯是又一可用于喉镜显露 3A 级患者插管的气道设备（插管时间 31s），与 Eschmann 探条（插管时间 29.2s）相比并无特殊优势且已证实两者成功率相似。

（6）可视管芯：相比之下，对喉镜显露 3B 或 4 级的患者，可视管芯可置于会厌下方、后方等任何部位，成为显露声门的有用向导。有了这一技术，3 条轴线的重叠不再是成功气管插管的必要条件，因为完成气管插管无须建立同一条"视线"。喉镜显露 3B 级，使用可视管芯气管插管的时间和成功率（31s）远高于 Eschmann 探条（45.6s），但在 3A 级无优势（插管时间为 31s 对比 29.2s）。Levitan 可视管芯成功用于择期剖宫产术气管插管失败病例。

（7）视频喉镜：以其在线显示解剖细节方面的优越性能而在气道管理方面大受欢迎，可以临床和教学同步输入与评价，是直接和间接喉镜教学的宝贵设备。很多机构已将视频喉镜作为全身麻醉下择期剖宫产首次尝试气管插管，或预计气管插管困难时的首选设备。已有很多商业化的视频喉镜可供使用，包括无传输功能的如 Berci Kaplan DCI 及 McGrath 喉镜、

Glidescope 和 CMAC Storz 喉镜，具有传输功能的视频喉镜如 Pentax，AirTraq 和 King Vision。由于携带方便，使其可在包括急诊室、手术室、ICU 及放射科、胃镜室等医院内和院外、院前的任何地方使用。

显露喉部并确定视野轴线（图 24-13）。

（8）McGrath，Glidescope 和 Storz C-Mac 视频喉镜：

■ 与直接喉镜相比，视频喉镜（video laryngoscopes, VL）提供了从 0°~270°~300° 的可视曲线范围。

■ 这些视频喉镜的尖端可指向 290° 的范围。

■ 摄像头视野宽阔：上下、左右；包括镜片尖端。

■ 从会厌上、后至舌底等声门上结构的全景可视化。

与传统直接喉镜相比，这些可视设备不需要 3 条轴线的重叠，并为声门暴露提供了极佳的视野。文献中大多数临床研究和病案报道均与 Glidescope，McGrath，C-Mac 和 Air Trap 的使用有关。Glidescope 通过预先成型的 Glidescope 专用硬质探条或一个标准的有韧性的探条使气管导管塑形以协助气管插管。Airtraq 为一次性使用、并具有传输功能的视频喉镜，被成功用于两例重度肥胖产妇行急诊剖宫产直接喉镜插管失败后的成功插管。

（9）成功使用视频喉镜的临床技巧，应遵循以下步骤：①将喉镜沿口腔中线置入。②观看可视屏幕以获得最佳的声门暴露视野（屏幕的上 1/3）。③气管导管的置入：使用 Glide Rite 70° 角探条将气管导管塑形，弯曲至 90° 角。经口角水平方向沿喉镜片插入气管导管。④看着屏幕插入气管。气管导管旋转至垂直面。气管导管尖端进入气管同时轻柔的退回探条，这样既有利于进入气管又能防止黏膜的损伤。

Glidescope 最常见的问题是尽管视野良好，气管导管看起来也从头后方向杓状软骨推进，但却无法插入气管。为了解决这一问题，可将 Glidescope 稍退回至屏幕上仅可见喉底的 75%，将气管导管向左侧杓状软骨方向旋转，轻柔的将气管导管旋转插入气管上段，而后气管导管进入气管同时拔出探条。

Glidescope 并发症：Glidescope 喉镜所需上提力量较小（35~47.6N）。对软组织施加的力量减小，致口咽部损伤的可能性很小。然而，却有 Glidescope 视频喉镜导致如腭咽弓、腭舌弓、扁桃体和软腭穿孔

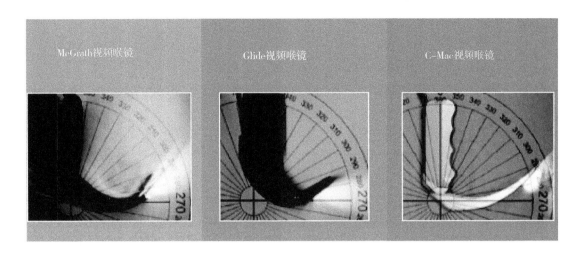

图 24-13　显露喉部并确定视野轴线

[经许可转载自 Levitan RM, Heitz JW, Sweeney M, et al. The complexities of tracheal intubation with direct laryngoscopy and alternative intubation devices. Ann Emerg Med, 2011, 57（3）:240–247.]

等损伤的报道。也有 Airtraq 视频喉镜导致扁桃体损伤的报道。

应注意以下方面：

■ 直视下气管导管进入口腔并位于舌周，避免唇、齿和舌的损伤。

■ 当插入视频喉镜显露喉部时，需向上提拉，会使扁桃体伸展，置入气管导管时可能造成穿孔。

■ Glidescope 所需的上提力较小（35～47.6N）。

■ 为了避免损伤，气管导管插入时应尽量与喉镜片平行或贴近，避免对腭舌弓和右侧扁桃体的损伤。

■ 气管导管沿中线置入，近端指向右并顺时针旋转 90° 至呈水平，与喉镜片平行，以避免软组织损伤。

■ 如遇到轻微阻力，立即停止，忌用暴力。

如果二次尝试插管成功，以 ETCO$_2$ 确定导管位置后即可开始剖宫产手术。如果二次尝试气管插管未成功（插管失败），此时最重要的是维持有效氧合和通气。

插管失败时维持氧合 / 通气（图 24-12，步骤 3）。

为避免呼吸、心血管和神经方面的并发症，气道管理策略的要点是：①为母亲提供氧合；②维持气道保护；③防止反流和误吸的发生；④同时保证胎儿顺利娩出。

当气管插管失败时，麻醉医师需采取其他最佳措施积极对产妇和胎儿进行氧合。只有及早接受气管插管失败的结果才能做出正确的决定。尽管插管失败，如果胎心音正常，制订的计划应是唤醒产妇。如果剖宫产术是必要的，也可考虑施行椎管内麻醉。如果此

时剖宫产并非必须，那么就无须麻醉。但如果插管失败后出现胎心音异常，麻醉医师应依照预先制定的策略和方案执行，如 "Tunstall's 插管失败演练"，其中选择之一是产妇恢复自主呼吸后在面罩麻醉下施行剖宫产术。但应行环状软骨压迫并以吸入麻醉药加深麻醉。

面罩通气：当气囊和面罩通气失败时，重新摆放患者头、胸位置，放置口咽通气道，在面罩周使用固定带或双人操作等技术都是关键步骤。2 人面罩通气法：1 人双手固定面罩、托起下颌，助手挤压贮气囊；或一人左手持面罩右手挤压贮气囊，助手在右侧帮助托起下颌。但该技术存在胃胀气和反流 / 误吸风险。

气囊和面罩通气失败后可通过置入声门上设备维持氧合。目前有很多商业化的声门上设备可供使用。但很多产科麻醉病例和个案报道均使用的是喉罩（LMA^{TM}）。

十、氧合 / 通气困难：声门上气道的使用

1. 经典型喉罩（LMA Classic^{TM}）

被报道成功用于 1067 例在全身麻醉下行择期剖宫产术的患者。无反流、误吸、低氧血症等并发症的报道。文献中也有很多病例报道证实气管插管失败后，LMA Classic^{TM} 可成功用于剖宫产手术。成功置入 LMA Classic^{TM} 的临床技巧是使用 Archie 手法或 "上-下" 手法以缓解由于 LMA^{TM} 尖端使会厌卷曲或自身

折叠造成的呼吸道梗阻。将 LMA™ 退回 6cm，再次插入时套囊无须放气，这样做成功率较高。

由于 LMA™ 尖端刚好位于环状软骨和杓状软骨后方，所以持续的环状软骨压迫可能会影响 LMA 置入合适的位置（图 24-14）。无环状软骨压迫时，LMA 置入成功率较行环状软骨压迫时高（94% 对比 79%）。因此，暂时放松对环状软骨的压迫可使 LMA 置入合适位置（图 24-14）。怎么强调与产科团队的交流都不过分：还应避免宫内压过高导致的胃内容物反流和避免子宫外置以防恶心、呕吐的发生。

此外，LMA Classic™ 被用作盲探或纤维支气管镜引导气管插管的引导管，但需要较长的气管导管。使用气道换管器（AEC）可解决这一问题，如 Aintree 套管（Cook Medical，Bloomington，IIIinois）预载于纤维支气管镜上，引导气管导管的通过（图 24-15）。Cook 气道交换套管的使用：长 56cm，4.8mm 内径的 Aintree 套管预载入 4mm 的纤维支气管镜，使纤维支气管镜前段 3～4cm 便于操作，并能通过 LMA Classic™ 进入气管。外径为 6.5mm 的 Aintree 套管，要求气管导管内径至少在 7mm 以上。

这一气道交换技术仅需简单的 7 步，包括：

（1）以推荐的方式置入 LMA Classic，之后套囊充气。

（2）ETCO$_2$ 图形判断通气。

（3）直视下引导纤维支气管镜，预先置入 Aintree 导管，经 LMA 进入气管。

（4）以 Aintree 导管为引导纤维支气管镜即可进入气管。看到隆突后退出纤维支气管镜，将 Aintree 导管留在气管内，LMA 位置不变。

（5）LMA 套囊放气，并退至超过 Aintree 导管。

（6）将气管导管置入并越过 Aintree 导管。气管导管内径至少达 7mm 或以上才可经 Aintree 导管进入气管。

（7）退出 Aintree 导管，将气管导管与回路连接并确认 ETCO$_2$。

导管也有可拆装的 Rapi-fit 连接头，如果必要，在气道交换过程中可被移除并允许氧气输入。

很明显，较大型号的气管导管不受 LMA 的影响也可以插入。若 LMA 被拔除，则没有意外拔管的风险，因为在插管前就已经拔除了 LMA。总的来说，Aintree 插管导管为使用喉罩做通道、纤维支气管镜引导下气管内插管提供了一个极佳的解决方案。

2. 插管型喉罩（LMA Fastrach™）

有时，经 LMA Classic™ 盲探气管插管存在困难，LMA Fastrach™（指插管型 LMA）的设计旨在解决这一问题。已成功用于已知困难气道和急诊剖宫产气管插管失败之后的患者。

Chandy 手法是置入 LMA Fastrach™ 有用的临床技巧，可显著提高其置入的成功率。该技术为两步法，可优化肺通气和经 LMA Fastrach™ 使声门和设备内孔重叠完成盲探插管。第一步，紧握 LMA Fastrach™ 手柄，在矢状面旋转至手控通气阻力最小时。第二步，上提（但不能倾斜）设备远离咽后壁，从而防止气管导管与杓状软骨碰撞，利于其顺利进入气管（彩图 54）。

十一、通气困难和误吸的预防：特殊声门上气道的使用

1. 双管喉罩（LMA Proseal™，PLMA）

独特的设计可以防止胃内容物反流误吸，并且具有 LMA Classic™ 无法比拟的几个优点。尤其适用于产科患者气管插管失败后，因为①如果位置正确，可

图 24-14　LMA 和环状软骨按压

（经许可转载自 Asai T, Vaughan RS. Misuse of the laryngeal mask airway. Anaesthesia, 1994, 49:467–469.）

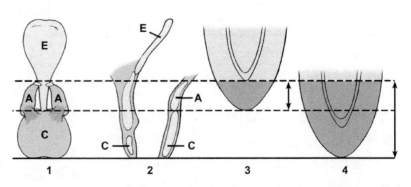

1	2	3	4
喉后面观	喉前面观	环状软骨按压时的LMA	无环状软骨按压时的LMA

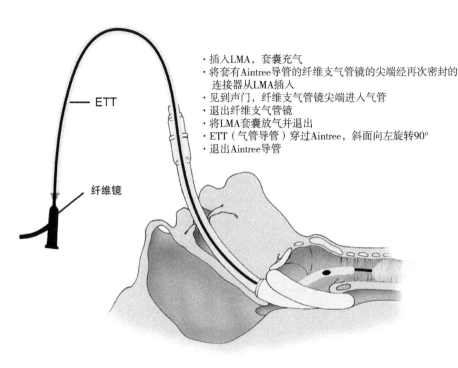

· 插入 LMA，套囊充气
· 将套有 Aintree 导管的纤维支气管镜的尖端经再次密封的
  连接器从 LMA 插入
· 见到声门，纤维支气管镜尖端进入气管
· 退出纤维支气管镜
· 将 LMA 套囊放气并退出
· ETT（气管导管）穿过 Aintree，斜面向左旋转90°
· 退出 Aintree 导管

图 24-15　纤维支气管镜 /Aintree 引导经 LMA 插管

将喉和食管隔开，因此可提供气道保护并防止误吸；②为胃内容物提供引流通道；③可通过 14# 胃管以使胃排空；④与 LMA Classic™ 相比，密闭压 > 0.98kPa（10cmH$_2$O），可以保证更好的通气。有很多病例报道了在急诊剖宫产气管插管失败后 LMA Proseal™ 的成功使用。

尽管报道了 PLMA 可作为产科气管插管失败后成功的急救设备，但在择期剖宫产患者中作为常规气道至今仍未得到证实。一项前瞻性研究报道了他们对来自同一中心的 3000 例择期剖宫产患者使用 PLMA 的经验，方法为快速建立气道和胃管的置入。所有患者禁食至少 8h 并静脉注射雷尼替丁 50mg。随后行预充氧和改良的快速顺序诱导以丙泊酚 2～3mg/kg，罗库溴铵 0.9mg/kg 静脉注射，置入 PLMA 的方法如下：4# PLMA 置入前，其尖端和两侧以润滑剂润滑，预载 14# 胃管并越过尖端出口 10cm。全身麻醉诱导肌肉松弛后即可置入改良的 Macintosh 喉镜。Magil 钳辅助下将胃管的突出部分置入食管，随后沿胃管置入 PLMA。在置入 PLMA 的过程中，环状软骨按压可短暂放松，因为可能阻碍 PLMA 置入合适深度和经 PLMA 通气。以吸入潮气量 8ml/kg，呼吸频率 10～14/min 进行通气。位置是否合适以二氧化碳方形波和 ETCO$_2$ 确定。2992 例患者首次尝试建立有效气道就成功（99.7%）；1 例患者发生胃内容物反流入口腔（0.003%）、无误吸病例的发生。无急救插管病例。无患者发生呛咳 / 喉痉挛或入 ICU。从这 3000 例被认为存在误吸风险的产妇中得出结论，PLMA 为这些接受择期剖宫产手术的患者提供了有效气道且无误吸的发生。

2. 一次性双管喉罩（LMA Supreme™）

为一次性使用的声门上设备，可以用来替代传统的气管插管。其特征部分与 LMA Fastrach™ 相似，还有些与 Proseal™ 相似；与 Proseal™ 相同，其主干和手柄稍短，可按 Fastrach™ 那样操作（但并非设计为气管导管的通道）；设计有内置引流管可使气道内液体和气体排出。椭圆形状和一体化牙垫利于稳妥置入并防止扭曲。正压通气时 LMA Supreme™ 密闭性良好。LMA Supreme™ 是一次性的 LMA Proseal™，在产科可能成为有用的气道急救设备。

一项大样本观察性研究中，Yao 等描述了 LMA Supreme™ 在 700 例非急诊剖宫产患者中的应用。700 例妊娠晚期孕妇，ASA 1～2 级（576 例择期、124 例急诊），采取严格标准排除存在误吸高风险的患者。平均 BMI 为 25.6kg/m^2；择期患者禁食至少 6h，急诊 4h，并使用抗酸药物。首次尝试置入 LMA Supreme™ 的成功率为 98%（686 例产妇），建立有效气道维持产妇通气和氧合的时间为 19.5s（±3.9），未发生误吸。

应当注意，快速顺序诱导使用的肌松药是罗库溴铵。该研究具有以下几方面的意义：它提供了对胃肠道发生改变的孕妇仍可使用 Supreme LMA™ 进行有效通气的证据。LMA Supreme 在 700 例接受剖宫产孕妇中的安全使用是令人振奋的。重要警告：这些患者为经谨慎挑选、非肥胖、禁食、无胃食管反流的低风险产妇。因此，LMA Supreme 在困难气道、肥胖患者中的有效性尚不清楚。

前述的大样本和个案报道等研究已经证实，LMA Classic，LMA Proseal™，LMA Supreme 和 LMA Fastrach 均可安全的用于产科患者，并可作为快速建立通气和氧合急救设备的重要部分，根据操作者的经验有多种型号可供选择，在产科急诊情况下可用于产妇的通气和氧合。

如可经喉罩进行通气和氧合，而且母儿情况需要立即施行剖宫产术，则可用喉罩麻醉完成手术。但是，根据所选喉罩类型的不同，胎儿娩出后气管插管的过程也不同。应持续环状软骨按压并通过喉罩提供吸入麻醉和氧气；同时应立即告知产科医师气道未受保护并要求避免：①将子宫外置；②由于存在未保护的气道和胃反流误吸的风险，剖宫产时避免宫底按压。随后的分娩中，如果 LMA 功能良好，可经 LMA Classic 行纤维支气管镜引导 /Aintree 导管辅助下或经 LMA Fastrach™ 行盲探 / 纤维支气管镜辅助下气管插管（图 24-11，步骤 3）。ETCO₂ 确定气管导管位置后即可继续完成手术。

3."无法插管无法通气"状况的管理

使用无创急救设备（图 24-11，步骤 4）。

根据 ASA DAA，气管插管失败后，在维持氧合的过程中如果出现面罩通气和喉罩通气均无效的情况（通气困难），即考虑患者进入急救通道（"无法插管无法通气"），并应立即使用如 Combitube™ 或 King LTS™/LTS-D™ 等无创设备行急救通气。

4. 食管气管联合导管（Combitube™）

被推荐作为急救气道，尤其是当发生气管插管失败、LMA 功能不佳、和患者存在误吸风险时。Combitube™ 仍然为 ASA DAA，美国心脏协会指南和欧洲复苏指南的组成部分。然而，由于几年前发生的并发症，导致其在加拿大和英国逐渐被淘汰，尤其是在院前。最初的 Combitube™ 型号为 41Fr，比最新的产品型号大，现在的成人小号（SA 号）为 37Fr。建议 Combitube SA™ 在身高 1.2～1.8m（4～6ft）的患者中使用。ASA DAA 工作小组建议在传统面罩和 LMA 通气失败后使用 Combitube™。

Combitube™ 成功用于急诊剖宫产气管插管失败后、颈短的病态肥胖患者、LMA 置入失败后及 CICV 时。有报道显示在心肺复苏和剖宫产手术时使用还可防止胃内容物反流、误吸的发生。由于孕妇易于发生动脉血氧饱和度下降，因此与 LMA™ 相比，Combitube™ 在产科患者中应用的优势在于使用时所需的准备少、快速氧合能力、将喉和食管隔开、发生胃反流时的保护、误吸风险较低、肺通气时封闭压力最高可达 50 cmH₂O。此外，将咽下乳胶气囊部分放气、沿 Combitube™ 边缘置入套有气管导管的纤支镜，即可完成气道交换。

成功使用 Combitube™ 的临床技巧包括：①使用前即刻将 Combitube™ 浸入温盐水或温水中；②右手持黄色套囊上方，左手将舌体压向一边并提下颌；③沿舌头表面按口腔至食管的自然曲线插入 Combitube™；④当黑线达门齿时应该停止插入；⑤使用最小容量充气以防咽喉黏膜损伤；⑥蓝色标记的应作为首选，包括套囊充气 / 放气的指示囊和通气管。最新的建议是使用喉镜以获得充分暴露和便于 Combitube™ 向食管置入。

5.King LTS™/LTS-D™

King LT™ 的双管型是 King LTS™；与 Combitube™ 相似但略小、稍短、更加柔软；有一个非乳胶口咽套囊，并分别有通气和食管 / 胃管的专用通道。其设计易于放置，低压套囊，并发症极少。经 King LTS™ 同时将食管和气道分隔开来，可以经后部的胃引流管腔置入 18Fr 胃管进行胃内容物吸引（彩图 55）。King LTS™ 可容套有 AEC 的纤支镜通过，以便于气管插管建立确定气道（彩图 56）。它是一种可有效用于择期、急诊或困难气道等情况的气道设备，并可用于自主呼吸和控制通气的患者。急诊剖宫产气管插管失败后，King LTS™ 可成功用于建立通气和氧合。King LTS-D™ 为一次性使用的 King LTS™。

在 22 例患者中对 King LT™ 与喉罩进行了比较。King LT™ 平均气道峰压显著高于 LMA™，但未出现胃胀气。在另外一项研究中，30 例患者使用 King LT™ 无胃胀气但通气密闭压达 40cmH₂O。

成功使用 King LTS™/LTS-D™ 的临床技巧：与 Combitube™ 的使用相似，King LTS™/LTS-D™ 置入前浸于温盐水或温水中，右手持口咽气囊上方，左手托下颌并将舌体压住防止影响操作，沿口腔至食管的自然角度与舌面一致插入 King LTS™/LTS-D™，并使用最小容量充气以防咽部黏膜损伤。

急诊通道（"无法插管无法通气"）时，如果经 Combitube™ 和 King LTS™ 可维持氧合和通气，应维持麻醉深度、心血管稳定并同时行剖宫产。

如果使用了 Combitube™ 和 King LTS™/LTS-D™ 但仍无法进行氧合和通气，由于逐渐加重的低氧血症与心动过缓（CICV 与逐渐加重的低氧血症）使患者情况不断恶化，此时应考虑患者进入急诊通道—即危急气道状况，这是危及生命的紧急状况，需立即行有创干预和急救通气，如外科环甲膜切开、环甲膜穿刺经气管喷射通气或气管切开等（图 24-11，步骤 5）。

紧急危重气道状况：CICV 和逐渐加重的低氧血症时有创救气道技术的使用（图 24-11，步骤 5）。

气管插管失败与逐渐加重的低氧血症和通气困难，常常是由于在"仍可通气"状况下反复尝试气管插管导致"CICV"状况的发生，可导致母婴并发症发生率显著升高，包括缺氧性神经损伤和产妇死亡。为缓解进行性的低氧血症，尤其是与之相关的心动过缓，应尽早决策建立有创气道，以建立有效的通气和氧合。

有创气道技术：必须有外科同事参与和帮助，这可能会挽救生命。快速再次氧合至关重要，可通过使用有创气道实现，并且是输送高浓度氧气的一种方式。

6. 紧急经皮环甲膜切开术

公元前 100 年，波斯内科医师 Asclepiades 细述了为改善气道施行环甲膜切开。法国外科医生、解剖学家 Vicq d'Azyr 于 1805 年首次描述了环甲膜切开术。在 1976 年，Brantigan 和 Grow 证实了紧急环甲膜切开术（又被称为环甲膜切开术、微创气管切开术、高位气管切开术）的安全性，使其获得广泛认可。10 年后，Seldinger 技术，一种广泛用于静脉置管的"穿针引线"技术，被紧急和非紧急外科气道采用。

应权衡经环甲膜（cricothyroid menbrane，CTM）建立有创气道所伴随的并发症和可能存在的风险与缺氧性脑损伤和产妇死亡风险。一旦决定施行急诊外科气道，无绝对禁忌证，是挽救生命的最后措施，尤其在产科须挽救母亲和胎儿的生命时。

成功建立有创气道需要充分掌握和理解 CTM 解剖、有创气道技术和通气设备的细微差异。

任何操作者行气管插管前必须了解和回顾颈部结构和气道支持结构（甲状软骨、环状软骨和气管环）。声带位于甲状软骨切迹稍上方（约 0.7cm）。在此处尝试置入外科气道将会造成损伤。环状软骨是完整的软骨环，除肥胖者外可在大多数人群中触到。CTM，垂直高度 8～19mm，宽度 9～19mm，位于甲状软骨和环状软骨之间。甲状腺动脉的分支穿入 CTM 的上 1/3，因此建议操作时靠近其下 1/3。辨别结构的中线是很重要的，因为约 30% 的人群中线 1cm 范围内存在大口径静脉，然而仅 10% 的人群有 > 2mm 的静脉穿过中线。对标志很难鉴别的患者，CTM 通常距胸骨切迹约 4 横指。

在实际病例中实施紧急环甲膜切开术并非易事。通过模拟训练可以提高操作技能。

紧急气道的处理可考虑如下 3 种操作：①环甲膜切开（传统的四步或经皮环甲膜切开）；②环甲膜穿刺有或无经气管喷射通气（transtracheal jet ventilation，TTJV）；③CICV 时行正规气管切开术。紧急环甲膜切开术的并发症发生率为 10%～40%。

（1）环甲膜切开术：在 30s 内即可完成的一种简单、快速的环甲膜切开术，包括：①识别 CTM；②经皮肤和 CTM 做水平切口；③使用气管勾将 CTM 向尾侧牵拉；④将环甲膜套管插入气管；⑤经环甲膜套管建立通气和氧合。

目前有很多商业化的环甲膜切开套件可供使用，包括配有带套囊的环甲膜套管的 Melker 导丝套件。肥胖患者可使用 Eschmann 管芯作为引导以利于环甲膜导管的置入。

一项 102 名麻醉医师参与的人体模型研究得出结论，通过先观看简短视频再在人体模型上练习，缩短了环甲膜切开的时间和提高了成功率，96% 的参与者在人体模型上第 5 次尝试实施环甲膜切开的时间短于 40s。在现实中危及生命的产科情况下，如气管插管失败、喉罩置入失败或剖宫产中发生 CICV 时，迅速做出实施环甲膜切开的决定、为母儿争取最佳预后十分重要。全身麻醉快速顺序诱导至完成环甲膜切开的总时间不足 5min，可以避免呼吸相关的不良事件。

（2）环甲膜穿刺后经皮气管喷射通气（TTJV）：该技术成功率较低，并发症发生率高，由于存在气压伤风险，因此并不建议一定使用。14 号的针 / 套管经

CTM 插入并与喷射通气高压气源连接。成功使用的几点建议包括使用环甲膜穿刺套件；向尾侧方向行环甲膜穿刺，先后经 14 号针和套管可顺畅回抽空气；指定专人固定 14 号套管以防移动和扭曲；将套管牢固连接至高压氧气源（可达 50 psi）；使用串联的压力调节器将压力减小至 15～20 psi 或更低；吸气时间 < 1s；呼气时间 > 1s；使用口咽气道、鼻咽气道、托下颌、提颏维持上呼吸道通畅，防止潜在的肺 / 皮下组织积气和肺气压伤 / 皮下气肿。

（3）Seldinger 环甲膜穿刺技术：

■ 备齐用物。

■ 患者仰卧位，颈部中立位。

■ 棉签消毒患者颈部。

■ 将 12 号或 14 号、套管长度 8.5cm 的套管针与 10ml 注射器连接。

■ 从前方由甲状软骨和环状软骨间定位 CTM。

■ 一手拇指和示指固定气管。

■ 另一手持套管在中线上穿破皮肤达 CTM。

■ 穿刺针以 45° 角朝尾端刺入同时注射器施以负压。

■ 边进针边抽吸，直至穿破 CTM 下半部分。回抽出空气表明进入气管内。

■ 移除注射器和针，同时套管继续向前进入气管内。

■ 确认套管可抽出空气。

■ 经套管置入导丝（先以 11 号刀片做小切口以利于扩张器通过导丝）。

■ 退出套管。

■ 扩张器和气道导管同时经导丝插入。一旦气道设备置入，扩张器和导丝即可退出。

■ 连接氧气导管并保证气道安全。

建立有创气道和成功的通气和氧合、避免急症的发生后，应当在维持麻醉深度、氧合和心血管稳定的同时实施剖宫产手术。

应进行全面和详细的文件记录，与患者和家属的交流，建立气道警报识别标识，困难气道登记（见气道报警部分）。

十二、拔管和 PACU 停留期的气道问题

拔管和苏醒期的产妇死亡：全身麻醉苏醒后死亡已经成为产科患者出现的新问题。墨西哥 1985—

2003 年麻醉相关产妇死亡的回顾性分析，表明未发生全麻诱导期死亡病例。然而，15 例麻醉相关或麻醉导致的产妇死亡，发生在苏醒、拔管后和恢复期。同样，产妇死亡的机密调查报道了一个新的问题即发生在麻醉拔管和急诊时的死亡；2003—2005 年，机密调查报道了麻醉直接导致的 6 例死亡，其中 1 例是拔管期呼吸困难，2 例为术后通气不足；1 例发生在术毕即刻，其余在数小时后发生。此外，7 例麻醉导致的死亡在第 8 项报道中细述（2006—2008 年），1 例是由于饱胃产妇施行急诊剖宫产术拔管后发生误吸所致。加拿大产妇死亡的特别报道中指出，1992—2000 年仅 1 例麻醉导致的产妇直接死亡，为术后气管拔管。尽管全身麻醉诱导期的气道问题仍然是导致产妇死亡的主要原因，但 Mhyre 等并未发现气道问题或全身麻醉诱导期气管插管失败的病例。相反，在对 855 例妊娠相关死亡的回顾性分析中，共有 8 例麻醉相关和 7 例麻醉直接导致的死亡病例，均发生在麻醉拔管 / 苏醒期间。以上急诊死亡资料反映出 3 个关键问题：①所有麻醉相关死亡的气道梗阻和通气不足均发生在苏醒或恢复时，而非全身麻醉诱导期；②系统错误（主要的 ACGME 核心能力之一是基于系统的实践）和特定的失误，包括术后麻醉医师监测和监管不足，占到病例总数的一半或在大多数病例中起一定作用；③肥胖和非洲裔美国人群为麻醉相关产妇死亡的重要风险因素。

虽然，气管插管获得很大的关注，尤其是对困难气道的管理，但不论是普外科还是产科患者在气管拔管并发症和 PACU 紧急问题上给予的重视和研究却非常有限。ASA 困难气道管理工作组认为拔管策略的概念是插管过程的逻辑延伸，以避免苏醒期发生气道危机事件。

十三、避免术后气道危害的策略和建议

为每一项麻醉操作均制定标准，不仅可以减少分娩过程和全身麻醉诱导时的麻醉风险，而且可降低拔管和全身麻醉苏醒的相关风险，并必须应用到产科患者的区域麻醉和全身麻醉剖宫产的恢复中。

第一，气道管理是贯穿患者从气管插管、麻醉维持和拔管以及拔管后期持续气道控制的全过程。依照 2005 年结束的困难气道管理投诉分析，形成了涵盖急诊和拔管后复苏阶段提高患者安全的策略。已有足

够文献支持在普外科或产科患者中使用特定拔管策略的优势。目前，保留气管导管保证急救时气道的可用性能增加患者的安全性看似合乎逻辑，尤其是存在如阻塞性睡眠暂停的病态肥胖患者和严重子痫前期、气道水肿的非洲裔美国妇女。

气道交换套管（airway exchange catheters，AECs）已成功用于更换气管导管和拔管后气道的维持，可以在拔管失败后再次插管。

但不应建议经 AEC 维持持续的通路并延长留置 AEC 的时间至 60～120min，尤其是对于存在声门上水肿的高危患者。最新的并发症发生率和死亡率数据显示，使用留置的 AEC 以再次确保气道适用于高危产科患者（即阻塞性睡眠暂停、存在声门上水肿的子痫前期的病态肥胖患者），可能增加患者的安全性。

第二，避免气道相关灾难性事件发生需要术后由合适的麻醉人员使用合适的设备进行充分的监管。2009 年，ACOG 产科麻醉管理最佳目标的指南指出，应当"设备可用、便利，有与外科手术室相当的后备支持人员。应包括人员和设备配备完善的术后恢复室，可接收区域麻醉或全身麻醉的所有恢复期患者并进行医疗。分娩机构在进行镇痛或麻醉时，必须能为分娩、娩出或麻醉后恢复提供安全的麻醉医疗"。

第三，监护方法的实施，尤其是围术期存在肥胖、阻塞性睡眠呼吸暂停等高危因素时，应特别注意降低气道梗阻和通气不足的风险，这应当成为标准医疗。ASA 术后监测标准提出，脉搏氧饱和度监测可及早发现苏醒和恢复期的低氧血症，尤其是对非裔美国人群，因为其发绀不易被看出来。

有效的呼吸监测对患者的安全至关重要，在临床中，通气不足、气道梗阻、呼吸抑制和心搏骤停不仅是潜在的并发症，而且是常见的可预防的死亡问题。尽管脉搏氧饱和度可以很好地监测氧合，但研究显示，其并不能充分监测通气情况。

呼吸暂停期间，数分钟内可能不会出现氧饱和度下降，尤其是接受氧疗的患者。Microstream® 二氧化碳监测仪等技术与综合肺指数提供了患者呼吸状况的完整信息，包括了①准确的呼吸频率；② $ETCO_2$ 的数值代表通气的充足程度；③呼吸波形可反映如通气不足、呼吸暂停或气道梗阻等呼吸状况，而仅呼吸频率监测本身并不能提供完整真实的信息。鼻导管吸氧已是患者在 PACU 医疗的一部分，Microstream® 二氧

化碳监测仪将供氧和 CO_2 采样整合入同一管道，无须额外再加用设备。二氧化碳监测仪在非插管患者也已成为通气的标准监测。越来越多的临床研究证实了二氧化碳监测仪对呼吸抑制检测的有效性优于脉搏氧饱和度和呼吸频率的监测，因此，很多机构已批准加强对高危人群通气功能的监测，未来将可能成为监测标准。

十四、气道预警

遇到困难气道后随访的重要性应给予关注。考虑到患者管理和法律方面的原因，困难气道的记录和沟通非常重要。虽然有大量致力于鉴别和管理困难气道的文献，但对患者后续管理的出版文献却相对有限。ASA 困难气道工作组建议麻醉医师应该在病例中记载困难气道类型和管理方法。气道问题的记录和交流可为以后的麻醉医务人员提供参考和预警，有利于为困难气道患者提供安全有效的麻醉管理。ASA 工作小组和加拿大气道工作组提供了关于气道问题记录和交流的推荐意见。

如患者曾有困难气道的记录，那么以后仍然存在困难气道的风险；因此，应建立统一的气道警报系统，建立传递有关困难气道重要信息的方法，以减少未来风险和增强患者的安全性。Barron 等制定了气道警报表，其目的不仅在于记录病例，并允许对困难气道进行准确快速的查询和交流，方便快捷。

气道警报系统应包括以下内容并记录以下项目。

■ 在病例中记录麻醉前气道评估结果。

■ 病例中记录困难气道的类型，并对所遇到的困难气道进行描述。

■ 面罩通气的难易（简单、困难，双人面罩通气，无法面罩通气）。

■ 经 LMA™ 通气困难。

■ 对所遇到的气管插管困难进行描述。

■ 喉镜显露分级。

■ 插管失败所用的设备和方法。

■ 气道替代设备的描述，可成功实施通气或气管插管的设备和方法（声门上气道设备、Eschmann 探条、可视管芯、喉镜的类型、视频喉镜、BURP 手法）。

■ 如果发生 CICV，建立气道的步骤。

■ 对患者或责任人的告知情况的记录。

■ 对困难气道患者管理潜在并发症进行随访并评估和记录。

■ 告知系统的记录：给患者的信件、病例资料、与外科医师或初级医疗医师的交流、气道警报表完成情况、医疗警报手环（Medic Alert® 手环）。

推荐记录的细节见图 24-16。该系统的不足之处在于：病例记录中可能没有记录，对有风险的患者可能无法行使告知；但告知系统有多个层面的记录和方法，有助于减少差错。研究对术后信件告知患者其困难气道情况的实用性进行了检测。结果显示 142 例参与的患者中，大部分被发送"困难气道"信件者没有 Medic Alert® 手环，尽管建议如此。但是大多数患者会在之后接受手术时告知麻醉医师或外科医师其气道病史。

十五、困难气道登记

丹麦和澳大利亚等很多机构和国家均有全面的标准化困难气道登记系统。该系统非常有效，因为

困难气道信

日期 ________________

____________________存在困难气道

在您最近的麻醉和手术过程中，您的麻醉医师记录了您存在困难气道

具体为 __ 面罩通气困难 __ 喉镜暴露困难

__ 插管困难 __ 插管失败

非预计的困难气道与全身麻醉密切相关，且十分危险。如果日后您需接受麻醉或机械通气，告知您的麻醉医师和手术医师您可能存在困难气道十分重要。最理想的是将此信件交于他们审阅

体格检查：

体重指数（BMI） <25____ 25 ~ 30_____>30_____

Mallampati 气道分级 ___ Ⅰ - 软腭、悬雍垂、扁桃体 ___ Ⅱ - 软腭、扁桃体

___ Ⅲ - 软腭 ___ Ⅳ - 硬腭

张口度 _____cm

牙列 固有 __ 门齿前突 __ 牙列缺失 __ 下颌前突（下牙前突越过上牙）

甲颏间距 ___>6 cm___<6 cm

颈部伸展度 ______ 完全（35°） ______ 受限（<15°）

实际气道管理过程中的细节

气管插管 ______ 急诊 ____ 择期

气囊和面罩通气 ____ 简单 ____ 困难 ____ 无法施行

肌松剂 ___ 使用 ___ 未用

Cormack/Lehane 喉镜暴露分级

___ Ⅰ - 完全暴露声门 ___ Ⅱ - 会厌和杓状软骨

___ Ⅲ - 会厌尖端 ___ Ⅳ - 仅可见软腭

气管插管 ___ 成功 ___ 未成功

____ 置入 LMA，麻醉过程再无其他困难

____ 完成气管插管 _____ 经 LMA 快通道

_____ 可视喉镜辅助

_____ 经纤支镜引导

____ 施行紧急气管切开术

____ 您的手术和麻醉改期

____ 使用地塞米松预防术后水肿

____ 您因 ____________________ 术后入院

____ 其他 ____

拔管 ____ 常规 ____ 经管芯

并发症 ____________________

尽管全身麻醉后轻微的咽喉痛较常见，但如果您有持续且剧烈的咽痛、吞咽困难或发热，请立即与您所就诊医院的值班手术医师和麻醉医师联系

谨启

图 24-16 困难气道标准化患者告知样表

（经许可转载自 Koenig HM. No more difficult airway, Again! Time for Standardized Written Patient Notification of a Difficult Airway. APSF Summer Newsletter 2010.）

患者是在同一系统内接受医疗的。由于美国健康保险便携及责任法案（Health Insurance Portability and Accountability Act，HIPPA，医疗电子交换法案）的规定，想要使这些信息通用并非易事。患者或其医疗看护应该能提供完整信件样板或更好的是随身卡片给以后的医务人员。

由于国内和出国旅行的不断增加，在其他医疗机构接受保健时可能无法获得先前手术的病例记录。使用标准化告知和在 Medic Alert 注册可能有利于全球化报告和管理策略的制定，并可与 HIPPA 条规保持一致。获得 Medic Alert® 手环并使患者进入国家气道注册数据库进一步有助于识别气道问题，因此，增加患者的安全性。1992 年，麻醉咨询委员会与 Medic Alert 基金会建立了国家困难气道 / 插管登记系统，从 1992—1994 年，最初招募了 111 名患者，之后注册人数急剧攀升。1992—2010 年，已招募超过 11 000 名困难气道患者注册。产科麻醉中发生的困难气道并发症也同样得到了报告；产科麻醉和围生期学会严重并发症数据库（Severe Complications Repository，SCORE）项目是由 Robert D'Angelo 研究委员会建立的报告系统。该数据库的最终目标在于①获取产科麻醉严重并发症的可靠信息；②识别可能的相关因素；③提高患者安全性。

十六、产科全身麻醉使用的下降和受训者在气道技能方面的经验

1. 麻醉受训者在全身麻醉剖宫产方面的经验

在美国，产科麻醉的趋势已发生巨大变化，区域麻醉从 1981 年 55% 上升至 2005 年的 99.3%，而全身麻醉却从 45% 降至 0.7%（图 24-17）。Johnson 等发现英国同一时期全身麻醉剖宫产也出现显著下降，从 79% 降至不足 10%（彩图 57）。英国国民保健制度（NHS）的孕产妇统计显示，剖宫产全身麻醉量从 50% 降至 4.6%。

很多作者也报道了产科全身麻醉经验和培训机会的明显减少。Palanisamy 等报道，其所在医疗机构 2000—2005 年年平均分娩数量 > 9000 例；而全身麻醉剖宫产年平均量仅为 16 例，每月有 12～15 名麻醉科住院医生在产科轮转，他们指出产科全身麻醉率仅为每月 1～1.5 例。据此推断，全身麻醉剖宫产的减

少将导致实受训者学习机会的严重不足。更重要的是，很多住院医师还未实施一例产科患者的全身麻醉就已毕业。Panni 等报道在产科麻醉 24h 工作制的医院中剖宫产全身麻醉更少见，且与分娩量不一致。

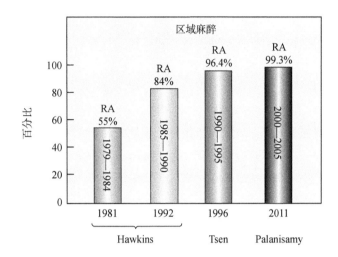

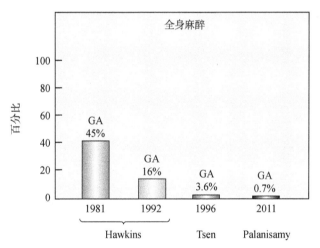

图 24-17　美国麻醉趋势

［经许可转载自 Hawkins JL, Koonin LM, Palmer SK, et al. Anesthesia-related deaths during obstetric delivery in the United States, 1979–1990. Anesthesiology, 1997, 86（2）:277–284.］

Searle 和 Lyons 对一家英国教学医院 1998—2006 年年度统计资料进行回顾性研究，发现 2006 年每一受训者平均实施的剖宫产全身麻醉降至每年 1 例，而这一数据在 1990 年为每年 15～20 例。Smith 等报道，在澳大利亚一家大型市级教学医院 1998—2008 年受训者人均手术量保持稳定，而全身麻醉剖宫产却从年人均 9 例下降至 6 例。美国和英国已经更新出版了包括麻醉培训建议在内的指南。美国教育部门，研究生医学教育认证委员会（Accreditation Council for

Graduate Medical Education，ACGME）住院医师评定委员会要求受训者至少参与 20 例剖宫产手术，但并未对全身麻醉剖宫产提出具体建议。ACGME 要求中的第Ⅳ部分 A.5.（a）（1）（0）指出，对住院医师培训应：对于围术期需要特殊技术来管理的患者，应具备丰富的气道管理经验（例如实施纤支镜插管和肺隔离技术如双腔支气管导管置入和支气管封堵器）。

2. 产科气道管理培训的方法

在对住院医师的教学尤其是一些罕见操作，或住院医师在受训阶段未获得足够处置经验的危急状况时，提倡模拟培训。教育人员主张在产科全身麻醉病例中增加模拟培训的使用。在一家教学医院，培训者使用改良的 Delphi 技术创建了标准的评分系统，以评价住院医师在模拟人急诊剖宫产手术中的表现。该评分系统结果可靠，高年资住院医师评分高于低年资住院医师。同一组研究者对模拟急诊产科麻醉中住院医师的表现进行随机对照试验，以了解模拟培训的作用。将住院医师分为剖宫产组和对照组，对照组模拟不同的全身麻醉场景。剖宫产组的麻醉住院医师在术前评估、设备检查、术中管理等亚类的评分高于对照组住院医师。模拟教学的益处不仅在于工作能力的提高而且也提升了效率。此外，接受包括急诊剖宫产全身麻醉等模拟教学的住院医师与未受培训者相比，其在随后的模拟麻醉情境中工作能力提高，表明其认知、非认知和工作技能可保持。

3. 高级气道管理（advanced airway management，AAM）技能的模拟培训

最后，产科麻醉的最终目标应是彻底消除气道相关不良事件和孕产妇死亡。高级气道管理强调困难气道的管理和掌握危急气道技能（有创技术和环甲膜切开术），必须作为麻醉培训的强制性和关键性部分。对美国住院医师项目进行调查，回复率为 79%，结果表明，2/3 的培训项目承认缺乏困难气道培训轮转计划。此外，不足 20% 的培训项目具备正式的气道培训轮转计划，但对住院医师成功完成"规定数量"的操作以证实其能力未做要求。美国麻醉住院医师项目 ACGME 对困难气道管理的要求仅限于模糊的表述，如"具备困难气道管理所需的丰富经验和专业技能"。Kiyama 等记录了日本和英国不正规的困难气道教学方法。丹麦的一项研究对麻醉住院医师在困难气道管理方面的知识和技能进行了评估，并记录了需要规范教育来弥补的不足。

气道培训课程应从教育工具入手来提高高级气道管理技能，这些工具应包括：

（1）建立一套包括一系列教学目的和目标的课程，进行共三方面技能的学习：认知、精神运动和情感。

（2）在普外手术室进行系统的气道培训轮转（这是成功完成"规定数量"的操作的前提条件）。

（3）使用各种利于插管的气道设备和工具进行系统的反复练习。

（4）临床困难气道情境的高保真模拟训练，其中每位住院医师必须尝试"实时"管理 ASA 流程图中各个分支步骤，包括"无法插管无法通气"时施行环甲膜切开术。

（5）高保真模拟产科困难气道情境中技术和非技术能力的评估。

（6）6 个月至 1 年再次评估，监测高保真模拟相同产科困难气道情境下麻醉受训者认知、精神运动和非技术情感技能的保持程度。

4. 紧急气道管理和有创技术的模拟培训

模拟培训也被推荐用于提高非预计困难气道和 CICV 情况的管理。目前不仅缺乏在气道管理技能方面的培训，而且已证实尽管美英已经出版了困难气道管理指南，但很多人并不遵守这些指南，而且大多数麻醉医师并未做好处置 CICV 情况的准备。高保真模拟培训可评估麻醉医务人员是如何使用 ASA 指南处理意料外 CICV 气道的。结果显示，麻醉科主治医师并不缺少 ASA 指南方面的知识；但并未常规的遵守指南；而是根据自身临床经验、使用设备的气道技能和对指南的个人理解来应用指南的。

模拟气道管理课程对于气道评估、替代设备使用和医师针对困难气道所发生变动等方面自我报告的准确性和可靠性具有重要作用。一项前瞻性研究采取中等保真度的模拟器对两种未预测的困难气道场景进行评价，即"无法插管但可通气"和"无法插管无法通气"状况。自愿参与研究的麻醉医师首先在"困难气道协会"接受培训，之后接受两种情况的测试。接受培训后的参与者其处理方法更有条理（$P < 0.05$），且这一能力可持续 6～8 个月。在两种情况下，设备的错误使用率减少。结论是模拟培训可显著改善表现；且培训应至少每 6 个月重复 1 次。

十七、未来产科气道管理的建议

理想状态是麻醉受训者应在产科的临床情境中进行培训，并应将知识、判断、技术和非技术的技能应用于实时模拟中。产科麻醉课程和培训中应强制包括模拟培训。

麻醉学认证维护（maintenance of certification in anesthesiology，MOCA）：在美国，MOCA 已成为强制性的。美国麻醉学委员会（American Board of Anesthesiology，ABA）负责执行 MOCA 活动，将向公众确保其委员会的使命是致力于临床转归的质量和患者安全。每个 MOCA 循环为 10 年期，包括继续教育和自我评估；专业级别的不断评估（医疗执照）；执业技能的周期性评估；以及每 10 年 1 次的认知技能评估。MOCA 为医师提高以下 6 个方面的综合能力提供了机会：医学知识、患者医疗、以实践为基础的学习和提高、专业化、人际关系和沟通技巧、基于系统的练习。作为 MOCA 的一部分，为了执照维持，应向麻醉医师提供与气道管理相关的产科情境模拟培训。

总之，应重点强调完整的教育，高级气道管理技能，产科患者困难气道的管理，CICV 和紧急气道情境的管理，与航天业标准化的模拟和机组资源管理相似。危机资源管理方法应与所有麻醉科住院医师的产科麻醉课程合并，并作为医院和个人实践中麻醉医师 MOCA 的一部分。

要 点

■ 孕产妇主要死亡原因中，麻醉相关因素位居第 7。喉镜显露困难、气管插管失败、和剖宫产全身麻醉诱导后无法通气或氧合是导致孕产妇并发症和死亡的主要因素。

■ 有重点的病史回顾、体格检查和气道评估对预测气管插管困难和通气困难非常必要，这使得麻醉医师能为产科患者制定合理的管理策略。

■ 强烈意识到全身麻醉相关的孕产妇死亡使得椎管内技术在分娩镇痛和剖宫产中广泛应用，对困难气道管理的提高使气道相关死亡在过去 20 年显著下降。

■ 产科患者气管插管失败后的紧急气道管理对麻醉医师极具挑战性。

■ 全身麻醉诱导前制定程序化的气道管理策略是非常重要的。

■ 获得母儿最佳预后的关键包括：
（1）及早寻求帮助。
（2）气管插管失败后尝试次数严格限制在 2 次。
（3）使用替代设备辅助气管插管。
（4）使用声门上气道设备。
（5）维持氧合应贯穿于整个计划执行中。
（6）CICV 时采用环甲膜切开等有创技术。

■ 术后气道梗阻或通气不足导致的麻醉相关死亡已经成为新的气道问题。

■ 每一麻醉操作均应建立标准方案，不仅可减少分娩和全身麻醉诱导时的麻醉风险，而且减少拔管、全身麻醉苏醒和在 PACU 的风险。

■ 产科全身麻醉使用的减少引起了关注，因为将导致产科麻醉受训者气道管理技能被削弱。

■ 解决问题的方法有：
（1）为麻醉科受训者制订专用的和有组织的高级气道管理（AAM）轮转计划。
（2）正式的 DAA 课程和教学。
（3）在手术室对外科患者进行 AAM 临床技能的系统练习和重复。
（4）对气管插管失败、通气困难等情境的管理进行有正规指导的高仿真模拟培训。
（5）在人体模型培训和练习产科紧急情况时所需的环甲膜切开。

第25章

禁食水的争议——肺误吸：风险与控制

（Geraldine O'Sullivan 和 Scott Segal 著，邓　姣译，董海龙　路志红

一、引言

最早报道的麻醉相关死亡可能就是由于胃内容物反流误吸。由产科医生 James Simpson 在 1848 年，也就是首次麻醉公开演示后 2 年报道。患者是一位接受小手术（非产科）的十几岁女孩，误吸了胃内容物或医生给她喝的白兰地，并很可能死于这一并发症。1 个世纪以后，Curtis Mendelson 强调了产科患者反流误吸的风险，并通过开创性的动物实验表明，酸性物质或颗粒物误吸最为危险。由此，他推荐临产妇在分娩时不进食水，多用抑酸药物与区域麻醉，而全身

麻醉要由有能力和经验的麻醉医生来实施。他的建议成为了产科麻醉几十年来的信条。

如今，产科患者的肺误吸，尤其是在急诊手术麻醉诱导时的误吸，已经十分罕见了。图 25-1 展示了英国自 20 世纪 50 年代开展围生期死亡保密调查以来误吸所致的死亡率。2005—2007 年英国围生期死亡原因中增加的且最普遍的是脓毒血症，其严重程度已经远远超过了误吸。目前证据显示，美国的误吸发生率与英国并无二致。美国和英国（以及欧洲其他国家）最主要的区别是，在美国，产前禁食水原则仍在广泛应用，远比英国或欧洲其他地区多。尽管美国围生期

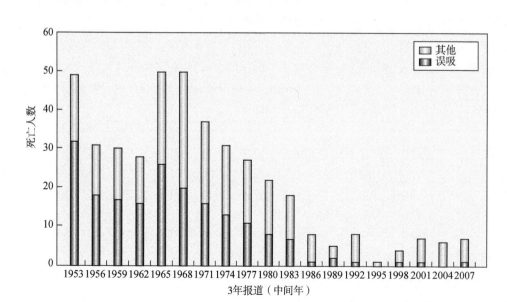

图 25-1　1952—2008 年母体麻醉相关死亡

（改编自 UK Department of Health, Confidential Enquiries into Maternal Deaths in the United Kingdom. 1952–2008.）

死亡率略高于英国，但因误吸导致生产时死亡的案例在两个国家都很少见。

当代麻醉医师可能很少有人会反对谨慎实施完善的区域麻醉更适合分娩患者，但大家对所有孕妇误吸风险都增加的说法争议要大得多，对孕妇、尤其是正在分娩者的禁食水指南也同样存在争议。本章我们回顾了这一主题相关的证据，以及产时进食及分娩、生产和产科手术时预防误吸的指南的理论依据。

二、胃内容物反流误吸的病理生理

流体或固体物质均可导致胃内容物误吸，固体物质误吸可引起窒息导致死亡，流质误吸则应分为吸入性肺炎和吸入性肺部感染。后者指吸入有菌落的口咽部物质引起的呼吸道感染，如革兰阳性、阴性或厌氧菌。常见于老年人，并与吞咽困难和（或）胃动力异常有关。患者通常首先出现典型的肺炎症状体征。

吸入性肺炎指吸入胃内酸性和（或）颗粒性物质导致的急性肺损伤（acute lung injury，ALI）。通常与麻醉、镇静、抽搐或药物过量引起的意识水平下降有关。吸入损伤模型显示，损伤发生后的炎症反应多相似，而在吸入物质为酸性或含有颗粒时尤重。临床上最严重的肺损伤见于吸入含颗粒的酸性胃内容物的

患者。吸入物引起化学烧伤，常伴有支气管痉挛，进而引起包含水肿、白蛋白、纤维蛋白、细胞碎片及红细胞的肺泡渗出。最终肺泡内水分与蛋白含量增高，肺容积大量损失导致肺顺应性下降伴肺内血液分流，引起低氧血症和肺内血管阻力增加。初始损伤后，有一段强烈的炎症反应，细胞因子、白介素、肿瘤坏死因子等大量释放。炎症反应的进一步扩大可能引起ALI 或急性呼吸窘迫综合征（ARDS）。大多数患者 X 线胸片会有异常，但需要几小时才显现（图 25-2）。可参考有关胃内容物反流误吸生理的几篇详细综述。

产科误吸一般发生在麻醉诱导时，麻醉医生可看到胃内容物进入气管。困难气道产妇反复尝试插管或环状软骨加压不当导致气道变形的患者误吸尤其多见。但如今这些事件明显减少，而在手术结束后患者拔管时发生增多。有综述报道 183 例围麻醉期误吸，85% 为观察到反流，其余则首先表现为事后显示出的呼吸问题。

三、误吸的管理

若观察到肺内容物误吸，应吸引气管与主支气管，还可能需要支气管镜取出较大的食物残块。若发现支气管痉挛，应立即处理。不推荐支气管和支气管肺泡

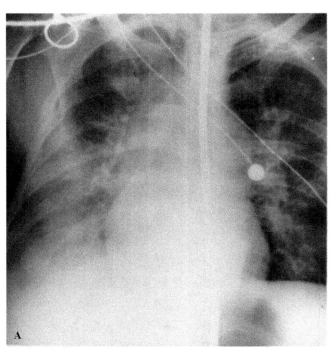
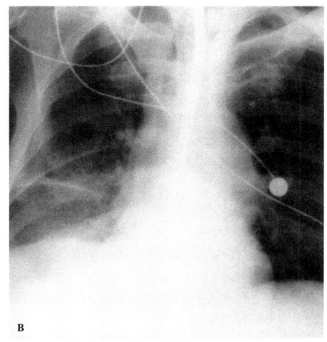

图 25-2　误吸即刻与 2h 后 X 线胸片

［经许可转载自 Goodman LR. Postoperative chest radiograph: I. Alterations after abdominal surgery. Am J Roentgenol, 1980, 134(3):533–541.］

冲洗，因为可能使颗粒物质进一步扩散到肺深部。除非临床进展提示有感染（如症状恶化、发热、白细胞增高或胸片显示病情恶化），亦不推荐预防性应用抗生素。但如果怀疑误吸的胃内容物有菌落形成（产科少见），或临床症状48h仍未好转，也可预防使用抗生素。

肺泡液体渗出、表面物质改变以及肺内分流均可导致低氧。解决肺损伤之前，可能需要CPAP或执行保护性通气策略。多年来误吸管理治疗策略均常规使用激素。之后该治疗引起争议，如今的证据已不再支持误吸综合征时使用激素。

在一些严重的病例，误吸最终可导致ALI或ARDS，这种情况下保护性肺通气策略可改善预后。研究显示，潮气量6 ml/kg，平台压不超过2.94kPa（30 cm H$_2$O）时患者死亡率较12 ml/kg，平台压4.9kPa（50 cm H$_2$O）明显下降。一项涉及了1000名患者的随机对照研究显示，在ARDS患者，采用中心静脉压或肺动脉楔压指导下的保守性液体治疗，比非限制性液体治疗患者的肺功能更好，需要机械通气的时间也更短。激素使用也并不能改善单纯误吸综合征患者的肺功能，或ALI与ARDS患者的恢复。在许多重症患者，尽量降低脓毒血症的风险，预防用药防止胃肠道出血和血栓事件是基本的标准化治疗；足够的抗血栓治疗对高危产妇来说尤为重要。

四、肺误吸的发生率

虽然是全麻中最可怕、争论最多的并发症，但实际上肺误吸在麻醉实践中非常少见。几项对质量保证数据或电子医疗记录的观察性研究显示，手术误吸的总体风险为（3～5）/10 000或1:2000～1:3500。1986年，Olsson等分析了Karolinska医院185 358例患者的电子麻醉记录单，结果显示，误吸的发生率为4.7例/10 000例麻醉，或1:2131。相似的，Warner等分析了20世纪80年代后期梅奥诊所215 488例麻醉病例，发现误吸发生率为1:3216或3.1例/10 000例麻醉。来自英国和法国的两项大样本调查研究显示，误吸发生率约为1:14 000。而一项加拿大的研究显示的发病率则更高些：20世纪70年代一家教学医院的单中心研究调查了112 000例患者，显示误吸发生率为1:1116。最近Sakai等研究调查了匹兹堡大学2001—2004年99 441例麻醉的结果，发现误吸发生率为1:7103（或1.4/10 000）。几乎每项研究都显示急诊手术、创伤手术和上消化道、胸科、食管手术误吸的发生率较高。

孕妇误吸发生率高于普通手术人群，但解读统计数据必须更谨慎。最早描述产妇酸性误吸综合征的Mendelson发现，产妇手术期误吸的发生率为15/10 000，虽然研究背景是面罩吸入麻醉盛行、区域麻醉应用有限，没有禁食水、不使用抗酸药物的20世纪40年代。Krantz和Edwards报道1962—1965年经阴道产妇误吸发生率为1.6/10 000。没有经过正规麻醉培训的护士行使面罩吸入麻醉。1965—1972年发生率降至0.9/10 000。相反的，剖宫产患者误吸发生率更高，为1:430（23.3/10 000）。到1977—1992年，Dindelli等回顾了意大利一家医院的12 380例剖宫产患者，发现误吸的发生率为1:1 547（6.4/10 000）。几乎所有病例都与急诊手术或困难插管有关。Soreide等研究了挪威两家医院4年的病例，发现剖宫产患者误吸的发生率为11/10 000，但所有患者都合并有其他危险因素。

最近几项研究都报道了误吸发生率很低的围生期患者不插管全身麻醉。Ezri等研究了1870例全身麻醉患者，没有进行抗酸治疗，生产时没有压迫环状软骨，多数患者是产后即刻因裂伤修补或取除滞留胎盘等原因接受手术的。只发生了1例轻度误吸（1:1870或5.3/10 000）。Han等报道了1067例喉罩全身麻醉的择期剖宫产患者，满足禁食水时间且无其他误吸危险因素，术前给予抗酸药与雷尼替丁，娩出前全程压迫环状软骨。结果无一例误吸或反流，亦无支气管痉挛、喉痉挛、喉罩胆汁染色或不能解释的低氧血症等其他误吸的替代指标。最后，Halaseh等与Yao等各报道了3000例和700例空腹患者剖宫产（包括部分急诊），分别采用Proseal喉罩或Supreme喉罩，这两种喉罩设计有可行胃内容物吸引的独立管腔，在气道固定后即行胃内容物吸引。没有发生一例误吸。

总的来说，以往的一些关于孕妇全身麻醉的报道显示误吸风险增加，但这些研究中大多数都采用已被弃用的麻醉技术，研究对象也具有除怀孕外的其他误吸相关危险因素。尤其是急诊手术本身就是误吸的高危因素，可能增加误吸风险，即使现在的一些研究也可能受到该因素的干扰。在良好禁食的择期剖宫产患者，甚至经阴道分娩后的围生期手术，误吸的风险都是极低的。

五、肺误吸的危险因素

1. 具有肺误吸"风险"的标准

传统的教学认为产妇都应当作"饱胃"，若胃内容物 > 25ml，pH < 2.5 即具有误吸风险。由于实际发生的误吸十分罕见，这些数值被各种控制风险的干预措施相关研究引用为生理指标。而支持这些限制值的数据则惊人地有限。

Mendelson 于 20 世纪 40 年代进行的著名研究提示，胃内容物的 pH 可能是导致肺损伤的主要原因，之后一些动物实验也证实了 pH < 2.5 可造成损伤，而 pH > 3 的液体则引起的损伤很小。另一项 1974 年的颇具影响的研究中，Robert 与 Shirley 等将研究结果从动物推演到人类。研究者引用了"在恒河猴的初步研究结果"，认为误吸 pH < 2.5 的物质达到 0.4ml/kg 时，会引起严重肺损伤。他们非常清晰地描述到："因为这大概等同于成年女性的 25ml，我们大胆的推断，分娩时产妇胃内若有超过 25ml pH < 2.5 的胃液，则具有误吸风险。"通过测量孕妇的胃容量和 pH，他们发现 52 名围生期产妇中有 14 名都达到了标准（27%）。因此他们得出结论，"任何患者，无论禁食水时间，产程开始与否，都不能排除胃内高容量和低 pH 的风险"。

然而，他们所引用的"恒河猴"的研究显然只是字面意义上的。后续细节报道显示，该研究实际上仅来源于一只猴子。这一研究中，采用 THAM 碱化胃液至 pH 7.45（0.4ml/kg）后注射至左主支气管引起一过性呼吸急促，血压轻微上升。相反，采用 HCl 将胃液酸化至 pH 1.26 时注射入右支气管则引起心动过速、血压降低和心跳骤停，随后该猴被成功复苏。

后续研究挑战了这一风险标准的正确性。其他一些物种的研究都显示需要更大的容量才会误吸，1~2ml/kg。更重要的是，所有动物模型都是将酸性物质直接注入气管支气管树，而不是由胃内误吸。很可能需要更大的胃内容物容量才能造成临床症状明显的误吸，但准确的容量仍未知。在麻醉的猫的模型中，氯胺酮麻醉状态下，胃内容物达到 20.8ml/kg 时猫才出现自主反流。而在人类，胃内容量与误吸风险之间几乎没有直接关系。例如，采用肠内营养的危重病患者，胃残余量与误吸之间不存在确定的关系。最后，尽管产妇中有 30%~70% 都达到了 Robert 和 Shirley

的标准，其他一些临床上不按"饱胃"处理的手术患者也都符合这一标准，包括禁食的非孕妇住院或门诊患者（45%~60%），以及常规面罩吸入诱导的禁食的儿童（77%）。

2. 怀孕期间的胃肠道生理

一般认为，怀孕期间增加产妇误吸风险的生理变化主要有 3 种：胃酸分泌增多、胃排空减缓以及胃食管反流。实际上怀孕患者直到临产前胃酸分泌都是正常甚至减少的，胃排空也正常。胃食管反流问题则更复杂些。

部分由于胎盘的分泌作用，孕妇免疫反应性胃泌素可能增加，但这一观察结果并不总一致。然而总的胃酸产量在孕第一—第二期（3 个月为一期）实际上是减少的，而临产前又会逐渐恢复至孕前水平。消化性溃疡在孕期更少见，可能正是因为胃酸分泌减少，Hong 等比较了择期剖宫产患者和非孕期妇科手术患者，血清胃泌素水平在两者没有区别（这一点值得注意，因为胎盘分泌胃泌素）。尽管孕妇术前焦虑水平更高，但其胃酸 pH 却更低（中位数 1.8 vs. 2.1，$P < 0.05$）。正常怀孕期间，胃烧灼（烧心）症状逐渐加重，临产时发生率高达 80%，但可能是由胃酸分泌以外的原因引起的。

关于孕妇胃肠道生理最常见的误解之一是胃排空时间。传统教学认为，孕 12 周就会影响胃排空，几乎所有孕妇手术都需要快速诱导。然而多种方法学的研究数据都不支持胃排空延迟。胃排空时间可由口服后的对乙酰氨基酚吸收来测量（吸收迅速，仅在小肠吸收，胃内不吸收）。口服对乙酰氨基酚后在一系列时间点抽血检验。峰浓度、达峰时间、浓度时间曲线下面积都是胃排空的指标。许多研究采用这一方法进行研究，结果显示，整个孕期直到生产前，胃排空时间与非产妇都没有区别（彩图58）。其他研究方法如超声、染料稀释、胃表面阻抗和应用电位断层成像也都显示同样的结果。有趣的是，有一项研究结果显示孕 8~12 周时，一个几乎所有麻醉医师都认为可以轻松管理麻醉没有误吸风险的时期胃排空反而延迟。这些研究也可能存在偏移，研究对象为终止妊娠手术前的焦虑患者。更重要的是，所有这些研究都是针对液体而非固体食物的胃排空速度。然而 Carp 等采用超声研究发现，一餐可观的标准饮食（果汁、蛋糕、面卷、黄油、果酱及燕麦牛奶）后 4h，临近预产期产妇与非孕妇的胃内均无食物残存。相反的,他们发现正在生产的妇女胃排空延迟,高达 2/3 的妇女直到进食后 24h 胃内容物仍有残留。

胃食管反流症(Gastroesophageal reflux disease,GERD)可导致灼热感,是孕晚期常见的并发症。怀孕影响了食管下段括约肌的完整性,改变了食管相对膈肌和胃的解剖位置,增加胃内压,在某些孕妇还限制了食管下段括约肌张力增加的能力。前列腺素具有舒缓平滑肌的作用,可能是引起食管下段括约肌张力降低的原因。食管下段 pH 监测显示,即便有些人没有症状,到预产期的孕妇相比非孕妇食管反流增加。因此,一个需要麻醉的孕妇应被视为食管下段括约肌张力不足。这些生理指标在产后 48h 恢复正常。如果把这些研究结果视为所有孕妇都具有误吸风险,则仍备受争议。尽管看似合理,但具有反流病史会增加全身麻醉下的肺误吸这一认识并没有实验或流行病学调查证据。当然,许多麻醉医生愿意对有 GERD 的非孕妇患者实施麻醉,而不把他们当作饱胃处理。发生误吸的总体风险比 GERD 低好几个数量级,因此,GERD 不太可能成为具有统计学意义的误吸危险因素。此外,全身麻醉诱导后,所有患者的食管下段括约肌(lower esophageal sphincter, LES)张力都会降低。

3. 分娩时与产后的胃肠道生理

分娩显著地改变了胃肠道生理,尤其是胃排空。尽管机制不清,但胃排空确实延迟乐,可能是由于疼痛或分娩导致的应激。此外,任何途径给予的阿片均会进一步延迟胃排空。但是不加阿片类药物,或以小剂量芬太尼低剂量持续输注而非间断注射的硬膜外镇痛方法也不影响胃排空。相反的,研究显示,分娩时饮用适量清液体,如等渗运动饮料和清亮果汁,并不会影响胃内物容量,可能也不会增加误吸风险。

对于生理条件的改变何时恢复也有不少争议。固体食物的胃排空在产后 1d 似乎会受影响,第 2 天的 18h 内恢复。许多产后女性具有符合"风险"标准的 pH 和胃内容量。

六、产科手术时防止误吸的策略

终极目标是永不发生误吸。因此,识别产科患者的危险因素十分重要,分娩中转为急诊全身麻醉手术者风险最高。意识消失和反射抑制意味着患者在胃内容物反流到喉部时无法保护自己的气道。因此,唯一最有效地防止肺误吸的策略就是避免全身麻醉。除一些特殊情况外,围生期患者最好的麻醉方式是区域麻醉这一理念应是所有产房的最高准则。这不可避免地不利于年轻麻醉医师的培训,意味着只能在模拟培训处或普通手术室学习快诱导的技术。大多数产科急诊都发生在生产时,但出血、胎儿窘迫、母体衰竭和创伤在任何时候都可能发生。这些情况下经常要求全身麻醉,必须采用压迫环状软骨快速诱导的方式(彩图 59)。术前禁食与药物预防措施在围术期误吸的预防中具有重要作用。

1. 术前禁食

禁食的目的是在尽量不口渴不脱水的情况下确保相对排空的胃部条件。近年来,术前禁食水指南在孕妇与非孕患者均有所放宽。一项 Cochrane 回顾研究对比了缩短的禁食水时间与传统的术前禁食水时间后围术期并发症的发生率,发现两者的插管时胃内容量与 pH 均无显著差异。此外,术前喝水的患者胃内容量较小,pH 也较高。未分娩的临产孕妇胃排空并没有延迟,因此剖宫产术的术前禁食水时间与非孕产手术应该一致(表 25-1)。

表 25-1　健康患者择期手术的禁食标准推荐。禁食水时间可用于所有年龄的患者,包括孕妇,但不适用于产程已开始的产妇

禁　食	推荐时间
清液体	2h
母乳	4h
配方奶	6h
非人奶	6h
普通饮食	6h
大餐	8h(可能更久)(油炸 / 脂肪饮食,肉类)

2. 药物预防

并没有直接证据显示产科患者预防性应用抗酸药物、H_2 受体拮抗药或质子泵抑制药(proton pump inhibitors, PPIs)可降低误吸发生率。这些药物开始应用时,误吸所致死亡已因全世界范围开展区域麻醉手术而降低。理论上胃内容物 pH 增高或容量减少应该可以帮助防止误吸,或至少减轻事件发生后的不良结果。由于误吸风险在苏醒时与诱导时等同，选择的预防性用药应提供全麻诱导以及苏醒期的保护作用。

ASA 产科麻醉实践指南指出："手术开始前（如剖宫产、产后输卵管结扎），实施者应考虑及时给予非选择性抗酸药、H_2 受体拮抗药和（或）甲氧氯普胺以预防误吸。"口服抗酸液体的作用可能不大，可以使用非选择性抗酸药（如 0.3M 枸橼酸钠、双枸橼碱化剂、苏打水泡腾片）。但起效时间差异很大，因此，应在诱导开始前 20min 内使用。口服抗酸药的主要用途在于需要急诊手术、而同时使用的 H_2 受体拮抗药来不及起效时。择期或限期手术都不适口服抗酸药的使用，因为其作用时间太短，择期手术可能改期，且会引起部分女性恶心。不应使用颗粒性抗酸药，因为不慎吸入会引起类似吸入酸性物质的误吸综合征。

H_2 受体拮抗药阻断泌酸细胞上的组胺受体，减少胃酸分泌；在禁食患者还能引起胃内容量的轻度降低。静脉注射时，H_2 受体拮抗药 30min 即可起效，但效应达峰需要 60～90min。口服后 60min，60% 患者胃内 pH > 2.5，口服 90min 后，90% 患者胃内 pH > 2.5，其作用时间足够维持到剖宫产结束后患者全身麻醉苏醒。质子泵抑制药（PPIs）如奥美拉唑、兰索拉唑抑制胃表面胃泌细胞上的质子泵，作用特征与 H_2 受体抑制药相似。一项比较 PPIs 与 H_2 抑制药达到治疗目标的能力的荟萃分析显示，雷尼替丁比 PPIs 更能减少胃分泌（0.22ml/kg；95% CI 0.04～0.41）和提高胃内 pH（约降低 pH 0.85；95% CI -1.14～-0.28）。这一结果来源于 9 项随机对照试验，其中 7 项适合进行荟萃分析。研究中共有 223 例患者接受雷尼替丁——本研究中唯一的 H_2 拮抗药，222 例患者接受不同类型的 PPIs（奥美拉唑、兰索拉唑、泮妥拉唑和雷贝拉唑）。急诊和择期手术前抗酸药物的合理选择见表 25-2。

七、产科全身麻醉

不可避免有些女性需要在全身麻醉下产科手术，而且常是困难而危急的情况。择期全身麻醉手术时，常规禁食水和诱导程序是合理的。而急诊手术时，尤其是产程已经发动的患者，麻醉诱导前仔细的准备十分必要。肩下应垫枕头，头颈充分伸展。身体应向左侧倾斜，也许适度的头高足低更好。研究表明，头高 20° 时上段食管处反流的胃内容物压力较平卧位下降值（cmH₂O）相当于环状软骨至胃的高度。对非怀孕患者，经过预充氧，仰卧位时头高 20° 可延长缺氧耐受时间，而足月时头高 30° 较平卧位可提高功能残气量。此外，头高位时喉镜显露的视野也更满意。仔细预充氧之后，即应进行环状软骨压迫快速诱导，环状软骨压迫的目的是压迫食管，准确来说是将环咽肌压迫至 C_6 椎体，防止胃内容物通过口咽部。麻醉助手应将拇指示指置于患者环状软骨两端，当患者失去意识时开始压迫（彩图 59）。推荐力度为 30N，这一力度可防止诱导时食管反流物通过，但平时实施不常达到。环状软骨压迫需持续至呼末 CO_2 确定气管插管成功为止。没有随机对照研究验证过环状软骨压迫的作用，也没有研究显示它可以降低误吸的发生率。相反，环状软骨压迫不当可能引起气道相关死亡。马拉维的一项 5000 例全身麻醉急诊剖宫产的分析显示，虽然没有统计学差异，但反流的发生率在没有实施环状软骨压迫的患者反而更低。但是，将发达国家的情况与撒哈拉以南的非洲地区比较可能不妥。

无论如何，人们仍将快速顺序诱导并环状软骨压迫作为标准的急诊全身麻醉剖宫产麻醉方式。高危产妇分娩时可给予口服雷尼替丁 150mg。术前应给予 0.3M 枸橼酸钠 30ml 口服和静脉（IV）给予 50mg 雷尼替丁。这一策略可保证胃内 pH 在诱导与苏醒时均高于标准。任何在分娩中需要手术的产妇都应做饱胃

表 25-2 急诊和择期剖宫产术前的预防用药

	口服抗酸药	H_2 受体拮抗药（雷尼替丁）	促胃动力药如甲氧氯普胺
择期剖宫产	否	术前夜 150mg 手术当日清晨 150mg	术前夜 10mg 手术当日清晨 10mg
急诊剖宫产	仅全身麻醉诱导前 0.3M 枸橼酸钠（30ml）	术前 50mg 静脉注射	
高危生产	否	生产时每 6 小时 150mg	

对待；针对这些患者，应考虑术中通过大口径胃管排空胃内容物，目的是保证拔管时的胃排空状态。吞咽反射与呛咳反射恢复前，不应拔管。已知困难气道的孕妇，应考虑清醒纤维支气管镜引导插管。

八、生产时的禁食水策略在现代产科实践中的作用

顺产的支持者一直争议生产时不让产妇进食可能导致产科不良预后。一项囊括了 2443 例低风险头胎产妇的随机对照试验将产妇分为"进食组"与"仅饮水组"。研究显示，分娩时进食并不能改善产科预后，即自然引导分娩率没有提高，产程没有缩短，胎儿预后也没有改变（Apgar 评分与 NICU 收治率）。同样的这一研究也不能显示分娩时进食的安全性，因为研究设计对安全评价的效能不足。

目前证据显示，产妇病重、肥胖或有困难气道时的误吸风险最高，美国麻醉医师学会（ASA）推荐允许低危产妇生产时摄入适量清液体。因此，产妇生产时可咀嚼冰块或饮清液体（等渗运动饮料、果汁、茶或咖啡、水）解渴。应劝阻产妇在生产时进固体食物，因为进食对产科预后没有好处，并且生产时胃对固体食物的排空能力受影响。尽管还有争议，但有观点认为低危产妇可以吃一些低渣饮食（如汤、酸奶、冰激凌），尤其是考虑到误吸所致死亡率几乎可以忽略。当决定产妇在生产时要不要进食时，由于显著影响胃排空速率，因此胃肠外使用阿片类药物必须纳入考虑。此外，一些大量实施全身麻醉急诊剖宫产的单位也不应该允许产妇在生产时进食。

现如今由胃内容物误吸引起的产妇死亡已经极其罕见，这一改变可能更多是由于区域麻醉的普及而不是禁食水原则的作用。因此，在分娩中进食还没有明确的优势时，是否进食需权衡风险／利益。对于许多妇女和她们的医疗服务提供者，这一风险／利益权衡结果常倾向于分娩时进水，或许还有进食。

要 点

■ 从最早麻醉实践中认识和 20 世纪中期科学定义以来，胃内容物误吸一直是产妇可怕的麻醉并发症。

■ 胃内容物肺误吸十分罕见，在孕妇也仅仅比普通外科人群略多一些。许多产科全身麻醉均为急诊，这一特性可能是最重要的附加风险因素。

■ 误吸风险标准的科学基础非常有限。

■ 怀孕但未生产患者较非孕妇患者的误吸风险并未增高。生产本身显著延迟了胃对固体食物的排空，但对清液体排空没有影响。产后第 2 天产妇的误吸风险可恢复正常。

■ 非孕产患者择期手术应遵循禁食水原则。

■ 降低肺误吸的理想药物仍具争议。考虑到生理替代，H_2 受体拮抗药比 PPIs 更有效，除急诊情况以外，两者都比口服抗酸药更有效。但没有任何预后结果的证据支持择期手术患者预防用药。

■ 对孕妇实施全身麻醉要尽量保守，降低误吸风险的方法包括非特异性抗酸药（如 30ml 枸橼酸钠），H_2 受体拮抗药（如雷尼替丁 50mg），床头调高 20°～30°，并考虑环状软骨按压。但从未有证据显示后者可降低误吸发生率，实际上证据暗示可能相反的结果，但在许多地方，仍被视为标准操作。

■ 分娩时进食不能改善胎儿或产妇预后，但推荐摄入适量的水或其他清液体。自由使用区域麻醉是降低误吸风险的最佳策略。

第26章

产科区域麻醉的神经并发症

（David Wlody 著，吴志新 译，路志红 校）

椎管内麻醉在分娩、经阴道生产或剖宫产中的应用不断增加，无疑降低了全身麻醉相关的产妇并发症发病率和死亡率，特别是气道管理并发症如胃内容物误吸及插管失败。然而，与此同时也增加了产科患者的区域麻醉相关并发症（表26-1）。其中有些并发症如利多卡因腰麻后的短暂神经系统症状（TNS）可能比较轻微或者是自愈性的；其他如硬膜外脓肿或细菌性脑膜炎可能会导致永久性神经损伤甚至死亡。对于区域麻醉常见和严重并发症的危险因素及病理生理学的全面了解，便于麻醉医师评估接受硬膜外或椎管内麻醉的患者发生神经损伤的风险大小，也促使他们改进麻醉技术以减少并发症的风险。对产科神经麻痹的了解便于麻醉医师辨别神经功能缺陷的原因是怀孕本身还是区域麻醉。最后，对评估神经缺陷的诊断方法进行回顾，有助于麻醉医师选择一种工具来辨别哪些病变需紧急干预，哪些没有干预指征，并利用这些工具来判断神经功能缺陷的预后。

一、发病率

关于椎管内麻醉后神经系统并发症的研究，要从非产科患者转向产科患者充满了困难。年轻、既往身体健康的产妇可能由于一些原因而不易发生神经损伤。首先，她们中很少有人在使用影响凝血功能的药物，不像老年骨科患者，而后者在非产科患者区域麻

表26-1　产科麻醉索赔诉讼

索赔损伤的分类	1990 年前	1990 年及以后
孕产妇死亡[1]	22%	11%
孕产妇脑损伤	7%	5%
新生儿死亡 / 脑损伤[1]	29%	21%
孕产妇神经损伤[1]	8%	21%
头痛	12%	12%
背痛[1]	5%	10%

每类伤害占索赔的百分比

（1）两个时间段比较 P ＜ 0.05

（经许可改编自 Davies JM, Posner KL, Lee LA, et al. Liability associated with obstetric anesthesia: A closed claims analysis. Anesthesiology, 2009, 110:131–139.）

醉的研究中出现并不恰当。这些老年患者可能因存在心脏疾病而应用抗血小板药物或因全关节置换术后为预防静脉血栓而口服抗凝药物。其次，产科患者发生动脉硬化性血管病的比率较低，并且即使某一神经功能障碍与血管相关，没有既往相关病史也是一种保护。最后，老年患者的脊柱发生骨关节炎改变后会限制椎间孔的打开，因此，聚集在硬膜外腔内的血液很难流出。产科患者椎间孔开放程度保持不变，便于硬膜外腔的血液消散，最小化了因硬膜外腔压力的增加而导致的脊髓受压。

产科人群的研究显示，椎管内麻醉后发生明显神

经系统损伤的风险一贯较低。在一项对 8150 名法国麻醉医师进行的为期 10 个月的前瞻性调查研究中，5640 名患者中有 2 名出现了周围神经病变，未见明显后遗症。将近 30 000 名实施了硬膜外麻醉的患者中，未出现神经系统后遗症。Moen 等采用回顾性邮件调查及国家注册信息搜索方法，报道了 1990—1999 年瑞士的椎管内阻滞并发症的情况。200 000 名行腰段硬膜外麻醉分娩的患者中，有 8 名患者出现了严重并发症（1：25 000）。50 000 名腰麻下剖宫产的患者中有 2 名出现严重并发症（1：25 000）。Cook 等报道了皇家麻醉学会第 3 次全国审计的结果。将数据"消极"解释时，即原因不明时归因于区域麻醉；或"积极"解释，即只有当证据明确提示存在联系时才归因于麻醉。据估计产科椎管内阻滞引起永久性神经系统损伤的发生率为 0.3/100 000（积极的）～1.2/100 000（消极的）。

二、感染性并发症

椎管内麻醉后感染常见于年老、免疫功能不全的患者，极少见于产科患者。然而，对美国麻醉医师学会关于 1980—1999 年完成的索赔材料进行分析，发现 1980—1999 年产科椎管内麻醉并发症引起的所有索赔中，有 46% 都涉及感染并发症，如硬膜外脓肿或细菌性脑膜炎。人们逐渐意识到，麻醉医师在实施腰硬联合麻醉辅助分娩时常规向硬膜外腔置入导管，因与硬脊膜孔非常接近，可能构成连接受污染的外界环境与中枢神经系统间的直接通道。最后，有确凿证据指出一些常见的麻醉操作及一些并不罕见的技术失误，都可能会直接导致腰麻或硬膜外麻醉后发生感染。

1. 椎管内感染性并发症的危险因素及预防

Reynolds 于 2008 年发表了一篇关于椎管内麻醉后神经系统并发症的综述，指出辨别产科患者发生感染的危险因素较难。一项涉及 100 多万例产科麻醉的研究总结发现，椎管内麻醉后脑膜炎发生率为 1：39 000，硬膜外麻醉后硬膜外脓肿的发生率为 1：303 000。产科患者中发生感染的总人数非常少，因此要辨别其发病原因很困难。而外科文献指出，硬膜外脓肿与患者年老、免疫力低下及导管置入时间长明确相关。还应考虑未行硬膜外麻醉下自发性硬膜外

脓肿及社区获得性脑脊髓膜炎，确定致病微生物有助于判定感染的时间（表 26-2）。

表 26-2　神经感染并发症的危险因素

高龄
硬膜外导管置入时间长
癌症
糖尿病
免疫抑制
药物滥用
胰腺炎、胃肠道出血

（经许可转载自 Wang LP, Hauerberg J, Schmidt JF. Incidence of spinal epidural abscess after epidural analgesia: A national 1-year survey. Anesthesiology, 1999, 91:1928–1936. American Society of Anesthesiologists Task Force on infectious complications associated with neuraxial techniques. Practice advisory for the prevention, diagnosis, and management of infectious complications associated with neuraxial techniques: A report by the American Society of Anesthesiologists Task Force on infectious complications associated with neuraxial techniques. Anesthesiology, 2010, 112:530–545.）

早在一个半世纪前，手卫生就已被医疗界公认为是控制感染的重要组成部分。由于椎管内麻醉时不能保证所佩戴无菌手套的完整性，应进行恰当的手卫生以降低穿刺时手套穿孔或破损后的细菌种植。洗手前应卸掉戒指及手表，使用含乙醇的抗菌洗手液时效果最明显。

由于硬膜外脓肿最常见的致病菌为金黄色葡萄球菌，因此进行恰当的备皮很重要。大量研究表明，在抑制金黄色葡萄球菌生长及预防中心静脉导管相关性感染方面，氯己定乙醇优于聚维酮碘（碘伏）。皮肤即刻消毒及硬膜外导管长期置入时，碘酒溶液的效能也优于单纯聚维酮碘。氯己定并不会因有机物质存在（如血液）而灭活，且可穿透皮肤角质层延长作用时间，使其可有效杀死毛囊内及皮脂腺内的细菌。虽然大部分常用的氯己定乙醇的包装说明特别描述其不能于腰椎穿刺前使用，但是 ASA 关于椎管内麻醉后感染并发症预防的操作指南及美国区域麻醉及疼痛医学学会（ASRA）均建议椎管内麻醉前常规使用氯己定乙醇溶液备皮。椎管内麻醉前使用氯己定备皮与对照相比并未发现神经功能缺损增加，更证实了氯己定的安全性。虽然体外实验发现低浓度氯己定的细胞毒性大于聚维酮碘，但临床相关剂量时二者细胞毒性并无差异。

遵照产品说明书，在涂抹氯己定溶液后晾干 2～3min 可降低毒性风险。

令人吃惊的是直到 2012 年，进行椎管内麻醉时都并不一定戴口罩。据报道佩戴口罩可显著降低靠近上呼吸道的皮肤表面的细菌污染。ASA 及 ASRA 均建议行椎管内麻醉时常规佩戴口罩，事实上这也是美国疾病预防控制中心（CDC）的要求。

另外，有大量关于腰麻操作中未佩戴口罩而随后出现脑脊髓膜炎的病例报道。CDC 发表的一篇令人瞩目的报道描述了 5 位产科患者接受椎管内麻醉后有 2 例出现脑脊髓膜炎。纽约州的 3 位妇女，由同一位麻醉医师进行的腰硬（膜外）联合麻醉，被发现感染了同型唾液链球菌菌株（一种常见的鼻咽微生物）。尽管麻醉医师声明在操作时佩戴了口罩，但该医院允许在椎管内麻醉操作时参观者不戴口罩自由进出产房。在俄亥俄州，2 名女性患者由同一位麻醉医师进行的单次腰麻，这名麻醉医师当时决定不佩戴口罩按常规实施椎管内麻醉操作，其中一名患者死亡。2 个案例中的致病菌是一种唾液链球菌，与麻醉医师鼻咽部培养的一种微生物基因相同。椎管内麻醉过程中需要术者佩戴口罩这一点如何强调都不过分。也应考虑在椎管内麻醉操作过程中要求产房的其他人佩戴口罩，包括家属。

虽然 ASA 建议在为免疫抑制患者进行有创操作时应穿戴手术衣，但并无证据表明其在行常规椎管内麻醉时有意义或有必要性。虽然 ASA 并未建议使用无菌手套，但一部分（33%）参与顾问同意或强烈同意在椎管内麻醉操作时应佩戴手套，且这一举措在英国相当普遍。

应始终保持硬膜外输注系统的完整性，特别对于在产后病房接受术后镇痛的患者，病房对无菌度的监护水平可能不如产房。尽量避免断开及重新连接，若发生无人察觉的断开，则应认真考虑拔除导管。

抗菌过滤器在英国广泛应用，且 ASA 建议长期硬膜外置管时考虑使用抗菌过滤器。虽然离体研究表明，过滤器对消除通路中（甚至是重度污染的溶液内）含有的细菌非常有效。但是临床研究显示，使用抗菌过滤器并未降低导管内细菌定植发生率，且使用过滤器时仍有报道发生中枢神经系统感染。

细菌污染可发生于准备硬膜外麻醉药物时，因局麻药物抑菌性较弱，微生物生长可发生于长时间输注时。应当注意新型单一构型药物，如罗哌卡因和左旋布比卡因，抗微生物活性较外消旋混合物弱。

2004 年，美国药典制定法规的第 797 章是关于药物制剂的合成，包括硬膜外给予局麻药物。这些法规，代表了美国食品与药物管理局（FDA）、州医学委员会及联合委员会的国家强制性标准，规定预计输注数天的局麻药物应在层流工作台内配制。遗憾的是这些法规并未特别涉及短时间内应用的药物制剂。然而，仔细阅读法规发现，其建议多药混合输注（如局麻药物混合阿片类药物 ± 肾上腺素）属于中等风险备药，应在药房的层流净化罩内准备（表 26-3）。

表 26-3　椎管内麻醉时感染性并发症的预防

对疑似菌血症患者操作前应使用抗生素
洗手
卸除手表及饰品
佩戴口罩及帽子
对免疫抑制的患者应穿戴隔离衣
使用一次性包装的备皮消毒液
优先选用氯己定（最好含乙醇）或碘酒备皮，而非聚维酮碘
硬膜外置管时使用抗菌滤器
尽量减少输液系统的断开与重新连接
出现未察觉的断开时应拔除导管

（经许可转载自 American Society of Anesthesiologists Task Force on infectious complications associated with neuraxial techniques. Practice advisory for the prevention, diagnosis, and management of infectious complications associated with neuraxial techniques: a report by the American Society of Anesthesiologists Task Force on infectious complications associated with neuraxial techniques. Anesthesiology, 2010, 112:530–545.）

2. 感染性并发症的临床表现

椎管内麻醉的两项主要感染性并发症为脑脊髓膜炎及硬膜外脓肿。虽然两者临床表现有相同，但发病率、危险因素、病原微生物、病理生理学及治疗不同。Reynolds 发表了一篇关于这些并发症的精彩综述。

（1）脑脊髓膜炎：椎管内麻醉后脑脊髓膜炎常为数个连续的病例，提示具有独特的诱因（如操作者消毒技术差），使得预估感染发生率较为困难。关于影响感染风险的操作，早年的调查及病例报道可能反应的是一些现已不常进行的操作，而多中心调查能反映出影响感染风险的较大范围临床实践。一些大规模、全国性的调查的综述可能对确定脑脊髓膜炎风险有用。例如，Moen 对瑞典国家的椎管内麻醉后神经系统并发症进行调查，腰麻后脑脊髓膜炎总体发生率为 1∶53 000；然而，在一家医院连续有 4 名患者发生脑脊髓膜炎（得出的该单位的发病率为 1∶3000），这显然歪曲了结果。为 50 000 例剖宫产手术实施椎管内麻醉后，无一例发生脑脊髓膜炎。皇家麻醉医师学会进行的第三次国家审计项目里，707 000 例因产科、外科手术或慢性疼痛而行中枢神经阻滞的患者中确诊 3 例脑脊髓膜炎，无一例出现永久后遗症。

由于椎管内麻醉后脑脊髓膜炎发病率低，我们对其临床表现的认识大部分是基于病例报道。Reynolds 在行椎管内麻醉的产科患者中确诊了 38 例脑脊髓膜炎，其中仅有 2 例（一例病毒性，一例社区获得性感染）麻醉药被确定为致病因素。临床表现与其他情况下的脑脊髓膜炎类似，在麻醉后几小时至几天出现头痛、恶心、发热、脑膜刺激征及意识改变。值得注意的是，曾有脑脊髓膜炎被误诊为硬膜穿破后头痛（PDPH），其中一名患者接受了 2 次硬膜外血补丁治疗。

当遇到椎管内麻醉后发生脑脊髓膜炎的患者时，参与麻醉管理的人通常会认为感染过程与麻醉操作无关，而患上脑脊髓膜炎仅仅是一种巧合。然而，却极少在产科患者身上发现社区获得性脑脊髓膜炎的致病菌（如脑脊髓膜炎奈瑟菌、肺炎链球菌、流感嗜血杆菌）。椎管内麻醉后的脑脊髓膜炎最常见是由一种见于鼻咽及阴道的细菌 α-溶血性链球菌（通常为唾液链球菌）引起的。如前所述，这一致病菌频繁出现于腰麻后的脑脊髓膜炎病例中，使得在准备及实施腰麻时需强制性佩戴口罩。

Reynolds 确诊的 36 例麻醉相关性脑脊髓膜炎病例中，30 例与硬脊膜穿破相关，2 例可能是合并了未察觉的硬脊膜穿破，2 例可能有硬膜外感染。因此，硬脊膜穿破可能是麻醉相关性脑脊髓膜炎的先决条件。而且，这提示可能是被污染的设备或药物将细菌带入了蛛网膜下隙。这也提示从血液中引入细菌的可能性，动物实验表明，患菌血症时实施腰椎穿刺可能会导致脑脊髓膜炎。ASA 建议在疑似菌血症情况时，应充分考虑椎管内麻醉的利弊，并强烈建议在操作前使用抗生素。ASRA 建议全身性感染时，若在行椎管内麻醉前已开始进行抗生素治疗，则在尝试穿刺前患者应已对治疗出现有效反应，比如退热。为绒毛膜炎患者实施区域麻醉可能是安全的。

（2）硬膜外脓肿：几乎 95% 的硬膜外脓肿与椎管内麻醉不相关，大部分的病例是远处感染通过血行播种到硬膜外腔，或皮肤感染局部扩散的结果。最常见的危险因素有糖尿病、创伤、静脉药物滥用及酗酒，这些均可能导致免疫抑制。Reynolds 确诊了 16 例产科椎管内麻醉后硬膜外脓肿患者，均发生于硬膜外或腰硬（膜外）联合麻醉后，无一例发生于单纯腰麻后。同样，Moen 关于瑞典的椎管内麻醉后并发症的研究中，13 例硬膜外脓肿患者中有 12 例是发生于硬膜外麻醉之后。硬膜外麻醉后极少有硬膜外脓肿的报道，而硬膜外留置导管却常发生细菌定植；在一项研究中，术后接受硬膜外镇痛平均时间达 5d 的患者中有 5.8% 的患者导管尖端培养结果呈阳性，其中 75% 为表皮葡萄球菌。这些患者中无一例出现硬膜外脓肿。再次，很难确定产科患者硬膜外脓肿的发生率，其看起来非常低；在 Moen 的研究中，200 000 例产科硬膜外麻醉患者中仅确诊 1 例硬膜外脓肿，在皇家学会的调查中，161 000 例接受硬膜外的产科患者中仅确诊 1 例硬膜外脓肿。

Kindler 对硬膜外麻醉后出现硬膜外脓肿的 42 例外科及产科患者进行了回顾并发表。超过 90% 的患者出现后背疼痛及发热。白细胞常增多，进行了血细胞沉降率及 C 反应蛋白检测的患者均表现出两项指标增高。36% 的患者具备一项危险因素，包括糖尿病、糖皮质激素治疗或酗酒。平均置管时间为 4d，48% 的病例在 5d 以内出现症状。70% 的病例的致病菌为金黄色葡萄球菌。令人担忧的是，仅有 45% 的患者能完全恢复，与 48% 的那些出现永久性后遗症的患者相比，这些患者出现症状后更快地接受了手术干预。

Reynolds 确诊的产科硬膜外脓肿患者的症状与 Kindler 的研究发现一致。平均置管时间为 1d，平均发病时间为 6d。经鉴定，大部分病例的致病菌为金黄色葡萄球菌，另有部分患者感染了链球菌。患者通常身体健康，很少存在易导致硬膜外脓肿的并发症。

有关硬膜外脓肿的病例报道存在一个共性，即关键治疗被延误时预后差。当出现发热、后背疼痛及白细胞增多时，尤其是当下肢神经功能发生改变时，必须立即进行脊柱影像学检查。MRI 是首选的影像诊断技术。

椎板切除术是公认的确保感染灶完全清除的最有效的技术。此外，单纯抗生素疗法已应用于尚未出现明显神经功能障碍的硬膜外脓肿患者的治疗。也有大量关于对硬膜外脓肿患者实施经皮穿刺引流术的病例报道。在保守治疗期间若出现神经功能障碍或原有症状加重，应行手术干预。

三、硬膜外血肿

除没有感染症状如发热和白细胞增多外，硬膜外血肿与硬膜外脓肿的症状相似，即后背疼痛，有时疼痛严重，最后出现下肢无力及感觉变化。与硬膜外脓肿需要几天才出现症状不同，硬膜外血肿在椎管内穿刺后 12h 内即出现体征及症状。由于硬膜外血肿可能在椎管内麻醉后仍存在运动及感觉神经阻滞期间发生，这就为诊断带来了挑战。对于硬膜外血肿高风险患者，若运动功能部分恢复后再次出现运动阻滞或阻滞时间延长，应作为红色预警，逐个鉴别诊断以排查可能存在的脊髓压迫。截瘫 8h 内手术减压效果最好，超过 8h 则明显变差。

硬膜外血肿在产科患者中发生率极低。在皇家学会的一项调查中，295 000 例椎管内麻醉患者中无一例出现硬膜外血肿。一项对 5 年间 505 000 名产科硬膜外患者的回顾性调查发现了 1 名硬膜外血肿患者；同一作者的另一个 2 年期前瞻性研究中，超过 122 000 接受椎管内麻醉的患者中无一例发生硬膜外血肿。在 Moen 的研究中，有 2 例 HELLP 综合征患者出现硬膜外血肿，1 例发生在蛛网膜下隙阻滞后，另 1 例是硬膜外阻滞后，使得腰麻及硬膜外麻醉后的硬膜外血肿发生率分别为 1∶50 000 及 1∶200 000。相反，行膝关节置换术的女性患者硬膜外血肿的发病率为 1∶3 600。这种差异可归因于两方面：膝关节置换术患者使用抗凝药较多，脊椎骨质疏松解剖结构变化导致硬膜外腔变窄。最后，硬膜外血肿与椎管内麻醉可能无关的说法并不可信，自 1966 年以来已有 4 例确认相关。

对于使孕产妇更易发生硬膜外血肿的诸多凝血功能障碍本文仅作简述。这些凝血功能障碍分为两大类：潜在疾病所导致的凝血障碍及抗凝治疗造成的医源性干扰。

1. 潜在疾病所致凝血障碍

孕期最常见的凝血障碍为血小板减少症，发病原因有妊娠期血小板减少症（82.3%）、先兆子痫（14.1%）或免疫功能紊乱（2.5%）。多年来，血小

板计数 $100 \times 10^9/L$ 被认为是可进行椎管内麻醉的最低标准。这一做法以下列两方面为支持：严重先兆子痫患者血小板计数低于 $100 \times 10^9/L$ 时出血时间延长；血小板计数低于此水平的患者血栓弹力图检测可见凝血功能改变。然而，出血时间在预测出血性并发症，尤其是单个出血时间异常患者的并发症发面的功效受到质疑。此外，对血小板计数低于传统阈值的产科患者进行椎管内麻醉的经验正不断累积。Beilin 报道了进行硬膜外置管时血小板计数低于 $100 \times 10^9/L$ 或硬膜外置管后血小板计数低于此水平的共计 80 例患者。无一例患者出现产后神经功能障碍。Rasmus 报道了 14 位血小板计数在（$15 \sim 99$）$\times 10^9/L$ 而接受硬膜外麻醉的产妇，均未出现并发症。在一项对 119 例特发性血小板减少性紫癜（ITP）产妇的回顾性研究中，放置硬膜外者 19 例血小板计数在（$76 \sim 100$）$\times 10^9/L$，6 例血小板计数在（$50 \sim 75$）$\times 10^9/L$，1 例低于 $50 \times 10^9/L$，均无并发症。因此，越来越多的证据支持为血小板计数高于（$75 \sim 80$）$\times 10^9/L$ 的患者实施区域麻醉。

然而，在为血小板减少症患者实施区域麻醉前应谨慎。子痫前期是一个动态过程；子痫前期产妇的血小板计数快速下降，可能比慢性的、稳定的 ITP 及恒定的血小板计数的患者风险更高。若患者具有广泛淤斑等凝血功能障碍的临床症状时应暂停区域麻醉。若发现其他危险因素，如血小板功能异常，影响凝血功能的其他疾病（如肝功能异常），或正在进行抗血小板治疗（见下文），将会影响是否行区域麻醉。尚未接受皮质类固醇治疗的 ITP 患者，通常被认为会对此治疗有着明显反应。皮质类固醇治疗对 HELLP 综合征患者可能也有意义。最后，为血小板显著减少患者实施区域麻醉的决定将基于对该患者的风险与效益评估；病态肥胖伴可预见性困难气道、血小板计数为 $60 \times 10^9/L$ 将行急诊剖宫产的患者，可能比宫口开全需要行硬膜外分娩镇痛、血小板计数为 $80 \times 10^9/L$ 的经产妇更适宜行区域麻醉。

2. 药物所致凝血障碍

孕期患者可能接受多种影响凝血功能的药物。ASRA 已颁布了为正在接受抗凝或溶栓治疗患者实施区域麻醉的相关指南。本文并未对这些指南进行全方面讨论，仅将服用孕期常见的抗凝药物患者的管理建议总结如下（表 26-4），详见第 34 章。

表 26-4 ASRA 抗凝治疗建议

药　物	建议
非甾体抗炎药	无额外预防措施
普通肝素 5000U 皮下注射，12h 1 次	无额外预防措施
肝素 5000U 皮下注射，8h 1 次	无额外预防措施
低分子肝素 1/d（预防）	停药 12h 后穿刺
低分子肝素 2/d（治疗）	停药 24h 后穿刺
华法林	INR（国际标准化比值）正常后穿刺

［经许可转载自 Horlocker TT, Wedel DJ, Rowlingson JC, et al. Regional anesthesia in the patient receiving antithrombotic or thrombolytic therapy: American Society of Regional Anesthesia and Pain Medicine Evidence-Based Guidelines（Third Edition）. Reg Anesth Pain Med, 2010, 35:64–101.］

　　非甾体抗炎药（NSAIDs）：在孕期广为使用，最值得注意的是对高危患者以低剂量阿司匹林预防重度子痫前期。有关服用非甾体类抗炎药出现硬膜外血肿的报道很少，且 1422 名服用阿司匹林 60mg/d 的接受硬膜外镇痛的患者并未出现神经学后遗症，由此 ASRA 得出结论，服用 NSAIDs 并不会显著增加患硬膜外血肿的风险。但是，若患者还使用其他影响凝血功能的药物时，则应避免实施区域麻醉。

　　皮下注射肝素：通常用于深静脉血栓高危孕妇的预防。每 12 小时皮下注射给药 5000U 并不会增加椎管内麻醉后脊髓血肿的风险，由此 ASRA 认为这一给药方案不是区域麻醉的禁忌。然而，指南指出，5000U 剂量、3/d 方案的应用日益广泛，而这一方案发生血肿的风险尚未评估，建议对接受这一治疗方案的患者加强神经功能障碍的监测。

　　低分子肝素（LMWH）：越来越多地被用于高危患者妊娠期间预防血栓形成。在预防深静脉血栓形成方面与普通肝素一样有效，其优势在于可预测机体反应而无须常规进行 APTT 检测。然而，LMWH 的抗凝效果不易量化，使得确定其作用减弱至可安全进行椎管内麻醉的时机很难，此外鱼精蛋白逆转其抗凝作用的效果也无法预测。最初在欧洲的 LMWH 和区域麻醉应用经验表明其发生脊髓血肿风险极低，9013 例正在使用 LMWH 的患者进行椎管内麻醉后均未出现神经功能损伤。然而 LMWH 引入美国后的使用经验完全不同，1993—1998 年有 60 例椎管内血肿病例上报至 FDA。值得一提的是，当时欧洲的用药标准与美国使用的完全不同，欧洲的标准剂量为 1/d，而美国

常用的剂量为 2/d。现在，ASRA 建议患者手术前若 LMWH 预防血栓剂量为 1 次/日时，应在末次给药后 10～12h 后再行穿刺；若治疗剂量为 2/d 时应将区域麻醉推迟至末次给药 24h 后进行；若计划术后给药剂量为 2/d 时应在首次给药前 2h 拔除硬膜外导管；若术后给药剂量为 1/d 时硬膜外导管可继续放置，但拔除硬膜外导管应在给药 12h 后再进行。

　　ASRA 建议长期使用华法林抗凝的患者，应在 INR 值回归至正常范围内时再行椎管内麻醉，也就是华法林停药后 4～5d。分娩后若要重新开始华法林治疗，应当在 INR 值仍低于 1.5 时拔除硬膜外导管，并在拔除导管后加强对神经功能的监测 24h 以上。

四、化学性损伤

　　多种药物曾被意外注入到硬膜外腔，包括有神经肌肉阻滞药、昂丹司琼、硫喷妥钠、对乙酰氨基酚和氯化钾。极少发生永久性神经损伤，但有 1 例产妇被通过硬膜外导管意外注入氯己定而导致截瘫的病例报道。导致这一错误的原因很多，包括药品安瓿相似，注射器标注错误及意外将静脉回路连接至硬膜外导管。将静脉系统及椎管内给药的连接器设计为相互兼容型明显是错误的根源，因此，一直强烈主张将硬膜外及椎管内导管重新设计以防止其被连接到用于静脉给药的注射器或输液泵。给药错误虽不能被消除，但应提高警惕以降低其发生率。应通过标签识别药品安瓿，而不是颜色；注射器应仔细标记，最好使用预先印制的标签；若某种可能有神经毒性的药物的标签类似于常用的局麻药品，应告知医院药剂科。

　　离体及动物实验表明，常用的局部麻醉药若给的剂量足够高，则可能产生神经毒性。若本身存在神经损伤，如糖尿病神经病变，则其毒性会增强。目前常用于产科麻醉的药剂中，重比重利多卡因蛛网膜下隙阻滞及 2-氯普鲁卡因（2-CP）是与这一损伤相关的最常见药物。

五、重比重利多卡因：马尾神经综合征及短暂性神经症状

　　1991 年，Rigler 等报道了 4 例、Schell 等报道了 2 例与马尾神经综合征症状一致的持续性神经功能损

伤，这些患者因行外科手术而接受连续腰麻。其中 5 例患者是通过 28 号脊髓微导管注射的重比重利多卡因。有 1 例患者最初未达到足够的麻醉平面而不得不额外追加局部麻醉药，在 30min 内被给予了 285mg 药物。感觉阻滞范围有限反映出局麻药物在蛛网膜下隙的扩散受限，这是因为通过长而直径小的导管很难快速注射药物。有学者假设利多卡因在蛛网膜下隙扩散受限使得局部药物浓度超过安全水平而产生神经毒性。这一假说得到一项观察亚甲蓝在 "玻璃脊柱" 模型中分布的研究的支持，该研究表明，使用 28 号导管都比 20 号导管药物分布更加不均匀。1992 年蛛网膜下隙导管被 FDA 撤出美国市场。但是，也有报道单次注射腰麻后出现马尾综合征的；蛛网膜下隙麻醉后若感觉阻滞范围有限，在重复阻滞前应考虑到可能使脑脊液中药物浓度达到毒性水平。

1993 年，Schneider 等报道了 4 例以 5% 利多卡因腰麻后出现短暂性神经功能障碍的患者。患者使用了 50~75mg 利多卡因，均以截石位进行手术。他们术后均出现由臀部放射至大腿及小腿的疼痛。均未出现运动及感觉障碍，且症状在几天内缓解。这一现象被命名为 TNS，使用利多卡因者明显比布比卡因更为多见（RR 5.1，95% CI 2.5~10.2）。使用利多卡因的患者，以截石位实施手术比其他体位更易并发 TNS（RR. 2.6，95% C.I. 1.5~4.5），且门诊患者比住院患者更易出现（RR 3.6，95% CI 1.9~6.8）。年龄、性别、利多卡因剂量及浓度均不会影响 TNS 风险。怀孕具有保护作用，产后在利多卡因腰麻下行输卵管结扎术 TNS 发生率为 3%，而利多卡因腰麻下行剖宫产术时其发生率为 0%（95% CI 0%~3%），与使用布比卡因相同。有人尝试将 TNS 看作是一系列神经性损伤的结果，这些损伤严重者会导致马尾综合征，但要得出这一结论仍需进一步研究。事实上，Pollock 等对利多卡因腰麻后出现 TNS 的志愿者进行肌电图（EMG）及神经传导速度研究，并未发现任何神经功能障碍的证据。

鞘内注射利多卡因所出现的多种神经系统并发症使得人们对是否继续使用这一药物产生质疑。有人认为利多卡因已不适用于产科腰麻，不应再使用。不幸的是，很少有具有相似的临床特性且毒性小的药物能替代利多卡因。普鲁卡因和甲哌卡因同样持续时间短而毒性较小，但不易获取。去除利多卡因制剂中的葡萄糖并不能减轻其神经毒性。在一篇有关利多卡因安全性的述评里，Drasner 提出很多建议，包括将用药总量控制在 60mg 以内，以及避免使用肾上腺素延长阻滞持续时间。虽然怀孕对 TNS 具有预防作用，但笔者仍要补充一点，宫颈环扎术通常在门诊以截石位进行，应避免使用利多卡因麻醉。

六、局麻药物神经毒性：2- 氯普鲁卡因

2- 氯普鲁卡因为酯类局麻药，其特点为起效快、作用持续时间短且可通过血浆胆碱酯酶迅速水解而使得其全身性毒性最小。然而，当大剂量 2- 氯普鲁卡因被意外注射入蛛网膜下隙时，可产生显著的长期的神经毒性。Gissen 等进行的一项体外研究表明，导致神经性损伤的原因为低 pH 及抗氧化剂焦亚硫酸钠的综合作用，而非 2- 氯普鲁卡因本身。继这项研究后，配制 2- 氯普鲁卡因的溶液改为不含焦亚硫酸钠的弱酸性溶液。重新制备后未见有关 2- 氯普鲁卡因神经毒性的病例报道，尽管其他因素，如越来越广泛使用的分次给药法，也可能是再无神经毒性报道的原因。然而，近期大量研究表明亚硫酸盐对神经元的损伤作用被夸大了，事实上 2- 氯普鲁卡因自身具有神经毒性，但这一说法尚存在疑问。使用不含防腐剂的 2- 氯普鲁卡因作为腰麻用药并无神经毒性的经验也在不断增加，使得问题更加复杂。然而，我们不能认为将用于硬膜外麻醉的大容积、大剂量药物意外鞘内注射与用于鞘内注射的小剂量 2- 氯普鲁卡因一样无害。因此，极为重要的是在注射大剂量局麻药物前应确保硬膜外导管在硬膜外腔内，若无足够令人信服的证据支持其在硬膜外腔则应分次给药。

七、脊髓直接损伤

不可避免的，椎管内麻醉具有损伤脊髓的风险。ASA 报道了 2 例索赔案件，其脊髓损伤被认为是直接性损伤。Auroy 报道了 3 例在腰麻期间出现感觉异常并在麻醉后 6 个月仍有残余的神经性损伤的病例。Reynolds 报道了 6 例以腰麻或腰硬膜外联合麻醉行剖宫产或阴道分娩的病例，这些患者的神经障碍症状与脊髓圆锥损伤者一致。所有报道的病例中，穿刺部位向头侧均未高于 $L_{2~3}$ 间隙。在所有病例中，腰麻针置入时均有疼痛出现，但脑脊液流出通畅且大部分患者的腰麻平面合适。所有患者均有单侧感觉缺失后遗

症，可涉及几个节段，大部分出现足下垂，3 名患者出现泌尿系统症状。MRI 检查通常表现为与初始感觉异常及神经障碍后遗症相对应的脊髓空洞。这些损伤大部分是由于穿刺水平高于脊髓实际终止部位。

Reynolds 指出了一些可能导致这些损伤的诱因。一项 MRI 研究表明有，21% 的受试者脊髓圆锥终止于 $L_{1\sim2}$ 间隙以下，使得在该间隙行腰椎穿刺存在潜在危险。Tuffier 线，连接双侧髂后上棘的一条假想的标志线，通常被认为指示 $L_{4\sim5}$ 间隙，也可能代表高出一个间隙的水平。怀孕可能使 Tuffier 线的指示作用更加不可靠。最后，麻醉医师单纯以体表标志判断腰椎间隙明显不能成功。一项影像学研究表明，有 59% 的病例的腰椎穿刺水平是错误的。Broadbent 利用 MRI 技术将实际脊椎间隙与麻醉医师以皮肤标记所估计的水平相比较。确定出正确椎体水平的概率仅为 29%。实际脊髓水平比医师估计的水平高出 2 个间隙的概率为 15%，该研究中实际间隙比估计水平高出 3～4 个水平的概率为 1.5%。鉴于注射部位的不确定性，仍应将 $L_{3\sim4}$ 间隙作为腰麻或腰硬联合麻醉的穿刺水平。此外，蛛网膜下隙穿刺不适时可能已经对脊髓造成损伤，此时应避免注射药物且给药前应重新进针（表 26-5，图 26-1 及图 26-2）。

表 26-5　椎管内麻醉期间导致直接脊髓损伤的因素

脊髓圆锥延伸至 $L_{1\sim2}$ 间隙以下
Tuffier 线作为 $L_{4\sim5}$ 间隙标志的不可靠性
医生无法仅以体表标志确定间隙水平
越来越喜欢在 $L_{2\sim3}$ 间隙以上进行腰椎穿刺

（经许可转载自 Reynolds F. Damage to the conus medullaris following spinal anaesthesia. Anaesthesia, 2001, 56:238–247. ）

八、产科神经麻痹

从一位新手妈妈、她的接生者甚至她的麻醉医师的角度看，任何产后神经功能障碍均归咎于椎管内麻醉。实际上产后神经功能障碍最常继发于怀孕及生产本身所导致的外周神经受压或牵拉。Wong 等调查了 6200 多名妇女，询问其产后第一天是否存在腿部无力或麻木。医师对存在症状者进行正规的评估。0.92% 的患者被诊断为外周神经损伤，符合产科神经麻痹。该损伤最主要的危险因素为初产妇及第二产程延长。Dar 等发现，产科神经麻痹的发生率为 0.58%；很大一部分患者不会主动诉说这些功能障碍，除非特地询问她们是否存在感觉及运动障碍。熟悉及有能力诊断常见产科神经麻痹非常重要，既是由于医学伦理的原因，也可为患者提供更为准确的预后恢复建议。将最常见的产科神经麻痹总结如下（表 26-6 和图 26-3 ）。

1. 腰骶干损伤

是由于胎头压迫骶骨翼处的源自 L_4 及 L_5 神经根的神经纤维构成的结构所导致。患者表现为踝关节背屈及外翻的肌力减弱（足下垂），小腿外侧及足背部感觉感觉减退。被压迫部位总是与胎儿枕骨位置相反。危险因素包括产程延长，巨大胎儿及扁平骨盆伴骶髂关节突出。过去，腰骶干损伤常发生于中位产钳旋转操作后，取消这一产科操作后无疑降低了该损伤的发生率；在 Wong 的研究中，该损伤的发生率 < 0.05%。与其他产科神经麻痹相似，预计可在几周到几个月后恢复。

2. 腓总神经麻痹

继发于腓骨头对神经的压迫，通常是由于患者截

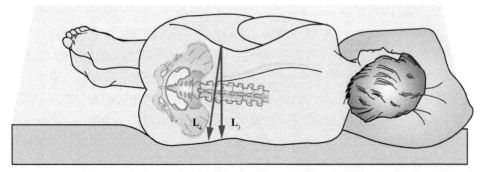

图 26-1　侧卧位下，加宽的妊娠骨盆可能导致 Tuffier 线所代表的实际间隙水平比其预期的高一个间隙

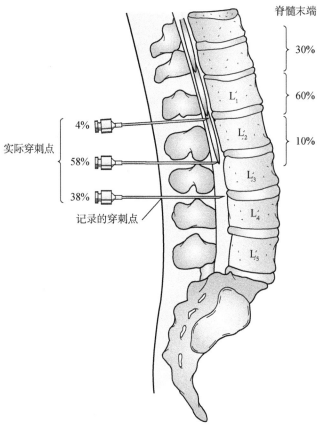

脊髓末端

30%

L_1'　60%

10%

L_2'

实际穿刺点
4%
58%
38%
记录的穿刺点

L_3'

L_4'

L_5'

图 26-2　左：穿刺点记录为 $L_{3～4}$ 间隙时的实际穿刺点往往比预期的高至少 1 个间隙；右：脊髓终点向尾侧可能延伸至 $L_{2～3}$ 间隙

石位时足蹬体位不良造成。可能很难将这一损伤与腰骶干损伤区别开来，但踝关节内翻及踝反射正常多提示为周围神经损伤（彩图 60）。

3. 感觉异常性股痛

是最常见的产科神经麻痹，Wong 等的研究发现见于 0.4% 的患者。该损伤继发于对腹股沟韧带以下

股外侧皮神经的压迫。其特点为大腿前外侧表皮感觉减退，无运动障碍。最主要的危险因素为截石位或实施 McRoberts 操作（屈大腿助产）时长时间屈髋。

4. 股神经麻痹

是 Wong 的研究中第二常见的损伤。该损伤是胎头压迫骨盆内神经或骨盆手术时神经回缩的结果。也可由于髋关节过分屈曲压迫腹股沟韧带外周神经，但这一机制很少见。该损伤表现为四头肌无力，爬楼梯时最明显。小腿内侧及足部感觉通常丧失。

5. 闭孔神经麻痹

较少发生，见于 0.05% 的产后患者。该损伤的原因可为过度截石位压迫闭孔管内神经，或继发于胎头压迫盆腔边缘神经。表现为大腿内侧感觉减退及髋关节内收、旋转无力（彩图 61）。

九、已患疾病和神经损伤的风险

怀孕的患者可能患有会增加椎管内麻醉后神经并发症风险的疾病。Hebl 等对梅奥诊所的 937 名患者进行了回顾，这些患者之前患有椎管狭窄或腰椎间盘病变在 15 年以上，接受椎管内麻醉。患者出现新发神经功能障碍或原有障碍加重的比率为 1.1%，高于之前对普通患者的研究所报道的发生率。术前存在压缩性神经根病或诊断有多种神经疾患是术后损伤的危险因素；但之前进行过脊椎手术并不会增加风险。该研究是否适用于产科患者尚不清楚，但是 10 例新发或原有功能障碍加重的患者中有 8 例年龄 > 70 岁。产科患者最常见的脊柱畸形为矫正或未矫正的脊柱侧

表 26-6　临床特点：产科神经麻痹

病　变	表　现	病理生理学及危险因素
腰骶干	踝关节背屈及外翻肌力减弱（足下垂），小腿表面及足背部感觉减弱	胎头在骶骨翼处压迫腰骶干，见于巨大胎儿产程延长后
腓总神经	与腰骶干相似，仍具有踝内翻功能	截石位因足蹬的位置不佳而使腓骨头压迫神经
感觉异常性股痛	大腿前外侧单纯感觉丧失	第二产程屈髋时间延长从而压迫腹股沟韧带以下的股外侧皮神经
股神经	股四头肌无力（爬楼梯功能受损），小腿内侧及足部感觉减退	胎头或盆腔手术的牵引器压迫股神经
闭孔神经	髋关节内收、旋转无力，大腿内侧感觉减退	截石位髋关节过度屈曲，从而使胎头在盆腔边缘压迫闭孔管内神经

（引自 Wong CA. Nerve injuries after neuraxial anesthesia and their medicolegal implications. Best Pract Res Clin Obstet Gynaecol, 2010, 24:367-381. Donaldson JO. Neuropathy. In Neurology of Pregnancy. 2nd ed. Philadelphia, PA: WB Saunders, 1989:23-59.）

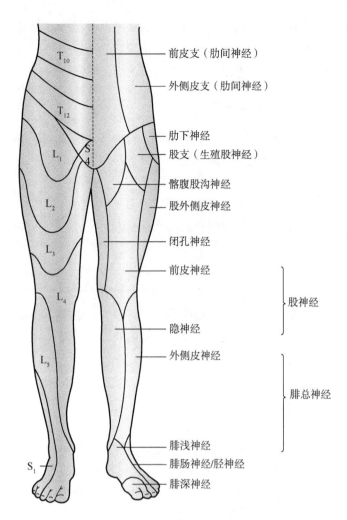

图 26-3　脊神经根（右腿）及周围神经（左腿）的神经分布
感觉缺失仅限于周围神经支配区域时，提示产科神经麻痹与椎管内麻醉无关

图中标注：
- 前皮支（肋间神经）
- 外侧皮支（肋间神经）
- 肋下神经
- 股支（生殖股神经）
- 髂腹股沟神经
- 股外侧皮神经
- 闭孔神经
- 前皮神经
- 隐神经 — 股神经
- 外侧皮神经
- 腓浅神经 — 腓总神经
- 腓肠神经/胫神经
- 腓深神经

弯；虽然实施椎管内麻醉成功率低且出现并发症的概率高，但仍是可行的选择。由于硬膜外腔粘连及局部麻醉药物在硬膜外腔扩散受限，使得这一类患者腰麻比硬膜外麻醉成功率高。超声引导可能提高成功率。

多发性硬化的产妇在产后 3 个月内复发率明显增加，有学者指出，椎管内麻醉可能与其复发有关，因此应避免实施。然而，Bader 等的研究表明，接受硬膜外麻醉的女性患者的复发率并不比单纯局麻药物浸润高。Hebl 等发现，多发性硬化患者椎管内麻醉的效果减弱，与很多其他慢性神经系统疾病者相似。

Reynolds 指出糖尿病患者椎管内麻醉后可能容易发生神经系统并发症，有以下原因：此类患者易被感染，可能存在血管疾病及周围神经病变。Hebl 等回顾性调查了 567 名存在外周感觉运动神经病变或糖尿病多发性神经病变且接受了椎管内麻醉的患者。其中 2 名患者术后新出现或原有功能障碍加重。虽然概率

低，但其术后神经功能障碍的发生率仍比一般患者高。

血管异常可能使产妇产后易出现神经损伤。脊髓动静脉血管畸形可产生窃血效应、破裂及形成硬膜外血肿或通过肿块效应压迫脊髓，从而减少脊髓灌注。患者腰膨大动脉若为高位型，则脊髓下段血供将依赖于由髂动脉发出的腰支血管。这些血管会被胎头压迫，从而导致脊髓缺血损伤（彩图 62）。

十、区域麻醉后神经功能障碍评估

判断麻醉后神经功能障碍最重要的步骤为排除快速扩大的肿块性病变，如硬膜外血肿或硬膜外脓肿。若解除压迫的时间延后超过 8h 则恢复的概率显著下降，因此任何提示可能存在脊髓压迫时均应紧急进行影像学检查，这一原则如何强调都不会过分。

若功能障碍为非进展性的，则可较从容地进行检查。仅病史及体格检查足以诊断产科神经麻痹。应用腰骶部常规影像检查及更为先进的成像技术对确定损伤的解剖位置有帮助。肌电图检查有助于确定病变的解剖位置及发生时间，因为去神经电位在神经损伤后 2 周才会出现；若区域麻醉后很快出现该电位则提示损伤是在麻醉前发生的。

要 点

- 随着椎管内麻醉在产科的应用增加，降低了全身麻醉相关并发症的数目，却导致腰麻和硬膜外麻醉的神经并发症数量增加。

- 然而，孕妇比普通患者发生神经性并发症的风险低，因为她们年轻、并存疾病少、也较少使用抗凝药物。

- 严格注意无菌技术对于椎管内麻醉感染性并发症的预防至关重要。椎管内麻醉时必须佩戴口罩。

- 与聚维酮碘溶液相比，氯己定乙醇皮肤消毒液可提供更有效、更持久的皮肤消毒，且不会增加神经损伤的风险。

- 椎管内麻醉后出现的细菌性脑脊髓膜炎患者中绝大部分为非社区获得性，而其致病菌为链球菌属，这常可在其麻醉医师的口咽分泌物中培养得到。

- 由硬膜外脓肿或硬膜外血肿压迫脊髓造成的神经功能障碍，若想要完全康复则必须在 8h 内准确

处理。

■ 血小板计数低至 $75 \times 10^9/L$ 的患者若无其他危险因素，实施椎管内麻醉是安全的。

■ 美国区域麻醉协会对正在服用影响凝血功能药物患者的指南将可降低发生椎管内血肿的风险。

■ 腰麻失败后再次注射利多卡因时操作应非常谨慎，因为可能会出现马尾综合征。

■ 单靠解剖学标志定位椎间隙水平很难准确。因此，腰椎穿刺倾向于在 $L_{3\sim4}$ 间隙进行，以降低直接损伤脊髓的风险。

■ 为与椎管内麻醉有关功能障碍相辨别，产科麻醉医师熟悉常见产科神经麻痹临床症状是非常必要的。

■ 椎管狭窄、糖尿病及血管畸形等疾病可使患者更易于发生椎管内麻醉后神经并发症。

■ 肌电图检查有助于判定椎管内麻醉后神经功能障碍的病因。

第27章

硬脊膜穿破后头痛

（Alice L. Oswald 著，吴志新译，路志红校）

一、引言

硬脊膜穿破后头痛（postdural puncture headache, PDPH）是硬脊膜穿刺术的常见并发症，在应用硬脊膜穿刺术进行诊断、治疗或置入神经阻滞时均会发生。PDPH 也可被称作腰穿后头痛。针对防治 PDPH 的研究和讨论已经超过百年，但目前仍无准确共识。头痛对产妇来说可能具有致残性，因为她们既要照顾新生儿，又要进行产后恢复，还要被头痛折磨。因此，PDPH 的相关研究最多是针对该患者群进行。分娩时常可选择硬膜外镇痛，因此由医源性损伤引起的 PDPH 发生不容小觑。

PDPH 的定义为前额及枕部剧烈头痛，坐位或站立位时加重，仰卧位稍缓解（图 27-1）。伴随症状可能有耳鸣、听觉过敏、复视、恶心、呕吐或颈部疼痛。世界卫生组织以国际头痛学会发布的《头痛疾病国际分类（ICHD）》作为头痛相关疾病的正式分类法。其诊断标准首次发表于 1998 年并于 2003 年修正（ICHD-2），被应用于国际疾病分类法（ICD-10）中。PDPH 的主要诊断标准列于表 27-1 内。听觉症状是由第Ⅷ对脑神经功能障碍引起的，因为耳蜗及半规管内淋巴循环依赖于脑脊液（CSF）压力，所以可能发生听觉障碍。视力障碍出现的可能原因为第Ⅵ对脑神经在颅内走行距离很长。PDPH 症状通常会在硬脊膜穿破后 48h 内出现，但也可能于 7d 后才出现。PDPH 为自限性疾病，通常在 2～14d 内痊愈。若头痛迁延不愈，可能为脑脊液漏，但也应考虑其他严重的原因。

二、历史

1891 年，德国的 Heinrich Quincke 医生开始将腰椎穿刺用于治疗结核性脑膜炎及脑积水以降低颅压。同一时期，伦敦的 Walter Wynter 医生针对脑膜炎患者建立了向其体内置入导管引流脑脊液的治疗方案。纽约神经科医师 Corning 是记载的第一例腰麻实施者，他于 1985 利用可卡因腰麻来治疗一名习惯性手淫男性患者。他报道了在 T_{11}/T_{12} 间隙穿刺以减弱下肢及腹股沟区感觉，并观察到下肢暂时性瘫痪。Corning 意识到腰麻可能用于手术，因此，致力于改进腰椎穿刺针和引导装置，其设计发表在《纽约医学杂志》。几年后，德国外科医生 Karl August Bier 在为自己、助手及 7 名患者腰穿注射 10～15mg 可卡因后，报道了 PDPH。9 名受试者中有 4 名（包括他本人）出现了 PDPH。20 世纪初，越来越多报道指出腰麻时粗规格穿刺针与术后头痛相关，发生率约为 50%，一般可持续 24h。1920 年，随着不锈钢的发明及工艺的进步，能够制造出细的穿刺针，头端非常尖锐且不会变形或断裂。Whitacre 和 Hart 并不是笔尖式腰穿针的发明者，但通常被认为与这一设计相关，他们于 1951 年报道应用改进后的穿刺针显著降低了 PDPH 发生率。从那

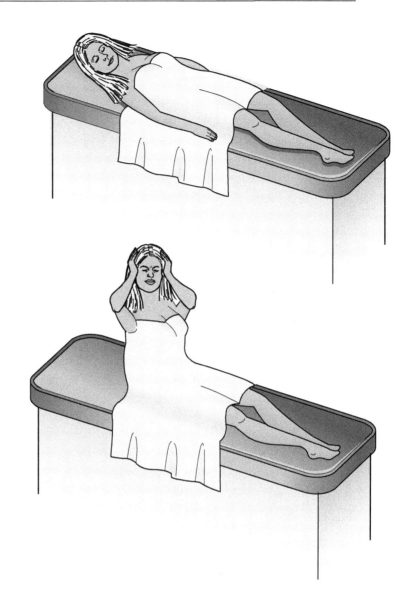

图 27-1　PDPH 体位相关性图

以后，对笔尖式腰穿针也有些小的改良，但其基本设计仍延续至今。

三、病理生理

1. 解剖学

硬脊膜自枕骨大孔延伸至脊椎第 2 骶骨节段。蛛网膜下隙内为脑脊液，脊神经离开脊髓后由硬脊膜包裹。软脑膜及蛛网膜与脊神经结缔组织融合，衔接硬膜囊外侧缘（彩图 63）。硬脑膜是一层致密结缔组织，由纵向胶原蛋白及弹性蛋白纤维构成。最初，显微研究发现这些纤维均呈纵向走行。然而，最近的光镜和电镜研究表明，硬脑膜内的胶原纤维呈数层排列，各层与脊髓表面平行。每个子层的纤维走行不遵循任何特定方向。外层的纤维呈纵向走行，但靠内的纤维未必与外层一致。

2. CSF

100 多年前，Bier 将头痛归因于硬脊膜穿破后脑脊液持续泄漏，但其具体机制至今仍不明确。一种理论认为，当患者由仰卧位到直立位，对痛敏神经、颅内静脉及脑膜有一种向下的牵引力，引起疼痛。磁共振（MRI）检查显示颅内组织下垂。若脑脊液漏出速度超出其产生速度，脑组织将失去脑脊液的缓冲作用。脑脊液平均产生速度为 0.3ml/（kg·h），0.3～0.4 ml/min 或约 500 ml/（d·70kg）。脑脊液总量约为 150ml，一半分布于颅内，另一半在椎管内，起缓冲作用。脑脊液是氧化代谢的副产物，主要由脉络丛分泌产生，其余由大脑分泌（脑组织间隙、脑室室管膜及神经根袖处的硬脑膜）。脑脊液主要由静脉窦处的蛛网膜颗粒重吸收。

表 27-1　国际头痛协会有关头痛疾病的分类
之硬膜穿破后（腰椎穿刺后）头痛

诊断指征
A.　头痛于坐起或站立后 15min 内加剧，躺下后 15min 内改善，伴随以下任一症状并且出现 C 及 D 症状
1. 颈强直
2. 耳鸣
3. 听觉减退
4. 畏光
5.　恶心
B.　有硬膜穿破操作
C.　硬膜穿破后 5d 内出现头痛
D.　下列任一措施可改善头痛 [a]
1. 1 周内自然痊愈
2. 有效治疗脑脊液泄漏（多为硬膜外血补丁）后 48h 内恢复

[a] 95% 的情况如此。若持续头痛，应考虑其他原因

头痛一般在脑脊液流失量超过 10% 时发生。在一系列实验中，均匀而快速地引流脑脊液达 15～20ml 时，会诱发受试者产生 PDPH。以无菌晶体液补足脑脊液缺失量后，头痛症状在短短几分钟内即完全改善。头痛的另一原因可能为脑脊液漏引起低颅压。这也许可以解释为什么向硬膜外或蛛网膜下隙注射晶体液或向硬膜外腔注射血液，尝试提高硬膜外或蛛网膜下隙压力，可快速缓解头痛。腰部脑脊液压力在仰卧位时正常值为 0.49～1.47kPa（5～15cmH$_2$O），坐位时可增加至约 3.92kPa（40cmH$_2$O）。

蛛网膜腔内除脑脊液外，还存在静脉，在脑脊液流失后这些静脉可能膨胀来维持颅内体积。这与门 - 克里二氏学说观点一致，该学说认为由于颅骨无弹性而使得颅内总体积保持恒定。颅内总体积为其内容物体积总和，包括脑、脑脊液及血液。当某一成分减少时，比如脑脊液流失，可能通过血管舒张（作为代偿性反应）来维持颅内体积恒定。脑膜血管可能是疼痛敏感的，其血管舒张会导致脑血流量增加。而且脑脊液量突然减少时，腺苷受体被激活也促使动脉及静脉血管舒张，从而发挥代偿作用。咖啡因可缓解头痛，支持了血管舒张引起 PDPH 的血管学说，因为咖啡因抑制腺苷受体而使脑血管收缩。

四、发生率

据报道硬脊膜穿破后头痛发生率为 6%～36%，与所使用的穿刺针粗细及类型有关（表 27-2）。硬膜外腔置针中意外穿破硬脊膜（accidental dural puncture，ADP）而发生头痛的概率为 0.19%～0.36%。其损伤可能为硬膜外穿刺针直接将硬脊膜穿孔或撕裂，硬脊膜撕裂的后果为难以察觉的硬脊膜损伤或随后置入硬膜外导管时穿孔。患者发生 ADP 的概率与其之前接受硬膜外麻醉的次数相关。一项研究中 4600 例女性接受硬膜外麻醉后，有 74 名发生 ADP。实施硬膜外麻醉例数＜ 10 例的麻醉医师 ADP 的发生率为 2.5%，而已实施超过 90 例的麻醉医师的发生率为 1.3%，前者几乎是后者的 2 倍。若使用粗穿刺针实施硬膜外穿刺时发生了 ADP，大多数研究报道其 PDPH 发生率为 16%～86%，而 2003 年 Choi 等的荟萃分析得出的总发生率为 50%～55%。

虽然腰硬联合（CSE）阻滞中会刺破硬脊膜，但其 ADP 或 PDPH 发生率并不比硬膜外麻醉高。van

表 27-2　不同腰穿针的 PDPH 发生率

穿刺针类型	规　格	PDPH 发生率（%）
Quincke	22	36
Quincke	24	11.2
Quincke	25	3～25
Quincke	26	0.3～20
Quincke	27	1.5～5.6
Quincke	29	0～2
Quincke	32	0.4
Sprotte	22	12.2
Sprotte	24	0～9.6
Pencan（Sprotte）	27	0.98
Whitacre	20	2～5
Whitacre	22	0.63～4
Whitacre	25	0～14.5
Whitacre	27	0～1.7
Atraucan	26	2.5～4.6
Tuohy	16	70

［改编自 Turnbull DK, Shepherd DB. Post-dural puncture headache: Pathogenesis, prevention and treatment. Br J Anaesth, 2003, 91（5）:718-729. Bezov D, Ashina S, Lipton R. Post-dural puncture headache: Part Ⅱ-prevention, management, and prognosis. Headache, 2010, 50（9）:1482-1498.］

de Velde 等在一项长达 10 年的单中心前瞻性研究中发现腰硬联合麻醉时使用 27G 或 29G 腰椎穿刺针，PDPH 的发生率低。腰硬联合阻滞与单次腰椎穿刺相比，PDPH 发生率并无增。这一研究的结果证实了前人的报道，与硬膜外阻滞相比，腰硬联合阻滞并不会降低 ADP 发生率。他推测腰硬联合阻滞后 PDPH 发生率降低的原因可能为硬膜外腔容积增加提高了硬膜外腔压力，从而减少了脑脊液漏出。

五、患者相关危险因素

并不是每位患者硬膜穿破后均会出现头痛，其原因有很多种。产科患者风险尤其高，因为年轻孕妇发生 PDPH 的概率增加。

1. 年龄

在 20—30 岁的患者在硬膜穿破后发生 PDPH 概率高。儿童及年龄超过 60 岁的患者发生头痛的报道极少见。这可归因于老年患者脑脊液压力降低及硬脊膜弹性下降，因此与年轻患者相比，老年患者的硬脊膜穿孔可能不会持续开放。Vandem 和 Dripps 对 9000 名接受过椎管内麻醉的患者进行研究，发现 20—29 岁年龄段的患者 PDPH 发生率达到 16%。显著高于 40—49 岁（8%）及 50—59 岁（4%）年龄段的患者。

2. 女性

很多研究发现女性患者 PDPH 发生率显著高于男性。这可能存在报道偏误，源于男女对疼痛感觉的差异及女性患者更容易报告有头痛。另一种解释为激素调节性脑血管改变引起了男女 PDPH 的差异，与偏头痛相似。Lybecker 等进行了一项有关椎管内麻醉的大规模研究，发现性别与 PDPH 发生率无明显相关性。

3. BMI

低体重指数（body mass index，BMI）者 PDPH 发生率较高。原因之一可能为肥胖者腹内压升高而使脑脊液压力升高，即使发生了脑脊液漏，患者也不会出现头痛症状。另一原因为尝试硬膜外操作时，BMI 低者硬膜外腔可能出乎意料得浅而容易意外穿破硬膜。病态肥胖患者可能 ADP 发生率更高，但尚无足够研究支持这一学说。

4. 妊娠

妊娠本身是否是一种危险因素尚未明确，已发表的研究结果存在相互矛盾。产妇发生 PDPH 风险大，可能原因是她们要接受以粗穿刺针进行的硬膜外麻醉，并且怀孕后下腹变大及子宫收缩疼痛使得她们难以摆出理想体位。

5. 硬脊膜厚度不同

最新研究表明，硬脊膜厚度是存在差异的。一些患者未发生 PDPH 的原因可能为，若穿破部位硬脊膜较厚的话，就可能不会发生头痛。

6. 其他可能因素

许多研究发现，有 PDPH 或慢性头痛病史的患者更易于发生 PDPH。

六、鉴别诊断

产后头痛是一种常见主诉，但本文中我们将重点讲述与体位相关的头痛。患者在硬脊膜穿破（常规、意外或未发现的）后可能出现与体位相关的头痛症状。约 40% 的女性在产后 1 周内会出现头痛或颈部疼痛。产后头痛原因可能包括紧张或偏头痛、咖啡戒断症状、饥饿或睡眠不足。若产后立即出现头痛或持续超过 72h 则可能并不是 PDPH，应考虑其他因素。在接下来的讨论中会涉及一些少见但可能危及生命的诊断，这些往往需要进行神经影像学检查并请神经科会诊。

1. 硬脑膜下出血

是硬脊膜穿破后一种少见但严重的并发症，由颅内低压导致桥静脉撕裂引起。患者最初表现为 PDPH 症状，但随后头痛加重、没有体位相关性，并出现神经系统症状。Zeidan 等报道了一例病例，患者因剖宫产术而以 26G 针行腰麻，术后发生严重的、体位不相关性头痛，伴随右眼流泪、第 V 对脑神经麻痹及左侧轻度偏瘫。通过 CT 扫描确诊该患者存在颅内硬膜下血肿。接着进行了文献综述并研究了 46 名腰麻或硬膜外麻醉后发生 PDPH 且合并硬膜下血肿的患者。大多患者除严重头痛外还伴随神经系统症状。Sharma 报道了一例病例，患者为 31 岁初产妇，在试图硬膜外分娩镇痛时穿破了硬膜，并置入了硬膜外导管。术后 23h 患者突然丧失意识，CT 扫描结果显示存在一较大的硬膜下血肿，开颅后见颞桥静脉破裂活动性出血。硬膜外置入导管时仍会发生低颅压，这说明置入大口径导管作为一种塞子并不能阻止脑脊液流出。Amorin 回顾了 35 例关于腰麻后出现颅内硬膜下血肿的病例报道。这些患者存在头痛（74%）、意识水平改变（40%）、呕吐（31%）、偏瘫或轻偏瘫（23%）、复视或第 Ⅵ 对脑神经轻瘫（14%）、语言障碍（11%）。经过回顾，他建议头痛时间超过 1 周且不与体位相关的患者进行神经影像学评估。他得出高危因素有妊娠、多次穿刺尝试、使用抗凝药、颅内血管畸形及脑萎缩。他所研究的 35 例患者中有 4 例（11.4%）患者死亡。硬膜下血肿通常需要手术开窗减压，血肿大小及出血速度决定手术紧急情况（彩图 64）。

2. 重度子痫前期或子痫

患者在椎管内麻醉前或后出现头痛且伴随高血压，则应考虑子痫前期诊断。此时若有新发的抽搐症状也应高度怀疑子痫或颅内血管损伤。

3. 静脉窦血栓 / 皮质静脉血栓

血栓主要见于女性患者，头痛为突发，伴随局部神经症状，可能与体位相关，且一般于孕中及分娩后发生。脑脊液漏引起的血管扩张在血栓形成中起了一定作用。产后容量不足及血管损伤使产妇处于一种易凝或高凝状态，因此，妊娠中由静脉血栓导致的卒中概率高。MRI 或血管造影对血栓形成的诊断要优于CT。为防止抽搐或缺血发生，应预防性使用肝素、口服抗凝药或抗生素，以期有好的转归。

4. 可逆性后部（白质）脑病综合证［posterior reversible（leuko）encephalopathy syndrome，PRES］

症状包括头痛、局灶性神经功能缺损、血压突然改变及精神状态改变。PRES 的病理生理学改变为严重高血压或血管收缩引起脑灌注不足，从而导致脑血管调节功能改变及血管源性脑水肿。PRES 与产后子痫前期 / 子痫相关，若恰好也存在硬膜穿破，则可能混淆或延迟诊断。

5. 脑脊髓膜炎

虽然脑脊髓膜炎症状并不与体位相关，但当接受过椎管内麻醉的患者产后出现头痛伴随颈强直及发热时，常规应考虑脑脊髓膜炎。白细胞计数对诊断没有意义，因为产后白细胞通常会上升。若怀疑是脑脊髓膜炎，应尽快进行血及脑脊液细菌培养，并立即预防性使用抗生素。

6. 颅内积气

若误将空气注入蛛网膜下隙可能引起颅内积气，通常发生在硬膜外穿刺时使用空气技术来测试失阻时。这些空气或气体可能进入蛛网膜下隙，再进入颅内，导致脑膜刺激征。表现为在椎管内阻滞后迅速出现颈及肩部疼痛。小的、未被发现的硬脊膜穿破或硬膜外时造成的小裂口也可能会导致颅内积气。幸运的是，颅内积气通常是一种自限性过程，可于几天内自行消散。

七、影像学检查

若患者按 PDPH 治疗后无改善，且出现局灶性神经系统症状或抽搐时，应通过神经影像学检查诊断或排除头痛的其他原因。首选 CT 平扫检测脑出血或梗死，如有需要可进一步行 MRI 检查。MRI 对发现低颅压征象有一定作用（表 27-3）。

表 27-3　低颅压的可能 MRI 表现（钆加强）

- 因血管扩张导致硬脑膜膜弥散性非结节性信号增强
- 小脑扁桃体和（或）延髓信号减低
- 基底池消失
- 脑室腔减小
- 脑垂体增大
- 硬膜下积液

八、预防

1. 无创伤笔尖式腰穿针

于 1951 年发明。笔尖式穿刺针能牵拉并分离硬脊膜纤维，而不会切断它们，因此当穿刺针移除后硬脊膜纤维回复原位，减少了脑脊液漏发生。电子显微镜观察切片显示剪切型穿刺针为整齐断面切口，而笔尖式穿刺针的穿入口为撕开式创伤，胶原纤维有严重破坏（译者注：该研究的作者认为胶原纤维损伤水肿阻挡了脑脊液的漏出，从而降低了 PDPH 发生率）。另一研究发现，使用相同大小穿刺针，无创伤型比剪切型脑脊液漏发生率下降 2/3。Keener 等所进行的一项更早的研究发现，硬脊膜穿孔的修复依赖于周围组织成纤维化增生，若因蛛网膜或脑组织损伤而存在血凝块时硬脊膜的修复更快。这也可能意味着若穿刺针非常无创的话，硬脊膜的恢复可能反而不那么快。无创伤型穿刺针的发明是过去 60 年间 PDPH 预防工作的最大发展。大量研究证实，选用无创伤型穿刺针（优于切割型）降低 PDPH 发生率。表 27-2 列出常用的不同类型及型号腰穿针 PDPH 的发生率。

2007 年，美国麻醉医师学会产科麻醉实践指南建议使用无创伤型穿刺针。2005 年，美国神经病学会（American Academy of Neurology，AAN）公布的最新指南也建议在进行腰穿诊断时使用无创伤型笔尖式穿刺针以降低 PDPH 发生率。一些操作者继续使用剪切型穿刺针的原因可能为无创伤型穿刺针相关的学习曲线。穿刺者使用 Whitacre 和 Sprotte 穿刺针时，往往需要将引导装置穿过皮肤、肌肉及韧带，穿过肌肉或韧带的感觉各有差异（图 27-2 为不同类型的穿刺针尖端）。另一原因为制造商迟迟未将联合包内的剪切型穿刺针替换为无创伤型穿刺针。有人认为，无创伤型穿刺针可能使流速降低，但已证明这一猜测并不成立。此外，神经科医师在剪切型穿刺针的转换上也较为缓慢。一项研究发现，不同型号穿刺针相比，使用 20G 无创伤型穿刺针可提供足够的开放压及流速。2001 年，对 AAN 成员的调查发现，仅有 2% 的神经科医生经常使用无创伤型穿刺针。

2. 剪切型穿刺针的进针方向

临床研究证实，将剪切型穿刺针切面平行于硬脊膜纤维纵轴进针，硬脊膜孔张力较小，使 PDPH 发生率下降。

3. 拔出腰穿针前将针芯复位

Strupp 等对 600 名患者进行的一项随机对照前瞻性研究发现，腰穿时拔出 21G Sprotte 穿刺针前将针芯复位这一操作使 PDPH 发生率由 16.3% 下降至 5%。他们猜测脑脊液漏出时可能会将蛛网膜及脑膜牵拉至穿刺针针口，当穿刺针拔出时形成脑脊液漏的通道或者阻止了穿刺孔闭合。因此，腰穿时神经科医生在拔出穿刺针前通常先将针芯复位。这一情

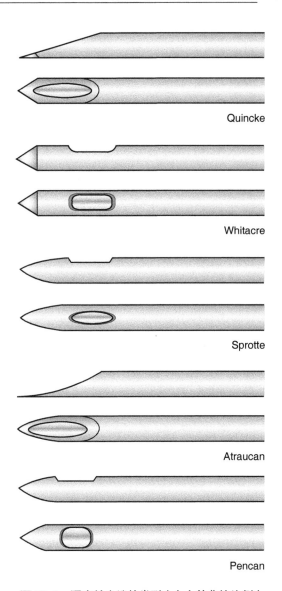

图 27-2 腰穿针尖端的类型（大小并非按比例）

况在麻醉时并未发生，是因为要通过腰穿针注射药物，使得经穿刺孔牵拉蛛网膜不太可能发生。有一例病例报道为腰部脊髓造影后复位针芯使得神经丝横断及回缩。

4. 较小号穿刺针

选择较小号的穿刺针与 PDPH 发生率下降相关。然而，若选择的穿刺针过小导致脑脊液流出缓慢而未发现已刺破硬膜，会重复进行穿刺、使穿刺失败率更高，这会增加 PDPH 发生率。

5. 超声引导下神经阻滞

Schnabel 等回顾了 2001—2009 年发表的 6 篇临床研究。该文比较了常规失阻技术和超声扫描后行椎管内阻滞，共计 659 例患者。他发现对于设想为穿刺

困难的患者，超声引导后首次穿刺成功率为71%，而常规穿刺成功率为20%。他的结论是超声辅助椎管内阻滞可减少尝试穿刺次数，且对穿刺者水平要求较低。穿刺前行超声扫描可确定位置、深度及棘突的角度。ADP及PDPH及周围血管损伤的发生率也较低。

6. 其他可能影响 PDPH 发生率的技术

Seeberger 等历时5年多，对在同一所医院接受腰麻的8034名患者进行前瞻性研究，发现重复进行硬脊膜穿刺会显著增加PDPH发生率。有研究发现，在 Tuohy 针刺入时将其切面与脊柱长轴平行可降低PDPH发生率，但其他研究并未发现有明显差别。有些研究探讨穿刺针以锐角刺入或旁正中入路，但并无足够证据指出这些操作能降低PDPH发生率。由于ADP时颅腔积气导致头痛，一些医师在测试做阻力试验时采用盐水而不是空气，以降低PDPH发生率。之前还有些操作也被研究过，包括ADP后将患者置于仰卧位或俯卧位、研究皮肤消毒剂种类、阴道分娩时控制对母体的推挤。这些方法都缺乏强有力的临床证据或不适用于当前临床实践。

九、减少意外硬脊膜穿破（ADP）后 PDPH 的措施

Apfel 等针对ADP后PDPH的预防进行了一次全面的定量的系统综述。综述了17篇研究，共计1264名患者。预防性措施包括硬膜内置入导管、预防性硬膜外血补丁（epidural blood patch，EBP）、拔除导管时向硬膜外或硬膜内腔预防性注射生理盐水及硬膜外注射吗啡。该综述能找到的随机对照研究很少，缺乏明确证据说明某一特定处理措施有效。有两项措施有意义：预防性EBP和硬膜外注射吗啡（但仅基于一项研究）。其他措施来源于非随机对照试验，未能发现统计学意义，包括对硬膜内置管的研究，这些研究发现置管的相对危险度为0.21（0.02~2.65）。

1. 鞘内置管

有研究指出在使用硬膜外穿刺针时如果发生ADP，将硬膜外导管穿入硬膜下腔作为鞘内导管留置，可降低PDPH发生率。导管周围硬脑膜受到刺激发生炎症反应，当导管拔出后可促进硬脊膜孔闭合。这一观点被其他试验进一步证实，若导管留置时间超过24h可使PDPH发生率明显下降。但该结论与Kaul等历时5年所进行的一项试验的发现并不一致。若担心感染或意外注射进鞘内，则很难将鞘内导管留置超过24h。降低危险的方法为确保产后贴膜紧贴在患者后背，在硬膜外导管上多打几个结并结扎注射口以防注药。

2008年，Arkoosh 等开展了一项多中心研究，用28G蛛网膜下隙导管进行分娩镇痛。对PDPH发生率并无影响，但相对于连续硬膜外置管更容易发生置管困难，且连续性蛛网膜下隙导管更难拔除。蛛网膜下隙导管于1989年开始应用，最初是作为降低PDPH发生率的一种方法，但是1992年美国禁止使用蛛网膜下隙导管，因局部注射高浓度麻药（5%利多卡因）具有脊髓毒性或引起马尾综合征。2008年，Baysinger 等向产科麻醉及围生医学学会（SOAP）成员发送了调查问卷，843中有160人（19%）回复，结果显示，发生ADP后25%的人会置入鞘内导管，而75%的操作者会再次尝试硬膜外置管。选择鞘内置管的医师中76%的人会将导管留置24h，目的是降低PDPH发生率。2006年，Harrington 及 Schimitt 向美国区域麻醉和疼痛医学学会（American Society of Regional Anesthesia and Pain Medicine，ASRA）成员中正在美国工作的成员发送调查问卷，1024名（29.4%）受调查者回复。产科麻醉若在硬膜外置管时发生ADP，73.4%的受访者会选择另一平面尝试腰麻，而19%的会置入鞘内导管。若麻醉医师选择鞘内置管，56.5%的人会在产后立即拔除导管。Maycus 等向德国麻醉科的产科单位发起问卷调查，共收到360家（50.8%）回复，每年处理生产数约330 000次。ADP后69.9%的受访者会在另一平面尝试硬膜外置管，而2.6%的人选择置入鞘内导管。

Baraz 及 Collis 向英国的所有妇产科发送问卷调查，71%的单位回复。其中，144家单位（85%）制定有ADP发生后处理指南。47家单位（28%）选择置入鞘内导管，而69家单位（41%）会在另一平面尝试硬膜外阻滞。ADP后置入鞘内导管有可以避免再次发生硬脊膜穿破（76%）及快速提供产分娩镇痛。

2. 预防性硬膜外注射盐水或血液

恢复脑脊液容积或增加颅内压的另一方法为在

硬膜外导管拔出前预防性注射盐水或血液。有研究探讨过在拔出硬膜外导管前单次或多次硬膜外注射40～60ml盐水，或硬膜外预防性注射5～20ml血液。在Alfel的文献综述里，5项非随机对照试验中预防性血补丁与头痛的相对危险度为0.48，4项随机对照试验中虽然并无统计学意义（0.10～1.03），但相对危险度为0.32。2006年对ASRA成员的一项调查显示，12%～25%的成员通过硬膜外注射盐水，而10%～31%的成员通过硬膜外预防性注射血液来预防PDPH。Alfel等提出预防性血补丁无效可能与实施时间相关，但尚缺乏足够证据。

3. 鞘内注射盐水

Charsley和Abram进行了一项研究评估了预防性鞘内注射盐水。向28名患者鞘内分别注射10ml盐水，其中22名患者于ADP发生后即刻通过硬膜外穿刺针注射，6名在拔管前通过鞘内导管注射。通过硬膜外穿刺针向硬膜内注射盐水的患者中有32%的人发生头痛，对照组为62%。通过鞘内导管进行盐水注射的患者并没有人发生头痛，对照组5人中有3人发生头痛。该项研究也出现在Alfel的文献综述里，但缺乏统计学意义（RR=0.51，0.26～1.03）。

4. 硬膜外注射吗啡

Al-metwalli等开展了一项前瞻性随机双盲试验，25名患者间隔24h接受2次硬膜外注射给药，药物为含3mg吗啡的10ml盐水或单纯的10ml盐水。注射了吗啡的患者中12%（3/25）的人发生严重头痛，而注射了单纯生理盐水的患者中48%（12/25）发生严重头痛。单纯盐水组中有6名患者需要硬膜外注射血液治疗，而吗啡组无人需要。虽然本试验证实吗啡治疗效果确切，但因需要持续进行呼吸监测以防发生呼吸抑制，因而对门诊患者来说并非最佳方法。在本试验中并无患者发生呼吸抑制，最常见的不良反应为恶心。我们前面所提到的Baraz及Collis等进行的调查显示，26%的受访者会在确诊PDPH后立即给予EBP（硬膜外注射血液）治疗，而71%的受访者仅在保守治疗无效时才进行EBP。

5. 预防性卧床休息

2002年，Sudlow和Warlow发表了一篇Cochrane综述，系统回顾了11篇临床研究共1723名患者，发现卧床休息与立刻活动，或短时间卧床与长时间卧床相比，PDPH发生率并无差异。Thoennisen等对16项随机对照试验进行系统综述（与上面的Cochrane综述有部分文献重复），也发现常规卧床并无意义。他鼓励早期活动以预防血栓形成。由于预防性卧床不能降低PDPH发生率，因此并不是预防PDPH的推荐方法。当发生PDPH后患者会自然而然地倾向于保持仰卧位姿势以减轻头痛。

6. 预防性补液

很多操作者认为，充足的补液可确保患者产生足够的脑脊液，从而对PDPH有利。只要患者能饮用足够的液体，便无须通过静脉补液。Dieterich及Brandt对100名神经科患者进行了一项前瞻性研究，在腰穿后让其中的一半患者连续5d每天饮用1.5L液体，另一半患者连续5d每天饮用3L液体。两组间头痛发生率并无差异。

十、治疗

发生PDPH的患者需要严密监护。作者建议在患者接受椎管内麻醉的第2天，应指派专人回访有无头痛、下床活动、发热及神经功能障碍发生。这可以帮助我们早期诊断严重并发症、并为改善患者满意度提供反馈信息。应对发生PDPH的患者给予安慰，并告知其保守治疗和有创治疗的方案。沟通非常重要，哪怕是在针对该并发症的治疗达成最终共识后，或是刚确认发生了ADP时，明确引起头痛的原因、选择治疗或不治疗症状会持续多长时间以及有哪些选择也都是非常有意义的。对于因粗针穿刺引起ADP的患者，采用保守治疗后大部分人的头痛不能完全缓解。止痛药、卧床制动及补液等支持疗法可使患者坚持到硬脊膜愈合，从而避免了有创性治疗。一些研究指出对于严重头痛若不治疗，可能发展为慢性头痛持续数月甚至数年。

1. 非阿片类镇痛药

这是保守治疗的首选治疗方法。常用药物包括对乙酰氨基酚、布洛芬、甲氧苯丙酸（萘普生）及其他非甾体类抗炎药（NSAIDs）。应标明每24～48小时按时给药而非"按需"给药，这样患者按时间吃药而无须等疼痛再次出现了才吃药。

2. 阿片类镇痛药

非阿片类镇痛药对治疗中度到重度头痛效果欠佳，此时应口服或静脉给予麻醉性镇痛药。

3. 咖啡因、ACTH 和其他药物治疗

1944 年 H.G. 主席给 JAMA 的主编写了一封信，建议可通过静脉缓慢注射安钠咖（苯甲酸钠咖啡因，CSB），6h 后可重复给药，来治疗 PDPH 患者。接下来有很多研究评估了以不同方案口服或静脉给予咖啡因，逐渐认识到咖啡因具有镇痛作用，但其作用持续时间短需重复给药。每杯滴漏咖啡含有 85~250mg 的咖啡因。按规定，口服或静脉注射咖啡因的单次量为 300~500mg。当咖啡因剂量达到 5~10g 时，会兴奋中枢神经系统而引起抽搐。已有一些病例报道指出产后抽搐与静脉注射咖啡因相关。由于这类抽搐的诱因不明，使得子痫也可能是原因之一，抽搐一般是在在静脉注射 CSB（安钠咖）后几小时发生，加上静脉注射 CSB 的同时可能有或无 EBP（硬膜外血补丁）治疗，使得抽搐的原因很复杂。茶碱的血管收缩作用持续时间比咖啡因长，脑血管收缩作用也更强，口服或静脉注射茶碱已作为一种治疗手段被研究，但其在临床上的应用并不广泛。

2011 年，Basurto 等对相关随机对照试验进行了 Cochrane 系统综述，评估了 PDPH 治疗药物的功效。该综述纳入了 7 项随机对照试验共计 200 名参与者，被评估的药物有：口服或静脉注射咖啡因、皮下注射舒马普坦、口服加巴喷丁、口服茶碱、静脉注射氢化可的松及肌肉注射促肾上腺皮质激素（adrenocorticotropic hormone，ACTH）。作者得出结论，与安慰剂相比咖啡因在治疗 PDPH 方面明显有效。与安慰剂相比，加巴喷丁、茶碱、氢化可的松也降低了疼痛评分。ACTH 已经应用于临床，关于其降低 PDPH 严重程度的机制学说较多。一种学说认为，ACTH 可促进醛固酮的产生，使血管扩张或硬脊膜水肿。第二种学说认为 ACTH 可能促进 CSF 的生成，第三种学说认为，ACTH 可促进中枢神经系统内的内啡肽的生成从而提高痛阈。虽然相关学说很多，但除了个案报道尚无系列研究指出 ACTH 对治疗 PDPH 有效。舒马普坦是一种 5-HT 受体激动药，最初用于治疗偏头痛。PDPH 时可能脑血管舒张而引起偏头痛样症状，因此舒马普坦等血管收缩药被尝试用于治疗

PDPH 且有一些成功的病例报道，然而随机对照试验结果并未显示其有效。一些病例报道和小型非随机对照试验中也静脉注射氢化可的松及抗惊厥药加巴喷丁（一种 GABA 异构体）来减轻 PDPH，但这种措施有效的机制尚不清楚。

4. 补液、卧床休息和腹带

补液和卧床休息在前面章节中已经提到过，两者对预防 ADP 后 PDPH 并无价值。也无证据指出补液及卧床休息对头痛具有治疗效果。腹带加压及俯卧位可增加腹部蛛网膜下脑脊液压力，使更多的脑脊液转移到颅内，从而减轻颅内低压。但这两种措施对产后患者来说并不舒服，因此在临床上应用并不普遍。

十一、有创性治疗措施

1. 硬膜外血补丁（EBP）

Gormley 注意到出现有"血栓子"的患者较少发生头痛，由此提出硬膜外血补丁的概念。最初推测 EBP 缓解头痛的机制为，硬膜外腔内的血液压迫硬膜囊使 CSF 由脊髓向头部转移，提高了颅内压。第二种解释为注射的血液在硬膜穿破处周围形成一个纤维蛋白凝块，在硬膜愈合前可一直封闭穿破处，这也解释了为什么硬膜外注射血液远比注射晶体或胶体有效。然而，EBP 的具体作用机制仍不清楚。另一学说指出 EBP 快速增加硬膜内的压力而抑制腺苷受体活性、逆转血管舒张。脑血流量下降使头痛发生减少。若患者在 ADP 后出现 PDPH 症状，约有 2/3 患者将接受 EBP 治疗。总的来说，若 EBP 是在硬脊膜穿破 24h 之后进行，其治愈率约为 70%~98%。而在开始硬脊膜穿刺 24h 之后 EBP 治愈率更高。此时首次 EBP 治疗的治愈率为 93%，如果重复进行二次 EBP 治疗，则治愈率可达 97%。2006 年，Harrington 和 Schmitt 对 ASRA 的执业成员展开调查，发现对 EBP 的实施方式尚存很大分歧，而对于血液的注射量意见较统一（16~20ml）。作者还指出除了血液外，临床实践中很少向硬膜外腔注射其他药物。

最近，Paech 开展了一项多中心、多国家的随机对照试验，共纳入 121 名患者进行 EBP 治疗，血液注射量分别为 15ml，20ml 或 30ml，术后随访 5d。EBP 治疗后，15ml，20ml 及 30ml 组疼痛部分或持久

性的缓解的概率分别为 61%，73% 及 67%，头痛完全缓解的概率分别为 10%，32% 及 26%。所有患者均在硬脊膜穿破 24h 之后进行 EBP 治疗。本研究支持了距 ADP 发生至少超过 24h 后给予 20ml 血液的治疗措施。

在上面提到的 Paech 的重要研究之前，Boonmak 于 2010 年开展了一项 Cochrane 数据库系统性回顾，但由于缺乏足够量的随机对照试验（RCTs），就 EBP 治疗或预防 PDPH 的功效并没有得出明确结论。然而 EBPs 作为治疗严重 PDPH 的金标准已被临床普遍接受。大部分医务人员主张患者在注射 EBP 后保持仰卧位至少 30min。有病例报道指出一些在硬膜外穿刺时发生 ADP 的产妇，需要进行 3 次 EBP 治疗。大部分医师认为若第二次 EBP 治疗后患者症状仍未能缓解，则需考虑行包括脑神经成像等进一步神经系统检查。

随着超声成像在麻醉中的应用逐渐增加，有些病例报道指出 EBP 中可应用超声技术估测所需的最佳血液体积。有一例病例报道指出，向硬膜外腔注射血液时可见硬脑膜扩张而蛛网膜下隙却被压缩。另一病例报道中，硬膜外腔面积并未改变，但马赛克模型（译者注：表现为拼凑在一起的不同衰减区的 CT 图像）中硬膜外腔对比度在注射血液量达 17ml 时发生改变。另一研究中探讨了在 X 透视下、俯卧位时对患者实施 EBP。研究者注射了用充足体积的自体血与造影剂（比例为 4∶1）混合物填补硬膜孔。6 名 PDPH 患者的成功率为 100%，平均注射血液量为 7.2ml。唯一出现的并发症为轻微的后背疼痛，这也是实施 EBP 后的常见症状（无对照）。他们发现 X 透视下实施 EBP 是安全的，可以以相对小体积的血液治疗持续性 PDPH。鉴于阻力消失法的失误率为 17% 到 30%，当首次 EBP 失败后应考虑以实时成像来确保 EBP 注射到正确位置。

EBP 极少有明显的并发症，但其禁忌证包括发热、穿刺部位蜂窝织炎及凝血功能异常。进行 EBP 治疗后约有 35% 的患者会抱怨后背疼痛，于注射时或注射后不久出现。另一并发症为在实施 EBP 时可能再次发生 ADP。文献中有很多关于实施 EBP 时并发症的病例报道，包括颈部疼痛、腿疼、感觉异常、下肢轻瘫、马尾综合征、神经根痛、脑膜刺激征、颅内压升高、硬膜下血肿及短暂性颅神经麻痹。推荐的监护措施有建立静脉通道及无创血压；还应监测基本生命体征。

2. 其他有创性治疗措施

据报道减少 PDPH 的其他有创性措施包括通过硬膜外、骶管或静脉注射普通生理盐水。有病例报道指出可应用低分子右旋糖酐、凝胶化粉及纤维蛋白胶。注射自体血或其他物质的远期效应如何尚不知晓。

十二、结论

PDPH 对于患者和麻醉医师来说，都是令人痛苦的一项并发症。虽然 PDPH 是广为人知的并发症，但一项对 1990 年美国麻醉医师协会完成索赔的数据库分析指出，产科索赔案件中头痛为诉讼的第二大原因，排名第一位的为神经损伤而第三位为产妇死亡。头痛的具体发生机制尚不清楚，唯一的猜测为脑脊液通过硬膜外穿破处漏出，该假设是 Bier 在一个世纪前提出的。由于缺乏足够的大型随机对照临床试验来提供令人满意的循证医学建议，目前对于其预防及保守治疗方法尚存分歧。因 PDPH 相对发生率低，要进行大型前瞻性 RCT 试验将很困难。此外，由于其症状一般在 1～2 周内自行消失，对照组患者数量必须足够多才足以解释结果。肯定也必须再进行进一步的研究。PDPH 妨碍了母婴间最初的联系，且若未及时治疗会导致慢性头痛。这一并发症还会降低对本专业的满意度、增加麻醉工作量、延长患者住院时间并增加了日益上涨的医疗费用。

要　点

- 产科患者在进行硬膜外穿刺时 ADP 发病率约为 1%，其中超过一半的患者会发生 PDPH。
- 产科患者患 PDPH 风险高是因为她们存在危险因素：年轻、女性及怀孕。
- EBP 为治疗严重 PDPH 的金标准。
- 若 2 次 EBP 治疗均未成功，则建议行神经影像学检查来检测是否存在其他原因导致持续性产后头痛。

第八部分

患有合并疾病产妇的麻醉处理

第 28 章

妊娠期高血压

（Jaya Ramanathan， Ravpreet Singh Gill 和 Baha Sibai 著，
邓　姣译，董海龙　路志红校）

高血压是妊娠期最常见的并发症，孕妇中发病率高达 5%～10%，是全世界尤其是发展中国家孕产妇致死致残的主要原因，约 70% 的妊娠期高血压患者会发展为生产性高血压——子痫前期。妊娠期血压紊乱这一名词包含了一系列疾病，如子痫前期，可能仅血压轻度升高，或重度高血压合并多器官功能障碍，非典型子痫前期。它还包括急性产期高血压、子痫及溶血综合征、肝酶升高以及血小板计数减低（HELLP 综合征）等疾病。

虽然子痫前期被认为是年轻初产妇的疾病，它似乎也影响着高龄产妇。总的来说，孕 36 周以后出现子痫前期的孕妇和胎儿其预后要好于孕 32 周前出现症状的孕妇和具有任何上述危险因素的孕妇和胎儿。长期致残率和预后与急性并发症如脑血管事件、急性肾衰竭和心脏衰竭有关，而且发生这些事件的母亲以后出现相关问题的风险也增加。新生儿预后则与是否存在宫内发育迟缓或早产有关。

一、定义与分类

高血压定义为收缩压 ≥ 18.7kPa（140 mmHg）或舒张压 ≥ 12kPa（90 mmHg）。至少在不同时间测量 2 次，两次间隔应超过 4h，但在 1 周以内。妊娠期异常蛋白尿是指 24h 尿蛋白 ≥ 300 mg。总尿蛋白的最精确测量方式是连续收集 24h 尿。但在有些情况下，采样棒半定量分析是检测尿蛋白的唯一手段。表 28-1 列举了妊娠期高血压的疾病分类。

1. 妊娠期高血压

是指孕期后半程或产后 24h 内出现的血压升高，没有蛋白尿或临床症状。一般孕妇只有轻度高血压，所以不必要治疗。足月的妊娠期高血压本身对母体或围生期并发症或致死率的影响甚微。但 40%～50% 诊断为早产轻度妊娠期高血压的患者会发展为子痫前期。严重妊娠期高血压的孕妇会有母体或胎儿围生期预后不良的风险，因此，这些患者应参照重度子痫前期来管理。如果认为妊娠期高血压的孕妇有严重的疾病，则应使用抗高血压治疗。因此，在这些患者的门诊治疗中不应使用降压药。

2. 子痫前期

子痫前期是指孕 20 周之后出现的妊娠期高血压合并蛋白尿。子痫前期程度有轻有重（表 28-1）。若无法收集 24h 尿，则将蛋白尿定义为至少 2 次（间隔至少 4h）测定的尿蛋白浓度 > 30mg/dl（采样棒检测为 +）。

3. 子痫

子痫前期的另一种严重形式是子痫，指妊娠期非其他原因导致的抽搐。

表 28-1　妊娠期高血压疾病的分类

---

1. 妊娠期高血压[1]

  轻度

    收缩压≥ 18.7～21.3kPa（140～160 mmHg）

    舒张压≥ 12～14.7kPa（90～110 mmHg）

  重度

    收缩压≥ 21.3kPa（160 mmHg）

    舒张压≥ 14.7kPa（110 mmHg）

2. 子痫前期（高血压与蛋白尿，孕 20 周后出现）

  轻度子痫前期

    收缩压≥ 18.7～21.3kPa（140～160 mmHg）或

    舒张压≥ 12～14.7kPa（90～110 mmHg）

    采样棒测量轻度蛋白尿≥ 1+ 24h 总量＜ 5 g[2]

  重度子痫前期

  （A）收缩压≥ 21.3kPa（160 mmHg）或

    舒张压≥ 14.7kPa（110 mmHg）

    重度蛋白尿 24h 总量≥ 5 g[2]

  （B）轻度高血压伴重度蛋白尿（标准见上）

  （C）子痫前期 + 少尿、脑血管 / 视觉异常、肺水肿、右上腹痛、血小板减少症、
    肝功能异常、宫内发育迟缓

3. 慢性高血压

4. 慢性高血压合并子痫前期

（1）高血压测定至少 2 次，相隔 4h 以上；（2）采样棒测量至少 2 次

4. 非典型子痫前期

确诊子痫前期的传统标准是出现蛋白尿高血压（孕 20 周后新出现的高血压和蛋白尿）。但最近有研究显示，在部分孕妇，子痫前期甚至子痫可能在没有高血压，或没有蛋白尿的情况下出现。这些患者常有子痫前期的其他表现如一些症状、体征，或实验室检查异常。非典型子痫前期的诊断标准如下。

- 妊娠期高血压＋以下 1 项或多项。
  - 子痫前期症状。
  - 溶血。
  - 血小板减少症（＜ 100 000/mm³）。
  - 肝酶升高（正常 AST / ALT 上限 2 倍以上）。
- 在＜孕 20 周时出现子痫前期 - 子痫的症状和体征。
- 生后晚期（＞生后 48h）的子痫前期 - 子痫。

没有蛋白尿时，若出现妊娠期高血压合并持续症状或实验室检查异常时，应考虑子痫前期综合征。还应注意的是轻度妊娠期高血压的患者有 25%～50% 会发展为子痫前期，进展速度与出现高血压时的孕周有关，孕 32 周前发生的轻度妊娠期高血压，有近 50% 会发展为子痫前期。这些患者大部分会发生早产和（或）胎儿生长受限。因此，这些孕妇需要严密的监测、频繁的产前检查和一系列的血小板及肝酶水平测量和（或）胎儿生长情况检测（系列超声）。

5. HELLP 综合征

子痫前期一个特别严重的类型是 HELLP 综合征，是溶血（hemolysis）、肝酶升高（elevated liver enzymes）和血小板计数低（low platelet count）的缩写。

6. 毛细血管渗透综合征：颜面水肿、腹水、肺水肿或妊娠性蛋白尿

高血压被认为是诊断子痫前期的标志性症状；但近来的一些证据显示有些子痫前期的患者，症状会显示为毛细血管渗漏伴蛋白尿、腹水、肺水肿、全身水肿及体重增加或一系列内环境紊乱伴多器官功能障碍。因此，具有毛细血管渗漏的妇女，无论血压是否升高，都应该进行血小板、肝酶或肾功异常的检查。

7. 慢性高血压

若患者在孕前已诊断为高血压，如在孕前 20 周即有高血压表现，或在生产后持续 6 周以上，则这一影响妊娠的高血压被视为慢性。慢性高血压患者孕期有并发子痫前期的风险。并发子痫前期的定义为孕期血压进一步升高或新出现的蛋白尿。

二、病因学

子痫前期的病因学特征仍是产科的一个未解之谜。以往提出过许多理论，但大部分都没有经受住时间的考验。有些理论提出病因包括滋养层细胞异常入侵子宫血管，胎儿胎盘与母体组织免疫不耐受，心血管变化适应不良，妊娠的炎性改变，异常血管增生以及基因异常。子痫前期报道相关的异常包括胎盘缺血、全身血管痉挛、稳态失衡伴凝血系统激活、血管内皮细胞功能受损、一氧化氮和脂质代谢异常、白细胞激活以及多种细胞因子和生长因子改变。近来有大量证据显示子痫前期的病理生理异常是由异常血管生成导致的，尤其是可溶性 fms 样酪氨酸激酶 -1：胎盘生长因子的比率（sFlt-1：PlGF 比率）的失衡以及可溶性内皮因子的失衡；血清这些标志物的水平升高被认为可预测子痫前期（彩图 65）。

三、子痫前期的预测

文献综述显示有超过 100 种临床、生物物理或生物化学检查被推荐可预测或鉴别患者是否有发展为子痫前期的风险。将这些检测的结果综合起来后，各种检测间的不一致表明这些临床监测中没有一项可以足够可靠地用于临床筛查。

许多生化指标被认为可以预测哪些妇女一定会发生子痫前期，这些生化指标通常是基于以往报道过与子痫前期相关的特异性病理生理异常而挑选的。因此，这些指标包含了胎盘功能异常、内皮细胞与凝血激活、血管发生以及系统性炎症的标志物。但评估这些因子作为预测子痫前期发生的标志物的研究结果并不一致，许多标志物特异性较差、临床常规应用的预测价值不高。

四、流行病学与危险因素

子痫前期的发生率为全美妊娠人数的 3%～10%。根据瑞典、挪威以及丹麦医疗出生登记系统，其他发达国家的发生率在 3%～5%。实际上，美国的子痫前期发生率由 1987 年的 2.4% 稳步上升到了 2003—2004 年的 2.9%，而子痫的发生率下降了。子痫前期、孕期高血压、慢性高血压发生率的增加可能与孕妇特征的改变趋势相关，如孕妇年龄增长、孕妇体重的增高，而子痫发生率的下降则可能归功于孕期管理质量的提高和及时给予硫酸镁和抗高血压药物等预防措施的实施。20 岁以下孕妇和美国南部孕妇比美国东北部孕妇患孕期高血压和子痫前期的风险都更高。在全球，母体高血压都是造成孕产妇死亡率的首要病因，占亚非国家孕产妇死亡率的 9% 和拉丁美洲及加勒比海国家孕产妇死亡率的 20%。

发生子痫前期的危险因素有许多，在孕前风险中，既存疾病、家族史、生活方式以及配偶相关因素起主要作用。慢性高血压、糖尿病、内皮糖蛋白以及病态肥胖女性发生子痫前期的风险更高。其他因素包括极高龄和慢性吸烟史。具有子痫前期家族史会增加之后孕产妇患此病的风险。此外最近的证据提示，配偶相关因素也可能影响子痫前期的发生，例如，上一次做父亲时配偶曾子痫前期者，再次做父亲时，配偶更容易发生子痫前期。初产妇发生率高于经产妇。较少暴露于配偶的精液是原因之一。例如，接受捐赠精子的女性、换伴侣的女性、采用屏障式避孕措施的女性发生子痫前期的风险更高。孕期子痫前期相关因素包括多胎、感染以及水肿。子痫前期的孕前与孕期相关危险因素见表 28-2。

五、病理生理

子痫前期的病理生理学改变包括所有重要器官系统，详见下文（彩图 66）。

1. 血流动力学改变

从 20 世纪 80 年代初期开始，有多项研究试图定义重度子痫前期的血流动力学改变。几乎所有这些研究都是前瞻性观察性研究，并采用了肺动脉导管（PA）进行有创血流监测。这些研究为我们提供了关于严重子痫前期治疗（抗高血压药物、液体）前后的血流动

表 28-2　危险因素

危险因素	风险（%）
孕前因素	
慢性高血压 / 肾疾病	15～40
孕前糖尿病	10～35
结缔组织疾病	10～20
血栓形成倾向	10～40
肥胖 / 胰岛素抵抗	10～15
高龄＞ 40 岁	10～20
子痫前期家族史	10～15
孕妇出生时低于正常周龄体重	1～5 倍
前次怀孕有不良预后	2～3 倍
配偶相关因素	
接触精液次数少	10～35
（捐赠者精液 / 捐卵）	
既往配偶有子痫前期病史	
再次令其他妇女怀孕时	2 倍
孕期相关因素	
水肿	
多胎	
无法解释的胎儿生长受限	
泌尿系统及牙周感染	

［改编自 Barton JR, Sibai BM. Prediction and prevention of recurrent preeclampsia. Obstet Gynecol, 2008, 112（2）（Pt.1）：359–372.］

力学的宝贵信息。此外，还发现了多种对严重子痫前期患者肺水肿的发生有影响的病因学因素和病理生理学改变，由此促进了选择恰当的方法来治疗这一严重的威胁生命的并发症。

血压正常的孕妇，早先的有限数据显示心排血量（CO）、心率（HR）以及每搏量（SV）较非孕妇明显升高，但中心静脉压（CVP）和肺毛细血管楔压（PCWP）无明显改变，系统与肺血管阻力（SVR 和 PVR）降低（表 28-3）。此外血浆胶体渗透压（POP）下降，伴随 POP-PCWP 梯度缩窄，左心室功能维持在正常范围内，没有高动力性改变。这些特点在第 1 章中已有详细描述。

严重子痫前期的患者，血流动力学研究的结果受药物治疗或液体治疗的影响有许多变化。未经治疗的子痫前期几乎都有经典的统一的包括低 CVP，低 PCWP，低 CO 以及 SVR 显著增高的广泛血管收缩的症状，血管内容量降低，灌注压降低（表 28-4）。

有趣的是，5 项研究的数据总结表明，86% 未治疗的患者都有心室功能曲线左移也就是左心室功能高动力状态的表现（图 28-1）。

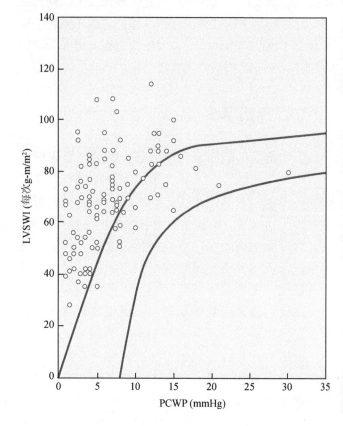

图 28-1　未治疗子痫前期患者左心室功能曲线（ n=109 ）

（经许可转载自 Young P, Johnson R. Haemodynamic, invasive and echocardiographic monitoring in the hypertensive parturient. Best Pract Res Clin Obstet Gynaecol, 2001, 15：605–622.）

以往曾经过液体和降压药物治疗的子痫前期患者，血流动力学方面没有统一的特征；常显示异常高

表 28-3　非孕妇与正常健康足月孕妇的血流动力学改变

	非孕妇（n=10）	健康孕妇（n=10）
平均动脉压（mm Hg）	86 ± 7.5	99 ± 5.8
心率（次 / 分）	71 ± 10	83 ± 10
心排血量（L/min）	4.3 ± 0.9	6.2 ± 1.0
SVR（dyn·s/cm⁵）	1530 ± 520	1210 ± 265
PCWP（mm Hg）	6.3 ± 2.1	7.5 ± 1.8
CVP（mm Hg）	3.7 ± 2.6	3.6 ± 2.5
LVSWI（g-m/m²）	41 ± 8	48 ± 6
COP（mm Hg）	21 ± 1	18 ± 1.5

LVSWI. 左心室搏动做功指数；COP. 血浆胶体渗透压

（数据引自 Clark S, Cotton DB, Lee W. Central hemodynamic assessment of normal term pregnancy. Am J Obstet Gynecol, 1989, 161：1439–1442.）

表 28-4 重度子痫前期的血流动力学变化

血流动力学参数	未治疗患者（n=87）	经治疗患者（n=45）	经治疗患者（n=41）	肺水肿（n=8）
平均动脉压（mm Hg）	—	138 ± 3	130 ± 2	136 ± 3
中心静脉压（mm Hg）	2	4 ± 1	4.8 ± 0.4	11 ± 1
PCWP（mm Hg）	7	10 ± 1	8.3 ± 0.3	18 ± 1
心指数 /（min·m²）	3.3	—	—	—
心排血量（L/min）	—	7.5 ± 0.2	8.4 ± 0.2	10.5 ± 0.6
SVR（dyn·s/cm⁵）	3003	1496 ± 64	1226 ± 37	964 ± 50
PVR（dyn·s/cm⁵）	131	70 ± 5	65 ± 3	71 ± 9
LVSWI（g-m/m²）	—	81 ± 2	84 ± 4	87 ± 10

（数据引自 Visser W, Wallenburg HC. Central hemodynamic observations in untreated preeclampsia patients. Hypertension, 1991, 17：1072–1077. Cotton DB, Lee W, Huhta JC, et al. Hemodynamic profile of severe pregnancy-induced hypertension. Am J Obstet Gynecol, 1988, 158：523–529. Mabie WC, Ratts TE, Sibai BM. The central hemodynamics of severe preeclampsia. Am J Obstet Gynecol, 1989, 161：1443–1448.）

或异常低的数值，掩盖血流动力学的病理生理状态使其更加难以分辨。多数研究显示，CO，SV，HR 以及 PCWP 处于正常至高限之间，而 SVR 显著增加（表 28-4）。此外，多项研究的组合数据包含了 89 名经治子痫前期患者，发现 65 名（73%）具有高动力循环动态，18 名患者（20%）循环功能正常，而 6 名患者（7%）左心室功能受抑制（图 28-2）。

未治疗的子痫前期患者中，CVP 与 PCWP 有中度相关性，但在经治疗患者情况则不同。在接受治疗的患者，对应每个 CVP 值的 PCWP 的变异范围都很大，这种差异以往已有多项研究报道。PCWP 与 CVP 的正常差异一般在 0.53~0.67kPa（4~5 mmHg），而接受治疗的患者这个范围则可扩大到 0.2~2.3kPa（1.6~17 mmHg）。在大多数患者，PCWP-CVP 差值倾向于高于正常限值（表 28-5）。CVP 的轻度上升就可能导致 PCWP 显著地、不成比例地上升并引起肺水肿。导致这一差值增大和 CVP 与楔压不相关的病因目前并不清楚，推断可能与左右心室之间容量平衡减慢、左心室"僵硬"伴左心室高灌注压（舒张功能减退），以及 SVR 显著增高等因素有关。

由于有上面提到的血流动力学变化，直到 10 年前，肺动脉导管有创监测都被认为是重度子痫前期患者围生期十分必要的监测手段，然而置入 PA 导管本身就有显著的风险，包括气胸、肺动脉撕裂等危及生命的合并症。没有证据显示有创监测可改进重度子痫前期患者的预后。此外，多数产科没有专门的重症治疗病房（ICUs）和经过专门培训的 ICU 护士来监测患者。目前只有少数特殊指征下，如肺水肿、持续尿

量减少以及大量出血时才使用 PA 导管这样的有创技术。

最近，一些无创技术如经食管心动超声（echocardiography，ECHO）和多普勒超声由于其准确和可靠性以及与有创技术的高度吻合而开始得到应

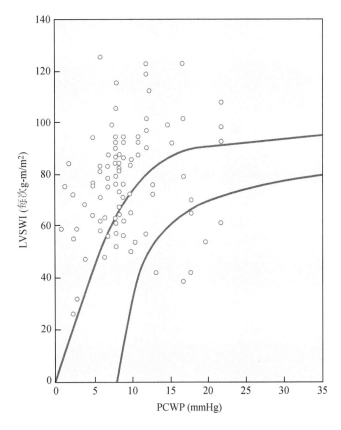

图 28-2 经治子痫前期患者左心室功能曲线（n = 89）

（经许可转载自 Young P, Johnson R. Haemodynamic, invasive and echocardiographic monitoring in the hypertensive parturient. Best Pract Res Clin Obstet Gynaecol, 2001, 15：605–622.）

表 28-5 显示 CVP-PCWP 梯度 ≥ 1.1kPa（8mmHg）患者所占比例的合并数据

CVP	人 数	CVP-PCWP 梯度≥ 1.1kPa（8mmHg）
各种数值	98	13（13.2%）
0.67～1.1kPa（5～8mmHg）	65	8（8.1%）
≤ 0.53kPa（4mmHg）	41	4（10.3%）

（改编自 Young P, Johanson R. Haemodynamic, invasive and echocardiographic monitoring in the hypertensive parturient. Best Pract Res Clin Obstet Gynaecol, 2001, 15：605-622.）

用。采用 ECHO 监测中心血流动力学的研究多数可反映以往有创研究的发现，发现根据患者是否接受液体或抗高血压治疗，可显示出明显 SVR 增加和其他一些心脏指数的改变。ECHO 在诊断与治疗肺水肿患者方面尤其有用，详见下文。

2. 重度子痫前期患者肺水肿

肺水肿是重度子痫前期最严重的并发症，可导致产妇和胎儿死亡率和并发症发生率高。发生率高达 3%，但很大程度上可以预防。子痫前期的肺水肿可以是非心源性或心源性的。

非心源性肺水肿是由广泛的包括肺部血管的所有血管床内皮细胞损伤引起的毛细血管渗透性增高导致。此外子痫前期患者 POP 显著降低至 2.3kPa（17 mmHg）或以下（健康孕妇为 18～21 mmHg），产生此情况的原因包括肝功能异常和不断经肾损失导致的低白蛋白。分娩后，POP 可进一步低至 1.7kPa（13 mmHg）或以下，可能是因医源性液体过量。这一改变使得 POP-PCWP 差值进一步减小而导致肺水肿。非心源性肺水肿常具有自限性，并对标准治疗反映良好，不需要进一步的长期干预。

心源性肺水肿是由左室收缩或舒张功能异常引起的。在一项里程碑式的研究中，Mabie 等分析了我院（美国田纳西大学卫生科学中心）45 例产科 ICU 收治的肺水肿患者，作者们实施了二维和 M 型 ECHO 以及持续脉冲彩色多普勒 ECHO，他们发现了 3 个在治疗方式和预后上有显著差异的组：心脏收缩功能不良的、收缩功能正常但左心室体积和舒张功能异常的以及心脏正常的患者。

收缩功能异常的患者，左心室收缩功能严重抑制，这一类患者年龄更大、多胎率更高、孕前可能就存在慢性高血压、扩心病等心脏疾病。肺水肿可发生于分娩前或分娩后，这类患者应收治于 ICU 并开始呋塞米、地高辛以及吸氧治疗。为制止疾病的进展和病情的恶化，应尽早激进地开始治疗。这类患者的长期预后不佳。

仅具有舒张功能异常的子痫前期患者，其血流动力学特点有所不同。通常这类患者的左心室射血量和心排血量正常，他们有显著的左心室肥厚，但 SVR 正常。左心室的"僵硬"引起高灌注压，这时灌注容量稍有增高，左心室舒张末期压力和 PCWP 都会明显升高，引起肺水肿。这些患者常常是肥胖、多胎并有慢性高血压病史。他们对静脉内容量变化过度敏感，治疗方法包括利尿、抗高血压、β 肾上腺素能阻断药以及钙离子拮抗药。长期生存率较收缩功能异常型好一些。

有些少见情况下，肺水肿患者同时具有收缩和舒张功能异常。如前所述心脏正常的患者具有非心源性肺水肿。因此肺水肿患者的诊治是项挑战，通过常规实验室检查和胸部 X 线很难鉴别诊断不同亚型的心脏功能不全，也很难区分心源性与非心源性肺水肿。在这些患者，有必要进行 ECHO 检测来辅助诊断。

3. 呼吸系统

子痫前期的全身水肿包括上呼吸道水肿，也应预测到困难插管。任何意外的上呼吸道感染也可以引起这类患者严重的气道阻塞和气短。以往的研究显示，母体的氧解离曲线由于 2，3- 二磷酸甘油醛水平的下降和红细胞分解代谢增加衍生的碳氧血红蛋白水平增高而产生左移现象（图 28-3 和图 28-4）。

4. 中枢神经系统

表现包括严重头痛、视野模糊、反射亢进以及最严重的症状 - 子痫抽搐（图 28-5）。子痫是母体死亡的最主要原因之一，在发展中国家尤为显著。子痫的准确病因与子痫前期一样还是个谜。现有数据表明，有两个相反的诱因：高血压脑病综合征或脑血管痉挛导致的脑缺血。子痫前期患者，较大的近心端脑血管自主调节远端小血管的血流。全身血压增高超过了大血管的自主调节能力产生高灌注和脑血管的被动过度扩张。自主调节失能导致血管源性水肿，脑血流流速增高并与全身血压的增高呈正相关。另一方面，低灌注和脑血管收缩引起的缺血区域也可以产生中枢神经

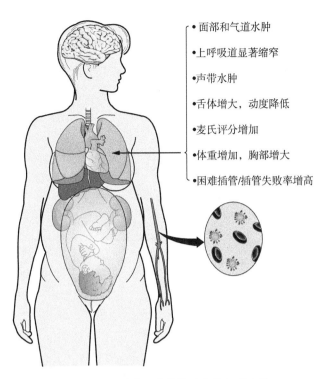

- 面部和气道水肿
- 上呼吸道显著缩窄
- 声带水肿
- 舌体增大，动度降低
- 麦氏评分增加
- 体重增加，胸部增大
- 困难插管/插管失败率增高

图 28-3　重度子痫前期患者的气道变化

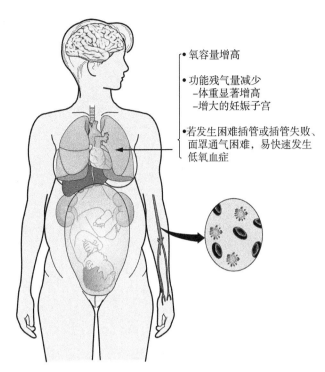

- 氧容量增高
- 功能残气量减少
  - 体重显著增高
  - 增大的妊娠子宫
- 若发生困难插管或插管失败、面罩通气困难，易快速发生低氧血症

图 28-4　重度子痫前期患者的呼吸系统改变

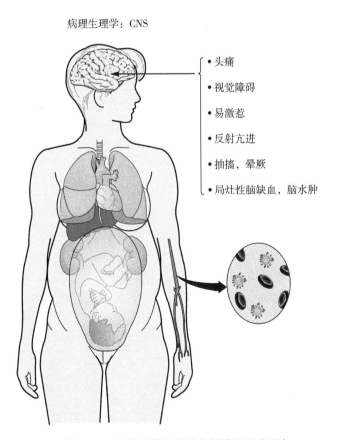

病理生理学：CNS

- 头痛
- 视觉障碍
- 易激惹
- 反射亢进
- 抽搐，晕厥
- 局灶性脑缺血，脑水肿

图 28-5　子痫前期患者的中枢神经系统改变

系统症状。其他发现包括枕叶血管敏感度的变化，尤其是子痫导致视觉障碍甚至短暂失明时。

可逆性后部脑病综合征（PRES）值得一提，因为现今人们将其视为一种包括头痛、意识混乱、癫痫和视觉障碍的综合征，与子痫十分相似，但可以无高血压。视觉丧失是主要的发现。可出现视网膜出血、视盘水肿和黄斑渗出。MRI 检查是正确诊断该病的关键。目前治疗这种情况的唯一方法是纠正病因。

5. 凝血异常

子痫前期与小血管内皮损伤与凝血增强有关，最常见的血液学异常就是血小板减少症。一般特点是血小板激活、血小板消耗增多以及血小板寿命缩短（图 28-6）。血小板计数 < 150×10^9/L 的血小板减少症发生率为 15%～20%，有些情况甚至可高达 50%。血小板因聚集堵塞微血管而在子痫前期的病理发生中起着重要作用。这导致了肝、肾、心、脑等多种重要器官的区域性缺血。早期的一项研究还指出血小板减少症源于自体免疫机制，其证据源于血小板相关免疫球蛋白浓度增加与血小板减少程度呈负相关。最近的一项病例对照研究中，Macey 等比较了一组子痫前期患者（n=46）和非子痫前期患者（n=46），以及一组未怀孕患者（n=42）的激活血小板，血小板 - 单核细胞 / 中性粒细胞聚集，血小板微粒以及 4 种血栓素产生能

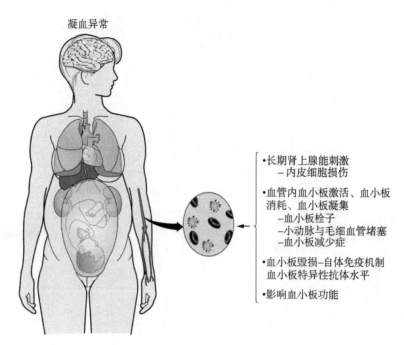

凝血异常

- 长期肾上腺能刺激
  - 内皮细胞损伤
- 血管内血小板激活、血小板消耗、血小板凝集
  - 血小板栓子
  - 小动脉与毛细血管堵塞
  - 血小板减少症
- 血小板毁损-自体免疫机制血小板特异性抗体水平
- 影响血小板功能

图 28-6　子痫前期患者凝血功能异常

力的不同标志物的含量。作者发现子痫前期患者与血压正常孕妇相比所有数值均显著升高。值得注意的是血压正常的孕妇虽然血栓素产生增加，却没有血小板激活或者血小板白细胞聚集、微粒形成的证据，而在子痫前期患者，血小板激活明显增多，同时血栓素产生能力也提高。

除血小板减少外，子痫前期对血小板功能也有负面影响。血小板功能异常与血小板数量不相关是子痫前期的一个独特症状。血小板聚集度测定被视为评估血小板功能的金标准，与健康孕妇相比，子痫前期患者血小板聚集明显减少。但血小板聚集度研究十分费时，并且不能在床旁进行。其他检查，如标准出血时间，一种在体血小板功能监测，也可以在血小板计数足够多时却出血时间延长，但临床上已不再使用。

最近，血栓弹力图（TEG）和血小板功能分析仪（PFA-100, Skokie, IL）的应用越来越广泛，这些检查在重度子痫前期患者被用来评估血小板功能。一项采用 TEG 参数和血小板计数评估了 52 名健康孕妇、140 名轻度子痫前期患者和 114 名重度子痫前期患者的研究显示，血小板计数 < 100×10^9/L（100 000/mm³）的血小板减少症发生率在轻度子痫前期患者组为 3%，在重度子痫前期组为 30%，作者总结说"重度子痫前期患者血小板计数 < 100×10^9/L（100 000/mm³）的相较正常怀孕女性和其他子痫前期患者处于低凝状态"。TEG 检测全血凝血状态提供了所有凝血因子，包括

血小板的评估，但对血小板功能障碍没有特异性，因为 TEG 的其中一个指标–最大幅值（MA），是对血小板活性和纤维蛋白原的组合反应参数，而偏高的纤维蛋白原含量可以代偿其他凝血因子包括血小板的减少。而血小板功能障碍是子痫前期的主要缺陷，有些作者对使用 TEG 作为产科局麻前的血凝功能检测工具提出质疑，但有些机构在对重度子痫前期患者实施局麻操作前将 TEG 列为常规检测项目。

血小板功能分析仪［PFA-100）Dade-Behring, Marburg，德国］是一种检测血小板功能的床旁医疗设备，其衍生参数关闭时间（closure time，CT）可指示血小板功能。PFA-100 设备对血小板聚集检测的敏感性和特异性均较高，并且独立于纤维蛋白原水平。一项前瞻观察性研究采用 PFA-100 和 TEG 设备对比了健康孕妇和子痫前期孕妇的凝血功能，Davies 和同事们发现即使在血小板计数正常时，子痫前期的严重程度增加也与 CT 指数的延长相关。在重度子痫前期组，CT 是（155±65）s，远超过了正常组的 95% 参考区间（70，139s）。相反，重度子痫前期组的 TEG 最大幅值（MA）是（71±8）mm，仍在对照组的 95% 可信区间（64，82 mm）范围内。在决定血小板计数降低对 CT 延长的效应的亚组分析中，排除血小板计数低于 100×10^9/L 的患者后再进行分析，对照组 CT 平均值为（105±18）s（n=92），而轻度子痫前期患者（n=22）CT 平均值为（114±22）s，

但在重度子痫前期组 CT 明显延长至（135±48）s
（$P < 0.001$）。这些结果清楚地明确了重度子痫前
期患者存在与血小板计数无关原发凝血功能异常。其
他采用 PFA-100 的研究显示出了相似的结果。

6. 肝改变

重度子痫前期患者的肝损伤源于血管痉挛引起的
中间带坏死和多发区域梗死。囊下出血会引起右上腹
痛（图 28-7），囊下形成较大血肿以及血肿破裂有
时会引起患者出现 HELLP 综合征。肝活检或尸检时
可见肝损伤有门静脉周出血、缺血损伤以及纤维蛋白
沉积（图 28-8）。患者常出现肝酶、血清胆红素升高，
白蛋白降低。血浆假性胆碱酯酶水平在重度先兆子痫
患者是降低的，尽管临床上这一改变似乎并未对筒箭
毒碱这样的药物代谢或作用时间造成显著影响。

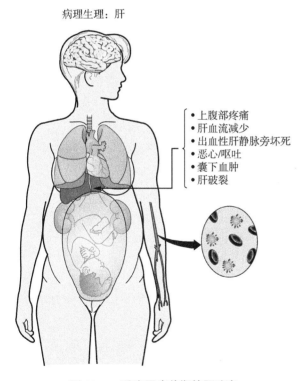

病理生理：肝

- 上腹部疼痛
- 肝血流减少
- 出血性肝静脉旁坏死
- 恶心/呕吐
- 囊下血肿
- 肝破裂

图 28-7　重度子痫前期的肝改变

7. 肾功能改变

血压正常的孕妇，肾血流和肾小球灌注会分别增
加 30% 和 50%，血浆肌酐水平很少增高超过正常上
限（0.9mg/dl），反而常常低于正常值。子痫前期患
者由于严重的血管收缩而肾灌注明显减少。其他改变
包括肾小球内皮细胞水肿、毛细血管管腔缩窄以及纤
维素沉积。常会出现明显的经肾蛋白丢失。肾功能不

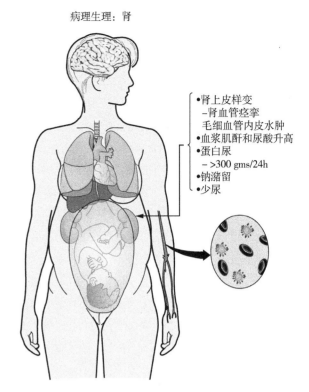

病理生理：肾

- 肾上皮样变
  - 肾血管痉挛
  毛细血管内皮水肿
- 血浆肌酐和尿酸升高
- 蛋白尿
  - >300 gms/24h
- 钠潴留
- 少尿

图 28-8　子痫前期的肾功能改变

足会导致少尿（< 500ml/24h）以及血肌酐升高。严
重的肾功能不足可能恶化为肾小管坏死，尽管很少发
生，但可见于胎盘早剥、HELLP 综合征以及严重的
未纠正的失血。

六、子痫前期的预防

有大量的临床研究描述了各种预防子痫前期以降
低其发生率的方法。由于病因不明，这些方法被用于
纠正子痫前期理论上的异常指标。以往研究评估了限
制蛋白或盐摄入，补充锌、镁、鱼油或维生素 C 和
维生素 E，应用利尿药或其他抗高血压药，以及小剂
量阿司匹林和肝素对多重危险因素妇女子痫前期的预
防作用。

1. 补钙

饮食中的钙摄入量和高血压之间的关系已有多
项实验性和观察性研究。流行病学调查发现，钙摄入
和母体血压以及子痫前期和子痫的发生率之间呈负相
关。钙的降压效应被认为是通过改变血浆内肾素活性
和甲状旁腺激素水平达到的。

有共 13 项临床研究（15 730 位女性患者）比较
了妊娠期使用钙剂对比无治疗或安慰剂治疗的作用。

这些研究在研究人群（孕期患高血压类疾病的风险高或低）、研究设计（随机、双盲、或是否使用安慰剂）、纳入时的孕期（孕 20~32 周）、每组样本量（22~588）、钙剂量（156~2000mg/d）以及孕期高血压疾病的定义上各有不同。在一项 Cochrane 回顾中，补钙与高血压减少 [相对危险度（RR）0.65, 95% CI 0.53~0.81] 和子痫前期发病率降低（RR 0.45, 95% CI 0.31~0.65）有关，对具有高危因素但平时钙摄入量较低的孕妇尤其有效（对平时钙摄入充足的患者则没有明显作用）。回顾的研究中未发现摄入钙剂有任何不良反应。但最近美国食品与药物监督管理局的循证回顾指出："孕期低钙与高血压风险之间的相关性研究结果是不一致且不确切的，钙与孕期高血压和子痫前期风险之间不太可能有关系。"目前对于长期钙摄入不足妇女补钙预防子痫前期的作用尚不明确。同时需要注意的是所有发表的随机临床试验都没有纳入高危孕妇，如既往子痫前期、慢性高血压、双胎或孕前糖尿病。

2. 抗血栓药物

子痫前期与血管痉挛和凝血 - 止血系统活性有关。上述过程中血小板激活的增强具有核心作用，并反映了血栓素 / 前列环素的平衡异常。因此，许多作者采用药物手段改变两者的比例试图预防或减慢子痫前期的进程。

子痫前期患者血管痉挛和凝血异常的部分原因是血栓素 A_2 与前列环素比例失调，这一理论是以往推荐将阿司匹林用于预防治疗的研究的基础。阿司匹林通过不可逆地乙酰化并使环氧化酶失活来抑制前列腺素的生成。在体外，血小板环氧化酶对小剂量阿司匹林（< 80mg）的抑制作用比血管内皮细胞环氧化酶更敏感。小剂量阿司匹林的这一生化选择性可能与其特殊的药动学特征有关，因其可使血小板在门脉系统暴露于较高浓度的阿司匹林而发生首关效应乙酰化。最近，围生期抗血小板国际研究回顾（perinatal antiplatelet review of international studies，PARIS）合作组进行了一项荟萃分析，评估了抗血小板制剂，主要是阿司匹林在预防子痫前期方面的有效性和安全性。该分析纳入了共 31 项研究 32 217 名女性，抗血小板制剂使子痫前期的风险降低了 10%（RR 0.90, 95% CI 0.84~0.96）。而对于以往有高血压病史或子痫前期病史的女性（n=6107），接受抗血小板治疗后，子痫前期的 RR 为 0.86（95% CI 0.77~0.97）。治疗

组与对照组之间其他所有测量结果均无明显差异。作者得出结论认为抗血小板治疗，主要为小剂量阿司匹林的应用，对子痫前期只有轻微到中度的预防作用。然而，评判哪类女性更能从该疗法中受益，何时开始治疗以及最佳用药剂量的确定显然都需要更多信息。许多研究还评估了超声多普勒判断为高危或具有其他危险因素的孕妇孕早期应用阿司匹林预防子痫前期的作用。一项美国国立儿童健康与人类发展研究所资助的大型多中心研究纳入了 2539 名具有孕前胰岛素治疗糖尿病、慢性高血压、多胎妊娠或既往子痫前期的孕妇，发现低剂量阿司匹林在这类高危孕妇中没有预防子痫前期的作用。

3. 推荐

2002 年美国妇产医师学会临床实践公告指明，小剂量阿司匹林在低危孕妇对预防子痫前期没有作用因此不予推荐，但他们对中高危孕妇的小剂量阿司匹林治疗没有做出任何声明。

澳大利亚西亚孕期高血压研究学会指出在以下情况可用小剂量阿司匹林预防子痫前期：①既往曾因胎盘功能不良或胎儿生长严重受限而在妊娠早期以后流产；②既往曾因严重早发子痫前期被迫在孕龄 < 32 周时生产的。尽管预测哪些患者会早产很困难，但小剂量阿司匹林治疗也适用于曾在以往孕期有严重早发子痫前期的患者。

加拿大高血压学会共识专委会指出，对具有发生子痫前期风险的女性采用小剂量阿司匹林治疗可有效降低早产和早发子痫前期率。

维生素 C 和维生素 E：母体循环或胎盘内降低的抗氧化能力和（或）增加的氧化应激被认为是子痫前期病理产生的一个主要原因。因此，有多项研究使用维生素 C 和维生素 E 预防子痫前期。第一项试验认为治疗剂量的维生素 E 和维生素 C 在具有子痫前期危险因素（子宫多普勒检测血流异常）的妇女中有治疗作用。但这一研究样本量有限，必须在其他人群予以验证。相反的，多项大样本随机试验发现在低危或极高危的患者补充维生素 E 和维生素 C 并未降低子痫前期发生率。

七、产科管理

孕期高血压 - 子痫前期患者的管理目标，必须

永远是产妇的安全以及胎儿足月出生、出生后不需进入重症监护室或接受延长的新生儿监护。这一目标只能通过包含了以下一项或几项的计划实现：疾病进展的严重程度、胎龄、初次评估时母体与胎儿的状态、是否进入产程，以及必须征得孕妇的知情同意。合并高血压妊娠与孕妇和围生期并发症增高有关（表 28-6），因此优化对这些孕妇的管理有助于减少或预防部分并发症。

表 28-6　孕期重度高血压的不良后果

母体并发症

- 胎盘早剥
- 广泛血管内凝血
- 子痫
- 肾衰竭
- 肝出血或肝衰竭
- 脑出血
- 高血压脑病
- 肺水肿
- 死亡

胎儿 - 新生儿并发症

- 重度宫内生长受限
- 羊水过少
- 早产
- 缺氧酸中毒
- 神经损伤

1. 超过孕 37 周轻度子痫前期孕妇的管理

一旦诊断为轻度妊娠期高血压或轻度子痫前期，随后的治疗要依据母体和胎儿情况的评估进行。总的来说，孕 37 周后发现轻度疾病的孕妇预后与血压正常孕妇基本一致，因此，只有患者孕龄超过 37 周后才可开始诱发产程。

2. 低于孕 37 周时的轻度子痫前期

所有轻度子痫前期的患者在诊断时都应进行母体和胎儿的评估。母体评估包括血压测量、体重、尿蛋白以及头痛、视物模糊、上腹部疼痛等症状。实验室检查包括每周进行血细胞比容、血小板计数、肝酶以及 24h 尿常规检测。由于患者可能在血压上升幅度极小的情况下出现血小板减少以及肝酶异常。

胎儿评估应包括每 3 周超声测定胎儿生长和羊水量，每天计算胎动以及每周至少 1 次非应激检测。

不应用利尿药、抗高血压药物以及镇静药物，因为尽管它们改善孕期预后，但还可能增加胎儿生长受限发生率。期待疗法会要求患者限制性卧床，但不需完全卧床休息，每天测量血压，并报告严重疾病症状。任何疾病进展的证据或出现严重高血压都是立即入院治疗的指征。

3. 重度子痫前期的产科管理

患有重度子痫前期的患者应入院治疗，收入后先在产房进行观察。首次检查应包括胎儿健康、监测母体血压和症状，并进行实验室检查。实验室检查应包括血细胞比容、血小板计数、血浆肌酐以及天冬氨酸氨基转移酶（AST），还应进行超声检查胎儿生长情况和计算羊水指数。应仔细选择进行期待疗法的候选人，还应向患者解释期待疗法的风险和益处。期待疗法指南列入表 28-7 中，每天都应采用非应激手段对胎儿健康进行评估，每周应检测羊水指数，还应指导孕妇进行胎动监测，每 2～3 周应对胎儿生长做超声评估。另应每天或隔日进行母体的实验室检查，若孕妇和胎儿状况稳定，应持续监测到孕 34 周。

母体或胎儿状况恶化都需要及时生产，不论孕龄如何。孕育胎儿无存活条件时（胎龄＜ 24 周），应给予产妇终止妊娠的选择。患有严重胎儿生长受限的患者［预计胎儿体重（EFW）低于 5 分位数］以及具有 HELLP 综合征的患者应在一个疗程的激素治疗结束后生产。重度子痫前期患者孕龄＞ 30 周和（或）宫颈贝氏评分（Bishop score）≥ 6 分的患者应尝试生产。但考虑到发动产程需要一个过程，应做好时间规划。

八、治疗

治疗目标是预防惊厥、控制血压以及优化血管内容量。

1. 子痫惊厥的预防和控制

硫酸镁：在美国，静脉内应用硫酸镁已成为预防惊厥的根本措施，并被认为是标准治疗方法。许多临床试验对比了镁剂与其他抗惊厥药物如苯妥英、地西泮、冬眠合剂等，研究结果证实，镁剂治疗组的惊厥

表 28-7 重度子痫前期的管理指南

	母 体	胎 儿
快速生产（72h 内）	以下一项或几项 • 未控制的严重高血压 • 子痫 • 血小板计数＜ 100 × 10⁹/L（100 000/mm³） • AST 或 ALT ＞ 2 倍正常上限，伴有右上腹或上腹部疼痛 • 肺水肿 • 肾功能受损 • 胎盘早剥 • 持续、严重的头痛或视物模糊	以下一项或几项 • 反复出现晚期或严重心率变异衰减 • 2 次间隔 4h 以上测量下生物物理特征≤ 4 的超过 2 项 • 超声检测 EFW ＜ 5 分位数 • 脐动脉舒张期逆向血流
考虑期待疗法	以下一项或几项 • 经治高血压 • 任何量的蛋白尿 • 通过补液可纠正的少尿［＜ 0.5ml/kg·h］ • AST/ALT ＞正常上限 2 倍，不伴有右上腹或上腹部疼痛	以下一项或几项 • 生物物理特征＞ 6 • 超声 EFW 检测＞ 5 分位数 • 胎心良好

复发率以及孕妇死亡率都明显更低。除降低子痫和其并发症发生率外，镁剂同样可以降低轻度子痫前期患者进展为重度疾病的比率。最近的 MAGPIE 试验，也是迄今为止最大规模的涉及了 10 141 例患者的镁剂研究，显示镁剂可显著降低子痫发生率和母体死亡率。镁剂的作用机制包括直接扩张脑血管、通过拮抗 N- 甲基 -M- 天冬氨酸（NMDA）而缓解血管痉挛以及改善脑血流。其他效应包括广泛的 CNS 抑制和轻度的抗高血压作用。镁剂可通过竞争性抑制神经肌肉接头的钙离子损害神经肌肉传导。镁剂可增强并延长所有肌松药的作用，镁剂还可暂时影响肺功能，造成限制性改变。

2. 胎盘转运以及对胎儿和新生儿的影响

母体摄入镁剂后，胎儿血内镁水平 1h 后升高，羊水内镁 2～3h 升高，母体与胎儿血清镁 2h 后达到平衡。胎儿镁水平与母体总摄入量和输注的时长显著相关。镁对子宫血管和胎盘血流具有轻度的扩血管效应。

3. 镁对胎儿及新生儿的神经保护作用

在早期的一项病例对照研究中，Nelson 和同事报道宫内接触镁的出生体重＜ 1500 g 的婴儿脑瘫比率显著降低，随后一项观察性研究得出了相反的结果。为了特异性评估和描述镁剂对有早产风险的妇女的神经保护作用，研究者们进行了多项前瞻随机对照临床试验。Cochrane 回顾和 5 项该类研究的荟萃分析指出，

在以镁剂的神经保护作用为研究目标的亚组分析中，死亡率和脑瘫发生率在宫内有镁剂暴露的患者组均显著降低（RR 0.85，95% CI 0.74～0.98），脑瘫的总体发生率在使用镁剂组为 3.7%，而在未使用镁剂组为 5.4%，绝对风险降低了 1.7%，另外严重运动功能障碍的发生率也有显著下降。

目前没有使用镁剂进行胎儿神经保护的指南，ACOG 发表了声明，鼓励建立该类指南。

镁剂通常经静脉（IV）给药，但也可以经肌内注射。常用给药剂量为 IV 负荷量 6g，20min 输完，随后以 2g/h 速度泵注，治疗目标是维持血浆水平在 5～7mg/dl。

镁几乎全部由肾代谢，大量输注后少见不良反应，但在肾功能不良或医源性输注过量时可能发生。给予镁剂的整个过程都应监测镁毒性反应症状，包括诱发深肌腱反射，评估精神状态以及测定呼吸频率。

血清镁水平增高的临床表现见表 28-8，如果患者表现出镁中毒，应立刻停止输注，并评估患者的呼吸功能是否受损。给氧、密切监测镁中毒表现和监测血清镁水平都很重要。若诊断为镁中毒，单纯停药是不够的。同时患者还应接受 10ml 10% 葡萄糖酸钙或氯化钙（钙离子解离度更高）溶液，3min 输注完毕。钙离子可在神经肌肉接头竞争性地抑制镁离子作用，降低毒性反应。但钙剂的作用是一过性的，仍需密切监测患者镁中毒表现。若出现呼吸抑制或心搏骤停，须立即开始复苏，包括插管和开始机械通气。接受镁剂治疗的患者由于子宫收缩乏力产后出血风险增加。因此，还应提前、特别在剖宫产前完成血液和血制品

表 28-8 硫酸镁的剂量、血清水平以及相应表现

硫酸镁剂量	
负荷量	20～30 min 6 g 静脉输注［6g 50% 溶液稀释于 150 ml（5% 葡萄糖水溶液）］
维持量	2～3g/h 静脉输注［40g 溶于 1L（5% 葡萄糖乳酸盐林格溶液），50ml/h］
反复发作的惊厥	5～10min 再次输注负荷量 2g，还可给予苯二氮䓬或巴比妥类等药物
镁水平与相应表现	
髌腱反射消失	8～12 mg/dl
感到温暖、潮红、复视	9～12 mg/dl
嗜睡	10～12 mg/dl
发音含混	10～12 mg/dl
肌张力迟缓	15～17 mg/dl
呼吸困难	15～17 mg/dl
心搏骤停	20～35 md/dl

配型。

虽然镁剂几十年来都作为预防惊厥和治疗重度子痫前期的首选药物，但近来的研究提示了有一些替代药物。例如，Belfort 等发现拉贝洛尔可降低母体血压，并在不影响脑血流的情况下降低脑灌注压。此外，拉贝洛尔降低脑灌注压的效果比镁剂更可靠，在最近的一篇综述中，Belfort 等详细讨论了子痫前期女性中严重高血压引起的脑血流病理生理变化，并提出拉贝洛尔可有效抗高血压，也可作为预防惊厥的代替硫酸镁的备选药物。

但镁剂的应用已持续了几十年，一直被证实是可靠地预防和治疗惊厥的药物。更不用说采用任何新疗法之前必须通过大样本临床试验。

九、高血压的控制

期待疗法或生产的过程中，母体血压控制十分重要，可根据需要给予口服或静脉药物维持收缩压于 18.7～20.7kPa（140～155 mmHg），舒张压于 12～14kPa（90～105 mmHg）。必须注意防止降压速度过快以防减少肾和胎盘灌注。全身水肿和（或）血液浓缩（血细胞比容≥ 0.40）的患者通常有明显的血容量下降，在这类患者紧急使用起效迅速的血管舒张药会引起严重的低血压反应，伴有组织灌注和胎盘血流的进一步减少。

许多药物都可用于血压控制。普遍认为控制血压可显著降低母体与胎儿的风险。抗高血压药物的选择取决于子痫前期的严重程度、胎龄及合并症。理想的

降压药应当有效、方便调节剂量且无用药后突发低血压的风险。此外药物应极少穿过胎盘，药物间相互作用少且哺乳安全、对胎儿无致畸效应。常用的抗高血压药物可分为直接扩血管药物、β 肾上腺素能阻滞药以及钙通道阻断药（表 28-9）。

1. 直接扩血管药物

（1）肼屈嗪：肼屈嗪是孕期妇女最常用的抗高血压药物，肼屈嗪通过直接舒张动脉平滑肌引起外周血管阻力下降而降低血压。对毛细血管前阻力血管的效应比毛细血管后容量血管的作用强，对冠状动脉、脑血管和内脏血管的舒张效应比对其他血管的作用强。血压下降伴有反射性心动过速，以及心排血量（CO）、左心室 EF 以及 SV 增加，PCWP 不变。当与 β 肾上腺能阻滞药物联用时作用更强。使用肼屈嗪降低血压不会影响到胎盘或母体肾血流灌注。肼屈嗪会穿过胎盘屏障，胎儿血清含量显示等于或高于母体水平。肼屈嗪可通过母乳分泌，末次用药后 2h 母乳，血浆比为 1 ∶ 4。尽管如此，肼屈嗪仍被认为是对胎儿安全的药物，哺乳时亦可服用。使用方法为每 20 分钟 5mg，并滴定药物用量至收缩压低于 14.7kPa（110mmHg）。起效慢、延迟峰效应（20 min）以及反射性心动过速使得肼屈嗪对于预防气管插管反应不是一个理想的药物。

（2）硝普钠：硝普钠（sodium nitroprusside，SNP）是作用极强的动脉血管扩张药，在对标准治疗无效的难治性高血压患者或具有生命危险的高血压急症患者治疗中非常有用。毋庸置疑，这类患者应在

表 28-9 高血压的治疗

用 药	起效时间（min）	剂 量	评 论
肼屈嗪	10～20	每 20 分钟 5～10 mg IV，最高剂量 40 mg	起效慢、峰效应延迟，引起反射性心动过速，持续时间 2～4h
拉贝洛尔	5～10	20 mg IV，随后每 10～15 min IV 注射 40～80 mg，总剂量不得超过 300 mg。也可用于插管时抑制高血压反应	心动过缓或哮喘患者禁用，持续时间 2～6h
硝普钠	0.5～1	初始输注速度 0.3～0.5 μg/（kg·min），按 0.5 μg/（kg·min）递增，最高剂量 5 μg/（kg·min）	当治疗持续时间超过 24～48h，或有肾功能不足时，母体与胎儿氰化物中毒风险增高，药物用量＞2 μg/（kg·min）时风险也会增高，处理方法：停止使用。持续时间 2～3 min
硝酸甘油	1～2	初始输注剂量 5 μg/min，之后每 2～3 分钟增加 5～10 μg/min，最高剂量 200 μg/min	可能产生耐药，子宫平滑肌松弛效果明显
尼卡地平	5～15	初始输注剂量 2.5 mg/h，之后以 2.5 mg/h 递增，最高 15 mg/h	可引起反射性心动过速，会升高颅内压，具有传导阻滞的患者禁用

Ⅳ. 静脉注射

ICU 内进行有创的中心血流动力学监测。硝普钠一般行静脉持续泵注，推荐剂量为 0.5～5 μg/（kg·min）。SNP 起效很快，迅速降低平均动脉压（MAP）和 PCWP，SNP 及其代谢产物硫氰化物与氰化物，可穿过胎盘，因此胎儿氰化物中毒是一个主要的担忧。在早前的一项研究中，Naulty 等在孕羊模型上检查了胎盘转运和胎儿毒性，在此模型中，给予足够剂量的 SNP 以将 MAP 降低 20%，持续 1h。SNP 在母体和胎儿水平 20min 达到平衡，更重要的是，8 只实验动物中有 5 只出现了氰化物中毒导致的胎羊死亡。但 SNP 一直被用于伴有肺水肿的难治性高血压，且没有证据表明有胎儿不良反应，限制 SNP 的剂量和输注时间可尽量减小氰化物中毒的风险（表 28-9）。

（3）硝酸甘油：和 SNP 不同，硝酸甘油（NTG）是静脉扩张药，扩张静脉容量血管，NTG 和 SNP 一样可用于难治性高血压（表 28-9），NTG 降低 MAP 但并不明显提高心率。经颅多普勒和单光子发射计算机断层扫描显示 1mg NTG 舌下含服会引起母体大脑中动脉血流速度明显降低但却不改变局部脑血流量，NTG 还可降低心指数和 PCWP，但对 CVP 和 SV 无明显影响。对拟在全身麻醉下行剖宫产的子痫前期孕妇，NTG 可有效预防插管时的高血压反应。但在剖宫产前扩容治疗的孕妇对 NTG 的反应则没有那么明显。

2. β 肾上腺能阻滞药

拉贝洛尔：拉贝洛尔是一种有 β_1、β_2 以及突触后 α_1 肾上腺素能受体阻断效应的独特的药物，β 受体阻滞效应较 α 受体阻滞效应更明显，且比例随给药途径变化。静脉给予时，β∶α=7∶1，口服给药时 β∶α=3∶1。该药物迅速经肝代谢，血浆半衰期为 1.7～5.8h，拉贝洛尔穿透胎盘屏障的胎儿∶母体比率为 1。经测量脐带血与胎儿大脑中动脉血流速度，拉贝洛尔对胎儿血流动力学没有不良影响。早前对于临产母羊的研究显示，静脉内给予单次剂量的拉贝洛尔可减轻去甲肾上腺素对母体血压、子宫血流、胎儿 pH 以及胎儿动脉氧分压的影响，对胎儿的肾上腺能阻断效应也低于对母体的效应。最早的一项临床对照研究中，Mabie 等将重度子痫前期的患者随机分入两组，分别接受静脉内拉贝洛尔或肼屈嗪治疗急性高血压（图 28-9）。该研究的重要发现是，虽然两种药物都可以降低血压，但拉贝洛尔起效更快，而肼屈嗪降压效果更强。拉贝洛尔的主要缺点是患者间作用差异较大，具有任何临床特征均不能预测的剂量效应关系。本研究中，孕妇对拉贝洛尔的耐受良好，暴露于拉贝洛尔的胎儿没有出现心动过缓或低血糖事件。更近一点的一项大型临床研究中，Vigil-De Garcia 等比较了对孕妇采用静脉给予拉贝洛尔或肼屈嗪来紧急降压的安全性和有效性。200 名具有严重妊娠期高血压的患者随机分配至每 20 分钟接受肼屈嗪 5mg 总量不超过 5 剂或拉贝洛尔每 20 分钟 20mg，40mg，80mg 最高不超过 300mg，两种治疗均可将血压控制在目标范围，但只有接受肼屈嗪的孕妇会出现心动过速或心悸。持续性高血压患者例数以及血压过低患者例数两组相当，但拉贝洛尔治疗组低血压和心动过缓发生率明显较高。重度子痫前期患者全身麻醉时，预先给予5~10mg拉贝洛尔，重复给药总量不超过1mg/kg，可有效降低气管插管引起的高血压反应（表28-9）。拉贝洛尔还可用于治疗子痫引起的恶性室性心律失常。

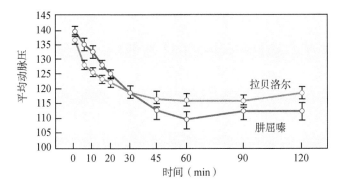

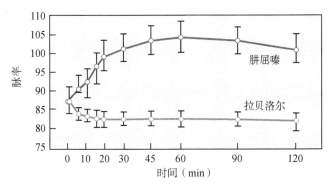

以10min为间隔重复静脉给予拉贝洛尔（20~80mg）或肼屈嗪（5mg）时，MAP与HR的变化

图 28-9　拉贝洛尔与肼屈嗪比较

（引自 Mabie WC, Gonzalez AR, Sibai BM, et al. A comparative trial of labetalol and hydralazine in the acute management of severe hypertension complicating pregnancy. Obstet Gynecol, 1987, 70: 328–333.）

3.钙通道阻断药

（1）硝苯地平：硝苯地平是一种具有选择性肾动脉扩张作用的钙通道阻断药。在重度子痫前期患者，硝苯地平可显著降低MAP而不影响子宫胎盘循环。心指数显著增高而SVR下降。硝苯地平采用液体胶囊舌下含服给药。有一些关于该药引起血压下降至危险程度而出现心脏缺血性改变的报道。此外，硝苯地平与硫酸镁相互作用可引起严重低血压和神经肌肉阻滞。目前硝苯地平已不再被认为可安全用于高血压孕妇。

（2）尼卡地平：尼卡地平是一种钙离子通道阻断药。它是一种二氢吡啶类衍生物，可抑制心肌和血管平滑肌的钙内流。尼卡地平的血管平滑肌选择性较心肌强，因此相比其他钙离子阻断药，负性肌力效应更弱。

尼卡地平可降低收缩压、舒张压、平均动脉压和SVR，心排血量和射血分数可能增加。该药与蛋白高度结合，给予单次静脉注射剂量后半衰期仅2~5min，持续静脉泵注半衰期则为1~2h。胎盘穿透率为9%，母体：胎儿水平分别为54.6ng/ml和4.8ng/ml。推荐剂量方案为初始剂量2.5mg/h，每5~10分钟增加2.5mg/h，最高剂量15mg/h直到达到目标血压。

在以往的一项研究中，Elatrous等对比了随机接受静脉拉贝洛尔（n=30）或尼卡地平（n=30）的60例子痫前期患者，目标血压为降低基础值的20%。首要观察指标为降压成功率以及达到目标血压的时间。研究者发现，两种治疗均可使血压降低基础值的20%（拉拉贝洛尔组63%的患者，尼卡地平组70%患者），尼卡地平组降压效果更明显，但没有低血压事件，达到目标血压的时间两者也相似（拉贝洛尔12min，尼卡地平11min）。作者认为，尼卡地平与拉贝洛尔都是妊娠期重度高血压安全有效的初始治疗药物。尼卡地平的孕妇不良反应包括心动过速和心慌、疲乏、口干以及鼻塞。过度降压不常见。药物相互作用包括与H_2阻滞药西咪替丁同时使用时出现血浆浓度升高。尼卡地平作为钙通道阻断药可能与镁剂产生协同效应，但目前为止没有报道两种药合用时的不良反应。胎儿合并症包括每搏变异率暂时丧失，停药后可自然消除。心功能不良的患者尼卡地平的使用需要极度谨慎。总的来说，使用得当的话，尼卡地平也被证明是治疗妊娠期严重高血压患者的理想药物（表28-9）。

十、液体治疗

对于重度子痫前期的患者，术前静脉补液常常是个挑战，但却是必须的。因为重度子痫前期患者循环血浆容量显著降低，她们还可能少尿，尿量< 500 ml/24h。尿量减少的原因是肾前性的还是肾病理导致的并不总能鉴别开来，还可能两种情况同时存在。由于血管床灌注不足，使用利尿药可能进一步加重少尿。可以考虑使用250ml晶体液行液体冲击试验，若尿量增加，

则反映良好,可进一步补液。对液体冲击治疗无反应的持续少尿是进行中心血流动力学监测的指征。大多数情况下,中心静脉压(CVP)即可满足要求,因为它可以提供基础值,为后续补液后的一系列变化提供参考。输注晶体液增加 CVP 不宜高于 $0.53 \sim 0.67$ kPa($4 \sim 5$ mmHg)。任何时候均应避免 CVP 增加超过 $0.53 \sim 0.67$ kPa($4 \sim 5$ mmHg)。PCWP 与 CVP 的正常差值为 $0.4 \sim 0.53$ kPa($3 \sim 4$ mmHg),重度子痫前期患者这一差值可达正常值的 2 倍,达 $1.06 \sim 1.3$ kPa($8 \sim 10$ mmHg)甚至更高。因此,补液使 CVP 增加 $0.8 \sim 1.06$ kPa($6 \sim 8$ mmHg)可能同时会使 PCWP 升高 $1.87 \sim 2.13$ kPa($14 \sim 16$ mmHg)。这会导致容量超负荷和肺水肿。在一项涉及了 50 名重度子痫前期患者的研究中,Wallenberg 等指出 CVP $\leqslant 0.53$ kPa(4 mmHg)的患者 PCWP 均未超过 1.6 kPa(12 mmHg),如前所述,置入肺动脉导管的指征限于具有难治性肺水肿的对标准治疗无反应的患者。

至于补液类型,有人推测应采用胶体液扩张血容量。但以往研究显示,胶体液没有明显优势,此外,采用胶体液扩容伴有严重的容量超负荷风险,可引起肺水肿和脑水肿。如将胶体液用于扩容,必须进行中心血流动力学监测。

十一、麻醉管理

1. 术前评估与监测

子痫前期患者的麻醉管理是一个挑战,因为除了疾病本身带来的病理生理改变,同时伴有的产科问题如早产、糖尿病、病态肥胖、高龄、慢性高血压等都可使问题更加复杂。此外,病情可能突然恶化为高血压危象、肺水肿、胎盘早剥以及子痫或 HELLP 综合征。因此,麻醉计划应较灵活,应包括处理之前提到的各种并发症的策略。应确保高血压得到控制,预防惊厥的措施已经启动且容量状态已达到较合适的状态。须进行全身体格检查,包括适当的气道评估,处理困难气道的工具也应准备好。

轻度子痫前期的患者,需自动间断监测袖带血压、持续监测 EKG 以及其他标准监测。对急性高血压危象、接受强力扩血管药物或钙通道阻断药以及病态肥胖导致袖带血压可能不准的患者,推荐置入桡动脉导管监测每搏压,并需置入两路通常的静脉通道。需提前进行血液交叉配型以备使用。

实验室检查应包括全血常规、血红蛋白水平、血小板数量、肝功能、血浆尿素氮、肌酐及尿常规。入院时血小板低于 100×10^9/L($100\ 000$/mm³),肝酶异常、胎盘早剥以及 HELLP 综合征的患者还应进行凝血(PT,PTT)、纤维蛋白原水平以及 INR 的监测。

血小板水平达到 100×10^9/L($100\ 000$/mm³)即被认为可安全实施阻滞。在重度子痫前期和血小板减少症患者,使用椎管内阻滞的主要顾虑是硬膜外腔出血和血肿形成,发生率很低但后果严重。有报道健康但血小板远低于 100×10^9/L($100\ 000$/mm³)的患者安全实施硬膜外麻醉而无任何神经损害。但这些研究都没有对血小板功能进行研究,且健康女性血小板功能异常十分罕见。相反,重度子痫前期患者中血小板减少及血小板异常聚集却较常见。当血小板计数低至 75×10^9/L($75\ 000$/mm³)以下时,其他检查结果包括 PT,PTT 以及纤维蛋白原水平和 TEG 也倾向于出现异常。目前没有研究指出安全实施椎管内阻滞的最低血小板计数,最近的一项综述指出 $\geqslant 75 \times 10^9$/L($75\ 000$/mm³)可能是安全的,其他则推荐更高一点的 80×10^9/L($80\ 000$/mm³)作为安全实施的最低限。幸运的是,硬膜外血肿在产科人群非常少见,最近瑞典的一项研究显示产科患者蛛网膜下-硬膜外血肿的发生率为 $1 : 200\ 000$,远低于骨科患者的 $1 : 5400$。相似的,英国调查研究显示,$700\ 000$ 例产科患者仅 5 例发生了硬膜外血肿,证实了其罕见性,但若发现不及时,处理不得当,仍可能带来严重的后果。

由此可见,对血小板减少症的子痫前期孕妇实施椎管内阻滞麻醉应十分谨慎,不应基于入院时一次的血小板计数检查,而是应根据一系列血小板计数检查的变化趋势(入院后明显变化/下降)、血小板功能(与子痫前期的严重程度显著相关)以及合并症和并发症如胎盘早剥、弥散性血管内凝血、HELLP 综合征等。

(1)分娩和经阴道娩出的镇痛:硬膜外麻醉非常适用于分娩镇痛,有许多科学证据记录了其多种益处。最主要的就是提供出色的镇痛而没有任何意外的母体或胎儿不良反应。通过精细的技巧可以将低血压风险控制到最低。其他益处包括降低孕妇基础代谢率、氧耗和循环儿茶酚胺水平。此外,在维持 MAP 的同时,硬膜外镇痛后绒毛间血流显著改善,这对胎盘循环血管痉挛的患者十分有益。通过稳妥地补液和缓慢诱导硬膜外阻滞,CI,CVP,PCWP 等血流动力学参数维持稳定，变化很小。在局麻药的选择方面，常用的所有局麻药物都没有禁忌。

（2）硬膜外分娩镇痛技术：标准监测应包括对母体持续的心电图（EKG）、胎心率（FHR）以及自动无创袖带血压监测。通过面罩或鼻导管给氧也有是有益的。常规置入硬膜外导管后，可给予负荷剂量 0.125% 等比重布比卡因 10ml 混合 2μg/ml 芬太尼或 0.2% 罗哌卡因，持续镇痛剂量为同样的混合药物 10～12ml/h。该药物可提供充分镇痛而运动阻滞极轻，患者自控镇痛也可作为备选。子痫前期患者最好避免使用含肾上腺素的局麻药物。

（3）预防性硬膜外导管置入：大多数产科麻醉医生对预防性硬膜外导管置入的概念都十分熟悉，也都会同意在所有高危产妇包括重度子痫前期患者应早期置入硬膜外导管。在分娩早期置入硬膜外导管并不是为了分娩镇痛所必须，而是一项预防措施。目的是在母体或胎儿情况危急、需要剖宫产时避免全身麻醉。重度子痫前期患者在生产时发生并发症的风险很高，如胎盘早剥、HELLP 综合征、子痫等，这时可能需要快速经腹部分娩。许多证据都显示急诊剖宫产史时全身麻醉中气道问题的发生率更高。在这样的情况下，预防性置入硬膜外导管可通过注入快速起效的局麻药迅速达到满足剖宫产的阻滞效果。最近的一项回顾性研究显示，在高危患者早期预防性置入硬膜外导管可降低紧急剖宫产患者的全身麻醉率。此外，ASA 产科麻醉工作小组产科麻醉实践指南推荐对所有高危产妇预防性置入硬膜外导管，技术如前所述。采用小剂量局麻药试验以确保导管可正常工作也是十分重要的。

（4）剖宫产的麻醉：大量关于产妇和胎儿安全与效能的证据证实，区域麻醉是剖宫产的首选方法，不用说最大的好处是可以避免全身麻醉和困难气道的风险。采用硬膜外麻醉还有其他的好处，比如应激相关的激素如 ACTH，皮质激素以及儿茶酚胺水平在接受硬膜外阻滞的患者可维持稳定甚至下降。麻醉选择包括常规硬膜外、单次腰麻或腰硬联合麻醉。

采用常规硬膜外麻醉的优点是血流动力学稳定性好，在重度子痫前期患者十分适用。而缺点在于起效较慢，与腰麻相比阻滞效能较弱。

重度子痫前期患者采用椎管内麻醉需要预先考虑到在血容量不足的情况下，交感神经阻滞可能带来严重的低血压。但有趣的是，最近有研究指出，子痫前期患者低血压发生率较正常血压患者更少。值得注意的是，低血压发生率的降低与 IUGR（宫内生长受限）或早产而子宫体积小，所以对动脉和腔静脉的压迫减少不相关（图 28-10）。

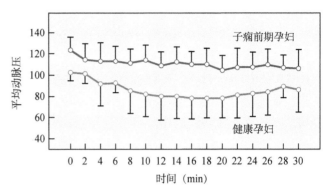

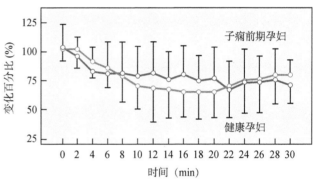

图 28-10　子痫前期患者（*n*=30）以及健康孕妇（*n*=30）椎管内麻醉后的平均动脉压变化。子痫前期组患者低血压发生率（16.6%）明显低于正常血压孕妇（53.3%）（*P* < 0.006）

[引自 Aya, AGM, Mangin R, Vialles N et al. Patients with severe preeclampsia has less hypotension during spinal anesthesia for elective cesarean delivery than healthy parturients: A cohort comparison. Anesth Analg, 2003, 97（3）: 867–872.]

另一选择是采用序贯低剂量腰硬膜外联合（combined spinal-epidural, CSE）麻醉。这一方法也可提供出色的血流动力学稳定性，强效的运动和感觉阻滞，还可通过补充硬膜外剂量维持阻滞水平。一项较早的研究评估了 85 名重度子痫前期患者采用低剂量 CSE 的安全性和有效性，本研究中 46 名患者进行了剖宫产，39 名患者自然分娩。剖宫产患者接受 7.5mg 高比重布比卡因混合 25μg 芬太尼鞘内注射，而经阴道分娩患者接受 1.25mg 等比重布比卡因混合 25μg 芬太尼随后持续硬膜外输注 0.0625% 布比卡因混合 2μg/ml 芬太尼、10～12ml/h 来提供分娩镇痛。剖宫产患者中仅 4 例患者未达到需要的镇痛平面，其

余均达到了 T_4 水平，而那 4 例患者接受了硬膜外补充剂量，没有一例需要改全身麻醉。经阴道分娩患者也都达到了满意的镇痛平面。MAP 在剖宫产组最多降低了 15%±8%，而在经阴道分娩组最高降低了 16%±9%。两组新生儿转归无差异。最近的一项前瞻性随机研究中，van de Velde 等表明 CSE 在重度子痫前期患者与可作为单纯硬膜外麻醉的安全替代方法，母体胎儿预后俱佳。

（5）低血压与血管升压药的使用：总的来说，神经阻滞患者可通过静脉补液与血管升压药将母体 MAP 变化维持在基础值 20%～30%。但对于 SVR 异常升高的患者，血压可能无法作为心排血量的有效指标，而在这样的患者维持心排血量十分重要，因胎盘灌注与母体 CO 直接相关。直到最近，关于重度子痫前期患者椎管内麻醉与血管升压药的使用对母体 CO 的影响相关数据仍十分有限。近来一项观察性研究指出，Dyer 等通过无创脉搏波分析心脏监护仪测量了 15 名腰麻下剖宫产的重度子痫前期患者的 SV，CO 以及 SVR，这一重要研究的结果表明，腰麻仅会引起 CO 非常小的变化以及后负荷轻度降低。缩宫素可引起一过性显著低血压和心动过速，而 CO 显著升高。有趣的是，去氧肾上腺素虽可维持血压，CO 却并未改变，甚至在部分患者降低。使用去氧肾上腺素后的 CO 变化未达到统计学意义，但作者认为这可能与统计效能设置有关。作者们的结论是：对于重度子痫前期患者，去氧肾上腺素的作用需要进一步研究。随后的一项研究观察了 43 例血压正常产妇接受椎管内麻醉剖宫产时去氧肾上腺素与麻黄碱对母体 CO，SVR 和 SV 的影响，数值来源于脉搏波分析及经胸部生物阻抗技术。患者随机接受 10mg 麻黄碱或 50μg 去氧肾上腺素。同以往研究相似，作者发现单剂量的去氧肾上腺素与麻黄碱相比可降低 CO，并且 CO 与心率相关、强调了心率作为 CO 的代替指征的重要性。Dyer 等并未在以上研究的患者中测量胎盘血流，但基于这些发现，使用去氧肾上腺素可引起 CO 的显著下降，可能间接对胎盘血流产生负面作用。去氧肾上腺素对重度子痫前期患者胎盘血流的影响需要进一步研究确定。

（6）技术：在开始包括 FHR 在内的所有监测后，可以给予患者晶体补液，最好采用同时扩容的方法。硬膜外、蛛网膜下或 CSE 麻醉均可采用。作者所在单位倾向于对所有择期剖宫产患者采取腰硬联合麻醉。7.5mg 重比重布比卡因与 25μg 芬太尼混合后可用于鞘内注射。血压较基础值下降超过 30% 时均需给予血管升压药治疗，如 5mg 麻黄碱单次推注。去氧肾上腺素则仅在患者出现严重心动过速（> 120/min）时谨慎给予。胎儿娩出后，应静脉给予缩宫素。静脉输注硫酸镁引起的抗子宫收缩效应可导致宫缩乏力，因此需要密切监测出血量。若手术时间超过腰麻持续时间，可开始给予硬膜外剂量。术后镇痛可经硬膜外导管给予 3～4mg 吗啡。

（7）全身麻醉：指征有患者拒绝区域麻醉、胎儿心动过缓的急诊剖宫产、凝血异常、大出血导致的低血容量以及多发性硬化或腰段的背部手术等引起解剖变异导致无法硬膜外穿刺。全身麻醉和快速诱导插管有两大风险：反射性心动过速和严重高血压，还有可能发生的极度困难气道。子痫前期引起的全身水肿可累及上呼吸道结构引起严重的上呼吸道水肿。重度子痫前期的所有患者都应怀疑困难气道。准备工作应包括困难气道急救车，车上应备有不同大小的喉镜片、各种型号的气管插管、喉罩、纤维支气管镜等。多次尝试插管可导致严重的软组织水肿、分泌物以及出血，使情况进一步恶化。此外，还可导致收缩压与 PCWP 均显著升高，引起肺水肿（图 28-11）。

快速诱导可激活交感神经系统诱发严重高血压和心动过速从而引起颅内压（ICP）升高和脑出血或心肌梗死。在快速诱导全身麻醉和插管的过程中，母体大脑中动脉血流速度明显升高，且与插管时 MAP 升高相关（图 28-12）。不超过 1mg/kg 的拉贝洛尔可阻断这一高血压反应，其他强效的血管扩张药如 NTG 也可以使用，但需要密切监测有创血压。提前给予阿片类药物如芬太尼或阿芬太尼可能有效逆转插管带来的高血压反应，也有人采用瑞芬太尼达到同样的效应。近来一项研究中，Yoo 等发现插管前给予 1μg/kg 单次输注剂量的瑞芬太尼，可有效阻断插管的高血压反应。但在该研究中，瑞芬太尼的使用与新生儿呼吸抑制需要复苏相关。这也是生产时使用阿片药物的主要缺点。由于镁剂可延长肌松药的作用时间，大量使用非除极肌松药时需监测神经肌肉阻滞效果，拔管前应达到肌松效应完全逆转的状态。如手术开始时一样，拔管也可引起严重的高血压反应，可静脉输注拉贝洛尔来处理。

术后，患者应在监护病房持续观察 12～24h 并

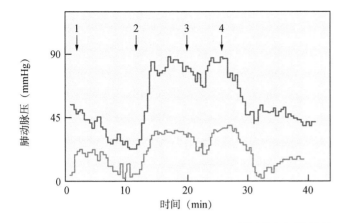

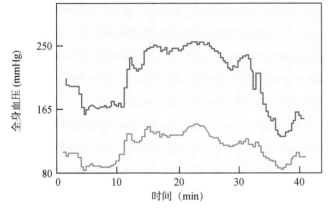

图 28-11　困难插管时肺动脉压和全身血压的持续监测

注意低氧性肺动脉收缩。1.100 μg 硝普钠静注以降低血压；
2. 开始插管；3. 开始出现肺水肿；4. 成功清醒插管
（经许可转载自 Mabie WC, Ratts TE, Ramanathan KB,et al. Circulatory congestion in obese hypertensive parturients：A subset of pulmonary edema in pregnancy. Obstet Gynecol, 1988, 72：553–558.）

输注镁剂，以预防子痫，还应持续抗高血压治疗。还应监测患者是否出现其他严重并发症如肺水肿。

2.HELLP 综合征

是子痫前期患者最严重的并发症之一，其特殊的实验室检查显示溶血、肝酶升高、血小板降低，见表 28-10。HELLP 综合征患者的临床症状变异很大，但多见于多胎、白人女性，孕龄低于 35 周。实际上诊断为 HELLP 综合征的患者可能不出现高血压（20%）、出现轻度高血压（30%）或重度高血压（50%）。因此血压正常的孕妇，若具有其他与子痫前期一致的症状或体征，不能排除 HELLP 综合征的诊断。

3.HELLP 综合征的鉴别诊断

HELLP 综合征可能与其他疾病混淆，尤其在患者血压正常时。两个主要的鉴别诊断是急性妊

表 28-10　HELLP 综合征的诊断标准

溶血	• 外周血涂片异常
肝酶升高	• 总胆红素 ≥ 20.5 μmol/L（1.2mg/dl）
血小板降低	• 血清结合珠蛋白减少
	• 血浆 AST > 70 U/L
	• 乳酸脱氢酶 > 2 倍正常上限
	• < 100 × 10⁹/L（100 000/mm³）

娠期脂肪肝（acute fatty liver of pregnancy，FLP）和血栓性血小板减少性紫癜 / 溶血性血尿综合征（thrombotic thrombocypopenic purpura/hemolytic uremic syndrome，TTP/HUS）。三者的鉴别需依据特殊的实验室检查（表 28-11）。

4. 管理

诊断为 HELLP 综合征患者的初步评估应与重度子痫前期患者相同,患者应在三级医疗中心接受治疗。初始治疗应包括母体和胎儿评估、严重高血压的控制（若出现高血压），开始输注硫酸镁，纠正凝血异常以及稳定母体病情。孕龄超过 34 周的应即刻行剖宫产，孕龄未达 34 周且无胎肺成熟证据的，应采用皮质激素治疗，并计划 48h 内生产，同时确保该时间段内母体或胎儿没有病情加重。对 HELLP 综合征患者进行激素、扩容、血浆透析以及抗凝血治疗均仅有不太确切的结果，虽然有些证据显示使用激素治疗可以改善母体状况。但最近的两项多中心安慰剂对照研究显示，大剂量的地塞米松并不能改善 HELLP 综合征患者生产前后的转归。此外一项 Cochrane 回顾发现，皮质激素对 HELLP 综合征患者没有益处。对 HELLP 综合征患者进行保守治疗具有极高的胎盘早剥、肺水肿、急性呼吸窘迫综合征（ARDS）、肝撕裂血肿、急性肾衰竭、弥散性血管内凝血、子痫、颅内出血以及母体死亡的风险。因此，48h 后仍进行期待疗法的话，无法保证胎儿所能获得的小益处可以平衡极大的母体风险。

宫颈条件良好的 HELLP 综合征患者可尝试一次自然分娩，尤其是入院时产程已经发动的情况下。有些时候手术分娩反而有害。但孕龄较小且宫颈条件较差的孕妇应考虑择期剖宫产。由于全身渗出增加，术中应考虑放置引流（筋膜下、皮下，或均放置）。

HELLP 综合征应考虑的一项可能危及生命的并发症是肝包膜下血肿。临床体征与膈神经痛相似。膈

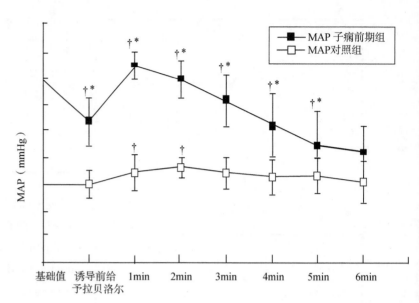

图 28-12 全身麻醉诱导和插管时的平均动脉压（MAP）改变以及平均大脑中动脉血流速度（VM）变化

（经许可转载自 Ramanathan J, Angel JJ, Bush AJ, et al. Maternal middle cerebral artery blood flow velocity associated with general anesthesia in severe preeclampsia. Anesth Analg, 1999, 88: 357–361.）

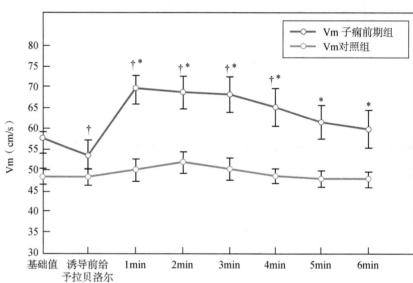

表 28-11　HELLP/TTP/HUS/AFLP 的临床和实验室发现

	HELLP	TTP/HUS	AFLP
羊水	正常	正常	增多
贫血	±	严重	正常
抗血栓素Ⅲ	±	正常	减少
AST	升高	正常	升高
胆红素	升高，多为间接	升高	升高，多为直接
肌酐	±	显著增高	显著增高
纤维蛋白原	正常	正常	所有患者都降低
血糖	正常	正常	下降
高血压	高血压	±	±
LDH	升高	显著升高	升高
蛋白尿	有	±	±
血小板减少症	有	严重	±

神经牵涉痛涉及心包膜、腹膜、胸膜、肩部以及食管均于本病常见。确诊可通过 CT 扫描、超声或 MRI。

在肝包膜下血肿未破裂的稳定患者，可考虑保守治疗，但必须进行密切的血流动力学监测，系列的凝血检查以及一系列对于血肿的影像学评估。

麻醉管理：麻醉管理与重度子痫前期患者类似。主要区别在于 HELLP 综合征患者的凝血条件可迅速恶化，几小时内血小板计数就可迅速降低。除血小板减少症外，血小板功能也受影响。此外必须铭记于心可能发生其他的问题，比如胎盘早剥。因此，在实施椎管内阻滞前必须进行全套的凝血功能检查。若患者仅有轻度的血小板减少，计数高于 80×10^9/L（80 000/mm³），且 aPTT，PT 及纤维蛋白原水平均正常，可考虑进行椎管内阻滞。娩出后，凝血检测正常及血小板减少已恢复正常的条件下可安全拔除硬膜外导管。多数患者在娩出后 48h 实验室检查应恢复正常。但仍应密切监测患者是否出现硬膜外出血的体征，包括严重的背痛或快速出现的神经功能障碍。此外，HELLP 综合征患者的产后管理还应包括密切监测血流动力学参数至少 48h。

在血小板计数低于 50×10^9/L（50 000/mm³）的患者，应输注血小板（尤其在剖宫产前）。这些患者全身麻醉更加安全。肝包膜下血肿破裂是主要的手术急症（彩图 67A，B）。术前快速评估、开放额外的外周静脉和中心静脉也是必要的。还必须启动大量输血方案（表 28-12），使得在手术室内可迅速获得若干个单位的血液以及相应剂量的 FFP 和其他凝血因子。

表 28-12　大量输血方案

- 大量失血时
- 目标为近似补充全血
  - 概念为 FFP 和血小板应与红细胞对应
- 有许多推荐程序
  - 红细胞：6U
  - FFP：6U
  - 血小板：1 个治疗剂量（6U）
  - 冷沉淀：1 个集合 U（5U 冷沉淀）

（引自 Duschesne JC, Islam TM, Stuke L, et al. Hemostatic resuscitation during surgery improves survival in patients with traumatic-induced coagulopathy. J Trauma, 2009, 67：33-39.）

该情况下需要快速诱导全身麻醉和插管，手术小组除产科医师外应包括创伤和血管外科医师。比较典型的肝破裂常见于右半肝。妊娠期肝包膜下血肿破裂目前推荐的治疗方法为包扎和引流，即便立即干预，母体和胎儿死亡率也超过 50%。产后患者应于 ICU 继续观察。

5. 子痫

定义为：有子痫前期症状和体征而没有预先存在神经系统疾病的患者，在孕期或产后新出现了抽搐和（或）无法解释的昏迷症状。在西方国家，产妇子痫的发生率为每 2000～3448 人 1 例。在三级转诊中心、发展中国家以及没有产前医疗的孕妇发生率更高一些。子痫仍是全世界范围内产妇和胎儿并发症或死亡的主要原因。产妇死亡率接近 4.2%。围生期死亡率达 13%～30%。子痫可发生于产前（50%），产中（25%）或产后（25%）。产后发生的子痫可晚至分娩后 2 周。产后的子痫在诊断上是个难点，任何产后发生抽搐的妇女应考虑子痫的可能；但必须排除其他疾病。发展为产后子痫的患者通常在抽搐前有一些先兆症状，包括严重持续的头痛、视物模糊、畏光、上腹部痛、恶心呕吐以及一过性的神智改变。因此，教育患者一旦出现上述症状立即报告医务人员以开始子痫前期评估是十分重要的。

（1）临床表现：症状和体征包括持续头痛、视物模糊、盲点、神智改变、反射亢进以及上腹部或右上腹疼痛。有些病例甚至会出现一过性失明，持续几小时到 1 周。这些症状和体征可能出现在抽搐前或抽搐后。

子痫的发生常比较突然，由面部肌肉抽动开始，接着是高张力阶段持续 15～20s，进展为阵挛阶段和呼吸暂停，持续近 60s，接着进入发作后阶段。抽搐症状具有自限性，但可反复发生。抽搐严重时可诱发呼吸暂停和心血管虚脱，但十分罕见。诱发抽搐的机制仍不十分清楚，据推断与脑血管自主调节功能失常、血管被动扩张以及高血压引起的血管性水肿有关。其他理论包括脑血管收缩和缺血引起的局部低灌注。抽搐所需的鉴别诊断很多，但所有围生期发生的抽搐都应怀疑子痫直至明确病因，并且须立即开始治疗。尽管高血压被认为是子痫诊断的关键标志，15%～20% 的患者在发生抽搐前可能没有任何高血压症状。在这些情况下，患者多有蛋白尿以及相关的中枢神经系统症状或上腹部疼痛伴恶心呕吐。

（2）子痫的管理：管理子痫性抽搐的原则在于支持和保护气道、供氧、循环支持和防止损伤。产妇抽搐的特殊治疗步骤包括子宫左倾（手动或放置楔形垫）以预防主动脉－腔静脉压迫，静脉注射拉贝洛尔控制血压，静脉给予 6g 硫酸镁负荷剂量随后以 2～3g 持续输注，以及促进 24h 内分娩。硫酸镁是子痫的首选药物。苯二氮䓬类和巴比妥类药物虽可有效控制抽搐，但却是强效的镇静药，使用时应谨慎预防呼吸抑制和误吸。表 28-13 列出了子痫抽搐时的管理指南。

表 28-13 子痫抽搐的管理

气 道
- 托下颌
- 将患者左倾或在右侧放置楔形垫
- 保护头部与身体防止损伤

呼 吸
- 尝试单向阀球囊面罩 100% 给氧通气
- 不要尝试置入口部通气道，若必需，置入柔软的充分润滑的鼻咽通气道
- 使用指脉氧持续监测脉搏氧

循 环
- 确保静脉通道
- 持续监测心电图
- 频繁监测血压并处理高血压

药 物
- 镁剂
  - 15～20min 4～6g 静脉滴注作为负荷剂量
  - 1～2g/h 静脉滴注维持
  - 再发抽搐时 5～10min 给予 2g 静脉滴注
- 抗高血压药物
- 每 5～10 分钟给予 20～40mg 拉贝洛尔或每 15～20 分钟给予 5～10mg 肼屈嗪

抽搐发生时或抽搐后，FHR 异常并不少见，如减速延长或心动过缓、心动过速、每搏变异率下降以及一过性的晚期减速。此外，宫缩监测可见子宫张力和频率均增加，经常持续 3～15min。在胎儿未足月伴有生长受限的妇女，胎心率恢复正常可能需要更长时间。抽搐发作后不能直接剖宫产，了解这一点很重要。首选经阴道分娩，只有出现产科指征时才考虑剖宫产。可以诱发产程，并继续输注硫酸镁。

（3）麻醉管理：子痫的麻醉管理原则与重度子痫前期相同，本章前面已有描述。子痫患者额外的关注点是需要评估抽搐控制情况和神经系统状态，尤其要注意 ICP 增加或局部脑功能不全的体征。

应获得所有凝血检查的结果，包括血小板计数，PT，PTT 及纤维蛋白原。一般不要求颅内影像学检查，除非有持续的局灶性神经系统症状，或诊断不明时。子痫患者可能有严重的容量不足和血液浓缩。另一方面，这些患者还可能出现毛细血管渗漏综合征因此有发展为肺水肿的危险。液体治疗在这些患者是个挑战，需要进行持续的血流动力学监测。

子痫的患者可能 ICP 升高，在制定麻醉方案时应考虑到。但子痫并不是椎管内麻醉的绝对禁忌证，实际上在没有局灶性神经系统症状、神智改变以及凝血指数正常的患者可以选择椎管内麻醉。椎管内麻醉的优点包括可监测神经系统症状、阻断交感反射、改进血压控制以及改善子宫胎盘血流灌注。如前所述，在这些患者预防性置入硬膜外导管可用来为急诊剖宫产提供充分的阻滞，并避免所有下述的有关全麻的并发症。

子痫的患者困难气道管理的顾虑更大，一辆备有多型号气管导管、喉罩等的困难气道推车应备于手边（见第 23 章）。有些情况下舌水肿（抽搐发作时患者咬舌引起）可遮挡喉镜整个视野，使得正常途径插管根本无法实现。孕期雌激素水平升高引起的气道结缔组织基质增加，全身含水量增加以及间质液体和血容量增加可导致血管增生和喉头、鼻咽和气管水肿。孕期过度增长的体重、子痫前期、等渗液体过负荷、生产时过度向下用力以及静脉压的增加都导致上呼吸道黏膜水肿。此外，上呼吸道改变还包括孕期舌体增大导致口底部活动性变小，麦氏评分改变。一些报道描述了分娩时出现气道水肿。其中一些报道发现麦氏评分下降的患者与困难插管有关。如果时间允许，应考虑清醒经口纤维支气管镜引导下气管插管（见第 23 章，清醒纤维支气管镜插管技术）。气管插管可带来严重的高血压反应。毋需多言，尝试插管前就应给予拉贝洛尔等抗高血压药物预防该反应。术中麻醉管理与本章前面描述的子痫前期患者相似。

即使患者接受镁剂治疗，产后仍可能发生子痫。肺水肿永远是可能出现的危险状况。应对患者实施严密监测，以及时发现抽搐和肺水肿的症状和体征。产后应持续硫酸镁和抗高血压治疗。最后，当实验室检查回归正常且高血压得到控制时，患者方可出院。

产后教育应包括让患者警惕视物模糊、持续头痛等预示抽搐发生症状的出现并及时返回医院。在没有这些症状的情况下，也应指示患者 1 周后返回医院接受随访。

（4）产后长期随访：重度子痫前期患者发生慢性高血压的风险增高至 3～4 倍。脑卒中和孕期死亡的风险也增加至 2 倍。此外静脉血栓和大面积肺栓塞的风险也显著增高。再次怀孕后也常子痫前期复发。发生心脏合并症如围生期心肌病和心肌梗死的风险也显著增高。因此，对这些患者长期的随访和适当的管理都是十分必要的。

十二、总结

妊娠期高血压疾病是全世界母体和胎儿并发症与死亡的主要原因。病因未知，且唯一有效的治疗方法是娩出胎儿。治疗目标为预防抽搐、控制高血压以及优化血管内容量状态。麻醉管理因并存的内科和产科问题如病态肥胖、糖尿病、早产、慢性高血压等而变得更加具有挑战。此外，子痫前期的并发症如肺水肿、子痫、HELLP 综合征以及胎盘早剥均可出现，使得情况更加复杂。分娩镇痛和剖宫产的首选麻醉方法为区域麻醉，因大量证据支持其对母体和胎儿较其他麻醉方法更安全。最近的对重度子痫前期患者应用无创心功能监测的研究指出了椎管内阻滞和血管升压药对母体心排血量和其他心功能指标的影响，强调了剖宫产过程中维持母体心排血量的重要性。有些患者需要全身麻醉，这时应注意为可能的困难气道做准备。子痫和肺水肿的风险会持续到产后，应严密监测患者以预防和治疗这些并发症。

要 点

■ 高血压是妊娠期最常见的疾病，而子痫前期是

引起母体并发症或死亡的首要因素。

■ 病因仍是产科领域未解之谜，唯一的治愈手段是胎儿娩出。

■ 病理生理改变包括早期发生胎盘缺血、胎盘血管异常增生以及累及所有主要血管床的广泛内皮功能障碍。

■ 发生抽搐是子痫开始的标志，子痫是可能发生于产前、产中或产后早期的一项严重并发症。

■ 预防和治疗抽搐的首选药物是硫酸镁。

■ HELLP 综合征的发生会导致血小板功能迅速丧失。胎盘早剥进一步加重管理的困难。虽然罕见，但肝破裂是另一个可能危及生命的严重并发症。

■ 治疗目标包括治疗高血压、预防抽搐和优化液体状态。

■ 监测方面，PA 导管已不再使用。有些为进行液体管理而评估治疗后由基线改变的趋势者可置入中心静脉导管。接受尼卡地平或其他强效扩血管药物如硝普钠或硝酸甘油降压治疗的患者推荐置入桡动脉导管监测血压。

■ 存在舒张或收缩功能障碍时未控制的高血压均可能导致肺水肿。应考虑行系列 ECHO 检查评估心功能。

■ 椎管内阻滞在分娩镇痛与剖宫产都是很好的选择。

■ 若选择全身麻醉，需预计到气道水肿和困难气道管理的风险。并应预防气管插管带来的高血压反应。

■ 血液和血制品应可立即获得。

■ 产后管理包括在监护病房观察 12～24h。

■ 长期产妇并发症和预后与心力衰竭、肾衰竭以及脑血管意外等并发症有关。

第29章
内分泌失调产妇的麻醉

（Peter H. Pan 和 Ashley M. Tonidandel 著，邓　姣译，董海龙　路志红

一、总论

母体激素环境已成为一个研究热点，具有显著的社会健康意义。近来有研究表明，胎盘转移与宫内暴露可能导致生后多年才发生的肥胖或自体免疫疾病。与怀孕相关的最常见的内分泌疾病是糖尿病（diabetes mellitus, DM）和甲状腺疾病，两者若不控制，都可能对胎儿造成严重影响。其他内分泌疾病，尤其是与下丘脑－垂体－卵巢轴相关的疾病，由于影响生育，反而比较少见。其他一些罕见的内分泌疾病如嗜铬细胞瘤，可能影响孕程、胎儿生长与发育并带来严重后果。产科医师、内分泌医师、新生儿科医师与麻醉医师必须持续研究、紧密合作，才能带给母儿最好的预后。

怀孕会引起内分泌系统的多项生理学改变，从妊娠早期的较早阶段即开始发生。这些变化最初是维持子宫内膜所必需的，之后可以促进胎盘血流，以供应不断成长的胎儿的代谢需求，并帮助母体准备分娩。胎盘本身也变成了内分泌器官，是孕期多种激素的首要来源，包括成长激素、人绒毛膜促性腺激素（human chorionic gonadotropin, hCG）以及前列腺素还有其他激素。这些激素与先天的内分泌通路有着复杂的相互作用，有时成为了维持怀孕状态、为胎儿提供最佳生存环境的源动力。这些复杂的激素变化也帮助母体满足分娩的需求。然而这些改变也可能加重或暴露一

些潜在的并存疾病。从孕期到产后的紧密监测对预防可能使产妇与孩子发生危险的急性危机是十分必要的。

二、糖尿病

1. 定义与筛查

孕期糖尿病（gestational diabetes mellitus, GDM）通常定义为孕中期或晚期出现或发现的不同程度的糖耐量受损。相反的，美国糖尿病协会（ADA）将显性糖尿病或孕妇糖尿病定义为随机血糖 > 11.1mmol/L（200mg/dl）并具有明显症状或体征，或空腹血糖 > 6.9mmol/L［125mg/dl（表29-1）］。孕24周前即出现空腹血糖升高的孕妇很可能具有显性糖尿病，她们的孕程结果与一般显性糖尿病患者相似。根据这一标准，GDM估计累及2%～9%产妇，发生率在过去20年逐渐上升，很可能是由于肥胖人群的增加。美国预防服务工作小组2003年发表了GDM人群筛查的总结推荐意见。小组发现筛查、饮食控制加上胰岛素治疗可降低巨大胎儿风险具有一般一良好的证据等级，而对低风险人群并不强制常规筛查，因为没有足够证据表明这一筛查可降低主要不良事件发生率。除肥胖外，GDM的其他危险因素包括高龄孕妇、家族史、既往怀孕时葡萄糖耐受不良

以及种族（美国有色妇女的风险更高）。虽然没有明确规定，但调查结果显示，95% 的产科医师在大多数（95.2%）孕妇普查中采用了 50g 葡萄糖 1h 口服糖耐量试验。图 29-1 显示基于潜在风险因素的 GDM 特异性筛查诊断流程图。GDM 最常见的诊断标准是由 ADA（调查中 38% 产科医生采用）以及国家糖尿病数据组标准（59% 采用）推荐的 Carpenter-Coustan 改良标准（表 29-1）。Carpenter-Coustan 改良标准更包容、更敏感，还能鉴定患者是否剖宫产或阴道外科助产、巨大儿和肩先露难产的风险更高。这一诊断敏感性的增加的意义甚至超越了围生期，因为 GDM 在大多数（但不是全部）产妇可能代表了孕期以外糖尿

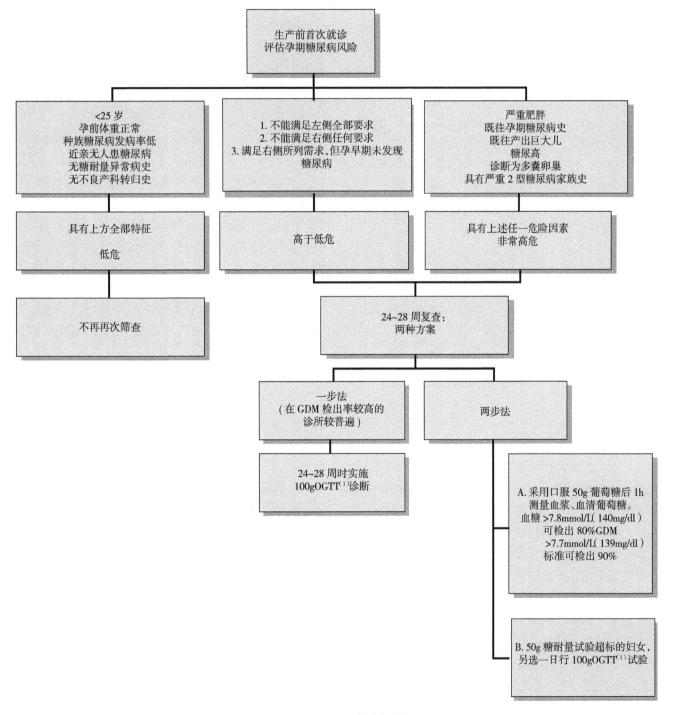

图 29-1　GDM 的筛选与诊断

（1）100g OGTT 的诊断标准见表 29-2

（经美国糖尿病协会许可改编自 Diabetes Care, 2008, 31：S12-S54.）

表 29-1 糖尿病的诊断标准

标准 1	空腹血糖≥ 7.0 mmol/L（126 mg/dl）。空腹指至少 8h 不摄入任何能量[1]
	或
标准 2	有高血糖症状或随机血糖≥ 11.1 mmol/L（200 mg/dl）。随机指无关进食的 1d 内任一时间点。高血糖的典型症状包括多尿、烦渴，以及不能解释的体重下降
	或
标准 3	口服糖耐量试验 2h 血浆葡萄糖≥ 11.1 mmol/L（200 mg/dl）。试验标准应参照世界卫生组织的描述，葡萄糖负荷量应相当于 75g 无水葡萄糖溶于水[1]

（1）在没有明确的高血糖时，这些标准应在另一日重复测量确认
2008 美国糖尿病协会版权
（经美国糖尿病协会许可转载自 Diabetes Care, 2008, 31：S12-S54.）

表 29-2 100g 口服糖耐量试验诊断 GDM

	国家糖尿病数据组（mg/dl）	Carpenter/Coustan 转化（mg/dl）
空腹	105	95
1h	190	180
2h	165	155
3h	145	140

诊断孕期糖尿病必须 2 次或以上静脉血浆血糖水平达到或超过以上标准。100g 口服糖耐量试验应在前夜禁食至少 8h 以上的早晨进行
（经许可转载自 Gabbe SG，Gregory RP, Power ML, et al. Management of diabetes mellitus by obstetrician-gynecologists. Obstet Gynecol, 2004, 103：1229-1234.）

病发病过程中的一个阶段。

约 1% 孕妇孕前即有糖尿病，一般 2 型多于 1 型。由于孕期能量与胰岛素需求增高，这些妇女需要密切地监测以预防胎儿并发症和终末器官进一步损伤。近年来，糖尿病妇女围生期母儿预后均有很大改善，若没有血管疾病且受孕前血糖得到控制，预后最好。以往一直采用 White 分类系统预测围生期风险，如早熟或高血压，主要基于糖尿病发病年龄和终末器官受累情况。这一分类系统以字母为个体病变程度分级，A 级为妊娠期糖尿病，B-H 代表病程的延长（B 为＜ 10 年，C 为＞ 10 年）、出现良性眼底病变（D）、肾病（F）、增殖性眼底病（R）以及心脏病（H）。White 系统从 1978 年广为应用至将近 1994 年，直到美国妇产科医师学会大会决定将临床关注点转至孕前是否存在糖尿病以及是否很好的控制。

2. 病理生理

孕期的正常生理改变包括白天血浆葡萄糖与胰岛素的改变，空腹轻微低血糖和餐后高血糖，这一正常的孕期生理曾被描述为以整体胰岛素抵抗增高及胰岛素作用敏感性下降为特点的糖尿病状态。这一状态从孕中期开始，到孕晚期时达到高峰，接近 2 型糖尿病水平。胰岛素抵抗的确切机制目前不明，但很可能直接或间接由前列环素及雌激素介导。胎盘激素，如人胎盘催乳素，也会促进脂解作用，增加循环内游离脂肪酸，加重组织胰岛素抵抗。激素改变引起的外周胰岛素抵抗进而使餐后高血糖时间延长，这可能有助于确保胎儿的糖供。母体血糖平衡的其他改变包括由胎儿持续吸收导致的两餐之间与夜间的一过性低血糖，孕 28～38 周可低至 3.1mmol/L（56 mg/dl）。

由于孕期产生的胰岛素抵抗，GMD 女性内源性胰岛素分泌不足以满足组织需求。在这些女性，高血糖是胰岛素产生不足与因怀孕生理改变而加重的更慢性的胰岛素抵抗二者共同的结果。B 细胞功能失调在孕前已经出现，且不像正常孕妇一样产后恢复正常，进一步证实了孕期改变使慢性糖耐量受损显露出来这一观点。GDM 女性胰岛素敏感性下降后仍会反应性增加胰岛素的分泌，但对应其胰岛素抵抗程度，分泌量仍有 40%～70% 不足。反映出肥胖、基因、自体免疫疾病等机制引起的渐进性 B 细胞失代偿。糖耐量受损的病因不同可以解释疾病的严重程度、对药物反应以及孕产后疾病进程的不同。

3. 糖尿病对妊娠的影响：胎儿预后

糖尿病状态控制不佳时葡萄糖经协助转运通过胎盘导致胎儿高血糖，若孕早期出现高血糖，像孕前糖尿病一样，可能导致致死畸变（非染色体结构异常）。孕 5～8 周器官形成时期的高血糖可引起严重的先天畸形，包括复杂心脏缺陷、中枢神经系统异常以及骨骼发育异常，并可能自然流产。表 29-3 显示了显性糖尿病女性胎儿常见的先天畸形和发病率。糖化血红蛋白水平与畸形发生率正相关，导致这些先天畸形的机制并不完全清楚，但高血糖可引起胎儿氧化应激病影响心脏神经嵴的迁移并造成流出道缺陷。已患糖尿病的妇女应于孕前就诊，优化血糖水平以避免这一围生期死亡的最主要原因，糖尿病孕妇产儿有 6%～12% 具有较重先天异常。此外，孕期肥胖本身就与某些先

天异常风险增高相关，使得肥胖与糖尿病并存的条件下异常风险更高。单纯孕期糖尿病的孕妇并没有胎儿先天畸形的风险，可能在相应阶段血糖水平还不至影响器官发生。

表 29-3　孕前糖尿病孕妇所产婴儿常见先天异常

显性糖尿病妇女所产婴儿先天异常分类	相对危险度（与普通人群相比发病率比例）
骨骼	
尾骨退化	252
心脏	
心脏转位	84
大血管移位、室间隔缺损、房间隔缺损	4
神经	
无脑畸形	3
脊柱裂、脑积水、其他神经系统缺陷	2
胃肠道	
肛门/直肠闭锁	3
泌尿系统	
尿道裂	23
发育不全	4
多囊肾	4
其他肾畸形	5

（引自 Diabetes, 1979, 28：292–293. Copyright 2009 American Diabetes Association. From： Medical Management of Pregnancy Complicated by Diabetes. 4th ed. Modified with permission from： The American Diabetes Association. 美国糖尿病协会 1979 版权所有）

若胎儿在器官发生的起始阶段生存下来，胎儿胰岛 B 细胞就会在异常高血糖负荷的刺激下开始分泌胰岛素。胰岛素是一种强效生长激素——刺激胎儿，尤其是脂肪组织的过度生长。高血糖引起胎儿高胰岛素血症和肥胖这一观点常被称为 Pederson 假说。孕期糖尿病的足月儿最常见的合并症就是巨大儿，定义为生时体重超过 4500g，糖尿病孕妇胎儿过大的发生率为 45.2%，而在一项人群为基础的流行病学调查中，胎儿过大发生率则只有 12.6%。巨大儿脂肪不成比例地堆积在肩部和胸部，使得经阴道分娩时肩难产或产伤的风险几乎增倍，还增加了剖宫产率。图 29-2 显示了糖尿病控制不良可能产生的胎儿生长过度。多中心前瞻性高血糖与不良妊娠转归（hyperglycemia and adverse pregnancy outcomes， HAPO）研究表明，孕

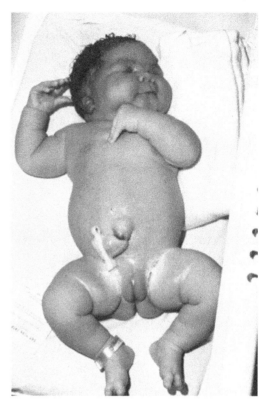

图 29-2　一孕期糖尿病孕妇产出体重为 6060 g 的巨大儿

（经许可转载自 Cunningham FG, Leveno KJ, Bloom SL, et al. Diabetes // Cunningham FG, Leveno KJ, Bloom SL, eds. Williams Obstetrics. 23rd ed. New York, NY： McGraw-Hill Companies, Inc. 2010.）

期血糖水平与出生体重、首次剖宫产、新生儿临床低血糖、早产、肩难产或产伤、子痫前期呈连续线性相关。母体孕前体重是诊断孕期糖尿病的一个混杂因素，也可能是巨大儿的独立危险因素。不幸的是，糖尿病与孕妇体重并不足以在所有患者中预测肩部难产以明确需剖宫产的风险，正常体重的产儿也可能出现肩部难产。

孕期糖尿病还可能导致早熟或胎儿生长受限。例如，与正常孕妇相比，孕前糖尿病产妇自发早产的风险是 2~5 倍，可能与血糖控制不佳、胎儿高血糖或多尿引起的羊水过多有关。无论处于哪一孕期、蛋白尿水平和血糖控制情况如何，孕前肾功能障碍（肌酐 > 1.5 mg/dl）均与 32 周前早产、极低体重儿、新生儿低血糖风险增加有关。不论是由糖尿病或子痫前期引起的血管病变都可导致子宫胎盘功能不全与胎儿生长受限。最终这些胎儿可能因胎儿或母体原因早产，如子痫前期。

除胎儿大小差异外，糖尿病母亲的胎儿围生期死亡以及死胎的风险也增加，常发生在孕期最后 4~6

周的巨大儿。人们设想胎儿死亡可能是由高血糖引起的渗透压改变产生的绒毛水肿导致了胎儿氧转运与胎盘功能障碍引起的。不幸的是，尽早娩出也不是避免胎儿胎死宫内的可行措施，因为这些胎儿呼吸窘迫的风险也很高。生后必须进行严密监控以避免严重低血糖，由母体血糖高负荷引起的胎儿 B 胰岛细胞增生可导致胎儿循环胰岛素增高和新生儿低血糖。出生后的低血糖与产妇生产时的高血糖关系更密切，而不是反应慢性的血糖水平如 HbA1c 的情况。母体糖尿病的胎儿和新生儿的结果总结见表 29-4。

母体高血糖的影响不会在围生期结束，有前瞻性研究探索了糖尿病暴露与儿童时期肥胖和子代 2 型糖尿病风险的关系，长期紧密地跟踪调查了两个人群的子代：芝加哥 Cohort 和 Pima 印第安 Cohort 小组，发现暴露组体重更高，葡萄糖耐受更差，2 型糖尿病患者更多。甚至在根据父亲是否患有糖尿病以及子代是否肥胖做了校正后，这一对糖耐量异常的易感性仍然存在，提示了宫内环境的非基因效应。这些长期效应与母体糖尿病类型无关。未来的研究重点应放在血糖控制是否可以预防出现肥胖与糖尿病的恶性循环。

4. 糖尿病对妊娠的影响：母体预后

多数糖尿病孕妇的母体预后取决于预先存在疾病的严重程度以及血糖控制水平。胎儿生长过度显然使母亲陷入产伤、剖宫取胎以及相关伤口感染的风险。与一般孕妇相比，糖尿病孕妇更容易发生孕期感染，包括剖宫产后伤口感染。幸而如今的常规抗生素预防措施使得伤口感染率和子宫内膜炎发生率较低，据报道在 200 例未生产过的 1 型糖尿病女性中发生率仅为 0.7% 和 3%。其他怀孕带来的压力包括子痫前期造成的血压进一步增高，泌尿系统感染增加，或孕期不能使用血管紧张素转化酶（ACE）抑制药。孕前已患有糖尿病的孕妇若孕期发生子痫前期或早产，还预示着晚期肾疾病（end stage renal disease，ESRD）和死亡的长期风险增加，可能是表现病情或血管病变严重程度的指标。孕前糖尿病者患有心血管疾病以往被归为 H 类，由于患病人数过少，相关研究并不充分。这些患者受孕期和围生期血流动力学的影响确实具有心肌梗死或死亡的风险。若既往曾行冠状动脉旁路移植术，可能降低孕产期死亡的风险，但由于病例数限制，不可能得到确切的结论。ACOG 推荐对孕前糖尿病孕妇进行早期完善的眼科检查和肾功能基线检查，

表 29-4　母体糖尿病的胎儿与新生儿可能的并发症

死胎
　孕第一期流产
　无法解释的胎儿死亡
　围生期死亡率增加

宫内发育
　羊水过多
　超重儿
　低体重儿
　巨大儿
　先天畸形（表 29-3）

生产过程
　早产
　肩难产，臂丛损伤，锁骨骨折
　阴道分娩的产伤和（或）创伤
　手术分娩

新生儿实验室检查异常
　新生儿低血糖和高胰岛素血症
　低钙
　高胆红素血症
　红细胞增多症

新生儿病理综合征
　新生儿呼吸窘迫综合征
　器官巨大症
　肥厚型心肌病

长期影响
　成年后肥胖
　糖耐量降低
　遗传糖尿病

［改编自 Dabelea D. The predisposition to obesity and diabetes in offspring of diabetic mothers. Diabetes Care, 2007, 30（Suppl 2）. S169–S174. Brody SC, Harris R, Lohr K. Screening for gestational diabetes: a summary of the evidence for the U.S. Preventive Services Task Force. Obstet Gynecol, 2003, 101: 380–392. Eriksson UJ. Congenital anomalies in diabetic pregnancy. Semin Fetal Neonatal Med, 2009, 14: 85–93. Yang J, Cummings EA, O'connell C, et al. Fetal and neonatal outcomes of diabetic pregnancies. Obstet Gynecol, 2006, 108: 644–650. Daskalakis G, Marinopoulos S, Krielesi V, et al. Placental pathology in women with gestational diabetes. Acta Obstet Gynecol Scand, 2008, 87: 403–407.］

包括血清肌酐与尿蛋白。有冠状动脉疾病症状或体征的孕妇应考虑心电图或心脏超声检查。孕期糖尿病相关的并发症间的相互作用更容易导致早产。例如，根据 White 分类的不同子痫前期的风险也不同，潜在的血管病变与高血压越重，如彩图 68 所示子痫前期的发生率也就越高。孕前患有肾疾病者子痫前期的发生率为 50%，而无肾疾病者仅为 15%～20%。同时患有

肾疾病和高血压尤其预示着胎儿生长受限和早产。

5. 妊娠对糖尿病的影响

如 HAPO 研究所显示的，糖尿病，即便病情轻微，都无疑会影响妊娠预后。但孕期对糖尿病本身长期预后的影响程度尚不清楚。如前所述，孕期糖尿病患者很可能继续患上显性糖尿病，对孕前糖尿病孕妇来说，怀孕产生的生理变化导致的终末器官病变程度则取决于器官的基线功能。孕期严格的血糖控制实际上反而可能引起已有视网膜病变的急性加重。虽然仍有争议，但轻、中度的糖尿病视网膜病变在孕期很可能不会进一步加重。然而，基线血清肌酐超过 $123.8\,\mu mol/L$（1.4mg/dl）的患者孕期可能有发展为生产后晚期 ESRD 的风险。一项针对在怀孕开始时有中重度肾功能异常患者的回顾性研究显示，45% 的研究对象比根据肾小球滤过率线性下降预测的时间提前 36 个月开始需要透析。这一疾病进展速度的加快可能是由于肾小球内滤过压升高导致的。妊娠与糖尿病的本体或自主神经病变之间关系的证据有限，但已经存在的神经病变的自然病程不会随妊娠明显改变。自主神经疾病导致胃瘫的情况下，孕期的恶心呕吐可能更为剧烈，也使饮食与血糖控制更加复杂。

6. 妊娠期间的糖尿病治疗

随机对照临床试验结果显示，孕期严重高血糖的密切治疗可降低巨大儿的发生率。对较轻的高血糖实施严格血糖控制的好处却不明显，但最近一项随机对照试验显示，轻、中度 GDM 的孕妇中，随机分至干预治疗组，即个体、化饮食改变、每天监测血糖水平以及必要时进行胰岛素治疗者，比常规治疗组患者有明显的益处。具体表现为任一严重围生期并发症的发生率更低（1% vs. 4%），出生体重、巨大儿的发生率也更低（10% vs. 21%）。随后一项多中心随机试验比较了轻度 GDM 患者产儿体重、剖宫产率、肩部难产以及子痫前期发生率，证实了对轻度高血糖者治疗的益处。

糖尿病孕妇的血糖控制目标并没有得到很好的研究，一般都是根据非糖尿病孕妇的正常值。由于观察型研究曾显示毛细血管血糖水平低的患者常有低于胎龄体重儿，因此"上限"治疗目标很可能就够了。例如 AOGC 推荐空腹血糖 ≤ 5.3mmol/L（95 mg/dl），餐前血糖水平 ≤ 5.6mmol/L（100 mg/dl），餐后 1h 血糖 ≤ 7.8mmol/L（140 mg/dl），餐后 2h 血糖 ≤ 6.7mmol/L（120 mg/dl）。理想状况下，计划怀孕的妇女应预先优化血糖控制，包括检测餐前与餐后血糖并调整胰岛素需求，慢性代谢控制应采用 HbA1 评估。部分具有长期糖尿病病史的患者还需要其他检查，包括视网膜检查，24h 尿蛋白检测以及肌酐清除率和心电图。1 型糖尿病患者由于常具有合并疾病（40%），还推荐进行甲状腺功能检测。孕前优化身体状况的主要目的是降低神经管缺陷和先天畸形发生率。未行产前咨询的孕妇死胎、新生儿死亡或先天畸形发生率是有产前咨询者的 4 倍。

受孕后，孕第一期内，临床医师应鼓励患者经常进行自我血糖监测，以调节胰岛素用量和饮食。孕第一期胰岛素需求量实际上可能下降 10%～20%，而胎儿对葡萄糖不断摄取，还可能导致母体夜间长时间未进食后的低血糖。若血糖控制不理想，则需要住院治疗以度过这一器官形成的关键时期。长久以来胰岛素一直是孕前糖尿病与 GDM 共同的主流治疗方法。为了减少胎儿对穿过胎盘的少量与 IgG 抗体结合的母体胰岛素的抗体反应，常用生物合成的人胰岛素进行治疗。常用胰岛素的药理学特性见表 29-5。随孕期进展，胰岛素需求逐渐增加，因此密切监测是避免低血糖引起不良反应的必要手段。Gabbe 和 Graves 描述了基于患者体重的胰岛素起始治疗方法。总胰岛素用量大约孕第一期每天 0.8 U/kg［U/（kg·d）］，孕第二期 1.0 U/（kg·d），孕第三期 1.2 U/（kg·d）。总剂量的 2/3 应该是中效的（NPH 和 Lente，半量早餐前注射，半量睡前注射），另外 1/3 应是在就餐时注射的短效胰岛素（Lispro 或普通胰岛素，进食前 15～30min）。另外，持续皮下泵注胰岛素也可以高度模仿胰岛素分泌的生理状态，50% 为基础量，另外 50% 分配在饭前或零食前。回顾性研究数据显示皮下持续泵注孕妇满意度高，但可能比多次胰岛素注射的医疗费用更高。

在孕第二期和孕第三期，血糖水平维持正常仍是我们的目标，而胰岛素需求量常随着极速变化导致的胰岛素抵抗而增高。这一阶段可以采用超声和胎儿 α 蛋白检测进一步评估是否存在神经管缺陷或其他畸形。GDM 孕妇孕第二、三期时超声胎儿腹围（AC）测量可帮助选择目标和治疗强度。多项研究显示胎儿 AC > 75% 分位数时采用胰岛素治疗或更严格的血糖控制相比传统疗法更能降低大体重儿的发生率。其他

表 29-5　常用胰岛素的药理学特性

		来　源	起效时间（h）	达峰时间（h）	持续作用时间（h）
短效	优泌林 R	人	0.5	2～4	5～7
	Velosulin-H（诺和诺德）	人	0.5	1～3	8
	诺和灵 R（诺和诺德）	人	0.5	2.5～5	6～8
	赖脯人胰岛素（Lispro）	类似物	0.25	0.5～1.5	6～8
	门冬胰岛素	类似物	0.25	1～3	3～5
	赖谷胰岛素	类似物	0.25	1	4
中效	优泌林 Lente（Lilly）	人	1～3	6～12	18～24
	优泌林 NPH（中效低精蛋白胰岛素）	人	1～2	6～12	18～24
	诺和灵 L（诺和诺德）	人	2.5	7～15	22
	诺和灵 N（诺和诺德）	人	1.5	4～12	24
长效	优泌林 Ultralente（Lilly）	人	4～6	8～20	> 36
	甘精胰岛素	类似物	1.1	5	24
	地特胰岛素	类似物	1～2	5	24

（经许可转载自 Gabbe SG , Carpenter LB, Garrison EA. New strategies for glucose control in patients with type 1 and type 2 diabetes mellitus in pregnancy. Clin Obstet Gynecol, 2007, 50：1014–1024.）

评估血糖控制的方法，如检测糖化血红蛋白，都未能显示出可有效影响决策或预测巨大儿的出生。

对于 GDM 患者，最基础的治疗是营养治疗和生活方式干预。食谱最好由专业营养师制定，应在限制碳水负荷的同时保证孕期营养需求，并避免极度能量限制引起的饥饿性酮症。营养指南指出，与传统营养护理相比，此类饮食可降低胰岛素的用量。营养治疗对有生产大体重儿倾向的肥胖女性尤其重要，不论有没有糖尿病。孕第一期孕妇体重增长值比后期体重增长值更能预测胎儿体重。ADA 临床指南推荐对有 GDM 的肥胖女性（BMI > 30 kg/m² ）将热量摄入限制 30%，以控制体重增长和血糖水平、同时避免酮症。

通过营养管理不能达到良好控制或者胎儿过度生长的孕妇需要进行药物治疗，最常见的是胰岛素，最近也有口服药物干预的。糖尿病药物干预的 3 种主要药物类型是促胰岛素分泌药、胰岛素增敏药以及 α 糖苷酶抑制药。胰岛素促分泌药促进 B 细胞分泌胰岛素，需要残余 B 细胞的功能才能起效。这类药物包括磺脲类和格列奈类，后者中只有格列本脲被证实胎盘穿透量极小，不会引起胎儿过度低血糖。起效时间约 4h，作用持续 10h。格列本脲在正常体重或体重稍高的女性可能更有用。二甲双胍是最常用的胰岛素增敏剂，而在孕妇中其最常见的用途是治疗多囊卵巢

综合征（polycystic ovarian syndrome，PCOS）。二甲双胍可以穿透胎盘，目前尚不清楚其对胎儿具有益处还是害处。一项有关二甲双胍和胰岛素治疗效果的前瞻性随机临床试验采用综合测量方法评估了新生儿并发症发生率，发现两组没有明显差异，但胰岛素组更容易发生严重低血糖。二甲双胍组的患者更愿意在再次妊娠时选择二甲双胍而非胰岛素，但 46.3% 的患者需要补充胰岛素来达到血糖控制标准。关于阿卡波糖的研究并不多，它是一种 α 糖苷酶抑制药，但初步研究结果显示，可降低 GDM 患者餐后血糖，可能会有腹部痉挛的并发症。最近的一项系统性回顾比较了胰岛素和口服降糖药物，仅有 4 项随机对照研究和 5 项 cohort 研究对母体与胎儿预后具有合适的诊断标准和比较分组。胰岛素组与格列本脲组之间母体血糖水平或剖宫产率没有明显差异，胎儿出生体重也没有区别，新生儿低血糖则在胰岛素治疗组比二甲双胍组更常见（8.1% vs. 3.3%）。先天畸形的发生率在口服药物与胰岛素治疗之间没有差异，提示若发生胎盘穿透，对胎儿的影响也是中性的，或至少无害。

7. 孕期糖尿病表现的急性控制

尽管积极治疗，但怀孕带来的生理学改变可能使 5%～10% 的孕前有糖尿病者发生糖尿病酮症酸中

毒（DKA）。1 型糖尿病更容易出现 DKA，孕期也由于胰岛素抵抗加重而更容易出现 DKA。DKA 的病理生理学改变见图 29-3。这一危及生命的紧急状况在孕期可在没有极度血糖增高的状况下迅速发生。甚至有病例报道描述孕期出现"正常血糖"DKA，起病症状为恶心、腹部疼痛、尿酮体和阴离子间隙增高的代谢性酸中毒，而血糖正常 4.3mmol/L（77 mg/dl），产妇状况在给予胰岛素和右旋糖酐输注后好转。发展为 DKA 的危险因素包括孕期新发糖尿病、感染、患者依从性差、胰岛素泵故障或拟 β 样宫缩抑制药或产前皮质激素使用。孕期出现 DKA 者可能除了呕吐没有任何前兆。在一项纳入 37 例出现 DKA 孕妇的小样本调查中，42% 在进展迅速的饥饿性酮症中出现呕吐，而无其他任何预测因素。孕期 DKA 的管理策略见表 29-6，经

典疗法包括对严重脱水的重症监护治疗、胰岛素输注以及频繁检测血糖和血钾水平。持续胎儿监测可能会发现反复出现的胎心晚期减速，随孕妇状态可有进展。胎儿死亡率由 35% 改善到了近期的 10%。

不同于 1 型糖尿病更容易出现 DKA，2 型糖尿病孕妇更容易产生非酮症高糖高渗状态（hyperosmolar hyperglycemic non-ketotic state，HHNS）。HHNS 以高糖、高渗（常 > 360 mmol/L），极低血容量而无酮症为特点，患者可能具有精神状态改变，如意识混乱、嗜睡，随高渗加重可能出现昏迷或抽搐。HHNS 初期，除非合并其他代谢性酸中毒，如感染、脓毒症、脱水引起的肾衰竭以及乳酸酸中毒，不会出现酮症。目前 HHNS 相关的孕期结果只有病例报道，但随着肥胖和孕期糖尿病的增多，发生率可能会增加。治疗

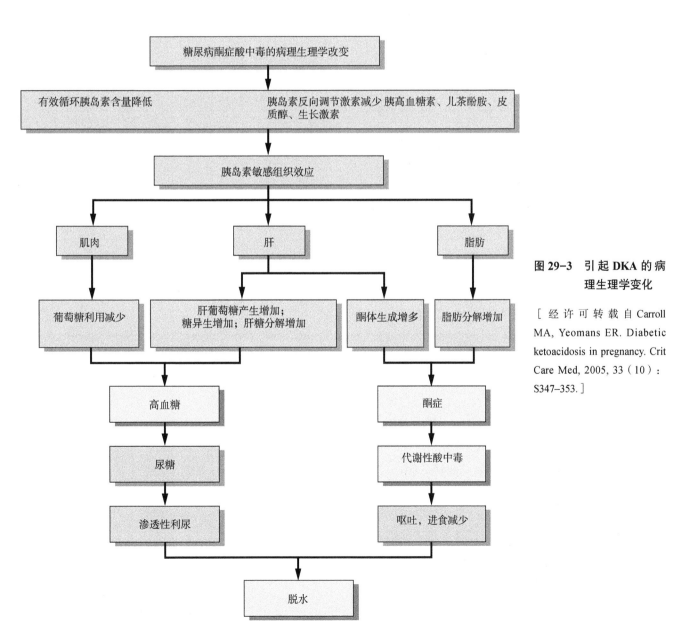

图 29-3　引起 DKA 的病理生理学变化

［经许可转载自 Carroll MA, Yeomans ER. Diabetic ketoacidosis in pregnancy. Crit Care Med, 2005, 33（10）: S347-353.］

表 29-6 ACOG 控制孕期糖尿病酮症酸中毒的推荐措施（2005）

实验室检查

采用动脉血气分析记录酸中毒程度；每 1～2 小时测量血糖、酮体以及电解质水平

胰岛素

低剂量、静脉给药

负荷量：0.2～0.4 U/kg

维持量：2～10 U/kg

液体治疗

等张生理盐水

前 12h 置换全部 4～6L 液体

第 1 小时 1L

2～4h500～1000 ml/h

以 250ml/h 的速度置换 80%

血糖

血浆血糖水平达到 14mmol/L（250mg/dl）时开始采用 5% 右旋糖酐-生理盐水治疗

血钾

初始血钾水平正常或稍低的，需以 15～20mmol/h 速度补钾；若钾离子升高，待其水平降至正常范围后，将钾离子加入静脉液体达至终浓度 20～30mmol/L 滴注

碳酸氢盐

若 pH < 7.1，将 1 剂（44mmol）加入 1L 0.45% 生理盐水滴注

（经许可转载自 Landon MB, Catalano PM, Gabbe SG . Diabetes mellitus complicating pregnancy// SG Gabbe, JR Niebyl, JL Simpson, eds. Obstetrics：Normal and Problem Pregnancies. 5th ed. Elsevier, Inc., 2007：977–1011.）

的关键在于用容量复苏纠正代谢失调。非孕妇的容量缺失大约是 9L。容量复苏一旦开始，可采用小剂量的胰岛素纠正高血糖。代谢、电解质和液体失调可能造成胎死宫内（intrauterine fetal demise，IUFD）的风险，至少 2 个病例报道曾描述这种情况。母体血糖纠正过快也可能对胎盘渗透压产生不良影响，长期尿糖引起的渗透性利尿作用造成的全身脱水和容量缺失情况也可能影响胎盘灌注。最后，HHNS 增加了孕期血栓风险，可能是低血容量状态引起的血液黏滞造成的。若孕妇离预产期较远，可预防性应用肝素。

除了高血糖危机发生率增高，糖尿病孕妇还更容易发生低血糖。患者与家属都应该接受培训如何快速应对低血糖（< 60 mg/dl）症状或征象，ACOG 推荐喝一杯牛奶比果汁更有效。1 型糖尿病患者可能需要胰高血糖素以防严重低血糖或发生昏迷。分娩过程中，

血糖应维持在正常范围的中上水平（约 100 mg/dl）以预防极端情况的发生。ACOG 对生产时胰岛素用量的控制标准见表 29-7。治疗低血糖时应注意超过孕妇血糖控制目标可能引起产后胎儿低血糖。若血糖水平不及 3.9mmol/L（70mg/dl），拟行择期剖宫产等情况下又不能进食，可在与新生儿医护团队就母体补糖进行沟通后经静脉给予葡萄糖 2～5g。

8. 分娩与娩出时的产科管理

糖尿病孕妇早产应仔细管理，密切监测母体血糖水平。β 肾上腺素能制药可能引起高血糖，如特布他林，因此镁剂是更合适的宫缩抑制药。产前应用激素促进胎肺成熟也会使情况更复杂，用药后 5d 内增加胰岛素需求量。对母体与胎儿的共同考量对于选择最佳分娩时间是十分必要的。

2005 年第五届 GDM 国际研讨会发表的推荐意见不支持让孕周未满 38 周、无母体或胎儿受损证据者常规分娩。分娩的方式或时机必须依据多种因素，如糖尿病的严重程度、控制情况、既往不良产科历史、宫颈条件、胎儿大小、胎儿与母体健康状况以及是否存在子痫前期等并发症。同样，在血糖控制良好的足

表 29-7 孕前糖尿病孕妇生产时的血糖控制

- 睡前：常规剂量的中效胰岛素

- 清晨：不给予胰岛素

- 活动产程开始前：开始静脉输注生理盐水

- 活动产程开始或血糖水平 < 3.9mmol/L（70 mg/dl）：

　—开始静脉输注 5% 右旋糖酐

　—速度设置为 100～150 ml/h［或 2.5mg/（kg・min）］

　—血糖目标 5.6mmol/L（100 mg/dl）

　—频繁检测血糖水平（每小时或视情况所需）来决定右旋糖酐输注速度或胰岛素需要量

　—若血糖水平 > 5.6mmol/L（100 mg/dl），静脉输注短效胰岛素 1.25 U/h

（改编自 ACOG Committee on Practice Bulletins. ACOG Practice Bulletin. Clinical Management Guidelines for Obstetrician–Gynecologists. Number 60, March 2005. Pregestational diabetes mellitus. Obstet Gynecol, 2005, 105: 675–685. Coustan DR. Delivery：timing, mode, and management// Reece EA, Coustan DR, Gabbe SG , eds. Diabetes in Women：Adolescence, Pregnancy, and Menopause. 3rd ed. Philadelphia, PA：Lippincott Williams & Wilkins, 2004. Jovanovic L, Peterson CM. Management of the pregnant, insulin–dependent diabetic woman. Diabetes Care, 1980, 3: 63–68.）

月孕妇，有分娩指征时不需要行羊膜穿刺术决定胎肺成熟情况。未满 38 周者出现分娩指征应权衡胎肺成熟的需求。如今其他胎儿评估方式，如非压力和宫缩压力测试和多普勒脐动脉血流速度测试，在 32 周龄后更常用来评估或确定胎儿情况，以及帮助做出分娩相关决定。GDM 诊断本身不足以作为行剖宫产预防产伤的适应证。胎儿监测技术目前还不能监测胎儿体型不对称或预测肩难产。然而极端情况下，如预测胎儿体重 > 4500 g 时可以考虑剖宫产。由于成功发动产程的概率随糖尿病的严重性逐渐下降，在显性糖尿病孕妇的实际剖宫产率高达 50%～80%。

9. 麻醉管理

分娩时对产妇的麻醉管理取决于糖尿病的控制情况、既往疾病的病程和严重程度、是否具有终末器官损害以及胎儿状况。没有关于麻醉方式对糖尿病孕妇影响的前瞻性研究，管理策略基本是由临床观察性研究和对非糖尿病人群的研究得来的。麻醉前评估应包含有重点的病史询问和体格检查，对气道、可能的自主和外周神经病变以及当前的血糖控制水平做出适当的评估。还应考虑慢性糖尿病的影响，如是否存在视网膜、肾病或神经病变等微血管病变。孕前糖尿病的孕妇还可能具有大血管如冠状动脉、脑血管或外周血管床病变的症状和体征。缺血的症状体征可能很难与正常孕期生理改变区别，如劳力性呼吸困难。具有慢性病史和可疑症状的孕妇应进行进一步诊断和检查，包括心脏检查，以识别风险并预防分娩时的心肌负荷。

孕妇困难气管插管的发生率为正常人群的 7～10 倍，糖尿病可能加重这一问题。尤其是孕前存在糖尿病以及由此引起的小关节胶原糖基化可能发展为关节运动受限。颈椎和寰枕关节可能发生僵直，限制头后仰。僵直关节综合征也被称为糖尿病性硬皮病，与非家族性身材矮小、皮肤增厚以及"标志性的"祈祷姿势（即患者无法触及指间关节的掌面）等症状相关。这一系列症状的临床意义尚不清楚，而由于关节糖基化引起的困难气道实际上非常少。糖尿病孕妇插管更困难的常见原因反而是他们常见的并存疾病如子痫前期或肥胖。

除了困难气道的评估，体格检查还应记录目前存在的外周神经病变引起的感觉或运动障碍，从而避免对区域麻醉的错误判读。截石位的摆放应注意防压垫的放置，以避免对长期存在微血管疾病的患者造成

进一步的表浅神经损伤。存在直立性低血压或胃轻瘫等自主神经疾病体征可预示患者对不同麻醉方法的反应。孕前糖尿病或心血管自主神经病变的患者孕期生理适应可能减退，如心率加快不足、每搏量、心排血量不足或运动耐量不足，或因主动脉腔静脉压迫引起的仰卧位低血压而无法平卧。除子宫移位以外，这些妇女在区域麻醉后可能需要更多的容量补充或血管活性药物以避免交感神经阻滞导致的低血压。对血管活性药物的反应性也可能更迟钝，意味着需要更为频繁的监测和提早对血压下降趋势进行纠正。胃轻瘫虽然可能增加误吸的风险，但在孕期糖尿病患者不太可能出现。Hong 的研究发现在剖宫产患者中，孕期糖尿病产妇与正常产妇相比胃内误吸的容量或 pH 均无差异。

明尼苏达州罗切斯特市的一位麻醉医师 Virginia Hartridge 于 1962 年发表了一篇非常有说服力的文章，详细列出了糖尿病孕妇的麻醉关注点。虽然与那时相比并发症发病率和死亡率都有了很大改善，但她所说的"对于糖尿病孕妇生产，没有一种'最好'的麻醉方式"仍无可反驳。对于无痛分娩，更多人采用椎管内技术以优化镇痛，并通过多种机制间接改善胎盘血流。母体对分娩痛的反应已有翔实的研究记载，应激相关标志物如皮质激素、儿茶酚胺和 β 内啡肽。这些升高的应激产物可以延长产程、收缩子宫动脉而影响胎盘血流。有研究证实，硬膜外麻醉可降低这一应激反应，减少母体过度通气引起的子宫血管收缩，直接通过阻断交感神经促进子宫血管扩张。Scull 等的研究显示，在分娩初期硬膜外麻醉后可降低血浆 β 内啡肽和皮质醇浓度，腰麻硬膜外联合麻醉也可有效降低循环内儿茶酚胺含量。比如 Cascio 发现椎管内 25 μg 芬太尼与 10ml 1.5% 利多卡因相比，可等效降低母体血浆肾上腺素水平，但起效更快。对于有潜在大血管损伤的孕前已患糖尿病孕妇，降低产期应激反应可能尤为重要。简单来说，对糖尿病孕妇实施椎管内置管技术可降低孕期应激激素水平，减少过度通气，阻断交感神经引起子宫血管扩张，在透过胎盘的药物最少的情况下实现镇痛，并且可在需使用产钳或剖宫产时扩大镇痛范围。

分娩的椎管内技术也可通过改善神经内分泌应激反应改善血糖控制。在非孕妇的手术患者，切皮前开始硬膜外镇痛可预防高血糖，可能是通过阻断肾上腺的传入通路引起的（T_{11} 至 L_1）。因此，产程发动早

期进行 T$_{11}$ 至 L$_1$ 椎管内镇痛理论上可降低胰岛素用量，但低浓度阿片类药物与局部麻醉药混合虽可降低运动阻滞，并减少镇痛药物总量，所达到的阻滞强度却可能不足以完全抑制应激反应并引起明显的临床改变。目前还没有针对糖尿病孕妇人群椎管内技术的比较研究，而且由于大多数患者和胎儿都适合硬膜外和联合，因此不太可能开展这类研究。采用置管技术比单次给药更周到，可以为器械助产或剖宫产提供扩大镇痛。无论采用哪种麻醉方法或合并什么药物，生产过程中密切监测血糖和血流动力学都是必要的。有一项病例报道糖尿病孕妇 CSE 后血糖低至 57mg/dl，很可能是镇痛快速起效和儿茶酚胺、皮质醇含量迅速降低引起的，再次强调了频繁血糖监测对预防母体或胎儿死亡的必要性。

对于择期或急诊剖宫产，糖尿病本身并不需要特殊处理。除非胎儿情况要求、孕妇凝血障碍或有其他区域麻醉禁忌证，否则应尽量避免全身麻醉。麻醉者应警惕困难气道的可能，潜在的胃轻瘫会增大误吸的风险，加剧插管的血流动力学反应，并妨碍低血糖的激素代偿。术前应用非颗粒性的抗酸药可以将误吸并发症的风险降到最低。同样的，对于已知或怀疑自主神经疾病或胃轻瘫的患者，可于术前 30～40 min 给予 10 mg 甲氧氯普胺（胃复安）促进胃排空。

区域麻醉的选择应根据不同患者的个体情况，如果可能，术前需监测血糖水平，当然还要跟儿科团队沟通并对血糖控制做出调整。以往 Datta 和他的同事针对择期剖宫产的糖尿病孕妇和胎儿不同麻醉方法（全身麻醉、腰麻或硬膜外）下的酸 - 碱平衡状态发表了一系列研究结果。他们发现，腰麻孕妇的新生儿比全身麻醉更容易发生酸中毒，表现为脐动静脉血的 pH 下降，也更容易发生低血压。硬膜外麻醉下剖宫产发生低血压或糖尿病的严重程度和慢性程度也可以预测新生儿酸中毒。随后的研究里，他们不再采用右旋糖酐，并在腰麻开始前给予至少 1500ml 的静脉补液。采用麻黄碱积极处理母体低血压，并维持左倾以避免主动脉腔静脉压迫。采用这些措施后，Datta 等发现糖尿病产妇胎儿与正常产妇胎儿没有区别，说明腰麻可以安全的用于糖尿病孕妇剖宫产。Ramanathan 证实了硬膜外麻醉剖宫产新生儿酸碱平衡也可维持正常。因此，腰麻或缓慢起效的硬膜外阻滞都可以安全、成功地用于糖尿病孕妇剖宫产而不会引起新生儿酸中毒。区域麻醉后，麻醉者应警惕感染性并发症的可能。

尽管非常少见，糖尿病确实被认为是出现硬膜外或椎管内脓肿的危险因素，出现严重背痛合并发热时应立即考虑诊断性影像检查。

10. 产后管理

产后，胰岛素需求量迅速下降，孕前糖尿病孕妇的胰岛素需求量几乎降至生产前半量即可保持血糖正常。因此，这一阶段应尽量避免使用长效胰岛素，对于仅有 GDM 的孕妇，则大部分患者产后立刻恢复正常的糖耐量，但仍有在未来 10 年内转化为 2 型糖尿病的可能。出生后 1～3d 通常会通过空腹或随机血糖监测是否存在持续 / 显性糖尿病，随后检测时间点为产后 6～12 周、产后 1 年、产后每年、再次怀孕前。若持续存在胰岛素抵抗，各种效能的胰岛素、格列本脲、格列吡嗪、可能还有二甲双胍对母乳喂养都是安全的。有限的研究显示，母乳喂养可能对随后的糖尿病风险有保护效应，应该鼓励。

三、甲状腺疾病

孕期正常生理情况下，甲状腺分泌会增加 40%～100% 以满足母体与胎儿需求。腺体增生和血管增生可能使甲状腺体积轻微增大，但怀孕本身不常出现可触及的甲状腺肿，若出现需进一步评估检查。胎盘产生的 hCG 结构上与甲状腺刺激素（TSH）相似并可轻微上调甲状腺激素的分泌。这一上调又会对 TSH 产生抑制作用，尤其在孕 8～14 周 hCG 水平达峰时，使得亚临床的甲状腺功能亢进难以被发现，对于确实有甲状腺功能减退的患者，本应升高的 TSH 可能被怀孕抑制，使得难以早期发现甲状腺功能减退。这一临床征象问题可能比较严重，因为胎儿在脑和神经系统发育过程中甲状腺激素完全来源于母体。孕期年龄相关 TSH 列线图可用于协助诊断。由于雌激素引起甲状腺激素结合蛋白增高以及整个孕期持续增高的 T$_3$ 和 T$_4$，使得诊断更加困难。但未结合的游离 T$_3$ 和 T$_4$ 水平应保持相对正常。彩图 69 显示了孕期母体甲状腺功能的相对变化。

孕期甲状腺功能障碍的发生率在 4%～5%，证实了甲状腺疾病是孕龄妇女第二大内分泌疾病，数据来源是超过 25 000 例患者的前瞻性研究。表 29-8 列举了正常孕妇与甲状腺疾病孕妇甲状腺功能的总体变化。由于可能出现孕期不良后果，关于孕妇是否应常

表 29-8　正常孕妇与甲状腺疾病孕妇的甲状腺功能变化

母体状态	TSH	FT$_4$	FTI	TT$_4$	TT$_3$	RT$_3$U
正常孕妇	无变化	无变化	无变化	↑	↑	↓
甲状腺功能亢进	↓	↑	↑	↑	↑ 或无变化	↑
甲状腺功能低下	↑	↓	↓	↓	↓ 或无变化	↓

TSH. 甲状腺刺激激素；FT$_4$. 游离甲状腺素；FTI. 游离甲状腺素指标；
TT$_4$. 总甲状腺素；TT$_3$. 总三碘甲状腺素；RT$_3$U. 三碘甲腺原氨酸树脂摄取率；T$_3$. 摄取；↑增加；↓下降
（经许可改编自 ACOG Committee on Practice Bulletins. ACOG Bulletin. Clinical Management Guidelines for Obstetrician-Gynecologists, Number 37, August 2002. Thyroid Disease in Pregnancy. Obstet Gynecol, 2002, 2：387-396. ）

规进行甲状腺功能异常的筛选存在很大争议。由于孕妇甲状腺功能异常可能引起胎儿脑发育障碍，多个内分泌学会都推荐孕前或受孕后尽早进行甲状腺功能检查。特别是有几项研究显示，甲状腺功能低下与低智力评分（IQ）和早产有相关性。母体甲状腺功能低下被认为可引起一系列认知和发育障碍，与疾病程度有关，但 ACOG 并不支持常规筛查，因为缺乏检出和治疗亚临床疾病可确实改进母体或胎儿预后的证据。有一项正在进行的多中心随机临床试验重点研究了亚临床甲状腺功能减退或低甲状腺素血症（低游离 T$_4$）的筛查与治疗对儿童神经发育的影响，将来可能决定美国产科的诊疗标准。ACOG 推荐在有明显甲状腺肿或甲状腺结节时进行合适的评估，在有病史或既往有症状以及有其他影响甲状腺功能疾病的病史如 DM 的女性检测甲状腺功能。

1. 病理生理学

怀孕的正常进展需要母体甲状腺激素分泌增加。这一需求的增加是由多种因素引起的，如甲状腺结合球蛋白（thyroxine-binding globulin，TBG）升高（引起游离激素浓度降低），如上所述的 HCG 对 TSH 受体的刺激效应，以及由于胎儿摄取和母体肾清除增加而引起的碘供应减少。若在碘充足的环境里甲状腺功能又正常，满足升高的激素需求不是问题。但若甲状腺功能容量有限，孕妇的生理调节可能就无法满足自己与胎儿的需求。功能容量的限制也可由一系列因素引起，包括碘缺乏或自体免疫失调。碘缺乏可引起母体与胎儿腺体刺激、甲状腺肿形成，腺体肿大程度与碘缺乏程度直接相关。世界卫生组织建议孕妇和正在进行母乳喂养的产妇每天摄入 250μg 碘以预防甲状腺肿和子代智力发育障碍。在美国这样有食物补碘计划如碘盐补碘的国家，缺碘一般不是问题。

在发展中国家，对细胞多种成分存在自身抗体的母体会出现甲状腺功能状态的改变，导致甲状腺功能的激活或抑制。自体免疫疾病导致的甲状腺功能改变常引起不孕或早期流产，但并存或新发甲状腺疾病的患者也可以怀孕。甲状腺毒症可以由甲状腺功能亢进或下丘脑 – 垂体 – 甲状腺轴上的任何刺激因素引起。甲状腺毒症的症状、体征和流行病学特征见列表 29-9。0.2% 的患有 Graves 病的孕妇出现明显的甲状腺功能亢进，而 Graves 病占据甲状腺功能亢进孕妇病因的 95%。Graves 病患者体内会产生一种抗体，有时被称为甲状腺刺激免疫球蛋白或 TSH 受体抗体，可模拟 TSH 引起甲状腺素分泌增加。有些罕见病例中，甲状腺功能亢进是由 HCG 引起的，因其结构相似性而刺激 TSH 受体。除了一过性甲状腺功能亢进的症状和体征，极度升高的 HCG 更容易引起妊娠剧吐，恶心呕吐严重可致脱水和体重减轻。这一甲状腺功能亢进少见的病因一般在孕期后半程因为胎盘分泌 HCG 减少而好转。

在发达国家，一种自身免疫疾病使得孕期甲状腺功能减退也较常见，叫作桥本病或自体免疫性甲状腺炎。桥本病患者自体产生抗甲状腺微粒和抗甲状腺球蛋白等甲状腺抗体阻碍甲状腺激素的合成。就像缺碘的情况一样，桥本病患者 TSH 的代偿性增加导致甲状腺体积增大和甲状腺肿。甲状腺激素分泌不足的症状和体征以及流行病学特点见表 29-9。孕期整体的免疫抑制在有些孕妇实际上会减轻自体免疫性甲状腺疾病的严重性，但产后可能会有反弹。

2. 甲状腺疾病对怀孕的影响：母体与胎儿预后

甲状腺疾病缺乏治疗或治疗不足可能引起一系列母体或胎儿不良预后。甲状腺毒症与流产、胎盘早剥、

表 29-9　甲状腺功能异常的症状、体征及可能的流行病学机制

	甲状腺素分泌过多	甲状腺素分泌不足
病因学	Graves 病（自体免疫）（85%～90%）	桥本病（慢性甲状腺炎或自体免疫性）
	TSH 分泌过量	亚急性甲状腺炎
	妊娠性滋养层细胞瘤形成	既往放射性碘治疗
	甲状腺腺瘤功能亢进	既往甲状腺切除
	毒性多结节性甲状腺肿	缺碘
	亚急性甲状腺炎	胺碘酮引起（结构与甲状腺激素相似，含碘量 39%，可引起钾低或甲状腺毒性）
	异位甲状腺组织	
	妊娠剧吐	
	卵巢甲状腺瘤	
	胺碘酮引起	
症状、体征 全身 心血管	体重下降同时食欲增加	体重增加
	怕热和大汗	怕冷
	肌肉无力	肌肉痉挛、疲惫
	近端肌病	便秘
	腹泻、多尿	反射减退
	反射亢进	皮肤干燥粗糙、脱发
	月经过少、性欲减退	月经过多（晚期羊水过少／停经）
	失眠、多动	智力发育迟缓、失眠
	易激惹、烦躁	肢端肥大（手／足／脸）-黏液水肿
	皮肤湿热	无表情
	神经质	声音改变
	细微颤动	腕管综合征
	眼球凸出	浆膜腔积液
	甲状腺肿大	感觉异常，听力障碍
	窦性心动过速	心率减慢
	心房颤动	心肌收缩力降低
	心悸	每搏量降低
	高血压	心排血量降低
	高排量心力衰竭	低排量心力衰竭
	血管内低血容量	外周血管收缩（肢端冰冷）
极端表现	甲状腺危象	黏液水肿性昏迷
	意识改变（昏迷、不安、谵妄、抽搐），心动过速到心律失常—心房颤动常见	精神状态异常
		黏液水肿
	高温	通气不足
	低血压至休克／心力衰竭	低温
		低钠血症（SIADH）
		充血性心力衰竭

（改编自 ACOG Committee on Practice Bulletins. ACOG Bulletin. Clinical Management Guidelines for Obstetrician-Gynecologists, NNumber 37, August 2002. Thyroid Disease in pregnancy. Obstet Gynecol, 2002, 100：387-396.）

子痫前期以及早产都有一定的相关性。极端情况下（约占甲状腺功能亢进孕妇的 1%），可能出现甲状腺危象或充血性心力衰竭，孕妇死亡率可高达 25%。甲状腺功能亢进孕妇的胎儿死亡率也比预期略高 5.6%，这些胎儿死亡可能与胎儿畸形或疾病进程本身相关。甲状腺毒症的胎儿并发症大部分是由有医疗指征的提前娩出导致的发育不成熟和出生低体重。鉴于这些相关性，对有临床活跃症状的甲状腺疾病应该在孕前就进行治疗，并持续整个孕期。而与亚临床甲状腺功能减退不同，亚临床甲状腺功能亢进（TSH 与游离 T_4 降低）与母体或胎儿／新生儿不良事件并无相关性。如一项筛查 25 000 例孕妇是否具有甲状腺疾病的前瞻性临床研究发现，亚临床甲状腺功能亢进与早产、胎盘早剥、出生低体重或任何其他孕妇或新生儿不良

预后都没有相关性。

甲状腺功能减低若控制不良可能产生与甲状腺功能亢进一样的后果，如出生低体重或早产导致的新生儿死亡、子痫前期或胎盘早剥。另外，缺碘性甲状腺功能减退孕妇均有生出先天性呆小症患儿的风险，其特点为生长受限、智力减退以及其他神经心理缺陷。在碘供应充足的地区，甲状腺激素分泌减退的显性甲状腺功能低下也可能产生相似的后果，因为胎儿直到孕 10～12 周龄甲状腺开始浓集碘之前，是完全依靠母体甲状腺功能的。Haddow 等研究发现，在 7 岁孩子中，母亲有甲状腺功能减退而未治疗的有 17% 智力测评（IQ）评分低于 85%，而配对的对照组则只有 5% 低于这一数值。然而不同于甲状腺功能亢进，即使是亚临床的甲状腺功能减退也会对孕产结果和婴儿智力发育造成严重的影响。母亲 TSH 正常而 T_4 水平较低的儿童（亚临床甲状腺功能减退）也被认为 IQ 值较正常人群有所降低。Casey 等根据前瞻性临床试验数据发现亚临床甲状腺功能减退孕妇胎盘早剥、早产概率升高，说明 IQ 降低可能与早产有关，而非器官发生受影响。

由自体免疫过程引起的甲状腺疾病者抗体通过胎盘转运也会引起胎儿和新生儿效应。Graves 病和桥本病都使新生儿具有甲状腺功能亢进或低下以及甲状腺肿的风险。具体情况取决于阻断性抗体和刺激性抗体的比例、母体疾病控制水平以及是否药物治疗。例如母体对 Graves 病进行抗甲状腺药物治疗的婴儿不太可能患甲状腺功能亢进，因为那些药物也可以通过胎盘。但母体孕前采用放射性碘治疗或手术治疗的仍然存在抗体经胎盘转运，却缺乏药物拮抗效应，因此仍处在危险中。负责新生儿的医师应了解母亲甲状腺疾病的病史、治疗策略以及胎儿甲状腺功能失调或增生的风险。美国所有新生儿都要通过先天性甲状腺功能减退的筛查，以避免诊断延误，利于早期开展甲状腺激素替代治疗。若发现及时，新生儿生长与智力发育可正常。

3. 孕期甲状腺疾病的治疗

孕期低 TSH 和游离 T_4 正常的轻度甲状腺功能亢进可能不需治疗。显性甲状腺功能亢进可以采用硫脲类药物治疗，尤其是丙硫氧嘧啶（PTU）或甲巯咪唑，二者都可穿透胎盘。这些药物可通过阻断碘的有机化降低甲状腺素合成，PTU 还可以阻断外周 T_3 及 T_4 的转化。以往孕期治疗药物偏向于 PTU，因认为其胎盘穿透性较低，母乳浓度也不高。早期怀疑的甲巯咪唑可能引起先天性头皮缺损（胎儿头皮发育不良）并没有得到对照研究的支持。甲巯咪唑最常见的不良反应为恶心、皮疹和关节痛，最严重的并发症是粒细胞缺乏症，需要立即停药。药物治疗的目标是采用最少的药物维持游离 T_4 在正常高线水平，以最小化胎儿的药物暴露和胎儿甲状腺功能减退的风险。图 29-4 显示使用甲巯咪唑治疗者有新生儿甲状腺肿形成的风险。需要持续监测甲状腺素水平直到甲状腺功能正常。表 29-10 总结了抗甲状腺药物及其作用机制。对于孕期无法耐受药物、用药后效果不良、有恶性可能或由于甲状腺肿出现压迫症状的孕妇，可考虑手术治疗（部分切除或全切）。孕期禁止使用放射性碘治疗，因为可能对胎儿造成甲状腺消融。使用放射性碘治疗的女性应至少停药 4 个月后再考虑受孕。

既往甲状腺射频切除、手术或甲状腺功能异常引起的孕妇甲状腺功能减退可采用与非孕妇患者相似的治疗措施，即给予足量甲状腺素直至 TSH 水平正常。孕 5 周起左甲状腺素的需求就会增加，一项持续监测孕妇甲状腺功能的前瞻性研究显示，孕期前半部分左甲状腺素的需求增加 47%，到 16 周时达峰。该

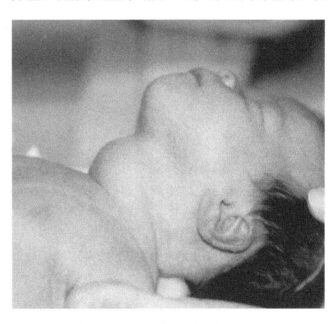

图 29-4　一名有三年甲状腺毒症病史、孕 26 周时复发的母亲所分娩的足月新生儿。该母亲接受每日口服 30mg 甲巯咪唑治疗，分娩时甲状腺功能正常。实验室检查表明该新生儿甲状腺功能低下

表 29-10　治疗甲状腺功能亢进的药物及作用机制

药　物	机　制	其他考虑或不良反应
丙硫氧嘧啶（PTU）和甲巯咪唑（目标：滴定给药，在最低给药剂量下保持甲状腺素水平在正常高限）	通过阻断有机化 / 甲状腺球蛋白碘化降低甲状腺激素的合成	可穿透胎盘、胎儿甲状腺功能减退风险　恶心、皮疹、端坐呼吸
	阻断外周 T_4 向 T_3 转化（如阻断甲状腺素脱碘形成 3 碘甲状腺素）	粒细胞缺乏症［甲巯咪唑相关的胎儿皮肤发育不全及鼻孔后闭锁（后期研究未证实）］
放射性碘 131（孕期绝对禁忌，因可能引起胎儿甲状腺消融）	甲状腺射频消融 / 破坏	胎儿甲状腺消融　母体甲状腺功能低下
碘化钾、碘化钠（甲状腺危象时使用）	抑制甲状腺素释放	仅在 PTU 用药后 2h 给予，因为碘剂本身可诱导甲状腺激素合成
地塞米松	减少释放并阻断 T_4 向 T_3 转化	
碳酸锂（碘化物过敏时代替碘化物）	增加甲状腺内碘含量　抑制 T_3 及 T_4 的合成与释放	（最初在使用锂剂的精神疾病患者发现甲状腺功能减退发生率高，随后将锂剂作为抗甲状腺药物进行了研究）　监测电解质异常
β 受体阻滞药（普萘洛尔、艾司洛尔）	控制 / 减轻心动过速和肾上腺能神经过度活动症	可能引起新生儿一过性低血糖、呼吸暂停及心动过缓；长期应用可导致宫内生长受限
	抑制外周 T_4 向 T_3 转化（普萘洛尔）	在心力衰竭进展过程中可能引起负性肌力效应
苯巴比妥（极度躁动时使用）	增加甲状腺激素的异化分解	

研究推荐一旦发现怀孕便增加左甲状腺素基础用量的30%，以防止神经系统发育不良后果。患者应该知晓服用含铁和钙的孕前维生素时左甲状腺素的吸收会减少。但如果维生素服药时间在服用左甲状腺素 4h 以后则不需要调整药量。应经常检测，至少每孕 3 个月、用药调整后每 4 周检查 1 次 TSH 水平，以确保甲状腺功能正常。

4. 孕期甲状腺疾病表现的急性管理

孕期甲状腺疾病很少导致严重的需要急诊处理的症状。甲状腺功能亢进的孕妇中只有 1% 出现甲状腺危象，但死亡率高达 25%。甲状腺危象是最严重的甲状腺毒症，发展为危象的转换点定义并不明确。一些紧急事件可能是甲状腺毒症向甲状腺危象转化的导火索，包括感染、手术、生产、创伤、血栓、DKA 甚至使用拟肾上腺药物或水杨酸盐。甲状腺危象的常见症状和体征见表 29-9。Burch 和 Wartofsky 发明了标准化甲状腺危象定义的一套评分系统，通过评估体温调节失常、中枢神经系统效应、胃肠道或肝并发症、心动过速、充血性心力衰竭以及心房颤动的程度来评分。但是有严重甲状腺毒性的孕妇应被认为有甲状腺危象的预警风险并积极治疗，以防止心力衰竭、休克、意识障碍或昏迷，而不是纠结于某种诊断标准。如果怀疑甲状腺危象，不应等待实验室检查结果，应立即展开治疗。

甲状腺危象的治疗包括吸氧、静脉补液、纠正电解质以及解热等母体支持治疗，以及抑制甲状腺功能的药物治疗。评估血管内容量可能需要有创的中心静脉压监测。药物治疗方法包括丙硫氧嘧啶、碘化钾、地塞米松、普萘洛尔和苯巴比妥，挑选具有协同疗效的药物抑制甲状腺功能。表 29-11 总结了孕妇甲状腺危象的管理。药物治疗的顺序非常关键，因为如果过早给予碘剂，可能会刺激新甲状腺素的生成。推荐基于胎龄使用超声、生物物理手段或无刺激的检查对胎儿进行频繁监测，只有当胎儿指征超过母体风险时才进行分娩。对一些先兆事件或甲状腺危象本身进行治疗，可基本使患者无须终止妊娠，也可避免发生血流动力学变化。

5. 麻醉管理

对甲状腺疾病孕妇的麻醉前评估应着重于是否存在甲状腺肿、目前症状、治疗效果以及心血管表现。如果具有心力衰竭症状或体征则需要迅速行诊断检查，如心脏超声。孕妇甲状腺功能亢进未控制很容易出现由过多 T_4 引起的心肌病。体格检查可以在甲状腺功能亢进、甲状腺功能减退甚至甲状腺功能正常的孕妇查出可触及的甲状腺肿，并可能部分具有气道梗阻。在非孕妇人群中，甲状腺肿和有气管偏移影像学证据者在使用常规喉镜时有插管困难的风险。尽管后

表 29-11　甲状腺危象（重度甲状腺毒症）孕妇的管理

A. 基础支持

  a. 重症监护，支持治疗

  b. 保护气道、呼吸、循环——100% 氧气，支持性通气以及按需积极的补液治疗

  c. 明确并治疗预期会出现的因素如感染、DKA

  d. 主动或被动降温——静脉补液、气流降温或降温毯，鼻胃管 / 膀胱灌洗，环境降温

B. 药物治疗

  a. 丙硫氧嘧啶（PTU）——抑制 T4 向 T3 转化，紧急治疗的首选药物。起始用大负荷剂量的 PTU，600～800 mg 口服或鼻胃管（NGT）伺服，即刻给予，之后每 4～6 小时给予 150～200 mg 口服 /NGT

  b. PTU 用药 1～2h 后开始服用稳定碘剂，通过 Wolff-Chaikoff 效应抑制激素合成（延迟 1～2h 可防止甲状腺激素合成时纳入过量碘）

  —碘化钾（SSKI，卢氏碘液）：每 6 小时 6～8 滴，口服 /NGT；或者

  —碘化钠（不一定常备）：每 6～8 小时 静脉补充 0.25～1.0 g；或者

  —碳酸锂：每 6 小时口服 300 mg

  c. 使用 β 受体阻滞药减轻心动过速和肾上腺过度活化症

普萘洛尔，每 4～6 小时口服 20～80 mg，或每 5 min 静脉给予普萘洛尔 1～2 mg 至总量达 6 mg，之后每 4 小时 1～10 mg。（其他 β 受体阻滞药可滴定剂量直至达到所需效应，但大剂量普萘洛尔可阻断 T4 向 T3 转化）。

  —若不宜采用 β 受体阻滞药（如严重支气管痉挛疾病），可考虑

  —利舍平，每 4～6 小时肌内注射 1～5 mg

  —胍乙啶，每 12 小时口服 1 mg/kg

  —地尔硫䓬，每 6～8 小时口服 60 mg

  d. 地塞米松，每 6 小时静脉或肌注 2mg，连续 4 次

  e. 苯巴比妥，极度躁动时按需每 6～8 小时口服 30～60 mg

  f. 需要时给予对乙酰氨基酚解热药（避免使用阿司匹林，因可引起 T_4 与载体蛋白脱离）

C. 需要时可采取的其他治疗措施

  其他治疗方法无效时可考虑采用血浆置换或考来烯胺结合疗法去除循环中的甲状腺激素

（改编自 ACOG Committee on Practice Bulletins. ACOG Practice Bulletin. Clinical Management Guidelines for Obstetrician-GGynecologists, Number 37, August 2002. Thyroid disease in pregnancy. Obstet Gynecol, 2002, 2：387–396. Ecker JL, Musci TJ. Thyroid function and disease in pregnancy. Curr Probl Obstet Gynecol Fertil, 2000, 23：109–122. Molitch ME. Endocrine emergencies in pregnancy. Balliere's Clin Endocrinol Metab, 1992, 6：167–191. Graham GW , Unger B, Coursin DB. Perioperative management of selected endocrine disorders. Int Anesthesiol Clin, 2000, 38：31–67.）

续的研究无法证实这一关联，但甲状腺增大伴有气道梗阻症状者，如短促呼吸、喘鸣，可能需要进一步影像学证据。Nandwani 等描述了一个孕期呼吸困难和咳嗽的病例。患者 X 线片没有明确的发现，但软组织 X 线片和 CT 扫描显示，C7/8 处有气管压迫和甲状腺肿向胸骨后延伸。呼吸系统症状包括间断喘鸣和端坐呼吸，直到在硬膜外麻醉下剖宫产取出胎儿才消失。产后喘鸣迅速消失，可能是呼吸动力改善引起的，5d 后母婴出院。产妇 3 周后回医院行甲状腺次全切除术，治疗顺利。

同择期手术一样，在分娩和（或）生产前甲状腺疾病的患者应该以甲状腺功能正常为目标调整至最佳状态，对母体与胎儿都最好。若产前无法达到甲功正常状态，麻醉医师应准备好处理甲状腺功能的极端状态，包括甲状腺危象或黏液水肿甲减昏迷。由于停止

排卵，严重甲状腺功能减退引起的黏液水肿性昏迷在孕期极为罕见；但是至少有一篇病例报道描述了开始以为是子痫前期引起的意识状态改变，后来被诊断出黏液性水肿昏迷，并紧急静脉给予甲状腺激素替代治疗以及糖皮质激素补充。甲状腺危象或甲状腺毒症一般具有先兆事件，如感染、DKA，子痫前期、低血糖、分娩或肺栓塞。有严重症状的甲状腺危象可根据表 29-11 进行处理，不应为等待实验室检查结果延迟治疗。甲状腺危象与其他疾病如嗜铬细胞瘤、恶性高热的临床表现相似，可能使诊断困难。三者共同的症状包括焦虑、心动过速、高热以及快速性心律失常。但恶性高热需要麻醉诱发，同时具有肌肉强直的特征，而嗜铬细胞瘤具有更多爆发性症状。在甲状腺危象的紧急情况下，可按 1mg 逐渐加量静脉给予普萘洛尔，持续心电监测下 5min 以上给完（一般总剂量 5～6

mg），并采用胎心或母体心率滴定给药剂量。艾司洛尔也可用于围术期，具有作用时间短、β受体选择性和对新生儿几乎无影响等优点。但艾司洛尔似乎对 T_4 向 T_3 转化无外周阻断效应。推荐围术期给予激素如地塞米松或氢化可的松（100mg 静脉注射），因为患者可能会在高代谢状态下出现肾上腺皮质激素破坏增加而导致其相对缺乏。

目前尚没有不同麻醉方法对甲状腺疾病孕妇影响的前瞻性研究。鉴于应激与儿茶酚胺类物质具有引发甲状腺毒性症状加重的可能，激素控制不佳的患者几乎都需要椎管内技术进行分娩镇痛。麻醉医生应知道甲状腺功能异常与凝血或纤溶作用异常之间的关系。一项对所有已发表的病例对照试验或干预性 Cohort 研究的综合性综述表明，非孕妇患者甲状腺功能亢进或低下其各自的血栓或出血风险都更高，凝血功能检测的异常程度也与甲状腺疾病严重程度有关。若确实具有未控制的疾病，应根据临床病史与实验室凝血检查来指导进行区域麻醉。亚临床疾病不会引起凝血功能异常。除了甲状腺功能减退患者可能具有出血倾向以外，并没有已发表的研究证实孕妇甲状腺功能异常与区域麻醉后蛛网膜下或硬膜外血肿有关。Halpern 描述了一例对有甲状腺毒性症状孕妇的剖宫产手术使用硬膜外导管的病例，在给予试验剂量和诱导剂量的局部麻醉药时他未加入肾上腺素，以避免刺激肾上腺能受体。但其他一些研究报道在甲状腺功能亢进患者使用肾上腺素、去甲肾上腺素、去氧肾上腺素以及可乐定时血流动力学可维持正常。

对于剖宫产手术，区域麻醉或全身麻醉都是安全的方法，可根据临床情况而定。急诊、有凝血异常或高排量心力衰竭时可能必须全身麻醉。腺体增大或临床有喘鸣的情况下，可能需要清醒 / 自主通气插管技术，而非常规的快速诱导策略来保护气道。也可以通过硬膜外或腰麻技术来达到手术所需麻醉。对有呼吸困难或甲状腺肿的患者主张使用硬膜外麻醉，以允许滴定剂量和更好地控制平面。过高的胸段阻滞可能引起本就呼吸储备不足的患者出现呼吸系统风险。在没有端坐呼吸症状的甲状腺功能正常的患者，腰麻可安全使用。有趣的是，历史上 Knight 等曾在 1945 年报道，在显性甲状腺功能亢进手术患者妇采用腰麻的方法控制交感神经和肾上腺过度活跃。虽然现在抑制交感活性已经不作为一种治疗措施了，但在甲状腺毒症的患者最好还是避免使用可引起心动过速的药物如氯

胺酮、格隆溴铵（胃长宁）、阿托品、潘库溴铵和用于抑制宫缩的 β 拟似药。其他的麻醉考量包括仔细的眼部保护避免眼球突出患者的角膜磨损，多导联心电监测以随时诊断室上性心动过速以及温度监护以在麻醉状态下检测甲状腺危象（虽然温度改变不太可能是初始症状）。

6. 产后管理

甲状腺功能正常的患者，孕期增大的甲状腺会在产后恢复正常，自体免疫引发甲状腺疾病的患者产后会加重，原因在于孕期的免疫抑制状态解除后机体会重新产生抗体。应常规检查 TSH 水平以确定药物剂量合适；如孕期增加了左甲状腺素的剂量，产后应逐渐减量。产后应坚持治疗甲状腺功能异常，甲状腺素、PTU 以及普萘洛尔都是哺乳期适合使用的药物。6%～9% 孕期没有甲状腺疾病的孕妇产后会出现甲状腺炎或自体免疫性甲状腺炎。根据新发异常 TSH 和（或）游离 T_4 水平异常可做出这一诊断。产后甲状腺炎更常见于孕初期甲状腺自身抗体滴度较高的患者和患有其他自体免疫疾病的孕妇，如胰岛素依赖性 DM。44% 的患者表现为甲状腺功能减退状态，另外 56% 表现为甲状腺毒症或甲状腺功能减退后甲状腺毒症。甲状腺炎表现可能类似于产后抑郁症状。有甲状腺肿、乏力、体重改变、皮肤干燥、不能耐受气温（过低或过高）、抑郁或心悸的患者，产后应检查甲状腺功能。

四、下丘脑 – 垂体轴异常

妊娠期，下丘脑 – 垂体 – 肾上腺轴会发生巨大的改变以调节母体的生育力、分娩、血压控制和钠平衡。最终结果是循环中糖皮质激素和 ACTH 水平增高至库欣综合征的病理水平。肾上腺盐皮质激素醛固酮的分泌也增高至正常容量非孕妇上限的 4～6 倍。醛固酮可能用以拮抗孕酮和心房钠尿肽的利钠利尿作用来维持正常的钠平衡。胎盘激素可能以类似下丘脑释放激素的形式帮助调节垂体和肾上腺激素的分泌量。如同甲状腺一样，垂体在妊娠期也会增大，但不至于压迫视神经引起视觉损害。整个孕期，垂体前部分泌泌乳素越来越多，使乳房组织准备好泌乳，泌乳细胞是乳房增大的主要原因。后垂体则储存可调节血浆渗透压的抗利尿激素（ADH 或血管加压素），以及妊娠

期持续分泌的缩宫素，缩宫素以非常复杂的机制参与了生产过程和乳汁分泌反射。除了体积的正常增大，若糖皮质激素和甲状腺激素有补充治疗的话，下丘脑并不是成功妊娠的必要条件。同样道理，肾上腺功能不足的孕妇若得到充分的糖皮质激素和盐皮质激素补充治疗，也可以平稳度过孕期。胎儿或胎盘来源的皮质激素也可以辅助在妊娠期的危急阶段达成必要的应激反射。但未及时诊断的垂体或肾上腺不足，或嗜铬细胞瘤等疾病引起的儿茶酚胺分泌过度，均可引起非常严重的母体或胎儿不良后果。

1. 垂体功能低下与席汉综合征

1937 年 Sheehan 描述了一种严重产科出血后垂体坏死引起垂体功能低下的综合征。急性起病患者可能出现持续性低血压或循环衰竭、心动过速、低血糖以及不能泌乳的表现，慢性发病患者则垂体激素分泌减少，包括生长激素、促黄体生成素、卵泡刺激素、TSH，ACTH 和泌乳素，导致一系列临床症状，包括闭经、不能泌乳、虚弱、皮肤干燥、腋窝和阴毛脱落、乳房肿大以及精神异常。从出血到出现临床症状的潜伏期差异很大，根据文献病例报道为即刻到 40 年不等。从产后垂体功能低下患者的实验室检查结果来看，症状出现的潜伏期可能部分是由于自体免疫而不是缺血直接引起的。63% 的席汉综合征患者都有抗垂体自身免疫抗体，而抗体可能是组织坏死释放抗原所产生的。对于发生过产后大出血的患者，麻醉医生应注意急性的和后续的垂体功能低下。这些患者的抗休克治疗必须辅以短期的糖皮质激素治疗以及后续的内分泌功能监测。可喜的是，在工业化国家，随着医疗的改进、充足的血制品以及容量补充制品，这一妊娠期并发症的发生率已经降低。

2. 糖尿病尿崩症（diabetes insipidus，DI）

妊娠期非常罕见，以多尿、烦渴以及脱水为特点，发生率约 10 万分之 4。多尿、烦渴的症状与正常妊娠很难区分，因为妊娠期妇女渴觉的渗透压阈值从 298 mmol/L 降至 287 mmol/L，也常常会有渴感。诊断标准常为尿量增加，血浆渗透压增高（> 290 mmol/L H$_2$O），以及尿渗透压下降（275 mmol/L H$_2$O）。妊娠患者的 DI 通常是中心性（神经源性）或肾性的。中心性 DI 的症状是由后垂体受损或功能障碍引起的血管加压素分泌减少所致。例如，DI 常常与席汉综合征一起出现。中心性 DI 对外源性合成的 1- 脱氨 -8- 右旋精氨酸（dDAVP）反应迅速，通过减少尿量和肾浓缩改善症状。相反的，肾源性 DI 是由于肾对血管加压素的正常抗利尿作用不起反应引起的，通常病因为药物、肾疾病或某些遗传疾病。妊娠患者还有第 3 种 DI，称为孕期 DI，这种综合征是一过性的，常与子痫前期和孕期脂肪肝相关。孕期 DI 被认为是血管加压素酶活性增高以及肾脏对精氨酸－血管加压素（arginine-vasopressin，AVP）反应性下降导致的。血管加压素酶是一种胎盘分泌的酶，可降解内源性 AVP，但对合成的 dDAVP 没有作用，因此，药物一般可立即缓解其症状。血管加压素酶的正常降解至少有部分是通过肝的，也就解释了为什么有许多病例报道将消化性 DI 与脂肪肝和 HELLP 综合征联系在一起。从麻醉角度来说，根据 DI 孕妇的临床情况不同，可选择腰麻、硬膜外或持续硬膜外镇痛技术。需要十分小心容量状态和电解质平衡，尤其警惕极度高钠血症的发生。虽然非常规要求，但 Passanate 和同事们描述了当一名孕妇出现极度渴感怀疑脱水时，用中心静脉压监测指导了硬膜外麻醉时的容量复苏。分娩时应仔细考虑禁饮问题。应最大限度允许 DI 孕妇自由饮水，并在限制饮水时给予适当的液体和电解质补充治疗。

3. 嗜铬细胞瘤

它是一种分泌儿茶酚胺的肿瘤，妊娠期较罕见，病例报道不足 300 篇，估计发病率在 1/54 000。经典的三联征（包括发作性高血压、发作性头痛、大汗与心悸）预测非孕妇患者诊断的敏感度为 91%，特异度高达 94%。其他相关症状与体征也可能出现，包括心肌病和心源性的水肿（表 29-12），常使得与子痫前期难以鉴别诊断。与子痫前期相反，嗜铬细胞瘤可导致整个孕程高血压，并很少发生蛋白尿。常规的"十"规律适用于患此疾病的女性，包括 10% 的疾病发生于肾上腺外、10% 的恶性率、10% 为双侧或多发，还有 10%（或更多）有家族史，如常染色体显性遗传的 2 型多发性内分泌腺肿瘤（MEN）。2A 型 MEN 在妊娠患者十分少见，但具有甲状腺髓样癌或甲状旁腺功能亢进病史的患者应怀疑是否发生此病。妊娠可能会由于血管增生或增大的子宫刺激儿茶酚胺释放的机械因素而使一些以往未曾发现的肿瘤显现出来。生化检查确认血浆和尿儿茶酚胺及其代谢产物含量增加之后（如香草基扁桃酸、间肾上腺素以及间去甲肾上腺素），超声与磁共振可较为安全地用于孕妇来进行肿瘤定位。分娩前诊断此病非常重要；Harper 报道孕妇死亡率为 17%，胎儿死亡率则为 26%，孕期诊断出该病可将二者分别降至 0 和 15%。

表 29-12　嗜铬细胞瘤的常见症状与体征

症　状	体　征
高血压 ++++	头痛 ++++
持续性高血压 ++	心悸 ++++
发作性高血压 ++	焦虑 / 紧张 +++
直立性低血压 +	发抖 ++
心动过速或反射性心动过缓 +++	体弱、疲乏 ++
大汗 ++++	恶心 / 呕吐 +
皮肤苍白 ++	胸痛 / 腹痛 +
面部潮红 +	头晕或衰弱 +
体重减轻 +	皮肤感觉异常 +
空腹血糖升高 ++	便秘（罕见腹泻）+
胃肠动力减弱 +	视力减退
呼吸频率增高 +	

（经许可转载自 Pacak K. Preoperative management of the pheochromocytoma patient. J Clin Endocrinol Metab, 2007, 92：4069–4079. Copyright 2007, The Endocrine Society. Adapted from： Eisenhofer G, et al. Drug Saf, 2007, 30：1031–1062.）

4. 产科管理

肿瘤嗜铬细胞分泌的总儿茶酚胺在孕期一般并不增加。但由应激、腹内压增加、甲氧氯普胺等药物、胎儿活动以及经阴道分娩可预测其突然发作。高血压危象可导致子宫胎盘功能不全，引起宫内生长受限、胎儿缺氧、胎盘早剥，甚至可能死亡。母体方面，可能的并发症有重要脏器出血和坏死、充血性心力衰竭、心律失常甚至死亡。宫缩和母体用力排出胎儿可能会增加机械压力和儿茶酚胺的释放。据报道与剖宫产相比自然分娩的死亡率更高（31% vs. 19%），因此应该避免自然分娩。肿瘤定位后，手术切除是绝对治疗指征。但最佳手术时机仍有争议，与诊断时的孕龄以及母体症状治疗是否成功有关。若诊断时孕龄不足 24 周，应立即手术切除肿瘤，是否终止妊娠取决于临床情况。对于肿瘤直径 < 6 cm 的，腹腔镜切除术后并发症较少，住院时间较短，因此为首选。腔镜手术的心血管稳定性也更好，可能是由于对肿瘤的操

作刺激更小，释放儿茶酚胺更少。对于孕 24 周以后发现的嗜铬细胞瘤，子宫增大使得手术难度增加。应尝试包括肾上腺能阻断药在内的药物治疗方法，如果能够控制母体症状并准备手术，可用药治疗直至胎儿成熟。肿瘤切除可与剖宫产同期进行，或剖宫产后择期采用腔镜切除。

5. 麻醉管理

近几年妊娠患者预后的改善很大程度上是由于手术前或分娩前经内科治疗调整至了最佳状态。为钝化儿茶酚胺引起的改变，手术前通常要进行 7~14d 的 α 受体阻断治疗。有多种 α 受体阻断药可选，包括哌唑嗪、多沙唑嗪、α 甲基酪氨酸以及静脉注射酚妥拉明，但孕期术前最常用的还是口服酚妥拉明以提供不可逆的 α 受体拮抗作用。部分关于新生儿低血压的文献报道显示，酚妥拉明产前用药并不会穿过胎盘。虽然没有正式的检测，但一般认为这些药物对孕妇是安全的。α 受体阻断应在 β 受体阻断之前开始，以避免失去了 β 受体血管舒张作用，单纯 α 血管收缩作用引起极度高血压。药物配方里可加入 β 受体阻断药，可选择拉贝洛尔（按 1∶7 同时阻断 α 和 β 受体）、阿替洛尔、美托洛尔以及普萘洛尔。持续性高血压、心动过速或快速心律失常，包括室性期前收缩时，应考虑给予 β 受体阻断药。如表 29-13 推荐，最佳药物治疗的总体目标包括维持正常血压、心率和器官功能，重建容量平衡，并预防儿茶酚胺引起的危象。

嗜铬细胞瘤孕妇在气管插管、触碰肿瘤以及结扎肿瘤静脉后很可能出现血流动力学不稳定。剖宫产和（或）肿瘤切除术的术中麻醉目标包括避免可激发儿茶酚胺释放或交感神经系统兴奋的事件或药物。有创监测动脉血压很可能可以帮助早期发现心血管变化，也可考虑应用肺动脉导管。以往区域麻醉和全麻都曾被用于嗜铬细胞瘤孕妇剖宫产。尽管腰麻和腰硬联合麻醉都没有引起死亡的报道，但硬膜外麻醉可能更利于精细滴定麻醉平面从而避免血流动力学突然波动。如果计划孕早期腔镜下摘除肿瘤，或在剖宫产同时切除肿瘤，全身麻醉可能是最常用的技术。表 29-14 列出了针对嗜铬细胞瘤孕妇围术期控制高血压和抑制麻醉中儿茶酚胺释放常用的技术。表中措施多种多样，注重维持充分的麻醉深度和在刺激事件发生控制血流动力学，而不是单纯靠某个药物。所列药物均被认为

表 29-13　嗜铬细胞瘤患者术前最佳状态评估标准

1. 术前48h内院内血压测量不应明显高于22/12kPa（165/90mmHg）。应激环境下（麻醉后恢复室内），连续每分钟测量动脉血压1h，若没有高于22/12kPa（165/90 mmHg）的情况，则认为满足本条标准
2. 有直立性低血压，但直立血压不应低于10.7/6.7kPa（80/50 mmHg）
3. 心电图应无持久ST-T改变
4. 室性期前收缩应低于每5分钟1次

（数据引自 Ronald D. Miller, Lars I. Eriksson, Lee A. Sleisher, eds. Miller's Anesthesia. 7th ed. Elsevier, Inc. Churchill Livingstone, 2010, Volume 1: 1085.）

在妊娠期术中使用是安全的，但对新生儿还是要进行严密监测，因为娩出后可能出现低血压需要给予血管加压素治疗。有趣的是，在孕期很多可影响胎儿的情况下需使用的镁剂，是计划剖宫产同时肿瘤切除的非

表 29-14　嗜铬细胞瘤孕妇围术期术前高血压控制和预防儿茶酚胺释放策略

硬膜外麻醉
镁剂
α 受体拮抗药
酚苄明（口服）
酚妥拉明（静脉）
β 受体阻断药
拉贝洛尔（α∶β 效应比为1∶7）
其他抗高血压药物
美托洛尔
艾司洛尔
钙通道阻断药
硝酸甘油
硝普钠
麻醉药物
利多卡因
挥发性麻醉药
瑞芬太尼
舒芬太尼

［改编自 Grodski S, Jung C, Kertes P, et al. Pheochromocytoma in pregnancy. Intern Med J, 2006, 36：604–606. Hamilton A, Sirrs S, Schmidt N, et al. Anaesthesia for pheochromocytoma in pregnancy. Can J Anaesth, 1997, 44（6）：654–657. Dugas G, Fuller J, Singh S, et al. Pheochromocytoma and pregnancy：A case report and review of anesthetic management. Can J Anaesth, 2004, 51（2）：134–138.］

常好的用药选择。其优点包括直接的血管舒张效应、抑制肾上腺释放儿茶酚胺、减弱 α 受体的敏感性和强效抗心律失常作用。在一项总结了17例嗜铬细胞瘤的综述中，硫酸镁可提供诱导和插管期间满意的血流动力学稳定性，但在至少5例患者需要增加其他的抗高血压药。应尽量避免使用具有儿茶酚胺刺激效应的药物，如氯胺酮、氟烷、高浓度地氟烷，以及具有迷走神经刺激效应或组胺释放效应的非除极肌松药。肿瘤切除后，应积极容量复苏、必要时给予缩血管药来治疗低血压。如果产前由于诊断过晚，无法实现 α 受体阻断达到术前最佳状态，也有病例报道显示严密监测血流动力学参数、硬膜外分娩镇痛以及第二产程短且未过多用力的情况下预后不错。无论对嗜铬细胞瘤孕妇选择哪种麻醉方法，和其他所有内分泌疾病一样，都需要与产科密切合作、内科治疗调整至最佳状态以及密切监测，以获得最好的母体和胎儿转归。

要　点

■ 妊娠期最常见的内分泌系统并发症为孕期糖尿病（DM）和甲状腺疾病，若控制不佳，二者都可能对都可能对产科结果造成严重影响。

■ 妊娠期糖尿病患者内源性胰岛素产量无法满足妊娠期间胰岛素抵抗增强情况下的组织需求。对这些妇女来说，血糖升高是胰岛素产生不足和慢性胰岛素抵抗被孕期生理改变放大的共同结果。

■ 既往糖尿病的孕妇，孕5～8周器官发生时期血糖显著升高，可能导致严重的先天畸形、随后还可能自然流产。

■ 妊娠期糖尿病最常见的不良转归是出生体重＞4500g的足月巨大儿。

■ 多中心前瞻性的HAPO临床试验显示，母体高血糖与出生体重、首次剖宫产、临床新生儿低血糖、早产、肩先露难产以及子痫前期线性相关。

■ 失去来自母体的葡萄糖后，新生儿血糖可能有降低到2.5mmol/L（45mg/dl）以下的风险。产后胎儿低血糖可能与分娩时母体高血糖相关性更强，而不是反映以 HbA1c 表示的慢性高血糖水平。

■ 母体高血糖对胎儿的影响不止在围生期。对子代密切长期的随访显示，子代体重增加、血糖耐量降低、2型糖尿病的发生率都有增高。这些长期效应似乎与母体糖尿病的类型无关，未来的研究主要应关

注母体血糖控制是否能够避免肥胖与糖尿病的恶性循环。

■ 即便严格控制血糖，妊娠带来的生理改变也可能促使 5%～10% 具有孕前糖尿病的孕妇发展为DKA。孕期 DKA 的经典控制策略包括重症监护治疗积极补液、胰岛素泵注以及频繁测量血糖与血钾。

■ 2005 年第五次国际 GDM 研讨大会发布的推荐意见表示，若没有母体或胎儿损害的证据，不建议在 38 周前常规分娩。必须根据多种因素来决定生产的方式和时机，如糖尿病严重程度及控制情况、既往产科病史、宫颈条件、胎儿大小、胎儿及母体健康状况以及是否具有子痫前期等并发症。

■ 分娩时对孕妇的麻醉方式应基于血糖控制是否理想，既往疾病的病程和严重程度，终末器官损害以及总需要关注的——胎儿状况。

■ 对自然分娩的糖尿病孕妇，硬膜外置管技术有其优势，如减少母体应激相关激素释放、减轻过度通气、交感神经阻滞引起子宫血管扩张、几乎无药物透过胎盘的镇痛，以及在使用产钳或转为剖宫产时可扩大镇痛。

■ 区域麻醉时，产妇应处于左倾位，并给予适量不含右旋糖酐的液体进行容量复苏，大力纠正低血压。在满足这些条件的情况下，腰麻或起效较慢的硬膜外麻醉都可以安全、成功的实施，而不需担心剖宫产糖尿病孕妇的宝宝出现新生儿酸中毒。

■ 已有研究发现甲状腺功能减退与智力指数（IQ）较低或早产有关。

■ 正常的孕程要求孕妇甲状腺能产生更多的激素。若甲状腺功能正常，又处于富碘环境，增长的甲状腺素需求并不是问题，但是若甲状腺功能受限，可能就无法达到充足的生理适应、不能满足母体和胎儿的需求。甲状腺功能受限可能的原因包括缺碘或自体免疫性疾病。

■ 甲状腺毒症可能引起流产、胎盘早剥、子痫前期以及早产。在一些极端病例（1% 的甲状腺功能亢进孕妇），可能出现甲状腺危象甚至充血性心力衰竭，据报道母体死亡率高达 25%。甲状腺危象的治疗包括母体支持治疗如吸氧、静脉补液和补充电解质、退热治疗以及用药抑制甲状腺功能。

■ 对有甲状腺疾病孕妇的麻醉前评估应关注是否有结节、目前症状、治疗是否充分以及心血管表现。像择期手术一样，为了母体与胎儿的安全，生产前对甲状腺疾病孕妇应以甲功正常为目标调整至最佳状态。对于剖宫产，根据临床情况也可安全实施区域麻醉或全身麻醉。急诊、凝血功能障碍或高排量心力衰竭等情况下可能必须全身麻醉。

■ 嗜铬细胞瘤的经典三联征是发作性头痛、大汗与心悸。其他相关的症状体征也可能发生，包括心肌病和坠积性水肿，经常使其与子痫前期难以鉴别诊断。分娩前诊断此病是降低母体或胎儿死亡率的最重要因素。

■ 宫缩与母体娩出胎儿的推力都可能引起嗜铬细胞瘤孕妇的腹内机械压力增加和儿茶酚胺释放。经阴道分娩可引起高血压危象，据报道还会增加母体死亡率（与剖宫产相比），故应避免。

■ 目前少有关于内分泌疾病孕妇的随机对照临床试验。选择全身麻醉或区域麻醉时应依据母体和胎儿当时的临床状况。只有对其继续研究，而且产科、内分泌科、新生儿科以及麻醉医生密切合作，才能保障母亲和孩子都能有最佳转归。

第30章

妊娠合并心脏疾病患者的麻醉管理

（Shobana Chandrasekhar， Daniel A. Tolpin 和 Dennis T. Mangano 著，

王　淼译，侯丽宏校）

一、引言

妊娠合并心脏疾病患者的麻醉管理对麻醉医师仍然是一种挑战。妊娠、生产和分娩可加重循环系统负担。事实上，如果没有谨慎而全面地处理，麻醉的诱导及实施可能使这类患者的病情雪上加霜。为避免心血管功能失代偿，麻醉医师必须全面了解妊娠、分娩及产后的正常生理变化；心脏疾病的本质及其在孕期的发展过程；不同麻醉方案对心血管系统的影响；以及急性并发症的处理方法。在本章的第一部分，我们将回顾这些患者心血管疾病的发病率、危险因素、并发症发生率和死亡率；以及在妊娠各个阶段可能出现的心血管系统改变，并对麻醉选择及分娩方式提出建议。第二、三、四部分将论述麻醉医师经常遇到的典型的孕产妇心血管疾病。最后一部分内容临床虽不常见，但却有重要的临床意义，主要介绍妊娠期心脏疾病的手术治疗和心脏移植，并重点关注其对胎儿的影响。

二、背景

1. 流行病学

因年龄、国籍和社会经济状况的不同，心脏疾病在孕产妇患者中的发病率从不到 0.1% 至 3.9%，并在过去 40 年间有所下降。在发展中国家，发病率最高的心脏疾病为风湿性心脏病，也是最普遍的孕产妇合并心脏疾病。而在发达国家，虽然心脏疾病的预防及治疗技术得到提高，但随着产妇年龄的增长及心脏疾病进展所带来的风险，麻醉医师仍面临挑战。值得注意的是，其中挑战性最大的几种疾病包括右心系统病变、先天性右向左分流、主动脉瓣狭窄和心力衰竭。

2. 妊娠及分娩伴随的心血管系统改变

妊娠及分娩伴随的心血管系统改变可加重孕妇及胎儿的负担。分娩过程中，应激、疼痛以及代偿性的变化可使每博量和心排血量较分娩前增加 50%。除此之外，其他应激过程也可使中心血容量突然增加，导致心功能失代偿。例如子宫急性收缩（可使中心血容量和心排血量增加 10%～25%），以及胎儿娩出后下腔静脉的梗阻解除（可使中心血容量和心排血量增加 50%～100%）。正常心脏对这些急性变化能够很好耐受；但对于患病的心脏而言，在妊娠和分娩中已经在逐渐失代偿，因此可能无法耐受这些前负荷的增加。当分娩后心血管系统改变合并大出血或使用缩宫素时，可迅速诱发心功能失代偿（图 30-1 和彩图 70）。

3. 麻醉评估概述

麻醉管理应在孕期正常心血管系统变化的理论基础上，了解心脏疾病的类型、严重程度及其进展变化。

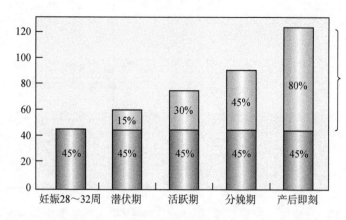

图 30-1　妊娠及分娩期的心排血量变化

在妊娠各阶段进行麻醉前评估非常重要，因为相关症状的出现和恶化与发病率及死亡率直接相关。很有必要由全科医师或心血管科医师进行体格检查和会诊，以明确疾病的严重程度。

虽然关于麻醉药物或治疗措施对妊娠合并心脏疾病患者的影响的对照研究非常少，但是关于妊娠期的生理变化、心脏疾病进程中的病理生理特点，以及麻醉药物对无心脏疾病妊娠妇女的作用则研究的十分透彻。妊娠合并心血管疾病患者的麻醉管理，需要对上述复杂问题有全面的了解。

妊娠妇女心血管系统发病率和死亡率与其心功能状况密切相关。纽约心脏病学会（NYHA）心功能分级 Ⅰ 级或 Ⅱ 级（没有或仅有轻微症状）的妇女更容易耐受妊娠过程而不出现病情严重恶化，但心功能 Ⅲ 级或 Ⅳ 级患者的风险则会逐渐升高（表 30-1）。

表 30-1　NYHA 心力衰竭分级

分级	症　状
1	体力活动不受限
2	体力活动轻度受限
3	体力活动明显受限
4	休息时也有症状，不能从事任何体力活动

（NYHA，纽约心脏病学会）

4. 麻醉方法选择

妊娠合并心血管疾病患者在阴道分娩或剖宫产时的镇痛技术和麻醉管理，很大程度取决于患者现存疾病的特点。麻醉医师的首要关注点是避免和（或）治疗可能使疾病进程恶化的病理生理改变。需要注意的是宫缩时的自体输血效应、缩宫素的作用和出血量。在患者现有心脏病的基础上，必须均衡考虑每种麻醉技术的风险及其对母亲和胎儿双方的可能益处。总的来说，没有一种麻醉方式是绝对适应或绝对禁忌的。

5. 监测技术

除一些常规监测技术外（持续心电图、脉搏氧饱和度、无创血压监测），在生产和分娩期间是否使用其他有创监测手段（动脉、中心静脉、肺动脉置管，超声心动图），取决于患者妊娠前和妊娠过程中心血管疾病的进展和严重程度。无临床症状且无疾病进展表现的患者，孕产过程大多较为顺利，不需要使用有创监测手段。但是，在一些原发性肺高压、右向左分流、主动脉夹层动脉瘤、严重的主动脉瓣狭窄或主动脉缩窄的无临床症状的患者中，确实存在例外情况，并需引起重视。对于这类患者与那些有明显心血管系统受损症状和（或）体征的患者，应该全面监测血流动力学参数，包括心排血量、血管阻力、中心压力及心功能（经胸超声）。根据这些监测指标，应该制定出针对特定疾病可能出现的急性并发症的治疗预案。

虽然围术期肺动脉导管（pulmonary artery catheter，PACs）的应用仍存在争议，但在特定情况下，如果中心压力和外周阻力的监测极为重要，我们仍建议使用 PACs。例如，患者合并有失代偿性心脏疾病、肺高压、严重的二尖瓣或主动脉瓣狭窄、NYHA 心功能分级 Ⅳ 级、ARDS 和伴有顽固性少尿和肺水肿的先兆子痫，即是放置 PAC 的适应证。

经胸超声心动图（transthoracic echocardiography，TTE）和经食管超声心动图（transesophageal echocardiography，TEE）都可提供关于风险评估和疾病进程的关键信息。在美国，超声技术的使用是受到强烈推荐的，特别是需要接受全身麻醉（使用 TEE）或区域麻醉的患者（使用 TTE）。

Armstrong 等综述了目前可用并且未来有望常规

用于严重的妊娠合并心脏疾病患者的新技术。除了 TTE 这样在产科患者的应用价值已被证实的监测技术外,目前还有其他的一些无创或微创监测手段可用于产科。虽然 TTE 可提供相当精确的信息,但是其专业性很强,在常规应用时需要经过培训和专家指导,这使得产科麻醉医师很难在日常工作中掌握这项技术。在解读超声报告时,也需要对妊娠期间正常心脏结构和功能的变化有一定了解。

由于胸壁可使超声信号衰减,因此 TEE 可提供更清晰的图像,同时,对心房、间隔组织和血栓的显影也更具优势。但是,清醒状态的产科患者无法耐受其操作。因此,TEE 对于全身麻醉下的分娩产妇更为有益。近期,英国国家卫生与临床优化研究所(National Institute for Health and Clinical Excellence,NICE)指南建议,在高风险和大手术中使用食管超声,以减少中心静脉置管和术后并发症发生率。

经胸超声是一种完全无创的血流动力学监测技术,对于妊娠患者是理想的监测手段。但是不同的使用者其测定结果存在变异性,并且需要一定的学习曲线。对于这项技术,还需要进行更多的研究。

目前,还有许多基于动脉压力波形分析的微创监测技术(LiDCO,PiCCO 和 FloTrac Vigileo)。因为其易于使用和校准,可评估容量负荷反应性,而且对心排血量的测量结果与肺动脉导管接近,使得这些搏动波形分析仪很有应用前景。而肺动脉导管主要测量的是血流变化引起的电阻抗变化(生物电阻抗法和生物反应技术)。

6. 分娩潜在问题

(1)出血:是合并心脏疾病的产科患者不能很好耐受的,因为他们可能有心率和每搏量的代偿受限。而因为同时使用抗凝血药物,出血量也可能相应增加。

(2)肺水肿:则更常见于围生期合并心功能不全的患者,由胎儿娩出后的体液转移和过量输液所致。保持液体出入量平衡非常重要,术中应严密监测尿量和出血量,并谨慎补充液体。静脉输注药物时,应增加药物浓度以减少其容积,有助于减少额外的液体输注。

(3)心律失常和心动过速:是多数严重心脏病患者所无法耐受的。应避免或限制使用导致心动过速的药物。胎儿娩出后,缩宫素的输注速度应更加缓慢,制剂应更加稀释。

(4)栓塞:特别是静脉血栓栓塞,是患有心脏疾病女性的危险因素。空气栓塞可发生在有右向左分流的女性中,应对这类患者的所有静脉输液通道进行恰当的排气操作。

(5)急性肺高压:可导致敏感患者右心心力衰竭和心肌缺血。重度肺高压患者的死亡风险较高,而即便是相对轻微的肺高压患者也可能出现严重并发症。

7. 术后管理

生产和分娩所致的血流动力学改变在分娩后仍持续存在,因此有症状的心脏疾病患者,如果围生期病情较重,应送入综合重症监护室治疗。

三、先天性心脏病

先天性心脏病(congenital heart disease,CHD)的整体发病率在过去 50 年里基本保持稳定,多数研究报道其发生率占所有活产儿的 4/1000～12/1000。但是在同一时期,成年人群的先天性心脏病比例却有所增加,这归因于提高先心病患儿存活率的治疗手段的进步。妊娠合并的心脏疾病患者中,先天性心脏病逐渐增加,而不是获得性心脏疾病。妊娠合并先天性心脏病患者的管理,需要对不同先天性心脏病内在的生理特点以及妊娠所致的心血管系统改变有全面了解。此外,患者心脏功能、并存心脏疾病、接受修复手术的方式,均会影响到先天性心脏病孕产妇的管理。

我们将根据病理生理不同,将先天性心脏病分为三部分进行介绍:左向右分流型〔房间隔缺损(atrial septal defect,ASD)、室间隔缺损(ventricular septal defect,VSD)、动脉导管未闭(patent ductus arteriosis,PDA)〕、右向左分流型〔法洛四联症(tetralogy of Fallot,TOF)、艾森门格综合征〕、先天性瓣膜和血管疾病〔主动脉缩窄、主动脉瓣狭窄(aortic stenosis,AS)、肺动脉狭窄(pulmonary stenosis,PS)〕。

(一)左向右分流型

1. 房间隔缺损

房间隔缺损是成年人中最常见的先心病,发病率可占所有成年人先天性心脏病的 21%（表 30-2）。有症状的房间隔缺损通常在幼龄或年轻时得到矫治，而小的或中等大小的房间隔缺损通常在四五十岁时才出现症状。有症状的患者可表现为心律失常、充血性心力衰竭和肺高压。多数女性房间隔缺损患者（矫治或未矫治）都能良好耐受妊娠过程，几乎不会增加其并发症发病率和死亡率的风险。但未矫治的女性房间隔缺损患者娩出体格偏小新生儿的风险增加。妊娠合并房间隔缺损患者最常见的并发症包括心律失常、心内膜炎、心力衰竭和脑血管事件。其胚胎期和围生期死亡率可增加至 2.4%。

表 30-2 房间隔缺损

血流动力学目标
预防或及时处理室上性心律失常
避免 SVR 升高
避免 PVR 降低
伴肺高压者避免 PVR 进一步上升

SVR. 全身血管阻力；PVR. 肺血管阻力

[临床表现]

（1）症状与体征：体格检查阳性体征包括呼气相第二心音固定分裂，胸骨左缘上部收缩期喷射样杂音，强度取决于左向右分流的程度。

（2）辅助检查：胸部 X 线片可发现心脏肥大、肺动脉段突出，肺血管影增加。心电图常提示右心室高电压（右心室肥大、右心房扩大、电轴右偏）。超声心动图可发现房间隔缺损并确诊类型（原发孔型、继发孔型、静脉窦型）。同时，超声心动图还可评估右心室功能和大小、左心室功能和大小、肺动脉压力以及分流量（彩图 71 和彩图 72）。心导管检查常显示右心房、右心室和肺动脉压力正常，即便存在心腔扩大。

[病理生理]

左向右分流使右心室的血容量增加，而右心室前负荷升高可导致右心室容量负荷和肺血流增加。肺血管系统的容积代偿性改变，可使患者在四五十岁前都保持正常的肺动脉压力。左右心房的慢性容量超负荷可引起双心房扩大和室上性心律失常，特别是心房纤颤。最终，肺血管系统无法承受肺血流的持续增多，导致肺血管阻力（PVR）增加和肺高压。慢性容量负荷增加也可能导致右心心力衰竭，特别是压力负荷增加或出现肺高压时。

妊娠期心血管系统的变化可进一步加重左向右分流的生理功能紊乱。妊娠期心排血量和血容量会正常增加，因此左向右分流量增多，导致心室做功和肺血流增多。潜在疾病越严重，越易诱发左心或右心心力衰竭和肺高压。应特别关注室上性心律失常，因为左心房排空不完全可导致左心房容积和压力增高，加重左向右分流。

[麻醉关注点]

没有肺高压或右心室功能不全的无症状患者，分娩期不需特别处理。而出现右心室功能不全或肺高压症状的患者，根据症状的严重程度，应行有创动脉、中心静脉或肺动脉导管监测。应注意以下麻醉管理要点。

（1）患者通常难以耐受室上性心律失常，可增加左向右分流：总体来说，抗心律失常药物应在妊娠和围生期持续使用。因低血压和右心心力衰竭而新出现的心律失常，应立即施行直流电复律或使用药物控制心率（β 受体阻滞药、钙通道阻断药、胺碘酮等）。

（2）全身血管阻力（SVR）增高可加重左向右分流：血管阻力升高可使左心室排空阻力增加，增加左侧心腔压力，加重左向右分流。

（3）PVR 降低可加重左向右分流：PVR 降低可减少右心压力，而使左右心腔压力差增大，加重左向右分流，并可导致低血压。

（4）PVR 的增加可加重本来存在的肺高压，这可导致右心心力衰竭。

（5）阴道分娩和剖宫产的麻醉：无论是阴道分娩或剖宫产，采用腰段硬膜外麻醉均可避免 SVR 升高而加重经房间隔缺损的左向右分流。能满足上述麻醉关注点的全身麻醉也是安全的。

2. 室间隔缺损（ventricular septal defect，VSD）

是新生儿最常见的先天性心脏病。但是，其中 2/3 可在出生后愈合（闭合）；在 70 岁以前，3/4 的 VSD 可自发闭合（表 30-3）。有先天性心脏病的成年人中，约 20% 是室间隔缺损。小的缺损通常不需要药物或手术治疗，其中大多数可最终自行闭合。较大的 VSDs 则需要使用医疗手段处理心力衰竭症状，通常建议行手术矫治。有临床症状的患者常表现为心力衰竭、心律失常，严重者可出现艾森门格综合征。

表 30-3　室间隔缺损

血流动力学目标
避免心率显著增加
避免 SVR 增加
伴肺高压者，避免 SVR 显著降低
伴肺高压者，避免 PVR 进一步增高

SVR. 全身血管阻力；PVR. 肺血管阻力

单纯小的室间隔缺损的女性，对妊娠和分娩的耐受不存在任何问题。已行 VSD 修补术的患者也能安全度过妊娠和分娩期，但其发生早产和产下体格偏小新生儿的风险可能较高。妊娠期最严重的并发症（充血性心力衰竭、心律失常、严重心血管事件）一般因左向右分流方向的逆转（在右向左分流型中讨论的艾森门格综合征）所致，或发生在除 VSD 外尚有其他先天性心脏疾病的患者。患有 VSD 的女性所娩出的新生儿死亡率会轻度升高至 1.4%。

[临床表现]

（1）症状和体征：VSD 患者体格检查的表现取决于缺损的大小和位置。听诊通常可闻及全收缩期杂音。较小的缺损杂音通常较响，并伴有震颤。根据 VSD 在肌部或膜部的不同，心前区听诊杂音最响亮的位置也会相应改变。较大的缺损因使肺动脉压力升高，而出现第二心音分裂。但是，随着左右心室压力接近平衡，杂音可减弱。

（2）辅助检查：多数无症状的 VSD 患者，心电图和胸部 X 线可正常。心电图和胸部 X 线可表现出由于分流量增加所引起的心脏改变。左心室肥厚和左心房扩大可出现在以左向右分流为主而肺动脉压力正常的患者，胸部 X 线则表现为肺血管影轻度增加。当分流量进一步增加、肺动脉压力升高时，心电图会出现电轴右偏和右心室肥厚，而胸部 X 线表现为肺血管影进一步增加和右心扩大。超声心动图则可以诊断病变的解剖结构、相关病变、分流方向及分流比率（Qp/Qs）[彩图 73]。

[病理生理]

与 ASD 相似，多数只引起少量左向右分流的 VSD，能够被患者良好耐受；因为 PVR 将下降以容纳增加的肺血流，而使肺动脉压力保持正常。较大的 VSD，随左向右分流量增加，最终 PVR 的代偿机制将受限，而导致肺动脉压力升高。左心室容量负荷增加，可引起心功能不全、肺毛细血管楔压增高，从而

进一步加重肺高压。最终出现右心室衰竭、左右心室压力平衡、双向分流、发绀、杵状指。

妊娠时出现的心排血量、血管内容量以及心率的增加，可加重本已存在的左向右分流，而导致右心室或左心室衰竭。分娩期间应激的增强或手术刺激，可能诱发难以耐受的 SVR 或 PVR 升高，而导致左心或右心心力衰竭。

[麻醉关注点]

妊娠合并小的无症状室缺的女性，不必采用额外的监测设备或特殊护理即可度过妊娠和分娩期。而有症状的大室缺，或有心力衰竭征象的孕产妇，应在生产和分娩时根据症状的轻重选用适当的有创监测。有创动脉压、中心静脉压、肺动脉导管以及超声心动图可用于此类患者。重要的麻醉注意事项总结如下。

（1）患者可能无法耐受 SVR 增加：SVR 增加可加重左向右分流，导致右心室或左心室功能不全。降低后负荷的药物，如尼卡地平、硝酸甘油，可能有益。如果患者有心功能不全的表现，使用血管扩张药（译者注：原文如此，应为正性肌力药物），如多巴酚丁胺或磷酸二酯酶抑制药，是有效的。

（2）患者可能难以耐受显著的心率增快：除 SVR 增加会加重左向右分流，心率增快也可加重左向右分流。β 受体阻滞药或钙通道阻断药应继续使用，或者必要时开始使用。在生产和分娩的不同阶段，必须给予足够的镇痛，以预防心动过速和 SVR 增加。

（3）伴有肺高压和右心功能不全的患者，对显著的 SVR 下降无法很好地耐受：伴有肺高压和右心功能不全的患者，如发生 SVR 显著降低，易发生双向分流或左向右分流方向逆转。随后可能发生右向左分流和体循环低氧。血管收缩药如去氧肾上腺素，可逆转腰段硬膜外麻醉引起交感神经阻滞时 SVR 的显著下降。此外，右心系统压力增高的患者，如果体循环血压显著降低至影响右心系统冠脉灌注压的程度，则有心肌缺血的风险。

（4）伴有肺高压和右心功能不全的患者，应避免增加 PVR 的各种因素：对于已出现肺高压和右心功能不全的患者，任何使 PVR 进一步增高的因素（高碳酸血症、低氧血症、交感神经兴奋），均可导致右心心力衰竭。

（5）阴道分娩和剖宫产的麻醉：不论是阴道分娩或剖宫产，持续腰段硬膜外阻滞均可提供高质量的麻醉。此外，持续腰段硬膜外麻醉可降低后负荷，减

小左心室排空阻力，降低心室内压力，因此，可减轻左向右分流量。但使用蛛网膜下隙阻滞要谨慎，因为患者可能难以耐受 SVR 的大幅降低。当蛛网膜下隙使用局部麻醉药物引起迅速的交感神经阻滞时，可滴定使用缩血管药物来抵消。能满足上述麻醉关注点的全身麻醉也是安全的。吸入麻醉药与静脉阿片类药物联合使用，可在抑制手术导致的交感神经反应与尽量不增加 SVR、尽量不抑制心肌间达到平衡。有时候还需要额外使用血管扩张药。

（6）潜在并发症：心排血量升高的情况下，如出现发绀或缺氧表现，往往提示肺循环与体循环压力不平衡，导致右向左分流。治疗方法包括，将吸入氧浓度调至 100%，使用如去氧肾上腺素的血管升压药物增加 SVR。如果出现心排血量下降，则应在吸入纯氧的同时，降低麻醉深度，并使用强心药物或血管扩张药（取决于 SVR）。

3. 动脉导管未闭

据报道，动脉导管未闭（patent ductus arteriosis，PDA）的发生率在 1/500～1/2000 不等（表 30-4）。高达 23% 的 PDA 可自行闭合。与其他左向右分流病变相似，患者症状出现的时间和严重程度取决于分流量的大小。小的 PDA 一般在四五十岁时才会出现症状。较大的 PDA 在早期就出现症状，包括反应性气道疾病、劳力性呼吸困难、心律失常、肺动脉高压和（或）心力衰竭。少见并发症包括动脉导管瘤、喉返神经损伤、感染性动脉内膜炎。目前关于妊娠合并 PDA 患者预后的证据仍不充分，但是其预后似乎与症状的严重程度相关。PDA 患者妊娠期常见的并发症包括心律失常、心力衰竭和肺动脉破裂（可伴随胎儿发育迟缓）。

表 30-4　动脉导管未闭

血流动力学目标
避免血容量明显增加
避免 SVR 增加
伴肺高压者，避免 SVR 显著降低
伴肺高压者，避免 PVR 进一步增高

SVR. 外周血管阻力；PVR. 肺血管阻力

［临床表现］

（1）症状和体征：无临床症状的小 PDA，体格检查常无阳性发现。一般来说 PDA 的杂音为连续性杂音，在胸骨左缘听诊最清晰，于舒张中晚期消失。杂音也可传导至背部。大的 PDA 常导致脉压差增宽和心力衰竭的症状。

（2）辅助检查：存在小 PDA 的患者，心电图及胸部 X 线常表现正常。而较大的 PDA 可表现为左心室或右心室肥厚或心律失常（通常为心房纤颤）。较大 PDA 患者胸部 X 线可显示肺血管充血征或心脏扩大。

［病理生理］

血流通过 PDA 形成左向右分流，增加肺循环血流量，而降低了体循环血流量。左向右分流量的大小取决于血流通过 PDA 时的阻力。阻力由导管的大小和长度，以及主动脉和肺动脉的压力差所决定。小的 PDA（＜1cm）因其分流阻力大，分流量小，患者一般可良好耐受。中等大小（1～2cm）和大的 PDA（＞2cm）则会使肺血流显著增加。当肺血管系统无法代偿时，肺高压就会随之发生。而左心室做功也是增加的，以抵消左向右分流；最终，当左心功能出现衰竭时，肺高压将进一步恶化，并引起全心衰竭。大量分流最终可导致分流方向反转，出现右向左分流（艾森门格综合征）。

妊娠期血管内容量增多可增加通过 PDA 的分流量，加重肺高压和左心室做功。此外，心率加快和每搏量增加，可增加心肌细胞氧需求量，并导致子宫收缩期等应激时期出现左心室劳损。在整个妊娠期和产后一段时间 SVR 降低，在 PDA 较大的患者中可能导致分流方向反转和发绀。

［麻醉关注点］

无临床症状、分流量小且无心脏功能不全表现的患者，在生产和分娩时不需要进行特殊处理。而有临床症状，PDA 较大，伴有肺高压或心功能不全症状的患者，应在生产或分娩时根据症状轻重，选用适当的有创监测。有创动脉压、中心静脉压、肺动脉导管以及超声心动图可用于此类患者。重要的麻醉关注点总结如下。

（1）患者可能无法耐受 SVR 增加：SVR 增加可加重左向右分流和肺高压。

（2）患者对血容量的显著增加耐受不良：血容量增加引起心室做功和氧需增加，导致心力衰竭。

（3）SVR 的显著降低或肺阻力的增高，可导致本来存在肺高压和右心室功能不全的患者出现分流方向的反转。详见艾森门格综合征部分。

（4）伴有左心心力衰竭的患者可能无法耐受进一步的心肌抑制。

（5）阴道分娩和剖宫产的麻醉：连续腰段硬膜外麻醉可降低后负荷，是生产和分娩期间镇痛管理的极佳选择。腰段硬膜外麻醉同样也可用于剖宫产患者，因为它可预防疼痛刺激所引起的 SVR 升高。也可采用蛛网膜下隙阻滞，单独使用麻醉性镇痛药或联合局部麻醉药。但是，应警惕严重的 SVR 下降，因其可导致分流方向逆转。因此，如果患者合并较大的 PDA，选择蛛网膜下隙阻滞应格外小心。合并 PDA 的剖宫产患者使用全身麻醉是安全的。可能需要额外使用血管扩张药物，以防止 SVR 升高。

［监护关注点］

监测患者末端脉搏氧饱和度是有用的。患者右手血流主要是导管前的，而足部血流是导管后的。

右手的氧饱和度是恒定的，而足部的氧饱和度却随着通过 PDA 的右向左分流量的大小，发生相反的变化。

（二）右向左分流型

1. 法洛四联症（tetralogy of Fallot，TOF）

它是最常见的发绀型先天性心脏病，占所有先天性心脏病的 5%～10%，在存活新生儿中的发病率为 3/100 000～4.7/100 000（表 30-5）。TOF 以右心室流出道梗阻、室间隔缺损、右心室肥厚和主动脉骑跨（主动脉瓣骑跨于室缺上方，同时连接双侧心室）为特点。主动脉与右心室连接的程度称为"骑跨率"。过去 50 年药物及手术技术的发展，使出生即有 TOF 的女性患者能够长期生存，保证她们的正常生活，包括怀孕生子。许多中心的 TOF 矫治术后 30 年长期生存率可达 86%。

表 30-5　法洛四联症

血流动力学目标
避免血容量和回心血量减少
避免 SVR 降低
避免 PVR 升高
避免心肌抑制

SVR. 全身血管阻力；PVR. 肺血管阻力

未经矫治的 TOF 患者通常不建议妊娠，因为妊娠可使母婴预后恶化。并发症发生率和死亡率增加的危险因素包括晕厥、红细胞增多症、低动脉氧饱和度（低于 0.80）和右心室高压。如上面提到的，多数育龄女性都已接受过外科矫治或姑息手术。接受 TOF 矫治术后的女性，与一般孕妇相比其妊娠期死亡风险不会增加；但母亲和新生儿的并发症发生风险会增加。接受 TOF 矫治术后的女性，发生室性或室上性心律失常（最高至 7%）以及心力衰竭（2.4%）的风险较高。心血管系统并发症的危险因素包括严重的肺动脉瓣反流、肺高压和右心室扩大。此外，未矫治的和矫治后的 TOF 孕妇产下体格偏小婴儿的风险也会增高（分别可高达 30% 和 35%）。矫治术后的 TOF 孕妇其胎儿死亡率并不增加。

［临床表现］

症状与体征：TOF 所引起的右向左分流导致发绀、杵状指和肺高压。TOF 患者常有第二心音亢进，并伴有胸骨左缘第 2、3 肋间收缩期喷射样杂音。梗阻严重的患者，通过肺动脉流出道的血流很少，杂音也较轻。典型的心电图表现为电轴右偏和右心室肥大。胸部 X 线则显示心影扩大，典型的呈"靴形心"。超声心动图可用于辨别 TOF 的不同解剖变异，评估右心室流出道梗阻程度，并发现其他并存病变。

［病理生理］

右心室流出道梗阻可增加右心室压力，增加通过室间隔缺损的右向左分流。分流量的大小取决于以下因素：室间隔缺损的大小、右心室流出道梗阻程度和右心室克服梗阻的能力。右心室流出道梗阻常分为两个部分：较固定的肺动脉瓣狭窄部分和动态变化的右心室漏斗部肥厚部分。右心室漏斗部肥厚所引起的梗阻，常会因低血容量、血儿茶酚胺升高或其他高动力血流状态（见非对称型室间隔肥厚部分）而加重。如果不存在动态变化的这部分，那么维持右心室收缩力对于肺血流量及外周组织氧合至关重要。不考虑右心室流出道梗阻的类型，SVR 降低可加重右向左分流并产生发绀。

［妊娠相关改变］

合并 TOF 孕产妇可因生产和分娩所引起的生理学改变导致病情加重。生产和分娩所致的应激和疼痛可使 PVR 增加，从而加重右向左分流。而妊娠期出现的 SVR 下降也可加重右向左分流。分娩时心肌收缩力是最强的，可导致右心室漏斗部的动态梗阻显著恶化。

［麻醉注意事项］

TOF 外科矫治术的成功，多数妊娠 TOF 患者已经接受过手术矫治。当未行手术治疗的 TOF 患者面临生产或分娩这种少见情况出现时，则需使用有创监测手段（有创动脉和中心静脉压力监测）。此外，经胸或经食管超声心动图可帮助判断心脏功能。TOF 矫治术后的患者残留不同程度的右心功能不全和肺高压（见肺高压章节）。为了帮助了解矫治术式和残余心脏功能，需认真回顾患者病史和医疗记录，并咨询其主管医师。应该注意以下麻醉关注点。

（1）患者通常无法耐受 SVR、血容量或静脉回心血量的下降：SVR 降低可加重右向左分流，血容量或静脉回心血量的减少则会影响右心室对肺的灌注。当右心室劳损时，较高的中心血容量对于维持右心排血量是基本的。

（2）患者对心肌抑制的耐受性较差：如果患者存在右心室劳损，那么正性肌力药物（肾上腺素或多巴胺）支持是必须的，可抵消小剂量心肌抑制剂的作用。

（3）阴道分娩和剖宫产的麻醉

①阴道分娩：腰段硬膜外或蛛网膜下隙阻滞可使 SVR 下降，从而加重右向左分流，因此使用时应十分谨慎。单纯将麻醉性镇痛药（哌替啶除外）注入硬膜外或蛛网膜下隙，可减弱局麻药物引起的交感神经阻滞效应，但不一定有效。为了减轻 SVR 和静脉回心血量的降低程度，建议给予患者容量治疗和持续子宫左倾体位。应谨慎使用麻黄碱，因其可引起 PVR 显著增高。当 SVR 过低时，可试用血管加压素。妊娠伴 TOF 患者生产和阴道分娩时最好能全身性用药，行宫颈旁或阴部神经阻滞。

②剖宫产：如上所述，TOF 孕妇在剖宫产时使用持续硬膜外或蛛网膜下隙阻滞可加重右向左分流。但是，接受过 TOF 矫治术且功能状态良好的患者，缓慢地、小心地滴定给予硬膜外或腰麻药物，也是合理有效的。有创监测，如动脉和中心静脉置管有助于严密监测患者容量状态和 SVR。对于残余心功能不佳或未矫治的 TOF 患者，联合使用麻醉性镇痛药和低浓度吸入麻醉药行全身麻醉，可保证最稳定的血流动力学。有创监测和经食管超声心动图在评估患者心脏功能、容量状态和 SVR 方面，是有效的辅助手段。已经存在肺高压的患者需要提高 SVR 时，血管加压素是有帮助的。放置了人工肺动脉瓣和肺动脉流出道移植物的患者，不应该使用肺动脉导管。

［并发症］

未经矫治但不伴有右心室漏斗部梗阻的 TOF 患者，如果出现外周性发绀加重，通常提示 SVR 下降或右心室功能降低。治疗手段包括最大氧浓度吸入和降低麻醉深度。

在有右心室漏斗部严重梗阻病史的患者中，外周性发绀的加重常常因心动过速、心肌收缩力增强和（或）右心室容量降低导致。治疗措施包括增加吸入麻醉深度、增加回心血量和中心血容量，并使用 β 受体阻滞药降低心肌收缩力和心率（滴定使用艾司洛尔，静脉注射或输注均可）。

2. 艾森门格综合征

包括肺高压、伴随外周性发绀的右向左或双向分流（表 30-6，彩图 74）。分流可能在心房水平、心室水平或主 - 肺动脉水平。左向右分流方向的逆转通常发生于 PDA，VSD，ASD 的晚期阶段。据报道先心病患者中近 3% 有艾森门格综合征，这些患者大多数预后较差，一般存活不超过 40 岁。不幸的是，由于肺血管阻力已经固定，手术治疗并不能使肺动脉高压得以逆转。

表 30-6　艾森门格综合征

血流动力学目标
避免回心血量降低
避免 SVR 降低
避免 PVR 升高（高碳酸血症，低氧血症，酸中毒）
避免心肌抑制

SVR. 全身血管阻力；PVR. 肺血管阻力

合并艾森门格综合征母亲的预后较差，心力衰竭和死亡等严重心血管事件的发生率高达 33.3%。而其新生儿预后同样不佳，约有 2/3 可出现早产，且伴有胎儿期和围生期的死亡率升高（死亡率分别为 9.5% 和 18.2%）。

［临床表现］

（1）症状与体征：艾森门格综合征的临床表现取决于肺高压和右向左分流的严重程度，而其基础病变则直接决定了心脏杂音的性质（如 ASD 的收缩期喷射样杂音或 VSD 的全收缩期杂音）。

（2）辅助检查：心电图常提示右心室肥厚伴电轴右偏。典型的胸部 X 线提示肺动脉纹理增加、右心室突出。经食管超声心动图一般存在右心容量及负荷过重表现，通常都会有右心房、右心室增大，也可出现右心室或左心室收缩力减弱表现；还可诊断患者基础病变（ASD，VSD 等）。

［病理生理］

右向左分流量取决于 3 个因素：①肺高压严重程度和右向左分流通道的大小；② PVR 和 SVR 的平衡关系，PVR 增高或 SVR 降低都可使右向左分流加剧，导致周围性发绀；③右心室收缩力状态（不断加重的右心衰竭可致肺血流量降低，右向左分流加重）。

［妊娠相关变化］

艾森门格综合征患者 PVR 是固定的，不会因妊娠改变。然而，与妊娠期的常见变化一致，SVR 是降低的，可明显加重右向左分流量。其他与妊娠相关的心血管系统改变包括心率、每搏量及血容量的增加，都可增加右心室氧耗，在血氧饱和度下降的情况下，可导致右心功能障碍。

［麻醉注意事项］

所有艾森门格综合征患者均应视为高风险人群，其管理应采取多学科综合管理模式。动脉和中心静脉等有创监测手段应予使用。主要麻醉关注点如下。

（1）患者无法很好耐受 SVR 和静脉回流量的减少：见 TOF 部分。

（2）患者无法很好耐受 PVR 升高：即使轻微的高碳酸血症、酸中毒或低氧血症也应避免，一旦发生应积极处理（见原发性肺高压部分）。

（3）阴道分娩和剖宫产的麻醉：艾森门格综合征产妇的麻醉管理与 TOF 患者相似。区域麻醉可用于艾森门格综合征孕产妇，但应谨慎使用。应控制局麻药（硬膜外或蛛网膜下隙阻滞）引起的交感神经阻滞效应（如缓慢滴定硬膜外阻滞平面，使用血管加压素或其他缩血管药物）。降低 PVR 的辅助治疗措施已经成功用于艾森门格综合征产妇。吸入一氧化氮和静脉给予依前列醇已被用于艾森门格综合征产妇的辅助治疗，但其在产妇中的有效性和使用经验还很有限。

（三）其他先天性心脏病

主动脉缩窄：发病率占存活新生儿的 4/10 000～4.4/10 000，大约占所有成年人先天性心脏病患者的

8%（表 30-7）。大多数病例都在儿童早期阶段接受了外科矫治术，从而降低了孕产妇人群中的发病率。接受过矫治手术的单纯主动脉缩窄产妇，其并发症发病率及死亡率风险不会增高。既往报道提示未经矫治的主动脉缩窄产妇，母体死亡率高达 9%；然而近期发表的数据表明，这些患者可安全度过生产和分娩期，且不增加母体死亡率。

表 30-7　主动脉缩窄

血流动力学目标
避免心动过缓
避免 SVR 降低
避免高血压
维持左室充盈度

SVR. 全身血管阻力

［临床表现］

（1）症状与体征：体格检查常出现上下肢血压相差明显，或左右上肢相差明显。其他体征包括第二心音主动脉瓣成分亢进，中等音高的收缩期吹风样杂音（在两肩胛骨间听诊最明显），心室抬举样搏动和心尖搏动侧向移位。妊娠期间，主动脉缩窄可表现为无法解释的血压升高。

（2）辅助检查：疾病晚期，心电图可出现左心室肥厚征象。胸部 X 线可表现为左心室扩大和典型的主动脉结区 "3" 字征。经食管超声心动图可用于评估主动脉形态，以及是否并存其他心脏疾病（彩图 75）。复杂病例建议采用心导管检查，有利于判断疾病严重程度。

［病理生理］

主动脉缩窄与主动脉瓣狭窄相似，表现为左心室射血时的固定梗阻。患者每搏量受限，心排血量的增加主要通过心率增快实现。由于左心室后负荷增加，导致左心室做功增加和向心性肥厚。轻度缩窄患者对疾病耐受良好，病程中较晚出现左心室扩大和左心衰竭。而重度主动脉缩窄，其心室改变出现较早，并伴有缩窄部位动脉管壁病理性改变，常是动脉夹层和破裂的部位。

［妊娠相关变化］

妊娠可同时加重左心室劳损和血管壁损伤。由于每搏量受限，妊娠所致的血管内容量及代谢率增加，主要依靠心率增快来代偿。生产和分娩期间，心率代

偿可能不足，则可发生左心衰竭。妊娠同样可引起主动脉中膜和内膜改变，并导致灾难性并发症。妊娠合并主动脉缩窄的患者因孕期这些生理改变及血管变化，可能发生动脉夹层、假性动脉瘤形成和主动脉破裂。根据主动脉缩窄的严重程度，在缩窄部位远端已经存在低血压的患者，对妊娠所致的血管扩张耐受性较差，可导致子宫供血减少。最终，主动脉缩窄近端血流量增加，此时应严密观察孕产妇是否有颅内高压征象，特别是同时伴有子痫前期的患者。

［麻醉注意事项］

已行矫治术或无症状的患者，如没有心脏扩大或心功能不全的证据，一般不需要特殊处理，可安全度过生产和分娩期。患者如合并其他心脏疾病或有疾病症状，应根据疾病严重程度选择额外的监测手段［桡动脉和（或）股动脉测压，肺动脉导管，经食管超声心动图］。此类患者麻醉关注点总结如下。

（1）患者不能很好耐受 SVR 下降：由于每搏量相对固定，因此，患者对 SVR 降低的代偿能力有限。此外，缩窄近端血供可能足够，远端血供却可能严重受限，任何进一步降低的因素，都可导致子宫或胎盘血流量过低。缩血管药物可用于抵消麻醉药物引起的 SVR 下降。使用仪器来监测患者的觉醒状态十分重要，如脑电双频谱指数（bispectral index monitor，BIS）。

（2）患者不能很好耐受心率减慢：当每搏量固定时，心排血量依赖于心率。患者难以耐受因迷走神经刺激、药物或麻醉药所致的心率减慢，应该避免其发生。出现心率减慢时，应停止相关刺激和（或）使用麻黄碱、格隆溴铵等药物进行处理。

（3）患者不能很好耐受左心室充盈降低：由于每搏量因主动脉缩窄而相对固定，足够的左心舒张末容积对于维持每搏量是至关重要的。应避免低血容量或其他引起前负荷下降的因素。应维持窦性心律，心房纤颤尤其有害，因它导致心室充盈的重要组成部分——心房收缩的缺失，可严重影响心排血量。

（4）阴道分娩和剖宫产的麻醉：主动脉缩窄患者的麻醉管理与主动脉瓣狭窄患者相似。通过使用静脉镇痛药物或局部神经阻滞，阴道分娩可成功实现。仅使用麻醉性镇痛药的蛛网膜下隙阻滞同样可以应用。小剂量局部麻醉药复合麻醉性镇痛药的腰段硬膜外麻醉也可以使用，但是应缓慢滴定药量，严密监测母体血压和胎儿心率。当 SVR 降低时，应给予容量治疗和缩血管药物。

患者行剖宫产时，应以上述麻醉关注点为目标，使用平衡全身麻醉技术（氧化亚氮 / 吸入麻醉药 / 阿片类药物 / 肌松药）。椎管内麻醉已用于主动脉缩窄患者的剖宫产术中，但是对于中 - 重度主动脉缩窄患者，我们建议使用全身麻醉。根据患者疾病严重程度选择适当的有创监测技术。缩窄近端和远端血压监测对严重的主动脉缩窄患者可能有益。如果患者出现主动脉夹层，则麻醉关注点应参见主动脉夹层章节。

（四）先天性主动脉瓣狭窄

病变部位可能在主动脉瓣、瓣膜下或瓣膜上水平。瓣膜上狭窄已在母亲风疹综合征中叙述，其狭窄正好位于冠状动脉开口远端。瓣膜下狭窄本质上可能是纤维性的（主动脉瓣下隔膜）或肌性的［肥厚型梗阻性心肌病（hypertrophic obstructive cardiomyopathy，HOCM）］。最常见的先天性主动脉瓣狭窄原因是主动脉瓣二瓣畸形，其在普通人群的发病率为 1%～2%。主动脉瓣二瓣畸形的患者通常较晚才会出现症状。

［对妊娠的影响］

既往关于妊娠和主动脉瓣狭窄的文献很有限。但近期的一些研究有助于了解主动脉瓣狭窄对母亲及其新生儿预后的影响。虽然没有报道显示轻至中度主动脉瓣狭窄会增加患者死亡率，但是母亲心律失常、肺水肿和心力衰竭加重的比例会升高（最高分别为 7.3%，10% 和 7.3%）。此外，主动脉瓣狭窄孕妇中，有 1/7 会产下发育低于胎龄新生儿。

［麻醉注意事项］

先天性主动脉瓣狭窄孕产妇的麻醉管理与其他后天性主动脉瓣狭窄患者相似，将在本章的下一部分阐述（表 30-8）。

表 30-8　主动脉瓣狭窄

血流动力学目标
避免心动过缓
避免心肌抑制
避免 SVR 下降
维持静脉回流量和左心充盈度

SVR. 全身血管阻力

（五）肺动脉狭窄

先天性肺动脉狭窄在存活新生儿中的发病率为

7.3/10 000，并占成年人先天性心脏病的 10%～12%（表 30-9）。其狭窄部位通常位于瓣膜处（占 90% 病例）。多数单纯肺动脉狭窄的患者，在年龄较大前不会出现症状。但是瓣膜下病变的病理生理有所不同，所以症状会逐渐进展。

表 30-9　先天性肺动脉狭窄

血流动力学目标
避免心动过缓
避免 SVR 下降
保持血管内容量
避免心肌抑制

SVR. 全身血管阻力

[对妊娠的影响]

关于肺动脉狭窄对妊娠影响的文献十分有限。一项关于 81 名孕妇的大型研究发现，母体死亡率风险并无增高，但患者血栓栓塞事件（3.7%）、妊娠期高血压（14.8%）、早产（16%）的发生率和婴儿死亡率均增高（4.8%）。

[临床表现]

（1）症状与体征：严重的右心心力衰竭可减少左心室排血量，患者可有疲劳和晕厥症状。听诊第一心音正常、第二心音重度分裂，还可闻及收缩期喷射样杂音。随着肺动脉狭窄程度加重，杂音持续时间延长，并在收缩晚期加重。

（2）辅助检查：心电图常提示电轴右偏和右心室肥厚。严重的肺动脉狭窄，V_1 导联 R 波突出，其高度通常超过 20mm，与右心室收缩压至少达到 10.7kPa（80mmHg）有关。同时，还可出现右心室劳损导致的右侧心前区导联 T 波倒置。胸部 X 线可表现为主肺动脉增宽和外周肺血管影减少。

[病理生理]

随着右心室流出道狭窄的加重，可出现右心压力负荷增加和心室向心性肥厚。当病程晚期，右心室收缩压超过 10.7kPa（80mmHg）时，可出现右心室功能失代偿。当右心排血量降低时，左心前负荷及心排血量也会随之下降。SVR 增加可在一定程度上代偿左心排血量的下降。但是，当右心室衰竭继续进展，心排血量的进一步下降难以被代偿时，低心排的相应症状将出现，如活动后疲劳和晕厥，后期在休息时也有症状。

[妊娠相关改变]

许多单纯的肺动脉狭窄患者直到生育年龄后才出现症状。然而，疾病进展期患者对妊娠和分娩带来的压力非常敏感。妊娠伴随的血管内容量增高和心率增快，可导致患者右心室衰竭。而妊娠所致的 SVR 下降可抵消低心排的代偿性机制。

[麻醉注意事项]

无临床症状或无右心室劳损的患者可行常规麻醉方案。疾病进展期的或伴有心脏功能受损的患者，应根据病情严重程度选用有创监测手段，如有创动脉压和中心静脉压。应注意下述麻醉关注点。

（1）患者无法良好耐受右心室充盈压的显著增高或降低：必须维持右心室充盈压在适当水平以保证足够的每搏量。过量的前负荷可导致右心室过度膨胀，引起右心衰竭。而右心室容量过低时可出现收缩力下降，并降低左心室前负荷。

（2）患者无法良好耐受心率减慢：因为存在右心室流出道狭窄，每搏量相对较为固定。因此，心排血量的维持主要依赖于足够的心率。出现心率减慢时，应立即给予正性变时药物处理。麻醉药物选择及深度维持，应使心率下降程度最小。

（3）患者无法耐受 SVR 显著下降：严重肺动脉狭窄患者，心排血量是有限的，体循环血压主要依靠代偿性 SVR 增加来维持。使用血管升压药如麻黄碱来维持 SVR 是必须的。

（4）患者无法良好耐受负性肌力药的作用：患者对任何降低右心室收缩功能的药物，均不能很好耐受，并可导致心室心力衰竭。因此，推荐使用有正性肌力效应的药物或技术。

（5）阴道分娩和剖宫产的麻醉如下

①阴道分娩：病情轻微的患者可使用常规麻醉管理，而病情较重的患者，应该采用能够最优化上述麻醉注意事项的麻醉方式。阴道分娩时，可以全身用药或采用神经阻滞（会阴部、宫颈旁）。仅使用阿片类药物（哌替啶除外）的蛛网膜下隙阻滞也可满足上述许多麻醉管理标准。使用局部麻醉药复合麻醉性镇痛药的硬膜外阻滞或蛛网膜下隙阻滞是可以的，但应注意维持上述生理指标。在交感神经阻滞效应出现前，应给予容量治疗以维持前负荷，且需准备好缩血管药物以维持 SVR。

②剖宫产：在使用有创动脉压监测（也应考虑中

心静脉穿刺）的条件下，小心滴定使用硬膜外麻醉是安全的。应根据心率、前负荷和体循环血压谨慎调节麻醉平面。复合使用氧化亚氮、麻醉性镇痛药、肌松药为主的全身麻醉，有助于维持适当的心率、前负荷和心肌收缩力。如果出现右心衰竭，则应减少麻醉药用量，并给予正性肌力药。

（六）非对称性室间隔肥厚

也称为特发性肥厚性主动脉瓣下狭窄。这种疾病一般会在三四十岁时表现出来（表 30-10 和彩图76），其特征为显著的心室肥厚，主要累及室间隔和流出道。心室收缩时，流出道受压，导致心室射血受阻。

表 30-10　非对称性室间隔肥厚

血流动力学目标
避免或纠正心律失常
避免 SVR 降低
维持血容量和静脉回心血量
避免心肌收缩力增强
使用去氧肾上腺素、静脉输液和普萘洛尔治疗心室功能障碍或低血压

SVR. 全身血管阻力

[临床表现]

患者可有劳力性呼吸困难、心绞痛和晕厥症状，疾病晚期可出现左心衰竭。体格检查可发现双心尖搏动及心尖区收缩期杂音。

辅助检查：胸部 X 线表现为心影扩大，心电图提示左心室肥厚、下壁或左侧心前区导联出现 Wolff-Parkinson-White 综合征或异常 Q 波。超声心动图则显示，与左心室基底部游离壁相比，室间隔不均匀肥厚。

[病理生理]

左心室非对称性室间隔肥厚（asymmetric septal hypertrophy，ASH）患者，整个左心室显著性肥厚，主动脉瓣下几厘米处的室间隔心肌膨出。左心室容积相对较小。每次心脏收缩时，流出道周围心肌收缩导致左心室射血受阻。若左心室肥厚进行性加重，最终可导致心力衰竭。

[麻醉注意事项]

（1）患者不能良好耐受前负荷下降：推荐维持患者轻度高血容量状态，因为心室容量增高可减轻流出道梗阻程度。

（2）患者不能良好耐受心动过速和心律失常：这种情况出现时，心室充盈时间缩短，应立即使用 β 受体阻滞药降低心率或行直接电复律。

（3）患者不能良好耐受心肌收缩力增强和 SVR 降低，因为这可明显加重流出道梗阻。

ASH 患者的心力衰竭治疗不同于其他心力衰竭，需增加心脏前后负荷、减慢心率、降低心肌收缩力。

[分娩和娩出管理]

除了 SVR 降低和子宫压迫下腔静脉减少静脉回流的风险，ASH 患者一般能较好耐受妊娠和分娩。但患者却在分娩屏气（Valsalva 操作）时面临挑战，因其可加重左心室流出道梗阻。虽然这类患者应优先考虑全身麻醉，但有硬膜外麻醉联合中心静脉压监测成功用于此类患者的报道。使用缩宫素应非常谨慎，因其可扩张血管，并引起代偿性心动过速。伴肥厚性心肌病的孕产妇可在产后发生肺水肿，说明此类患者液体管理应审慎。

四、获得性心脏疾病

风湿性心脏病：风湿热是感染 A 组 β 型溶血性链球菌后，发生的累及心脏、关节及皮下组织的弥漫性炎症性疾病。急性风湿热常有溶血性链球菌感染病史，随后出现的临床表现包括反复发作的迁移性关节炎，伴或不伴心脏炎症，而心脏炎症可造成瓣膜和心肌的慢性不可逆性损害。虽然预防性使用抗生素一般可预防风湿热后遗症，但风湿性心脏病仍是美国和其他许多国家的常见死亡原因。

妊娠期间，左心或右心衰竭、房性心律失常、体循环或肺循环栓塞和感染性心内膜炎使风湿性心脏病病情变复杂。在孕产妇中风湿性心脏病最常见的后遗症是二尖瓣狭窄、反流或脱垂和（或）主动脉瓣狭窄或脱垂。

（一）二尖瓣狭窄

在世界范围内，风湿性二尖瓣狭窄是妊娠妇女最常见的风心病（彩图 77、彩图 78 和表 30-11），也是妊娠期最经常需要干预治疗的病变。

[临床表现]

（1）症状和体征：患者最初症状为疲劳和呼吸困难，可逐渐发展为夜间阵发性呼吸困难、端坐呼吸和静息状态下呼吸困难。支气管肺血管破裂时，可出现咯血症状。严重二尖瓣狭窄患者合并心房纤颤、肺栓塞、感染或妊娠时，可迅速出现失代偿表现。

体格检查可出现心脏收缩前期和舒张中期杂音。除了杂音外，还可在胸骨左缘心底部闻及开瓣音。约有 1/3 的二尖瓣狭窄患者可出现心房纤颤。

表 30-11　二尖瓣狭窄

血流动力学目标
防止快速心室率
中心血容量增加最小化
避免 SVR 剧烈降低
防止肺动脉压力增高

SVR. 全身血管阻力

（2）辅助检查：在病程早期，放射性检查结果可能正常，随病情进展可出现左心房和右心室增大。严重的二尖瓣狭窄，胸部 X 线可出现肺水肿征象。典型心电图为 V_1 导联 P 波增宽，提示左心房扩大；电轴右偏则提示右心房增大。心导管检查提示，当二尖瓣瓣口面积 < 2cm² 时，肺毛细血管楔压可升高至 3.3～4kPa［25～30mmHg（正常为 0～12mmHg）］。同时患者的 PVR 相应升高。

（3）二尖瓣狭窄的超声心动图表现：正常情况下，二尖瓣瓣口面积为 4～6cm²。当瓣口面积 < 2cm² 时，跨瓣压力差就会增加。连续超声多普勒可用于测量二尖瓣血流通过速度（高速血流在脉冲多普勒中表现为血流信号"混杂"现象）。血流速度测量完成后，可使用改良的 Bernoulli 方程计算出跨瓣压差。平均压差更加精确且与临床相关。平均压差在 0.67～1.33kPa（5～10mmHg）提示二尖瓣中度狭窄，平均压差 > 1.33kPa（10mmHg）则表示二尖瓣重度狭窄。

还有另外两种方法可以帮助评估二尖瓣狭窄程度。

①测量二尖瓣压力半降时间［即二尖瓣跨瓣压差降至最高值的 50% 所需的时间（译者注：测得二尖瓣压力半降时间，超声仪可根据程序自动估算二尖瓣瓣口面积）］：二尖瓣面积为 1～1.5cm²，提示二尖瓣中度狭窄；面积 < 1cm²，提示二尖瓣重度狭窄。

②二尖瓣瓣口面积也可直接通过面积测量法测得：二尖瓣开放时，超声显示瓣口打开，可使用面积描迹法测量二尖瓣瓣口面积。严重的二尖瓣钙化会影响面积描迹法的准确性，而且患者如伴有严重的瓣下狭窄，血流动力学影响可能会被低估。

［病理生理］

二尖瓣开口面积减小可影响左心室充盈，并造成左心房扩大和左心房容量及压力升高。这些改变引起肺循环压力增高、肺毛细血管楔压增高和肺水肿。代偿性的右心室肥厚可最终导致右心衰竭。而心动过速、心房纤颤和前负荷增加，都会使上述情况恶化（彩图 79 和图 30-2）。

压力差

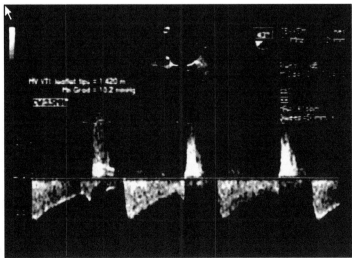

图 30-2　狭窄二尖瓣的跨瓣压力差

正常值：轻度狭窄 < 0.8kPa（6mmHg）
中度狭窄 0.8～1.6kPa（6～12mmHg）
重度狭窄 > 1.6kPa（12mmHg）

平均跨瓣压力差 1.36kPa（10.2mmHg）

[妊娠相关改变]

患者预后取决于瓣膜狭窄程度、心率和心律、心房顺应性、循环血容量和肺血管反应。心室舒张期，狭窄的二尖瓣瓣口只允许相对固定的血流量通过。因此，妊娠期心排血量和血容量的增加，当合并二尖瓣狭窄时，可使左心房压显著增高。此外，心排血量增加使二尖瓣跨瓣压升高，可加重充血性心力衰竭的症状，最终引起肺水肿和呼吸衰竭。

妊娠期间，即使解剖学上的中度狭窄，在功能上也可表现为重度狭窄。妊娠合并二尖瓣狭窄患者，肺淤血（25%）、心房纤颤（7%）和阵发性房性心动过速（3%）的发生率增加。左心室功能不全在单纯二尖瓣狭窄患者中十分少见，其出现可能提示并存有二尖瓣或主动脉瓣关闭不全。

妊娠和分娩期间，心率的增快、心排血量及需要量的增加和心室充盈量的减少，使心房压力反馈至肺循环，患者有发生肺水肿的风险。胎儿娩出即刻，由于心动过速和自体输血效应引起前负荷增加，是最易发生心功能失代偿及肺水肿的时段。

[麻醉注意事项]

二尖瓣瓣口面积 < $1.5cm^2$ 的患者应给予药物治疗，而合并重度狭窄的孕产妇，可能需要行经皮二尖瓣球囊扩张术。这种技术由熟练医生操作时，出现并发症的概率较低。而实施闭式或开放式二尖瓣瓣口交界分离术，母体风险较低，且胎儿存活率高于90%。

患者瓣口面积 > $1.2cm^2$，药物治疗无效且无瓣膜钙化时，常考虑施行闭式或开放式二尖瓣交界分离术、球囊瓣膜成形术或瓣膜置换术。妊娠期如需进行干预治疗，建议采用经皮球囊二尖瓣成形术。

Kasab 等指出，妊娠合并有症状的二尖瓣狭窄患者，使用 β 受体阻滞药治疗是安全的，并可显著降低肺水肿发生率。同时，那些症状严重而在妊娠前接受瓣膜成形术的患者，其并发症少于接受药物治疗者。

（1）麻醉注意事项及监测见表（表30-11）。

①不论窦性心动过速或心房颤动伴快速心室率，患者都无法良好耐受。

出现窦性心动过速时，应立即纠正诱发因素（疼痛、焦虑、浅全身麻醉、低血容量、高碳酸血症及酸中毒），或静脉给予 β 受体阻滞药治疗。

②患者无法耐受中心血容量显著增多。

过量输液、Trendelenburg 体位（头低足高位）或子宫收缩引起的自体输血都可导致右心衰竭、肺高压、肺水肿或心房纤颤。监测中心静脉压和肺毛细血管楔压的变化趋势，有助于容量过负荷的管理。

③患者不能耐受 SVR 显著降低。

重度二尖瓣狭窄患者，SVR 下降由心率增快来代偿（因每搏量相对固定），这种心动过速可能引起心脏功能失代偿。出现这种情况时可使用去氧肾上腺素。

④多种因素可加重肺高压和右心衰竭。

任何程度的高碳酸血症、低氧血症、酸中毒、肺过度膨胀和肺水增多都可增加 PVR。使用前列腺素类药物治疗宫缩乏力时应特别注意，因其也会影响肺血管床。如果患者出现血流动力学及肺功能失代偿，应使用正性肌力药、肺血管舒张药和机械通气支持治疗。

（2）阴道分娩和剖宫产的麻醉：对于二尖瓣狭窄患者，目前尚没有关于分娩镇痛或剖宫产中最佳麻醉方式的循证学指南。

①阴道分娩：腰段硬膜外镇痛已被成功用于生产和阴道分娩。它可以预防患者疼痛和心动过速，会阴区镇痛则避免用力的冲动，因此，预防产妇用力过度、疲劳和 Valsalva 动作的不利影响。胎儿下降本质上由子宫收缩完成，而负压抽吸及产钳术加速胎儿娩出。谨慎的液体治疗和子宫左倾体位可预防低血压。去氧肾上腺素是处理低血压时可选择的缩血管药物。硬膜外镇痛的另一益处是，其交感神经阻滞效应可增加静脉系统容积。这有助于容纳子宫收缩期和胎儿娩出后自体输血所增加的容量，减轻前负荷，预防肺水肿发生。

行腰硬联合分娩镇痛时，以亲脂性麻醉镇痛药（芬太尼）复合低剂量局部麻醉药（0.125% 布比卡因）鞘内注射，可成功用于此类患者。

②剖宫产（区域麻醉）：因为硬膜外麻醉使血流动力学更加可控，所以控制好的腰段硬膜外麻醉优于蛛网膜下隙麻醉。Gomar 等的一篇关于妊娠合并心脏疾病患者椎管内麻醉的综述指出，不推荐对二尖瓣明显狭窄患者使用单次给药的蛛网膜下隙麻醉。麻醉平面应该缓慢调节。局麻药溶液中不应加入肾上腺素，因其具有潜在的致心动过速和外周血管扩张效应。再次强调，应预防低血压，通过给予适量的液体、使用去氧肾上腺素静脉注射或输注来处理低血压。中心静脉压监测有助于指导麻醉管理。

③剖宫产（全身麻醉）：NYHA 心功能分级三

至四级患者，在全身麻醉下更好管理。全麻时应避免使用引起心动过速和 SVR 降低的药物。滴定法使用大剂量阿片类药物诱导，辅以 β 受体阻滞药的平衡麻醉已成功用于此类患者。全身麻醉也为持续经食管超声监测提供便利。必须避免喉镜置入和气管插管时的血流动力学反应。须维持足够的麻醉深度，避免心动过速和高血压。许多病例报道均显示，在全身麻醉下母体与胎儿预后良好。可以使用瑞芬太尼这一短效合成阿片类药物，因其半衰期极短，可维持术中血流动力学稳定及快速恢复。同时它也可避免长时间的新生儿抑制。胎儿娩出前使用其他的阿片类药物可导致新生儿呼吸抑制，应告知新生儿医疗团队。

中到重度二尖瓣狭窄患者，使用肺动脉导管有助于麻醉管理。提倡限制性输液、使用利尿药和 β 受体阻滞药，并给予患者吸氧。胎儿娩出后，使用缩宫素要非常小心，避免快速推注造成体循环低血压和肺高压；可使用去氧肾上腺素恢复血流动力学稳定，但低血压持续存在时，可使用去甲肾上腺素，它在不过度增加心率的同时，还有正性肌力作用。

如果出现心房纤颤，应立即处理。对于新近发生的心房颤动（心房颤动发生 < 24h）应给予 β 受体阻滞药、地高辛和心脏复律治疗。抗凝药物也应尽快使用，以防发生血栓栓塞。

（二）二尖瓣反流

二尖瓣关闭不全是妊娠期第二常见的瓣膜疾病（表 30-12 和彩图 80）。虽然左心室容量负荷慢慢增加，但患者可保持 30～40 年无临床症状。但是随之会发生充血性心力衰竭，而且一旦出现症状，患者病情呈快速恶化趋势，5 年死亡率可达 50%。

在病程 40 年或 50 年时，患者还可出现心房纤颤、体循环血栓和细菌性心内膜炎等并发症。

表 30-12　二尖瓣反流

血流动力学目标
维持正常或轻微偏快心率
避免心肌抑制
避免 SVR 显著增高
预防肺动脉压力增高
患者对较高的中心血容量耐受良好

SVR. 全身血管阻力

[临床症状]

（1）症状和体征：晚期二尖瓣反流的主要症状是左心衰竭的表现。其体征主要为心尖区全收缩期杂音，可放射至左侧腋窝或肩胛下区。大约 1/3 的患者出现心房纤颤。晚期并发症包括肺充血、肺高压和右心室扩大。

（2）辅助检查：轻症患者心电图可能正常，但重症患者可出现左心室或右心室肥厚。同样，胸部 X 线可表现为左心室增大。怀疑存在二尖瓣反流患者，应使用二维或多普勒超声心动图确定是否存在病变，及病变严重程度。在严重二尖瓣反流患者，也可观察到左心房扩大及右心室功能不全。左心室功能和肺动脉压力可用术中经食管超声心动图评估。二维超声心动图常可发现二尖瓣反流的病因［例如存在黏液瘤二尖瓣疾病和瓣叶脱垂，或潜在的扩张性心肌病（彩图 81）］。用超声心动图评估二尖瓣反流严重性，需要综合测量一系列参数，包括彩色多普勒测量反流束大小，连续多普勒（continuous-wave，CW）测量反流密度，脉冲多普勒（pulse-wave，PW）测量肺静脉血流和二尖瓣前向血流。

超声多普勒的一些新型应用可用于定量测量二尖瓣反流，包括反流量和反流口面积——即收缩期瓣膜反流时的通道面积。伴有明显二尖瓣反流却无症状者，每 6～12 个月行超声心动图检查，测量左室大小和收缩功能，对于选择最佳手术时机是很重要的。

[病理生理]

二尖瓣关闭不全使血液从左心室通过关闭不全的二尖瓣反流入左心房，慢性二尖瓣关闭不全时，左心房扩大以适应增加的血容量。当左心房压力升高时，肺静脉压和肺毛细血管楔压也将升高，导致肺淤血和肺水肿。随着左心功能障碍的发展，将出现肺高压和右心室功能受损。左心房压直到病程晚期才会升高，因此，左心房可保护肺静脉、毛细血管及动脉血管床免于压力过负荷。左心室扩张也可以发生。降低血管阻力，因此左心室后负荷下降，对减少反流量、增加前向心排血量起重要作用。

[妊娠相关改变]

孕产妇通常对二尖瓣反流耐受良好。妊娠期 SVR 下降，可增加前向血流。但是，合并慢性左心功能障碍的患者不能良好耐受妊娠期容量负荷的增加，可引起肺淤血。生产和分娩时，疼痛、子宫收缩和焦虑可使交感神经活动增强，导致心室率增快，结果是前向血流的减少和反流量的增多，可引起左心衰竭和肺淤血。

[麻醉注意事项]

（1）避免心动过缓：建议维持正常或偏快的心率。

（2）避免心肌抑制：二尖瓣关闭不全通常伴有左心功能受损，即使极轻微的心肌抑制也可导致严重后果。

（3）避免增加血管阻力，因其可增加反流量并减少前向血流。轻度低血压时应使用麻黄碱作为升压药。

（4）心房纤颤可引起左心功能失代偿。

（5）阴道分娩和剖宫产的麻醉：无临床症状的患者，如超声心动图评估状态无改变，可使用常规麻醉方案，但应谨慎。生产和分娩期间，使用持续心电监测、脉搏氧饱和度、无创血压和吸氧等常规监护就已足够。早期硬膜外置管可能有助于预防疼痛和焦虑引起的 SVR 升高。多数患者可耐受阴道分娩，且母亲和胎儿预后良好。

合并严重的二尖瓣反流和左心衰竭症状的患者，需要使用利尿药和降低后负荷治疗。禁忌使用血管紧张素转化酶抑制药，应使用硝酸盐类药物和钙通道阻滞药。有左心功能障碍的患者，可能需要有创血流动力学监测，如动脉置管和肺动脉导管。行剖宫产患者，全身麻醉联合经食管超声心动图监测对麻醉管理有帮助。

剖宫产患者麻醉管理原则与阴道分娩相同，需维持较快心率（窦性）、低 SVR，并避免心肌抑制。

（三）主动脉瓣狭窄

以风湿性主动脉瓣狭窄为主要病变的孕产妇相对较少（彩图 82）。这是因为从风湿热发展至明显的主动脉瓣狭窄，需要 35～40 年的潜伏期。大多数风湿性主动脉瓣狭窄患者，到 50—60 岁时才会出现症状。

妊娠合并无症状的主动脉瓣狭窄患者，即使其对妊娠和分娩所需的血流动力学代偿能力已下降，发生左心功能失代偿的风险也较低。

但患者在妊娠前已有晕厥、心绞痛、心律失常、心力衰竭症状时，母体的并发症发病率和死亡率则较高。

[临床症状]

（1）症状和体征：正常成年人主动脉瓣口横截面积为 2.6～3.5cm^2。面积减少 25%～50% 可产生响亮的主动脉瓣收缩期杂音，而狭窄至面积 < 1cm^2 时，可导致左心室舒张末压显著增高。当瓣口面积 < 0.75cm^2，患者可产生劳力性呼吸困难、心绞痛和晕厥症状。胸骨右缘第 2 肋间可闻及最响亮的收缩期喷射样杂音，并放射至颈部。

（2）辅助检查：心电图通常提示左心室肥厚，偶尔有左束支传导阻滞。胸部 X 线一般表现为左心室扩大和狭窄后主动脉扩张。超声心动图可观察到钙化和活动受限的主动脉瓣叶，测量主动脉瓣开口面积可证实主动脉瓣开放受限。重度主动脉瓣狭窄患者超声多普勒检查，主动脉瓣血流峰速可超过 4m/s，平均压差超过 6.7kPa［50mmHg（彩图 83）］。但是，考虑到与临床症状的相关性，使用超声心动图测量瓣口面积，在评估妊娠合并主动脉瓣狭窄程度上，更优于压差测量，因为妊娠所致的高动力性血流状态可使跨瓣压差被高估。也有少量报道建议在运动后使用多普勒超声心动图评估心脏功能和血流速度梯度。

当主动脉瓣口面积 < 1cm^2 时，通常采用心导管检查测量实际压力阶差（左心室至主动脉）。当压差超过 6.7kPa（50mmHg）时，通常提示主动脉瓣重度狭窄，除非患者有充血性心力衰竭；因为充血性心力衰竭患者，即使存在主动脉瓣重度狭窄，因为左心室每搏量下降，仅能产生 4kPa（30mmHg）的压差。

[麻醉注意事项]

主动脉瓣狭窄患者麻醉管理的一般原则包括避免容量不足和低血压，维持窦性心律。患者如伴有临床症状、左心衰竭表现或瓣膜狭窄为进展期，则需行桡动脉测压，并可能需要肺动脉导管监测。

（1）患者无法耐受 SVR 降低：维持血压稳定是保证冠状动脉正常灌注的关键因素。冠脉灌注压取决于主动脉根部压力与左心室舒张末期压的差值，因此，主动脉血压下降可导致冠状动脉缺血。在健康妊娠妇女中，妊娠所致的 SVR 下降可通过每搏量和心率的增加来代偿。然而妊娠合并主动脉瓣狭窄的患者，因为每搏量受限，心排血量主要依靠心率维持，所以必须保证 SVR 稳定。此外，SVR 下降还可使主动脉瓣跨瓣压差升高。需使用 α_1 受体激动药如去氧肾上腺素维持血管阻力。

（2）避免心动过速：患者心率应维持在 60～80/min。心动过速时，心脏舒张时间缩短，导致舒张末容积和每搏量下降。此外，心动过速还可增加心肌氧耗，即使患者没有冠脉粥样硬化，也可导致心肌缺血。

（3）患者难以耐受静脉回心血量（前负荷）和左心室充盈量的降低：由于心脏后负荷增加并相对固定，只有左心室舒张末容积足够的情况下，每搏量才可维持。左心室充盈的显著降低可致每搏量和心排血量下降。维持适当的前负荷和左心室充盈时间（避免心动过速）对主动脉瓣狭窄患者的管理是至关重要的。此外，因为左心室顺应性下降，容量负荷的轻微改变都可带来左心室充盈压的巨大变化。

（4）维持窦性心律：严重主动脉瓣狭窄患者，不可避免会发展为左心室肥厚和舒张功能障碍。足够的前负荷对维持心排血量是必要的，但是，由于左心室肥厚，左心室充盈更加依赖有效的心房收缩。因此，失去窦性心律可使心排血量下降，一旦出现须尽快恢复窦性心律。

（5）阴道分娩和剖宫产的麻醉

①阴道分娩：妊娠期无临床症状的患者在无创监测下，使用低浓度局部麻醉药和麻醉性镇痛药逐步滴定法硬膜外镇痛，可良好耐受生产和分娩。缩短第二产程持续时间，可减少 Valsalva 动作的不良影响。早期硬膜外镇痛有助于实现这一目的。监测的最低标准应包括持续心电图、脉搏氧饱和度和无创血压。还有一种可行的镇痛手段是腰硬联合麻醉——使用阿片类药物鞘内注射和低浓度局部麻醉药硬膜外输注。

②剖宫产：病情更加严重的患者行剖宫产时，采用硬膜外和蛛网膜下隙麻醉的区域镇痛方法，实现逐步滴定阻滞，并使用有创动脉血压监测。术后疼痛管理可采用椎管内给予无防腐剂吗啡的方法。

③全身麻醉：滴定法使用大剂量阿片类药物诱导，辅以 β 受体阻滞药的平衡麻醉已成功用于此类患者。全身麻醉也为持续食管超声监测提供便利。必须避免喉镜置入和气管插管时的血流动力学反应。须维持足够的麻醉深度，避免心动过速和高血压。

病情更加严重并伴有临床症状的患者，有创动脉压和经食管超声监测是有益的。保持子宫左倾体位、慎重液体治疗和血流动力学平稳，可提供母体与胎儿良好的预后。

使用缩宫素应非常谨慎，如必须使用时，应小剂量输注以避免低血压。使用去氧肾上腺素维持血压，已成功用于全身麻醉下主动脉瓣狭窄患者的剖宫产手术，对左心功能没有不利影响。

通常建议在术后 24～48h，患者应接受多学科综合管理。

（四）主动脉瓣反流

从感染风湿热到发生主动脉瓣反流，合并脉压差增大、体循环舒张压下降和周围血管征，一般需经历 7～10 年潜伏期（表 30-13 和彩图 84）。而疾病又通常 7～10 年无临床症状。当患者出现左室扩大，心电图提示心室肥厚，及很大的外周脉压差时，随后 1 年内有 33% 的可能性发展为心力衰竭、心绞痛或死亡；2 年内的发生概率为 50%，3 年内为 65%，6 年内为 87%。

当四五十岁出现症状时，多数主动脉瓣关闭不全患者都已顺利度过了妊娠期。但在妊娠期，这些患者心力衰竭的发生率为 3%～9%。

表 30-13　主动脉瓣关闭不全

血流动力学目标
维持正常或偏快心率
避免心肌抑制
避免 SVR 显著升高
通常能良好耐受较高的中心血容量

SVR. 全身血管阻力

［临床表现］

（1）症状和体征：主动脉瓣反流的症状与左心衰竭情况相关。患者体征包括脉压差增大、舒张压低和胸骨左缘二三四肋间舒张早期吹风样杂音。

（2）辅助检查：通常，患者胸部 X 线表现为左心室扩大，心电图提示左心室肥厚、QRS 波振幅增高、ST 段压低、T 波倒置和横向心电轴。超声心动图可发现主动脉瓣叶对合不良、瓣叶活动受限、瓣叶脱垂、主动脉瓣环增大或上述病变同时存在。还可发现左心室扩大伴离心性肥厚。彩色血流多普勒可显示舒张期反流入左心室的血流（彩图 85）。如果脉冲多普勒在降主动脉发现舒张期反向血流，则高度提示重度主动脉瓣反流的存在。

［病理生理］

主动脉瓣关闭不全患者常会出现左心室容量超负荷，导致左心室进行性扩大和肥厚。但增加的容量在许多年内可被左心室轻松接受，而保持左心室舒张末压相对正常。如果得不到纠正，可最终导致左心衰竭，左心室舒张末压升高,随后可出现肺毛细血管淤血和肺水肿。

伴主动脉瓣关闭不全孕产妇,常可耐受心率增快、SVR下降和循环血容量增加等妊娠相关改变。然而患者一旦出现症状,相关风险则会明显增高,左心衰竭也随妊娠进展而逐步加重。

[麻醉关注点]

无临床症状、NYHA心功能分级Ⅰ到Ⅱ级患者,风险性通常较小,一般能顺利度过妊娠和分娩期,且母体与胎儿预后良好。有临床症状的患者则需行严密监护和多学科综合管理治疗。

麻醉原则包括:

(1)避免SVR升高:有临床症状的主动脉瓣反流患者,需考虑使用扩血管药物和区域麻醉,以减轻后负荷。

(2)避免心动过缓,维持心率在80~100/min:心动过缓可延长舒张期时间,导致主动脉瓣反流量增加。麻黄碱或非直接作用的缩血管药物可用于维持患者血压。

(3)避免心肌抑制:主动脉瓣关闭不全患者,必须考虑到其存在一定程度的左心室功能受损。舒张压降低、脉压差增大或主动脉瓣杂音强度及时长增加,都提示左心室劳损。左心室舒张末压或肺毛细血管楔压升高是晚期表现,代表左心室功能明显受损。

(4)阴道分娩和剖宫产的麻醉:合并主动脉瓣反流孕产妇的麻醉管理与二尖瓣关闭不全患者相似(见二尖瓣反流章节)。这类患者中大多数在生产、分娩甚至剖宫产时,推荐使用持续硬膜外镇痛,并给予适当的监测。使用利尿药和扩血管药物降低后负荷是有益的,除非患者血压低时。禁忌使用血管紧张素受体阻滞药和血管紧张素转化酶抑制药,妊娠期前3个月、中间3个月时,避免使用肼屈嗪,其他血管扩张药(硝普钠、钙通道阻断药)也可考虑使用。

五、缺血性心脏病、心肌病、大血管疾病

(一)缺血性心脏病

急性心肌梗死在妊娠期女性的发生率为(0.6~1)/10 000人。多数孕产妇会在心肌梗死发生当时或2周内死亡。妊娠患者心肌梗死发生风险比非妊娠育龄期女性高3倍,且风险随年龄增长和妊娠次数增加而增加。

急性心肌梗死更常见于多次妊娠的女性,在孕期各阶段都可发生。大多数患者年龄超过30岁,且多数(78%)为前壁心肌梗死。其危险因素包括动脉粥样硬化疾病家族史、血脂水平紊乱、既往使用口服避孕药、吸烟史、使用可卡因以及糖尿病史。

虽然潜在的动脉粥样硬化是急性心肌梗死的首要病因,其他原因还包括血栓、冠状动脉痉挛、冠状动脉夹层、脉管炎、栓塞、嗜铬细胞瘤以及使用麦角新碱(马来酸甲麦角新碱)。其并存疾病包括高血压、先兆子痫、吸烟和血栓形成倾向,以及产后感染。先兆子痫患者可发生血管内皮细胞功能障碍,可能与这些患者以后发生冠状动脉疾病有关。

1. 诊断

该病的诊断标准包括症状、心电图改变和心肌标志物。在妊娠期心肌缺血的诊断和适当的干预措施常会延迟。心电轴偏移、T波倒置、V_1及V_2导联R/S波比值增大等改变,在正常孕产妇中也较常见,有报道在剖宫产时出现类似于心肌缺血的ST段改变。肌钙蛋白水平是心肌缺血及损伤的可靠指标,不受分娩期子宫平滑肌收缩的影响。

无创诊断方法,如运动负荷心电图常可提供有意义的信息(虽然女性患者的准确性似乎不如男性)。如有可能,在胎儿监测下使用亚极量心率方案(<70%预计心率),可增加诊断的敏感性。超声心动图对于评估室壁运动异常是有用的,但它不足以确诊心肌缺血。运动负荷超声检查也是可选方案。应避免使用锝标记甲氧基异丁基乙腈或铊20的核素扫描,特别是在妊娠前3个月胎儿器官发育期。即使在妊娠其他阶段,使用这些放射性核素也有胎儿发育迟缓和恶性肿瘤发生风险。

心导管检查过程中,在孕妇腹部使用防辐射屏障、并减少透视次数,可降低放射线暴露。放射暴露量超过0.15Gy/s,就有危害胎儿的风险。心导管检查还可增加冠状动脉夹层的风险,因此,病情稳定的患者应尝试非有创诊断方法。

2. 自发性冠状动脉夹层

近期一篇综述报道,妊娠期出现心肌梗死的孕产妇中,冠状动脉夹层占35%,其次是冠状动脉狭窄(30%)、栓塞(15%)和痉挛(低于5%),而冠状

动脉正常的患者占10%。大多数自发性冠状动脉夹层发生在妊娠最后4周，其危险因素包括多次妊娠、高龄产妇、有月经期冠状动脉夹层病史、口服避孕药史以及肝硬化导致雌激素及孕激素水平改变者。大多数冠状动脉夹层发生于左侧冠状动脉，40%病例可累及多支冠状动脉。

3. 妊娠期心肌缺血和急性心肌梗死的管理

药物治疗包括阿司匹林、β受体阻滞药、硝酸甘油和肝素，但这些没有对照研究数据，在妊娠期的最佳药物组合尚未被研究。大剂量阿司匹林可导致胎儿死亡、宫内发育迟缓、出血、酸中毒和动脉导管过早闭合。此外，有报道称妊娠期使用阿司匹林可导致母体贫血、出血、妊娠和分娩时间延长。但已知伴有冠状动脉疾病的孕妇，仍推荐使用小剂量阿司匹林（40~150mg/d）。肝素是择期分娩患者可选的抗凝血药物。在分娩前24h须停用肝素，直到分娩后患者凝血功能确认正常时再开始使用。抗血小板药物如氯吡格雷、噻氯匹定和糖蛋白Ⅱb/Ⅲa也已经用于临床，但其发表的数据非常有限。妊娠期间他汀类药物禁忌使用，血管紧张素转化酶抑制药、血管紧张素Ⅱ受体阻滞药和直接抑制肾素药物，因具有胎儿致畸和死亡风险也禁止使用。

4. 妊娠期血管重建

目前尚无妊娠期患者行溶栓治疗和血管重建治疗的对照研究。但有病例报道指出，这些技术用于孕产妇存在严重安全性问题，包括母体出血、早产和胎儿死亡。因此，除非患者病情危重，溶栓治疗应慎用于孕产妇。虽然已有一些经皮介入治疗取得了成功，但通常实施介入治疗仍存在顾虑。

行经皮冠状动脉介入治疗时，使用金属裸支架优于药物涂层支架，因为抗血小板药物长期使用对于孕产妇的安全性尚不明确。显然，合并心肌缺血的孕产妇，药物治疗应是治疗缺血或梗死的主要手段；有创治疗手段则用于药物治疗无效的疾病进展的患者。

使用冠状动脉旁路移植术等外科手段治疗冠状动脉梗阻的报道已有50余年，且存在风险（母体死亡率为1.7%~3%，胎儿死亡率为9.5%~19%）。更容易出问题的是心脏直视手术，其引起的主动脉或动脉夹层和肺动脉栓塞，可致母体死亡。一个需重点考虑的问题是手术时机，手术最好在妊娠第2阶段的早期进行。妊娠第1阶段（胎儿器官发育期）手术，胎儿预后较差；而第2阶段晚期或第3阶段早期手术则存在早产风险。

体外循环对胎盘血管系统和胎儿可产生不利影响。如果胎儿存活，则应监测子宫张力和胎心率，并且需要专业的围生期医师或产科医师参与治疗。胎儿心动过缓、胎心率正弦样变化和晚期减速都提示存在胎儿宫内窒息，这种情况可发生于体外循环开始或撤离阶段。引起胎儿宫内窒息的潜在因素包括子宫胎盘血流灌注低、血液稀释、低体温、微粒或空气栓塞、下腔静脉插管所致的静脉回流受阻、体外循环时间过长或母体使用麻醉性镇痛药物。

虽然传统的体外循环下冠状动脉重建术因药物和监测技术的发展而得到改进，但其他方式的外科血管重建术包括非体外循环下手术也应纳入考虑。虽然数据显示这种方式的安全性更高，但仍缺乏对照研究。

5. 妊娠合并缺血性心脏病患者生产和分娩的管理

由于生产和分娩期间心脏要承受血流动力学改变，因此，如果可能的话，分娩应推迟至心肌梗死发生后至少2周。当存在产科原因时才考虑剖宫产，因为众所周知阴道分娩应激性更小。但是，目前的综述并没有支持哪种分娩方式较另一种更好。阴道分娩时，第二产程给予辅助并实施良好的硬膜外麻醉，可促进良好的预后。一旦母体或胎儿出现失代偿，生产和分娩团队应做好剖宫产手术的准备。

分娩期间，建议给予患者吸氧、左侧卧位、行连续心电图、脉搏氧饱和度（母亲）监测以及胎儿监测。当怀疑患者左心室功能受损时，推荐行有创动脉血压、肺动脉导管或经食管超声心动图监测。早期行硬膜外麻醉，预防心动过速和高血压，并使用麻黄碱或去氧肾上腺素及时处理低血压是十分重要的。避免使用麦角新碱，并在产后48h内持续严密监护。近期发生心肌梗死或行血管重建的患者，应建议其至少1年内避免妊娠，因为有心肌缺血加重和左心室功能障碍的潜在风险。

（二）围生期心肌病

该病是心力衰竭的罕见病因，表现为妊娠最后1个月出现左心室功能障碍，最长可延续至产后5个月（表30-14）。该病最初由Demakis和Rahimtoola在

1971 年时发现。后来，其超声心动图改变被美国国立卫生研究院（National Institute of Health， NIH）下属的围生期心肌病工作委员会所报道。

表 30-14 围生期心肌病诊断标准

妊娠最后 1 个月至产后 5 个月内发生的心力衰竭
缺乏明确病因
既往无心脏疾病
超声心动图提示 LV 功能障碍：EF ＜ 45% 和（或）缩短分数＜ 30%；舒张末容积＞ 2.7cm/m² BSA（译者注：原文漏掉大于号）

LV. 左心室；EF. 射血分数；BSA. 体表面积

除了与妊娠的相关性以及几乎半数患者的高痊愈率，该疾病的临床表现与非缺血性扩张型心肌病十分相似。它具有下次妊娠时再次发生的趋势，可导致年轻的育龄期女性慢性功能不全和死亡。有很强的证据表明，这些患者可能存在炎症、病毒感染和分子量 16kDa 催乳素诱发的细胞凋亡和自身免疫。心肌组织活检可发现心肌炎、心肌细胞进行性死亡和心脏细胞骨架结构破坏，但不推荐常规活检。该疾病危险因素包括高龄产妇、多次妊娠、美籍非裔种族、双胎妊娠、先兆子痫、妊娠高血压及使用宫缩抑制药。

[临床表现]

症状和体征：该病的临床症状及体征表现为双侧心室功能衰竭，包括端坐呼吸、劳力性呼吸困难、心悸、胸痛、咳嗽及乏力症状。并发症包括室上性和室性心律失常、血栓形成、肺循环和体循环系统栓塞。心电图提示左心室肥厚、广泛的 ST 段异常或左心室传导功能障碍。胸部 X 线可出现心脏扩大和肺淤血表现。超声心动图则显示扩张型心肌病改变伴左心室运动功能减退，心腔扩大伴瓣膜反流（图 30-3）；还可出现心腔内血栓。

[病理生理]

随着妊娠期的进展，宫缩引起的前负荷增加、血容量增加以及分娩都对心功能提出更高要求（心率、每搏量和心肌收缩力），会增加心肌细胞工作负荷。随着心室衰竭的加剧，心室舒张末容积增加（心内膜下心肌血供下降），心排血量减少（冠状动脉灌注减少）和心肌氧耗增加。其后果是心肌氧供需失衡，导致心室功能进一步恶化。

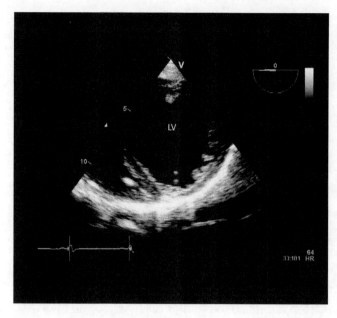

图 30-3 经胃乳头肌中部短轴切面显示，左心室严重扩大，伴严重心力衰竭

LV. 左心室

[总体管理原则]

围生期心肌病患者治疗，特别是伴严重收缩功能障碍的患者，应给予利尿、限制盐分摄入及使用扩血管药物降低后负荷。肼屈嗪、硝酸盐类药物、钙通道阻断药如氨氯地平等，是一些推荐用于降低后负荷的药物。血管紧张素转化酶抑制药通常在产前禁止使用，因其有致畸、新生儿无尿和肾衰竭及新生儿死亡风险。这些药物可在产后使用，或以母体病情为依据，个体化治疗。使用前需要明确告知患者风险，并征得其同意。血管紧张素转化酶抑制药可在产后使用，即使患者处于哺乳期。新的治疗手段有集合多克隆抗体治疗，已证明该疗法可改善妊娠伴扩张型心肌病患者的总体生存率。房性心律失常可使用地高辛，或根据需要使用其他抗心律失常药物治疗。这类患者的药物选择最好咨询心脏科医师。

射血分数非常低的患者，应考虑使用普通肝素或低分子肝素，因为这类患者具有血栓栓塞风险。口服抗凝药华法林，在产后使用是有效的。哺乳期间使用肝素、华法林、β 受体阻滞药、地高辛以及某些血管紧张素转化酶抑制药（卡托普利和依那普利）是安全的。

[阴道分娩和剖宫产的麻醉]

围生期心肌病患者的分娩方式通常由产科适应证及产妇功能状况来决定。分娩期间，建议给予患者吸氧，持续心电图、脉搏氧饱和度、桡动脉及肺动脉导管监测。如心力衰竭在药物治疗下控制良好，可维持妊娠至足月（37 周），在围生期严密监护下行阴道分娩。硬膜外镇痛有助于减轻疼痛所致的交感神经兴奋，降低后负荷。

多学科会诊有助于制订分娩计划，多数代偿功能良好和药物控制理想的产妇，可行阴道分娩。阴道分娩的优势包括血流动力学更稳定、减少失血、使手术应激最小化以及产后感染风险更低。使用低浓度局麻药缓慢滴定的硬膜外镇痛，可降低前后负荷，有助于容纳分娩后子宫自体输血所增加的容量。并且可提供完善的镇痛，最大限度减轻疼痛引起的交感神经应激对心脏的影响。使用低浓度布比卡因（0.0625%～0.04%）持续硬膜外输注的腰硬联合麻醉也已成功用于此类患者。当患者处于抗凝状态时，区域麻醉应禁止使用。剖宫产可在全麻或椎管内麻醉下进行。患者行全身麻醉的麻醉管理原则包括维持心率在正常或偏低水平，避免血压大幅波动。应采用以阿片类药物为主的麻醉诱导，这有助于避免大剂量使用硫喷妥钠或丙泊酚等药物引起的心肌抑制或血管扩张。使用大剂量麻醉性镇痛药诱导的全麻产妇，应为新生儿复苏做充分准备。已有报道称，使用舒芬太尼和小剂量硫喷妥钠用于合并糖尿病肥胖的围生期心肌病产妇行全麻诱导。

患者如存在严重心功能障碍，可在全身麻醉时使用正性肌力药物。近期由美国国立心肺和血液研究所发表的一篇综述建议，使用抗凝治疗可使射血分数 < 0.35 的患者获益。

这类患者如行椎管内麻醉，应考虑其抗凝治疗方案，并遵循美国区域麻醉学会指南。监测手段一般包括有创动脉置管和肺动脉导管。全麻下经食管超声心动图是非常有用的手段，可以评估患者心室功能及室壁运动情况。在腰硬联合麻醉下的区域阻滞也已经用于其剖宫产，但这种选择应基于病例的具体情况。

[产后管理]

产后在多学科团队管理下，患者应继续接受药物治疗和严密的血流动力学监测。可以使用血管紧张素转化酶抑制药或血管紧张素受体阻滞药降低后负荷，已经证明可以改善一些心力衰竭患者的左心室收缩功能。华法林口服抗凝治疗可在产后几天开始，而过渡期抗凝则应使用低分子肝素。

建议患者在产后每年定期复查超声心动图。超声心动图对围生期心肌病患者的总体预后价值须持保守态度，因为仅有少数患者进行过相关研究。应该监测患者的症状、治疗或药物的不良反应及左心室收缩功能，如果超声心动图提示患者病情进行性恶化，应考虑行心脏移植术。年轻患者、近期出现的围生期心肌病、较轻的终末器官受损，常提示心脏移植后预后良好。30%～50% 患者，左心功能可在 3～24 个月后恢复正常。如果左心室功能低于 25%，痊愈的概率很小。如再次妊娠，与心功能恢复的患者相比，持续左室功能障碍的患者更易发展为心力衰竭。此外，这些患者早产发生率更高，其再次妊娠死亡率可高达 19%。

（三）动脉瘤和夹层

年轻女性合并主动脉瘤较为罕见，这类患者通常伴有先心病、马方综合征或其他结缔组织缺陷、主动脉瓣二瓣畸形和缩窄、梅毒或创伤（图 30-4）。虽然妊娠期动脉瘤较罕见，但动脉夹层和其他并发症的存在可致较高的母体并发症发生率。

Immer 及其同事回顾文献并收集妊娠期动脉瘤病例，包括 45 例 A 型夹层（产前 40 例、产后 5 例），12 例 B 型夹层（产前 7 例、产后 5 例），及 4 例未分型的妊娠期动脉瘤。产前发病的 A 型夹层母体预后最差，40 例中 6 例母体死亡，12 例胎儿死亡。而产后发病的 A 型夹层中，分别有 1 例母体死亡和 1 例胎儿死亡。其他报道显示，年龄 < 40 岁的女性，有近一半的主动脉夹层发生在妊娠过程中，平均发病年龄 30 岁，平均孕龄为 32 周。其中相当一部分（43%）发生在马方综合征、Ehler-Danlos 及 Loeys-Dietz 或其他遗传性综合征患者。妊娠期发生 B 型夹层非常罕见。

合并主动脉疾病的孕产妇，发现其潜在疾病对于综合管理是必要的。马方综合征的发生率为 1/5000。马方综合征且主动脉根部直径 > 4cm 的患者，在妊娠期发生主动脉夹层的风险为 10%。而主动脉根部直径正常的马方综合征患者，发生夹层的风险仅为 1%。Ehler-Danlos 代表一组以胶原蛋白、纤维蛋白和其他基质蛋白受累为特点的综合征，其所有亚型的总发病率为 1/5000。其中Ⅳ型又称血管型，可合并血管破裂和内脏穿孔，可带来严重的危及生命的并发症。主动脉受累是Ⅳ型的特征。

Loeys-Dietz 综合征是近年发现的一种常染色体显性遗传综合征，可导致胸主动脉瘤。其病变是 TGF-β 基因突变。多数专家认为，Loeys-Dietz 综合征是妊娠的绝对禁忌证，因为即使既往没有动脉瘤样

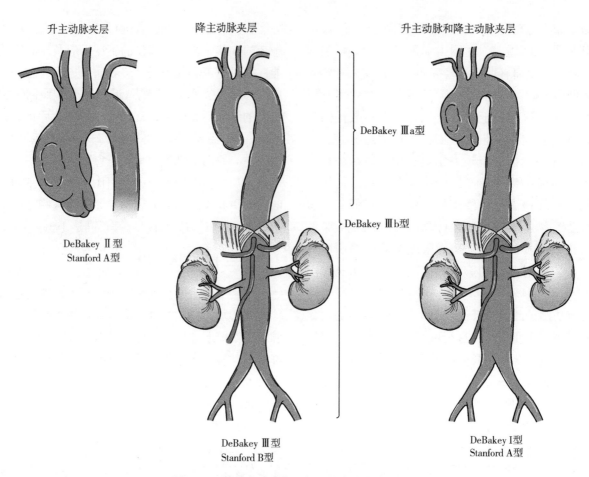

升主动脉夹层　　　　　降主动脉夹层　　　　　　　　升主动脉和降主动脉夹层

DeBakey Ⅲa型

DeBakey Ⅲb型

DeBakey Ⅱ型
Stanford A型

DeBakey Ⅲ型
Stanford B型

DeBakey Ⅰ型
Stanford A型

图 30-4　基于主动脉累及部位的主动脉夹层分型

Debakey 分型。Ⅰ型：夹层累及升主动脉和降主动脉；Ⅱ型：夹层只累及升主动脉；Ⅲ型：夹层只累及降主动脉（ⅢA 型夹层起自左侧锁骨下动脉远端并可延伸至膈水平，ⅢB 型夹层累及膈水平以下降主动脉）

Stanford 分型。A 型：夹层累及升主动脉而不考虑破口所在位置；B 型：夹层累及左锁骨下动脉起始部远端的主动脉

（经许可引自 Creager M, Dzau VS, Loscalzo J,eds. Vascular Medicine：A companion to Braunwald's heart disease. Philadelphia：WB Saunders, 2006.）

扩张，主动脉夹层的风险也大幅增加。

［临床表现］

症状和体征：主动脉瘤根据其部位和进展速度的不同，有时可无临床症状。严重高血压和先兆子痫患者，可伴发典型的动脉夹层症状——尖锐的、撕裂样胸痛或腹痛并放射至背部。沿夹层的发展轨迹，疼痛可发生转移。临床医生应注意孕产妇是否同时有宫缩，如果患者严重腹痛却无宫缩，则意味着可能发生动脉夹层。最终夹层可累及冠状动脉，出现中心性和外周性缺血症状。

［病理生理］

主动脉中层由呈同心圆排列的平滑肌和蛋白质如胶原蛋白、纤维蛋白和弹力蛋白以及基质成分构成。伴结缔组织缺陷如马方综合征的患者，其血管中层变性可使主动脉瘤及夹层发生风险升高。而妊娠所致的激素水平改变，可影响主动脉并增加夹层发生风险。

主动脉壁组织存在雌激素受体，增高的雌激素水平可使网状纤维断裂增多，酸性黏多糖含量减少，弹力纤维的正常褶皱结构消失。

孕产妇在妊娠第三阶段所承受的血流动力学负荷最重，孕 32 周时动脉夹层发生率最高。由于妊娠子宫压迫主动脉，导致心室射血阻力增高，可能发生动脉内膜撕裂。同时，妊娠子宫也会明显压迫髂动脉。为克服主动脉上部增加的血流阻力，主动脉内血流速度及压力势必升高。因此，妊娠合并动脉夹层的好发部位在近端主动脉。

主动脉瓣二瓣畸形可扰乱主动脉血流，且组织学检查可发现主动脉弹性降低，这些改变都可促进主动脉瘤和夹层的形成。强效可卡因对心血管系统的影响很复杂：心动过速、高血压、心肌收缩力增强及血管收缩，这些都可促进动脉瘤的发展。如合并妊娠所致的心排血量增加、心率增快等，强效可卡因可使孕产妇更易于发生主动脉瘤，或使主动脉瘤易于恶化。

［妊娠患者管理的注意事项］

妊娠期主动脉夹层导致母亲和胎儿死亡率均较高，治疗原则应考虑夹层分型和怀孕时间。Stanford B 型夹层通常只需药物治疗，而 A 型患者则需急诊手术治疗。已有文献报道不同妊娠阶段及产后，患者行外科修复手术的情况。一篇妊娠合并急性主动脉夹层的综述给出了如下治疗指南：如夹层发生在妊娠 28 周以前，建议在保证胎儿继续宫内发育的同时行主动脉修复术。如胎儿确定能够存活（也就是胎龄＞32 周），可选择同时手术，先行剖宫产术，继之行主动脉修复术。妊娠 28～32 周的患者，治疗方案则进退两难，其分娩策略需根据胎儿情况决定。但是，随着新生儿医学的发展，这些建议应重新接受评估，因为已有证据显示，最早胎龄达 24 周的早产儿其预后也已有改善。

经胸超声心动图有助于对疑似主动脉夹层的患者行初步筛查。其敏感性和特异性可分别达到 75% 和 90%。经食管超声心动图克服了许多经胸超声的局限，其敏感性和特异性可分别高达 99% 和 98%（图 30-5 和图 30-6）。

CT 和主动脉造影术则涉及静脉使用造影剂和胎儿放射暴露的风险。

［麻醉注意事项］

麻醉管理的目标是调控母体血流动力学平稳，同时最大程度减少胎儿心血管或呼吸系统的抑制。

妊娠期预防性使用 β 受体阻滞药，可降低促使夹层形成的剪切力，同时也可减慢心率。主动脉根部

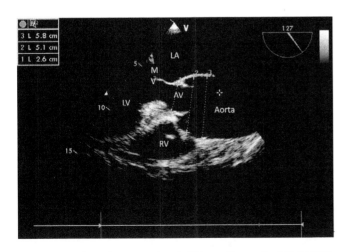

图 30-5　经食管中段主动脉瓣长轴切面显示，主动脉根部及升主动脉瘤样扩张

LA.左心房；LV.左心室；MV.二尖瓣；AV.主动脉瓣；RV.右心室；Aorta 主动脉

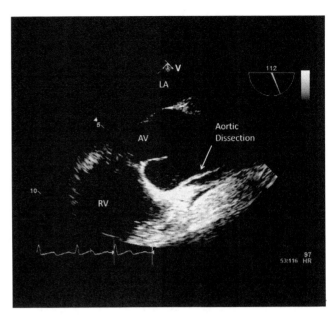

图 30-6　经食管中段长轴切面显示升主动脉夹层

LA.左心房；RV.右心室；AV.主动脉瓣；Aortic Dissection.主动脉夹层

直径＞4cm 或进行性主动脉根部扩大的患者，建议使用 β 受体阻滞药，但因其具有不良反应，使用时应谨慎。这些不良反应可引起子宫张力及收缩性增强，脐带血流减少。

急性升主动脉夹层属于外科急症（DeBakey Ⅰ型和Ⅱ型），而降主动脉夹层则可行药物治疗。但是它们都需要血流动力学调控，即降低心室射血速度和体循环平均动脉压。治疗药物包括硝普钠、普萘洛尔、美托洛尔、艾司洛尔和尼卡地平。但是，硝普钠可致胎儿氰化物中毒，β 受体阻滞药可通过胎盘，引起胎儿心动过缓和低血糖。

（1）急性动脉夹层的麻醉：急性主动脉夹层患者，麻醉需准备常规心电图监测、两路大口径静脉输液通路、动脉置管、中心静脉、肺动脉导管和经食管超声心动图（当夹层累及升主动脉时）。有创动脉穿刺部位应依据夹层的类型而定。Ⅰ型夹层需行左侧桡动脉或股动脉穿刺置管。需行手术治疗的降主动脉夹层，应行右侧桡动脉或肱动脉穿刺置管（术中阻闭主动脉时可能牵涉左侧锁骨下动脉，此时无法监测左侧桡动脉血压）。可采用改良的快速顺序诱导法快速控制气道，同时维持血流动力学稳定。

（2）阴道分娩的麻醉：有主动脉夹层风险的患者生产和分娩时，麻醉管理目标是降低心血管应激反应。患者有动脉瘤时，行阴道分娩失血量较剖宫产少，可减少术后并发症。但是，阴道分娩可引起更明显的

血流动力学波动，尤其是应缩短第二产程时间。产妇分娩时可以采取半卧位或左倾体位，以减少对主动脉的压迫。推荐尽早行硬膜外镇痛，以促进血流动力学稳定，并减少主动脉承受的剪切力和张力。但是，马方综合征患者在椎管内镇痛下可增加硬脊膜膨出的风险，随之引起麻醉药物稀释。

（3）剖宫产的麻醉：主动脉根部扩张超过40mm 或伴主动脉夹层患者，建议行剖宫产。能确保胎儿出生后存活的 A 型夹层孕产妇，应在剖宫产后立即行主动脉修复术。

与阴道分娩相似，剖宫产时行区域麻醉的优点是可降低血管壁承受的剪切力和张力。而在马方综合征患者，区域麻醉的缺点是可增加硬脑膜扩张的风险，并且可能发生硬膜外置管困难，尤其是有脊柱侧弯或接受过脊柱侧弯手术的患者。椎管内麻醉后患者一旦发生夹层，由于交感神经阻滞作用，可使复苏变得困难。

虽然在麻醉方式选择方面还未形成共识，但全身麻醉对急性夹层患者更有利。吸入麻醉药物可降低心脏射血喷射力，因此可减少主动脉夹层风险。经食管超声在剖宫产术中使用，有助于对慢性夹层和主动脉直径＞40mm 等危险因素进行监测。但是，气管插管时的高血压反应、孕产妇困难气道、吸入麻醉药引起宫缩无力的风险等均是挑战，应予以考虑。

［并发症］

应给予分娩后患者严密监护，因为 A 型和 B 型动脉夹层都可在产后发生。分娩后主动脉和腔静脉受压解除、子宫胎盘血液回流引起的自体输血，都可使心排血量增加。Gelpi 等在 2008 年报道了 2 例非马方综合征、非主动脉瓣二叶畸形患者，在足月剖宫产后发生主动脉夹层，提示妊娠本身也是动脉夹层的危险因素。

血管的变化不会在产后立即恢复正常，因此易感患者发生夹层的风险仍然较高。妊娠带来的血流动力学应激，可加速主动脉根部扩大。一项对马方综合征患者的随访研究显示，妊娠患者生产后主动脉根部扩大速度平均为每年 0.28mm，而未生育的对照组患者为每年 0.19mm。这种改变在主动脉根部直径基础值＞40mm 的患者尤为明显。相对于未生育对照组，马方综合征患者其扩大速度为每年0.36mm。

（四）原发性肺高压（primary pulmonary hypertension，PPH）

常发生在 30 岁左右女性［（女性与男性患病比例为 2∶1）表 30-15］。妊娠合并原发性肺高压患者，母体预后状况与妊娠合并艾森门格综合征患者相似。许多妊娠相关生理改变，可增加对妊娠合并原发性肺高压患者的管理难度。

表 30-15　原发性肺高压

血流动力学目标
避免 PVR 增高
避免 SVR 降低
维持血管内容量
避免心肌抑制

SVR. 全身血管阻力；PVR. 肺血管阻力

［临床表现］

（1）症状和体征：患者典型症状为呼吸困难，但也可出现晕厥、疲惫、胸痛和心悸症状。症状通常在病程晚期才会出现，主要是由相对固定的心排血量引起。体格检查阳性体征同样是在疾病晚期出现。听诊可闻及明显的肺动脉关瓣音，并伴有三尖瓣反流体征。当右心功能不全严重时，中心静脉压力波形中可出现突出的 A 波。晚期患者并不出现发绀，伴有外周脉搏微弱和肢端冰冷表现。

（2）辅助检查：心电图通常提示右心室肥厚、右心房扩大和右心室劳损表现。胸部 X 线表现为肺动脉增宽、心脏扩大，肺野通常清晰。在病程晚期之前，患者肺功能检查一般正常。心导管检查表现为单纯的肺高压，而毛细血管楔压正常。可在右心导管检查时，测试血管扩张药治疗的有效性。

［病理生理］

肺高压指静息时平均肺动脉压高于 3.3kPa（25mmHg），或活动时高于 4kPa（30mmHg）。随着肺高压的进展，右心室后负荷、继而右心室压力做功增加。随后可发生右心室肥厚，最终出现右心衰竭，引起右心室舒张末压增高，心排血量下降。右心室舒张末压增高可反馈表现为 CVP 升高，导致肝被动性淤血和外周组织水肿。随着病情的进展，可出现右心室扩大和三尖瓣关闭不全。它的特点是，在疾病整个过程中，都不伴有肺毛细血管楔压和左心室前负荷的增加。患者左心功能一般正常，但是因右心衰竭，左心室排血量下降。

[妊娠相关改变]

妊娠伴随广泛的生理学改变，包括交感的、血栓形成的、机械性的（肺活量）和炎症性的改变，所有这些都可明显加重肺动脉阻力和阻抗。这些改变可同时引起慢性和急性功能紊乱，尤其在生产和分娩期间，可使肺高压易于恶化，继而出现右心功能障碍。

[麻醉关注点]

在制订麻醉计划前，必须评估肺高压和右心功能障碍的严重程度。如有可能，通过判断对血管扩张药的反应，来确定肺血管系统的反应性。有临床症状的患者，需使用有创动脉血压监测。肺动脉导管对有临床症状的肺动脉高压患者的麻醉管理至关重要。

（1）患者无法良好耐受 PVR 升高：高碳酸血症、低氧血症、酸中毒、肺过度膨胀、缩血管药物及应激能够大幅增加 PVR，应该避免。在刺激性操作前保证足够的镇痛或麻醉深度，有助于避免这些影响因素。大多数缩血管药物会影响 PVR 及 SVR。如果出现体循环低血压，血管加压素（静脉注射或输注）是升高 SVR 的最好选择，因其同时对 PVR 的影响最小。

（2）患者无法良好耐受右心室容量显著下降：尽早纠正液体及血液丢失并避免下腔静脉梗阻是重要的，要维持正常至稍高的 CVP。

（3）患者无法耐受 SVR 显著下降：由于心排血量受到相对固定的右心排血量的限制，因此，对 SVR 下降的代偿能力受限。严重肺高压患者，血管加压素是纠正 SVR 降低时应选择的缩血管药物。

患者右心室收缩功能可能受损，负性肌力药物可导致严重的右心功能抑制。

（4）阴道分娩和剖宫产的麻醉：疼痛、焦虑和应激对妊娠合并原发性肺高压患者尤为不利，因为 PVR 可显著升高。必须给予患者足够的心理支持与镇痛。

①阴道分娩：如上所述的麻醉管理目标，生产和分娩期间，适宜的疼痛管理对预防肺动脉压力升高非常重要。某些患者静脉给予阿片类药物就足够了，但需注意预防过度镇静和高碳酸血症。此外，这种方式可能需要辅助阴部神经阻滞。腰交感神经麻醉是此类患者阴道分娩的优选麻醉方式。硬膜外镇痛时，应使用低剂量局麻药复合一种阿片类药物。硬膜外给药时应缓慢且谨慎。为维持适当的心脏前负荷，应给予静脉输液。SVR 轻度下降是允许的，因为激进的使用

血管升压药进行纠正，反而会对 PVR 产生不良影响。严重的 SVR 下降，需使用麻黄碱、去氧肾上腺素或血管加压素治疗。

②剖宫产：全身麻醉和区域麻醉都已成功用于肺高压患者的剖宫产手术。在气道操作前应给予患者足够的麻醉，因为气管刺激可导致肺高压显著增加。与阴道分娩相同，腰段硬膜外麻醉需缓慢滴定实施，直至达到手术麻醉的要求。手术前应建立有创动脉和中心静脉监测，以监测硬膜外麻醉期间 CVP 和体循环血压的改变。

[并发症]

最严重的并发症是肺动脉高压导致的右心衰竭。早期体征可能很微妙，CVP 进行性增高而其他生命体征维持正常，提示可能存在右心衰竭。如果怀疑右心衰竭，应立即排除是否有高碳酸血症、低氧血症、酸中毒及浅麻醉。一旦这些常见的肺高压的原因被排除了，应该开始以降低右心室后负荷为目标的治疗。针对于降低肺高压的治疗很有限，且对妊娠患者的经验也很缺乏。静脉使用或吸入前列腺素类药物（依前列醇、伊洛前列素）已成功用于一些妊娠患者，且较吸入一氧化氮（治疗肺高压的传统药物）更易于实现。如果右心衰竭表现继续发展，应开始使用米力农、异丙肾上腺素等正性肌力药。

六、心律失常、心脏复律

妊娠期多数心律失常为良性，且不伴有潜在的心脏疾病（图 30-7）。严重的心律失常虽不常见，但确实发生在 1/1000 的孕产妇中。

在看似健康的个体，妊娠也可引发从未出现过的心律失常。在生产和分娩期间患者更易发生心律失常，因为容量过负荷、心率增快、激素水平改变所致的应激反应，使心肌兴奋性增高，因而导致心律失常。然而更加严重的室性心律失常，可能发生于瓣膜病或心肌疾病患者，增加母体并发症发生率。在评估和治疗心律失常时，综合考虑妊娠期心血管系统的正常变化和药物或治疗措施对胎儿的影响是非常重要的。

值得注意的是心电图改变。妊娠伴随的心率增快，可使心电图 P-R 间期、QRS 波和 Q-T 间期缩短，而 P 波、QRS 波群和 T 波振幅却无改变。患者常出现房性期前收缩，而由于增大的子宫使心脏发生旋转，可出现心电轴偏移，通常为电轴左偏。

电极板放置位置

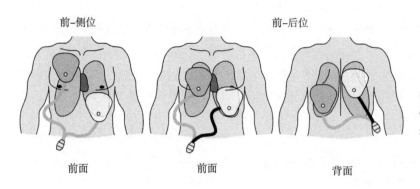

前-侧位　　　　　　　　前-后位

前面　　　　　　　　前面　　　　　　　背面

成功率由76%提高到87%，所需能量更低

图 30-7　体表心脏电复律

［经许可转载自 Botto GL, Politi A, Bonini W, et al. External cardioversion of atrial fibrillation： Role of paddle position on technical efficacy and energy requirements. Heart 1999；82（6）：726-730.］

［发病机制］

心脏节律异常是心脏冲动形成异常或传导异常导致的，也可两者皆有。快速性心律失常是由心脏自律性增高或传导通路单向阻断合并折返所致，而慢速性心律失常则是由心脏自律性降低或传导阻滞引起。

［妊娠相关影响］

妊娠相关生理改变可影响抗心律失常药物的药理学，已知许多因素可影响药物浓度。

（1）胃的吸收、pH 和胃动力改变，可影响药物的生物利用度。

（2）血浆蛋白浓度的下降及蛋白亲合力的改变。

（3）血容量增加伴随分布容积增加，可使血浆药物浓度下降，药物消除半衰期延长。

（4）心排血量的增加，可增加肾血流和肾小球滤过率，因此增加了药物通过肾的清除。

（5）体内黄体酮水平的增高，可增加经肝清除药物的代谢。

（6）分子量小且未解离的脂溶性抗心律失常药物更易通过胎盘。甚至早在妊娠第 8 周，一些药物就可通过胎盘和胎儿肝进行生物转化。

孕产妇合并心律失常的评估应包括详细的病史和体格检查，以及 12 导联心电图的变化比较。必须考虑潜在的病因及并存疾病，包括冠状动脉疾病、先兆子痫、嗜酒、使用违禁药品、甲状腺功能不全、肺部疾病、心肌病以及电解质紊乱。有任何严重心律失常病史的患者，应保证在妊娠各阶段接受综合的心脏病学评估。

（一）非药物治疗

目前治疗方案非常明确，包括避免使用咖啡因、吸烟和剧烈运动。放置食管或心内膜起搏器已成功用于治疗孕产妇慢性心律失常、快速心律失常和顽固性心动过速。

少数情况下，孕妇可能需要心脏电复律或射频消融治疗。功率高至 400J 的直流电复律，已经用于终止妊娠各阶段室上性和室性心律失常，而不伴有明显的并发症。存在恶性室性心律失常风险的孕产妇，安装置入式心内除颤器的风险似乎较小，但相关临床经验有限。

当存在适应证时，应毫不犹豫立即施行心肺复苏。如妊娠超过 25 周，应考虑剖宫产，既挽救胎儿，又可提高母体心肺复苏的有效性。妊娠患者复苏时，保持子宫左倾体位十分重要，可缓解主动脉腔静脉压迫，提高 CPR 有效性。

（二）药物治疗

通常适用于体质衰弱或血流动力学不稳定的患者。抗心律失常药物是安全的，一般没有多少例外。但如果药物治疗是必须的，建议采用保守的方式（更少的药物、更低的剂量）使用已证明为安全的药物。在胚胎期，即受精后前 8 周（末次月经后 10 周），药物致畸的风险最大。此后，器官发育基本完成，对胎儿的风险也大幅降低。先天性畸形主要形成于妊娠头 3 个月，而胎儿生长和发育受阻主要发生在妊娠中后期。因此，如有可能，应避免在妊娠前 3 个月使用任何药物。这些有害的不良反应取决于药物使用时间、药物类型、遗传易感性及胎儿暴露量。

（1）地高辛：地高辛已经安全有效地使用于孕产妇数十年。地高辛对窦房结和房室结的迷走神经效应，使这类药物成为减慢心率的绝佳选择，特别是出现室上性心动过速和心房颤动时。如果剂量适当，对胎儿不会产生任何不良后果或致畸作用。观察3名妊娠11周或12周的产妇发现，在胎儿中只有不到1%服用量的地高辛被检出。另一方面，妊娠期间洋地黄中毒与流产和胎儿死亡有关，可能源于母体心血管系统不稳定和随之的子宫低灌注。妊娠期间肾功能增强，可使血浆地高辛浓度降低50%。因此，应常规监测血浆地高辛浓度。而在妊娠最后3个月，由于循环中地高辛样物质的存在，可影响放射免疫法对地高辛血浆浓度的测定。

（2）腺苷：腺苷是一种内源性嘌呤核苷，可调节房室结传导，在非妊娠成年人患者其半衰期＜2s，可用于治疗阵发性室上性心动过速。常见不良反应如低血压、眩晕、面部潮红和呼吸困难，但多为暂时的和轻微的。关于腺苷用于孕产妇的病例报道到目前为止都是正面的，证明其不但有效且对胎儿无直接危害或致畸等不良反应。一篇病例报道显示，静脉注射腺苷24mg，未发现对胎儿有不利影响。

（3）ⅠA类抗心律失常药：ⅠA类药物用于治疗室性和室上性心律失常，包括预激综合征相关的症状。此外，奎尼丁可用于治疗心房颤动和心房扑动。奎尼丁、普鲁卡因胺或丙吡胺并不伴有致畸作用。在ⅠA类药物中，奎尼丁用于妊娠患者的历史最长。但确实有报道奎尼丁可引起轻度宫缩、早产、新生儿血小板减少症等不良反应，并可降低60%～70%的假性胆碱酯酶活性，在中毒剂量时致自然流产或第Ⅷ对脑神经损伤。

普鲁卡因胺似乎也具有相同的安全性，患者可耐受短期（数月）使用，并具有可静脉使用的优点。因此，奎尼丁可能是最佳选择，尤其是紧急处理未确诊的宽QRS波形心动过速时。但是，有些医生并不把普鲁卡因胺作为一线用药，因其可引起狼疮样综合征，在快速给药时可出现低血压和QRS波增宽。

妊娠期使用丙吡胺的经验报道还很有限。在抑制室性期前收缩方面，其疗效与奎尼丁和普鲁卡因胺相当甚至更佳，且胃肠道不良反应更少。在欧洲，已经发现丙吡胺在预防和终止室上性心律失常方面与奎尼丁具有相同的效能。最常见的不良反应包括口干和排

尿困难，这说明此药具有抗胆碱作用。丙吡胺还可增加神经肌肉接头对非除极化肌松药的敏感性。也有报道其不良反应包括子宫提早收缩、胎儿低体重和胎盘早剥。丙吡胺应慎用于妊娠患者，更适用于顽固性病例。

（4）ⅠB类抗心律失常药：利多卡因无致畸作用，用于治疗异位性室性心律失常和洋地黄诱发的心室兴奋性增高。使用利多卡因时，应注意观察患者是否有中毒征象（嗜睡、耳鸣、味觉障碍和抽搐）。由于离子俘获现象，胎儿体内可出现超高的血药浓度。母体利多卡因血药浓度较高时（＞5μg/ml），可出现新生儿抑制。虽然许多研究显示，利多卡因可增加子宫平滑肌张力、减少胎盘血流、引起胎儿心动过缓，但在妊娠早期使用不会明显增加胎儿缺陷的发生率。为避免不良反应，应维持胎儿正常酸碱状态，并使母体血中利多卡因保持在中到低水平的治疗浓度范围内。合并肝血流下降的孕产妇，应调整给药剂量，因为利多卡因是经肝代谢的。

美西律可自由通过胎盘屏障，在结构上与利多卡因相似。目前还未发现美西律具有致畸作用。已有报道称在妊娠患者中成功使用该药，但在孕产妇中的使用数据还很有限。与利多卡因不同，美西律的肝首关效应不到10%，其口服生物利用度约为0.9。妊娠患者使用美西律的安全性数据还很少。有个别报道称，其使用可致胎儿心动过缓、发育低于胎龄、低Apgar评分及新生儿低血糖。

妥卡尼是口服有效的利多卡因胺类类似物，用于抑制有症状的室性心律失常。妥卡尼的常见不良反应有恶心、呕吐、眩晕、震颤、感觉异常、精神混乱和错乱。不常见的不良反应包括肝酶升高、肝炎、急性肺水肿和狼疮样综合征。也有报道患者出现粒细胞缺乏、皮疹和发热、间质性肺炎和心脏动力学效应如已有的心力衰竭（译者注：原文如此）。关于妊娠期使用妥卡尼的不良反应的信息很少。因此，在其药物安全性的深入研究完成前，无法给予推荐意见。

（5）ⅠC类抗心律失常药：虽然临床使用经验有限，但氟卡尼和普罗帕酮临床应用相对安全。氟卡尼已安全有效地用于治疗一些母体快速性心律失常。尚未发现这两种药物具有致畸性。这两种药物都可轻易通过胎盘。虽然大部分关于氟卡尼的报道均显示预后良好，但仍建议谨慎使用，因为已报道有3例胎儿死亡。这些死亡病例中没有证据显示与药物使用直接

相关。使用这些药物应该小心，因为缺乏来自对照研究的数据，因此无法给出药物使用的明确建议。

（6）Ⅱ类抗心律失常药：β 受体阻滞药已广泛用于妊娠患者且耐受性良好。普萘洛尔、阿替洛尔和美托洛尔适应证广泛，包括高血压、长 Q-T 间期综合征、二尖瓣狭窄、肥厚性梗阻性心肌病及房性和室性快速性心律失常的心率控制。普萘洛尔是降低心房颤动时心室反应的有效药物，并可使心房扑动或阵发性房性心动过速转复为窦性心律。近年来艾司洛尔用于控制快速性心律失常逐渐增多，因为其使用便利。有报道称发生胎儿宫内发育迟缓、胎儿心动过缓、红细胞增多、窒息、低血糖、产程延长和高胆红素血症等不良反应，但在随机试验中却未达到显著差异。前瞻性临床研究发现，普萘洛尔合并的胎儿宫内发育迟缓发生率约为4%，即使继续普萘洛尔治疗，再次妊娠也可产下正常体重婴儿。其他研究认为妊娠期间使用普萘洛尔，与胎儿娩出后短暂性呼吸抑制有关。虽然 β 受体阻滞药并不引起胎儿畸形，但一项小样本的回顾性研究显示，妊娠期间使用普萘洛尔可增加胎儿死亡率。阿替洛尔可引起胎儿宫内发育迟缓，因此被归为 D 类药物。因此，妊娠期间应使用其他更安全的可替代药物如吲哚洛尔或醋丁洛尔，来代替阿替洛尔。但是多数病例出现不良反应是罕见的，或较轻微。建议使用具有 β_1 受体选择性、内在拟交感活性或 α 肾上腺素阻滞作用的药物，以避免 β_2 介导的子宫松弛或外周血管扩张，且更不易引起低血糖。如有可能，应在分娩期间使用胰高血糖素，以抵消 β 受体阻滞所致的心动过缓和低血糖。妊娠患者虽然血浆中药物浓度足够，但需要使用更高剂量的 β 受体阻滞药控制心率，说明患者对 β 受体阻滞药治疗的敏感性降低。

Hurst 及其同事对使用 β 受体阻滞药治疗提出了以下建议。

- 如有可能，应避免在妊娠前 3 个月长期使用 β 受体阻滞药。

- 尽可能使用最低剂量。

- 如有可能，至少在分娩前 2～3d 停止用药，以避免药物对子宫收缩力的影响，并预防新生儿并发症。

（7）Ⅲ类抗心律失常药：Ⅲ类药物以延缓心脏复极化为特点。索他洛尔因对室性心律失常患者疗效显著，而在近期受到关注。但索他洛尔应谨慎使用，因其具有导致尖端扭转型室性心动过速和（或）新生儿心动过缓的风险。

胺碘酮主要用于治疗母体顽固性房性和室性心律失常。与其他抗心律失常药物不同，胺碘酮及其代谢产物去乙基胺碘酮透过胎盘能力有限，胎儿中药物浓度分别为母体血浆中的 9% 和 14%。已经证明胺碘酮有扩张冠状动脉和外周血管作用，可能与其干扰平滑肌兴奋－收缩耦联有关。最初的研究显示这种药物非常安全，而后续研究却指出使用胺碘酮胎儿不良反应发生率较高，如胎儿宫内发育迟缓、早产、心动过缓、Q-T 间期延长、自然流产、胎儿甲状腺肿和甲状腺功能减退。胺碘酮中碘含量较高，占其分子量的 40%，可引起胎儿甲状腺功能低下。Widerhorn 等报道，胺碘酮相关的新生儿甲状腺功能低下发生率约为 9%。因此，胺碘酮只有在危及生命的情况下才应使用。

伊布利特是一种静脉抗心律失常药物，用于发病时间较短的（＜30d）心房颤动和心房扑动的急性转复。关于伊布利特的研究表明，从心房颤动发作开始（第一日有效率＞50%），到发作 30d 后有效率不足 10%，其心房颤动转复效率迅速下降。用于终止这类心律失常，伊布利特的疗效是合理的，且对血流动力学影响小，安全性也在可接受范围。与大多数其他的Ⅲ类药物不同，伊布利特无明显反向剂量依赖性，即低速率用药疗效更佳，这可能是其对持续性心房颤动和心房扑动治疗有效的原因。妊娠早期使用伊布利特的安全性尚不明确。

妊娠期使用溴苄胺的疗效还未知。溴苄胺在处理其他治疗手段，包括利多卡因、普鲁卡因和重复电复律无效的室性心动过速和心室颤动中有效。溴苄胺的抗心律失常作用被认为与其影响肾上腺素能受体有关，包括刺激神经递质释放，随之阻止去甲肾上腺素释放。目前文献中只有一例关于妊娠期口服溴苄胺的病例报道，其结果显示未出现不良反应和并发症。由于其已知的持续性低血压的不良反应，可使患者血流动力学更加不稳定，因此该药只限定于危及生命的情况下且其他治疗无效时使用。

（8）Ⅳ类抗心律失常药：钙通道阻断药在孕产妇中的安全性研究尚不深入。关于维拉帕米的安全性信息最多，临床研究提示，其对患者和胎儿均无不良反应。维拉帕米用于治疗阵发性室上性心动过速已得到广泛认可，对降低心房颤动或心房扑动时的心室反应性同样有效。随后有报道称发生母体和胎儿心动过缓、心脏传导阻滞、心肌收缩力受抑及低血压。钙通道阻断药对抑制心室异位起搏点相对无效。维拉帕米通过胎盘的剂量有限，Murad 等发现胎儿血浆药物浓度为母体的 35%～45%。这种水平的药物浓度可降低胎儿房室结的传导。

地尔硫䓬具有与维拉帕米相似的电生理机制，目前还没有其不良反应的报道。但是一些动物实验显示，大剂量地尔硫䓬可导致骨骼畸形、胎儿体重减轻、胎儿死亡和子宫收缩受抑。一项回顾性研究纳入了母体妊娠前 3 个月使用地尔硫䓬的 27 例新生儿，提示地尔硫䓬可能与新生儿缺陷有关。因此，妊娠期使用钙通道阻断药应选择维拉帕米。治疗妊娠妇女室上性心动过速，腺苷和 β 受体阻滞药优于钙通道阻断药。

（9）抗凝药：建议心房颤动患者在整个妊娠期行抗血栓栓塞治疗，但除外孤立性心房颤动或血栓栓塞风险低的患者。在选择治疗方案时，考虑患者所处妊娠阶段是必要的。肝素可用于妊娠前 3 个月和妊娠终末期。华法林则禁止在妊娠前 3 个月使用，因其可通过胎盘，导致自然流产、胎儿出血、智力缺陷和新生儿畸形。所有抗凝药均可引起出血和流产。在妊娠 3 个月后直至产前必须停药时，华法林是相对安全的。普通肝素不通过胎盘，但高风险患者大剂量肝素皮下注射预防血栓栓塞的有效性尚未明确。低分子肝素无致畸效应且不通过胎盘。目前还没有任何关于普通肝素和低分子肝素，预防妊娠合并心房颤动患者卒中的有效性和安全性研究。Lederer 等报道一例非妊娠患者，初期 CPR 因持续性心室颤动不成功时，使用溶栓治疗可提高电除颤的成功率。

（三）各种心律失常的处理

（1）房性和室性期前收缩：通常是良性的，除非患者伴有心脏结构异常。医师在对这类患者进行宣教时可承诺其安全。应识别并停止使用相关化学刺激物或其他诱发因素。患者一般不需要使用药物治疗，除非存在明显症状时，而对于这类患者 β 受体阻滞药可缓解焦虑并减少心悸的发生。对哮喘和支气管痉挛患者，选择性 $β_1$ 受体阻滞药是更安全的选择。因药物不良反应和致心律失常风险，此类心律失常不是使用 Ⅲ 类抗心律失常药的适应证。通常，期前收缩在产后会大幅减少。

（2）房室结依赖性心动过速：房室结依赖性心动过速需要房室结的传导以维持心动过速。房室折返和房室折返是此类心律失常的典型病变。阵发性房性心动过速是妊娠期母体最常见的心律失常，常与过度剧烈运动有关。

在心脏结构正常的患者，出现阵发性房性心动过速并不增加母体并发症发生率。风心病孕产妇伴有二尖瓣狭窄时，据报道阵发性房性心动过速与 14% 的心力衰竭发生、5.5% 的死亡率有关。90% 的阵发性房性心动过速患者为中到重度二尖瓣狭窄，10% 为二尖瓣反流。如发作持续超过 6h，则 88% 的患者可出现左心衰竭，而发作持续不超过 2h 的患者则不会出现。

处理建议包括去除诱发因素和使用迷走神经刺激法。当这些处理方法不能缓解患者症状，或患者无法耐受症状时，需使用药物治疗。腺苷可短期使用以缓解患者症状。维拉帕米和普萘洛尔也是满意的替代药物。但是，当使用这些药物时，要小心不要引起母体低血压和随后的胎儿低灌注，特别是维拉帕米。另一种治疗是食管调搏。预防性治疗的一线用药为地高辛或 β 受体阻滞药。Ⅰ C 类药物一般风险性低且有效。

如果迷走神经刺激或药物治疗都不能终止室性心动过速，使用直流电复律（10～50J）可奏效，且患者能良好耐受。在少数药物和心脏复律都无效的顽固性心动过速的妊娠患者，则适用"援救性"射频消融，其效果显著且孕妇和胎儿无严重不良反应。

（3）心房纤颤／心房扑动：孕产妇如不伴有结构性心脏病变、潜在的代谢紊乱，如甲状腺功能亢进或电解质紊乱，发生心房颤动和心房扑动较少见。心房扑动是罕见的，较心房颤动更为少见。妊娠时出现心房颤动通常与进展期风湿性二尖瓣病变有关，主要为二尖瓣狭窄。一项研究发现，纳入的 117 名伴心房颤动的孕产妇中，母体死亡率为 17%，胎儿死亡率为 50%，而 52% 的病例发生心力衰竭。如果这些心律失常没有尽早转复为窦性心律或行心室率控制，那么血栓栓塞和对胎儿不良影响的风险将增高。应优先考虑使用 B 类或 C 类 β 受体阻滞药（除外阿替洛尔）、地高辛或钙通道阻断药（维拉帕米）控制心室率。非特异性心律维持治疗是必要的。如果这些药物治疗有效，则应在整个妊娠期持续使用。

在心房颤动发生 48h 内，应考虑尽早使用药物复律如奎尼丁、氟卡尼、普罗帕酮或伊布利特，或直流电复律，以避免抗凝治疗。在使用奎尼丁前应先使用减慢心率的药物，因其对房室结具有去迷走神经作用。使用同步模式的心脏电复律通常是有效的，心房颤动时 50～100J，心房扑动时 25～50J。胺碘酮虽对心房颤动治疗有效，但如有可能应尽量避免在妊娠期使用。

（4）Wolff-Parkinson-White 综合征：患者妊娠期心律失常发生率将增加。伴预激综合征患者心房颤动发生率增高，且可通过旁路快速传导。β 受体阻滞药是治疗房室折返性心动过速的最佳选择。应避免使用维拉帕米和地高辛，因其可加快旁路传导，特别是当患者有心房颤动时。长期控制则应使用 Ｉ A 类或 Ｉ C 类药物辅以 β 受体阻滞药。心脏电复律适用于血流动力学不稳定患者。

（5）室性心动过速和长 Q-T 综合征：室性心动过速可能与药物、电解质紊乱和子痫相关。而长 Q-T 综合征则会增加妊娠期尖端扭转型室性心动过速和心脏停搏的风险。正常妊娠时心率的增加，对 Q-T 间期具有保护作用。不伴有心脏结构异常的孕产妇，精神或身体的应激反应是引起室性心动过速的主要原因。而室性心动过速可能是患者存在围生期心肌病的表现，尤其是在妊娠第三阶段，应使用超声心动图评估左室功能。此类心律失常多数对 β 受体阻滞药反应良好。事实上，已证实 β 受体阻滞药可减少长 Q-T 综合征患者出现尖端扭转型室性心动过速相关心

脏事件（死亡、顿抑性心搏骤停或晕厥）的风险，因此长 Q-T 综合征患者，妊娠期和产后应持续使用 β 受体阻滞药。持续性室性心动过速的紧急治疗应从利多卡因开始，如果无效，建议使用普鲁卡因胺或索他洛尔。此外，心脏结构正常的患者使用氟卡尼可能有益。患者因室性心动过速或心室颤动发生晕厥的，应评估是否需要放置置入式自动复律除颤器（automatic implantable converter-defibrillator，AICD）。心脏电复律适用于血流动力学不稳定的患者。

（6）慢速性心律失常：有临床症状的慢速性心律失常在孕产妇中相对少见。在 92 000 名孕产妇中，完全性房室传导阻滞的发生率为 0.02%。一些病例中，孕妇窦性心动过缓或窦性停搏归因于仰卧位低血压综合征，子宫压迫下腔静脉血液回流而导致反常的窦性心动过缓。无症状的完全性心脏传导阻滞患者，建议在生产和分娩前预防性安装临时起搏器；必要时应安装永久起搏器改善症状。分娩时，母亲屏气用力可导致反射性心动过缓，建议使用硬膜外麻醉减少产妇用力动作（图 30-8）。

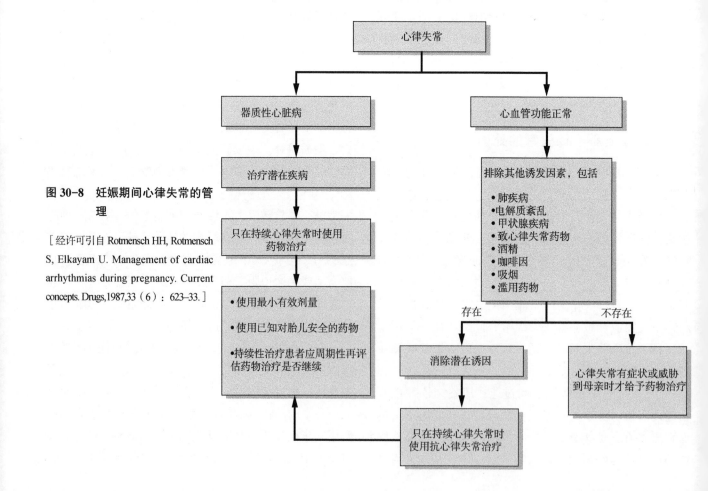

图 30-8　妊娠期间心律失常的管理

［经许可引自 Rotmensch HH, Rotmensch S, Elkayam U. Management of cardiac arrhythmias during pregnancy. Current concepts. Drugs,1987,33（6）：623–33.］

（四）妊娠期间心脏电复律

妊娠期间可能有必要使用直流电复律。总体来说，妊娠任何阶段直流电复律都是安全的（表 30-16 和图 30-7）。但是使用时仍应谨慎，因为子宫肌层和羊水都是电流良导体。电复律时应严密监测胎儿心率，多学科管理以备剖宫产之需，患者置于子宫左倾体位以免主动脉和腔静脉受压。妊娠前 3 个月后如行此类治疗，建议预防性使用抑酸药并行气管内插管。

表 30-16　心脏复律和妊娠

理论关注点
羊水和充血的子宫是电流的良导体
胎儿心室颤动
监测下麻醉与气管内全身麻醉——气道，考虑患者饱胃情况
需行严密的胎心监测和子宫左移位
所需能量无改变（50～400J）
电极板位置——前后位与前心尖位

许多病例报道称，经过一两次尝试，体表心脏电复律（50～400J）获得成功。从 1965 年起，共有 44 例相关报道，但都缺乏围生期预后的数据：22 例未报道妊娠预后，13 例顺利妊娠至足月行经阴道分娩。有 2 例患者在接受电复律后，直接出现胎儿窘迫，分别在孕 37 周和 28 周时给予即刻剖宫产。可能的解释是电极板在肋骨上的位置向下超出了心尖范围，而使电流到达增大的子宫。

第一例患者只给予 50J 的电复律，但出现明显子宫张力增加。有假说认为是心脏电复律的结果，子宫张力增高，导致胎儿心动过缓。而反对意见则认为，电流轨迹通常不会累及子宫，只有微弱的电流可到达胎儿心脏——电流强度不足以引起心脏纤颤。

七、心脏手术

1. 妊娠期间心脏手术

妊娠患者外科手术的并发症发生率和死亡率均高于非妊娠患者。因为多数妊娠伴心脏疾病患者都应接受药物治疗，心脏手术仅限于对严格药物治疗无效的患者。

孕产妇心脏手术中发生死亡的危险因素包括使用血管活性药物、年龄、手术方式、再次手术和母体功能状况。胎儿死亡的危险因素则包括母亲年龄超过 35 岁、母体功能状况、再次手术、急诊手术、心肌保护方式和体外循环时间。虽然如此，通过术前早期检测患者心血管功能失代偿程度、进行胎心监护、优化体外循环策略、在手术前先将存活胎儿剖出、在妊娠第二阶段择期进行手术等方法，也可使母亲和胎儿死亡率控制在可接受范围内。临床医师应充分了解这些复杂高风险患者的围术期管理方法。

如许多研究显示，妊娠期心脏手术胎儿和母体死亡率分别为 20%～30% 和 2%～6%。但是，近期一项单中心回顾性研究报道了 21 例妊娠行心脏手术病例，结果显示，母体和胎儿死亡率较之前的报道有所改善。在心脏手术前行剖宫产，无胎儿死亡，对母体的并发症发生率与死亡率影响较小。如需行体外循环，建议保持常温、高压灌注。如果手术能延迟至妊娠第三阶段，应考虑行剖宫产后即刻行心脏手术。最终母体和胎儿预后主要取决于母体潜在状态、孕龄和手术的紧急性，而并不取决于麻醉药物的使用（表 30-17）。

表 30-17　妊娠患者 CPB 的管理原则

1.	监测子宫张力和胎心率（尤其胎龄＞ 24 周时）
2.	垫高右侧臀部或将手术床左倾，保持患者左倾 15° 体位以避免主动脉腔静脉受压
3.	维持孕产妇血细胞比容＞ 0.28
4.	维持母体较高的血氧饱和度
5.	维持正常体温
6.	维持高灌注流量 [＞ 2.5L/（min·m²）]
7.	增高灌注压（＞ 70mmHg）
8.	尽量缩短 CPB 时间
9.	考虑使用搏动性灌注
10.	调控血 pH
11.	保胎治疗（如硫酸镁、利托君或特布他林）
12.	围生期医生与产科医生床旁待命，以应急诊剖宫产之需

2. 心脏移植与妊娠

心脏移植后成功妊娠的第一例患者是由 Lowenstein 及其同事报道的。准母亲所面临的风险和免疫抑制药物可能存在的致畸作用必须予以考虑。有趣的是，国家移植妊娠登记中心（成立于 1991 年）对移植受体的妊娠预后以及长期效益进行了研究。其并发症包括慢性移植器官功能不全、糖尿病和高血压。移植心脏通常可良好耐受妊娠所致的心脏工作负荷增加。但是，进行孕前咨询非常重要，特别是围生期心肌病及胎儿心脏缺陷易感患者。

共识推荐，如患者在接受移植 12 个月后不伴有排异反应、无感染、移植器官功能稳定且免疫抑制治疗顺利，则容易成功妊娠。

（1）母体和胎儿风险：关注因素包括①免疫抑制药物继发的高血压和肾功能不全；②药物吸收不全（妊娠剧烈呕吐引起）；③患糖尿病；④骨质疏松性骨折；⑤自身免疫反应；⑥贫血；⑦感染。妊娠期间分布容积增大，药物剂量应随之调整。

关于心脏移植后受体妊娠的研究显示，2/3 的新生儿可存活，其中一半为低体重不成熟新生儿。约有 1/10 的孕妇接受治疗性流产终止妊娠，1/5 发生自然流产。

如果妊娠未影响移植器官功能或排异反应，则应预先考虑胎儿状况（低出生体重、早产、死胎），使用胎儿超声或超声心动图行持续监测。应考虑筛查自身免疫性疾病和先天性感染——特别是弓形虫、乙型肝炎病毒、丙型肝炎病毒和巨细胞病毒。

（2）心脏移植后孕产妇的围生期管理：情况稳定的产妇可在足月时行经阴道分娩，有产科适应证时可行剖宫产。患者心律失常风险增加时，应行持续心电图监测。有创血流动力学监测的使用由患者情况而定。行免疫抑制剂治疗的患者，感染控制是关键。当患者存在瓣膜或其他心脏结构缺陷时，考虑预防性使用抗生素以防止亚急性细菌性心内膜炎的发生。

分娩时和产后应继续使用免疫抑制药物，并至少在产后 1 个月内监测血浆药物浓度。移植器官评估也必须至少持续到产后 1 个月。

八、心脏疾病药物

心脏疾病药物见表 30-18。

要 点

因疾病性质及病程不同，妊娠合并心脏疾病患者的麻醉注意事项各有不同。虽然如此，此处可提供一些总体指导意见。

- 心脏疾病药物治疗应在妊娠、生产和分娩期持续使用。
- 避免全身或肺血管阻力发生显著变化。
- 预防或处理加重分流的因素。
- 在心功能受损或有风险时，应避免使用心肌抑制药物。
- 避免任何可导致心功能不全或衰竭的因素。
- 根据孕产妇的疾病需求选择适合的麻醉方式，如区域麻醉可用于多种心脏疾病，但却不能用于法洛四联症、主动脉瓣或肺动脉狭窄、肺高压，此类疾病建议使用静脉或吸入麻醉。
- 避免使用任何可明显影响心率、血容量、外周血管阻力、静脉回流和心室充盈容积的麻醉药或药物。
- 选用适合的有创血流动力学监测手段。但超声心动图的出现，已成为妊娠合并心脏疾病或疑似心脏疾病患者心血管功能评估的主要无创监测手段。可结合使用脉冲和持续多普勒定量分析或彩色多普勒定性分析，对妊娠相关改变进行适当评估。超声心动图的最新及特殊临床应用包括心排血量评估，超声心动图辅助心导管检查以减少放射显像，及经食管超声心动图筛选适于行经皮导管瓣膜切开术的二尖瓣狭窄患者。

表 30-18 心脏疾病药物及其对孕产妇的作用

药 物	分 类	适应证	备 注
胺碘酮	D	室性心律失常 / 心房颤动	已成功用于妊娠患者；但其碘含量高，可引起胎儿暂时性甲状腺功能低下或亢进
普萘洛尔	C	高血压 / 快速性心律失常	报道称可增加胎儿宫内发育迟缓发生率。新生儿可伴有心动过缓或低血糖
拉贝洛尔	C	高血压	使用后快速起效。安全用于妊娠患者历史较长，但与其他 β 受体阻滞药相似，与胎儿宫内发育迟缓有关
艾司洛尔	C	高血压 / 快速性心律失常	消除半衰期仅 9min，有利于急性治疗。可快速通过妊娠母羊胎盘。使用时如果患者存在子宫胎盘功能不全，可引起胎儿 β 受体阻滞，导致新生儿抑制

（续表）

药　物	分　类	适应证	备　注
尼卡地平	C	稳定性心绞痛 / 高血压	可用于孕妇保胎治疗。静脉注射治疗孕产妇高血压有效且安全。曾有报道称使用尼卡地平后发生肺水肿并发症
维拉帕米	C	心绞痛 / 房性心动过速 / 高血压	已成功用于孕产妇阵发性室上性心动过速治疗。尚未发现有致畸作用，但可导致妊娠母羊胎儿 P-R 间期延长
肼屈嗪	C	高血压	用于孕产妇的历史较长。降压作用可维持 6h，一旦出现低血压则难以调整。可引起母体低血压和心动过速。肼屈嗪的胎儿作用包括影响心率和增加死产倾向
硝酸甘油	C	心绞痛 / 高血压	通常用于使子宫快速松弛。对妊娠母羊的胎儿不良反应最小。硝酸甘油可引起母体低血压和心动过速
腺苷	C	室上性心动过速	许多研究证明，腺苷可安全用于孕产妇室上性心动过速的转复。人体或动物研究显示胎儿不良反应最小
去氧肾上腺素	C	低血压	围术期使用历史较长。近期研究表明，去氧肾上腺素与麻黄碱相比，可增高胎儿 pH，减少恶心呕吐且母体血压更易控制。可引起心动过缓和母体心排血量下降。可减慢蛛网膜下隙麻醉药物在腹侧的扩散
麻黄碱	C	低血压	是治疗妊娠患者区域麻醉所致低血压的传统血管加压药。但近期研究表明，治疗孕产妇低血压，麻黄碱并不优于去氧肾上腺素。近期还发现其使用可伴胎儿 pH 降低、母体血压不易控制以及恶心呕吐增加
去甲肾上腺素	D	低血压 / 休克	用于去氧肾上腺素无效的严重低血压。应通过中心静脉给药。可一过性减少子宫血流，对妊娠绵羊胎儿不良反应不明确
肾上腺素	C	心搏骤停 / 低血压 / 低心排状态	虽可增加心排血量，但在动物模型中可使子宫血流减少
异丙肾上腺素	C	低心排状态 / 心脏传导阻滞	必然引起母体心动过速。在动物模型中小剂量异丙肾上腺素对子宫血流影响最小
多巴胺	C	低血压 / 低心排状态 / 全身血管阻力降低	随剂量不同而作用不同。在绵羊模型中，大剂量可减少子宫血流，但母体心排血量增加。而在人体，使用多巴胺可能会降低胎儿 PO_2
米力农	C	低心排状态	作为正性肌力血管扩张药用于心力衰竭患者。妊娠患者相关研究有限。动物实验表明，使用米力农后子宫血流或不变，或增加
肝素	C	抗凝（心脏手术）/ 血栓栓塞风险	不通过胎盘。适用于需要抗凝治疗的孕产妇，但可增加血栓栓塞并发症发生率。妊娠患者可能需要更大剂量的肝素
鱼精蛋白	C	中和肝素（心脏手术）	常见的鱼精蛋白反应有 3 种：血管扩张、类过敏反应和肺血管收缩。已发表的妊娠患者使用经验有限
华法林	X	血栓栓塞风险	有致畸作用。妊娠前 3 个月使用（6~12 周）可致胎儿面部畸形。也有报道称在妊娠第二和第三阶段使用，可导致中枢神经系统异常
利多卡因	B	室性心律失常	在妊娠期使用历史较长。母体血药浓度过高可引起胎儿中枢神经系统抑制。妊娠母羊使用超临床剂量利多卡因可致子宫血流一过性下降。药物随乳汁分泌，其不良反应尚不明确

第31章

妊娠合并哮喘

（Uma Munnur 和 Venkata D.P. Bandi 著，王　淼译，侯丽宏校）

一、引言

哮喘是孕产妇最常见的严重医学问题之一，是许多母体和胎儿并发症的危险因素。妊娠合并哮喘患者的治疗，对于医师是一种特殊挑战。有证据显示，其对孕产妇的影响是正常患者的2倍。哮喘可对妊娠预后产生负面影响，而妊娠也可改变哮喘患者的临床状态。妊娠合并哮喘患者的围生期并发症风险增高，可发生先兆子痫、新生儿低体重和早产。妊娠期间哮喘加重可对母亲和胎儿造成不利后果。以降低病情恶化率为目标的哮喘治疗，有助于减少临床围生期并发症，特别是早产。

二、定义

哮喘是累及气道的慢性炎症性疾病，具有下述3项特征性表现：可逆性气道阻塞、气道炎症和气道高反应性。气道阻塞可引起咳嗽、呼吸困难和喘息等临床症状。气道炎症可导致气道高反应性、气流受限、呼吸系统症状和胸闷的发生。气道炎症本身可引起气道阻塞和气道反应性增高，因而影响哮喘病程。气道高反应性表现为对大多数收缩支气管平滑肌的刺激因素的反应过度。哮喘的这些要素相互作用，决定了患者的临床症状、哮喘的严重程度和对治疗的反应。

三、流行病学

哮喘是一种常见的严重潜在疾病，见于4%～8%的孕产妇。2009年，美国的哮喘流行现状为总人口（24 600 000）的8.2%。其在女性、儿童、非西班牙裔黑种人、波多黎各种族和贫困线以下人群发病率更高。2007年，哮喘相关的急诊访问量为175万，而住院人数达456 000。在年轻、未婚和家庭年收入低的孕产妇中，哮喘流行性似乎有所升高。总体来讲，尽管近年来哮喘死亡率有所下降，但其流行性和并发症发病率却在增加。经哮喘专科医生治疗的孕产妇中，有9%～11%患者因哮喘急性发作而被迫急诊就诊或住院治疗。55%的女性哮喘患者在妊娠期至少会发生1次哮喘发作。

四、哮喘的病理生理和发病机制

哮喘是以可逆性气道阻塞和气道高反应性为特征的慢性炎症性疾病。除敏感性增高外，还伴有气道狭窄和气道扩张反应不足，在深吸气时气道缺乏支气管扩张反应。由于肺弹性回缩力丧失，哮喘还可出现气道膨胀性进行性丧失。

气道阻塞可由平滑肌改变引起。即使平滑肌是肥大的，也不会表现出药物刺激下的收缩性增强。但是，正常的自主神经调控机制障碍，可导致平滑肌舒张功能受损，继而发生阻塞。气道管腔狭窄也可由支气管黏膜水肿和炎性细胞浸润所致。可逆性气道阻塞是指，哮喘发作期出现呼吸量测定的阻塞，而在发作间期气道生理功能正常。使用短效支气管扩张药后阻塞症状部分或完全缓解，也可证明气道阻塞的可逆性。

气道高反应性的特点是对一系列支气管收缩刺激因素反应性增强，如醋甲胆碱、组胺或特异性抗原，是哮喘的主要特征。许多因素可导致气道狭窄，如平滑肌收缩、气管壁增厚和气管腔内存在分泌物，进而可引起气流受限。

气道炎性主要充当哮喘的调节影响因素。几乎所有哮喘患者都存在气道炎症。炎症的进程包括出现气道壁水肿和气管黏膜被多种炎性细胞浸润，包括中性粒细胞、肥大细胞、辅助性T细胞、巨噬细胞和嗜酸性粒细胞。这些细胞可释放炎性介质，包括组胺、白三烯、血小板活化因子、前列腺素、血栓素、细胞因子和血清素。

哮喘发作的主要生理异常表现为气体滞留。患者可将空气吸入肺中，但却无法将其呼出。患者试图在肺过度充气的状态下呼吸，势必增加呼吸做功。正常肺泡的过度扩张可对肺泡壁毛细血管产生压力，导致过度扩张处肺泡血流减少，因此引起通气－血流比失调。严重哮喘时，肺高压可使室间隔向左侧偏移，而致每搏量减少。深吸气时收缩压下降，可出现奇脉。

五、哮喘的诊断

1. 病史

妊娠合并哮喘的诊断与非妊娠患者无异（表31-1）。哮喘典型症状包括呼吸困难、喘息、咳嗽和胸闷。病史应该包括症状及其严重程度、诱发和加重因素、住院期间症状的持续时间和进程，以及机械通气史。因多数患者在妊娠前都有哮喘病史，通常可以直接诊断。但对于临床症状和药物治疗反应不典型的患者，或妊娠期首次出现呼吸系统症状的患者，需行诊断性试验。

表31-1　哮喘的诊断

症状：喘息、咳嗽、胸闷
体征：听诊闻及哮鸣音（气流运动受限时可不出现）
确诊条件：气道阻塞部分或完全性可逆
使用支气管扩张药后 FEV_1 增加 > 12%

应通过症状发生频率和严重程度、抢救治疗的频率、哮喘恶化时需全身性使用糖皮质激素的病史和肺功能检查结果，来评估当前哮喘控制情况。第一秒用力呼气量（forced expiratory volume in one second，FEV_1）和峰流速在妊娠期间不会显著改变，因此可用于评估哮喘控制情况。哮喘控制良好的和未使用治疗药物的患者，可归为间歇性哮喘，而不是持续性哮喘。

2. 体格检查

侧重点是评估患者呼吸频率、言语（两次呼吸间可讲出的词语数）、辅助呼吸肌的使用、是否可以平躺和是否出现奇脉。肺部听诊可闻及哮鸣音且呼气相延长（在哮喘恶化时可因气流受限而无法闻及）。

3. 实验室检查

在详细了解了病史和体格检查后，肺功能检查有助于明确患者病情严重程度和判断气道阻塞是否可逆。临床症状或药物治疗反应不典型的患者，或无哮喘病史而在妊娠期出现呼吸系统症状的患者，进行诊断性试验是必要的。当患者病史和体格检查强烈提示哮喘，而呼吸量测定法未发现气道阻塞时，可行支气管激发试验（使用组胺）。FEV_1 是一种对气道阻塞的标准化测量指标，可同时反映哮喘的严重程度和控制情况。醋甲胆碱可用于确定气道高反应性，但缺乏在妊娠患者使用此类试验的安全性数据，因此妊娠期禁止使用。FEV_1 与用力肺活量比值下降，同时在吸入沙丁胺醇后 FEV_1 显著提高12%或更多，则可确诊妊娠期哮喘。

哮喘患者如以前未接受变应原测试，应行针对变应原的血清IgE抗体检测，如尘螨、蟑螂、真菌孢子和宠物。妊娠期间通常不建议行皮肤试验，因为强变应原可能会伴随严重的全身反应。支气管激发试验不常用于妊娠患者。如果患者既往已由医生诊断为哮喘，则通常按哮喘患者对待。

六、哮喘对妊娠和胎儿的影响

据报道，哮喘的女性发生多种妊娠期并发症的风险均增高，如先兆子痫、早产、宫内发育迟缓、先天性畸形和围生期死亡。在哮喘患者发生率增加的其他不良后果包括产后出血、早产、胎膜早破、新生儿缺氧、新生儿一过性呼吸急促。关于母体哮喘对妊娠影响的数据尚有争议，但是一项在瑞典人群的最大样本研究显示，哮喘与先兆子痫、早产和新生儿低体重有关。这些风险增高的潜在机制是：①母体哮喘控制不良可致哮喘加重和胎儿缺氧；②使用哮喘治疗药物如糖皮质激素；③导致哮喘和围生期并发症的共同病理因素。

引产和剖宫产的发生率在合并哮喘孕产妇中有增高趋势。数据显示哮喘控制不良与这些风险的增加有强相关性。更好的哮喘控制可改善妊娠预后。通常在妊娠期，轻度哮喘不会有变化，而重度哮喘可能加重。

哮喘急性发作期，围生期并发症发病率和死亡率增加的潜在机制包括低氧血症和低碳酸血症。母体低碳酸血症可引起子宫血管收缩，低氧血症可减少胎儿氧输送，这些情况均对胎儿不利。

七、妊娠对哮喘的影响

妊娠对哮喘的影响无法预估。妊娠期间，哮喘病情可好转、恶化或保持稳定。哮喘发作可出现在妊娠各个阶段，但在第二三阶段更为常见。分娩期和围生期哮喘发作较少见。产前检查时，提倡对患者病情进行监测。建议每月对哮喘病史和肺功能（呼吸量测定法或峰流量测定）进行评估。

一些哮喘患者在妊娠期症状可有改善。这可能是由于妊娠伴随的黄体酮水平增加，通过腺苷酸环化酶介导了支气管扩张，因此，改善了哮喘症状和峰流速。妊娠最后 4 周，哮喘患者的喘息、睡眠障碍和日常活动受限均减轻，很可能是激素水平改变的原因。

妊娠期间哮喘加重的机制尚不明确。母体细胞介导的免疫抑制可增加其对病毒感染的易感性，可能是妊娠期严重哮喘的最常见诱因。妊娠期黄体酮水平的升高可使平滑肌松弛，降低食管下端括约肌张力，导致胃食管反流。哮喘患者胃食管反流的发生率为 45%～89%。大体上讲，引起哮喘发作的常见因素包括吸烟、胃食管反流和因担心影响胎儿而减少哮喘药物用量。

八、哮喘的管理

妊娠合并哮喘患者管理的总体原则与非妊娠患者并无大的差异。合并哮喘孕产妇管理的最终目标是无活动限制、症状最小化、避免恶化、维持正常肺功能、使药物不良反应最小化，并最终产下健康新生儿。医生应优化患者哮喘治疗方案，以改善母体生活质量并使妊娠过程正常进行。通常，麻醉医师并不负责哮喘治疗，但对现阶段可用的治疗手段的了解，有助于提高分娩期对患者的管理。麻醉医师应能够鉴别哮喘和导致喘息的其他原因，并应避免使用诱发哮喘发作的药物。

哮喘控制良好的定义为：①日间或夜间症状极轻或无慢性症状；②发作极少或无发作；③无活动限制；④保持近乎正常的肺功能；⑤极少使用吸入性短效 β₂ 受体激动药；⑥哮喘药物引起的不良反应极轻或无不良反应。

哮喘急性症状通常由支气管痉挛引起，且对支气管扩张治疗反应良好。急性和慢性炎症不仅可影响气道口径和气流，还可影响潜在的气道高反应性，增加患者支气管痉挛的易感性。中重度哮喘患者，应接受哮喘专科医师会诊。妊娠期间有效的哮喘管理依赖于 4 个基本要素：①客观的评估和监测指标；②患者宣教；③避免哮喘激发因素；④药物治疗。

1. 客观的评估和监测指标

产前检查时，强烈建议行哮喘病情监测。由于妊娠期哮喘病情通常无法预估，1/3 患者病情可改善，1/3 可维持稳定，而另外 1/3 会恶化，因此，建议每月对哮喘病史和肺功能（通常倾向于呼吸量测定法，但包含峰流量测定的装置通常就已足够）进行评估。表 31-2 列出了哮喘控制情况评估和严重程度分级。最高呼气流速（peak expiratory flow rate，PEFR）与 FEV_1 具有良好的相关性，并且其优势是测量值可靠，峰流量测定装置经济、一次性使用、便携。自行监测 PEFR 可提供患者整日的哮喘病情信息。对于中到重度哮喘患者，每日 2 次使用峰流量测定装置来客观评估肺功能十分重要。该评估可为诊疗医师必要时逐步减少或增加治疗量提供客观依据。对于哮喘控制不理想的患者，可考虑从妊娠 32 周起行连续超声检查。

2. 患者宣教

妊娠期对患者行哮喘诊断和治疗的宣教比其他任何时期都重要。患者必须了解未控制的哮喘对胎儿健康的负面影响，且认识到使用药物治疗比哮喘治疗不足更加安全，因后者可同时导致母体和胎儿缺氧。最重要的是，患者能发现哮喘恶化时的症状，并且在需要时能得到合理的治疗（表 31-3）。这需要基于患者与诊疗医师共同商定的个体化治疗计划。患者应掌握正确的

药物吸入装置使用方法，并了解如何减少暴露和控制使哮喘恶化的因素。吸烟的女性，应告知其未控制的哮喘对胎儿的不良反应，并强烈建议其戒烟。同时，还应建议患者尽一切可能避免暴露于二手烟环境中。

表 31-2 妊娠女性哮喘控制情况的评估

指　标	控制良好的轻度间歇性哮喘	控制不佳的轻/中度持续性哮喘	控制较差的重度持续性哮喘
症状发作频率	≤每周 2d	>每周 2d	整日发生
夜间觉醒频率	≤每月 2 次	每周 1~3 次	≥每周 4 次
对正常活动的影响	无影响	些许影响	极度影响
使用短效 β 受体激动药控制症状的频率	≤每周 2d	>每周 2d	一日多次
FEV_1 或峰流速（% 预计值或个人最佳值）	> 80	60~80	< 60
病情恶化时需全身使用糖皮质激素	过去 12 个月中有 0~1 次	过去 12 个月中≥2 次	

（数据引自 the National Asthma Education and Prevention Program：National Heart, Lung, and Blood Institute. National Asthma Education and Prevention Program Expert Panel Report 3：Guidelines for the Diagnosis and Management of Asthma. Bethesda, MD：National Institutes of Health, 2007. URL：http：//www.nhlbi.nih.gov/guidelines/asthma/asthgdln.htm Last accessed Feb 19, 2012.）

表 31-3 哮喘患者妊娠期治疗的宣教

主　题	建　议
基本信息	提供哮喘的基本信息，并说明哮喘如何影响妊娠及妊娠对哮喘的影响
药物吸入装置使用	介绍特定药物吸入装置的使用技巧，并要求患者践行该技巧
治疗的依从性	讨论患者自述的控制治疗药物的依从性情况，并发现阻碍最佳依从性的因素，如费用、便利性以及对药物不良反应的担忧
自我治疗计划	提供维持治疗药物清单和症状加重时抢救治疗药物剂量；介绍如何识别严重哮喘发作，何时和如何寻求紧急或急诊救护

［改编自 Schatz M, Dombrowski MP. Clinical practice：asthma in pregnancy. N Engl J Med, 2009, 360（18）：1862-1869.］

3. 避免哮喘激发因素

妊娠期间限制接触不良环境对哮喘控制非常重要。避免或控制激发因素可减轻哮喘症状和气道高反应性，减少药物治疗的需要。75%~85% 的哮喘患者对常见变应原的皮肤试验呈阳性。最常见的哮喘激发因素是动物皮屑、尘螨、蟑螂抗原、花粉和真菌。非免疫激发因素包括吸烟、大气污染物、药物如阿司匹林和 β 受体阻滞药。对于运动诱发哮喘的患者，在运动前 5~60min 吸入短效支气管扩张药物，可显著降低哮喘发作。应极力鼓励所有患者戒烟（表 31-4）。

1993 年，美国国家哮喘教育与预防项目（NAEPP）专家组报道发表的哮喘与妊娠工作组报告，回顾了可用的研究数据，提出了妊娠期间哮喘药物治疗的建议。自那以后，在新型药物引入、可用的其他安全性数据和治疗指南方面又有了新进展。这些进展促成了上一版报告的更新，并发表于 NAEPP Working

Group Report on Managing Asthma During Pregnancy：Recommendations for Pharmacologic Treatment-Update 2004。

表 31-4 哮喘激发因素

体力运动
病毒感染
有毛皮动物
尘螨
真菌
烟草烟雾
花粉
气候变化
强烈的情绪状态（大笑或痛哭）
灰尘
月经周期

九、药物治疗

妊娠期间哮喘药物治疗主要是针对避免哮喘发作和哮喘持续状态。治疗应从妊娠前就开始。治疗哮喘的药物可分为两大类——支气管扩张药和抗炎药物。预防性使用抗生素是没有必要的。哮喘治疗的目标包括：①缓解支气管痉挛；②保护气道不受激活物刺激；③减轻变应原暴露引起的炎性反应；④缓解气道炎性过程，降低气道高反应性（表31-5）。

1. 支气管扩张药

吸入性 β_2 受体激动药是一种强效的支气管扩张药，推荐用于各种严重程度的哮喘治疗。沙丁胺醇是用于快速缓解急性支气管痉挛的一线抢救性吸入剂。短效 β 肾上腺素受体激动药（short-acting β-adrenergic agonists，SABAs）属于妊娠C类药物，妊娠期间使用通常较安全。β 肾上腺素受体激动药通过激活 β_2 受体使哮喘患者受益。SABAs是最有效的治疗哮喘急性发作的药物。β 肾上腺素受体激动药通过以下机制发挥其作用：①直接舒张气道平滑肌；②促进黏膜纤毛运动；③减轻气道水肿；④抑制胆碱能神经传导。

β 肾上腺素受体激动药的给药途径包括气雾吸入、口服和胃肠外。妊娠期间通常优先选用气雾吸入途径，因高浓度药物可直接转运至气道活跃部位。这种给药方式可使母体的全身药物效应最小化，减少胎儿暴露。沙丁胺醇是推荐使用的SABA药物，因为其安全性极佳，且妊娠相关安全数据最多。而长效 β 受体激动药（long-acting β-adrenergic agonists，LABAs）在妊娠期间的有效性数据很有限，尽管有证据预测LABAs具有与沙丁胺醇相同的安全性。

长期使用 β 受体激动药与胎儿安全性的人体研究很有限。Schatz 及其同事所做的一项前瞻性研究，纳入了259例使用 β 受体激动药的哮喘孕产妇。该研究并没有发现用药相关的先天性畸形、早产、宫内生长受限或围生期死亡。这些药物在临床已使用多年，尚无致畸性的报道，不应该因考虑胎儿而限制使用。相对于 β 受体激动药的不利作用，理想的母体哮喘

表 31-5　妊娠期哮喘的药物治疗

药　物	成人剂量	备　注
吸入性短效 β_2 受体激动药		
沙丁胺醇 气雾剂（5.0mg/ml，2.5mg/3ml，1.25mg/3ml，0.63mg/3ml）	每20分钟 2.5～5mg，重复使用3次，随后需要时每1～4小时 2.5～10mg；或每小时 10～15mg 持续使用，即每20分钟4～8喷重复使用至4h，而后如有需要每1～4小时重复	只建议使用选择性 β_2 受体激动药。为了药物更好转运，喷雾剂应至少稀释至3ml，喷雾时气流量在 6～8L/min
全身性（注射）β_2 受体激动药		
肾上腺素 1：1000（1mg/ml）	每20分钟 0.3～0.5mg 皮下注射，重复3次	未证明全身治疗较气雾剂有任何优势
特布他林 （1mg/ml）	每20分钟 0.25mg 皮下注射，重复3次	未证明全身治疗较气雾剂有任何优势
抗胆碱药物		
异丙托溴铵 气雾剂（0.25mg/ml）	每30分钟 0.5mg 重复3次，随后需要时每2～4小时重复	可与沙丁胺醇混合至同一气雾剂中。不能作为一线药物使用；应辅助于 β_2 受体激动药治疗
异丙托溴铵复合沙丁胺醇 气雾剂（每3毫升含 0.5mg 异丙托溴铵和 2.5mg 沙丁胺醇）	每30分钟 3ml 重复3次，随后需要时每2～4小时重复	可与沙丁胺醇混合至同一气雾剂中。不能作为一线药物使用；应辅助于 β_2 受体激动药治疗
全身性糖皮质激素	剂量和备注适用于以下3种糖皮质激素	
泼尼松 甲泼尼龙 泼尼松龙	每日 120～180mg，分3～4次给予，使用48h；然后每日 60～80mg 直至 PEF 达70% 预计值或个人最佳值	门诊患者冲击治疗时，成年人单次或分2次给予 40～60mg，持续 3～10d

[改编自 NAEPP Working Group Report on Managing Asthma During Pregnancy：Recommendations for Pharmacologic Treatment, 2004. J Allergy Clin Immunol, 2005,115（1）：34-46.]

症状控制似乎更加重要。

2. 吸入性糖皮质激素（inhaled corticosteroids, ICSs）

糖皮质激素是治疗哮喘中的气道炎性反应、减轻气道对变应原和激发因素高反应性的最有效药物。ICSs 是哮喘长期控制的首选药物，并已得到广泛应用；与不使用 ICS 的患者相比，使用 ICS 使哮喘急性发作率减少 3 倍以上。妊娠期间，ICSs 也是任何程度持续性哮喘的首选用药。吸入给药途径是有效的，使用 ICS 后立即漱口，可减少局部不良反应，同时限制药物全身性吸收并减少胎儿暴露。由于布地奈德在孕产妇的使用数据较其他 ICSs 药物更多，且数据是令人放心的，因此，布地奈德是首选的 ICS。似乎它不增加孕产妇围生期不良预后的风险。虽然布地奈德是首选的 ICS，但重要的是应认识到，并没有数据显示其他 ICS 制剂在妊娠期间的使用不安全。由于其他 ICS 药物在妊娠期间使用的研究很少甚至没有，因此将布地奈德归为妊娠 B 类药物，而其他 ICSs 属于 C 类。

NAEPP 下属的妊娠哮喘患者工作组，发表了一篇妊娠期间使用 ICS 相关证据的综述，结论如下：①使用 ICSs 可降低妊娠相关哮喘急性发作风险并改善肺功能（FEV_1）；②目前为止，没有研究表明使用 ICS 可增加先天性畸形和其他围生期不良后果；③使用布地奈德的母亲，其新生儿出生登记的数据显示，药物在妊娠期使用的安全性是令人放心的。

3. 口服（全身性）糖皮质激素

目前综述研究发现，妊娠期口服糖皮质激素的安全性存在争议。口服糖皮质激素，尤其是妊娠前 3 个月，与单纯唇裂（伴或不伴腭裂）风险增加有关。但只有极少数口服类固醇依赖性哮喘的孕产妇被纳入该研究，药物的使用时程、剂量和时机并未具体表述。严重哮喘女性在妊娠期口服糖皮质激素，与先兆子痫、早产和低体重新生儿发生率增加有关。但现有数据很难区分这些并发症是由糖皮质激素引起，还是严重哮喘引起。由于严重哮喘与母体或胎儿死亡有关，因此，严重哮喘患者或妊娠期急性发作的患者，在长时间治疗中需要口服糖皮质激素时，基于风险 - 收益考量推荐使用。全身性糖皮质激素属于妊娠期 C 类药物。

4. 色甘酸钠

色甘酸钠属于可减轻炎症并通过稳定肥大细胞和其他细胞而减少炎症介质释放的一类药物。色甘酸钠可用于轻度哮喘的替代治疗，或中重度哮喘的辅助治疗。它可阻断早期和晚期支气管痉挛，及对哮喘激发因素的反应。它有抗炎症特性，并可舒张平滑肌。妊娠期间使用该药较为安全，但尚缺乏使用剂量方面的经验。色甘酸钠属于妊娠期 B 类药物。

5. 茶碱

茶碱是一种甲基化黄嘌呤，可充当弱支气管扩张药。该药在慢性治疗中有用，而对急性发作无效。其不良反应包括失眠、胃灼热感、心悸和恶心。茶碱还明显受药物相互作用影响，其清除率随特定药物的使用而变化，可致茶碱血药浓度升高和毒性反应。影响茶碱消除的药物有西咪替丁、劳拉西泮和红霉素。妊娠期间血清药物浓度应维持在 $5 \sim 12 \mu g/ml$。茶碱的主要优点是其长效性，药物可持续释放长达 12h。

6. 抗胆碱药

异丙托溴铵是一种阿托品的四元化合衍生物，可向肺组织输送高浓度抗胆碱药物，而全身吸收较少，胎儿血药浓度较低。它可阻滞副交感神经，从而进一步增加 β 受体激动药的支气管扩张效应。该药属于妊娠期 B 类药物。抗胆碱药可用于急诊或住院患者哮喘急性发作，通常与 β 受体激动药合用，但对哮喘长期治疗无任何益处。

7. 白三烯抑制药

白三烯介质具有多种生物效应，包括促进中性粒细胞和嗜酸性粒细胞迁移、中性粒细胞和单核细胞聚集以及增加毛细血管通透性和平滑肌收缩。所有这些效应都导致哮喘患者出现炎症、水肿、支气管收缩和黏液分泌。白三烯抑制药可阻断白三烯这些生理效应。此类药物的动物研究数据显示，其妊娠期使用可能是安全的，但缺乏人体数据。这类药物属于妊娠期 B 类药物。

十、控制可加重哮喘的因素

对于持续性哮喘患者，医师应评估潜在的变应原。

应行皮肤试验或体外试验确定患者对其接触的室内吸入性变应原的敏感性，并对阳性试验的意义做出评估。哮喘患者应减少相关变应原的接触。如果有明确证据显示哮喘症状与患者接触某种敏感的变应原相关，应考虑使用变应原免疫治疗。

妊娠期哮喘急性发作应考虑住院治疗。妊娠期间，约 5.8% 的女性因哮喘发作而住院。哮喘患者和孕妇是两类对流行性感冒病毒易感性显著增高的人群，这些病毒包括季节性和 H_1N_1 流感病毒。H_1N_1 在美国大流行初期，7% 的住院患者为孕妇，22% 为哮喘女性患者。

十一、阶梯治疗

目前的哮喘药物治疗强调气道炎症的处理以降低气道高反应性，预防哮喘症状。阶梯治疗方案是使用控制患者不同严重程度哮喘所需的最少量药物。如患者对药物治疗反应不佳，则应升级至更强的药物治疗方案。一旦哮喘得到控制，且维持数月稳定，则应考虑将治疗方案降级。但实施应谨慎并逐渐减少药量，避免破坏哮喘稳定控制状态。图 31-1 为妊娠期间哮喘阶梯治疗方案的建议。

十二、哮喘急性发作的管理

哮喘急性发作的孕妇属于高危患者，其管理应采用包括产科、麻醉科、呼吸科及儿科医生的多学科管理模式（图 31-2）。急性哮喘发作不可能完全避免。当孕产妇因哮喘发作就诊时，应测量其峰流量并与预计值做比较。应测量动脉血气，并谨记孕妇通常会有代偿性呼吸性碱中毒。急性哮喘发作可加重碱中毒，并导致胎儿缺氧。碱中毒可减少胎盘血流，胎儿缺氧可能比母亲更加严重。另一方面，急性呼吸性酸中毒可表现为患者衰竭。母体酸中毒时，如果母体静脉血与胎儿脐动脉血 CO_2 梯度降低，可导致胎儿无法排出 CO_2。

患者哮喘急性发作时，应给予吸氧以维持氧饱和度 > 0.95。应评估患者容量状态，如有必要应静脉补液。初始治疗应包括每 20 分钟吸入沙丁胺醇，第 1 小时内最高可给予 3 次。重症患者可联合使用异丙托溴铵（500 μg）。当支气管扩张治疗后患者症状无改善时，应全身性使用糖皮质激素，无论是口服或静脉

注射。如果患者在家使用茶碱，则应维持稳定的茶碱浓度。

应密切监测并重复评估患者对治疗的反应。同时还应包括持续胎心率监测。决定患者应住院还是离院回家，应根据患者最初 4h 的治疗反应。如出现母体疲倦、胎儿窘迫或即将发生呼吸衰竭的征象，如 $PaCO_2$ 恶化的，应考虑将患者转入重症监护室治疗。母体 $PaCO_2$ 进行性升高，即便氧合正常，也是气管插管机械通气的指征，以预防高碳酸血症、呼吸衰竭和胎儿酸中毒。哮喘急性发作管理的基本目标是：①给予吸氧或机械通气以预防或纠正低氧血症；②改善高碳酸血症；③吸入 $β_2$ 受体激动药或全身使用激素以逆转支气管痉挛；④避免母体衰竭。可能的情况下应避免全身性使用肾上腺素，因为它对子宫胎盘循环有缩血管效应。如果使用了肾上腺素，则需要严密的 ICU 监测，以避免母体和胎儿并发症。急性发作期胎儿状态评估应根据妊娠阶段确定。如果胎儿已达到可存活阶段，则应考虑持续胎儿的电子和生理活动监护。

十三、哮喘持续状态

哮喘持续状态是严重的哮喘发作，常规支气管扩张药和激素治疗无效，需要进入 ICU 治疗，并且需机械通气，哮喘持续状态可能是致命的。即使治疗充分，一些合并哮喘的孕产妇也会在产前或分娩期进展为哮喘持续状态。当患者呼吸功能受损严重并需要呼吸支持时，维持胎儿充足的血流和氧供是一种挑战。

关于妊娠期哮喘持续状态的文献相当有限。Elsayegh 及其同事报道了 5 例孕产妇合并哮喘持续状态，经过 ICU 治疗后转归良好。5 例孕产妇均处于妊娠不同阶段，需要深度镇静和神经肌肉阻滞以便于通气。所有患者在哮喘持续状态治疗过程中均耐受了极度的高碳酸血症，且无明显的不良后果。

哮喘持续状态患者，有必要接受镇静治疗以便获得最佳通气。只要能避免低血压，丙泊酚（妊娠期 B 类药物）可安全使用，因低血压可减少子宫胎盘血流对妊娠患者不利。苯二氮䓬类具有遗忘和抗焦虑特性，是在 ICU 非妊娠患者广泛使用的镇静药物。但是，这些药物确实可通过胎盘，虽然尚未证明具有妊娠期致畸作用，但是在妊娠前 3 个月开始使用此类药物前应考虑风险 - 收益比。在妊娠后期和分娩时使用苯二

	日间症状频率 夜间症状频率	PEF或FEV₁ PEF变异率	维持哮喘长期控制的药物治疗方案
			每日用药
4级 **重度持续**	持续性 频繁	≤60% >30%	• 首选 　-大剂量吸入糖皮质激素联合 　-必要时联合长效吸入β₂受体激动药 　-长期口服糖皮质激素片剂或糖浆（每日2mg/kg，通常每日不超过60mg） 　（重复使用以减少糖皮质激素的全身性使用，并以大剂量吸入激素[1]控制哮喘） • 次选 　-大剂量吸入糖皮质激素[1]联合 　-缓释茶碱，维持血药浓度5~12μg/ml
3级 **中度持续**	每日发作 >每周1夜	>60%~<80% >30%	• 首选（任选其一） 　-小剂量吸入糖皮质激素[1]联合长效吸入β₂受体激动药或 　-中等剂量吸入糖皮质激素[1]如有需要（特别是反复哮喘发作患者） 　-中等剂量吸入糖皮质激素[1]联合长效吸入β₂受体激动药 • 次选 　-小剂量吸入糖皮质激素[1]联合茶碱或白三烯受体拮抗药[2] 　　如有需要： 　-中等剂量吸入糖皮质激素[1]联合茶碱或白三烯受体拮抗剂药[2]
2级 **轻度持续**	>每周2d但 <每日 >每月2夜	≥80% <20%	• 首选 　-小剂量吸入糖皮质激素[1] • 次选（不分先后）：色甘酸钠、白三烯受体拮抗药[2]或血药浓度5~12μg/ml 　的缓释茶碱
1级 **轻度间歇**	≤每周2d ≤每月2夜	≥80% <20%	• 无须每日用药 • 即使长期肺功能正常且无症状的患者，也可发生严重哮喘发作，建议一个疗程的 　全身性糖皮质激素
快速缓解 **所有患者**			• 短效支气管扩张药：根据症状需要，每次使用短效吸入性β₂受体激动药2~4喷[3] • 治疗强度根据发作严重程度而定：最多可给予3次，每次间隔20min；或必要时给予1次吸入治疗。可能需要全身性使用糖皮质激素 • 如间歇性哮喘患者使用短效吸入性β₂受体激动药[3]>每周2次（每日，或持续性哮喘时增加用量），则提示需要开始长期控制治疗

 降级
每1~6个月回顾治疗方案；宜逐步降低治疗方案
等级

 升级
如果哮喘控制不能维持，应考虑升级治疗方案。
首先，应考虑患者用药技巧、依从性和环境
因素控制情况

治疗目标：哮喘控制

• 日间或夜间症状极轻　　　• 保持（近乎）正常肺功能
　或无慢性症状
• 发作极少或无发作　　　　• 极少使用短效吸入性β₂
• 无活动限制：无学校　　　　受体激动药[3]
　或工作缺席　　　　　　　• 药物不良反应极轻或无

注意事项

• 阶梯式方案用于帮助制定满足患者个体需求的临床决策，而不是取代

• 严重程度分级：将患者分入满足其任一临床特点最严重组别
　（PEF为个人最佳值百分比；FEV₁为预计值百分比）

• 尽快达到临床控制状态（可考虑短期全身性使用激素），而后降级至维持
　控制状态的最少用药量

• 尽可能减少短效吸入性β₂受体激动药使用[3]（例如，即使不是每天使用，
　但1个月内使用如超过一罐，提示哮喘控制不佳，需开始或增强长期控制
　治疗方案）

• 提供自我管理及控制可加重哮喘的环境因素的宣教（如变应原、刺激物）

• 如果哮喘控制困难或需要4级治疗，则咨询哮喘专科医生意见。当患者需
　行3级治疗时，也可能需咨询哮喘专科医师

(1)与其他吸入性糖皮质激素相比，妊娠期间使用布地奈德的数据更多
(2)妊娠期女性使用白细胞三烯受体拮抗药的数据很少，虽然提交给FDA的动物实验数据是安全的
(3)与其他短效吸入性β₂受体激动药相比，妊娠期间使用沙丁胺醇的数据更多

图 31-1　妊娠和哺乳期哮喘阶梯治疗方案

［引自 NAEPP Working Group Report on Managing Asthma During Pregnancy：Recommendations for Pharmacologic Treatment, 2004. J Allergy Clin Immunol, 2005, 115（1）：34-46.］

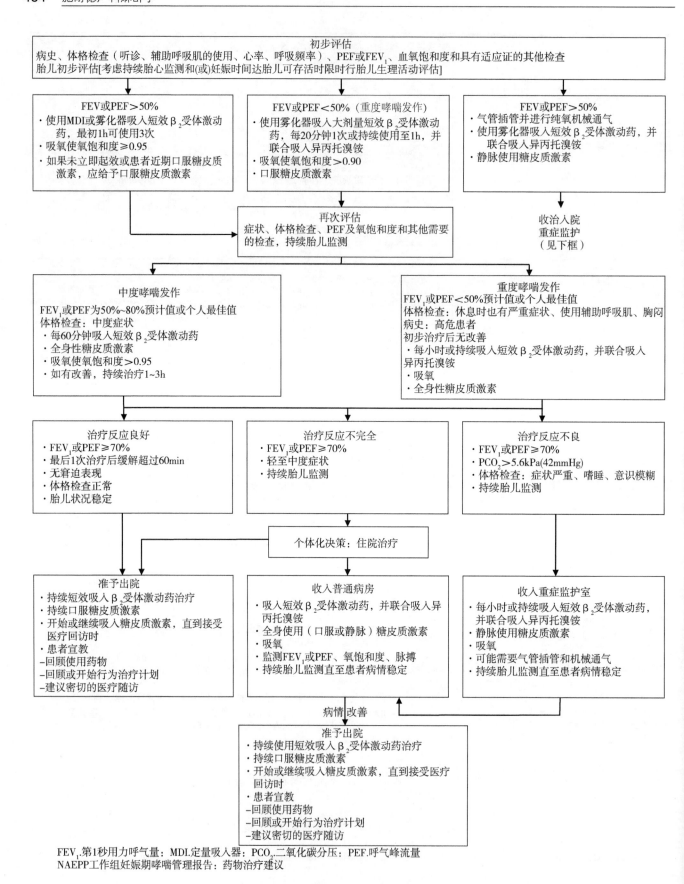

图 31-2　妊娠和哺乳期哮喘发作管理：急诊和院内治疗

（引自 the NAEPP Working Group Report on Managing Asthma During Pregnancy： Recommendations for Pharmacologic Treatment. Report can be accessed at： http：//www.nhlbi.nih.gov/health/prof/lung/asthma/astpreg.htm. Last accessed Nov 4, 2011.）

氮䓬类药物，可引起新生儿戒断综合征，表现为易激惹、震颤和有力的吮吸动作，还可发生婴儿松弛综合征，表现为肌张力减低、嗜睡和吮吸困难。

在过去的几十年里，哮喘持续状态相关死亡率有所下降。机械通气患者死亡率降低的主要原因之一是采用允许性高碳酸血症和减少动态肺过度膨胀的策略。正常情况下，哮喘患者通气设置通常为低呼吸频率、低潮气量和高吸气峰流速，使患者有更多呼气时间。这样可避免气体肺内潴留（自动 PEEP 或动态肺过度膨胀）。动态肺过度膨胀的已知并发症包括胸内压升高，可导致低血压和气压伤。患者通常能耐受通气量下降引起的高碳酸血症，这可在气流阻塞缓解后得到纠正。在人体，分娩期间的母体高碳酸血症不会导致不良后果。

十四、吸烟

吸烟是影响围生期发病率和死亡率的最可预防因素之一。约 80% 的吸烟女性会在妊娠期继续吸烟。许多研究显示，相对于不合并哮喘的孕妇，吸烟行为更常见于哮喘孕妇。Roelands 及其同事研究发现，吸烟孕妇的哮喘发生率会增加 4 倍。

吸烟行为应严格禁止，且所有患者应尽量避免暴露于吸烟环境。妊娠期吸烟可合并多种不良反应，是一个公共健康问题。这些不良事件包括宫内发育迟缓、前置胎盘、胎盘早剥、胎膜早破、低体重新生儿、围生期死亡和异位妊娠。妊娠期间戒烟的女性，约 80% 会在产后 1 年复吸，这说明在产后应激增强和戒烟动机变化的情况下，非常有必要给予她们有效的持续性看护，以支持其度过具有挑战性的产后期。吸烟所致妊娠期发病率可能与哮喘无关，也可能是哮喘所致发病率的附加因素。妊娠期母亲吸烟和暴露于家庭吸烟环境中可损伤孩子的肺功能，增加其生命中患哮喘风险。

十五、围术期支气管痉挛

目前，尚无已发表的哮喘患者围术期管理推荐意见，关于这方面的文献也较少。据报道，哮喘患者接受全身麻醉气管内插管后即刻，其支气管痉挛的发生率高达 9%。吸烟也可增加哮喘患者支气管痉挛的风险。表 31-6 列出了围术期支气管痉挛的原因。

表 31-6　围术期支气管痉挛的原因

生理性
急性哮喘
慢性哮喘急性发作
肺水肿
肺栓塞（空气或羊水栓塞）
急性呼吸窘迫综合征（ARDS）
解剖性
声带功能障碍
气道黏液栓
机械性
气道阻塞
气管内导管扭曲
支气管插管
麻醉并发症
误吸
药物反应

十六、氦氧混合气体

合并呼吸性酸中毒和常规治疗无效的患者，可考虑使用氦氧混合气体，一种 80∶20 的氦气与氧气的混合物。氦气是一种低密度生物惰性气体，可降低气道阻力，减少呼吸时的做功。在开始治疗后 10～20min 可观察到显著改善，但氦气治疗是否能改善预后，如避免气管插管、减少 ICU 和院内收治率及住院日、甚至影响死亡率，相关数据还非常少。一篇病例报道描述了 1 例哮喘持续状态并呼吸衰竭的妊娠患者，插管后吸入氦氧混合气体治疗，但该报道未深入讨论妊娠期氦氧混合气体的使用。

十七、致畸作用

目前的文献在母亲哮喘对先天性畸形发生的影响方面未达成共识。近期一个加拿大官方数据库显示，与非哮喘患者相比，妊娠合并哮喘患者胎儿所有先天性畸形的风险增加 30%，而主要的先天性畸形风险增加 34%。作者的结论是，哮喘疾病本身因为影响胎儿氧供，可能在这些增加的风险中发挥一定作用，但是需要进一步的研究来证明哮喘及哮喘治疗药物的作用。

近期研究发现，围孕期使用支气管扩张药的患者，其后代腹裂畸形的发生率约为未使用此类药物患者的2倍。而母亲使用哮喘抗炎药物与腹裂畸形之间无明显的相关性。由于母亲哮喘的严重性等信息不明确，因此，无法排除疾病本身对腹裂畸形风险的影响。作者建议进行更多的研究，以确定是否有真实的风险存在，以指导哮喘治疗。

气道炎症可引起母体缺氧并导致胎儿氧供受损。有证据表明在妊娠前3个月应严密控制胎儿氧分压水平，在这段关键时期，缺氧可导致某些畸形。

十八、产科管理

与无哮喘的孕产妇相比，合并哮喘孕产妇的产科管理在以下几方面有所差异：①引产；②产后出血；③高血压的治疗。

1. 催产

哮喘患者使用前列腺素类药物应谨慎。前列腺素 $F_{2\alpha}$ 在体内或体外均可收缩气管。哮喘患者气道对前列腺素 $F_{2\alpha}$ 的敏感性增加，使用其进行引产时，可诱发支气管痉挛。前列腺素 E_2（PGE_2）在体外可扩张气道，而其喷雾剂在体内可诱发哮喘患者支气管痉挛，这可能与其刺激性作用有关。由于可能的支气管痉挛风险，已知有哮喘病史的孕妇行催产时最好使用其他替代方法。

Towers 及其同事对 189 名具有哮喘病史或活动性哮喘的患者进行了一项前瞻性研究，给这些患者阴道内使用 PGE_2，没有发现任何患者其疾病的临床表现加重。作者建议应严密监护哮喘孕产妇，但如有适应证，应支持使用 PGE_2。

2. 产后出血

许多关于临床转归的研究发现，哮喘患者产后出血的发生率高于非哮喘者。其风险性增高的原因可能有：①平滑肌及其收缩功能的神经调节异常；②使用 β 受体激动药治疗。

使用欣母沛（15-甲基前列腺素 $F_{2\alpha}$）治疗哮喘患者产后出血时应谨慎。近期，我们机构遇到 1 例无哮喘病史的病态肥胖产妇，在使用欣母沛治疗产后出血后出现支气管痉挛。使用麦角生物碱类药物也可导致支气管痉挛发作。缩宫素是哮喘患者产后出血治疗

的首选药物，因为它不影响气道张力，且只要血流动力学稳定可增加使用浓度。如缩宫素不能控制出血，使用欣母沛或麦角生物碱前应考虑风险 - 收益比，因为出血可导致心血管系统瘫痪。使用欣母沛或麦角生物碱前应准备好治疗支气管痉挛的药物。

3. 高血压的治疗

妊娠期间血压可因先兆子痫或慢性高血压而升高。Schatz 及其同事发现，哮喘患者先兆子痫的发生率会增高。低剂量阿司匹林广泛用于先兆子痫的预防。但是，多项研究获得的结论却不一致。哮喘患者使用阿司匹林应谨慎，因为它是已知的对阿司匹林敏感人群的支气管痉挛诱发剂。

β 肾上腺素受体阻滞剂是非妊娠、非哮喘患者高血压治疗的一线用药。拉贝洛尔常用于先兆子痫患者高血压的治疗。所有 β 受体阻滞药，特别是非 $β_1$ 受体选择性阻滞药，都可诱发支气管痉挛，最好避免使用。血管扩张药如肼屈嗪、钙通道阻断药、硝酸甘油和硝普钠则可安全用于哮喘合并先兆子痫孕产妇的高血压治疗。但这些药物可引起或加重低氧血症，因其干扰缺氧性肺血管收缩机制，而影响通气血流比。镁剂单次给予或输注常用于先兆子痫患者惊厥的预防，它还可以增强支气管痉挛治疗的效果。

十九、麻醉管理

1. 术前评估

术前评估时，麻醉医师应获取患者完整的病史和体格检查资料。应评估患者疾病严重程度及是否有喘息、呼吸困难和咳嗽症状。患者信息还应包括症状出现的频率和严重程度、妊娠期间哮喘病程、最近一次哮喘发作日期、激素依赖性及是否需要住院治疗或气管插管。病情严重且发作频繁的患者围生期发病风险增高。

体格检查应主要关注呼吸系统。胸部听诊时可闻及哮鸣音。如果气流运动显著受限，则可能无法闻及哮鸣音。其他哮喘急性发作的体征还包括：呼吸急促、奇脉和呼吸时使用辅助呼吸肌。

轻度哮喘患者可能不需要额外检查。如怀疑病情恶化，胸片、动脉血气和肺功能检查可辅助诊断和治疗。胸部 X 线片有助于肺炎的诊断。哮喘急性发作期，

动脉血气分析常提示低氧血症和呼吸性碱中毒。而随着哮喘发作病程的延长和程度的加重，因患者疲乏而表现为动脉血气二氧化碳分压升高。PEFR 可在床旁使用峰流量计测定，这也是分娩期间最便捷地评估气道阻塞的间接方法。

2. 保胎治疗

如果妊娠期间发生早产临产，可能需要考虑保胎治疗。由于多数哮喘患者已在使用吸入性 β_2 受体激动药，因此给予全身性 β_2 受体激动药可导致严重的不良反应。这种情况下使用硫酸镁是安全的。虽然静脉输注硫酸镁对急性哮喘病程的影响尚未得到广泛研究，但是来自非妊娠患者的数据显示，它可为严重哮喘患者提供额外的支气管扩张作用。吲哚美辛可诱发支气管痉挛，特别是对阿司匹林敏感的哮喘患者，因此应避免使用。目前认为钙通道阻断药如硝苯地平是安全的，但哮喘患者临床使用数据尚不足以证明其安全性。

3. 分娩和娩出

哮喘药物治疗方案应在分娩和娩出时继续进行。哮喘患者麻醉前应使其肺功能改善至最佳状态。如果患者有任何喘息和胸闷征象，应请呼吸内科医师会诊。如果患者过去使用全身性糖皮质激素，则应在产后 24h，每 8 小时静脉给予应激剂量的糖皮质激素。分娩时，哮喘患者首选硬膜外麻醉，且安全性较高。如有可能，应避免使用可诱发支气管痉挛的药物（表31-7）。

表 31-7　可引起哮喘发作的药物

非选择性 β_1 受体阻滞药
前列腺素 $F_{2\alpha}$
麦角生物碱
亚硝酸盐制剂
阿司匹林
非甾体类抗炎药
吲哚美辛

4. 全身性镇痛药

哮喘患者使用全身性阿片类药物尚存争议，因其可导致呼吸抑制，患者可能无法耐受；而且一些阿片类药物，如大剂量吗啡可引起组胺释放。尽管有这些顾虑，分娩早期镇痛的重要性仍应优先考虑。芬太尼和哌替啶是分娩时常用于镇痛的阿片类药物。哮喘患者如使用有呼吸抑制作用的药物，应严密监测呼吸功能状况。

5. 经阴道分娩和剖宫产的椎管内麻醉

众所周知，分娩期间椎管内麻醉可降低血儿茶酚胺水平及氧耗。这为患者尤其是合并哮喘的产妇带来巨大益处，强烈建议使用。可选择腰麻、硬膜外或腰硬联合麻醉。但还存在一个理论层面的问题，使用激素治疗的患者硬膜外或鞘内感染风险可能会增加。

应缓慢调整局麻药量，避免阻滞平面过高，因其可导致呼吸肌功能受抑制。腰麻时，T_2 或更高平面的运动阻滞可明显降低补呼气量。健康女性行择期剖宫产时，腰麻可降低用力肺活量和 PEFR。使用硬膜外麻醉可能更加理想，因为可缓慢调整麻醉平面至理想水平。但应注意，其麻醉效果可能不确切，而紧迫的时间可能不允许重新行硬膜外穿刺。病情稳定的哮喘患者行椎管内麻醉是安全的。哮喘病情不稳定的患者，可能依赖于辅助呼吸肌才能有效呼吸，椎管内麻醉可使呼吸功能恶化。硬膜外或鞘内使用麻醉性镇痛药时，应严密监测患者是否发生呼吸抑制。

6. 全身麻醉

当存在椎管内麻醉禁忌时，应使用全身麻醉。支气管痉挛发作更多发生在气管内插管时。孕妇通常使用快速顺序诱导。在麻醉较浅时行气管插管可加重支气管痉挛，因为气道反应未被完全抑制。

最常用的全身麻醉诱导药物是氯胺酮和丙泊酚。虽然没有足够的证据支持，但由于其内源性儿茶酚胺释放可产生微弱的支气管扩张作用，氯胺酮仍是优选的诱导药物。另一方面，在抑制气道反应方面，丙泊酚更加有效，并认为其有弱的支气管扩张特性。在诱导时静脉注射利多卡因可作为辅助药物，因其可抑制气道反应，也可减轻插管时的血流动力学反应。诱导时的常规使用剂量为 1mg/kg。雾化利多卡因具有气道刺激性，哮喘患者应避免使用。

琥珀胆碱通常作为快速顺序诱导的肌松药使用。当哮喘患者存在琥珀胆碱使用禁忌时，罗库溴铵可作为安全的替代药物用于诱导。阿曲库铵具有组胺释放作用，可加重支气管痉挛，应避免使用。在维持肌松时，维库溴铵可安全使用。如果剖宫产时间较短，可滴注琥珀胆碱，这样可以避免使用拮抗药物。使用新斯的明拮抗神经肌肉阻滞作用，可增加气道分泌物、加重支气管痉挛而使患者气流受阻情况恶化。但格隆溴铵和阿托品可减弱这种反应。Shibata 及其同事对大鼠气管模型研究发现，与新斯的明相比，依酚氯铵较不易引起支气管痉挛。

挥发性卤代麻醉药可扩张支气管，对哮喘患者有益。异氟烷和七氟烷常用于剖宫产手术。当分娩后使用高肺泡浓度挥发性麻醉药控制支气管痉挛时应谨慎，因其增加出血风险。哮喘控制不良的患者可出现围术期肺部并发症。气道操作可诱发危及生命的支气管痉挛、围术期并发症及长时的重症监护治疗。相反，控制良好的哮喘患者并不增加额外的并发症风险。非妊娠的哮喘患者可在深麻醉下拔管。而妊娠患者误吸风险增加，不能在深麻醉下拔管。术中可使用 β 受体激动药和激素，患者应在清醒时拔管。

二十、囊性纤维化

囊性纤维化可累及呼吸道、消化道和生殖系统的外分泌腺及胰腺、汗腺和黏液腺的上皮组织。囊性纤维化是常染色体隐性遗传性疾病。在美国，约 4% 的高加索人是囊性纤维化基因的杂合携带者。这个疾病在每 3000 名高加索新生婴儿中会出现 1 例。囊性纤维化患者生存率在过去 30 年里显著提高，因此，更多患囊性纤维化的女性可存活至生育年龄。目前，美国囊性纤维化基金会患者登记机构记载，每年约有合并囊性纤维化的孕妇 140 例，其中约 100 例患者可生下存活新生儿。

健康孕产妇对妊娠相关的生理改变耐受良好，而囊性纤维化患者适应性较差。妊娠期间，分钟通气量增高和膈肌上抬可导致残气量减少。同时，患者肺泡-动脉氧梯度差也增大，尤其是仰卧位时。囊性纤维化患者的这些改变可导致呼吸功能失代偿，使母亲和胎儿发病率及死亡率升高。此外，囊性纤维化和晚期肺疾病患者还可出现肺高压，这进一步增加妊娠期发病率和死亡率。

患囊性纤维化和轻型疾病的女性通常能良好耐受妊娠。患重症疾病的孕产妇，母体和胎儿发病率和死亡率增加。渴望妊娠的囊性纤维化患者，应评估其潜在风险，并在怀孕前给予患者及其家人具体的建议。由包括囊性纤维化专家、产科医生和母婴医学专家在内的团队进行管理，有助于优化患者预后。

二十一、结论

美国国家哮喘教育与预防项目（National Asthma Education and Prevention Program，NAEPP）发现"与伴有哮喘症状及发作状态的孕妇相比，给予药物治疗的哮喘孕妇更加安全"。NAEPP 强调，妊娠期间维持充分的哮喘控制状态，对母亲及其胎儿的健康非常重要。可能需要监测和适当调整患者治疗方案，以维持肺功能并改善血氧水平，保证胎儿充足氧供。哮喘治疗不足的孕妇，可能会导致部分患者症状恶化。如果合并哮喘孕妇中断药物治疗，即便是轻度哮喘也可能变得非常严重。

妊娠合并哮喘患者的麻醉关注点应该是对孕产妇的正确评估，预防和治疗急性哮喘发作。椎管内镇痛和麻醉可安全用于稳定的哮喘患者，但对于病情不稳定的哮喘女性，考虑高平面阻滞（高于 T_2）时应谨慎。如有可能应避免使用可诱发支气管痉挛的药物，但如有使用，应准备充分的支气管痉挛处理措施。

要　点

- 合并哮喘孕妇围生期并发症风险增加，如先兆子痫、低体重出生儿和早产。
- 沙丁胺醇是快速缓解急性支气管痉挛的一线抢救吸入剂。
- 吸入性糖皮质激素目前用于治疗持续性哮喘，因为它们是最有效的抗炎药。因临床使用经验显示安全，二丙酸倍氯米松是妊娠期首选的吸入糖皮质激素。
- 与伴有哮喘症状及发作状态的孕妇相比，给予药物治疗的哮喘孕妇更加安全。
- 吸烟可增加哮喘患者的发病率。
- 椎管内镇痛和麻醉可安全用于稳定的哮喘患者；只要控制麻醉平面不要过高，它可避免气管内插管。
- 如有可能应避免使用可诱发支气管痉挛的药物，但如有使用，应准备充分的支气管痉挛处理措施。

第 **32** 章

神经性和神经肌肉病变

（Stephanie R. Goodman 和 Suzanne Wattenmaker Mankowitz 著，

王　淼译，侯丽宏校）

一些神经肌肉和神经性疾病可以使妊娠变得复杂。有时，妊娠可影响原有疾病的病程，可能使其改善，也可能加重。相反，疾病本身也可影响妊娠过程，导致产妇和胎儿多种并发症。最终，这些情况可对麻醉产生重要影响，需要在产科医师和神经内科医师的指导下进行细致的评估和处理。本章主要回顾可发生在生育年龄的多种神经肌肉和神经性疾病。

一、妊娠合并神经肌肉疾病

1. 重症肌无力

重症肌无力是累及横纹肌神经肌肉接头的慢性自身免疫性疾病。多数病例是由于出现突触后乙酰胆碱受体的自身抗体，更罕见的是产生突触后肌肉特异性激酶抗体。目前发现还存在其他抗肌肉抗体。免疫球蛋白 G 是神经肌肉接头处检测出的含量最高的抗体。这些抗体可导致乙酰胆碱受体功能损害、分解加速以及补体激活，补体激活又可损伤突触后膜表面。因此，终板电位可被破坏，突出传递可能受抑。

重症肌无力女性发病率为男性的两倍，30 多岁为女性发病高峰年龄。约每 20 000 名孕妇中就有 1 人合并重症肌无力。重症肌无力的主要症状是乏力，活动时加重，休息后减轻。患者常表现为孤立的眼部症状，通常是复视和上睑下垂。但患者也可伴有或最

终出现延髓症状。累及延髓的特征性表现为发音困难、吞咽困难、颈部和近端肌肉乏力。疾病通常由头至尾进展，大部分伴有延髓症状的患者可发展为全身性四肢无力。膈肌和肋间肌无力可导致呼吸困难和肌无力危象。少数患者可发生呼吸衰竭。该病的特征性表现为反复发作和缓解。血清中抗体水平并不总是与疾病严重程度相关，但是抗体水平下降通常与病情好转有关。重症肌无力患者常合并有胸腺病变，多数表现为增生，10% 可出现胸腺瘤。此外，重症肌无力患者常合并其他相关的自身免疫性疾病。

2. 重症肌无力的治疗

抗胆碱酯酶药常用于治疗重症肌无力。通常需每日使用，通过增加结合突触后膜受体的乙酰胆碱的含量而发挥作用。吡斯的明常用于抑制乙酰胆碱水解酶。其作用峰值出现在 2h 内，并可维持 3～6h。一般药物剂量控制在每 3 小时 120mg 以内。妊娠期维持胆碱酯酶抑制药水平非常重要，因为药动学改变可导致胆碱能危象。过量的抗胆碱酯酶药可引起胆碱能危象，表现为麻痹、呼吸衰竭、多涎、瞳孔缩小、出汗、呕吐、腹泻、流泪、支气管痉挛和心动过缓。肌无力危象是可能出现的另一类事件，但其发生是由于重症肌无力恶化。肌无力危象可导致呼吸功能受损，并需要机械通气。许多因素可导致危象的发生，包括妊娠、感染、手术、应激、药物、体温过高和甲状腺功能不全。

有症状的重症肌无力患者应使用抗胆碱酯酶药、免疫抑制药、糖皮质激素、血浆置换和免疫球蛋白治疗。这些治疗目的在于降低抗体水平，增加乙酰胆碱有效性。通常建议行胸腺切除术，因胸腺可产生自身抗原和分泌乙酰胆碱受体抗体的房细胞。虽然胸腺切除后1~5年，近50%的重症肌无力患者得到缓解，但胸腺切除对于妊娠合并重症肌无力女性的影响尚不清楚。许多长效免疫抑制药是妊娠期禁用的。甲氨蝶呤应禁用，因叶酸拮抗药可致胎儿骨骼和头面部畸形。硫唑嘌呤也可导致先天性畸形，已被FDA归为妊娠期D类药物，但有许多女性在整个妊娠期使用此药，而未出现任何不良后果。环孢素似乎没有主要的致畸风险。血浆置换可去除乙酰胆碱受体抗体，免疫球蛋白可下调免疫系统。

3. 妊娠与重症肌无力

妊娠对重症肌无力的影响多样且不可预料。由于缺乏此类人群相关文献，我们对其了解也有限。30%~40%的患者可在妊娠某一阶段病情加重。而30%的患者因妊娠而缓解。该病复发似乎在妊娠前3个月最常发生。然而1/3的患者可在产后期加重。疾病严重程度或怀孕前药物治疗都不能决定妊娠期间的复发率。而病情缓解可能是由于妊娠第二和第三阶段患者α胎蛋白水平升高，引起与乙酰胆碱受体结合的抗体水平下降。重症肌无力确诊后第一年内妊娠的女性患者，其预后较推迟妊娠患者差，而疾病病程与严重程度呈负相关。因此，建议重症肌无力女性推迟妊娠至确诊后至少1年。母体整体死亡率估计为3.4%~4%。死亡危险因素包括肌无力和胆碱能危象。

目前还没有具有说服力的证据表明重症肌无力本身对妊娠有不良反应。但是，如果重症肌无力患者出现妊娠相关或肌无力相关并发症，则可出现明显的母体和胎儿发病率。急性呼吸窘迫、乏力和医源性肌无力危象等并发症对母亲和胎儿均可产生负面影响。如母亲出现先兆子痫，使用镁剂（预防子痫）可诱发肌无力危象。镁剂可抑制神经肌肉接头处的乙酰胆碱释放，降低运动终板对乙酰胆碱的敏感性。一些作者报道，患者早产和胎膜早破的发生增加，但这些发现需要更深入的研究来证实。一篇报道指出，患重症肌无力的母亲其婴儿的围生期死亡率增高，因胎儿畸形所致的死亡率也增加。

4. 重症肌无力对胎儿的影响

重症肌无力患者的胎儿可能出现新生儿一过性肌无力，罕见的还包括因乙酰胆碱受体抗体引起活动减少，而出现的先天性多关节弯曲、挛缩。其他新生儿并发症包括Potter综合征、高胆红素血症和肺发育不良。重症肌无力母亲所生新生儿中有10%~20%会有新生儿重症肌无力。婴儿通常在出生后12~48h出现症状，最长持续至4个月。婴儿可出现吮吸无力、肌张力低和呼吸窘迫。一些婴儿可能需要抗胆碱酯酶药和呼吸支持治疗。母亲疾病的严重性并不能预测新生儿重症肌无力的发生。母亲行胸腺切除可防止新生儿重症肌无力。

5. 重症肌无力患者的产科麻醉

合并重症肌无力的孕产妇应尝试经阴道分娩。手术操作可给重症肌无力孕产妇带来多种风险（感染和危象），应在有产科适应证或出现危象的患者中采用。为了排除可进一步影响患者病程的其他相关疾病，此类患者应在分娩前请麻醉医师会诊。重症肌无力可合并的疾病包括系统性红斑狼疮、类风湿关节炎、强直性脊柱炎、糖尿病、多发性硬化、心肌炎、心律失常、心肌病和克罗恩病。确定疾病的持续时间、用药剂量和严重程度十分重要。肺功能检查有助于确定哪些患者需要呼吸支持的风险增高。

分娩和娩出对重症肌无力患者可能是一个难关。胆碱酯酶抑制药应继续使用。应激、疼痛和第一产程时用力可加重肌无力症状，应早期行硬膜外镇痛使其缓解。硬膜外和腰硬联合麻醉均已成功用于患者。硬膜外镇痛可减少阿片药物引起的呼吸抑制。而且，控制镇痛平面至T_{10}有助于维持患者分娩期间良好的呼吸功能。此外，当需要行剖宫产时，硬膜外也可扩大阻滞平面以满足需要。特别重要的是，我们要知道区域麻醉优于全身麻醉。第一产程主要涉及平滑肌，因此产妇通常可良好耐受此阶段。但椎管内镇痛可加重骨骼肌乏力。使用更加稀释的局麻药可能有助于减少运动阻滞的程度。一些学者建议使用的局部麻醉药如罗哌卡因，可降低运动阻滞的程度。由于抗胆碱酯酶药可延长酯类局麻药作用时间，因此应使用酰胺类局麻药。患者可能在第二产程遇到问题，因为分娩时的用力动作可能会导致产妇肌无力危象。这一阶段需要使用到横纹肌，因此，在硬膜外镇痛下使用产钳或胎头吸引辅助分娩可能是必要的。许多研究已经表明，这类孕产妇辅助分娩技术使用率增高。所有可造成呼吸抑制或影响神经肌肉传导的麻醉药物应避免使用。因此，多数镇静和阿片类药物不能用于这类患者。

手术本身就是肌无力危象的诱发因素，因此，只有存在产科适应证时才考虑行剖宫产术。剖宫产时可使用椎管内麻醉或全身麻醉。当已有硬膜外置管的患者需行剖宫产时，可使用酰胺类局麻药扩大麻醉阻滞范围。应避免使用氯普鲁卡因，因为抗胆碱酯酶药物治疗可影响酯类局麻药物的水解。但是，已经存在呼吸功能受损的患者可能无法耐受高平面的椎管内麻醉。椎管内麻醉合并仰卧位、妊娠期功能残气量降低和重症肌无力引起的肋间肌与膈肌无力，使患者用力肺活量和第一秒用力呼气量下降，最终可导致母体低氧血症。为了保持麻醉平面低于T_4，许多麻醉医师倾向于硬膜外麻醉，而不是腰麻。一些作者报道了成功使用椎管内麻醉的病例，同时复合无创通气支持，如双相气道正压通气（bilevel positive airway pressure，BiPAP）。

重症肌无力患者应避免使用全身麻醉，当有必要使用全身麻醉和神经肌肉阻滞药时，应考虑到一些重要事项。由于有功能的乙酰胆碱受体减少，因此重症肌无力患者对琥珀胆碱表现为抵抗作用。增加琥珀胆碱剂量可能消除这种抵抗，但可导致Ⅱ相阻滞。此外，长期抗胆碱酯酶药物治疗可降低血浆胆碱酯酶水平，导致琥珀胆碱的神经肌肉阻滞时间延长。因为这些原因，这类患者不建议常规使用除极肌松药。但有些学者认为，常规剂量的琥珀胆碱已足够大，抵抗作用不应带来明显问题。并且，抗胆碱能药物所致的血浆胆

碱酯酶抑制，可能不具有临床效应。考虑到误吸风险，产妇应行快速顺序诱导，罗库溴铵可作为神经肌肉阻滞替代药物。但是重症肌无力患者对非除极肌松药的反应显著增强，可导致其神经肌肉阻滞作用延长。即使预注剂量的非除极肌松药也可产生显著的肌肉松弛。当使用非除极肌松药时，应显著减少药物剂量（降至ED_{95}的10%～25%，并使用周围神经刺激器监测），或可能的话避免使用。值得注意的是，在欧洲已有使用罗库溴铵行快速顺序诱导，随后用sugammadex拮抗的成功案例。挥发性麻醉药也可产生神经肌肉松弛作用，苏醒期必须格外谨慎。由于挥发性麻醉药的这种特性，有学者提倡单独使用挥发性麻醉药诱导和插管。重症肌无力患者使用胆碱酯酶抑制药进行肌松拮抗时，可引起类似于肌无力危象的胆碱能危象，出现麻痹和呼吸衰竭（图32-1）。

由于患者有肌无力时间延长和呼吸抑制风险，术后机械通气可能是必要的。重症肌无力病程、并存的呼吸系统疾病和围生期吡斯的明用量都可影响长时机械通气的必要性。其他评估重症肌无力患者术后是否需要机械通气的指标包括25%～75%用力呼气中段流量<3.3L且占预计值的百分比<78%，用力肺活量<2.6L，50%最大呼气流速<3.9L/s且<80%预计值。应告知所有行全身麻醉的重症肌无力患者有气管插管时间延长的可能。所有重症肌无力患者产后应严密观察，以防病情恶化。

6. 肌强直综合征

肌强直指肌肉收缩后非正常的舒张延迟，可由骨骼肌细胞膜异常兴奋和不适当的放电引起。这种肌肉

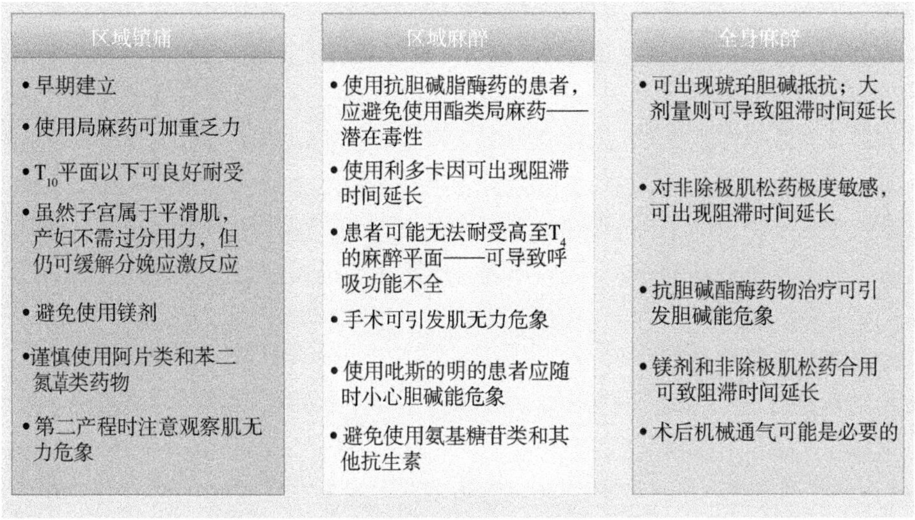

区域镇痛	区域麻醉	全身麻醉
• 早期建立	• 使用抗胆碱酯酶药的患者，应避免使用酯类局麻药——潜在毒性	• 可出现琥珀胆碱抵抗；大剂量则可导致阻滞时间延长
• 使用局麻药可加重乏力		
• T_{10}平面以下可良好耐受	• 使用利多卡因可出现阻滞时间延长	• 对非除极肌松药极度敏感，可出现阻滞时间延长
• 虽然子宫属于平滑肌，产妇不需过分用力，但仍可缓解分娩应激反应	• 患者可能无法耐受高至T_4的麻醉平面——可导致呼吸功能不全	
• 避免使用镁剂	• 手术可引发肌无力危象	• 抗胆碱酯酶药物治疗可引发胆碱能危象
• 谨慎使用阿片类和苯二氮䓬类药物	• 使用吡斯的明的患者应随时小心胆碱能危象	• 镁剂和非除极肌松药合用可致阻滞时间延长
• 第二产程时注意观察肌无力危象	• 避免使用氨基糖苷类和其他抗生素	• 术后机械通气可能是必要的

图 32-1 重症肌无力患者的麻醉

痉挛状态常见于多种肌肉疾病,统称为肌强直性疾病。肌强直可轻微也可严重,严重的肌强直可影响日常活动,如步行和爬楼梯。重复的肌肉收缩和松弛可改善肌强直,这被称为"热身"现象。治疗肌强直的药物包括钠通道阻滞药如普鲁卡因胺、苯妥英钠和美西律,三环类抗抑郁药,苯二氮䓬类药物,钙通道阻断药和泼尼松。

最常见的伴肌强直症状的疾病是肌强直性营养不良。肌强直性营养不良(Myotonic dystrophy,DM)目前分为两型:1型(DM1或Steinert病)和2型(DM2或近端肌强直性肌病,PROMM)。两种类型均属常染色体显性遗传且为三核苷酸重复异常。DM1是19号染色体DM蛋白激酶基因出现异常CTG重复,而DM2则是3号染色体ZNF9基因出现CCTG重复。疾病的严重程度主要取决于额外的基因物质的量。DM1患者其后代病情似乎更加严重。患者可出现乏力、肌萎缩(面部、颈部、手指和四肢)、心脏传导缺陷、认知功能障碍、白内障、嗜睡、胰岛素抵抗和肌肉痛。DM2没有DM1常见,通常肌肉乏力症状也没有DM1严重,且遗传早现现象也较少。

先天性肌强直是一种不常见的肌强直疾病,也可分为两种主要类型:常染色体显性型称为Thomsen病,而常染色体隐性型称为Becker病。这类疾病是由骨骼肌氯离子通道CLCN1基因突变引起,抑制诱发电位后的肌细胞膜。Thomsen病患者肌强直在上肢较为严重,且常伴有肌肉肥大。患者常伴有无痛性肌肉僵硬。而Becker病患者下肢首先受累且更严重。

肌强直性营养不良患者合并产科并发症的概率增高。妊娠期间,一些患者乏力症状可加重,而另一些则在妊娠期出现症状后才得以诊断。合并DM1的孕妇胎儿死亡、早产和羊水过多的发生率增加。一些研究表明,妊娠前已出现临床症状的DM1患者,其早产的发生率可高达50%。这些患者前置胎盘发生率也增高。由于肌强直性营养不良属于常染色体显性遗传疾病,许多胎儿也可受累及。一项研究发现,胎儿受累的孕妇其早产和羊水过多的风险较胎儿未受累的孕妇更高。目前尚未明确为何受累胎儿可影响早产的发生,但羊水过多则是因为受累胎儿羊水吞咽减少。

这类疾病可影响子宫平滑肌,分娩时需要产钳或其他辅助分娩方法。其剖宫产概率高达正常产妇的2倍。子宫收缩乏力的风险同样也增高。使用β受体激动药行保胎治疗可能导致肌强直和横纹肌溶解,

镁剂则可能引起严重的无力和呼吸功能受损。合并DM2的患者胎儿死亡和羊水过多的风险似乎并不增高,但这类患者妊娠期症状可能加重且早产风险增高。妊娠不会使肌强直性营养不良的总体病程恶化。

合并DM1的患者麻醉和手术并发症风险也增高。应避免出现肌强直的诱发因素,如低体温、寒战。如果累及喉部肌肉和呼吸肌,则可出现插管困难。由于喉部肌肉无力和食管运动性差,肌强直患者误吸风险也增高。手术操作和使用电刀时肌肉强直性收缩可能会干扰手术进程。产妇呼吸储备可能降低,静脉使用阿片类药物后呼吸抑制风险增高。合并DM1的患者对全麻诱导药和其他镇静药物敏感性增高。因为有出现心律失常的风险,应使用心电监护。

局部或区域麻醉和镇痛比全身麻醉更可取,但是这些麻醉方式都不能预防肌强直发生。硬膜外和腰麻都已成功用于肌强直性营养不良患者,但合并心脏和呼吸功能储备下降的患者可能无法耐受剖宫产时的高位胸段阻滞。腰硬联合麻醉同样也成功用于肌强直性营养不良患者的剖宫产。与DM1患者相比,DM2患者承受的麻醉风险没有那么高。

由于琥珀胆碱可伴有高钾血症和全身僵硬,所以不能在肌强直患者中使用。全身僵硬可导致插管和通气困难。非除极肌松药也应谨慎使用,因患者已存在乏力,所以药物作用时间可能会延长。虽然非除极肌松药通常不出现阻滞延长,但它也无法消除琥珀胆碱引起的肌强直。合并先天性肌强直患者使用抗胆碱酯酶药物可能引起肌强直。

先天性肌强直患者在全身麻醉下出现体温过高和酸中毒的报道较为罕见。目前尚不确定这些病例是恶性高热。其中一个病例并未使用恶性高热的诱发药物。近期一篇综述称:"任何氯离子通道性肌强直患者出现恶性高热的风险,很可能不会比普通人群更高"(表32-1)。目前也没有肌强直性营养不良患者出现恶性高热的报道。当患者使用琥珀胆碱后出现全身性骨骼肌僵硬,可能很难诊断是否出现了恶性高热。虽然非常罕见,但患者也有可能存在两种基因缺陷,使其易于同时出现恶性高热和肌强直。

7. 肌营养不良

肌营养不良是一组不同的遗传性神经肌肉功能障碍,包括Duchenne肌营养不良、Becker肌营养不良、肢带型肌营养不良、先天性肌营养不良、面肩臂型肌

表 32-1　肌强直、相关离子通道编码基因及其恶性高热风险评估（无恶性高热家族史）列表

疾　病	基　因	恶性高热风险
氯离子通道病变		
先天性肌强直、Becker 或 Thomsen 肌强直	CLCN1	低
Ievior 波动性先天性肌强直		
钠离子通道病变		
高血钾性周期性麻痹（遗传性周期性麻痹）	SCN4A	低
先天性副肌强直（Eulenburg 病）		
血钾恶化性肌强直、低血钾性周期性麻痹 -2		
钙通道病变		
低血钾性周期性麻痹 -1	CACNA1S	不明确
核苷酸重复序列增加		
肌强直性营养不良，1 型（DM1 或 Steinert 病）	DMPK 基因 3'端非翻译区 CTG 三核苷酸重复序列增加	低
肌强直性营养不良，2 型（DM2，近端肌强直性营养不良、近端肌强直肌病）	ZNF9 基因第一内含子 CCTC 四核苷酸重复序列	低

该表总结了不同肌强直疾病已知的分子遗传学信息及其相关的恶性高热风险评估。恶性高热风险评估着重于疾病潜在的分子病理学而不是其表型。我们将低血钾性周期性麻痹 -1 的恶性高热风险定为不明确，是因为该病的病变基因与恶性高热其中一个基因相同，然而这两种疾病却是同一基因的不同部位的突变。虽然没有低血钾性周期性麻痹 -1 患者出现恶性高热的临床报道，但依据现阶段的知识，我们不能排除这种可能性
CLCN1. 骨骼肌氯离子通道；SCN4A. 钠离子通道 α - 亚基；CACNA1S. L 型电压门控钙离子通道 α -1 亚基
（转载自 Parness J, Bandschapp O, Girard T. The myotonias and susceptibility to malignant hyperthermia. Anesth Analg, 2009, 109：1054–1064.）

营养不良（facioscapulohumeral MD，FSHD）。其中一些是 X 染色体相关的，以男性患者居多，而另一些则属于常染色体遗传性疾病。这些疾病都可导致患者肌肉乏力，病理表现以肌纤维退化、坏死、纤维化，有时是炎症为特征。这些疾病的传统分类方法根据病理、临床和遗传表现，但目前可用分子诊断技术将此类疾病分成许多不同的类型。

面肩臂型肌营养不良是一种常染色体显性遗传疾病，对男性的影响程度似乎较女性严重。本病以进行性乏力，面部、肩带和上臂肌肉消瘦为特点。乏力进展缓慢，只有 20% 患者会发展为依靠轮椅活动。此类型的肌营养不良患者预期寿命不会缩短。

关于肌营养不良患者妊娠和麻醉的信息非常少，主要是因为许多此类疾病患者都决定不生育孩子。如无产科禁忌证，此类患者可尝试经阴道分娩。一项邮寄给面肩臂型肌营养不良患者调查问卷的研究发现，其低体重新生儿的发生率增加（表 32-2）。与全国生育数据相比，合并面肩臂型肌营养不良患者的剖宫产和产钳分娩更为常见（图 32-2）。这被认为是由于患者腹部和躯干肌肉无力，而影响第二产程造成的。据报道，24% 的面肩臂型肌营养不良女性可出现乏力症状加重且产后也无法恢复。

肢带型肌营养不良是指引起肢体束状肌肉进行性

乏力的一种肌病。该病有多种不同分类：常染色体显性型、常染色体隐性型，一些在童年期早发病，而另一些发病较晚。这些患者可出现步行、爬楼梯和由坐位站起等活动困难。一项早期的邮寄调查问卷研究发现，与面肩臂型肌营养不良患者相比，9 例肢带型肌营养不良女性患者手术分娩的发生率增高，同时其妊娠期疾病进展更加明显。

肌营养不良患者呼吸系统并发症可能增加，特别是在脊柱侧弯引起的限制性肺疾病患者。严重的面肩臂型肌营养不良患者可出现辅助呼吸肌乏力和肺活量下降。肢带型肌营养不良患者则可出现膈肌无力。近期一篇病例报道描述了一例妊娠期间合并严重限制型肺疾病的肢带型肌营养不良患者，在妊娠 34 周接受了无创正压通气，在腰硬联合麻醉下行急诊剖宫产，未发生任何并发症。

妊娠期，肌营养不良患者可对麻醉产生挑战。除了限制性肺疾病，患者还可合并心肌病和肺高压。禁忌使用琥珀胆碱，因为患者表达接头外突触后乙酰胆碱受体，可引起高钾性心搏骤停和严重的横纹肌溶解（表 32-3）。同时也建议这些患者避免使用吸入麻醉药，因有报道曾出现类恶性高热反应。与肌强直的描述相似，肌营养不良和恶性高热是两种不同的遗传疾病，但其高钾性心搏骤停和横纹肌溶解症状与恶性

表 32-2　面肩臂型肌营养不良患者妊娠和分娩相关并发症及全国综合数据

	FSHD	全国综合数据	*P*
剖宫产（总数）	23.8	16.9	0.012
剖宫产（首次）	9.2	9.4	0.95
产钳术	19.0	7.1	0.0002
胎头吸引	7.0	4.5	0.19
外科式阴道分娩	27.0	11.6	0.0001
早产儿（＜37 孕周）	12.8	8.4	0.16
新生儿低体重（＜2500g）	16.4	5.6	0.0001
流产	16.2	15.6	0.87
早产	11.5	9	0.42
胎膜早破	11.5	10.7	0.81
羊水过多	4.6	2	0.08
先兆子痫	3.4	5	0.51
妊娠期糖尿病	4.6	5	0.86
出生缺陷	1.3	5.5	0.71
新生儿死亡	1.1	0.5	0.39
儿童早期死亡	1.1	0.8	0.71
胎儿窘迫（报道的）	11.5	3.6	0.0001
胎儿窘迫（确诊的）	3.4	3.6	0.90
感染（报道的）	5.7	1.5	0.0011
感染（确诊的）	3.4	1.5	0.11

FSHD. 面肩臂型肌营养不良

（经许可转载自 Ciafaloni E, Pressman EK, Loi AM, et al. Pregnancy and birth outcomes in women with facioscapulohumeral muscular dystrophy. Neurology, 2006, 67：1887–1889.）

高热非常相似。对此类患者行椎管内麻醉时须谨慎调整麻醉平面，因为平面向头侧扩散过度可降低深吸气

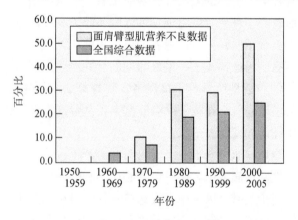

图 32-2　面肩臂型肌营养不良患者剖宫产发生率（以百分比表示）

（经许可转载自 Ciafaloni E, Pressman EK, Loi AM et al. Pregnancy and birth outcomes in women with facioscapulohumeral muscular dystrophy. Neurology, 2006, 67：1887–1889.）

量和补呼气量，使本来就已受损的通气功能更加恶化。

8. 中央轴空病

中央轴空病是一种罕见的遗传性神经肌肉疾病，以肌肉组织活检发现中央轴空为特点，并出现先天性肌病的临床特征。患者在婴儿期即可因肌张力减退和运动发育迟缓而确诊。常见的临床症状包括肌肉僵硬和肌无力。虽然患者全身肌肉均可受累，但肌无力症状通常出现在近端，并可累及骨盆带和躯干部肌肉。先天性髋关节脱位、脊柱侧弯和足部畸形是中央轴空病常见的骨科并发症。中央轴空病通常不合并心脏或肺部疾病。

多数中央轴空病患者可独立行走且病程进展缓慢。但是一些患者病情可能非常严重。该疾病无法治愈，只能给予支持治疗。常规物理治疗有助于维持肌力和肌肉功能，预防肌肉挛缩。患者如长期制动，很

表 32-3　不同类型肌病的潜在发病机制及对琥珀胆碱和非除极肌松药的反应

疾　病	发病机制	琥珀胆碱	非除极肌松药
去神经支配	乙酰胆碱受体上调	高钾血症	抵抗
重症肌无力	自身免疫性疾病，抗乙酰胆碱受体抗体	抵抗	敏感
肌营养不良	X 染色体相关的隐性突变产生肌营养不良蛋白	高钾血症，横纹肌溶解	敏感
肌强直性营养不良	常染色体显性遗传病，氯离子或钠离子通道异常导致的骨骼肌过度兴奋	强直性肌痉挛	正常
恶性高热	显性遗传的兰尼碱受体异常	高代谢综合征和肌肉僵硬	正常

（转载自 Baraka AS, Jalbout MI. Anesthesia and myopathy. Curr Opin Anaesthesiol,2002,15：371–376.）

容易发生肌肉萎缩，因此术后患者早期恢复运动非常重要。

关于中央轴空病与妊娠的文献非常有限。一项关于肌营养不良女性的研究中纳入了 5 名中央轴空病的患者。妊娠期间，这些女性出现了爬楼梯、远距离步行和提重物等方面的困难；其中许多患者在妊娠和产后期出现乏力加重和全身性疲乏。中央轴空病患者早产和辅助分娩的发生率似乎也会增加。

中央轴空病患者易发生恶性高热。中央轴空病与恶性高热都是骨骼肌兰尼碱受体基因突变引起的。中央轴空病患者接受麻醉时应使用非激发性麻醉药物，也就是必须避免使用琥珀胆碱和吸入麻醉药。如果患者确实出现恶性高热的临床症状，必须尽早使用丹曲林治疗。

一些中央轴空病患者可伴有面部异常，如下颌退缩和高拱形上腭，可造成气道管理困难。一例中央轴空病的孕产妇，由于存在严重的脊柱侧弯、并安装有 Harrington 棒且伴瘢痕形成，在丙泊酚和瑞芬太尼复合的全凭静脉麻醉下接受了剖宫产术，围术期未出现任何麻醉相关并发症。术后由于先天性乏力及对镇静药和阿片类药物反应性增强，此类患者肺部并发症风险增高。已有椎管内麻醉安全用于经阴道分娩和剖宫产术的报道。但是，腰麻或硬膜外麻醉造成的肋间肌阻滞，可能使患者面临呼吸功能受损的风险。

9. 进行性腓骨肌萎缩症

进行性腓骨肌萎缩症是一组基因杂合的遗传性神经病变，也可称为遗传性感觉和运动神经病变。该病虽然罕见，却是最常见的遗传性神经肌肉功能障碍。进行性腓骨肌萎缩症是由于雪旺细胞和神经元中表达的 40 种以上的基因变异引起，导致轴索退化。进行性腓骨肌萎缩症患者典型表现为远端肌群乏力和萎缩、感觉缺失、反射减退和骨骼异常。其寿命与正常

人相当，且患者通常可自由活动。目前，还没有针对该病的治疗方法。

虽然关于胚胎着床前和胎儿进行性腓骨肌萎缩症诊断的文献非常多，但进行性腓骨肌萎缩症对妊娠影响的文献却很少。一项注册研究纳入了 49 名合并进行性腓骨肌萎缩症的孕产妇，与非进行性腓骨肌萎缩症患者相比，进行性腓骨肌萎缩症患者胎位异常、产后出血、手术和辅助分娩的发生率更高（表 32-4）。另外一项对合并进行性腓骨肌萎缩症孕妇的研究显示，38% 的孕产妇在妊娠期间症状加重，但作者并没有发现进行性腓骨肌萎缩症对妊娠转归的影响。

这些患者可合并一系列的残疾。一些患者有严重脊柱侧弯，这使得椎管内分娩镇痛的实施更具有挑战性或无法实施。进行性腓骨肌萎缩症患者可出现限制性肺部疾病，在妊娠时加重并需要辅助通气。腰麻和硬膜外麻醉都已成功用于进行性腓骨肌萎缩症患者的经阴道分娩和剖宫产术。腰硬联合麻醉是一项有益的技术，低剂量的腰麻复合硬膜外按需给药，可最大程度的减少腰麻对心血管和呼吸系统的影响。根据病情的严重程度，患者可能对非除极肌松药敏感，并可能存在琥珀胆碱诱发高钾血症的风险。虽然文献建议进行性腓骨肌萎缩症患者禁用琥珀胆碱，但一篇关于非妊娠患者接受手术治疗的综述，纳入 86 名患者，其中有许多使用了琥珀胆碱却未出现并发症。如果患者使用全身麻醉，有必要术后给予一定时间的机械通气。

10. 运动神经元病

（1）肌萎缩侧索硬化症（amyotrophic lateral sclerosis，ALS）：是一种进行性神经系统病变，可累及上级和下级运动神经元，导致不可逆的肌肉乏力和萎缩。患者通常在确诊后 3～5 年死亡，死亡原因

表 32-4　CMT 患者（n=108）和参照组（n=2，102，971）分娩期干预措施及产科并发症，对生育期进行了校正

	CMT 组，n（%）	参照组（%）	比　值	P　值[1]
所有干预措施	36（33.3）	22.5	1.4	0.09
所有手术分娩：剖宫产和胎头吸引 / 产钳术	32（29.6）	15.3	1.9	0.002
剖宫产				
总数	17（15.7）	9.0	1.5	0.1
择期[2]	3（2.8）	2.0	1.4	0.6
产钳术	10（9.3）	2.7	3.4	< 0.001
胎头吸引	6（5.6）	3.9	1.3	0.6
所有并发症	46（42.6）	36.3	1.1	0.7
表型异常	10（9.3）	4.5	2.0	0.04
产后出血	13（12.0）	5.8	2.0	0.02

（1）使用 Pearson x^2 检验所得 P 值；（2）1988 年以来的数据；

CMT. 进行性腓骨肌萎缩症

（经许可转载自 Hoff JM, Gilhus NE, Daltveit AK. Pregnancies and deliveries in patients with Charcot-Marie-Tooth disease. Neurology, 2005,64：459–462.）

为呼吸麻痹。利鲁唑可阻断河豚毒素敏感性钠通道介导的神经元损伤，是唯一可减慢病情进展的治疗方法，但目前该病尚无法治愈。男性肌萎缩侧索硬化症患者较女性多，通常在 50 岁之后才发病，因此，妊娠期肌萎缩侧索硬化症非常罕见。有关于肌萎缩侧索硬化症患者顺利妊娠和分娩的病例报道，但也有一些患者妊娠期间出现呼吸衰竭。

　　（2）脊髓性肌萎缩症（spinal muscular atrophy, SMA）：是一种常染色体隐性遗传疾病，可导致脊髓前角细胞退化；该病是运动神经元存活基因 -1（survival motor neuron-1, SMN-1）突变或缺失引起的。根据发病年龄和运动功能受损的程度，可分为四型。1 型脊髓性肌萎缩症是最严重的类型，也被称为 Werdnig-Hoffmann 病，在 6 个月龄前发病，患者无法坐立。2 型脊髓性肌萎缩症在 6～18 个月龄发病，患者无法站立。3 型脊髓性肌萎缩症在 18 个月龄后发病，患者无法行走。4 型脊髓性肌萎缩症在成年发病，患者可以行走。脊髓性肌萎缩症的治疗为支持疗法。呼吸肌乏力引起的肺部并发症是该病最主要的发病和死亡因素。由于椎旁肌肉无力，脊髓性肌萎缩症患者还存在进行性脊柱侧弯的风险。

　　病情严重的患者应劝其不要妊娠，但是也有女性患者成功产下婴儿的病例。一例体重 20kg，肺活量只有 11% 预计值的 2 型脊髓性肌萎缩症患者，2 次在妊娠 28 周时在纤维支气管镜气管内插管全身麻醉下，顺利完成了剖宫产术。由于严重的脊柱侧弯，其硬膜外穿刺尝试失败。一篇关于妊娠转归的综述，纳入了 12 名 3 型脊髓性肌萎缩症患者，发现其早产风险增加，67% 的患者在妊娠第二阶段出现肌无力症状加重。多数脊髓性肌萎缩症患者需经剖宫产分娩，一些患者还需要行机械通气以帮助缓解呼吸困难和肺不张。如果有使用镁剂治疗先兆子痫或早产的指征，给药期间须非常谨慎，因这些患者已伴有明显的乏力症状。

　　关于脊髓性肌萎缩症患者分娩和娩出的麻醉管理记录非常少。由于严重的脊柱侧弯，脊髓性肌萎缩症患者有区域麻醉实施困难和失败的风险，特别是接受过矫正手术的患者。仅仅将依赖轮椅的患者在手术台上摆好椎管内麻醉体位就可能是一种挑战。如患者已存在严重的限制性通气不足，腰麻可导致呼吸功能失代偿。然而腰麻也曾成功用于脊髓性肌萎缩症患者。这类患者接受全身麻醉不是没有风险。患者可能存在张口受限，造成气管插管困难。此外，患者还存在琥珀胆碱诱发高钾血症和对非除极肌松药反应敏感的风险。罗库溴铵可用于全身麻醉中快速顺序诱导以利于气管插管，但一些作者建议应完全避免使用神经肌肉阻滞药，特别是术前已伴有严重呼吸功能不全的患者。如果使用了非除极肌松药，应预估到阻滞时间会延长，以及术后需要机械通气的可能性。

二、妊娠合并神经性疾病

1. 多发性硬化

在西方国家，多发性硬化（multiple sclerosis，MS）是年轻成年人最常见的致残性神经系统疾病。它是一种炎性神经脱髓鞘疾病，最多见于女性，平均发病年龄为 30 岁。多发性硬化同时具有自身免疫性和遗传性疾病的特点，但其确切的发病原因还不知道。多发性硬化患者可能是暴露于一系列环境因素，而引发针对中枢神经系统轴索髓鞘的自身免疫攻击并导致轴突丢失和胶质增生。斑块形成是多发性硬化的标志性病理损害，是髓鞘局灶性丢失造成的。能肉眼发现损害的最常见部位是脊髓、视神经、脑干/小脑和脑室周围白质。随着轴突的丢失，患者出现不可逆的残疾和病程进展。多发性硬化是一种临床诊断，但是 MRI 检查发现斑片也常常用来确诊。

多发性硬化的早期症状包括刺痛、麻木、平衡感缺失、肢体乏力和视物模糊或复视。晚期症状包括运动乏力加重、协调性缺失、意向性震颤、痉挛、膀胱功能障碍、疲乏、呼吸功能下降和发作性疼痛或感觉异常。该病的病程高度多变，以反复加重和缓解为特点。多数患者（80%～90%）有持续约 20 年的复发 - 缓解型病程，平均每 1～2 年就会复发。普遍观点认为，进展较缓慢的多发性硬化患者在第一次发病后可获得完全或近乎完全康复。许多研究认为，进展较缓慢的多发性硬化在最初的 2～5 年较少复发。其他预后良好的指征包括，女性患者、发病年龄较小、初期表现为视神经炎或感觉症状以及 MRI 提示基础病变负荷较低。目前尚不明确复发对该病病程的影响，以及是否在疾病早期根除复发可预防疾病后续进展。治疗多发性硬化的多种药物都不建议在妊娠期使用（表 32-5）。

妊娠不会对多发性硬化病程产生不良影响，多数

表 32-5　不建议在妊娠期使用的多发性硬化治疗药物

硫唑嘌呤
甲氨蝶呤
米托蒽醌
环磷酰胺
环孢素
干扰素 β_{1b} 和 β_{1a}
格拉默醋酸盐

孕产妇报告在妊娠期间病情可改善。一些回顾性研究显示，妊娠期间患者复发率下降，产后复发率上升。欧洲的一项多发性硬化患者妊娠的多中心、前瞻性观察研究（pregnancy in multiple sclerosis，PRIMS）纳入 254 名女性多发性硬化患者，共经历 269 次妊娠。研究发现，患者在妊娠前 1 年的平均复发率为每年（0.7±0.9）/ 人，在妊娠第三阶段降至 0.2±1.0，在产后 3 个月升高至 1.2±2.0。患者症状缓解可能是因为妊娠期的免疫抑制。PRIMS 研究还发现，即使患者在研究阶段残疾评分变差，产后残疾进程也不会加速。

2 年后，发表了 PRIMS 的随访研究，发现虽然患者在产后 3 个月复发率升高，但多数女性（72%）仍然无症状。产后复发的出现与妊娠期前 1 年复发率升高、妊娠期复发率增加以及刚刚妊娠时较高的残疾评分相关。没有发现产后复发与哺乳、接受硬膜外镇痛、患者确诊多发性硬化或怀孕时的年龄、病程长短、既往妊娠次数或胎儿性别具有相关性。感染、应激和高热可能解释产后多发性硬化复发频率增加的原因。哺乳可能具有预防产后复发的作用。

多数研究并未发现多发性硬化使妊娠相关严重并发症或新生儿并发症增加。在多发性硬化病患者分娩本身并不变得更加复杂，分娩方式应该单独基于产科标准来决定。但是，文献报道可能存在一些偏倚，因为有严重残疾的多发性硬化女性可能选择不怀孕。一些研究确实发现多发性硬化患者手术分娩（产钳术、胎头吸引和剖宫产）和引产的发生率增高，低出生体重和发育小于胎龄的新生儿数量增加。推测患者会阴区肌肉乏力、肌痉挛状态、疲乏和衰竭都可能导致上述结果的发生。

多发性硬化患者即使肺总量和肺活量正常，其最大吸气和呼气力量也可降低。同时，中枢呼吸调节和对 $PaCO_2$ 升高的反应也可受损。多发性硬化病女性应严密监测其体温的升高，并积极行解热治疗。患者应避免过度的体表升温，因为高热和多发性硬化症状加重有一些关系。目前还没有证据显示任何一种特异性的静脉或吸入麻醉药更适于多发性硬化患者。如患者存在肌肉萎缩，琥珀胆碱可能引起高钾血症。此外，与正常人相比多发性硬化患者可能受残余神经肌肉阻滞的影响更大，特别是如果他们正在使用巴氯芬治疗痉挛状态。因此，保证神经肌肉阻滞药得到完全拮抗是极其重要的。

目前，支持椎管内镇痛或麻醉可致多发性硬化恶化的证据似乎非常少。需要关注的是当脊髓脱髓鞘区域暴露于局麻药时，局部麻醉药产生神经毒性反应。1988 年，Bader 等发表的一项回顾性研究，纳入了20 名多发性硬化病女性，研究发现高浓度硬膜外局部麻醉药与多发性硬化复发有关。即便如此，作者也不认为区域麻醉是此类患者生产和分娩的绝对禁忌。PRIMS 研究未发现硬膜外镇痛对复发率或残疾的进展有任何负面影响。2006 年，一项针对英国麻醉医生的调查显示，在患者理解复发风险、完全同意，并且可提供充分随访的前提下，大多数医生愿意为多发性硬化孕产妇施行区域麻醉。如病变累及自主神经系统，患者可在椎管内镇痛和麻醉时出现血流动力学不稳定，因此对这些患者行严密监测非常重要。与所有的自身免疫性疾病相同，这类患者如果接受长期激素治疗，围术期可能需要额外补充糖皮质激素以避免肾上腺危象，因为在生产和分娩应激时他们可能无法增加内源性激素产生。

在哥伦比亚大学，当我们为多发性硬化患者提供分娩镇痛时，我们会全面评估患者疾病分期和严重程度，并记录患者目前神经系统状态。我们会向患者仔细解释麻醉药物可导致肌肉无力，这并不是因为疾病发生恶化。我们同样也会告知患者，疾病在产后复发并不少见，这与是否接受椎管内麻醉无关。

2. 癫痫

癫痫是一种慢性痉挛性功能障碍,可影响0.3%～0.6%的妊娠过程。大多数合并癫痫的孕妇可顺利度过妊娠期。15%～30% 患者可出现妊娠期发作频率增高。痉挛发作常发生于围生期，一旦在分娩时发作，可引起胎心减慢。癫痫发作可能与妊娠期间激素水平改变和抗癫痫药物药动学改变有关。妊娠期女性分布容积增大，肾清除率增高，药物血浆蛋白结合率下降，肠道吸收减少。因此，妊娠期间监测血药水平非常重要。使用抗癫痫药物的患者服用叶酸可减少胎儿神经管畸形的发生率。有证据显示，妊娠前保持癫痫 9～12 个月不发作，可预防其在妊娠期发作。因此，受孕前优化药物治疗方案很重要。

有一些妊娠合并癫痫患者母体和新生儿并发症的报道。它们包括先兆子痫、自然流产、先天性畸形、胎盘早剥、发育小于胎龄儿、死产、颅内出血、胎儿长期认知缺陷、早产和剖宫产。抗癫痫药可导致先天性畸形，服用抗癫痫药物的孕产妇，其胎儿先天性畸形的发生率估计比平均水平高 2～3 倍。虽然所有抗癫痫药物都有致畸作用，但多药物联合疗法和丙戊酸钠似乎风险更高。由于缺乏有关这些并发症的结论性证据，美国神经病学学会（American Academy of Neurology， AAN）制订了合并癫痫孕产妇的治疗和咨询指南。

AAN 提出，服用抗癫痫药的女性，其剖宫产发生率可能不会显著（高于预期的两倍）增高，早产的风险也不会显著增加。但吸烟的癫痫患者早产风险可能会明显增加。而且，合并癫痫孕产妇晚期出血并发症风险也不会明显增高。更新的临床参考指出，对于癫痫可导致先兆子痫、妊娠相关高血压、自然流产、痉挛发作频率改变或癫痫持续状态风险增高的观点，无论是支持或反驳，都没有足够的数据支持。但是，服用抗癫痫药的孕产妇产下发育小于胎龄新生儿的风险可能增高，但并不显著增加围生期死亡率。AAN的结论是，与其他抗癫痫药相比，丙戊酸钠导致先天性畸形的风险更高，特别是在妊娠前 3 个月使用其作为单一疗法用药。此外，当作为多药物疗法的一种药物使用时，丙戊酸钠也可能增加先天性畸形的风险。丙戊酸钠被认为可引起胎儿神经管畸形、颜面裂和认知功能障碍。多药物疗法通常可同时导致胎儿先天性畸形和认知功能障碍。新型药物，如拉莫三嗪和左乙拉西坦被认为致畸作用较小，但是其数据来自于小样本和非对照性研究。很明显的，需要更大样本的随机对照研究来证实以上所有建议及结论。

除了需要关注抗癫痫药物，控制癫痫发作也至关重要。持续的发作状态可导致子宫收缩和胎儿缺氧、心动过缓、颅内出血及酸中毒。如果孕妇癫痫发作，必要时应给予吸氧和气道支持，并将患者置于左侧卧位。苯二氮䓬类应作为终止痉挛发作的一线治疗药物。其他镇静药物如巴比妥类和丙泊酚也可奏效。脱水、睡眠剥夺、应激、治疗依从性差以及一些镇痛药物，如哌替啶和氯胺酮，都可诱发癫痫发作，可能的情况下应避免。

3. 偏头痛

偏头痛是指中至重度的单侧搏动性头痛。常合并恶心、呕吐和畏光，女性患者数量是男性的 3 倍。多数合并偏头痛的孕妇在妊娠期都可得到缓解或显著改善，尤其是妊娠第二和第三阶段。这可能部分因为妊娠期间激素水平改变，特别是雌激素水平升高。小部分（4%～8%）妊娠合并偏头痛患者可在妊娠期出现症状加重。在妊娠第一阶段末期仍持续出现偏头痛或有偏头痛先兆的患者，其症状不太可能在妊娠期得到改善。少数女性可在妊娠期间第一次发生偏头痛，常伴有偏头痛先兆。虽然哺乳有助于预防，但许多患者症状会在产后加重。

通常认为妊娠合并偏头痛不会对母体和胎儿预后产生负面影响。但是，虽然目前尚无偏头痛导致的新生儿并发症，却有一些证据提示合并偏头痛的孕妇，妊娠高血压和先兆子痫的发生率升高。一些学者认为，合并偏头痛的孕妇还可伴有血管系统疾病，如卒中、深静脉血栓、心肌梗死和血栓形成倾向。但是，还需要更大样本的前瞻性研究，以明确妊娠合并偏头痛是否可带来额外的产科风险。

许多偏头痛治疗药物都与胎儿先天畸形、宫内发育迟缓和其他胚胎毒性效应有关（图 32-3）。因此，如有可能，长期服用的预防发作的药物应在妊娠期停止使用。一些女性可能持续存在失能、疼痛、恶心、呕吐和脱水，当出现头痛时药物治疗可能有效。非甾体类抗炎药（nonsteroidal anti-inflammatory drugs, NSAIDs）、对乙酰氨基酚、曲坦类药物、止吐药（昂丹司琼和甲氧氯普胺）及阿片类药物可用于合并偏头痛孕妇头痛发作的治疗。麦角生物碱不应在妊娠期使用，NSAIDs 不应在妊娠 32 周后使用。麦角生物碱可引起子宫收缩和子宫血流减少，而 NSAIDs 则与动脉导管闭合过早和新生儿持续性肺动脉高压有关。β 受体阻滞药、三环类抗抑郁药、选择性 5- 羟色胺再摄取抑制药（帕罗西丁除外，它可引起心脏畸形）、一些抗癫痫药物以及维拉帕米，都可用于严重偏头痛患者的预防用药。合并偏头痛孕妇应建议保持良好的营养、运动和睡眠模式，并避免应激和使用尼古丁。放松和生物反馈疗法也可有帮助。

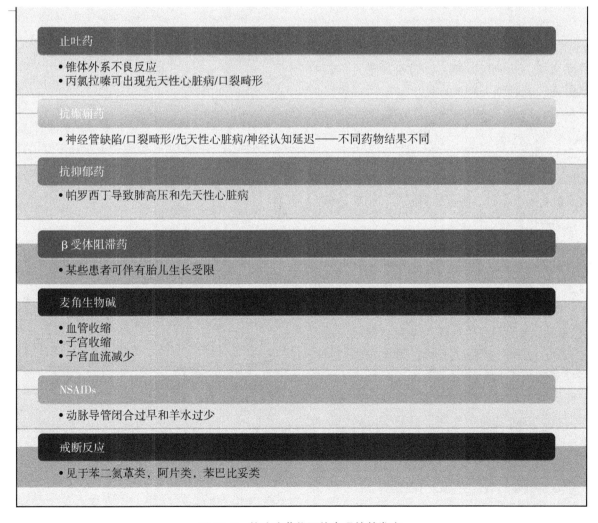

止吐药
- 锥体外系不良反应
- 丙氯拉嗪可出现先天性心脏病/口裂畸形

抗癫痫药
- 神经管缺陷/口裂畸形/先天性心脏病/神经认知延迟——不同药物结果不同

抗抑郁药
- 帕罗西丁导致肺高压和先天性心脏病

β 受体阻滞药
- 某些患者可伴有胎儿生长受限

麦角生物碱
- 血管收缩
- 子宫收缩
- 子宫血流减少

NSAIDs
- 动脉导管闭合过早和羊水过少

戒断反应
- 见于苯二氮䓬类，阿片类，苯巴比妥类

图 32-3　偏头痛药物可能出现的并发症

4. 神经病变

（1）感觉异常性股痛：是最常见的妊娠相关神经病变之一。感觉麻木只在股外侧皮神经通过髂前上棘周围，从腹股沟韧带下方或其内经过受压时出现。这个神经非常容易受压或被拉伸，特别是患者体重增加和脊柱前凸时。该病变常累及单侧，但也有8%～12%的患者可双侧发病。患者截石位或剖宫产拉钩牵拉也可损伤股外侧皮神经。患者可诉大腿前外侧刺痛、灼热和麻木感。病变常在产后恢复。严重不适可使用药物治疗，如局部麻醉药、糖皮质激素局部注射，以及抗惊厥和抗抑郁药物。罕有病例需接受神经移位术。

（2）腕管综合征：是另一种妊娠期间常见的神经病变，可累及多达62%的孕产妇。腕管综合征是正中神经在屈肌支持带和腕骨之间受压所致。该病可累及单侧或双侧。患者会出现拇指、示指、中指以及无名指桡侧感觉异常、疼痛和麻木，以及手掌肌肉无力伴握力下降。妊娠是出现腕管综合征的危险因素。这可能是因为水肿、肌肉骨骼改变或松弛素引起的腕横韧带肥厚所致。腕管综合征在先兆子痫、体重过度增加、高龄初产妇、吸烟和饮酒的孕妇中发病率更高。腕管综合征最常见于妊娠第三阶段，可持续至哺乳期或哺乳时新发病。多数女性患者症状可在产后几周或停止哺乳后6周内得到显著改善。但是，一些患者腕管综合征症状会持续许多年。妊娠期间腕管综合征出现越早，症状持续时间可能越长。治疗措施包括夹板固定、激素、利尿药和物理治疗，很少需要手术治疗。

（3）Bell 面瘫：通常以单侧上部或下部面神经麻痹、舌前部 2/3 味觉减退、听觉过敏、不能闭眼伴流泪减少及角膜反射消失为特征。该病是因受累侧面神经功能失调引起的，有 1% 的病例可双侧发病。妊娠期 Bell 面瘫的发病率被认为略高于普通人群，估计每 100 000 人中有 45 人发病，可能与妊娠期相对免疫抑制和病毒再激活有关。Bell 面瘫几乎总是发生于妊娠第三阶段，少数情况下可发生于产后。许多作者指出 Bell 面瘫与先兆子痫及妊娠高血压有相关性。

Bell 面瘫的病因尚存争议，可能是多因素的。妊娠期水肿增加引起的面神经受压可能是病因，同时妊娠期高凝状态和激素水平改变，可导致神经滋养血管血栓形成、血管痉挛或栓塞。80% 的患者可不经治疗得到缓解。如果在病程早期开始使用，泼尼松和抗病毒药物都是有益的。多数患者可完全康复。但是一些证据显示，与普通人群相比，妊娠期合并完全性面神经麻痹的患者预后更差。妊娠期 Bell 面瘫的发病率、病因、对胎儿的影响及其转归需要进一步的研究。

（4）吉兰-巴雷综合征（Guillain-Barré syndrome, GBS）：是一种急性炎症性脱髓鞘性多神经病变，极少发生于育龄期女性。因此，关于孕产妇合并吉兰-巴雷综合征的信息非常少。患者可出现急性、进行性、上升性、对称性肢体无力或麻痹，伴有不同程度的感觉缺失、反射消失及脑神经可能受累。2/3 患者发病前 1 个月有病毒感染（通常为空肠弯曲杆菌和巨细胞病毒）。典型表现是，症状可持续加重至 1 个月，之后在症状改善前有一段稳定期。并发症包括 3%～8% 的患者死亡，但是许多作者报道的死亡率更高，还可出现心搏骤停、呼吸骤停、深静脉血栓和（或）肺栓塞、吸入性肺炎及脓毒血症。

妊娠期吉兰-巴雷综合征发生率似乎与普通人群相近，但一些报道称产后发病率增加。吉兰-巴雷综合征似乎不会影响妊娠、生产和分娩。因为吉兰-巴雷综合征病程不随妊娠而改变，因此不建议终止妊娠。有一些作者报道产妇和围生期发病率增加，即呼吸衰竭和早产，但是病例数太少以至于无法得出明确的结论。值得注意的是，有一例新生儿吉兰-巴雷综合征的病例报道，推测是由于母体抗体通过胎盘转移给胎儿。早期治疗可减少患者机械通气的需要及其他并发症。血浆置换和免疫球蛋白不会对新生儿预后产生负面影响，应该在发病 2 周内开始。也需要抗凝治疗。患者子宫收缩力仍可保持，因此经阴道分娩不是禁忌，剖宫产应在有产科适应证时采用。

椎管内麻醉或全身麻醉都已安全用于此类患者。对这些患者进行麻醉时，重要的是警惕自主神经功能失衡的可能性。副交感和交感神经系统失衡可引起致命性的心律失常和低血压或高血压。因此，应谨慎使用血管活性药物。如果采用全身麻醉，重要的是要注意，接头外突触后乙酰胆碱受体增殖是吉兰-巴雷综合征病理生理的一部分，因此使用琥珀胆碱后有高钾血症风险。患者可表现为对非除极肌松药敏感，如果使用了，可能需要术后机械通气。硬膜外镇痛已被安全用于该类患者，但是近期有一例症状加重的病例报道。硬膜外镇痛可减轻分娩所致的血流动力学反应，但是有报道患者对局麻药的敏感性增加。

5. 可逆性后部脑病综合证（posterior reversible encephalopathy ayndrome, PRES）

虽然较罕见，但近年来在产科患者中发病率增高。患者通常可出现多种神经系统损伤表现，如癫痫发作或癫痫持续状态、头痛、精神状态改变包括昏迷、轻度瘫痪、视觉丧失或受损。可逆性后部脑病综合征的诊断和早期治疗对降低发病率和死亡率至关重要。病程通常是短暂和可逆的。

可逆性后部脑病综合征的一些诱发因素包括先兆子痫和子痫、自身免疫性疾病、细胞毒性或免疫抑制性药物、急性高血压、免疫功能不全状态和感染。大脑后动脉供血区域，大脑后半球白质是最常累及部位。由于交感神经分布减少，大脑后部循环更易受该病影响。额叶、基底节、小脑、脑干和脊髓也可受影响，且该综合征常累及双侧。

可逆性后部脑病综合征患者出现的血管源性水肿可通过 MRI 液体衰减反转恢复（fluid attenuation inversion recovery，FLAIR）序列发现（图 32-4）。血管源性水肿的病理生理尚未完全阐明。其学说包括血管痉挛、缺血和内皮功能障碍造成的脑灌注不足，导致血脑屏障受损。相反，脑高灌注可能因为脑灌注压增加及脑血管自主调节功能改变。所有这些诱发因素导致液体外渗和血管源性水肿。其处理大多为支持性治疗，包括控制高血压和癫痫发作。

要 点

■ 许多神经肌肉疾病会伴有呼吸肌无力或限制性肺疾病，因此缓慢调节椎管内麻醉平面非常重要。许多神经肌肉疾病可出现肌肉乏力，因此也建议小心使用非除极肌松药。

■ 重症肌无力患者对琥珀胆碱抵抗而对非除极肌松药敏感，并且剖宫产可能诱发肌无力危象。

■ 多发性硬化不是椎管内麻醉的禁忌证，但是其产后复发率很高。

■ 妊娠合并癫痫患者在围生期癫痫发作常见，应予以及时处理，并可出现胎儿心率减慢。抗癫痫药物可导致先天性畸形，特别是丙戊酸钠。

■ 有偏头痛的孕妇可合并先兆子痫和血管事件。

■ 1 型肌强直性营养不良可导致早产、前置胎盘、剖宫产和宫缩乏力。肌强直性疾病患者应避免肌强直诱发因素：琥珀胆碱、低体温、寒战和电刀。

■ 先兆子痫 / 子痫是可逆性后部脑病综合征的危险因素。

■ 琥珀胆碱可引起许多神经肌肉疾病患者严重高钾血症，包括吉兰 - 巴雷综合征、肌强直、肌营养不良、进行性腓骨肌萎缩症和脊髓性肌萎缩症，并且也可引起肌营养不良患者横纹肌溶解。这些患者应避免使用琥珀胆碱。

■ 中央轴空症患者易发生恶性高热。

■ 脊髓性肌萎缩症患者可合并严重脊柱侧弯。

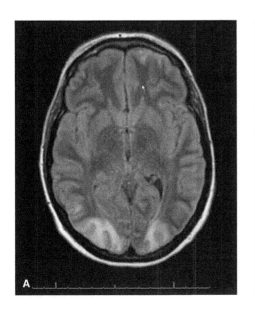
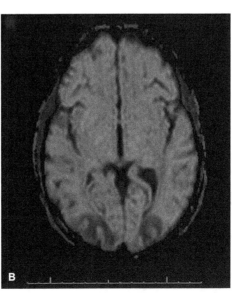

图 32-4 可逆性后部脑病综合征的典型 MRI 表现：液体衰减反转恢复序列中双侧大脑后部皮质下高亮区为异常信号，（A）无扩散限制，（B）弥散加权成像

（经许可转载自 Pula JH, Eggenberger E. Posterior reversible encephalopathy syndrome. Curr Opin Ophthalmol, 2008, 19: 479–484.）

第 33 章

合并颅内和脊髓病变的临产妇

（Ellen M.Lockhart 和 Curtis L.Baysinger 著，张久祥 译，侯丽宏 校）

一、引言

过去数十年里，随着产科医疗技术的提高，因非产科因素导致的产妇发病率和死亡率的相对比例增加了。创伤是导致产妇死亡的首位非产科因素，而中枢神经系统创伤明显增加产妇和胎儿死亡风险。在美国，最近的一份产妇死亡调查报告显示，与产科疾病不相关的脑血管事件是导致 13.5% 的非产科性产妇死亡的原因。产妇中的一些中枢神经系统和脊髓疾病通常在妊娠前已经存在，例如肿瘤、特发性颅内高压、脑积水和 Arnold-Chiari 畸形；然而其他一些疾病在妊娠期的发生率增加，例如由于颅内出血和动静脉闭塞性疾病导致的卒中。麻醉医师也许还需要对脑死亡的产妇提供处理。已经发表的合并这些疾病的孕妇数据是有限的，因此仅仅一些个案报道和小样本病例可用于指导神经外科、产科和麻醉的管理。不同个案的管理通常需要多学科协作，应该尽早在孕期付诸实践。在整个产程中，不管是经阴道分娩还是剖宫产，椎管内麻醉都能安全地用于许多病例中。

二、妊娠期颅内肿瘤

妊娠期间新发脑肿瘤的发生率与相同年龄段的非怀孕者相似，在美国每年大约有 90 例怀孕女性发生。恶性肿瘤大约占脑肿瘤的 50%，发生率为 $3.6/10^6 \sim 3.2/10^5$。原发肿瘤类型的分布也似乎与未怀孕女性相似（表 33-1）。妊娠通过加速肿瘤生长，妊娠所致全身体液潴留增加肿瘤周围水肿，肿瘤滋养血管怒张和免疫耐受等机制，可能会加速颅内原发肿瘤的自然病程。此外，怀孕相关的激素改变或许影响一些肿瘤的生长，因为 90% 的脑膜瘤和一些胶质瘤具有黄体酮受体活性，激素的刺激作用可以加速已经存在的垂体瘤的生长，尤其是泌乳素瘤。绒毛膜癌的脑转移率高，是妊娠期特异性的肿瘤。转移性脑肿瘤预期很少发生，因为全身性的癌症相对很少出现在育龄期女性。

三、妊娠期遇到的肿瘤

胶质瘤是妊娠期最常诊断出的颅内肿瘤，占全部肿瘤的 38%（表 33-1）。肿瘤很少起源于星形胶质细胞和少突胶质细胞，根据潜在的侵袭性分级为：低级别（Ⅱ级）、未分化（Ⅲ级）或胶质母细胞瘤多形性 / 未分化星形胶质细胞瘤（Ⅳ级）。肿瘤的分级对孕期评估预后和指导手术干预措施是重要的。低级别肿瘤很少必须行急诊神经外科手术，肿瘤切除可以推迟到孕后期或分娩后，然而无论孕龄多少高级别病变需要及早诊断和治疗。

脑膜瘤在组织学上是良性的，一般生长缓慢，起源于蛛网膜层。最终引起对脑组织的挤压症状。由于

表 33-1　颅内原发肿瘤在妊娠和非妊娠女性中的分布（垂体瘤除外）

肿　瘤	占所有脑肿瘤的百分比（%）	
	妊娠女性	非妊娠女性妇女
胶质瘤	38	36
脑膜瘤	28	29
听神经瘤	14	15
星形细胞瘤	7	5
成神经管细胞瘤	3	3

（引自 Stevenson CB, Thompson RC. The clinical management of intracranial neoplasms in pregnancy. Clin Obstet Gynecol, 2005,48：24-37.）

孕期全身液体潴留和导致的脑水肿，妊娠可加速已经存在的脑膜瘤的生长；雌激素和黄体酮效应通过脑膜瘤中普遍表达的这两种激素的受体或许刺激了肿瘤的生长。手术是典型的治愈性治疗，通常可以推迟到分娩以后。

听神经瘤是神经纤维瘤病患者更易伴发的肿瘤，起源于前庭耳蜗神经（第 8 对脑神经）的前庭部分，表现为进展性的听力缺失、耳鸣和眩晕。像脑膜瘤一样，在孕期肿瘤的大小可以显著增长，可能与这些肿瘤高表达孕激素受体有关，但是这些肿瘤一般生长缓慢，手术切除可以推迟。

尽管尸检和 MRI 检查表明，垂体腺瘤在成年女性的发生率为 10%～13%，但在孕期该病很少被诊断。这类疾病在临床上可表现为内分泌病或神经症状，通常表现为视野缺失。大约有 23% 的这类肿瘤并不分泌激素，然而 35% 分泌泌乳素，其余大部分普遍分泌生长激素和 ACTH，极少数分泌 TSH 和 FSH。在妊娠期泌乳素性腺瘤或许比其他垂体肿瘤更可能增大，因为妊娠对垂体组织的正常刺激效应升高了泌乳素水平。手术切除对于 90% 的微腺瘤是治愈性的，但是孕妇没有明显的影像学发现和（或）视野缺失却是可能的。给予溴隐亭能有效降低泌乳素水平，缩小泌乳素分泌腺瘤的大小，通常认为在孕期使用是安全的。大肿瘤经蝶入路手术切除是必要的，在大多数大型医疗中心能够在孕期安全实施。而放疗仅用于复发病例，在妊娠期很少使用。

脑转移病变在妊娠女性中的发病率并不高于非妊娠女性，但是绒毛膜癌除外，它在足月妊娠中的发生率是 1/50 000，葡萄胎中是 1/30。患绒毛膜癌的女性中 4%～17% 出现脑部转移，肿瘤出血导致神经系统

症状的急性出现，这种现象经常发生。开颅手术并非经常采用，因为放疗和化疗的总体预后较好。

妊娠期颅内原发和转移性恶性肿瘤的 4 个最常见症状和体征是：头痛、恶心呕吐（颅内高压的表现）、新出现的癫痫发作、进行性局灶性神经功能缺失。不幸的是，正常妊娠中头痛也经常发生，因此孕妇中利用这种症状来诊断疾病用处较少；但是当出现缓慢发病、持续发作，一些升高颅内压的活动（如咳嗽、Valsalva 动作等）使病情加重的头痛时，应当及时检查确诊。同样，恶心呕吐在怀孕时经常发生，但是持续到孕中晚期时提示有必要进一步检查。在孕早中期新出现的癫痫发作需要迅速的神经放射学评估，因为发生子痫的可能性较低。在孕晚期出现的局灶性癫痫发作，尤其是不伴有高血压和蛋白尿时，提示需要进一步检查，因为子痫性痉挛通常表现为全身肌肉抽动。局灶性神经功能缺失的程度和类型取决于肿瘤的位置和对正常脑组织的侵袭程度。脑水肿和出血也可以升高颅内压，伴随妊娠出现的血管内容量明显增加可能导致病情的急剧恶化。

孕期脑肿瘤的诊断需要 MRI 和 CT 的神经影像学检查，这在整个孕程都可以安全使用。在肿瘤诊断中 MRI 优于 CT，因为 MRI 能更灵敏地发现肿瘤，捕捉到的放射学特征能更早获得肿瘤类型的鉴别诊断和恶性程度分级，同时不使孕妇或胎儿暴露在离子辐射下。使用 3T 磁场强度扫描后组织温度的升高并没有多少临床意义。头部 CT 扫描对于胎儿是非常安全的，因为严密贴合和腹部的屏蔽垫使胎儿射线暴露降低至约 10^{-5}SV（1mrem），相当于 2 周的宇宙背景照射量，没有研究表明对胎儿产生有害效应。MRI 和 CT 检查中应该包括使用静脉造影剂，造影剂使用前后进行扫描，因为获得的诊断信息价值远超过使用造影剂的风险。CT 使用的造影剂由碘复合物组成，经肾排泄，文献记载发生孕妇过敏反应和肾毒性，以及胎儿甲状腺功能减退的风险最小。钆发生过敏反应的风险更低（1：350 000），尽管它易于通过胎盘，但在孕期使用并不会带来胎儿相关不良结果。

产科和神经外科的治疗取决于肿瘤的大小和位置，妊娠期肿瘤生长的潜力及患者对升高的颅内压的适应能力。这些考虑决定了神经学检查的进度，用于指导临床管理方案。Ng 和 Kitchen 已经为合并颅内肿瘤的孕妇制定了神经外科治疗方案（图 33-1）。手术切除良性生长缓慢的肿瘤常常被推迟至分娩后。在

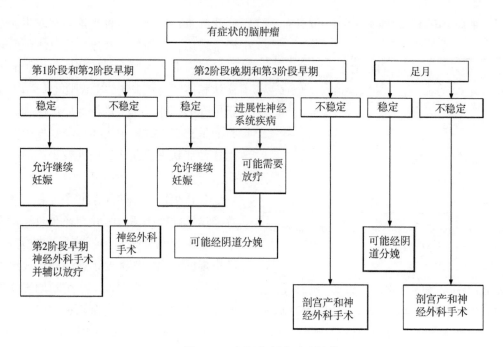

图 33-1 妊娠期颅内肿瘤的管理

（经许可引自 Ng J, Kitchen N. Neurosurgery and pregnancy. J Neurol Neurosurg Psychiatry,2008,79：745–752.）

妊娠期出现明显症状的恶性肿瘤可能需要择期手术，因为推迟手术可使母体病情明显恶化，同时增加了急诊手术相关的胎儿死亡风险。如果手术能推迟到胎儿存活机会很大的时候，那么在剖宫产后行开颅手术是合理的方法。不利的是放疗和母体化疗对胎儿带来严重风险，特别是在妊娠第一阶段开始时，但是如果这些治疗能被推迟到第二阶段晚期或第三阶段早期，那么胎儿致畸风险将显著降低。如果应用适当的屏蔽射线的方法，胎儿在放疗中的暴露将被最小化。对许多肿瘤而言，推迟化疗到分娩结束后或许是合理的，因为化疗仅仅使母亲的生存机会略有增加，而推迟化疗并不会使其疗效降低。

在产程和分娩中，控制颅内压很重要。Marx 等的经典研究中记载，子宫收缩疼痛时，脑脊液压力可上升到 5.2kPa（53cmH$_2$O）；在分娩第二阶段，随着产妇在宫缩时的分娩屏气，脑脊液压力可升高 6.9kPa（70cmH$_2$O）。这些变化可以被颅内顺应性正常的产妇良好耐受，但可能导致顺应性受损女性的神经功能明显恶化。一些合并小的垂体瘤或小的良性病变的产妇应该能良好耐受经阴道分娩，但合并较大肿瘤的产妇建议采用分娩镇痛。也应考虑在第二产程使用器械经阴道分娩，以使产妇用力最小化。对一些患者而言，择期剖宫产或许是最好的选择，尤其是当区域麻醉有禁忌时。关于分娩方式和其他治疗需要多学科协助，包括产科、神经外科、神经放射科和麻醉医师，助产士以及新生儿科医师。

产时和分娩或剖宫产的麻醉管理是基于个案报告或小样本的病例报道。产时和分娩中成功应用硬膜外镇痛的方法已经报道，这有望阻止因分娩疼痛导致的颅内压升高，也能延缓在第二产程因分娩屏气所致的颅内压升高。一个病例报道了采用 24 号笔尖样细针成功为一位有颅内压升高症状的产妇进行了蛛网膜下隙麻醉下剖宫产，另一例也是在蛛网膜下隙麻醉成功进行了剖宫产；然而其他的个案报道描述了一些未怀疑有颅内肿瘤的患者，在硬膜外置管中误穿破了硬脊膜，胎儿娩出后不久出现了致命性的脑干疝。在其他情况下因腰部脑脊液漏导致的脑疝也有报道。然而在开颅手术中为了改善手术暴露条件和降低颅内压，需要经常放置脑脊液引流管，大多数情况下无后遗症。分析这些病例并不能判断出那些在椎管内麻醉中刺破硬脊膜后发生脑疝风险最大的患者。此外，将液体注入硬膜外腔会导致颅内压的升高。基础颅内压已经升高的动物模型研究发现，随着颅内压的升高脑血流显著降低。已经报道了一例未发现有小脑桥脑角肿瘤且伴有梗阻性脑积水的产妇，在行硬膜外置管后出现了新发的神经系统症状。这些顾虑都促使许多麻醉医师对颅内压已经升高的临产妇选择在全身麻醉下行剖宫产，尽管不能进行清醒患者的术中神经功能状态监测，并且需要控制麻醉诱导和气管内插管所伴发的颅内压升高。然而全身麻醉通过过度通气和药物治疗更易于控制产妇的血压及管理其颅内压。因胎儿因素需要急诊或亚急诊剖宫产时，一些病案报道证实了使用全身麻醉的安全性。

四、妊娠患者行神经外科手术的麻醉管理

关于孕产妇行神经外科手术的麻醉管理在第50章有更详细的讨论。无论是分娩后即行肿瘤切除，还是剖宫产后以后进行神经外科手术，所涉及的全身麻醉管理都需要了解妊娠相关的生理改变，并做好调控产妇颅内压和血流动力学的准备。应该在诱导前1h左右给予药物来降低误吸的风险，如口服或静脉注射H_2受体拮抗药以减少胃酸分泌，或口服柠檬酸钠来中和胃酸。推荐术前放置动脉内测压装置以便随时监测血压。血压应当维持在较小的范围内，因为高血压能导致颅内压升高，而低血压会降低脑和子宫的灌注压。快速顺序诱导应当在保护产妇免遭误吸的风险和气管插管时控制颅内压之间维持平衡。给予硫喷妥钠和丙泊酚都能降低插管相关高血压反应，同时减轻颅内压的升高和脑代谢率，但是丙泊酚弱化产妇高血压的作用更有效。一些麻醉医师避免使用琥珀胆碱，是担心使用它会升高颅内压，但其他人发现其临床意义很小。其他降低气管插管所致高血压反应的措施包括持续输注硝普钠，静脉注射小剂量硝酸甘油和静脉注射适当剂量的阿片类药物。气管插管前给予短效阿片类药物瑞芬太尼1μg/kg，给药时间超过1min，已经证明在剖宫产时使用是特别有效且安全的。静脉注射硫酸镁30～60mg/kg可能与静脉注射1mg/kg的利多卡因一样有效。通过采用子宫左侧倾斜位来避免主动脉和腔静脉受压。全身麻醉期间产妇机械通气应维持$PaCO_2$值在4～4.3kPa（30～32mmHg），这对于足月孕产妇是正常的。尽管控制性过度通气可紧急降低颅内压，当$PaCO_2$低于3.3kPa（25mmHg）时，会导致子宫动脉收缩和产妇的氧离曲线左移，减少胎儿的氧输送。在其他人群的神经外科手术中发现，长时间的严重过度通气与患者不良预后相关。术中静脉输注的液体应当是等钠、等渗、不含糖的，以降低低渗、低钠液体所致脑水肿的风险，减少高血糖相关的不良神经系统预后。可能需要使用利尿药来控制颅内压。尽管甘露醇在胎儿体内会积蓄并导致胎儿生理变化，

例如减少尿量，高钠血症和脱水，但是0.25～0.5mg/kg的剂量似乎是安全的。动物模型显示，呋塞米会导致胎儿多尿，但它是渗透性利尿药的安全替代品。将患者置于轻度的头高位也能够有效地降低颅内压，以及在正压通气时采用小潮气量也有作用。缩宫素在行神经外科手术患者中的应用还未被很好地研究，但是已经有病例报道在分娩后使用5U的缩宫素是安全的。使用缩宫素后会发生低血压，应该适当处理。这类患者中使用其他类的缩宫素似乎未见报道，但是前列腺素$F_{2\alpha}$可能导致体循环和肺循环高压。麦角新碱通过它的缩血管效应，能导致高血压，因此升高颅内压，然而阴道内使用前列腺素E_1很少会引起产妇血流动力学波动。

五、卒中

导致产妇死亡的直接产科因素已经减少了，因此，脑血管意外已经成为引起产妇发病和死亡的相对更重要原因。妊娠期卒中相对罕见，据估计发生率在11～16/100 000产妇，但却占产妇死亡原因的12%。较旧的研究中引用的死亡率差异很大，最高达210/100 000，但是方法学的不足以及包括了来自不发达国家的数据，或许导致高估了发达国家的发病率，这意味着发生率应该是上面引用范围的下限〔（9～11）/100 000分娩者〕。然而最近一份来自大约1000家美国医院的回顾数据确定的发病率更高，为34.2/100 000分娩者，而相对比的是育龄期的非妊娠女性的发病率是每年10.7/100 000。在妊娠期发生卒中的概率推测应该更高，因为妊娠伴发的高凝和静脉瘀滞增加，分娩时内皮损伤的风险增加，这些都增加了血栓性卒中的风险。脑出血引发的卒中风险也会增加，因为妊娠相关的高血压性疾病影响高达10%的孕妇。

卒中在广义上分为缺血性和出血性因素。Feske最近综述了一家和多家医院中妊娠相关卒中表现，指出发病原因几乎可平均分为两方面。年龄＞35岁和黑种人种族均风险增加。与妊娠和分娩相关的重要危险因素是产后感染、妊娠相关性输血、产次增加、多胎妊娠和剖宫产（表33-2）。最有可能实施剖宫产的是在分娩前已经发生卒中的和合并有卒中相关的妊娠性疾病如先兆子痫的产妇。与妊娠性卒中最相关的母体医学因素包括高血压、心脏病、偏头痛病史、狼疮病、镰状细胞病、吸烟、饮酒和药物滥用、血栓形

表 33-2　妊娠和产后并发症与卒中风险

并发症	优势比	95% 可信区间
剧烈呕吐	1.5	0.8～2.8
早产	0.8	0.6～1.1
产前出血	1.5	0.9～2.5
多胎妊娠	0.2	0.1～0.9
妊娠期高血压性疾病	4.4	3.6～5.4
产后出血	1.8	1.2～2.8
输血	10.3	7.1～15.1
产后感染	25	18.3～34
体液和电解质失衡	7.2	5.1～10

数据来自于医疗保健研究与质量机构的医疗保健费用与应用项目中的全国范围住院患者。2000—2001 年来自于妊娠相关出院编码（国际疾病分类第 9 版 ICD-9）中所有记录的数据，与妊娠性卒中相关的妊娠期并发症的 ICD-9 编码相匹配。通过单变量分析，产后出血、妊娠期高血压性疾病、体液和电解质失衡、输血及妊娠性感染与卒中风险增加有关

（经许可改编自 James AH, Bushnell CD, Jamison MG, et al. Incidence and risk factors for stroke in pregnancy and the puerperium. Obstet Gynecol,2005,106：509-516）

成倾向及产后感染（表 33-3）。妊娠性高血压似乎是最大的风险，因为一项大的回顾性综述发现，24% 的脑梗死和 14% 的脑出血的发生与高血压性疾病有关。尽管一项回顾性研究发现，妊娠第 3 阶段和产后发生动脉性卒中的风险增加了，但同样的研究发现，由于静脉回流受阻引发的大多数卒中发生在产后。实际上所有的研究都指出，无论什么原因，卒中的风险在妊娠第 3 阶段和产后是增加的，除外那些因颅内动静脉畸形引发的在整个孕期可能发生的出血性卒中（图 33-2）。

六、颅内出血

颅内出血的发生率是（5～31）/100 000 妊娠，是由于蛛网膜下隙出血和脑出血所致。因脑血管畸形导致的妊娠期蛛网膜下隙出血的报道发生率在 20%～67%，其中颅内动脉瘤破裂占 77%，动静脉畸形占 23%，其他原因非常罕见。孕期脑出血的发生率在高风险患者每年为 7.1/100 000，这高于非妊娠女性高风险患者年均 5/100 000 的发病率。蛛网膜下隙出血和脑出血都是产妇和胎儿死亡的潜在风险。蛛网膜下隙出血所致的死亡占所有死亡孕妇占的 5%，是非

表 33-3　内科疾病和妊娠相关性卒中

内科疾病	优势比	95% 可信区间
心血管系统		
高血压	6.1	4.5～8.1
心脏病	13.2	10.2～17
血液系统		
血栓形成倾向	16	9.4～27.2
镰状细胞病	9.1	3.7～22.2
贫血	1.9	1.5～2.4
血小板减少症	6	1.5～24.1
风湿性疾病		
狼疮	15.2	7.4～31.2
内分泌系统		
糖尿病	2.5	1.3～4.6
肥胖	1.4	0.6～3.3
神经系统		
偏头痛	16.9	9.7～29.5
生活方式因素		
酒精 - 药物滥用	2.3	1.3～4.6
吸烟	1.9	1.2～2.8

数据来自于医疗保健研究与质量机构的医疗保健费用与应用项目中的全国范围住院患者。2000—2001 年来自于妊娠相关出院编码（国际疾病分类第 9 版 ICD-9）中所有记录的数据，与妊娠性卒中相关的内科疾病的 ICD-9 编码相匹配。单变量分析中所有的疾病均明显与妊娠性卒中的风险增加有关，除了肥胖

（经许可改编自 James AH, Bushnell CD, Jamison MG, et al. Incidence and risk factors for stroke in pregnancy and the puerperium. Obstet Gynecol, 2005,106：509-516.）

产科性孕妇死亡的第 3 位原因。最近一份调查包含了 10 年中美国 20% 的非联邦医院的数据，结果显示，因孕妇脑出血导致的院内孕妇死亡率是 20.3%。在一份调查中因孕妇蛛网膜下隙出血导致的胎儿死亡率是 25%。

七、蛛网膜下隙出血

大多数妊娠期蛛网膜下隙出血是颅内动脉瘤出血所致，发生率为（3～20）/100 000 妊娠，因动静脉畸形所致的出血是少见原因。随着孕龄的增加，动脉瘤出血导致的蛛网膜下隙出血发生率被认为随之增加，因为妊娠所伴随的母体血容量增加和动脉壁强度改变，所以与非妊娠女性相比，孕妇的风险增加直到

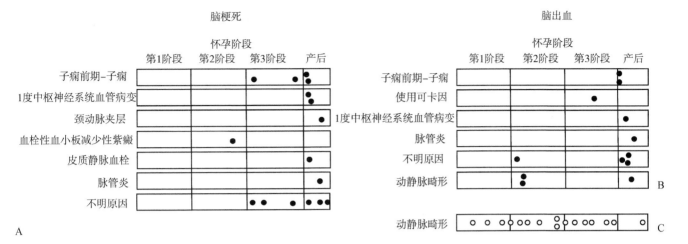

图 33-2　妊娠和产后卒中发生时间

实心圆代表脑梗死（A）和脑出血（B）出现的周数，由 Kittner SJ, Stern BJ, Feeser BR, et al 报道 . Pregnancy and the risk of stroke.N Eng J Med,1996,335：768-774. 空心圆代表动静脉畸形所致脑出血（C）出现的周数，由 Horton JC, Chambers WA, Lyons SL, et al 报道 . Pregnancy and the risk of hemorrhage from cerebral AVMs. Neurosurgery, 1990,27：867-871； discussion 871-872.

产后 6 周。大多数动脉瘤都是由于动脉血管壁的肌层或中层的先天性或获得性缺陷所致，85% 发生在大脑前部循环，在颅底动脉血管的分岔处。母亲凝血障碍和未控制的高血压是动脉瘤和动静脉畸形出血的危险因素。

没有出血的动脉瘤和动静脉畸形通常不会引起症状，除非它们足够大，引起持续性头痛或局灶性神经功能症状。妊娠期蛛网膜下隙出血的临床表现与非妊娠女性一样。突然发生的剧烈头痛，通常伴有呕吐和畏光，多达 97% 的病例出现眶周疼痛，颈部疼痛，颈项强直，且常有克尼格征阳性。多达 60% 的患者会主诉在蛛网膜下隙出血前几周有固定点的头痛，因颅内压的快速升高使得脑灌注下降可引发意识丧失。急性血管痉挛可导致局灶性神经功能障碍，同时心电图可表现出与心肌缺血类似的变化，以及宽大的 QRS 波，T 波倒置或增高。患者所表现出的临床症状是评估预后及根据世界神经外科医师联合会评分进行病情恶化分级的重要指导（表 33-4），后者是将格拉斯哥昏迷评分［（GCS）表 33-5］和最佳运动功能评估相结合，与预后不良相关。所有怀疑因动脉瘤或动静脉畸形出血所致的蛛网膜下隙出血患者都应当进行紧急神经放射学检查，包括 CT 和 MRI 以及它们的造影剂增强扫描，同时进行腰穿寻找持续出血的痕迹和脑脊液黄变症。必须强制转诊至神经外科，以监测再出血和处理血管痉挛。有 10%~30% 的患者在动脉瘤破裂后的下 1 个月内会再次出血，妊娠期动

静脉畸形第 1 次出血后发生再出血的机会是 25%。在动脉瘤破裂后 4~11d 有 35% 的患者发生了血管痉挛；但动静脉畸形出血后虽然其并发症发病率和死亡率高达 75%，但血管痉挛发生的较少。10%~25% 的蛛网膜下隙出血患者出现脑水肿，抗利尿激素分泌不当综合征不常发生。

表 33-4　世界神经外科医师联合会（WFNS）昏迷分级评分

WFNS 分级	格拉斯哥昏迷评分	运动缺陷
I	15	无
II	14~15	无
III	14~13	有
IV	12~7	有或无
V	6~3	有或无

（经许可引自 Selo-Ojeme DO, Marshman LA, Ikomi A, et al. Aneurysmal subarachnoid haemorrhage in pregnancy. Eur J Obstet Gynecol Reprod Biol,2004,116：131-143.）

合并蛛网膜下隙出血孕妇的神经外科及医学处理应该与未怀孕患者相同，需要多学科协作，包括产科、神经外科、神经放射科，新生儿科和麻醉科医师。动脉瘤破裂的患者，手术干预的最佳时机是有争议的；然而早期外科干预，通过血管内栓塞或开颅手术夹闭动脉瘤，通常被认为是降低血管痉挛和再出血事件的早期治疗措施。Ng 和 Kitchen 已经制定了一个动脉瘤破裂的管理以及同时行剖宫产的时机的流程，这是

表 33-5　格拉斯哥昏迷评分

类　别	反　应	评　分
睁眼	无睁眼	1
	疼痛刺激睁眼	2
	语言吩咐睁眼	3
	自发睁眼	4
语言	无发音	1
	只能发音	2
	只能说出（不恰当）单词	3
	言语错乱	4
	正常交谈	5
运动	无反应	1
	异常伸展（去脑状态）	2
	异常屈曲（去皮质状态）	3
	对疼痛刺激屈曲反应	4
	对疼痛刺激定位反应	5
	按吩咐动作	6

（引自 Dodson BA, Rosen MA. Anesthesia for neurosurgery during pregnancy // Hughes SC, Levinson G, Rosen MA, eds. Shnider and Levinson's Anesthesia for Obstetrics. 4th ed. Philadelphia, PA： Lippincott Williams and Wilkins, 2002：509-527.）

根据患者病情状态和孕龄来制定的（图 33-3）。尽管开颅行动脉瘤夹闭手术的系列病例都一致报道了产妇和胎儿预后良好，但是血管内栓塞术已经成为非妊娠患者动脉瘤出血所致蛛网膜下隙出血的首选治疗方法。这些结果或许并不完全适用于孕妇，因为国际蛛网膜下隙动脉瘤试验中报道的手术夹闭与血管内封堵的对比结果中并不包含任何妊娠患者，但是已经有一些小样本病例报道了好的结果。实际问题包括血管内封堵后需要长达 48h 的全身抗凝，以及需要在常规手术室环境以外的一个区域提供全身麻醉。在夹闭动脉瘤和封堵之间权衡时，也许要考虑做好在放射治疗室可能分娩的准备。对非妊娠女性而言，脑血管痉挛或许需要使用"3H"治疗：即高血容量，血液稀释和全身高血压；但是由于妊娠的高血容量状态和血液相对稀释，孕妇采用"3H"治疗方法并不可取。在非妊娠患者通常使用尼莫地平来减少脑血管痉挛，已经被用来治疗先兆子痫，且对母婴没有显著影响，但是在孕妇中采用"3H"或尼莫地平治疗血管痉挛还没有报道。未破裂颅内动脉瘤的国际性研究指出，< 10mm 和 < 7mm 动脉瘤每年发生破裂的风险分别是 0.05% 和 0，在小动脉瘤患者治疗的风险超过不治疗的风险。然而这项研究并没有关于孕妇的报道，因此，把结果

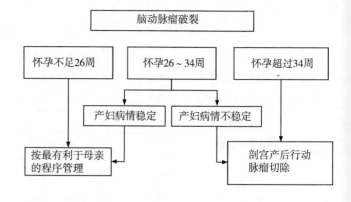

图 33-3　妊娠期脑动脉瘤破裂的管理

（经许可引自 Ng J, Kitchen N. Neurosurgery and pregnancy. J Neurol Neurosurg Psychiatry,2008,79：745-752.）

向外推断或许是不合理的。

与动脉瘤出血所致的蛛网膜下隙出血相比，动静脉畸形的手术治疗并未显示出可明显降低母婴死亡率，血管内栓塞通常并不足以完全治愈许多病变。妊娠妇女还没有出血的已知的血管畸形的治疗，必须个体化地认识到，经阴道分娩和剖宫产时，动静脉畸形所致的出血风险是较低的。如果神经血管病变已经得到了成功修复，那么在产程和分娩中不需要特别处理。如果患者有未予治疗的动脉瘤或动静脉畸形，在分娩期应使血流动力学波动最小化，当前的数据并不能证明剖宫产比经阴道分娩更有优势。大部分作者建议，如果选择经阴道顺产，采用硬膜外镇痛下器械助产，能避免产程中用力。合并未治疗的动脉瘤的孕妇中，有关顺产的麻醉管理报道比剖宫产的少，但大多数的报道声称，对合并未经治疗的动脉瘤或动静脉畸形的患者，无论是阴道分娩或剖宫产，使用硬膜外镇痛的预后是成功的。全身麻醉下剖宫产的注意事项与合并神经外科疾病的其他产妇一样，有一个病例证实了它的安全性。有许多关于妊娠患者行颅内血管病变神经外科修补术的麻醉管理的病例报道，许多病例都是同时联合了剖宫产术。除了上文描述的和第 50 章的考虑要点外，必须要注意使动脉瘤壁的跨壁压最小化，特别是保证平均动脉压在麻醉诱导和气管插管时升高幅度最小，确保在外科医生打开硬膜前颅内压下降幅度最小。可能需要诱导性控制性低血压，出于这一目的，使用硝普钠是安全的。怀孕 20 周后，建议监测胎儿心率变化，以发现在人为低血压时胎儿潜在的并发症。

八、脑出血

脑出血的发生率是（3.8～18.1）/100 000 分娩，Bateman 等最近的一项调查，来自于美国 20% 非联邦医院的出院数据，他们发现发生率是 6.1/100 000 分娩。虽然以往的研究认为 20%～67% 的脑出血性疾病是由脑血管畸形导致的，但 Bateman 等更新的报道显示，相关的发生率低的多，为 7.1%。孕期高血压性疾病是重要原因，因为已经有报道 14%～50% 的脑出血患者有子痫或先兆子痫，子痫患者最常见的死亡原因是脑出血。按照相关程度逐渐增加的顺序，典型的相关危险因素是非洲裔美国人、高龄产妇、饮酒和吸烟、滥用可卡因、伴有或不伴有先兆子痫 / 子痫的慢性高血压和凝血障碍。尽管脑出血发病率低，但占据所有产妇死亡的 7.1%。大多数研究发现，产后的发病率更高，约 60% 的脑出血发生在分娩后。

脑出血患者表现出局灶性神经功能障碍和头痛，恶心呕吐及其他颅内压升高的症状。普通 CT 扫描对诊断脑出血是最敏感的，但是当计划行有创性操作时增强 CT 和 MRI 扫描及血管造影或许是需要的。脑出血要与蛛网膜下隙出血鉴别开来，因为两者治疗方法明显不同。

脑出血通常没有能被外科治疗的原因，所以采用处理相关高血压和凝血障碍的支持疗法；如果发生了，必要时要控制颅内压。手术治疗的指征是逐渐扩大的血肿，或防止脑干疝发生。产科治疗主要集中在分娩的时间上，因为第一产程的疼痛和第二产程的挤压会导致经阴道分娩时颅内压的升高，但是没有证据表明，在第二产程采用无痛性助产的经阴道分娩方式比剖宫产更加有益。如果颅内压已经得到控制，且没有凝血障碍，那么区域麻醉可能是首选的，因为它可以避免全身麻醉时气道操作所伴发的高血压反应。如果需要全身麻醉，那么应该采用上面所阐述的监测，以及产妇血流动力学和颅内压的控制。

九、硬膜下血肿

在没有颅脑创伤时，硬膜下血肿是非常少见的引起孕妇神经功能症状和体征的原因，但应该是有凝血障碍产妇鉴别诊断的一部分，她们可能在产程中进行用力屏气（Valsalva 动作），或在椎管内阻滞时被穿破了硬脊膜，或既往已经存在低颅压（这样会把张

力传递到硬膜静脉上）。大多数报道的病例发生在产后女性，她们都曾意外地被穿破硬脊膜，但是有报道一些病例发生在使用小口径穿刺针行蛛网膜下隙麻醉后，一些则是在很顺利的硬膜外麻醉后，而且没有明显地刺穿硬脊膜。Zeidan 等最近回顾了 25 例蛛网膜下隙麻醉后发生硬膜下血肿的病例，大多数是非产科患者经历外科手术，21 例有意外的刺破硬脊膜史，其中 19 例是产科患者。虽然产妇在意外的硬脊膜穿刺后，与非妊娠患者相比脑脊液泄露更多，因此发生硬膜下血肿的风险更高，但在蛛网膜下隙麻醉或硬膜外阻滞后的发生率并不清楚，Scott 等估计在简单的硬膜外麻醉后，发生率为 1 : 500 000。

患者可能在硬脊膜穿破后很快出现症状，也可能在好几周后才出现。一些作者声称，早期血液填充通过减轻脑移位而可以降低血肿风险，但其他人发现在成功进行硬膜外血补丁后硬膜下血肿形成。脑组织移位对桥静脉的牵拉可能导致硬膜外出血，因为这些静脉从静脉窦出来后通过硬膜外和蛛网膜下隙时是直行的，且在通过硬膜外的部分最薄，因此，在这些最薄弱的部分更可能发生破裂。硬膜下血肿可以采用药物或外科治疗的方法，这取决于症状的严重程度、血肿的大小、CT 扫描提示中线是否偏移及最初对药物治疗的反应。通常，< 10mm 的血肿可以采用降低颅内压的治疗来处理，而那些血肿大小超过 5mm 且有中线移位的，或血肿超过 10mm 的都需要外科治疗。前文中归纳的妊娠或产后患者合并颅内压升高的麻醉管理，应该可以指导大部分病例的治疗。

十、孕产妇脑死亡

孕妇脑死亡后需要接受全身支持治疗时，麻醉医生可能被召唤帮助处理。高级生命支持技术和早产儿监护的进步，可以允许昏迷孕妇继续妊娠，以分娩出存活的胎儿。这为前来提供治疗的多学科团队带来医学，法律和伦理上的挑战。脑死亡被定义为昏迷患者不可逆的脑干功能停止，应该与持续性植物状态相鉴别，后者的定义为患者丧失大脑功能，因此有无目的性运动，但是可能有完整的睡眠 – 清醒循环、正常的呼吸功能以及一些脑电图仪显示的活动。脑死亡患者进行活胎分娩时，其全身支持治疗比持续性植物状态产妇要困难得多，因为她们呼吸和体温调节能力丧失，严重的血流动力学不稳定及更有可能出现尿崩症。然

而这两种病情都需要控制产妇抽搐,确诊和治疗感染,机械通气,营养支持,预防血栓,经常性地监测胎儿状态,以及监测电解质酸碱平衡和凝血功能。虽然早期的脑死亡患者的研究认为,她们生存时间不超过14d,但最近一份由 Powner 和 Bernstein 撰写的综述报道,一组孕妇脑死亡后存活时间为 24~107d,在孕 27~32 周时娩出婴儿,这些婴儿都存活了。他们的结论是,维持胎盘灌注对保证胎儿最佳预后是最重要的,这对于血流动力学严重不稳定的患者更加困难,因为当产妇出现高血压或低血压时,子宫血管并不能自主调节以维持合适的灌注。Bush 等在持续植物状态孕产妇的综述中指出,与脑死亡孕妇相比,植物状态孕妇的分娩孕周更晚,在有良好新生儿监护的中心,胎儿的预后都很好。所有脑死亡的产妇以及 15 位持续植物状态产妇中的 10 人进行了剖宫产。

十一、缺血性卒中

缺血性卒中很少发生,是由于动脉或静脉的脑循环梗阻所致。Feske 最近归纳了 7 篇缺血性卒中的回顾性综述后发现,导致动脉梗阻的最常见原因是心源性事件,动脉血管病变和先兆子痫。少见原因包括动脉粥样硬化,创伤或动脉炎症导致的动脉夹层,既往存在的孕妇血管病变相关状态(镰状细胞病、狼疮、血栓性血小板减少性紫癜、烟雾病和偏头痛)或药物应用史。尽管心肌病是已知的心源性卒中的风险因素,因为左心室附壁血栓较常见,但是在最近 Feske 的综述中它仅是一例卒中的原因。静脉梗阻的最常见原因是静脉窦和皮质血管血栓。缺血性卒中的很大一部分

发病原因不清楚(25%),只有几个病例是由少见原因引起,如动脉夹层、弥散性血管内凝血或与促凝综合征有关(表 33-6)。Feske 指出,发病原因可能因研究对象的差异而不同,因为研究中包括亚洲人群的,其心源性卒中的比例较高,可能与更高的风湿性心脏病发病率有关。

1. 动脉闭塞性卒中

作为卒中的原因,脑动脉闭塞最可能与先兆子痫－子痫相关。虽然广泛内皮损伤所致的脑水肿或未控制的高血压所致的脑出血是妊娠期高血压性疾病中出现脑功能障碍的更常见原因,但是严重的血管痉挛和因此所致的血栓形成也会引起梗死。通过未闭卵圆孔的反常性栓塞可能是妊娠期不明原因卒中的常见原因,但是怀孕是否增加它的风险还不清楚。动脉闭塞性卒中将会出现受影响脑组织相关的局灶性神经系统表现。动脉闭塞可能更少因产后脑血管病而发生,这种病变是一组可逆的脑血管收缩性疾病,影响多处血管。更为详尽的描述见本节的后文可逆性后部脑病部分,它发生在妊娠期顺利的女性,但是也有报道发生在使用了麦角新碱和溴隐亭等缩血管药物的产妇。这一疾病表现为头痛、恶心呕吐、意识水平的改变和局灶性神经功能障碍。发病原因不清,与先兆子痫和蛛网膜下隙相关性脑血管痉挛的神经系统并发症的临床表现相似,因此一些学者认为,引起这些综合征的因素是相似的。放射学检查中发现多个局灶性节段性脑动脉狭窄,但是有时需要动脉活检以将它与动脉炎区别开来。治疗方法是支持治疗,因为这些症状通常在数周内缓解。

表 33-6 妊娠期缺血性卒中(包括中心静脉血栓)

研 究	栓 塞	先兆子痫 / 子痫	CNS 血管病变	中心静脉血栓	未 知	其 他
Kittner 等	N/A	25	13	6	38	19[1]
Jaigobin 等	20[2]	20	N/A	40[2][3]	20	15[4]
Lanska 等	36	18	N/A	27	N/A	N/A

数据是相关研究中注明的有记录卒中的百分比

(1)颈动脉夹层,1;血栓性血小板减少性紫癜,1;带状疱疹后血管炎,1

(2)2 例患者有中心静脉血栓和先兆子痫

(3)8 例中心静脉血栓中 7 例发生在产后

(4)凝血功能障碍,2;大动脉疾病,1

CNS. 中枢神经系统;N/A. 未提及

(经许可改编自 Feske SK. Stroke in pregnancy. Semin Neurol, 2007,27:442–452.)

虽然大多数病例中不使用造影剂的 CT 或 MRI 也能将出血性与缺血性卒中区别出来，但是如果考虑经导管血管造影治疗，则需要行血管成像以明确血管病变。已经被证实，对急性缺血性卒中最有效的治疗方法是早期使用纤溶酶原激活物溶栓或动脉内溶栓和机械性斑块取出术。溶栓的主要风险是产妇脑出血，绒毛膜下血肿也有报道，但是孕妇小样本的研究中大部分病例预后良好。治疗相关的潜在病因是必须的，以避免卒中复发。虽然没有关于抗血小板和抗凝药物用于预防高风险女性卒中或急性治疗后复发的系统性研究，但是普遍提倡的是在这些女性中使用低分子量肝素或阿司匹林。在妊娠早期使用华法林有导致胎儿畸形的重要风险，而妊娠晚期使用则有胎儿出血的风险。如果计划采用椎管内麻醉，在治疗决策中要包括美国区域麻醉协会关于抗凝治疗患者区域麻醉的指南。

2. 静脉闭塞性卒中

脑静脉血栓是妊娠中或妊娠后不久卒中的常见原因，但是在已有的调查中报道的发生率差异很大（表33-6 和表 33-7），据报道在发展中国家发病率更高。来自于医疗保健成本和利用项目的数据估计，发病率是 11.6/100 000 分娩，大多数病例发生在产后第 2 周和第 3 周。脑静脉血栓的症状和体征表现多样，因为孤立的皮质静脉血栓会表现为局灶性感觉或运动功能缺失，但是大的静脉窦（海绵窦、横窦、矢状窦）血栓经常表现为颅内高压的症状和体征。相对于未孕女性来说，妊娠中常见的可增加脑静脉血栓风险的特定因素是怀孕所致的高凝状态、脱水、脑血流瘀滞和第二产程可能发生的毛细血管损害。妊娠的额外风险包括孕妇高龄、剧吐、剖宫产、产妇炎症反应、产妇高血压和血栓形成倾向。尽管一些作者认为，穿破硬脊膜增加了风险，但其他人不认为穿刺针的创伤足以增

加这种风险。接受区域麻醉的患者发生体位性头痛后的诊断困惑或许延迟了脑静脉血栓的诊断，因为在最近的一份综述中，许多最终被诊断为脑静脉血栓的患者表现为体位性头痛。在症状和体征出现变化需要进一步评估颅内病变前，大多数患者接受了硬膜外血补丁，并没有对神经系统预后有明显的影响。有学者认为，硬膜外血补丁或许可以防止低颅压性头痛患者发生脑静脉血栓；然而在硬膜外血补丁填充前应当进行神经系统检查，一些异常如果不能归因于低颅压性头痛所致的病变，则有必要进行放射学检查。

因为尽早诊断对母亲的潜在益处超过了使用造影剂钆对胎儿的危害，所以可通过 MRI 静脉造影来确诊。紧急抗凝似乎是可选择的治疗方法，尽管高达50% 的病例都伴发脑出血，但是大多数回顾性报道发现，在给予充分抗凝后其死亡率显著下降。美国心脏协会（AHA）和美国卒中协会（ASA）推荐，有缺血性或血栓性卒中风险的女性，或者在部分促凝血酶原激酶监测下接受普通肝素治疗，Xa 因子监测下给予低分子肝素治疗；或者在孕 13 周后给予华法林治疗，同时从怀孕第三阶段中期开始使用低分子肝素或普通肝素直到分娩。麻醉管理的关注点是为抗凝患者实施区域麻醉，以及为可能有颅内压增高患者实施区域或全身麻醉的问题。

十二、可逆性后部脑病综合征

可逆性后部脑病综合征（PRES）在 1996 年首次被描述，该综合征的特征是头痛、抽搐、精神状态改变和视觉改变（有失明的报道，这个综合征最常见的影响大脑后部结构），伴有特征性的神经放射学影像。虽然该综合征更多见于患有能导致血管损伤的疾病的未孕女性，这些疾病如尿毒症、溶血性尿毒症综合征

表 33-7　发表的病例中妊娠相关卒中的发病率

研　究	妊娠相关卒中类型及每 100 000 分娩中的发生例数				
	缺血性	脑出血	中心静脉血栓	蛛网膜下隙出血	研究类型
James 等	8.4	7.7	0.55	N/A	美国全国的住院患者
Kittner 等	11	9	0.7	N/A	回顾性，医院来源的
Jaigobin 等	11.1	3.7	6.9	4.3	回顾性，医院来源的
Lanska 等	N/A	N/A	11.6	N/A	回顾性，美国卫生保健数据

N/A. 未提及

（经许可改编自 Davie CA，O'Brien P. Stroke and pregnancy. J Neurol Neurosurg Psychiatry，2008，79：240-245.）

和使用免疫抑制药，但是据报道 25% 的病例发生在妊娠女性。发生在妊娠期的大多数病例据报道与先兆子痫相关，但是有一部分发生在健康的产后女性。一些作者认为，这个疾病是产后脑血管病综合征中的一种，如上文所述，因为多数情况下很难从临床上把它们区分开。其病理生理还不完全清楚，但是一些作者认为是脑自主调节功能出现障碍，类似于高血压性脑病，后者的脑自主调节能力丧失源于或伴发于脑内皮细胞损伤，最后导致血管源性水肿。因此，血管痉挛不被认为是重要原因，在 MRI 成像上不能常规发现。现在认为椎 - 基底动脉循环结构的原发受累是后部循环血管交感神经分布减少的原因，因此特征性的损害更常出现在枕部，顶后叶和颞叶。脑部 MRI 显示可逆性的顶枕部白质水肿，在液体衰减反转恢复 MRI 中，在能区分血管源性水肿和脑梗死性水肿的普通弥散加权 MRI 中，以及在后部白质中明显增加的扩散率，表明这些区域有血管性水肿。

治疗是支持疗法，同时要积极治疗潜在疾病（如抗高血压治疗），停止使用与该病进展有关的药物，预防抽搐发作，怀疑时要控制颅内高压。虽然大多数病案报道显示，临床表现和影像学结果在出现后的几个月内好转，但是如果这一综合征未被及早识别和开始适当的治疗，那么可能发生不可逆的损害。在区域麻醉下分娩的患者，起初仅主诉头痛而没有其他神经功能缺失的症状和体征时，早期诊断可能困难。

十三、头部外伤

外伤影响了 6%～8% 的孕妇，是妊娠期孕妇死亡的首要非产科原因，在某些调查中估计占到 46%。胎儿死亡数超过孕妇死亡的 3 倍，胎盘早剥是胎儿死亡的最常见原因，甚至看上去很小的创伤也与明显增加的胎盘早剥风险有关。尽管格拉斯哥昏迷评分（表 33-5）与胎儿预后关系不大，但 < 8 分是胎儿死亡的 3 个最重要风险因素之一。与其他足月新生儿相比，分娩期创伤后延迟娩出的新生儿，其预后明显更差。严重的孕妇头部外伤发生时常伴随其他重要器官损伤。孕妇头部外伤要么是开放性的或是穿透性的，闭合性损伤要么扩散要么局限，这取决于脑组织受损的程度。局灶性损伤多由于硬膜外、硬膜下或颅内血肿，同侧或对侧脑挫裂伤所致。

妊娠患者脑外伤的管理取决于脑损伤的严重性和类型。因为低氧和低血压增加了所有脑损伤患者的并发症发病率和死亡率，所以控制孕妇的血压、氧合、通气、脑灌注和胎盘灌注都是最需要优先考虑的。格拉斯哥昏迷评分 < 9 分的患者，不能维持自身的气道通畅，在吸氧的情况下仍然低氧的，都应当气管内插管并控制通气。复苏时应当使用晶体液而不是胶体液，患者应置于床头抬高 30°、头部正中的体位，以增加静脉回流降低颅内压，同时子宫向左倾斜以避免主动脉腔静脉受压。像非妊娠患者一样，对已知的严重头部损伤孕妇在采集病史后不久，就应该进行 CT 扫描。当颅内压超过 2.67～3.33kPa（20～25mmHg），应当对升高的颅内压进行处理，可能需要采用过度通气、药物干预（甘露醇、呋塞米、高渗盐和激素类）、低温和手术等治疗。过度通气对子宫血流可能有不利影响，因为孕妇的 $PaCO_2$ 已经是低的，如果再把它降至能够明显降低颅内压的水平，已经证明可引起子宫动脉血管的收缩。通常可以短时间采用过度通气和利尿药治疗，被用来紧急降低颅内压直到开始更加确切的治疗措施。激素可以帮助加快胎儿肺成熟，但是在头部外伤患者中不再推荐使用，因为可导致死亡率增加。高渗盐和低温对胎儿的影响仍未可知，应该考虑将这些治疗方法仅作为最后的手段使用。

手术干预的适应证是硬膜下和硬膜外血肿清除，颅内血肿有压迫症状，格拉斯哥昏迷评分 < 8 分或药物治疗难以控制颅内压的患者，凹陷性颅骨骨折患者，或为了放置颅内压监测。当因为胎盘早剥导致胎儿急性窘迫而很可能需要分娩时，并没有病例能帮助决定出现这些表现后的最佳分娩时机。对于母亲的最佳干预措施可能将胎儿置于危险境地，所以因早产所致的胎儿风险需要与延长怀孕所致的胎儿风险相权衡。应考虑在其他的紧急或有计划手术时进行剖宫产。麻醉管理与颅内压升高孕妇行开颅手术处理颅内出血是一样的，如上概述。每位患者的治疗必须个体化，因为没有相关病例报道明确总结了脑外伤孕产妇的管理。

十四、特发性颅内高压

特发性颅内高压也称之为假性脑瘤和良性颅内高压，特发性颅内高压是没有颅内占位性病变或脑水肿的颅内压升高，这是一项排除性诊断，因为许多疾病都会导致颅内压的升高（表 33-8）。Friedman 和 Jacobson 最近提议对改良 Dandy 诊断标准进行

表 33-8　能升高颅内压和模拟特发性颅内高压的状况

内科疾病

Addison 病（原发性慢性肾上腺皮质功能减退症）

甲状旁腺功能减退

右心衰竭合并肺高压

睡眠呼吸暂停

肾衰竭

严重贫血

药物

四环素

维生素 A

皮质醇停药综合征

十氯酮

萘啶酸

锂

Norplant® 置入系统

静脉回流梗阻

中心静脉血栓形成

（经许可改编自 Friedman DI, Jacobson DM. Diagnostic criteria for idiopathic intracranial hypertension. Neurology,2002,59：1492–1495.）

修改：侧卧位时所测的脑脊液压力超过 0.24kPa（25mmH$_2$O），未发现任何能明确引起颅内压升高的原因；脑脊液组成正常；MRI 或 CT 扫描没有发现占位、结构性或血管性的损害。最常表现的症状是头痛和视觉改变，有视神经盘水肿征。很少发现外展神经和面神经麻痹。虽然原因不清楚，但是脑脊液吸收减少，颅内静脉压增加，脑脊液产生增多都被看作是可能的病因。普通人群中的发病率是 1/100 000～2/100 000，男女比例是 1∶3。妊娠似乎并未影响这种疾病的预后，但是 50% 的女性患者症状加重了。妊娠中的大多数病例在怀孕前两个阶段出现，怀孕本身似乎并不是疾病发展的危险因素，但是肥胖似乎是相关危险因素。

因为这个疾病并不影响产妇和胎儿预后，所以治疗的目标是处理头痛，维持合适的体重，用量化的视野评分监测视力丧失。如果视野缺失明显，那么建议进行重复腰穿或暂时性脑脊液引流治疗，但可能不是长期有效方法。激素治疗在相当比例的病例中是有效的，但在孕妇中长期使用的并发症是增加的。如果视觉丢失是进展性的，那么可能需要腰大池腹腔分流或视神经鞘解压。

单次和持续性腰麻以及硬膜外麻醉都在经阴道分娩和剖宫产手术中成功应用。因为脑脊液压力通常在整个颅顶是一样的，在腰穿时应该不会发生小脑疝；然而如果有不合理的严重头痛和局灶性神经功能缺失迹象，则禁止使用椎管内麻醉。在报道的 2 例腰穿后小脑扁桃体疝的患者中有这些问题。蛛网膜下隙置管可以提供治疗并且用于阴道分娩或剖宫产的麻醉。因为硬膜外阻滞的药量推测可能会增加没有行腰大池腹腔分流的产妇的颅内压，所以分流术会使硬膜外麻醉更加安全。一些作者认为，安全的椎管内麻醉需要神经放射学检查以避免损伤到腰大池腹腔分流管，但是其他作者在没有这些监测下已经成功实施了蛛网膜下隙和硬膜外阻滞，如果穿刺针置于分流术后瘢痕以上或以下位置，损伤的风险会最小化。其他作者支持使用全身麻醉而不是蛛网膜下隙麻醉，因为担心鞘内注射的药物会泄露到腹膜腔，导致完善的感觉阻滞难以获得；然而硬腰联合麻醉技术或许避免了这一理论上的担心。

十五、产妇脑积水

产妇脑积水最常见于妊娠之前已经存在的疾病，许多患者已经放置了脑室腹腔分流或脑室心房分流。医疗条件的改进使得患脑积水的儿童，在童年时代发生颅内感染或颅内出血，患先天性中脑导水管狭窄，与神经管缺陷、Arnold–Chiari 畸形和 Dandy–Walker 综合征相关的脑水肿后，生存到育龄年龄。已经行分流手术的孕妇数量增加了，但是她们占孕妇总数的比例仍未可知。

在分流管功能良好的情况下，虽然产科管理由产科和其他医学因素共同决定，但是过去报道的系列病例中，神经系统并发症使 58%～76% 的妊娠变得复杂，这一比例高于生育年龄中非妊娠女性中的发病率。然而一份更新的病例报道显示，孕期分流器没有异常的情况下 84% 的产妇正常分娩了。如果情况属实，分流器故障增加的原因并不清楚，一些作者推测是由于解剖结构的变化导致机械故障以及腹内压增加带来的功能性梗阻。发现颅内压升高或许是困难的，因为在孕期由于产科因素所致的头痛和视觉改变经常发生，但是应该降低邀请神经外科会诊的标准，申请恰当的放射学检查，因为胎儿在这些检查中的风险是低的。如果 CT 或 MRI 结果正常，那么应当进行脑脊液培养。

如果需要对分流器进行校正，那么应该遵循上文所列出的合并颅内压升高孕妇的麻醉管理原则。一份综合性的系列报道指出，经阴道分娩的发生率是 60.7%，也是首选的分娩方式。剖宫产的适应证最常由产科因素决定，但是孕产妇出现神经系统病情迅速恶化时，可能需要进行急诊剖宫产同时行分流器矫正。在分娩时推荐预防性使用抗生素，但是它们在阴道分娩中预防分流器感染的有效性仍缺乏证据。在没有颅内压升高的患者，区域麻醉可以安全使用，但是对腰麻引起分流器感染增加的担心，会限制它的应用。

十六、Arnold-Chiari 畸形

Arnold-Chiari 畸形是一类先天性异常，在 20—30 岁时典型发病，出现后枕部头痛，随 Valsalva 动作和咳嗽而加重，并有后组脑神经、脑干、小脑和脊髓功能障碍的症状和体征。根据脊髓、小脑扁桃体和第四脑室经枕骨大孔疝出的程度，将该病分为 Ⅰ～Ⅲ级，最担心的是脊髓的神经功能损害，因为可能发生呼吸功能不全。高达 50% 的女性可合并脊髓空洞症。尽管颅内压升高被认为是这组症候群中相当一部分的原因，但合并脑积水的病例是很少的，而且最近的一篇综述没有发现 Arnold-Chiari 畸形患者在妊娠、产程及分娩中脑脊液压力的监测结果。两篇近期的综述没有描述在妊娠期疾病症状有明显进展，分娩前后都没有。症状有进展的患者的治疗方法是枕骨下颅骨切开术，颅后窝减压，再放置可扩张的硬脑膜移植物，但是在文献中还没有孕期行这些手术的报道。

大多数作者对 Arnold-Chiari Ⅰ 级畸形的产妇实施区域麻醉持保留性意见，他们引用了一些理论性的观点，即枕骨大孔上下脑脊液压力梯度的潜在变化可能会进一步加重小脑扁桃体疝。特别是蛛网膜下隙麻醉的安全性已经受到质疑，因为在蛛网膜下隙麻醉或意外硬脊膜穿破后，以前没有诊断出来的患者出现了一过性的临床症状。然而一些病例报道建议，畸形已经矫治或未矫治的患者阴道分娩及剖宫产时，硬膜外或蛛网膜下隙麻醉在筛选出来的产妇中可以采用。此外，尽管 2 个小样本的病例报道中，之前确诊无疑的 Arnold-Chiari Ⅰ 级畸形患者在给予硬膜外和蛛网膜下隙麻醉后神经功能恢复良好，但是区域麻醉应该在 Arnold-Chiari 畸形患者中谨慎使用。如果选择了区域麻醉，硬膜外阻滞中缓慢谨慎地增加剂量或许是最佳

方法。

十七、神经皮肤综合征

神经皮肤综合征或瘢痣病是一类异种基因的先天性疾病，基因的、临床的和病理学的特征多样。多数是遗传性的，但有些是偶发。最常见的特征包括外胚层起源器官（神经系统、眼睛和皮肤）受累，病变在儿童和青春期发展，有潜在的恶变可能。在这类疾病中有许多综合征，本章将集中于那些最常见、最有可能影响孕产妇的疾病。

1. 神经纤维瘤病

是一组常染色体显性遗传的神经皮肤综合征，与外胚层和中胚层组织中包块形成有关。多数潜在的并发症发生与肿瘤位置有关，每个主要系统都能受到影响。神经纤维瘤病在基因学和临床上有两种不同的分型，Ⅰ 型（NF1）和 Ⅱ 型（NF2）。

神经纤维瘤病 Ⅰ 型（原来所知的雷克林豪森病）更常见，发生率在 1/（2500～3000）存活初生儿。神经纤维瘤病 Ⅰ 型有多种皮肤表现，如牛奶咖啡斑、腋窝和腹股沟雀斑、多个分散的皮肤纤维神经瘤（良性周围神经鞘瘤）和虹膜上的 Lisch 结节。神经纤维瘤病 Ⅰ 型有着显著多样的临床特征，常表现为学习障碍。神经纤维瘤病 Ⅰ 型患者先前存在的肿瘤在其一生中发生恶变的概率大约是 10%，或者一开始就是恶性的。约 6% 的神经纤维瘤病 Ⅰ 型患者被诊断出癫痫，一般是较温和的类型。

神经纤维瘤病 Ⅰ 型的心血管表现特别值得一提，因为它们是这类患者夭折的常见原因。尽管有报道在妊娠期发生了心脏内和纵隔内神经纤维瘤的严重并发症，却是非常罕见的。神经纤维瘤病 Ⅰ 型的 3 种最常见心血管系统表现是血管病变、高血压和先天性心脏缺陷。有一些患有 NF1 的孕妇出现动脉血管病变并发症的报道，一例是胰十二指肠动脉破裂，另一例是肱动脉破裂。神经纤维瘤病 Ⅰ 型患者患交感神经系统肿瘤嗜铬细胞瘤和神经节细胞瘤的发病率增加。嗜铬细胞瘤是一种儿茶酚胺分泌性肿瘤，其发病率在每 10 000 个孕妇中 < 0.2%。尽管罕见，但如果未予治疗，其死亡率较高，在确诊之前经常当作妊娠高血压或先兆子痫治疗。大多数神经节细胞瘤并不分泌儿茶酚胺或类固醇激素。

有一些回顾性综述报道了合并神经纤维瘤病 I
型的产妇结局，似乎表现出高剖宫产率和宫内生长
受限的趋势。Dugoff 和 Sujansky 报道的最大样本研
究发现，105 位神经纤维瘤病 I 型女性，总妊娠 247
次，产下活婴 182 例。剖宫产率是 36%。作者指出
以前的病例中先兆子痫，早产和宫内生长受限的比
例增加了。有趣的是，在妊娠期 60% 的女性出现新
发的神经纤维瘤，52% 的发现已经存在的神经纤维
瘤扩大了。18% 的孕妇发现其神经纤维瘤大小没有
变化，同时在孕期没有新生的神经纤维瘤。这种皮
肤纤维神经瘤的大小和数量增加的情况以前有过报
道，这对实施麻醉是有影响的。

　　神经纤维瘤病 II 型是一种更少见的疾病，发生率
是 1/（33 000～40 000）存活婴儿。皮肤上的体征非
常有限或没有，临床表现大部分局限于神经系统和眼
睛。神经纤维瘤病 II 型的最常见肿瘤是前庭神经鞘瘤
（听神经瘤）。该病常见于青春期或 20 出头年轻人，
因此可能在孕期被诊断出来。总的来说这类患者发生
中枢神经系统肿瘤的风险更高，如室管膜瘤、脑膜瘤
和罕见的星形细胞瘤。这些肿瘤在椎管内、硬脊膜内、
延髓外的包块从背根部向中间和旁侧延伸。由于此病
少见，所以并没有大量的预后研究，仅是一些个案报
道帮助指导治疗。神经纤维瘤病 II 型患者也存在妊娠
期肿瘤生长的担心。总体来说产科管理和分娩方式应
当基于通常的产科原则，同时考虑患者的具体病情，
如肿瘤类型和位置。这些决策最好是经产科麻醉学、
神经外科学、神经病学和其他相关学科会诊后制定。

　　合并神经纤维瘤病 I 型和神经纤维瘤病 II 型患
者的麻醉管理需要有该疾病病程和其影响的知识（表
33-9）。I 型和 II 型之间有明显的不同，然而麻醉关
注点却有许多共性。有关肿瘤类型和位置的知识在管
理这两种疾病中是重要的。

　　许多麻醉关注点围绕着区域麻醉的实施问题。为
有神经纤维瘤病的患者实施蛛网膜下腔或硬膜外麻醉
或许是困难的，因为他们有脊柱后凸或皮肤表面神经
纤维瘤。在穿刺路径上的神经纤维瘤或许限制了操作
的安全性，因为有出血的顾虑。脊髓或神经根附近有
肿瘤时，区域麻醉甚至是禁忌。基于这些考虑，在椎
管内麻醉前进行影像学检查可能是非常重要的。神经
纤维瘤病 I 型患者中，据报道仅有约 5% 患者出现有
临床表现的脊髓神经纤维瘤。然而随机选择无临床症
状的神经纤维瘤病 I 型患者行 MRI 检查，发现高达

表 33-9　神经纤维瘤病 I 型的系统表现

系　统	潜在并发症
气道	•口咽和气管神经纤维瘤
中枢神经系统	•颅内和脊髓肿瘤
	•血管病变
	•学习障碍，注意力不足多动症
肌肉骨骼系统	•假性骨关节炎，蝶骨发育不良
	•骨质疏松症
	•脊柱侧弯（多在颈段及上胸段）
	•椎骨畸形
心血管系统	•高血压 - 原发的和肾血管性的
	•动脉血管病变
	•心肌病
胃肠道系统	•胃肠道基层肿瘤—典型的在近端小肠
	•Cardinoid 肿瘤
泌尿生殖系统	•膀胱神经纤维瘤
	•神经纤维瘤阻塞输尿管和尿道
	•骨盆和会阴部神经纤维瘤
肺部	•肺纤维化
	•肺高压
	•肺内神经纤维瘤

［修订自 Hirsch NP, Murphy A, Radcliffe JJ. Neurofibromatosis: clinical
presentations and anaesthetic implications. Br J Anaesth,2001,86（4）:
555–564.］

38% 的患者有脊髓神经纤维瘤。有许多病例报道在
确认没有椎管内肿瘤后，成功实施了区域麻醉。由于
神经纤维瘤病 I 型的临床影像是多变的，并且中枢神
经系统肿瘤并非是该病的标志，因此，要求没有临床
症状的患者在椎管内麻醉前进行影像学检查是有争议
的，但是大多数已发表的报道推荐在椎管内麻醉前进
行影像学检查。所提供的区域麻醉方法是影响决定的
因素，因为与大口径的硬膜外穿刺针相比，腰麻针较
细，其出血风险是可接受的。由于神经纤维瘤病 II 型
中更可能出现中枢神经系统肿瘤，因此多数作者推荐
在这类患者进行区域麻醉前先行颅内和脊髓影像学
检查。

　　不管是否影像学检查，明智的做法是在行区域麻
醉前，进行神经系统查体，并考虑已经存在的神经系统
肿瘤的病史和症候群。与患者及医疗团队讨论区域麻醉
的风险和益处也是重要的，最好是在分娩前。在麻醉期
间和麻醉后进行神经功能状态的监测是医疗的另一重要
问题。麻醉管理与前文总结的颅内压升高产妇的相同。
在全身麻醉和区域麻醉之间的选择使临床医师陷入两难

境地，如果管理不当可能导致神经系统功能障碍。

2.Sturge-Weber 综合证（脑三叉神经血管瘤病）

该病发生率是 1/（20 000～50 000）存活婴儿，是散发的，临床病程变化多端。患者一般表现为三叉神经分布区域大的面部血管瘤，同时有颅内或眼内血管畸形，如身体同侧软脑膜多发血管瘤和其他静脉异常。在脾、垂体、肺和其他器官也发现血管表现。这种疾病可出现抽搐、偏瘫、大脑半球萎缩、青光眼和其他眼内症状以及发育迟缓和智力低下。

很少有妊娠期这类病例的报道，因此妊娠对疾病的特异性影响或妊娠的结局，都是不清楚的。病例报道中有一例患者在妊娠第 3 阶段出现了偏瘫，偏盲和失语，而另外一例则表现为逐渐恶化的难治性癫痫，直到产后早期才得到正式的诊断。

由于面部血管瘤可能累及口腔、鼻腔、上腭和喉部，所以在开始实施任何麻醉方法前应当认真地评估气道。应激和高血压可以导致这些患者的血管瘤明显扩张，有报道面部区域的血管瘤之一发生破裂。这成为正在分娩或有先兆子痫的产妇的重要问题。因为 Sturge-Weber 综合征患者可能有相应的颅内病变，为了帮助治疗，应当进行恰当的影像学检查。同样重要的是要注意到有大片鲜红痣的患者有时并未进行 Sturge-Weber 综合征的检查，此时应当进行适当的会诊。因为有潜在的颅内病变，麻醉管理应该保证使颅内压和眼内压的改变最小化。

3.结节性硬化症（tuberous sclerosis complex，TSC）

结节性硬化症是常染色体显性遗传的神经皮肤综合征，特征是多发的错构样病变（由紊乱的局部组织混合物组成）。这些错构瘤一般都是非恶性的，但是会有明显的并发症和死亡率，取决于它们的大小和位置。这些病变最常出现在皮肤、脑、肾和肺。疾病的其他常见表现包括抽搐、发育迟缓、智力低下、自闭症和精神问题。

结节性硬化症的存在似乎增加了产妇不良结局的风险。King 和 Stamilio 回顾了 17 位患结节性硬化症女性的 23 次妊娠：有 4 例肾肿块破裂发生出血，早产率是 35%，剖宫产率 33%，4 例有先兆子痫，2 例出现急性肾衰竭，2 例死于围生期。值得注意的是，其中 3 例产妇在发现对胎儿的影响后才诊断为结节性硬化症。

麻醉关注点与肿瘤的类型和位置有关。需要特别关注的是心脏和肾肿瘤、脊髓和颅内肿瘤、咽部肿瘤和肺部受累情况（淋巴管性肌瘤病）。在区域麻醉和全身麻醉前进行认真的气道评估和恰当的影像学检查是必要的。应该由多学科团队制订特殊的麻醉计划，而且应包括评估患者的合作能力。

十八、急性脊髓损伤

急性脊髓损伤通常是创伤的结果，因此可能有严重并发症。年轻育龄期女性占急性脊髓损伤患者的 15%。急性脊髓损伤的初级管理包括颈椎固定、气道管理、评估其他外伤和稳定血流动力学。对孕妇而言尤其是怀孕超过 20 周的，子宫移位是维持血流动力学稳定的重要方面。最重要的是确保产妇得到全面的护理和治疗以及适合她病情的影像学检查。

神经源性（血管源性）休克是因为自主神经系统对血管收缩的调控发生破坏。这一阶段血流动力学的不稳定是由交感神经张力被阻断所致，能持续 1～3 周，这会对母婴带来重要的影响。它的特点是外周血管阻力和心排血量的极度下降，导致低血压，严重的或相对心动过缓和低体温。脊髓损伤平面在 T_6 以下时，这种临床表现一般不会发生，而损伤平面越高患者越容易出现严重症状。与脊髓损伤相关的休克包括发生在低胸段的，必须考虑到本质上是出血性的，直到被排除。通过足够的液体复苏和血流动力学支持，子宫胎盘灌注可以维持。

一旦神经源性休克恢复了，85% 的损伤在 T_6 以上的患者会出现自发性反射亢进。

出现这种现象是由于受损平面以上的未被抑制的交感系统活性，被损伤平面以下的感觉输入激活。诸如膀胱和肠道的扩张，肌肉痉挛和子宫收缩等刺激都会触发这个反应。轻一点的反应仅限于脸红、竖毛、寒战、恶心或头痛。更严重的结果包括严重甚至危及生命的高血压，伴心动过速或压力感受器诱导的心动过缓和室性心律失常。

合并急性脊髓损伤的孕妇的信息大部分来自于病案报道。每个人的预后因损伤不同而差异很大，然而，从这些病例中可得出一些注意事项。因为自发性反射亢进和神经源性休克的风险，急性脊髓损伤的患者应加强监测,分娩应在具备有创监测的条件下进行。重要的是将先兆子痫和子痫与自发性反射亢进区分开来。现在还不清楚急性脊髓损伤的孕妇是否有早产的风险。存在几个可能的干扰因素,包括与外伤相关的表现和可能无法感知到子宫收缩,都使得评估早产真实发生率变得困难。

在有急性脊髓损伤的情况下,决定分娩胎儿是困难的。胎儿心率可以很好地被监测,但是首要做的是稳定产妇的血流动力学。一些情况下要进行剖宫产来帮助稳定产妇病情,而其他状况下做出的决定是在胎儿和分娩力计监测下维持妊娠。这些都是很困难的决定,必须由多学科共同决定。

合并急性脊髓损伤产妇的麻醉管理是具挑战性的,因为必须要平衡许多关注点。全身麻醉是复杂的,要考虑到产妇和胎儿,气道及可能的头部损伤。在有神经源性休克,近期脊髓手术,不稳定脊髓和相关损伤的背景下,区域麻醉通常不是一个选择。

十九、慢性脊髓损伤

一旦急性期结束,相关外伤得以治疗,患者即进入慢性脊髓损伤期。对一些产妇而言,脊髓损伤时间或许非常遥远。一些小样本的回顾性综述认为,慢性脊髓损伤患者其母体和新生儿的预后与正常产妇相似。现在还不清楚慢性脊髓损伤患者是否真的有早产风险;然而,无人照顾的分娩是有可能发生并发症的。标准产科流程通常应该特别监护慢性脊髓损伤的患者。

有一些慢性脊髓损伤相关的慢性医学问题可能在妊娠期加重,包括深静脉血栓、反复发生的尿路感染、压疮、贫血和肺储备功能下降需要监测呼吸状态。这些患者可能出现低血压的风险更大,而那些损伤平面在 T_6 以上的很明显有自发性反射亢进的风险。

如果这些产妇并没有表现出任何区域麻醉的标准禁忌证,那么应当考虑为这些慢性脊髓损伤患者采用蛛网膜下隙或硬膜外麻醉。但是由于多方面的原因,区域麻醉会很难实施。许多患者之前做过内固定手术,通常椎骨上有固定装置。因此慢性脊髓损伤患者的蛛网膜下隙或硬膜外麻醉,其阻滞失败和镇痛不完善的发生率较高。因为患者有深静脉血栓的风险,所以很多人会皮下注射肝素,根据注射的剂量和配方,或许

使区域麻醉推迟甚至成为禁忌。即使面对前文提及的困难时,也应该做合理尝试为慢性脊髓损伤患者提供椎管内麻醉,尤其是那些有自发性反射亢进的患者,甚至是当损伤平面似乎阻止了痛觉感受时。这甚至可能包括在 X 线透视下进行尝试。潜在的突发性严重高血压是令人担心的,因为已经有报道 2 例正在分娩的产妇,因自发性反射亢进而发生了颅内出血。椎管内麻醉被证实能够预防和治疗自发性反射亢进。人工破膜、会阴部紧张,尤其是分娩都会触发自发性反射亢进,甚至是以前没有这个病史的患者。Crosby 等推荐如果可能,在产程开始之前实施局部麻醉药硬膜外镇痛,给予试验量后完善镇痛效果。由于有导致血流动力学不稳定的可能,作者推荐在必要时采用有创监测。在硬膜外腔或蛛网膜下隙单独使用阿片类药会带来一些复杂的结果。分娩时硬膜外腔给予哌替啶已经成功控制了自发性反射亢进,这可能是由于它的局部麻醉作用。硬膜外腔单独使用芬太尼是无效的。

如果有自发性反射亢进风险的患者不可能进行区域麻醉时,据报道全身麻醉可以控制慢性脊髓损伤患者的血压。除了妊娠期全身麻醉的所有关注点外,为实现控制血压的目标所需要的吸入麻醉药浓度和静脉麻醉药可能造成宫缩乏力和新生儿抑制,因此,对产科而言全身麻醉不是理想的麻醉方法。对于那些不能采用椎管内镇痛的产妇,有报道使用静脉注射镁剂的方法获得成功。也有各种应用血管活性药的病例报道,包括肼屈嗪、抗焦虑药和硝普钠;但这些方法控制血压的效果往往不佳。

二十、脊柱裂

脊柱裂是美国最常见的可永久致残的先天缺陷,胚胎发育早期神经管没有闭合,导致这组缺陷的发生。脊柱裂可被分为 3 种解剖类型。脊髓脊膜膨出是最严重的类型,表现为脊髓和脑膜自椎管的缺陷处突出来。特异性的功能损害取决于病变平面,主要功能障碍包括下肢瘫痪和感觉丧失、膀胱和肠道功能不全以及认知障碍。这些患者大多数有脑积水病史。脑膜膨出是脊髓正常发育,但是脑膜自脊柱缺口处突出来。脑膜膨出的症状多变,从很少或没有症状,到不全瘫合并泌尿系、肠道功能障碍。

隐形脊柱裂是最轻的类型,然而却值得我们讨论,因为关于诊断和随后的麻醉管理可能有些困惑。隐形

脊柱裂是在中线上的一个或多个脊椎没有融合。一般来说，脊髓和脑膜是正常的，也不会有皮肤缺损。出生时可能没有运动和感觉缺陷。现在认为高达总人口的20%都有这种疾病，可能在偶然情况下被发现。微小的、进行性神经功能恶化可能在儿童晚期和成年人期表现出来。多数情况下，隐形脊柱裂病情轻微，以至于对身体功能一点影响没有。

椎管闭合不全经常与隐形脊柱裂相混淆或被误诊为隐形脊柱裂。椎管闭合不全时，骨性的椎管缺损伴有脊髓畸形，如脊髓内脂肪瘤、皮质窦道、皮样囊肿、纤维束带和脊髓纵裂或分裂索。此外，椎管闭合不全患者中35%～87%的有脊髓栓系。大约50%的脊髓栓系患者将会有皮肤表现，诸如头发成束、酒窝、脂肪瘤、色素沉着过度、血管瘤或其他皮肤异常。没有神经系统异常、体格检查正常的无临床症状、偶然被确诊的隐形脊柱裂患者，不太可能有其他畸形。有上面提到的皮肤表现，或者有神经系统主诉或查体异常的患者，临床医生应当考虑进行影像学检查以排除椎管内异常。

Arata 等报道17名脊柱裂女性，一共经历了29次妊娠，其中23次妊娠至分娩。依赖轮椅的女性，5次妊娠中有1次经阴道分娩；而在能独立活动的女性中，18次妊娠有10次经阴道分娩，其中包括没有行回肠膀胱术的独立活动女性，其8次妊娠中的7次是经阴道分娩。10例产妇在剖宫产后出现术后并发症。作者的结论是，合并脊柱裂的女性在怀孕后通常有好的结局，并发症发生率相对较低。

脊柱裂患者的麻醉关注点许多是围绕着区域麻醉的实施。区域麻醉不是绝对禁忌的，但是有许多潜在问题。由于脊柱侧凸和以前的手术，硬膜外或蛛网膜下隙穿刺可能困难。在穿刺区域可能有脑室腹腔分流器，还有感染的顾虑以及因缺损特点不同而无法预测的局麻药扩散问题。Tidmarsh 和 May 回顾性报道了在他们医院16位脊柱裂患者的分娩镇痛情况。8例患者为隐性脊柱裂，没有神经缺陷；8例为脑脊膜膨出，并有轻到中度的感觉运动缺失。所有产妇的括约肌功能正常，没有人放置永久性脑室腹腔分流器。16位患者中有10人在缺损平面以上放置硬膜外导管进行镇痛，6人镇痛充分。其中1例出现不对称阻滞，调整导管后解决；一例刺破了硬脊膜，但随后成功实施了硬膜外阻滞；一例发生了过度高位阻滞；一例阻滞范围不能扩散到缺损平面以

下。对患脊柱裂的产妇而言，缺损类型的相关知识，既往手术史，神经系统症状评估和神经学检查是制订麻醉计划的重要方面。

二十一、脊髓空洞症

脊髓空洞症是脊髓内形成囊肿或瘘管。这些囊肿可随时间而扩大，破坏了部分脊髓。脊髓空洞症的最常见原因是继发于脑脊液循环通路受阻的 Arnold-Chiari I 型畸形。其他原因包括新生物、脑脊膜炎、出血、蛛网膜炎和其他炎症后状态。根据瘘管的大小和位置，其临床症状表现不同，可包括疼痛和运动无力，头痛和感觉低下。这一疾病最常在25—40岁的年轻成年人中诊断出来；然而 MRI 的广泛应用使得这一疾病得到的早期诊断。在病变发生后数年，进行性的临床症状通常开始出现。

依据症状、发病原因和疾病进展，脊髓空洞症的手术治疗有许多种形式。一般来说，瘘管引流并不一定意味着瘘管相关症状的消除，而只是为了延缓疾病进展。当创伤后瘘管或脊髓栓系导致运动神经功能恶化时，对于大多数患者外科手术可以稳定或适当改善症状。腰椎腹腔分流或许可改善脊髓空洞症患者的症状，同时也避免了瘘管引流术中需要行脊髓切开而必然存在的神经功能恶化的风险。

在产科管理中尚不能明确最佳的分娩模式，个体化的决策要基于临床症状和考虑神经外科的推荐意见。经阴道分娩似乎并不是禁忌，尤其是仅有脊髓空洞症时；然而人们似乎普遍担心产妇分娩时的用力动作的影响。因此，许多作者在发表的报道中选择要么择期剖宫产，要么实行手术阴道分娩。

多数相关报道中脊髓空洞症患者伴有 Arnold-Chiari I 型畸形。因为在妊娠患者中脊髓空洞症作为独立疾病的管理的病例报道很少，所以证据不充分。多数发表的病例采用全身麻醉，不选择区域麻醉主要是出于医学法律上的考虑和对脑脊液压力波动的担心。多数作者对采用蛛网膜下隙麻醉持警告态度，尤其是有 Arnold-Chiari I 型畸形的患者。有报道硬脊膜穿刺后有反复发作的头痛和持续长达数周的神经系统症状。Nel 等推荐，当选择区域麻醉后，为了避免蛛网膜下隙快速受压，最好缓慢进行硬膜外阻滞。

二十二、脊髓血管畸形

脊髓血管畸形少见，并且临床表现形式多样。这些畸形如果没有恰当处理，可导致严重并发症。症状可包括感觉运动功能恶化、肠道与膀胱功能不全、神经根痛和多种局部主诉。明确的损伤机制是多因素的，可能包括出血、动脉窃血、包块作用和静脉压升高。临床诊断是建立在 MRI 和血管造影的基础之上。有许多分类方法，但都超越了本章范围。我们将讨论最常见的病变：动静脉畸形、动静脉瘘、硬脊膜动静脉瘘和海绵状静脉畸形。

1. 动静脉畸形

动静脉畸形是血液高流量分流性疾病，通常被认为是最有临床意义的畸形类型，因为它们比其他疾病更可能发生出血。一些作者的结论是在妊娠期和产后动静脉畸形的出血倾向更高，并且认为是由于激素刺激的作用。

2. 动静脉瘘

动静脉瘘代表的是在脊髓软膜表面的直接动静脉分流。多数位于脊髓圆锥或马尾神经上。病变大小和临床症状之间似乎并没有明确的关系。至少有 1 例病例报道了妊娠合并动静脉瘘的患者，在妊娠期神经系统症状恶化，动静脉畸形生长，这被认为是由怀孕触发的。没有干预性治疗，患者的病情在产后改善了。作者认为，在孕妇合并脊髓动静脉畸形时，需要仔细随访神经系统症状以阻止不必要的干预措施。

3. 硬脊膜动静脉瘘

该病是迄今为止最常见的影响脊髓的血管畸形，然而，更常见于男性，并且发病年龄高峰是 50—60 岁。因此育龄期妇女的发生率是有限的。这些病变由硬脊膜上的动静脉分流所组成，通常源自于椎间孔。

4. 海绵状静脉畸形

海绵状静脉畸形是界限清楚的明显可见的病变，占到脊髓血管肿瘤的 5%～12%。在脑中更常见，但也发生于脊髓并且会长到很大。它们由正弦曲线样血管形成的紧密团块组成，血管之间并行，之间没有任何可识别的神经组织。有一些妊娠期合并海绵状静脉畸形的报道，这些要么出现临床症状要么在孕期或围生期破裂。证明女性患者出血概率增加和海绵状静脉畸形症状进展的证据并不一致。妊娠和既往出血可能是反复出血的危险因素。幸运的是需要紧急神经外科手术的情况非常罕见。多数病例可以观察，在分娩后治疗。在一个有严重症状的病例中，手术在分娩前成功地进行了。

推荐意见是，合并脊髓血管畸形的患者的分娩方式应当基于通常的产科指征；然而，临床表现和病程也应当明确包含进这一决定。合并脊髓血管畸形产妇的麻醉管理必须考虑预期的分娩方式。这一决定应当包含产科、神经外科和产科麻醉的综合意见。决定经阴道分娩的应当包括完善的疼痛管理计划。已经发表的病例报道的一般共识似乎是区域麻醉是相对禁忌的。有一些病例显示，没有诊断出来的动静脉畸形患者，无论妊娠或非妊娠，在蛛网膜下隙和硬膜外麻醉后出现神经功能降低。Hirsch 等报道了一位患者，在硬膜外麻醉下顺产后发生了持续 4 周的下肢无力。尽管为新诊断出来的脊髓动静脉畸形成功进行了手术，但肌无力逐渐进展为永久性截瘫。Ong 等报道的病例是一位有症状的颈髓动静脉畸形，成功进行了蛛网膜下隙麻醉下剖宫产术。作者选择腰麻而不是硬膜外麻醉，是为了避免增加从硬膜外腔传递来的压力。Ong 等的结论是，颈部脊髓动静脉畸形不是蛛网膜下隙麻醉的绝对禁忌证。尽管该病例预后较好，也应当谨慎权衡区域麻醉与全身麻醉的相对风险，区域麻醉应该是脊髓血管畸形患者的相对禁忌。相反，如果患者的病变小，偶然被发现，没有症状，且距离穿刺点远，可能适合做区域麻醉。了解病变大小、位置和类型，出血风险，神经系统症状和向神经外科医师咨询将有助于评估患者的特异性区域麻醉风险。

二十三、脊髓肿瘤

原发性脊髓肿瘤与颅内的同一肿瘤相比很少见，在孕期占中枢神经系统肿瘤的 12%。这些髓内肿瘤浸润并破坏实质，能延伸到多个脊髓节段，并能导致瘘管的形成。脊髓肿瘤最常见的症状和体征包括背痛，麻木和感觉异常，单侧或双侧肢体无力，共济失调，肠道或膀胱功能不全，轻度痉挛和步行困难。最常见的肿瘤类型是星形细胞瘤，室管膜瘤和血管母细胞瘤，占所有脊髓肿瘤的 70% 以上。在成年人，室管膜瘤是最常见的肿瘤类型，占所有髓内肿瘤的40%～60%，平均发病年龄在35—40岁。

有许多关于未诊断出来的室管膜瘤产妇的报道，在蛛网膜下隙或硬膜外麻醉后出现神经系统并发症甚至截瘫。与颅内室管膜瘤相比，脊髓室管膜瘤发病率低，多见于年轻人且预后较好。神经纤维瘤病患者也可合并室管膜瘤。

脊髓转移性疾病最常见于原发恶性肿瘤扩散至椎骨，如肺癌、乳腺癌、前列腺癌、肾癌和甲状腺癌。淋巴瘤或许也会向脊髓播散。当转移瘤压迫到脊髓或神经根，就会发生神经系统并发症。在产妇有一些这样的病例报道，包括继发于转移性骨肉瘤的截瘫，和椎旁 Wilms 瘤转移至脊髓。

椎骨血管瘤是良性的，10% 的人群会发生且没有症状。女性更常见，容易出现在腰段或胸段脊柱。有许多孕期合并椎骨血管瘤的病案报道，患者表现出脊髓综合征，出现疼痛和神经功能障碍。该病易于在妊娠第二、三阶段出现症状，并且不像它的传统分布那样，据报道在孕期多发生在上胸段。人们普遍相信，这些肿瘤在孕期易于扩大。对外科手术的需求是多变的，因为许多患者在分娩后症状得到了缓解。那些有症状或神经功能缺陷快速进展的患者，应当考虑手术解压。

合并原发和继发性脊髓肿瘤以及椎骨血管瘤的产妇，其麻醉和产科管理是具有挑战性的。分娩方式一般是基于产科指征，但是必须考虑脊髓的稳定性、足以控制疼痛的能力和其他相关的并发症。区域麻醉并非绝对禁忌，但是恰当的脊髓影像学检查以及向外科及疼痛管理同事咨询是需要的，其目的是为决策提供完整的信息。

二十四、脊柱结核

脊柱结核或 Pott 病在发展中国家更为常见，但是也能在免疫缺陷患者或从其他国家移民来的人身上发现。据报道神经系统并发症发生率在 10%～30%。许多患者可能不表现出髓外结核症状，而一些患者可能有结核复发。通常仅有椎管前壁受累，然而后壁结核也有报道，其中一例在硬膜外分娩镇痛后 15d 发生了脓肿。

妊娠对结核病程的影响是有争议的。一些专家认为怀孕似乎并未使结核病情恶化。其他人则报道，由于怀孕导致血浆类固醇水平升高及免疫状态改变，骨结核或许有侵犯倾向，带来椎骨快速而严重的破坏，这或许导致更早出现的神经功能受累。

Badve 等报道了 3 例孕期脊柱结核病例，出现神经系统障碍，包括背部和颈部疼痛，运动无力，肠道及膀胱功能不全。所有患者在治疗前进展为下身轻瘫，随后进行了外科减压手术，2 例完全恢复，而 1 例没有任何恢复。作者建议，如果妊娠期脊柱结核没有神经系统缺陷或明显的椎体破坏，可以给予保守治疗。作者进一步推荐，即便手术治疗在所有病例中均有大量失血，但是妊娠中出现脊柱结核所致的神经功能缺陷时，应该在开始适当的多药联合治疗后早期行手术减压和椎体融合。

文献中用于指导脊柱结核患者的麻醉管理的信息很少。病变位置，潜在的脊柱不稳定性，神经系统症状和近期脊髓减压的病史都会严重限制这些患者区域麻醉的使用。

要 点

■ 如果诊断需要，孕产妇应该行中枢神经系统的神经影像学检查，因为事实上在所有病例，母亲的利益超过了胎儿的风险。

■ 对大多数颅内病变而言，椎管内麻醉技术可以用于产程和分娩，但是只有病例报道和小样本数据可用于指导颅内病变孕妇的麻醉管理。

■ 合并颅内肿瘤产妇产程和分娩期需要区域麻醉时，需要平衡大多数颅内压可能增高的患者发生脑疝的远期风险，和椎管内麻醉可以预防颅内压升高的益处。

■ 合并动脉瘤的孕妇行动脉瘤修补术时，麻醉管理目标应该在硬脑膜打开前，避免动脉压升高和颅内压下降。

■ 患者神经血管病变成功修复后，产程和分娩时不需要特殊的处理。未行病变修复的患者，建议给予硬膜外镇痛和麻醉。

■ 在大多数患者，神经影像学可以区分出血性和缺血性卒中。

■ 在考虑对患者行硬膜外血补丁填充前，应当先行神经系统查体；出现低颅压不能解释的异常时，应该在血补丁使用前明确其原因。

■ 为特发性颅内高压产妇在产程中行连续蛛网

膜下隙麻醉，可以治疗升高的颅内压，也可以在剖宫产时提供麻醉。

■ 对合并有 Arnold-Chiari 综合征的孕产妇使用硬膜外和蛛网膜下隙麻醉时，其安全性在一些病例报道中已被证实，但是对于颅内压可疑的患者，应当谨慎采用区域麻醉。

■ 自发性反射亢进是临产妇出现严重并发症，甚至死亡的潜在原因，因为产程和分娩是强烈的刺激。区域麻醉已经被证实能有效预防自发性反射亢进。

■ 区域麻醉不是有脊髓病变患者的绝对禁忌证，但应当谨慎使用。

第34章

出血与凝血功能障碍新进展

（Moeen K. Panni 著，张　倩译，侯丽宏校）

一、引言

为预防胎儿娩出过程中可能的出血，妊娠会诱发保护性高凝状态。然而，在孕期会出现很多临床疾病，多与血小板减少症有关，从而引起出血倾向。对大部分产妇而言椎管内麻醉已被证明是最佳的麻醉方式；然而，它存在随后形成硬膜外血肿的风险，尤其是那些预防出血的因素中存在异常的产妇。

因为更新和更强效抗凝药物的引入，其中很多被用于产妇，因此，椎管内麻醉后硬膜外腔出血的额外风险仍然存在。虽然因为出血时间测定在预测出血风险方面的不精确性，其已不再常规用于临床，但通常使用的标准实验室凝血功能检测如凝血酶原时间（PT）和部分凝血活酶时间（PTT），在评估出血风险方面仍有局限性，尤其是在这些接受新型抗凝药物和抗血小板药物的患者。床旁检测例如血栓弹力图 TEG® 和 TEG® 血小板图分析（Haemoscope Corporation, Niles, IL, US），Sonoclot® 凝血和血小板功能分析仪（Sienco Inc, Arvada, CO），Hemodyne™ 凝血分析仪（Hemodyne, Richmond, VA）以及血小板功能检测仪如 PFA-100®（Dade-Behring, Dudingen, Switzerland），其中前3种仪器分析整个凝血系统，这些设备在麻醉医生评估出血风险和采用椎管内麻醉的益处的过程中是重要的工具。

1. 产科患者的麻醉选择

在产科，有许多种选择可用于生产时的镇痛，以及手术分娩时的麻醉。椎管内麻醉能够安全且非常有效地减轻分娩痛，其成为产科手术室非常受欢迎的麻醉方式。虽然椎管内麻醉和所有的麻醉方式一样是安全的，但它仍然有相关的确定性风险，因此实施时需要与它的益处相权衡。

产科手术室内麻醉方式的选择取决于患者的临床表现，并且受很多因素影响，包括但不仅限于剖宫产手术的时机（择期、亚急诊、急诊）和适应证（母亲的，胎儿的或者两者都有）。无论何时当有临床可行性，且权衡了每一位患者和临床方案的利弊后，如果可能的话应避免对孕妇进行气道内操作，而使用椎管内麻醉。产科患者行全身麻醉时面临下列问题：与非产科患者相比，困难气道的发生率（1 : ～300 vs 1 : ～2000）明显增加；误吸的风险增加；与非产科患者相比全身麻醉下术中知晓的概率更高；药物对胎儿的潜在的有害麻醉效应；以及在出生过程中缺少母亲的参与。所有这些因素提示无论何时，只要有可能应该选择区域麻醉。

麻醉药对产科患者的影响自1847年已开始争论，那时是在波士顿首次公开演示乙醚麻醉后不久，James Simpson 在苏格兰第一次描述了他使用吸入麻醉药进行分娩镇痛。虽然区域麻醉应用的增加使得母体死亡率大幅度下降，但是使用这项技术后，也导致了确切的严重并发症，其中最重要和最严重的是硬膜外血肿。硬膜外血肿，指在硬膜外腔有症状性的出血，可导致神经压迫、缺血、创伤或者瘫痪。

2. 椎管内麻醉对出血的影响

硬膜外腔有丰富的静脉丛，当这些静脉丛被损伤后会出血，如果出血持续存在，可能会导致外周和中枢神经的压迫。如果压迫持续存在，会引起神经功能缺失；如果压迫不解除，会导致神经功能永久性损伤和瘫痪。硬膜外血肿的发生率较低（～1：150 000），但椎管内麻醉伴有凝血功能障碍时，其发生率则增加。

3. 减少出血的正常机制

任何血管损伤后，机体存在 3 种主要机制防止进一步出血：①血管壁收缩或痉挛；②血小板活化和阻塞（图 34-1）；③血管内凝血（彩图 86）。这些机制中的任何一个异常都可能导致自发性或创伤相关的硬膜外血肿形成（例如，因为硬膜外麻醉穿刺针或者导管对硬膜外血管的损伤）。

4. 血管壁

在人体任何部位，血管壁缺陷的相关问题可导致出血；但导致区域麻醉中硬膜外血肿形成的发生率很低。临床上有些疾病伴有血管壁结构缺陷，例如坏血病（维生素 C 缺乏）和胶原血管病（马方综合征），有报道称这两种疾病导致硬膜外血肿形成。总的来说，血管壁缺陷很少导致硬膜外血肿形成。

5. 血小板功能

血小板缺陷是产科患者的更常见考虑因素，与血小板质量和数量有关。低血小板计数或血小板减少症定义为血小板浓度 $< 150 \times 10^9$/L（150 000/mm³），在产科患者中常见（8%）。妊娠相关的妊娠期血小板减少症在产科患者的血小板减少症中最常见（75% 的病例）。妊娠期血小板减少症患者，血小板计数较低，但很少低至 $< 100 \times 10^9$/L（100 000/mm³）。

其他常见的妊娠中血小板减少症的原因是妊娠期高血压（21% 的病例），这类患者血小板计数可降低至 $< 100 \times 10^9$/L（100 000/mm³），但通常不会 $< 20 \times 10^9$/L（20 000/mm³）。血小板计数降低可能更迅速，并且很大程度上依赖于相关疾病的严重程度，如重度妊娠期高血压或溶血所致的肝酶升高、低血小板计数综合征（4%～12% 的病例）。血小板减少症较少见的原因包括特发性血小板减少症（占 4%），其血小板计数常规可降至 $< 20 \times 10^9$/L［（20 000/mm³）（表 34-1）］。

当血小板计数降低至 $< 20 \times 10^9$/L（20 000/mm³）时，可导致自发性出血；当血小板计数 $< 50 \times 10^9$/L（50 000/mm³）时，可发生外科出血（或阴道分娩后出血）。保守的观点认为当血小板计数 $> 100 \times 10^9$/L

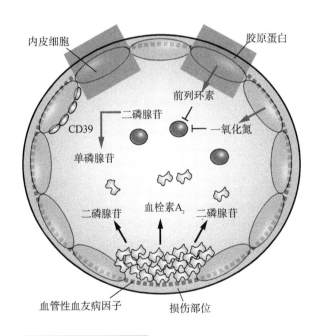

图 34-1 血管损伤部位血小板栓子形成

（经许可转载自 Brass S. Cardiovascular biology: Small cells, big issues. Nature, 2001, 409: 145-147. Copyright © 2001, Rights Managed by Nature Publishing Group.）

表 34-1 妊娠期血小板减少症

定义为血小板浓度 $< 150 \times 10^9$/L（150 000/mm³）
1. 最常见的为妊娠性血小板减少症（75%）
● 血小板计数低但很少下降至 $< 100 \times 10^9$/L（100 000/mm³）
2. 另一个常见病因为妊娠合并高血压（21%）
● 血小板计数可降低至 $< 100 \times 10^9$/L（100 000/mm³），但是很少 $< 20 \times 10^9$/L（20 000/mm³）
3. 较少见的病因是特发性血小板减少症（4%）
● 血小板计数可降至 $< 20 \times 10^9$/L（20 000/mm³）

（100 000/mm³）时，行椎管内麻醉是相对安全的。这一数据是从出血时间研究中推断得来的，随后被证明在评估时带有主观性；另外，这一数据可能与硬膜外血肿形成的风险无相关性。

6. 新型动态凝血功能检测的使用

目前使用的标准凝血功能检测（如 PT 和 PTT）经常被用于评估患者的凝血功能状态，但对血小板减少症患者而言，这些检测并没有提供血小板相关性出血风险的评估信息。目前已研制出很多针对血小板功能的特殊检测，例如血栓弹力图 TEG®（Haemoscope Corporation，奈尔斯，IL）和血小板功能分析仪 PFA-100®（德灵公司，杜丁根，瑞士）。

血栓弹力图（TEG）是对全血在凝血过程中黏弹性的检测，可用于评估血栓形成的初始阶段，形成过程和血栓强度。标准的 TEG 中少量血液（0.36ml）在检测杯中缓慢的旋转，此过程设置为模仿缓慢的静脉血流，因此激活凝血系统。这同时被置于血液标本里的传感器杆而追踪。血块形成的强度和速度的测量结果以量化的图表所表示。典型的图形如图 34-2 所示。

可以得到的有价值信息是关于酶促凝血系统的活性、血小板功能、纤维蛋白溶解和体内存在的抗血栓形成物质相关的其他因子。从 20 世纪 40 年代起 TEG 便开始使用，但是随着技术的发展、标准化和可重复性的提高，其最近才在临床上大量应用。TEG 是凝血的动态检测，其最大振幅（maximum amplitude，MA）值和血小板的数量及功能有关，是普遍使用的临床变量。Sharma 发表的一篇文章表明，子痫前期

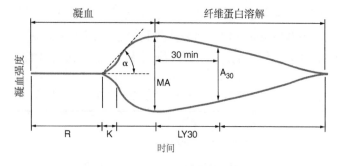

图 34-2　主要 TEG 参数

R 反映凝血因子活性，K 和 α 角表示纤维蛋白原和凝血块的形成。MA 提示血小板功能。LY30 反映纤维蛋白溶解。A30 表示 MA 值后 30min 的波幅

[经许可改编自 Reikvam H, Steien E, Hauge B, et al. Thrombelastography. Transfus Apher Sci,2009,40（2）：119-123.]

患者血小板计数 < 75 × 10⁹/L（75 000/mm³）时 TEG MA 值开始变得明显异常。这表明子痫前期患者中血小板计数高于这一数值时，患者可能具有正常的凝血状态。

虽然血小板计数的绝对值很重要，但是在评估实施椎管内麻醉的风险 / 效益比时，血小板计数在一段时间内的趋势同等重要。例如，对临床医师而言，患者的血小板计数稳定在（75～80）× 10⁹/L（75 000～80 000/mm³）更让人放心，好于那些几小时之前的血小板计数实际上 > 100 × 10⁹/L（100 000/mm³），而现在为 85 × 10⁹/L（85 000/mm³）的患者。

血小板功能的质量是决定椎管内阻滞实施后出血风险的另一个重要临床因素。一些疾病状态下血小板功能是不同的。例如，和子痫前期以及血管性血友病患者相比，特发性血小板减少症具有相对高功能的血小板（"优胜劣汰"），而前者的血小板可能没有那么有效。

一旦决定对血小板计数低但临床上尚可以接受的产妇实施椎管内麻醉，则需要对这些患者采用额外的保护性措施。这些预防措施包括使用创伤性最小的穿刺针（例如小的 27 号腰麻针比大的 17 号硬膜外 Tuohy 针要更好些），由团队中最有经验的麻醉医师实施麻醉（麻醉培训人员并不是好的人选），并且在麻醉后阶段对患者保持高度的警惕性（例如频繁的神经功能查体和监测）。

7. 血管内凝血

除血小板减少症外，因疾病或治疗药物导致的凝血机制障碍导致椎管内麻醉后椎管内血肿形成的风险增加。Vandermeulen 报道，当患者凝血机制正常时，椎管内麻醉后血肿形成的风险较低，大约在 1 : 150 000（硬膜外麻醉）到 1 : 220 000（腰麻）之间。在某些疾病状态（如肝病，重度子痫前期）和某些药物作用（如华法林、普通肝素）下，标准凝血检测（PT，PTT，INR）是增高的——这些都增加了血肿形成的风险。采用 Vandermeulen 计算的 1 : 150 000 的背景风险，和文献中实际报道的硬膜外血肿，Schroeder 进行了一项数学估算并报道，凝血机制缺陷的患者血肿形成的风险是增加的，这类患者行腰麻、单次硬膜外麻醉和置入导管的硬膜外麻醉后血肿形成的风险估计分别为 1/40 800，1/6600 和 1/3100。

8. 抗血栓形成药物

妊娠是已知的高凝状态,这是一种保护机制,可减少分娩时的过度出血。经阴道分娩的常规失血量在300~500ml,而剖宫产术的失血量可达到1000ml。术后出血的定义为出血量>500ml,但是美国妇产科学会建议产后出血的定义应以分娩后血细胞比容降低10%为依据。妊娠期高凝状态部分是因为怀孕中凝血因子Ⅱ、Ⅶ、Ⅷ、Ⅸ、X、vWF以及纤维蛋白原含量的增加,这可以预防潜在的出血;但是相反的这些因子的增高也可以导致高凝并发症,如血栓形成,包括深静脉血栓和肺栓塞。由于存在这些病理状态,妊娠患者的风险比非妊娠患者高6倍,估计每1000例分娩患者中有1人发生风险。

产妇合并血栓性并发症的额外风险因素包括Ⅴ因子 Leiden 突变、凝血酶原 G20210A 突变、抗磷脂综合征、抗凝血酶、蛋白C和蛋白S缺乏,以及类似的遗传性或获得性血栓形成倾向。此类患者通常需要抗凝药物来防止血栓性并发症的发生。口服抗凝药如华法林治疗高凝状态是有效的,但是这些药物在妊娠期禁忌使用,因为其有致畸和其他不良反应的风险。一些产妇每天皮下注射普通肝素,如5000U,2/d,这种方法比华法林的抗血栓作用弱,但是仍然能降低血栓性疾病的发生,同时不明显增加区域麻醉后血肿形成的风险。

最近被人们使用的低分子肝素也是非常有效的抗血栓药物,其药理作用较好;也就是,能够在没有常规后续实验室监测下使用,按体重给药。它们可有效预防血栓性并发症的发生,但导致椎管内麻醉后的出血量同样增加(例如导致硬膜外血肿形成的可能性)。Vandermeulen 报道在临床广泛使用低分子肝素如依诺肝素钠之前(Lovenox®),1904—1994年文献中共61个此类病例。随着低分子肝素的使用,Wysowski 总结发现1993—1998年有更多的硬膜外血肿的报道(43例),这导致FDA要求制造商在他们的产品标签中应包括这种潜在并发症的黑框警告。依诺肝素的黑框警告写明了,接受依诺肝素注射治疗且同时接受椎管内麻醉或腰椎穿刺的患者有可能发生硬膜外或椎管内血肿。这类血肿可导致长期或者永久性瘫痪。表34-2中强调了黑框警告中列出的其他风险。

9. 美国区域麻醉和疼痛医学学会指南

基于这些更有效的抗凝和抗血小板药物的发展,

表 34-2　患者接受依诺肝素钠(Lovenox®)治疗的 FDA 黑框警告

在以下情况患者出现硬膜外或椎管内血肿的风险增加

- 使用留置(置入)硬膜外导管
- 使用影响凝血系统的其他药物,包括非甾体抗炎药(NSAIDS),血小板抑制药或者其他抗凝药
- 脊柱畸形病史
- 脊柱手术病史
- 创伤或者重复的硬膜外或腰椎穿刺病史

美国区域麻醉和疼痛医学学会(ASRA)就区域麻醉和抗凝治疗召开了3次共识会议。第一次会议在1997年举办,随后的会议每5年召开1次,分别在2002年和2007年。最近更新的推荐意见概括发表在2010年《区域麻醉和疼痛医学》杂志。其中一些指南在表34-3至表34-5中突出表示出来,重点是那些包括产科患者相关用药的推荐意见。指南中讨论的其他药物包括非甾体抗炎药(NSAIDs),在ASRA指南中指出这类药并不增加椎管内麻醉后硬膜外血肿形成的风险,但是建议这些药物与其他强效的抗血小板药物联合使用时应特别注意,特别是强效而长效的药物如噻氯匹定。

表 34-3　ASRA 临床实践报告(普通肝素)

患者接受普通肝素治疗的推荐意见

1. 患者预防性皮下注射(最小剂量)肝素对使用椎管内麻醉无禁忌
2. 衰弱的患者接受较长时间治疗(>4d),需检测血小板计数以排除肝素诱导的血小板减少症
3. 静脉给予普通肝素应推迟至穿刺后1h
4. 最后一次肝素给予后2~4h,且评估患者凝血状态后可拔除留置的硬膜外导管
5. 硬膜外导管拔除后1h可行再次肝素化

表 34-4　ASRA 临床实践报告(术前低分子肝素)

术前患者接受低分子肝素治疗的考虑

1. 如果穿刺时出血较多,低分子肝素的初始治疗需推迟至术后24h
2. 至少应在低分子肝素(每日1次剂量方案)给予后10~12h进行穿刺
3. 患者使用更高剂量的低分子肝素(每天2次剂量方案),例如依诺肝素每12小时1mg/kg,需要推迟至少24h,以确保在置入时止血功能正常
4. 术前2h使用单次剂量低分子肝素的患者应避免使用椎管内麻醉技术(普通外科患者),因为可能在抗凝活性的高峰时进行穿刺

表 34-5　ASRA 临床实践报告（术后低分子肝素）

术后患者接受低分子肝素治疗的考虑

1. 当每日给予 2 次低分子肝素时，第 1 次剂量的使用不应该早于术后 24h

2. 应在低分子肝素初始剂量给予前拔除留置的硬膜外导管

3. 如果选择的是连续硬膜外麻醉，硬膜外导管可能留置过夜直到第 2 天才会被拔除，因此，第 1 次使用低分子肝素需在硬膜外导管拔出后至少 2h

4. 当每日给予 1 次低分子肝素时，首次剂量应该在术后 6～8h 给予。第 2 次剂量不得早于第 1 次剂量使用后 24h

5. 继续留置硬膜外导管也许是安全的，但应该在最后一次使用低分子肝素后至少 10～12h 后拔除

6. 硬膜外导管拔除后至少 2h 才可使用随后的低分子肝素剂量

妊娠患者已经有更多机会使用近来问世的强效抗血栓药物（如依诺肝素、磺达肝癸钠、噻氯匹定），但遗憾的是对于这些药物标准的实验室凝血检测指标可能都是正常的，因而不能提示出血风险；然而，服用这些药物的患者在区域麻醉后硬膜外血肿形成的风险更高。

对于标准实验室检测无法获得的这些药物对凝血的影响，TEG 和其他血小板功能测定可能是有用的手段。然而，这些检测方法迄今为止并没有写入 ASRA 指南，而用于患者行椎管内麻醉前的危险分层。某种程度上是因为缺乏已发表数据来证明这些检测方法在评估椎管内麻醉后出血风险的有效性，也因为 TEG 在实施麻醉的临床机构无法普遍使用。由于出血并发症的发生率很低，因此，目前很难开展有足够说服力的前瞻性实验来证明这些检测方法的有效性，

并量化其在风险评估中的应用。

10. 床旁检测和椎管内麻醉的风险评估

在评估患者的凝血状态，量化判断给患者实施椎管内麻醉的风险及收益时，ASRA 指南为临床工作提供了非常好的框架。利用现在可用的所有临床信息是非常重要的，因为目前的 ASRA 指南并不能保证所有的抗凝药物在特定时间窗内的患者体内不再存在，这一时间窗意味着患者在实施椎管内麻醉时是相对安全的。例如，关于低分子肝素的治疗，一例个案报道使用 TEG- 肝素酶分析，发现在患者体内抗凝药物仍有活性，然而在 ASRA 指南中这个患者却被认为是安全的。

TEG- 肝素酶分析（m-TEG®）是对标准 TEG 检测的改进，此时血凝块形成不依赖在血小板表面的凝血酶相关反应。肝素化标本中加入蛇毒凝血酶（巴曲酶）和 XIII 因子，分别形成纤维蛋白和交联纤维蛋白。这便形成了较弱的血凝块，然后通过加入花生四烯酸或者二磷腺苷使血小板活化，加入的成分取决于实验中的血小板活化途径。在标准 TEG 检测中没有凝血酶相关的血凝块形成时，就可以分析残余肝素活性的影响。作者和同事们曾报道了一例使用 TEG 肝素酶分析的病例，一位正在分娩的产妇使用了 1 次剂量的依诺肝素，24h 后仍存在明显的肝素活性。这位患者需要在最后一次使用依诺肝素后 24h 行硬膜外镇痛，TEG 检测显示 R 时间延长，而同时进行的 TEG- 肝素酶分析发现 R 时间恢复正常（图 34-3）。这表明

TEG®患者凝血分析
3:58:32 PM

患者姓名　　　　　　手术名称

曲线

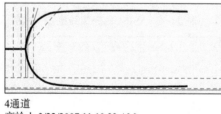

4通道
高岭土 3/22/2007 11:10:22 AM

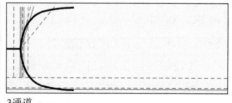

3通道
高岭土+肝素酶 3/22/2007 11:10:22 AM

图 34-3　TEG 曲线

TEG 数据来自于一个患者在接受全剂量依诺肝素后 24h 的静脉血标本。

第一个 TEG 曲线显示的是常规的高岭土 TEG 检测，第二个 TEG 曲线是在同一时间加入了肝素酶

[经许可改编自 Panni MK, Panni JK. Obstetric patient on lovenox therapy— evidence of heparin activity at 24 hours. J Obstet Gyn,2010, 30（1）: 62–64.]

患者体内有明显的肝素活性残留，考虑到这些问题后决定不给这位患者实施椎管内麻醉。

TEG 检测，包括标准的和改良的 TEG，已经被用于目标导向的输血治疗，指导冠状动脉旁路移植术后 Ⅶ 因子的使用；也被用于降低出血风险，克服了常规凝血检测的很多限制。TEG 检测不一定可以预测高凝的血栓栓塞事件，也未被证实在观察硬膜外血肿形成的前瞻性研究中有效。建议指出 TEG 检测应该用于移除和置入硬膜外导管时来确定患者的凝血功能正常。除了 TEG，还可考虑使用血小板功能分析仪（PFA-100），它可增加产科患者检测的敏感性，并且可以完全评估血小板功能，但并不是每一个临床病例都是必须的。

虽然 TEG（有或者无肝素酶校正）在评估低分子肝素治疗效果中是非常有帮助的，但不是所有的抗血小板药物都会导致 TEG 分析中 MA 值异常。阿司匹林和其他 NSAIDs 药物通过失活环氧化酶来抑制血小板功能，环氧化酶正常情况下产生前列腺素 G_2 和血栓素 A_2。阿司匹林对环氧化酶-1 的作用是不可逆的，因此，其作用在血小板的剩余寿命期间（7～10d）持续存在。这是因为血小板没有细胞核，因此缺乏再生新的环氧化酶-1 的能力。NSAIDs 药物只作用于血小板活化的几条通路中的一条，因此是弱的抗血小板药物。

血管损伤后，当血小板接触到破坏的胶原蛋白时，通过血小板表面的糖蛋白受体复合物黏附其上——vWF 桥可加速这一过程。然后导致磷脂酶 C 的生成激活和 ADP α 颗粒的释放，后者与邻近血小板的 P2Y1 & 12 受体结合，导致整个通路被大量放大（图 34-4）。更强效的血小板抑制剂是新型的噻吩并吡啶

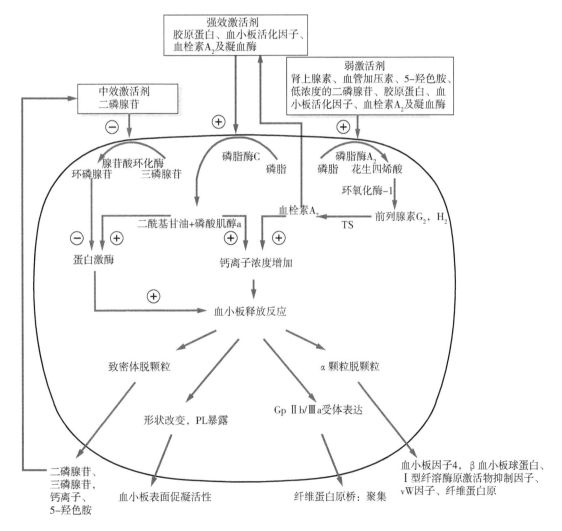

图 34-4　血小板活化通路

［经许可改编自 Gibbs NM. Point-of-care assessment of antiplatelet agents in the perioperative period：a review. Anaesth Intensive Care,2009,37（3）：354-369.］

衍生物（例如第 1 代的噻氯匹定，第 2 代的氯吡格雷以及第 3 代的普拉格雷），它们通过共价结合于 P2Y12 受体来抑制 ADP 诱导的血小板活化。这些药物不仅比 NSAIDs 药物更强效，而且能够与它们产生协同作用。

无论是血小板活化还是拮抗机制，血小板聚集通路的最后阶段是由于纤维蛋白原和邻近血小板新暴露的 GpⅡb/Ⅲa 受体相结合。缺少了这种连接，则不会发生血小板聚集。GpⅡb/Ⅲa 抑制药可以阻断这些受体，因此防止血小板聚集。不同 GpⅡb/Ⅲa 抑制药对 GpⅡb/Ⅲa 受体的亲和力及其血浆半衰期有差异，但是有相似的作用机制（例如，阿昔单抗亲和力高、解离慢，其生物半衰期为 12~24h）。埃替非巴肽和替罗非班亲和力低、解离快，半衰期只有 2~4h。

标准 TEG 检测对很多因素引起的血小板功能受损很灵敏，但可能对某些药物诱导的血小板功能障碍不敏感，因为在标准 TEG 检测杯中加入了凝血酶，正常情况下凝血酶是在内源性凝血途径中产生的。因此，标准 TEG 检测对环氧化酶-1 抑制药（阿司匹林和其他 NSAIDS 药物）和 P2Y12 拮抗药（噻氯匹定和氯吡格雷）的抗血小板作用不灵敏，即使血小板功能已受损，标准 TEG 检测仍可通过凝血酶形成血凝块。然而，标准 TEG 检测却对 GpⅡb/Ⅲa 抑制药的作用敏感，因为它们的作用不依赖于凝血酶。虽然大多数传统的床旁检测并不能完全评估环氧化酶-1 抑制药和 P2Y12 拮抗药的作用，但 TEG® 血小板图已经被用于评估心脏手术后的出血风险。和改良的 TEG® 检测类似，血小板图™ 使用不同的激活剂使血小板活化和初始凝块形成，最多要通过 4 个通道和轨迹间的比较来测量抗血小板药物的抑制率。除了用于这些较新的抗血小板药物，TEG 的其他用途包括用于一些难以测定的药物（例如有或没有肝素酶的依诺肝素检测），在这些情况下 TEG 很有优势。

这些特殊的可供选择的检测［例如 TEG®，血小板功能分析仪（PFA）］可提供标准实验室检查（PT，PTT）以外的有用临床信息，因为标准实验室检查并不总能捕获到一些新型药物的抗血栓形成作用，例如评估依诺肝素的活性（即 Ⅹa 因子的水平），以及其他强效抗凝和抗血小板药物的活性。然而，TEG，PFA 或者 Ⅹa 因子水平都没有在 ASRA 的指南中得到推荐。部分原因可能是缺乏大样本的研究来证实这些检测可以减少椎管内麻醉后血肿形成风险，因为这种并发症发生率低，因此为了获得足够的研究权重需要招募大量的患者。另外，这些新型的复杂检测并不是每一个医疗机构都具备，如果这些检测在指南中作为常规使用，很可能把很多医疗机构置于窘迫的境地。

11. 临床决策

建议在实施区域麻醉前，应明确以下几点：详细的病史，确定患者目前没有接受抗凝药物治疗，确认患者不是出血体质（例如易淤伤、经常性鼻出血），快速实验室检查提示正常且稳定的血小板计数（对于那些怀疑血小板减少症的患者，如高血压产妇）。因为疾病本身或药物对正常凝血过程的药理作用都导致凝血机制障碍的风险增加，因此需要按步骤评估患者的临床需求及凝血状态，最终基于合理的循证医学决定是否为患者实施区域麻醉。

对于仅服用 NSAIDs 或皮下注射普通肝素的患者，ASRA 指南建议实施椎管内麻醉时没有额外的风险。而对于静脉内规律使用肝素的患者，停止肝素注射后，在实施区域麻醉前需要有正常的 PTT 结果；同样，如果怀疑患者有血小板减少症，应该获得其近期的血小板计数结果。如果没有时间获得这些指标（在很多医院实验室通常需要 1h）并且怀疑患者血小板功能异常，或者如果患者正在服用一种新型强效抗凝药物，但没有表现出 PTT 值或血小板计数不正常，则应考虑床旁快速检测（例如 TEG®）。虽然在血肿形成风险的研究中，并没有明确标准 TEG 检测的意义，但在评估患者目前的凝血状态时仍是非常有效的。如果使用 TEG® 血小板图™ 和肝素酶改良 TEG® 检测，可以为医生提供患者完整凝血状态的非常有用的临床信息，并允许医师优化患者风险分层。另外，如果患者使用新型抗凝药物，除了这些实验室检查结果，药物半衰期的知识也能够指导临床医师了解药物血浆水平和有效性降低的必要时间。

综合考虑所有的风险和收益后，如果决定对一位存在较高但可接受的风险／收益比的患者实施椎管内麻醉，椎管内穿刺的操作需要做适当改进。由现场最有经验的操作者实施，创伤尽可能最小（尝试使用最小的穿刺针）；同时需要提高对患者的警觉性，包括频繁的、规律间隔时间的神经功能检查。当深部组织出现最初的信号如严重背痛或运动阻滞延长，患者需紧急行脊髓影像学检查。如果证实发生了硬膜外血肿，紧急行外科减压被认为是保留神经功能的最早期机会。

二、总结

ASRA 共识声明对临床实践指南给予了非常好的总结，并且所有的推荐都基于现有证据和这个领域专家的总结性经验。对于接受抗血栓药物或抗凝治疗的患者，权衡每个人的硬膜外血肿风险和区域麻醉的益处后再决定是否实施椎管内麻醉以及拔除硬膜外导管的最佳时机。风险和收益分析对产科患者有不同侧重点，与非妊娠患者相比，产科患者全身麻醉并发症风险更高；而对非妊娠患者而言可能仅需椎管内做术后镇痛之用，可以换用其他替代镇痛措施。在这种风险评估中为得到患者凝血状态的最完整信息，更频繁地使用床旁全血凝血功能检测（如 TEGs 和血小板功能分析仪）有更大意义。更常规地使用像 TEG 分析这种床旁全血凝血功能检测，将来可能被用于获得患者凝血状态的最完整信息，尤其是高风险产妇。

要　点

- 对于产妇而言，区域麻醉安全且是推荐使用的麻醉方式。
- 区域麻醉的广泛使用带来母亲发病率和死亡率的大幅下降。
- 区域麻醉有明确相关的严重并发症，潜在的最大风险是硬膜外血肿。
- 美国区域麻醉和疼痛医学学会（ASRA）共同声明对临床实践指南给予了非常好的总结，并且所有的推荐都基于现有证据和这个领域专家们的总结性经验。
- 对于接受抗血栓药物或抗凝治疗的患者，应权衡每个人的硬膜外血肿风险和区域麻醉的益处，然后再决定是否实施椎管内麻醉以及拔除硬膜外导管的最佳时机。
- 分析新型药物的药效学和药动学特点，以及使用床旁全血凝血过程检测，将会为医师提供大量有用的额外信息，以决定是否需要实施区域麻醉。

第35章

病态肥胖

（J.Sudharma Ranasinghe 和 Donald H. Penning 著，张　倩译，侯丽宏校）

肥胖是一种代谢性疾病，表现为脂肪组织异常或过度堆积，占身体比重较正常体重者更大。在美国，妊娠妇女的肥胖发病率一直在增加。全世界肥胖的发病率正以惊人的速度增长，到 2015 年估计大约有 7 亿人为肥胖者。世界卫生组织也预测，到 2025 年美国超过 50% 的人口体重指数 BMI ＞ 30kg/m² （图 35-1）。

在美国，尤其是在女性群体中，肥胖率已经达到了很大的比例，其中极度肥胖者（BMI ＞ 40kg/m²）增长的最多。国家健康和营养调查（national health and nutrition examination survey，NHANES）的最新数据显示，在 2007—2008 年，美国成年男性中肥胖比例为 32.2%，成年女性为 35.5%，特定种族比其他种族受到的影响更大。普通人群中肥胖比例的明显增加，也同样涉及生育年龄女性。肥胖明显增加了剖宫产术的风险和需要麻醉的比例。麻醉医师也因此更多地面对病态产妇的管理。

超重和肥胖是很多慢性疾病的主要危险因素，这些疾病包括糖尿病、缺血性心脏病、卒中、高血压、高凝状态、骨关节炎、胆囊疾病和一些类型的肿瘤。有证据表明，慢性疾病的风险从 BMI 21kg/m² 时开始逐渐增加。不良饮食和缺乏锻炼导致的肥胖现在是美国第二大死亡原因。在产妇中，肥胖与胎儿出生后的严重并发症有关。

一、定义

体重指数（BMI）在成年人是一种简单的，与超重和肥胖具有临床相关性的数值。这一指数很易计算，并且和死亡率风险密切相关。它被定义为以千克为单位的总体重除以以米为单位的身高的平方（kg/m²）。世界卫生组织（WHO）定义"超重"为 BMI ≥ 25，肥胖为 BMI ≥ 30。根据 BMI 将肥胖再进一步分级为 I 级（30～34.9）；Ⅱ级（35～39.9）；Ⅲ级（＞ 40）。病态肥胖为 BMI ≥ 40kg/m²，超级肥胖则定义为 BMI ≥ 50kg/m²。

尽管没有妊娠期肥胖的特别定义，美国妇产科学会推荐在第一次产检时用身高和体重来计算 BMI 值。妊娠期女性 BMI ≥ 30kg/m² 为肥胖，BMI ≥ 40kg/m² 为病态肥胖。在妊娠期母体的体重增加是因为血容量、胎儿、胎盘、羊水的增加和新脂肪以及蛋白的重新分布。妊娠期母体体重通常较孕前平均增加 17%，或大约 12kg。然而，重要的是要认识到孕期允许增加的体重是根据孕前 BMI 值而改变的（表 35-1）。肥胖已成为育龄期妇女的一项逐渐增加的难题。从 NHANES 调查的数据可以看出，至少 60% 的育龄期妇女超重或肥胖。

以下是肥胖个体的几种类型。

A. 单纯肥胖。

B. 肥胖低通气综合征（Obesity hypoventilation

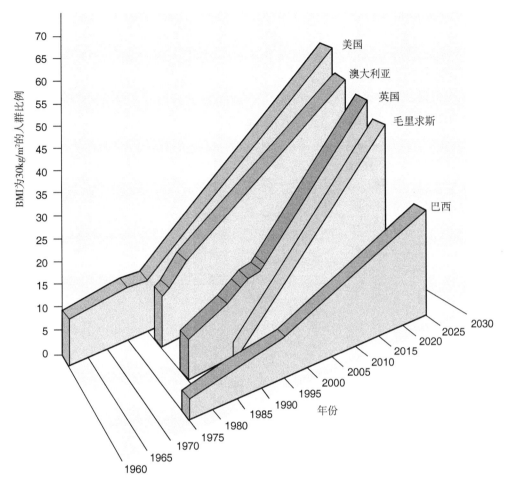

图 35-1 预计 2025 年成年人肥胖的患病率

（引自 The Global Challenge of Obesity and the International Obesity Task Force. http://www.iuns.org/）

syndrome，OHS）也称作"匹克威克综合征"，占肥胖人群的 5%～10%。幸运的是，在分娩时通常见不到合并 OHS 的患者，主要有两个原因：①这一综合征通常在生命晚期出现；②合并 OHS 的患者妊娠的可能性不大。

C. 肥胖相关的代谢综合征：世界范围内肥胖发病率的增加导致对肥胖相关代谢综合征即 X 综合征的认知，它以躯干性肥胖，胰岛素抵抗或葡萄糖耐受不良（高血糖），脂质水平改变，高密度脂蛋白胆固醇低和低密度脂蛋白胆固醇高为特征——这引起动脉血栓前状态的斑块沉积，血液中纤维蛋白原或纤溶酶

原激活物抑制剂 -1 升高；炎症前状态（例如血清 C 反应蛋白升高）和高血压。肥胖相关代谢综合征和肥胖本身相比存在不同的风险。这类患者患冠状动脉疾病（coronary artery disease，CAD）、阻塞性睡眠呼吸暂停（obstructive sleeping apnea，OSA）、高凝状态易发生深静脉血栓（deep vein thromboembolism，DVT）以及肺功能不全的风险增加。

二、生理失调

肥胖和妊娠与众多器官系统的重要生理改变相关。妊娠和肥胖的很多生理效应是叠加的，可导致明显的功能损害和生理储备降低。因此，在肥胖的产妇中产科和麻醉相关并发症较多见。在密歇根（1985—2003）一项关于麻醉相关产妇死亡的报告中证实，肥胖是麻醉相关母体死亡率的一个重要危险因素。在2003—2005 年，母婴健康调查机构（CEMACH）报道，在英国 6 名女性的死亡直接和麻醉问题相关，其中 4 人合并有肥胖。

表 35-1 国家医学研究所关于妊娠期体重增加指南

妊娠前 BMI	推荐体重增加数量 kg/（lb）
< 19.8（低）	12.5～18（28～40）
19.8～26.0（正常）	11.5～16（25～35）
26.1～29.0（超重）	7～11.5（15～25）
> 29（肥胖）	≤ 6（≤ 15）

（经许可改编自 Stotland NE. Obesity and pregnancy. BMJ,2009,338: 107–110. ）

1. 呼吸系统改变

（1）肺容量和肺功能检测：妊娠时呼吸系统的解剖和功能都有显著的改变。与妊娠相似，肥胖降低了患者的补呼气量、残气量和功能残气量。可以推测当一位肥胖女性同时妊娠时，这些肺容量的改变将显著加剧。然而，根据 Eng 等的研究情况并非如此。他们发现肥胖女性在妊娠前有功能残气量减少，妊娠时功能残气量的进一步降低是很有限的。这一现象的原因仍不清楚。在某些方面，妊娠可以减少肥胖对呼吸系统的不利影响。孕酮是呼吸系统直接兴奋药，能增加脑干对二氧化碳的敏感性。孕酮对平滑肌有舒张作用可降低气道阻力。妊娠肥胖女性在直立体位时的通气和氧合似乎介于正常体重足月孕妇和肥胖非妊娠女性之间（表 35-2）。

在妊娠第三期，妊娠子宫将横膈向头侧推动。

已经证明，随着妊娠期发展闭合气量开始影响功能残气量。很可能从残气量和补呼气量减少开始。然而，与肥胖产妇不同，正常体重产妇仰卧位时这种改变并没有变得更糟。当肥胖患者的质量负荷降低了功能残气量时，它可能降至或低于闭合容积，导致以潮气量通气时气道闭合，在特殊区域可导致肺内分流。假设在肥胖孕产妇仰卧位、截石位或头低足高位时，腹部使用束带将脂肪向头部固定，全身麻醉诱导期会导致功能残气量进一步下降（图 35-2）。

已报道肥胖患者中有 10%～25% 的心排血量会分流。因此，与正常体重孕妇不同，肥胖产妇的通气 - 灌注比失调，同时伴随肺泡与动脉血的氧分压差增大，尤其在仰卧位时。在正常通气时测量坐位和仰卧位的氧饱和度，可能为气道闭合和肺功能的储备程度提供依据。

Holley 等报道当肥胖者补呼气量少于 0.4L（预测值的 21%）时，正常潮气量呼吸时气体主要分布在肺

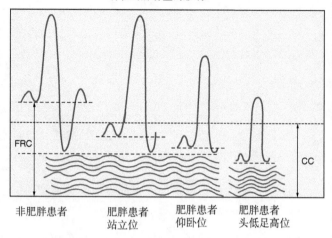

体位对肺容量的影响

图 35-2 非肥胖者与显著肥胖患者相比体位改变对肺容量的影响

FRC. 功能残气量；CC. 闭合容积

（经许可改编自 Vaughan RW. Pulmonary and cardiovascular derangements in the obese patient // Brown BR Jr, ed. Anesthesia and the Obese Patient. Philadelphia, PA： Davis, 1982：26.）

的上部区域。这种分布模式与正常体重人群低肺容量时相似，即上部肺组织主要在肺容量低时通气，而下部肺组织在肺容量高时通气。而另一方面，血流的分布依然是重力依赖性的，与正常体重者相似，灌注指数随着肺部与体表的垂直距离而成线性增加。因此，在肥胖个体，下肺区表现为异常的低 V/Q 比，补呼气量的降低幅度对 V/Q 比值的影响高于肥胖程度。甚至体重的大幅增加不是必然与明显的补呼气量降低有关，因为体重增加可能发生在身体的下半部分，其实并不影响补呼气量。然而，如果腹壁发生脂肪沉积，这将增加腹部压力，导致补呼气量的大幅降低。补呼气量可以看作是产妇通气分布是否有缺陷的指示剂。

传统上，与最大自主通气量不同，肺活量检查数值不受到肥胖的影响。因此，异常的肺功能测定值应

表 35-2 妊娠和肥胖状态的血气分析

	PaO$_2$（SD）mmHg	PaCO$_2$（SD）mmHg	pH（SD）	平均 BMI（n）
正常体重足月妊娠	101.8（1.0）	30.4（0.06）	7.43（0.006）	23.6（20）
肥胖足月妊娠	85（5.0）	29.7（2.8）	7.44（0.04）	43.5（12）
肥胖者产后	86（10）	35.5（3）	7.44（0.04）	41.4（12）
肥胖者非妊娠	76.7（16.1）	41.3（5.7）	不适用	39.5（62）
肥胖者非妊娠，伴呼吸暂停	70.9（11.7）	42.8（5.0）	不适用	39.6（40）

（经许可转载自 Mhyre JM. Anesthetic management for the morbidly obese pregnant woman. Int Anesthesiol Clin,2007,45：51-70.）

被看作预示患者有内在肺部疾病，而不是由肥胖引起，除非在极度肥胖患者，可以看到肺活量和总肺容量显著降低。肺弥散功能在妊娠期间保持不变，并且在肥胖人群也是如此。

肥胖个体的肺实质基本正常，上面提到的肺部数值的改变代表的是胸壁机制和低肺容量的变化。肥胖改变了肺、胸壁和横膈之间的关系（表 35-3）。

（2）呼吸做功：在妊娠早期肺泡通气量增加，是由于孕酮对呼吸的刺激作用，而不是代谢增加的结果。肥胖者休息时出现过度通气是因为体内储存的过多脂肪导致氧气需要量和 CO_2 产生增加。Dempsey 等证明体重过大时氧耗和 CO_2 的产生呈线性增加。肥胖者为实现这种增多的通气量因此增加了额外的生理负担，呼吸做功也大量增加。单纯性肥胖的患者，呼吸总做功可能升高至正常的 2 倍。合并 OHS 的患者，呼吸总做功增加大约是正常个体的 3 倍以上。肥胖症患者的氧耗比呼吸机械做功增加的多，是正常的 4～12 倍，因此，这也降低了肥胖者呼吸肌的效能。

与正常妊娠相比，肥胖者最重要的呼吸力学改变是胸壁顺应性的大幅度下降。这种改变是由于在肋骨、横膈以及腹部周围或其内的脂肪堆积导致胸壁和腹壁重量增加。据估计肥胖症患者增加的呼吸做功中 33% 是由于胸壁的弹性做功引起。Sharp 等发现，肥胖者总呼吸顺应性降低至正常人群的 1/3。Naimark 等报道，与正常体重患者相比，肥胖症患者处于仰卧位时呼吸顺应性将进一步降低。肥胖症患者呼吸做功增加的另一个因素是总气道阻力的增加，这继发于肺容量的减少。

妊娠期间，静息时分钟通气量增加主要是由于潮气量的增加。相反，肥胖症患者由于胸壁质量增加，表现为浅快呼吸模式倾向。这种特殊的呼吸模式使呼吸做功达到最佳，从而避免了膈肌疲劳。然而，肥胖症患者随着通气量增加，当呼吸频率和死腔量增加时，快速的呼吸可能变的不那么经济有效，最终导致呼吸衰竭。

呼吸系统的这些不利变化导致肥胖产妇缺乏或具

表 35-3　妊娠、肥胖及妊娠合并肥胖时静息态呼吸系统改变

参　数	妊　娠	肥　胖	妊娠合并肥胖
潮气量	↑	↓	↑
呼吸频率	↑	↑	↑
分钟通气量	↑	↓ 或 ↔	↑
补吸气量	↑	↓	↑
补呼气量	↓	↓↓	↓
残气量	↓	↓ 或 ↔	↓
功能残气量	↓↓	↓↓↓	↓↓
肺活量	↔	↔ 或 ↓	↔ 或 ↓
1s 用力呼气量	↔	↓ 或 ↓	↔
1s 用力呼气量 / 肺活量	↔	↔	↔
肺总量	↓	↓↓	↓
顺应性	↔	↓↓	↓
呼吸做功	↑	↑↑	↑
气道阻力	↓	↑	↓
通气 / 灌注比失调	↑	↑	↑↑
肺一氧化碳弥散量	↔	↔	↔
PaO_2	↑	↓↓	↓
$PaCO_2$	↓	↓	↓
肺泡 - 动脉差值	↔	↑	↑↑

↑. 增加；↓. 降低；↔. 无变化（箭头的数量表示强度）；PaO_2. 氧分压；$PaCO_2$. 二氧化碳分压

（经许可改编自 Sarvanakumar et al. Obesity and obstetric anaesthesia. Anesthesia, 2006, 61：36-48, from Blackwell Publishing.）

有最低的肺功能储备，容易快速发展为低氧。

（3）阻塞性睡眠呼吸暂停（OSA）：肥胖和许多呼吸疾病有关，包括哮喘、OSA，OHS，肺栓塞和吸入性肺炎。随着发病率的增加，目前认为肥胖是引起慢性呼吸衰竭的新型原因。

妊娠期间 OSA 的发病率目前仍不清楚，有很多病例并没有得到诊断。可以推测的是妊娠可能导致或者加剧这种情况。在正常妊娠期间较少发生上气道阻塞和水肿；而对肥胖产妇而言有进展为 OSA 的风险。OSA 是指睡眠期间呼吸周期性暂停，可以导致缺氧和睡眠障碍。妊娠期肥胖合并 OSA 对于胎儿和母亲而言有很多不良反应。重复出现的严重低氧和同时的呼吸暂停导致产妇血流动力学改变，如产妇体循环和肺动脉压力增高，右心衰竭和心律失常。这一过程的病理生理改变是低氧和高碳酸血症引起的肺血管收缩。当肺高压叠加于妊娠和分娩的生理改变时，将会导致致死性结果。

产妇在睡眠暂停期间的氧饱和度降低可导致胎儿缺氧，表现为胎儿心率异常。周期性胎儿缺氧可导致胎儿宫内生长受限。

认真采集病史和多导睡眠图的快速诊断可实现对 OSA 的早期治疗。因为正常妊娠时白天疲劳是很普遍的，所以这些人群的 OSA 容易忽视。近期一项有关 OSA 临床筛查试验的系统性回顾和 meta 分析表明，STOP 问卷（S=snoring 打鼾，T=tiredness 疲劳，O=observed apnea 可观察到的呼吸暂停，P=elevated blood pressure 血压升高）是中重度 OSA 患者的有效筛查表，病态肥胖的产妇必须在术前完成此调查表。合并有调查表评分高，周期性睡眠暂停和（或）术后早期低氧饱和度的患者，其出现反复发作的术后呼吸系统事件的风险增高（优势率 =21）。因此，此类患者需要严密看护和术后监测以防止灾难性呼吸系统不良事件的发生。

经鼻持续正压通气（CPAP）是目前 OSA 主要治疗手段。在产前早期诊断 OSA 即可实施 CPAP 治疗。使用 CPAP 可成功地改善围生期结局，并在妊娠期无不良事件发生。

2. 心血管改变

妊娠期血容量和心排血量的增加开始于孕早期。另一方面，肥胖本身增加的血容量和心排血量便是妊娠的 2 倍。为满足脂肪增加和呼吸做功增加导致的高代谢需求，需增加心排血量。每 100g 脂肪组织约增加 30～35ml/min 的心排血量。

正常妊娠时在分娩期和产后早期心排血量额外增加（与妊娠前相比增加了 125%）。肥胖产妇脏器功能储备降低，可能无法承受心脏需求的急剧增加，因此在围生期存在更高的风险。另外，肥胖是围生期心肌病这种潜在致死性疾病的风险因素。

正常妊娠期间体循环阻力是降低的，到足月时大约比妊娠前降低 20%。对于一个肥胖或者病态肥胖的产妇，由于普遍的动脉粥样硬化，动脉壁顺应性降低，因此，不会出现与正常妊娠相同程度的后负荷降低。

有研究发现，肥胖产妇较高的后负荷和增加的心排血量共同导致了明显的左心室肥大。正常妊娠时，左心室直径是增加的，然而室壁厚度并没有相应的增加。相反，心脏对于肥胖的适应导致左心室扩张以及心室肥厚（离心性肥大）。Veille 等发现，肥胖妊娠患者的左心室后壁和室间隔的厚度显著增大，而心室腔半径相对于室壁厚度变小。这种适应性改变对于维持肥胖妊娠患者的心脏正常收缩功能至关重要（图 35-3）。

在孕晚期，除了肥大外，健康肥胖产妇的左心室大小和功能是正常的。

当处于仰卧位时，约 15% 的足月产妇表现为血

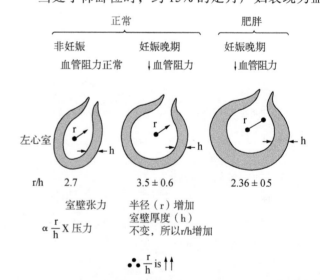

图 35-3 妊娠对心血管的影响。非妊娠患者，妊娠患者和肥胖妊娠患者心室半径与室壁厚度之比（r/h）。肥胖妊娠患者的比值明显小于正常妊娠患者，但是和正常非妊娠患者相似

（经许可改编自 Veille JC, Hanson R. Obesity, pregnancy, and left ventricular functioning during the third trimester. Am J Obstet Gynecol, 1994,171：980-983.）

压明显降低和心动过缓,称之为仰卧位低血压综合征。此现象在肥胖产妇中更多见,因为仰卧位时脂肪组织更进一步压迫下腔静脉。尽管子宫左倾位通常是改善静脉回流的有效方法,但肥胖产妇由于体重过大很难达到这一体位。

Tamoda 等研究了肥胖对于产妇血流动力学改变的影响。他们的结论是,妊娠期肥胖无疑是高血压、血液浓缩和心功能不全的危险因素。肥胖产妇由于脂肪组织对胰岛素抵抗,使得胰腺分泌过多的胰岛素。这种高胰岛素血症被认为是高血压的主要原因。妊娠期间,由于脂肪堆积和雌激素引起的胰岛素分泌增多,高胰岛素血症会更加严重。血液浓缩的机制可能是由于高胰岛素血症导致的交感神经兴奋。妊娠前肥胖是子痫前期的一个重要危险因素。

病态肥胖人群中出现的肥大心肌,容易导致严重心律失常。Drenick 等证明,病态肥胖患者即使是轻微的 Q-T 间期延长(正常 Q-T 间期上限是 $0.425 \sim 0.44s$),在应激时可出现恶性心律失常。因此,对于这些患者应采取适当的措施使生理性应激最小化。对于病态肥胖患者的这一亚群,推荐进行 Q-T 间期延长的筛查和围术期监测,在应激状态时预防性使用 β 受体阻滞药,以及避免使用已知的能够增加交感紧张度或者延长 Q-T 间期的药物。

有报道称,病态肥胖手术患者在体位改变时突然发生心搏骤停。心血管衰竭的机制认为有以下三方面:①因仰卧位时高的腹内压导致肺容量和潮气量进一步降低,而此时通气需要量增加;②由于呼吸中枢功能紊乱无法增加通气量;③改为仰卧位时已衰竭的缺氧心肌无法将血液送至中央循环。

3. 胃肠道改变

胃内容物误吸尽管在现今的产科手术中很少见,但仍是全身麻醉的一个严重风险。肥胖与增加误吸风险的几个危险因素有关,包括增加急诊剖宫产发生率、困难面罩通气、困难插管、胃食管反流疾病以及糖尿病等合并症。

4. 内分泌改变

妊娠期糖尿病和 2 型糖尿病都和肥胖更加相关。这些患者为了在妊娠期有最好的转归,将血糖控制至最佳水平是至关重要的。在分娩时,应调整胰岛素治疗使血糖在 $4 \sim 8mmol/L$ 的水平,以防止发生新生儿低血糖。分娩后,胰岛素剂量需进一步减少,防止孕妇低血糖。

5. 麻醉药物的剂量调整

病态肥胖患者心排血量、细胞外液容量和身体的组成成分都有变化,这就改变了大部分药物的药动学特征。

虽然总体重增加的大部分原因是脂肪含量增加,但脂肪中低灌注,因此,在肥胖患者亲脂性药物的分布容积不会像脂肪增加那样表现出成比例的增加(图35-4)。

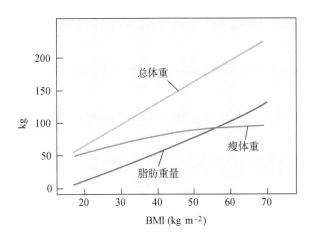

图35-4 标准身高的男性总体重,脂肪重量和瘦体重与 BMI 的关系。瘦体重和脂肪重量来自于 Janmahasatian 等的公式

(经许可改编自 Ingrande J, Lemmens HJM. Dose adjustment of anesthetics in the morbidly obese. BJA, 2010,105: i16–i23.)

瘦体重(lean body weight, LBW)和心排血量密切相关。药物清除率也和瘦体重成比例增加。这些数据表明,病态肥胖患者的药物使用应以瘦体重为依据。根据总体重给予药物可能导致药物过量。

理想体重是描述人们根据年龄,性别和身高所期望达到的体重。有许多公式来计算理想体重。在引入 BMI 之前,人们使用理想体重来定义肥胖。当人的体重 > 120% 的理想体重时被认为是肥胖,当 > 200% 时则认为是病理性肥胖。病态肥胖患者如以理想体重为依据使用药物,可能导致药物剂量不足,因为没有考虑肥胖者身体组成的相关变化。瘦体重估计可能比理想体重高 20%～30%。

尽管 LBW 是最适合用于调整药物剂量的,但很多计算 LBW 的公式在极端肥胖时有限制。最近,

Janmahasatian 等得到了体重在 40～220kg 的 LBW 公式。这些数据可被用于简单的计算出 LBW（图 35-5）。

药物的药动学特征有所改变，是由于肥胖对心血管功能和呼吸功能的影响。病态肥胖患者表现出对呼吸和心肌有抑制作用的药物敏感性增加。

（1）诱导药物：硫喷妥钠和丙泊酚是普遍使用的静脉诱导药。根据总体重使用这些药物可能导致药物过量和严重的血流动力学变化。当病态肥胖患者根据瘦体重给予丙泊酚时，他们需要的剂量和入睡时间与偏瘦的对照组按照总体重给药的近似。

（2）阿片类药物：病态肥胖患者在围术期使用阿片类药物时表现为呼吸抑制概率增大，更易于发生上气道梗阻和缺氧。据报道称近半数的阿片类药物呼吸系统不良事件发生于肥胖或病态肥胖的患者。如果这类患者需要使用阿片类药物，应依据瘦体重计算剂量，根据需要滴定使用。应慎重考虑是否需要在重症病房行连续监护。

（3）吸入性药物：较新的、低脂溶性、低溶解性药物，例如七氟烷和地氟烷，病态肥胖组与偏瘦的对照组相比，在苏醒时间上没有差异。虽然异氟烷比七氟烷和地氟烷具有更高的亲脂性，但手术时间少于 2～4h 时，BMI 对药物摄取的影响没有临床意义。

（4）神经肌肉阻滞药：琥珀胆碱起效迅速，作用时间短，可选择作为病态肥胖患者的神经肌肉阻滞药。决定琥珀胆碱作用持续时间的两个因素，即假性胆碱酯酶水平和细胞外液含量，在病态肥胖患者中都是增加的。因此，推荐以总体重为依据使用更大剂量的琥珀胆碱以达到最佳插管条件。然而，如果在插管和随后的面罩通气时遇到困难，根据总体重给予的大剂量琥珀胆碱的 50% 颤搐恢复时间（达到足够的自主通气量）更长，这可能是一个不利因素。

（5）非除极肌肉松弛药：在目前的临床工作中

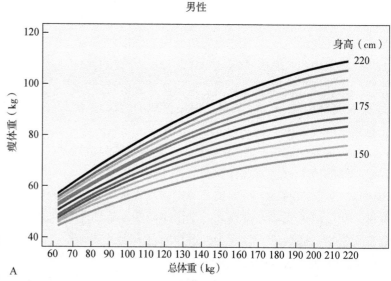

A

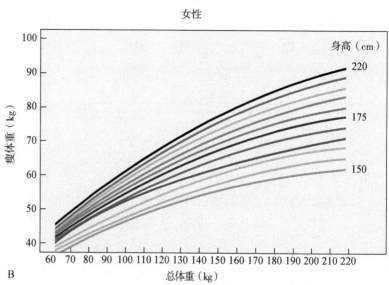

B

图 35-5 体重在 60～220kg，身高在 150～200cm 的男性和女性瘦体重的估计值

（经许可改编自 Lemmens JM. Perioperative pharmacology in morbid obesity. Curr Opin Anesthesiol, 2010, 23：85-91.）

通常使用中等时效的药物，如维库溴铵、罗库溴铵、顺阿曲库铵或阿曲库铵。肥胖患者推荐根据理想体重使用药物以避免恢复时间延长（表 35-4）。

表 35-4　常规使用的静脉注射麻醉药物基于体重的推荐剂量

药　物	剂量标准
硫喷妥钠	诱导：LBW
	维持：TBW
丙泊酚	诱导：LBW
	维持：TBW
芬太尼	LBW
瑞芬太尼	LBW
琥珀胆碱	TBW
维库溴铵	IBW
罗库溴铵	IBW
阿曲库铵	IBW
顺阿曲库铵	IBW

IBW. 理想体重；LBW. 瘦体重；TBW. 总体重

（改编自 Ingrande J, Lemmens HJM. Dose adjustment of anesthetics in the morbidly obese. BJA, 2010, 105: i16–i23.）

三、妊娠相关问题和围生期结局

肥胖相关合并症使得产科管理复杂化。大多数队列研究发现，肥胖增加了急诊剖宫产手术的风险。肥胖被认为是产妇死亡率和主要并发症的重要预测因素。肥胖产妇妊娠相关并发症如妊娠期糖尿病、妊娠期高血压、子痫前期、助产率和剖宫产率等都显著增加。Barau 等的一项研究中共纳入超过 17 000 例单胎存活的婴儿，结果表明，产妇妊娠前 BMI 值和足月时剖宫产率呈线性相关。与正常体重产妇相比，超重和肥胖的产妇在宫口扩张至 7cm 前表现为产程进展缓慢。对一个肥胖产妇通过监测子宫收缩来确定适当的分娩时机也是一项具有挑战性的工作。肥胖似乎是巨大胎儿的一个独立危险因素。病态肥胖的患者，在妊娠期无论是否合并糖尿病，是否有过度的体重增加，孕育巨大儿的可能性增加。

巨大儿（体重＞ 4000g）可能导致肩部难产和分娩损伤。肥胖，特别是合并有糖尿病时，可能和胎儿出生缺陷的增加有关，例如神经管缺陷和腹壁缺损。肥胖的产妇，由于超声成像困难导致宫内诊断胎儿缺陷常延迟或误诊。胎儿心脏、脊柱、肾、膈肌和脐带的解剖结构成像都不太理想，这和 BMI 增加有关。

肥胖是不明原因死胎的最常见原因。可能的机制包括对胎动变化的感知能力下降，动脉粥样硬化影响了胎盘血流以及 OSA 时的低氧饱和度。母体肥胖时很难行宫外胎儿监测；因此，宫内胎儿监测可能更有效。偶尔，病态肥胖女性可能没有意识到自己怀孕直至足月。

肥胖妇女围术期并发症发生率增加，包括：①增加术中失血，可能＞ 1000ml；②增加手术时间；③增加术后伤口感染和子宫内膜炎（即便在择期剖宫产和预防性使用抗生素的情况下）；④需要竖直切口，其伤口并发症发生率为 12%。

当计划实施剖宫产时，医疗团队需注意肥胖患者需要更长时间的准备和开始手术。因此，当需要紧急剖宫产手术时，对于肥胖产妇从决定到胎儿剖出的间隔时间可能更长。Thomas 等证明这一间隔时间超过 75min 可能导致产妇和胎儿不良结局，因此需要恰当的计划，并且所有的急诊剖宫产术都应在此时间内进行。目前，仍没有研究能够充分明确肥胖患者的间隔时间。

减肥手术后妊娠：最初的报道表明，减肥手术和足够的体重降低后，许多肥胖相关的对生育和怀孕的不利影响被逆转了。美国妇产科学会推荐女性在减肥手术后 18 个月内应避免怀孕，这段时间属于体重快速丢失期。据最近的病例报道，减肥手术后可发生严重的母体和胎儿问题，包括由于子宫增大导致的机械阻塞问题或疝的形成。高达 70% 的减肥手术后患者可出现叶酸、维生素 B₁₂ 及维生素 K 缺乏。这些患者可能表现出营养缺乏导致的周围神经病变或快速体重减轻。在椎管内阻滞实施前对有神经病变的患者必须获得详细病史和体格检查。

曾有报道称妊娠前行减肥手术后出现维生素 K 缺乏，导致新生儿不良结局，包括先天性缺陷的发生率增加，胎儿体格小以及宫内发育迟缓。

四、麻醉实施

转运和体位：标准手术床的最大体重限制约为 200kg。现在的手术床（Herculean 手术床）可增加宽度，最大支撑 455kg 的重量。这类患者需要特别护理以防止压伤。使用束缚带将患者安全固定在手术床上，才能实现足够的子宫左倾位。应确保足够数量的工作人员在位，以便将患者安全转运至手术室和手术床上。

血管通路：外周血管通路很难建立，静脉可能不会立即凸显出来。日益流行的超声引导下外周静脉穿刺可能非常有帮助。如果外周静脉通路不理想或无法获得，在超声引导下建立中心静脉通路可能是必要的。

监测：需使用合适的袖带尺寸行无创血压监测；如果袖带太小，收缩压和舒张压会偏高。如果上臂太粗或者太圆，可以使用前臂。在一些病例为了更准确地监测血压可使用有创动脉血压监测。

1. 气道的评估

与较瘦的患者相比，在肥胖产妇使用单一测试如Mallampati分级来预估潜在的困难气道，其价值似乎更小。一项包括100多例病态肥胖患者的研究显示，超过50%的喉镜暴露困难患者在单纯的Mallampati评估中没有被发现。相反，多变量的简化气道风险指数结合了一些气道风险因素，能够更好地预测3～4级声门显露的实际发生。因此，肥胖产妇应在任何麻醉实施前进行完整的气道评估，包括Mallampati分级，张口度，牙齿的评估，使下牙突出超过上牙的能力，甲颏间距，颈部活动的范围和颈部周长的测量（见第22章）。

2. 误吸的预防

有效的预防措施能增加胃pH，减少胃容积，因此降低了误吸后肺炎的风险。预防措施如下。

（1）抑酸：所有产妇应该在麻醉诱导前即刻或20min内，给予30ml非颗粒状酸，如0.3M的柠檬酸钠。

（2）对于择期剖宫产手术，应在术前一晚及麻醉诱导前60～90min内口服H_2受体阻断药（雷尼替丁150mg或者法莫替丁20mg）或者质子泵抑制药（奥美拉唑40mg）。麻醉诱导前60min口服或30min前静脉注射甲氧氯普胺10mg，能增加食管下端括约肌张力和加速胃排空，这对肥胖产妇尤其有利。

（3）对于急诊剖宫产术，应静脉给予甲氧氯普胺10mg。另外，也应静脉给予雷尼替丁50mg或奥美拉唑40mg。尽管雷尼替丁可能在麻醉诱导时没有起效，但仍可降低拔管时吸入性肺炎的风险。尽管H_2受体阻断药在给药后30min内起效，但在60～90min达到峰效应。药效持续时间足够长，能维持至患者从剖宫产麻醉中苏醒。一些产科给病态肥胖产妇在分娩时每6小时口服H_2受体阻断药。

3. 预防性应用抗生素

由于肥胖产妇术后伤口感染和子宫内膜炎的发生率增加，在剖宫产期间及时使用抗生素预防非常重要。根据最新的ACOG指南，需在剖宫产术开始60min内预防性使用抗生素。

4. 血栓预防

血栓形成的风险在肥胖产妇是增加的。肥胖产妇血栓栓塞的发生率在2.5%，而正常体重的产妇只有0.6%。肥胖产妇产后期建议早下床活动和穿梯度压力弹力袜。有静脉血栓栓塞高风险的肥胖产妇，考虑产后使用低分子肝素预防血栓，特别是那些卧床休息或做了手术的产妇。

5. 分娩时的椎管内麻醉和镇痛技术

硬膜外分娩镇痛：

优点：目前椎管内分娩镇痛已经被广泛接受为最有效、最安全和最少不良反应的分娩镇痛方式。分娩中有效的疼痛控制能够极大的改善产妇的呼吸功能，降低氧耗，减弱交感系统所致的心血管应激反应。一旦需要紧急剖宫产手术，有效的硬膜外留置导管有助于避免实施全身麻醉和气管插管及其带来的相关风险。根据Hood等的一项前瞻性研究，48%的分娩期病态肥胖产妇需要紧急剖宫产术，而对照组分娩产妇为9%。

潜在的困难：对这些患者人群而言，确定硬膜外间隙的位置及获得满意的椎管内阻滞是存在特殊挑战的：①对患者适当的摆放体位和触诊中线可能较困难；②由于脂肪太多，当用阻力消失法来确定硬膜外间隙时，错误阻力消失的发生率较高；③较高的意外穿破硬脊膜和硬膜外静脉丛刺破的发生率也被报道过。肥胖产妇首次放置硬膜外导管的失败率高达42%，多次尝试置入导管很常见。

这种潜在的困难操作需要足够的时间，因此鼓励早期放置硬膜外导管。与侧卧位相比，更推荐使用坐位，能较容易确定体表标志。近年来在区域阻滞操作前，应用超声技术来确定体表标志，有助于硬膜外穿刺成功。对于肥胖产妇，超声影像的横断面能够可靠地确定皮肤穿刺点，预测至硬膜外腔的深度，从而易于硬膜外导管的放置。5.0 MHz弧形超声排列探头提供了精确的测量。

Clinkscales 等提出了一个数学公式，可用于计算皮肤到硬膜外腔的深度，这个公式以厘米为单位，与 BMI 和年龄相关。

深度（cm）＝3.0＋（0.11×BMI）—（0.01×年龄）

没有超声设备时，我们可以使用此公式来决定是否需要使用加长的硬膜外穿刺针才能到达硬膜外腔。然而，许多研究发现，只有一小部分肥胖患者的硬膜外腔深度超过 8cm。因此，在大部分病例中标准的硬膜外穿刺针的长度足够，只有必要时才使用更长的穿刺针。长穿刺针更容易弯曲，更难于控制想要的方向，因此更有可能造成损伤。

对这些患者多次评估分娩时硬膜外阻滞的效果是非常重要的，因为一些研究者发现肥胖患者硬膜外阻滞失败的发生率较高。任何怀疑有问题的导管应尽快更换。并且应该意识到含有阿片类的局部麻醉药溶液可能掩盖硬膜外导管的位置异常，因为阿片类药物的吸收可缓解疼痛。

尽管硬膜外导管已经固定到皮肤上，但当肥胖患者伸直背部时，硬膜外导管可能从硬膜外腔移出 2cm 的距离。因此，在坐位或侧卧位固定导管前，建议肥胖产妇应挺直她的背部。

6. 腰硬联合（CSE）分娩镇痛

腰麻硬膜外联合麻醉技术具有蛛网膜下隙镇痛起效迅速和连续硬膜外镇痛灵活的优点。然而，在腰麻硬膜外联合麻醉中直到腰麻的持续镇痛作用消失后，

硬膜外导管是否有效才能明确。因此，对于合并可能困难气道的高危肥胖产妇，可能较晚才发现硬膜外镇痛无效，这才是需要担心的问题。

7. 连续蛛网膜下分娩镇痛

在病态肥胖产妇，连续腰麻是最可靠的可提供镇痛与麻醉的区域麻醉技术之一。然而，由于其特定的穿刺针和导管尺寸的局限性，它的接受度和使用率现在仍很低。目前，在美国可用于连续腰麻技术的是硬膜外套件，配备 17G 或 18G Tuohy-type 硬膜外穿刺针和 20G 硬膜外导管，或者 Wiley 连续腰麻导管。由于使用硬膜外穿刺针和导管行腰麻穿刺后头痛发生率很高，因此，连续腰麻在产科患者中不作为常规选择。然而，与正常体重产妇相比，病态肥胖产妇腰麻后头痛的发生率似乎较低。

病态肥胖增加了剖宫产率。在分娩过程中需急诊或紧急剖宫产手术的比率也更高。硬膜外阻滞失败率在病态肥胖产妇中更高。因此，连续腰麻导管能够使用低剂量的局部麻醉药提供快速可靠的手术麻醉。

将连续腰麻导管清晰标注和保持严格无菌是非常重要的。与参与患者诊疗的所有人员沟通是关键，以避免误给予硬膜外剂量的药物。

8. 剖宫产的麻醉

剖宫产中患者体位摆放：图 35-6B 中显示了麻醉诱导前的最佳体位，对于病态肥胖产妇在全身麻醉

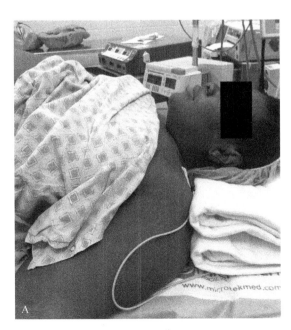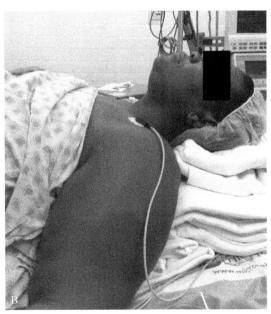

图 35-6　A. 病态肥胖产妇仰卧位；B. 同一位患者正确地摆放为倾斜位利于喉镜暴露

诱导前摆好体位是非常重要的。

在这种倾斜体位中，用毯子垫高肩部或者将枕头置于患者的喉部及头部下方，这样可使乳房和软组织远离下颌，使颈部伸展。在枕部下方放置毯子或枕头使颈部向胸部屈曲，头向后倾斜使头部向颈部扩展（环枕关节伸展），形成嗅物位。当病态肥胖患者被正确摆放至倾斜体位以放置喉镜时，从胸骨切迹到外耳道可以画一条假想的水平线。

即便手术麻醉选择椎管内阻滞，患者应该在手术床上被合理地摆放为倾斜位，并且建立气道的设备应该能够立即到位。

在病态肥胖产妇，为了保证足够的外科显露，需要固定其脂肪层，根据手术切口不同，可将脂肪层向尾侧、头侧或垂直固定（图 35-7）。一些患者的脂肪层可重达 70kg 之多。当重的脂肪层向头侧固定时，正如横切口通常需要的那样，它可导致主动脉下腔静脉受压，产妇低血压，呼吸困难，不放心的胎儿心音，甚至胎儿死亡。

9. 麻醉技术

剖宫产术的麻醉选择包括椎管内麻醉和全身麻醉。椎管内麻醉技术包括硬膜外，单次腰麻，连续腰麻和腰麻硬膜外联合麻醉。

10. 椎管内麻醉

（1）硬膜外麻醉：使用留置导管的硬膜外麻醉的优点是提供长时间阻滞，通过滴定剂量可维持呼吸和血流动力学平稳。如果已经放置了有效的导管，更倾向于选择硬膜外麻醉。给予一定容积的局麻药后所达到的硬膜外阻滞平面，与 BMI 及产妇的体重成比例，而不是身高。因此，硬膜外麻醉的局部麻醉药应该逐渐滴定给予，以避免阻滞平面过高及不良后果。

（2）单次腰麻：尽管腰麻为剖宫产提供了快速、可靠、完善的手术麻醉，但在病态肥胖产妇使用单次腰麻仍有很多担忧。包括突然发生的高位胸段阻滞导致的血流动力学不稳定，以及无法延长阻滞时间。肥胖患者的阻滞范围经常会被扩大。头低足高位时巨大的臀部压迫椎管容积；肥胖患者的脑脊液也是减少的。很多病例的手术时间能超过 2h。

（3）腰麻硬膜外联合麻醉：是目前肥胖产妇行剖宫产术时最常使用的麻醉方式。腰麻硬膜外联合麻醉的优点包括：①减少了腰麻用药量；②降低剂量从而使阻滞引起的血流动力学变化最小；③感觉神经阻滞的质量和手术麻醉的效果超过了硬膜外麻醉；④可通过留置的硬膜外导管延长阻滞时间。

（4）连续腰麻：这种技术提供了腰麻的优点，同时可以延长阻滞时间；因为能够逐渐增加剂量，所以血流动力学也稳定。

11. 全身麻醉

对病态肥胖产妇是有危险的。正如之前所述，病态肥胖产妇的很多特征增加了快速顺序诱导期间低氧的风险。然而，急诊剖宫产或者当区域麻醉有禁忌或实施困难时，可能需要全身麻醉。气管内插管是剖宫

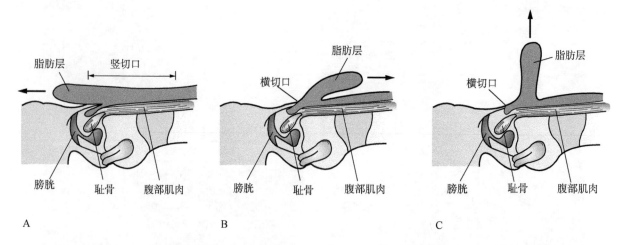

图 35-7 脂肪层如图（A）向尾侧推挤以暴露上面的竖切口；（B）向头侧推挤以暴露横切口；（C）垂直推挤。推挤方向如箭头所示

（经许可改编自 Hodgkins R, Husain FJ. Cesarean section associated with gross obesity. Br J Anaesth,1980,52：919-923.）

产术全身麻醉的基本组成。与非妊娠人群相比，妊娠本身使插管失败的概率增加 8~10 倍。由于种种原因，病态肥胖产妇通过直接喉镜行气管内插管可能比较困难或者不太可能。这些原因包括上气道软组织大量增加，舌体增大，巨大乳房，短颈但颈部周长增加，以及由于颈后部存在大量脂肪垫导致的颈部伸展困难。病态肥胖产妇中有 1/3 的患者存在插管困难，插管失败率达到 6%。肥胖患者的面罩通气也困难或不太可能。BMI 指数为 30kg/m² 或更大已被认定是困难面罩通气 3 级的独立预测因素之一，即不能有效地面罩通气或需要 2 人共同进行。Isono 等证实，使肥胖患者的下颌前移（一种缓解气道梗阻的有效方法）并不能改善腭后气道，而这一操作对于非肥胖人群可能适用。麻醉诱导后由于肺容量急剧减少，因而肺顺应性下降，肺阻力增高。

因此，妊娠和肥胖这两个独立因素都增加了插管和通气困难或失败的风险。这两种情况同样也增加氧耗，降低 FRC，缩短缺氧发生前的时间。

气道管理：病态肥胖产妇在全身麻醉诱导前，麻醉医生应确定其他有经验的医务人员在场，并准备好可用的困难插管设备。这些设备包括可视喉镜、喉罩（3 号和 4 号）、插管型喉罩、气管食管联合导管、经皮环甲膜切开包，在插管失败时可连接到高压喷射通气机上以维持氧供和通气。在插管时应准备好短柄喉镜以及直径小一些的气管内导管（6.5 或 7.0），并且能够很快拿到各种类型的喉镜片以及不同型号的气管导管。麻醉医师应熟悉美国麻醉医师协会关于困难气道的处理流程。

如果在麻醉诱导前已经预料到这是一个困难气道，而此时并不是紧急状况，应该在气道表面麻醉充分的前提下，为产妇准备行经口清醒纤支镜插管。如果时间允许，可在麻醉诱导前给予清醒患者上气道表面麻醉，然后用喉镜快速看一眼来评估上气道的情况。

可视喉镜代表了近期气道管理的发展。可视喉镜可以提供喉部更好的视野并提升插管技术。它不需要口咽气管轴呈一条直线，而这是在一些病例中很难实现的。可视喉镜的设计使它在一些紧急情况下具有潜在价值。Marrel 等的一项随机研究纳入了 80 例病态肥胖患者，他们发现与直接喉镜相比，可视喉镜的喉镜显露评级明显降低（Cormack-Lehane 分级至少低 1~2 级）（P < 0.001）。它很可能可以缩短插管时间和减少尝试插管的次数。

参考第 22 章关于困难气道管理的细节。然而，当产妇需要紧急剖宫产术时，就不适合行清醒纤支镜插管。在这种情况下，万一插管失败，麻醉医师应该寻找有经验的能建立急救外科气道的外科医师。一旦传统喉镜插管失败，应该能很容易拿到替代的插管方法。

替代的插管方法包括：①可视喉镜。②插管型喉罩（Fastrach™ 喉罩）。Fastrach™ 插管型喉罩在病态肥胖患者中气管插管成功率高达 96.3%。它允许通过喉罩行盲探或者纤维支气管镜引导气管内插管。

幸运的是，最近几年涌现出很多在困难气道或插管失败情况下可帮助插管的气道设备或技术。如果插管失败，各种声门上通气设备可用于建立人工气道。目前，有很多其他的声门上和声门外设备来控制气道，声门上通气设备往往很有效，并且可以在"不能插管，不能通气"的情况下给予通气和氧合。Archie Brain 在 1983 年首次介绍了喉罩，大家一致认为喉罩为声门上通气方法的发展铺平了道路。ProSeal 喉罩（PLMA）对产妇尤其有用，因为它提供一个独立的管道开口于食管上端，用于放置标准胃管来防止意外的胃胀气，并引流胃液。麻醉医师应确保在紧急情况时所有的设备都能迅速拿到。

12. 麻醉诱导，维持和苏醒

（1）预充氧：在麻醉诱导前通过紧密贴合面罩潮气量通气，吸入 100% 氧 3min 进行吸氧去氮，其目的是达到最佳氧储备，从而增加呼吸暂停的时间而不发生缺氧。在紧急情况下，100% 氧深呼吸 8 次，时间超过 60s，这种方法和 3min 潮气量法一样有效。然而，这需要患者配合，并且 10L/min 的高新鲜气体流量（彩图 87）。

McClelland 等利用计算机模拟发现分娩和肥胖都能够明显加速吸氧去氮，更重要的是，也降低了动脉去氧饱和的时间。他们发现肥胖患者特别是在分娩时，麻醉诱导和肌肉松弛后呼吸暂停的安全期只有 40s。这意味着等琥珀胆碱起效后，在动脉氧饱和度严重下降前，可能只有一次尝试插管的时间；必须牢记的是，第一次插管应该是最好的尝试，保证最合适的体位，最适宜的操作和插管工具。

试图延长安全的呼吸暂停时间，人们研究了许多吸氧去氮方法。病态肥胖患者，30° 头高足低位被认为比仰卧位可延长安全呼吸暂停时间至少 30%。

然而，头高位有发生低血压的风险并且增加了气管插管的难度。Gander 等证明对于病态肥胖患者，在全身麻醉诱导期应用呼末正压通气模式（positive end-expiratory pressure，PEEP）（通过 CPAP 装置吸入 100% 氧，压力 10cmH$_2$O，时间 5min）能够使非缺氧性呼吸暂停时间增加 50% 或者 1min。呼末正压通气增加了功能残气量，降低了肺不张和分流。

然而，由于增大子宫的影响和妊娠期生理的改变，人们对非妊娠女性的研究可能无法完全照搬到妊娠妇女身上；对子宫血流和胎儿的影响也并不清楚。

（2）麻醉诱导：对于血流动力学平稳且气道条件良好的患者，可以采用丙泊酚快速顺序诱导。依托咪酯适用于心功能不全的患者，氯胺酮可能是严重失血患者的选择。病态肥胖患者为达到最佳的喉镜暴露条件可选择琥珀胆碱，同时由有经验的助手来压迫环状软骨。在切皮前应通过呼末二氧化碳曲线和双侧听诊来确定气管导管位置正确。

放置喉镜和插管时大量儿茶酚胺释放引起高血压，这对肥胖产妇可能有害。取决于有创监测是否建立，如有创动脉，需准备好短效的血管扩张药或降压药。没有有创监测时，应滴定式静脉注射尼卡地平或拉贝洛尔。如果病态肥胖患者的外科手术操作困难或时间延长，则可能需要额外的中效非除极肌松药。麻醉维持可采用 50% 笑气 / 氧气混合气体和 0.5MAC 的异氟烷、七氟烷或地氟烷。一些患者可能需要超过 50% 浓度的氧气来维持满意的氧饱和度。在这些病例中，应考虑使用其他的镇静催眠 / 遗忘药。

肥胖患者，术中通气策略主要是降低肺不张和改善氧合，这包括肺复张通气策略（给予 35～55cmH$_2$O 的压力 6s，然后使用 10cmH$_2$O 呼末正压通气）和头高足低位。然而，这些措施只能在麻醉诱导后患者血容量正常和血流动力学平稳时使用。这些措施对子宫血流和胎儿健康的影响也是我们需要考虑的。

（3）拔管：最近一篇关于妊娠相关死亡的报道强调了全身麻醉苏醒期保持警觉性的重要，尤其是对肥胖女性。根据这篇报道指出，麻醉相关死亡不是发生在全身麻醉诱导期，而是苏醒和恢复期，原因为气道梗阻和低通气量。

自主呼吸时对抗梗阻气道，可能导致快速进展为负压性肺水肿，从而需要再次插管。因此，有困难气道的肥胖产妇应该在完全清醒时拔管。这意味着患者思维清楚，定向力正确，能够清晰地完成指令动作。通过监测仪以及临床标准来证明神经肌肉阻滞已完全恢复。采取半卧位拔管能够使腹部内容物对膈肌的压迫最小化，改善呼吸，减少肺不张。如果患者在术前已使用 CPAP，在术后到达 PACU 时立刻开始使用 CPAP。如果怀疑呼吸程度不够，患者应该保留气管插管并转运至重症监护室。

13. 剖宫产术后管理

术后阶段采用沙滩椅体位，无创呼吸机支持，积极物理治疗，谨慎液体管理，充分镇痛，在有氧饱和度和呼末 CO$_2$ 监测的加护病房恢复，这些对于减少肺部并发症是必要的。术后早期下地活动能减少深静脉血栓风险和压疮性溃疡的形成。

由于镇静药和阿片类药物的呼吸抑制作用增强，这类患者术后疼痛的管理将是一个挑战。剖宫产术后通常椎管内使用吗啡来缓解术后疼痛。然而，有报道称高风险患者，如合并睡眠呼吸暂停的患者，椎管内使用吗啡后发生了呼吸停止。多模式镇痛技术减少阿片类用量同时，可提高术后镇痛效果和患者满意度，应该更多地用于这类患者。这些技术包括使用低浓度局麻药的椎管内镇痛，外周神经阻滞如腹横肌平面阻滞、髂腹股沟阻滞，或者局部麻醉药持续切口浸润。联合对乙酰氨基酚和非甾体类抗炎药促进疼痛缓解，有助于进一步减少阿片类药物的使用。

有效的呼吸监测对于患者安全是至关重要的，一些临床征象，如通气不足，呼吸梗阻，呼吸衰竭甚至呼吸暂停，不仅是一种潜在的并发症，而且是可预防性死亡的共同主题，尤其是在病态肥胖产妇。尽管血氧测定是监测氧合的良好手段，但是它并不能反映通气是否足够。呼吸暂停时，低氧饱和度可能在几分钟内都不出现，尤其是接受了吸氧的患者。新技术 Microstream® 二氧化碳图含有综合肺指数技术，可能为患者的呼吸状态提供更好的评估，它包括：①精确的生理呼吸频率；②通气是否足够以呼末 CO$_2$ 数值表示；③连续的呼吸波形能够反映各种呼吸状况，如通气不足，呼吸暂停或者气道梗阻，因为单纯监测呼吸频率本身并不能提供完全的真实信息。在 PACU 氧气管路是患者护理的一部分，Mircostream® 二氧化碳图将氧供和二氧化碳采样整合在一条线上，避免了给患者增加额外的连接线。在不久的将来，对于易于发生通气不足和呼吸系统不良事件的高风险患者，二氧化碳曲线将成为呼吸监测的一项标准。

要　点

■　妊娠和肥胖对重要脏器的许多影响是叠加的，能够导致生理储备功能的下降以及明显的功能受损。肥胖产妇患糖尿病、缺血性心脏病、卒中、高血压、高凝状态、骨关节炎、胆囊疾病及妊娠相关并发症的风险增加。病态肥胖产妇的全身麻醉和麻醉相关并发症的发生率高得多。在麻醉诱导期，分娩期，麻醉苏醒期及产后这段时间，有许多因素能够增加缺氧、出现并发症和死亡的风险。

■　在分娩过程中，推荐早期放置椎管内导管，以便给这种有潜在困难的操作预留足够时间。一旦需要紧急外科手术时，可用的硬膜外麻醉能够避免全身麻醉和气管插管的风险。

■　由于肥胖患者硬膜外阻滞失败的概率较高，因此在分娩过程中多次评估硬膜外阻滞的效果是非常重要的。应当立即替换无效的导管。

■　在病态肥胖产妇，连续腰麻是一种可靠的可提供镇痛与麻醉的区域麻醉技术。应保持严格无菌以避免感染性并发症。

■　当计划行剖宫产术时，医疗团队应该意识到肥胖患者需要更长的时间准备和开始手术。

■　即使将效果确切的椎管内阻滞用于手术麻醉，患者仍应该在手术床上被合理地摆放为倾斜位，同时必要时应能快速地拿到困难气道车来建立气道。

■　应在全身麻醉诱导前对病态肥胖产妇做详细的术前评估和准备，这是至关重要的。

■　最近一篇关于妊娠相关死亡的报道强调了全身麻醉苏醒期保持警觉的重要性，尤其是对肥胖妇女。

■　由于镇静药和阿片类药物的呼吸抑制作用增强，使用多模式镇痛技术来改善术后镇痛效果和患者满意度，限制阿片类药物用量，监测氧合和通气，对于避免术后呼吸系统不良事件是至关重要的。

第 36 章

人类免疫缺陷病毒（HIV）：母亲和胎儿的注意事项和管理

（Roulhac D. Toledano 和 May C. M. Pian-Smith 著，梁洪金 译，侯丽宏 校）

自 1983 年发现人类免疫缺陷病毒（HIV-1）以来，截至目前，全世界约有 4000 万人感染 HIV-1 病毒。美国少数族裔不同程度地被波及，其中育龄期妇女的感染比例逐渐增长。如果对这些感染 HIV 的孕产妇不进行治疗的话，那么她们所分娩的婴儿中将会有 25% 的婴儿感染 HIV。本章主要回顾了 HIV-1 感染女性的医疗管理，包括早期发现产妇的 HIV 感染、围生期治疗的选择、麻醉注意事项，也着重关注 HIV 的发病机制和对多器官的影响。

一、HIV 的流行病学和影响范围

尽管数据很有可能低估了 HIV-1 感染的真实发生率，但粗略估计全世界 4000 万 HIV 感染者中约一半为女性。在工业国家中美国是受影响最严重的，估计每年新增 56 000 个病例。在 2006 年，美国有超过 120 万 HIV 感染者，女性约占其 1/3。据统计，大约 1/4 的感染者没有意识到他们处于 HIV 阳性状态。

在美国流行病学中，非洲裔和西班牙裔男性以及少数种族的女性不成比例地受到感染。实际上，2005 年美国非洲裔女性 HIV 新增比例和 AIDS 确诊比例是白种人女性的 21 倍。最新统计数据显示，美国非洲裔黑种人占美国所有确诊 HIV 感染患者的 52%，占全世界确诊 AIDS 人数的 44%。西班牙裔的感染率约比白种人高 3 倍。从 2007—2010 年，所有确诊感染

的成年人和青年当中，男性占 79%，而女性 HIV 感染率轻微下降到 8/100 000。在女性少数裔人群中，无保护的异性性生活，其次是使用污染针头静脉注射毒品是 HIV 感染的两大主要途径。在所有女性中，异性性生活是主要的感染途径。

在西欧，HIV 感染也变得有地方性，异性性传播及从非洲的输入病例在新增感染患者中占很大比例。在东欧和亚洲，HIV 感染发生率也迅速增长，大部分是由于静脉注射毒品、性交易产业，以及随后的固定配偶间的交叉感染。2005 年，俄罗斯联邦和乌克兰地区新增 HIV 感染病例中，女性大约占 40%，大部分是通过异性性行为感染。然而撒哈拉以南非洲是全世界 HIV 感染最严重的地区，70% 的 HIV 感染者，68% 的新感染者，全世界超过 90% 的 HIV 感染儿童和 AIDS 孤儿在这个地区。20 世纪 90 年代后期的统计数据表明，全世界超过 80% 的 HIV 感染者是非洲人。在南非和东非的一些城市中心，孕妇的 HIV 感染率达到惊人的 25%。

二、HIV 的发病机制

HIV-1 是一种单链 RNA 病毒，在遗传学、形态学及生物学上与逆转录病毒的慢病毒亚家族有关。像其他慢病毒一样，HIV-1 有复杂的病毒基因组，其特征为感染隐匿，广泛的中枢神经系统受累，长时

间的临床潜伏期。当 HIV 脂质外膜上的糖蛋白和宿主细胞上的 CD4 受体及许多共同受体（如 CCR5，CXCR4）相互作用时，HIV 感染就开始了。CD4 抗原复合物最初是在辅助性 T 细胞上发现的，后来陆续在 B 细胞、巨噬细胞、单核细胞上被发现。由于胎盘细胞上也存在 CD4 抗原复合物，因此为妊娠早期 HIV 垂直传播给胎儿提供了路径。一旦病毒进入细胞，通过反转录酶复制为双链 DNA，植入被感染的宿主细胞中。此过程中的突变与病毒复制的高速率，导致了病毒耐药及药物治疗复杂化。HIV-2 与 HIV-1 类似，但在西非更常见，与 HIV-1 相比，无症状期时间更长，传播率更低，病程更短。

尽管 HIV 传播也发生于接触感染者的血液或血制品以及围生期母亲传染给孩子，但 HIV-1 最常见的感染方式是经阴道黏膜通过性行为传播。在美国，高风险的异性性生活是所有种族及人种女性感染 HIV 的主要途径，至少占女性新感染者的 80%。围生期病毒的传播可能发生于宫内、分娩过程中和产后哺乳期，但大部分发生在分娩时。不管哪种传播途径，2d 内可以在外周淋巴组织中检测出病毒，1 周内可以在血浆中培养出病毒。此后血浆中的病毒迅速复制，播散到淋巴器官和大脑。

在疾病的发展过程中，CD4$^+$T 细胞很早被感染，在疾病的传播中发挥重要作用。在感染早期 CD4$^+$ 细胞急剧减少，当免疫系统对抗病毒复制时又缓慢回升。无症状期的特征是 CD4$^+$ 细胞的产生和破坏达到平衡，一旦病毒复制量超过免疫系统的保护能力，无症状期即结束。一般来说，CD4$^+$ 细胞的减少代表 HIV 从感染早期开始发展，而且是 AIDS 严重免缺陷的原因。血浆病毒含量也是疾病发展的一个标志，在急性感染期会非常高，在潜伏期则减少。如果病毒含量很高，则在感染的早期阶段，患者易于被严重感染。急性感染表现为发热、乏力、皮疹、头痛、淋巴结病、咽炎、肌痛、关节痛等暂时性流行性感冒样症状以及恶心、呕吐和腹泻。

三、孕期 HIV 感染的筛查和诊断

从 20 世纪 90 年代中期开始，美国围生期获得性 HIV 感染的确诊病例估计已经减少 90% 急剧下降的原因部分是由于妊娠期 HIV 的常规筛查和阻断传播药物的广泛应用。已知 HIV 携带者的孕前咨询，或

对 HIV 状态不清楚的患者在妊娠期尽早检测 HIV，并进行随后的咨询，这些是阻断 HIV 母婴传播的基础。

目前，疾病控制和预防中心（Centers for Disease Control and Prevention，CDC）、美国公众健康服务机构（U.S. Public Health Service，USPHS）和美国妇产科学会（American College of Obstetricians and Gynecologists，ACOG）推荐所有孕期妇女进行 HIV 筛查。这种称之为"自愿退出（opt-out）"的产前 HIV 检测方法鼓励医疗机构常规检测 HIV，除非孕产妇本人明确拒绝。在普遍性的 opt-out 筛查下，要让所有孕产妇都意识到，作为常规产前检查的一部分，她们将接受 HIV 检测，除非她们拒绝。常规检测并不需要额外的知情同意的书面文件。HIV 检查应该在妊娠早期进行，对于特殊的高危人群应该在妊娠晚期进行复查，高危人群指静脉注射毒品者，配偶为感染者的孕妇，在怀孕期间孕妇本人或其配偶有一个以上性伴侣的，为了金钱或毒品进行性交易的孕妇，或者在 HIV/AIDS 发病率增加地区接受卫生保健的孕妇。不考虑风险因素，给所有孕妇在妊娠晚期进行复查，要考虑它的成本 - 效益。如果在足月妊娠前未进行过 HIV 检测，或者临产时 HIV 状态未知，推荐在患者来到产房时行快速 HIV 检测，除非患者拒绝。如果产后母亲的 HIV 状态依然不明，也推荐快速检测。母亲 HIV 状态未明的新生儿，出生后尽早行 HIV 检测。

目前可用的一些用于判断 HIV 状态的诊断性检查，其敏感性和特异性有所不同。酶联免疫吸附法（enzyme-linked immunosorbent assay，ELISA） 检查患者血清中的 HIV 抗体，通常是 HIV 的初级筛查测试。 也可以行快速酶联免疫测定（enzyme-linked immunoassay，EIA）血液和口腔分泌物，它们被推荐用于 HIV 状态不明的分娩期妇女。妇产科医师也可以选择快速测试作为标准的门诊检查。目前，美国已经开展了 4 种快速 HIV 抗体检查，其中 2 项已经认可用于床旁。检查结果可从视觉上判断；阳性标本中的 HIV 抗体和附着于测试条上的 HIV 抗原结合，就会有颜色改变。EIA 的阳性结果还需要更特异性的检查来确定，比如 Western blot，免疫荧光分析或 HIV RNA 聚合酶链反应（HIV RNA-PCR）。如果既往 HIV 状态未知的产妇要临产，通过"opt-out"快速 HIV 测试呈阳性，为了确诊性检查而推迟治疗是不可行的。应该告诉准妈妈她的初步检查结果是阳性，新生儿可能感染 HIV。推荐立即开始抗反转录病毒预

防治疗。如果确诊检查结果为阴性，母亲与婴儿的抗反转录病毒治疗会被停止。

偶尔会出现假阳性和假阴性结果，以及不能确定检查结果。EIA 和 Western blot 检查都依赖于检测出 HIV 抗原的抗体，但是早期感染后可能有一段时间，还没有形成足够浓度的抗体水平或仍然检测不出。在这个窗口期，尽管检测结果是阴性，患者的传染性仍然很高。免疫抑制治疗也可能引起假阴性结果。假阳性 EIA 检测结果可能是由于自身免疫疾病、乙肝病毒免疫以及其他情况中的高效价。当 EIA 测试为阳性，随后的 Western blot 结果不足以明确诊断时，就会出现不确定检查结果。引起不确定结果的原因包括部分血清转化、器官移植、自身免疫性疾病、输血和进展期 AIDS。如果在妊娠早期出现不确定检测结果，可以推迟进行重复测试，因为在没有母亲感染指标的情况下，抗反转录病毒预防措施是建议在第一阶段后开始（但不要晚于妊娠 28 周）。

对于确诊 HIV 的患者，强烈建议进行孕前 HIV 咨询。咨询内容包括讨论母婴传播方式、避免传播的方法、妊娠期间安全的性行为以及开始抗反转录病毒治疗后优化母亲健康和营养的方法，并关注治疗对母亲和胎儿的潜在不利影响。也应该讨论一下避免以后怀孕的避孕方式、开始戒烟、药物的咨询、分娩方式选择和哺乳的替代方法。对于在产前检查中发现 HIV 阳性状态的妇女，在妊娠期或随后的产前访视中应该关注类似的问题。

四、HIV 的临床表现

据估计，多达 25% 的 HIV-1 感染者会在疾病发展的某个阶段需要手术。此外，生育年龄女性的感染率又在增加，所以麻醉医师在产房接触到 HIV 感染患者的概率增加。HIV 感染会影响多脏器功能，因条件性感染，滥用药物，社会和家庭问题、治疗性药物、肿瘤、病毒传播至医疗工作人员的风险等，使得医疗处理更加复杂化。下面的章节综述了 HIV 病毒对多脏器的影响。

1. 神经系统的影响

神经系统在 HIV 感染早期就会受到牵连，但是可能表现在疾病发展的任何一个阶段（表 36-1）。据统计，估计有 80% 的 AIDS 患者在尸检时发现有

表 36-1　HIV 感染的神经系统表现

早期（感染初期和潜伏期）
头痛
眼球后疼痛
抑郁
易怒
外周神经病变
视力障碍
晚期（AIDS）
脑病（艾滋病性痴呆综合征）
感染性 / 条件性脑脊髓膜炎
颅内占位（结核、淋巴瘤，卡波西肉瘤）
肌病（包括空泡性脊髓病、慢性末梢性对称性多神经炎）
自主神经功能障碍

神经系统异常，大约有一半患者有明显的中枢神经系统功能障碍的症状和体征。然而，多种高效抗逆转录病毒药物能够更好地进入大脑，这使得 HIV-1 相关的中枢神经系统疾病发生率降低。

跟其他慢病毒一样，系统性感染 HIV-1 后病毒会很快侵犯中枢神经系统。在原发感染的最早期阶段，可以从脑脊液中分离出 HIV-1 病毒。在这一阶段头痛、眼球后疼痛、抑郁、易怒及外周神经病变、视力障碍等神经系统障碍并不常见。也有报道出现类似于吉兰 - 巴雷综合征的急性炎症性脱髓鞘多神经病变，马尾神经综合征和急性无菌性脑炎。在严重的免疫功能不全状态或疾病发展到临床艾滋病时，患者更易得弥漫性脑病（又名艾滋病性痴呆综合征）、感染性 / 条件性脑脊髓膜炎（如隐球菌性或梅毒性）和颅内局部占位，如结核、淋巴瘤或者不常见的卡波西肉瘤。

在颅内肿瘤中可能出现脑血管并发症，如出血和血管炎。除此之外，中枢神经系统肿瘤可能导致脑组织水肿、颅内压升高、颅内血流动力学改变，或者出现明显的认知功能障碍致使患者无法依从和配合治疗。在感染的后期也可表现为肌病和局限性或弥漫性脊髓病。空泡性脊髓病会影响多达 20% 的艾滋病患者，主要侵犯胸段脊髓侧索和后索。虽然在 HIV 感染的各个阶段都可能出现周围神经病变，但 HIV 感染进展期或艾滋病患者常常发展为慢性末梢性对称性多神经炎，临床特征为麻木、触物疼痛、感觉异常、肌无力和深部腱反射减弱。在 HIV 进展的后期也会出现自主神经功能障碍，包括腹泻、晕厥、直立性低血压。

2. 呼吸系统表现

估计 70% 的 HIV 感染患者在疾病发展过程中至少出现一次 HIV 感染相关的肺部并发症。其病因包括多种细菌、病毒、真菌和寄生虫条件性感染以及一些非感染性因素。上呼吸道感染、急性支气管炎和急性鼻窦炎常常涉及到肺炎链球菌、流行性感冒嗜血杆菌和铜绿假单胞菌。这些细菌在感染或未感染 HIV 患者的临床病程都是相似的，但是 HIV 感染者更易于多次复发。而且，有证据表明 HIV 阳性患者的支气管炎更容易发展为支气管扩张；如果患者吸烟的话，会比非 HIV 人群更早地发展成肺气肿。HIV 感染患者发生细菌性肺炎的概率也较正常人频繁。疾病晚期患者多因为致病微生物，包括肺炎链球菌、流行性感冒嗜血杆菌以及金黄色葡萄球菌和铜绿假单胞菌和其他革兰阴性菌感染。HIV 患者的细菌性肺炎常并发脓肿、脓胸、肺内空洞形成等并发症。病毒也会导致临床肺炎，并可能在 HIV 的其他肺部及肺外并发症（包括肿瘤）中起关键作用。

在 20 世纪 80 年代早期，肺囊虫性肺炎（旧称肺孢子虫肺炎，pneumocystis carinii pneumonia，PCP）在 4 个同性恋男性中的暴发宣布了 HIV/ 艾滋病的流行。尽管当前广泛使用高效抗反转录病毒治疗和条件性感染预防治疗，PCP 在 HIV 感染者的呼吸系统疾病中仍占了很大比例。易感染 PCP 的患者通常 CD4$^+$ 细胞计数 $< 200 \times 10^6$/L（200 mm^3），表现为双侧浸润和严重的急性呼吸窘迫，可迅速发展为呼吸衰竭。所以，在 CD4$^+$ 细胞计数开始减少，或病情发展成艾滋病确定性疾病，或 HIV 的全身特征出现时，通常开始基本的预防性治疗。

结核是另一种与系统性 HIV 密切相关的肺部并发症，特别在静脉注射毒品者中多见，在育龄期妇女中呈上升趋势。结核分枝杆菌感染可出现在 HIV 疾病的任何阶段，从初期感染开始，或既往暴露后的再次激活。在 HIV 感染早期，结核可表现为肺叶实变和空洞；在 HIV 进展期患者可出现不确定的全身症状、肺外表现和多重耐药性，这会带来很大的死亡风险，以及对公共卫生的威胁。在 HIV/AIDS 的末期阶段多出现的其他肺部感染，包括鸟型分枝杆菌复合体和真菌感染，例如皮炎芽生菌、粗球孢子菌、新型隐球菌、烟曲真菌和荚膜组织胞浆菌。

在 HIV 阳性有潜在肺部症状的患者中，淋巴瘤、卡波西肉瘤和免疫重建炎性综合征可在没有感染的情况下出现。在疾病进展期患者，卡波西肉瘤能影响气管、支气管、肺实质、纵隔和肺门淋巴结，导致肺容积减少和气流阻塞。胸腔内的 B 淋巴细胞瘤更常出现在 HIV 的晚期。即使没有肿瘤包块，淋巴瘤也与胸腔积液、心包积液和腹腔渗出有关。最近刚发现的免疫重建炎性综合征似乎与高效抗反转录病毒治疗中抑制病毒复制所伴随的促炎作用有关，可能对多器官系统有深远影响。

3. 心脏系统表现

由于 HIV/AIDS 在全球的发生率增加和高效抗反转录病毒治疗出现后 HIV 感染者寿命的延长，HIV 感染后的心脏并发症似乎呈上升趋势。此外，HIV 感染的治疗本身也会引起心脏疾病。事实上，尸检报告显示估计有 1/3 的艾滋病患者有心肌炎的组织病理学改变。在另一项系列尸检中，约 24% 的 HIV/AIDS 患者有心脏疾病的迹象。最近关于 HIV/AIDS 患者心脏疾病的病因学进行了综述，病因包括 HIV 对心肌的直接作用，条件性感染，药物治疗的不良反应，非 HIV 的心脏风险因素，如高胆固醇血症、胰岛素抵抗和高血压因高效抗反转录病毒治疗而恶化，以及与获得 HIV 模式相关的生活方式，如静脉滥用毒品。

HIV/AIDS 患者可以表现为心包疾病、心肌疾病如心肌病、心肌炎、继发心脏肿瘤或药物性心肌损害，以及继发于细菌性或非细菌性心内膜炎的心内膜疾病。侵害因素涵盖从结核、卡波西肉瘤、淋巴瘤、组织包浆菌病、隐球菌病、曲霉菌病、单纯疱疹病毒、巨细胞病毒，弓形虫病到 HIV 本身。此外，高效抗反转录病毒治疗也被认为通过自身免疫反应或对心脏传导系统的直接损害，而导致心肌细胞功能障碍。违禁药物，如可卡因、甲基苯丙胺，还有一些处方药，如膦甲酸、多柔比星、喷他脒、两性霉素 B 和干扰素 α，也可能对 HIV/AIDS 患者有心脏毒性。

HIV 感染者更容易受其他心脏因素的影响，如心律失常、冠状动脉疾病、肺动脉高压、血管疾病、动脉瘤和静脉血栓。用于预防和治疗弓形虫病和肺囊虫性肺炎的药物毒性可能导致心律失常，尽管这类人群中内在的心肌疾病和心力衰竭也会导致心脏传导异常。冠状动脉疾病与 HIV/AIDS 感染者中的老龄人群有关，他们合并有高凝状态，代谢异常如高密度脂蛋白低、高血糖和脂营养不良，这些与脂蛋白抑制药有关。一般来说，延长高效抗反转录病毒治疗加速了动脉粥样硬化，增加冠心病和心肌梗死的危险。肺动脉高压的病因似乎与高凝状态、炎症和遗传因素有关。大致上 0.5% 的 HIV 患者进展为肺动脉高压。更惊人的是，据估计 HIV 感染者的深静脉血栓发生率可能比普通人群高 10 倍。

4. 血液系统表现

HIV 感染者的血液系统异常影响所有的细胞系而且出现在疾病早期。实际上，CD4$^+$ T 细胞计数的减少（通常因为 HIV-1 的直接作用，以及 CD8$^+$ T 淋巴细胞活化，细胞凋亡增加，T 细胞生成减少，及抑制性细胞因子活性等）是这种疾病的标志。除此之外，贫血、血小板减少、凝血功能异常也很常见。将近有 90% 未经治疗的艾滋病患者会发生贫血，特别是在感染的晚期阶段。女性、婴儿和儿童以及发展中国家的患者，其贫血发病率高于其他的 HIV 感染者。铁缺乏以及维生素和叶酸缺乏，也会导致这样的差异。红细胞寿命缩短，红细胞生成素产生障碍，骨髓红细胞生成不足和条件性感染是导致 HIV 感染人群发生贫血的其他原因。感染或恶性肿瘤导致的骨髓浸润、免疫反应效应、一些抗逆转录病毒药物的骨髓毒性、胃肠道失血也必须考虑。

HIV 感染患者血小板减少症的临床表现与特发性血小板减少性紫癜相似，发病原因是多因素的。病因包括血小板寿命缩短，脾稽留血小板增加，无功能的血小板生成。潜在的条件性感染、药物、恶性肿瘤及并发症导致的脾功能亢进，是引起血小板减少症的次要因素。虽然 HIV 相关的血小板减少症可以出现在 HIV 感染后任何时间阶段，但它的严重性与疾病发展相关。齐多夫定单一疗法和高效抗反转录病毒治疗已被证实可以改善 HIV 患者的血小板减少症。但是，抗反转录病毒治疗可能也会引起血小板减少症和其他血细胞减少。对于危及生命的血小板减少症，皮质醇治疗和静脉注射免疫球蛋白可产生暂时的及不确定的结局。

其他 HIV 感染相关的凝血功能异常可能会导致高凝状态，例如可出现在有狼疮抗凝物的患者。

5. 胃肠道表现

HIV 相关的胃肠道异常通常影响口腔、食管、胃和肝胆系统。虽然高效抗逆转录病毒治疗的广泛使用已经减少了这些并发症的发生，但是恶心、呕吐、腹泻和其他的胃肠道异常可以严重到引起电解质紊乱和恶病质的程度。HIV 的口腔表现可以归类为感染（病毒、细菌、真菌）、肿瘤、唾液腺疾病和一些混杂表现，有些与高效抗逆转录病毒治疗有关。其中口腔念珠菌病、单纯疱疹病毒溃疡、巨细胞病毒暴发会导致上颚、舌头、咽喉处烧灼样疼痛感，以及吞咽困难，和在气道操作时造成感染或出血风险。口腔卡波西肉瘤和口内非霍奇金淋巴瘤也会导致溃疡、出血及舌头、扁桃体和上颚的疼痛。

在高效抗反转录病毒治疗出现之前，大约 1/3 的 HIV 感染患者合并食管疾病，最常见念珠菌感染。巨细胞病毒和少见一些的单纯疱疹病毒可引起食管疾病，包括胃肠道的溃疡和穿孔。特发性食管溃疡是一种排除性诊断，可以单独存在或与感染引起的食管疾病并存。患者常表现为吞咽疼痛和吞咽困难，一旦病原体明确后，治疗效果往往很好。尽管数据显示 HIV 感染者的胃食管反流病发生率没有增加，但是反流仍然是常见主诉，应该像对待非 HIV 感染患者一样治疗。消化不良是胃食管反流的少见临床表现，对于这些患者要寻找导致 HIV 人群上腹部疼痛的其他原因，包括胃食管连接处的溃疡、胃和十二指肠黏膜疾病。引起胃部不适的其他原因包括巨细胞病毒和肿瘤，如非霍奇金淋巴瘤和卡波西肉瘤。

HIV 感染患者中肝胆疾病也很常见。在 HIV 感染的进展期胆道疾病会加重。虽然一些病原体与之有关，但是艾滋病胆道疾病的确切病因尚不清楚。乙肝病毒、丙肝病毒、巨细胞病毒、卡波西肉瘤、非霍奇金淋巴瘤和分枝杆菌感染是导致这些患者肝实质疾病的原因。更重要的是，接近 1/3 的 HIV 患者合并丙肝病毒感染，进而 HIV/HCV 双重感染加速了丙肝相关性肝病的发展，但是这两种病毒的相互作用机制尚不完全清楚。随着高效抗反转录病毒治疗的广泛使用，丙肝病毒导致的终末期肝病已经成为 HIV 感染患者死亡的重要原因。HIV 感染合并终末期肝病的患者更多地需要考虑原位肝移植。

6. 肾表现

HIV 的肾并发症是多种多样的，可以直接由 HIV 感染引起，或 HIV 感染的并发症导致，或非 HIV 相关合并症引起，这些使 HIV 感染的老龄患者易于发生慢性肾病。肾小球肾病包括多种免疫复合物介导的

HIV 相关肾病和 IgA 肾病，是人们所熟知的 HIV 并发症。与没有 HIV 感染的肾衰竭对照组相比，它们使 HIV 感染者因急性肾衰竭而住院的发生率增加。HIV 相关肾病以前定义为艾滋病肾病，其临床特征为严重的蛋白尿、血尿和氮质血症，可以在 HIV 疾病的任何阶段出现。虽然 HIV 相关肾病已被报道出现在所有 HIV 感染风险的人群中，包括 HIV 感染者的性伴侣和 HIV 感染母亲所生的孩子，但它不成比例地影响着非洲裔美国男性和静脉滥用毒品者。HIV 相关肾病患者从出现蛋白尿到发展为终末期肾病需要 3～4 个月的时间。但是可以通过抗反转录病毒治疗来预防和处理这种肾病。

许多 HIV 人群合并的肾功能障碍反映了潜在的系统性疾病病程的严重性及其感染的、肿瘤相关的或药物相关的并发症。细菌、分枝杆菌、病毒（最常见的巨细胞病毒）和真菌如假丝酵母菌、曲霉菌真菌、隐球菌，都与 HIV 感染者的肾疾病有关。肾淋巴瘤、淀粉样变、卡波西肉瘤和单纯钙化是影响 HIV 患者的浸润性病变。HIV/AIDS 严重阶段患者出现腹泻、营养不良、吸收不良或者中枢神经系统受累，导致水、电解质失衡和各种呼吸系统和代谢性障碍，也是急性肾动脉衰竭的额外危险因素。HIV 人群的急性肾衰竭也可因肾前性因素如低血容量和低血压；间质性病变如急性肾小管肾病、横纹肌溶解、溶血性尿毒症综合征和血栓性血小板减少性紫癜；或肾后性肾小管或输尿管梗阻所致。针对条件性感染和 HIV 的药物治疗也可能导致一些肾并发症。

慢性肾疾病与高效抗反转录病毒治疗后患者生存率提高，HIV 感染者老龄化，高血压和糖尿病的并发症有关，组成了 HIV 感染者肾功能障碍的另一个亚群。非洲裔美国人组成了一个庞大且日益增长的新近感染群体，他们发展为慢性肾病和终末期肾病的风险更高，因为与高加索人相比，其出现上述并发症的风险明显增加。肾动脉粥样硬化性狭窄、丙肝相关性肾病和影响普通人群的非 HIV 相关性疾病如 IgA 肾病，也容易引起老龄人群、静脉滥用毒品者，尤其是城市人口的肾衰竭。

五、传播途径：由母亲至婴儿的 HIV 感染

HIV 在母婴之间的传播可以发生在宫内、生产时以及产后哺乳期，但通常发生在分娩时。垂直传播的机制尚未完全阐明，推测可能与宫缩时病毒感染的母体血经胎盘输入到胎儿体内，或胎儿暴露于病毒污染的阴道分泌物和血液中有关。然而，经胎盘的 HIV 传播也可能发生于妊娠早期，在选择性堕胎的标本中已经检测到 HIV 病毒。事实上，在没有进行预防性抗反转录病毒治疗的 HIV 感染孕妇，携带有 CD4$^+$ 受体的滋养细胞中证实了 HIV 病毒序列的存在。有研究报道，在妊娠中期开始抗逆转录病毒治疗比在妊娠晚期开始能更有效地减少妊娠期 HIV 传播，这说明宫内传播更可能发生在妊娠 28～36 周。

在产后期，母乳喂养婴儿的母婴传播率可能高达 40%。尽管 HIV-1 通过哺乳传播的机制所知甚少，但传播的危险因素与母亲、婴儿和病毒的条件有关，包括 CD4$^+$ 细胞计数，母乳和血浆中的病毒含量，传染性，哺乳喂养时间，乳腺的健康状况，婴儿是否早产，以及婴儿有无口疮。最近证据显示，对泌乳期母亲进行高效抗逆转录病毒治疗可以减少经这条途径的传播。观察性和临床研究也证实，在哺乳期给予婴儿预防性治疗可以明显减少出生后的传播，但是无论是对母亲还是胎儿的治疗都不能完全去除哺乳期病毒传播的风险。因此，在拥有安全的、足够的、可获取的婴儿替代营养来源的发达国家，HIV 感染妇女不推荐母乳喂养。

母婴传播风险的量化已经取得进展（表 36-2），最新数据表明，病毒含量和垂直传播的风险有关。已经有研究明确报道，病毒量＜每毫升 1000 拷贝，传播率可低至检测不出。相反的，HIV-1 RNA 水平越高，母婴传播风险越大。然而，在未检测出病毒含量的女性仍然发现有母婴传播，也有报道显示血浆和生殖道的病毒含量不一致，尤其是存在生殖道的其他感染时。母亲在孕期采取抗逆转录病毒治疗是另一个母婴传播的独立性决定因素，提示了在婴儿暴露前进行预防的意义。流行病学和临床试验表明，HIV 感染妇女接受强效抗反转录病毒联合药物治疗，使病毒含量降低或至检测不到的程度，则病毒传播率非常低。和母婴传播相关的其他母亲因素包括低 CD4$^+$ 细胞计数、进展期 HIV 和营养不良、使用违禁药物或吸烟史及有性传播疾病。产科因素包括胎膜破裂时间延长、绒毛膜羊膜炎、产科干预措施如羊膜穿刺术或人工破膜以及分娩方式。在母婴传播中，低出生体重、早产和遗传易感性是胎儿方面的相关因素。由于围生期传播的多因素特性和抗反转录病毒治疗减少母婴传播的有效

表 36-2　HIV 母婴传播的危险因素 [1]

高病毒含量	低 CD4+ 细胞计数
母亲未行抗反转录病毒治疗	进展期 HIV 疾病
妊娠早期经胎盘感染	营养状态差
宫缩时经胎盘输血	使用违禁药物或吸烟史
暴露于阴道分泌物和血液	存在性传播疾病
母乳喂养	胎膜破裂时间延长
	绒毛膜羊膜炎
	产科干预措施
	低出生体重
	早产
	遗传易感性

（1）目前指南推荐产前和分娩期母亲联合治疗，出生后婴儿抗反转录病毒治疗

性，目前的指南推荐产前和分娩期母亲的联合治疗以及产后胎儿的抗反转录病毒治疗，以阻断围生期传播。给正在抗反转录病毒治疗且病毒含量未检测出的产妇安排剖宫产手术，似乎对胎儿没有明显的益处。然而，在这种情况下择期剖宫产是否对胎儿有利，现有的数据还不足以明确证实。在分娩开始或自发胎膜破裂后行择期剖宫产，似乎对胎儿有一些额外的保护。因此，美国妇产科协会针对 HIV-1 RNA 水平＞每毫升 1000 拷贝或 HIV-1 RNA 水平不明的孕妇，推荐于妊娠 38 周且在胎膜破裂和分娩开始之前行择期剖宫产术，以此减少母婴传播。

六、抗反转录病毒治疗：药物选择、治疗时机和不良反应

自从强效抗反转录病毒治疗出现并广泛应用后，HIV/AIDS 相关的并发症发病率和病死率已经急剧下降。据一项最大的艾滋病流行病学公共卫生数据，HIV 血清阳性的孕产妇中坚持抗反转录病毒联合治疗已经将工业化国家的母婴传播率减少至低于 2%。卫生与公众服务部在线出版和阶段性更新抗反转录病毒的治疗指南。HIV 感染产妇的抗反转录病毒治疗方案的最新推荐也可在 AIDSinfo 网站上 "living document" 中获得。简言之，药物联合方案是 HIV 治疗和预防母婴传播的标准方法。主要的药物包括核苷酸反转录酶抑制药、非核苷酸反转录酶抑制药、蛋白酶抑制药、融合抑制药、CCR5 拮抗药、整合酶链转移抑制药。对于首次治疗的患者，要达到持久的病毒抑制作用，推荐 2 种核苷酸反转录酶抑制药联合 1 种非核苷酸反转录酶抑制药、1 种蛋白酶抑制药或 1 种整合酶链转移抑制药的三联治疗。

虽然要权衡抗反转录病毒治疗的益处及其对母亲、胎儿和新生儿的潜在不利影响，但无论母体是否需要，为了保护胎儿，所有 HIV 感染的孕妇均应鼓励其接受产前抗反转录病毒联合治疗。因为抗反转录病毒治疗能通过减少母体病毒含量和给婴儿提供病毒暴露前、后的预防，因而降低母婴传播，故也推荐分娩期和产后胎儿的抗反转录病毒预防。总体来说，通常使用的抗反转录病毒药物在妊娠期和婴儿早期是安全的，但是对接受抗反转录病毒治疗的孩子的长期毒性作用仍然未知。例外的药物如：依法韦仑是一种非核苷酸反转录酶抑制药，动物实验表明，其与先天性无脑畸形、小眼畸形和面裂有关，在人体与神经管缺陷有关。替若福韦是一种核苷酸反转录酶抑制药，对胎儿骨骼产生不良影响。在整个孕期使用司坦夫定和地达诺新这两种核苷酸反转录酶抑制药的产妇，已有乳酸酸中毒和肝衰竭的报道。尽管数据是非确定性的且存在争议，但是这些以及其他核苷酸反转录酶抑制药也与有宫内暴露史的婴儿的线粒体毒性有关。这种罕见、多系统紊乱疾病的临床表现包括神经病变、肌肉病变、心肌病变、胰腺炎和发育迟缓。已有报道接受非核苷酸反转录酶抑制药奈韦拉平联合治疗的孕妇，其胎儿出现肝损害和高敏性皮肤反应。最后，孕期接受抗反转录病毒与蛋白酶抑制药联合治疗的妇女，其早产的风险还存在争议。然而，考虑到这种治疗对母亲健康和阻断母婴传播的明确益处，蛋白酶抑制药不应被拒绝使用。

孕妇理想的联合抗反转录病毒预防治疗方案包括 2 种核苷酸反转录酶抑制药联合 1 种非核苷酸反转录酶抑制药或 1 种蛋白酶抑制药。应该包括核苷酸反转录酶抑制药齐多夫定，除非产妇明确有药物抵抗，有毒性反应如严重贫血，或已经在使用有效抑制方案。拉米夫定是常常与齐多夫定联合使用的核苷酸反转录酶抑制药，深入研究表明它在孕期使用是安全的，对阻断母婴传播有效，因此是推荐使用的另一个药物。洛匹那韦 / 利托那韦是唯一可用的增强蛋白酶抑制药复方制剂，基于其有效性研究，是妊娠期推荐使用的蛋白酶抑制药。如果母体病毒含量足够低，没有母体使用适应证，三联方案可以在妊娠第一期后开始。已经接受稳定的抗反转录病毒方案治疗的患者，怀孕后

不应该改变或中断治疗，除非需用另一种药物替代依法韦仑和可能调整蛋白酶抑制药剂量。核苷酸反转录酶抑制药和非核苷酸反转录酶抑制药的药动学在妊娠期是不变的，但是发现蛋白酶抑制药的药物浓度降低。与通常一样，妊娠期对抗反转录病毒治疗的依从性应该最优化，为了最大程度抑制病毒复制及阻止病毒耐药；孕前和围生期咨询可以提高依从性，有助于控制药物不良反应，如恶心、呕吐。

抗反转录病毒药物有特殊的不良反应，可能与其他药物相互作用，或对患者的麻醉过程产生不利影响。作为一类药物，蛋白酶抑制药可引起高脂血症、血糖不耐受、肝脏毒性及胃肠功能紊乱。因为怀孕的妇女容易患妊娠期糖尿病，接受蛋白酶抑制药联合治疗的产妇应该密切监测高血糖的症状和体征。如果产妇出现严重的恶心、呕吐或者腹痛，需要停止抗反转录病毒治疗，应该要求她们同时停止、以后恢复所有的抗反转录病毒药物，以便使药物抵抗的发生率最小化。止吐药有助于减少不利的胃肠道不良反应，同时提高高效抗反转录病毒治疗的依从性。蛋白酶抑制药的另一个关注点是对细胞色素 P450 的抑制作用，这对一些药物的代谢很重要。总体来说，蛋白酶抑制药可以增强通过细胞色素 P450 代谢的药物的药效。已经发现利托那韦可以抑制芬太尼的代谢，提示使用一定蛋白酶抑制药的患者需要调整阿片类药物剂量。蛋白酶抑制药治疗中同时使用苯二氮䓬类药物时要小心，因为可能镇静时间延长。蛋白酶抑制药也影响美沙酮的代谢，可能导致显著的美沙酮浓度降低。患者同时使用蛋白酶抑制药和美沙酮治疗时，临床医师应该警惕美沙酮戒断症状的可能。临床医师也应牢记蛋白酶抑制药会延长出血时间，增加血友病患者自发性出血的发生率。最后一点，这些药物能增强血管收缩反应。因此，使用蛋白酶抑制药的产妇因子宫收缩乏力出现产后大出血时，应避免使用麦角生物碱如甲麦角新碱。如果没有可用的其他的子宫收缩药，甲麦角新碱应该小剂量短时间使用。

非核苷酸反转录酶抑制药的不良反应包括一些临床上明显的药物相互作用、肝毒性和皮疹，包括 Stevens-Johnson 综合征。已有报道非核苷酸反转录酶抑制药作为唯一的抗反转录病毒药物使用后出现快速耐药性。某些非核苷酸反转录酶抑制药诱导产生细胞色素 P450，可能降低麻醉和镇静药物的血药浓度，如咪达唑仑和芬太尼。其他与非核苷酸反转

录酶抑制药以及蛋白酶抑制药可能产生明显相互作用的药物包括降脂药（如他汀类）、钙通道阻断药、三唑类抗真菌药、口服避孕药、美沙酮、圣约翰草、免疫抑制药、抗惊厥药、抗结核分枝杆菌药、大环内酯类和其他的抗反转录病毒药物，这些作用通过诱导或抑制肝的药物代谢所致。临床肝炎和无症状的肝功能指标升高，伴有非特异性纳差、体重减轻或乏力，作为一组症状与非核苷酸反转录酶抑制药有关。奈韦拉平相关严重高敏反应已有报道，特点是突发流行性感冒样症状，可以进一步发展为暴发性肝衰竭，通常伴发横纹肌溶解。尽管其他非核苷酸反转录酶抑制药也有可能，但奈韦拉平最有可能导致 Stevens-Johnson 综合征和中毒性表皮坏死。这种严重皮肤反应的并发症包括体液丢失、细菌或真菌二重感染，最终导致多脏器衰竭。

核苷酸反转录酶抑制药的不良反应包括胃肠道功能紊乱、头痛、失眠、肝毒性、脂肪萎缩、周围神经病变和皮肤反应（表 36-3 至表 36-5）。齐多夫定可以引起骨髓抑制，表现为贫血和中性粒细胞减少。与其他核苷酸反转录酶抑制药的不良反应相比较，齐多夫定的恶心、呕吐和腹痛的发生率更高。齐多夫定、司坦夫定和地达诺新的肝毒性已有报道，其肝毒性与乳酸酸中毒和肝脂肪变性有关。长时间使用地达诺新也会引起非硬化性门静脉高压症。伴有乙肝感染的患者当开始使用或停止某些核苷酸反转录酶抑制药时，可能会出现严重的肝功能恶化。也有报道在使用阿巴卡韦时出现严重的高敏反应，起初常常表现出非特异性症状，如肌痛、寒战、发热、恶心和头痛。高敏反应会加重为呼吸困难、呼吸急促、低血压、明显的呼吸窘迫以及循环衰竭。易于出现这种高敏反应的患者再次接触阿巴卡韦时会出现更严重的反应，类似于速发型过敏反应。核苷酸反转录酶抑制药相关的神经系统障碍已有报道，表现为快速进展的上行性脱髓鞘性多发神经病变，可发展至呼吸麻痹，使用司坦夫定的发生率更高。这种症状类似吉兰-巴雷综合征，也可伴有乳酸酸中毒和明显的肌酐磷酸激酶升高。周围神经病变是扎西他滨、司坦夫定和地达诺新常见的不良反应，似乎与 HIV 感染的严重性有关。最后，核苷酸反转录酶抑制药的严重皮肤反应也有报道，类似于使用非核苷酸反转录酶抑制药后的皮肤反应。

表 36-3　HIV 感染的药物治疗：核苷酸反转录酶抑制药

药物分类	药物举例	这类药物的潜在不良反应
核苷 / 核苷酸逆转录酶抑制药	阿巴卡韦 地达诺新 恩曲他滨 拉米夫定 司坦夫定 替诺福韦 扎西他滨 齐多夫定	● 胃肠道功能紊乱 ● 头痛 ● 肝毒性 ● 周围神经病变 ● 皮肤反应
具体实例	**潜在不良反应**	
阿巴卡韦	● 严重高敏反应：非特异性早期症状（肌痛、寒战、发热、恶心、头痛）可加剧（呼吸困难、呼吸急促、低血压、明显的呼吸窘迫、循环衰竭），尤其是再次使用后	
地达诺新	● 乳酸性酸中毒、肝脂肪变性相关的肝毒性 ● 非硬化性门静脉高压 ● 周围神经病变	
司坦夫定	● 肝衰竭 ● 乳酸酸中毒 ● 线粒体毒性 ● 周围神经病变 ● 快速进展性上行性脱髓鞘性多发性神经病变，有可能进展成呼吸麻痹，可表现为乳酸酸中毒和肌酐磷酸激酶升高	
扎西他滨	● 周围神经病变	
齐多夫定	● 恶心、呕吐、腹痛 ● 乳酸性酸中毒、肝脂肪变性相关的肝毒性 ● 骨髓抑制（贫血、中性粒细胞减少症）	

表 36-4　HIV 感染的药物治疗：核苷酸反转录酶抑制药

药物分类	药物举例	这类药物的潜在不良反应
非核苷酸反转录酶抑制药	● 依法韦伦 ● 依曲韦林 ● 奈韦拉平	● 肝毒性 ● 临床肝炎 ● 无症状的肝功能指标升高 ● 诱导产生细胞色素 P450，麻醉及镇静药物的血清浓度降低（如咪达唑仑、芬太尼） ● 厌食、体重下降或乏力等非特异性症状 ● 肝代谢的诱导或抑制；与降脂药物、钙通道阻断药、美沙酮、圣约翰草、免疫抑制药、抗惊厥药、抗分枝杆菌药物、大环内酯类和其他抗反转录病毒药物的相互作用 ● 皮肤皮疹（如 Stevens-Johnson 综合征）
特殊药物	**潜在不良反应**	
奈韦拉平	● 肝毒性 ● 皮肤高敏反应（如 Stevens-Johnson 综合征中毒性表皮坏死）	

表 36-5 HIV 感染的药物治疗：蛋白酶抑制药

药物分类	药物举例	这类药物的潜在不良反应
蛋白酶抑制药	阿扎那韦	葡萄糖耐受不良
	茚地那韦	肝毒性
	洛匹那韦 / 利托那韦奈	胃肠道功能紊乱
	非那韦	剧烈血管收缩反应（麦角生物碱等）
	利托那韦	高血糖（如果有妊娠期糖尿病）
	沙奎那韦	高脂血症
		抑制细胞色素 P450，延长镇静时间（使用苯二氮䓬类药物时）
		降低美沙酮水平、美沙酮戒断症状（同时使用蛋白酶抑制药和美沙酮时）
		出血时间延长，自发性出血（有凝血障碍或抗凝物质）
特殊药物	**潜在不良反应**	
利托那韦	抑制芬太尼代谢（需要调整阿片类药物剂量）	

七、分娩和娩出的麻醉

HIV 感染产妇在妊娠期接受非产科或者产科手术、分娩和娩出、择期或急诊剖宫产手术或处理硬膜穿破后头痛时可能需要麻醉。对任何一个患有全身系统疾病的患者实施麻醉前，应熟知疾病的发展过程、常见合并症、患者现状和治疗用药方案是基本要求。HIV 感染产妇的管理也涉及多个医务人员组成的团队，包括在母婴医学、感染性疾病、儿科学和社会服务等方面的专业人士。虽然大多数感染 HIV 的孕妇在其他方面是健康的，病毒含量也低，但其他患者可能出现条件性感染、恶性肿瘤和疾病进展期的症状。患者或许不了解病情，尚未行抗反转录病毒治疗，或者选择不接受药物治疗。HIV 感染产妇的麻醉选择必须提前仔细考虑，涉及 HIV 感染的复杂性，HIV 疾病的广泛临床表现和胎儿的注意事项。了解阻止 HIV 对医疗工作者传播的措施也是最根本的。

虽然区域麻醉是产科麻醉中最常用的方式，但在急诊剖宫产中偶尔也会采用全身麻醉。在严重凝血功能障碍或脓毒症、患者要求等特殊临床情况下也会选择全身麻醉。尽管早期担心全身麻醉的免疫学改变和推荐 HIV 感染者不使用吸入性药物，但在 HIV 感染产妇全身麻醉仍然能安全地实施。没有足够证据表明全身麻醉所带来的暂时性免疫功能抑制在 HIV 感染人群中有临床意义，尚缺乏确定性研究。但是将所有 HIV 和其他潜在的免疫功能低下患者看作对感染特别易感者，可能是明智的。像通常一样，普遍性的无菌措施是合理的，必须采用。术前需要考虑的其他因素包括患者既往的肺部、心血管、肝和神经系统的功能

状态。麻醉药与抗反转录病毒药物的可能相互作用，颅内占位性病变改变脑血流动力学的可能性，因肝肾功能不全或明显恶病质所需的药物剂量调整等也应该考虑在内。如果有肺部临床表现，必须行胸部 X 线。在实施全身麻醉前应该了解全血细胞计数、肝功能及电解质情况。此外，HIV 感染产妇应接受阶段性 HIV 病毒定量检测、CD4$^+$ 细胞计数和胎儿的健康状况检查（如超声和非应激性检测，或生物物理学评估），这些是抗反转录病毒治疗和（或）产科的常规要求。

关于区域麻醉，硬膜外、腰麻硬膜外联合和蛛网膜下隙阻滞对于 HIV 感染者是安全的。中枢神经系统在 HIV 感染早期就受到了影响，但没有证据表明椎管内操作带来病毒播散到中枢神经系统的额外风险。如果采用严格的无菌技术，HIV 感染者似乎也并没有增加椎管内操作后出现感染并发症的风险。早期的顾虑包括 HIV 感染的血液可能进入脑脊液导致中枢神经系统感染，或 HIV 阳性患者既往存在的感染如脑脊髓膜炎，可能因区域麻醉而加重，针对这些已经进行了几个小样本研究。Hughes 等前瞻性随访了 30 个 HIV 感染产妇，她们在分娩时接受过区域麻醉，或静脉注射阿片类药物或无镇痛，结果发现在神经系统、感染或免疫功能方面都没有差异。Gershon 等比较了 96 个 HIV 阳性产妇的围生期并发症，这些产妇在分娩中接受了全身麻醉、区域麻醉、局部麻醉药 / 静脉镇静药或无麻醉，研究结果表明无差异。在一项更新的研究中，Avidan 等发现与对照组 45 个 HIV 阴性产妇相比，44 例在蛛网膜下隙麻醉下行剖宫产术的产妇，在围术期并发症、免疫功能改变或病毒含量增加的发生率方面没有区别。值得注意的是，在后一

项研究中，所有产妇都正在接受抗反转录病毒治疗。尽管在这些研究中接受区域麻醉的患者数量比较少，但证据显示硬膜外和蛛网膜下隙阻滞可以用于 HIV 阳性孕妇，没有不利影响。

区域麻醉对 HIV 感染者的潜在风险应该提前与患者沟通。HIV 的中枢神经系统表现可能到病程后期才会明显，因此存在这样的顾虑，即远期的神经系统功能缺陷可能被归因于椎管内操作。这样的顾虑尚未被证实，因为硬膜外或蛛网膜下隙操作与发生神经系统功能缺陷之间的短暂联系是不大可能的。但是，周围神经病变是 HIV 患者最常见的神经系统并发症，HIV 阳性人群感染其他可能影响中枢神经系统的性传播疾病（如梅毒）的风险也很高，因此，推荐用文件记录以往存在的一切疾病。牢记这一点是有帮助的，即存在 HIV 相关自主神经病变的患者在椎管内阻滞后低血压反应可能加重。当给 HIV 感染患者实施或辅助进行有创操作时，推荐一些特殊的保护措施以避免感染，包括穿长外衣和戴眼罩。应该考虑到椎管内操作处是否有局部感染，这可能是区域麻醉的禁忌证。HIV 引起的血小板减少症很少严重到影响区域麻醉的程度，然而血小板计数和明确抗反转录病毒治疗对血小板功能的影响是必要的。

在围术期，麻醉医师可能面临输注血液制品的相关抉择，包括适当的目标血红蛋白水平、输注时机和需要哪种血液制品。HIV 感染患者常伴有贫血、血小板减少症和（或）其他的与 HIV/AIDS、其并发症或抗反转录病毒治疗相关的凝血障碍。这些异常的治疗应该个体化，权衡相对的风险和益处。以往有流行病学证据表明，贫血和 HIV 感染患者的死亡率增加呈正相关。在一项疾病预防与控制中心大样本的观察性队列研究中，HIV 患者中对贫血的治疗与死亡风险的降低密切相关。然而，由 Moore 和同事进行的一项队列研究表明，虽然用红细胞生成素逐步治疗贫血可以改善预后，但输血会缩短 HIV 患者的生存时间。这一现象的假设机制包括免疫缺陷患者对血源性感染污染物的易感性增加，输血相关的免疫抑制（认为是通过细胞因子介导）和 HIV 表达与复制的短暂性激活。除了这些顾虑外，围术期在急性和持续性失血、凝血障碍恶化或严重贫血等情况下，输注血液制品可能是恰当的。在这些情况下，要仔细权衡相对的风险和益处，对于所有患者，都应该严格随访是否有输血后急性并发症。

如何治疗硬脊膜刺破后头痛的问题经常出现，这

是一个少见的椎管内麻醉并发症。以往有这样的担心，HIV 感染的血液进入硬膜外腔或在意外的硬脊膜穿破后进入蛛网膜下隙，可能因病原体进入中枢神经系统而带来无法接受的风险。最新的研究和临床经验表明，硬膜外血补丁的方法可以用于 HIV 感染者发生硬膜穿破后头痛的治疗。在一项研究中，6 名 HIV 血清反应阳性的男性因诊断性腰穿出现硬膜穿破后头痛而给予硬膜外血补丁，Tom 等进行了随访，未发现 24 个月后有神经学或感染方面的不良后果。一般认为中枢神经系统感染发生在 HIV 病程的早期，常常先于其他症状出现，因此，硬膜外血补丁不可能引起新的中枢神经系统感染。总的来说，过去 25 年的临床研究和大量的临床经验已经证明区域麻醉的安全性。正如非 HIV 感染的患者，在没有禁忌证存在的情况下，区域麻醉是 HIV 阳性产妇的选择。类似的，对包括 HIV 阳性个体在内的所有患者，如果保守治疗失败，硬膜外血补丁仍然是治疗硬膜穿破后头痛的"金标准"。

有关最大程度减少 HIV 传播给医务人员的措施中，防止暴露于血液和体液仍然是阻止传播的基础。可能接触到血液、脑脊液、羊水和其他的感染物时，手套、面罩和眼罩是普通使用的防护措施。恶劣的污染环境中须穿全身长度的外衣。避免被携带有 HIV 感染血液的针或其他锐器刺破皮肤，是另一个保护医务人员安全的核心环节。皮肤刺破后 HIV 的传播风险约为 0.3%，与暴露于来自感染源的大量血液有关，也可能发生于较深的割伤，中空针头的损伤或有肉眼可见污染的针头的损伤。如果暴露于可能的感染源，立即清理伤口并建议评估风险。推荐暴露后预防性抗反转录病毒治疗。

八、结论

自从该病毒被首次发现以来，几十年来 HIV 广泛传播，目前全世界大约有 4000 万 HIV 感染者。据估计约一半为女性，育龄期妇女母婴传播越来越受到关注。如果不予处理，HIV 阳性母亲所分娩的婴儿估计有 25% 通过宫内、在产程和经阴道分娩中，或产后哺乳时感染 HIV。鉴于感染 HIV 的女性数量持续增加，产科的医务人员将有更高的几率不可避免地接诊 HIV 阳性患者。HIV 感染的孕妇需要早期筛查和咨询，仔细评估其他合并症，及时给予高效抗反转录

病毒治疗，以及如上所述的麻醉干预。产妇在妊娠期的任何阶段因非产科手术、急诊剖宫产、分娩镇痛或处理椎管内阻滞并发症如硬膜穿破后头痛，而需要麻醉管理。虽然 HIV 血清阳性的产妇必须评估 HIV 疾病的许多潜在并发症，但是并没有区域麻醉、全身麻醉或及时给予硬膜外血补丁的特异性禁忌证。当然必须全面防护以使职业感染风险最低。早期 HIV 筛查，高效抗反转录病毒治疗的应用增加，对母婴传播方式的警惕性提高，以及 HIV 疫苗最终将会改善母亲预后，大幅降低垂直传播率。

要　点

- 在全世界新增确诊 HIV 感染患者中，育龄期妇女比重逐渐增加。
- 产妇早期发现 HIV 感染并给予随后的咨询、尽早开始抗反转录病毒治疗，是降低母婴传播的策略组成。
- HIV 涉及多器官系统，也对麻醉产生诸多影响。
- 麻醉医生师该意识到系统性 HIV 感染的复杂性，以及抗反转录病毒治疗的常见药物相互作用。
- HIV 感染产妇采用椎管内麻醉被认为是安全的。
- 保守治疗无效的 HIV 感染者硬膜穿破后头痛的治疗，硬膜外血补丁是一个确定性操作。
- 鼓励医务工作者遵循普遍的无菌防护措施，避免针头刺破皮肤，目的在于使 HIV 职业暴露的风险最小化。

第37章

妊娠期肝肾疾病

（Michael Paech 著，梁洪金 译，侯丽宏 校）

一、肾疾病

1. 引言

妊娠期肾疾病不常见，估计发病率为 0.1%。它可能是怀孕前肾疾病的延续（例如系统性红斑狼疮、肾小球肾炎），或发生在产前或产时因产科疾病累及肾所致（例如子痫前期、妊娠期急性脂肪肝），或怀孕后短期出现的［例如由于创伤、产后出血或血栓性微血管病导致的急性肾衰竭（acute kidney failure，ARF）］。既往存在的多系统功能紊乱常常累及肾（例如糖尿病肾病、高血压肾病），在一般人群中，超过 50% 的慢性肾衰竭是由糖尿病和高血压引起。有些肾疾病是器官特异性的（例如尿路感染、一些遗传性疾病）。

近年来患严重肾疾病女性的产科预后似乎有明显改善，很大程度上是因为使用促红细胞生成素治疗贫血，对高血压的管理更加合理，对终末期或急性肾衰竭患者的高流量透析，以及新生儿医疗质量的提升。患有肾疾病女性的麻醉管理需遵循适用于非妊娠患者的原则，同时因生理差异和妊娠期用药的考虑，麻醉管理也需要很多改变。

2. 妊娠期肾生理改变及其意义

在妊娠期间，肾解剖和功能以及体液和电解质方面会有许多变化（表 37-1）。肾体积增加 30%，大小增加 1cm，这主要是由于孕酮、雌激素、一氧化氮和循环中卵巢激素松弛素增加引起广泛性血管扩张，而使肾血流量增加 75%～80% 所致。肾盂肾盏和输尿管扩张在右侧更加明显，主要是由于妊娠子宫压迫和右侧卵巢静脉充血导致。

与肾血流一样，肾小球滤过率（glomerular filtration

表 37-1　妊娠期肾解剖及生理学变化

参　数	变化方向	大致幅度
肾体积	增加	增加 30%
尿道	扩张	
肾血流量	增加	50%
肾小球滤过率	增加	50%
肌酐清除率	增加	40%～65%
蛋白排泄	增加	正常值高限 300mg/d
葡萄糖排泄	增加	
钙和氨基酸排泄	增加	
血浆容量	增加	50%
总体液	增加	6～8L
血浆渗透压	降低	5～10 mmol/L
阴离子间隙	降低	至 5～11
血清碳酸氢钠	降低	4～5 μmol/L
血清钠	降低	
血清钾	无变化	

rate，GFR）在妊娠很早期就增加，到孕中期增加约 50%（从 100～150ml/min）。在肌酐产生量不变的情况下，肌酐清除率的明显增加引起血清尿素和肌酐下降（正常值：40～90μmol/L，孕中期和孕晚期的上限分别是 80μmol/L 和 90μmol/L（1.02mg/dl）。尿蛋白增加至正常范围的最大值 300mg/24h。肾小管对葡萄糖的重吸收减少，促进妊娠期糖尿病的发展。有严重肾疾病的女性其 GFR 可能无法增加，任何进一步的损害，如出血或给予肾毒性药物〔例如非甾体抗炎药（non-steroidal anti-inflammatory drug，NSAID）〕，可以导致肾功能严重降低。肾小管重吸收碳酸氢盐减少，引起血清碳酸氢盐减少 4～5μmol/L（4～5mEq/L），这可以代偿妊娠期呼吸性碱中毒。健康的肾增加维生素 D 和肾素、红细胞生成素的生成。总体液增加 6～8L，血浆渗透压则下降。那些无法充分增加生成量的患者会出现正色素性正红球性贫血、维生素 D 缺乏和血容量下降。

需要注意的是，妊娠期间血清尿素和（或）肌酐正常或稍有升高可能预示着严重的肾功能损害。在孕早期血清肌酐值 > 70μmol/L（0.8mg/dl）必须进一步评估肾功能。血清白蛋白生理性下降和妊娠晚期水肿可类似肾病综合征。很早就出现子痫前期，包括蛋白尿的女性，可能合并未被发现的慢性肾疾病，所以应该请肾病科医生会诊。任何蛋白尿性子痫前期都会增加产后微蛋白尿的风险，尽管 GFR 估计值和健康妇女是近似的。

孕期的生理变化需要 3 个月才能消失，所以应该对肾功能异常或出现子痫前期蛋白尿的女性进行产后监测和指导。

3. 慢性肾疾病：对母亲和胎儿的影响

在 1/750～1/3000 妊娠者中发现有慢性肾疾病，其临床表现及生化指标可能无异常，但即使是病程早

期对妊娠预后也会产生影响。另外，虽然这种影响在临床上可能检测不到，但妊娠能通过加重内皮损伤、改变免疫功能和炎症反应而对异常的肾功能产生不利影响。

大多数女性在怀孕前有轻微肾功能损害〔血清肌酐 < 124μmol/L 或者 1.4mg/dl（表 37-2）〕和控制良好的高血压，对长期肾功能的影响甚微或无明显不良反应。有一些证据提示肾损害会带来更多的产科并发症如早产、剖宫产以及新生儿需要重症监护等，但是如果产前准备充分大多数女性的预后良好。

肾损害和高血压的严重程度与妊娠预后相关，所以在肾损害 3～5 期〔血肌酐为 124～220μmol/L 或者 1.4～2.5mg/dl，代表中到重度损害（表 37-2）〕的女性，或者有大量蛋白尿、高血压控制差、反复尿道感染的女性，对妊娠引起的肾血流增加耐受性差。她们不但更有可能承受不佳的妊娠预后（不育、流产、围生期死亡），而且也会出现肾功能的继续下降。

有蛋白尿的早发型子痫前期女性中，约 20% 有尚未发现的慢性肾疾病；确诊的中到重度慢性肾疾病妇女中，40%～80% 发展为子痫前期。在子痫前期后，终末期肾病的绝对风险非常低，但子痫前期是慢性肾疾病的一个标志，明显增加其相对风险。

妊娠期间预后和管理的许多方面与肾功能不全的临床特征和严重性有关，而不是疾病的种类。由专科医生早期进行产前评估，监测肾功能、血压和蛋白尿（表 37-3），必要时测试中段尿有无感染及做肾超声判断有无泌尿道梗阻，这些都可用于发现问题及指导治疗。超声检查是肾系统的重要影像学手段，可由 MRI 进行补充，尤其是在肾包块的诊断中。

4. 妊娠期间急性肾衰竭

有多种原因可以导致妊娠期间急性肾衰竭（表 37-4），但极少发生（发生率为 1%～3%；10 000～

表 37-2　慢性肾疾病的严重性

分　期	GFR	GFR 估计值〔ml/（min·1.73m²）〕	血清肌酐值〔μmol/L（mg/dl）〕
1	正常	> 90	至 90（1.02）
2	轻微病变	60～89	106～124（1.2～1.4）
3	中度病变	30～59	124～220（1.4～2.5）
4	严重病变	15～29	超过 220（2.5）
5	肾衰竭	< 15	

GFR. 肾小球滤过率

表 37-3　妊娠期肾疾病的监测

参　数	详　情
尿	每 4~6 周检查感染、蛋白尿、血尿
血压	定期复查，治疗目标为收缩压 16~18.7kPa（120~140mmHg）和舒张压 9.3~12kPa（70~90mmHg）
肾功能	检测血清尿素和肌酐，3~5 级肾病和妊娠晚期时要更频繁。估算蛋白:肌酐比值很方便（> 30 mg/μmol 为异常）
血细胞计数 /血涂片	监测血红蛋白，应用铁剂和促红细胞生成素使其达到 100~110g/L
尿道	妊娠 12 周行超声检查，如果有梗阻表现时需复查

15 000 妊娠女性中有 1 例需要透析）。急性肾衰竭的母亲病死率为 5%~30%，发生脓毒症时病死率更高。急性肾衰竭通常是产科常见并发症导致的，如重症子痫前期、产后出血或产褥败血症；但也会与非常少见并发症同时发生，如妊娠期急性脂肪肝或溶血尿毒症综合征。除了急性肾小管坏死之外，双侧肾皮质坏死可能性更大，尤其在高龄产妇中。延迟恢复的患者可能需要肾活检，但绝大多数患者的肾功能可以恢复正常。

膀胱破裂后腹腔中的尿素和肌酐被体循环重吸收可导致假性肾衰竭，与子宫破裂或者阴道分娩滞产有关，而且当时膀胱内未置入导尿管。其表现为腹水、肠梗阻以及急性肾衰竭的实验室指标，或者是在外科手术探查中偶然发现的。

5. 妊娠期间肾替代治疗（透析）

急性肾替代治疗的经验是建立在非妊娠患者之上的，所以可能并不足够，除非妊娠的生理改变被考虑在内。麻醉医师应该和患者的肾病医师、产科医师以及透析护士相互沟通，决定患者目前的血红蛋白、血压、体液及电解质水平以及使用抗凝药与透析的

表 37-4　妊娠期急性肾衰竭的原因

重度子痫前期
妊娠急性脂肪肝
慢性肾疾病的急性恶化
肾损伤，尤其是脓毒症及产科出血，但也包括药物毒性和妊娠剧吐
尿路梗阻
溶血性尿毒症综合征与血栓性血小板减少性紫癜
多发性骨髓瘤和其他骨髓增生性疾病

必要性。

已经在透析的女性的妊娠率低（1.5%），但透析方案的改进以及促红细胞生成素的广泛使用（用更高的剂量）减少了无排卵率，提高了受孕率以及妊娠预后。可以减少对蛋白质的限制，这样能改善母亲和胎儿的营养。

已经有肾损害的女性怀孕后，发展为终末期肾衰竭时，也可能需要透析，这类人群会生出重体重儿。透析的指征包括难治性的容量超负荷、高钾血症、母亲血 pH < 7.2，血肌酐 350~400μmol/L（4~4.5mg/dl）或者 GFR 低于 20ml/min。透析女性中 30%~50% 有高血压，其中 10% 发展为子痫前期，20% 高血压加重。贫血很常见，因为血容量的增长超过红细胞的生成，为了维持足够的血红蛋白浓度，促红细胞生成素的剂量可能需翻倍使用。

这些女性中妊娠结局良好的正逐渐增多，预后更好的主要是那些在怀孕前已经短期透析的，以及在需要透析前已经到妊娠后期的女性。早产（自发性或者医源性）、羊水过多、胎儿生长迟缓非常常见，胎儿和新生儿的死亡率总和约为 30%。目前的关注重点是通过增加透析时间，通常是通过增加频率（一般每天透析，每周透析时间 > 20h）和透析前的血尿素维持在 5~8μmol/L（30~50 mg/dl）来改善胎儿预后。肝素化达到最低治疗剂量即可，可以减少产科出血，高危孕妇为预防子痫前期必须使用低剂量阿司匹林。接受持续性行走性腹膜透析的女性的妊娠成功率及相关围生期死亡率，似乎与接受血液透析者相似。发生腹膜炎的比例较低，除腹腔积血外，可能会导致流产或早产，也许需要手术处理。

6. 肾移植

尽管接受肾移植后的育龄期女性的受孕率仍较低，但已经明显地提高了，尤其是如果患者病情稳定、没有或者少量蛋白尿、血压控制良好、没有肾盂肾盏扩张、血肌酐 < 133μmol/L（1.5mg/dl）以及服用低剂量泼尼松龙、硫唑嘌呤和环孢素时。在胰腺肾联合移植后也有可能成功妊娠。

如果肾功能良好、免疫抑制方案稳定，移植时间较短的肾功能也能够在妊娠期维持。长期移植后的肾功能很少受到影响。尽管最近有证据证实吗替麦考酚酯对胎儿和新生儿有不良反应，禁忌使用，但三联免疫抑制治疗仍应持续至整个孕期。

最常见的母体疾病是既往存在的或激素诱发的高血压、泌尿系感染、子痫前期和糖皮质激素所致的糖耐量减退。婴儿出生缺陷并没有增加，但是早产、发育小于胎龄和新生儿死亡引起的胎儿丢失是增多的。肾移植母亲的孩子的长期童年发育似乎正常。妊娠期间急性排斥很少，但是应该使用激素及免疫球蛋白治疗，因为抗淋巴细胞球蛋白和利妥昔单抗的安全性未知。

肾捐献者与正常人群的产科预后相同，但是与捐献前怀孕相比，其有更多的胎儿死亡（大约20%比10%）、妊娠糖尿病、妊娠高血压和子痫前期。

7. 合并肾疾病孕妇的麻醉注意事项

（1）手术前评估：一些肾病变影响大多数机体系统，因此需要系统的术前评估。在心血管系统、高血压和加速动脉粥样硬化的症状和体征很常见。高钾血症、高镁血症和慢性代谢性酸中毒是常见的生化特征。肠道吸收钙减少，磷酸盐排泄受阻，因此导致高

磷血症，钙盐沉积在软组织，慢性肾衰竭时发生骨软化症。应行心电图检查以发现高钾血症的体征，其可致心室功能障碍和急性心律失常；Q-T间期延长反映的是低钙血症。在慢性肾衰竭、低白蛋白血症和血浆胶体渗透压低时，如果有容量过负荷，易于发展成肺水肿。表面活性物质的生成减少增加术后肺不张的风险，抗感染能力减退增加肺炎的风险。

正如正细胞正色素性贫血、糖耐量减退和妊娠期糖尿病也很常见，尽管重组促红细胞生成素的广泛使用降低了慢性贫血的发生率。胃激惹及胃肠道出血的风险增加。尿毒症患者恶心、呕吐很常见，但是合并肾疾病的孕妇更可能有其他病因。肾功能不全的中枢神经系统表现，如神志混乱或者惊厥，在妊娠期间很少出现，是终末期疾病的不良征兆。

（2）药物治疗：妊娠期关于药物安全的知识非常重要（表37-5）。有特殊临床相关性的是，不仅在妊娠早期，而且在中晚期给予血管紧张素转化

表 37-5　妊娠相关的肾和肝疾病中药物使用的安全性

药　物	FDA 分类	注　释
止吐药		
甲氧氯普胺	B	妊娠期使用似乎是安全的
昂丹司琼	B	需要更多的孕早期使用信息，后期使用可能是安全的
丙氯拉嗪	C	有报道异常的，但因果关系不确定。可能影响新生儿锥体外系
异丙嗪	C	可能导致新生儿呼吸抑制
抗凝药		
阿司匹林	C/D	低剂量可能是安全的。潜在的生长发育迟缓、出血和酸中毒。临产时使用，动脉导管过早闭合
依诺肝素	B	证据不足，但广泛使用
肝素	C	不通过胎盘
抗高血压药物		
血管紧张素转化酶抑制药，血管紧张素受体拮抗药	C/D	避免使用。妊娠早期使用导致严重畸形，晚期使用出现羊水过少、肾衰竭、颅骨增生，死亡
β受体阻滞药	C/D	生长迟缓，心动过缓，低血压
钙通道阻断药	C	在动物出现胚胎疾病，但人的数据不足
其　他		
熊去氧胆酸	B	低风险
泼尼松龙	C	低风险。可能增加腭裂、肾上腺皮质功能不全的风险
硫唑嘌呤	D	低风险
环孢素	C	低风险
他克莫司	C	可能安全
拉米夫定	C	低风险
干扰素	C	不推荐
吗替麦考酚酯	C	数据有限，但是不推荐

酶抑制药和血管紧张素Ⅱ受体拮抗药，可使胎儿畸形的概率增加3倍，高达25%的胎儿和新生儿死亡，因此禁忌使用。任何作用于胎儿肾素-血管紧张素-醛固酮轴上的药物在妊娠期应该停止或者避免使用。NSAIDs有肾毒性，也必须避免使用。除了有糖尿病肾病和容量依赖性高血压的女性外，通常避免使用利尿药。在抑制子宫收缩时硝苯地平可能优于β受体激动药，因为β受体激动药能导致低钾血症，这在失盐性间质性肾病中非常危险。硫酸镁经肾排泄，因此在子痫前期和子痫期应该降低输注速度，并且监测血清镁浓度。

环磷酰胺和吗替麦考酚酯等免疫抑制药物是有胎儿毒性的，但是环孢素、阿扎胞苷、他克莫司以及激素没有致畸性，被认为是安全的，但是西罗莫司安全性未知。

肾功能不全改变了许多药物的药动学。低血清白蛋白和代谢性酸中毒可能增加一些药物的游离药物浓度，药物的分布容积通常也增加，肾替代治疗可能影响药物浓度，部分或者大部分由肾清除的药物活性被延长。这可能要求监测药物浓度和调整剂量（表37-6），包括在全身麻醉期间。

慢性肾衰竭时仍推荐母乳喂养。大多数相关药物

表37-6　肾衰竭时的药物剂量

药　物	剂　量
镇痛药	
芬太尼、阿芬太尼、瑞芬太尼	无变化
吗啡、二醋吗啡	不能经透析清除。避免使用，因为有活性的代谢产物吗啡-3-葡萄糖醛酸和吗啡-6-葡萄糖醛酸蓄积
可待因、双氢可待因	吗啡代谢物的蓄积可能会延长药效
羟考酮	把剂量降低约50%
丁丙诺啡	无变化
对乙酰氨基酚（扑热息痛）	无变化
非甾体类抗炎药	禁忌使用，因为进一步降低肾小球滤过率
曲马朵	减少剂量或增加使用的时间间隔，因为有活性的代谢产物蓄积
麻醉药	
丙泊酚、硫喷妥钠、氯胺酮	无变化
异氟烷、地氟烷	无变化
七氟烷	避免使用，因为潜在的氟化物蓄积和毒性
琥珀胆碱、阿曲库铵、顺式阿曲库铵	无变化
维库溴铵、罗库溴铵、泮库溴铵	无变化，但避免重复使用，因为可能蓄积
有镇静效能的药物	
咪达唑仑	减少剂量
可乐定	无变化
吩噻嗪类、苯丁酮类	无变化
抗生素	
青霉素类、头孢菌素类	剂量减少约50%
庆大霉素	减少剂量，增加时间间隔和监测浓度
心血管药物	
α肾上腺素能受体阻滞药、 钙通道阻断药、硝酸甘油	无变化
β肾上腺素能受体阻滞药	减少剂量
抗心律失常药物	无变化
地高辛	减少剂量和监测浓度

（续表）

药　物	剂　量
甲基多巴	因肾排泄原因，药物持续时间延长
利尿药	通常避免使用
其他药物	
甲氧氯普胺	无变化
雷尼替丁	剂量减少约 50%
低分子肝素	减少剂量
缩宫素	无变化，但警惕体液潴留
麦角新碱、麦角新素	无变化
镁	减少剂量和监测浓度
环孢素、他克莫司	如果可能避免使用，需要时增加剂量
硫唑嘌呤	如果可能避免使用，需要时使用最低有效剂量

的母乳转移可以忽略不计，因此被认为是安全的，如泼尼松、血管紧张素转化酶抑制药和硫唑嘌呤。其他的如免疫抑制药环孢素和他克莫司能转移入母乳，但在哺乳期使用也认为是可以接受的。

（3）麻醉评估和全身麻醉：有轻微肾疾病但是肾功能和血压正常的患者无须特别担心。与此相反，当对患有中到重度肾损害、终末期肾衰竭或者透析的女性实施麻醉时，需要考虑很多因素。在妊娠早期这些患者应被判定为高危人群，产科、肾科和麻醉科医生应联合起来制订合适的监测和管理计划。对于产科麻醉，一般推荐适用于非妊娠患者，但有特殊问题需要考虑。

应该评估产妇血容量，目的是维持血压、肾和胎盘的灌注。大量体液或血容量丢失可能难以耐受，应该考虑监测中心静脉压。如果患者有严重高血压，及预计或出现了大量失血，动脉血压监测是有用的。电解质紊乱需要纠正，高钾血症（＞ 6.0mEq/L 或者 6.0mmol/L）时，可用静脉输入葡萄糖、胰岛素、β 肾上腺素能受体激动药或者透析治疗。

糖尿病的治疗可能需要输注胰岛素和葡萄糖，及时发现并纠正贫血，已经适应低血红蛋白的患者应该小心地避免输血。如果血红蛋白浓度＜ 80g/L（8g/dl），可应用促红细胞生成素，初始剂量增加 50%，目标是血红蛋白浓度达到 100～110g/L（10～11g/dl）或者转铁蛋白饱和度＜ 0.30。可考虑静脉输注铁剂，但是应该给予更小剂量以使胎儿铁离子中毒的风险最

小。肾病患者易于出现胃排空延迟，建议进行全面预防胃内容物吸入。应避免使用主要经肾排泄的药物或者调整剂量（表 37-6）。

使用类固醇的患者的感染风险增加，如果每日剂量超过 7.5～10mg，需要额外的类固醇保护。控制感染对于移植后或者其他免疫抑制治疗的女性尤其重要，这些人发生泌尿道和巨细胞病毒感染的概率更高。

虽然基因型正常但假性胆碱酯酶不足的患者，有报道称琥珀胆碱的作用时间延长。通气中高碳酸血症导致细胞外酸中毒，引起细胞内钾向细胞外间隙转移，加重高钾血症。高镁血症时非除极肌松药的药效增强。使用琥珀胆碱后钾离子的释放并没有增加，但正常的钾释放也可能诱发心律失常。尿毒症破坏血 - 脑屏障，导致对诱导药物的反应过度。避免使用经肾排泄的神经肌肉阻滞药物，阿曲库铵和顺式阿曲库铵优于维库溴铵或罗库溴铵。建议硬膜外吗啡的剂量小一些，因为吗啡 -3- 葡萄糖醛酸和吗啡 -6- 葡萄糖醛酸的分泌受损，而芬太尼因其代谢产物无活性，所以是推荐全身使用的阿片类药物。NSAIDs 有肾毒性，不应该使用。

有肾损害的患者容易发生血栓，因此经常需要抗血栓治疗。这些患者感染的风险也增加，所以在实施有创性操作时应严格无菌。动静脉瘘必须加强护理，在分娩或者麻醉时应保护或包扎好。静脉置管位置应远离瘘口，尽可能选用对侧肢体。

有骨软化症的患者容易骨折，特别是区域阻滞后，所以摆放体位和移动时要密切关注。如果肾脏浓缩能

力下降，会加剧术后水钠潴留，然而发热、呕吐、手术及出血引起的体液丢失会导致低血容量。

分娩后必须给予最适宜的护理等级，通常需要高级别监护，可以持续密切监测水电解质平衡。

（4）椎管内麻醉：区域阻滞前应该在术前记录外周神经病变，也要记住并存的自主神经病变可能导致胃排空延迟。

与全身麻醉相比，没有证据显示有肾损害的孕妇行区域麻醉能更多获益。椎管内阻滞的安全性并没有被证实，但在没有血小板和凝血异常的患者似乎是可接受的。在区域阻滞之前最好避免给予容量负荷，因为舒张末容积的少量增加也会导致肺水肿。普遍认为硬膜外置管对于肾病患者是安全的，也已经用于患者的肾移植手术，但是存在一些潜在危险，包括硬膜外血肿。要考虑同时使用低分子肝素治疗时的作用，血小板计数可能正常或降低，尤其是合并子痫前期存在时。尽管标准凝血测试趋于正常，但有中重度肾疾病患者的 vWF 因子活性可能是降低的，因此，理想的特异性血液学检测应在孕早期进行。

在紧急分娩或剖宫产时，推荐行血栓弹力图检查，但其有效性尚未证实。异常出血可以用去氨加压素（D-desmethyl-arginine，DDAVP）处理，也应该考虑重组 Ⅶ a 因子的作用。

即使在肾移植手术患者中，硬膜外布比卡因的分布并没有改变。由于高动力循环和酸中毒对局部麻醉药结合和药动学的影响，蛛网膜下隙阻滞起效可能更快，阻滞区域可能增加 1～2 个节段，但是阻滞持续时间缩短。

8. 妊娠中累及肾的疾病

（1）糖尿病肾病：患 1 型糖尿病后 10～15 年可发展为糖尿病肾病，这使得约 5% 胰岛素依赖型糖尿病孕妇的病情复杂化。推荐孕前评估和监测。尽管糖尿病肾病增加围生期风险，但是有微量蛋白尿和肾功能储备良好孕妇的新生儿预后较好。血管紧张素转化酶抑制药应该停用，将抗高血压药物换为甲基多巴、拉贝洛尔或者硝苯地平等更安全的药物。子痫前期（尤其有明显的肾病时）和尿路感染更可能使妊娠复杂化，但似乎并不影响疾病进展。鉴于没有多少育龄期糖尿病女性有明显的肾损害，因此母亲的预后通常都很好。

（2）肾小球肾炎：是对一系列条件符合肾小球炎症的非特异性描述，不管其是否为原发性肾疾病或

系统性疾病的一部分。诊断和病理亚型分类依据临床表现和肾活检，肾活检的并发症发生率在妊娠期较低，但并不建议采用，除非检查结果能够改变治疗方案时。患者可表现为有急性有症状性疾病（血尿、水肿、肌酐升高）或者慢性无症状性疾病（微量血尿、蛋白尿、缓慢上升的肌酐）。肾病综合征与利尿药抵抗性水肿有关，高血压可能需要血管紧张素转化酶抑制药和血管紧张素 Ⅱ 受体阻断药治疗，但是这些药物增加急性肾损害和高钾血症的风险。抗凝物质的丢失增加会发生血栓栓塞。

妊娠期感染后肾小球肾炎并不常见，但是易发生在咽喉部链球菌感染后。肾损伤的严重程度和狼疮肾炎的存在决定妊娠结局。

（3）系统性红斑狼疮：是多系统自身免疫性疾病，主要发生在育龄期女性。狼疮肾炎可导致高血压，60% 患者发病 3 年内会出现。一些患者抗心磷脂 IgG和 IgM 抗体阳性，其他患者有狼疮抗凝因子，这与不良妊娠预后相关。妊娠增加肾病或者血液病突然恶化的风险。患有狼疮肾炎的女性怀孕时通常处于疾病静止期且病情控制良好，所以结局较好。子宫动脉多普勒无异常以及无狼疮红斑是预后良好的指标。如果肾炎处于活动期，则围生期预后不好，在妊娠后这些女性的器官损害会增加。总之，与没有狼疮肾炎的女性相比，患有肾炎的孕妇更易于出现胎儿异常、妊娠诱发高血压以及低体重新生儿，其他的妊娠预后类似。

治疗的基础是低剂量激素（＜ 20mg/d 时减少诱发高血压或妊娠糖尿病的风险），可接受的药物如羟化氯喹和硫唑嘌呤，有狼疮抗凝物的患者使用阿司匹林和低分子肝素（妊娠期间排泄增加，每日给药2次）。

患系统性红斑狼疮母亲的孩子中约 2% 也会发病，这是多基因性疾病，与环境因素也有关。

（4）抗磷脂综合征：可单独发病，或与其他自身免疫性疾病相关，特点是明显的妊娠期并发症，尤其是复发性流产和复发性动静脉血栓。肾是主要的靶器官，病理改变包括肾病、肾动脉狭窄和血栓形成、肾梗死和广泛的肾血管系统改变。妊娠早期推荐使用阿司匹林，也可以使用低分子肝素，特别是之前有并发症的。患系统性红斑狼疮女性的抗磷脂抗体也为阳性时，肾炎和高血压的发病率更高。

（5）尿路感染：泌尿系梗阻和尿道扩张容易引起感染，这是妊娠期腹痛最常见的原因，可能引起早产。

孕妇中有 3%～7% 存在菌尿，2%～30% 有尿路

感染，1% 有急性肾盂肾炎，通常发生在孕中期。对于反复感染的女性，应通过肾超声及实验室检测来密切监测肾功能是否有恶化。预防性应用抗生素可以减少后期感染率，保护肾功能。肾盂肾炎最常由大肠埃希菌和 B 型链球菌感染所致，所以头孢曲松可作为初始治疗抗生素的合理选择。尿路感染与早产及生长迟缓有关，但是并不会增加围生期的死亡率。

一些有感染性休克、溶血、血小板减少症、肺水肿以及成人呼吸窘迫综合征的女性必须重症监护。据推测在妊娠期间低胶体渗透压和血浆纤维蛋白浓度是肺部并发症易感性明显增加的原因。

梗阻和尿路感染的一个少见并发症是泌尿系的非创伤性破裂。在一组病例里，5 个患者需要肾切除，1 例在术前死亡，还有 2 例胎儿宫内死亡。

（6）反流性肾病和尿路结石：肾盂积水是正常生理改变，开始于妊娠的前 3 个月。它加重尿潴留，更容易形成尿路结石、尿路感染和肾盂肾炎。这些并发症与流产、高血压、早产以及胎儿生长迟缓有关。

反流性肾病在育龄期女性常见，肾瘢痕形成是尿路感染和后期肾损害的重要原因。一些严重反流的女性患者在妊娠前行输尿管再植术是有益的，或者早期透析能改善胎儿预后。妊娠期间有菌尿的患者中 50% 有瘢痕形成，因此如果检测到菌尿，循环使用抗生素对于预防有症状性感染有效。

尿路梗阻原因可以是肾盂输尿管连接处梗阻、输尿管囊肿或最常见的结石。有症状的结石在妊娠期并不增加（发生率 1/1500～1/2500），因为结石形成的底物及抑制药（镁、柠檬酸盐、黏多糖、急性糖蛋白）的分泌都增加。输尿管结石发病率是肾结石的 2 倍，大部分为磷酸钙（羟磷灰石），其次是草酸钙。肾绞痛的诊断非常困难，因为侧腹部疼痛和其他症状与妊娠期的一些状况相似，但是肉眼或者显微镜下血尿几乎总是存在的。基于成像方式不同，增强螺旋 CT 已经代替静脉尿路造影，作为非妊娠患者的影像学检查的选择，但是尽管常规超声检查的敏感性及特异性均差许多，它仍是妊娠期的首选，以避免放射性暴露。高达 40% 有症状的尿路结石患者会早产。

1/3 的结石患者需要干预，对于合并败血症和梗阻的患者除了静脉输液、抗生素和镇痛外，还需引流和取石治疗。这些患者中 70%～90% 在保守治疗后能恢复，如硬膜外镇痛或 β 肾上腺素能阻断来刺激输尿管收缩。即使是非结石性肾盂积水也可能需要输

尿管支架或者经皮肾造口术，这可以在区域或者全身麻醉、超声或射线引导下进行（有盆腔防护措施）。体外碎石可能导致分娩或者损害胎儿听力，所以最好避免，但是有取石篮、可充气或者激光碎石功能的可弯曲输尿管镜是安全的，并且成功率高。

（7）常染色体显性遗传性多囊肾病（autosomal dominant polycystic kidney disease，ADPKD）：是一种膜蛋白不完全外显的遗传疾病，有 5% 新突变率，发病率为 1/400～1/1000 存活婴儿。由于肾囊性扩大，最终 50% 的患者需要肾替代治疗，该病是肾衰竭最常见的遗传病因。囊肿也常见于肝和胰腺，但通常都无症状。1/20 的患者中发现有颅内动脉瘤，但是高血压性或者缺血性卒中比脑出血更常见。二尖瓣脱垂也会发生。新的治疗药物正在动物疾病模型上研发，包括托伐普坦（一种血管紧张素受体 2 拮抗药）、奥曲肽、西罗莫司和依维莫司。

临床表现在生命后期才会典型，所以孕妇通常无症状，其肾功能逐渐下降与妊娠次数增加和怀孕时有中到重度疾病有关。孕前咨询和专家指导的目的在于控制高血压和治疗并发症，因为 25% 女性患者发展为高血压，11% 的发展为子痫前期。有正常肾功能血压正常的孕妇妊娠过程一般无并发症。

（8）系统性硬化症（硬皮病）：患系统性硬化症（硬皮病）的女性病情稳定时，其妊娠期通常是顺利的，但是有高血压、肾危象和胎儿宫内生长迟缓的风险。除了胃食管反流外，其他症状可以改善，但是监测肾和心血管并发症仍是必须的。理想且安全的治疗是口服羟化氯喹和静脉输注丙种球蛋白，而不是环磷酰胺。

（9）结节性硬化症：是多系统常染色体显性遗传疾病，特征为皮肤、脑、肾和肺的良性增殖。50% 的患者发现有血管平滑肌脂肪瘤，通常双侧多发，这些错构瘤会引起惊厥或者肾出血。尽管孕妇中结节性硬化症鲜有报道，但是麻醉通常不需特别关注，剖宫产中采用硬膜外镇痛和全身麻醉都有阐述。对于孕妇结节性硬化症导致的慢性非肿瘤性疼痛的管理也有报道。

（10）血管性疾病：Wegener 肉芽肿和 Churg-Strauss 综合征是伴抗中性粒细胞细胞质抗体的小血管炎性病。血管壁发炎和坏死，引起发热、夜间盗汗和体重减轻。Churg-Strauss 综合征患者会发展为嗜酸性肉芽肿病变，以及哮喘恶化，但这个疾病男性多发，

因此孕妇发病少见。上呼吸道疾病、鼻出血、鼻梁坍塌和急性肾衰竭是 Wegener 肉芽肿病的特征。

非妊娠期的治疗是用大剂量激素和环磷酰胺，但是环磷酰胺在妊娠期是禁忌使用的。可能需要血浆置换，并且母亲的死亡率高。4～6 周缓解的患者抗中性粒细胞细胞质抗体阴性，在缓解期前应避免怀孕。胎盘似乎不受血管病理改变的影响，所以胎儿死亡率和并发症发病率低。烟雾病是血管狭窄或者阻塞性疾病，主要是亚裔发病。它通常影响脑血管循环，但也可能存在肾动脉狭窄。

Takayasu 动脉炎是一种少见的慢性炎症疾病，育龄期女性发病率高，影响主动脉及包括肾动脉在内的主要分支。已有报道在使用泼尼松龙、阿达木单抗和初始应用来氟米特的同时成功妊娠的案例，但一般在缓解期才考虑怀孕，因为血管内容量的增加会加重主动脉瓣反流、高血压和心力衰竭。如果需要给予麻醉，则应该评估是否有器官缺血，并改善血管内容量。无脉患者的监测比较困难。推荐采用滴定法区域麻醉，能维持稳定的血流动力学，并获得对脑循环的监测。

（11）血栓性微血管病：血栓性血小板减少性紫癜（thrombotic thrombo-cytopenic purpura，TTP）和溶血尿毒症综合征少见，是潜在致死性疾病，与严重子痫前期和妊娠期急性脂肪肝有共同特征，如血小板减少症和微血管性溶血性贫血，使得这类疾病诊断困难。妊娠可能促使疾病急性发作，现在认为血栓性血小板减少性紫癜是由于缺乏 vWF 裂解金属蛋白酶（ADAMTS13）。可通过使用新鲜冰冻血浆、血浆净化、血制品以及某些情况下产前和产后使用激素等方法提高血小板数量。

溶血尿毒症综合征（尤其在儿童与大肠埃希菌毒素无关时）是一种散发或者家族性疾病，其特征为非免疫性溶血性贫血、血小板减少、2/3 病例有肾衰竭（肾微循环的血小板血栓形成），可能与胎盘广泛内皮细胞病变碎片的沉积有关。系统性疾病、恶性高血压、恶性肿瘤和血栓性血小板减少性紫癜都是诱发因素。妊娠期溶血尿毒症综合征发病率估计为 1/25 000，分娩前（与子痫前期相关）或者分娩后（与急性肾衰竭表现相似）都可能发生。患有这些疾病的母亲病死率是 5%～25%，主要由于左心室衰竭等肾外并发症，但是肾衰竭的严重性和持续时间能预测长期预后。透析时间超过 28d 的患者不太可能恢复到正常肾功能，围生期病死率高达 30%～80%。将胎儿剖出后母亲并

没有明显的获益，但是宫内死亡和医源性早产常见。

当需要紧急处理和剖宫产时，麻醉医师非常有可能遇到有上述疾病之一的妊娠妇女。应监测全血细胞计数和肾功能。如果分娩后病程持续达 8～72h，需行血浆净化治疗。

（12）Goodpasture 综合征、Alport 综合征、Bartter 综合征和 Gitelman 综合征：Goodpasture 综合征是一种自身免疫性疾病，其特征是有针对肾和肺泡基底膜胶原蛋白Ⅳ的抗肾小球基底膜抗体。患者出现严重进行性肾小球肾炎和肺出血所致咯血。治疗包括激素、细胞毒性免疫抑制药（阻止进一步肾损害）和间断血浆净化（清除循环中抗基底膜抗体）。成功妊娠的个案报道几乎没有，可能并发子痫前期、肾功能减退和产后进展为终末期肾病。Alport 综合征是一种基底膜Ⅳ型胶原蛋白基因多种突变（大多数为 X 连锁）所致的少见遗传性疾病。诊断是基于临床表现、肾活检和分子遗传学检测，其特征包括不同程度的肾小球肾炎，有时耳蜗或眼肌受累，尤其是神经性耳聋。妊娠对此血管病理性疾病的影响所知甚少，有报道在一例轻微病变的女性没有影响，另一例疾病控制良好的女性迅速恶化至肾衰竭。Bartter 综合征是一种罕见的累及 Henle 上升襻氯离子转运的常染色体隐性遗传病，其特征为严重低钾血症、代谢性碱中毒、醛固酮增多症和血压正常。临床表现包括生长受限、肌肉无力、腹部绞痛、多尿和多饮。产科和麻醉管理目标是恢复正常血钾水平，但即便是静脉注射和口服补充的积极替代治疗，低钾血症可能仍然存在。过度换气所致低碳酸血症可加重血清内钾离子降低，推荐产妇使用有效的区域镇痛。因为血管紧张素转化酶抑制药是禁忌，可使用保钾利尿药（阿米洛利和螺内酯）。由于血管加压素抵抗，区域阻滞引起的低血压是一个潜在的问题，但妊娠似乎预后良好。Gitelman 综合征是一种罕见的（发生率为 1/40 000）肾小管共转运体缺陷的常染色体隐性遗传病，可导致镁、钠、钾和钙从尿中排泄增加，但很少进展到终末期肾病。补充镁和钾（校正至正常不太可能）和心电图等系列监测，50% 的患者有 Q-T 间期延长，所以应避免进一步延长 Q-T 间期的药物。

（13）肾小管酸中毒：特点是肾小球滤过率正常时肾氢离子排泄仍不充分。1 型肾小管酸中毒是常染色体显性遗传病，影响远端肾小管，而 2 型累及近端肾小管。这两型均导致高氯性代谢性酸中毒，但阴离

子间隙正常。怀孕的报道很少，其中一篇描述两个孕妇都并发高血压，但无不良产妇或胎儿事件。

（14）肾肿瘤：尽管可能需要早期分娩，但怀孕的年轻女性诊断出肾恶性占位时，对癌症如肾母细胞瘤（Wilm 瘤）或透明细胞癌的治疗在妊娠期间是不变的。磁共振成像是最好的诊断方法，后期在产前行超声检查，这样就避免了胎儿辐射。Wilm 瘤在手术、化疗和放疗后预后良好，在妊娠期可安全地进行腹腔镜下肾切除术。

二、肝胆疾病

1. 简介

怀孕期间肝功能检查异常和黄疸并不常见（0.3%～3%），约 1/500 女性发展为严重肝病。肝功能检查的异常主要与子痫前期所致急性肝病，急性脂肪肝和急性病毒性肝炎相关。由于血清学检测需要时间，肝活检通常由于凝血异常而禁忌采用或者不适合作为首选检查，所以诊断可能是困难的。多学科专家会诊对于预防疾病进展和确定最佳分娩时机通常是有益的。最安全的影像学方法是超声检查，但无造影剂的 MRI（钆对胎儿的影响未知）也是安全的。如果需要行肝胆外科手术，孕中期通常是最佳时机。有严重肝疾病时，孕妇和围生期死亡率可能非常高。

妊娠期间会出现各种先天性和获得性肝疾病（表 37-7）。最常见的疾病是病毒性肝炎（尤其是慢性乙肝），但一些妊娠特异性的少见疾病［如妊娠剧吐、妊娠肝内胆汁淤积症（intrahepatic cholestasis of pregnancy，IHCP）、妊娠期急性脂肪肝］是胎儿死亡的常见原因，偶尔导致孕妇死亡。孕妇肝硬化、肝门脉高压、急性肝衰竭或肝破裂给麻醉带来重大挑战。

怀孕期间一些肝疾病会恶化，例如胆总管囊肿破裂、肝腺瘤增生、诱发急性间歇性卟啉病、肝门静脉高压食管静脉曲张出血和急性肝炎进展为肝衰竭。与此相反，一些不常见的肝疾病对孕妇和胎儿预后很少或不会造成风险。例如高胆红素血症，以非结合胆红素（Gilbert 病）或结合胆红素升高（Dubin-Johnson 和 Rotor 综合征）为特征，是一类相对良性疾病。约 50% 患有这些疾病的妇女在孕期胆红素浓度上升，但胎儿预后结果非常好。

一些多系统疾病累及肝（例如系统性红斑狼疮、血色素沉着症、肝卟啉症、包虫病），但这些疾病中最常见和潜在最严重的是子痫前期。这一疾病在别处详细阐述。

2. 肝生理变化及其影响

妊娠期肝大小无明显改变，尽管有其他主要的心血管变化，但肝血流保持不变，从而显著减少其所占心排血量比例。在妊娠晚期门静脉和食管静脉压力升高，对雌激素的反应使得有些女性出现肝疾病的红斑，例如蜘蛛痣和肝掌。实验室检查的正常范围发生改变，血清碱性磷酸酶逐渐上升至 300%，主要是因为胎盘同工酶的生成。其他提示肝损伤的酶改变轻微，如血清天冬氨酸氨基转移酶（aspartate aminotransferase，AST）和丙氨酸氨基转氨酶（alanine aminotransferase，ALT）保持不变（表 37-8）。

影响药物分布的药动学改变包括分布容积增加，依赖于肝血流的药物清除率下降，血清白蛋白（通常降至 30g/L）和血浆蛋白浓度的稀释性降低。血清球蛋白的变化很小（表 37-8）。

纤维蛋白原、因子Ⅶ，Ⅷ，Ⅸ，Ⅹ 和血管性血友病因子等凝血因子合成增加。凝血功能检测保持在正常范围。一些 Wilson 病患者血浆铜蓝蛋白水平可能达到正常，转铁蛋白和一些特异性结合蛋白质（例如甲状腺素、维生素 D 和皮质类固醇结合蛋白）增加。卟啉代谢有微小变化，血清胆红素保持不变。妊娠至足月前血清三酰甘油和胆固醇浓度逐渐增加（表 37-8）。

3. 急性肝衰竭

妊娠期急性肝衰竭是由于爆发性病毒性肝炎、妊娠急性脂肪肝、重度子痫前期、肝毒素中毒（例如 α 甲基多巴或者对乙酰氨基酚［（扑热息痛）过量］，或罕见的情况如红斑及镰状细胞疾病、遗传性出血性毛细血管扩张（Osler-Weber-Rendu 综合征）、Wilson 病、肝硬化（由于曲张静脉出血或感染）恶化等急性疾病引起的肝细胞功能障碍所致。心血管方面改变包括全身血管阻力降低、心排血量增加，类似于感染性休克的表现。呼吸系统病变如肺水肿或感染、胸腔积液或成年人呼吸窘迫综合征，或脑水肿所致通气不足等可导致低氧血症。肝肾综合征以少尿、肾衰竭和短暂糖尿病尿崩症为特征。糖原异生缺陷和胰岛素摄取不足会导致低血糖。经常出现弥散性血管内凝血和水电解质异常，支持治疗、血浆净化、体外灌注

表 37-7　妊娠期肝脏疾病的分类

类　别	特定疾病	最常出现的孕期
妊娠相关	妊娠剧吐	1
	妊娠期肝内胆汁淤积症	2～3
	子痫前期（HELLP 综合征）伴或不伴随肝血肿 / 肝破裂	晚 2, 3
	妊娠期急性脂肪肝	3，产后
慢性	自身免疫性肝炎	1～3
	慢性病毒性肝炎（B 和 C）	1～3
	肝硬化和门脉高压	1～3
	Wilson 病	1～3
	原发性硬化性胆管炎和原发性胆汁性肝硬化	1～3
同时发生	急性病毒性肝炎（A 和 E）	1～3
	其他急性肝炎	1～3
	布卡综合征	1～3，产后
	药物性肝毒性	1～3
	急性胆结石	1～3
	其他胆胰疾病	1～3
	肝血肿 / 肝破裂	3，产后
	脓毒症	3，产后
	包虫病	1～3

HELLP. 溶血、肝酶升高、低血小板

表 37-8　正常妊娠相关的肝脏及生化变化

参　数	与非妊娠期相比的变化	最大变化出现的妊娠期
血红蛋白	降低	2
白细胞计数	升高	2
血小板计数	无或轻微下降	
胆红素	无	
丙氨酸氨基转移酶（ALT）	无	
天门冬氨酸氨基转移酶（AST）	无	
碱性磷酸酶（ALP）	升高 100%～300%	3
γ 谷胺酰转肽酶（GGT）	无或轻微下降	
乳酸脱氢酶（LDH）	无或轻微升高	3
凝血酶原时间	无	
血清白蛋白	降低 20%～60%	2
α 球蛋白	轻微升高	3
β 球蛋白	轻微升高	3
γ 球蛋白	无或轻微下降	3
血清纤维蛋白原	升高 50%	2
铜蓝蛋白	升高	3
转铁蛋白	升高	3
血管假性血友病因子（vWF）	升高	2
α 甲胎蛋白	中度升高	3
三酰甘油	升高 100%～300%	3
胆固醇	升高 50%～100%	3

及激素有潜在的疗效。肝衰竭的产妇和胎儿病死率很高，有一组的 26 例患者中病死率分别为 40% 和 60%。

4. 肝破裂

肝破裂是一种罕见的灾难性事件，多数由于创伤引起。也可发生自发肝破裂，由于肿瘤、严重子痫前期引起包膜下血肿（发生率为 1%）、脓肿（化脓性、阿米巴、寄生虫）或可卡因滥用所致。子痫前期合并肝破裂常发生在孕晚期或者围生期，导致肝右叶上段和前段实质内血肿，沿着右叶下缘破裂。

急性右上象限区腹痛、腹膜炎和低血容量是肝破裂的诊断性特征。比较好的影像检查是对比增强 CT 扫描，但是病情不稳定者必须通过腹部超声、诊断性腹腔灌洗或者剖腹探查来诊断。胎儿和母体死亡率接近 30%～50%。病情稳定的和形成包裹性血肿的患者采用基于观察和输血的非手术方法更好。不稳定的患者需要肝血管造影、早期动脉栓塞或者探查性手术进行外科填塞、缝合、结扎或部分切除。

5. 肝移植

约 75% 的女性在育龄期接受肝移植，移植后恢复生育能力，所以成功受孕很常见。尽管胆汁淤积、贫血、宫内感染和早产的概率更高，但有高达 70% 的肝移植孕妇可以生一个健康宝宝。建议怀孕推迟至移植后 1 年，但是在持续进行免疫抑制治疗下，妊娠似乎并不会促进移植排斥或损害肝功能。吗替麦考酚酯与孕早期流产相关，并增加先天畸形的风险，所以应该停用。他克莫司和环孢素能继续使用，但不建议母乳喂养。

移植后患者接受麻醉时需要注意移植肝的生理功能，肝功能的储备以及免疫抑制相关的问题。

6. 合并肝疾病孕妇的麻醉注意事项

全身麻醉的基本目标是维持肝肾血流和避免肝毒性，不同的疾病有其特殊的麻醉要求（表 37-9）。尽管丙泊酚可能比地氟烷有更高的肝氧耗，但是因其在肝硬化时有正常的药动学以及不改变肝血流，所以是适合的静脉麻醉诱导药。地氟烷似乎是挥发性麻醉药的选择，因为它有可忽略不计的肝代谢，但它不像丙泊酚麻醉一样能维持肝血流。长时间使用异氟烷引起正常个体的肝细胞功能轻微紊乱，氧化亚氮应避免

使用。琥珀胆碱不是禁忌，但在低血浆胆碱酯酶时可能会导致神经肌肉阻滞时间延长。阿曲库铵和顺式阿曲库铵为首选的非除极神经肌肉阻断药物，因为其他肌松药有肝代谢，罗库溴铵在有肝损害的患者中显示出极大的个体差异。

表 37-9 某些肝疾病的关键麻醉要点

妊娠剧吐	适当的止吐治疗
	纠正体液和电解质失衡
妊娠期肝内胆汁淤积症（intrahepatic cholestasis of pregnancy，IHCP）	检查肝功能及凝血状态
	准备剖宫产
	做好产后出血的准备
妊娠急性脂肪肝（acute fatty liver of pregnancy，AFLP）	优化重症治疗中的医疗条件
	纠正凝血功能障碍、低血糖和其他异常
	计划剖宫产术的麻醉方案（采用区域麻醉，除非因凝血功能障碍或脑病而禁忌）
	对于全身麻醉，在严重肝功能不全时使用适量的麻醉和镇痛药物
	为围生期或产后出血做准备
	组织术后重症处理及监测
Wilson 病	检查和监测肝功能、凝血状态
	考虑食管静脉曲张或延髓受累的影响
	采用重度肝功能不全患者适合的麻醉技术和药物做好产后出血的准备
布卡综合征	监测肝功能、凝血状态、血液指标
	考虑抗凝治疗的意义
	使用重度肝功能不全患者适合的麻醉药物

麻醉医师应该了解肝（和肾）疾病中所使用的药物，以及它们在妊娠中的使用分级（表 37-5）。医护人员通过血液接触有感染肝炎的风险，因此，要给予特别的处理和普遍性的预防措施。肝疾病患者可能增加血栓栓塞或产后出血的风险，在拟实施麻醉前和术后护理时需要重点考虑。

在暴发性肝衰竭时，由于代谢功能差和脑病相关的中枢抑制，患者对麻醉药物和阿片类镇痛药的反应过度。肝血流量随二氧化碳浓度、正压通气、容量改变，尤其是血压的变化而变化，没有自我调节能力。

麻醉医师可能需要管理择期或急诊剖宫产或者急诊肝移植。需要解决的最严重两个问题是凝血障碍和脑病（表现为不安、精神错乱、扑翼样震颤、癫痫、精神病或昏迷）。有一些麻醉方式可以选择，因凝血障碍、神志不清或手术需要经常禁忌选择区域麻醉。

由于控制通气和麻醉药物效应，全身麻醉可降低肝血流量，但丙泊酚诱导后可在吸入麻醉药和输注丙泊酚中任选其一。药物作用时间可能延长，所以密切监测和滴定给药必不可少。大多数患者需要持续术后机械通气和重症监护，以及血液透析或血浆置换。对乙酰氨基酚（扑热息痛）剂量应大大减少，因为肝谷胱甘肽耗竭可能导致在正常剂量后肝中心区域坏死。

7. 妊娠期累及肝的疾病

（1）妊娠剧吐：大部分女性在妊娠早期经历恶心和呕吐。一些孕妇这种情况持续到妊娠中期，但这种难治的和拖延的恶心呕吐导致脱水和营养不良、体重下降 5%、体液和电解质紊乱，这称之为妊娠剧吐。报道的发病率差别很大，从 0.3%～2%，严重的呕吐通常在妊娠 20 周时缓解，但也可以持续存在。病因可能是激素、胃动力和自主神经系统的相互作用，肥胖、多次妊娠、低龄、糖尿病、葡萄胎和卟啉症是其危险因素。除了低出生体重，只有在最严重的情况下胎儿的预后才差。

呕吐导致孕产妇脱水、酮症、体重减轻、反流性食管炎和电解质紊乱，特别是严重低钠血症、低钾血症和低氯性碱中毒。由于人绒毛膜促性腺激素水平升高，60% 患者出现生化上的甲状腺功能亢进；15%～50% 的患者因雌激素水平高时出现营养不良而有可逆的肝功能检查异常。血清间接胆红素和 ALP 浓度略有增加，转氨酶如 ALT 可能增加 20 倍（达到 1000U/L）。少见的并发症有食管破裂、纵隔气肿、肾衰竭、误吸和维生素 B_1 缺乏后 Wernicke 脑病。

呕吐症状的治疗和监测需要住院几天（有时多次住院）。大多数止吐药在妊娠期是安全的，包括甲氧氯普胺、氟哌利多、抗组胺药和 5- 羟色胺 3 受体拮抗药。麻醉医师可能被咨询关于止吐药的使用，需要注意患者目前的治疗，其中可能包括组胺 2 受体阻滞药或治疗食管炎的质子泵抑制药，静脉输液补液（晶体钠盐，根据需要补钾），肠外或肠内营养使用叶酸、维生素 B_6 和维生素 B_1 纠正维生素缺乏，还有心理上的支持。

（2）妊娠期肝内胆汁淤积：是妊娠期特有的最常见肝脏疾病。它是继病毒性肝炎后，第二常见的孕期胆汁淤积原因，也有药物引起的胆汁淤积和原发性胆汁性肝硬化等其他原因。在没有其他肝疾病时，瘙痒、肝功能异常是主要特征，分娩后缓解。在大多数

国家妊娠期肝内胆汁淤积患病率在 0.1%～1%，但在瑞典和智利的某些人群达到 5%～15%，多次妊娠和采用辅助生殖技术后的发病概率最高。

妊娠期肝内胆汁淤积是一种病因复杂的异质性遗传性疾病，涉及编码肝细胞和胆道系统内胆汁盐转运蛋白的基因突变。有环境和激素触发条件，危险因素包括家族史或继发于口服避孕药的胆汁淤积。基因学上明确的是毛细胆管胆盐转出泵和编码转运磷脂的泵蛋白的多药耐药蛋白 3 异常。一种严重的形式是 ABCB4 基因突变所致的毛细胆管转运蛋白缺失。

由于雌激素和孕激素高峰的原因，接近 80% 的病例在孕 30 周后出现症状，随着怀孕的进程而逐渐加重。胆汁流出减少，以及胆汁和胆汁酸排泄减少会出现瘙痒，通常从四肢（手掌和足底）开始，扩展到躯干和面部。常常很严重，影响夜间睡眠，对局部治疗反应不佳。轻度高结合胆红素血症和黄疸并不常见，发生率占该病的 10%～25%，所以要排除胆石病和其他肝疾病。虽然疼痛时高度怀疑是病毒性肝炎或胆石病，但乏力、恶心、腹部不适和维生素 K 缺乏性亚临床脂肪痢也可能出现。血清转氨酶经常升高 2～20 倍（通常浓度＜ 250U/L），ALT 比 AST 更明显。妊娠期肝内胆汁淤积依据临床诊断，因为尽管血清胆汁酸增加 10～100 倍，但有些患者在正常水平。总胆汁酸浓度＞ 10μmol/L 支持诊断，＞ 40μmol/L 提示疾病严重，预后差。分娩后 24h 内疾病开始缓解，通常在 2～6 周完成，但在下一次妊娠中可能复发以及在一些罕见家族性病例中可能发生纤维化。

非常轻度的病变对胎儿没有风险，但是风险与母体的胆盐浓度成比例增加（与之相比，胆红素通过胎盘不明显）。早产很常见（30%～40%），新生儿呼吸窘迫可能是这种疾病本身以及早产的结果，胎粪吸入的比例更高，妊娠后期死胎集中在孕 38 周左右，围生期的死亡率接近 3%。37 周时催产是有争议的，但是很常见，但早产儿并发症和剖宫产率高。产时胎儿窘迫也很常见，要求产程中密切监测。新生儿需接受维生素 K 治疗以预防颅内出血。

尽管证据水平不充分，15mg/（kg·d）分 2 次给予熊去氧胆酸似乎能改善皮肤瘙痒和肝功能。这一亲水性胆汁酸刺激胆道分泌的胆汁盐泵出，减少胆盐和硫酸孕酮代谢物浓度，将有毒胆汁酸（胆固醇的代谢产物胆酸和鹅去氧胆酸）从肝细胞膜置换出来。皮肤瘙痒减轻，并且药物耐受性良好。麻醉医师应该评估

肝功能异常的严重性，发现少见的凝血障碍。有时会经验性预防性口服维生素 K 以治疗脂溶性维生素缺乏和随之发生的孕妇产后出血。

（3）妊娠期急性脂肪肝：是罕见的潜在性脂肪代谢疾病，估计人群中发病率为 1/20 000，医院来源的数据显示孕妇的发病率为 1/15 000（表 37-10）。它通常发生在妊娠晚期接近足月时，很少发生在产后，会有几天到 2 周的前期乏力和呕吐症状，然后是严重腹痛、烦渴、头痛或者少见的脑病。黄疸轻度，并发症包括肾衰竭、急性呼吸窘迫、糖尿病尿崩症以及胰腺炎（表 37-10）。更严重的黄疸提示子痫前期、病毒性肝炎、胆汁淤积或者胆道梗阻。皮肤瘙痒不常见（发生率为 5%～30%），肝大小正常。

表 37-10 妊娠急性脂肪肝的诊断特征

特　征	超过正常范围的频率	典型值
低血糖	非常常见	1～8 μmol/L
高胆红素	几乎总是	15～650 μmol/L
凝血功能障碍	极为常见	APTT 20～100s
高血清尿酸	极为常见	50～850 μmol
高血肌酐	常见	60～400 μmol/L
转氨酶偏高	几乎总是	AST 40～3000U/L
		ALT 20～1100U/L
低血小板计数	非常常见	（15～450）×10⁹/L
高血氨	常见	（15～70）μmol/L

6 个或更多症状：呕吐、腹痛、多尿 / 多饮、脑病、胆红素、尿酸、转氨酶或血氨升高、低血糖、白细胞增多、腹水、肾功能受损、凝血障碍、肝活检示微泡脂肪变性

妊娠急性脂肪肝的诊断依靠临床表现，支持证据是早期实验室凝血检查异常（但是纤维蛋白降解产物升高和低纤维蛋白原不常见），后期肝功能异常（转氨酶中度升高在 100～1000U/L），低血糖，肾功能不全［（血清肌酐和氨早期升高，高血清乳酸水平导致代谢性酸中毒）表 37-10］。由于葡萄糖 -6- 磷酸酶活性受到抑制，严重低血糖常见，并且提示病情更严重。胆固醇、三酰甘油和抗凝血酶降低。非常常见的是中性粒细胞显著增加到 30 000/mm³，伴核左移，微血管病性溶血性贫血和血小板减少症。一些患者也有子痫前期，伴有溶血、肝酶升高、低血小板（hemolysis，elevated liver enzymes，low platelets，HELLP）；妊娠急性脂肪肝与它区别的主要特征是低

血糖、高血氨、凝血障碍更严重、血小板减少症轻一些、较少右上象限区疼痛或者高血压（表 37-11）。腹部超声可能提示腹水或者肝发亮，并排除胆结石；因出血风险诊断性肝活检几乎总是被避免。

表 37-11 重度子痫前期合并 HELLP 综合征和妊娠急性脂肪肝的区别

症状或特征	重度子痫前期（HELLP）	妊娠急性脂肪肝
发病率	0.2%～0.6%	0.005%
产次	未产妇，多次妊娠	经产妇，老年
呕吐	可能	常见
上腹部痛	常见	可能
高血压	常见	可能
蛋白尿	常见	可能
高尿酸血症	常见	非常常见
肌酐升高	可能	常见
转氨酶	轻度至 20 倍升高	多变的，但可升高至 500 倍
APTT	正常	延长
葡萄糖	正常	低
血氨	正常	高
血小板计数	低或非常低	低 - 正常
纤维蛋白原	正常或高	低
脑病	无	有时
母体病死率	1%～10%	5%～20%

所有年龄段、种族和民族的女性均有可能患妊娠急性脂肪肝，可能发生在几次正常妊娠后，但在未生育过的女性、多次妊娠和子痫前期中更常见。肝的代谢、合成和分泌功能由于脂肪浸润和炎症而异常。妊娠急性脂肪肝发生在 30%～80% 的长链 3- 羟酰基辅酶 A 脱氢酶缺乏的女性中，该酶是肝中组成负责长链脂肪酸氧化的线粒体三功能蛋白复合物的 4 种酶之一。如果胎儿是纯合子（甚至是杂合子），无法充分氧化 3- 羟基脂肪酸，疾病可能出现在婴儿期或禁食时间过长出现低血糖后，类似瑞氏综合征。在这之前，过量胎儿脂肪酸转移至母体，损害线粒体功能，在肝细胞中像微泡一样聚集。妊娠急性脂肪肝也与肉碱棕榈酰基转移酶Ⅰ和中短链乙酰辅酶 A 脱氢酶缺乏有关。

在重症监护室支持治疗是必需的。通常需要有创性监测和输注葡萄糖纠正低血糖，血液透析处理肾衰

竭，去氨加压素纠正糖尿病尿崩症，输注血液制品纠正凝血障碍。大约 50% 的病例有凝血障碍性出血，需要输注血液制品。当抗凝血酶水平进一步下降，凝血功能障碍可能在产后恶化。死亡是由于胃肠道出血和败血症。子痫前期的患者，如果肾损害存在，调整镁剂量是必要的。发展至脑病的患者需要乳果糖，还可能需要气管插管和机械通气，剖宫产时要做全身麻醉。

复苏和稳定后，通常在症状出现 24h 内，必须加快娩出。大多数进入自然分娩的女性会出现胎儿窘迫的迹象，所以约 75% 的妊娠急性脂肪肝女性接受剖宫产。常出现的新生儿问题是由于早产、生长迟缓、产时缺氧和低血糖。虽然产妇因低血糖和出血的风险需要重症监护，但是几天后就能迅速恢复，4 周内弥散性血管内凝血障碍消失，肝功能恢复正常。复发并不常见，但应该提供遗传咨询。疾病认识的加强，重症治疗以及加速胎儿娩出，使得在过去 25 年里孕产妇病死率大幅降低，因此报道的孕产妇 7%～18% 的病死率可能超过目前的比率。不幸的是，围生期死亡率（通常是死胎）是正常的 10 倍，达到 10% 或更高。新生儿长链 3- 羟酰基辅酶 A 脱氢酶缺乏可导致生长迟缓、肝衰竭、心肌病和低血糖。

麻醉医师应该与多学科合作优化医疗管理，并启动对产妇生理和神经功能状态的重症监测。血压、血糖、体液和电解质，凝血功能及酸碱状态需要定期评估。动脉置管非常有价值，通过中心静脉或从外周置入中心静脉导管建立良好的静脉通路，有利于输入含糖液体，维持足够的尿量，治疗高血压，补充电解质。可以预防性应用 H_2 受体拮抗药。如果发生临床出血，静脉内给予维生素 K 和血液制品纠正凝血障碍。一些颅内压升高或神经功能恶化的病例成功施行了紧急肝移植。

麻醉视情况而定，如果血压维持好，区域麻醉更可能保持肝血流量；但是由于胎儿窘迫或凝血异常和血肿的风险，至少一半的患者禁忌使用。全身麻醉可能使脑病恶化，但往往是剖宫产所选择的麻醉方法。如果患者有脑病，应采取措施减少颅内压的升高（减轻插管和拔管的反应，避免咳嗽或头部和颈部静脉梗阻，避免高碳酸血症）。小心使用喉镜使气道损伤最小化，避免肌内注射，也推荐使用阿司匹林和非甾体类抗炎药。

（4）肝炎：自身免疫性肝炎是一种来源不明确的慢性疾病，影响育龄期女性。它因为与下丘脑 - 垂体功能紊乱有关，可降低生育能力，所以在妊娠期发病少见。严重程度不同且并发的自身免疫疾病易混淆诊断。妊娠期间免疫耐受通常对于疾病的进展起积极作用，但疾病暴发率为 20%～35%，产后为 10%～50%。胎儿的结局也大不相同。免疫抑制治疗通常可以继续，但是因为雌激素水平高，所以细胞因子谱从 Th1 细胞毒型转变为 Th2 抗炎型，因此允许减少药物剂量甚至暂时停止。继续使用泼尼松和硫唑嘌呤是安全的，如果停止使用，应在产后恢复。最主要的胎儿风险是早产，导致 20% 的胎儿死亡率，围生期或者母体死亡率为 3%～4%。

紫癜性肝炎是罕见的感染性疾病，有时在免疫缺陷患者中可以发生，由革兰阴性巴尔通体属菌感染所致，也会引起"猫抓病"。条件性感染会随血管瘤、肝脾脉管炎和心内膜炎而出现。患者可能没有症状或者发展成门脉高压，肝衰竭或腹腔内出血。治疗方法包括抗生素和肝动脉栓塞。药物诱导的肝炎，例如阿莫西林 - 克拉维酸或者甲基多巴，通常是暂时性的。

病毒性肝炎是妊娠期肝炎、肝功能异常和黄疸的最常见原因。急性肝炎时肝转氨酶浓度显著升高（通常为正常 10 倍），因此通常能与其他原因的急性肝疾病相鉴别。一些其他病毒在全身感染期，尤其是对免疫抑制患者，可引起急性肝炎。除甲型和戊型肝炎外，这些病毒包括单纯疱疹病毒、巨细胞病毒、EB 病毒和在非洲的克里米亚 - 刚果出血热病毒。与非妊娠女性相比，单纯疱疹病毒在孕妇中更易引起爆发性肝炎，其临床表现有发热、口咽部和生殖器病变、凝血障碍，血清 AST 和 ALT 显著升高，但胆红素可接近正常。可采用抗病毒药物治疗，但预后较差，母体病死率为 40%～75%。

甲、乙、丙、丁、戊型肝炎病毒可导致急性或慢性肝炎，但乙型（HBV）和丙型（HCV）肝炎是引起慢性肝疾病的最主要原因。在妊娠期似乎只有戊型肝炎（HEV）会加重，但是如果疾病暴发时，其对孕妇和胎儿预后的影响并没有差别。不同病毒围生期垂直传播的风险有差别，以 HBV 和 HEV 最高。

甲型肝炎病毒（HAV）的流行程度地区差别较大，在非洲、亚洲和中美洲较为流行。其通过粪 - 口途径传播，在美国约有 1/1000 的孕妇感染甲肝病毒，大多为无症状或亚临床感染。其症状与非妊娠感染类似，但由于孕妇雌激素水平较高，因而瘙痒更为常见，而且年龄越大病情越严重。血清 AST 和 ALT 显著升高，急性感染时出现抗 -HAV IgM，随后在几周后出现获得性免疫（血清抗 -HAV IgG 阳性）。在妊娠期给予高风险女性接种灭活疫苗或暴露后使用免疫球蛋白预防，都是安全的。虽然 HAV 很少经垂直传播至胎儿或新生儿，但可能出现围生期传播，因此，新生儿和密切接触者应给予免疫球蛋白。应该鼓励母乳喂养。

乙型肝炎病毒（HBV）是一种传染性很强的双链有包膜病毒，通过皮肤（尤其是共用针头）或黏膜（尤其是性接触）暴露传播，及母婴垂直传播。HBV 是世界上最常见的传染病之一，全世界有超过 3.5 亿慢性携带者，其患病率为 1%～3%。大多数急性感染（在美国孕妇发病率为 1/500～1/1000）在暴露后 6 周至 6 个月发病，为亚临床型表现，但是恶心、呕吐、腹部疼痛和黄疸的严重程度与非孕妇类似。血清或其他分泌物中检测到 HBV 表面抗原可以诊断，确诊需检测 HBV 核心抗原的 IgM 抗体。在急性期之后 e 抗原（包膜抗原）和抗体（抗 -HBe）出现，患者的传染性降低，但只要 HBsAg 持续存在就仍有传染性。约 5% 的免疫功能正常的成年患者成为携带者。

因种族不同，孕妇发生慢性感染的患病率为 0.1%～6%，通常预后较好，但早产和低出生体重的婴儿围生期预后较差。所有怀孕的女性均应在前 3 个月结束前检测 HBsAg，孕期接种疫苗认为是安全的。无论是否有 HBeAg 血清学改变，在产后疾病可能因皮质醇水平的迅速降低而暴发。

因为大多数女性的病情较轻，且抗病毒药物在妊娠期使用的安全性数据有限，因此抗病毒治疗通常推迟至分娩后，而正在进行抗病毒治疗的孕妇需暂停治疗，除非她们疾病暴发的风险很高。在妊娠早期 HBV 经胎盘传播偶尔发生（发生率 10%），但到妊娠后期就很常见，HBeAg 阳性孕妇在妊娠第三阶段传播率可升高至 90%。对病毒含量较高的孕妇，在孕第 3 阶段进行治疗，其新生儿可获益。安全性最好的药物为拉米夫定，或替代用药替诺福韦和替比夫定，但是尚没有证实抗病毒药物在哺乳期使用安全。在出生后 12h 内使用 HBIg（免疫球蛋白）进行被动免疫，出生 7d 内开始主动免疫并持续至婴儿 6 个月，可有效预防新生儿患病。但仍有 5%～10% 的 HBeAg 阳性妇女的孩子发展为慢性感染。

丙型肝炎病毒（HCV）是一种血液传播病毒，主要在亚洲、地中海东部，特别是非洲流行，但现在

有静脉用药史、血液筛查前输血、文身、身体打孔和器官移植的患者中也常见（全世界 2%～3%）。HCV 导致高达 20% 的急性病毒性肝炎，但是感染后 6～9 周时多为亚临床型肝炎或症状较轻。约有 70% 的 HCV 感染者发展为慢性无症状感染，后期发生肝硬化（病毒感染后 40 年发病率为 20%），肝衰竭或肝细胞癌（合并肝硬化者发病率为 1.5%～4%）。HCV 携带者的肝功能检查通常正常，但一些产科并发症（母亲胆汁淤积、先天性畸形、早产、低出生体重、高围生期死亡率）的发生增加。使用干扰素和利巴韦林治疗通常并不能清除病毒，且因其致畸性和严重不良反应，因此只应该在妊娠后开始治疗。

HCV 的性传播风险很低，但在 HCV PCR 结果阳性的母亲，其母胎垂直传播率约为 6%。HCV-RNA 定量检测是垂直传播风险的标志物，在 HIV 和特定 HCV 基因型共同感染的患者中阳性率更高。HCV 传播更易在分娩时发生，通过胎儿接触到被污染的阴道分泌物，而择期剖宫产在减少传染中的作用尚无定论。虽然 HBV 和 HCV 都可在人乳汁中检测到，但母乳喂养被认为是安全的。婴儿应在约 12 个月时检测 HCV 抗体（母亲的抗体直到 18 个月还可检测出来）或在出生后最初几个月 PCR 法检测 HCV-RNA。

丁型肝炎病毒（HDV）是单链 RNA 病毒，需要有 HBV 的存在才能复制。与 HBV 相比，HDV 感染后的病情更严重，转为慢性病程和肝硬化的比例更高。孕妇和儿童的 HDV 感染似乎罕见，提示其垂直传播并不常见。

戊型肝炎病毒（HEV）是单链 RNA 病毒，在发展中国家较为流行，常通过粪 - 口途径传播引起急性肝炎。疾病在妊娠期，尤其是第二、三阶段更为严重，可发生暴发性肝炎，导致非常高的病死率。根据病毒含量的高低，产时垂直传播至新生儿的概率为 33%～50%，也有报道发生了新生儿肝衰竭和慢性感染。

庚型肝炎病毒（HGV）可通过反转录 PCR 检测到，其流行程度与 HIV 类似，传播途径与 HCV 类似，但引起严重肝脏疾病的可能性小。垂直传播似乎很常见，但对婴儿无明显影响。

（5）肝硬化、肝门静脉高压、Budd-Chiari 综合征：引起肝硬化的原因很多，尤其慢性病毒性肝炎（B，C，D，E）或者酗酒，但因为激素紊乱导致不排卵，所以肝硬化在育龄期女性中很少见（发生率

1/2500），在妊娠期更少见（1/6000）。因为医疗的进步，代偿良好肝硬化女性的受孕率提高，产科预后也更好，但是仍有 25% 患者会发生肝功能恶化，母亲死亡率达 10%。

肝门静脉压力升高易患食管静脉曲张，合并肝硬化的孕妇中，15%～25% 会发生出血，50% 为已确诊肝门脉高压患者。建议在妊娠中期进行筛查，必要时使用 β 受体阻滞药。血液经奇静脉系统转流和反流性食管炎更易发生静脉曲张破裂出血、腹水和肝门脉高压脑病。呕血尤其是在妊娠晚期，病死率达 20%～50%。脾动脉瘤的筛查是必要的，要考虑手术或介入放射治疗，因为破裂的发生率高达 2.5%。

在没有肝硬化时也可因继发于肝门静脉血栓或先天性肝纤维化出现肝门静脉高压。非肝硬化性肝门脉高压在亚洲国家更为常见，但其结局更好。原发性血小板增多症可引起复发性流产、胎盘梗死或腹腔内肠系膜、肝门静脉及肝静脉血栓形成，最终导致肝门脉高压。

治疗方法包括白蛋白、利尿药、超声引导下腹腔穿刺抽液和非选择性 β 受体阻断药如普萘洛尔，用来降低肝门静脉压力，然而这些治疗可能引起胎儿生长受限、新生儿低血糖症或者心动过缓。对于急性静脉曲张出血治疗，内镜套扎术优于化学硬化剂。奥曲肽没有被证实为安全，但已经用于急性出血，正如经颈静脉肝内门体分流（transjugular intrahepatic portosystemic shunt，TIPS）置入一样。脾肾或门腔静脉分流术或肝移植是出现危及生命出血后的最终治疗手段，但那些做过分流术的患者呕血发病率降低，妊娠结局通常较好。50% 的肝硬化和严重肝门脉高压患者或者发展为急性曲张静脉出血、严重贫血（由于慢性疾病或静脉曲张出血）、血小板减少症（脾亢所致）或者脾动脉瘤破裂（发病率约为 2%，导致非常高的母体和胎儿死亡率）。肝功能可因为出血、败血症、低血压或者药物而恶化。有抗血小板活性的药物有潜在的出血风险；对乙酰氨基酚（扑热息痛）、吗啡 3- 和 6- 葡萄糖醛酸苷的代谢受损可分别导致肝细胞毒性或中枢神经系统抑制，因此代谢产物无活性的阿片类药物更可取。进展期肝硬化患者行腹部手术有很高的 30d 病死率（60% 或更高），尤其是急诊或合并凝血异常时。

自发性流产和早产率会加倍，新生儿死亡率也增加。当准备阴道分娩时，必须保证凝血检查和血小板计数是正常的，分娩过程中为防止局部拉伤区域镇痛是有用的。如果需要全身麻醉，针对于严重肝疾病的麻醉原则也是适用的。

Budd-Chiari 综合征发生在育龄期女性，以肝静脉或下腔静脉血栓性梗阻为特征，导致肝缺血和肝门静脉高压。尽管有一些病例在产后发病，通常在分娩后第 4 天和 3 周之间，但在妊娠期间发病格外少。病因是不明确的，但存在抗心磷脂抗体，而且疾病可能与一些血栓前状态相关，比如真性红细胞增多症、阵发性睡眠性血红蛋白尿、遗传性易栓症（如抗凝血酶、蛋白 C 或蛋白 S 缺乏，莱顿第 V 因子）和恶性肿瘤等。

计划怀孕的女性要考虑到妊娠时血液高凝状态问题。肝组织活检提示淤血、肝中央小叶坏死，肝大、腹水、肝衰竭等临床表现可能隐匿数月，或急性发病。诊断依靠超声多普勒血流、静脉造影或者磁共振成像。妊娠初期发病的孕妇死亡率高。在妊娠前得到很好治疗的一些病例其早期胎死率非常高，尤其是存在因子 II 基因突变的患者，但是妊娠 20 周后母体和胎儿的预后良好。鼓励经阴道分娩，因为剖宫产手术中有手术难度大（大盆腔侧支静脉）、出血及血栓形成的风险。管理措施是产前用肝素抗凝，产后用华法林，但是梗阻可能对抗凝、溶栓治疗及其他血管重建方法产生抵抗。在妊娠晚期经颈静脉肝内门体分流手术技术上更困难，所以可能必须做外科分流术或肝移植。

（6）肝肿瘤：妊娠合并肝细胞癌、胆管癌、肝腺癌、血管瘤或者局灶性结节性增生（一种血管良性肿瘤）非常少见，这些肿瘤很多是偶然发现的。肝细胞癌原发恶性肿瘤很少见，多数继发于慢性 HBV 或 HCV 感染。产妇的病死率很高，可能受到雌激素加速病情的影响。良性肝腺瘤几乎局限于女性发病，妊娠刺激肿瘤生长，导致 25% 的概率出现破裂出血流入腹腔。血管瘤是肝最常见的良性肿瘤，自发破裂罕见，一旦破裂则可能致命。

可能建议终止妊娠，有症状的或 > 5cm 的肝肿瘤建议手术切除。成功的手术选择是在妊娠中期行肝部分切除术，或在手术前行术前动脉栓塞预防急性肿瘤破裂。在麻醉评估和准备前要考虑到肝硬化和转移性疾病。如果胎儿是存活的，必须术中进行胎儿监测。如果尝试切肝，应该预料到大出血可能，必须做好充分准备，包括考虑血液回收。

（7）肝豆状核变性（Wilson 病）：是一种罕见的（患病率 1/20 000～1/30 000）常染色体隐性遗传病，

涉及编码铜转运 ATP 酶的 ATP7B 基因的多种基因突变。这使得分泌到胆汁的铜离子减少，抑制血浆中的铜结合转运蛋白——血浆铜蓝蛋白，导致铜离子损害肝、脑和其他器官，但肾功能通常不受影响。

和肝疾病一样，高达 50% 患者有类似帕金森病的运动异常，反复发作性流产或铜在角膜 Descemet 膜的金色沉积（Kayser-Fleischer 环）。主要使用青霉胺或曲恩汀等螯合剂治疗，但对于孕妇最安全的螯合剂是锌。铜螯合后可以恢复生育能力，在没有明显肝疾病或门脉高压的无症状患者，胎儿不会出现肝毒性，结局都很好。雌激素诱导血浆铜蓝蛋白升高，所以可导致临床症状改善或缓解。

肝豆状核变性患者妊娠的鲜有报道，产科麻醉的处理也很少描述。麻醉评估应包括肝功能不全、血小板减少症、凝血障碍和延髓神经受累的问题。皮肤问题需要我们小心来自面罩或血管内的压力。对于使用青霉胺、神经肌肉阻滞药的患者应该严密监测，因为有致肌无力综合征的风险。尽管脑神经受累可能需要全身麻醉，但是如果没有禁忌证区域麻醉是有价值的。

（8）血色素沉着病：是最常见的遗传病之一，估计发病率约 1/300，是常染色体隐性遗传，男性发病比例高。患有青少年特发性血色素沉着病和铁超载的女性可能引起多种内分泌紊乱、心力衰竭和垂体功能减退。关于妊娠的报道几乎没有，除了一例成功病例，是在周期性放血恢复血清铁蛋白和铁离子浓度后，通过辅助生殖技术受孕的。

（9）肝性卟啉病：有一些急性或亚急性肝性卟啉病由于亚铁血红素生物合成途径缺陷导致，急性间歇性卟啉病最严重。急性间歇性卟啉病发病率 1/100 000～10/100 000，为常染色体显性遗传不完全外显性。尽管高达 1/3 女性首次发病在妊娠期或产后，但是关于妊娠的病例报告罕见。在急性间歇性卟啉病中，胆色素原脱氨酶活性显著降低，药物或激活肝中氨基乙酰丙酸合成酶的激素触发疾病发生。妊娠使胆色素原和粪卟啉分泌增加，但是不会到卟啉病发作的程度，卟啉病发作引起腹痛、胃肠道症状、自主神经紊乱、神经病变和精神改变。

口服或胃肠外补充葡萄糖和血色素可以预防疾病发作。妊娠对疾病的影响是不可预测的，但禁食、呕吐或激素水平变化是诱因，导致疾病暴发更常见。妊娠结果多变，但一般是满意的，胎儿死亡率 10% 或更高。危象多由药物诱发，住院孕妇死亡率低于 10%。

麻醉医师应该评估精神状态、周围神经病和延髓功能障碍。在没有急性危象时区域麻醉是可行的。全身麻醉应该用丙泊酚诱导，挥发性麻醉药、阿片类、神经肌肉阻断药都是安全的。

（10）棘球蚴病（包虫病）：是一种世界各地均可见的寄生虫病，但是在地中海、中远东、澳大利亚、非洲、南美最流行，这些地区发病率达 200/100 000。在美国和欧洲，发病率要低很多（接近 0.5/100 000），但因移民可能有所增加。棘球蚴病主要在牛羊发病，人类为偶然宿主，通过犬科粪便中有虫卵的成虫传播。幼虫在肠道发育，穿透进入门脉循环，侵及肝、脾、肠系膜和骨盆，但不穿过胎盘，因此胎儿不会暴露。包囊通常是无症状的，通过超声诊断，间接血凝试验能证实感染。大的包囊（＞5cm）可能破裂，引起威胁生命的过敏和腹膜感染。

尽管细胞免疫降低有利于包虫生长，但在妊娠期间该病少见，流行地区发生率低于 1/20 000～1/30 000，公开报道几乎没有。药物治疗依靠驱虫药，如吡喹酮、阿苯达唑和甲苯达唑，这些药物不能使包囊缩小，但可以抑制微管蛋白聚合成微管，阻止葡萄糖吸收，引起糖原耗竭和细胞自身溶解。阿苯达唑在大鼠中存在致畸性和胚胎毒性，但在羊模型中没有，并且在妊娠 3 个月后似乎是安全的。因为有腹腔内传播或包囊内容物外溢引起过敏的风险，世界卫生组织不推荐妊娠期手术，因此药物治疗通常用于疾病复发或手术不可行时。但是，当包囊扭转、破裂或阻碍分娩时可能需要行包括部分肝切除在内的紧急手术。

（11）急性胆囊炎：妊娠期胆石病最常发生于妊娠中后期和产后早期，因为此时血脂浓度高、胆汁酸分泌减少、肠蠕动减慢。增多的胆汁性胆固醇形成单水合物晶体，凝聚产生胆结石，10% 孕妇可检测到，与多产有关。除了胆结石，急性胆囊炎不常见，发病率为 0.01%～0.1%，与孕妇肥胖和血清瘦素升高相关。临床表现与非妊娠期相似，典型表现为右上腹疼痛、腹软、发热和白细胞增多。

胆囊炎的病程不因妊娠而改变，超声影像能发现胆结石或胆汁淤积，随后可行磁共振胰胆管成像。内镜逆行胰胆管成像（endoscopic retrograde cholangiopancreatography，ERCP）来寻找胆总管结石也是安全的，前提是把子宫屏蔽使胎儿暴露于射线的风险最小化。

镇痛、抗生素、静脉补液、禁食等保守治疗对绝大多数女性有效，但疾病复发率超过 1/3，因此经常需要手术治疗。胆囊切除术［比率：（1～8）/10 000 孕妇］是妊娠期第二常见的非妇科手术，最好推迟到妊娠中期手术。即使疾病严重，腹腔镜甚至开腹胆囊切除术的孕妇或胎儿预后都好。延误治疗可能导致胰腺炎，造成胎儿预后差，手术在妊娠第 3 阶段也不安全。

妊娠期麻醉管理遵循麻醉的基本原则。

（12）原发性胆汁性肝硬化：是一种少见病，主要发生于 30—60 岁女性，估计发病率为 1/13 000，与其他自身免疫紊乱有关。诊断依靠检测线粒体丙酮酸脱氢酶 IgG 自身抗体或通过肝活检，显示慢性进展性肝内胆管损伤、门脉炎症以及瘢痕形成。临床表现和自然病程多变，多数患者无临床症状，但一些有皮肤瘙痒、黄疸和疲乏症状。血清 ALP 及 GGT 升高，也可能有转氨酶和胆红素都高。不孕常见，妊娠很少见，孕妇健康和胎儿结局不清楚，但可能较差。

妊娠前和妊娠第 1 阶段后应服用熊去氧胆酸。甲氨蝶呤有致畸性作用，所以必须避免使用，疾病后期的唯一有效治疗是肝移植。

（13）原发性硬化性胆管炎：是一种罕见的胆道慢性炎症性纤维化疾病，导致肝硬化以致需要肝移植。该病病因不明确，没有有效的药物治疗，但熊去氧胆酸可改善肝生化功能。并发症包括代谢性骨病、胆管炎、胆管细胞癌。

大多数病例发生于合并炎症性肠病的男性，妊娠女性病例报道几乎没有。皮肤瘙痒明显，疾病进程似乎不可逆转，新生儿预后似乎还好。

（14）胆总管囊肿：非常少见，发病率约 1/100 000。患者表现为腹痛、黄疸、包块，但包块可被妊娠期子宫掩盖，延误诊断（通过超声、磁共振或必要时胆道造影），直至并发症出现。分娩时囊肿增大、梗阻和受压，增加了破裂风险，所以通常推荐择期剖宫产。如果可能，手术可推迟到分娩后。

麻醉医师可能会遇到患者行急诊剖腹探查胆汁引流，或择期囊肿切除、胆肠吻合重建术的。

（15）胰腺炎：妊娠期急性胰腺炎少见（发病率最高达 1/1000），多数与胆石症、其次是饮酒过量或病毒性疾病有关。患者最常在妊娠第 7～9 个月发病，可能由于雌激素的致结石效应，并发症发生率＜ 5%。早期诊断（诊断基于异常血清淀粉酶、脂肪酶，但是肝功能可能正常）和优质医疗，包括 ERCP 在内的安全治疗，死亡率比过去明显降低。

要　点

■ 妊娠期肾疾病不常见（发病率接近 1/1000），来自于妊娠前的肾疾病、多系统或器官特异性疾病、累及肾的产科疾病，或者妊娠或分娩的并发症。

■ 近年来合并严重肾疾病的女性产科预后明显改善，主要因为使用促红细胞生成素治疗贫血、高血压治疗更理想、终末期或急性肾衰竭时高流量透析，以及新生儿医学的进步。

■ 有肾疾病女性的麻醉管理遵循非妊娠患者的麻醉原则，同时因为妊娠期生理改变和药理学考虑有一些调整，椎管内麻醉经常适合。

■ 肝功能异常和黄疸不常见，但接近 1/500 女性出现严重肝疾病。

■ 很多先天性和获得性肝疾病于妊娠期发病，最常见的是病毒性肝炎，但是一些妊娠期特有的疾病（如肝内胆汁淤积和妊娠急性脂肪肝）是导致胎儿死亡，偶尔母体死亡的常见原因。合并肝硬化、门脉高压、急性肝衰竭或肝破裂的女性给麻醉带来巨大挑战。

■ 麻醉医师可能需要管理急性肝衰竭的危重女性，或者那些需要剖宫产或紧急肝移植的患者。需要纠正的严重问题包括凝血障碍和脑病，主要目标是维持肝肾血流量，避免肝毒性和交叉感染，以及处理血栓栓塞和产后出血等风险。

■ 合并肝疾病女性的麻醉选择很多，但由于凝血障碍、意识障碍或手术需要，椎管内麻醉有时是禁忌。

第38章

免疫功能障碍妊娠患者的麻醉

（Stephen H. Halpern 和 Margaret Srebrnjak 著，邢　东译，孙焱芫校）

一、引言

免疫系统在机体中的作用是去除体内的细菌、病毒等异物。就单一个体而言，对异质抗原的过度反应将诱发多种病理状态和症状。一些免疫介导的疾病发病急剧且危及生命，例如严重的过敏反应；另外一些则表现为慢性起病，例如风湿性疾病和同种异体排斥反应，而所有这些疾病均不妨碍怀孕。

免疫应答分为固有性和适应性两种。固有性免疫应答是一种对外来过敏原非特异性的免疫反应，其本身无记忆性且初次与抗原接触即能发挥效应。固有应答的组成包括上皮和黏液组成的物理屏障及免疫系统中的 NK 细胞、吞噬细胞、白细胞和补体。其中补体因子是一组血清和细胞表面的蛋白，激活后可增强一系列酶促反应，也可直接引起细胞溶解、促进对外来细胞的吞噬作用或引起介质释放。

高等生物还进化出一种被称为适应性免疫的抗原特异性免疫反应，与固有性免疫共同参与机体活动。其特点是通过 T 细胞和 B 细胞对初次抗原刺激的信息留下记忆并在随后接触的过程中产生更迅速而剧烈的反应。

当抗原被呈递给特殊的 T 细胞和 B 细胞识别后，可发生致敏、活化及分化。B 细胞增殖分化为具有抗原特异性记忆功能的细胞和浆细胞。浆细胞可分泌包括免疫球蛋白（IgA，IgG，IgE）在内的抗体，这些抗体在中和毒素、激活补体及促进对外来细胞吞噬中发挥作用。其中仅 IgG 能穿过胎盘；T 细胞则增殖分化为记忆细胞和效应 T 细胞。

目前存在 4 种经典的超敏反应导致组织损伤。相似的机制也可引起自身免疫性疾病。为了更好地进行阐述，首先将超敏反应进行了分类（表 38-1）。近来，几个新列入的Ⅳ型超敏反应亚类使我们对免疫反应的认识有了进一步扩大。

1. Ⅰ型超敏反应（IgE 介导的反应）

速发型超敏反应或过敏反应需要通过组织中肥大细胞和血液中嗜碱性粒细胞胞膜上结合的 IgE 对抗原的识别来完成。一个单独的细胞可以被许多不同抗原装备特异性的 IgE 分子。当再次遇到变应原时，细胞膜的形状发生改变导致细胞脱颗粒，释放血管活性肽和趋化因子。速发型反应大多由肥大细胞和嗜碱性粒细胞激活引起并于数小时后恢复。

吸入抗原之后的介质释放导致支气管痉挛及黏液分泌；抗原经口摄入会引起腹泻和呕吐；皮下的抗原会产生荨麻疹和血管源性水肿。当静脉内发生抗原暴露时会引起机体多系统活化，导致毛细血管通透性增加、低血压、组织肿胀及平滑肌痉挛（图 38-1）。

过敏反应的术语：过敏反应的定义目前仍说法不一。有些将其解读为用以描述一种严重的、危及生命的、全身型超敏反应的广义名词。但另一些解释则将

表 38-1　免疫介导的超敏反应的主要类型

机　制	抗　原	效应机制	举　例
Ⅰ型 超敏反应（速发型）	可溶性过敏原	肥大细胞结合的 IgE ●组胺、类胰蛋白酶、羧肽酶、5 羟色胺、血小板活化因子（PAF）	过敏性休克 过敏性鼻炎 血管性水肿 荨麻疹
Ⅱ型 超敏反应（细胞毒性）	细胞表面抗原 组织 - 基质抗原	IgG 或 IgM ●吞噬细胞、NK 细胞 ●补体	溶血性输血反应 骨髓成红细胞增多症 特发性血小板减少性紫癜（ITP） Graves 病
Ⅲ型 免疫复合物介导	可溶性抗原	IgG ●吞噬细胞、NK 细胞 ●补体	系统性红斑狼疮（SLE） 亚急性细菌性心内膜炎（SBE）
Ⅳ型 迟发型超敏反应	可溶性抗原	TH1 细胞 ●释放细胞因子吸引巨噬细胞	结核菌素试验 接触性皮炎
	可溶性抗原	TH2 细胞 ●释放细胞因子吸引嗜酸性粒细胞 　和刺激 B 细胞	类风湿关节炎（部分） 多发性硬化 慢性鼻炎
	细胞相关抗原	Tc 细胞	慢性哮喘 同种异体移植排斥

IgE. 免疫球蛋白 E；IgG. 免疫球蛋白 G；IgM. 免疫球蛋白 M；TH1 细胞，Ⅰ型 T 辅助淋巴细胞；TH2 细胞，Ⅱ型 T 辅助淋巴细胞；Tc 细胞 . 细胞毒 T 细胞

（改编自 Salmon JE. Mechanisms of immune-mediated tissue injury // Goldman L，Ausiello D，eds. Cecil Medicine. 23rd ed. Philadelphia, PA：Saunders Elsevier, 2008：266-270.）

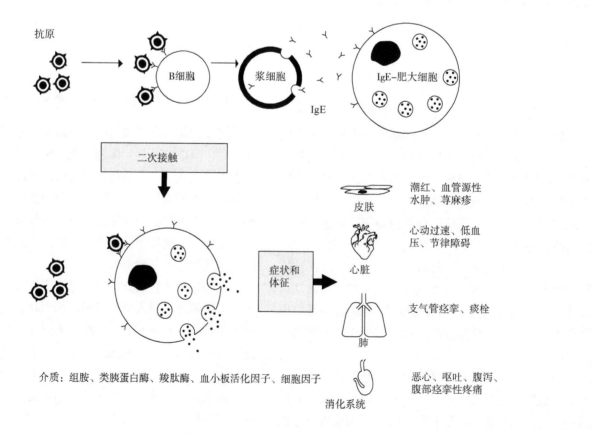

图 38-1　IgE 介导反应的机制

其定义为一种特异性的 IgE 所介导的反应。近来，美国国家过敏和感染性疾病研究所食物过敏和变态反应网络提出了对过敏反应的临床诊断标准（表 38-2）。

类过敏反应表面上与 IgE 介导的超敏反应类似，但却不牵涉抗体或前次暴露。其机制包括非特异性补体活化和直接的组胺释放。例如，大多数肌肉松弛药和阿片类药物直接从肥大细胞释放组胺。与过敏性反应不同，许多类过敏反应可以通过使用抗组胺药物、糖皮质激素及减慢药物注射速度来逆转。多种药物均能引起过敏性反应和类过敏反应。

2. Ⅱ型超敏反应（抗体介导的细胞毒性反应）

由抗体介导的细胞毒性反应是将循环中的 IgM 或 IgG 抗体与细胞表面或组织的抗原整合而发生的，被整合的抗原已被修饰为外来抗原。这些抗原可以是自身免疫性溶血性贫血中的普通红细胞抗原，也可以在青霉素作用于红细胞后发生改变，从而导致药物引起的溶血性贫血。

一旦抗体与细胞结合，补体级联反应随即开始。作为过敏毒素，活化的补体 C3 和 C5 直接作用导致肥大细胞脱颗粒。一些补体因子通过巨噬细胞、中性粒细胞、嗜酸性粒细胞增强了对靶细胞的吞噬作用；另一些则形成膜攻击复合物，通过使细胞膜穿孔引起细胞溶解和死亡。这一机制的原因是机体功能的紊乱与失调，如胎儿成红细胞增多症、免疫性血小板减少症、重症肌无力等疾病。

3. Ⅲ型超敏反应（免疫复合体病）

当微小的可溶性抗原 - 抗体复合物沉积在血管床、肾小球、肺基底膜及浆液性空腔时会引起免疫复合物病。此时，补体激活、炎症反应也相继发生。Ⅲ型自身免疫性疾病的典型代表是系统性红斑狼疮（SLE），该病的患者循环中 IgG 增多以对抗 DNA 等天然细胞成分。

4. Ⅳ型超敏反应（迟发型反应）

迟发型超敏反应由抗原特异性效应 T 细胞介导，免疫应答发生于接触后 1～3d。这些 T 细胞包括抗原特异性辅助性 T 细胞和细胞毒性 T 细胞。后者直接攻击外来细胞，而前者则通过释放细胞因子发挥调节作用。在结核菌素试验或接触性皮炎中，Ⅰ型辅助性 T 细胞释放细胞因子引导巨噬细胞到达反应位置。风湿性关节炎和多发性硬化的发病机制被认为与Ⅰ型辅助性 T 细胞介导的反应有部分关系。在慢性哮喘和慢性过敏性鼻炎中，Ⅱ型辅助性 T 细胞通过细胞因子促进 B 细胞产生抗体，同时吸引嗜酸性粒细胞并介导组织炎症。同时，慢性同种异体排斥很大程度上与细胞毒 T 细胞的功能有关。

二、Ⅰ型超敏反应（IgE 介导的反应）

1. 麻醉药诱发的与非麻醉药诱发的变态反应

（1）流行病学：围术期速发性超敏反应发生率的报道准确性及完整性差异较大，因此其发病率并

表 38-2　诊断过敏的临床标准

满足以下 3 项中的任何一项，就极有可能为过敏反应
1. 累及皮肤、黏膜或两者均受累（例如全身性荨麻疹、瘙痒、潮红及口唇 - 舌 - 悬雍垂肿胀）的急性发作的疾病（数分钟至几小时） 　　且至少满足以下中 1 项 　　（1）呼吸受损（如呼吸困难、喘息性支气管痉挛、喘鸣、PEF 减少、低氧） 　　（2）血压降低或相关的终末器官功能障碍的症状（如肌张力减退或消失、晕厥、尿失禁）
2. 患者接触可能过敏原后迅速出现（数分钟至几小时）以下中 2 项或以上： 　　（1）涉及皮肤 - 黏膜组织（如全身性荨麻疹、瘙痒发红及口唇 - 舌 - 悬雍垂肿胀） 　　（2）呼吸的危害（如呼吸困难、喘息性支气管痉挛、喘鸣、PEF 减少、低氧） 　　（3）血压降低或相关的症状（如肌张力减退或消失、晕厥、尿失禁） 　　（4）持续存在的胃肠道症状（如胃部绞痛、呕吐）
3. 患者接触已知过敏原后出现血压下降（数分钟至几小时） 　　● 收缩压低于 12kPa（90mmHg）或降低超过基础值的 30%

PEF. 呼气峰流量

（数据引自 Sampson HA, Munoz-Furlong A, Campbell RL, et al. Second symposium on the definition and management of anaphylaxis: summary report-Second National Institute of Allergy and Infectious Disease/Food Allergy and Anaphylaxis Network symposium. J Allergy Clin Immunol, 2006, 117: 391-397. ）

不明确。但麻醉相关报道却相对明确，与麻醉相关速发性超敏反应发生率大约为 1 : 5000，而过敏反应的发生率则约为 1 : 10 000，而与之相关的死亡率在 3%～9%。引起围术期过敏反应的最常见因素是肌松药，其他常见因素还包括乳胶和抗生素（图 38-2）。

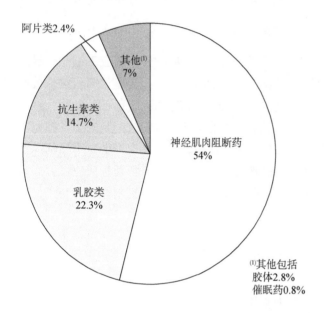

图 38-2　引起麻醉相关过敏反应的原因

药物相关的过敏反应并没有特异性的危险因素。然而，既往麻醉期间出现严重不明原因过敏反应的患者再次发生过敏反应的风险增加。这种速发性超敏反应与特异反应性、过敏史、遗传学、非麻醉药物过敏反应及化学物质过敏史不相关。尽管哮喘不增加麻醉期间过敏反应的发生率，但却是引发严重呼吸症状的风险因素。

（2）表现：与新近使用的药物相比，急性过敏反应发作前已经持续长时间使用的药物导致超敏反应的可能性通常较小。静脉注射药物可迅速引起症状。经直肠给药引起的症状通常在 15～30min 以上，而氯己定过敏通常发生在使用后 10min 甚至更久之后，具体时间取决于采用何种给药途径。

过敏性反应的表现多变，但若症状出现迅速，则提示反应严重且可能危及生命。另外，过敏反应相较于类过敏反应产生更严重的症状。对于这些情况，4 点分级评分将有助于描述其严重程度（图 38-3）。

神志清楚的患者可能诉有唇周、舌部、耳道、眼部、手掌及外阴部的瘙痒，还会告知医师嘴里有金属

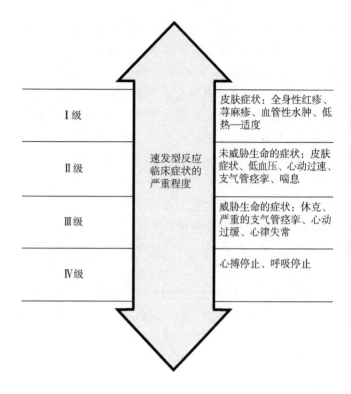

图 38-3　速发型反应临床病症的严重程度分级

味、头痛及濒死感。而胃肠道症状包括恶心、呕吐及腹部绞痛。随着血管性水肿的加重，患者还可能出现声嘶、发声困难、呼吸短促、胸痛等症状，最终导致心血管衰竭。女性患者还可能诉有子宫痉挛。

在全身麻醉期间，最常见的初始症状包括脉搏消失、氧饱和度降低及通气困难。黏液痰栓、支气管痉挛及循环受损会导致低氧饱和度。而全身麻醉期间，皮肤表现对判断过敏并无太大帮助，因为手术铺巾会影响对荨麻疹及血管性水肿的发现。在严重的病例中，心血管衰竭可早于皮肤症状的出现。共计 33% 的患者未出现皮肤症状，但其中一些病例在血压恢复正常后皮肤症状会出现。典型的心血管症状包括心动过速和低血压，但仍有 10% 的患者由于严重的容量不足而表现为心动过缓。在极度严重的病例中，患者还有可能发展为弥散性血管内凝血（disseminated intravascular coagulation，DIC）。

（3）处理：对于产妇的处理应包括①移除或终止致过敏药物；② 100% 氧气吸入，维持气道通畅；③呼救的同时对Ⅲ级、Ⅳ级过敏反应的患者给予肾上腺素；④将子宫推向左侧或将患者改为左侧卧位以维持充足的静脉回流。药物处理见表 38-3。

静脉给予肾上腺素和维持血管内容量具有重要作

表 38-3 针对产妇过敏反应的药物处理

麻黄碱

Ⅱ级反应（中度）

●推注：每 1~2 分钟 10mg IV

如无效或病情加重则换用肾上腺素

肾上腺素

Ⅱ级反应（中度）

●推注：10~20μg IV

●SC/IM 每 5 分钟 200~500μg（股外侧），直到静脉通道开放

Ⅲ级反应（重度）

●推注：每 1~2 分钟 100~200μg IV

●输注：1~4μg/min

Ⅳ级反应 / 心搏骤停

●推注：1~3mg IV

●输注：4~10μg/min

液体

5~10ml/kg 晶体溶液 IV 超过 5min

●1000~2000ml，达到 30ml/kg 后改用胶体溶液

苯海拉明

25~50mg IV（Ⅱ~Ⅳ级反应首先使用肾上腺素）

雷尼替丁

50mg IV（Ⅱ~Ⅳ级反应首先使用肾上腺素）

沙丁胺醇

吸入：2.5~5mg 溶于 3ml 盐水后雾化吸入

单次剂量：沙丁胺醇 100~200μg

输注：沙丁胺醇 5~25μg/min

糖皮质激素

每 6 小时氢化可的松 200mg IV

（Ⅱ~Ⅳ级反应首先使用肾上腺素）

其他升压药物

（1）多巴胺：2~20μg/（kg·min）

（2）胰高血糖素：1~5mg IV 超过 5min，之后 5~15μg/min 输注

　●使用 β 受体阻滞药的患者应尽早考虑

（3）去甲肾上腺素：5~10μg/（kg·min）

（4）垂体后叶素：推注：2~10U IV 直到有反应

IV. 静脉注射；SC. 皮下注射；IM. 肌内注射

用。Ⅰ级过敏反应的患者不用肾上腺素，Ⅲ级、Ⅳ级过敏反应者则为适应证。由于肾上腺素能够引起室性心律失常，因此有必要进行心电监护。使用 β 受体阻滞药的患者对肾上腺素反应较迟钝，处理时通常需

要充足的液体容量、较大剂量的肾上腺素及胰高血糖素。但当过敏对肾上腺素治疗反应不良时应考虑其他复苏药物，例如多巴胺、去甲肾上腺素、血管加压素。对于Ⅳ级过敏反应的患者 35%~50% 的血管内液体会在 10min 内转移至血管外；应当补充大量的胶体或晶体溶液，另外应尽早进行治疗。

组胺受体阻断药和糖皮质激素也有一定的辅助作用。抗组胺药对血管源性水肿和荨麻疹尤其有效，而糖皮质激素能否降低复发风险目前并未证实。激素能够减轻后期咽喉部的肿胀。沙丁胺醇适用于支气管收缩，但仍不能取代肾上腺素在严重支气管痉挛和心血管衰竭病例中的作用。当患者发生过敏反应相关的DIC 时，应给予氨甲环酸。在没有其他疾病的情况下，过敏反应通常在 2~8h 消退，但仍有多达 23% 的患者会在 1~72h 出现复发，故仍需保持高度警惕。

（4）对妊娠患者的特殊考量：在过敏反应期间，胎儿不会暴露于母体内的组胺等有毒炎性介质，因为它们可被胎盘代谢。同时，由于母体内的 IgE 不能通过胎盘，相关免疫反应不会在胎儿中出现。但在母体低血压导致胎盘灌注不充分时，胎儿也会受到影响。肾上腺素会引起子宫动脉收缩，在用于治疗过敏性反应时应注意剂量选择。另外由于麻黄碱不能有效地纠正母体的低血压状态，其使用还存在争议。

将子宫推向左侧可用于缓解妊娠 20 周后增大的子宫对下腔静脉的压迫。美国心脏协会建议对于有心搏骤停风险的生命垂危的产妇应采取完全左侧卧位，从而维持静脉回流、血压、心排血量及胎儿氧合。

对于紧急或急诊的剖宫产手术，如果患者血流动力学稳定且胎儿无宫内窘迫可考虑行区域麻醉。如果患者已出现了口咽或喉部水肿，需要立即对气道进行管理。对气道阻塞情况的观察应持续数小时以防过敏反应复发。

2. 特异性变态反应

（1）局部麻醉药物：许多患者发生过局部麻醉药物（local anesthetics，LAs）的不良反应，但仅有不到 1% 的不良反应是由于超敏反应引起的。当患者行局麻药过敏反应检测时，真正的过敏源往往是氯已定或乳胶等其他物质。Ⅰ型和Ⅳ型超敏反应均可发生，而以迟发型更为常见。

局部麻醉药引起的速发型超敏反应常表现为注射数分钟内出现典型的过敏症状。迟发型超敏反应可表

现为应用局部制剂引起接触性皮炎，也可表现为口内注射引起的局部肿胀。Ⅳ型超敏反应多发生在1~3d，但部分也可发生在2h，这使得很难将其与Ⅰ型速发型反应进行区别。

根据其化学结构，局部麻醉药可分为两类。苯甲酸或酯类局麻药（Ⅰ型）包括苯佐卡因、氯普鲁卡因和丁卡因。由于代谢产物对氨基苯甲酸及羟苯甲酯和焦亚硫酸等防腐剂的影响，Ⅰ型局麻药的过敏反应更为常见。酰胺类局麻药（Ⅱ型）包括布比卡因、利多卡因和罗哌卡因，据报道酰胺类局麻药引起的超敏反应十分罕见。不同酯类局部麻醉药之间会发生交叉反应，而酰胺类之间则不会。目前也没有证据显示酯类和酰胺类局部麻醉药之间会发生交叉反应。

理论上，有过局部麻醉药不良反应的孕妇应在孕前做局部麻醉药试验。但对于有临床指征者，可在获得知情同意后行局部麻醉药皮试。在全面地了解既往过敏史之后，患者局部麻醉药过敏诊断中应包括局部麻醉药皮试和激发实验。表38-4对此作了总结。如果致敏药物不明，激发试验应当检测可能会在分娩中使用到的局部麻醉药，如不含防腐剂的布比卡因和利多卡因。

表38-4　有过局部麻醉药不良反应产妇的处理

1. 过敏史
　（1）确定过敏反应是否与局部麻醉药有关
　（2）如果确定为局部麻醉药引起的速发型超敏反应
　　● 如有可能咨询相关专家
　　● 确定是酯类局部麻醉药还是酰胺类局部麻醉药
　　● 权衡皮试与激发试验的利弊
　　● 如果考虑进行皮试或激发试验，须征得患者同意
　（3）在接近足月时或患者即将分娩时进行试验

2. 何种局部麻醉药
　若致敏局麻药已知：检测另一结构的局麻药或其他酰胺类局麻醉药
　若致敏局麻药未知：检测分娩过程中会使用到的局部麻醉药

3. 进行激发试验
　（1）选择在有复苏装置和监护的地点进行激发试验
　（2）应放置静脉导管，同时患者应禁食
　（3）通知产科及新生儿科医师

如果已明确致敏药物，最好使用其他化学结构的局麻药物。然而由于酰胺类局麻药之间有可能存在未发现的交叉反应，当怀疑局部麻醉药过敏时，也应考

虑到其他酰胺类局部麻醉药引起的可能。

（2）全麻药物

①诱导药物：目前丙泊酚制剂中包含大豆和卵磷脂（从蛋黄中提取）等可溶性载体。对大豆和蛋类过敏的患者在静脉使用丙泊酚后均有可能引起过敏反应。然而在一项小样本调查中，所用25例对蛋类过敏患者的丙泊酚皮试结果均为阴性。更为常见的是丙泊酚可直接引起肥大细胞活化，特别是在较大剂量时。据估计，丙泊酚引起的超敏反应发生率为1：60 000。使用硫喷妥钠大约为1：30 000。依托咪酯、氯胺酮和苯二氮䓬类则极少引起IgE介导的过敏反应。目前没有吸入麻醉药引起过敏反应的报道。

②神经肌肉阻滞药：是所有药物中最容易导致围术期过敏反应的药物，且在第一次接触时就能引发过敏反应。这可能是由于神经肌肉阻滞药的结构与牙膏、去污剂、咳嗽药及洗发水的某些物质结构相似导致的。琥珀胆碱是最常见的引起过敏反应的神经肌肉阻滞药。各肌肉松弛药之间的交叉反应发生率介于60%~70%。

③阿片类：大多数的吗啡、可待因、哌替啶等阿片类药物是通过皮肤肥大细胞释放介质引起次级反应的，而非通过IgE机制。这就导致它们的皮试结果为全阳性，甚至在对照组中也是如此。然而，芬太尼、舒芬太尼和瑞芬太尼由于不直接刺激皮肤肥大细胞，所以皮试可能有所帮助。阿片类药物相互之间的交叉反应未知，尽管拥有不同的化学结构，目前已有关于哌替啶和美沙酮与吗啡抗原发生交叉反应的报道。

（3）非麻醉性药物

①缩宫素：人工合成的缩宫素很少引起严重的过敏反应。由于缩宫素本身即对皮肤有刺激性，应谨慎判断缩宫素皮试结果。给予缩宫素之后不久发生的过敏症状，应当考虑乳胶过敏的可能性，因为缩宫素具有促进乳胶过敏症状的作用。

②抗生素：抗生素引起的过敏反应中大约70%与青霉素及头孢菌素类有关。根据最新的B群链球菌感染预防指南，因抗生素导致的过敏已成为威胁产妇安全的紧迫问题。早期的头孢菌素因含有微量的盘尼西林成分，因此经常发生交叉反应。但现如今的药物制剂发生交叉反应的概率已大为降低。目前经常引证的交叉灵敏度为8%~10%；尽管有许多引起皮肤红疹的反应起初并非源于免疫学原因。

③非甾体类抗炎药（NSAIDs）：人们逐渐认识

到 NSAIDs 可引起过敏反应，主要是由于抑制环氧合酶并产生过多的白细胞三烯。NSAIDs 经不同途径给药发生过敏反应的时间不同，静脉、直肠及口服发生过敏反应的时间依次为 10min，30min 和 1h。由于阿司匹林和 NSAIDs 不引发特异性的 IgE 抗体，过敏反应只能通过口服方法确定。阿司匹林可与大多数 NSAIDs 发生交叉反应。

④氯己定：随着研究的进展，氯己定被认为可引起 I 型和 IV 型超敏反应。由于反应可延迟至 10min 才出现，氯己定引起的过敏反应常被忽略。皮肤、黏膜及肠道外应用可触发过敏反应。

⑤合成胶体：全部围术期超敏反应的 3% 是由羟乙基淀粉、明胶及含有胶体的右旋糖酐等合成胶体引起的。绝大多数这些超敏反应发生于胶体使用后 30min 且本质上并非过敏性。根据对 IgE 介导的过敏反应的估计，明胶和右旋糖酐引起的过敏反应多于羟乙基淀粉，发生率在 0.06%～0.35%。

（4）乳胶过敏

①流行病学：20 世纪 80 年代的全面防护措施中增加了含乳胶手套及医疗设备的使用，随后的乳胶过敏率和敏感率分别增至 1.4% 和 7%。最近，通过避免在工作场所使用乳胶和限制有粉乳胶手套的使用，过敏反应的发生率可能会有所降低。

乳胶敏感的定义为对乳胶皮试阳性或对乳胶离体测试阳性；在达到一定程度引起过敏反应前患者通常无明显症状。乳胶过敏的定义为乳胶敏感的患者接触乳胶后出现的过敏症状。乳胶过敏最显著的表现是 IgE 介导的反应，尽管 IV 型反应接触性皮炎的发生率是其 4 倍。

目前认为的乳胶过敏高危人群有三类：医护人员、存在职业暴露的工人及患有脊柱裂或泌尿生殖器异常的儿童。在医护人员中，对乳胶敏感但无症状者的比例在 12.5%～15.8%。这种接触暴露多来自于加入乳胶手套中的含乳胶的玉米淀粉粉末，这些粉末是为了便于穿戴手套。在加工和储存过程中，手套上的乳胶蛋白附着在玉米淀粉上，并最终随着操作而分散。

乳胶敏感和过敏可能影响超过半数的脊柱裂患者。然而有趣的是与医院工作人员相比，引起这些患者过敏的乳胶蛋白并不相同。这一现象可能与脊柱裂患者主要通过肠外途径及黏膜（而非吸入）接触乳胶相关。

引起乳胶过敏的其他因素还包括特殊食物过敏和过敏性体质。栗子、香蕉、猕猴桃及鳄梨等水果因含有多肽，从而可以与乳胶发生交叉反应。过敏性体质患者如有职业暴露，也具有乳胶敏感的高风险。

②表现：乳胶过敏的临床表现依据暴露是否在医院内而有所不同。典型的院外特征包括口部瘙痒、面部发红，接触橡胶玩具气球或口腔检查中出现肿胀。使用避孕套时可产生阴道症状。手部接触性荨麻疹多由于佩戴乳胶手套，而支气管痉挛和鼻炎则发生于吸入乳胶手套上的粉末之后，严重时可导致心血管衰竭。

院内于围生期出现的阴道瘙痒和肿胀应被详细描述并记录在病历中。经空气传播的接触可引起鼻炎、结膜炎及支气管痉挛，极少导致心血管衰竭及胎儿窘迫。乳胶引起的过敏体征和症状可发生在暴露后 20min 至 1h，这也使得其难以与静脉用药引起的过敏进行区分。

妊娠会增加对乳胶的敏感性。在剖宫产期间，乳胶过敏症状可在静脉注射缩宫素后出现，极易导致误诊。使用缩宫素后手术医师手套上的乳胶蛋白通过皮肤或子宫的切口进入循环系统的可能性是存在的。胎盘的收缩为抗原进入体内引起症状提供了条件。另外发生过敏反应有可能是因为缩宫素与乳胶结构相近，或者缩宫素构成了部分乳胶的抗原表位。

③处理：美国的许多医院已针对乳胶过敏及敏感患者制定了相应的诊断和处理流程。同时也开展了降低院内工作人员乳胶过敏及敏感率的活动。关于乳胶过敏患者的处理建议见表 38-5。

由于许多不同的乳胶蛋白均与 IgE 介导的免疫反应有关，乳胶过敏测试可能很难进行。另外，皮试提取物尚未在市场上销售。目前，各自医院已生产出自制的皮试提取物，但由于手套上蛋白的多变性使得乳胶皮试的敏感性和特异性受限。血清学检测能够有效地检测出乳胶 IgE，但却不能达到足够的筛查敏感性。

已确诊为乳胶敏感的患者择期手术时应在无乳胶的环境下进行，同时应于当天第一台进行。空气传播的乳胶成分可仍维持在较高水平（尤其是在手术衣上）。准备乳胶过敏患者术中医疗器械时，应当佩戴合成手套。理想的状况是禁用所有的乳胶制品，而现实情况是某些乳胶设备更易引起反应，主要取决于制造厂家的工艺。注射器活塞和药瓶瓶塞等干燥的天然橡胶与橡胶手套等乳胶浓缩物相比较少引起过敏反应。由于目前对药瓶瓶塞的乳胶含量没有强制要求，指南建议使用前移除瓶塞或限制扎针次数。

表 38-5　对乳胶敏感及过敏患者处理的建议

识别与排序
- 标识乳胶敏感的患者
- 如可能，安排在体及离题检测
- 通知整个医疗团队
- 将患者治疗或手术顺序提前为第一台
- 在手术室或产房门口张贴"乳胶过敏"标识

患者准备
- 不推荐使用抗组胺药物和糖皮质激素
- 使用无橡胶手套准备所有药品和器械
- 可以准备一个手推车用来放置不含的橡胶物品
- 用纱布将橡胶制成的血压计袖带、管道等包裹起来以保护皮肤
- 避免使用橡胶制成的驱血带、胶带、止血带、引流管及导尿管

手套
- 无低蛋白乳胶的手套
- 其他选择：苯乙烯、丁二烯、氯丁橡胶及聚氯乙烯

注射器
- 首选玻璃或不含天然橡胶的注射器
- 对于 6h 内抽出或配置的药物可使用普通注射器

药品
- 使用玻璃安瓿
- 取出药瓶上的橡胶塞或仅刺破橡胶塞 1 次

静脉输液
- 用胶带封住注射端口并使用三通接头
- 避免使用滴定管
- 可以使用普通的静脉输液袋
- 规范的通过端口静脉给药

④手部皮炎：无论是过敏性接触型还是普通刺激型，均被认为是 IgE 介导乳胶反应的高风险因素。皮肤擦伤为多种乳胶变应原提供了进入血流的门户。

过敏性接触性皮炎（Ⅳ型超敏反应）是由乳胶制品中混入的多种化学物质（而非乳胶蛋白本身）引起的超敏反应。反应发生于重复接触的 24～48h。体征和症状包括红斑或伴有水疱的鳞屑性斑片。

刺激性皮炎属于非免疫介导的反应，由手套内的潮气、工作场所的其他化学物质及重复洗手引起。以接触部位的瘙痒、疼痛、脱屑和开裂为特点，于暴露后数分钟至数小时出现。

3. 过敏反应的调查

（1）急性评估：如果怀疑发生过敏反应，患者应向过敏方面的专家咨询以确认是否发生过敏反应及过敏源。应当在出现症状当时、出现后 2h 及 24h，对患者血液中的类胰蛋白酶水平进行检测。

组胺可在血液和尿液中检测到。由于血浆中升高的组胺可在 60min 内降低至基础水平，因此应尽快取样。与类胰蛋白酶类似，组胺在过敏与非过敏机制中均有升高，因此无组胺水平升高并不代表过敏反应没有发生。另外还应对妊娠期的假阴性反应进行鉴别。

（2）过敏测试：对于过敏反应后进行的过敏测试，许多医学中心建议在进行皮试或离体测试前需等待 4～6 周。这时免疫球蛋白和介质会恢复至反应前的水平。

①皮试：皮肤点刺试验和皮内注射试验中，皮肤中的肥大细胞会与特异性的抗原(药品或者产品中的)结合。试验的部位目前选择肩背部或前臂的掌侧面进行。如果肥大细胞上特异性的 IgE 与相关的抗原相遇，会引起皮肤反应，从而确认为Ⅰ型反应。皮试较体外测试更为敏感，同时也是一种用来检测 IgE 介导变态反应的诊断方法。应当适当的使用阳性（组胺或可待因）和阴性（生理盐水）对照。

部分麻醉药物（如阿片类药物或神经肌肉阻滞药等）标准溶液就会引起组胺的释放，使得这些药物过敏试验十分困难。相关指南已经提出对皮试的药物进行适当的稀释。

进行皮肤点刺试验时采用皮下注射针 45°刺入皮肤注射检测试剂。皮肤出现轻微突起，表皮被刺破引起微量检测试剂透过与肥大细胞发生反应。15min 后将部位的反应与阳性或阴性对照的部位做对比。与阴性对照相比晕圈的平均直径（最长直径加上与其垂直的直径后取平均值）至少应长 3mm。

皮内注射试验则是在皮内注射不同容量的稀释过敏原。阳性反应的标准与皮肤点刺试验类似。因直接的组胺释放可引起相对较高的反应发生率，经验在皮内注射试验结果的判读中十分重要。如果患者对浓度很低的溶液有反应，则极有可能对该过敏原过敏。

皮肤点刺试验与皮内注射试验相比较少引起全身性反应。由于皮试引起的典型过敏反应的报道很少，抗生素和神经肌肉阻滞药的发生率分别为 0.1% 和 0.3%，而死亡率更是极低。

②孕期局麻药皮试和激发试验：妊娠并不是进行过敏试验的禁忌证。对于即将生产的孕妇，麻醉医师需先行局麻药过敏皮试后才能进行区域阻滞麻醉。而在每次进行皮试前应向患者说明利弊。如果患者曾有免疫反应相关的病史，那么麻醉医师在进行硬膜外麻

醉前应先行皮试及激发试验。同时还应准备胎儿监护及适当的复苏设备。

由于注射时导致的损伤、皮肤隆起及局部组胺释放，单独进行皮内注射试验的假阳性率较高。目前激发试验被认为是诊断局麻药过敏的金标准。该试验通过将测试样本少量注射于皮下组织，并观察局部或全身反应。多个针对局部麻醉药过敏史患者的研究表明，激发试验不仅安全，而且可以帮助局部麻醉药物的选择，相关规程见表 38-6。

③体外试验：是理想的孕期试验，仅需提供患者血清就可完成。使用放射免疫检定法能够检测出血清样本中特异性 IgE 抗体的水平。其含量显著程度并不能证明与某种药物相关，而仅说明该患者对其敏感。这种方法的局限性是其低敏感性。目前已有如白细胞组胺释放试验和嗜碱性粒细胞激活试验等新型诊断方法出现，但其在确认特异性过敏原方面的作用仍有待研究。

（3）过敏反应的预防：如果之前无麻醉药物过敏史，那么并不推荐通过皮试进行围术期过敏原的筛查，因为研究表明，虽没有前次接触史，患者对神经肌肉阻滞药等药物的皮试反应也呈阳性。当已知某种药物会引起不适时，最好的方法就是避免使用，因为没有任何一种治疗能够完全避免过敏反应。由于可能掩盖过敏早期的体征与症状，目前并不推荐术中使用激素和组胺受体阻滞药。但这些药物能减少促组胺释放的造影剂和药物不良反应。当引起过敏的药物不明时，区域阻滞应谨慎进行，另外避免使用含乳胶和氯己定的物品。当选择全身麻醉时，可选择吸入性麻醉药，同时应避免使用神经肌肉阻滞药和能够引起组胺

释放的药物。

（4）过敏反应的鉴别诊断

①荨麻疹和血管性水肿：许多免疫相关病变都会表现为荨麻疹和血管性水肿，因此，过敏反应可能有很多种鉴别诊断（图 38-4）。它们可同时出现，也可独立出现。

荨麻疹是一种形状不定的浅表皮肤水疱，可伴或不伴红斑。由肥大细胞和嗜碱性粒细胞释放的组胺或其他介质引起。患者可出现瘙痒，偶尔伴有烧灼感。急性荨麻疹多持续 1～24h，可与感染、药物或某些食物相关。如果荨麻疹持续或间断出现 6 周，则可诊断为慢性荨麻疹，其中 80%～90% 为特发性。常见的触发因素包括压力过大、冷热交替和过度锻炼。

血管性水肿是由缓激肽释放导致的真皮和皮下 / 黏膜下组织肿胀。不伴有瘙痒和凹痕，可持续 72h。与疼痛相关而非瘙痒，多累及黏膜。慢性的血管性水肿与荨麻疹无关并且对抗组胺药物无效。

②肥大细胞增多症：是一组以皮肤、淋巴结、肝、脾、消化道及骨髓内肥大细胞增多为特征的异质性疾病。具有不同的变异型：皮肤型肥大细胞增多症、静止性系统性肥大细胞增多症、侵袭性系统性肥大细胞增多症及肥大细胞白血病。需依据肥大细胞增多症的分型进行治疗，其良性类型可使用抗组胺药物和支持治疗。

皮肤型肥大细胞增多症患者多存在遍布全身的固定红棕色斑点或丘疹（亦被称为色素性荨麻疹）。据估计其发生率在 1∶1000～1∶8000。系统性肥大细胞增多症的发生率较皮肤型肥大细胞增多症低 10%。

肥大细胞增多症的临床症状表现为大量肥大细胞

表 38-6　关于局部麻醉药皮肤点刺试验和激发试验的相关流程

初次试验	皮肤点刺试验：未稀释的局部麻醉药[1]		
步　骤	途　径	容　量（ml）	稀释情况
1	皮下	0.1	未稀释的局部麻醉药[1]
2	皮下	0.5	未稀释的局部麻醉药
3	皮下	1.0	未稀释的局部麻醉药
4	皮下	2.0	未稀释的局部麻醉药
	每步间隔 15min		
	阳性激发试验：出现局部水疱和红斑或全身性过敏症状		

（1）对于有严重反应史的患者建议将局部麻醉药 1∶100 或 1∶1000 稀释

（引自 Thyssen JP, Menne T, Elberling J, et al. Hypersensitivity to local anaesthetics-update and proposal of evaluation algorithm. Contact Derm, 2008, 59：69-78.）

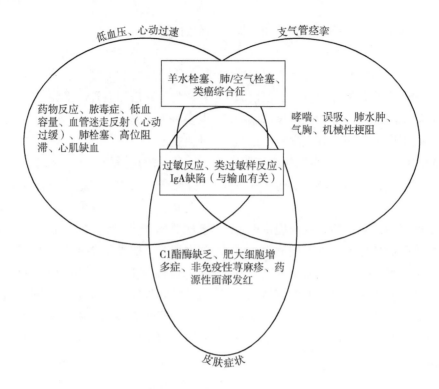

低血压、心动过速

支气管痉挛

羊水栓塞、肺/空气栓塞、类癌综合征

药物反应、脓毒症、低血容量、血管迷走反应（心动过缓）、肺栓塞、高位阻滞、心肌缺血

哮喘、误吸、肺水肿、气胸、机械性梗阻

过敏反应、类过敏样反应、IgA缺陷（与输血有关）

C1酯酶缺乏、肥大细胞增多症、非免疫性荨麻疹、药源性面部发红

皮肤症状

图 38-4　过敏反应的鉴别诊断

脱颗粒，继而导致的血清中类胰蛋白酶、组胺及其他介质水平的升高。皮肤特征表现为荨麻疹、脸红和瘙痒。全身性症状常包括腹痛、恶心呕吐、腹泻及胃食管反流。随后的低血压和循环衰竭可危及生命；而支气管痉挛并非主要症状。致病的因素包括创伤、极端温度变化、辛辣食物、乙醇、非甾体类抗炎药及促进组胺释放的药物。

无论是否怀孕，对良性皮肤性或系统性肥大细胞增多症的治疗均为抗组胺药物和间断使用的激素类药物。威胁生命的低血压需使用肾上腺素纠正，同时肾上腺素也有助于稳定肥大细胞胞膜。

在术前建议使用抗组胺药物和激素减轻反应，但并非总有效。

在怀孕开始的 6 个月及产后，一半的产妇存在日益加重的色素性荨麻疹、瘙痒、面部发红及腹痛症状。分娩本身并不加重症状，在没有局部脓肿引起二次感染的风险下，可使用神经阻滞进行分娩镇痛。一些临床医师在患者分娩时会提前使用抗组胺药物。如有必要可使用肾上腺素。应选择不引起组胺释放的全麻药物，同时注意积极保暖。产妇患有肥大细胞增多症似乎对婴儿无影响。

③ C1 酯酶抑制药（C1-INH）缺乏症：是一组以 C1-INH 缺乏或功能紊乱为特征的疾病。C1-INH 在抑制补体及纤溶系统过度激活中发挥重要作用。在遗传性血管性水肿（即先天性 C1-INH 缺乏症）的病例中，患者多于童年晚期发病，而获得性 C1-INH 缺乏症则与成年时淋巴组织增生异常和自身免疫性疾病有关。

C1-INH 缺乏症临床特征性体征为间断发作的皮下或黏膜水肿，可出现在皮肤、呼吸道及消化道的任意部位。患者主要症状为反复出现的非瘙痒性水肿及腹痛。但若患者病程中出现荨麻疹，则应考虑其他诊断。50%～75% 的患者可出现咽喉部结构的血管性水肿，导致危及生命的呼吸道梗阻；临床症状包括声音改变和吞咽困难，一旦出现死亡率高达 15%～33%。另一方面，C1-INH 缺乏相关的腹部水肿则可能诱发恶心、呕吐、腹泻甚至急腹症的相关症状。严重时，大量的腹泻及体液再分布（有效循环血量向肿胀的肠管转移）使患者存在低血压及休克的风险。

典型的症状于数小时内逐渐出现，2～5d 消失。而腹痛与气道梗阻却可突然或在短时间内出现。常见触发因素包括感染、牙齿治疗、轻微创伤、打鼾、焦虑及情绪不安等。

急性起病可给予适当剂量的 C1-INH，这种方法可在 30min 内减轻症状并将平均发作时间降低到 15h 左右。C1-INH 的效应可持续 2d。值得注意的是，遗传性血管性水肿的治疗应避免抗组胺药物、类固醇激素及肾上腺素的使用。

长期治疗方案包括抗纤维蛋白溶解药及雄激素的

使用，以减少发病频率及严重程度。抗纤维蛋白溶解药可抑制纤溶酶原激活并增加内源性 C1-INH 水平。氨甲环酸无致畸作用，可安全用于无血栓风险的妊娠妇女。但因可能导致女性胎儿的男性化，雄激素对产妇属相对禁忌。

目前报道的病例发现，孕期的后 6 个月 C1-INH 缺乏症发作逐渐减少，且大多数患者的围生期都比较平顺。然而，在此期间出现的腹痛可能与遗传性血管性水肿及不明原因的产科疾病相关。会阴水肿可引起尿道梗阻并作为血管性水肿的首发症状，继而导致不可逆的休克。

区域镇痛已被推荐用于缓解疼痛、焦虑，并同时避免全身麻醉气道操作相关的风险。但如需进行全身麻醉，C1-INH 的预防治疗是十分必要的，另外常规的诱导药物、肌肉松弛药及吸入麻醉药也是可以使用的。

怀孕期间的预防措施包括氨甲环酸给药或常规剂量 C1-INH 替代治疗。无论对顺产、剖宫产还是已出现症状的患者均可预防性的给予 C1-INH 浓缩物。如果 C1-INH 浓缩物治疗后无效，可选择 2U 的新鲜冷冻血浆输注。系统性肥大细胞增多症与遗传性肥大细胞增多症的比较见表 38-7。

④ IgA 缺乏：是一种以血浆及黏液分泌物中 IgA 水平降低为特点的疾病。患病率为 1：500。相当大的一部分患者会产生抗 IgA 的抗体（IgG）。如果患者的抗体（抗 IgA）滴度较高，在输注血液制品时会出现严重的输血反应。但总体上，该类患者发生严重过敏反应的风险较低。通常患者多无症状或出现复发性的鼻窦、呼吸道及消化道感染。系统性红斑狼疮（SLE）和风湿性关节炎也与 IgA 缺乏有关。

三、Ⅱ型超敏反应（抗体介导的细胞毒反应）

胎儿成红细胞增多症：也称新生儿溶血性疾病（HDN），是一种因母体内的特异性 IgG 抗体（能自由穿过胎盘）与胎儿红细胞上的抗原结合，导致胎儿贫血和髓外造血功能异常的疾病。该疾病相关的红细胞抗原主要和恒河猴 D（RhD）抗原相关，但其他分类如 ABO 分类系统和 Kell 分类系统也有参与。随着 RhD 阴性的母亲常规的预防性使用抗 D 抗体（针对 RhD 抗原的抗体），HDN 的发病率及严重性均有了大幅度的降低。

从病理生理学角度看，当接触到 RhD（父性遗传）阳性的胎儿红细胞时，RhD 阴性的母亲会产生抗体。首次怀孕通常不会是母体内产生抗体，但对随后的妊娠会产生影响。

在 HDN 发现和治疗前，多数胎儿已发生了流产、死胎或进展为胎儿水肿。胎儿水肿综合征是由严重的胎儿贫血及髓外造血引起的。贫血导致胎儿氧供减少，继而诱发血管内皮损伤和毛细血管膜渗漏。髓外造血可引起肝内蛋白合成障碍、肝脾大及门、脐静脉压力升高。最终出现外渗液体增多、腹水、胸膜腔积液、心包积液、头皮水肿、皮下水肿及羊水过多。

在怀孕期间，应测量 RhD 抗原阴性母亲及其胎儿体内的 RhD 抗原滴度。最近，对胎儿基因型检测的主要方法仍是羊膜穿刺术。然而，新的检测方法已通过母体血浆分析来确定胎儿基因型。对于 RhD 抗原阴性的胎儿无须跟踪随访，但 RhD 抗原阳性的胎儿则须在整个孕期进行严密观察。

随访内容包括持续性的母体抗体滴度测定及对胎

表 38-7　系统性肥大细胞增多症与遗传性肥大细胞增多症的比较

		系统性肥大细胞增多症	遗传性肥大细胞增多症
治疗		抗组胺药物	C1-INH
		激素	抗纤溶蛋白
		肾上腺素	
对麻醉的影响			
预处理		抗组胺药物	C1-INH
		激素	新鲜冷冻血浆
气道		正常	操作导致咽喉部血管性水肿
药物		避免使用引起组胺释放的药物	常规药物均可
区域组织		可使用	鼓励使用

儿贫血程度评估。当母体内 RhD 抗体滴度达临界水平时，胎儿水肿风险剧增，并应进一步观察。胎儿贫血程度可通过检测羊水中胆红素水平或胎儿大脑中动脉流速峰值（多普勒超声法）的方法进行测定。研究表明，多普勒超声较羊水穿刺检查法更准确和安全，可能逐步取代羊水穿刺检查。

许多受影响的胎儿可于出生后通过光疗法进行治疗。尽管怀孕期间的许多试验可能会使胎儿贫血加重，侵入式胎儿血红蛋白测定也可采用。若贫血严重，腹膜内或脐静脉内输血可暂时逆转贫血状况，直到胎儿能够分娩。所用的过程中均需对胎儿进行固定，可通过对孕妇进行镇静完成，更常见的做法是通过脐静脉注射神经肌肉阻滞药，多选择维库溴铵。

随着完善的产前监护，大多数产妇和新生儿的安全得到了保障。然而若对胎儿存在的风险未处理，胎儿器官水肿和腹水将导致难产，从而不得不选择剖宫产终止妊娠。

四、Ⅲ型超敏反应（免疫复合物介导）

1. 系统性红斑狼疮（SLE）

该病是一种主要由自身抗体和免疫复合物引起的多系统慢性炎性疾病。该疾病的诊断标准包括特征性的颊部红斑、非侵蚀性外周关节炎、浆膜炎、肾功能不全、神经学表现、血液异常及循环中出现的抗核抗体。女性罹患该疾病的概率是男性的 9 倍，而相对于白种人而言，非裔美国人的患病率较高。虽然近来孕产妇患 SLE 的死亡率已有所改善，但对于合并 SLE 的孕妇而言，其死亡率依然是正常孕妇的 20 倍。

（1）对患者的考量：与 SLE 相关的症状和体征可能较轻、集中在一个器官上，也可能爆发并迅速导致患者死亡。发热、体重减轻及疲劳是 SLE 的首发症状，同时皮肤也可受累，形成典型的蝶形红斑。有些患者可出现黏膜相关的痛性溃疡（分布于咽部、口部甚至阴道部）。

许多因素都会对心脏造成影响。有超过一半的 SLE 患者存在心包炎合并胸痛的情况，但进展为心脏压塞的情况却不多见。这种心包炎可能是由冠脉炎、心肌炎、心肌局部坏死及萎缩引起的。部分患者可发展为无症状的心脏瓣膜损伤（Libman-Sacks 心内膜炎）。体格检查是对其心血管系统评估的最佳方法。

心电图（ECG）可用来评估患者的心脏节律异常及缺血性改变。

SLE 患者中，多发性浆膜炎发生亦是相对常见的，如 50% 的患者可发生胸膜炎。如果患者有气喘症状，应进行呼吸系统评估，以排除肺部血管炎、栓塞、出血、积液及肺动脉高压的发生。

狼疮性肾炎也十分常见，是 SLE 患者死亡的主要病因。对狼疮性肾炎患者，应进行尿液分析、血尿素氮、肌酐、电解质及血糖水平检测。皮质类固醇的患者常存在低钾血症及葡萄糖耐受，而尿沉淀管型增多提示肾炎活动期。

SLE 患者多存在凝血功能缺陷。由于抗血小板抗体及脾功能亢进作用，患者常具有血栓形成及血小板减少的倾向。此外，SLE 患者血浆中特异性的循环抗凝药与Ⅷ因子抑制药等抗凝物质相互协同，使区域阻滞成为禁忌证。

抗磷脂抗体综合征的特点包括高抗磷脂抗体滴度、动静脉血栓及胎儿流产。抗磷脂抗体通常被称为"狼疮性抗凝剂"，因其能延长活化凝血酶原时间，并在临床中诱发血栓形成。该综合征多采用皮质类固醇等免疫抑制药进行治疗，为了降低血栓发生率亦可使用低分子肝素和（或）阿司匹林进行抗血栓治疗。而这些治疗措施却是区域阻滞的禁忌证。

脉管炎及类固醇激素治疗并发症是导致 SLE 患者神经系统病变的重要原因。患者可逐渐表现出精神性疾病、横贯性脊髓病、脑神经麻痹和周围神经病变。颅内出血及癫痫持续状态可导致患者死亡。

SLE 患者的多关节痛及关节炎表现与类风湿关节炎类似，但通常温和且不会致畸。但仍应注意的是，长期类固醇治疗和脉管炎可导致股骨头无血管性坏死。

（2）产科的考量：怀孕可使患者暴发型红斑狼疮的发生概率增加 30%～60%。爆发型红斑狼疮可随时出现，更多见于有肾受累、活动性尿沉淀（管型和红细胞）及补体水平下降的产妇。爆发型红斑狼疮包括关节痛、贫血、血小板减少、恶性高血压、蛋白尿、肾衰竭、脑病、腹痛及肝衰竭。子痫前期的发生常见于 SLE 患者，随着孕期的延长，爆发型红斑狼疮很难与其进行区分。爆发型红斑狼疮的治疗包括大剂量激素冲击及抗高血压药物治疗，而子痫前期出现时则需尽早分娩。

因抗 SSA/Ro 抗体或抗 SSB/La 抗体经胎盘途径

进入胎儿体内，约10%的婴儿患有新生儿SLE。其中约一半的患儿有类似成年人的皮肤表现。而心脏受累常表现为完全性心脏传导阻滞、心肌病及心脏瓣膜损伤。这些新生儿多表现为发育不成熟和生长受限。

（3）分娩和娩出的镇痛与麻醉：阴道分娩镇痛的方法包括阿片类药物镇痛、吸入性镇痛及硬膜外镇痛。在使用椎管内麻醉之前，需对神经系统做详细检查并全面评估凝血状态。鞘内或硬膜外使用阿片类药物，无论是否合并使用局麻药，均能获得良好的镇痛效果。固有的神经功能异常并非区域阻滞的绝对禁忌证，但应被详细记录。如怀疑颅内高压时，应考虑选用其他镇痛方法。

对于患有SLE的产妇，剖宫产则更为常见。在凝血及神经系统无异常的情况下，区域麻醉或全身麻醉均可安全进行。SLE患者血液中不规则抗体使交叉配血十分困难，因此应随时准备血液制品以备不时之需。每小时尿量应使用Foley尿管测定。对于难以控制的高血压可采用有创动脉血压监测。如并发严重肾疾病，可通过中心静脉或肺动脉导管监测容量和心排血量变化。

病情危重的患者选用全身麻醉时，应对快速顺序诱导进行调整。如患者心功能较差，应适当减少复合使用的阿片类药物（如芬太尼）的诱导剂量。琥珀胆碱仍可作为肌肉松弛药用于气管内插管术中。但因琥珀胆碱可诱发高钾血症，对近期发生中风偏瘫的患者，应使用罗库溴铵等除极肌肉松弛药。如存在肾衰竭，则应选用不经肾代谢的药物。另外，如可能出现新生儿SLE，应保证分娩在能抢救患儿的场所中进行。

2.进展性系统性硬化（硬皮病，progressive systemic sclerosis，PSS）

该病是一种全身性疾病，以皮肤及内脏中过量的结缔组织沉积为特点，与微血管及免疫改变有关。在40岁年龄段的人群中，女性的发病率是男性的5倍。由于生育延迟的原因，50%的硬皮病患者有可能成为孕妇。该病患者存在自身免疫性溶血、高丙种球蛋白血症、风湿因子及许多其他自身抗体，因此PSS被划分为自身免疫疾病。然而，其免疫病理机制仍旧不明确。

（1）对患者的考量：皮肤改变是硬皮病最显著的临床表现。从真皮到皮下组织均可出现硬化及增厚，并由手指逐渐扩展到躯干。如果孕妇腹部皮肤受累严重，则会影响对胎儿的监测及临床评估。而面部皮肤

受累则可能造成患者张口度受限，从而增加气管插管难度。

Raynaud（雷诺）现象是PSS的标志性特征，其出现与患者肾血流量下降有关。另外，冠状动脉无解剖异常的患者也可能出现冠状动脉痉挛所致的心律不齐和咽峡炎。同时，心肌也可出现局部或广泛纤维化改变，从而导致充血性心力衰竭。在妊娠期间，阿司匹林及抗高血压药物可用于治疗这些并发症。

该类患者多伴有肺功能受损。肺间质纤维化导致肺动脉高压、限制性肺功能损伤及弥散功能降低。妊娠期间，增大的子宫和升高的代谢率均可加重低氧血症。而缺氧可进一步促使肺动脉压力增高，诱发肺源性心脏病。因此，患者术前需行动脉血气分析和胸片检查。

大约50%的硬皮病患者存在蛋白尿、高血压及氮质血症。弥漫性皮肤增厚且病情发展迅速的患者，多存在进展性的肾衰竭及恶性高血压等肾危象。这些患者可能出现严重的头痛、高血压脑病、视网膜病变及左心衰竭。而肾危象是导致该类患者死亡的首要原因。许多抗高血压药物可用来治疗该疾病，尤以抗血管紧张素转化酶抑制药最为有效。但因对新生儿存在难治性高血压及少尿症的潜在风险，抗血管紧张素转化酶抑制药孕妇并不作常规推荐，仅作为危急时抢救用药。

PSS可影响整个消化道。PSS相关的舌及上颚病变可导致吞咽困难。异常的食管活动度、食管括约肌功能降低及消化道狭窄均可增加反流误吸的风险。而消化道吸收不良会导致营养不良及维生素K缺乏相关的凝血酶原时间延长。

手足小关节常出现关节炎，导致严重的畸形并影响手术体位的摆放。

（2）产科的考量：患有硬皮病的孕妇属于高危妊娠患者。近期美国一项研究对149名硬皮病孕妇和同龄正常孕妇进行了比较，结果表明，患PSS的孕妇出现高血压（OR4.0，95%CI 2.4～6.6）和胎儿宫内生长受限（OR3.7，95%CI 1.5～9.0）的比例更高，可能与硬皮病引起的微血管异常有关。

（3）分娩和娩出的镇痛与麻醉：合并严重PSS的孕产妇存在许多麻醉管理方面的困难。这类患者通常缺少合适的外周静脉用于输液治疗。外周输注冷液体可加重患者雷诺现象，进而诱发手指坏死或坏疽。因此，应选择前臂粗大的静脉或中心静脉穿刺置管以开放液体通道。同时，围术期应注意保暖以防止血管

发生痉挛。因严重的皮肤改变，无创血压的测量也可能存在困难。但仍需尽量避免动脉穿刺置管测压，因为这可能会导致末梢血管痉挛和坏疽。

如患者凝血功能正常，硬膜外镇痛是减轻分娩疼痛及手术分娩疼痛的有效手段。但因腰椎处皮肤改变及关节炎的受累，硬膜外操作可能存在一定程度的困难。早期的病案报道提示，局部麻醉药效能在硬皮病患者中有所增强，但这一差异可能不具有临床意义。

对于 PSS 患者，已有腰麻下实施剖宫产的成功案例。为避免严重的高血压及血管痉挛，应慎用血管收缩药及麦角碱类药物。如需进行全身麻醉，需注意以下几点：①因患者食管运动性降低，应尝试放置胃管引流过多的消化液。也可给予非颗粒性抗酸药物，但当并发食管病变时，仅口服抗酸药物是不够的。H2 抗组胺药物（如雷尼替丁）可有效减少胃酸分泌，而甲氧氯普胺则可促进胃排空。②面部畸形可能导致预充氧时面罩通气困难。如怀疑张口受限会导致插管困难，局部麻醉下清醒纤维支气管镜插管是最安全的做法。若经口插管失败，需行气管造口术以维持气道通畅。③PSS 患者的术中监护多存在困难，在使用一项监护前应权衡利弊。病情稳定的患者应尽量选用无创监测技术。但皮肤及皮下组织的改变可能会影响无创血压及氧饱和度监测的准确性。

五、Ⅳ型超敏反应（细胞介导的反应）

1. 风湿性关节炎（rheumatoid arthritis，RA）

该病是一种累及活动关节的慢性炎症性疾病，常合并其他系统的功能不良。多发于女性，并可见于任何年龄段。该疾病的发病机制与Ⅳ型超敏反应部分相关。青少年 RA 多在 16 岁之前发病，而到生育年龄时会产生更加深远的影响。

（1）对患者的考量：RA 患者可存在多系统并发症。影响气道的肌肉骨骼病变是麻醉医师面临的最严峻挑战。

RA 患者关节受累程度不一，温和的炎症反应、滑膜增厚到关节软骨破坏及关节强直均可发生。而关节强直可造成严重关节活动受限。同时，肌腱和韧带变得十分脆弱，导致关节不稳和半脱位。

85% 的 RA 患者存在颈椎受累，但多数患者并无临床症状。RA 患者中，如伴有脊髓或神经根受压的寰枢椎半脱位，可出现头痛、上肢痛及一系列长期症状。颈椎 X 线片（包括颈椎前后位、张口位和屈伸位影像）可反映齿状突侵蚀情况，并发现轴下半脱位、骨突关节侵蚀及颈椎间盘间隙狭窄。如果不能进行这些检查，那么可以假定颈椎关节不稳定。

颞下颌关节强直，特别是在青少年风湿性关节炎患者，可导致张口受限所致的气管插管困难。对颞下颌关节强直进行评估时，产妇张口度至少应达到 4cm。同时，应从侧面观察患者观察是否存在小颌畸形。

大约 59% 的 RA 患者存在环杓关节炎。约 14% 的患者存在声门压迫，进而导致喘鸣和阻塞性睡眠呼吸暂停。声音嘶哑、喘鸣、咽喉痛及吞咽困难症状提示存在环杓关节炎，或声带受损及胃食管反流所致的反复性吸入性肺炎。使用纤维喉镜进行全面的耳鼻喉专科检查，对诊断上述疾病具有重要意义。

长期患病的患者多伴有内脏受累。妊娠期间及分娩过程中，心肺的储备功能均有所降低。

心包积液、心脏传导阻滞、瓣膜疾病及心肌病均可导致心功能受损。肺部表现为胸腔积液、脊柱后凸及关节炎引起的肋骨活动度减小所致的限制型肺疾病。随着孕期逐渐增大的子宫限制了膈肌活动度，这种限制性呼吸困难亦进一步加重。

其他骨骼异常包括限制关节弯曲外展的髋关节变形，可导致经阴道分娩时体位摆放困难。骨性骨盆结构异常使胎头骨盆不称及剖宫产的风险增高。腰椎活动受限及畸形使得椎管内麻醉操作困难增加。而超声可明确脊柱韧带是否存在钙化。

在妊娠期，RA 的药物治疗通常也是不间断的。皮质类固醇和 NSAIDs（如水杨酸盐类、吲哚美辛、萘普生及双氯芬酸）通常不会引起胎儿畸形，而甲氨蝶呤、来氟咪特等药物治疗在孕期则是禁忌的。临产时使用大剂量阿司匹林易引起产期推后、产程延长，并增加分娩过程中的出血风险。药物相关胃肠道异常可导致铁摄入不足，进一步加重孕妇生理性贫血。孕期的后 3 个月给予 NSAIDs 治疗，可导致胎儿动脉导管的提前闭锁，但 COX-2 抑制药可降低这种概率。除此之外，子宫内胎儿的大剂量阿司匹林暴露可能会增加新生儿神经系统出血的风险。血小板功能损伤也会在停用阿司匹林后持续数天。但 NSAIDs 的使用并不会增加椎管内阻滞引起硬膜外血肿的风险。

（2）分娩和娩出的镇痛与麻醉：相关病史、体格检查及实验室检查应能反映患者的身体状况。对于无关节变形及用药限制的轻症患者，分娩中麻醉及镇痛方法与正常孕妇相同。对于使用 NSAIDs 的患者，因潜在的产后出血风险，需建立较大的静脉输液通道并常规备血。

经阴道分娩的麻醉可按以下的程序进行：如果患者存在严重的气道异常而凝血功能正常，可选择硬膜外麻醉。因镇静会导致肌张力下降进而引起上呼吸道梗阻，阿片类药物的使用应谨慎。类固醇治疗引起的肌肉挛缩及骨质疏松也有可能出现。需在行椎管内麻醉前评估每个大关节的活动范围（range of motion，ROM）。尤其重要的是，摆放体位前对髋关节外展和弯曲的最大程度进行测试。应谨慎进行 ROM 测试和体位摆放，以防引起病理性骨折。亦应对外周神经性病变仔细评估和记录，尽管其并非区域麻醉的绝对禁忌证。

对于病程长的患者，因髋关节及骨性骨盆受累，多考虑以剖宫产结束妊娠。对于择期手术患者，剖宫产的麻醉方式可选择硬膜外麻醉、腰麻及全麻。如存在上呼吸道畸形或颈椎异常，如果技术上许可，首选神经阻滞麻醉。

对存在严重呼吸道改变的患者，全麻时应使用纤支镜清醒插管以保证患者安全。但颈椎损伤限制了这一技术的应用。对拟行纤支镜清醒插管的患者，上呼吸道表面麻醉及小剂量的阿片类或苯二氮䓬类药物是有必要的。不能透过胎盘屏障的格隆溴铵能够减少呼吸道分泌物。如果其他气道控制方式失败，应在局麻下行气管造口术。如事先存在严重的颈部弯曲受限，可用枕头垫起患者颈部。如果患者肩部活动受限，需将胳膊放置于身体两侧。髋部挛缩的患者可在膝下放置枕头。

伴有严重上呼吸道改变的患者紧急行剖宫产手术时，麻醉医师及外科团队的经验至关重要。可选择连续硬膜外麻醉、腰麻或清醒插管全麻。如外科团队熟练掌握局部麻醉，还可使用氯普鲁卡因行腹壁区域阻滞复合静脉镇静的方法。尽管氯普鲁卡因作用时间较短，其迅速的代谢避免局麻药中毒的风险。因此，术中可使用充足的药量以确保患者舒适。手术结束后，待患者肌松完全恢复时才可拔出气管导管。如患者声门狭窄严重，拔管后需在能行二次插管和气管造口的场所严密观察数小时。

2. 器官移植与怀孕

对于曾接受器官移植，现已恢复健康且具有生育能力的女性是允许怀孕的。对细胞介导的免疫的调控是器官移植成功的关键。虽然许多曾进行器官移植的孕妇均产下了健康的婴儿，且产后移植器官功能正常，但是这类孕妇发生相关合并症的风险依然很高。关于曾接受器官移植孕妇麻醉中的注意事项见图 38-5。

对于移植器官功能稳定且无排斥反应的女性可在接受移植手术 1 年后考虑怀孕。仅使用较低剂量的免疫抑制药并完成对病毒的预防是怀孕的必要条件。在制定麻醉方案时，患者的既往病史、体格检查及实验室检查应能反映其产科病史及全身性疾病状况。对部分患者，仍需密切关注其移植器官的功能。如肺移植患者原先的肺囊肿性纤维化与胰腺分泌功能衰竭及胆汁梗阻性疾病相关。肝移植患者（如 Wilson 病）可引起神经、肾及心脏并发症。与之类似的，长期的糖尿病症状并不能在胰腺移植后得到改善，甚至在肾移植后继续进展。

长期使用免疫抑制药的产妇机会性感染发生率较高。因高水平的免疫抑制药使用，移植后母体及胎儿感染巨细胞病毒（CMV）的风险增高。如需输血，则需花很多时间寻找不含 CMV 的血液。除外异体移植物的原因，泌尿道感染的风险达到 40%。由于感染是致病和死亡的主要原因，应尽量避免有创操作。

移植患者发生恶性病变风险极高，这可能与长期使用免疫抑制药、免疫监管缺失及慢性抗原刺激等因素相关。例如，接受心脏移植之后 5 年内，大约 22% 的患者死于皮肤癌。

高血压、肾功能不全及糖尿病是实质器官移植患者术后主要的共存疾病，术后使用环孢素和皮质类固醇的患者更为明显。肾移植及肾 - 胰联合移植的患者最常合并高血压，但肝移植患者则很少出现。高血糖常见于使用皮质类固醇药物的患者，如肺移植患者中有 27% 合并有糖尿病。

所用移植患者在怀孕期间均存在较高的子痫前期及高血压风险。免疫抑制药治疗多使移植患者尿酸水平继发性升高，因此移植患者的血清尿酸水平并不能像非移植患者一样作为诊断子痫前期的标准。

对移植术后患者产下的新生儿必须进行支持治疗。子痫前期及胎膜早破等母体的并发症与 50% 的胎儿早产及低体重有关，在胰腺和肺移植患者尤为明

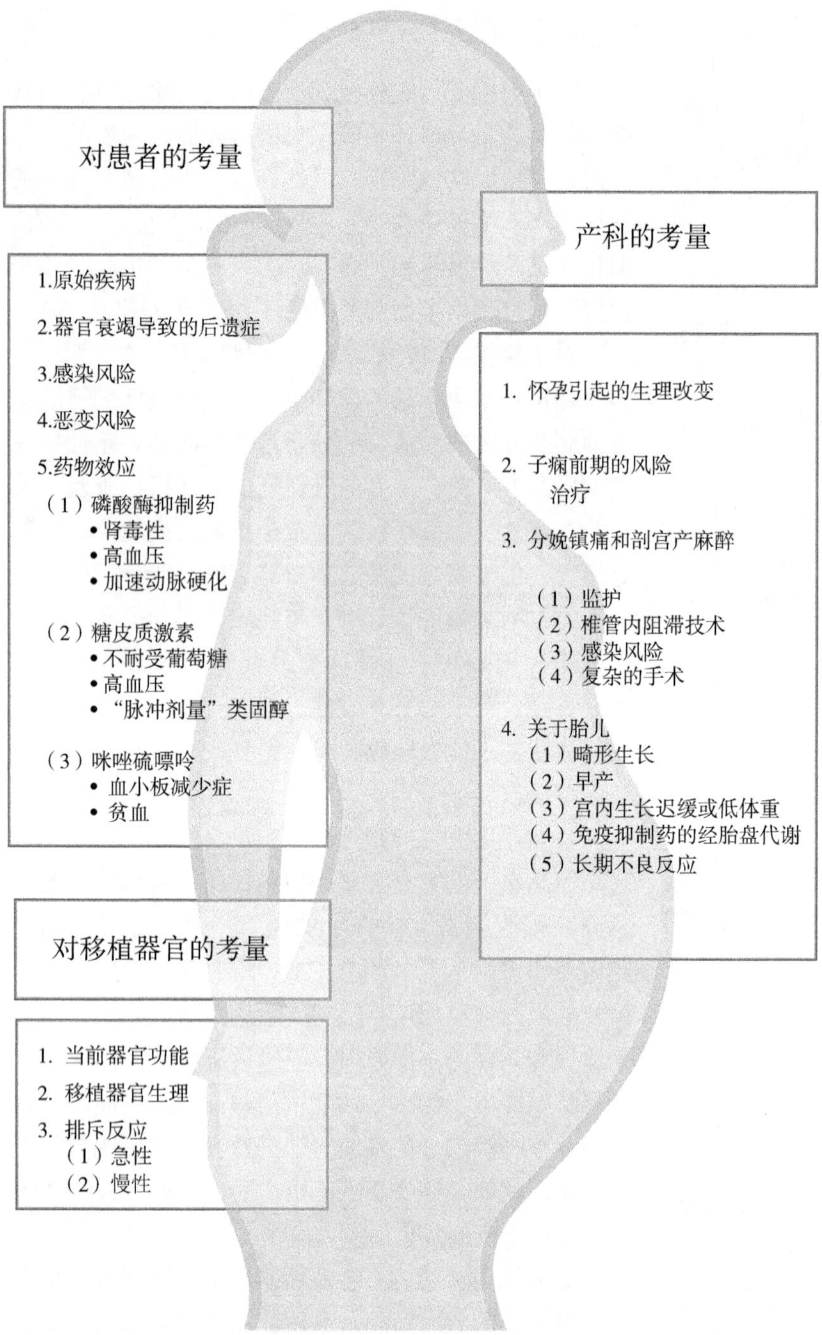

对患者的考量
1.原始疾病
2.器官衰竭导致的后遗症
3.感染风险
4.恶变风险
5.药物效应
（1）磷酸酶抑制药
• 肾毒性
• 高血压
• 加速动脉硬化
（2）糖皮质激素
• 不耐受葡萄糖
• 高血压
• "脉冲剂量"类固醇
（3）咪唑硫嘌呤
• 血小板减少症
• 贫血

产科的考量
1. 怀孕引起的生理改变
2. 子痫前期的风险 治疗
3. 分娩镇痛和剖宫产麻醉
（1）监护
（2）椎管内阻滞技术
（3）感染风险
（4）复杂的手术
4. 关于胎儿
（1）畸形生长
（2）早产
（3）宫内生长迟缓或低体重
（4）免疫抑制药的经胎盘代谢
（5）长期不良反应

对移植器官的考量
1. 当前器官功能
2. 移植器官生理
3. 排斥反应
（1）急性
（2）慢性

图 38-5 曾接受器官移植孕妇麻醉中的注意事项

显。在普通人群中这一比率为 5%～15%。

怀孕不增加任何实质器官移植术后发生排斥反应的概率。移植器官功能良好与母婴的良性转归相关，而移植器官功能不佳则提示患病率和病死率增高的风险。肾移植患者出现高热、移植肾触痛及肿胀则提示需加大免疫抑制剂药量并增加监护力度。另外，之前的移植手术将增大剖宫产术的操作难度。

多数医学中心建议对经阴道分娩和剖宫产分娩均使用皮质类固醇进行冲击治疗。目前关于皮质类固醇的合适剂量及其他免疫抑制药的使用仍需进一步讨论。

3. 曾行心脏移植的孕妇

心脏移植的适应证包括瓣膜及先天性心脏病，缺血性、病毒性、浸润性及自发扩张型心肌病。患者与移植器官的 5 年存活率分别为 69% 和 67%。既往有围生期心肌病的心脏移植患者再次怀孕后，其心肌病复发的风险并不增高。移植后高致病率及致死率原因是早期出现的冠状动脉多支狭窄，即移植心脏血管病变（CAV）。术后 5 年发生率在 30%～60%。

对于非移植孕妇，怀孕可使血容量增加 40%，心排血量（CO）增加 30%。分娩进一步使心排血量增加 30%，但心排血量最明显的改变却是发生在产后早期。分娩后，约500ml子宫自体血回输至血液循环系统，可使心排血量超出正常值60%。虽然因心脏移植后心肌节律受限且舒张期充盈压增高，患者心排血量仅能达到正常值的60%～70%，却也能够满足机体需要。

（1）去神经支配的心脏：移植后心脏去神经支配，其跳动按照固有节律进行，即90～110 /min。心脏对运动、血容量不足、插管及疼痛的交感反应显著减弱。同时，去神经的心脏对颈动脉窦按摩及valsalva（瓦氏）动作诱发的心动过缓性副交感反应也同样减弱。心率和收缩功能反映循环内的儿茶酚胺水平。儿茶酚胺药物和心脏起搏技术可用于治疗心动过缓；β受体阻滞药能够降低心率并减弱循环中儿茶酚胺的作用。在缺乏完整自主神经系统的情况下，泮库溴铵和去氧肾上腺素也不会引起心动过速和心动过缓。由于直接的毒蕈碱受体作用，新斯的明也可能出现心动过缓。也可使用毒蕈碱拮抗药（如阿托品和格隆溴铵）提升心率，但对于严重的心动过缓应使用直接升心率药物。

移植的心脏很大程度上依赖于心脏前负荷并对血容量不足十分敏感。自主神经支配是反射性心率增快的必要条件，因此，去自主神经的心脏只能依靠液体量调控心排血量。低血压的纠正主要依靠补液和去氧肾上腺素等血管收缩药物。麻黄碱也具有直接和间接作用，但仅能小幅的提高血压和心率。

去神经支配心脏的冠状动脉自身调节依然得以保留，且冠脉血流仍受pH及动脉血二氧化碳分压的调控。移植数年后，心脏的交感神经再生现象较副交感再生更为多见。这一现象解释了部分心脏移植患者如何出现心绞痛但却仍没有血管迷走神经反应。

（2）患者评估：对于曾行心脏移植的患者，需对其运动耐量、既往麻醉史和体检结果进行详细评估。对实验室检查、心电图、超声心动图、心肌活组织检查及血管造影等信息进行全面的复习有助于制定完善的麻醉方案。部分检查结果是十分平常的或微不足道的，而另一些则必须进一步探讨。

对于无神经再生心脏移植患者，其心肌缺血多无症状。该类患者当出现发作性呼吸困难或运动耐量降低时就应怀疑有心肌缺血发生。此时心电图具有特异性，可出现双P波及完全性或不完全性右束支传导阻滞。心脏移植后出现的非致死性室性异位搏动通常可在术后数月好转。5%的心脏移植患者需行起搏器置入并在孕期检测其功能。如果发生严重窦性心动过缓，

应考虑移植心脏窦房结缺血及移植器官排斥反应的可能。

心脏瓣膜损伤包括二尖瓣反流及中到重度的三尖瓣反流。移植后的左室功能通常正常，尽管多伴有舒张功能不良。移植物排斥可发生于任何时间，并表现为发热、疲劳、心脏节律异常、无症状的心肌缺血及充血性心力衰竭等。

（3）分娩与娩出的镇痛与麻醉：产妇分娩方式取决于产妇自身情况。剖宫产将引起术后心肌负荷超载，因此并无明显优势。充分扩容后使用硬膜外麻醉或腰硬联合麻醉，可将生产和术后疼痛引起的心血管反应波动减至最低。生产中心动过缓和低血压的处理用药应考虑心脏的去神经状态。对于有心律失常及缺血风险的患者建议持续心电图监测。

对运动耐量正常的产妇行剖宫产手术时无须有创性监测。如进行有创监测，应确保无菌操作。适当的硬膜外麻醉平面对于剖宫产术中产妇的安全具有重要意义。但腰麻前过度扩容会引起患者不适。对于全身麻醉患者，麻醉药物的使用与非移植的患者类似，但应更为慎重。

美国妇产科医师学会关于感染性心内膜炎抗生素预防的指南中指出，无论患者有无心脏损伤都不推荐在经阴道分娩和剖宫产中预防性使用抗生素。然而，如果患者明确诊断存在感染（如绒毛膜羊膜炎或肾盂肾炎）时，对于可能发生心内膜炎高危患者应预防性使用抗生素。美国心脏协会的指南将曾接受心脏移植及患有心脏瓣膜病的患者列为感染性心内膜炎的高危人群，建议预防性使用抗生素。

4. 曾行肺移植的产妇

肺移植适用于慢性阻塞性肺疾病、肺气肿、肺纤维化及原发性肺动脉高压等终末期疾病。全肺移植的患者存活率和器官存活率分别为47%和46%。作为一种慢性移植物排斥反应，闭塞性细支气管炎可引起肺功能下降、发热、疲劳及呼吸困难，5年内发病率为60%～70%。肺移植术后怀孕的患者已很少见，与其他实质性脏器移植患者相比，肺移植患者排斥率和产科不良转归率更高。

怀孕期间，许多生理改变导致呼吸功能储备降低。但在未发生排斥反应的情况下，移植的肺可以良好的适应怀孕引起的改变。

（1）供体肺：肺移植会导致肺生理的一系列改变。由于淋巴回流被破坏，为了避免肺水肿，在移植

早期需要精确的液体管理。犬模型中已证实，肺移植术后 2～4 周淋巴回流即可重建。双肺移植可选择整块切除去神经的隆突或保留隆突，后者可保留患者的咳嗽反射。然而，任何程度的咳嗽反射减弱引起的黏液纤毛功能障碍及无症状误吸，都使患者的感染风险增加。初步研究显示，移植肺的神经再生始于术后 1 年的吻合口处。

移植术后 6 个月，移植肺的肺功能达到峰值。随后，对缺氧产生的肺动脉压力、肺血管阻力及收缩反应开始发挥正常作用。动脉血气结果可在数周内恢复正常，但高碳酸血症的存在提示膈肌功能或移植肺功能障碍。支气管高反应性引起支气管收缩也可出现，并对 β 受体激动药产生反应。对于单肺移植的患者，60%～80% 的血液及气体分布在移植肺。

（2）患者评估：对于曾行肺移植或心肺联合移植的患者，在产前必须对运动耐量、麻醉药物、体格检查进行全面评估。尤其应注意是否存在感染及慢性排斥症状（闭塞性细支气管炎）。肺功能检查应在孕期常规进行，如有必要可行胸片检查及侵入性操作。动脉血气提示的高碳酸血症及肺泡 - 动脉氧分压梯度增大需做进一步检查。

接受肺移植的患者中 27% 患有糖尿病，这可能与为控制免疫排斥反应使用的高剂量的皮质醇激素有关。

（3）分娩与娩出的镇痛与麻醉：产妇的分娩方式取决于自身情况。区域镇痛用于分娩是可行的，但在补液方面需谨慎。仰卧位时，大量的肺血流流入移植的肺中（单肺移植）。当侧卧位放置硬膜外导管时，会引起移植侧肺发生低氧血症。

对于病情稳定的患者，行剖宫产时可仅使用常规监测。肺移植患者术后有较高的胃食管反流性疾病发生率，且证据显示胃食管反流与移植物慢性排斥反应有关。因此应考虑对误吸进行预防。连续硬膜外麻醉可减少气道操作的风险并在不影响术后理疗的情况下提供术后镇痛。同时术中应密切关注是否出现可导致呼吸功能不全的肋间肌麻痹。当选择全身麻醉时，前次气道造口或长时间通气史提示可能存在声门下狭窄。在气管与支气管吻合口处也有可能出现气道狭窄。机械通气应采用气道压力低于 4.7kPa（35mmHg），呼气末正压值 < 0.67kPa（5mmHg）的通气策略。

5. 曾行肝移植的产妇

肝移植可显著提高慢性肝疾病患者的生育能力。

大多数育龄期女性可在肝移植术后 8 周恢复正常月经。如果在移植后 1 年内怀孕，并发症发生的风险极高，这可能与循环中较高的细胞分裂素水平有关。相关数据显示，肝移植术后患者怀孕的活产率为 70%，但超过 1/3 的患者合并有高血压、子痫前期及感染等并发症。但怀孕并不会改变移植失败的概率。

正常孕妇妊娠最后 3 个月碱性磷酸酶（ALP）水平升高，肝转氨酶及其他浆蛋白则维持在正常水平。肝移植术后长期的肝酶增高可能与排斥反应有关，并提示应增加免疫抑制药剂量。

（1）患者评估：在进行肝移植后的数月，终末期肝疾病引起的心肺功能损害就可明显改善。国际标准化比值（INR）和凝血酶原时间正常的患者，其肝内药物代谢和蛋白合成能力可被认为是正常的。当生化检查异常时，应将子痫前期及 HELLP 综合征与急性排斥反应进行鉴别诊断，肝活组织检查有助于明确诊断。

（2）分娩与娩出的镇痛与麻醉：产妇的分娩方式取决于自身情况，采取何种监护措施则取决于当时的医疗条件。在肝功能和凝血功能正常的情况下，区域镇痛及麻醉可有效地用于肝移植患者。如需在全身麻醉下行剖宫产手术，对无肾疾病的患者可采用常规药物诱导。异氟烷可有效扩张肝部血管，可用于肝移植手术中，同时七氟烷和地氟烷也可供选择。

如出现继发于 HELLP 综合征的肝破裂或爆发型病毒性肝衰竭，在怀孕期间的肝移植手术多为急诊进行。胎儿处理包括分娩、确认胎儿存活或继续怀孕。

6. 曾行肾移植的产妇

长期存在的胰岛素依赖型糖尿病、高血压及胶原血管疾病是导致慢性肾衰竭的主要原因。同时这些疾病对移植术中的麻醉管理影响明显。肾移植术后 5 年患者和移植器官的存活率分别为 86% 和 72%。

正常产妇肾小球滤过率（GFR）峰值在孕中期可超出正常值多达 60%。而曾行肾移植产妇的这些改变反映了移植肾的良好功能。对于肾中重度损害的患者，GFR 的变化可能不明显或没有变化。妊娠期增大的子宫压迫输尿管，几乎所有的产妇均存在生理性的肾积水。而这种肾积水可导致排尿反射并增加肾盂肾炎的风险。

（1）患者评估：需对肾移植术后患者的肾功能、心肺功能及神经系统功能进行详细评估。

对于怀孕前即存在肾功能不全的患者而言，孕期发生子痫前期、移植物排斥及早产的可能性增加。60%～80% 的患者合并存在高血压。孕后期 40% 的患者有一过性蛋白尿。这些症状可用于诊断不典型的子痫前期，如有必要可行肾穿刺活检。最终有 33% 的患者可依据此方法诊断为子痫前期，其发病率高于普通孕妇 4 倍。孕妇可常规使用的降压药物，如甲基多巴、拉贝洛尔、硝苯地平及噻嗪类利尿药。

幼年期即接受肾移植术患者，其冠状动脉疾病（CAD）的发生率高达 92%。尽管肾移植手术不能改善 CAD，但能够减轻尿毒症性心肌病的程度。

肾移植还能有效改善尿毒症引起的外周神经病变，但对于自主神经功能障碍的治疗作用并不明显。自主神经病变的症状包括无症状性心肌缺血、直立性低血压、腹泻、胃排空延迟及因深呼吸导致心率异常等。

（2）分娩与娩出的镇痛与麻醉：肾移植患者可良好耐受经阴道分娩。因肾移植导致的难产是非常少见的。凝血功能正常的情况下，采用区域阻滞的麻醉镇痛方法对曾行肾移植的患者是有利的。当有潜在的肾功能障碍时，应谨慎补液。

患者因长期肾衰竭、透析及大剂量激素治疗可能出现骨盆骨质营养不良，进而增加难产风险，此时可选择剖宫产结束妊娠。如存在胃肌轻瘫，可考虑预防性使用抗酸药物。摆放体位和建立静脉通道时应考虑到预留的动静脉瘘管。既往腹部手术史可能导致手术难度增加或时间延长。有报道称剖宫产可能损伤移植肾和输尿管。输尿管起始于腹膜后的肾并逐渐向下移行汇入膀胱，因此移植的输尿管多位于子宫动脉上方。

当选择全身麻醉时，可使用快速顺序诱导。对长期存在糖尿病及寰枕关节僵硬的患者需防范插管困难的发生。存在心肌功能障碍的患者，需要减少诱导用药剂量，并对液体进行精确调控并增加围术期监测指标。全身麻醉药物的选择应基于患者目前的肾功能。七氟烷可在肝代谢产生具有肾毒性的无机氟化物。而异氟烷和地氟烷则不会产生，可用于麻醉维持。

芬太尼、阿芬太尼、舒芬太尼及瑞芬太尼的药动学和药效学不会因肾疾病而改变，使用时不需做剂量调整。肾功能不全的患者使用哌替啶和吗啡后，药物会在体内蓄积。高水平的去甲哌替啶（哌替啶代谢产物）可诱发癫痫，而吗啡代谢产物的药效更长。NSAIDs 类药物由于存在一定肾毒性，不推荐用于该类患者。

7. 曾行胰腺移植的产妇

胰腺移植手术适用于胰岛素依赖型糖尿病患者，可使患者免受长期胰岛素注射的困扰。胰腺移植的患者和器官存活率分别为 80% 和 49%。几乎 80% 的胰腺移植患者需要同时进行肾移植。曾行胰腺移植的产妇发生早产、低体重儿及感染的风险与肾移植术后产妇相当。移植后功能正常的胰腺，可产生充足的内源性胰岛素对抗妊娠中后期胰岛素耐受。

（1）患者的考量：胰腺移植不会逆转糖尿病引起的并发症，但可阻止神经功能的进一步恶化。不幸的是，糖尿病相关的微血管病变（如 CAD）会进一步加重。当孕期血糖不能维持正常时，应怀疑排斥反应的发生。

（2）分娩与娩出的镇痛与麻醉：镇痛与麻醉的管理与肾移植术后产妇类似。移植胰腺的位置往往位于骨盆中，这就增加了其损伤风险，尤其在剖宫产中应格外谨慎。糖尿病可导致患者缺氧代偿能力下降，故术后应着重监测呼吸功能。

8. 相关药物在自身免疫疾病和移植中的应用

通常情况下，自身免疫疾病和移植患者术后需使用免疫抑制药治疗。治疗自身免疫疾病的新型药物在妊娠期使用鲜有报道。然而，移植术后免疫抑制药物的使用却有很长的历史。FDA 关于孕期药物安全性的分级见表 38-8。

目前英夫利昔、依那西普、阿达木单抗等肿瘤坏死因子抑制药已被推荐用于风湿性关节炎的治疗。这些药物并不会导致孕妇流产、早产及胎儿先天畸形发生率的升高。而其他药物如来氟咪特、阿贝西普及力妥昔单抗可能存在潜在的致畸性，目前并不推荐在孕期使用。

许多自身免疫性疾病患者在使用 NSAIDs。血小板功能损伤可持续到停用 NSAIDs 数天后，具体时间长短取决于 NSAIDs 的药物种类。NSAIDs 及阿司匹林的使用不会对椎管内麻醉造成影响。孕 20 周后，NSAIDs 使用可引起动脉导管收缩，从而损伤胎儿肾功能。因此，应在孕 32 周时停用 NSAIDs。分娩前使用大剂量的阿司匹林和吲哚美辛可能导致新生儿中枢神经系统出血。COX-2 抑制药可在整个孕期使用。

移植术后患者通常需使用多种药物进行治疗，如糖皮质激素、硫唑嘌呤和包括他克莫司、环孢素在内的磷酸酶抑制药等。一种或多种药物的作用可增加妊娠期高血压、子痫前期、早产及胎儿宫内生长迟缓的发生率。除霉酚酸酯外，大多数免疫抑制药均能通过胎盘屏障，但研究证实治疗剂量内的这些药物均不会致畸。主要免疫抑制药的不良反应见表38-9。

神经钙调蛋白抑制药（如环孢素及他克莫司）亦可用于孕妇。环孢素可引起牙龈增生，从而引起全身麻醉插管困难。另外，环孢素较他克莫司更易引起肾

表 38-8　FDA 关于孕期药物安全性的分级

- A 类：经测试证明是安全的
- B 类：大量的经验证明似乎是安全的
- C 类：数据显示安全性不足，可能致母婴患病
- D 类：对胎儿健康有明显影响
- X 类：研究显示可造成胎儿出生缺陷，在孕期不应使用

药　物	分　级
皮质类固醇	
泼尼松	C
倍他米松	C
地塞米松	C（孕早期为 D）
非甾体类抗炎药	
阿司匹林	B
萘普生	C（孕晚期慎用）
双氯芬酸	C（孕 30 周后为 D）
吲哚美辛	C（孕 30 周后为 D）
抗代谢药物	
甲氨蝶呤	X
环氧化酶抑制药	
塞来昔布	C
肿瘤坏死因子抑制药	
英夫利昔	B
依那西普	B
阿达木单抗	B
来氟米特	X
阿贝西普	C
力妥昔单抗	C
免疫抑制药	
硫唑嘌呤	D
磷酸酶抑制药	C
他克莫司	C
环孢素	
其他	
霉酚酸酯	D

动脉血管收缩及肾毒性，在某些病例中甚至造成肾衰竭。环孢素和他克莫司还能降低癫痫发作阈值，所以应避免全身麻醉中的过度通气。此外这两种药物通过改变肝代谢可延长肌松药的作用时间。

由于能够引起骨髓抑制和血小板减少，硫唑嘌呤的用量是被严格限制的。怀孕患者使用硫唑嘌呤甚至能引起胎儿的骨髓抑制。该药易于透过胎盘进入胎儿体内，但在胎儿体内不会转变为致畸的代谢产物。尽管个案报道指出，硫唑嘌呤可导致胎儿先天性畸形，但硫唑嘌呤仍常被使用。

皮质类固醇可导致多种影响正常妊娠的并发症，如高血压和高血糖，同时还可增加胎膜早破、早产及宫内发育迟缓的风险。胎膜早破的发生机制可能与胎膜自身异常或母体促肾上腺皮质激素释放激素改变导致的临产状态相关。

在伤口愈合不良及体位选择受限的情况下，经阴道分娩和剖宫产分娩都变得十分复杂。产妇骨质流失增多及骨坏死，增加了体位摆放相关的关节、肌腱及韧带损伤风险。椎管内麻醉可能加重这一风险，因为麻醉后患者术中无法判断关节的最大屈伸程度。

每天使用泼尼松超过 5mg 会抑制孕妇肾上腺功能。然而，在部分患者低于 5mg/d 的剂量也会引起肾上腺功能抑制，因此，许多医学中心对于移植患者均采用激素冲击治疗。激素冲击治疗包括在分娩期间静脉内使用氢化可的松 50～100mg 并在之后每 8 小时重复使用，直到可以耐受口服给药。

胎盘可代谢大部分泼尼松、皮质醇及甲泼尼龙，仅有 10% 的活性药物能通过胎盘屏障，因此，胎儿的暴露很少。但倍他米松和地塞米松可通过胎盘并在胎儿体内达到较高浓度。

六、总结

产妇的免疫障碍可急性发病且威胁生命，也可缓慢起病。药物或其他物理因素引起的过敏性反应多不可预料且必须根据产妇的具体情况进行处理。存在胶原血管疾病及其他慢性疾病的女性可以怀孕，但其怀孕期间的并发症发生情况取决于原发疾病病程、终末器官受损程度及药物不良反应等因素。这些考量和器官排斥反应方面的考虑也适用于曾行器官移植的孕产妇。需要有专业的医疗团队来针对这类孕妇制订诊疗计划并实施治疗。

表 38-9 免疫抑制药的主要不良反应

	皮质类固醇	硫唑嘌呤	他克莫司	环孢素
心血管	高血压		呼吸困难 心悸	高血压
神经	精神错乱 性格改变		震颤 麻木 癫痫 局部神经缺陷	震颤 掌跖部麻木 癫痫 精神错乱
胃肠道	消化性溃疡	肝毒性 胰腺功能障碍 恶心呕吐	恶心呕吐	恶心呕吐 轻度肝功能障碍
血液 肾及代谢	葡萄糖耐受 水钠潴留 肾上腺功能抑制	骨髓抑制 血小板减少	肾毒性 高血钾 葡萄糖耐受	肾毒性 高血钾 低镁血症 高尿酸血症 抑制胰岛素分泌
骨骼肌	肌病 骨质疏松 骨坏死	关节痛		
其他	体重增加 感染风险增加 白内障	瘤变及感染风险增加	瘤变风险增加	瘤变及感染风险增加 牙龈增生
胎儿 / 新生儿	宫内发育迟缓 肾上腺功能不全	宫内发育迟缓 新生儿骨髓抑制（与母体的抑制相关）	轻度可逆性肾功能不全	宫内发育迟缓

要 点

■ 产妇因药物和其他物理因素引起的急性过敏反应多不可预料。治疗应同时考虑母亲与胎儿。诸如倾斜子宫和手术取出胎儿等方法将有助于改善预后。

■ 慢性免疫性疾病并不影响怀孕。需要采取的处理取决于疾病的严重程度、正在进行的药物治疗方案及该疾病与妊娠的相互影响。

■ 对曾行器官移植的患者需特殊关注。移植器官功能障碍及排斥反应可表现为与子痫前期等产科情况类似的症状。处理需根据母体潜在疾病情况、移植器官状态、现行药物治疗方案及产科需求做出选择。

第 **39** 章

精神障碍

（Julio B.Delgado 和 Michael Frölich 著，邢　东　译，孙焱芫　路志红 校

一、引言

　　孕期及产后精神障碍的诊断和治疗是一个非常实用的议题，因为其发病率高、确诊较为困难且缺少安全有效的治疗手段。目前越来越多的发现认为，孕期及产后精神障碍的发生和恶化是常见问题，需要多学科联合提供准确而及时的诊断和治疗，从而降低继发于治疗或因缺乏及早有效干预而导致的风险。诊治育龄妇女的医师应当能对精神疾病进行筛查诊断，并对有症状或曾经有过症状的患者进行治疗。凭经验进行治疗并非理想的方案，应当咨询精神科医师，寻求安全有效的治疗方法，从而尽量降低母体并发症及孩子可能受严重影响的风险。孕期的药物治疗可能会增加包括胎儿暴露在内的众多风险，但对精神性疾病不给予治疗可能更加危险。关于是否对疾病进行治疗取决于许多因素。详细了解既往精神病史、评估孕产期潜在精神疾病情况将有助于疾病的治疗。另外，应考虑咨询精神科医师。没有全面的评估及诊疗计划，将可能导致严重的后果。在孕前就对有精神症状的患者进行合理筛查将有助于孕期诊疗方案的制订和更好地进行有效治疗。

二、流行病学

　　一般而言，精神疾病对人类的影响不分性别、

人种及社会经济地位。有趣的是精神疾病常对个体的高级功能及创造能力产生影响。精神疾病与艺术的联系可反映于德国艺术家 G.Schetelig 的画作《Broken lines》中（彩图 88）。Biji RV 等已对孕期及产后许多特殊精神性疾病的发病率及患病率进行过描述。需要对怀孕前就存在的精神疾病进行更详细的了解，因为精神性疾病导致的病理状态可能会增加潜在的风险，同时改变孕期及产后的疾病进程。Biji RV 等的研究发现，约 40% 的 65 岁以下成年人一生中至少经历过 1 次 DSM-Ⅲ-R 障碍（精神疾病诊断与统计手册，第 3 版，修订）。其中 23% 的患者在孕前就有过精神性障碍病史。该类疾病的总体发病率虽无性别差异，但对某一特殊疾病的发病率却存在差异，具体见表 39-1。抑郁、焦虑、乙醇滥用和依赖最为常见；在大多情况下存在同患多病的情况。

三、孕期诊断及初步评估

　　精神障碍属常见病，无论是总人口还是育龄期女性均有较高的发病率。除此之外，还有相当一部分患者未被诊断、未接受治疗或误诊。恰当的评估及准确的诊断是疾病治愈的关键。许多非精神科医师不愿意去接近、诊断和治疗精神障碍。导致这一后果的原因众多，其中就包括医师对精神疾病患者的态度过于消极。通常医师缺乏对患者自身状态的了解，对于诊

表 39-1　性别对精神性疾病的发病率及发病率比值的影响

	女	95%CI	男	95% CI	IRR（f/m）	95% CI	Wald χ^2	P 值
情绪障碍	3.25	（2.48～4.02）	1.34	（0.89～1.79）	2.39	（1.55～3.68）	28	＜0.000
严重抑郁	3.9	（3.06～4.69）	1.72	（1.23～2.24）	2.23	（1.53～3.26）	27.6	＜0.000
精神抑郁	0.39	（0.14～0.60）	0.39	（0.17～0.63）	0.93	（0.39～2.22）	1309.6	0.869
躁郁症	0.43	（0.19～0.68）	0.17	（0.02～0.33）	2.37	（0.75～7.54）	2805.7	0.143
焦虑障碍	4.56	（3.62～5.46）	1.62	（1.13～2.13）	2.58	（1.73～3.86）	25.2	＜0.000
恐慌症	1.3	（0.88～1.75）	0.82	（0.09～0.49）	4.17	（1.98～8.77）	26.8	＜0.000
广场恐惧症（无恐慌症）	1.14	（0.75～1.56）	0.41	（0.18～0.65）	2.57	（1.23～5.35）	13.1	0.012
单纯恐惧症	3.17	（2.46～3.87）	1.34	（0.91～1.77）	2.41	（1.57～3.69）	23.3	＜0.000
社交恐惧症	1.12	（0.72～1.54）	0.75	（0.43～1.07）	1.42	（0.77～2.60）	4.8	0.258
广泛性焦虑障碍	0.98	（0.61～1.37）	0.45	（0.22～0.72）	1.86	（0.95～3.66）	11.6	0.07
强迫症	0.39	（0.15～0.60）	0.17	（0.03～0.33）	1.76	（0.53～5.99）	2708.8	0.366
物质使用障碍	0.99	（0.61～1.36）	2.96	（2.22～3.71）	0.27	（0.15～0.50）	53.7	＜0.000
乙醇滥用	0.91	（0.55～1.27）	4.09	（3.28～4.92）	0.2	（0.12～0.35）	57.5	＜0.000
乙醇依赖	0.18	（0.02～0.34）	0.82	（0.48～1.16）	0.2	（0.06～0.70）	12.7	0.012
药物滥用	0.07	（-0.03～0.18）	0.48	（0.23～0.73）	0.05	（0.01～0.43）	2186.9	0.006
药物依赖	0.32	（0.12～0.54）	0.21	（0.05～0.38）	1.42	（0.40～5.07）	2740.3	0.586
精神分裂症	0.1	（-0.02～0.21）	—	—	—	—	—	—
饮食失调	0.14	（0.00～0.28）	0.07	（-0.02～0.17）	1.91	（0.34～10.74）	1335.5	0.463
一项或多项 DSM-Ⅲ-R 诊断	6.94	（5.65～8.19）	4.45	（3.44～5.47）	1.54	（1.12～2.14）	22.5	0.009

（改编自 Bijl RV, De Graaf R, Ravelli A, et al.; Gender and age-specific first incidence of DSM-III-R psychiatric disorders in the general population. Results from the Netherlands Mental Health Survey and Incidence Study （NEMESIS）. Soc Psychiatry Psychiatr Epidemiol, 2002, 37: 372–379.IR, new cases per 100 person-years at risk; IRR, incidence rate ratio, the ratio between the IRs for women and for men （controlled for age）. Rows with a light gray background represent psychiatric diagnoses with a higher female incidence; rows with a dark gray background represent psychiatric diagnoses with a higher male incidence.）

断及治疗原发疾病或其他疾病引起的精神症状认识不清。系统的评估、诊断及治疗方法需基于可靠的证据。诊断标准以美国精神病学协会（American Psychiatric Association，APA）的 DSM-Ⅳ 为基础。这一手册为特异性精神症状的诊断提供了依据，同时以可靠的证据对疾病进行分类和诊断。DSM-Ⅳ 参考了精神性疾病的诊断和分类方法。本章将以基本症状和体征为基础，着重阐述疾病的诊断方法，希望为广大读者，尤其是对麻醉医师提供有效而实用的评估、诊断方法及合理及时的干预计划。准确的诊断是疾病有效治疗的首要前提。

早期干预应便于患者对自身疾病状况的描述，使医师更容易进行病情评估、探索患者个性特征及诊断可能存在的精神障碍。如果在开始阶段没有系统的询问患者，那么这些信息将难以获得。由于异病同症情

况的存在，通过对症状和体征筛选后才能最终确诊。忽略开始可能导致的误诊，麻醉医师仍应结合系统性评估及问诊患者过程中对其病情的初步印象，在精神检查中起到主导作用。至于是否需要向精神科医师进行咨询主要取决于患者的病史、症状的严重程度及医患之间沟通情况。对于有自杀倾向、狂躁表现及诊断不明的患者，则必须向精神科医师进行咨询。

当患者的情感、行为及思维方式出现异常时，需要对患者可能存在的精神障碍、临床表现及是否存在药物滥用情况进行评估。

四、与麻醉相关的特殊疾病

1. 情绪障碍

情绪是个人对外部世界主观认识的体现；情绪可

出现病理性的低落、振奋或在两个极端之间转换。真正的情绪障碍并非典型的应激反应，而是通常会持续很久且伴有异常情感表达的病理阶段，需要对此类患者进行适当的评估。

2. 抑郁症

如上文所述，育龄期女性发生抑郁症的概率较一般女性人群高 2~3 倍，25—44 岁年龄组的女性发病率最高，一生中发病的概率是 25%。抑郁症是一种可复发的精神类疾病，治疗不当可导致病情逐渐加重，是一种自杀率很高的疾病。

关于广义上的精神障碍和狭义上的抑郁症的问题，长期以来均存在误判。从某种角度讲美国有约 1/6 人口罹患抑郁症。抑郁症还是导致美国女性医学失能的主要原因之一。近期的研究发现，10% 的孕妇患有抑郁症，而高达 18% 的孕妇可出现与抑郁症相关的症状。

情感障碍的性别差异归因于不同性别的激素水平、社会分工及遗传基因的影响。母亲抑郁症的消极作用会影响其自身及胎儿的健康，使孕妇保持良好的精神状态具有重要意义。大多数女性在青春期经历了人生中的首次情绪低落，而在生育期这种低落的情绪再次发生时，对其进行尽早而彻底的治疗至关重要。

抑郁症的主要临床表现包括悲伤、内疚、绝望、无助及官能不足等。另外还包括易怒、难以集中精神、淡漠、失眠、嗜睡、厌食、性欲减退、社交孤立、缺乏快感、思维呆滞及自杀倾向。

对于同时存在 5 项或更多以上症状且持续 2 周的患者可诊断为抑郁症，此类患者需进行治疗。导致该种疾病的原因众多，包括遗传学因素、环境因素及患者的身体状况等。不应把某一症状认为是特异性的应激反应，而应将其看作是一种需要治疗的临床疾病。适当的治疗可加速患者的恢复，同时增强患者面对挫折，解决困难的能力，降低抑郁症复发率。症状的严重程度和患者主观的无望、内疚及自杀倾向均为抑郁症诊断的重要指标。疾病的临床经过可表现为急性和慢性，但对抑郁症不进行治疗将引起数月内的反复发作和严重的自杀倾向。抑郁症的有效治疗包括精神治疗、电休克疗法（ECT）及药物介入疗法。一些特殊的治疗方法将在下文逐一详述。

对于潜在自杀倾向的评估是抑郁症患者评估中的一个重要方面。女性的自杀率较男性略高。对于潜在风险的详细评估方法包括：

- 临床表现符合抑郁症诊断。
- 曾试图自杀、有冲动行为及药物滥用。
- 曾经历躯体或性虐待、近期遭受重大创伤。
- 有自杀家族史。
- 有自杀企图或有实现该企图的行为。
- 有严重的性格障碍史。

自杀倾向风险评估是任何一种精神状态评估中不可缺少的一项，对于曾有自杀企图、性格冲动及自我破坏行为的患者更应进行详细评估。消极的自杀意图应与自我致命伤害进行区分。如以上评估证实存在较高的自杀风险，建议咨询精神科医师，同时在评估完成前应对患者进行持续监督。

产后抑郁应与激素改变引起的短暂而有限的症状进行区分（"产后抑郁症"）；这些症状相比真正的抑郁症与情绪不稳更为相似。对于存在中重度抑郁的患者，可选择抗抑郁或 ECT 治疗。ECT 作为一种快速、有效地治疗方法，可安全的应用于怀孕期间及产后的抑郁症患者。

包括 Edinburgh 产后抑郁评分量表在内的许多方法都可用于筛查孕、产期抑郁症患者。常见的抑郁症状（睡眠、精力及食欲改变）有时会凭经验误认为是怀孕的正常反应。其他典型的症状包括持续的情绪低落、对生活失去兴趣、易怒、躁动、无名的负罪感、嗜睡、食欲紊乱及注意力或记忆力障碍。然而只有一小部分（18%）患者符合抑郁症的大部分表现。患有抑郁症的女性在孕、产期不会主动寻求治疗，但来自患者的报告显示，如被明确告知患有抑郁症，大多数女性会选择寻求治疗。某些抑郁症可继发于患者特殊的身体状况或药物治疗，对此类患者的诊断依赖于其体征和症状、病史及用药史。实验室检查（如甲状腺功能测试、维生素 B_{12} 及叶酸水平）有助于明确精神性疾病的诊断，并找出产生该精神表现的部分或全部根本问题。

3. 躁狂或轻度躁狂

是躁狂型抑郁症的常见临床表现，但其他特殊的身体状况或药物滥用也可引起躁狂表现。轻度躁狂以精力旺盛和自信心膨胀为特点，但并不伴有与现实生活的脱节，而真正的躁狂症患者则会出现脱离实际生活的情况。狂躁综合征的临床表现主要包括：

- 经常出现，影响广泛且持续高涨的自大情绪，可伴或不伴易怒。

- 体力活动增加、精力充沛睡眠减少及鲁莽的行为。

如不进行治疗，孕期罹患抑郁症对孕妇和胎儿均会产生不良影响。孕期抑郁相关的并发症包括体重增加不足、产前监护不足、药物滥用及早产。相关的研究证实，孕期压力过大、抑郁及焦虑情绪与低体重儿、Apgar 评分降低、胎儿头围减低及早产儿存在相关性。因此，在对患有抑郁症的孕期妇女进行治疗的同时，还应联合产科、精神科、儿科寻求孕期抑郁症的最佳治疗策略。

目前已针对抑郁症研制了一些抗抑郁药物。尽管这些药物在疗效上存在个体差异，对大多数患者而言需持续治疗 4～6 周才能见效，而完整的 1 个疗程通常为 8～12 周。选择性 5- 羟色胺再吸收抑制药（selective serotonin reuptake inhibitors，SSRIs）的特异性高、治疗安全窗宽及不良反应轻微，通常作为一线用药使用。对于焦虑性疾病及与抑郁相关的其他合并症，SSRIs 也有一定疗效。5- 羟色胺 - 去甲肾上腺素再摄取抑制药（serotonin–norepinephrine reuptake inhibitors，SNRIs）对于治疗抑郁及焦虑同样有效。这两种药物尤其适用于其他药物无效及合并慢性痛的患者，尽管较为昂贵。三环类抗抑郁药（tricyclic antidepressants，TCAs）则为应用较早且价格低廉的抗抑郁药物，主要作用机制为抑制 5- 羟色胺和去甲肾上腺素的再摄取，对于抑郁及慢性疼痛的患者均有疗效。该类药物由于作用于多种受体，引起不良反应较多，因而限制了其在临床中的应用。

药物的致畸性是孕期药物治疗的首要考虑因素。然而，目前并没有证据显示在孕期及哺乳期使用 SSRIs 会导致胎儿畸形，但会引起一些较小的围生期并发症。产前抗抑郁药物的使用可导致早产的发生率增高。抑郁症状的出现与早产无关。这些结果说明相较于抑郁症，药物治疗情况对胎儿孕龄的影响更为明显。结合人口健康关联数据及倾向评分匹配，产前的 SSRIs 暴露增加胎儿体重过低和呼吸衰竭的风险，即使之前对母亲所患疾病已进行了评估。对于大多数药物而言，孕期及哺乳期 SSRIs 长期暴露的相关数据还很有限。

对于有抑郁症病史的女性持续使用抗抑郁药物治疗使得病情稳定后，应警惕由于孕期停止用药而导致的病情反复。

4. 孕期的麻醉和电休克治疗

在严重的精神病性抑郁、抑郁型忧郁、难治性抑郁、对抗抑郁药物产生耐受及禁忌使用抗抑郁药物的病例中（如肾、心脏及肝疾病），可使用电休克治疗（ECT）。

电休克治疗的母体效应以由副交感和交感神经组成的自主神经系统引起的心血管反应为主。针对脑血管系统的反应表现为脑血流量增多，颅内压升高及脑耗氧量增加。进行 ECT 治疗时，美索比妥（0.75～1.0mg/kg 静脉注射）是最常用的麻醉诱导药物。另外，丙泊酚（1.5～2mg/kg 静脉注射）也可安全使用。肌肉松弛药多选用琥珀胆碱（0.5～1.0mg/kg 静脉注射）。孕期进行 ECT 的风险包括引起子宫过早收缩导致的保胎困难。Ishikawa 等建议使用吸入麻醉技术减少与 ECT 相关的子宫活动。

5. 麻醉方面的考量

目前关于严重精神疾病者围生期预后的研究很少。现有文献表明，相较于那些没有精神疾病的患者而言，精神分裂症患者麻醉后的痛阈、死亡率、术后并发症发生率均较高且转归较差（如出现术后认知障碍、肠梗阻）。小剂量的氯胺酮可改善术后的抑郁状态并减轻抑郁患者术后疼痛，对于抑郁患者是一种合适的药物。有报道证实 NMDA 受体拮抗药具有抗抑郁作用。目前仍不清楚作为 NMDA 受体拮抗药的氯胺酮是否会影响抑郁症患者术后的精神状态。相较于未使用芬太尼的抑郁患者，使用芬太尼的患者术后认知功能障碍的发生率更低。随着抑郁患者的麻醉管理变得越来越复杂，麻醉医师应当更加了解内科疾病及其异常表现。使用 5- 羟色胺的抑郁症患者术中失血可能增加，但对于围术期输注要求没有差异性。目前的证据显示，患者围术期的执行功能障碍和抑郁表现可用于预测术后发生精神错乱的指标；尽管这一风险的综合效应仍不清楚。对于行非心脏手术的患者，术前执行功能障碍和抑郁症状可作为术后精神错乱的前兆出现。术前就执行复杂工作的患者术后发生精神错乱的可能性更高。研究显示，抗抑郁药物的使用应持续至麻醉前。停用抗抑郁药物并不增加麻醉过程中低血压和心律失常的发生率，但可加重抑郁、精神错乱或认知不清等症状。麻醉关注点如表 39-2。

表 39-2 麻醉关注点（重度抑郁）

怀孕早期对于抑郁症的诊断应严格，因为抑郁症不仅不利于生育质量和胎儿健康，而且如不及时治疗将持续至产后

未治疗的产后抑郁症可损害母婴间的联系，并对儿童的认知、情感及行为产生影响（Ryan 等，2005）

使用抗抑郁药物的患者术后可能存在较高的疼痛评分

使用抗抑郁药物患者的出血风险较高

使用抗抑郁药物患者有较高的风险出现术后短暂的认知功能障碍

抗抑郁治疗应具有连续性；术中发生心律失常的风险并未增加

6. 躁郁症（bipolar disorder，BPD）

诊断和分型是以狂躁（欣快症）与抑郁谁占优势为基础的，包括 BPD Ⅰ型、BPD Ⅱ型及非特异型 BPD（not otherwise specified，NOS）。以抑郁为主要表现的 BPD 占到整个躁郁症发病率的 3.5%，而有狂躁表现的 BPD Ⅰ型则仅占 1%。令人惊讶的是很少有人了解这些精神疾病在孕期及产后的发病过程及治疗。15% 的妇女在产后早期可有轻度躁狂表现，而目前也已有初步证据证实，有些患者产后抑郁可能与 BPD Ⅱ型或 BPD NOS 有关，因为这两种类型的躁郁症早期也有抑郁表现。

不幸的是，目前还没有关于产后躁郁症急性或维持期处理的精神药理学研究可指导临床决策。另外对于怀疑患有躁郁症的围生期妇女目前也缺乏相应的筛查手段。一项有 89 名患有 BPD 孕妇（其中 28 名 BPD Ⅱ型）的前瞻性研究显示，孕期中断用药者其复发率是持续使用情绪稳定剂者的 2 倍。由于对孕期和产后抗抑郁药的研究常规会排除 BPD 患者，使得抗抑郁药的有效性和安全性等数据缺乏。对于使用抗抑郁药物的妇女应严密监测是否出现原有病情加重、转为狂躁或轻度狂躁等表现。近年来神经安定药物越来越多地应用于抑郁和 BPD 持续状态，但对于孕妇的安全性还有待进一步观察。一项研究中，以脐血和母体血浆的药物浓度比表示胎盘通过情况，其中奥氮平这一比值最高，其次是氟哌啶醇、利培酮及奎硫平。对使用非典型神经安定药物的孕妇应严密监测，因为有发生孕期糖尿病的报道。孕期不规范的使用神经安定类药物会导致胎儿体重过大和过期产。总体来说，对于 BPD 患者应联合应用抗抑郁药与情绪稳定药。用药期间需要对其可能发生的情绪不稳定进行严密监测。

7. 孕期及产后躁郁症的治疗

对 BPD 的治疗需依次考虑如下问题：①疾病的严重程度；②接受治疗的情况；③药物停用情况；④对特殊药物的反应。在孕期及产后的每个阶段都存在不同的风险；最好的治疗方法取决于疾病的严重程度。由于极高的复发率，禁止贸然停药。持续的稳定情绪治疗可显著降低这一风险。对于存在 BPD 的孕妇，在制订治疗计划时应考虑到因停药而造成的严重并发症。有多次疾病复发史的患者的管理更具挑战性，最好在孕前及孕期持续使用情绪稳定药。相较于在孕期疾病复发的风险，在孕早期使用锂剂可能的致畸风险较低。孕期 BPD 复发是十分危险的，治疗时需较大剂量的多种药物联合使用。

由于极高的复发率，产后的治疗十分重要；对于在孕期未进行治疗的患者来说，理想的治疗方法为预防性使用稳定情绪药或神经安定类药物。锂剂治疗可被用于产后的 48h 或产前 3 周。在产前减少锂剂尤其有风险，因为这时候复发的风险最高。更合理的方案是在分娩过程中和产后第 1 天对患者进行严密监护，监测体内的锂离子水平，并调整锂剂使用剂量，将复发风险降至最低。孕期治疗中的药物监测具有重要意义，它可以确保既达到药物治疗的有效浓度，又可以避免胎儿过度暴露。在锂剂效果不佳或患者不能耐受时，抗惊厥药和抗精神病药物也是不错的选择。

在孕早期使用锂剂后 Ebstein 畸形的风险（0.05%～0.1%）并不高。怀孕后期因使用锂剂可能导致的其他风险还包括胎儿肌张力减退和发绀；同时还有一些胎儿甲状腺功能减退的个案报道。

包括丙戊酸钠在内的抗惊厥药物具有较高的致畸风险，包括胎儿神经管发育缺陷、心血管畸形、颅面部发育异常及其他中枢神经系统结构异常。由于存在的风险，治疗方案的选择需要与患者本人、家属及其他参与诊疗的医师共同协商而定，以利于制订安全有效的诊疗策略。

8. 麻醉方面的考量

一些患有躁郁症的孕妇可能使用一种或几种神经安定类药物（如锂剂）。应了解这些药物的治疗水平可能会波动，麻醉医师应知道可能的药物毒性反应及药物间的相互作用。锂剂可能会增加某些止吐药（如异丙嗪、丙氯拉嗪）和神经安定药氟哌啶醇的药

效。后者的不良反应包括震颤和迟发性运动障碍。锂剂本身治疗窗窄而易于中毒。血浆锂浓度应维持在 0.4～1.0mmol/L。高于 2mmol/L 的浓度会引起多尿、烦渴、心律失常、恶心、呕吐等不良反应。严重的不良反应包括肾衰竭、定向障碍、抽搐、昏迷及死亡。

五、焦虑症

焦虑症是一种无特定原因的恐惧表现，常引起身体表现。当焦虑这种常见的人类体验发展为病理状态的时候，就会引发障碍，干扰患者的身体功能及生活质量。如上文所述，焦虑症目前很常见且多见于女性。主要的焦虑症类型包括伴或不伴广场恐惧的恐慌症（panic disorder，PD）、特殊恐惧症、广泛性焦虑障碍、创伤后应激障碍（post-traumatic stress disorder，PTSD）及强迫性神经症（obsessive-compulsive disorder, OCD）。诊断方法包括标准的评估，以排除因药物引起或不良反应所致的可能。

PD 是一种以恐慌反复发作为特征，同时伴或不伴诱发因素的精神性疾病。患病者多见于年轻人且近期多经历了创伤事件，该疾病如不及时进行治疗将导致严重的行为改变从而影响生活质量。恐慌发作经常与肺部、神经及心脏疾病引起的焦虑症状混淆，因此常常做很多不必要的检查。详细的了解病史有助于明确诊断。恐慌发作包括焦虑的急性恶化伴随持续长达 20min 的濒死感。主要的症状包括呼吸短促、对死亡的恐惧或疯狂、胸痛、震颤、多汗、疏离感、头晕及感觉异常。广场恐惧症也可以被单独诊断为恐慌发作，表现为更多的回避行为,增加行为能力残疾的可能性。广场恐惧症是一种患者对于自身觉得难以逃脱情况的恐惧和回避，长期处于这种情况的患者会产生焦虑并导致恐慌发作。恐慌症合并广场恐惧症在女性的发病率是正常人群的 3 倍，而单纯 PD 的发病率是正常人群的 2 倍。

特殊恐惧症是一种患者在明知没有威胁时而表现出对某种特定事物或情境的不合理恐惧。该疾病可引起患者对事物的回避并影响患者正常的工作、生活能力，最终导致行为能力残疾。女性的特殊恐惧发病率更高，总体发病率为 10%。

1. 广泛性焦虑障碍（generalized anxiety disorder，GAD）

广泛性焦虑障碍是一种对日常生活过度且难以控制的担忧或焦虑。作为一种慢性病，与躯体疾病、伴发抑郁、其他焦虑障碍及残疾等多种因素有关。

目前新的研究认为，许多孕妇都遭受着孕期焦虑障碍的新发或加重。Uguz 等认为，孕妇产生任意情绪或焦虑的概率为 19.4%。抑郁症（5.5%）和强迫症（5.2%）是孕妇最常合并的精神疾病。这一结果提示怀孕并非情绪产生与焦虑障碍的高危因素。

广泛性焦虑障碍是一种以自我放松困难及过度担忧倾向为特点，可贯穿患者一生的精神性疾病。主要症状包括过度担忧、难以放松、注意力及记忆力缺陷、失眠、易怒及精力不足。

患者的焦虑障碍是产科及妇科医师常要面临的问题。大多数女性至少要经历 2 次焦虑障碍。焦虑障碍包括 PD（伴或不伴广场恐惧症），OCD，PTSD，社交恐惧症及 GAD。约 30% 的妇女在其一生中会经历某种类型的焦虑性疾病。在孕期及产后患有这些疾病的女性的临床表现将有巨大的变化。

焦虑性疾病在产前极为常见，据报道孕妇强迫症和广泛性焦虑障碍的发生率与普通人群相比较高。另外，有证据显示焦虑障碍可影响怀孕的最终结局。焦虑障碍与子痫前期风险的增加似乎存在某种联系。

已有数据支持 SSRIs 不仅有效，且有较小的有效剂量、可以接受的不良反应以及较长时间的临床使用经验，因而被认为是许多焦虑障碍的一线用药。

孕期的焦虑症状被认为对胎儿有不利影响。更严重的是孕期焦虑障碍是引起产后抑郁的最主要因素之一。对于精神障碍的控制最好应贯穿整个孕期、产后及之后相当长的时间。对于所有孕妇而言，存在精神障碍都属于孕期高危因素。母亲和胎儿均应严密监护。

苯二氮䓬类（benzodiazepines，BZDs）等抗焦虑药物可用于改善抑郁、情绪障碍、恐慌症、广场恐惧症、强迫症、广泛性焦虑障碍、饮食紊乱及许多性格障碍导致的焦虑症状。怀孕期间可使用 BZD 等抗焦虑药物进行治疗。怀孕期间的焦虑和抑郁增加孕期不良事件的发生率并影响胎儿神经发育。药物的致畸性也应有所考虑，在高风险期逐量减少药物使用量可有效规避这一风险。基于以上原因，目前多推荐认知行为疗法等非药物性治疗方法为患有广泛性焦虑障碍或恐慌症孕妇的一线治疗方法。

2. 恐慌障碍

很少有人了解孕期及产褥期焦虑障碍的风险及发

病过程。一项 Meta 分析结果显示，41%（215 名孕妇中的 88 名）的孕妇在怀孕期间都曾有 PD 的表现，另有 38% 的孕妇表示在产后出现了 PD 症状或原有病情加重。与控制阶段相比，恐慌表现在孕期较少发生而在产后发生频率有所增加。首次怀孕女性的恐慌障碍发生率要明显高于既往有过怀孕经历的女性。而哺乳和流产与恐慌障碍之间似乎并无明显相关性。产后恐慌障碍多与该阶段经历的心理社会应激事件有关。产后焦虑障碍的可能原因和怀孕的保护性效应包括社会心理、激素水平及其他神经生理改变。目前的研究认为，有必要以社区为单位对孕期及非孕期女性是否存在 PD、焦虑等潜在的乙醇滥用风险因素进行筛查。产后恐慌障碍可与产后激素水平的骤降重合。

3. 强迫症

患有 OCD 的患者都具有执着而令人不适的想法（强迫观念）和通过仪式性的行为（强迫行为）来控制焦虑等思想产生的举动。这些仪式行为大多时候需要控制才得以停止 1/3 成年 OCD 患者在儿童时期便开始出现症状。未婚女性及药物滥用者很容易导致 OCD，这一情况易与家族或遗传障碍相混淆，特别是当症状出现较早及仅凭借症状就做出诊断时。

4. 焦虑障碍的治疗

OCD 通常对某些药物治疗和（或）使患者对恐惧及焦虑变得不敏感（去敏感）的暴露精神疗法有良好反应。抗抑郁药物在用于减轻抑郁症的同时还可用于焦虑症的治疗。许多抗抑郁药物可被分为选择性 5-羟色胺再吸收抑制药或 SSRIs。氟西汀（prozac®）、舍曲林（zoloft®）、艾司西酞普兰（lexapro®）、帕罗西汀（paxil®）和西酞普兰（celexa®）是治疗 PD 及 OCD 的常用 SSRIs。其他的常用抗抑郁药物还包括 TCAs，如丙米嗪（tofranil®）、氯米帕明（anafranil®），另外还有单胺氧化酶抑制药（MAOIs）。最常用于治疗焦虑的 MAOIs 为苯乙肼（nardil®），其他用于治疗 PD 及社交恐惧症的还有强内心反苯环丙胺（parnate®）及异卡波肼（marplan®）。

氯硝西泮（klonopin®）可用于社交恐惧及 GAD，劳拉西泮（ativan®）有助于 PD 的治疗，而阿普唑仑（xanax®）则对于 PD 及 GAD 均有效。将氯硝西泮用于孕期 PD 的治疗，似乎并未发现它与任何

产科并发症有关。目前没有证据表明母亲在孕期服用氯硝西泮会导致新生儿毒性及戒断综合征。令人欣慰的是，氯硝西泮导致的严重母婴损害并不多见。其他形式的治疗包括 β 受体阻滞药、精神治疗及行为认知治疗。

5. 焦虑障碍的麻醉考量

对于焦虑障碍的患者，麻醉方面的考虑包括预充氧（呼吸）、潜在的药物不良反应及药物间相互作用。5- 羟色胺综合征和神经安定恶性综合征（neuroleptic malignant syndrome，NMS）是需要重视的两种常见综合征。

对于焦虑障碍的患者使用面罩进行预充氧可能令患者无法忍受。可使用呼吸机气体循环系统中的肘形弯头连接鼻导管进行吸氧，从而保证了吸入氧气的浓度。尽管药物之间的相互作用可能仍是潜在的严重问题，目前的研究显示在麻醉与手术前不必停用精神类药物。停用药物将导致额外的风险。大多数的药物间相互作用可被预测，应提前做相应防范。使用 MAOIs 的患者禁用哌替啶。麻醉考量见表 39-3。

与麻醉中使用的药物类似，治疗焦虑的药物属于神经安定类药物。因此在制订麻醉计划时应考虑到这些药物的影响。一些最新的抗焦虑药物为选择性 5-羟色胺重摄取抑制药或 SSSIRs，如氟西汀（prozac®）、舍曲林（zoloft®）、艾司西酞普兰（lexapro®）、帕罗西汀（paxil®）和西酞普兰（celexa®）。在美国 FDA 的孕期安全分级中，SSRIs 被列为 C 类药物。

表 39-3 麻醉考量（焦虑障碍）

可能无法耐受面罩预充氧。可改为通过循环回路的弯头吸氧，最好有鼻夹
麻醉与手术前不必停用精神类药物
使用 MAOIs 的患者禁用哌替啶
在美国 FDA 的孕期安全分级中，SSRIs 被列为 C 类药物
有必要对局部麻醉药剂量进行调整，因为 SSRIs 可抑制细胞色素 P450 系统并影响局麻药代谢
TCA 类药物的不良反应可能与抗毒蕈碱效应相关。这些不良反应相对常见，如口鼻干燥、视物模糊、胃肠蠕动减弱或便秘、尿潴留、认知和（或）记忆功能损伤、体温升高
MAOIs 可与 SSRIs 相互反应引起 5- 羟色胺综合征，体征为精神混乱、幻觉、多汗、肌肉僵硬、痉挛、血压和心律改变
使用神经安定类药物期间可发生 NMS。最主要的 4 项表现为高热意识改变、多种自主神经改变及典型病例出现的严重锥体外系反应

已有研究表明，使用抗焦虑药物对怀孕动物的幼崽具有不良影响，但缺乏人类的有关研究。SSRIs 通常不影响哺乳，但因个体差异也可能会有胎儿暴露。没有最终的结论证实 SSRIs 会增加致畸的风险，但孕早期使用帕罗西汀及氟西汀可能会使胎儿心血管畸形的风险轻微升高。有必要对局部麻醉药剂量进行调整，因为 SSRIs 可抑制细胞色素 P450 系统并影响局部麻醉药代谢。由于 SSRIs 与局部麻醉药之间不会发生反应，SSRIs 被认为可安全的用于围术期。围术期停用 SSRIs 可能出现戒断症状。更重要的是，重新对患者使用先前所用药量，对有些患者来说可能是最大剂量，这可能导致 5- 羟色胺综合征，以精神错乱、幻觉、多汗、肌肉僵硬、痉挛及血压、心律改变为特征。

TCA 类药物的不良反应可能与抗毒蕈碱效应相关。这些不良反应相对常见，如口鼻干燥、视物模糊、胃肠蠕动减弱或便秘、尿潴留、认知和（或）记忆功能损伤、体温升高。其他不良反应还包括困倦、焦虑、情感迟钝（冷漠 / 快感缺乏）、精神错乱、焦躁不安、眩晕、静坐不能、极度敏感、味觉和体重改变、多汗、性功能障碍、肌肉抽动、体质虚弱、恶心、呕吐、低血压、心动过速及心律失常。

MAOIs 是使用时间最长的抗焦虑类药物。使用 MAOIs 治疗的患者不能食用含酪胺的食物（如奶酪、红酒等），同时还应避免使用某些特定药物，包括某些避孕药和镇痛药（如布洛芬）。这些物质交叉反应会引起严重的反跳性高血压。MAOIs 可与 SSRIs 相互反应引起"5- 羟色胺综合征"。

使用安定类药物可使 NMS 病情进展。最主要的 4 项表现为高热、意识改变、多种自主神经改变及典型病例出现的严重锥体外系反应。然而，近年来由于早期诊断和大众对疾病认识的增加，许多病例并未表现出典型的临床症状。NMS 与恶性高热具有许多共同点。恶性高热患者的骨骼肌咖啡因 - 氟烷收缩试验为阳性，而 NMS 病例中该试验的结果不确定。病理生理学研究认为，外周交感神经系统兴奋在 NMS 的发病中具有重要作用。当怀疑患有 NMS 时，必须立即停用所有神经安定类药物。许多病例可发生脱水，液体治疗将有助于改善轻症患者病情。解热药通常对发热无效，呼吸衰竭、横纹肌溶解、肾衰竭及弥散性血管内凝血（DIC）等并发症对患者预后会产生严重的不良影响。

六、与物质滥用相关的障碍

10%～25% 的孕期妇女可合并物质滥用障碍，这与围生期患病率及死亡率上升有关。某些药物的作用机制导致患者易于发生某些并发症，但其他药物的产科效应则解释不清。2002—2003 年的关于药物使用与健康的国家调查反映了母亲物质滥用的影响。在 15—44 岁年龄组的孕妇中，分别有 4.3%，18% 和 9.8% 的人群使用违禁药品、烟草和酒精。物质滥用的孕妇存在的合并症包括性传播疾病、胎盘早剥及 HIV 阳性者增多。而物质滥用孕妇对胎儿的影响主要包括增加低体重儿的风险、早产、可能致畸、胎儿对物质的依赖或戒断症状及神经行为影响。有学者记录了母亲有物质滥用史的胎儿在短期及长期的神经行为问题。

在孕期乙醇和烟草是最常见的滥用物质。酒精是导致胎儿发生严重神经行为问题的主要畸胎剂。烟草则与自然流产、早产、危急产、死产、羊水污染及胎盘早剥密切相关。孕期使用海洛因会导致胎儿低体重、流产、早产、小头畸形及宫内生长受限等。大麻并无明显的致畸性。由于物质滥用者多同时使用多种药物，吸食大麻的孕妇应被列入高危人群。吸烟则与自然流产、胎膜早破、早产、围生期死亡、胎儿低体重及学习和行为缺陷有关。对于存在物质滥用的孕妇应常规进行 HIV 筛查。另外强烈推荐进行药物康复治疗。

1. 酒精相关障碍

在美国，孕期使用酒精和药物已成为影响大众健康的主要问题。据调查约有 14% 的孕妇在之前几个月内曾有过酒精摄入，而 1.3% 的孕妇有酗酒史。孕期滥用酒精可抑制胎儿大脑生长，表现为脑容积减小和存储能力降低（因此对于以后功能损失的代偿能力较低）。胎儿酒精综合征（fetal alcohol syndrome，FAS）是一种特殊的多营养不良型畸形，其诊断标准如下：母亲有酒精依赖或孕期酒精滥用；产前或产后体重、体长、头围增长受限；典型的面部特征及伴有严重脑功能缺陷的中枢神经系统结构损伤。胎儿酒精效应或所谓的"酒精相关的神经发育障碍"以神经毒效应为主要表现，较 FAS 的大脑功能受损更为常见。然而这些观点还未被大众所普遍接受。对于非特异性的症状，想要确诊还存在困难。孕期摄入的酒精目前仍是对胚胎和胎儿最常见和最重要的毒性物质；也是导致智力缺陷的最常见原因之一；确诊需基于对母亲病史的详细询问和临床发现；目前没有特异性的生化指标可供参考。据估计这些儿童出现成瘾的风险超过20%。

2. 孕期使用酒精孕妇麻醉方面的考量

长期酒精滥用使术后感染的风险增加 3～5 倍，并延长 ICU 停留时间和住院时间。感染率增高的原因是由于长期滥用酒精患者的免疫应答发生了改变。同时摄入酒精还增加围术期的并发症发生率及病死率。慢性酒精中毒最大的风险与戒断症状相关，可导致严重而危及生命的并发症。预防戒断综合征应在术前使用 BZDs 或复合使用可乐定。氟哌啶醇可应用于酒精戒断导致的急性精神错乱症状的治疗。对麻醉最明显的影响是需选用快速顺序诱导以降低误吸风险。

3. 可卡因相关障碍

可卡因使用率近年来有所上升。2009 年的一份问卷调查显示有 722 000 名的青少年和成年人在当年首次使用了可卡因，这相当于每天约新增 2000 名新的可卡因使用者。大多数可卡因使用者还在合并使用其他药物——主要是酒精和大麻。

母亲使用可卡因出现的后遗症与药物对心血管系统的有害效应相关。急性可卡因暴露后血浆儿茶酚胺水平增加。随着孕酮导致的 α 肾上腺素能受体敏感性增加，心血管反应程度增强。孕妇使用可卡因可使偏头痛、可卡因介导的高血压、卒中及心肌梗死的风险增高。给予麻黄碱等间接缩血管药物可进一步加重这些效应。

孕妇使用可卡因可导致的胎儿风险包括胎膜早破、早产、胎盘早剥、小于胎龄儿、低体重儿（＜2500g）和极低体重儿（750～1500g）。另外还存在许多母亲使用可卡因导致的胎儿出生缺陷，包括泌尿生殖系统、心脏及肢体异常。可卡因的生殖毒性及潜在的致畸性可能与其缩血管的药理作用相关。从有限的研究中得出的结论提示甲苯丙胺同样可以产生与可卡因类似的毒性产物。

4. 阿片相关障碍

对于使用阿片类药物的孕妇需要谨慎治疗，以减轻对胎儿和新生儿的损害同时改善母亲健康状况。推荐在怀孕期间进行阿片类药物维持治疗。治疗方案中需包含对精神性并存疾病和同时使用其他药物的考虑。

5. 孕期用药对麻醉的影响

女性可卡因使用率的增加要明显快于男性，这类女性发生 HIV 感染及身体伤害的风险会明显增高。由于违法物质的使用很普遍，如果在常规麻醉中发生了不能解释的情况或反应，应考虑患者是否存在药物滥用史。

不管何种药物和临床表现，对于药物依赖的患者总是很难预计麻醉中会发生什么。可卡因和苯丙胺滥用的患者存在高血压、心律失常及心肌缺血的风险，普萘洛尔可阻断 β 受体而加强可卡因的 α 肾上腺素能效应从而使血压进一步升高。肼屈嗪、拉贝洛尔及硝酸甘油可用于可卡因依赖孕妇高血压的控制。所有的挥发性麻醉药可增强可卡因和苯丙胺的致心律失常效应。

对于阿片成瘾孕妇的麻醉考虑主要是维持麻醉镇痛药治疗以防出现急性戒断症状。基于相同的原因，应禁用阿片拮抗药。一旦出现戒断症状，可使用可乐定或多塞平治疗。对于酒精滥用的产妇，需主要关注急性戒断症状和震颤性谵妄的出现。在这种情况下，也可考虑静脉给予酒精。

物质滥用的孕妇对全麻的反应通常难以预测，且主要取决于药物暴露程度和药物间相互作用。喉镜暴露刺激可使血压进一步增高，而大麻和酒精会加重吸入性麻醉药的心肌抑制作用。神经系统受损的用药者应考虑到误吸的风险。区域麻醉并非该类患者的禁忌，然而应考虑到感染和凝血障碍的风险是增加的。

七、精神分裂症和其他精神障碍

精神病性障碍是一组各种各样的精神异常，以发病期间出现信息加工、逻辑思维能力受损而导致客观认知障碍为特点。主要的精神病性障碍包括精神分裂症、情感性分裂障碍、短期精神障碍及妄想性精神障碍。这些不同疾病的诊断和分级基于其特有症状、持续时间、严重性、情感成分的出现及对智力的损害程度。感知的干扰、真实的幻觉或不寻常错觉的出现多见于精神分裂症；而如果这些症状明显与某种情感成分有关，则诊断更倾向于情感性分裂障碍。妄想性精神障碍以特定的短暂妄想为典型表现。短期精神障碍持续时间有限，而在急性发作后完全恢复不留任何后遗症。阴性症状（缺乏与其他社会成员的交流，冷漠）更符合精神分裂症的特点。

对于之前无精神病史的患者，应当考虑其他身体疾病及中毒的可能。女性精神分裂症多起病于 25—35 岁，较男性晚 10 年，且预后较好。

精神疾病对患者影响众多，若积极配合治疗，患者有望达到生活自理，但在照顾儿童方面明显不力。目前，药物治疗比之前效果更佳，许多患者都得到了有效缓解且远期预后良好。尽管在精神性疾病诊疗方面取得了很多进步，但对孕妇患有的精神疾病未诊断或忽略其临床表现会引起严重的后果，这些严重后果会在分娩过程中或手术室内这些很关键的时候发作。

精神分裂症在总人口中的发生率为 1%～2%，而女性高峰发病年龄段为 25—35 岁，正好与生育年龄基本重合。精神分裂症与众多产科并发症、妊娠不良转归（如低体重儿）及新生儿情况不佳（肌张力减退、嗜睡、震颤、锥体外系症状）有关。所有这些症状可在出生后 2～3 周消退，并无明显的远期不良影响。

躁郁症：躁郁症的终身发病率为 1%～5%，其主要风险在于患病时间长、并存疾病及功能残疾。同样躁郁症也与较高的早产死亡率相关，而早产死亡率则主要由于自杀导致，其他相关因素还包括意外、物质滥用及全身性疾病的影响。躁郁症患者的临床表现包括狂躁和（或）抑郁，另外因孕期情感和生理方面的改变而常伴有更多细微的情绪波动。鉴别诊断的关键在于排除因医疗、手术、药物及物质滥用导致的可逆性狂躁表现。维持孕期的情感正常至关重要，因为该时期躁郁症复发预示着产后病情的进一步加重。

治疗精神分裂症和精神障碍的药物是第一代（常规）抗精神病药物（如异丙嗪、氯丙嗪、丙氯拉嗪、氟哌啶醇、奋乃静、三氟拉嗪、洛沙平、硫利达嗪、氟哌噻吨、氟奋乃静）和第二代抗精神病药物（如氯氮平、利培酮、奥氮平、奎硫平、齐拉西酮、阿立哌唑、帕潘立酮）。迄今为止，未发现抗精神病药物应用于孕期会增加婴儿出生缺陷或妊娠不良结局风险的证据。这些药物的不良反应概况见表 39-4。

对于患有精神分裂症和躁郁症的产妇，如果其症状通过抗精神药物治疗得到了很好的控制，那么可选

表 39-4 合并精神障碍的孕妇进行抗精神药物治疗对怀孕的影响

研　究	药物及观察例数	结　果
Slone 等，1977（106）	FGAs（N=1309）	在围生期死亡率、出生缺陷、出生体重、智力评分的风险上与普通人群没有差异
Diav-Citrin 等，2005（107）	氟哌啶醇（N=215）	不增加出生缺陷的风险
McKenna 等，2005（108）	奥氮平（N=60） 利培酮（N=49） 奎硫平（N=36） 氯氮平（N=6）	151 名妇女使用 SAGs 的前瞻性比较研究发现：不增加出生缺陷的风险，轻微增加低体重儿的风险
厂商的注册数据（数据发表于 2007 年）	氯氮平（N=523） 利培酮（N=250） 奥氮平（N=242） 奎硫平（N=446）	前瞻及回顾性数据；未能确定出生缺陷的模式
Coppola 等，2007（109）	利培酮（孕期暴露者：N=713；前瞻性报道已知预后者：N=68）	68 名已知预后者出生缺陷或其他不良预后的风险并未增加
Newham 等，2008（40）	SGAs（N=25），FGAs（N=45），参照组（N=38）	SGA 暴露：与另外两组相比，明显增加出生体重大于胎龄儿的风险；与 FGAs 暴露组比较，明显增加胎儿平均出生体重 FGAs：与参照组相比，平均出生体重明显更低，小于儿胎龄的发生率明显更高
Reis 等，2008（110）	孕期抗精神病药物暴露（N=570），FGAs（N=460），SGAs（N=101）	使不典型缺陷的风险小幅增加（OR1.52）

SGA. 第二代（非典型的）抗精神病类药物；FGA. 第一代（常规或典型的）抗精神病类药物

[引自 Einarson A. Risks/safety of psychotropic medication use during pregnancy—motherisk update 2008. Can J Clin Pharmacol,2009,16（1）：e58-e65.]

择区域阻滞进行麻醉。Kudoh 等发现，相较于以七氟烷为主的麻醉方式，使用氯胺酮、丙泊酚及芬太尼为主的静脉全身麻醉术后精神症状的发生率更低。

八、人格障碍

人格障碍是一组以患者长期（慢性）行为、情感及思想与其所处文化环境的期许存在差异为特征的精神障碍，导致社会关系和工作产生严重问题。这些障碍包括反社会人格、回避型人格、性格变态、依赖症、装腔作势、自恋、强迫症、偏执狂、分裂性人格及精神分裂型人格障碍。这些疾病常会影响处于生育期的妇女。因此，麻醉医师应对这些疾病状态有所了解。流行病学研究显示，相比于非物质滥用女性，大多数物质滥用女性同时合并一种或多种精神疾病，其中反人格障碍尤为多见。合并有回避型人格、依赖症及强迫型人格的育龄妇女在产后更易出现新的重度抑郁，了解这一点具有重要意义。

1. 创伤后应激障碍（PTSD）

作为一种焦虑障碍，是既往经历的恐惧事件或无助感导致的结果；患者能或不能回忆起事件的细节，但却持续经历着事件引发的焦虑、回避、愧疚、噩梦、闪回或反复重现创伤性体验。PTSD 的终身发病率是变化的，根据经受的暴力或虐待的类型最高可达 15%，常见的虐待类型包括虐待儿童、虐待配偶及强暴。了解受虐史及对患者身心的影响是对孕妇进行初步评估的一部分。

2. 强迫症（OCD）

在某种程度上，OCD 与其他的人格障碍有所不同。作为一种家族性和遗传性障碍，患有 OCD 的个人可表现出如情绪和焦虑障碍等其他精神障碍，在孕晚期 OCD 的发病率为 3.5%。最常见的强迫心理为洁癖（80.0%）和对称 / 精确（60.0%），最常见的强迫行为为打扫 / 清洗（86.7%）和检查（60.0%）。怀孕和生产通常与 OCD 的发生或之前存在的障碍恶化有关。另外，OCD 的发病和（或）恶化似乎与生殖周期，至少与月经和怀孕有关。

典型的治疗并非基于行为学介入，药物治疗对于某些病例的治疗是有效的。BZDs 等抗焦虑药物经常被用于减轻抑郁症、妄想症、精神分裂型人格障碍、PD、广场恐惧症及强迫症引起的焦虑。怀孕可能伴发需 BZDs 等抗焦虑药物治疗的焦虑症。考虑到药物的致畸性和直接胎儿毒性，BZDs 因其安全性可用于该疾病的治疗，但仍应避免在孕早期使用，特别是可以通过多种药物联合使用，尽量缩短使用时间及减少用药剂量。

3. 饮食障碍

最常见的饮食障碍为神经性厌食症和暴食症。孕期的饮食障碍行为与早产、低体重儿、宫内生长受限、剖宫产及低 Apgar 评分等并发症有关。对于有饮食障碍的患者在进行麻醉时应留意其电解质、心血管及体温调节异常情况，并根据变化制订麻醉计划。

典型的饮食障碍通常可导致营养缺乏，重则导致恶病质，同时也需要认识到肥胖症是麻醉相关孕产妇死亡的危险因素之一。流行病学调查明确显示，体重过大可导致月经紊乱、不孕、流产、不良妊娠转归、胎儿受损及糖尿病。肥胖产妇更易发生麻醉相关并发症。大多数学者认为，对于肥胖患者区域阻滞是更佳的选择。需行急诊剖宫产时，早期建立的硬膜外分娩镇痛效果完善，从而可有效避免全身麻醉。

九、孕期的抗精神病药物治疗

孕期选择抗精神病药物方面有一些初步注意事项。从本质上说孕妇使用的所有药物都会作用于胎儿。决定胎儿暴露程度的因素众多，包括药物剂量、母体吸收、药物分布和消除、胎盘双向转运及药物在胎儿体内的分布和消除。而影响药物暴露程度的因素则包括通过胎盘的适宜 pH 梯度、亲脂性及蛋白结合特征。所有的抗精神病药物似乎都易转运至胎儿，转运速率及程度各异。药物运载体在调节精神活性药物进入大脑的角色越来越得到认可。在这一点上，转运体如何改变了胎儿的药物暴露仍不清楚，但最终转运体可以作为减少胎儿药物暴露的工具。最主要的临床目标是生殖安全和效力，从而尽量降低流产风险、畸形风险和包括戒断症状在内的新生儿毒性反应。虽然长期神经精神后遗症的风险难以评估，但其发生似乎与抗癫痫药物，尤其是丙戊酸的使用具有相关性。

FDA 制定的风险分级系统并不完全与目前的已知数据一致，同时也并非完全基于人类的研究。这一系统将药物分为 5 个不同的风险等级：A，B，C，D

和 X。A 级包括了被认为在孕期可安全使用的药物，D 级包括有造成风险阳性证据的药物，X 级包括孕期明确禁止使用的药物，B 级包括风险介于 A 级和 C 级之间的药物。C 级包括大多数抗精神病药物；这一分级包括那些人体试验还未完成的药物或药物相关信息有限、潜在风险未知的药物。目前没有抗精神病药物被划入 A 级。这一分类系统并不完全可靠，也并不总是实用；需要其他来源的信息来提供更特异的指导意见。

1. 致畸的风险

致畸是使用药物引起器官畸形的结果。主要器官系统的发育在胚胎形成的 12 周内完成。每一个系统的发育都有其关键时期，而该时期会受致畸因素的影响。神经管缺陷发生在受精后的 4 周内，心血管缺陷则发生在最初的 4~9 周。大多数抗抑郁药的产前暴露并未发现统计学意义上的先天性畸形风险增加。目前已明确氟西汀和西酞普兰可造成低的生育风险；

其他 SSRIs 和 SNRIs 类药物致畸作用的证据有限，大部分被划为 C 级，除了帕罗西汀因具有引起心血管畸形及围生期并发症风险被划为 D 级。TCAs 被划为 D 级主要是因为它对胎儿的抗胆碱效应，但胎儿 TCAs 暴露和严重先天异常风险并无显著相关性。在 TCAs 中，去郁敏和去甲替林因其抗胆碱效应较弱，在临床上使用较多。MAOIs 可产生高血压危象且可能与先天性畸形的发生具有相关性，理论上不应在孕期使用。关于苯丙胺可能引起心血管畸形的说法目前仍存在争议，其在孕期的使用也未被绝对禁止。各种抗抑郁药可能引起的致畸效应见表 39-5。

2. 流产的风险

抗抑郁药物不会增加流产的风险。有报道显示孕早期使用 SSRIs 的患者自然流产的风险增加没有统计学意义，可能是继发于情绪障碍的并发症本身的风险。

表 39-5　可能具有致畸性的抗抑郁药物

药　物	潜在风险	建　议
选择性 5- 羟色胺再摄取抑制药（SSRIs）		
西酞普兰（celexa）	新生儿持续性肺动脉高压［（PPHN）妊娠后半程使用该药物时出现］ 心脏间隔缺损 颅缝早闭 脐膨出	可作为孕期用药选择
氟西汀（prozac，sarafem）	PPHN（妊娠后半程使用该药物时出现）	可作为孕期用药选择
帕罗西汀（paxil）	胎儿心脏缺陷（妊娠前 3 个月使用该药物时出现） PPHN（妊娠后半程使用该药物时出现） 先天无脑畸形 颅缝早闭 脐膨出	在孕期应避免使用
舍曲林（zoloft）	PPHN（妊娠后半程使用该药物时出现） 心脏间隔缺损 脐膨出	可作为孕期用药选择
三环类抗抑郁药（TCAs）		
阿米替林	肢体畸形（早期研究提示可能存在，但新的研究并未证实）	可作为孕期用药选择
去甲替林	肢体畸形（早期研究提示可能存在，但新的研究并未证实）	可作为孕期用药选择
单胺氧化酶抑制药（MAOIs）		
苯乙肼（nardil）	严重高血压	在孕期应避免使用
反苯环丙胺（tranylcypromine）	严重高血压	在孕期应避免使用
其他抗抑郁药物		
安非他酮（bupropion）	孕期无明确的风险	可作为孕期用药选择

3. 新生儿毒性反应及围生期综合征

这一分类包括了宫内抗抑郁药物暴露导致的新生儿急性期一系列生理及行为症状。这些事件的发生率较低且较为短暂。可见由 TCAs 引起的戒断症状；这些症状主要包括易怒、尿潴留及非机械性肠梗阻。这些症状均较为轻微且持续较短。戒断症状发作仅见于使用氯米帕明时。有研究显示，SSRIs 暴露可导致呼吸窘迫、孕龄缩短、神经过敏、喂养困难及 Apgar 评分降低。但这些研究的关联仍存在争议，且 Apgar 评分降低的程度很小。大多数报道并未考虑到围生期孕妇情绪障碍对围生期结局的影响。使用 SSIRs 出现的新生儿戒断症状发作的最严重病例是由于在分娩前使用帕罗西汀，该病例中出现了可能与抗抑郁药物相关的新生儿呼吸窘迫及低血糖症状。但这些症状出现的原因仍存在争议，大多数新生儿的疾病病程为良性表现且并未出现远期不良转归。

对于产前有严重抑郁表现的女性，减少抗抑郁药物剂量是否能够降低对胎儿的毒性反应仍存在争论，而且显著增加了关键时刻疾病复发的风险。忽略 FDA 关于这些综合征的可能并发症风险的警示，并无明显的临床证据表明它们会导致包括认知及语言发育障碍的长期神经行为后遗症。同时 SSRIs 和 TCAs 等抗抑郁药物的孕期暴露也并不会增加对产妇和胎儿的不利影响。另一方面有证据表明在孕期有抑郁表现的妇女所生儿童存在发育迟缓。

要　点

■ 孕期及产后精神障碍的诊断和治疗是一个非常实用的议题，因为其发病率高、确诊较为困难且缺少安全有效的治疗手段。约 40% 的 65 岁以下成年人一生中至少经历过 1 次 DSM-Ⅲ-R 障碍。其中 23% 的患者在之前数年发生过精神障碍。

■ 育龄期女性发生抑郁症的概率较一般女性人群高 2～3 倍。对于抑郁症者抗抑郁药物的使用应持续到麻醉前。

■ 一些患有躁郁症的孕妇可能使用一种或几种情绪稳定药（如锂剂）。应意识到这些药物的治疗水平可能波动，麻醉医师应警惕可能发生的药物毒性反应及药物间的相互作用。

■ 焦虑障碍的患者可能无法耐受使用面罩进行预充氧。可使用呼吸回路中的肘形弯头吸氧，最好能使用鼻夹以免同时吸入空气。

■ 长期酒精滥用使术后感染的风险增加 3～5 倍，并延长 ICU 停留时间和住院时间。

■ 孕妇使用可卡因可使偏头痛、可卡因介导的高血压、卒中及心肌梗死的风险增高。麻黄碱等间接缩血管药物可进一步加重这些效应。孕妇使用可卡因导致的胎儿风险包括胎膜早破、早产、胎盘早剥、小于胎龄儿、低体重新生儿。

第40章

先天性异常的孕产妇

（David G. Mann 著，邢 东译，孙焱芫 路志红 校）

一、对先天性异常患者的一般处理

先天性异常通常是遗传综合征造成的，后者是由几种共存的表型性状按特定联合组成的。这些表型的联合是因为它们由同一种特定的基因缺陷造成。目前是由遗传学家（或畸形学家）通过患者的表现型来确认综合征或联合的；然而，将来可通过分子遗传学确定患者染色体缺陷来做出诊断，因为后者是导致特殊表型和遗传方式的原因。一些常见的遗传障碍（综合征）可通过对外周血中的淋巴细胞行常规核型分析、染色体基因芯片（chromosomal microarray，CMA）或荧光原位杂交（fluorescence in situ hybridization，FISH）进行诊断。通过这些技术，可能会确定许多目前原因尚未知晓的综合征和证候联合的基因基础。联合（association）一词通常用于几种已知表型特征共同出现时，可以无已知的遗传性原因，也可同时具有多种遗传性原因。不幸的是，综合征与联合的区别经常模糊不清，并且这些术语经常被相互换用。以往都是由小儿麻醉医师来管理有遗传综合征和联合的患者的。然而，在过去 50 年中随着小儿麻醉及外科的发展，这些合并有遗传综合征的儿童已长大成为曾有先天性异常的孕产妇。同样的，这些女性也有分娩镇痛、手术助产的麻醉和（或）进行孕期非产科治疗的需求。这也意味着产科麻醉医师可能会越来越多地遇到合并有先天综合征的孕产妇。本章首先将回顾有遗传综合征孕妇的一般处理，随后会对其中一些综合征麻醉管理中可能遇到的挑战做详细论述。最后，将列出与麻醉管理议题相关的一些综合征。

二、气道方面的考虑

气道管理一直是产科麻醉医师关注的中心问题，而许多遗传性综合征甚至在怀孕前就已合并异常气道。其中最常见的是有下颌发育不全的综合征，包括 Crouzon 综合征（颅面骨发育不全）、Pierre Robin 序列征（Pierre Robin sequence，PRS）、Treacher Collins 综合征［（Treacher Collins syndrome，TCS）下颌面部发育不全］及 Goldenhar 综合征（半侧颜面短小）。其他的情况还包括唇腭裂、高腭弓合并张口度减小、颈椎融合致使颈部活动受限、巨舌症或其他原因导致的软组织梗阻等。术前关于气道相关问题的详细问诊尤为重要，包括睡眠时打鼾、气道梗阻情况及危及生命的紧急事件。通过术前访视与产妇交谈了解既往麻醉及气管插管史很关键，尽可能查阅之前的麻醉记录或与之前的麻醉医师和（或）咽喉科医师沟通。应由有经验的麻醉医师对患者进行包括张口度、咽部及软腭暴露及颈部活动度在内的气道检查。最后通过现有的影像学资料如面部、颈部及胸部的 X 线平片、CT 扫描或 MRI 扫描评估气道情况。遮蔽良好的孕晚期胎儿受射线暴露的风险很低，与此相比对产妇气道评估不准确引起的"无法通气、无法插管"的风险要更加致命，因此行气道影像学检查更为明智。针对这类产妇的气道处理方案麻醉前应有预案。关于困难气道的处理详见第 24 章。

三、心脏方面的表现

许多遗传综合征都伴有心脏异常，怎么强调详尽的心脏病史采集和体格检查的重要性都不过分。心脏异常查体常表现为杂音，应了解心脏的解剖及病理生理，另外应回顾近期的诊断性检查如心脏超声。大多数此类妇女都由小儿心脏医师定期随诊，可联系这些医师，讨论这些患者心肺生理方面的问题。应由心脏科医师解读超声心动图，因为他们熟悉先天性心脏病变，无论先天性心脏病是否曾行修补，而且也知道妊娠引发的心肺生理改变。有些先天性异常会合并心脏电传导异常，所以对于此类患者心电图检查是有必要的。常见心脏疾病（三尖瓣下移畸形、艾森门格综合征、长 Q-T 综合征及 WPW 综合征）的病理生理及麻醉管理见第 30 章。

四、神经发育异常

一些遗传症状包括中枢及外周神经系统异常，如神经肌肉障碍及神经皮肤综合征。对于这些类型的异常，对病变部位（如腰段硬膜外腔、心脏内等）、颅内压（intracranial pressure，ICP）的变化情况及预先存在的外周神经肌肉缺陷或感觉异常的评估就显得尤为重要。其他一些综合征与神经发育延迟相关但无明显解剖异常。这些神经发育异常包括智力低下、大体或精确动作困难、语言能力障碍和（或）行为异常。对于有遗传性症状的产妇进行神经发育评估是有必要的，因为实际年龄与其发育年龄可能存在很大差异。而这些将给椎管内麻醉或全身麻醉的实施带来困难，同时术前准备、与患者的沟通、术前用药和（或）孕产妇支持人员也应做出相应改变。这类妇女大多已进行过多次医疗干预，因此在麻醉前可能较为焦虑。

五、血管通路

一些遗传性综合征会有肢体异常，这使得建立传统的静脉（intravenous，IV）通道变得困难。对于这类患者，需要有经验的麻醉医师来建立静脉通道，医师应该认识到可供选择的穿刺部位有限，而且可能需要换其他部位穿刺。若四肢条件不具备，则可以选择头皮或前胸壁静脉、颈内或颈外静脉、锁骨下静脉进行操作。如上文所述，有遗传性综合征的妇女通常曾多次入院治疗并接受治疗，其外周血管条件也相对较差甚至无法使用，甚至中心静脉也可因之前进行的置管操作而存在血栓或管腔狭窄。如果缺乏典型的表浅静脉或皮肤出现静脉的侧支循环，均提示可能存在静脉通道建立困难。必要的时候，也可以考虑使用超声和 MRI 来建立静脉通路。在某些病例，介入放射科医师的帮助也可以提供保障。

六、骨科方面的考虑

遗传综合征患者常存在脊柱（侧弯、后凸等）和大关节（髋关节发育不良）、肢体（挛缩）的异常。对于合并严重脊柱侧弯或后凸的孕产妇，要仔细评估其心肺功能，并做好术后机械通气及重症监护的准备。椎管内麻醉 / 镇痛对麻醉医师的穿刺技术要求较高，同时由于药物在椎管内的扩散情况多难以预测，可能难以获得满意的麻醉平面。这类患者麻醉后体位的摆放也应尤其谨慎以避免损伤。

七、其他方面的考虑

若产妇合并少见疾病或麻醉医生不甚熟悉的疾病，要制订合理安全的麻醉方案并不容易。对于某一综合征，可以通过查阅文献（尤其儿科麻醉方面的文献）来增加对该疾病相关问题的认识。在美国国家卫生研究所的网站（www. health.nih.gov/category/GeneticsBirthDefects）上能够检索到大量的相关信息。同样也还有其他的可以参考的出版物来源；包括综述及教科书。由于产妇可能存在先天性异常的情况变得越来越常见，手边有这些资料可供随手翻阅对产科麻醉医生来说乃明智之举。如果患者分娩时才首次出现症状，显然进行全面的文献回顾是不可能的。仔细询问患者本人及其家属和其他医务人员，让其尽可能多地提供有关病情和既往特殊干预情况的有用信息。

八、常见重要综合征的管理

唐氏综合征（Down syndrome，DS），或称21三体综合征，是最常见的由基因问题引起的智力迟滞类型。也是特殊出生缺陷及健康状况的首要遗传学原因。Lin 等的报道中 27 名 DS 女性患者共怀孕 31 次，这很好地反驳了患有 DS 的女性不孕的这一说法。所以这里讨论 DS 是为了给存在先天性异常产妇的治疗建立一个模板。

DS 患者根据种族不同可有多种面部特征性表现，如微短头畸形、伴有鼻、眼及耳缩小的脸中央部发育不全、睑裂上斜及舌体肥大。同样常见的是断掌、寰枢椎不稳、合并关节松弛的骨盆塑形不良。神经发育的问题包括智力迟滞、发育延迟及肌张力减退。50% 的 DS 患者伴有先天性心脏病（congenital heart disease，CHD），通常为完全性房室管缺陷，但也有可能是室间隔缺损（ventricular septal defects，VSDs）、法洛四联症（tetralogy of Fallot，ToF）或其他。存在血流动力学显著分流的病变最好能够经外科手术修复；治疗可能引起医源性的传导系统功能异常（除先天性因素以外）。另外，DS 患者有可能发展为肺动脉高压，较有相同类型先天性心脏病的非 DS 患者，先天性心脏病合并 DS 者肺动脉高压的出现更早也更严重。对于未修补 CHD 的 DS 患者应评估是否存在艾森门格综合征。特别是有发绀、肺动脉高压、亚急性细菌性心内膜炎和（或）脑卒中的患者，应对肺动脉压力进行评估；心脏超声通常可满足对肺动脉压的评估。目前的报道认为大多数成年 DS 患者没有临床意义上的心脏疾病；但晚期可发展为二尖瓣脱垂（mitral valve prolapse，MVP）。

DS 患者可发生气道梗阻。儿童的气道梗阻是由于面中部相对较扁平，口咽部空间受限、鼻腔通气道狭小及舌体、扁桃体和腺样体相对较大。这些症状引起的阻塞性睡眠呼吸暂停又可进一步加剧肺动脉高压。尽管倾向于上呼吸道梗阻，大多数 DS 患者易于行面罩通气和用直接喉镜进行气管插管。

多达 15% 的 DS 患者伴有寰枢椎不稳。寰枢椎不稳的定义是放射学影像显示颈椎过度弯曲和伸展。但这些患者中仅有 2% 存在临床症状，且无确凿的影像学证据能够预知发生脊髓损伤的风险。因此对无症状的 DS 患者麻醉前无须进行颈椎扫描。对于每一个患有 DS 的产妇而言，了解其颈痛史和颈部活动引起的神经症状具有重要意义。麻醉中的气道管理及手术体位摆放等与颈椎有关的操作务必小心谨慎。谨慎的操作包括避免颈椎过度的弯曲、伸展及旋转，尽可能保持颈椎的中立位。

胃肠方面的问题包括十二指肠闭锁或环状胰腺、食管闭锁（esophageal atresia，EA）/ 气管食管瘘（tracheoesophageal fistula，TEF）。幼年曾行 TEF 修补的孕妇则可能残留气管狭窄或气管软化。乳糜泻在 DS 儿童的发生率为 5%～15%，尚无成人 DS 患者的发生率数据。

3%～54% 的 DS 患者存在甲状腺功能异常，且发病率随着年龄增长而增高。这在分娩时或围术期生理性应激时具有重要意义，在这些过程中亚临床状态容易表现出来。甲状腺功能减退可降低心肌对内源性和外源性儿茶酚胺的敏感性，从而影响心脏功能。这使得甲状腺功能检测在 DS 患者显得尤为重要。

最后，DS 孕妇静脉输液通道的建立可能有难度。脂肪组织的增多使得外周静脉通道建立困难；而由于短蹼颈和脂肪堆积颈内静脉穿刺置管同样困难；桡动脉置管的难度在于血管口径较细。

九、困难气道综合征：CROUZON 综合征（颅面骨发育不全）、GOLDENHAR 综合征（半侧颜面短小）、Pierre Robin 序列征、Treacher Collins 综合征

产科麻醉医师需要提前考虑到因怀孕引起的孕妇气道变化可能会导致气管插管困难；而儿科麻醉医师则更关注下颌异常、半侧颜面短小和（或）小颌畸形；所以他们（及现在的我们）必须对每一位患者进行评估以发现可能存在的困难气道。许多颅面部综合征的患者会合并有下颌异常（如 Apert 综合征）、颅面骨发育不全（如 Crouzon 综合征）、半侧颜面短小（如 Goldenhar 综合征）及小颌畸形包括 Pierre Robin 序列征和 Treacher Collins 综合征（TCS）。迄今为止，对于合并如 Crouzon 综合征和 TCS 等困难气道综合征的孕妇的麻醉管理仅有少量个案报道。

1. Apert 综合征

特征是面中轴畸形，如面中部发育不全、颅缝早闭及手足对称性并指畸形。据报道该综合征出生时的

发病率大约为 1 : 60 000, 20%～30% 的 Apert 患者存在发育延迟的情况, 这类患者可能需要经过阶段性的手术治疗来改善尖头畸形及面中部发育不全。进行颅面部手术的目的是创造出更大容积的颅腔从而缓解颅内压的增高。然而 Apert 综合征患者颅内压升高的原因还有颅内静脉引流异常、脑积水和气道梗阻; 且病情在控制后容易复发。许多因素可导致这类患者的困难气道。面中部生长较缓慢且前额部在 10 岁前发育就已停止; 因此面部最凹的部分正好位于鼻上方。通常情况下上颌骨的发育不全导致了 V 形的上颌弓。长而厚的软腭和较短的硬腭导致了较高的腭弓。硬腭上附着有较多的软组织, 并且随着年龄的增长而增大。另外, 面中部发育不全使鼻咽通道狭窄, 导致呼吸困难和打鼾。多达 20% 的颅面畸形儿童需行气管造口术来进行气道管理, 其中 48% 为颅缝早闭 (如 Apert 综合征) 患者。几乎所有的这些患儿在进行阶段性的外科手术治疗后都能拔管。可以想见拔管后很多 Apert 综合征患儿可能发生喉软骨软化、气管软骨套装畸形及支气管软化。另外随着年龄的增长, 上呼吸道梗阻和睡眠呼吸暂停可加剧气道危害, 这与 Pierre Robin 综合征等其他异常不同。这类患者还有一种气道并发症是因颈椎融合导致的, 发生率＞60%, 其中以 $C_{3\sim4}$ 和 $C_{5\sim6}$ 最为常见。在一份关于颅面部气道畸形的综述中, Norgozian C 指出这类患者面中部短小和突眼, 没有合适的面罩可供选择, 造成面罩通气困难, 而且口腔较狭窄易被舌体阻塞, 鼻咽通道狭窄增加了气流阻力。由于颈部活动性减小, 气管内插管更为困难, 此外由于气管畸形, 需准备比预计尺寸更小的气管导管。麻醉医师需要关注的问题包括颅内压的改变, 合并口咽畸形、颈椎异常、可能还有气管切开恢复后远端气道改变的患者的气道管理。

2.Crouzon 综合征

特征是上颌骨发育不全、颅缝早闭、面中部发育不良及眼球突出。该综合征出生患病率约为 1 : 60 000。所有的 Crouzon 综合征患者均有眼球突出表现。而这类患者的颅缝早闭可导致一系列颅骨畸形, 包括短头 (头部宽而短)、舟状头 (头部狭长)、三角头畸形 (从上方看时头部呈三角形) 及分叶状颅畸形 (头部形状类似苜蓿叶)。大多数患者需要阶段性的手术治疗来改善颅缝早闭及面中部发育不全带来的

影响。许多因素可导致困难气道。与 Apert 患者相比, Crouzon 综合征患者面中部结构生长更加缓慢且前部发育迟滞。下颌宽度及长度减小, 较正常人后缩严重, 呈拱形外观。另外, 面中部发育不全使鼻咽部狭窄导致了呼吸困难。约 18% 的患者发生进一步的颈椎融合, 多发生在 $C_{2\sim3}$ 和 $C_{5\sim6}$, "蝴蝶" 椎尤其常见。Sculerati 等报道 20% 伴有颅面部异常的患儿需行气管造口进行气道管理, 其中 48% 存在颅缝早闭 (如 Crouzon 综合征)。几乎所有这些患儿在进行阶段性的外科手术治疗后都能拔管。但这也增加了 Crouzon 综合征患者气管软骨套状畸形、面罩通气困难及颈部活动度降低的风险。麻醉医师需要关注的首要问题是有口咽异常、可能有颈椎和气管切开恢复后远端气道改变的患者的气道管理。Martin 等报道了一例合并子痫前期和病态肥胖的 Crouzon 综合征患者的管理。麻醉医师成功用硬膜外导管进行分娩镇痛。因为产科指征该患者需行剖宫产。该患者有进行性呼吸衰竭, 对无创通气没有反应。因呼吸衰竭选择气管插管全身麻醉, 清醒纤维支气管镜插管经 3 次尝试、并结合使用插管喉罩才成功。分娩后, 对该患者行择期气管切开以便术后继续管理其呼吸衰竭。

3.Goldenhar 综合征

Goldenhar 综合征是一种半侧颜面短小变异, 由第一和第二鳃弓发育异常引起。约每 5600 名活产婴儿中有一例患有该综合征, 其特点为外耳或中耳畸形伴有感音神经性耳聋、下颌骨畸形 (发育不全)、小眼、颈椎畸形、颈胸椎侧凸及隐性脊柱裂。Goldenhar 综合征的表现可从轻微的半侧面部不对称到严重的面部畸形及下颌骨发育不良。Goldenhar 综合征患者多存在先天性颈椎发育异常, 如齿状突发育不全伴 $C_{1\sim2}$ 关节不稳需行手术治疗。困难通气及困难插管的发生很大一部分与下颌骨发育不全、下颌/颞下颌关节影响张口度、颈椎不稳定或脊柱融合术后使活动度受限、颈胸椎侧凸引起气管偏斜有关。常用纤维支气管镜及可视喉镜等技术进行困难气道的管理。约有 32% 的这类患者存在先天性心脏病, 其中较为常见的先天性心脏病类型为圆锥动脉干缺损 (39%) 和间隔缺损 (32%)。麻醉医师关注的方面包括伴有口咽部异常患者的气道管理、反复气管造口引起颈椎及气道改变的可能, 以及经治或未经治先天性心脏病患者的心功能情况。

4.Pierre Robin 序列征（PRS）

包括下颌短缩、舌后坠、气道梗阻，50% 的患者还有高拱中线软腭腭裂。PRS 的诊断标准并不固定；部分定义中并未要求必须合并腭裂，而另有部分定义中则要求需合并呼吸损害。这导致发病率统计有较大差异；但活产婴儿中的发生率约为每 8500 例中发生 1 例 PRS，而这些 PRS 患儿在儿童时期的病死率约为 25%。变异型（孤立型）PRS 约占 40%，源于胎儿宫内生长时下颌骨 / 腭骨的发育受限。由于出生后下颌骨可继续发育，孤立型 PRS 大多预后良好。缺陷型 PRS（是其他综合征的一部分）则大多预后不佳，多与 Stickler 综合征及腭心面综合征相关。在新生儿期，对受影响较小者基本不需干预，而对于存在严重上呼吸道阻塞的患儿可能需要进行持续正压通气、气管插管或气管造口。在出生后早期因喂养困难很常见，所以常需行胃造口术；手术修复腭裂和下颌骨也可显著改善预后。文献中关于 PRS 患者气道管理的报道很多。对于孤立型 PRS 的产妇，应由有经验的麻醉医师对其气道进行评估、查阅之前的麻醉记录、联系前次手术的麻醉医师获取患者气道及插管史的信息，并制订必要时气道管理的计划。

TCS 是一种双侧面部发育障碍的疾病，每 50 000 个活产胎儿中约有 1 例会患有 TCS。该疾病特征包括上颌骨 / 颧骨 / 下颌骨的发育不全、横向眼裂向下倾斜、下眼睑缺损、中耳及外耳畸形、颊横裂及耳口间瘘管。这类患者需要历经数十年进行多次颅面修复手术来进行矫正，包括眼睑缺损修复、眼眶及颧骨重建、外耳重建及骨骼发育完成时对下颌骨进行矫形。Sculerati 等发现，20% 的存在颅面部畸形的儿童需要行气管造口术来管理气道，其中的 41% 是下颌骨发育不全（如 TCS）的患者。在分期外科手术治疗后，几乎所有的儿童均能拔管。儿童的面罩通气和气管插管困难多由下颌骨发育不全及高腭弓导致。当存在颞下颌关节异常时，会使困难进一步增大。目前多认为随着患者年龄的增长，插管难度也在相应增加。关于 TCS 患者气道管理成功和失败的报道均有很多。对于 TCS 产妇，应由有经验的麻醉医师对其气道进行评估、回顾之前的麻醉记录、针对患者的气道及插管情况（此次插管的困难程度较之前会有所增加）询问之前的麻醉医师，随后有必要制订此次手术过程中的麻醉计划。Morillas 等报道了在全身麻醉下行紧急剖宫产时成功置入 LMA-Fastrach® 插管型喉罩的病例；但该病例中盲探气管插管失败，完全依靠喉罩通气完成手术。

十、心脏综合征：Ebstein 畸形（三尖瓣下移畸形）、长 Q-T 综合征、努南综合征和 Uhl 畸形

尽管产科麻醉医师应关注产妇的每一项综合征，但这里仅讨论努南综合征和 UHL 畸形，因为关于这类产妇分娩时麻醉管理的报道较多。其他心脏综合征的麻醉管理，如三尖瓣下移畸形、长 Q-T 综合征等，详见本书第 30 章。

1.努南综合征

约每 2500 例活产婴儿中出现 1 例，特点是心脏缺陷和独特的面部特征，如眼间距过宽、上睑下垂、耳低位后旋。这种综合征的心血管表现包括肺动脉瓣狭窄（60%）、肥厚型心肌病（20%）、房间隔缺损（10%）、室间隔缺损（5%）及动脉导管未闭（3%）。气道异常可能包括高腭弓及因斜方肌发达而导致的颈蹼，而这也对气道管理造成了困难。其他的缺陷包括"盾牌胸"及异常的淋巴引流导致的淋巴水肿。通常约 30% 的患者会存在胸椎侧弯；另外合并"盾牌胸"和孕期功能残气量的变化，对患者肺功能的影响很大。脊柱畸形尤其腰曲异常可能使得硬膜外导管置入困难或麻醉平面难以控制，这对麻醉医师的穿刺造成了一定程度的困难。虽然这类患者可能存在诸如 XI 因子缺乏、血管性血友病或血小板减少在内的凝血或血小板功能缺陷，而这些情况均应在进行椎管内麻醉前进行评估，但仍有许多关于此类患者在腰麻、硬膜外麻醉 / 镇痛、腰 - 硬联合麻醉和针对困难气道进行纤维支气管镜清醒气管插管的全身麻醉下成功完成分娩的报道。Dadabhoy 等报道了由于难以确定硬膜外腔的位置导致硬膜外置管失败的病例；Grange 等则报道了使用精氨酸加压素（DDAVP）成功治疗凝血障碍导致的产后出血。之前曾有单个病例报道该综合征与恶性高热易感性的关联；但没有其他报道或遗传学研究表明两者有关联，并且许多报道中都使用氟烷和琥珀胆碱成功地进行了麻醉。

2.Uhl 畸形

即心律失常性右心室心肌病（arrhythmogenic

right ventricular cardiomyopathy，ARVC），是一种家族性疾病，特征是炎症后进行性的心肌组织被脂肪和纤维组织替代引起右心室（左心室也可能受影响）结构和功能异常。据估计其发病率约为 1∶5000，其中男性发病率要高于女性 3 倍。其临床表现包含多个阶段。"潜伏期"通常无症状；然而这类患者均存在运动后发生心源性猝死的风险。在"心电期"，患者会出现心律失常的症状，且常规影像学检查也会发现明显的形态学异常。该疾病最终可进展为与扩张型心脏病类似的双心室衰竭。通过对手术和（或）麻醉相关的健康患者（包括行剖宫产的产妇）意外心搏骤停的回顾性分析发现，35% 的患者存在 Uhl 畸形。治疗 ARVC 引起的心律失常包括抗心律失常药物和（或）置入心脏除颤器（implantable cardioverter-defibrillator，ICD）；但是在预防猝死方面，ICD 优于抗心律失常药物。为了避免分娩痛引起的心动过速和便于某些操作的实施，目前已有多例成功硬膜外镇痛的报道。Doyle 等报道了一例在孕 21 周置入心脏起搏器的病例。成功的使用全身麻醉进行剖宫产也有报道。

十一、大疱性表皮松解症

大疱性表皮松解症（epidermolysis bullosa，EB），是一组大疱性皮肤病，以机械损伤导致水疱形成为特征。EB 主要分 3 种类型：单纯型 EB，仅累及表皮层；交界型 EB，累及基底膜；营养不良型 EB，水疱发生在真皮层。不同类型临床表现严重程度不一，以营养不良型 EB（dystrophic EB，DEB）最为严重。大多数 DEB 患儿在出生时或出生后不久即有水疱或伤口出现。水疱的大小不定且在愈合过程中会导致瘢痕挛缩，以手、足、肘和膝部最为多见。抓挠或其他形式的机械摩擦对 EB 极为不利。口、咽、食管的水疱在 EB 患者中很常见，这些部位的水疱会引起口和舌的挛缩。肢体挛缩导致瘢痕形成，重者可有假性并指表现，另外还可能存在角膜瘢痕。EB 的治疗包括通过穿着特殊面料的衣物和采取特殊的喂养方法来避免对水疱部位的摩擦、对水疱放水、使用磺胺嘧啶银盐对较大面积的感染病变进行治疗、在水疱处敷以亲水性纤维泡沫并以硅胶覆盖，以及局部激素治疗。

对于患有 EB 的产妇，麻醉中要注意的是避免增加摩擦和剪切力，从而减少新的水疱形成，而非直接

减轻压力本身。颈部瘢痕形成和咽部水疱对于气道管理造成明显的困难；因此术前需由经验丰富的麻醉医师对气道进行评估。幸运的是，这类患者的静脉通路易于进行置管操作。另外应最大程度的减少对这类患者的搬动，因为患者和手术床及担架之间的剪切力会促进水疱形成。在连接监护仪、固定静脉置管或气道设备时应尽量避免使用胶带。外周静脉置管可缝合固定。其他的建议还包括用夹子固定脉搏氧探头、去除心电图电极片上的黏胶，用石蜡棉纱或凝胶垫保护贴电极片处的皮肤、在进行无创袖带血压监测时垫上魏布里（Webril）软纱、避免使用直肠或鼻咽温度探头、使用凡士林彻底润滑面罩以避免面罩的剪切力施加于病人的面部和颈部。一般来说，经口气管插管全身麻醉仍为首选的麻醉方法，建议选用较常规小半号的气管内导管；插管前轻柔地进行喉镜显露可降低咽喉部新发水疱的发生率。预计可能存在困难气道的患者，如合并颈部挛缩、严重口内水疱者，需制定详细的麻醉方案并准备视频喉镜、纤维支气管镜、喉罩等工具备用。事先润滑的喉罩可用于通气的维持，同时形成新的水疱的风险较小，但应避免长时间使用喉罩通气。可使用非除极肌松药，但应避免使用琥珀胆碱。常规静脉诱导药物、维持药物、阿片类药物及区域麻醉（使用柔软的硅胶胶带固定硬膜外导管）均可安全的用于 EB 患者。苏醒和拔管过程需格外谨慎，避免剪切力作用于患者面部；口腔吸引操作也应轻柔。术后苏醒阶段避免使用常规面罩通气，可用 22mm 螺纹管向面部吹送湿化的氧气。这类患者在术后应对新形成的水疱进行评估，针对进一步治疗方案的调整，麻醉医师应与患者的皮肤科医师进行沟通。有文献报道患者在未实施麻醉的情况下成功地进行了阴道分娩，同时也有关于在气管插管全身麻醉、腰段硬膜外麻醉及腰麻下完成剖宫产的报道。

十二、神经皮肤综合征（斑痣病）：神经纤维瘤（von Recklinghausen 病）、面部血管瘤（Sturge-Weber 综合征）、结节性硬化症、视网膜和小脑血管瘤综合征（von Hippel-Lindau 综合征）

斑痣病（神经外胚层疾病）的特点是同侧或中线皮肤病变，中枢神经系统（central nervous

system，CNS）（通常是椎管内）肿瘤或动静脉畸形（arteriovenous malformation，AVMs）和眼部异常。颅面不对称、癫痫、颅内高压也是大多数斑痣病的特征。一些（如结节性硬化症、Sturge-Weber 综合征）与先天性心脏病有关，而另一些［如 Von Hippel-Lindau（VHL）、神经纤维瘤］则与嗜铬细胞瘤相关。

1. 神经纤维瘤（neurofibromatosis，NF）或 von Recklinghausen 病

可发生于外周神经系统，也可发病于中枢神经系统。1 型 NF 最常见的为斑痣性错构瘤病，发病率约为 1：5000，特点为浅褐色斑点、涉及外周神经或颅骨的神经鞘瘤及神经纤维瘤、腋窝 / 腹股沟斑点、视神经胶质瘤、虹膜色素缺陷瘤（虹膜错构瘤）及特殊的骨质损害。1 型 NF 中，纤维瘤是最常见的良性肿瘤，以压迫脑神经（最常见的为三叉神经，CN-5）引起相应症状为特点。几乎所有成年人患者均有虹膜色素缺陷瘤（虹膜错构瘤）和视神经胶质瘤，从而导致 15%～20% 的 NF-1 患者有视觉缺陷。其他中枢神经系统异常还包括中脑导水管狭窄、小脑扁桃体下疝畸形及颈枕动静脉畸形。皮肤表现包括牛奶咖啡斑、雀斑及侵犯皮肤的神经纤维瘤，而内脏损伤包括嗜铬细胞瘤和肠管、肝及膀胱的神经纤维瘤。2 型 NF 的发病率约为 1：50 000，其最主要的表现是听觉（通常是双侧）神经瘤导致的听力进行性下降，其次还表现为耳鸣和肢体平衡障碍。对第 6 支脑神经（CN-6）的压迫可引起视觉改变，而 CN-5 及 CN-7 受压可分别引起面部麻木及无力。压迫多为胶质瘤、室管膜瘤及脑膜瘤等中枢神经系统内肿瘤导致。牛奶咖啡斑及皮肤纤维瘤等皮肤表现较 NF-1 少见。另外还有一些产科医师需关注的问题，如肿瘤性质的变化、肿瘤数量和（或）大小、是否对分娩有影响；肿瘤出血；伴有或不伴有嗜铬细胞瘤的高血压，其中涵盖妊娠高血压、子痫前期、HELLP 综合征、子痫及肾血管性高血压。有经验的麻醉医师在选择区域麻醉或全身麻醉时，应首先考虑到因为 NF-1 肿瘤表达黄体酮受体，这类患者孕期神经纤维瘤会变大或增多。通常若发现有肿瘤椎管内生长的症状或影像学表现、显著的凝血异常及嗜铬细胞瘤这些情况则选择全身麻醉而非区域麻醉。尽管有学者成功的实施了气管插管全身麻醉，仍有许多问题需要考虑。首先气道管理可能存在困难；口腔纤维瘤通常会导致巨舌症，瘤体通常基底部较宽

且在创伤后易于出血；颈部或咽喉部的肿瘤可引起吞咽困难、声音嘶哑和（或）喘鸣，从而对气道造成影响；部分颈椎异常的患者可能无明显临床表现，而约 44% 的患者则有不适症状。全身麻醉诱导后纤维支气管镜插管失败后引起的气道阻塞情况需行气管切开。另外，自发性血胸、纵隔肿块、肾动脉狭窄引起的血压升高及嗜铬细胞瘤可能导致心肺受损。使用除极和非除极肌松药引起不良反应的情况均已有报道。但 Richardson 等证明，只要掌握合适剂量，两类肌松药对 NF-1 患者的不良反应的风险都是很低的。激素水平的变化使得 NF-1 和 NF-2 肿瘤均在孕期生长，因此在椎管内麻醉操作前应进行椎管内情况的影像学检查。对于检查结果为阴性者，硬膜外镇痛 / 麻醉已被成功用于 NF-1 和 NF-2 孕妇；但仍有硬膜外血肿并发症的报道的。Rasko 等的体外研究结果表明，NF-1 患者需要较高的胶原蛋白浓度来维持正常的血小板聚集功能，尽管这一结果对放置硬膜外导管的影响仍不清楚。另外，Lighthall 等报道使用 DDAVP 成功纠正了 1 例 NF-1 患者术中出现的凝血功能障碍，虽然笔者也表明可能并非 DDAVP 单独发挥功效。

2.Sturge-Weber 综合证

特征是半面皮肤血管瘤（葡萄酒色痣）合并脑和脑膜血管瘤。多达 60% 的脉络膜血管瘤患者会出现因眼内压升高导致的视神经损害。脑膜血管瘤通常发生于枕顶部，是可导致颅内静脉回流异常和颅内压升高的血管异常。其他的神经表现包括癫痫发作及偏头痛。麻醉需考虑的问题包括因颅内压和动脉血压变化导致的颅内出血；眼内压改变或眼内出血引起的眼部表现；慢性抗惊厥药物引发的药物代谢的改变；包括面部血管瘤的面罩通气及口腔、咽喉部血管瘤的气管插管在内的困难气道管理，这些情况可能会使得喉镜显露视野受阻或损伤出血。已有关于该类患者成功实施剖宫产的报道；但报道中对该手术的麻醉未进行讨论。

3. 结节性硬化症

一种异质性疾病，据估计其发病率在 1：10 000～1：26 500，诊断标准分为主要、二级和三级指标。主要指标包括面部纤维血管瘤、指（趾）纤维瘤、皮质结节、室管膜下小结或巨细胞星形细胞瘤、突入心室的多发性室管膜瘤及多发视网膜星形胶

质细胞瘤。二级指标包括心脏横纹肌瘤、视网膜错构瘤、大脑结节、肺淋巴管血管平滑肌瘤、肾脏血管平滑肌瘤及肾囊肿。而三级指标包括不规则的牙釉质凹陷、直肠息肉、骨囊性变、婴儿疼挛、牙龈纤维瘤、非肾脏的血管平滑肌脂肪瘤及大脑白质异位迁移。目前的诊断是通过综合这些特征来完成的，但最常见（79%～90%的患者）的特征性表现还是癫痫发作，并且大多（50%～60%）存在精神发育迟缓的表现。皮质和室管膜下结节是中枢神经系统的典型病变；当室管膜下结节相互融合成一个肿瘤，则称之为"室管膜下巨细胞星形细胞瘤"，而肿瘤会阻碍脑脊液流动从而导致脑积水。皮肤表现包括面部皮脂腺瘤、黄褐斑及甲床纤维瘤。肾肿瘤包括血管平滑肌脂肪瘤和肾细胞癌。另有30%的患者存在心脏横纹肌瘤。约26%患有多发性硬化的患者会合并肺淋巴管血管平滑肌增生，这类患者较易发生气胸，导致阻塞性或限制性通气功能障碍。尽管报道显示肺淋巴管血管平滑肌增生导致气胸的案例确有发生，且复发率较高，但孕期发生气胸的情况并不多见。怀孕相关肾并发症包括动脉压升高、需要透析的肾衰竭、肾肿瘤破裂，也可无任何肾并发症的表现。肺部并发症包括气胸及肺功能的进一步恶化，但也可无肺部并发症，甚至有文献报道可能会改善肺功能。有关妊娠会加重肺或肾原有疾病的说法目前仍存在争论；但Mitchell等则证明怀孕并不增加这样的风险。麻醉医师应根据症状，对中枢神经系统病变进行评估，可能还需进行影像学检查，确定其对颅内压和区域麻醉的影像；对气道进行检查以明确可能的阻塞性病变；对心脏进行检查以评估其功能及是否存在心脏内肿瘤；对肺脏进行检查以明确肺功能及肺内或纵隔内病变；检查肾功能并明确是否存在错构瘤。目前已有腰段硬膜外分娩镇痛、腰麻和全身麻醉下剖宫产的成功报道。Byrd等提出这类患者的另一个问题是慢性疼痛，他们报道了一例有慢性侧腹痛的女性患者，通过鞘内留置吗啡泵其侧腹痛控制良好，此次分娩了她的第4个孩子。在分娩期间维持鞘内输注不变，通过同时吸入50% O_2/50% N_2O的混合气体补充镇痛。这样的做法提供了足够的镇痛直至第二产程后期。但该产妇在加用镇痛药之前就娩出了孩子。笔者指出分娩早期主要的内脏痛可以通过鞘内注射吗啡和吸入N_2O来减轻；然而发生较晚的躯体痛需要局部麻醉药物来减轻，而局部麻醉药可通过硬膜外导管或蛛网膜下隙置管来给药。作者还讨

论了这两种方式各自可能的并发症。Lee等报道了一例孕期妇女发生视网膜改变、中央凹周围渗出及严重视网膜剥脱的病例，但并未明确出现这些症状的因果关系。

4.VHL 综合证

较为罕见，发生率为 1∶36 000，其诊断依据包括 3 条标准：中枢神经系统血管母细胞瘤、内脏病变（肾、胰腺）及家族史；据估计产妇患病率为 5.4%。VHL 的特点是 40% 的患者存在双侧视网膜血管瘤，引发渗出性视网膜剥脱，60% 的患者存在颅内（通常是小脑）血管母细胞瘤，易于发生高血压性脑出血。约 10% 患者的高血压是由嗜铬细胞瘤引起的，而 25% 的患者则是由于肾肿瘤。孕期血管母细胞瘤新发或增大，因椎管内静脉压力增高和（或）血管瘤体积增大导致脊髓受压。脊髓血管瘤发病率为 5%～28%，最常见于颈胸段，也可见于胸腰段及腰骶段。由于对周围结构的压迫，小脑血管母细胞瘤的典型症状有头痛、眩晕、呕吐、共济失调、行为改变及癫痫发作。由颅内血管瘤引起的头痛和视力障碍，以及由嗜铬细胞瘤引起的血压升高导致的这些症状，会与妊高症等产科并发症难以鉴别。由嗜铬细胞瘤引起的孕期恶性高血压很少见且通常与 VHL 不相关，目前仅有几百例单侧病变的病例，比双侧病变的例数少整整一个数量级。典型症状表现为高血压，另外还包括发作性头痛、大汗及心悸三联征。其他症状还包括眩晕、胸痛、呼吸困难、视力改变、心律失常、癫痫、充血性心力衰竭、直立性低血压、焦虑、脸色潮红/苍白、腹痛或因肿瘤出血引起的相关症状。这些症状与子痫前期、甲状腺功能亢进、可卡因中毒、颅内出血及恶性高热相似。诊断依据为尿液中儿茶酚胺及代谢产物水平异常，以及通过影像学检查定位肿瘤。即使早期诊断、及时的药物治疗及外科手术切除病灶改善了部分患者的转归，但该疾病的母婴死亡率均增高。孕期手术时机的选择面临困境：妊娠子宫较小的话术野显露更好，但孕早期手术会增加胎儿流产的风险。孕期嗜铬细胞瘤的药物治疗包括 α 肾上腺素受体拮抗药联合钙通道受体拮抗药，随后改 β 肾上腺素受体拮抗药。对于不能手术切除肿瘤的孕妇，最佳的分娩方案仍不确定，目前有学者建议行择期剖宫产，随后手术切除肿瘤。气管插管全麻也是很好的选择。因交感神经切断引起血管舒张会导致严重低血压，理论上不应进行椎

管内麻醉；但硬膜外麻醉可用于非怀孕患者的嗜铬细胞瘤切除术中。由于循环内急剧的儿茶酚胺水平变化和血管活性药物使用，有必要建立有创血压监测以反映实时的血压变化情况；中心静脉压力导管（和肺动脉压力导管）可用于监测产后液体转移情况，并指导血管活性药物的使用和容量治疗。这些患者产后仍存在心力衰竭及肺水肿的可能，因此需要入重症监护室行进一步治疗。孕期 VHL 其他的并发症还包括惊厥、颅内压升高、胰腺囊肿引起的腹痛、胸段脊髓出血引起的截瘫、出血性颈椎病变引起的四肢麻木及终丝血管母细胞瘤引起的腰骶部疼痛。麻醉医师应对患者的中枢神经系统进行评估以明确可能影响 ICP 和（或）椎管内麻醉效果的病变。对于阴道分娩而言，在临产和分娩过程中，这些产妇均存在颅内血管瘤破裂出血的风险。随着宫缩的出现，动脉压及脑脊液压力均升高，而在第二产程中随着 Valsalva 动作（译者注：深吸气后屏气，再深呼气）的进行，脑脊液压力进一步升高；如果脑内肿瘤导致脑顺应性减小，那么颅内压会升高。分娩期间充分的硬膜外镇痛会减轻因宫缩痛及用力娩出胎头而发生的反射性动脉血压升高。对于择期剖宫产手术，有成功选用全身麻醉、硬膜外及腰麻完成手术的报道。在选择麻醉方法时需考虑的问题有硬膜穿破引起小脑疝，穿刺针刺破脊髓血管瘤，气管插管及拔管引起血压升高可能致血管母细胞瘤出血，以及麻醉药物引起的血流动力学波动。

十三、神经肌肉疾病：肌营养不良包括杜氏肌营养不良和肢带型肌营养不良；轴空肌病包括中央轴空病、多发微轴空病及线状体肌病；King-Denborough 综合征、线粒体肌病

由于常引发心肌病变及心律失常，神经肌肉疾病备受关注。因为影响骨骼肌和心肌的基因突变是高度重叠的，所以易于发生心肌病变。使用超声心动图对这类患者心肌功能进行评估是有必要的，但对于合并呼吸系统疾病或坐轮椅行动不便的患者往往较复杂，因为检查窗受限。对于这些患者通过心脏 MRI 检查可对心室功能紊乱和心室肥大进行评估，提供纤维化的心肌收缩和舒张受损情况的信息。呼吸衰竭的患者需检测心脏生物标志物，以区分严重呼吸疾病和心力衰竭；然而这些生物标志物在神经肌肉疾病中的作用还有待进一步研究。目前关于神经肌肉疾病导致心律失常的病理生理机制还不明确，但可能与弥漫性的心肌纤维化影响了心脏的传导系统有关。存在神经肌肉疾病的女性由于肌力减弱和（或）脊柱侧凸多存在呼吸功能不全的表现。这类患者在使用阿片类药物后极易发生呼吸抑制，特别是当先天性纤维不均衡型肌病产妇因产科指征而合用镁剂时。麻醉医师需要特别关注的另一点是，神经肌肉疾病患者可能与恶性高热（malignant hyperthermia，MH）易感性有关联。目前关于神经肌肉疾病和 MH 易感性之间明确的联系并不十分清楚。2009 年 Litman 在述评中指出了要明确这些联系所面临的问题。第一，在临床医学上确立明确的因果关系需要前瞻性随机对照试验或队列研究，但对于发生率极低的事件这是不可能的，只能根据病例对照研究、个案报道和病例报道来归纳。另一个混杂因素是从前的报道缺乏遗传学关联和系谱分析，而这些对于现在的分析非常重要。第二，该领域国际公认的权威专家也无法描述究竟具体哪一种疾病与 MH 敏感性关系更为密切（除中央轴空病、多发微轴空病、King-Denborough 综合征、Brod 肌病已被证明与 MH 有关以外）。第三，患有杜氏肌营养不良症和 Becker 肌肉萎缩者使用易诱发 MH 的药物可产生危及生命的高钾血症和横纹肌溶解情况，但线粒体肌病、糖原贮积肌病及努南综合征患者则不会产生。肌强直者使用琥珀胆碱可能会引起肌肉僵硬，但与 MH 无关。

肌肉萎缩症的特点是肌肉萎缩及无力，伴随肌纤维粗细改变、退行性变 / 再生、并最终被结缔组织和脂肪取代；而先天性肌病尽管类似，但缺少坏死 / 退行性改变。

1. 杜氏肌营养不良（Duchenne muscular dystrophy，DMD）

一种 X 染色体隐性遗传疾病，其发病率在活产男婴中为 1 : 3500；本文述及此病是因为会有"显性载体"的女性接受分娩和剖宫产。男性患儿的典型表现包括腓肠肌肥大导致的步态异常、5 岁时仍难以站起（Gowers 症），导致日常活动需依靠轮椅，随后会出现脊柱侧弯、呼吸功能不全、心肌病并最终死亡。出生后血清肌酸激酶水平可升高 10～100 倍。DMD 起源于肌营养不良基因的突变引起的肌细胞内肌营养不良蛋白表达严重减少或缺失。Becker 肌肉萎缩症

（Becker muscular dystrophy，BMD）则是由于同一基因的突变导致部分肌营养不良蛋白短缩或功能不全而出现的较为轻微的症状。渐进性呼吸肌无力导致血碳酸浓度升高引起肺损伤，超过 90% 的患者在 18 岁前出现扩张型心肌病。轮椅依赖加速脊柱侧凸的进展，需进行脊柱融合手术。口咽部肌肉受累虽然不会直接引起误吸，但会因咀嚼 / 吞咽困难导致哽死。显性携带者在活产女婴中的发生率为 1∶100 000，其中 2%～5% 有临床表现。这些症状多较轻微，仅表现为用力时肌肉疼痛或痉挛，或上肢肌肉乏力，均很少需要依靠轮椅协助运动。DMD 患者发生原发性心肌病的风险较一般患者高 10 倍。

DMD 和 BMD 患者发生恶性高热的风险并不显著增高；尽管使用吸入性麻醉药和琥珀胆碱会分别增加致命的横纹肌溶解和高钾血症的风险。麻醉医师需要关注内容包括因口咽部肌无力引起的误吸风险、评估伴有胸部畸形及肌力减弱患者的呼吸功能、伴发心肌疾病患者的心功能及使用吸入性麻醉药和琥珀胆碱分别引起横纹肌溶解和高钾血症的风险。对于 DMD 显性携带者可在腰硬联合麻醉下行剖宫产手术。

2. 肢带型肌营养不良（Limb-girdle muscular dystrophy，LGMD）

是一组临床表现为四肢及腰部肌肉变弱的肌肉萎缩疾病，据估计其发病率为 1∶15 000。其亚组是以缺陷的蛋白和分子遗传缺陷命名，这使得肌肉组织活检成为关键的诊断步骤。表现型亚型的分类取决于发病年龄、无力形式（中央或末梢）、肌肉肥大的存在 / 分布情况及是否伴有血清肌酸激酶（creatine kinase，CK）的升高、挛缩、呼吸和心脏受累等。表现型根据以下因素分不同的亚型：发病年龄、发病部位（近端或远端）、是否存在肌肉肥大及肌肉肥大的分布情况、是否伴血清 CK 的升高、肌挛缩及呼吸和心脏受累情况等。麻醉医师应注意的内容包括评估伴有胸部畸形及肌力减弱患者的呼吸功能、伴发心肌疾病患者的心功能以及与肌肉萎缩有关的因使用吸入性麻醉药和琥珀胆碱所分别引起横纹肌溶解和高钾血症的风险。已有合并腰椎前凸的 LGMD 患者在硬膜外麻醉下进行了剖宫产手术；也有合并须无创正压通气的严重限制性肺部疾病的 LGMD 患者在腰硬联合麻醉下进行剖宫产的报道；另外还有关于术中出现急性肺功能不全的患者最终在硬膜外麻醉复合全身麻醉下完成手术的报道。

轴空肌病是一种先天性肌病，其主要临床表现除与其他肌无力类型共有的肌力减退外，还可能累及呼吸和（或）延髓肌肉，但发病的分子机制不同；与肌萎缩症不同，该疾病通常无心肌受累。轴空肌病的组织病理学表现为细胞核排列紊乱，因此通过肌肉组织活检可确诊并协助鉴别诊断。骨骼肌罗纳丹受体（RYR1）基因是编码兴奋收缩耦联中肌质网钙释放通道的，其变异会引起细胞核排列紊乱增加。RYR1 基因的变异被认为与恶性高热有 70% 的相关性；尽管目前这一关联还未被证实对诊断有用。

3. 中央轴空病（central core disease，CCD）

为一种患病率未知的先天性肌病，特点为肌张力减退、肌无力、骨骼异常，但通常不伴有心脏缺陷。这类患者易于发生恶性高热。尽管在这类患者缺乏明确的基因型 - 表型与 MH 风险之间的联系，但目前已有强有力的临床及遗传学证据推荐使用不会触发恶性高热的麻醉药物。该疾病较少累及心脏和呼吸功能，且血清 CK 水平多正常。由于常累及近中轴部位的肌肉而表现为髋部环腰及中轴肌肉无力，而延髓无力则较少见。由于韧带松弛，常见脊柱侧凸畸形。麻醉方面的考虑包括评估伴有胸部畸形及肌力减弱患者的呼吸功能、依据患者症状评估其心功能，以及由于使用吸入麻醉药和（或）琥珀胆碱可能导致恶性高热的风险。目前有 CCD 孕妇在全凭静脉全身麻醉下完成剖宫产手术的报道。

4. 多发微轴空病（multiminicore disease，MmD）

是一种罕见的先天性肌病，发生率在活产婴儿中约为 0.06∶1000，典型的表现型特点是脊柱僵硬、脊柱侧凸及呼吸功能受损。身体中轴肌肉肌力减弱且近端较远端严重，多影响颈部 / 躯干、肩胛带及大腿内侧屈肌群。进展性的脊柱侧凸使呼吸功能受损，与其他部位的肌无力相比对呼吸功能的影响较大，可继发心力衰竭。另一表型则出现眼外侧肌麻痹及较轻微的呼吸损害；同时仍存在明显的髋腰部肌肉肌力减弱及手部受累，脊柱侧凸较轻，部分病例可见呼吸肌及延髓轻微受累症状。伴随手部症状的轻症型与 RYR1 基因变异有关，而且 MmD 与 CCD 在很大程度上具有相似性，在对这类患者进行治疗时应谨防恶性高热的发生。麻醉方面的考虑包括评估伴有胸部畸形及与肌无力程度不成比例的呼吸功能减弱、对存在明显呼吸功能受损患者进行心功能评估以及评估使用吸入麻醉药和琥珀胆碱后引发恶性高热的风险。目前已有两例MmD 的孕妇通过硬膜外镇痛经阴道分娩的报道。

5. 线状体肌病（nemaline myopathy，CNM）

特点为显著的脊柱侧凸、脊柱僵硬及呼吸功能受损。其发病罕见，在活产婴儿中仅为 2∶100 000，但在婴儿期发病通常是致命的；在幼年时期病情多无明显进展；成年后病情进展程度不一，从较轻的肌力减弱到致死性的肥厚型心肌病均可见。幼年时代出现的特征表现包括面部较窄、上腭弓过高、脊柱后侧凸、手指异常及畸形足；邻近中轴的肌肉肌力减弱较远端肌肉更为明显；上腭及眼部咽部肌肉受累但未影响眼外肌。Heard 等报道了使用琥珀胆碱引发异常反应和使用泮库溴铵反应正常的病例；然而，尽量避免使用神经肌肉阻断药更为谨慎。该疾病似乎与 MH 易感性无关。麻醉方面的考虑包括评估咽部肌肉受累患者的误吸风险、评估可能存在的困难气道、评估伴有肥厚型心肌病患者的心功能，以及对存在肌萎缩者分别评估使用吸入性麻醉药和琥珀胆碱引起横纹肌溶解和高钾血症的风险。目前已有 CNM 孕妇在全身麻醉及硬膜外麻醉下行剖宫产的报道。然而，这些麻醉药的使用并非没有并发症。Stackhouse 等报道了 1 例全身麻醉下第 5 次行剖宫产的病例，多次尝试后才完成插管。笔者指出该患者前 4 次分娩的麻醉方法包括了 1次区域麻醉和 3 次全身麻醉（其中 1 次是因为区域阻滞失败后而改用全身麻醉进行手术）。Wallgren-Pettersson 等报道了 1 例硬膜外麻醉阻滞平面不均匀，导致术中麻醉管理变得复杂的病例。

6. King-Denborough 综合征

特点包括颧骨发育不全、眼裂下斜、上睑下垂 /睑裂狭小、小颌畸形、咬合不正、高腭弓及低位耳等面部异常；先天性近端肌无力合并血清 CK 水平升高，脊柱后侧凸和（或）腰椎前凸；MH 易感。麻醉方面的考虑包括对潜在的困难气道及呼吸功能进行评估、评估有明显呼吸功能受损患者的心功能，以及因使用吸入性麻醉药和琥珀胆碱而导致的恶性高

热风险。尽管该疾病多见于男性，但有报道患该疾病的孕妇需通过永久性气管造口术行夜间呼吸支持以治疗慢性呼吸衰竭，并在腰段硬膜外镇痛下成功分娩和经阴道助产。

7. 线粒体肌病

一组以体内代谢紊乱，尤其以线粒体功能不全导致的氧化磷酸化反应无法进行为特征的疾病。线粒体功能不全使三磷腺苷（adenosine triphosphate，ATP）合成受阻导致乳酸中毒及葡萄糖利用障碍。同样的，那些氧化代谢率非常高的组织（器官）最先受影响，在中枢神经系统表现为视觉 / 听觉受损、惊厥及共济失调；肾受累可引起肾小管性酸中毒；骨骼肌则表现为肌张力障碍和肌力减退；胃肠道受累可有吞咽困难、假性梗阻及便秘等表现；糖尿病、甲状旁腺功能减退及甲状腺功能减退症状是内分泌器官受损的表现。部分异常可出现于婴儿时期，部分根据其特征而鉴别诊断。例如，Leigh 综合征的主要特征为脑病、MERRF（myoclonic epilepsy with ragged-redfibers，肌阵挛性癫痫伴蓬毛样红纤维）综合征引起的是惊厥 / 共济失调、MELAS（mitochondrial encephalomyopathy with lactic acidosis and stroke-like episodes，线粒体脑肌病伴乳酸酸中毒及卒中样发作）引起的是痴呆和卒中样症状，另外 MELAS 还可导致肥厚型心肌病。成年人患线粒体肌病会引起隐性神经功能不全及持续的肌痛 /肌力减退或疲劳；肝功能不全症状多不明显；肾功能受累多表现为 Toni-Debre-Fanconi 综合征（译者注：近端肾小管的功能异常）。麻醉医师需要面对的挑战是麻醉药物受线粒体功能异常的影响，但体内这一影响的程度尚未知。静脉麻醉药物能抑制中枢神经系统内糖类代谢、氧耗及能量产生。例如临床剂量的阿片类药物抑制神经组织中葡萄糖、乳酸及丙酮酸的氧化作用。丙泊酚降低突触小体氧耗和 ATP 产生，减少心脏线粒体电流并使 ATP 产生中的电子解偶联。巴比妥类药物抑制大脑、心脏及肝的氧化磷酸化，并似乎使 ATP 生成与代谢活动 "解偶联"。在离体条件下高浓度的吸入性麻醉药可抑制线粒体的某些功能，而在混合氧化亚氮（N₂O）时又使线粒体功能增强，但单独使用 N₂O 并无增强作用。局部麻醉药对氧化磷酸化的抑制作用与静脉麻醉药相似。对于线粒体肌病患者，麻醉方面的考虑包括调整麻醉药用量以减轻神经损伤、原有的骨骼肌张力减退对术后呼吸功能的

影响、心肌病和（或）传导异常、长期禁食的葡萄糖调节障碍及肝肾功能 / 储备抑制造成的药物效应 / 代谢异常。目前已有关于线粒体肌病孕妇在硬膜外麻醉复合或不复合无创通气下成功行剖宫产手术的报道。也有对 MELAS 综合征孕妇使用硬膜外麻醉的报道。另外 Diaz-Lobato 等还报道了 2 例在应患者要求于无麻醉状态行无创通气支持成功行剖宫产手术的病例。

要 点

■ 孕妇已有的先天性异常多由遗传因素导致，通常有多个器官系统受累。针对这类患者制订诊疗计划，需从单独和整体两方面考虑对器官系统的影响。

■ 气道管理包含初始评估、气管插管（如有指征）及拔除导管，需由经验丰富的麻醉医师来完成。应常规评估寰枢椎稳定性。应了解对于有些"困难气道"综合征，插管难度会随着患者年龄增长而下降（Pierre Robin 序列征）或增加（Treacher Collins 综合征）。

■ 心脏结构 / 功能异常需要麻醉医师了解特殊的解剖及病理生理学。心功能的评估结果应由心脏科医师来解读，因为他们对这类患者特殊的病理生理情况较熟悉，而且最理想的是从儿童时就随访这些患者直至成年的小儿心脏科医师。对于心脏存在传导异常的患者，麻醉医师不仅需要了解现有传导异常，还要知道围生期可能出现的问题。比较谨慎的做法是向电生理医师咨询、确定有效的用药策略。

■ 神经发育异常包括行为学问题、细小或大肌肉群活动技能缺陷、外周神经肌肉缺陷 / 病变或感觉异常、中枢神经肌肉缺陷 / 病变或颅内压改变。全身麻醉诱导或椎管内阻滞期间存在行为学方面的困难。准备工作应从确定病变类型及解剖定位开始，其中包括评估病变会对椎管内麻醉 / 全身麻醉的实施造成何种影响。

■ 有的神经皮肤综合征患者存在血管畸形，这将使得血液明显分流，限制静脉回流而影响颅内压或导致凝血功能改变。这些影响及实际解剖位置可能使得椎管内阻滞成为禁忌。

■ 神经肌肉疾病与心肌病及心律失常相关，均应在术前进行评估。中央轴空病、多发微轴空病、King-Denborough 综合征及 Brody 肌病均与恶性高热易感性有关。一些有这类异常的孕妇，如合并有杜氏肌营养不良和 Becker 肌肉萎缩症者，在使用琥珀胆碱后可引起危及生命的高钾血症和横纹肌溶解。

■ 肢体异常或有多次治疗 / 住院经历的患者可能存在静脉通道难以建立的情况。需谨记之前的中心静脉置管操作可能会引起中心静脉内血栓形成或管腔狭窄。

这些患者的管理存在众多困难，有必要多学科联合进行管理。

第九部分

伦理、医学和社会学挑战与议题

第41章

产科麻醉中知情同意和其他伦理与法律议题

（William J. Sullivan 和 M. Joanne Douglas 著，王韶双 译，路志红 校）

一、引言

当一个问题有一种以上的解决方案且彼此不兼容时就会陷入伦理困境。当存在伦理困境时，"道德义务要求……在2个或以上不兼容的行为中只能采取其中之一"。西方医学界通常解决伦理困境的方法是使用4个基于伦理的原则框架：自主（患者的选择）、有利（有好处，预防和消除伤害）、不伤害（无害）和公正（同等对待），且根据具体情况权衡它们的利弊。

产科麻醉医师在实践中会遭遇伦理和法律的挑战。在产科可能会存在若干利益冲突：产科医护人员、孕妇本人和胎儿。伦理挑战也可能来自孕妇和麻醉医师的矛盾，双方在如何对孕妇和胎儿最有利方面持相反的观点。这就导致了伦理上的有利和无伤害原则（医师）与自主原则（孕妇的选择权）之间的冲突。

二、知情同意

在日常工作中，麻醉医师最常面对的伦理和法律挑战是知情同意。知情同意是体现对患者自主权强制遵守的法律方法。患者自主原则相对较新，但是已取代了过去几个世纪由医师来家长式地决定什么是对患者最好的方式。知情同意涉及要认识到患者有对是否接受推荐治疗方案的选择权。

尊重患者自主权是对患者和其意愿的尊重，这一过程不仅仅是遵循知情同意书的条款（表41-1）。尽管这些表内的因素都很必要，但还需涉及其他因素。例如，一名妇女可能来自不同的文化背景，其丈夫或其他家庭成员是决策者。医师必须确认孕产妇想要其他人为其做出决定，这最好在其家庭成员不在场的情况下与该妇女沟通确认，如有语言障碍可请中立的翻译人员协助。一经确认，医师应尊重并与被授权的决策者合作。事实上，指定决策者也是自主权的内容。自主选择是患者的权利而非义务。并非所有来自某一文化的产妇都遵循相同的规则，医师应认识到属于某一文化背景并不意味着该文化中每个人都遵守某些或某一规则。

表41-1　知情同意的基本要点

1. 患者必须具备行为能力
2. 必须为自愿同意
3. 患者必须知情（公开）
4. 患者必须有能力理解知情信息，医师必须认定信息能够被理解
5. 患者必须同意

了解知情同意需要首先了解"知情"和"同意"之间不同的要求和法律补救措施。为避免混淆，一些学者推荐使用两个单独的名词"同意"和"知情选择"（或"知情决定"）来替代"知情同意"。然而，"知情同意"这一术语已深入西方社会，不太可能改变。

三、知情同意中的同意部分

同意长期以来都是一般法律所要求的。未经同意接触别人（除紧急情况或日常生活外）视为殴打（在一些地区称为人身攻击或人身侵犯），即使未造成损伤也可判定为伤害。Cardozo 大法官早在 100 年前就提出"每个成年人都有权利决定对自己的身体能做什么；未经患者同意实施的手术被视为侵犯且带有赔偿责任"。

当患者配合某个流程时就意味着同意。例如，在接种疫苗时举起手臂意味着同意接种。同意可以有附加条件。相反，即使最初获得了对操作的同意，也会发生人身侵犯。举例如下。

1. 若同意由某一医师实施麻醉而由另一医师完成，则视为另一医师未获得同意。未经患者同意实施麻醉的医师视为人身侵犯（除外紧急状况和第一位医师未能到达）。

2. 同意硬膜外麻醉且未进一步同意而实施了全身麻醉，视为人身侵犯（再次强调，紧急状况除外）。

3. 如果孕产妇说："请不要触碰我的左上肢"而麻醉医师在患者左上肢开放静脉视为人身侵犯。

4. 有行为能力的患者撤销同意而医生继续治疗视为人身侵犯（除非中断治疗将对患者的生活和健康产生严重伤害）。

患者必须具有行使同意的能力。非自愿同意等同于未同意，随后引发的医疗行为都是人身侵犯。同意的自愿性会受到不正当的影响（通常发生在处于主导地位的人寻求同意时）。强迫是一种带有威胁（明显或暗示）意味的不正当影响。其他因素也会影响患者的决定，如来自医师、家人或朋友的意见或建议。如果排除这些影响因素，患者的决定就是自愿的。这样就不会在知情同意方面存在故意歪曲或欺骗。否则，治疗过程就是对患者的侵犯。

同意不能使不符合道义的行为从伦理上可接受，也不能使违法行为合法化。在大部分国家，女性割礼是法律禁止的，同时道义上也是不被认可的。法律上禁止女性割礼，即使患者同意，也不能改变违法的事实，更不能够使之道义上正确。

四、知情同意的知情部分

知情同意的知情部分条款在法律上形成较晚。在1948 年，纽伦堡审判纳粹医生时美国法官制订了纽伦堡法典来制约将人类作为实验对象的研究。在该法典第一章中有这样的描述：应该让实验对象了解"实验的性质、周期和目的；实验的方法和手段；能够合理预期的所有不便和危害；以及可能对实验者健康和身体造成的影响……"

虽然未用"知情同意"一词，但在纽伦堡法典第一章本质部分已经认识到"知情"作为同意先决条件的重要性。在 1950 年，法院开始将这条原则运用于医疗保健领域。即便如此，像我们现在所了解的将知情同意的知情部分变成美国和加拿大的法律条款也才是近 40 年的事情。在 1972 年，Canterbury 诉 Spence 案中 Robinson 法官首次实际应用了知情同意的知情条款。

"真正同意在自己身上发生某些事情实际上是一个知情选择的过程，同时也是一个机会能够明智地评估每个选项及其伴随的风险。一般患者很少或没有医学知识，因此只能通过他的医师的宣讲来做出理智的决定"。

一直不能达成一致的是信息告知到底应依据哪种医疗标准。主流标准是医师的标准，即同一领域里一位称职的医师应该告知患者的信息，而客观的患者标准是一个理性的患者从患者的角度想要知道的信息（表 41-2）。

表 41-2　用于确定信息告知的医疗标准

1. 医师（或专业人士）的医疗标准：一个理性的医师会告知什么信息
2. 客观的患者医疗标准：一个身处患者所处环境的有理性的人会想知道什么
3. 主观的患者医疗标准：该名患者想要知道什么

美国约一半的州和加拿大采用"客观患者"标准，另一半的州选择医师标准。还有少数州采用"主观患者标准"，即以具体患者想知道的信息为标准。但是，几乎所有的州和加拿大都担心设定主观标准要求信息告知可能对医师不公。

采用客观患者标准而非医师标准，其争议在于医师不能设定信息告知标准，因为最主要的是患者需要的信息。客观患者标准要求"医师与患者交流的范围必须以患者的需求为主导，其需求就是做决定时需要参考的重要信息"。尽管如此，在某些司法管辖区医生要知道患者的情况可能代表着需要更多的信息。

对于法院和医师来说，在任何情况下不管采用哪种标准，其挑战在于要判定哪些风险是必须要向患者告知的，尤其在采用客观患者标准时。指导原则是患者应该获得必要的信息去做出知情决定（表41-3）。这些信息包括可能影响患者做出决定的关键风险，而这些风险是一个神志清楚的人处在患者所处环境下会想知道的。如果患者自己知道有医师没有告知的风险（不管以哪种标准），后期患者很难成功以医师未告知风险而起诉。

表 41-3　获得知情同意时的信息公开需求

1. 提出这一操作所针对的病况
2. 进行此项操作的性质和技术（将会做什么）
3. 与此操作有关的风险
4. 不进行此项操作的风险
5. 此项操作的益处
6. 有无合理的可替代操作
7. 对患者提出的有关此项操作问题的解答

不管以何种方式告知和不管委派谁去告知关于操作的信息，知情同意的最终责任只由操作者负责。麻醉医师也许会委派护士或住院医师去签署同意书，但对患者负责的仍然是管理患者的麻醉医师。

五、能力和理解力

患者必须要具有能力做出同意决定。如果孕妇有能力，就不需要任何其他人包括其丈夫的同意。在某些司法管辖区对未成年患者可能需要第三方的同意。如果患者缺乏做出同意决定的能力，同时没有其他人代为做出同意决定，那么医师的操作就是违法的（除非在紧急情况下）。能力只针对提出的医疗处理而言。一个患者也许对世界事件缺乏认识，但如果她能理解"治疗的本质和目的以及同意或拒绝可能会导致的结果，那么她就具有能力"。在大多数司法管辖区都有一个法律推定条款以界定是否具有同意或拒绝医疗保健的能力。现在界定"有能力"的前提条件是要求患者了解针对自己的治疗方案。患者拒绝被推荐的治疗方案并不表明患者没有能力。关于能力的单词 competence, capacity, capability 有时会造成混乱。competence 通常作为法律术语，例如"既然她已满18岁，她在法律上就具有自己做决定的能力（competence）"。美国麻醉医师学会（American Society of Anesthesiologists，ASA）在其职业责任手册中将 competence 定义为"一个患者做决定的法律权利"，而 capacity 则定义为"（由医疗专业人员）鉴定患者具有在具体时期做出具体决定的能力"。当代英语牛津词典将"capacity"定义为"法律意义上的能力"，而把"capability"定义为"本领，力量"。重要的是不管怎样表述，它都只是表示患者在精神意识层面具有能力针对某一治疗操作做出同意或拒绝的决定。疼痛或镇痛药物并非一定会影响法律要求的产妇完成知情同意的能力。

成功获得知情同意书的部分条件是采取合理步骤以确保患者理解提供给她的资料信息。尤其当患者在理解力上存在明显问题时，诸如在语言方面存在困难。通过小册子或视频宣讲材料并不能使医师确保患者完全理解所告知的信息，也不能获知患者是否对册子和视频有什么疑问。检验患者理解程度的方法就是让患者用她自己的语言向医师复述医师告知她的内容。

医师应充分理解尊重患者自主权的伦理原则，这有助于医师在获取知情同意时严格遵循法律条款。若医师想要确定（不管以什么标准）患者知道和理解将要实施的操作可能的风险、益处及备选方案，并了解患者若没有这方面知识将不可能自主决定，则显然需要知情同意。

如果患者缺乏自主同意的能力（依据州立法律这也可能包括未成年患者），那么医师将不能实施治疗，除非在紧急情况下，而且必须从法律授权的第三方或替代决定者获得知情同意。什么人能作为替代决定者要依据实施治疗所在司法管辖区的法律要求来指定。方法包括通过州法令授权某人（通常依据亲属关系）作为决定者，通过代理人预先指示和通过医疗或持久授权书指定决定者。替代决定者并不能随意将他或她的价值观体现在为无能力患者做医疗保健决定的过程中。任何决定首先要根据患者已知的倾向（替代判断），如果无法知道其倾向就要根据患者的最大获益原则（也就是一个神志清楚的人从患者的角度应该做的决定）。通过代理人预先指示和授权书来做替代医疗决定只有满足了所涉法律要求才有效。如果一个替代决定者没有满足相关法令或法律规定，那么通常需要法院指令授权实施操作或法院指派一个替代决定者。

六、知情同意和过失

知情同意与医师实施的医疗操作是否达到了所要

求的医疗标准无关。针对医疗操作过失的诉讼与针对未获得知情同意的诉讼是互不相干的。医师可能在实施医疗操作的过程中没有过失但如果未获得知情同意仍然可能面临赔偿追责。

美国和加拿大法院一致坚持这样的政策判定，即未能获得知情同意的知情部分属于过失但不属于违法。同样在患者对医师的诉讼中必须要求指控医师在操作过程中存在过失或未能恰当"告知患者"（表41-4）。

表41-4　如何界定过失

1. 医师必须对患者负有医疗的职责
2. 医师必须破坏了对患者医疗的标准
3. 患者必须遭受了损伤导致损害
4. 对医疗标准的破坏必须是导致损伤的原因

一个过失诉讼中4项要素中有两项（表41-4）相对比较直接而且往往比较容易触犯。一旦医师开始实施治疗马上就产生对患者的医疗责任。如果对患者未造成损害一般不太可能有诉讼。医师是否充分告知了患者相关信息较难判定。绝大部分指控医师未获得知情同意的诉讼都很难胜诉。除了患者不能证明医师未满足医疗标准（告知），诉讼失败也常常由于无法建立因果关系（过失的第4项要素）（表41-4）。在几乎所有司法管辖区，往往以一个普通正常人站在患者的角度、在获得了先前缺漏的告知信息情况下是否仍拒绝同意来判定因果关系。法院常常发现即使补充提供了先前缺失的信息，通常还是会接受同意。

在知情同意概念的发展过程中，法院担心的是如果患者受损伤而用一个主观标准鉴定因果关系（即如果这时将漏掉的告知信息告知某一患者，该患者很可能表示早知道这样就拒绝同意），那么医师"可能会因患者的后知后觉和痛苦而被告上法庭"。

七、获取知情同意的例外情况

在以下几种情况下允许在未获得知情同意的前提下实施治疗操作。

1. 弃权

患者有权知情，当然也有权放弃这种权利。但是医生必须确定这是患者本人的决定，并且有可能的话，应探明患者做出弃权决定的原因。

2. 急诊

当患者无能力做出知情同意，并处于严重危及生命和健康的情况下，需要立即进行医疗处理，而且周围无人具有法律授权做出同意决定，在这种情况下医师可以不需经过同意合法进行治疗抢救。不过，医师必须非常仔细做出判断患者确实需要紧急医疗救助以挽救患者生命和健康。为慎重起见，医师最好能获得其他同行的意见以明确紧急救治的必要性和危险程度。仅仅因为方便而这样做则不能算作急诊抢救，并且是违法的。

3. 治疗特权

如果病情告知可能导致患者无法做出理性决定或引起患者精神损害，可以先保留病情告知。例如，医师担心患有严重抑郁症的患者在听到告诉她的病情介绍时可能会产生自杀倾向。这种信息保留被称作"治疗特权"。这种治疗特权应严格限制在其规定的范围内，否则不仅会削弱知情同意原则还会严重侵害患者的知情权利。法院已经越来越警惕对治疗特权的诉求。只有当医师冷静地相信"病情告知本身可能会在身体上或精神上给患者造成一定程度的严重危害"，治疗特权才可以被当作例外合法实施。而病情告知可能会导致患者由于害怕或任何其他原因而拒绝或排斥治疗则与此无关。

八、知情同意证明文件

对知情同意步骤的记录是必不可少的。患者签署的书面知情同意文件就其本身而言并不是该治疗操作的记录。患者仅仅签署写着他们已被告知该操作的情况而且对其表示同意这样一份表格是不够的。还必须要有对治疗的完整讨论，包括潜在的风险和好处，任何替代治疗方案（及其风险和好处），任何患者可能提出的问题并必须做出回答和探讨。如果需要有翻译来获取知情同意，还需要在文件中记录并注明翻译者的姓名。必须是患者本人给出知情同意，除非她将其委托给具体某个其他人。麻醉医生也必须记录是否提供给产妇书面材料和其他任何关于将要实施治疗的信息（如产妇说"我不想了解任何事情。就按你们说的做吧"）。放弃知情权和同意权都是产妇的自主权。

过去由于把麻醉同意包含在手术同意书中，因此任何麻醉（产科或非产科）通常并不需要一份单独的书面麻醉同意书。然而，一份书面知情同意文件能够提醒麻醉医师与患者全面讨论将要给予的麻醉（技术、风险、好处以及其他备选方案）是非常重要的一环，并在大多数情况下它也提供了一份客观证明表明确实进行了这些讨论。

患者在入院时可能会签署一份一般同意书，以表明患者同意接受医务人员（外科医师、麻醉医师、实习生等）的医疗并同意接受医务人员认为应该实施的检查和治疗。这类同意书一般没有多少价值，因为它对可能实施的具体医疗行为无清楚描述，并且无法告知患者与这些具体医疗行为相关的风险和不给予相关治疗的风险。患者通常认为她们需要签署这些文件才能接受医疗诊治，这也就意味着知情同意可能是不自愿的。仅依据这种同意书就实施麻醉可能是违法的，而且可能不符合知情告知的要求。

九、分娩过程中获取知情同意

常常会遇到这样的问题，当一个临产妇正经历着产痛或已经接受了阿片类镇痛药物时，是否可能获得她对硬膜外的知情同意。对分娩中产妇的研究评估了她们在产后对知情同意过程中（如硬膜外麻醉的并发症）或产前所提供信息的回忆情况，结果发现她们无法回忆起许多信息。虽然这些研究表明，她们在签署知情同意书时能力受限，但回忆的程度与非产科的手术人群是类似的，而这类人群在签署知情同意时并未受疼痛和镇痛药物的影响。产后患者也许无法记起硬膜外麻醉前的告知信息，但这并不意味着她在签署知情同意书时不理解这些告知信息。

研究表明，对绝大部分需要分娩镇痛的产妇，疼痛和镇痛并不妨碍签署知情同意。虽然不尽完善，这类研究表明产妇想要被告知所有的风险，疼痛和镇痛药并未影响她们签署知情同意的能力。

十、交流

一项研究显示，产妇更愿意在分娩前获得关于硬膜外镇痛的信息。理想的情形是，麻醉医师在分娩前能有机会与每一位孕妇会面。这将在医师和患者之间建立起良好的关系并能够在早期对可能实施的麻醉方式进行全面的讨论，包括它的优点、不良反应及风险。孕妇也将有机会询问关于镇痛和麻醉的一些疑问，因此如果随后需要麻醉的话其知情状况也更好。不幸的是，绝大部分麻醉医师极少有机会在有麻醉需求前与孕妇交流，除非孕妇曾就诊于麻醉门诊。因此，双方建立联系的时间很有限。产科麻醉医师可能在产妇处于高应激状态下（如产痛时或在去手术室做紧急剖宫产手术的路上）才第一次见到她，很难进行有效的交流。签署知情同意的过程就成了建立联系（虽然是简单的联系）和让产妇介入自身医疗的一种方式。即使在急诊状态下，麻醉医师也应该根据患者的具体情况迅速有效的告知尽可能全面的麻醉知情信息（技术、好处、风险、备选方案）。

在产房（或产后）麻醉医师反复访视以确保产妇的镇痛效果，这样能增强产妇与她的麻醉医师之间的关系。这一点在产妇或新生儿有并发症时显得尤其重要，不管并发症是否与麻醉相关。沟通不良和差的医患关系可能会导致患者对做了什么和为什么做产生疑问。没有交流可能会增加产妇提起法律诉讼的机会。

十一、麻醉信息告知方法

一些组织如美国产科麻醉和围生期医学学会、英国产科麻醉医师协会和 ASA 发行了一些小册子或建立了网站，提供关于生产和剖宫产时硬膜外镇痛和麻醉的相关信息（ASA 出版的题目是，规划你的生产：分娩和娩出时的镇痛）。令人满意的是这类材料都可以通过产前学习班或产前诊所获得，其目的是让孕妇考虑在生产时如何选择适当的镇痛和麻醉。

大部分学者认为，提供麻醉书面资料是一个好主意，但是这些书面资料到底能否帮助孕妇理解硬膜外镇痛的风险和好处呢？ White 和 Gerancher 等研究发现，书面材料加上口头语言讨论硬膜外镇痛能进一步增加孕妇关于这方面的知识。然而，提供书面资料后麻醉医师仍需要与产妇详细讨论分娩镇痛。宣传册或其他信息载体如视频只是一种帮助，能够促进患者与麻醉医师进行详尽的讨论。

如果产妇说"我不在意并发症，你就给我做硬膜外吧"，这时该如何与她交流？虽然一些麻醉医师认为这已经有充分的理由不用与产妇详尽讨论解释麻醉相关事宜，但麻醉医师不应该自主决定放弃解释。许多产妇这样说是由于她们担心讨论可能会耽误及早给她们实施镇痛。本章笔者认为，麻醉医师应该积极与患者交流，至少麻醉开始前要向产妇解释硬膜外的主要风险。产妇可能仍然会拒绝讨论交流，如果真是这样，应该将这种情况记录在知情告知文件中。孕妇不仅有权在签署知情同意书前获取完整的告知信息，也有权拒绝获取这些信息。积极与孕产妇建立交流并向其告知相关信息有助于避免随后患者对没有充分告知的抱怨（尤其当出现不良反应时，如硬膜外穿刺后头痛）。

十二、告知信息

知情同意的目的是使患者获知必要的信息，以便对将要接受的治疗做出自己的决定，因此对治疗的好处和风险（以及做与不做的好处与风险）必须进行讨论，包括对治疗操作本身也要讨论。如果有其他的备选治疗方案，也应该讨论它们的风险和好处，而如果这些备选治疗方案在其他医院可能是唯一可行的方案，也应该告知患者。告知的范围应该根据实际情况，即使在采用医师告知标准的司法管辖区，医师也应该考虑作为一个普通正常人站在患者的角度她们可能想要了解的信息。有了知情同意，患者就能做出合理的决定。而给患者提供充分的信息是医师的伦理义务，不管告知的法律标准是如何规定的。

无论是为了分娩镇痛或是剖宫产手术麻醉，大部分产妇想知道麻醉的所有风险和并发症，作为知情同意的组成部分，这些信息的告知是非常重要的。过去，部分麻醉医师由于担心患者可能会拒绝某种麻醉方式，在讨论时有意不谈一些麻醉风险。这些顾虑都不是限制信息披露的伦理上或法律上的理由。

风险告知的推荐方法是，医师应该告知患者那些即使损伤很轻的常见风险，以及那些罕见但是很严重的损伤。也应该告知患者损伤一旦发生可能会产生的后果（如硬膜外血肿导致的瘫痪等）。法院认为，只有重要的而非所有的风险都需要告知，但实际上只要是患者提出的关于风险的疑问都必须详细讨论和解答。需要强调的是，讨论的最后要询问患者是否还有任何问题并给予完整解答。

讨论某一具体风险可能发生的概率很重要。将该风险与产妇能够理解的其他风险一并考虑能缓解患者的焦虑。这也强调了对产妇自主权的尊重，因为她可以根据自己的相关经验来判断风险的大小。

十三、麻醉医师对非推荐麻醉方案的拒绝执行

有时产妇的自主权与麻醉医师不想引起伤害（有益或不伤害原则）的愿望在伦理上相悖。这种情况往往发生在产妇表示她想或不想某种具体的麻醉方式时，例如，有椎管内麻醉禁忌证又拒绝全身麻醉。麻醉医师可能会声称产妇的决定干涉了麻醉医师的自主权。很不幸的是，对这种伦理困境很难轻易做出回答，尤其在急诊情况下。如果麻醉医师在未经同意的情况下实施了麻醉，就属于违法，而如果执行了患者要求的麻醉方式并发生了并发症（由于产妇的具体情况这又是可以预测的），又有可能被指控为过失。

产妇常常有理由选择或拒绝某种具体的麻醉方式。例如，Simon 等报道了 2 例急诊剖宫产的病例，产妇由于有穿刺恐惧症而不愿意接受椎管内麻醉。这不仅排除了椎管内麻醉的可能性同时也与普遍接受的全身麻醉静脉内诱导相抵触（一个产妇拒绝静脉内诱导，而另一个产妇即使已经静脉置管了也由于害怕可能引起疼痛而拒绝静脉诱导）。这 2 位产妇都同意吸入诱导，其中未静脉置管的产妇同意在其失去意识后再静脉置管。2 例的结果母子都平安。这 2 例如果在产妇拒绝后没有其他备选方案可能会产生不同的后果，因为产科医师认为必须行剖宫产手术。

在产妇拒绝医师推荐的麻醉方式的情况下，麻醉医师应该尽快分析产妇做出此选择的原因，并判定有没有能被接受的可替代方案。如果没有的话，麻醉医师可以拒绝执行非推荐的麻醉方式。如果麻醉医师准备执行非推荐的治疗方案，就必须扩大知情同意的告知范围，包括为什么患者的选择是不被推荐的。这种讨论最好要有另一位麻醉医师在场，并完整记录在案，包括当时有谁在场。尽管如此，法院一般还是认为在这种情况下并不能改变医师必须符合医疗标准的要求。

十四、拒绝同意

有自主能力的患者随时可以以任何理由拒绝同意，并且不必公开拒绝的理由。自主原则允许患者无须给出理由而拒绝。尽管如此，麻醉医师在可能的情况下应该探究患者拒绝的理由以及由此可能带来的风险，这一点很重要。讨论要完整记录在案。患者的这

项权利也允许患者拒绝被告知，但同样麻醉医师必须尽力分析拒绝的理由并确认要完整记录。

十五、撤销同意

尊重患者的自主权意味着患者有权针对一项医疗操作撤销同意，其有两个前提条件。首先，患者必须具备这样做的精神能力，其次，在患者撤销同意时停止治疗程序必须不能严重危害她的生命和健康。撤销同意可以通过口头表达，即使同意书是书面的，而且不需理由。如果产妇说"停"或有其他任何可以理解为撤销同意的表示，对医师来说，挑战在于必须判别产妇到底是撤销同意还是仅仅只表示害怕和顾虑。如果有疑问，应该停止治疗，除非这样会导致死亡或严重损害。如果产妇撤销同意继而又改变主意同意继续治疗，有必要重新获得知情同意。医师不必重复所有告知信息，只需告知从撤销同意时起的相关信息。如果医师在产妇已经撤销同意后还继续治疗，就属于违法。

十六、生产计划

原则上讲，生产计划有助于产妇表达对于其医疗而言，她想要什么、不想要什么。在实际执行上这可能很难，因为产妇不知道（通常不可能知道）她在生产计划中所选择的治疗可能发生的疼痛程度和潜在的风险。对于有自主能力的产妇来说生产计划是随时可以更新的，例如在生产计划中她可能不想要硬膜外麻醉但实际分娩时给予的就是硬膜外麻醉。如前所述，产前向孕妇介绍分娩镇痛的好处和风险可能有助于她做出知情选择。即使生产计划中拒绝分娩镇痛，提供这些信息也是明智的。这样一来，如果产妇改变主意、要求硬膜外麻醉时，她已经对此有所了解。

当孕妇在生产计划中声明"拒绝硬膜外麻醉"，并且进一步说即使她到时改变主意要求硬膜外麻醉，也不要给予她硬膜外，这时问题就出现了。这是典型的尤利西斯指令，产妇害怕分娩时产痛很剧烈以至于她可能会在产时要求硬膜外麻醉，因此她在生产计划中声明产时不管她说什么都不要给予她硬膜外麻醉。这种情况在道德上是否正确存在分歧。一方认为"对处于极度痛苦并且本人已乞求硬膜外麻醉的产妇仅仅因为一份她的书面生产计划就不给她实施镇痛"是不

道德的。另一方则认为"同意她当时的要求就是对她长远的选择不尊重"。在法律上这个问题没有定论。有自主能力的人可以撤销先前自己做出的同意声明（包括预先指令），但是如果产妇签署书面尤利西斯指令的目的就是要让它生效的话，即便她后来声称自己已改变了主意，在这种情况下实施硬膜外麻醉就有违法的风险。

十七、母亲自主权与有益于胎儿（胎儿的利益）

在极少情况下，产科和麻醉科医师会遇到很棘手的事情，产妇拒绝同意某项治疗，即使她本人或胎儿处于致残或死亡的危险中。在这种情形下产妇的自主权（选择权）与医师希望对患者有利并防止伤害母子（有益和不伤害）的道德伦理原则相对立。当产妇拒绝产科医师建议进行急诊剖宫产手术时，矛盾就会发生，例如产妇前置胎盘（母子都危险）或胎心监测不稳定（胎儿危险）的情况。由于母亲与胎儿之间独特的关系，任何危及产妇的风险都可能影响到胎儿。如果产妇在胎儿出生前死亡，除非及时做死后剖宫产手术，否则胎儿也将死亡。即使这样做了剖宫产，胎儿也会受到损害。

强制性治疗的法律（根据法院指令对有自主能力的患者进行不经同意的医疗干预）依赖于国家和州立的司法权。在加拿大和英国这方面的法律是清晰的，胎儿只有在出生以后才有人权，因此，法院将不会干涉具有自主能力产妇的选择权。美国的 Angela Carder 案确定了在任何情况下具有自主能力的产妇的自主权是最重要的。审理该案的法院特别提到，"事实上有人质疑所谓需要违背患者的意愿侵及其身体（如进行剖宫产）的一些极端的或有充分理由的情况是否存在"。尽管如此，其他州立法院已下令强制性产科干预。

在某些州，拒绝同意医疗干预可能会让产妇陷入严重的法律后果。例如，2004 年犹他州 Melissa Rowland 因为一开始拒绝同意剖宫产而致使手术耽误、胎儿死产，被控杀人罪。为避免以谋杀罪被指控，Rowland 女士最后以危害儿童罪为自己辩护。

法院支持强制性产科干预对产科麻醉医师产生重大影响，他们可能会被要求对不配合和反抗的产妇进行麻醉。在面对这种伦理困境时，麻醉医师应该弄清产妇的一些事实（拒绝同意的医疗的和其他方面的原

因），咨询合适的人，全面考虑所有可能的方案和风险，努力寻求一种能争取产妇同意的解决方法。

Simon 等报道了 2 个产妇由于有穿刺恐惧症而拒绝同意剖宫产。通过全面了解她们拒绝的理由，麻醉医师与产妇合作找到了吸入诱导这一解决方法，让产妇同意了剖宫产。虽然这种方法对产妇又有另外的风险，但在详细告知后她们接受了这些风险。虽然这些病例中的产妇是同意剖宫产的，但麻醉医师还可能会由于法院指令而被要求给无能力或拒绝同意产科治疗的产妇实施麻醉。在这种情况下麻醉医师必须要确认，法院的指令不仅仅指剖宫产，也包括麻醉。

十八、诉讼与产科麻醉医师

产科是一个高诉讼风险的专业。在美国 60%~70% 因医疗过失产生的诉讼都来自产科。美国 60% 的产科过失诉讼都是新生儿死亡或脑损伤，属分娩和生产中出现的事件。分娩和生产是麻醉医师最有可能参与病例处理的时段，所以也就不奇怪在产科诉讼中通常会包括对麻醉医师的起诉，即使他们提供了非常完善的麻醉管理。大部分（78%）对新生儿死亡 / 脑损伤的产科麻醉起诉中，麻醉管理都不是诉讼的主要原因。

ASA 终审投诉项目比较了 1990 年前后的产科麻醉诉讼。这种比较不仅体现出来诉讼的趋势，还指出了产科麻醉医疗可以重点改进提升的地方。对比 1990 年以后和早期数据，与全身麻醉有关的剖宫产诉讼数量减少。这得益于二氧化碳波形、脉搏氧计及困难气道处理流程的实施。

在回顾期间全身麻醉减少，相应的椎管内麻醉增加，而针对椎管内麻醉并发症（如产妇神经损伤、背部疼痛、椎管内麻醉平面高）的诉讼的比例增加。

另外一些重要变化包括对孕产妇死亡、新生儿死亡或脑损伤，以及不合格医疗的诉讼的比例下降。

麻醉导致新生儿死亡或者脑损伤的主要因素是麻醉延迟（麻醉未覆盖整个单位），反复尝试进行椎管内麻醉而非全身麻醉，产科医师和麻醉医师对于剖宫产紧急性的沟通不良，不符合标准的麻醉（未能及时发现并妥善处理高位阻滞）。

Davies 等的报道强调了一些麻醉管理能得以改进从而可能避免诉讼的方面。包括改善沟通（不仅仅是剖宫产的紧急性，还包括提醒麻醉医师可能的高风险

病例），改进对困难插管的应答，改进诊断以及对高位椎管内阻滞的复苏。另外一些应当被麻醉医师注意的是术中知晓的预防、早期发现和适当的随访，改进术后监护和发现术后呼吸事件。人口统计学方面，孕期肥胖及大龄孕妇的增加会增加产科麻醉的复杂性，还可能会使并发症的风险增加，从而可能产生诉讼。

有时候即使对产科麻醉做得很完善，也仍然避免不了被起诉的可能。为了减少此类事情可能性，就需要通过良好的沟通建立医患关系，对所有的操作做到知情同意，遵守麻醉过程中所要求的标准，包括充分的术前评估，确保方案和设备都就位以应对麻醉相关的并发症（如预料外的高位阻滞），以及同时记录知情同意、麻醉管理和所有预料外的事件（表 41-5）。

表 41-5　自问：避免或减少诉讼的影响

1. 我是否对病人做到了完善告知
2. 我是否充分记录了讨论过程以及接下来的麻醉管理
3. 我是否在生产麻醉过程中做到实时观测产妇，或是在我照顾其他产妇时指定充分受训的人来监测产妇是否有并发症的早期征兆
4. 发生了与我的麻醉管理有关的不良事件时，我是否有所准备并可及时干预？如果不能，是否指派了其他麻醉医师接替我
5. 我是否有合适的设备来进行必要的干预，例如产房发生高位阻滞时是否有气道设备
6. 当发生问题时，我是否完整的记录了事件的过程和处理情况，是否（根据保险公司要求）与产妇和产妇家属进行沟通并记录
7. 是否有足够的安全措施来确保在产后单元的麻醉后医疗安全

在有不良预后事件时，现在人们认识到与患者（有时为病人家属）进行恳谈可以降低医师被告的概率。美国的一些辖区和加拿大大部分地区有道歉法或类似一些立法可以通过道歉使医师免于法律诉讼。但是，麻醉医师在道歉或者披露细节之前，比较谨慎的做法是联系自己的保险人或者医院风险管理人。

当麻醉医师被告知有被诉讼的可能时，应立即联系医疗事故保险和医院风险管理人。他们会告知医师如何应对。通常他们会要求麻醉医师对事情经过做详细陈述，记录并签字，保留相关文件副本（当然不能对医疗记录做修改），不能与受保护的同行评审机构之外的任何人讨论。

还有一些麻醉医师会被要求在诉讼中充当鉴定证人。ASA 职业责任手册描述了鉴定证人在诉讼中的角色及重要性。鉴定证人被要求对麻醉医疗进行诚实

评估。他们的证词是协助法庭，而非诉讼中任何一方。

要　点

- 知情同意显示了对孕妇自主权的尊重。
- 有行为能力的女性可以接受、拒绝或撤回对治疗的知情同意。
- 为了获取知情同意，医护人员必须给出让孕妇能做出知情同意决定所需的所有信息。

- 知情同意书不能满足知情同意的法律要求。
- 麻醉医师应当记录进行了知情同意和知情同意的内容。
- 对产科麻醉医师有关全身麻醉的诉讼已减少，而与椎管内麻醉相关的增加了。
- 若有被诉讼的危险，麻醉医师应当立即咨询自己的保险公司和风险管理人。

第42章

孕产妇物质滥用和药物成瘾

（John T.Sullivan 著，王韶双 译，路志红 校）

一、引言

在管理有物质滥用史的孕妇时，产科麻醉医师的主要关注点包括如何了解并处理急性中毒、长期滥用带来的伴随疾病、急性戒断症状和认识药物滥用对孕产妇和胎儿预后的影响。本章主要讨论违禁品、乙醇、烟草和咖啡因暴露对产科预后和麻醉管理的影响。物质滥用的诊断需要获得完善的病史、与产科的沟通、实验室分析，但往往仅仅依靠良好的临床判断力。值得注意的是，很多孕妇滥用多种物质，经常很难确认其中某个物质对其他药物所致并存疾病的影响。物质滥用经常伴随着精神病态、家庭暴力和不完善的产前保健。

二、发生率

因为主要依赖自我报告，因此，孕妇中物质滥用的发生率很难准确估计。然而，为监测使用违禁药物、乙醇和烟草的趋势，美国的一些政府机构一直在更新全面的流行病学数据。其中最有价值的包括物质滥用和精神卫生服务管理局（Substance Abuse and Mental Health Service Administration, SAMHSA），它是美国卫生和人类服务部（US Department of Health and Human Services, HHS）的分支机构；和美国国立药物滥用研究美国院（National Institute on Drug Abuse, NIDA），它是美国国立卫生研究院的一部

分。2009年，在美国12岁以上的人群中约8.7%的人在调查前1个月使用过违禁物质。不幸的是，药物滥用高峰与女性妊娠的年龄段一致，而且多种物质的滥用与可能导致怀孕的高危性行为有关。据报道，孕妇在受访的前1个月使用违禁药品的概率约为4.5%，而未怀孕的受访者为10.6%。不同地区人群报道的用药率不同，并非发生率本身有差别，而是因为判断标准不同。例如，15—39岁的英国人中药物滥用的比率为11%。在巴西圣保罗，怀孕的青少年孕晚期药检（检验头发）阳性的占6%（4%吸食大麻，1.7%使用可卡因，3%两种都用）。据一家独立机构为期2年的回顾研究，在澳大利亚南部有3%的孕妇被认定物质滥用，其中1.1%为阿片类药物依赖。物质滥用的发生率可以使用精神病学领域对药物滥用的诊断标准来估计，该标准定义为"自行服用各种药物或物质并且偏离医疗和社会能够接受的范围"。使用具体的DSM IV标准，去年有9%的美国人口，即2700万人满足这项标准，其中近70%是单独使用乙醇。还不清楚按这种判断方法有多少孕妇满足标准。根据手术数据推断，保守估计有225 000胎儿在宫内或娩出后即刻可能暴露于违禁药物。

美国近几年调查对象中滥用违禁物质的比例已经相对稳定（图42-1）。违禁物质种类、摄入方式、混用情况受到社会时势的影响。在评估和治疗使用违禁药物的孕妇时，麻醉医师与这些方面的社会发展保

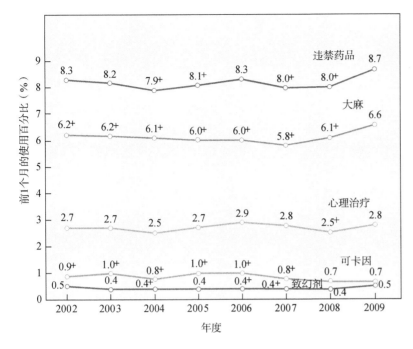

图 42-1　2002—2009 年 12 岁及以上人群前 1 个
月使用违禁药品的使用情况

［引自 Substance Abuse and Mental Health Services
Administration (2010). Results from the 2009 National
Survey on Drug Use and Health: Volume I. Summary of
National Findings (Office of Applied Studies, NSDUH
Series H-38A, HHS Publication No. SMA 10-4586
Findings). Rockville, MD.］

持同步是非常重要的。大众滥用的物质中最常见的是
大麻（图 42-2）。当然，需注明的重要一点是孕妇
最常使用的是合法的物质（咖啡因、乙醇和烟草）。

物质滥用增加与年轻、少数民族、城区、失业及
教育程度低下弱相关。然而，这种相关性可能在个别
药物中更密切，尤其是违禁药品；而有些药物的潜在
使用率几乎涵盖了全部人口。物质滥用易感性是多因
素的，但可能有较强的遗传学因素。物质滥用（不仅
仅包括酒精和阿片类药物滥用）在某些基因型的人更
容易发生。这一工作有助于孕妇的筛查和治疗。

三、一般考量

通常物质滥用与产科风险和新生儿并发症的增加
相关。包括早产（RR2.5，95% CI 1.6~3.8）、低出生
体重（RR 3.6，95% CI 2.4~5.4）、宫内发育迟缓（RR
3.82，95% CI 2.4~6.1）、胎盘早剥（RR 2.74，95%
CI 1.1~7）。子痫前期的发生率可能降低，其中烟草
可能协同参与,已被证明是减少子痫前期的独立因素。
对正在物质滥用或有滥用风险的患者，为减少或消除
暴露的危险，理想的管理是在产前早期接受评估和

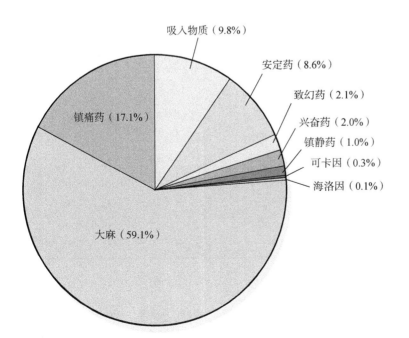

图 42-2　2009 年 12 岁及以上人群中开始使用
违禁药品的第一种用药

［数据引自 Substance Abuse and Mental Health Services
Administration (2010). Results from the 2009 National
Survey on Drug Use and Health: Volume I. Summary of
National Findings (Office of Applied Studies, NSDUH Series
H-38A, HHS Publication No. SMA 10-4586 Findings).
Rockville, MD.］

干预。

物质滥用也与其他合并疾病的增加有关，包括精神障碍（AOR 8.8，95% CI 6.5~11.9）、病毒（AOR23.5，95% CI 8.8~62.7）和细菌（AOR 6.1，95% CI 3.5~10.4）感染、皮肤病（AOR 3.9，95% CI 2~7.8）、创伤和中毒［AOR 4.2，95% CI 3.1~5.6（表 42-1）］。有物质滥用史者死亡率也值得警惕的高（芬兰一项队列研究中，524 名药物滥用的孕妇死亡率为 7.9%，对照组为 0.2%）。

入院时急性中毒的患者可能不能配合，这给实际操作和伦理方面都带来了问题。这会妨碍医患之间交换重要信息和建立信任，知情同意的有效性可能会受到质疑。难以配合、包括在椎管内操作时难以保持身体相对不动，使麻醉医师操作的安全性和有效性受到

表 42-1　暴露组孕产妇的特定病情及分娩事件的发生率和比值比（按不同医院校准）

	暴露状态				OR（99% CI）		
	暴露（n=1185）（%）	仅可卡因（n=717）（%）	仅阿片（n=100）（%）	未暴露（n=7442）（%）	暴露	仅可卡因	仅阿片
肝炎	2.9	2.2	4	0.6	4.8（2.6~8.9）	3.7（1.7~8.1）	7.2（1.8~29）
HIV 测试	31.4	29.6	27.1	27.7	1.1（1~1.4）	1（0.8~1.3）	0.9（0.5~1.6）
阳性结果	12	12.2	4.2	1.9	8.2（4.3~15.4）	8.2（3.9~17.3）	4.3（0.3~65.3）
AIDS	0.9	0.8	1	0.1	19.5（4.1~91.6）	17.7（3.2~98）	71.7（2.1~2431.4）
梅毒	11.3	12.1	0	1.5	6.7（4.8~9.6）	7.2（4.8~10.6）	
淋病	4.5	4.2	1	1.8	1.9（1.3~3）	1.7（1~2.9）	0.5（0~6.5）
尿路感染接受治疗	11.7	11.7	12	11.2	1.2（0.9~1.5）	1.1（0.8~1.6）	1.3（0.6~2.9）
慢性高血压	3.9	3.4	7	2.6	1.3（0.9~2.1）	1.1（0.6~2）	3（1.1~8.4）
精神/神经/情绪疾病	2.4	2.1	2	1	4（2.2~7.4）	4（1.8~8.9）	1.7（0.3~11.1）
住院（总计）	11.5	10.3	14	10.8	1.1（0.8~1.4）	0.9（0.7~1.3）	1.1（0.5~2.4）
暴力	0.7	0.7	0	0	18.9（3~120.3）	19.6（2.7~144.7）	
戒毒	1.2	1.3	0	0	46.9（8.4~263.3）	54.4（8.6~344.2）	
孕期用药（总计）	71	67.7	90	83.4	0.6（0.5~0.7）	0.5（0.4~0.7）	1.8（0.7~1.4）
麻醉药	44.4	39.6	72	59.9	0.6（0.5~0.7）	0.5（0.4~0.7）	1.6（0.9~2.9）
精神活性药物	0.9	0.8	1	0.5	2.8（1.1~7.1）	2.7（0.8~9.1）	1.8（0.1~25.2）
镇痛/镇静药物	35.3	31.4	65	44.7	0.9（0.7~1.1）	0.8（0.6~1）	2.6（1.5~4.8）
住院期间用药	14.1	13.2	21	17.6	0.8（0.7~1.2）	0.8（0.6~1.1）	1.8（0.9~3.5）
子痫前期	4.4	3.5	10	6	0.6（0.4~0.9）	0.5（0.3~0.9）	2（0.8~4.8）
出血							
前置胎盘	1.5	1.4	2	0.8	1.9（1~3.9）	1.7（0.7~4.2）	2.4（0.4~16）
胎盘早剥	3	2.8	1	1.2	2.3（1.4~3.9）	2.1（1.1~4）	0.7（0.1~10.1）
破膜延迟	8.9	8.8	7	5	1.8（1.3~2.4）	1.7（1.2~2.5）	1.3（0.5~3.6）
胎儿抑制的证据	8.8	7.8	15	7.8	1（0.7~1.3）	0.8（0.6~1.2）	1.7（0.8~3.6）
如为是，急诊剖宫产	66.3	67.9	60	6.5	1（0.5~1.8）	1.1（0.5~2.4）	0.9（0.2~3.4）
产前内科医师处理	77.3	75.6	94	97.1	0.1（0.1~0.2）	0.1（0.1~0.2）	0.5（0.1~1.4）
诊治次数中位数（次数）	7	6	12	11	$P < 0.001$	$P < 0.001$	$P < 0.032$

数据以百分比表示

AIDS. 获得性免疫缺陷综合征；HIV. 人类免疫缺陷病毒；OR. 比值比。n=8627

（经许可转载自 Bauer CR, Shankaran S, Bada HS, et al. The Maternal Lifestyle Study: Drug exposure during pregnancy and short-term maternal outcomes. Am J Obstet Gynecol, 2002,186:487–495.）

严重限制。

一些常见物质的滥用可能会产生与病理状况或孕期并发症相似的症状。使用兴奋药（包括可卡因和苯丙胺）与高血压和蛋白尿有关，这与子痫前期的症状相似。急性中毒或药物戒断可引发癫痫发作和精神状态的改变，可能会与子痫相混淆。

有物质滥用史的孕妇使用肠道外分娩镇痛的用药速率远大于没有药物滥用史的对照组，区域麻醉剖宫产时需要更频繁的给予镇痛药，剖宫产术后镇痛不完善的发生率也较高。这种差异可能是多因素的，包括身体和心理两方面的病因。据报道，与之前滥用者相比，当前滥用阿片类药物和可卡因的未怀孕患者的冷水浸泡疼痛阈值更低，冷水浸泡是描述种群对疼痛体验的差异的常用试验方法。由于存在这种差异，加之配合治疗的复杂性，以及产科和新生儿合并疾病的增加，可以预料到有药物滥用史的孕妇在入院分娩时会消耗不成比例的大量医疗资源。

四、诊断

确认孕妇的药物滥用史往往需要临床直觉、问诊方法和实验室分析的联合使用。对于具体物质的滥用，当直接询问时普遍会予以否定。例如，随后尿检阳性的孕妇中 66% 否认自己使用过违禁品，在一项更大范围的毒理学筛查研究中几乎 60% 的人否认自己用药。

由于对入院的临产妇缺少广泛的实验室筛查，因此，识别与常见物质滥用相关的要素和行为是非常重要的。这包括既往身体状况或性生活混乱、吸烟和缺少产前检查。一般临床征象如精神状态改变、不配合或易激怒，以及与某些物质有关的症状，如阿片类药物引起瞳孔缩小或兴奋药引起的高血压可能是诊断物质滥用的第一征象。

已有一些公开发表的识别物质滥用的筛查方法。用这些工具简明直接地询问患者不仅有效而且高效。T-ACE（能否忍住不用，是否令人厌烦，能否少用一些和第一个念头是否就是用药）和 TWEAK（能否忍住不用，不用的话是否焦虑，第一个念头是否就是用药，有没有忘了用的时候，能否少用一些）用于识别酒精滥用。4P 和 4P 改良版是筛查多种药物滥用的合适的调查问卷，并能发现孕妇中较低的滥用水平，对孕妇滥用酒精或违禁品有中高度的敏

感性（81%~95%）。较长的需填写的调查问卷如物质滥用详细筛查表（substance abuse subtle screening inventory，SASSI）是一种敏感和特异的方法，但这种方法耗时且需要患者的配合。这可能在门诊患者更有价值，尤其适用于发现慢性酒精滥用。需注意简短直接的筛查工具在单独使用时，由于它们的敏感性和特异性不足，会难以筛查出很多当前仍在滥用违禁品的患者。最后，这些方法要结合医师的判断和实验室分析才能更有效地发现物质滥用。各单位实验室筛查的范围不同，反映的是不同的临床医疗实践和资源利用决策情况，而非所建立的标准。

五、实验室筛查方法

物质滥用可以通过分析尿液、唾液、汗液、头发、胎粪和其他生物学样本来诊断，但对于产科麻醉医师来说，在紧急情况下尿检是当前最实用的时效性较强的方法。筛查分析的过程涉及酶学、荧光偏振或放射免疫检验技术。这些技术比其他方法速度快、花费少，对临床相关的物质滥用有足够的敏感性。液相或气相色谱分析或固相光谱测定很少用于筛查，但实验室可能会用它们来确认筛查出的阳性结果。联邦政府为减少筛查的假阳性而采用了各种方法的截断值和确诊值（表 42-2）。尿检筛查差异大但一般能检出苯丙胺、可卡因代谢物、大麻代谢物、美沙酮、苯环己哌啶、丙氧酚、阿片、苯二氮草类药物、芬太尼、哌替啶和曲马朵。知道各种物质的检测窗口期对于临床非常重要（表 42-3）。

表 42-2　联邦工作场所的截断值[1]

物　质	初始药物测定值 （免疫分析）（ng/ml）	确诊药物测定值 （GC-MS）（ng/ml）
大麻代谢物[1]	50	15
可卡因代谢物[2]	300	150
阿片代谢物	2000	2000
苯环己哌啶	25	25
苯丙胺	1000	500
甲基苯丙胺[3]	缺少完整数据	500

GC-MS. 气相色谱分析-固相光谱测定；（1）δ-9-四氢大麻酚-9-羧酸；（2）苯甲酰芽子碱；（3）标本中还必须含苯丙胺浓度 ≥ 200ng/ml
（引自 Moeller KE, Lee KC, Kissack JC. Urine drug screening: Practical guide for clinicians. Mayo Clin Proc, 2008,83:66–76.）

表 42-3　滥用药物可在尿液中检测到的时长

药　物	时　间
乙醇	7~12h
苯丙胺	48h
甲基苯丙胺	48h
巴比妥	
短效（如戊巴比妥）	24h
长效（如苯巴比妥）	3周
苯二氮䓬类药物	
短效（如劳拉西泮）	3d
长效（如地西泮）	30d
可卡因代谢物	2~4d
大麻	
单次使用	3d
少量使用（每周4次）	5~7d
每天使用	10~15d
长期大量吸食	30d
阿片类药物	
可待因	48h
海洛因（二醋吗啡）	48h
氢吗啡酮	2~4d
美沙酮	3d
吗啡	48~72h
羟考酮	2~4d
丙氧酚	6~48h
苯环己哌啶	8d

［数据引自 American Psychiatric Association. Diagnostic and Statistical Manual of Mental Disorders, 4th edition (DSM-IV), American Psychiatric Association, 4th ed. (Text revision) 2000. Washington, DC. Keegan J, Parva M, Finnegan M, et al. Addiction in pregnancy. J Addict Dis, 2010,29:175–191. Landau R, Cahana A, Smiley RM, et al. Genetic variability of mu-opioid receptor in an obstetric population. Anesthesiology, 2004,100:1030–1033. Pinto SM, Dodd S, Walkinshaw SA, et al. Substance abuse during pregnancy: Effect on pregnancy outcomes. Eur J Obstet Gynecol Reprod Biol, 2010,150:137–141. Ludlow JP, Evans SF, Hulse G. Obstetric and perinatal outcomes in pregnancies associated with illicit substance abuse. Aust N Z J Obstet Gynaecol, 2004,44:302–306. Castles A, Adams EK, Melvin CL, et al. Effects of smoking during pregnancy. Five meta-analyses. Am J Prev Med, 1999,16:208–215. Moeller KE, Lee KC, Kissack JC. Urine drug screening: Practical guide for clinicians. Mayo Clin Proc, 2008,83:66–76.］

　　尿检的花费很低、可以忽略；但一般不会常规筛查所有产科患者。然而，根据患者群体中物质滥用的发生率，筛查所有产科患者的性价比可以是合理的。除尿检外的其他方法包括检测毛发、唾液、汗液、胎粪和胎盘样本。在需要对产科患者做出紧急决策时这些方法大部分并不实用。

六、具体物质的管理

1. 乙醇

　　（1）流行病学：在世界范围内乙醇是孕妇最常见的滥用物质。可能是因为在大部分的文化中乙醇是合法且普遍能接受的，孕期中量饮用仍很常见。美国 15—44 岁怀孕女性中，有 10% 自述目前有饮酒，4.4% 报告有狂饮（定义为至少有 1 次饮酒超过 5 标准杯），0.8% 为过度饮酒（每次至少 5 标准杯，30d 内至少 5 次）。实际上这一比率比同龄的非孕女性要低。11.9% 的孕妇报告有怀孕早期狂饮，这有潜在的致畸风险。据估计，在美国每年至少有 80 000 名新生儿，其母亲在怀孕期间至少 1 次饮酒超过 5 标准杯。

　　（2）全身影响：乙醇是一种中枢神经系统抑制剂。低剂量引起短暂的兴奋，继而中枢神经系统出现从催眠到死亡的抑制效应。乙醇经胃肠道吸收，在肝内经微粒体酶氧化代谢，慢性饮酒可诱导这一代谢途径。急性酒精中毒可引发认知功能和神经肌肉协调性的进行性损害、终末肾小管对水的重吸收减少导致血容量降低，以及代谢异常。此外，酒精中毒还削弱了应对高血压或低血压的正常血流动力学代偿机制。

　　慢性的酒精滥用可引发药物的代谢异常和一系列潜在的系统并发症，如心脏、肺和肝疾病及神经系统疾病。因为肝代谢、分布容积和血浆蛋白结合率的改变，慢性酒精中毒患者的药效往往难以预料。血流动力学不稳定可能的原因有血管内容量丢失、自主神经紊乱、心肌病变和静脉分流增加。酒精性心肌病一般在酒精滥用 10 年后出现，其发作可能难以预料。最常见的表现是扩张型心肌病伴心室功能减低，以及因此导致的心排血量减少。饮酒也与高血压有关。

　　酗酒与肺炎和肺结核有相关性，推测是因为酗酒抑制了免疫功能。酗酒还与危重患者的急性呼吸窘迫综合征（acute respiratory distress syndrome，ARDS）病情进展有关，但机制不明。慢性的乙醇摄入与肝炎、肝合成功能下降导致的低蛋白血症和凝血障碍、终末期肝衰竭有关。

　　慢性乙醇摄入导致认知功能障碍引起 Wernike-Korsakoff 综合征，自主神经功能紊乱和外周神经疾病。自主神经功能紊乱会导致血流动力学不稳和胃排空延迟。70% 的未怀孕的酒精滥用者存在外周神经病变。

据报道，与无酒精滥用的患者相比，慢性酒精滥用患者胃容量增加、胃液酸度增加以及胃排空延迟。孕妇是否也存在这种现象尚不得而知，同样也不清楚是否增加误吸的发生率或并发症发生率。肝硬化后食管静脉曲张有自发出血或因食管置入装置引发出血的风险。慢性胰腺炎是酗酒少见但非常棘手的并发症。由于患者疼痛剧烈，常已使用阿片类药物，因此可能会改变对分娩镇痛的需求。

入院后患者停止饮酒，应考虑可能会发生酒精戒断症状。一般发生在戒酒后 24~48h，主要症状为震颤、烦躁、惊厥和幻觉。急性酒精戒断的最应关注的影响是发生可危及生命的震颤性谵妄。

（3）对妊娠及胎儿的影响：尽管已经确认了大量酒精对孕妇的影响，但小量酒精的影响尚不完全明了。小至中量饮酒可能与流产、死产、宫内发育迟缓、早产、低出生体重以及与实际孕龄不符有关。此外，丹麦全国出生队列调查报道了新生儿死亡率升高与孕期每周至少饮酒 4 标准杯或 3 次狂饮有关。鉴别高危母亲（与未饮酒的母亲相比，每天饮酒 1~2 标准杯者新生儿死亡的相对危险度为 1.98，每天饮酒至少 3 标准杯新生儿死亡的相对危险度为 3.53）能够方便救治并改善预后。

不幸的是在致畸方面，在美国孕产妇饮酒仍然是可预防的出生缺陷和导致儿童残疾的原因之一。新生儿酒精综合征指患儿有特殊的面部特征（眼睑裂隙变小、人中变平并鼻子短小上翻、上唇变薄），身体发育和神经系统发育也有明显损害。胎儿乙醇序列障碍（Fetal Alcohol Spectrum Disorder，FASD）包含了一系列因出生前酒精暴露造成的解剖上和行为上的缺陷。据报道，美国 FASD 和酒精相关的神经系统发育疾病的发生率为 9.1/1000。经过计算，美国每年有 40 000 名新生儿出生时就患有 FASD。治疗费用估计约为每年 60 亿美元。鉴于问题的严重性，是否存在某个阈值，低于这个阈值就对胎儿发育安全还存在争议，因为适量饮酒是普遍的，而 FASD 主要与大量、长期或狂饮有关。

（4）麻醉的考量和管理：急性酒精中毒，尤其是有误吸倾向的孕妇，麻醉的首要任务是评估患者气道的自我保护性能力。应充分考虑酒精中毒对随后用药的影响，特别是全身性使用已知可与酒精协同作用的镇痛药物，产生的对精神状态和呼吸抑制的影响。救治急性中毒时，还要考虑酒精与阿片类药物、苯二氮草类药物、催眠药和吸入麻醉药的相加作用。关于酒精中毒孕妇的麻醉选择，椎管内镇痛或麻醉要优于肠道外分娩镇痛或全身麻醉剖宫产。然而，长期酒精滥用的患者可能存在凝血障碍和全身感染，是椎管内麻醉的禁忌证，麻醉前应注意排查。

此外对于急性中毒的孕产妇还需评估血流动力学的稳定性、血容量和代谢水平。急性酒精中毒的患者常常存在血容量丢失和代谢性酸中毒，这就要求补充血容量、严密监护、注意可导致低血压的麻醉和镇痛干预措施。

在救治长期酒精滥用的患者时，麻醉的考量包括肝合成功能下降（凝血障碍、药动学改变）、血流动力学管理（心肌病、自主神经功能紊乱）、神经功能紊乱（胃轻瘫、外周神经系统疾病）和预防戒断症状。凝血障碍可能增加硬膜外血肿的风险，是椎管内麻醉的禁忌证，而且使出血的管理也更复杂。如怀疑存在肝功能异常，应在椎管内麻醉前评估凝血状况。肝功能异常可致血浆胆碱酯酶活性降低，主要的影响是延长琥珀胆碱的作用时间。对于怀孕患者尚不清楚作用时间延长的程度，考虑到琥珀胆碱血浆消除半衰期短，因此，琥珀胆碱不是绝对禁忌。肝合成功能下降的另一个表现是低蛋白血症，长期酗酒者常伴有营养不良也加重了这一症状。低蛋白血症会增强与血浆蛋白结合的麻醉药的药效，如硫喷妥钠。因为血浆渗透压的降低，低蛋白血症患者更易于出现肺水肿。

长期酒精滥用者可伴发自主神经功能紊乱，可能会影响到心率和血压的稳定性，这会导致椎管内麻醉药物和全身麻醉诱导和维持所用麻醉药物的血流动力学反应增强。此外，扩张型心肌病会使心排血量减低，而单独的心电图检查对发现这种疾病不够灵敏。临床怀疑时有扩心病时应行心脏超声检查。就全身麻醉诱导用药而言，硫喷妥钠对于长期酗酒的患者药效更易预见，尽管未在怀孕患者群体对此进行单独测试。

长期酒精滥用者外周神经病变发生率非常高，因此，在入院时进行全面的神经系统检查是有帮助的。至少这可能会与产后的神经病变相混淆，而且两者可能相关联，是其危险因素之一。自主神经功能紊乱使

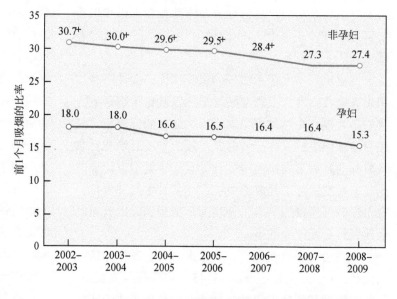

图 42-3 15—44 岁怀孕和未孕女性中前 1 个月吸烟的情况，时间为 2002—2003 至 2008—2009

$^+$与 2008—2009 年间数据有显著差异，显著性水平为 0.05
[引自 Substance Abuse and Mental Health Services Administration (2010). Results from the 2009 National Survey on Drug Use and Health: Volume I. Summary of National Findings (Office of Applied Studies, NSDUH Series H-38A, HHS Publication No. SMA 10-4586 Findings). Rockville, MD.]

酗酒者胃排空延迟，医务人员可能会对其采用更加严格的禁食、禁水措施，而且在权衡利弊选择椎管内麻醉或全身麻醉时也应考虑到这一病理生理状况。由于长期酒精滥用者常伴有食管静脉曲张，需权衡是否能经口或经鼻放置胃肠减压管以减少全麻期间呕吐和误吸的风险。

最后，需要有预案以防分娩时发生急性戒断症状。苯二氮䓬类药物是预防和治疗急性戒断症状的主要措施。此外，任何电解质异常都需要及时处理，入院后应尽早补充维生素 B_1。

2. 尼古丁

（1）流行病学资料：现已确认吸烟有增加孕期一些并发症的风险。尽管烟草中主要活性成分是尼古丁，但烟雾中也存在其他许多可能有毒的成分。关于育龄女性的吸烟率，怀孕女性低于未怀孕女性（图42-3）。相反，在 15—17 岁年龄段的女性中，怀孕女性的吸烟率为 20.6%，而未怀孕组为 13.9%。总体的吸烟率为 15.3%，烟草已经成为最常见的被滥用的合法物之一。

（2）全身影响：烟草中有多种活性成分，尼古丁便是其中一种。尼古丁使母亲的心率、血压及全身血管阻力增加。子宫动脉血流量减少，可能由子宫血管阻力增加引起。碳氧血红蛋白有损于氧的转运，其水平在吸烟女性为 3%~8%，而未吸烟女性为 1%。碳氧血红蛋白甚至会在胎儿体内蓄积（表 42-4）。

表 42-4 134 名孕期和分娩期吸烟的女性的数据

	均值 ± 标准误（范围）
年龄（岁）	25.2 ± 4.28（16~40）
孕期每日吸烟支数	18.6 ± 7.18（1~35）
分娩期吸烟支数	4 ± 5.44（1~20）
娩出前最后 1 次吸烟时间（h）	3.2 ± 2.55（0.25~12）
母体 HbCO 水平	
到院时（%）	5.6 ± 2.55（1.2~14.3）
娩出时（%）	3.6 ± 1.97（0.1~12.5）
脐血中胎儿 HbCO 水平	9.2 ± 2.66（2.1~18.5）

HbCO. 碳氧血红蛋白

（引自 Goodman JD, Visser FG, Dawes GS. Effects of maternal cigarette smoking on fetal trunk movements, fetal breathing movements and the fetal heart rate. Br J Obstet Gynaecol, 1984, 91:657–661.）

（3）对孕妇及胎儿的影响：吸烟与低出生体重、胎盘早剥、新生儿呼吸系统损伤和婴儿猝死综合征（sudden infant death syndrome，SIDS）有强相关性。吸烟还可能引起 PPROM、异位妊娠、自发流产和早产的发生率增加（表 42-5）。还使得变异减少等胎心率异常的发生率大大增加。在烟雾中众多可能有毒的成分中，氰化物是最需要注意的。氰化物减少了体内维生素 B_{12} 的含量，这造成了母亲吸烟可能引起胎儿生长受限。然而，有趣的是吸烟能够减少子痫前期的发生率，其机制不明。

吸烟者其孩子发生 SIDS 的风险增加，且呈现明显的剂量相关性：不同人种群体中每天吸烟 1~9 支组未校准的 OR 值为 1.6~2.5，而每天吸烟 > 10 支组未校准的 OR 值为 2.3~3.8。

（4）麻醉考量与管理：尽管更多是产科医师的责任，但为了减少产科和麻醉并发症最重要的干预措施可能是鼓励患者在孕早期戒烟。孕期用尼古丁替代疗法（怀孕分级为 C 和 D）可能比继续吸烟更安全，因为至少这减少了烟雾中非尼古丁成分的危害。戒烟的成功率近年来得以提高，部分得益于多模式治疗和尼古丁消除计划。抗抑郁药常用于多模式治疗，考虑到其对胎儿的影响，必须权衡使用药物带来的风险和持续暴露于尼古丁的危害。然而，更加激进的戒烟项目有着更高的成功率，尽管产后复吸率较高。尚不清楚分娩前立即戒烟是否有益。戒烟 48h 可以改善血氧，但可能并不能减少围生期呼吸系统并发症。

表 42-5　吸烟与 5 种孕期并发症的合并比值比和可信区间

状　况	合并比值比 （OR）	95% 可信区间 低限	95% 可信区间 高限
前置胎盘	1.58	1.04	2.12
胎盘早剥	1.62	1.46	1.77
异位妊娠	1.77	1.31	2.22
胎膜早破	1.7	1.18	2.25
子痫前期	0.51	0.38	0.64

（引自 Benowitz NL, Jacob P 3rd, Jones RT, et al. Interindividual variability in the metabolism and cardiovascular effects of nicotine in man. J Pharmacol Exp Ther, 1982, 221: 368–372.）

对于长期吸烟的患者，椎管内麻醉和镇痛比阿片类药物静脉镇痛或全身麻醉更有优势。据报道，尼古丁暴露影响到很多药物的代谢。苯二氮䓬类药物药效增强，许多阿片类药物药效减弱，硫喷妥钠不受影响。

3. 大麻

（1）流行病学资料：大麻或毒品大麻是最常见的孕妇滥用的违禁品，占到违禁品滥用的 3/4。在过去的 10 年，美国的大麻使用率已相对稳定：2009 年的调查显示，12 岁及以上的美国民众在过去 1 个月使用过大麻的占 6.6%。

（2）全身影响：大麻的主要活性成分是有致幻作用的四氢大麻酚（delta-9-tetrahyrdocannibinol，THC）。最常见的摄入方式为吸食，也可口服。可以产生欣快感、使心率轻度增快及血压升高。10～15min 起效，药效维持 3～5h。和吸烟一样，吸食大麻也与母亲肺部疾病和碳氧血红蛋白水平升高有

关。据报道，吸食大麻会短暂性使心率增快，血压升高，抑制心肌，但尚不清楚是否有临床意义。大麻的急性效应可产生焦虑，常表现为妄想症，可能影响医患之间沟通和建立信任关系。也有吸食大麻后即刻发生非预期的气道水肿的个案报道。尚不清楚这类情况的发生率如何，也不能确定如果已经对产妇进行了全面的气道评估，这类情况会不会改变对其的管理方式。

（3）对妊娠及胎儿的影响：关于大麻对产科预后的影响现有证据相互矛盾。THC 能够在富含脂肪组织蓄积并易于通过胎盘，这可能会导致比母亲生理效应期更长时间的胎儿暴露。据报道大麻使用者的胎儿出生体重轻，但两者之间的相关性似乎要比吸烟弱。据报道，使用过大麻的母亲生产的婴儿睡眠少、活动多、易受到惊吓。目前缺少确切证据能够证明使用大麻与早产或胎儿畸形之间的关系。

（4）麻醉考量和管理：怀孕患者滥用大麻的推荐意见很多都与孕期吸烟相同，尤其注意应在早期进行干预停用大麻。据报道，滥用大麻会增加对阿片类药物、苯二氮䓬类药物和巴比妥类药物的交叉耐受性，但尚不清楚交叉耐受的具体程度。没有公开的报道进一步描述这种现象在怀孕女性中的情况，也没有循证的推荐意见能指导如何改变麻醉管理策略。

4. 可卡因

（1）流行病学资料：尽管在美国相对于其他兴奋药可卡因的滥用可能已经减少，但仍然是孕期常见的滥用药物。1998 年，可卡因约占到美国违禁药品使用的 10%。2009 年的调查中，仅有 0.9% 的成年人在过去 1 个月使用过可卡因。

（2）全身影响：可卡因，一种酯类局部麻醉药，使中枢神经系统突触前神经末梢的多巴胺、5- 羟色胺和色氨酸再摄取减少，导致欣快感和警觉性增强。通过抑制突触前膜对儿茶酚胺的摄取，导致明显的心率增快、血压升高、血管收缩以及节律紊乱，这可能与剂量不相关。此外，可卡因还可引起的冠脉痉挛、增加儿茶酚胺的敏感性伴发心动过速和高血压，这些都增加了发生心肌缺血和梗死的风险。可卡因引发的严重高血压还与母亲蛛网膜下出血、癫痫和主动脉夹层有关。动物实验已经确认，可卡因的起效和血流动力学效应非常迅速（表 42-6）；然而，很难推断在人体试验中剂量与心率、血压的改变程度。需要注意的是，可卡因引起的轻度心率增快、血压升高就可明

表 42-6 可卡因对 UBF 及母体和胎儿心率（HR）和 MAP 的影响

参数（± 标准差）	母亲单次使用可卡因后的试验时间					
	基 线	7min	30min	60min	90min	120min
母体（n=5）						
HR（次/分）	98（17）	97（11）	101（12）	100（14）	101（15）	100（15）
MAP（mmHg）	108（10）	129（11）	111（8）	107（8）	105（6）	106（6）
UBF（% 基线值）	100（10）	62（19）	78（13）	98（8）	100（10）	100（7）
胎儿（n=5）						
HR（次/分）	164（15）	145（11）	182（20）	175（12）	176（22）	178（17）
MAP（mmHg）	49（7）	57（5）	47（9）	46（11）	48（5）	47（6）

（引自 Oriol NE, Bennett FM, Rigney DR, et al. Cocaine effects on neonatal heart rate dynamics: Preliminary findings and methodological problems. Yale J Biol Med, 1993,66:75–84.）

显降低子宫灌注，可能是由选择性的子宫动脉血管收缩所致。除吸入可卡因粉末外，还可以吸入或用烟吸法吸入可卡因释出物（free base）。烟吸法吸入可卡因可致哮喘加重、呼吸道灼伤、气胸、肺内出血、非心源性肺水肿和肺梗死。

对于长期滥用可卡因与血小板减少症之间的联系现有证据不一致。一项对 1907 名孕妇的回顾性研究指出，使用可卡因的孕妇血小板减少症的发生率为 6.7%（7/104），而未使用任何药物者为 1.5%（5/331）。根据另外一项对 7547 名产科住院患者的回顾性研究，尿检可卡因阳性的患者血小板减少症的发生率为 2.5%，低于阴性组的 4.7%。违禁药物中，可卡因与其他兴奋药比较特别，会引起高热。其机制为增强代谢产热并减少热量丧失，尤其是减少出汗和皮肤血管舒张，并改变中枢体温调节机制。尽管没有证据证明可卡因性高热与预后不良之间的联系，但对于对热敏感的胎儿这一点尤其有害。

（3）对妊娠及胎儿的影响：滥用可卡因与很多产科不良预后有关，包括胎盘早剥、宫内发育迟缓（intrauterine growth retardation，IUGR）、早产和胎心率异常。可卡因滥用者胎盘早剥的风险明显增加（OR 3.9,95% CI 2.8～5.5），可能与高血压和子宫动脉收缩有关。滥用可卡因更容易导致 IUGR（OR 2.15,95% CI 1.75～2.64），可能与药物的直接作用有关，也可能与滥用者同时高吸烟率有关，也可能与滥用药物的其他合并症有关，如营养不良。一项分析头发样本的研究指出，可卡因与 IUGR 的相关性主要与大量使用可卡因有关（图 42-4），而且需要孕晚期的药物暴露。

可卡因与产程开始更早有关。尚不清楚与入院评估胎儿状态、胎盘早剥或管理其他合并症相比，这些更早就诊能多大程度地代表存在早产（表 42-7）。可卡因滥用可能与子痫前期的表现相似。据报道，有 11 名近期使用可卡因的患者被误诊为子痫前期，其

图 42-4 根据 1990—1992 年纽约 339 位母亲分娩时头发中的可卡因浓度（ng/10mg）所做的出生体重（g）的平滑散点图

（经许可转载自 Kain ZN, Mayes LC, Pakes J, et al. Thrombocytopenia in pregnant women who use cocaine. Am J Obstet Gynecol, 1995,173:885–890.）

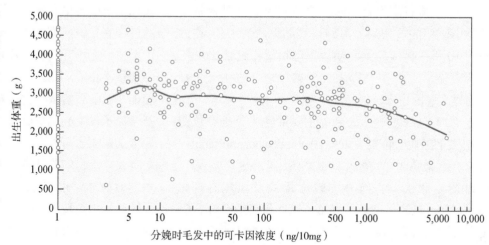

中 2 人也检测到尿蛋白阳性。未怀孕人群中可卡因相关急症者有 3% 有抽搐，可能会被误诊为子痫，尤其是伴有可卡因滥用的其他体征时。与子痫前期不同，如住院期间停止摄入可卡因，其高血压是短暂的非进行性的，而且不会伴有肝酶和肌酐水平的升高。

表 42-7　尿毒理学筛查阳性和阴性患者的对比

	可卡因（+）（$n=102$）	可卡因（-）（$n=48$）	P
母亲年龄（岁）	28.8 ± 4.8	28 ± 5.2	NS
孕龄（周）	34.9 ± 4.2	37 ± 5	< 0.01
"预计胎儿受损害"	39（38.2%）	10（20.8%）	< 0.05
吸烟	80（78.4%）	22（45.8%）	< 0.001
否认使用可卡因	68（66%）	48（100%）	

数值表示为均值 ± 标准差或例数（%）；NS. 不显著的，无显著意义的（引自 Haim DY, Lippmann ML, Goldberg SK, et al. The pulmonary complications of crack cocaine. A comprehensive review. Chest, 1995,107:233-240.）

可卡因与 FHR 变异减少有关。可卡因容易通过胎盘，据报道，母亲滥用可卡因的新生儿表现为低出生体重、短暂性易激惹，而且可能有一些先天畸形如颌面部畸形。然而，尚不清楚这是直接由滥用可卡因引起，还是由于很多可卡因滥用者同时存在酒精滥用。同样，尚无确切证据能表明母亲孕期滥用可卡因对截止到子女 6 岁的长期发育有影响。和大部分的违禁品一样，很难鉴别其他相关因素对行为学预后的影响，如母亲对子女缺乏关爱。

（4）麻醉的考量与管理：可卡因增加胎儿窘迫、胎盘早剥、早产、母亲抽搐、严重高血压和心肌缺血的发生率，因此，也增加了需要紧急或急诊麻醉处理的可能性。胎儿窘迫与胎盘早剥直接导致高剖宫产率。所有这些并发症都影响着麻醉决策和资源利用情况。

对于滥用可卡因引起的严重高血压并无有效的处理措施。单独使用 β 受体阻滞药是相对禁忌，因为引起血管收缩的主要原因是 α 受体的激动。肼屈嗪是处理这种状况的首选用药，但需注意有进一步加重心动过速的可能。动物实验表明，使用肼屈嗪处理可卡因中毒不仅降低平均动脉压（mean arterial pressure，MAP），也相同程度地降低了子宫血流（uterine blood flow，UBF）。在这种情况下硝酸甘油是非常好的降血压药，有扩张动脉的作用，能比肼

屈嗪更好地保证子宫血流，但也会引起心率增快。多模式治疗或有混合性受体活性的药物如拉贝洛尔能有效地控制心率和血压，但在可卡因中毒患者中多模式治疗对子宫血流的影响尚缺乏证据。此外，还需注意给予其他麻醉药物如氯胺酮会加重心动过速和高血压。处理可卡因中毒引起的低血压时，直接收缩血管的去氧肾上腺素效果更好，而间接起作用的麻黄碱因递质消耗效果较差。鉴于可卡因可能引起冠脉缺血，当确认或高度怀疑患者可卡因滥用时应进行心电图检查。

据报道，滥用可卡因可改变疼痛阈值。这可能与 κ 和 μ 阿片受体的改变有关。滥用可卡因的患者鞘内阿片镇痛（舒芬太尼）的持续时间缩短，这使得在硬膜外镇痛时可能需要更大的药量和更高浓度。

滥用可卡因的孕妇在全身麻醉诱导后喉镜暴露时可能发生严重的高血压。需要选择起效快、作用时间短、能及时应对喉镜刺激的药物。急性和慢性可卡因中毒都会使吸入麻醉药的 MAC 值升高。有报道琥珀胆碱的作用时间延长，可能与长期使用可卡因影响血浆胆碱酯酶的水平有关。这一相互作用的发生率和程度都不明确。不应因为这些报道就将琥珀胆碱禁用，因为它的作用时间相对还是很短的，但可将其纳入肌松药使用决策中，与误吸风险、肌松药的起效时间、作用时间和其他因素一并考虑。

5. 苯丙胺（安非他命）

（1）流行病学资料：近年来苯丙胺在很多地区被广泛滥用，因苯丙胺滥用而住院治疗的患者相对于可卡因也逐渐增多（图 42-5）。甲基苯丙胺（译者注：冰毒）和 MDMA（二亚甲基双氧苯丙胺，译者注：摇头丸）是苯丙胺最常见的滥用物。在美国，住院的物质滥用的孕妇中在 2006 年有 24% 使用甲基苯丙胺，而 1994 年仅为 8%。世界上其他地方也存在这种情况。然而，经过 10 年的逐步上升，苯丙胺的使用可能已趋于稳定。怀孕期间兴奋药的使用一般较少，但整体来讲使用率仍然令人很担忧；其中 29.3% 的孕妇持续频繁使用直到分娩。

（2）全身影响：苯丙胺在中枢神经系统中通过增加多巴胺和去甲肾上腺素浓度发挥拟交感胺类作用，可产生明显的欣快感和警觉性增加。其他的临床症状有心动过速、血压升高、心律不齐、反射亢进、蛋白尿。苯丙胺还与母亲发热、抽搐、心肌缺血、脑

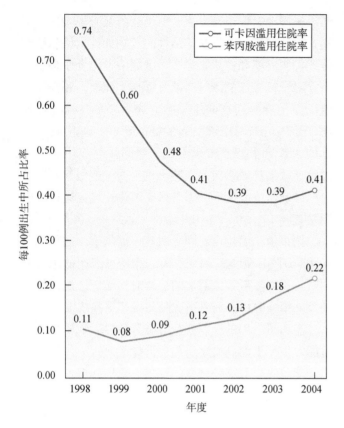

图 42-5　苯丙胺或可卡因滥用所致的孕妇住院率。两组的线性趋势统计学检验均有显著性（**P < 0.001**）

（经许可转载自 Cox S, Posner SF, Kourtis AP, et al. Hospitalizations with amphetamine abuse among pregnant women. Obstet Gynecol, 2008, 111:341–347.）

血管意外的发生有关，与脑血管意外等高血压事件有关的死亡也增加。苯丙胺引起的母体体温升高与下丘脑肾上腺素能受体被激活有关。可能是一些滥用苯丙胺的未怀孕患者死亡的原因之一。有报道称感染性发热可致新生儿并发症和死亡率增高，但尚不清楚滥用

兴奋剂导致的母体体温升高是否也有此影响。

（3）对妊娠及胎儿的影响：滥用苯丙胺与多种产科和新生儿并发症有关（表 42-8）。由于这些并发症的增加和胎盘早剥、胎心率异常及对血流动力学所需干预的增加，应对滥用苯丙胺的孕妇加强管理。

滥用苯丙胺容易误诊为子痫前期，因为两者均表现为高血压和可能有蛋白尿。这使得鉴别很困难，但肌酐与肝转氨酶的升高可能有助于子痫前期的诊断。一般认为使用兴奋剂与胎儿畸形并无太大关系，但有报道在美国西部一系列腹裂畸形病例与滥用苯丙胺有关。

（4）麻醉考量和管理：据报道，使用兴奋药特别是苯丙胺的女性在分娩时需要更大剂量的麻醉药，包括肠道外使用阿片类药物与局部麻醉药物。这种影响较长期使用阿片类药物的影响弱，但仍能影响到临床决策和资源使用。可以预料到对于滥用苯丙胺的产妇椎管内镇痛操作可能较困难或可能为禁忌。除了管理不能配合的患者常见的问题外，还会因缺乏足够力度的知情同意而在一开始救治时面临伦理困境。长期使用苯丙胺的未怀孕患者体内儿茶酚胺会被消耗，使得间接升压药如麻黄碱的药效减弱。治疗低血压时最好选用有直接作用的药物。像救治可卡因中毒的患者一样，需要谨慎使用能进一步使血压和心率升高的药物。全身麻醉时，急性苯丙胺中毒会降低 MAC 值，而长期使用苯丙胺则会使 MAC 值增加。

6. 阿片类药物

（1）流行病学资料：一项大规模回顾性研究指出，孕妇中非法使用阿片类药物的比率为1.1%。"没有合适用药指征"在孕期使用各种类型的阿片类药物

表 42-8　围生期转归

围生期事件	甲基苯丙胺使用者（*n*=273）	对照组患者（*n*=34 055）	$P^{[1]}$
早产	139（52）	5627（17）	< 0.001
1min Apgar 评分＜ 4 分	16（6）	665（2）	< 0.001
5min Apgar 评分＜ 7 分	16（6）	328（1）	< 0.001
剖宫产	79（29）	7730（23）	< 0.02
新生儿死亡	11（4）	325（1）	< 0.001
母亲转入产科监护病房或 ICU	6（2）	95（0.3）	< 0.001

除非特别标明，数据为例数（%）

（1）P 值源自卡方检验

（引自 Good MM, Solt I, Acuna JG, et al. Methamphetamine use during pregnancy: Maternal and neonatal implications. Obstet Gynecol, 2010,116:330–334.）

占到 4.4%。尽管在 2002—2009 年违禁药物使用率有所下降，但处方镇痛药的非医疗性使用却在近期有所增加。在这项调查中，仅有 4.8% 的镇痛药是从药商或陌生人处获得，而 55.3% 是从亲朋好友处免费获得。

（2）全身影响：阿片类药物可以通过静脉、口、鼻、皮肤等方式摄入，均可导致致命的呼吸抑制。较少为麻醉医师见到的是母体阿片戒断引起的一系列全身反应，其中最常见的有烦躁不安、恶心呕吐、肌肉酸痛、流泪流涕、瞳孔扩大、出汗、腹泻、打哈欠、发热、失眠。急性阿片戒断的时间过程是可以预计的，阿片成瘾的患者即使已间隔很长时间，如果就诊于产科期间未采用药物替代的话，也可表现出戒断症状（表 42-9）。有大量证据表明，美沙酮可作为替代药物，但最新的研究认为，使用丁丙诺啡后新生儿戒断综合征（neonatal abstinence syndrome, NAS）更少。美沙酮（30~100mg 口服）是人工合成的阿片，半衰期长达 12~100h（长期使用者通常为 25~30h），可阻断阿片渴求感 24~36h。丁丙诺啡（每天 2~32mg 舌下含服或每小时 35~75μg 透皮贴）为阿片受体部分激动药，半衰期为 3~44h，与美沙酮相比，具有低生理依赖、易于停药和药物过量可能性小的优点。这两种药物的妊娠安全分级为 C 级。替代治疗和避免其他物质滥用有益于妊娠的预后，包括减少胎儿死亡率、增加出生体重、减少 HIV 感染、子痫前期和 NAS。应对阿片戒断的其他措施包括 α 受体阻滞药，如可乐定，以及维持血流动力学稳定和抑制自主神经过度兴奋的一般支持疗法。

表 42-9 阿片戒断的时间过程

阿片类药物	开 始	达 峰	持续时间
哌替丁			
芬太尼	2~6h	6~12h	4~5d
吗啡			
海洛因	6~18h	36~72h	7~10d
美沙酮	24~48h	3~21d	6~7 周

（引自 Wang JK, Nauss LA, Thomas JE. Pain relief by intrathecally applied morphine in man. Anesthesiology, 1979,50:149–151.）

（3）对妊娠及胎儿的影响：孕期滥用阿片类药物与自发流产、宫内发育迟缓、早产临产、早产、胎膜早破、胎盘功能不全、胎盘早剥、绒毛膜羊膜炎、低 Apgar 评分、产后出血及血栓性静脉炎的发生率增高有关。肠道外途径给予阿片类药物行急性分娩镇痛会降低胎儿心率变异性和出生后 1min 的 Apgar 评分。长期使用阿片类药物对胎儿监护影响较小。无证据表明阿片类药物有致畸作用。

（4）麻醉考量和管理：与其他的滥用物质不同，阿片类药物广泛用于产科患者的镇痛和麻醉管理。因此，除了与物质滥用并发症有关的管理问题，这还带来了与同时医疗性阿片类药物使用和剂量有关的特殊管理问题。

阿片滥用患者镇痛药需要量更高，主要是由于阿片受体上调，可能还有其他复杂的、尚未明确的神经机制，例如内源性阿片的减少和其他行为学表现。在急性疼痛时，通常仅根据患者需求给予镇痛药。对于长期滥用阿片者，将客观生理性指标如呼吸频率与滴定法镇痛结合的策略可能更具预见性。需特别注意阿片受体拮抗药的使用，包括部分或混合性激动 / 拮抗药。有报道称，看似良性的干预，如使用小剂量的纳洛酮或丁丙诺啡治疗瘙痒，可引起突发的戒断反应。

专家观点认为，阿片类药物依赖的患者采取区域麻醉更可靠。对椎管内麻醉的镇痛反应应该是可预期的，但也有证据显示至少在长期使用阿片的非怀孕者，标准的鞘内阿片剂量不够有效。例如晚期癌症患者需要鞘内注射更大剂量的阿片类药物才能有效镇痛。然而，尚未确定长期使用阿片者分娩镇痛时需要增加多大剂量才合适。此外，对于阿片滥用的孕妇，除区域麻醉的常规禁忌证外，也应认真考虑患者的知情同意和配合情况。药物滥用的人群发生椎管内感染的可能性较高，但发生率绝对值仍然很低，必须权衡椎管内麻醉和镇痛的风险 / 收益。在全身麻醉管理方面，短时使用阿片类药物会减少镇痛需求，而长期暴露于阿片类药物会增加需求。

对于成功戒掉滥用药物的孕妇的麻醉管理（不仅仅限于阿片滥用）常面临困境。这些患者中的大部分的正当的关注点是围生期疼痛的管理，可能害怕镇痛不完善或担心成功戒除后再次暴露于阿片会造成再犯。担心镇痛不完善，加之受体上调，可能造成分娩时肠道外阿片类物质和椎管内镇痛使用更多。

长期通过外周静脉注射药物的患者可能不容易开放静脉通路。据报道占静脉用药者的 16.5%。常需建立中心静脉入路。考虑到有静脉滥用阿片者有心内膜炎的风险，尚不清楚常规超声心动图评估是否能改善患者预后。23 名物质滥用患者病例中，2D 超声心动图发现 2 例之前未被诊断的瓣膜赘生物并在分娩期间使用抗生素治疗。

7. 咖啡因

（1）流行病学资料：咖啡因是世界上摄入最广泛的有药理活性的物质，对怀孕的影响仍然存在争议。由于咖啡因是经口摄入的合法物质，与违禁品相比它能更准确的定量。也就是说，根据食物和饮料的分量和种类，不同消费品中咖啡因剂量差别很大。因为 CYP1A2 的活性不同使"咖啡因的代谢因人而异"。

（2）全身影响：咖啡因是一种温和的兴奋药，通过其代谢产物甲基黄嘌呤作用于多巴胺、5- 羟色胺和去甲肾上腺素受体等中枢神经通路而发挥作用。患者摄入咖啡因后可能会警觉性增加，并出现心动过速、高血压和心律失常。

（3）对妊娠及胎儿的影响：孕期摄入适量的咖啡因（＜ 200mg/d）是否会对胎儿的发育或产妇的预后造成显著影响尚存在争议。一些流行病学研究，主要是回顾性研究，评估了两者之间的关系。关于适量咖啡因对早产的影响的证据是相互矛盾的，尽管荟萃分析显示两者没有重要相关性。一些研究指出，孕期摄入适量的咖啡因与自发流产、宫内发育迟缓和低出生体重有关。尚不清楚更高剂量的咖啡因（＞ 200mg/d）是否带来更严重的产科风险。考虑到咖啡因使用广泛，它不太可能有什么明显的致畸作用，但有一项研究描述了口面部缺陷的增加，另外一篇报道指出，每天约饮用 3 杯咖啡的母亲会增加胎儿隐睾的发生率。

（4）麻醉考量：对于使用咖啡因的孕妇，生理学考量部分与其他摄入轻度兴奋药者相同，尽管根据剂量可能对心律失常、心动过速和高血压的担心要更轻一些。咖啡因对麻醉管理最有影响的效应可能源自于分娩期和围生期停用咖啡因。停用咖啡因的症状有头痛、精神不振、体力不佳和类感冒症状，产程较长或住院患者可能有这些表现。咖啡因戒断引起的头痛可能会与硬膜穿破后头痛相混淆，尽管后者与体位的相关性更强。

8. 吸入性物质和溶剂

（1）流行病学资料：吸入常见于房屋清洁剂和涂料中的甲苯类溶剂可产生幻觉，因此，会有人消遣性地吸入此类物质。现在并不清楚孕妇中这种物质的滥用情况，可能较本章节之前提到的药物少见。

（2）全身影响：长期吸入可造成永久性的中枢神经系统损伤（包括弥漫性脑萎缩和小脑变性）和肾小管性酸中毒，以致母亲电解质紊乱和新生儿酸血症。也有报道指出，暴露后可导致急性呼吸抑制、气道阻力升高、肺动脉高压、ARDS 以及肝毒性。

（3）对妊娠及胎儿的影响：在产科预后方面，滥用溶剂可导致胎儿宫内生长受限、早产、胎儿死亡率升高。怀孕早期暴露很有可能致畸，产生与胎儿乙醇综合征相似的畸形，即发育迟缓、小头畸形和面部畸形。

（4）麻醉考量和管理：对于管理怀孕期间滥用吸入性溶剂的孕妇，目前仅有极少量发表的证据对此有帮助。对于母亲和胎儿来说，早期进行静脉补液和补充电解质，以纠正代谢（肾小管性酸中毒）和电解质紊乱（高氯血症、低钾血症、低镁血症、低磷血症）是最重要的。严重酸中毒时应考虑使用碳酸氢钠溶液。

9. 致幻剂

（1）流行病学资料及对妊娠和胎儿的影响：致幻剂不常被孕妇滥用，据报道致幻剂与胎儿生长受限、早产、胎粪污染和新生儿戒断综合征有关。常被滥用的致幻剂有氯胺酮、麦角二乙酰胺（lysergic acid diethylamide，LSD）以及苯环己哌啶，即常说的 PCP。

（2）麻醉考量和管理：目前关于这方面的指导意见有限，但应遵从以下一般注意事项。滥用氯胺酮可导致心动过速和高血压，随后给予拟交感药物时应谨慎。氯胺酮滥用可能与子痫前期相混淆。没有证据表明滥用氯胺酮与体温升高有关。尽管氯胺酮一般不会导致呼吸抑制，但会使阿片类药物引起的呼吸抑制加重。血浆胆碱酯酶减少导致琥珀胆碱的作用时间延长，由于这一不可预计性，琥珀胆碱作为快速起效药物的价值需重新估量。

七、新生儿戒断症状

本章节不涉及对既往有物质滥用史的母亲所生的婴幼儿的管理。然而，对于产科麻醉医师有一些重要的注意事项，即使他们并不直接参与新生儿的复苏。

很多种物质滥用的母亲所生的新生儿中大多数观察到有戒断症状。NAS 的症状是全身性的（表 42-10），需要全面的诊疗计划。麻醉医师应认识到这些胎儿可能需要更多的复苏支持，应与新生儿科医师沟通其物质滥用情况。

表 42-10　阿片戒断时的临床症状

神经系统	自主神经症状
哭声尖锐	出汗增多
易怒	鼻塞
苏醒时间增加	发热
深肌腱反射高度活跃	皮肤花斑
肌张力增强	
震颤	
拥抱反射增强	
惊厥，大发作	
脑室出血	
胃肠道	**其他症状**
吃奶差	体重不增
不协调持续吮吸	快速眼动睡眠增加
呕吐	睡眠状态差
腹泻	脱皮
脱水	

（引自 Suresh S, Anand KJ. Opioid tolerance in neonates: Mechanisms, diagnosis, assessment, and management. Semin Perinatol,1998,22:425–433.）

八、母体合并疾病

1. 合并精神疾病

滥用药物的孕妇伴发精神异常的发生率为 10.3%，显著高于未滥用药物的孕妇（1.4%）。阿片依赖的女性最常见的诊断有轻度狂躁、广泛性焦虑、重度抑郁以及心境恶劣。治疗药物有抗焦虑药（35.4%）、SSRIs［（24%）译者注：选择性 5 羟色胺再摄取抑制药］以及混合性神经递质摄取抑制药、三环类抗抑郁药、抗精神病药、心境稳定药。除滥用的物质外，还应充分考虑到这些治疗药物对麻醉管理的影响（参见伴发精神疾病相关章节）。

2. 感染性并发症

物质滥用的怀孕患者伴发感染性疾病需要极其重视。尽管主要担心的是静脉注射药物时无菌条件差（如心内膜炎、全身脓肿、蜂窝织炎）和共用针头（如乙型肝炎、HIV）的患者，但患者营养不良、免疫抑制、高风险性行为、流浪、医疗条件差和对医疗依从性差也带来了传染性疾病风险（结核）。HIV 感染并不是椎管内分娩镇痛的禁忌证，因为早期的病毒主要感染中枢神经系统，且目前尚未在感染人群观察到预后变差。但是对于物质滥用的孕产妇，需要考虑很多重要的药物相互作用，特别是对于那些同时进行抗 HIV 病毒治疗者。

要　点

- 据报道，在美国怀孕女性中过去 1 个月违禁药物的使用率大致为 4.5%。

- 药物滥用与产科风险和新生儿并发症增多有关，如早产、低出生体重、宫内发育迟缓和胎盘早剥。

- 物质滥用与其他并存疾病的发生率增高有关，包括精神障碍、细菌和病毒感染、皮肤病、外伤和中毒。

- 筛选问卷在识别物质滥用时敏感性和特异性有限，应结合医师的判断和实验室分析才更有效果。

- 有物质滥用史的孕妇使用肠道外分娩镇痛时需要更大的剂量，区域麻醉下剖宫产时需要更频繁的镇痛干预，术后镇痛不充分的发生率也较高。

- 使用可卡因和苯丙胺引起高血压和蛋白尿，这可能与子痫前期相似。

- 急性酒精中毒会增强阿片类药物、苯二氮䓬类药物、催眠药和吸入性麻醉药的药效，会引发血容量减低和代谢性酸中毒。长期摄入乙醇会产生一系列并存疾病，包括凝血障碍和全身感染，可能禁忌使用区域麻醉。应建立预案防止分娩期间发生戒断症状。

- 可卡因滥用增加胎儿窘迫、胎盘早剥、早产、母体抽搐、严重高血压、心肌缺血和剖宫产的发生率，因此，也增加了需要紧急或急诊麻醉处理的可能性。还会增加母亲的心率、血压和心律不齐，最好使用多模式疗法或混合受体的抗高血压药。处理低血压最好使用直接作用的升压药物如去氧肾上腺素。滥用可卡因是否与血小板减少症有关尚存在争议。

- 长期滥用阿片会使镇痛药需求增加；然而，仅有少量证据支持鞘内注射阿片类药物时需调整剂量。使用很小剂量的阿片受体拮抗药或混合激动 / 拮抗药也会引起母亲和新生儿突发急性戒断症状。

第43章

孕期创伤：孕妇复苏、快速应答团队及方案

（Sally Radelat Raty，Kenneth L. Mattox，Uma Munnur，Andrew D. Miller 和 Mihaela Podovei 著，田　莉译，路志红　孙焱芜校）

一、引言

在美国，孕期创伤是孕妇及胎儿并发症和死亡的重要原因。机动车事故是造成损伤相关孕产妇死亡的首要原因，暴力和遇袭次之。创伤与妊娠早期流产、早产、胎盘早剥、子宫破裂以及死胎相关。我们的最终目标是为母亲和胎儿提供最有利的管理，进行诊断检查，并制定兼顾两者的治疗方案。通常，优化对母亲的管理可以改善胎儿的健康和生存率，但当对母亲有利的管理与对胎儿有利的管理相冲突的时候，应优先考虑母亲的利益。

二、流行病学

在美国，估计有 5%~8% 的妇女经历过孕期创伤。创伤是孕妇非产科死亡的首要原因，而且 20% 的受创妇女需急诊手术。世界卫生组织按照国家收入统计报告了育龄期妇女的十大首要死亡原因。在低收入国家，HIV/AIDS(第 1 位原因) 和孕妇健康状况（第 2 位原因）造成的死亡人数占该年龄组死亡人数的41.8%。创伤相关损伤包括火灾（第 5 位）、自残（第 6 位) 和交通事故（第 8 位），均位于育龄期妇女的十大首要死亡原因之列，造成的死亡人数总计占该年龄组死亡人数的 9.4%。在中等收入国家，创伤相关损伤包括交通事故（第 1 位）、自残（第 2 位）和暴

力（第 7 位），造成的死亡人数总共占该年龄段死亡人数的 22.9%。妊娠本身不降低孕妇的生存率，创伤后的孕妇生存率更多的是与整体损伤程度相关。创伤的入院率随孕期而升高，8% 发生于孕早期，40% 在孕中期，52% 的在孕晚期。创伤造成了 0.3%~0.4%的孕妇入院。尽管大部分的孕期创伤患者能够在家中继续妊娠，但她们中的 38% 仍需住院至分娩。

造成孕妇创伤的主要危险因素包括：年龄 < 25 岁、非裔或西班牙裔美国人、饮酒和使用违禁药物、家庭暴力、不当的安全带使用、低的社会经济地位。在孕妇创伤病例中，约 20% 都与药物和酒精有关。对处于怀孕期间的高危妇女，有关违禁药物使用和饮酒的教育可以预防孕妇创伤。恰当的安全带使用也在预防损伤中起到重要作用。美国妇产科医师协会和国家公路交通安全局推荐妇女在机动车中时采用三点限制性安全带系统，即安全带的环形部分应环绕腹部凸出部之下，并贴身地跨过大腿的最高部分，而肩带则应放置于子宫侧的乳房和锁骨中段之间（绝不可直接穿过凸起的腹部）。

三、孕妇损伤

Connolly 和同事们发现机动车事故是造成孕妇损伤的最常见的原因，导致了 55% 的损伤，而紧随其后的则是跌落伤（22%）、遇袭（22%）和烧伤〔(1%)

表 43-1]。年轻孕妇比年长者受伤的风险更高。头部损伤和失血性休克是造成孕妇创伤后死亡的主要原因。

表 43-1 孕妇创伤的原因

机动车事故

暴力和遇袭

枪击

刺伤

勒伤

跌落伤

自杀

烧伤

斜 30°。

表 43-2 孕周和子宫位置

孕周（周）	子宫顶部的位置
8	刚刚高出耻骨
12	耻骨和脐中间
16	耻骨和脐间 2/3 处
20	平脐
26	刚刚高出脐部
32	脐和剑突中间
36	脐和剑突间 3/4 处
40	近剑突处

（改编自 Mattox KL, Goetzl L. Trauma in pregnancy. Crit Care Med, 2005,33:S385–S389.）

四、胎儿损伤

机动车事故是造成孕妇创伤相关胎儿死亡的首要原因，导致了 82% 的死亡，继之以火器伤（6%）和跌落伤（3%）。孕妇死亡造成了 11% 的胎儿死亡。孕早期流产并不继发于直接的子宫创伤，但通常由孕妇低血压和子宫低灌注所造成。优化孕妇管理是优化胎儿生存率的最佳策略。在孕早期，救胎儿的唯一方法就是救孕妇。

五、院前管理

妊娠是任何孕龄女性创伤患者都需要考虑的问题。如果可能，在初始评估的时候就应该获取一份简明的产科病史记录。

若病史记录显示患者已 18~20 周孕龄，在平卧位的状态下应保持子宫左侧移位。如果没能获得产科病史记录，但患者表现出了明显的妊娠体征，孕周已经足够的话也应考虑其为孕妇。下面的表格列出了子宫大小和孕周的关系（表 43-2）。

如果创伤患者怀孕了，针对其的高级创伤生命支持（advanced trauma life support，ATLS）和院前管理指南应与非妊娠患者的相似。应该优先稳定母亲。在照顾母亲的时候，有几个与妊娠相关的要点需要格外注意。

1. 采用侧卧位或保持子宫左侧移位的平卧位。如果怀疑有脊柱损伤，应将患者置于硬板上并整体倾

■ 基本原理：自 18~20 周始，平卧位下子宫会压迫主动脉腔静脉，降低心脏的前负荷，进而有可能造成心排血量的降低。

2. 开始补充氧气。尽早考虑保护气道。在保护气道时需考虑到尽早插管的需要，以应对概率增高的困难气道。

■ 基本原理：妊娠期间的氧耗会比未怀孕时增加 40%。此外，孕妇的氧储备会降低［功能残气量（functional residual capacity，FRC）降低、潮气量及分钟通气量升高，而且闭合容积会比 FRC 更高］。体重增长、水肿、气道黏膜充血及黏膜脆性增加均极有可能使气道插管变得更加困难。孕妇缺氧可造成胎儿缺氧和酸中毒。

3. 在横膈以上水平开放两路大孔径的静脉通路。

■ 基本原理：在孕晚期，主动脉腔静脉压迫造成了平卧位时心排血量下降 30%。腔静脉压迫减少至心脏的静脉回流，并增加下肢的静脉压，造成盆腔或下肢创伤时失血增加。在改善心排血量及维持孕妇血流动力学稳定时，横膈以下的液体复苏可能不如横膈以上的静脉输液那样有效。

4. 评估和处理低血压。如果需要输液，但来不及进行交叉配型结果或获得特定血型的血液，O 型阴性浓缩红细胞（packed red blood cells，PRBCs）是合理的选择。

■ 基本原理：怀孕时，心率会加快 10~15/min 而且血压会降低 0.67~1.3kPa（5~10 mmHg）。任何显著的心动过速或低血压均不应被视为妊娠的正常生理性

改变。由于缺乏自主调控，子宫对于孕妇的血压改变会十分敏感，而且胎儿的健康有赖于充足的子宫血流。

5. 如果必须使用胸腔引流管，其置入点需比非怀孕创伤患者高出一个或者两个肋间隙。

■ 基本原理：自孕中期起，子宫已成为一个腹腔器官，同时腹内容物和横隔均会上移。由于横膈的上升，要求在胸腔引流置管时对穿刺点进行调整，以避免置管时损伤腹部。

6. 考虑对下肢创伤患者使用军用抗休克裤（military anti-shock trousers，MAST）/ 气动抗休克外套，但禁忌对腹部充气。

7. 即便损伤没有表现出明显的严重性，也应尽快将孕晚期患者送至创伤中心。

■ 基本原理：怀孕时缺乏腹部压痛或其他"经典"腹部体征并不能排除腹部创伤。一份对 203 名创伤患者（均为人际暴力的受害者）的回顾性调查研究显示，8 名胎儿死亡的病例中有 5 名在发生时没有出现明显的孕妇损伤。其他研究也报道了母体轻度损伤但胎儿死亡的病例。孕晚期的创伤性损伤是需要在创伤中心进行特别护理的独立危险因素。

六、在急诊科（emergency department，ED）的管理

1. 初级评估

急症室使用的针对创伤孕妇的基本检查应该与非孕妇的相似。在继续院前管理的各项措施时（子宫的左侧移位、补充氧气及建立静脉通路），应花 30~60s 的时间展开初级评估，包括对气道、呼吸、循环和神经功能（包括格拉斯哥昏迷评分）的检查和评估。如果颈椎已经固定的话，应确保颈椎在整个初级和次级评估中维持稳定。除了那些对创伤患者常见的鉴别诊断之外，怀孕创伤患者可有子痫前期、子痫、胎盘早剥或者子宫破裂。

2. 次级评估

应为全面的、从头到足的视诊、触诊和听诊，且应着重注意损伤的机制、使用的武器（如果有）、酒精或药物的涉及，以及安全带的使用。首要的工作是获取一份详细的既往史、手术史和孕产史，特别是胎儿孕周的确定。关于对孕周超过 20 周的创伤患者的

临床评估流程，见图 43-1。

一旦患者到达急诊科，应立即进行产科会诊及胎儿监护。除标准的监护和复苏步骤之外，阴道检查、胎心率监护和产科超声也是必要的；阴道出血与胎盘早剥及流产高度相关。留置导尿可以监测尿量和液体复苏效果，并可显示是否有血尿。在即将发生孕妇心血管性虚脱时，胎心监护比孕妇脉搏和血压能更早地预警。因此，胎儿监护对于母亲和胎儿而言都是重要的检测健康状态的手段。正常的胎心率在 120~160 /min。胎儿受损害的体征包括心动过速、心动过缓、变异性缺失及反复减速。

在大部分孕期钝性腹部创伤的报告中，超过 70% 的流产是由胎盘早剥导致的。其他不常见的流产原因包括胎儿 - 母体出血和直接的胎儿损伤。为建立筛查工具和制定针对早期检测胎盘早剥的流程，已进行了相当多的工作。频繁子宫活动的存在是早剥最敏感的预测指标。在一项研究中，所有发展为早剥的患者在监护最初的 4h 内均有不低于每小时 8 次的宫缩。

连续胎儿电子监护是目前孕妇创伤后的标准管理。如果孕周 > 24 周（可进行的妊娠），应在孕妇损伤后立即进行胎儿监护。监护的时间取决于具体的病例情况以及本单位常规，但是大体上对于非致命性的创伤而言，应至少持续 4~6h，最多 24h。4h 监护由 Pearlman 等提出，他们成功地通过记录最初 4h 的子宫活动规律而确定了所有发展为早剥的患者。Pearlman 建议对伴有持续宫缩（每小时 4 次或更多）、羊膜破裂、阴道出血、严重孕妇损伤，或胎儿心动过速、晚期减速或在无应激测试中无反应的患者继续进行监护。如果出现胎儿心动过速或者无应激测试中无反应，监护将继续 24h。有专家推荐对高危型机制造成的损伤［如被抛出、缺乏束缚、行人碰撞、遇袭、损伤严重度评分（injury severity score，ISS）> 9 分］。关于孕妇创伤后的推荐观察步骤，见图 43-2 的流程图。

作为一个解剖学的评分系统，ISS 可为伴有多处损伤的患者提供一个总体评分。分别计算 6 个身体区域（头、面、胸、腹、四肢，包括盆骨及体表）的得分。每种损伤都将被分配在这 6 种身体区域之内，并将获得一个相应的简明损伤定级评分（abbreviated injury score，AIS）。AIS 的评分从 0（无损伤）~6 分（无存活可能的单个器官损伤），并以"对生命的威胁"程度来评分。对于每个区域而言，仅使用最高的 AIS 得分。对 3 个损伤最严重区域的评分进行平方然后相

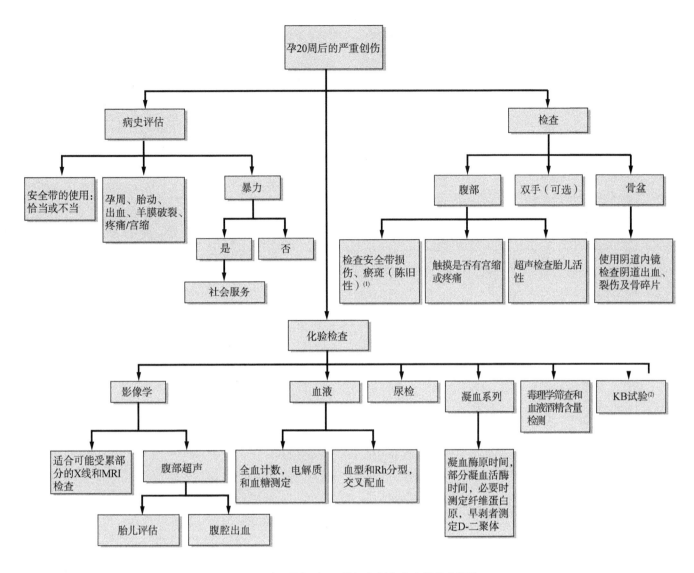

图 43–1　对孕周超过 20 周怀孕创伤患者的临床评估

（1）陈旧性瘀斑提示有家庭暴力；（2）检出母婴出血和可以计算 Rh 阴性女性所需免疫球蛋白 (RhoGAM,Ortho-Clinical Diagnostics, Inc.,
Rochester, NY) 剂量（300μg 免疫球蛋白可覆盖 15ml 的红细胞出血）

［经许可转载自 Brown H. Trauma in pregnancy. Obstet Gynecol, 2009,114(1):147-160.］

加得到最终的 ISS 评分。

　　ISS 评分的范围为 0~75 分。如果有一处损伤的
AIS 评分为 6 分（无存活可能的单个器官损伤），那
么 ISS 评分则自动被评为 75 分。ISS 评分几乎是唯
一一种被使用的解剖学评分系统，而且与死亡率、并
发症发生率、住院时间和其他对严重程度的评估呈线
性相关（表 43-3）。该系统的缺点在于任何 AIS 得
分的误差将增加 ISS 评分的误差。很多不同的损伤类
型可以得出一样的 ISS 评分，而且没有对不同身体区
域的损伤进行加权。同时，由于在充分的调查之前，
无法对患者的损伤进行全面的描述，ISS(以及其他的
解剖学评分系统) 不能作为一种分诊工具。

表 43-3　ISS 和损伤严重度

ISS 得分	损伤等级
1~9	轻度损伤
10~15	中度损伤
16~24	中 / 重度损伤
≥25	重度损伤

　　最初的检验报告应该包括全血计数（complete
blood count，CBC）、凝血检查［凝血酶原时间
（prothrombin time，PT）、活化部分凝血活酶时间
（partial thromboplastin time，PTT）、国际标准化比
值（international normalization ratio，INR）和纤维蛋

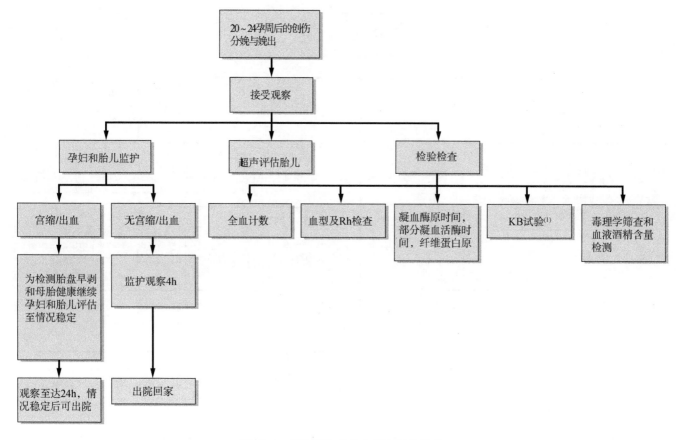

图 43-2　母体创伤后的分娩和娩出观察

(1) 检出母婴出血和可以计算 Rh 阴性女性所需免疫球蛋白

（RhoGAM,Ortho-Clinical Diagnostics, Inc.,Rochester, NY) 剂量（300μg 免疫球蛋白可覆盖 15ml 的红细胞出血）

［经许可转载自 Brown H. Trauma in pregnancy. Obstet Gynecol, 2009,114(1):147-160.］

白原］、电解质和尿液分析。在明显的创伤之后，可进行动脉血气（arterial blood gasses，ABGs）检查，包括对血清碳酸氢盐或血清乳酸的测量。若孕期创伤和药物滥用高度相关，则应进行毒理学检测。向血库送呈一份血液标本进行血型和配型检查，因为快速确定血型、Rh 状况以及抗体的状况是十分重要的。

Kleihauer–Betke（KB）试验可检测进入孕妇循环的胎儿血红蛋白的含量（提示胎母输血综合征），因而应该对每一位孕妇进行该项检查。KB 试验特别适合用于 Rh 阴性的母亲，但可能在所有孕妇均相关。该试验可用于确定对 Rh 免疫球蛋白的需要，以及识别少数免疫球蛋白补充不足的患者。KB 试验阳性可以预示独立于 Rh 状况的更高可能性的早产，而且也可提示需要更长时间的胎儿监护。一项研究表明，阳性结果的产妇流产率更高。

创伤重点腹部超声评估（focused Abdominal ultrasonography for trauma，FAST）对于孕妇的腹水有 80%~85% 的敏感性和 98%~100% 的特异性。该法操作安全迅速，而且应该是腹部创伤的一线诊断检查。大部分病例均使用 CT 检查来进一步评估孕妇在钝性创伤之后的情况。即便如此，也应对每一个怀孕的创伤患者进行快速胎儿检测，检查胎心率、胎盘位置和有无异常。随着床旁超声和快速 CT 检查的出现，诊断性腹腔冲洗术（diagnostic peritoneal lavage，DPL）已不再常规用于评估创伤性损伤患者。如果在妊娠期进行 DPL 检查，应使用开放技术通过脐上入路完成。

同非怀孕创伤患者一样的其他诊断检查资料，包括颈椎、胸、腹和盆腔影像，也应一并获取。在任何影像学检查过程中，应尽可能遮挡子宫以最大程度地减少辐射暴露。2010 年，美国东部创伤外科协会（Eastern Association for the Surgery of Trauma，EAST）出版了针对孕妇损伤诊断和管理的操作指南。他们的推荐是循证的，使用了一种证据等级体系：一级，随机对照试验（无）；二级，前瞻性收集及回顾性分析的资料，即队列研究、观察性研究和病例对照研究；三级，回顾性收集及分析的资料，即病例研究和综述，以及专家意见。指南如下。

一级

没有一级的证据。

二级

（1）所有有创伤的且孕周超过 20 周的孕妇必须接受不短于 6h 的胎心分娩力描记监护。如出现宫缩、不安全的胎心率模式、阴道出血、显著的子宫疼痛或激惹、严重的孕妇损伤，或羊膜破裂，则应继续监护并做进一步评估。

（2）应该对所有孕周超过 12 周的患者开展 KB 试验。

三级

（1）对胎儿而言最好的初始治疗就是为母亲提供最优的复苏手段，以及尽早评估胎儿。

（2）所有明显创伤的孕龄女性患者均应检查其 β-HCG 的含量，且在拍 X 线片的时候进行遮蔽。

（3）不应因担心高剂量电离辐射暴露可能有影响就阻止孕妇接受诊断性 X 线的检查。怀孕期间，应尽可能考虑进行其他不涉及电离辐射的检查手段，以替代 X 线检查。

（4）低于 5 个辐射吸收剂量（rad）的暴露不会增加胎儿畸形或流产的概率，因此，在整个孕期的任何一个时间点，这样的检查都是安全的。

（5）超声和磁共振影像检查不会对胎儿产生任何已知的不利的影响。然而，除非有更多的资料，否则不建议在孕早期使用磁共振检查。

（6）当进行了多次诊断性 X 线片时，应考虑放射科医师会诊以计算评估胎儿的暴露剂量。

（7）对于任何孕周超过 24 周的垂危孕妇，应进行濒死剖宫产。

（8）濒死剖宫产应在孕妇死亡后的 20min 内完成，但最好应在孕妇停止心跳后的 4min 内完成。胎儿的神经功能预后与孕妇死亡后的分娩用时相关。

（9）建议将产妇保持在向左倾斜 15° 的体位，以使子宫不压迫腔静脉，预防仰卧位低血压综合征。

（10）所有的孕妇创伤病例均需进行产科会诊。

七、妊娠对于诊断检查的影响

1. 影像学

对于受伤的患者，无论怀孕与否，其影像学检查

的适应证都是相似的。妊娠的生理学改变对结果有影响，在读片的时候应该加以考虑。

妊娠时的电离辐射暴露：在进行影像学检查的时候，胎儿大概会接受总辐射剂量的 30%，因此，应可能进行遮挡。考虑到胚胎和胎儿的辐射暴露，ACOG 为妊娠期的诊断性影像学检查出版了一份委员会意见，指出"进行单纯的诊断性 X 线检查不会导致足以威胁到正在发育中的前胚胎、胚胎或者胎儿的辐射暴露，不是治疗性流产的适应证。当需在妊娠期进行多次的诊断性 X 线检查时，应考虑使用不涉及电离辐射的影像学方法，如超声和磁共振检查"。

胎儿在器官发生期间（受精后 2~7 周）及胎儿期（受精后 8~15 周）对电离辐射暴露最为敏感。对于低于 0.05Gy（5 rad）的暴露量，没有在妊娠期的任何时期检测到非致癌性健康效应。在更高剂量的暴露下，可能会发生自然流产、生长抑制和智力迟钝。比如，0.15Gy（15 rad）的暴露可造成 6% 的智力迟钝、3% 的儿童期癌症和 15% 的小头畸形。表 43-4 详细列出了剂量相关非致癌性健康效应。

电离辐射的暴露增加儿童期癌症的概率，且与剂量无关。0.01~0.02Gy（1~2 rad）胎儿暴露下的白血病的发病率是其自然发病率的 1.5~2 倍，平均每 2000 个暴露于电离辐射中的儿童就有 1 个会患白血病，而其背景发生率为每 3000 人 1 个。ACOG 认为辐射所致的癌症发生率不大可能超出 1/1000 每拉德（rad），而且不应该仅因为有治疗性辐射暴露就推荐进行治疗性流产。为了更好地了解辐射暴露的剂量，有一点需要认识清楚，那就是 0.01Gy（1 rad）与一个母亲在接受了 100 次胸部 X 线检查或 1 次腹部 CT 后的暴露剂量相当。表 43-5 为胎儿在一般影像学检查时所受的暴露剂量。

当分析一名孕妇的影像学资料时，应考虑孕周的影响，而且某些结果对于妊娠而言是正常的。比方说，一张正常的孕妇的胸部 X 线片应该包括轻度的心脏扩张、增宽的纵隔、增大的前后径，以及突出的肺部血管。一张正常的盆腔 X 线片可显示增宽的骶髂关节和耻骨联合。

2. 超声

在 40 年的临床应用中，超声没有表现出对胎儿或母亲健康的明显威胁。使用现代的扫描技术，即便是在较长的检查过程中，组织温度的升高也不会超过

表 43-4 辐射剂量及其对发育中胎儿的影响

紧急辐射剂量	受精后 2 周	受精后 2~7 周	受精后 8~15 周	受精后 16~25 周	受精后 26~38 周
< 5 rad	没有检测到非致癌性健康效应				
5~50 rad	着床失败率会轻微上升，但存活的胚胎不会有实质性的非致癌性健康效应	严重畸形的发生率轻度上升；可能有生长受限	可能出现生长受限；可能出现智力减退（≤15 分）；出现严重的智力迟缓的概率≤20%	不可能出现非致癌性健康效应	
> 50 rad	着床失败率可能非常的高，但存活的胚胎不会有实质性的非致癌性健康效应	流产概率可能上升；有出现严重畸形（神经和运动系统缺陷）的显著风险；可能有生长受限	流产概率很可能会升高；可能有生长受限；智力减退（>15 分）；出现严重的智力迟顿的概率>20%；严重畸形的发生率很可能升高	流产概率会增加；可能出现生长抑制、智能减退和严重的智力迟钝；重大畸形的出现概率增加	流产和新生儿死亡的发生率均会增加

［改编自 Williams PM, Fletcher S. Health effects of prenatal radiation exposure. Am Fam Physician, 2010,82(5):488–493. URL: www.aafp.org/afp. Last accessed January 2011.］

1rad=0.01Gy

表 43-5 常规放射性检查中的胎儿辐射暴露量

检　查	胎儿暴露量（rad）
X 线	
胸部	< 0.01
腹部	0.1~0.3
静脉肾盂造影术	0.358~1.398
髋关节和股骨	0.051~0.37
钡灌肠	0.7~3.986
腰椎	0.346~0.62
骨盆	0.04~0.238
CT	
胸部 CT 扫描	0.1~0.45
头部 CT 扫描	< 0.05
腹部 CT 扫描（10 个层面）	0.24~2.6
腰椎 CT 扫描	3.5
盆骨 CT 扫描	0.73~4.6

［改编自 Williams PM, Fletcher S. Health effects of prenatal radiation exposure. Am Fam Physician，2010, 82(5):488–493. URL: www.aafp.org/afp. Last accessed January 2011.］

0.5℃，因而也不会对胎儿带来明显的不良影响。

3. 检验

妊娠导致即便不是全部也是大部分的器官系统出现了显著的生理性适应，而化验结果可以反映这些适应性改变。孕妇的正常化验值与非孕妇有很大的不同。对于一个孕妇而言，当她的检验值跌到对于非孕妇而言是正常的范围的时候，实际上她的情况已经十分糟糕了。举个例子，非怀孕者的正常 $PaCO_2$ 值为 5.3kPa(40 mmHg)，正常的肌酐值为 97μmol/L（1.1 mg/dl），但这些值对于孕妇而言却是异常的。表 43-6 列出了一般检验结果的孕妇正常值。

八、创伤造成的妊娠改变

对于创伤性损伤的孕妇而言，妊娠的生理性和解剖性改变均可影响评估和管理的策略。在评估和治疗受伤的孕妇的整个过程中，应尽最大的努力避免怀孕子宫对主动脉腔静脉的压迫。在患者右侧髋部下放置一个 30° 的楔形物，或如果患者已被安全地安置在挡板上，则应将整个挡板向左侧倾斜 30°，这样可以有效地缓解压迫，恢复回流至心脏的前负荷。

1. 气道和肺部改变

与非孕妇相比，孕妇气道充血和水肿状况通常更加明显，而且她们出现插管困难的概率要高出 10 倍。钝性创伤和跌落伤患者常需使用颈托，这增加了气道管理的难度，尤其对于那些需要急诊手术治疗的患者而言更是如此。如果在插管前可以确认颈椎安全，那么应该将颈托摘掉以利于插管。通常，这是不可能的，而且插管必须在保持头部和颈椎体固定的情况下进行。无论颈托是否存在，麻醉师均要为每一个怀孕

表 43-6 妊娠检验值的正常范围

血液学	非怀孕成年人	孕早期	孕中期	孕晚期
血红蛋白（g/dl）	12~15.8	11.6~13.9	9.7~14.8	9.5~15.0
血细胞比容（%）	35.4~44.4	31.0~41.0	30.0~39.0	28.0~40
血小板（×10⁹/L）	165~415	174~391	155~409	146~429
WBC(×10³/mm³)	3.5~9.1	5.7~13.6	5.6~14.8	5.9~16.9
凝血				
纤维蛋白原（mg/dl）	233~496	244~510	291~538	373~619
部分凝血活酶时间（s）	26.3~39.4	24.3~38.9	24.2~38.1	24.7~35.0
凝血酶时间 (s)	12.7~15.4	9.7~13.5	9.5~13.4	9.6~12.9
化学				
白蛋白（g/dl）	4.1~5.3	3.1~5.1	2.6~4.5	2.3~4.2
离子间隙（mmol/L）	7~16	13~17	12~16	12~16
碳酸氢盐（mmol/L）	22~30	20~24	20~24	20~24
尿素氮（mg/dl）	7~20	7~12	3~13	3~11
血肌酐（mg/dl）	0.5~0.9（女性）	0.4~0.7	0.4~0.8	0.4~0.9
血气				
pH	7.38~7.42（动脉）	7.36~7.52（静脉）	7.40~7.52（静脉）	7.41~7.53（静脉）
PaO₂(mm Hg)	90~100	93~100	90~98	92~107
PaCO₂(mm Hg)	38~42	没有报道	没有报道	25~33
碳酸氢盐（HCO₃⁻）(mEq/L)	22~26	没有报道	没有报道	16~22

〔数据引自 Abbassi-Ghanavati M, Greer LG, Cunningham FG. Pregnancy and laboratory studies: a reference table for clinicians. Obstet Gynecol,2009,114(6):1326–1331.〕

的患者做好可能出现插管困难的准备。在尝试任何气道干预之前，包括视频辅助设备和气管插管型喉罩通气道在内的气道保护装置均必须被放置于一臂以内的区域。经口途径的气道保护优于经鼻途径的气道保护，因为由于鼻腔黏膜充血，小的损伤就可能造成出血和鼻出血。孕妇潮气量的增加很大程度上造成了分钟通气量增加 50%。与此同时，增大的妊娠腹部造成了 FRC 降低 20%。这两种生理性的肺部改变让孕妇尤其容易发生低氧血症。任何因素造成的分钟通气量降低均会使孕妇出现显著的低氧血症。考虑到孕妇普遍存在的气道水肿、增高的插管困难发生率及有限的呼吸储备，慎重起见，应尽早插管而不是延迟插管。即使是短期的孕妇低氧血症亦可导致胎儿酸中毒和低氧血症，造成直接的胎儿窘迫。过度通气和碱中毒可造成子宫血管收缩和氧离曲线的左移，导致运至胎儿的氧含量减少。如果受伤孕妇的血流动力学稳定，而且气道检查结果不确定，那么清醒经口视频辅助或纤维支气管镜插管将是最安全的插管途径。孕期升高的

孕酮水平降低了胃食管连接处括约肌的张力，且使患者在麻醉诱导期间更容易发生误吸。考虑到误吸以及预防方案的相对安全性（一般多用雷尼替丁和甲氧氯普胺），在决定手术前就尽早给予抗酸药和促动力药也是合理的。插管后，应将 PaO₂ 和 PaCO₂ 保持在妊娠期的正常水平（表 43-6）。为调整通气，可能会频繁进行血气分析，因此，须考虑及早置入动脉导管。

2. 血液和心血管的改变

在怀孕期间，血浆容积和全血容积会分别上升 25%~40% 和 40%~50%。同时，红细胞量也会增长，但增长的幅度相对较小，因此孕期常见稀释性贫血。由于轻度心动过速和低血压可出现于非孕妇，且正常的未受伤的孕妇也可表现出中心静脉压的降低，因而这些经典的失血体征不能机械地套用在孕妇身上。正常的妊娠心电图改变可包括窦性心动过速、异位搏动、左轴偏移，以及 Ⅱ，Ⅲ（译者注：原文误为 Ⅱ）和 aVF 导联出现 T 波倒置或 T 波低平和 Q 波。在总共

失血 2~3L 之前，孕妇可不表现出经典的血容量减少的体征，所以创伤后即使血压正常也毫无意义。呼吸急促可能是血容量减少时最早出现的临床体征。必须通过检测血清碳酸氢盐或者血清乳酸盐水平的方式才能找到其他灌注不足的体征。正常妊娠的代谢性碱中毒就代表了对任何原因（内源性或外源性）造成的酸负荷的缓冲能力的降低。即使血红蛋白浓度轻度降低，孕妇耗氧量的增加将会使孕妇和胎儿都更有可能出现灌注不足。哪怕是轻度灌注不足造成的无氧代谢都可以导致孕妇出现酸血症。对液体治疗的生理性反应有助于确定受伤孕妇的血容量状况。快速补液后心率下降、血压上升或者尿量增多可被视作低血容量和（或）失血的体征。对于孕妇而言，创伤中心通常进行的所谓的"低压复苏"并不是一个合理的选择，因为流向子宫的血流无法自主调节，依赖于母亲的血压。然而即便孕妇血压保持不变，胎盘灌注仍可降低 20%。对于那些胎心率降低或缺乏每搏变异性、预示着孕妇和胎儿均受害的病例，胎儿监护可能是监护胎儿和孕妇健康的最佳途径之一。

整个妊娠期间，白细胞、纤维蛋白原以及因子 Ⅷ，Ⅸ 和 Ⅹ 都会增多，而纤溶酶原激活物（参与血凝块的分解）在循环中的水平会降低。这些凝血因素的改变不仅使孕妇更易发生血栓栓塞事件（这在创伤后制动时间延长的患者中出现的可能性更高），而且还让她们更易出现胎盘早剥后的弥散性血管内凝血。未受伤的健康的孕妇会出现因妊娠子宫压迫腔静脉所致的静脉淤滞，而且会因肝产生的更多的凝血因子而表现出高凝状态，这些满足了描述血栓事件危险因素的 Virchow 三联征中的两个要素。三联征中的第 3 个要素是血管损伤。可使用小剂量的肝素、弹力袜或序贯加压装置，以及早期下床活动或卧床期间理疗来降低血栓事件的风险。

3. 胃肠及腹部改变

孕妇的腹膜敏感度似乎有所降低，无论是否合并明显的腹部损伤，均可不表现出任何经典的腹膜刺激征（压痛、反跳痛和肌紧张）。包括超声和 CT 在内的其他的诊断检查可为腹腔损伤提供更加可靠的信息。在孕 12 周之前，子宫是一个盆腔器官，而且骨盆一定程度上可以使其免受创伤。在孕 12 周时，增大的子宫"脱离了"骨盆组织的保护，并成为一个腹腔器官，因此，它遭受钝性及穿刺创伤伤害的风险也

有所升高。随着子宫在整个怀孕过程中的不断增大，腹腔器官的逐渐上移改变了钝性创伤时的能量传导消耗，为贯通性创伤时的腹腔器官提供了相对的"保护"。孕妇的肠道损伤不如非孕妇那样常见。然而，枪伤所致的妊娠腹部损伤导致了 70% 的胎儿损伤和 4%~70% 的胎儿死亡。

假如必须对患者进行腹腔探查，那么手术团队不可因妊娠子宫而妨碍对所有腹腔器官和结构的全面检查。尽管如此，在开腹手术中或手术后都不能将剖腹探查作为剖宫产的一个绝对指征。可利用无菌包裹的超声探头在手术视野对胎儿健康进行定期地监控。包括估计胎心率在内的超声结果都应该被记录于麻醉记录中。对于超过 24 周的妊娠，应有产科小组待命，以便孕妇或胎儿情况恶化时立即施行剖宫产。

4. 肾和盆腔改变

随着子宫不断增大，膀胱被向前和略微向头侧推挤，使其更易受伤。此外，妊娠时增加的肾小球滤过率使得膀胱保持充盈，使其更易遭受包括破裂在内的损伤。正常妊娠造成的孕酮增加使耻骨联合及骶髂（sacroiliac，SI）关节变得松弛。在怀孕 7 个月的时候，影像学结果显示的耻骨联合以及 SI 关节的正常增大可与怀疑伴有腹膜后血肿的骨盆骨折和（或）骨盆分离相混淆。在非孕妇中，伴有腹膜后出血的骨盆骨折常在介入放射科施行栓塞治疗。然而，栓塞过程中广泛的辐射暴露使其不适用于孕妇，除非情况危重。

孕妇骨盆骨折造成的胎儿颅骨和头部创伤最常见于胎儿头部包裹于骨盆的病例，它们造成了将近 25% 的胎儿死亡率。创伤后的子宫破裂相对罕见，仅占孕期创伤不到 1%。然而，继发于创伤的子宫破裂可造成 10% 的孕妇死亡及将近 100% 的胎儿死亡。在检测到快速减速及直接压迫损伤之后，应该考虑创伤相关子宫破裂的可能。宫缩的停止、严重的腹痛或反跳痛、不对称的子宫、阴道出血和（或）通过腹壁即可触碰到胎儿的部分身体均应怀疑子宫破裂。

5. 中枢神经系统及颅内改变

子痫前期可造成神经衰弱性头痛、视物模糊、头晕及癫痫。视物模糊、头晕及癫痫可使罹患者更易遭受创伤，尤其是当她们驾驶机动车辆的时候。不仅如此，子痫前期相关的癫痫和意识丧失可与头部损伤的体征和症状类似。子痫前期可导致颅内出血和真正意

义上的神经外科急诊。妊娠导致垂体增大 35%。低血压可造成垂体缺血性损伤，进而造成垂体功能低下或席汉综合征。

九、复苏

复苏的目的在于控制出血和补充容量，以恢复重要器官及子宫的足够的灌注压和氧供，同时也在于防止和（或）治疗凝血障碍。对所有创伤患者都要尽早准备两个大孔径的静脉通路。考虑到妊娠子宫造成的主动脉腔静脉压迫及下肢至心脏血液回流的减少，上肢是建立静脉通道的最佳选择。然而，胸部损伤，尤其是贯通伤可阻断手臂和心脏间的血管，使得建立横膈膜水平下的静脉通路变得必要。可使用 MAST 为下肢加压以促使有效的血容量流向中央室。但是，对裤子的腹部部分充气是孕妇的禁忌证，因为子宫一旦遭受极度压力可造成胎盘血供的损害。预热液体、主动液体加热器、加压气体体温加热器、温暖的手术室、最低可接受量的新鲜气流，以及除手术区域以外对所有暴露区域使用保温毯，均是十分重要的防止出现体温过低的手段。体温过低的不良影响包括氧耗增多，氧离曲线左移、氧供受损以及某些药物的代谢延迟。考虑到孕妇常有水肿形成，血管内补液时选用胶体而非晶体可能更好。然而，如果体液已经耗尽，复苏必须包含适量的晶体。不建议将生理盐水作为复苏液体，因为大量输注后可出现高氯代谢性酸中毒。

救助重伤的非孕妇时，常会使用血管加压药。然而，对于孕妇而言，血容量补充而不是使用血管加压药是一种更好的维持血压及改善心脏输出的方式。尽管肾上腺素和去甲肾上腺素在恢复孕妇血压时常常有效，但它们均可损害子宫血流，因此应尽可能避免使用。麻黄碱和多巴胺 [5 μg/(kg·min)] 改善孕妇的血流动力学状态，同时保证子宫的供血。

大量输血常被定义为 24h 内输入 > 10U 的 PRBCs，尽管也有一些不同的定义。对于非孕妇而言，实施大量输血即意味着系统性补充包括 PRBCs、新鲜冷冻血浆（fresh frozen plasma，FFP）、血小板和纤维蛋白原在内的血液制品。目前推荐的大量输血情况包括保持输血 FFP : PRBCs 比率为 1 : 1.5，血小板计数 > 100 × 10⁹/L，以及纤维蛋白原水平 > 1.5 g/L。大量输血复苏期间预定抽取的血液成分检验应包括血红蛋白、PT、aPTT、INR，纤维蛋白原、D- 二聚体和 CBC。目前对于创伤，尚不建议使用重组活化因子Ⅶ（recombinant activated factorⅦ，rFⅦa），除非其他常规的治疗凝血障碍的方法全部失败。据估计，继发于使用 rFⅦa 的动脉血栓事件的发生率在 1 : 10 和 1 : 100 之间。考虑孕妇有发生血栓事件的可能，在处理创伤时应最好避免使用 rFⅦa。

十、烧伤

1. 接触性烧伤

烧伤罕见于孕妇，其死亡与烧伤的体表面积、深度、类型和部位直接相关。考虑到孕妇已存在气道水肿，因此，对于那些有气道烧伤体征（鼻孔及口唇处有煤灰、烧损的鼻毛、嘶哑及喘鸣）的患者，及早进行气管插管较为稳妥。应使用 Parkland 公式计算补液量（如体表烧伤面积百分数乘以患者的千克体重乘以 4 ml）。所得的数值即为首个 24h 所需补充的晶体量，这些晶体中的一半须在头 8h 内补充完，剩下的那一半要在接下来的 16h 内补完。烧伤致使前列腺素释放增多，进而可促使早产宫缩的出现。在血流动力学稳定的烧伤患者中，1 个疗程的宫缩抑制药即可抵消前列腺素释放增多造成的影响。应持续性检测碳氧合血红蛋白的水平，以确定氧疗的效果。碳氧合血红蛋白的确可穿过胎盘，并使胎儿出现碳氧合血红蛋白血症。高压氧疗（hyperbaric oxygen，HBO）对于有广泛烧伤和（或）碳氧合血红蛋白水平升高的患者而言是一个合理的选择。尚没有研究 HBO 在孕妇中使用的安全性和（或）危险性的报道。但是，Elkharrat 等在一项评估 HBO 耐受性的前瞻性研究中分析了 44 名一氧化碳中毒的怀孕女性。他们的患者接受了 2h 2 个大气压下的 HBO，笔者发现，他们的 HBO 剂量和时长对于孕妇及其胎儿而言是安全的，而且当出现一氧化碳中毒时，必须使用 HBO。

2. 电灼伤

可造成皮肤及深部组织的电热性损伤、衣服或周围结构着火后的火焰烧伤、心脏损伤、包括心搏骤停在内的心律失常及呼吸骤停。手 - 手间传递的电流很少会传递到子宫。而手 - 足间传递的电流会通过子宫，对于胎儿而言几乎总是致命的。

十一、孕妇心搏骤停的处理

孕妇复苏是最有效的胎儿复苏手段。如果孕妇身处医疗中心，为最大程度地减少心搏骤停和后续分娩之间的时间间隔，以期在创伤的情况下也能获得最佳的孕妇及胎儿预后，医疗小组的快速应对是必需的。如果孕妇出现了心搏骤停，为优化循环状况，立即的复苏措施应该包括胸部按压、呼叫帮助，以及建立氧疗、通气和血管通路。最后，在进行剖宫产之前，需考虑一个重要的因素：胎龄。

晚期孕妇的心肺复苏（cardiopulmonary resuscitation，CPR）原则应遵循美国心脏协会（American Heart Association，AHA）高级生命支持（advanced cardiac life support，ACLS）的推荐意见（图 43-3）。妊娠期 CPR 时，应遵循 2010 年修订的 AHA 指南，做出调整以适应前述的妊娠期解剖学和生理学的改变。主要的调整如下：①及时气道管理；②特别注意子宫的左倾位移，以及避免主动脉腔静脉压迫；③在左侧倾斜体位下行胸部按压最佳；④警惕碳酸氢钠的使用；⑤查找诸如镁中毒之类的可逆性原因；⑥及早考虑濒死剖宫产，以实现母亲及婴儿 CPR 和生存的优化。

患者体位已成为一个重要的改善 CPR 质量及实

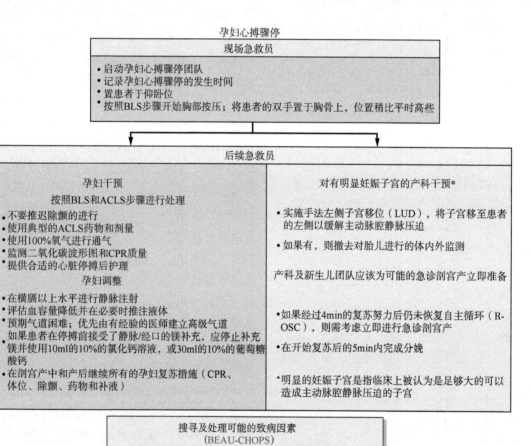

图 43-3　孕妇心搏骤停的处理流程

（源自 2010 年美国心脏协会指南）

［经许可转载自 Vanden Hoek TL, Morrison LJ, Shuster M, et al. Part 12: Cardiac arrest in special situations: 2010 American Heart Association guidelines for cardiopulmonary resuscitation and emergency cardiovascular care. Circulation，2010，122(18):S829–S861.］

际按压力的策略。妊娠的子宫可以压迫下腔静脉、阻碍静脉回流，进而降低每搏输出量及心排血量。因此，为解除胸部按压时的主动脉腔静脉压迫，以及优化 CPR 质量，在开始按压时就应该使平卧位下的子宫左移。如果该努力没有成功，以下的几点可供参考：①在右髋部下使用沙袋；②保持身体呈楔形（使患者通过一个跪着的救助者弯曲的膝盖保持倾斜体位）；③使用 Cardiff 楔状物，即在复苏时使用的一个大型的楔形板。应警惕可能出现的颈部损伤，当患者侧身时尤其应注意稳定头颈部。为适应妊娠子宫造成的膈肌及腹腔内容物的上移，在实施胸部按压的时候，应该在胸骨上比通常建议的稍微上移。

处理妊娠心搏骤停时，对常用 ACLS 药物的使用不应有任何迟疑。AHA 指南指出，第一个到达现场的救助者应该在实施 CPR 前先给予患者一次自动体外除颤器（automated external defibrillator，AED）的电击。没有循证医学的数据能表明怀孕时的除颤要求是否有所改变。Nanson 和同事们检测了 45 名足月妊娠且接受除颤的妇女的经胸阻抗（transthoracic impedance，TTI）。在产后的 6~8 周，当妊娠的生理性改变不再影响产妇之后，他们对 45 名产妇中的 42 名进行了重复测量。足月时的 TTI 为 91.3，产后的 TTI 为 91.6，两者没有统计学差异。实施除颤时应该使用推荐的除颤能量。尚没有对胎儿产生不良影响的书面证据。电击之前应该撤除胎儿监护。药物的使用应该依照传统的 ACLS 指南。尽管血管升压药可减少子宫血流，但为最大程度地恢复自主循环，应按推荐的剂量使用血管升压药。

1. 濒死剖宫产

被定义为实施 CPR 之后的剖宫产。在孕妇停搏后 4min 内开始濒死剖宫产的建议由 Katz 和其同事于 1986 年提出。他们建议了从孕妇停搏到剖宫产开始之间的"4min 原则"，并要求 5min 内完成分娩。该途径的提出是基于这样一个假设，即主动脉腔静脉压迫致 CPR 在孕晚期失效，胎儿的预后，或许母亲的预后均可因及时的分娩而得到优化。清空子宫可使心脏输出提升 60%~80%，并可提高孕妇生存率。自最初的描述起，无数的研究报道均描述了孕妇在血流动力学崩溃乃至顽固性情况下出现的不可思议的反转。最初号召将即刻剖宫产作为一个重要的孕妇复苏手段的报道是有理论基础的，且基于一例病例报告。目前，

当宫内妊娠时间超过 24 周时，AHA 推荐停搏至分娩间的"5min 原则"。如果初始复苏对于怀孕期间的心搏骤停不奏效，在 5min 内分娩出胎儿对孕妇和胎儿的生存有利。

濒死剖宫产是一个具有挑战性的孕妇复苏的方法。遵循 AHA 的"5min 原则"意味着快速应答小组须迅速地评估患者、实施适当的复苏手段，并为迫近的分娩做准备。快速反应多学科团队必须充分了解并熟练掌握适用于孕妇的 CPR 技术。此外，当孕妇出现了心搏骤停，小组长必须马上考虑进行急诊剖宫术（剖宫产）的必要。在做出分娩婴儿的决定以后，一定要迅速行动。手术必须要由最有剖宫产经验的成员来完成。只有当胎儿在孕妇心搏骤停后 5min 内被娩出时，超过 24~25 孕周的婴儿的生存率才是最佳的。Katz 检索了 Medline，得出结论过去 20 年间的研究报道发现，这些资料远不能证明在孕妇出现心搏骤停 5min 内进行的濒死剖宫产可以改善孕妇和新生儿的预后。

进行濒死剖宫产的决定取决于胎儿的活力。濒死剖宫产后胎儿的生存率为：①70%，如果在 5min 内娩出；②13%，如果在 6~10min 娩出；③12%，如果在 11~13min 娩出。由于可以拯救胎儿，濒死剖宫产甚至被推荐用于怀孕的创伤患者。在一份病例报告中，一个 27 岁的多处贯通伤的临产妇在实施了 45min 的 CPR 后于急诊科接受了濒死剖宫产，其胎儿最终得以存活。在一些严重创伤的病例中，CPR 可因大量失血变得困难。即便在严重创伤的病例中，如果母亲被诊断出情况很差，且胎儿胎龄超过 24 周，那么应考虑立即进行分娩。

2. 复苏后的处理

几乎没有专门针对心搏骤停心肺脑复苏（cardiopulmonary–cerebral resuscitation，CPCR）后的支持医疗开展的随机对照临床试验。复苏后管理的最初目标是：①优化心肺功能和全身尤其是大脑的灌注；②明确造成停搏的原因；③采取防止复发的手段；④采取可以改善远期神经功能完整性存活的措施。

心搏骤停后的治疗性低温被证实可以减少神经性损伤，以及增加神经功能完整性存活的可能。不幸的是，用于脑保护的治疗性低温不能用于孕妇。Rittenberger 和同事们描述了第一个用于孕妇停搏后的治疗性低温案例，该患者分娩成功，预后良好。笔

者推荐将治疗性低温用于心搏骤停后且自主循环恢复的孕妇。

十二、总结

为了获得最佳的母亲和婴儿预后，必须要有一个受训进行孕妇复苏的快速反应多学科团队。源自英国的产科急症与创伤管理（managing obstetric emergencies and trauma，MOET）课程提供了一个结构化的课程计划。在这些课程中，产科医师、麻醉医师和急诊科人员均可学习如何为创伤性损伤孕妇提供合适的和及时的医疗。必须遵守最新修订的ACLS指南以及与非孕妇相同的药物治疗。医院必须培养由产科、麻醉科、内科、外科及护理等学科的专家组成的多学科快速应答团队，这些专家必须熟悉在大部分最严苛的临床情况下对孕妇的管理。通过模拟和"虚拟"演练来培训团队整合，在安全环境下进行练习，使得团队将来处理创伤性损伤孕妇时能展现出最佳的表现。

要 点

■ 机动车事故是造成损伤相关孕妇死亡的首要原因，暴力和遇袭次之。

■ 为母亲提供最佳医疗可以促进胎儿的健康和生存率。

■ 妊娠本身不降低孕妇的生存率，但创伤后的孕妇生存率与总体的损伤程度相关。

■ 妊娠是任何孕龄女性创伤患者都需要考虑的问题。如果可能，在初次评估的时候就应该获取一份简明的产科病史记录。

■ 如果创伤患者怀孕了，针对其的高级创伤生命支持（ATLS）和院前管理指南应与非妊娠患者的相同。

■ 次级评估应该涵盖一个全面的、从头到足的视诊、触诊和听诊，且应该着重注意损伤的机制、使用的武器（如果有）、酒精或药物的涉及，以及安全带的使用。

■ 一旦患者到达ED，应立即进行产科会诊及胎儿监护。

■ 胎心监护能更早地预警即将发生的孕妇心血管性虚脱。

■ 频繁子宫活动的存在是胎盘早剥最敏感的预测指标。

■ 无论是怀孕的还是非怀孕的受伤患者，其影像学检查的适应证都是相似的。怀疑有腹腔内病变的孕妇应首先接受超声检查，因为超声不会使母亲或胎儿暴露于电离辐射。FAST对于孕妇的腹腔积液有80%~85%的敏感性和98%~100%的特异性。该法操作安全迅速，而且应该是腹部创伤的一线诊断检查方法。

■ 妊娠导致即便不是全部也是大部分的器官系统出现了显著的生理性适应，而化验结果可以反映这些适应性改变。

■ 复苏的目的在于控制出血和补充容量，以恢复重要器官及子宫的足够的灌注压和氧供，同时也在于防止和（或）治疗凝血障碍。孕妇复苏是最有效的胎儿复苏手段。如果孕妇身处医疗中心，为最大程度的减少心搏骤停和后续分娩之间的时间间隔，以期在创伤的情况下也能获得最佳的孕妇及胎儿预后，医疗团队的快速应答是必需的。针对孕妇CPR推荐的主要调整包括：①及时气道管理；②特别注意子宫的左侧位移，以及避免主动脉腔静脉压迫；③左倾体位下行胸部按压最佳；④慎用碳酸氢钠；⑤查找诸如镁中毒之类的可逆性原因；⑥及早考虑濒死剖宫产，以优化母亲及婴儿CPR和生存。

■ 对于濒死剖宫产，专家建议实施从孕妇停搏后到开始濒死剖宫产的"4min原则"，并在5min内完成胎儿的娩出。

■ 医院必须培养由产科、麻醉科、内科、外科及护理科等专家构成的多学科的快速应答团队，这些专家必须熟悉在大部分最严苛的临床情况下对孕妇的管理。

第十部分

母体安全、并发症与死亡率

第44章

产妇和新生儿安全中危机管理与模拟教学的应用

（Stephen D. Pratt 著，田　莉 译，孙焱芫　路志红 校）

一、引言

20世纪以来，医疗保健技术取得了飞速发展。像抗生素和疫苗等新药的研发改善了传染性疾病的防治，化疗及手术技术的进步使癌症变成一种可长期可存活的疾病，提倡公共卫生显著降低了吸烟、交通事故等可调节因素导致的死亡，分娩和麻醉导致的孕产妇死亡率也大大降低。然而，这些进步同样也增加了提供医疗服务的复杂性。20世纪末21世纪初始，医疗保健系统本身逐渐成为导致患者伤害甚至死亡的主要因素，对该系统安全性的关注与日俱增。由于抗生素的广泛使用，细菌毒力增加，造成医院获得性感染并成为伤害患者的主要原因。临床医师的差错成为院内死亡的首要因素，这使人们在明确关注医疗质量的同时强调患者的安全。产科和产科麻醉的实践业已成为改善患者安全的先导。

现在在美国，大多数临床医师都听说过医疗差错每年导致数以万计的患者死亡，数十万计的患者受伤害，同时还造成了高达数百亿美元的经济损失。专家建议医疗机构采用机组资源管理（crew resource management, CRM）中的团队合作的概念，并且使用模拟练习改善患者安全已被广泛推行。遗憾的是，在美国医学研究院（Institute of Medicine, IOM）推荐的10多年之后，这些变革并没有被很好地推行，医疗

差错所导致的不良事件依然常见。导致团队合作和模拟练习难以在医疗实践中实施的因素很多。Leape认为，医学行业存在一种与"相互指责"有关的特殊文化，这对推行团队合作十分不利；对CRM理解不足，或者不知道CRM成功运行需要什么条件才能发挥作用（关于CRM以及如何在临床环境下实施CRM会在本章后文中详细讨论）。航空和医学产业之间的固有差异也阻碍了CRM的推广，例如，驾驶舱机组人员通常被分配去驾驶一种类型的飞行器，并且可能只飞少量的路线；相反，医务人员，特别像产科这种涉及急诊医疗的领域，必须为所有到院患者提供医疗服务；机器（飞机）对设定参数的反应要比人（患者）稳定得多，而患者几乎对任何一种治疗都可能有其自我的、特异的反应。航空与医疗的行业文化是不同的，大多数飞行员主张相对平等的等级制度，这样能促进开放式的沟通和团队合作，医师们则不太赞成平等化；机组人员也比医务人员更理解情绪紧张、压力过大和疲劳对工作表现的负面影响。此外，不良事件或医疗差错的情绪影响的确对医务人员是灾难性的，但他们并不直接承受差错的影响所带来的后果；而现实是一名飞行员可能会因他（她）的失误付出生命，而这也充分说明为什么机组人员会不惜一切代价避免事故的发生。

二、产科学存在的问题

由于产房是唯一能够造成 200% 死亡率的医疗环境，这就使得团队协作的需求与实施，以及其他保障患者安全的方法成为产科学亟待解决的问题。医疗团队对孕产妇所做出的每一项行为，都可能对未出生小孩的安全护理产生影响。家人对婴儿的出生的期待，就如同对一场婚礼、毕业典礼或者其他人生转折的期待，是一种本质上个人且私密的经历，一个陌生医疗团队的加入并不在其计划之内。分娩通常发生在与外界隔离的私人产房，但这一过程的私密性部分却使医疗团队无法监督婴儿娩出的安全操作。这种情况与机组人员形成鲜明的对比，机组人员不仅毗邻而坐，并且随时接受地勤人员（空中管制）的监督。此外，和飞行员不同的是，负责接生的医师通常并不待在产房，产妇分娩过程的大部分时间，产科医师可能待在他 / 她的办公室里，而产科麻醉医师的职责是在手术室，可能到产房只是花几分钟进行硬膜外穿刺。当团队的主心骨都不在现场的情况下，团队协作显然难以实施。

尽管估计的由医疗差错导致的孕产妇和新生儿死亡或伤害的人数还没有达到一般医疗人群的水平，但已有证据表明，在产科和产科麻醉中出现的患者安全危机已经与其他医学领域相差无几。在美国，生产和分娩已经成为患者住院的首要因素，剖宫产也成了最为常见的手术，这些现象无疑将产妇和胎儿暴露于更高的医学差错风险中。据报道，9% 的产妇分娩后会出现母体或胎儿并发症，87% 的围生期不良事件可被预防，而造成这些不良事件的原因常是违反手术操作规则和人员不足。医疗不合格造成了约 50% 的产妇死亡，而医务人员间沟通和协作不畅则是低质量医疗的主要原因。高达 72% 的新生儿不良事件是由沟通不畅导致的。在提出诉讼的产科案件中，43% 涉及医务人员间的不良沟通和合作。产科麻醉，尤其是插管失败或插管误入食管，一直是产妇死亡的首要原因，而不良麻醉管理通常也间接性地导致了孕产妇转归不良。

即便没有出现并发症，医院提供的围生期管理通常也是不合格的。高达 85% 的子痫产妇没有接受标准的血压治疗，而这一数据可以通过更好的团队合作和更高的麻醉医师参与度而提高。同样，医师的产房交流也是不足的。Simpson 发现，在产妇分娩的整个过程，产科医师和产科护士之间仅有几分钟的交流时间。产科麻醉交接通常时间短，易被临床医疗工作打断，且缺乏规范性。在所有产科医疗事故索赔案件中，43% 的案件涉及医师之间交流不畅及管理协调不良。通过现场模拟子痫患者，Thompson 等发现，与产科人员的沟通不及时是一个经常出现的问题。Daniels 等同样发现，在模拟紧急接生时，产科工作人员与儿科团队之间的沟通也非常之少。在产妇心跳呼吸骤停事件中，63% 的产科医师寻求了儿科医师的帮助，但仅有 10% 的产科医师在儿科医师到达产房时提供了有帮助的信息。由此看来，产科医务人员通常并不关注患者的安全措施。而更能说明问题的是，很多产科医务人员本身对于自己医院的安全评价也不高，甚至有 30% 的产科工作人员不愿意在自己的医院生小孩。

在产科实践中鼓励团队合作和模拟培训的另外一个重要原因，是可以帮助发现临床方面的弱点，并有助于维持在不常见的临床情景中的技术。在模拟不常见事件的处理过程中，产科医师通常会重复性地犯同一种错误。在高达 50% 的气管插管失败案例中，操作不当是导致麻醉相关产妇死亡的首要原因。这很可能是因为在产科患者中全身麻醉的使用率下降，从而使得医师处理产妇气道的机会较少。在这类危机事件中更好的团队协作，或者通过模拟治疗进行有效的培训，都可以改善患者管理并减少不良预后。

尽管前文述及了诸多挑战，但由于需求紧迫，在产科方面的团队合作和模拟培训都已经获得了极大的成功。第一篇关于团队培训和模拟促进预后改善的报道也是发表于产科领域的。

三、机组资源管理概要

目前，对于 CRM 还没有统一的定义，也没有规范的培训体系。Salas 等将 CRM 定义为"对于特定内容（即团队协作知识、技巧和态度［knowledge, skills, and attitudes，KSAs］），使用一系列经过全面测试的培训工具（如模拟器、讲座或录像）来促进座舱内团队协作的指导方案"，有时也被称作"飞行技术""都督"或"机组合作"。CRM 起源于 1979 年一次名为"飞行甲板资源管理"的 NASA 研讨会中，这次会议的主要目的是为了帮助宣传一项研究结论：导致航空事故的首要原因是工作人员之间交流不良，决策不当，以及领导失职。"机组资源管理"的概念在该会议中首次被提出，主要描述那些用于改善人员交流和座舱管理的培训过程。早期 CRM 主要集中在机长的管理风格的心理学方面。在这之后，CRM 几经变革，逐步向座舱成员管理和全体机组人员培训（乘务员、调度员、维修员等）方面发展，并更加重视由于人为因素所导致的失误。然而，直到目前我们所使用的 CRM（第 5 代），失误管理才首次被关注。现有的 CRM 认为失误是不可避免的（正常失误），且人的表现是有限的。人们制定了一系列策略来尽可能地避免失误，当失误出现时及时控制，或者当前两项都失败时尽量减小失误所造成的影响。对于上述每个目标，CRM 培训体系都提供了特定的工具和行为。

四、CRM 行为和技巧

虽然 CRM 并不特指某种具体的培训项目，但大部分 CRM 教育通常都包含了一系列针对团队或个人的知识技能（knowledge, skills and abilities，KSAs）的指导。CRM 培训参与者需要知道的最重要的一点，就是不管是自己的还是他人的，错误本身是不可避免的，但是团队协作可以帮助减少这些错误。因此，他们必须在有任何安全风险时勇于提出意见，同时也应该认真听取他人的风险考虑，不管自己的职位是高是低。表 44-1 中列出了一些早期的 CRM 概念，虽然这些概念在大多数 CRM 培训中都或多或少出现过，但它们都难以定义或测量，对学员来说也不够直观。近年来，Salas 认为，以下"五大概念"对于成功的团队合作至关重要。

领导力 (leadership)：指导和协调其他组员行动，评价团队表现，形成团队知识技能，动员团队成员，计划和组织，以及营造积极氛围的能力。

表 44-1 早期 CRM 理念

情境意识	有效沟通	任务规划
群体动力	风险管理	人为因素
工作量管理	压力意识	决策能力

[改编自 Department of the Air Force, Air Traffic Control Training Series. Crew Resource Management (CRM). Basic Concepts. December, 1998. http://www.af.mil/shared/media/epubs/AT-M-06A.pdf. Accessed Jan 25, 2011.]

共同表现监督 (mutual performance monitoring)：运用恰当策略达成团队共识的能力。这种共识包括认识到其他工作伙伴的工作量、疲劳感、压力、技能以

及整个团队所处的外部环境。

备份行为 (back-up behaviors)：根据本人对他人工作职责的理解去预测其他成员需求的能力。

适应力 (adaptability)：利用备份行为和组内资源再分配收集外界信息，并及时调整团队策略和行为的能力。

团队导向 (team orientation)：在团队互动中能将他人的行为纳入考虑，并以团队利益高于个人利益为信念。

这些行为是由共享心智模型（shared mental models，对于一个计划的共同看法的形成和发展），闭环沟通（使用表 44-2 中所列出的具体沟通方法）及相互信任来支持的。其他 CRM 培训中重要的概念包括：情境意识（了解团队目前所处的状况及外界环境可能对团队表现产生的影响），冲突解决（当制订或修改计划时快速并专业地解决争端的能力），团队

表 44-2 具体的交流技能

SBAR

交流相关病患信息时使用的明确技巧。代表

S（situation）：情况

B（background）：背景

A（assessment）：评估

R（recommendation）：建议

二次确认规则

患者安全问题必须至少阐明 2 次，以确保领导已听到并了解了顾虑所在。第二次阐述可包括一些补充信息或者提问，包括询问领导为何确信目前治疗方案是安全的

DESC 脚本

一种用于描述并缓解冲突或担忧的结构式语言。代表

D（describe）：描述问题

E（explain）：解释问题带来的后果

S（suggest）：给出另外的建议

C（consensus）：达成共识

核对校正

一种在发出者和接收者间的闭环通信，以确保接收者收到并正确理解了该信息。接收者必须复述发送者的信息内容，然后再由发送者确认正确与否

大声召唤

在相关事件中大声强调重要的决策或行为。这样可以帮助人员明白此刻需要做什么，也可以使其能更好地参与到下一步的工作中

结构（明确团队成员及领导，以便成员能理解自己以及他人在团队中的角色）。最后，一些其他的团队行为可以帮助更好地实现团队协作知识和技能。在安排工作之前，团队介绍有助于工作计划的制订，共享心智模型的形成，以及团队角色的定义。团队会议让所有成员在预定的时间聚集在一起，以讨论大致计划、考量（目前的或预期的）、人员问题（目前或预期的）以及其他可能影响团队表现的事件。团队会议有助于维持团队的正常运转及预防危机的产生。在所有工作，特别是危机事件结束后进行总结汇报，可以帮助成员们从成功或失败案例中总结经验教训，进而改善团队之后的表现。

五、CRM 教学

关于 CRM 的教学目前仍存争议，尚未形成统一标准的方法。在航空领域，CRM 概念经常被融入模拟场景中，飞行员必须每年进行两次这样的模拟演练。然而，CRM 教学方式却不局限于高仿真的模拟，同样可以通过教学讲座，甚至是建立规定的临床治疗方案来保证团队行为的一致性和标准性。事实上，任何教育方法都可以联合使用多种手段，倾向使用模拟的培训者通常也会在自己的课堂中加入教学性讲座，而基于课堂的培训模式也会要求参与者在模拟场景中练习团队协作。有些学者甚至认为，两种方法的联用是最好的 CRM 教育方式，因为两种方式可以协同作用以教导团队协作并将这些行为转化至临床环境中。很明显，不论使用何种方式，CRM 教学都不应该是单一的教学体验，而是一个持续发展的教育过程。

六、医学领域中的 CRM

航空和医疗有着诸多共同点。首先，它们都是高复杂性，高技术性领域，需要多个团队成员间良好的协调和互动。其次，这两个领域的工作人员通常都需要在信息不完全的情况下做出决定，并且要快速适应外界环境改变并调整计划。最重要的是，这两个领域曾经都有着森严的等级制度，而不良表现会导致致命的后果。尽管如此，CRM 教育在医学实践中很少被采纳，即便很多 CRM 概念看起来都对患者安全十分重要。研究表明，基于航空行业的团队培训明显改善了手术室人员对患者安全的态度。团队合作改进了替代措施，包括手术室抗生素给药剂量、深静脉血栓预防药物治疗、工作人员对预计手术过程的理解及手术室人员沟通效率等。同时，在接受过团队合作培训的手术室和急诊室中，患者结局也得到了改善。

大量文献报道认为，即使没有经过全面的团队培训，使用特定的 CRM 团队行为也可以改善患者结局。研究显示，术前进行手术过程介绍有效降低了围术期死亡率及手术部位搞错的发生率。进行有组织的多学科会诊可以降低手术后 ICU 转入率并缩短患者住院时间。在心肺复苏中，更好的领导组织通常可以使团队协作效果更好。

七、产科学中的 CRM

值得庆幸的是，正规的 CRM 团队培训在产科领域得到了实施和评估。对合作培训参与者来说，无论是模拟情景还是课堂教学，产科团队合作培训其本身始终是与医护人员对待患者安全和团队合作的态度是相关的。通常，医护人员对这样的培训接受程度较高，而在团队培训中他们所表现出的对患者安全性和团队合作的态度也可以被转化到临床实践环境中。通过展开安全态度问卷调查（safety attitudes questionnaire，SAQ），Pratt 等发现，接受过课堂团队培训的产科医护人员对患者安全性的态度明显高于未接受团队培训的其他医疗中心的工作人员。该研究所使用的 SAQ 共一页（双面），包含 60 个项目及人口学信息（年龄、性别、学历及国籍）。该问卷评价了在 6 个大类中（表 44-3），医疗工作者对患者安全的理解程度。Gardner 设计了一项时长 6h 的针对产科医师、麻醉医师、产科护士以及助产士的多学科模拟课程。在课程结束 1 年后进行的关于团队合作及沟通的自我评价调查显示，接受课程培训的医护人员在这两方面都有显著提高。大部分参与者都感觉他们的临床实践因为这门课程发生了改变。此外，Haller 等对 239 名产科护士、医师、助产士以及其他工作人员进行了为期 2d 的 CRM 课堂讲座，而这些参与者也对 CRM 中所涉及的概念和该门课程表现出极大的肯定。该课程结束 1 年后进行调查显示，参与者对患者安全，压力认知，工作环境和工作满意度的态度都有改善。同时参与者还认为临床信息的可用性得到改善，自己则有"成为一个大家庭中一员的感觉"。

团队培训在改善产科临床团队合作行为中的影响

表 44-3　患者安全的安全态度调查问卷

类目定义	例　子
团队合作氛围：体会到全体人员合作的好处	1. 分歧得到了恰当的解决（比如怎样对患者最好） 2. 我们的医生和护士作为一个协作良好的团队共同工作
工作满意：对工作经历持有积极态度	1. 我喜欢自己的工作 2. 这是个工作的好地方
对管理的认知：认同管理方法	1. 此种管理模式让人能每天积极投入工作 2. 此种管理模式自身能运行顺畅
安全氛围：认知到本组织强烈地、积极地致力于安全工作	1. 在这里接受治疗让人觉得安全放心 2. 在这里工作的人常忽视规范或指南
工作条件：认可工作整体环境与后勤补给（比如员工与基础设备等）	1. 我们工作人员数量充足，足以应对大量病患 2. 设备齐全
承认压力：认同压力会影响工作业绩	1. 当我疲劳时，工作效率会降低 2. 当工作量超负荷时，我的工作效率也会受损

（改编自 Sexton J.B, Helmreich RL, Neilands TB, et al. The Safety Attitudes Questionnaire: psychometric properties, benchmarking data, and emerging research. BMC Health Serv Res，2006，6:44.）

鲜有报道。虽然在其他医疗环境中，团队培训对多种团队行为都表现出改善作用，但在生产和分娩中心，团队培训的效果尚未进行正式评估。这有可能是因为对于团队合作的评价本身就不是一门精确的科学，而在产科中心这项研究的开展也并不容易。Robertson 等评价了基于模拟的团队培训对模拟中产科护士、助产士、产科主治医师、住院医师间团队合作行为的影响。发现在第一次模拟场景中，团队任务完成度从 24% 上升到 40%，而在第 4 次模拟场景中，团队任务完成度从 80% 上升到 100%。然而，尚不清楚从模拟场景中学到的行为是否能被转换到临床环境中。

患者结局的改善是团队合作培训效果的最终衡量标准。一项大样本前瞻性随机试验显示，基于 MedTeam 的 CRM 课堂培训并没有在产科病房中发现患者结局的改善，而这一项试验原本是为急诊室所设计的。研究者们发现，医师在面对紧急剖宫产患者时，从做出决定到切皮的时间缩短了 10min（~33%）。功效不足，员工流失及时间不足可能是该研究得出阴性结果的主要原因。

然而，也有研究表明，基于课堂和基于模拟场景的团队培训都可以改善患者结局。Pratt 等对 220 名产科医护人员进行 CRM 课堂培训，并描述了一种结构性的实践过程，包括使用模板，结构化的语言，教练以及 3 种正式的团队，以帮助完成合作行为到临床实践的转化。研究者采用了一种名为"不良结局指数"（adverse outcomes indexes, AOI）的方法来评估不良事件（表 44-4）。AOI 是对 10 种不良事件的加权综合评价方法，Pratt 等用 AOI 来评估 CRM 培训在他们产科分娩中心的影响。研究发现，培训结束后，医护人员共接收了 19 000 例产妇，而在她们之中，产科并发症的发生率和总体严重程度分别下降了 23% 和 13.2%。不良事件的严重程度下降，这意味着医护人员对进展中事件的团队反应也有所改善。该研究没有评估团队合作行为的影响，因此尚不能得出 CRM 培训与结局改善有直接因果关系。类似的，Pettker 设计了一个多步骤过程以改善产科患者安全。这个过程包括建立临床方案、胎儿监护认证、安全护理委员会以及团队培训。整个过程需要近 2 年才能完成。在该研究进行的后半程，利用 AOI 评价的不良事件发生率下降了近 28%（图 44-1）。而认为"团队合作气氛良好"的护士和医师比例分别从 16.4% 和 39.5% 上升到 72.2% 和 88.7%。利用相似的多步骤模型结合 CRM 团队培训，Grunebaum 发现在产科中心警讯事件的数量大大降低。在为期 6 年的研究中，团队协作是 19 个安全步骤中第一个开展的。在研究早期，该产科中心每年会发生 3~5 个警讯事件，而在研究的最后 5 年，警讯事件总共只发生过 3 次（每年 0.6 次）。Shea-Lewis 同样也发现，在中等规模的社区医院开展 CRM 团队培训后，不良事件发生率下降了 43%。此外，在一篇具有重要意义的文章中，Draycott 等对产科团队合作行为和危机管理展开了为期 1d 的融合教学及模拟实践的培训课程，并要求所有市区大规模产

表 44-4 不良转归权重指数

转 归	指 数
孕产妇死亡	750
> 2500g 且孕龄 > 37 周的婴儿在产时死亡	400
产时子宫破裂	100
产妇意料外转入 ICU	65
分娩损伤	65
二次进入手术室 / 产房	40
> 2500g 且孕龄 > 37 周的婴儿转入新生儿重症监护病房 > 24h	35
5min Apgar 评分 < 7 分	25
母体输血	20
三或四度会阴撕裂	5

［数据改编自 Mann S, Pratt S, Gluck P, et al. Assessing quality in obstetrical care: Development of standardized measures. Jt Comm J Qual Patient Saf, 2006, 32(9):497–505.］

科中心医护人员参加跨学科会议研讨。研究者随后统计了课程开始前 2 年及课程结束后 3 年内共计 19 000 例分娩，发现新生儿缺氧缺血性脑病的发生率在培训结束后下降了 50%（表 44-5）。虽然我们尚不知这种改善是由更好的个人临床管理还是更好的团队协作所导致的，但是 50% 这个比例确实值得肯定。

还有一些文献表明，使用 CRM 团队行为中的某些元素，而非完整的团队培训，同样可以改善产科医疗和患者预后。建立产科特别快速反应小组可以有效地改善患者预后。该小组的建立保证了人员分工明确，使用结构化的语言，并且使得团队成员可在模拟环境中进行练习。类似的，Skupski 等也专门为产妇出血建立了一个快速反应小组。该小组制定的指南不仅能够帮助团队成员明确自己的角色，还能够促进团队成员之间的沟通过程，从而降低出血所导致的产妇死亡率。Clark 提出了一个改善产妇结局的全系统方法，该方法包含很多 CRM 概念，但不要求参与者进行正规的团队培训。研究结果表明，使用这种方法改善了产妇预后，减少了剖宫产，而与此相关的医疗事故索赔案件也有所下降（图 44-2）。对于肩难产方案的模拟练习改善了医护人员的角色认识，情境意识，共享心智模型和交流过程，而这些都是 CRM 概念。

八、实施的重要性

不管是基于课堂的还是基于模拟的团队协作教学，想要成功地将学到的知识转化为临床实践，需要相当的执行力度、反馈及持续地开展。Pratt 设计了

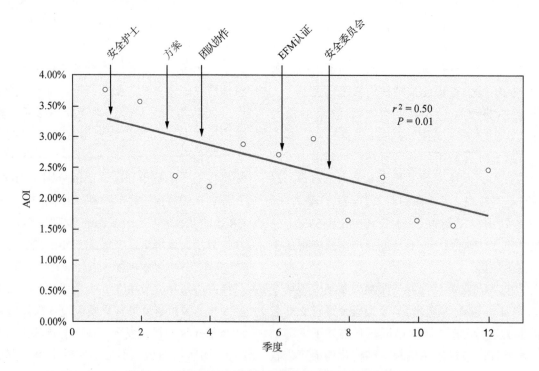

图 44-1 在实施安全措施的过程中不良事件的发生率

［经许可转载自 Pettker CM, Thung SF, Norwitz ER, et al. Impact of a comprehensive patient safety strategy on obstetric adverse events. Am J Obstet Gynecol, 2009, 200(5):492.e1–492.e8.］

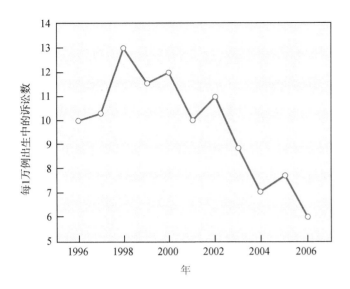

图 44-2　在改善了患者安全以后产科医疗事故发生率的变化

[经许可转载自 Clark S, Belfort MA, Byrum SL, et al. Improved outcomes, fewer cesarean deliveries, and reduced litigation: results of a new paradigm in patient safety. Am J Obstet Gynecol,2008,199(2):105. e1-105.e7.]

一项为期 1 年的研究,旨在培训并执行团队合作行为。Pettker 等花了近 3 年的时间,完成了产科中心工作人员的团队培训,建立了恰当的临床方案,并有效地执行了团队合作技巧。即便是在较小的私人执业单位,团队合作的开展都是很缓慢的。因此,对于团队行为的指导有助于将团队协作从课堂上转化到真实临床环境中来。Nielsen 等开展了一项团队合作的前瞻性随机试验,并对参与者进行随访。他们发现,不同团队在临床环境中合作行为的实施力度差异显著。尽早强调有效的交流、行动前简介,以及召开组会,这些对于成功的团队合作至关重要。而对员工培训不到位(大部分由于预算限制),以及外部因素的挑战 (人员缺乏,建设项目,竞争主动性等) 通常不利于团队行为的开展。

九、个人能做什么

正如我们所定义的,单个医护人员是无法开展团队合作的。一个团队至少要求 2 名甚至更多的成员相互帮助以实现共同的目标。然而,当没有经过系统的团队培训时,医护人员还是可以利用自身的行为促进 CRM 观念的达成。具体来说,产科医师和产科麻醉医师需要确保自己与他人的沟通达到了一定的要求,也就是说,自己所表达的信息要足够完整、清晰、简要和及时。我们在表 44-2 中所列出的沟通工具可以被任何临床医师使用,也可以用这些标准去期望他人,从而达到沟通的有效性和标准性。同时,就算一个产科中心没有 CRM 培训环境,临床领导也应该积极地推动医护人员之间的有效沟通。

产科中心的医师应该确保自己向团队成员传达了所有恰当的信息。产科对治疗计划的交流可能琐碎又显而易见,无非是"确保母子平安"或"用硬膜外镇痛"这类简单的交代。然而,护士和住院医师通常难以明确地向患者告知具体的治疗目标,因为医师从未明确地与他们交流过。对于一个麻醉医师来说,他的计划可能是"对患者 Smith 进行硬膜外分娩镇痛",或者是"对一个拟行剖宫产的患者 Jone 行术前评估,然后给她单次硬膜外用药"。由此我们可以看出,对于一名患者我们所制订出的治疗计划很大程度上可以影响到该中心其他患者的安全,反之亦然。因此,通过明确地描述治疗计划,麻醉医师更易于对计划做出反馈和可能的调整。医师应该告知同事自己的所在,与自己取得联系的方法,以及如果自己不在产科中心的话,急诊的情况下谁将会负责自己的患者。麻醉医师通常需要在手术室内工作,但是同时也应负责产房患者的麻醉工作。最后,医师应该建立标准的患者责任转移或交接制度及流程。IOM 建议医师减少对个体警惕性的依赖,而更多地重视患者交接。但是,目前

表 44-5　团队培训后新生儿缺氧缺血性脑病（HIE）发病率的变化

在 1998—1999 年,与 2001—2003 年进行产科急症培训后, Apar 新生儿评分和新生儿缺氧缺血性脑病发病率比较			
	1998—1999(n = 8430)	2001—2003(n = 11 030)	相对风险值
5min Apgar ≤ 6, n (每万人发病率)	73(86.6)	49(44.4)	0.51(0.35~0.74)
HIE, n (每万人发病率)	23(27.3)	15(13.6)	0.5(0.26~0.95)
中度 / 重度 HIE, n (每万人发病率)	16(19.0)	11(10.0)	0.53(0.24~1.13)

[经许可转载自 Draycott T, Sibanda T, Owen L, et al. Does training in obstetric emergencies improve neonatal outcome? BJOG,2006,113(2):177-182.]

还没有患者交接的大规模标准化流程，而产科麻醉医师的交接往往不足。因此，产科麻醉医师应该形成规范化的患者责任交接制度，最好是通过面对面的方式。应尽可能使用结构化的交流技巧，如描述患者的情况、背景、评估和建议（situation, background, assessment, recommendations, SBAR）。

产科医护人员最重要的交流行为可能是主动地开展各项工作以促进患者安全。这需要团队间相互的信任，开放的交流，以及有效的多学科团队合作。然而，一些医师破坏性或滥用职权的行为却损害了这种相互信任的工作环境。"联合会警讯事件警报"（A Joint Commision Sentinel Event Alert）指出，"威胁和破坏性行为可以导致医疗差错的发生，可以降低患者满意度，增加可预防不良事件的发生率，增加医疗成本，并且可能使有资质的医师、行政人员和管理层转而到更专业的环境中寻找新的职位"。据估计，有3%~5%的医师会表现出破坏性行为。Rosensteins 等指出，在围手术环境中，攻击性和破坏性行为对患者安全及员工留用都产生了不良的影响。类似的行为在产科中也有发生。Veltman 发现，约有60.7%的产科中心出现过破坏性行为，而这种行为至少每月都有发生。41.9%的产科中心认为这些行为直接导致了患者不良转归，而39.3%的中心指出有护士由于威胁性行为离开了医院。在另一项调查中，34%的护士自述他们曾对一名医师的表现感到担忧，但仅有1%的护士将这些担忧与人分享。产科护士能够明确地描述出医师们所表现出来的攻击性行为。

医师可以通过很多方式去建立一个开放的，相互信任的交流氛围，包括让其他团队成员提顾虑，允许他们对任务不明确的地方发问，或者鼓励他们质疑明显有危险的行为。在手术开始之前（如剖宫产）进行这样一个开放性的交流和介绍，有助于在手术期间营造一个良好的交流氛围。对于那些对医师行为提出质疑的医护人员，就算这些质疑有可能不正确，医师也应该感谢他们，因为勇于为了患者安全考虑而提出质疑的行为本身就是值得鼓励的。

十、团队合作的其他价值

团队培训还可以带来与患者医疗无关的其他方面的改善，甚至是由团队培训直接引起的。例如，CRM 行为的实施提高了员工满意度，而这对于护士短缺、人员轮转率高及旷工率高的产科单元来说尤其重要。

团队合作同样能够提高产科医护人员发现不安全因素（潜在差错）的能力。消除等级制度能够鼓励员工及时告知其所发现的潜在不安全因素。医师经常不按照既定的指南和方案开展工作。积极主张安全的团队成员可能更能强化指南的执行度。建立患者安全文化有利于实践指南和方案的成功实施。

同时，CRM 团队培训还能够间接地通过3种不同但相互关联的方式减少医疗纠纷诉讼。首先，CRM 所建立的有效沟通协调和共享心智模型可以降低医疗差错出现率，从而改善患者预后并减少诉讼案件的发生。没有患者伤害，当然就没有医疗诉讼。Clark 等指出，在包括 CRM 原则的医疗实践开展过程中，8 年内医患纠纷诉讼案件的发生率下降了50%。Grunebaum 发现，一个全面产科安全项目的开展，平均减少了近90%的医疗事故成本，节省资金超过7500万美元。该项目包括临床指南的建立，医师和护士的临床培训项目，新的员工岗位，用药安全行动，以及其他安全项目。这项研究对个人的影响尚未确定。

通过提高患者满意度，即便是在面临不良事件时，团队合作也可以减少医疗纠纷诉讼。患者或患者家属状告医院，通常是因为他们对于医院感到十分愤怒，或者是他们想知道不良事件到底是因为什么才发生的。而患者满意度评分低的医生，被起诉的可能性也高。近来有研究表明，告知患者医疗差错并向他们解释不良事件是如何发生的，反而可以降低医生被起诉的可能性。而团队合作，既改善医疗质量，又改善与患者及其家属之间的沟通，都可以提高患者的满意度。

虽然团队工作在改善员工满意度中的作用非常明确，但很少有研究报道团队合作是否能够改善患者满意度。Morey 等在急诊室开展了一项研究，评估了在团队合作实施前后的医护人员及患者满意度有何不同。研究者发现，虽然医护人员在团队合作后表现出更高的满意度，但患者满意度在合作前后并没有差别。这有可能是较高的患者满意度基础值所导致的。Meterko 等开展了一项患者和医护人员的调查研究，并发现更高的团队文化评分与患者满意度独立相关。然而，这项研究并未指出两者之间是否存在因果关系。尽管一些不满的患者更容易提出医疗诉讼，而团队协作的确可以改善患者满意度，但尚未确定良好的团队协作和较少的法律诉讼之间有直接关系。

团队合作培训减少医疗纠纷诉讼的第 3 种方式，是当医师真的被起诉时让案件易于辩护。首先，当团队合作的产科医疗已经变成一种行业标准，那么不按照这种标准开展临床实践的医师和医院当然更容易受到起诉。其次，就算没有这样的标准，团队协作同样可以增强纠纷案件的辩护力度。设想一下，如果整个医疗团队都审阅并认同了一名患者的医疗计划和安排，那么原告就很难控诉该计划存在懈怠或疏忽。既然团队的目标是相互帮助以开展各种计划，并发现可能的差错或高风险状况，在该团队工作的医生也更能够阐明该计划的实施或者根据特殊临床情况所做出的计划调整或变动。另外，护士们也明白，在一宗医患纠纷案件中，详细准确的文档记录是最能说明问题的证据。然而，如果护士记录与其他医师记录相反，这无疑增加了医院在此类案件中败诉的风险。Pronovost 等的研究表明，仅有 10% 的医学实习生和 ICU 护士可以明确说出 ICU 每个患者的治疗目标。然而，在该 ICU 召集多学科医师参加晨会后，这个比例上升到了 95%。很明显，当整个团队都了解治疗计划时，更容易向患者及其家属传达清晰准确的治疗信息，同时不同医务人员对医疗计划的记录也会一致。通过回顾、评价及沟通患者医疗计划，一个团队可以有效地避免"记录的不一致"，可以增加在医患纠纷案件中胜诉的可能性。当然了，我们所说的这些更多的是推断性的观点，团队合作对医疗差错案件法律辩护的影响还未在法庭上得到评估。

十一、模拟

医学模拟是另一种保障患者安全的重要方式，因为它可以减少差错的出现，当差错出现时能减轻对患者的伤害，同时还可以改善在常规或急诊条件下个人及团队的表现。在之前的讨论中，我们已经提到模拟是 CRM 团队培训的一种教学工具。但是，模拟也可以作为一种有力工具，用于教导临床技能，考核工作环境安全性，以及评估医护人员临床工作能力。模拟情景的这些功能都曾在分娩及生产临床中使用，同时也都显著改善了孕产妇及新生儿的安全。

1. 医学模拟发展史

从根本上讲，我们将模拟定义为"对于某个真

实事物、状态或过程的模仿。模拟要表现出所选定的物理系统或抽象系统的关键特性或行为"。模拟被认为是一门古老的艺术，却也是一门新兴的科学。最早的产科学模拟可能在有文字记载之前，而在公元 9 世纪，就已经出现人们用蜡或木头雕塑的人像来描述小孩出生的过程。在 17 世纪，人们开始使用被称为"假体"的躯干模型教导助产士正常或非正常分娩的过程。在随后的 300 年间，这些"分娩模拟器"的制作工艺也经历着不断的发展，从柳条到木头，到后来的玻璃。有些模型真人大小，有带关节的四肢和模拟胎盘。有些全透明的模型甚至可以看到在盆骨内部的生产过程。甚至还有模拟死胎的模型。后期的一些体模，包括塑料盆骨、纸板宫颈扩张练习器，几乎被所有教学产科中心所使用。现代医学模拟起源于 20 世纪 60 年代问世的 Resusci® Anne（用于 CPR 教学）和 Sim One 模拟器（用于麻醉医师操作和决策任务的教学）。1990 年，Eggret 等建立了一个名为"Noelle"的实体大小模拟人。Noelle 配制了可听的心音模拟器及一个可以将胎儿"生出来"的电机。目前，产科领域有近 20 种母亲或胎儿 / 新生儿模拟器或任务培训器。它们大部分被用于对生产过程中特殊任务的教学，直到最近才开始用模拟进行团队合作、危机管理，以及 CRM 概念的评估和教学。

在麻醉领域，对于现代模拟的运用催生了诸多高产的研究人员，其中很多研究都集中在产科麻醉。在一项名为"麻醉危机资源管理"（anesthesia crisis resource management，ACRM）的培训中，Gaba 首次将 CRM 的概念引入到医学模拟中。ACRM 旨在教育麻醉医师进行更好地沟通和协调，同时练习罕见临床事件的处理。然而，只在过去 10 年这些概念才被用于产科医疗。而产科麻醉任务的模拟及对医师表现的评价也是在过去 10 年才有所发展。

当然，一个非威胁性的安全文化环境对于患者安全行动来说十分必要的，但有效的模拟培训的具体内容尚未明确。为了达到培训的有效性，一个模拟器必须提供高保真的（还原的）事物、情感或观念模拟。高保真并不等于高技术，它要求一个模拟不论技术高低，都应该能够真实地反映某种情感，物质或生理环境。模拟所达到的效果通常来说要优于课堂讲座。不论是现场（原位）还是非现场都有效。使用演员则可以增加模拟的真实性，同时强化学生的教学反应。一些团队培训课程似乎没有改善学员的临床技能模拟培

训结果，但对于一些技能培训来说，能够提供现实反馈的高技术模拟器可能改善模拟培训的效果。最后，应该尽可能地开展多学科培训。

2. 技能的模拟教学

（1）产科中：在产科的发展过程中，模拟大多被用于临床技能的教学或改善。在今天仍然如此。曾有报道回顾分析了技能模拟对产科及新生儿结局的影响。在最近发表的一篇综述中，Merien 详细地描述了使用模拟进行的一系列临床技能的教学指导，包括子痫管理、产妇出血、胎儿肩难产、臀位取出及对成年人或新生儿实施心肺复苏。这些模拟培训通常持续1~2d，有些就在本医院开展，有些会在专门的模拟中心进行。在进行模拟培训后，医护人员的临床技能和知识都得到了持续的提高。在该文章回顾的 8 项研究中，仅有一项发现临床结局改善与模拟练习相关。同时，笔者还详细阐述了在产科中使用的高仿真模拟器的优点及缺点（表 44-6）。

表 44-6 使用高保真模拟器的优缺点

优点

- 在涉及一些有风险的步骤时，给患者和受训者双方均提供了一个安全的环境
- 提供了许多机会进行多学科的团队训练及具体的技能的培养
- 受训者可无限暴露于不寻常的，复杂的，重要的临床事件
- 可随时组织基于模拟器的临床训练，无须等待一个特定的真实场景
- 可以随时停下进行讨论并及时给出反馈
- 可以重复进行干预或练习其他技术
- 可以测试新技术，在不让患者承担风险的情况下学习如何使用这些技术

缺点

- 成本高
- 缺少有能力的培训者
- 缺少好的教育培训项目
- 缺少探讨成本效益的研究

［经许可转载自 Merien A.E, van de Ven J, Mol BW, et al. Multidisciplinary team training in a simulation setting for acute obstetric emergencies: a systematic review. Obstet Gynecol，2010，115(5):1021–1031.］

不论是在医院里开展的，还是在专业的模拟中心进行的，模拟培训都有效提高了产科医师和助产士对于产科急诊管理的知识。模拟培训改善了医护人员对

子痫管理中基本任务的表现，肩难产的培训改善了医师的知识和技能，而这些技能可以持续保留达 1 年。有的项目培训产科医师在模拟产妇分娩过程中处理突发腰麻平面过高。接受模拟培训的医师在评估患者产后出血失血量方面表现出显著改善。

对于模拟培训所达成的知识及技能效果的评估通常都是在模拟中心完成的。在培训之前，学员需要进行 1 次评估，而在完成一系列模拟培训结束之后，再进行第 2 次评估。针对临床环境下学员的模拟培训后表现评估鲜有报道。通过一项强制性现场产科技能模拟培训，Sorensen 等发现，参与者喜欢该培训，并认为该培训提高了他们在处理一系列产科急诊实践中的能力。更重要的是，在该产科中心，这项培训还导致了临床指南和方案的一系列变更。在临床环境中医生表现是否有所改善尚不明确。Draycott 发表了评估模拟培训对产科转归影响的唯一一项研究。研究者要求产科急诊中心的所有医护人员参加为期一天的培训课程，课程内容包括早上参与产科急诊知识讲座及团队培训，下午参与六项模拟的急诊事件。之后，在超过27 000 名新生儿中，笔者发现开展模拟培训后新生儿缺氧缺血性脑病的整体发生率和严重患者的比率比培训之前下降了近 50%。这一改善与急诊剖宫产率增加了 23% 相关。研究者的假设是临床技能得到了改善，但并没有对此进行直接评估。

（2）麻醉中：虽然一些人认为模拟教学耗时长，成本高，但模拟器仍然被运用于教授产科麻醉技能。目前所用的麻醉模拟器有很多。20 多年前，Leighton 描述了如何利用一根香蕉、一片面包、一个气球，甚至是一个枕头制作硬膜外腔模拟器，而这种"地摊货"一样的模拟器在指导硬膜外麻醉时实际上跟高科技模拟器（图 44-3）同样有效（或只要是个模拟器，它就比没有的好）。Glassenberg 设计了一种虚拟硬膜外模拟器，使用者可以使用带触觉反馈的触控笔，与电脑屏幕上的虚拟的脊柱互动。Magill 等报道了一种可实际操作的硬膜外麻醉针插入模拟器，通过一系列电缆和计算机驱动的驱动器来模拟针头穿过组织。Glassenberg 和 Magill 的设计都可以准确地重现在刺穿皮肤到硬膜外腔之间不同组织层时所需的力度，但两种模拟器都没有改善临床医师表现，也没有提高住院医师教育水平。

利用现场或网络模拟教学，产科麻醉人员对孕产妇失血量的评估有了很大改善。Toledo 等发现，在产

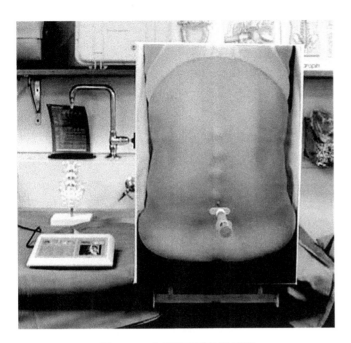

图 44-3　高科技硬膜外模拟器

[经许可转载自 Friedman Z, Siddiqui N, Katznelson R, et al. Clinical impact of epidural anesthesia simulation on short- and long-term learning curve: High- versus low-fidelity model training. Reg Anesth Pain Med, 2009, 34(3):229-232.]

妇大出血事件中，产科医师低估了 38%（20%~59%）的失血量。而且随着患者失血量增加，这一问题也越来越严重。研究者对产科医师进行了课堂讲座，并要求他们参与 3 例低失血量及两例高失血量的模拟练习，模拟采用模拟人和产房常见的设备（彩图 89）。最终，医师们对产妇失血量的平均低估率下降至仅 4%。

最后，对于产科中经常出现的插管失败，产妇气道处理不当较多，对全身麻醉产妇经验缺乏及气道插管练习少，这些都是需要开展产科麻醉模拟练习的主要原因。Goodwin 发现，在模拟插管失败的产妇上麻醉受训者通常任务完成不佳。但在经过教育和参与了孕妇模拟人模拟失败插管后，他们的表现有了很大改善。对产妇行心肺复苏的表现也有同样的结果。

与产科学一样，用模拟器教授产科麻醉技术也很有前景，在模拟环境下评估证实其有效。但要想明确这些在模拟器中学到的技能是否能有效地转化至临床环境中，我们还需要更多的研究来证明。

3. 通过模拟评估临床表现

模拟可以用于评估临床医师的个人表现。按照定义来说，上述所有的技能培训情境都可以评估个人及

团队在模拟培训前后的不同表现。但也有学者用单个的模拟单元来协助发现临床弱点和可改善之处。比如在普通手术室中评估初学麻醉医师的麻醉技术，或者在紧急麻醉情况中检验住院医师和上级麻醉医师的反应。Scavone 等建立并验证了一套客观的评分体系，评估了在模拟对产妇全身麻醉中住院医师的表现。他们发现高年资住院医师评估得分更高。Maslovitz 发现产科医师在处理子痫、产后出血、肩难产、阴道臀位牵引等情况下会重复犯错。例如，在超过 80% 的事件中，团队在子痫演练中使用了不恰当的通气方式，以及不正确的镁中毒治疗。因此作者认为，模拟有助于培训医师对于特殊情况的处理，同时可以发现医师的不足并给予指出。

直至目前，尚没有人将模拟作为正式同行评审的一部分。美国麻醉学委员会麻醉认证维护（American Board of Anesthesiology Maintenance of Certification in Anesthesiology，ABA MOCA）项目目前要求临床医师花一定的时间进行模拟培训，但不要求在模拟环境中评定他们的表现。根据目前对科学的理解，想要利用模拟来判定临床医师履行的职责是否恰当，这样的尝试应当极为谨慎。因为没有数据表明，医师在模拟环境中的表现能够预测其在临床领域中的表现。焦虑、对模拟环境缺乏理解、甚至厌倦，以及其他很多因素都可能导致一个专业能力强的临床医师在模拟环境表现很差，或者出现相反的情况。

4. 通过模拟评估工作环境

近来，现场模拟（临床环境）的使用越来越受到重视。在现场模拟中，我们通常使用假人或演员作为临床实践中的患者。一般说来，现场模拟仅仅演练一个单独特殊事件，但有些时候也可以进行多个事件的练习。产科的常见演习场景包括孕妇出血、子痫、插管失败、心搏骤停及肩难产。现场模拟的优势包括一次性培训所有工作人员、能够判断医疗系统内可能妨碍安全的弱点，可以涵盖医院中其他领域（比如实验室、血库、急救小组等），以及医师无须离开临床环境就可培训。缺点包括使医护人员从自身责任中分心、并且需要大量组织筹备，以及可能成本较高。在英格兰和威尔士，超过 50% 的产科中心都会进行现场模拟，而它们之中，接近 50% 至少每月会开展 1 次模拟。在美国，现场模拟的开展情况尚未有数据报道，而这种缺失恰巧说明，现场模拟在美国并没有像在英格兰

一样普遍。

Thompson 等进行了子痫演练，并发现医护人员之间重复出现沟通协调失败、临床技能低效或缺乏的情况。发现这些不足后该中心立即做了具体的改进（表44-7）。同样，针对 6 家每年有 700~3300 名婴儿出生的产科中心，Riley 开展了现场危机团队合作模拟，并发现各中心团队合作行为（领导力、情景意识、闭环交流及共享心智模式）评分都比较均匀。然而，当模拟危机更激烈时，团队的分数也随之下降。笔者对于团队表现做了如下观察：第一，母亲是队伍中唯一一个贯穿危机始终的成员，这意味着团队应该尽可能地将她纳为团队中活跃成员。第二，在 208 名临床医生中，存在着 381 000 000 种不同的人员组合方式。因此，即便医护人员相互熟悉并相信彼此能够进行良好的交流和协作，这种想法也能，并且确实导致过误解或差错。Osman 等在 3 家医院开展了子痫和产后出血的模拟练习。他们发现，这些医院整体医疗在可接受的标准内。但单中心内的各种系统问题同样阻碍着医疗质量的提高。这些问题包括急诊病房中缺少多普勒胎儿检测仪、胎心检测的延迟、抗高血压药物不足/缺乏，以及住院医师及主治医师的延迟到达。在每种情况中，研究所发现的问题很快通过更改临床方案得到了解决。因此，模拟使得潜在的失误能被发现，而无须置患者于风险之中。

表 44-7 在模拟练习中发现的问题及解决方法

- 紧急情况下难以召集高级医师
  来自总机的电话能迅速激活整个团队

- 在不同的临床领域，治疗子痫的方法各有不同，其中的大部分都已过时
  建立和推广子痫的循证治疗方案

- 子痫管理知识和技巧上的不足
  将患者置于合适的体位；选择一线抗惊厥药物；安全给予镁剂；个人及时反馈及教育；在子痫治疗方案中加入镁剂用药教育

- 在处理惊厥时，时间都浪费在拿取个人物品中
  创建一个包含所有必要设备和方案的"子痫盒"，并将其置于容易拿取的地方

- 在药品橱柜中放的镁剂型不一致
  与药房联系，确保提供的镁安瓶的一致性

- 工作人员分工不明确，从而导致工作效率低下
- 在管理方案条例上进行明确的任务分配

[经许可转载自 Thompson S, S. Neal, V. Clark. Clinical risk management in obstetrics: eclampsia drills. BMJ,2004,328(7434):269–271.]

最后，一些研究者还提出了可移动的现场模拟技术，以使标准的模拟教学可以进入更多的生产和分娩中心。Deering 等开展了一项移动式产科紧急情况模拟器（mobile obstetric emergencies simulator，MOES）。该课程的目的包括①可移动性；②提供标准化教学；③评价团队合作和临床资质；④进行汇报总结；⑤追踪长期表现；⑥成本合理。课程要求学员首先接受 6h 的团队培训课程，并在之后参加 7 个产科急诊事件的模拟培训，每个事件包含 2 个模拟场景。之后，学员的表现将被客观评估，并根据评估结果进行汇报总结。该体系看起来吸引力十足，但其效果尚未得到验证。

类似的，Johanson 提出了一项产科急诊和创伤管理（management of obstetric emergencies and trauma，MOET）课程。这项为期 2d 的移动课程采用课堂以及低保真模拟来指导开展产科急诊中一系列的技巧和团队工作。目前，MOET 已经在英国、亚美尼亚、孟加拉和伊拉克等国家开展。这项课程可能会同时提高临床医师的知识和技能。

Jha 等建立了模拟产房（simulated delivery suite，SiDeS）管理课程体系。该课程分为 6 个部分：①团队合作；②排列产房的优先顺序；③患者管理；④临床流程；⑤根据孕产妇死亡保密调查中的病例进行的讨论；⑥模拟繁忙产房中的 8h 轮班。该课程与其他课程不同的是，它的模拟和授课的目的，不仅仅在于管理紧急或小概率事件，更在于传授保持产科中心正常运转的技巧，从而避免紧急情况的发生。笔者表示，他们开展的 3 个 SiDeS 课程，均得到来自临床医师普遍正面的评价。然而，该项培训能否提高临床医师的表现和产科转归并不清楚。

5. 通过模拟进行团队合作教学

在最后这一章节，我们将讨论模拟最受关注的一个话题：使用模拟进行团队合作教学。从根本上讲，团队合作培训是技能培训中重点强调非技术技能的一个分支。但是，由于这些非技术性的技能没有得到完善的培训，并且在临床环境中不受重视，所以团队合作培训才会表现为模拟的一项单独应用。模拟环境为培训者提供了一个完美的机会，让他们可以练习在团队工作中所需要的一系列技巧，包括沟通行为，领导技巧，相互监督等。由于这些技巧在临床环境中可以得到最好的培训，因此团队合作通常被嵌入到临床紧

急情况模拟中,这样学员便能同时练习临床技巧和团队合作技能。团队合作模拟既可以在正式的模拟中心进行,也可以在医院现场开展。

模拟能够检验团队合作行为的质量和有效性。通过使用低水平的模拟情景,以及对具有较高临床技能的医师进行结构式访问,Bahl 定义了在阴道分娩手术中,一名医师需要具备的非临床技能。研究者认为,高水平医师应该具备 7 项非技术技能,而这些技能与 CRM 培训(表 44-8)十分相似。另外,冷静、自信及对自身技能不足的认识,这三点被认为可以"保持医生的专业行为"。在相似的研究中,Siassakos

表 44-8　经验丰富的医师所认可的非技术技能

阴道分娩手术中团队合作的类目	如何衡量
情境意识	收集信息
	分析信息
	预测事件
决策能力	考虑到所有的选择
	完善和重阅计划
	知情同意
任务管理	组建团队
	发掘资源
	重新评估每一个步骤
	事件记录
	汇报总结
与产妇之间的专业关系	取得她的信任
	确保她愿意合作
	根据她的期望进行特别医疗
	与母亲沟通
	顾全产妇的尊严
	允许伴侣参与
维持与工作人员的专业行为	冷静
	自信 / 坚定
	能干
团队合作与相互交流	清晰明确的交流
	认识到团队每个成员的才能
	尊重团队里每个成员
交叉监督	质疑他人实践的能力

[改编自 Bahl R., D.J. Murphy, B. Strachan. Non-technical skills for obstetricians conducting forceps and vacuum deliveries: qualitative analysis by interviews and video recordings. Eur J Obstet Gynecol Reprod Biol,2010,150(2):147-151.]

及其同事分析了模拟产后出血中的沟通模式。他们发现,命令和询问是最常使用的沟通方式,占有所有交流事件的 59% 以上。有趣的是,医护人员在进行产后出血管理培训后,命令和询问的比率下降了35%~47%,且没有数据显示医疗服务质量出现下降。团队合作培训后,医师直接对个人的命令传达率(与隔空喊话相比)从 26% 上升到了 71%。而这也直接改善了团队任务完成情况。

在产科环境中,同样有人使用模拟来进行团队合作教学。Miller 等对来自 6 个不同产科中心的 700 多名临床医师,开展了 35 次现场模拟,以评估医师间的团队合作和沟通交流——但并不评价他们的临床效率或技术能力。研究者发现,团队合作的失败始终与沟通、情景意识以及共享心智模型相关。对于团队合作没能建立共享心智模型,研究者描述到,"护士记录表明,正在分娩的患者突然出现严重子宫疼痛,并伴有破膜和出血;胎儿出现心动过缓。这时,护士呼叫了医师。当医师一进产房,看见患者疼痛,流血,便开始询问患者问题。这时,护士仍然没有告知医师患者的紧急情况,反而还在旁边一直喊,'胎儿心跳90''心跳 60''手术室准备就绪'!"

许多研究者发现,在模拟环境下进行团队合作教学通常比较受欢迎,能够提高团队合作能力(至少在模拟环境中表现为提高),并且可以改善团队的临床表现(同样在模拟环境下测得)。Roberson 等发现,对自身和团队成员清晰的角色认知是一项十分重要的团队合作能力,而在一系列模拟产科危机事件中,成员角色认知越明确,团队合作表现越佳。Daniels 指出,在模拟产科急诊事件中,住院医师通常没能恰当地分配工作量,也没能作为领导进行有效的沟通。这些团队合作的失败导致医疗上的延迟,甚至会对实际的临床转归产生不良影响。Gum 设计了一项跨学科的模拟培训,以帮助团队成员提高合作技能,包括领导力、协作、信任感和相互尊重。

尽管利用模拟进行团队合作教育有明显的好处,但团队合作能否改变临床行为或患者转归尚无定论。在产科中,当模拟用于指导临床技能时,无须额外进行特定团队合作培训。进一步来说,仅仅一次团队培训课程不太可能改变医护人员的态度;只有通过重复的培训才可以使行业文化得以改变。然而,也有研究者对该观点抱以相反的态度。Gardner 针对产科危机管理开展了一次模拟培训,并对培训参与者进行调查。该研究共纳入了产科医师、产房护士及麻醉医师共 176 人，并要求他们参与 6h 的课程，然后进行 3 次模拟练习，最终做出汇报总结。医师们对该研究的初步评价较高。1 年后，多数人表示通过课程他们能够能更有效地交流（87%），更全面地总结（45%），更好地应对危机（90%）。由于这些结论大部分是基于自我评估而得出的，因此其有效性仍不清晰；但是，这项研究的确表明，使用模拟进行团队协作教育，可能会提高临床环境中的团队行为。正如前述，Draycott 等发现，医护人员在模拟中心完成了 1d 的课程后，新生儿结局得到改善。这是唯一一个表明患者结局改善和模拟的关系的研究。但是，研究者利用授课及模拟手段，既练习了医护人员的技术技能，又培养了团队合作技能，而到底是哪一部分在新生儿结局改善中起到作用，目前我们尚不清楚。因此，我们需要更多研究来证明，在基于 CRM 的团队合作概念向临床环境有效转化的过程中，模拟的作用到底如何。

6. 汇报

在临床环境中，不管是 CRM 培训还是团队合作，汇报都是其重要的组成部分。有效的反馈是模拟教育的关键部分。在使用模拟进行学习的过程中，参与者可以通过口述的、电脑形式的或视频等方法对自己的表现进行回顾和总结。产科中模拟的使用（不管是为了技能和团队行为的教学，还是评定现场环境）通常都将主动反馈和汇报视为教育过程中重要的部分。Gardner 在对模拟结果汇报上花的时间，通常是模拟练习时间的 2 倍。汇报内容主要包括，利用教学视频讲解 CRM 原则，并且针对团队表现进行深入分析，以指出成员们是否按照这些原则来开展行动。每 3 个模拟练习之后进行 1 次汇报，这保证了从上一个模拟中所学到的知识可以用于下一个模拟环境中。

汇报对于一个团队的成功也是很关键的。对经验的回顾和学习能够改善临床医师和团队未来的表现。在临床环境中开展汇报，可以在例会上进行（如每个轮班之后或每台手术后），或者在关键事件后进行。值得注意的是，汇报应该是同行评审程序中的一部分。Slas 等提出了 12 个循证性的最佳医疗团队汇报方式，总结如下：

- 汇报必须是诊断性的。无论在例行会议上，

还是只在特殊事件后，汇报都应该针对发现并改善团队弱点。
- 应该在支持性环境中进行。时间、充足的空间及对待汇报重要性的积极态度都是十分必要的。
- 鼓励团队成员在汇报过程中参与团队合作。这有助于提高成员的团队行为知识，也能淡化对医疗的考虑，这一点在其他的会议上（并发症发病率及死亡率研讨会）讨论更为合适。
- 领导必须曾学习过如何组织汇报：这包括日程的创建、回顾结论、鼓励成员参与，以及注重团队合作过程。营造一个非评判性的（non-judgmental）氛围也很重要。
- 确保团队成员感觉舒适。这包括情感上（一个中立无评判的氛围）和身体上（所有成员能够互动）的舒适。
- 集中于几个关键问题。这能够有效利用时间来解决特定问题。
- 描述事件中特定的团队互动。领导力形成了吗？支持行为出现了吗？共享心智模型达到了吗？
- 利用客观指标来支持反馈。明确地描述团队失败的案例能使团队成员更好地接受反馈。
- 与过程反馈相比，更晚和更少地进行预后的反馈。由于团队不直接控制预后，因此预后反馈的作用不大。相反，过程反馈或者行为反馈能使帮助团队成员改善未来的某些行为。
- 提供个人和团队导向的反馈。团队的失败可能包括未能建立心智模式。个人的反馈可能包含个人没有执行一个特定的任务。
- 缩短工作和反馈之间的时间。只要可能，汇报应当在事件结束后越快进行越好，这样团队成员才能更好地将行为和反馈联系起来，以提高将来的水平。
- 记录结论和目标。这使以后的汇报能从过去的事件中不断学习，久而久之团队能够不断寻找未来发展趋势。

不管是在模拟还是真实的临床事件后，营造一种中立无评判的氛围对于有效的反馈是十分关键的。在汇报中避免提出评判性问题（不管是积极的还是消极的），这种方式可以创造一个更加支持性的氛围，从而帮助成员去发现团队建设中可取的地方，或者需要改进的地方。Rudolph 等提出一种"有良好评判性的汇报方式"。这种方式注重使用"支持性的"或"询问性的"反馈方式。比如，团队领导不会直接问，"当

产妇腰麻之后血压下降，你为什么没有升压？"，而会指出，"腰麻之后血压下降，这对子宫灌注有负面影响"，然后再问，"当发生这种情况时，你是如何考虑的"。这就避免了批判和假设。此外，这能使团队成员表达出自己的想法。教育能激发不同的理念（"我认为 80mmHg 的收缩压是可以的"）而不是简单的处理行为（"这种血压下你应当给升压药"）。

十二、结论

现代医疗实践非常复杂。这种复杂性可能导致差错，而这些差错可能对患者造成伤害。预防差错发生的能力，当差错发生时及时控制和减轻差错对患者的影响，这对保证医疗实践安全是十分必要的。基于 CRM 的模拟和团队合作的应用能够有效提高复杂危险情况下患者的安全。在产科和产科麻醉中，以 CRM 为基础的团队合作改善了临床医师对于安全的态度，以及患者的转归。模拟能够提高医护人员的技术和非技术技能，也可以用于评价临床医师表现。因此，模拟可以作为一种有效且安全的途径，用于发现分娩和生产环境中的潜在问题。

要　点

■ 母婴的并发症发病率和死亡率常由医疗差错和（或）不合规的医疗引起。不良的团队沟通和协作是不合规医疗的常见原因。

■ CRM 定义了一系列团队和个人行为，以用于改善沟通、更好的资源利用和医疗协调、解决冲突、发现和减轻错误。基于 CRM 的团队培训能够提高临床医生对待患者安全的态度，并且能减少产科不良事件的发生。

■ 模拟是教授 CRM 概念的有效途径。

■ 模拟在产科及产科麻醉技能教学时十分有效。

■ 模拟可以有效评估个人试试这些技能的表现。

■ 现场（在某个临床环境中）模拟是发现可能将患者置于危险中的隐藏问题（潜在错误）的有效又安全的途径。问题一旦被发现，可以实施改进措施来促进该临床环境的安全性。

■ CRM 概念向临床环境中转换需要大量的指导和持续的努力，这可能要花费数年才能成功在临床环境中开展。

■ 团队合作的改善可以在医学环境中营造一种安全文化，而这种文化可以通过与团队培训不直接相关的途径改善患者安全和医疗差错环境。

第 45 章

近似差错与母体死亡

（Joy L. Hawkins 著，马　锐译，聂　煌校）

一、引言

产科麻醉团队在患者安全这一领域已做出巨大努力。产科麻醉医师详细记录相关实践操作，并逐渐完善。例如，3 家研究机构记录了医院在低容量和高容量分娩服务中如何提供护理保健以及如何进行医护人员配置。根据循证医学对管理的建议，产科麻醉医师完成了 ASA 实践指南更新。现有的与麻醉有关的母体死亡事件的综述来源于国际上、美国及各州，记录了不良事件是如何发生的，因此麻醉医生能够处理并预防此类问题发生。ASA 封闭索赔项目数据库提取了与产科麻醉相关的责任事件进行回顾、反思并对管理进行改善。采用团队训练与模拟操作可提高医师在产妇生产和分娩中处理紧急情况的能力。很显然，患者安全一直是产科麻醉、护理的关键所在。本章将帮助我们更好地了解孕产妇合并症及死亡率，包括现状和有待努力的方向。

2003 年，美国疾控中心（CDC）发布了 1991—1997 年美国孕产妇死亡率数据。他们强调虽然妊娠并发症从 1900 年起减少了 99%，但在过去的 20 年却一直没有进一步减少。2003 年的报道显示，与妊娠相关死亡数为 4200 人，总体死亡率达到的生育存活率 11.8/100 000，比 1982 年的（7~8）/100 000 明显增加。1999 年美国全国的孕产妇死亡率为生育成活率的 13.2/100 000。这一数值明显增加是由于更新了确认方

法，当然此数据肯定不会降低并且距离 2010 年的全民健康目标——死亡率为生育成活率的 3.3/100 000 还很远。报道还指出风险最大的是黑种人、年龄 > 34 岁以及没有接受产前检查护理的女性。诞下活婴后死亡的主要原因是栓塞和妊娠期高血压综合征。

母体的死亡对所有的一切都是毁灭性的，毕竟，只有产科患者的死亡率可以达到 200%。美国疾控中心的最新报告审核了从 1998—2005 年产妇死亡率，报告显示随着早产儿及婴儿猝死综合征预防措施（SIDS）的加强，婴儿死亡率稳步下降，然而产妇死亡率却没有下降，依然高达 14.5/100 000。这是过去 20 年以来孕产妇死亡率的最高统计数据。目前尚不清楚为何这种状况没有得到改善，但有些变化可能导致实际数量增加，比如编码从 ICD9（国际疾病分类 9）变为 ICD10，而且死亡证明还添加了活产和死产证明。非裔妇女死亡率仍然为白种人女性 3~4 倍。与妊娠有关的死亡的原因如表 45-1 所示。目前最常见的死亡原因是非心血管疾病（13%），其次是出血（12%）、妊娠高血压综合征(12%)、心血管疾病（12%）、心肌病（11%）、感染（11%）和血栓性肺栓塞（10%）。自上次报告之后，大出血和高血压导致的死亡人数继续减少，然而由于健康状况尤其是心脏病导致的死亡率继续增加。产后死亡中，妊娠高血压疾病、心肌病、非心血管疾病及心血管疾病均是最常见的。麻醉死亡仅占产妇死亡的 1.2%，已经降至全美最常见产妇死

表 45-1　1998—2005 年，活产时美国的妊娠相关死亡的原因

高血压疾病	15.0%
心肌病	13.3%
心血管疾病	12.5%
非心血管病	11.3%
出血	9.7%
血栓性肺栓塞	9.7%
感染	9.2%
羊水栓塞	9.0%
脑血管意外	7.0%
麻醉并发症	1.2%

（改编自 Berg CJ, Callaghan WM, Syverson C, et al. Pregnancy-related mortality in the United States from 1998—2005. Obstet Gynecol, 2010, 116:1302–1309.）

亡原因的第 10 位（如图 45-1 所示）。

二、美国各种原因引起的孕产妇死亡

1991 年以来，美国疾控中心已经将孕产妇死亡界定为产后 1 年内（而非以前规定的 42d）与妊娠相关的死亡。定义延伸至分娩 1 年后，因心肌病导致的死亡率有所提高，因为这些死亡病例通常有一个较长的病程，但仍与妊娠有关。许多死亡女性（约超过 30%）因死亡证书内容并未涉及其怀孕的事实而未被归于孕产妇死亡之列。比如，一名女性死于肺栓塞，但死亡证明上没有其怀孕的记录，那她就不会被归类为孕产妇死亡。疾控中心要求各州将母体死亡证明与婴儿安全出生或胎儿死亡证明联系在一起，从而增加孕产妇死亡的鉴别，这可能是与怀孕有关的死亡率明显增加的原因。

美国女性往往选择晚育，这会对人口结构产生怎样的影响呢？依据美国疾控中心提供的数据库，调查人员对比研究了 35 岁及 50 岁以上孕产妇的死亡率，结果发现虽然实际死亡率较低，但在所有因素（出血、栓塞、高血压、心肌病等）所致的死亡中 35 岁以上产妇的风险增加。笔者特别指出："……很显然，女性 35 岁之前怀孕对于她本人及胎儿来说是最安全的。" 50 岁及 50 岁以上孕产妇只有 539 例，但早产儿和低体重产儿出生风险较高，从而增加胎儿的并发症和死亡率。虽然医生很少或几乎不注意女性选择多大年龄怀孕，但他们应该进一步认识到 35 岁以上的孕产妇的风险增加。

当查阅医疗记录更为便利，则确定方式得到改善。根据 2000—2006 年美国医疗保健系统（HCA，美国医院协会）对 150 万分娩产妇（每 10 万人有 6.5 个孕妇死亡）中 95 名死亡产妇情况所做的大型回顾性研究，发现主要死亡原因是子痫前期、肺血栓栓塞症、羊水栓塞、大出血和心脏疾病。最常见的可预防的原因包括未能充分控制孕产妇高血压；未能适时诊断和治疗肺水肿与子痫前期；未能注意剖宫产及产后出血者的生命体征。不同分娩方式所占比率是截然不同的，其中顺产为 0.2/100 000，剖宫产分娩为 2.2/100 000，或者说剖宫产术为顺产的 11 倍。需要警醒的是剖宫产比例持续上升，可能仅仅只是为了满足产妇要求即选用。这里麻醉未被列为死亡原因，但在与该项研究学者的私下交流中得知，有两例死亡与麻醉管理有关。其一是未察觉将局部麻醉药通过硬膜外导管注入血管内，其二是麻醉医师在剖宫产时给予的抗生素所致的过敏反应。从该研究得出如下结论：在美国大多数产

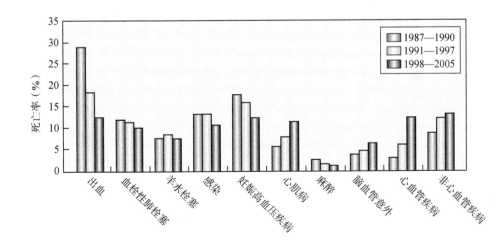

图 45-1　1987—1990 年，1991—1997 年和 1998—2005 年，在美国导致特定比例的妊娠相关死亡率

（经许可转载自 Berg CJ, Callaghan WM, Syverson C, et al. © 2010 by The American College of Obstetricians and Gynecologists. Lippincott Williams & Wilkins 出版）

妇死亡是不能预防的，且大都发生在低危妊娠。将分娩风险进行高低分级不可能完全成功实现。研究人员同时指出，剖宫产采用通用血栓栓塞预防方法是降低产妇死亡率的最好办法，但补充说明的是，由于椎管内麻醉是剖宫产最常见的麻醉技术，应使用气动加压装置替代抗凝药来抗凝。

围生期医师网络也能够对他们所遇到的母体死亡、"近似差错"并发症及严重并发症等病案情况做出详细评估。数据显示，41%的死亡、46%的"近似差错"以及17%的严重并发症应该可以预防。心脏疾患的原因、卒中和栓塞诊断在这些死亡病例中所占比例较高；"近似差错"组中出血和感染比例最高；严重合并症中子痫前期占比最高。在所有参与研究的病案中，患者因素占13%~20%，系统因素占33%~47%，医护因素占90%。在所有组别中，不完整或不恰当的管理被列为主要因素。

其他围生期网络系统也在尝试收集更完整的产妇死亡相关数据。针对美国10家市区医院从1992—1998年孕产妇死亡进行的一项回顾分析揭示了一组令人震惊的数据，即孕产妇死亡率远远高于同期全国发布的数据：死亡率为22.8/100 000，而非公布的7.5/100 000。在其研究中该小组成立了同行评审委员会，因而能够详细审查每个案例并确定所有围生期产妇死亡数据。其中37%被视为可预防性死亡，> 80%的死亡已经明确有医护因素，肺栓塞和心脏疾病合计占妊娠相关死亡的40%。只有1例是与麻醉有关的死亡，此病例是由于在生产过程中多次给予产妇麻醉药物，外加其他潜在的具有抑制效果药物的治疗，从而抑制了中枢神经系统活动。

采用类似的方法，国家数据库也被用以确定孕产妇死亡的发生率和原因。他们公布了一个较高的总体分娩死亡率16.4/100 000，而这也归因于对检测方法的改善。而麻醉相关的死亡率占死亡数的5.2%。遗憾的是，因为这是一个匿名数据库，无法进一步获得每个病例的具体细节。围生期网络和国家母体死亡委员会能够更准确地确定当地所有孕产妇的死亡，并且为预防方案提供更深入的信息。

位于北卡罗来纳州的州立孕产妇死亡委员会筛查了1995—1999年所有妊娠相关的死亡病例，并确定了可预防死亡的发生率。总体而言，40%的死亡病例是可预防的，但几乎所有因出血或慢性疾病恶化导致的死亡都被认为可以预防。相比之下，羊水栓塞或卒

中所致的死亡几乎无一可预防。最常见的死亡原因是与心肌病相关的合并症。种族是影响预后另一个因素。相比于白种人孕产妇的33%，非裔孕产妇中46%的死亡是可预防的。非裔孕产妇的死亡率为42/100 000，而白种人孕产妇的死亡率为12.3/100 000。

将所有导致母体死亡研究的共同主题归纳如下：
- 约40%的死亡病例是可预防的。
- 医护因素与大部分孕产妇死亡有关。
- 最常见孕产妇死亡的原因是心脏和非心脏疾病、血栓栓塞、出血、高血压疾病和心肌病。妊娠期间并存其他状况现在已成为孕产妇死亡最常见的原因。
- 非裔孕产妇死亡率更高,意味着种族发挥的作用。
- 高龄产妇的风险较高。
- 高风险孕产妇和低风险孕产妇都会出现死亡。

即使麻醉不是死亡的直接原因，麻醉管理也会影响预后质量。2003—2005年，母婴健康机密调查机构回顾了孕产妇的死亡，并发现31例是由麻醉造成的其他原因致死的。这些因素包括麻醉医师没有认识到疾病或合并症的严重性，未对出血病例进行最佳麻醉管理包括延误诊断、脓毒症的不佳复苏、子痫前期的高血压控制不佳和产妇肥胖相关问题。

产科麻醉医师必须应对灾难性的出血、血栓形成或羊水栓塞、高血压、脓毒症及母体合并的疾病。围生期出血的处理需要分娩团队每一个人参与。

在美国，一项对1995—2004年产后出血的流行病学研究发现，产后难处理的出血占所有分娩患者的2.9%，分娩后与出血相关的死亡率占全部院内死亡的19%。尽管胎盘异常能够导致严重的出血，但是子宫收缩乏力占所有病例的79%。子宫收缩乏力的风险因素包括年龄< 20 或> 40 岁、剖宫产、高血压疾病、羊水过多、绒毛膜羊膜炎、多胎妊娠、胎盘残留及产前出血，但除了极端的年龄和剖宫产，只有39%的患者会存在风险因素。换句话说，宫缩乏力引起的产后出血会导致输血，而这通常会发生在没有公认的危险因素的患者身上。另一个导致围生期出血的原因是子宫破裂。一项对41例子宫破裂患者的回顾发现只有50%有前次剖宫产手术史，其余的病例也仅有1/3接受了其他类型的子宫手术。9例子宫破裂发生在生产前，其余发生在生产时。这样的研究结果表明，存在严重出血风险的产妇可能很难鉴别。医院必须采取治疗产后出血的方案，包括药物、手术和非手术操作，

以及大量输血的方案来指导治疗和预防治疗延误。

　　两项研究回顾了美国产科的并发症。第一项研究调查了 1998—2005 年来自于"医疗成本和利用项目国家住院数据库"中的严重产科并发症的患者。他们发现合并症从 0.64% 增加至 0.81%，随着住院分娩的增加，肾衰竭、肺栓塞、成人呼吸窘迫综合征、休克、输血以及机械通气的患者也显著增加。在这段时间，剖宫产的比率也是平行增加的。母体年龄、孕次、多胎妊娠和大多数并存病并没有导致这些结果。在剖宫产的比率由 21% 上升至 30% 时，只有增加的肺栓塞和输血未计算在内。第二项研究使用"国家医院出院调查的数据"，评估了 2001—2005 年分娩期并发症的比率并且与 1993—1997 年的发病率做了对比。尽管剖宫产的比率由 21.8% 升至 28.3%，但他们没有发现分娩期产科并发症的增加。妊娠合并先前疾病状况如慢性高血压、子痫前期、妊娠期子痫前期、妊娠前或妊娠糖尿病、哮喘及产后出血的比率提高了 20%，而三度和四度撕裂以及某些感染的比率却下降了。

三、麻醉相关的母体死亡

　　直接由麻醉引起的孕产妇发病率和死亡率的流行病学已在几方面进行了回顾。应用医疗成本和利用项目国家住院数据库可确定 2002—2005 年，在纽约州生产和分娩期间经历过麻醉相关并发症的产妇。对麻醉并发症来说高危的风险因素包括剖宫产、郊区、先前的身体状况、高加索人种及择期入院患者。麻醉并发症在孕产妇发生的概率为 0.46%，然而一旦有并发症发生时，死亡率可升高 22 倍。脊髓麻醉后的头痛占据了并发症的 1/3。与麻醉相关的原因导致的孕产妇死亡已变得十分罕见，因此，在研究导致母体死亡的所有原因时很少会涉及它。美国疾病预防控制中心的数据显示，自从 1979 年以来，美国麻醉相关的孕产妇死亡率已经下降了 59%，并且稳定在约每百万个活产婴儿出现 1 个死亡病例。英国 3 年一度的报告也提示相似结果（表 45-2）。

　　美国疾病预防控制中心在 1987 年建立了一个动态的全国妊娠死亡率监测系统，从而在国家水平监测孕产妇死亡并进行流行病学研究。全美 50 个州、哥伦比亚特区以及纽约市的健康部门为疾病预防控制中心提供隐去患者和医护人员信息的孕产妇死亡证明的副本。如果可以的话，还提供相关的胎儿出生证明或

胎儿死亡记录。自 1979 年后，这些记录都有据可查。疾病预防控制中心不能合法获取医疗记录、尸检报告或其他信息来提供详细数据，但仍可得出某些推论。利用国家统计的剖宫产率，每年上报到疾病预防控制中心的死亡人数，并估计每年在区域麻醉或全身麻醉下进行剖宫产的比例，由此可计算出不同类型的麻醉下所致的病死率和风险率（表 45-3）。20 世纪 80 年代，全身麻醉下的剖宫产手术似乎比区域麻醉的风险大得多。自那之后，与全身麻醉相关的死亡似乎在下降，而与区域麻醉相关的死亡人数可能上升。

表 45-2　美国和英国由麻醉所致的妊娠相关死亡率的对比

3 年时间段	美国[1]	英国[2]
1979—1981	4.3	8.7
1982—1984	3.3	7.2
1985—1987	2.3	1.9
1988—1990	1.7	1.7
1991—1993	1.4	3.5
1994—1996	1.1	0.5
1997—1999	1.2	1.4
2000—2002	1.0	3.0

（1）每百万个活体婴儿由麻醉所致的妊娠相关死亡率（只限于活婴/死胎分娩有关的死亡）；（2）每百万个产妇的死亡率

（改编自 Hawkins JL, Chang J, Palmer SK, et al. Anesthesia-related maternal mortality in the United States: 1979—2002. Obstet Gynecol, 2011, 117:69-74.）

表 45-3　美国 1979—2002 年由麻醉方式所造成的死亡率和风险比

死亡年份	全麻死亡率[1]	区域麻醉死亡率[1]	风险比
1979—1984	20.0	8.6	2.3
1985—1990	32.3	1.9	16.7
1991—1996	16.8	2.5	6.7
1997—2002	6.5	3.8	1.7（P 值无显著性）

（1）每百万全身麻醉或区域麻醉的死亡率

（改编自 Hawkins JL, Chang J, Palmer SK, et al. Anesthesia-related maternal mortality in the United States: 1979—2002. Obstet Gynecol, 2011, 117:69-74.）

1. 剖宫产全身麻醉与区域麻醉的对比

　　从 1979—1990 年，由全身麻醉所致的死亡病例保持相对稳定，但与区域麻醉相关的死亡明显减

少，导致这两种技术风险比巨大，即便存在这样的背景——几乎所有的医院的剖宫产手术通常应用区域麻醉。区域麻醉的死亡率下降发生在 20 世纪 80 年代中期，得益于 0.75% 的布比卡因退出市场，人们提高了对局部麻醉药毒性及意外的鞘内注射的意识，以及增加了试验剂量这一方法的使用。

从 1991—1996 年，全身麻醉的病死率下降。由全身麻醉所致的死亡率下降可能与全身麻醉期间监测技术改进有关。ASA（美国麻醉医师协会）在 1989 年公布了使用脉搏血氧饱和度的标准并要求麻醉期间所有的患者都需使用，并在 1995 年将二氧化碳浓度监测列为要求，1993 年 ASA 介绍了困难气道的处理步骤。

从 1997—2002 年，全身麻醉手术病死率继续下降，这是因为麻醉医师便易地使用喉罩和类似急救设备，可以在困难气道的情况下维持通气。来自英国的两项研究回顾了 1993—1998 年和 1999—2003 年的气管插管失败的病例。插管失败率分别稳定在 1∶249 和 1∶238，但是无一例母体死亡。这两项调查的共同结论为大多数的插管失败是在新手长时间反复插管尝试后的紧急情况，超过 50% 的院内病例插管失败是由于没有按照程序，即麻醉医师给予第 2 次的琥珀胆碱、重复给予催眠药物及尝试 3 次以上的喉镜插管。

疾病预防控制中心最近的数据显示，全身麻醉与区域麻醉的相对风险下降到 1.7，95% CI 0.6~4.6，$P=0.2$（表 46-3）。在现在的实践中，两者的死亡率可能没有真正的差异。然而，在过去的 18 年中，与全身麻醉的死亡率持续下降（每百万例全身麻醉从 32.3 降至 6.5 个死亡病例）相反，区域麻醉所致的死亡率持续上升（每百万例区域麻醉从 1.9 增至 3.8 个死亡病例）。

尽管最近有所改善，但表 46-3 的结果表明，在产科患者中全身麻醉仍比区域麻醉的风险高。在全身麻醉中，增加产妇合并症或死亡危险的因素可能包括：

• 全身麻醉需要掌控气道，而产科患者气管插管的气道管理要比其他外科患者更困难。

• 选择全身麻醉通常是产科急症时，术前准备和检查并不完善。

• 全身麻醉用于区域麻醉禁忌的高危患者（如出血、HELLP 综合征、心脏病变）或者尝试区域麻醉失败的患者（如病态肥胖）。这些患者往往面临困难气道的风险增加。

• 因为麻醉医师、患者、产科医师更倾向于使用

区域麻醉，所以住院医师培训计划可能无法为培训学员的产科轮转提供足够的学习全身麻醉的机会。

在一个大型三级产科医疗中心中进行的回顾性调查显示，1990—1995 年只有约 5% 的剖宫产使用了全身麻醉。剖宫产患者接受全身麻醉的适应证是不确定胎心率类型、前置胎盘或胎盘早剥、母体疾病（主要是 HELLP 综合征、子痫前期或特发性血小板减少性紫癜）、胎位异常以及脐带脱垂，这些都是最紧急的情况和高危患者。困难插管的发生率是 1.3%，唯一死亡的产妇死于未识别的困难气道。同一组研究人员更新了他们 2000—2005 年的数据，发现全身麻醉剖宫产的比例下降，范围在每年 0.4%~1%。最常见的全身麻醉的适应证是紧急情况下没有时间进行区域麻醉，其次是产妇有区域麻醉的禁忌证，主要是严重的子痫前期和 HELLP 综合征，只有一例困难插管，但没有对产妇造成不良后果。

美国母胎医学单位联网（Maternal-Fetal Medicine Units Network）在全国范围内进行了一项研究，在 37 142 名单胎妊娠剖宫产手术中，评估了剖宫产术与麻醉相关的并发症。发现 93% 的产妇接受了区域麻醉，但有 3% 的失败率，鲜有并发症。当决定手术至切皮时间 < 15min（全身麻醉的 38%）或 ASA 分级 ≥ 4（OR6.9）就选择全身麻醉。其中一名产妇的死亡与麻醉有直接联系，死因为麻醉医师在尝试清醒纤维支气管镜插管过程中，患者出现低氧及心搏骤停。

既然剖宫产手术中全麻的使用率如此低，麻醉医师如何掌握气道管理的技能呢？假如一名麻醉医师所在医院每年有 1500 例分娩患者，剖宫产率为 30%，每年就是 450 例。如果全身麻醉的剖宫产只有 5%，每年就约有 22 例。再加上麻醉团队有多个麻醉医师，因此，其中一些人将没有实施全身麻醉的机会。很明显，为住院医师和实习医师提供系统的气道管理教育十分必要，这样他们才能应对产科气道的紧急情况。区域麻醉并发症也可能涉及气道管理。ASA 已结案的索赔数据库（ASA closed claims database）中有几例病例，由于区域阻滞的平面过高，影响正常的通气，气道安全没有得到保证，导致低氧和（或）误吸。有时全身麻醉是患者最合适的选择，比如血流动力学不稳定的出血或脐带脱垂。这种情况下不能回避使用全身麻醉。CDC 最新的数据显示每 100 万个全身麻醉患者的死亡率仅为 6.5 个，这已是一个不凡的安全记录了。

2.关于麻醉中母体死亡病例的详细信息的来源

获取与麻醉有关的不良预后的详细信息是非常重要的。2000—2002 年英国孕产妇死亡机密调查（confidential enquiries into maternal deaths，CEMD）发表了对过去 50 年这方面医疗评价的结果。在这个报告中主要的死亡原因同样是血栓栓塞，与美国的研究结果一致。有 7 例死亡是由麻醉造成的，且均为全身麻醉。3 例发生了未识别的食管插管，均是由新手操作且没有上级医师的后援。另外两个病例发生通气不足时管理不当导致了心搏骤停。1 名肥胖产妇死于困难插管后出现的误吸。1 例产妇在剖宫产过程中可能对琥珀胆碱发生了过敏反应。另有 20 例因麻醉管理不当导致了不良后果，或者因为缺乏多学科合作和对疾病的严重程度的认识及围术期管理不当，或者因为对大出血的反应不足。

2007 年发表了每 3 年 1 次的报告，总结了 2003—2005 年产妇死亡情况。所有引起产妇死亡原因中排名最高的是心脏疾病和血栓栓塞。超过 50% 以上的死亡的产妇是肥胖患者，以至于该报告的一位学者说"肥胖是对生育人口最大的且不断增长的威胁"。从发生率看，麻醉所致死亡排名第 8，但都与对患者的护理达不到标准有关，在调查者看来这都是可以避免的。随附的述评指出："正如上一篇报道提到的，麻醉相关死亡的患者中，100% 是可以避免的，在其他地方对麻醉医师的批评也广泛传播……总体的印象就是产科麻醉并没有解决它经常出现的问题并且还在不断增加"。麻醉实施者的问题仍然是普遍的问题。由麻醉引起死亡的 6 例病例中包含 2 名肥胖的早期妊娠妇女，她们由实习生实施麻醉，术后出现了呼吸衰竭。另一名患有哮喘的肥胖产妇在腰麻下行剖宫产手术后也出现了呼吸衰竭。一名产妇在行布比卡因硬膜外注射时错误接入静脉通道，还有一名患者死于中心静脉通道的并发症。最后一名患者的死因不明。另有 31 例患者是由于麻醉管理不当，都与未识别并发症或管理不足及产期出血有关。建议重点关注对病态肥胖产妇的管理策略，包括产前麻醉咨询，实习生对病态肥胖妇女实施麻醉时要有经验丰富的医师指导，严重子痫前期病例要给予良好的血压控制，更快地识别和更积极地控制产科出血。尽管美国与英国在操作方面有不同程度的差别，但是 CEMD 对病例在细节方面所做回顾性分析的能力要远胜于美国。

母婴咨询中心（Centre for Maternal And Child Enquiries，CMACE）2011 年出版了英国 CEMD 的第 8 份报道。有 7 名产妇（3%）死于与他们的麻醉直接相关的问题，占孕产妇的比率为 0.31/100 000。7 人中有 6 人（86%）考虑是接受了不符合标准的麻醉或围术期护理。4 例死亡与丢失气道有关：1 例发生于进行紧急剖宫产的麻醉诱导时，另 1 例是术后在 ICU 发生了气管切开套管脱落且无法重新插管，第 3 例是在全身麻醉下行紧急剖宫产手术后出现了误吸，第 4 例死于术后静脉患者自控镇痛时发生的呼吸抑制。第 5 例死于全身麻醉下人工流产术后的心搏骤停，可能与其药物滥用病史有关，但麻醉医师对此毫不知情。第 6 例死于输血反应造成的循环衰竭。对最后一例的尸检发现在接受了一次平稳的腰麻后，其腰部及下胸段椎管内有脓肿，最后报道表明她死于急性出血性白质脑炎。另有 18 例死亡病例是与麻醉护理相关，主要是未能认识到急性重症疾病比如败血症、子痫前期、过敏和大出血。CMACE 同样关注了产科患者的重症监护问题。一个共同的主题是对产妇的病情严重程度识别太晚，导致延误会诊和转诊到专科行临床护理。在这份报道中，脓毒症是首次成为直接导致孕妇死亡的首位原因。宫缩无力引起的无法控制的大出血和羊水栓塞也是重症监护室的重要问题。

在美国密歇根州进行的一项全国性产妇死亡问题的调查发现，885 名死亡孕妇中有 8 人与麻醉有关，另有 7 例为麻醉导致。所有麻醉相关的死亡病例都发生在急诊或全身麻醉的苏醒阶段（非诱导阶段），且全都涉及通气不足或气道梗阻。肥胖和非裔人种是与这些死亡相关的常见因素。有 3 例与高年资医师监管不足有关，2 例发生于麻醉护士被手术的产科医师指导，1 例是麻醉医师离开去处理其他全身麻醉的紧急情况。这些病例引发了一个问题，即如何确保全身麻醉后监测治疗病房（post anesthesia care unit，PACU）的恰当管理，以及对具有睡眠呼吸暂停风险肥胖患者的额外监测。伴发的述评指出，每一台麻醉的实施，都必须建立一整套方案来减少全身麻醉和苏醒期出现的相关风险（比如全身麻醉剖宫产术后我们应当选择哪一个 PACU，中心手术室的还是产房的），同时要关注与肥胖和阻塞性睡眠呼吸暂停有关的风险。对产科麻醉负责人的一项调查发现，45% 的受访者的医院对产房护理人员没有进行麻醉后恢复训练，43% 的受访者表示产房的 PACU 明显不如中心手术室的 PACU。这些都是相当大型的妇产医院，平均每年 2550 人分娩，剖宫产率达 30%，其中 5% 是在全身麻醉下进行。作者特别说明 ASA 和美国围麻醉期护理协会（American Society of Peri-Anesthesia Nurses，ASPAN）都有适用于包括剖宫产术患者在内所有术后患者的指南，无论他们身处何处。

随着肥胖人群在当今社会的日渐增多，阻塞性睡眠呼吸暂停在肥胖产妇中已成为常见的合并症，生产和分娩护理及麻醉团队应该很清楚 ASA 的"阻塞性睡眠呼吸暂停患者围术期实践指南"。他们推荐的围术期治疗包括：在条件允许的情况下使用区域阻滞技术来控制术后疼痛、多模式镇痛，以尽量减少全身阿片类药物使用，如果术前使用持续正压通气模式（continuous positive airway pressure，CPAP）则应继续使用，保持患者非仰卧体位，如果患者发生气道梗阻或低氧血症的风险增加，则应连续监测患者的脉搏血氧饱和度。ASA 的"预防、发现、处理椎管内应用阿片类药物相关呼吸抑制的实践指南"建议，接受椎管内吗啡的患者发生呼吸抑制的风险比不接受肠道外阿片类给药的患者高，建议如果使用椎管内吗啡则第一个 12h 内每小时监测 1 次呼吸和镇静，24h 内每 2 小时监测 1 次。

医师保险公司报道了 1998—2006 年，生产和分娩病房内 22 例产妇心搏骤停后对麻醉科的医疗索赔申请。结果是惨痛的，22 例患者有 10 例死亡，11 例出现缺氧性脑损伤，只有 1 例出院时神经功能未受损。13 例在硬膜外麻醉和腰麻后出现了呼吸停止。8 例是在分娩时放置硬膜外导管出现了意外的蛛网膜下隙阻滞（均发生在置管后 30min 内），5 例发生在腰麻剖宫产手术中。所有发生于手术室中的案例在心搏骤停的那一刻都没有可以听到的报警，很可能导致了反应延迟。7 例是因为决定将产妇转运至手术室而延误了对产妇的复苏，要么是为了促进分娩，要么是因为产房没有可用的气道管理的设备。神经功能未受损的产妇在发生心搏骤停时立即给予了人工呼吸机通气并且产科医师在停跳的几分钟内娩出了胎儿。这些结果表明对产妇通气和血压支持的任何延误都是灾难性的。另外 7 例是涉及与诊断和输血治疗延误有关的产后出血。这些病例通常都有涉及医护人员之间的沟通的自身问题，但麻醉管理不当促发了心搏骤停。2 例子痫前期的病例就在麻醉诱导阶段出现心搏骤停，1 例是

全身麻醉，1 例是腰麻。当然也有可能是发生了低血容量。只有 1 个病例涉及了全身麻醉的困难气道。

有 2 项调查质疑了内科医师是否具备生产和分娩中出现心搏骤停的知识。两者的结论都是产科医师、麻醉医师及急诊医师均对临产妇复苏的基本概念缺乏足够的了解和认识。测试的问题可以评估被测者是否知道以下管理要点。

- 始终保持子宫左斜位。
- 面罩通气期间要继续压迫环状软骨。
- 尽可能快的插管。
- 在胸骨的高位进行胸部按压。
- 不要改变电除颤时除颤器垫的位置。
- 即使胎儿尚未分娩仍可除颤。
- 在每一个高级生命支持方案中使用正常剂量的药物，包括血管收缩药物。
- 如果复苏不成功，没有心率时，在 4~5min 实施剖宫产。

这一领域适宜进行模拟场景和团队培训，来评估分娩和生产中罕见事件的知识掌握，改善预后。通过模拟产科紧急情况导致的心搏骤停，就可以发现团队在完成身体的和认知的任务中都存在多个错误。考虑到这些模拟是在三级医疗高危产科中心进行的，每个人都知道模拟的目的，我们可以想象在小型的急诊室或小医院的情况更糟。

麻醉医师可能要参与处理由栓塞造成的分娩期心搏骤停，这是导致妊娠相关死亡的首要病因。一例病例中，在生产过程中人为造成的胎膜破裂后很快发生了羊水栓塞，产科医师在进行不间断的心肺复苏（cardiopulmonary resuscitation，CPR）的同时在产房内也进行了剖宫产，母亲的心肺复苏在胎儿分娩出来后也成功了。另一病例中，一名前置胎盘的患者行剖宫产手术时发生了空气栓塞，而 3 名麻醉医师都未能放置中心静脉导管来抽吸空气，这名产妇未能复苏。虽然栓塞不是麻醉相关产妇致死的原因，但是麻醉者常常会参与到抢救和复苏的过程中。

2009 年 ASA 已结案索赔纠纷项目更新了关于产科麻醉投诉的数据，对比了 1990 年以前和 1990—2003 年的投诉，它们有明显的不同。在这两个时期，由全身麻醉或区域麻醉造成的产妇死亡或永久性脑损伤的原因在表 45-4 列出。全身麻醉中最常见的原因是插管困难和母体出血。有 4 个病例尽管术前评估表明气管插管困难，仍然进行了全身麻醉诱导。在区域

麻醉索赔案例中，最常见的损伤原因是高位椎管内阻滞，12 例发生在硬膜外阻滞期间，3 例发生在腰麻期间。尽管大部分的索赔与剖宫产有关（58%），但是那些与顺产有关的索赔也在增加。与 1990 年之前的索赔案例对比发现，如今对母体死亡与脑损伤的索赔逐步下降，但是对神经损伤的索赔正稳步上升并且也是导致诉讼案件最常见的原因。未达标的护理引发的索赔从 39% 降至 22%，赔偿次数减少了（42%vs 之前的 58%），平常赔偿额也由 455 000 美元降至 222 000 美元，这些都是积极的结果。然而，也有不好的一方面。实施产科硬膜外麻醉时，未被发现的鞘内置管增加，而且麻醉医师并没有时刻准备着处理与之相关的低血压与气道紧急情况。因为产房内没有气道管理的设备，4 例患者需要转移到手术间进行复苏。这些由区域麻醉导致的过失可能促使了病死率的增加。

四、近似差错和母体发病率的麻醉原因

1. 产科困难气道的管理

1985 年首次公布了标准直接喉镜在产科患者的插管失败率为 1∶280。与中心手术间的插管失败率

1∶2230 相比，麻醉医师在对生产和分娩患者实施全身麻醉时，就有 7 倍的概率出现插管失败。至此之后的多份报告发现，即使全身麻醉期间母体的死亡率下降了，但其发病率惊人的相似。英国的 2 项前瞻性医学审计回顾了 1993—1998 年与 1999—2003 年本国的插管失败率，发现失败率分别为 1∶249 和 1∶238。然而并没有母体死亡或在任何报告中有不良预后的出现。澳大利亚一项前瞻性观察研究回顾了 2005—2006 年 1095 名接受全身麻醉剖宫产的患者，发现插管失败率为 1∶274，而喉罩在所有的病例中都能成功应用，也没有母体死亡。全身麻醉剖宫产的最常见的适应证为需要立刻分娩出胎儿；产科医师或患者要求；区域麻醉失败。美国一所大型的三级保健医院回顾了 2000—2005 年的全身麻醉，他们发现全身麻醉率仅为 0.6%，多数是由于紧急状况或母体的身体情况。只有 1 例出现了插管困难，但没有母体死亡。他们强调麻醉医师通过在非产科患者中训练和维持自己应用困难气道设备的技能。ASA 已结案索赔项目也发现尽管对困难插管的索赔在 1990 年前后没有改变，但是对食管插管的索赔没有了（表 45-4），对误吸的索赔降至不足 1%。那些因缺氧或通气的索赔

表 45-4　1990 年和 1990 年后，美国麻醉医师协会已结案索赔项目中导致母体死亡或永久性脑损伤的原因

损伤类型	合计 N=69（%）	全身麻醉 n=28（%）	区域阻滞 n=41（%）
高位椎管内阻滞	15（22）	0（0）	15（37）
母体出血	11（16）	8（29）	3（7）
栓塞	8（12）	2（7）	6（15）
困难插管	7（10）	7（25）	0（0）
子痫前期 /HELLP	5（7）	3（11）	2（5）
药物治疗	5（7）	0（0）	5（12）
氧合 / 通气不足	3（4）	1（4）	2（5）
胃内容物吸入	2（3）	1（4）	1（2）
椎管内麻醉致心搏骤停	2（3）	0（0）	2（5）
高血压颅内出血	2（3）	1（4）	1（2）
中心静脉导管 cx	1（1）	1（4）	0（0）
绒毛膜羊膜炎 /ARDS	1（1）	1（4）	0（0）
气道梗阻	1（1）	1（4）	0（0）
其他 / 未知的	6（9）	2（7）	4（10）

由于舍入误差原因，百分比的合计并没有达到 100%

ARDS. 成人呼吸窘迫综合征；HELLP. 溶血、肝酶升高、血小板计数低

（改编自 Davies JM, Posner KL, Lee LA, et al. Liability associated with obstetric anesthesia: A closed claims analysis. Anesthesiology, 2009, 110:131–139. ）

由 1990 年前的 5% 降至 1990—2003 年的 1%。已结案索赔数据可能也说明了麻醉医师掌握对困难气道处理的技能以及遵循困难气道的处理原则已经改变了母体的预后。产科患者的困难气道也许还是常见的情况，但是不良的预后似乎越来越少。

生产与分娩单元的所有人员都应该熟悉 ASA 的困难气道处理原则。麻醉医师应该培养护理人员与产科团队在插管失败的情况下发挥他们的作用。另外，生产和分娩单元应该有足够的气道学习机会和进行困难气道的管理的各种辅助设备。普通的手术间有困难气道手推车，生产和分娩病房应该有相同的手推车以便紧急使用。ASA 产科麻醉实践指南提出"生产和分娩单元应该配备行气道管理的设备和人员。进行区域麻醉时，应该确保基本的气道管理设备可以立即投入使用。另外，在生产和分娩病房的手术区域，便携式困难气道管理设备应随时备用"。

当麻醉医师预见患者有困难气道时，应该考虑"预防性区域麻醉"。如果麻醉团队意识到患者有困难气道，尤其是产妇下定决心分娩时，那么产科医师和麻醉医师应当商议放置连续硬膜外导管或腰麻导管。在"围生期管理指南第 6 版"中列举了应当组织麻醉会诊的高危因素，包括那些可能有困难气道的患者。指南接着提到"因此可以完善一些策略使需要行急诊全身麻醉诱导的产妇数量降至最低，对于她们来说这是极其危险的。对那些有风险的患者，应当考虑在产程早期按计划建立静脉通路及放置硬膜外导管或腰麻导管，并确认这些导管切实可用"。一旦有胎儿抑制或其他情况需要紧急转入手术间，麻醉医师便于实施区域麻醉。另外，产科团队应当明白紧急情况下对患者进行区域麻醉或保护气道将花费额外的时间。预期行手术分娩时，对那些有潜在困难气道的患者就应该采取预防误吸的措施。像 H_2 受体阻滞药这类药物可能需要 1h 才能达到最大效应。此外，在全身麻醉的诱导阶段要有经验丰富的麻醉医师在场。其他麻醉医师应知道当生产和分娩单元有困难气道的患者，一旦有必要进行气道管理，他们可提供帮助。

即使尽了最大的努力，但偶尔麻醉医师也会有未料到的困难气道和插管失败。如果面罩通气困难或不可行，立即采取喉罩或其他方法进行通气。由于产妇的高代谢率和功能残气量的减少，出现低氧血症和神经损伤要比非妊娠患者更快。如果情况恶化而需进行心肺复苏，应采用"……标准的复苏方法和流程，

包括采取左侧卧位"。在心搏骤停的病例中，美国心脏病协会陈述如下："数位发起人目前推荐应迅速决定实施心肺复苏后剖宫产术，熟练的分娩可在骤停的 4~5min 完成。"

来自美国和英国的报道表明，因为失去对气道的控制，拔管和术后恢复正处于危险之中。麻醉医师和生产分娩的护理人员必须警惕肥胖或阻塞性睡眠呼吸暂停、子痫前期接受镁离子治疗、椎管内或全身应用阿片类药物镇痛的产妇在术后阶段增加的风险。她们可能需要额外的监护或在医院里别处的下一级病房恢复。

2. 胃内容物吸入

通过对困难气道认识的增加，坚持应用快速顺序诱导和带套囊气管插管，遵循禁食指南，使用抗酸药、H_2 受体拮抗药、甲氧氯普胺及区域麻醉主导，都使得误吸的病例变得极为罕见。尽管罕见，美国已结案索赔分析和英国的机密调查都将其列为致死的原因。误吸往往与困难气道或插管失败有关。鼓励应用区域麻醉似乎能明显解决这一问题。但是在高位硬膜外阻滞或腰麻期间，误吸同样可发生于患者不能咳嗽或有效清理气道时。除了置入胃管之外，在任何剖宫产之前应考虑给予减少胃容积和酸度的药物，但是没有预后研究证明应用这些药物有益。阿片类药物是已知延迟胃排空的药物，所以区域麻醉对有可疑困难气道且需生产的患者更有利。ASA 产科麻醉实践指南和数个美国妇产科医师学会声明支持在生产中摄入少量的清澈液体，但反对任何固体食物的摄入。指南进一步说道："……患者误吸风险增加的额外因素（例如病态肥胖、糖尿病、困难气道），或者因手术分娩而增加风险的患者（如不确定的胎心率类型）根据他们自身的基本情况，可能需要进一步限制经口摄食。"麻醉医师应当教会他们在产房的护理同事按压环状软骨的正确方法，并为他们提供处理困难气道的阶梯式训练。这是模拟与团队训练的最佳应用。

3. 局部麻醉药的全身毒性（LAST）

在 20 世纪 80 年代，局部麻醉药的毒性是导致区域麻醉期间死亡的主要原因。然而在 1990 年后，它的发生率明显降低并且已结案索赔项目再也没有这样的病例。像罗哌卡因和左旋布比卡因这些新的局部麻醉药可能比布比卡因有更好的安全性，但是利多卡因

仍然是最安全的酰胺类药物。预防局部麻醉药中毒应避免其在硬膜外导管的集中吸收，采用试验剂量和逐步加量的方法。在多孔硬膜外导管置入回抽无物后，未察觉的血管内置管的发生率据估计仅有 0.6%。

对产妇来说给多少是最佳的试验剂量尚存争议。经硬膜外导管给予试验剂量应该起到两种标示作用：一种提示是否发生血管内导管置入以防止局部麻醉药的全身毒性，另一种可以提示导管是否在脑脊液（CSF）中以防止极度的高位阻滞或"全脊麻"。不同的药物和技术已被不同程度的成功使用。肾上腺素是最常使用的药物，用来检测是否发生血管内置管，但量效关系曲线在产妇和非妊娠患者中是不同的，肾上腺素对子宫血流产生不利的影响，在生产中的产妇由于心率随宫缩而变化，因此这种方法的特异性就大打折扣，另外如果患者有子痫前期或慢性高血压，那么对母体还会产生不良后果。对产妇来说还提倡其他的试验剂量方案，包括 2-氯普鲁卡因、空气、芬太尼或舒芬太尼、回抽、分次给药（仅限于无标志物的情况下）、异丙肾上腺素（仅在理论上，还有待对神经毒性的研究）。对血管内硬膜外导管置入的检测研究进行了一项系统回顾，发现对妊娠患者注射 100μg 的芬太尼后，5min 内就能确切的产生镇静、困倦或头晕的效果，敏感性可达 92%~100%。即使将芬太尼意外注入静脉内，其对胎儿或母体产生的不良后果也显然少于 15μg 的肾上腺素意外注入。

美国区域麻醉协会发表了一项关于局部麻醉药全身毒性（local anesthetic systemic toxicity，LAST）的操作建议，预防方法包括使用最小的药物总量（容量×浓度），当然它还必须达到临床效果，其他还有反复回抽，使用入血提示药物包括芬太尼和肾上腺素，对于外周神经阻滞考虑超声引导。有关 LAST 的治疗包括使用苯二氮䓬类药物或其他诱导药物控制癫痫。ACLS 流程应该做些修改，包括初始肾上腺素使用剂量应该减少，使用胺碘酮，要考虑静脉输注 20% 脂肪乳（1.5ml/kg），避免使用血管加压素、钙通道阻断药、β 受体阻滞药及利多卡因。使用脂肪乳治疗的机制在于减少脂溶性局部麻醉药物与心脏组织的结合（所谓"脂肪淹没"），从而对心肌细胞代谢起到保护作用。动物实验证实，超过 10μg/kg 的肾上腺素不利于布比卡因造成的全身中毒的恢复，其原因在于增高了乳酸水平，降低了脂肪乳的复苏效果。

4. 高位腰麻或硬膜外阻滞

预防高位腰麻或硬膜外阻滞也包括采用试验剂量检测是否发生局麻药误注入脑脊液。当硬膜外置管回抽阴性后，蛛网膜下腔误注射的发生率非常低，仅 0.06%~0.0008%。脊髓阻滞扩散平面取决于所用局部麻醉药的毫克数，溶剂比重，容量及患者体位。硬膜外导管误入蛛网膜下隙的指征是在麻醉开始时，产妇宫缩时感觉舒适，这时一定要确定导管是否移位，直至排除这种可能。ASA 已结案索赔的一项报道表明，大多数的高位椎管内阻滞是由导管移位至蛛网膜下隙引起的（80%），而不是腰麻（20%）。

如果发生全脊麻，要强调两个问题：①前负荷的减少导致心脏没有足够的充盈，是引起低血压和心排血量下降的根本原因；②呼吸肌的瘫痪，导致通气不足和误吸。治疗包括机通过械通气和气管插管进行气道管理，加压输液，并且将子宫推向左侧，抬高双腿以增加回心血量。气道设备和血管升压药物必须立即使用，以预防产妇的不良反应。一旦发生心搏骤停，对于母体最好的处理办法是迅速进行气道管理和心肺复苏，力争 5min 内将胎儿娩出。

5. 产科出血

尽管出血并不属于麻醉直接引发死亡的范畴，但是分娩过程中的大出血通常需要麻醉医师参与抢救。麻醉医师可能对患者预后产生正或反两方面深刻影响。ASA 已结案索赔近期通报显示，有 10 例产妇死亡病例与麻醉医师的处置无法跟上持续大量的出血有关。这例肝包膜下出血发生于一位子痫前期孕妇，伴粘连型、植入型、穿透型前置胎盘。2003—2005 年的一项保密性调查显示，在调查的 17 例出血导致孕妇死亡的病例中，不恰当的麻醉管理加剧了不良事件的发生。大多数失败源于没有及时正确解读生命体征的变化，输注低温液体和血液制品，不能正确使用有创监测，以及缺乏对胎盘植入的围术期管理能力。及时向其他麻醉科医师寻求足够的帮助是解决问题的关键。

近期有关战创伤和大血管手术的文献资料表明，按照 1∶1 比例输注浓缩红细胞和血浆可以提高术后生存率。纤维蛋白原含量可以用来预测产后出血的严重程度。在对出血的早期诊断中，如果发现纤维蛋白原 < 2g/L（200mg/dl），则它的阳性预测率可达到

100%，表明至少需要补充 4U 的 PBRC。纤维蛋白原消耗的机制与子宫内膜的表面因子暴露有关。对于难治性出血的一项新的治疗方法是使用重组活化Ⅶ因子（rFⅦa）。一项来自澳大利亚和新西兰的 110 例有关产妇给予 rFⅦa 止血登记的报告结果显示，其有效率达到 76%，64% 的患者首剂即有效果。虽有两例血栓栓塞事件，但与死亡率无关。rFⅦa 费用昂贵且尚无随机、对照性试验来证实其在难治性产科出血其他治疗失败的时候给予 rFⅦa 是有效的。初始剂量应当为 40μg/kg。

五、结论

总之，还有很大的提升和改进空间。麻醉相关的产妇死亡率正在得到改善（表 45-2）。在 20 世纪 80 年代，试验剂量和逐步增量方法用于确定硬膜外导管位置被广泛接受，布比卡因成为标准的腰麻药。到 20 世纪 90 年代，麻醉医生开始使用更好的监测手段，包括脉搏氧饱和度，呼吸末二氧化碳，以及使用包括喉罩在内的更好的复苏设备，同时 ASA 困难气道的处置流程得到较好推广。至 2000 年，脂肪乳输注已经成为局麻药全身中毒反应的标准化治疗，ASA 修订了指南，着重强调分娩生产单元应该有和手术室及 PACU 一样的人员配置和设备。从事产科麻醉的医师，正在相关领域不断努力并已取得显著进展。但是，未来麻醉医师要面临诸多挑战，如高龄伴先天性心脏病等并存疾病的产妇、过度肥胖，以及更可能需要进行剖宫产的产妇。预防及降低产科患者的发病率和死亡率需要新策略的持续发展。

与成功的产科麻醉相比较，全美的产妇死亡率要比其他 40 个国家差，导致"赦免国际"组织指控美国的产科健康记录为公众危机和人权危机。关爱产妇是团队努力的结果，这也包括作为围术期内科医师的麻醉医师的工作。"前哨警戒"联合委员会建议以下行动可以帮助医院和医疗结构预防产妇死亡。

• 教育内科医师和其他临床医师在接诊女性患者就医时，如果合并了妊娠，那么她的危险因素成倍增加。向整个分娩团队成员及时通报已确定的产妇的高危因素。

• 确保一旦产妇生命体征和临床状态恶化的特别启动机制，制定并应用规范化程序以应对如出血和子痫前期等变化。

• 培养急诊室的全体工作人员相关意识，即一位育龄女性患者无论体征是什么，都有怀孕或近期已经怀孕的可能。许多母体死亡发生在入院前和分娩出院后。具备妊娠的相关知识，可以影响诊断和提供更恰当的治疗。

• 建议高危产妇产前到经验丰富的保健机构检查，以接受最全面的专业医疗服务。

• 对于有高危肺栓塞风险的产妇行剖宫产时要提供充气加压泵。

• 对于有高危肺栓塞风险的产妇术后要尽早给予低分子肝素抗凝治疗。

当有不良结果或"近似差错"发生时，应提供更全面的信息以便回顾分析病例。对于产妇死亡的信息获取，应该合法化，以便麻醉医师分析原因并研究预防措施。通过研究"近似差错"以及类似情况下如何避免死亡和不良后果，麻醉医师可获得有价值的信息。麻醉医师应当从相互的错误中学习，避免重蹈覆辙。

要 点

■ 在美国，麻醉并发症引起产妇死亡的发生率非常低，不到 1.2%，通常是合并共存疾病才发生，包括非心血管疾病和心脏疾病、高血压疾病、出血、心肌病、感染及血栓类疾病。

■ 对产妇全因死亡率进行研究发现，40% 的产妇死亡是可以预防的，大部分是医务人员的因素，存在种族差异，高龄产妇风险更高。死亡可发生于高危和低危妊娠。

■ 不完善的麻醉管理可造成由出血和共存疾病等所致的产妇死亡。麻醉医生可在正、反两方面影响预后。

■ 据报道在临产妇中困难插管的发生率为 1：（240~280），但自从困难气道管理流程的推广和困难气道设备如声门上气道的使用，已很少引起产妇死亡。

■ 在美国，全身麻醉引起的产妇死亡正在下降，但由于阻滞平面过高是最常见的死因，区域麻醉引起的死亡率或许增多。目前从产科麻醉整体看，剖宫产全身麻醉和区域麻醉的产妇死亡率并没有差别。

■ 目前剖宫产手术只有不到 5% 选用全身麻醉，因此，麻醉医师实施产科气道管理的机会有限。大多数全身麻醉是用于急诊剖宫产，或是因为产妇存在严重并发症，即最重的和最急的病例。

■ 近年来报道，在拔管和苏醒时呼吸功能不全增加了产妇并发症和死亡率。尽管 ASA 产科麻醉实践指南强调了 L&D 术后恢复室的配置应与中心手术室一样，但还是有 45% 的产科麻醉管理者报道他们的医院没有针对 L&D 护士的 PACU 培训，43% 的管理者说他们的 L&D PACU 条件不如手术室的 PACU。

■ 当产妇在分娩前发生呼吸心搏骤停，如果有效心律没有恢复，应在 4~5min 将胎儿娩出，以改善母体的复苏效果。

■ 除应用小剂量肾上腺素并采用 ACLS 方案外，如果产妇局部麻醉药中毒全身反应持续并导致心搏骤停，应在生产分娩室立即按照 1.5ml/kg 体重给予 20% 脂肪乳。

■ 根据战创伤及大血管手术的结果，按照 1:1 给予浓缩红细胞和新鲜冷冻血浆，早期输注血小板可改善生存率。难治性大出血患者也可考虑应用 rFⅦa。

第 46 章

产科麻醉全球展望

（Holly A. Muir 和 Medge D. Owen 著，吴志新 译，路志红 校）

一、孕产妇死亡率：一项全球危机

几乎每分钟，在世界的某个地方都有一名妇女死于怀孕或生产过程中出现的并发症。每年死亡的产妇为 350 000~500 000 例，且很多是可预防的。每年死于分娩过程的人数比 2004 年亚洲海啸及 2010 年海地地震死亡人数总和还多。不像自然灾害，产妇死亡率很少受媒体关注。产妇死亡率仍是一项大规模的、无声的灾难。本章旨在通过讨论产妇的死亡、麻醉的作用及挑战，以及目前麻醉的宣传及教育工作的效应，来引起大家对这一无声危机的重视。为促进对这一论点的理解，我们对以下关键术语进行了定义，均与产科麻醉的全球展望相关。

孕产妇死亡的定义为孕期或妊娠终止 42d 内女性的死亡，无论孕妇所在地点或处于孕期的哪一阶段，由妊娠或孕期管理相关的因素或可被两者加重的因素造成。

孕产妇死亡率（maternal mortality ratio，MMR）是每 100 000 例活产的产妇死亡人数。常用于描述及比较国家间的产妇死亡率。

孕产妇死亡终身风险评估女性在育龄期的孕产妇死亡概率。

孕产妇死亡率被认为是反映一个国家医疗保健系统整体充足性的一项基本健康指标。虽然工业化国家的孕产妇死亡率在过去的 80 年间已经大幅下降，但

中、低收入国家（low-and middle-income countries，LMICs）并非如此。不同国家间的差异是巨大的。美国、加拿大及英国的孕产妇死亡率低于 25/100 000；中南亚为 280/100 000；撒哈拉沙漠以南的非洲为 640/100 000；阿富汗最高，为 1400/100 000，导致孕产妇死亡终身风险也差异巨大，可为 1/11~1/7600（表 46-1）。

2008 年，阿富汗、孟加拉国、刚果民主共和国、埃塞俄比亚、印度、印度尼西亚、肯尼亚、尼日利亚、巴基斯坦、苏丹及坦桑尼亚共 11 个国家占据了孕产妇总死亡人数的 65%。在过去的 10 年中，孕产妇死亡率的全球分布格局保持相对一致，但自 1990 年以来绝对数量已有下降。然而，一些死亡率高的国家因数据收集及死亡登记系统欠发达而明显低估了其孕产妇死亡数。

据估计，死亡孕产妇中有 30% 患有疾病如慢性贫血、压力性尿失禁、不孕症、阴道瘘、慢性盆腔疼痛、抑郁和（或）体能耗竭。孕产妇死亡也常与胎儿及新生儿的死亡有关，保守估计全球每年约有 370 万新生儿死亡及 330 万死产。发展中国家孕产妇死亡率及并发症发生率持续较高，反映了其对妇女基本人权的普遍忽视。这种忽视主要影响处于苦难中的贫穷、社会地位低下、无权无势的妇女。

孕产妇死亡率不仅仅是女性的问题。很多情况下，妇女在经济上支持着家庭并维持着家庭的文化传统。

表 46-1　估计 2008 年联合国千年发展目标区域的孕产妇死亡率（MMR，每 100 000 名活胎的产妇死亡数），孕产妇死亡人数及终身风险

地区	孕产妇死亡率估计值[1]	孕产妇死亡人数[1]	孕产妇死亡终身风险[1] 1/x	MMR 估计值的不确定度范围	
				较低估计值	较高估计值
世界总计	260	358 000	140	200	370
发达地区[2]	14	1700	4300	13	16
独立国家联合体国家（独联体）[3]	40	1500	1500	34	48
发展中地区	290	355 000	120	220	410
非洲	590	207 000	36	430	850
北非[4]	92	3400	390	60	140
撒哈拉以南的非洲	640	204 000	31	470	930
亚洲	190	139 000	220	130	270
东亚	41	7800	1400	27	66
南亚	280	109 000	120	190	420
东南亚	160	18 000	260	110	240
西亚	68	3300	460	45	110
拉丁美洲及加勒比地区	85	9200	490	72	100
大洋洲	230	550	110	100	500

（1）孕产妇死亡率和孕产妇死亡终身风险数据按以下方案处理：<100，列原始数据；100~999 四舍五入到十位数；>1000 四舍五入到百位数。孕产妇死亡数的数据如下处理：<1000，四舍五入至十位数；1000~9999 四舍五入到百位数；>10000 四舍五入到千位

（2）包括阿尔巴尼亚、澳大利亚、奥地利、比利时、波黑、保加利亚、加拿大、克罗地亚、捷克共和国、丹麦、爱沙尼亚、芬兰、法国、德国、希腊、匈牙利、冰岛、爱尔兰、意大利、日本、拉脱维亚、立陶宛、卢森堡、马耳他、黑山、荷兰、新西兰、挪威、波兰、葡萄牙、罗马尼亚、塞尔维亚、斯洛伐克、斯洛文尼亚、西班牙、瑞典、瑞士、马其顿共和国、英国和美国

（3）独联体国家为亚美尼亚、阿塞拜疆、白俄罗斯、格鲁吉亚、哈萨克斯坦、吉尔吉斯斯坦、塔吉克斯坦、土库曼斯坦、摩尔多瓦共和国、俄罗斯联邦和乌兹别克斯坦

（4）不包含苏丹，因其已包含在撒哈拉以南的非洲中

（经许可转载自 WHO, UNI CEF, UNFPA, The World Bank. Trends in maternal mortality 1990—2008: estimates developed by WHO, UNI CEF, UNFPA and The World Bank. Geneva: World Health Organization; 2010.）

母亲早逝深深地影响了家族的社会及文化关系，不仅为单个家庭更为整个社会带来沉重负担。母亲的死亡将会对家庭内的其他脆弱成员，如婴儿、儿童及老年人，造成负面影响。

二、行动呼吁

2000 年 9 月，在联合国世纪首脑会议上，189 个国家通过了一项宣言，旨在提高对全球经济及健康状况差异的认识。树立了 8 项千年发展目标（Millennium Development Goals，MDGs），计划于 2015 年前完成（图 46-1）。MDG 5 要求截至 2015 年孕产妇死亡减少 75%，也就是要求每年下降 5.5%。自 1990 年开始，全球每年下降仅 2.5%。MMR 最高的国家中，30 个

国家进步极小，其中的 23 个国家位于撒哈拉以南的非洲。获取准确数据是一项挑战。一些机构，包括世界卫生组织（World Health Organization，WHO）、联合国国际儿童基金会 (United Nations International Children's Fund，UNICEF)、联合国人口活动基金 (United Nations Fund for Population Activities，UNFPA) 及世界银行正在合作，以提供准确的统计数据。

联合国千年项目组确立了四大类原因，来解释为什么许多国家未能实现千年发展目标。首先包括政府不力、长期处于贫困的恶性循环、贫困人口及政策忽视。低收入国家因政府不力，无法为其公民提供平等的法律保护。贪腐、管理不善及经济不稳定猖獗。甚至许多怀有良好意愿的政府也缺乏足够人力资源及基础设施而无法维持有效的医疗保健等公共服务。

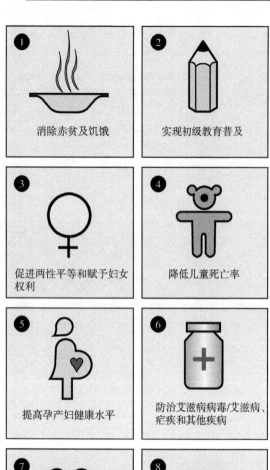

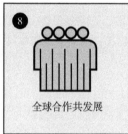

图46-1 千年发展目标：2000年确立的8个相互关联的发展及健康目标（1990年始，2015年止）

（转载自Joy Lawn. Are the millennium development goals on target? BMJ 2010;341:c5045, with permission from BMJ Publishing Group Ltd.）

其次，贫困陷阱使得社会无法采取措施克服饥饿、疾病及薄弱的基础设施而实现经济稳定。贫困的恶性循环导致储蓄、税收收入和国外投资的比例低，伴随暴力事件、人才流失、人口增加和环境恶化率高。贫困陷阱常出现于地理条件不佳的地区。例如，撒哈拉以南的非洲地区地势艰险、公路设施薄弱而使得运输成本高，从而限制了当地贸易。因干旱地区依赖于降雨，因而热带疾病（如疟疾）及农业受害也是一大问题。高收入国家在健康、教育及基础设施建设方面进行必要投资，来帮助中低收入国家是终结贫困陷阱的关键举措。然而，由于发展中国家常缺乏科学及技术团体，

很难做到可持续性发展。科学家、医师及工程师因长期资金不足而移民到其他地方，以寻找更好的就业机会。此外，私企也将其创新投资集中于高收入国家的问题及项目中，因这些项目更可能取得经济回报。

再次，许多国家因长期有大量贫困人口而未能实现千年发展目标。这些国家地域广阔、种族众多。政府未能确保将基础设施、人力资源、公共服务等方面的关键性投资引入向农村地区或贫民区。

最后，一些千年发展目标是因为政策忽视而很快落败。决策者要么是未认识到挑战及解决方案，要么是对核心公共问题忽视。发展中国家，在教育、卫生保健及反暴力法律保护方面，对女童及妇女的忽视尤为普遍。实现千年发展目标将为全世界带来巨大利益。

三、孕产妇死亡原因分析

孕产妇死亡被描述为直接因仅与怀孕相关情况导致，或间接的因怀孕状态加重了孕前及孕中所患疾病所导致的死亡。WHO一项新的分类系统还将未预料到的管理的并发症或未知的也列入孕产妇死亡的原因。通常，超过2/3的死亡由直接原因导致，包括出血、子痫前期、脓毒症、不安全流产、难产/子宫破裂（图46-2）。其他20%因与先存疾病相关的间接原因导致，包括疟疾引起的严重贫血、人类免疫缺陷病毒（HIV）及肝炎。女性在妊娠末期3个月及产后1周内最易出现并发症及死亡，然而风险最高的时间段为分娩时和产后2d。这些统计数据表明，在这一关键时期进行监护有助于降低孕产妇死亡数。

在许多城市地区，孕产妇死亡发生在医院。3个典型场景包括：①女性到达医院时已经奄奄一息，任何急救措施都无济于事；②女性到达医院时若进行及时有效的治疗可阻止其并发症的进展；③女性来院进行正常分娩后，自然或因医源性因素出现严重的并发症，已实施或未实施急救措施而死亡。后两种场景激起了人们对医疗管理质量的关注。大量研究表明，对危及生命的并发症在诊断及治疗上的延误，以及失误性操作，均直接导致产妇死亡。孕妇来院时已濒临死亡的病例，可能存在转诊方面的问题，或存在其他社会性障碍阻止其接受医疗，可能包括生理、文化或经济方面原因。

社会障碍包括妇女及家庭比较晚才认识到需要寻

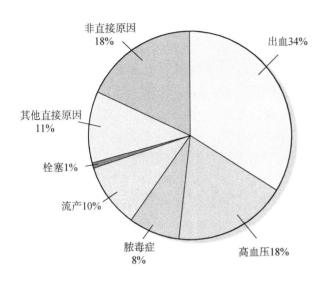

图46-2 孕产妇死亡原因（世界卫生组织、联合国国际儿童基金会、联合国人口活动基金及世界银行。日内瓦：世界卫生组织 2010）

（经许可转载自 UNICEF "A global overview of maternal mortality" available at: http://www.childinfo.org/maternal_mortality.html. Original data source from WHO, Systematic Review of Causes of Maternal Death from Preliminary Data, 2010.）

求医疗，这可能是故意的或是无意的，以及到达医院的交通存在困难。大多数妇女在家里分娩了几天才将去医院作为最后的办法，因为她们将生产看作"自然的事"，而不是需要住院治疗的"疾病"。不幸的是，分娩过程中死亡也可能被她们认为是正常和不可避免

的。此外，缺乏健康教育和（或）医疗单位声誉差使得许多患者对现代产科管理的价值持怀疑或极度恐惧心理。女性可能会有意留在家里，期待实现自然经阴道分娩。一项对加纳阿科松博地区一批农村妇女进行的随机问卷调查发现，70% 的妇女对在医院生产感到严重不适，特别是对剖宫产。有些人本能的不愿接受剖宫产，因为如果无法经阴道"自然"分娩就会被同龄人当众羞辱。在医院缺乏支持及隐私是有些人不愿意到医院的原因之一，而且妇女可能将手术与死亡联系起来。此外，拥有大家族是一种地位的象征，女性认为剖宫产会限制其所能生孩子的数量。在一些文化中，有并发症的孕妇或正在分娩的妇女，未经其丈夫准予不得送往医院，进一步拖延了治疗。这些社会问题，加上到达中心医院的不便，将母亲及胎儿的生命置于危险之中。

最贫穷及最偏远地区的拖延程度最重（图46-3）。有些在我们看来理所当然的元素，如畅通的公路或汽油动力的车辆，在这些地区却常常缺失，形成一道不可逾越的障碍导致过早死亡。一些产妇死亡发生在偏远地区，以至于该妇女甚至无法被统计分析。在埃及，边疆游牧地区的 MMR 是都市地区的 2 倍多［（120：48）/100 000］。阿富汗的差异最显著，首都喀布尔死亡率为 418/100 000，而 Ragh 的偏远地区为 6507/100 000。

这一全球性危机可能严重到压倒一切，让人无能

女性为何死亡

3项延误

第1项延误：
在家延误

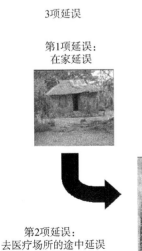

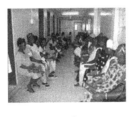

图46-3 延误的循环

（经 Kybele 公司许可转载）

第3项延误：
在医疗场所等待治疗时延误

第2项延误：
去医疗场所的途中延误

为力。但若对这一问题进行仔细逐层分析，可将其归结为一些常见的需求：到达合适的医疗机构接受医疗管理的途径，足够数量的训练有素的医务工作者，可持续供应的物资及设备。

四、麻醉的作用及挑战

若能意识到手术对于处理产科急症的必要性，便能明白麻醉者对实现第 5 项千年发展目标的重要性。虽然大多数国家的医院会处理需进行手术的产科并发症，如难产、子宫破裂、子痫、大出血，但很多发展中国家没有产科麻醉这一亚专业。WHO 推荐的剖宫产比例为 5%~10%；然而，在撒哈拉以南非洲，该比例通常低于 1%，部分原因为缺乏麻醉人员。在亚洲和非洲的许多地方，是由手术医师或训练不足的非医疗人员单独实施麻醉的。阿富汗是最极端的例子，那里的产妇死亡率居世界最高（每 100 000 个活胎的产妇死亡数为 1400 人）。在 Hill 的一篇文章中，有一位在阿富汗工作的产科医师，她手术室的一张照片为大家展示了概况（图 46-4）。最显著的缺失为完全没有麻醉设备。剖宫产麻醉可能仅由外科医师局部浸润加上助产士或护士压制身体和给予药物（氯胺酮±苯二氮䓬类）来完成。

作为一个医学专业，麻醉在世界范围内并未赢得足够的影响力。在非洲及亚洲的大多数国家（图 46-5），甚至是发达国家的农村地区，麻醉医师极度短

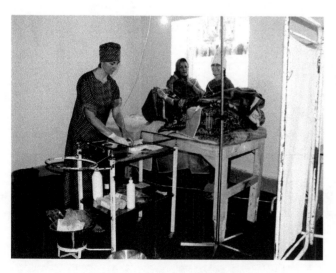

图 46-4　阿富汗的手术室配置

（经 Wiley & Sons, Inc. 许可转载自 Hill JC. Dying to give birth: obstructed labour in the Hindu Kush. Obstet Gynaecol, 2005, 7:267–270.）

缺。发展中国家的麻醉医师常常会出国寻求更赚钱的就业机会，造成人才流失的情况。例如，目前在乌干达 3000 万人口中有 14 名是麻醉医师——约为 1 名麻醉医师对应 200 万人。相比之下，该比例在美国为 1：4000，在英国为 1：5000。乌干达的大部分麻醉医师在城市工作，其工作条件以西方标准看来仍很严峻。乌干达的研究生培训项目仍空缺，因为招募及资助学员非常困难。2010 年，仅有 12 名麻醉住院医师在培训中，虽然提供有 47 例名额。每年的培训费用约为 3500 美元，几乎是乌干达平均家庭年收入的 10 倍。邻近的肯尼亚（人口 3200 万）有 120 个麻醉医师，但仅有 13 人受雇于公立医院。其余在首都内罗毕的私立医院工作。作为国家中心教学医院，肯尼亚国立医院有数百名外科医师，却仅有 9 名麻醉医师。

低、中收入国家对待麻醉者严重短缺现状的反应各不相同。总的来说，常见的为缩短医务人员的培训周期或允许非医疗人员实施麻醉。因此，世界各地麻醉者的背景有很大差异。在非洲，麻醉主要由非医疗人员实施，通常为麻醉护士或临床技术人员，有些人有 2 年的临床培训经历，其他人并未经过正规培训而仅有工作经验。在中国，麻醉护士完成了大部分的麻醉管理工作（50%~90%）。在中亚一些地区（如蒙古），麻醉医师常规是几乎不为人知的辅助医疗人员。印度较为特殊，因经过专业培训的麻醉医师可为数公里远的缺乏员工的社区卫生中心提供有关肝移植方面的远程指导，在那里由外科医师进行局部浸润麻醉或腰麻后再由未经培训的护士监护。尽管农村地区麻醉医师严重短缺，印度尚未批准对麻醉护士及医技人员的培训。印度的 MMR 为 540/100 000 活产。鉴于印度人口庞大，仅此一个国家可能占据了超过 20% 的孕产妇死亡人数。

五、麻醉作为孕产妇死亡的原因

许多全球性举措致力于提高急诊产科服务，这些举措还很有必要包含麻醉管理安全模式。麻醉明显与孕产妇死亡率相关，且在发展中国家每年有 3%~9% 的院内孕产妇死亡与其有关。鉴于许多国家的孕产妇死亡人数较大，可见麻醉的影响是真实存在的。

急诊剖宫术仍是一项最常见的全世界都在实施的外科手术，但如先前所述，许多地区尚不具备实

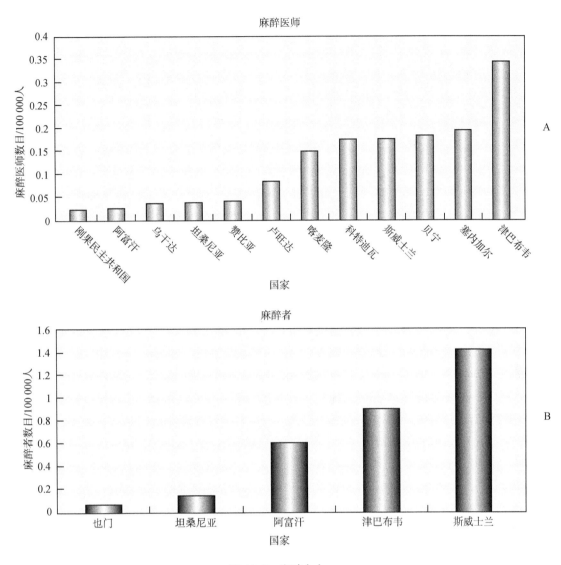

图 46-5　麻醉人力

A. 中、低收入国家（LMICs）每 100 000 人的麻醉医师数目；B. 中、低收入国家每 100 000 人的医师或非医师麻醉者数量
（经 Springer 许可转载自 Dubowitz G, Detlefs S, McQueen KA. Global anesthesia workforce crisis: a preliminary survey revealing shortages contributing to undesirable outcomes and unsafe practices. World J Surg, 2010, 34:438–444. Copyright © 2009.）

施该手术的能力。因此，围术期死亡率的估测值高达 1%~2% 不足为奇。多哥的一篇文章报道围术期孕产妇死亡率为 3.8%。在该报道中，96% 的剖宫产术是在全身麻醉（GA）下实施的，导致了 3 例误吸，1 例气管导管插入食管，1 例肺误吸及 1 例因肌松药未充分拮抗而导致的术后缺氧。其余死亡与血液及液体复苏等问题有关。在发达国家，麻醉医生是危重患者复苏及重症监护的领导者。在低收入国家，麻醉技能培训尚不完善，这无疑增加了死亡率。高血压危象、出血性休克及脓毒症是术前常见的问题，使得手术及麻醉管理具有风险。

多数报道的麻醉相关孕产妇死亡发生于为剖宫产术实施全身麻醉时，不管是健康的还是医源性损伤的患者，不管是发达还是发展中国家。插管困难、导管误入食管或拔管过早导致胃内容物反流误吸和（或）低氧血症，从而导致死亡。据报道，在非洲，为剖宫产术实施全身麻醉的比率超过了 85%。有意思的是，即使在拥有足够数量经过培训的麻醉医师及有条件实施区域麻醉的国家，仍常倾向于实施全身麻醉。其原因可能包括患者害怕区域麻醉、外科医师不愿为"清醒"患者实施手术、麻醉医师对区域麻醉技术不熟悉和（或）单位的传统。

区域麻醉技术应用于剖宫产可降低全身麻醉相关的气道并发症。事实上，在发达与发展中国家均发现，腰麻在剖宫产中的应用与孕产妇死亡下降有关，尽管有腰麻的死亡增加了。在美国和英国，随着麻醉实践变得更加安全，麻醉相关孕产妇死亡率在过去的20年间已有所下降。在 Hawkins 的研究中，孕产妇死亡率的降低伴随着区域麻醉在剖宫产中应用的增加（55%~84%）和全身麻醉的减少［（41%~16%）彩图 90］。幸运的是，许多贫困医疗中心在行剖宫产时采用腰麻逐渐增多，然而，保证各类麻醉的安全性很重要。

六、麻醉药品及设备不足

除麻醉医生短缺，发展中国家还长期缺乏麻醉药品及设备。手术室常在空间及时间上常受功能性麻醉设备可用性的限制。由于缺乏生物医学工程的支持，损坏的仪器常无法被修理，即使其维修很简单。在 Hodges 进行的一项调查中，乌干达的 97 名麻醉医师的回复表明仅有 23% 的手术室配备有可为成年人提供安全的全身麻醉的充足仪器，最常缺少的为脉搏血氧计（74%）、氧源（22%）、可倾斜的手术床（23%）及适宜大小的气管内导管（21%）。此外，仅有 54% 的时候能得到琥珀胆碱。28% 的时候无任何升压药可用。表 46-2 至表 46-4 列出了大部分人会认为对麻醉安全非常必要的一些药品及用品的相对可得到性。

同样，许多地方缺乏实施腰麻的设备。竟有 59% 的受访者表示至少有些时候他们没有适合实施腰麻的局部麻醉药品。腰麻针，通常为 Quincke 尖头（22 号），

常重复使用，而不管制造商建议与否。腰麻后头痛和感染发生率在许多发展中或低收入国家是未知的。然而，加纳的一项报告确实发现，使用 22 号 Quincke 穿刺针为剖宫产术实施腰麻后体位性头痛的发生率为 33%。总体来说，受访者们认为他们可提供安全的腰麻的时间仅有 21%。由于缺乏设备及药品，仅有 6% 的受访者表示其有能力为剖宫产患者提供安全的麻醉（区域麻醉或全身麻醉），这些受访者均来自于年累积分娩数高于 32 000 的医疗中心。

即使东欧及前苏联等相对发达的国家也有报道缺乏必要的麻醉设备及监护仪器。除麻醉用品外，抗生素缺乏使感染风险增加，水电缺乏导致无法清洁仪器及实施监护。每个国家的消毒技术各不相同，一些方法的有效性尚不确定（图 46-6）。

善意的捐赠者常将大量物品及设备运送至国外以帮助缓解巨大的需求。不幸的是，这些药品及设备，常因过期、安装困难、缺少零部件或电力不兼容等原因而未得到使用。在低收入国家的任何一家受捐赠医院均很容易找到一个储物间，堆满了无法被使用的仪器。

七、其他限制因素——血液制品供应

产科患者常需使用血液制品，低效的血液供应使患者处于风险之中，即使是常规剖宫产的患者也是如此。例如，在加纳首都阿克拉的柯尔布教学医院，每 10 000~13 000 单位消耗血中有 60% 是用于产科的（年

表 46-2 乌干达重要麻醉药品可获得率

n=91	始终可得	偶尔可得	从不可得	不清楚
氯胺酮	84（92%）	3（3%）	4（4%）	0
硫喷妥钠	54（59%）	22（24%）	14（15%）	1
丁二酰胆碱	50（54%）	21（23%）	18（19%）	2
非除极肌松药	14（15%）	11（12%）	63（69%）	3
新斯的明	15（16%）	6（6%）	63（69%）	7
氟烷	35（38%）	15（16%）	36（39%）	5
乙醚	62（68%）	19（20%）	9（9%）	1
哌替啶 / 吗啡	41（45%）	28（30%）	20（21%）	2
纳洛酮	9（9%）	15（16%）	55（60%）	12
阿托品	77（84%）	6（6%）	6（6%）	2

（经 John Wiley & Sons, Inc. 许可转载自 Hodges SC, Mijumbi C, Okella M, et al. Anaesthesia services in developing countries: defining the problems. Anaesthesia, 2007, 62:4–11.）

表 46-3　乌干达麻醉药品可获得率

n=91	始　终	偶　尔	从　未	不清楚
肾上腺素	68（74%）	17（18%）	3（3%）	3
麻黄碱 / 间羟胺 / 去氧肾上腺素	41（45%）	20（21%）	26（28%）	4
腰麻局部麻醉药物	36（39%）	26（28%）	28（30%）	1
神经阻滞局部麻醉药物	64（70%）	17（18%）	7（7%）	3
镁	18（19%）	35（38%）	36（39%）	2
肼屈嗪	28（30%）	31（34%）	28（30%）	4
地西泮	74（81%）	16（17%）	0（0）	1
拉贝洛尔	27（29%）	27（29%）	28（30%）	9
缩宫素	52（57%）	29（31%）	7（7%）	3
麦角新碱	74（81%）	13（14%）	1（1%）	3
氧气	58（63%）	23（25%）	10（10%）	0
静脉用液体	62（68%）	25（27%）	2（2%）	0
氧化亚氮	0（0）	3（3%）	84（92%）	4
血液制品	21（23%）	54（59%）	15（16%）	1

（经 John Wiley & Sons, Inc. 许可转载自 Hodges SC, Mijumbi C, Okella M, et al. Anaesthesia services in developing countries: defining the problems. Anaesthesia，2007，62:4–11.）

表 46-4　乌干达必需物品及设备可获得率

n=91	始终可得	偶尔可得	从不可得	不清楚
电	18（19%）	60（65%）	13（14%）	0
发电机	45（49%）	34（37%）	9（9%）	3
自来水	51（56%）	32（35%）	8（8%）	0
消毒剂	63（69%）	21（23%）	6（6%）	1
无菌手套	73（80%）	18（19%）	0（0）	0
非无菌手套	66（72%）	25（27%）	0（0）	0
漂白剂	49（53%）	30（32%）	9（9%）	3
清洁气管导管的刷子	21（23%）	13（14%）	51（56%）	6
血红蛋白测定	52（57%）	20（21%）	17（18%）	2
血糖测定	30（32%）	27（29%）	27（29%）	7

（经 John Wiley & Sons, Inc. 许可转载自 Hodges SC, Mijumbi C, Okella M, et al. Anaesthesia services in developing countries: defining the problems. Anaesthesia, 2007, 62:4–11.）

分娩率 10 000～11 000）。

加纳人所面对的是一个极不完善的国家血库服务体系。国家血库统计数据显示仅有 25%~30% 的捐献血液来自公众。更为常见的是由亲属直接捐献来获得血液。有些情况下，血液捐献在术前进行；但通常是在急性大出血时才捐献，此时再耗费时间对产妇及捐献者血液进行配型常是致命的。很多地区的实验室设施常是有限的或缺乏的。交叉配血是一项相对简单的操作，进行一些基础培训后使用试剂即可轻松完成。若在偏远地区工作，掌握该项技能非常有用。

八、确定麻醉安全的最低标准

世界麻醉医师协会联合会（the World Federation of Societies of Anaesthesiologists，WFSA）已确立了保障麻醉安全的最低设备标准（表 46-5）。WFSA

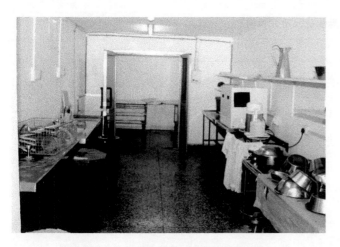

图 46-6 非洲某大型中心医院的消毒室

（照片经 Kybele 公司授权使用）

正在世界范围内持续进行教育活动以提高麻醉安全性。这种尝试之一："生命之箱"项目（www.lifebox.org）正致力于在全球促进脉搏血氧计的可用性。该项目与 WHO "安全手术拯救生命"项目（www.who.int/patientsafety/safesurgery）合作，代表着改善全球手术环境的努力向前迈进了一大步。

九、麻醉宣传及教育任务

许多组织小规模地向缺医少药的地区派遣医疗队伍来帮助实施手术及麻醉。许多麻醉医师最初去时以为重点在保障普通外科手术，但很快发现他们在为产妇及创伤管理提供麻醉。一旦到了医师不足地区，便很快可看到训练有素的麻醉人员为临床安全和分娩预后带来的益处。同样明显的是缺乏提供医疗管理的资源。

除医疗服务，国际社会还正在提供医学教育。一些慈善组织最初就是为了支持发展中国家的产科麻醉教育而建立的（图 46-7）。非洲母亲组织（www.mothersofafrica.org）将多哥、贝宁及利比里亚的麻醉科与威尔士大学医院联系起来。Kybele（www.kybeleworldwide.org）是来自美国的一个非政府组织（non-governmental organization，NGO），招募不同国家及学科的医疗志愿者，针对不同国家制订具体方案，以提高分娩及麻醉的安全性。两个组织均提供理论及技能培训，并定期开设 1~2 周的培训课程。由此与东道主们建立了长期关系及相互信任，并促使这一关系长期持续。在当地医院内观看实际医疗操作极为重要。只有在那里才能体会到理论知识与实际应用之间的差距。例如，在多哥和贝宁工作时，Morris 发现尽管知道主动脉下腔静脉压迫，但那里的医护仍不愿倾斜手术床或在患者臀部垫上软垫。在拔管指征和手术开始前评估腰麻平面上也存有差异。

大量其他组织及学会长期致力于通过教育及培训提高发展中国家的麻醉管理水平，直接或间接

表 46-5 所需麻醉设备—2008

第一级：小医院	第二级：区级医院（100~300 张床位、有手术室）	第三级：中心医院（300~1000 张床位、有重症监护室）
● 进行常规分娩 / 无剖宫产	● 可实施剖宫产及其他常规小手术	● 可实施心脏及脑外科复杂手术，处理大的创伤及维持生命支持，手术室及 ICU 配备有通气设备及血液透析机
● 职员：辅助医务人员、护士、助产士、麻醉者（无博士）	● 职员：医疗人员（博士）、训练有素的麻醉医师、助产士、护士及专家	
● 药品有：氯胺酮、利多卡因、苯二氮䓬类、麻醉药、肾上腺素、阿托品、吸入性麻醉药	● 药品除前所述还包括：硫喷妥钠或异丙酚、琥珀胆碱、非除极肌松药、新斯的明、腰麻用利多卡因或布比卡因、肼屈嗪、呋塞米、50% 葡萄糖注射液、氨茶碱、麻黄碱、氢化可的松	● 职员：麻醉及外科专家构成临床人员
		● 药物除前所述加上：异丙酚、选择性神经肌肉阻滞药及吸入性麻醉药、血管收缩药、抗心律失常药、硝酸甘油、10%CaCl 注射液、20%KCl 注射液
● 设备有：氧气袋及面罩、足踏吸引器、听诊器、血压计袖带、体温计、脉搏监测、氧供应、喉镜、检查手套、输液用品、吸痰管、气管导管及 ET 管	● 设备有：成套成年人和小儿麻醉、复苏和气道管理系统，监控包括二氧化碳分析仪、心电监测、脉搏监测、血压监测、神经刺激器和温度、除颤器、腰麻耗材、心电电极、鼻胃管抽吸导管、成年人和儿科静脉输液装置、气道管理物品（3.0~8.5 号，口腔及鼻腔导管）、探条	● 设备在第二级水平上增加：麻醉呼吸机、电动或压力吸引器、氧分析仪、加热毯及加热床、婴儿恒温箱、喉罩、麻醉药分析仪、压力袋、一次性麻醉呼吸回路及通气管道

（部分改编自 World Federation of Societies of Anaesthesiologists®.2008 International Standards for a Safe Practice of Anaesthesia. Availableat: http://www.operationgivingback.facs.org/stuff/contentmgr/files/a384bb3c7b77e154ad25c6136d7be344/miscdocs/wfsa___2008_international_standards_for_a_safe_practice_of_anesthesia.pdf）

地影响了产科麻醉。最著名的有：WFSA（www.anaesthesiologists.org）；美国麻醉医师协会（ASA）海外培训计划委员会，最近更名为 ASA 全球人道主义宣传委员会（www.asahq.org/GHO）；加拿大麻醉医师协会国际教育基金会（www.cas.ca/casief/）；产科麻醉医师组织（www.oaa-anaes.ac.uk），海外健康志愿者（www.hvousa.org），以及最近的手术及麻醉联盟（www.asaptoday.org）和产科麻醉及围生医学学会国际宣传委员会（www.soap.org）。

　　此外，大量全球性健康计划正在大学医院的麻醉科出现。人们期望与这些合作有关的研究可更好地定义及量化全球性麻醉危机。目前，很多大学都设立了针对麻醉人员、研究员和住院医师等不同人群的麻醉全球医疗选修课，包括杜克、威克森林大学、南卡罗来纳医药大学、加州大学旧金山分校、埃默里大学、弗吉尼亚大学、犹他大学、麦克吉尔大学、达尔豪西大学及斯坦福，虽然无疑还有更多。通过临床实践、教育、设备分配及研究几方面，让医务人员从教和学两方面参与全球性医疗课程。至关重要的是，这些努力主要使当地社区受益，这是由当地社区主动宣布，而不是碍于捐赠者需求及自尊心。若要达到最好的培训效果，教育必须因地制宜，教师应灵活适应陌生及艰苦的条件，必须找到当地的接班人来起根本改变作用，并提供源源不断的后续支持。这并不是一时起意或人云亦云，而是从根本上要求参与者要遵守个人承诺，牺牲假期和私人时间而远离家人。

　　尽管志在减轻全球卫生保健的负担，但非营利

性机构、学术项目和接受他们服务的本土医疗机构之间极少协调及沟通。对于哪些人正在尝试做哪些事情并无统一登记，近期人们正尝试通过网络来完成登记，包括美国外科医师学会手术回馈网站（www.operationgivingback.facs.org）、小儿麻醉学会（www.pedsanesthesia.org）、美国医学协会杂志（www.jamacareercenter.com/volunteer_opportunities.cfm）及国际卫生志愿者组织（www.internationalhealthvolunteers.org）。虽然愿望非常美好，但最佳操作及结果的数据缺失。工作常常重复及低效，甚至于一些组织都不知道还有其他组织在同一家外国医院工作。每个实施推广计划的组织都应该问自己这样一个问题：所做工作能否带来持续的益处？当支援人员离开后，已有进展会被保持还是又返回到过去状况？

　　只有教育和培训才能带来持久的改变，而不是捐赠设备及药品。在所有外界干预之下，衡量项目的结果和影响对于评估及改进下一步工作非常必要。

十、分娩镇痛

　　许多个人和非政府组织都在努力培训麻醉者为剖宫产和分娩镇痛实施区域麻醉的技术。分娩镇痛在一些资源有限的国家可能看起来并非必需，但它是医疗质量和对患者关爱的指标之一。现在缓解疼痛被视为一项基本人权，但在许多发展中国家文化及经济壁垒阻碍了对疼痛的充分治疗。提供分娩镇痛可鼓励城市地区的患者提早入院，并且促进了在手术室外与麻醉

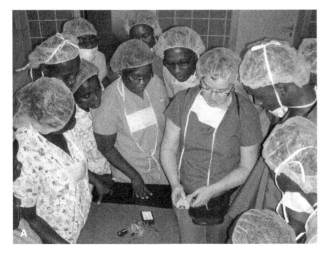 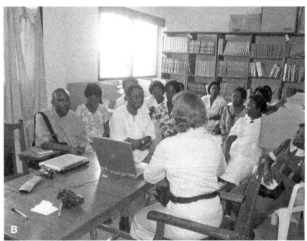

图 46-7　热心的学生在非洲一个主要转诊中心

（照片经 Kybele 公司授权使用）

医师共同为患者进行的多学科管理。麻醉医师早期干预可以改善大出血和高血压危象时患者的预后。学院教工的报酬很低是中等收入国家的一个令人困惑的问题。因此，资深上级医生完成教学任务的同时自己还要做很多临床工作，这使得受训者接受指导和学习区域麻醉技术的机会变少。

最近在尼日利亚的一项调查显示，尽管人们都认可了区域麻醉技术的益处，但对该技术不熟悉限制了它的应用。93%的受访者表示他们常使用腰麻，而不论所做手术是否适合采用区域麻醉。仅有15%的受访者表示他们常使用硬膜外麻醉技术，26%的受访者表示他们从未实施过硬膜外阻滞。尼日利亚大多数（59%）麻醉医师表示他们仅偶尔应用硬膜外麻醉技术。

对于在资源贫乏的条件下实施小剂量腰麻分娩镇痛，还需进行更多的研究。在印度尼西亚进行了一项小型研究，采用单次剂量腰麻分娩镇痛，用药为布比卡因（2.5mg）、吗啡（250μg）和可乐定（45mg）。镇痛质量和持续时间很难评估，但据报道产妇满意度很高。在极少应用硬膜外技术的地区，发生意外硬脊膜穿破、全脊麻、局部麻醉药入血中毒及感染的风险更大。单次腰麻的优势有这些地区的医师对腰麻技术更加熟悉和局麻药物用量更少，从节约资源角度来说很好。缺点包括单次腰麻镇痛时间有限，若进行了2次和以上的穿刺或使用大管径和（或）切面针头的穿刺针时易出现术后头痛，以及对生殖的影响。在多哥和尼日利亚的调查发现，若有机会妇女们愿意接受鞘内镇痛。在尼日利亚的一项独立的调查认为，从分娩镇痛受益最大的产妇为初产妇、年轻、早产和引产或器械助产者。对区域麻醉的教育需要包括整个麻醉管理的各个方面，应当是西方来访者的关注重点。

十一、贫困地区麻醉教育——基本要求

在许多国家，最常用于全麻诱导的药物为先用硫喷妥钠或氯胺酮，再用琥珀胆碱后气管插管。而麻醉维持最常用氯胺酮、氟烷或乙醚，用或不用肌松药。腰麻时，0.5%的重比重布比卡因制剂常用于剖宫产和其他下腹部或下肢手术操作。也可使用芬太尼及吗啡，但由于吗啡制剂含有防腐剂而不应用于鞘内注射。

常规麻醉药品可能很难保证（图46-8）。在偏远乡村地区，剖宫产手术的麻醉可能以静脉注射氯胺

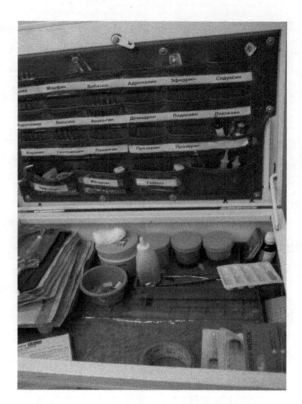

图 46-8　在蒙古能提供的全部麻醉药品

（照片经 Kybele 公司授权使用）

酮或以乙醚滴于面罩开放性吸入作为唯一的麻醉药，保留自主呼吸。操作者声称这一方法对于未经培训、无设备的麻醉者更为安全，不需尝试插管或腰麻。

计划出行时，在到达之前花时间判断有哪些可利用的资源是非常有益的。在一些资源极度匮乏地区，很多被认为对麻醉操作必需的东西可能缺失。这可能是最基本的氧源！确定有哪些资源可用对于决定带哪些自己所需的必需品非常重要。同样重要的是思考如何最大限度利用现有资源。

十二、麻醉机

麻醉设备可能是非常基本的（图46-9）。若有麻醉机，可能是缺乏基本安全性能的老型号，如氧自动防故障及断开报警装置（图46-10）。麻醉机可能配备有密闭性挥发罐，最常见的有EMO（Epstein, Macintosh, Oxford），OMV（牛津小型挥发罐）和Tec系列［之前称之为PAC（便携式麻醉机）系列］。密闭型系统的设计使得可以提供麻醉而无须持续供应压缩气体。通常将乙醚或氟烷加入挥发罐中，以大气中的空气作为主要携载气体，让患者努力吸气来让空

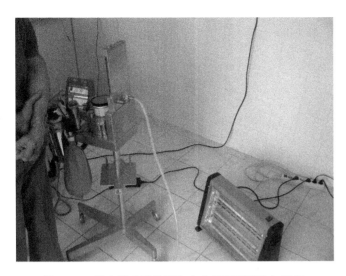

图 46-9　基本的麻醉装置和室内保暖所用的加热器

（图片经 Kybele 公司授权使用）

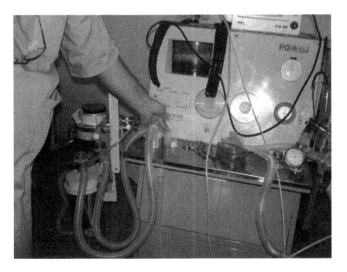

图 46-10　格鲁吉亚共和国的一台少见的麻醉机

（图片经 Kybele 公司授权使用）

气吹过挥发罐。

　　混合气体是由患者通过无重复吸入活瓣吸入的（图 46-11）。吸入麻醉时，患者吸气使空气吹过挥发罐，则挥发罐必须对这样产生的间断气流的阻力非常低。通过挥发罐的空气量是由患者的潮气量和呼吸频率决定的。应注意通过挥发罐的流量是会变化的，取决于麻醉方式及深度、患者年龄，以及通气模式——自然通气或辅助通气。空气流过挥发罐时，麻醉药挥发气体被卷起，与经过挥发罐旁路的空气混合，决定了最终浓度。这些设备常配备有自充气囊或螺纹管以控制通气。

　　闭合装置具有几项可圈可点之处。其功能强大、

结构紧凑、便于携带；此外，其采购成本和运营成本较低，所需维护简便且不依赖于压缩气体。即使有现代设备可用，当地医师也常常更倾向于使用这一给药系统（图 46-12）。

十三、挥发性吸入麻醉药和压缩气体

　　乙醚是用于这些装置的一种常见吸入性麻醉药，但在西方培训的麻醉者常对其了解甚少或全无经验。乙醚具有刺激性气味，且在血液中溶解度较高，这延长了诱导时间并延迟觉醒。此外，乙醚可引起术后恶心、呕吐。乙醚在手术室具有高度的易燃易爆风险。有氧气和着火点如烧灼物时会发生爆炸。限制氧气流量和保持电凝装置远离麻醉回路可降低爆炸的风险。

　　但是，乙醚也有一些优点确实增进了它的安全性；它可增加心排血量且是一种呼吸兴奋药。当无氧气可用而需要自主呼吸时，乙醚比其他吸入性麻醉药物更安全。先静脉给药诱导、气管插管后给予乙醚可进一步提高乙醚的功效及安全性。因该技术被推荐用于产科分娩，因为产科患者需要保护气道。

　　氟烷广泛用于资源困乏条件下。其优点包括不可燃、气味怡人、麻醉诱导较乙醚更快。其缺点主要是心血管及呼吸抑制，若未进行监护甚至会导致严重的低血压及低氧。有时也有更新的吸入麻醉药可用，包括异氟烷和七氟烷。

　　如氧气一样，常常也没有氧化亚氮可用。因此需利用制氧机将室内空气压缩至 4 个大气压，经分子筛柱吸收氮素，产生浓度可达 96% 的氧气。若所需流量过高，则降低所供的氧浓度。符合世界卫生组织标准的小型制氧机，每消耗约 350W 可提供 4L/min 氧流量［（>90%）因此电源或交流发电机为必需的］。制氧机是最便宜的氧源，费用约是氧气瓶的30%~50%。

十四、其他可选麻醉技术

　　在一些地区，氯胺酮可能是唯一可用的麻醉药品。但是氯胺酮优点很多：廉价、安全性高、易于存储（无须冷藏）且应用广泛。

　　氯胺酮是一种苯环己哌啶衍生物，通过拮抗广泛分布于中枢神经系统的 N- 甲基 -D- 天冬氨酸（NMDA）受体而发挥作用。氯胺酮经肝代谢生成其

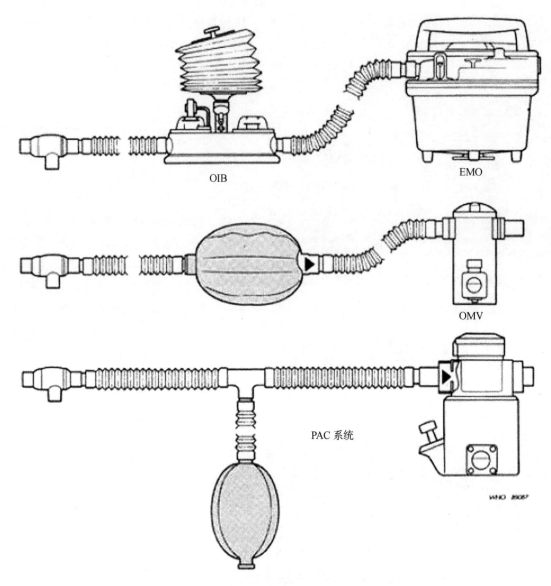

图 46-11 基本的麻醉设备，牛津充气螺纹管

（转载自 Dobson MB. Anaesthesia at the district hospital, 2nd ed., with permission from World Health Organization, Geneva, 2000：57-72.）

活性产物去甲氯胺酮，后者经肾排出。在成年人体内的消除半衰期为 2~3h。氯胺酮可经多种途径给药，因其既具有水溶性也具有脂溶性。静脉注射、肌内注射、口服、直肠、皮下注射、硬膜外麻醉及经鼻途径均有报道。静脉给药后生物利用率为 90%，口服或直肠途径给药后生物利用率仅为 16%。

在氯胺酮麻醉期间，气道通常保持良好，且保留了部分咽喉反射。尽管如此，当遇饱胃患者（如产妇）时，进行气道保护是必要的。氯胺酮麻醉自主通气时，有发生喉痉挛的风险。建议静脉缓慢输注以预防呼吸暂停，但气道支持往往可快速缓解呼吸暂停。氯胺酮具有扩张支气管的功效，可改善急性支气管痉挛。氯胺酮通过两种机制扩张支气管：诱导儿茶酚胺释放、

激动肾上腺素 β_2 受体；直接作用于支气管平滑肌产生抗胆碱能作用，从而抑制迷走神经通路。

氯胺酮会升高血压、增加心排量和心率，对全身血管阻力影响极微，因此，对于血流动力学受损患者是一种理想药物。

氯胺酮产生分离性麻醉常表现为患者眼睛睁开但对手术刺激无反应。然而，有些患者会焦躁不安，这可能带来麻烦。通过增加剂量或给予苯二氮䓬类镇静药物可以缓解焦躁。在恢复期，氯胺酮麻醉的患者可能会变得烦躁并诉有生动而可怕的幻觉。可通过给予小剂量苯二氮䓬类镇静药物来缓解或治疗。

氯胺酮是一种有效的麻醉药，而且可作为术中的唯一麻醉用药。与阿片类药物合用可降低麻醉维持所

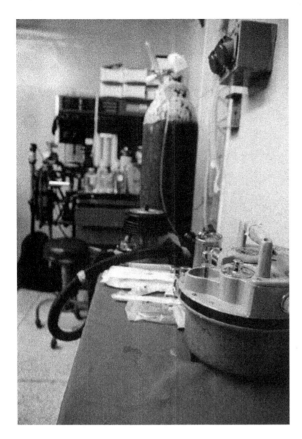

图 46-12　本图展示的是一种常见场景。我们看到前面放置了一部 **EMO** 麻醉系统，显然正在使用；而一台可能是出了故障的现代麻醉机被推至墙角处。闭合系统的维护更简便且可靠性更高

需的氯胺酮剂量，缩短恢复时间，并减轻氯胺酮相关不良反应。值得注意的是，使用阿片类药物增加了术中发生呼吸抑制的风险。

静脉诱导时氯胺酮剂量为 1~2mg/kg。对于血流动力学不稳定的患者应减小剂量。氯胺酮可增加唾液分泌，因此提前给予阿托品或格隆溴铵是有益的。

麻醉维持可静脉间断注射氯胺酮（0.5mg/kg），边给药边观察患者心率、血压和活动。此外，氯胺酮输注也可用于维持。将 500mg 氯胺酮加入到 500ml 生理盐水或葡萄糖液配制成 1mg/ml 的溶液。没有输液泵时，可根据患者反应手动调节滴速。对于自主通气的患者，采用非微量滴注输液装置（每毫升 15 滴的体积比）以每千克每分钟 2 滴的速度滴注，可有效维持麻醉。肌松的机械通气患者所需量更小。通常，应在手术结束前 10~20min 停止给予氯胺酮，以免苏醒延迟。该技术结合使用肌松药可为剖腹手术提供良好的手术条件。

当无法静脉（IV）给药时，也可肌内注射（IM）

氯胺酮进行诱导。氯胺酮（5~10mg/kg）和阿托品（20mg/kg）抽至同一注射器，肌内注射约 5min 后起效。该方法常用于儿童，也适用于害怕医师护士的成年人。同样，肌内注射氯胺酮（5~10mg/kg）和阿托品（20mg/kg）后 5~10min，也可使能配合静脉注射及吸入诱导的患者达到镇静状态。静脉注射的氯胺酮制剂也可经口服给药（成年人剂量：500mg 氯胺酮 + 地西泮 5mg；小儿剂量：15mg/kg）。

氯胺酮对于急慢性疼痛均有效。研究表明，术中使用氯胺酮可减少术后吗啡使用量，可能与其拮抗 NMDA 受体有关。小剂量氯胺酮可提供有效的术后镇痛，且大多数患者可耐受其不良反应，当无法使用吗啡时可利用氯胺酮治疗严重疼痛。静脉及口服途径给药均有效；但口服氯胺酮的患者不良反应更少。口服氯胺酮并不可口，儿童给药时应混合甜的液体，比如果汁。按最小有效剂量用药可以尽量减少不良反应。对于严重疼痛的成年患者，先使用 0.5~1μg/kg 负荷剂量肌内注射，接着以 60~180μg/（kg·h）或 70kg 的成年人以 4~12mg/h 输注。当无法立刻进行麻醉监护时，可将 50mg 氯胺酮加入 500ml 生理盐水或葡萄糖液体中制成 0.1mg/ml 溶液。对于一般的 70kg 成年人，以 40~120ml/h 的速度输注 4~12h，是一项有效且安全的镇痛方案。即使疏忽了补充容量，患者也一般能保持血流动力学平稳并保留气道反射。

十五、总结

孕产妇死亡率在发展中国家仍是一项无情的挑战，很大程度上是因为产科急救体系对孕妇所伴发的危及生命的并发症处理不当。孕产妇死亡是因为未去医院或到达医院太晚。即使在医院内，仍有大量延误及不足之处：缺乏药品、设备及血液制品，无法立即剖宫产及缺乏多学科护理。特别是在资源匮乏地区麻醉的提供远远不足。所有这些因素将孕妇及其胎儿置于危险之中。因医院低效率导致的孕产妇死亡激起患者对医疗系统的不信任，并产生恶性循环，导致患者等很久才会去寻求医疗服务。必须加强世界各地的医疗体系，以改善孕产妇和新生儿预后。受过培训的麻醉者，不管是独立执业的还是在医疗单位集体工作的，都能而且应当发挥关键性作用。

要 点

- 每年至少有 350 000 名孕产妇死亡,其中很多是在撒哈拉以南的非洲和南亚地区。

- 孕产妇死亡最可能发生在分娩、娩出时和产后短时间内;很多是在院内发生。

- 据估计,死亡产妇中有 30% 的妇女患有疾病如慢性贫血、尿失禁、不孕症、阴道瘘、慢性盆腔疼痛、抑郁和(或)体能耗竭。

- 2000 年,世界卫生组织将孕产妇死亡率作为 8 项千年发展目标之一:目标 5 为在 1990—2015 年将孕产妇率降低 3/4。

- 急诊剖宫产是世界上最常实施的外科手术之一,虽然很多地区实施该手术的能力尚不足。

- 很多全球性举措旨在提高产科急救服务;其中必须包括安全麻醉管理模式,因为 3%~9% 的院内产妇死亡是因麻醉困难所致。

- 在低收入国家,大部分麻醉相关的孕产妇死亡发生于全身麻醉时,即插管失败或提前拔管导致误吸或缺氧。

- 供应药品及设备以提供安全的麻醉是低收入国家的最大障碍。氯胺酮仍是最常有的药品,为用药提供了一定灵活性。

- 缓解疼痛不再是奢享——而今被看作一项基本人权。分娩镇痛鼓励妇女们寻求医疗护理,同时使麻醉人员实施管理。

- 促进非营利组织、学术交流项目及其所服务的当地机构间的交流与合作是减轻全球性医疗保健负担的关键。

第十一部分

生殖、宫内和非产科手术的麻醉注意事项

第47章

体外受精和生殖技术

（Roanne L. Preston 和 Katherine L. Cheesman 著，魏 莉译，路志红校）

一、引言

1978 年，爱德华兹罗伯特成功开创了试管婴儿技术，使世界第一例试管婴儿诞生。32 年后，因创立了体外受精技术，爱德华兹罗伯特独享 2010 年诺贝尔生理学、医学奖。至今，人类辅助生殖技术诞生的婴儿在呈指数级的出生。美国疾病中心统计：目前美国出生的婴儿中有 1% 是辅助生殖技术诞生的；12% 的育龄期妇女就诊过不孕不育门诊。

关于辅助生殖技术的定义有很多，美国的 CDC 根据临床生育率和 1992 法案，定义辅助生殖技术为"所有促进生育的临床处置，其中需要对卵子和精子均有处置"。一般来说，包括取卵、受精、受精卵移植（可以是自体也可以是供体）。但是辅助生殖技术不包括那些仅仅针对精子的操作，例如人工授精、宫内受精；或者仅仅用药物促进卵泡生长，却不取卵；或者临床指导的性交。

事实上，体外受精技术虽然很常见，但其仅仅是人类辅助生殖技术中的一种，我们在这一章节的后半部分，会向大家描述各种各样的其他技术。根据卵子是否为供卵，以及移植胚胎是新鲜的，还是冷冻的又可以将辅助生殖技术进一步细化。以 2007 年为例，仅仅 2007 年 1 年时间，在美国 430 个辅助生殖诊所实施了 142 435 例辅助生殖周期，最终 43 412 例顺利分娩，诞生了 57 569 名婴儿（其中 56% 为单胎，26% 为多胎妊娠）。其中，16% 的周期使用的是冷冻受精卵。一般来说，新鲜周期的顺利妊娠的成功率为 35.9%，由于有些受精卵不能耐受冷冻程序，因此冷冻周期的成功率仅为 29.9%。但是冷冻周期也具有一定的优点：首先价格便宜，其次对于患者来说不需要经历促排卵和取卵的过程，因此创伤更小（图 47-1，图 47-2）。

临床上辅助生殖的适应证多种多样，例如，在 2007 年因为不孕症最终采用辅助生殖技术的患者中，根据比例的不同依次是：男性不育的比例最高，为 18.5%，其中包括精子成活率低或男性功能障碍；其次，卵巢储备功能下降占 10.3%；输卵管因素占 9%；排卵功能障碍占 6.6%；子宫内膜异位症占 4.7%（图 47-3）。研究还发现，种族因素与辅助生殖技术的成功妊娠率无关，但是在发病因素中：非洲裔美国黑种人的输卵管因素不孕症的发生比例高于白种人妇女。

目前，生育年龄推迟是导致辅助生殖技术实施次数增加的原因，其中母亲的年龄是决定辅助生殖结局最重要的因素。随着母亲年龄的增长，其对促排卵的反应性降低，取卵数下降，卵泡的成功受精率、卵裂率均下降。现在，越来越多的大龄女性因为卵巢储备功能下降而就诊于辅助生殖门诊。2007 年，美国的辅助生殖病例统计中，61% 的患者为 35 岁以上；20% 为 42 岁以上，因此，整体的平均患者年龄为 36 岁（图 47-4）。其中，在年龄 <35 岁的患者

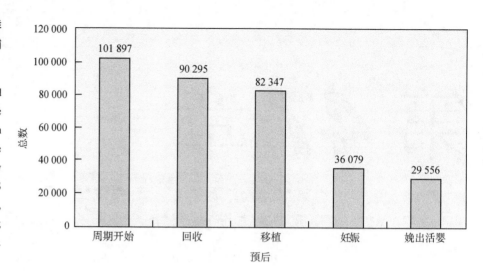

图 47-1　2007 年美国关于使用新鲜非供体的卵子或胚胎的辅助生殖技术周期的数据

（改编自 Centers for Disease Control and Prevention, American Society for Reproductive Medicine, Society for Assisted Reproduction Technology. 2007 Assisted Reproductive Technology Success Rates: National Summary and Fertility Clinic Reports, Atlanta//US Department of Health and Human Services, Centers for Disease Control and Prevention; 2009. http://www.cdc.gov/art/ART2007/index. htm. Last accessed January 16, 2011.）

中，绝大多数（96%）患者采用自身卵子；与之对比，在 44 岁以上患者群中 75% 采用供卵。35 岁以下患者的辅助生殖技术的成功率为 40%，42—43 岁患者的 ART 成功率 5%，44 岁以上的成功率仅为 2%（图47-5）。除了这些生殖因素的考虑，随着孕妇年龄的增长，合并症的发生率增加，给麻醉医师带来的风险更大。

二、辅助生殖周期

一般，人体的卵巢在每一个月经周期会产生一个优势卵泡，最终产生一个成熟卵子。许多辅助生殖周期会人工刺激多个卵泡发育，最终获得多个卵子。辅助生殖周期一般开始于降调节下丘脑和卵巢功能，然后皮下注射促性腺激素释放激素（gonadotrophin-

releasing hormone，GnRH）激动药或拮抗药约 2 周，目的是阻断正常卵巢功能，防止单个优势卵泡的发生。在 2 周以后，再通过皮下注射或肌内注射促卵泡激素（follicle-stimulating hormone，FSH）与黄体生成素（luteinizing hormone，LH），或单独注射 FSH 10d 刺激卵巢生长。此后，每 2~3 天 B 超或者血液检查，检测卵泡成熟情况。当出现 4~8 个窦卵泡时，开始使用 HCG，HCG 就相当于正常月经中期的 LH 峰，使卵母细胞恢复减数分裂，从而为受精做准备。排卵一般发生在使用 HCG 后的 36~40h，因此取卵时间一般也就在此时间段，尤其是在使用 HCG 后的 32~34h。

一般来说，更晚时间段的取卵是不被推荐的。因为取卵时间过晚，自发排卵会减少成熟卵泡的数量，减少获卵数；更严重的是，取卵时间过晚可能

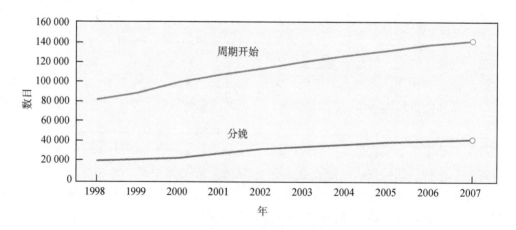

图 47-2　1998—2007 年美国实施辅助生殖技术周期和辅助生殖娩出活婴的数量

（改编自 Centers for Disease Control and Prevention, American Society for Reproductive Medicine, Society for Assisted Reproduction Technology. 2007 Assisted Reproductive Technology Success Rates: National Summary and Fertility Clinic Reports, Atlanta//US Department of Health and Human Services, Centers for Disease Control and Prevention; 2009. http://www.cdc.gov/art/ART2007/index.htm. Last accessed January 16, 2011.）

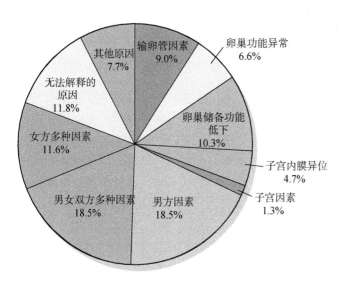

**图 47-3　使用新鲜非供体卵子或胚胎进行
辅助生殖周期的夫妻的可能诊断**

（改编自 Centers for Disease Control and Prevention, American Society for Reproductive Medicine, Society for Assisted Reproduction Technology. 2007 Assisted Reproductive Technology Success Rates: National Summary and Fertility Clinic Reports, Atlanta//US Department of Health and Human Services, Centers for Disease Control and Prevention; 2009. http://www.cdc.gov/art/ART2007/index.htm. Last accessed January 16, 2011.）

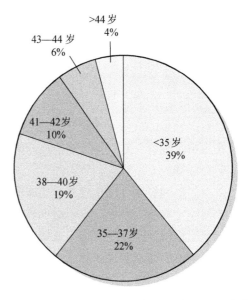

**图 47-4　2007 年美国使用辅助生殖技术的母亲的
年龄分布，以占整体的百分比表示**

（改编自 Centers for Disease Control and Prevention, American Society for Reproductive Medicine, Society for Assisted Reproduction Technology. 2007 Assisted Reproductive Technology Success Rates: National Summary and Fertility Clinic Reports, Atlanta//US Department of Health and Human Services, Centers for Disease Control and Prevention; 2009. http://www.cdc.gov/art/ART2007/index.htm. Last accessed January 16, 2011.）

三、辅助生殖技术

导致卵巢过度刺激综合征（ovarian hyperstimulation syndrome，OHSS）。取卵可以经过腹腔镜途径，但是目前使用最多的仍然是经阴道取卵（transvaginal oocyte retrieval，TVOR）。首先，向阴道内放入附带穿刺针的特殊的经阴道探头（彩图 91），然后在 B 超的引导下穿刺针经过阴道穹穿入卵泡，这样卵泡内容物就被吸出，接着，洗涤后由胚胎学家在镜下寻找卵母细胞，一般来说，一次取卵可以获得 5~15 个卵母细胞，剩下的步骤取决于不同的辅助生殖技术。

1. 体外受精技术（in vitro fertilization，IVF）

这是辅助生殖中最常用的技术。在实验室特殊的条件下，卵子与精子在培养基中结合，一般 8~12h 后，将在镜下检查有无受精的迹象，在取卵后的 3~6d，1~2 个胚胎将被放入探针并由宫颈管移入宫腔。这一

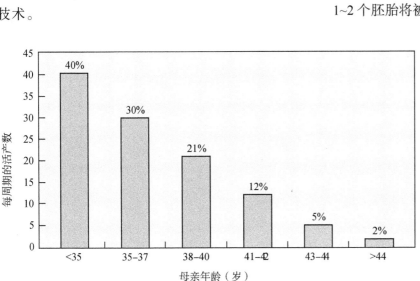

**图 47-5　2007 年各年龄组活产的
周期所占百分比**

（改编自 Centers for Disease Control and Prevention, American Society for Reproductive Medicine, Society for Assisted Reproduction Technology. 2007 Assisted Reproductive Technology Success Rates: National Summary and Fertility Clinic Reports, Atlanta//US Department of Health and Human Services, Centers for Disease Control and Prevention; 2009. http://www.cdc.gov/art/ART2007/index.htm. Last accessed January 16, 2011.）

操作就像做了一次宫颈刮片一样，一般来说是没有疼痛的，因此不需要无痛或者麻醉。

2. 配子输卵管内移植技术（gamete intra-fallopian transfer，GIFT）

取卵后检查卵子的成熟度和质量，然后在一个移液器中将其与精子混合，并立即腹腔镜的指导下通过输卵管伞端将其移入一条或者两条输卵管伞，因此受精发生在体内。这种技术可以在腹腔镜下取卵的同时进行配体的输卵管移植；也可以经阴道取卵，随后经腹腔镜进行配体移植。没有任何临床数据表明取卵方法的不同会影响临床妊娠率或者活产率。但是，配子输卵管内移植技术有一定的局限性，首先不能在配体移植前受精，另外采用这一辅助生殖技术的患者的输卵管必须是通畅的。

3. 受精卵输卵管内移植（zygote intrafall-opian transfer，ZIFT）

与配子输卵管内移植技术相似，但是首先必须是受精卵，其次受精卵是在全身麻醉下通过腹腔镜技术直接移植入输卵管内。这样避免了配子移植时可能的受精失败。但是，需要做腹腔镜检查，如果取卵时也采用的是腹腔镜技术，可能需要两次腹腔镜检查。总体来说，受精卵输卵管内移植的成功率远远高于体外

受精技术、配子输卵管内移植技术（图47-6）。

4. 卵子细胞内精子注射（intracytoplasmic sperm injection，ICSI）

这项技术一般应用于无精或少精的男性不育，或者冷冻卵子的受精。这项技术将精子直接注射入卵子，因此具有更高的妊娠成功率，但是其遗传异常的概率明显增加，原因可能是这一技术取代了自然受精的许多过程，而这一过程本身就是自然对于遗传物质的选择。

四、麻醉考量

1. 患者人群

目前，寻求辅助生殖技术的人群特征也发生了改变。一般来说，不孕症的女性患者都是健康的，其不孕因素可能是男性因素或者诸如子宫内膜异位症、输卵管因素、多囊卵巢综合征等妇科因素（图47-3），然而如今越来越多的合并甲状腺疾病或者结核的不孕症患者出现。因此，麻醉医师需要全面了解、评估患者的疾病及其常规用药，预防由于潜在疾病药物互相作用或者多种药物共同使用引起的不良反应。除此之外，随着卵子冷冻技术的不断进步，现在

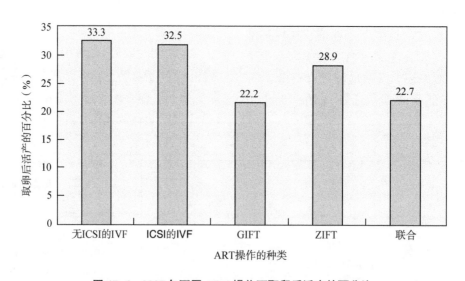

图 47-6　2007 年不同 ART 操作下取卵后活产的百分比

ICSI. 显微受精；IVF. 体外受精；GIFT. 配子输卵管内移植技术；ZIFT. 受精卵输卵管内移植

（改编自 Centers for Disease Control and Prevention, American Society for Reproductive Medicine, Society for Assisted Reproduction Technology. 2007 Assisted Reproductive Technology Success Rates: National Summary and Fertility Clinic Reports, Atlanta//US Department of Health and Human Services, Centers for Disease Control and Prevention; 2009. http://www.cdc.gov/art/ART2007/index.htm. Last accessed January 16, 2011. *Combination of IVF with or without ICSI and either GIFT or ZIFT.）

越来越多的肿瘤患者会在化疗前或化疗时取卵并冷冻卵子。

除此之外，这些高龄的未产妇往往合并诸如 2 型糖尿病、严重高血压等系统性疾病。而在北美，肥胖是引起不孕的主要，也是首要因素，对于这些肥胖的患者，辅助生殖技术尤为困难，其原因为：过度肥胖导致 B 超影像欠佳、需要较长探头取卵、操作中患者摆体位困难等；此外，肥胖患者患 2 型糖尿病、高血压等合并症的概率也明显升高。针对此类患者，麻醉的主要问题是麻醉过程中的气道管理和药量控制，因此基于以上原因，针对此类患者，椎管内麻醉可能更为合适。

此外，以往对于器官衰竭必须进行器官移植，或者诸如原发性肺动脉高压的患者，怀孕和妊娠都是致命的。然而，现在通过辅助生殖技术的取卵、辅助生殖甚至代孕，这些患者再次拥有了做母亲的可能。但是，这些妇女从准备怀孕到分娩的过程都将是充满挑战的，需要一支跨学科的团队来完成这一过程，其中就包括麻醉医生。

一般来说，前来接受辅助生殖治疗的患者都经历了高度的社会和情感的压力，往往都合并抑郁。并且这一情况往往在接受激素调节，卵巢过度刺激时表现得尤为严重。除了对于这些医疗后果的顾虑外，患者往往同时还有来自经济方面和可能失业的压力。对于这些焦虑的处理也十分重要，可能需要增加镇静药或者布洛芬的剂量使患者达到中度的镇静。

2. 麻醉和生育成功率

目前，辅助生殖技术的婴儿活产成功率仅为 30%，其潜在的因素至今不明。在辅助生殖技术的早期，取卵是在全身麻醉下，经腹腔镜完成的。1987 年，Boyers，Hayes 报道了在全身麻醉下经腹腔镜取卵，并指出第一个取出的卵子会比最后一个取出的卵子更加容易受精，因此预测全身麻醉可能对卵子的受精有一些负面的影响。但是究竟导致这一结局的原因是气腹还是全麻至今也不太清楚。这也促使麻醉医师开始探讨麻醉药物对于卵子受精和胚胎移植的影响，从而寻找可以获得最佳结局的麻醉方法。不幸的是目前研究或者是因为缺少具体使用麻醉药物的细节或者是研究病例数不足，或者是缺少麻醉具体作用时间、母体孕周等多个临床数据，因此并未获得理想的研究结果。

研究发现：在全麻腹腔镜下取卵的低受精卵率的

另外一个因素是 CO_2 气腹。CO_2 不易燃烧，并且由于其血液易溶性，在术后可以快速经过腹膜吸收，因此最大程度地减少了气栓的可能性，因此纯 CO_2 是最佳的气腹气体。但是，却有研究表明，由于 CO_2 气腹术后 CO_2 溶解入卵泡，卵泡 pH 降低，导致卵子的受精率下降。

现在，更多的采用的是经阴道超声引导下取卵。术者在超声的引导下，直视卵泡、穿刺、抽取卵泡，因此，避免了腹腔镜取卵中全身麻醉和气腹的潜在危险。并且经阴道超声引导下取卵甚至都不需要在医院中完成，也不需要麻醉医师在场。此外，这种取卵方法除了比腹腔镜取卵更微创，其妊娠率也大大提高。

3. 麻醉药物

（1）丙泊酚（异丙酚）：丙泊酚快速起效，持续时间短的药动学特点使其成为取卵等操作的理想用药；但是，关于其在经阴道取卵中的应用是有争议的。由于其高脂溶性、高扩散性，在卵泡液中可能会有丙泊酚的扩散，其浓度取决于术中使用丙泊酚的剂量和手术时间。关于丙泊酚使用的争议在于其是否会对受精、胚胎移植、活产率有一定的影响。目前，一些在小鼠中的实验表明，丙泊酚的使用对于卵裂、卵子受精有一定的不良反应，并有可能导致胚胎发育停止；但是也有一些研究认为，丙泊酚并不会产生不良影响。目前，绝大多数来自人体的研究表明，丙泊酚对于胚胎受精、卵裂、妊娠率并无明确影响。但 Vincent 等在一项关于丙泊酚、NO 麻醉以及异氟烷联合 NO 麻醉的比较研究中指出，丙泊酚组的妊娠率 29% 远远低于对照组 54%。总之，以上这些关于丙泊酚对于辅助生殖技术结局有无影响的争议表明：为了降低丙泊酚在卵泡液中的扩散，尽量控制 ART 中丙泊酚的使用是有意义的。

（2）硫喷妥钠：在全麻腹腔镜中，如果诱导选用硫喷妥钠，同样会在卵泡液中检测到药物的存在。但是在 GIFT 移植中，硫喷妥钠组（5 mg/kg）与异丙酚组（2.7 mg/kg）的临床妊娠率，以及在取卵过程中两种药物使用后患者受精率、卵裂率、胚胎移植率、妊娠率均无明显区别。

（3）依托咪酯：依托咪酯对于肾上腺皮质类固醇产生的影响众所周知，但是它同样与卵巢皮质激素相互作用。当依托咪酯应用于全身麻醉腹腔镜下取卵时，研究发现在诱导后的 10min 血清中的 17-β-雌二醇、孕酮、17-OH 孕酮、睾酮均明显下降；但是在使用其对比药物硫喷妥钠时，并未发现这一下降。由于目前观察的患者数目有限，因此目前并不确定其对于妊娠的影响，但是在 ART 过程中，依托咪酯的使用是不被推荐的。

（4）美索比妥：在经阴道取卵的麻醉中，美索比妥由于低妊娠率、呕吐反应重，恢复时间长，因此疗效远远不及丙泊酚。

（5）苯二氮䓬：咪达唑仑是最常用的苯二氮䓬类镇静药物，在卵泡液同样可以检测到咪达唑仑的存在，但是至今并未发现其对卵母细胞或胚胎的不良影响。在一项动物实验中，咪达唑仑的浓度达到 35.0 mg/kg 也并未发现对体外受精有任何影响。临床上，常将咪达唑仑与丙泊酚、芬太尼、阿芬太尼、瑞芬太尼等其他麻醉药物联合使用。目前研究表明：其在经阴道取卵麻醉中的有效性和安全性与异丙酚、芬太尼复合制剂等是一致的。

（6）氯胺酮：研究证实，在经阴道取卵的麻醉中，除了芬太尼 - 丙泊酚 - 异氟烷的联合应用，氯胺酮和咪达唑仑的联合应用同样安全，并且两者对于胚胎移植的结局也没有影响。

（7）阿芬太尼：阿芬太尼的快速起效和持续时间短，使其成为辅助生殖技术中颇受瞩目的阿片类药物。虽然在卵泡液中可以检测到阿芬太尼的浓度，但是其浓度还不到血液浓度的 1/10。当与芬太尼比较时，其妊娠结局没有区别，但是阿芬太尼诱导更快，并且，术后患者苏醒也更快。

（8）芬太尼：麻醉过程中使用芬太尼后同样能够在卵泡液中检测到，但是截至目前，从未有对生育不良影响的报道。在海胆卵细胞的研究证实，当卵泡暴露于芬太尼溶液中时，即使芬太尼是很高的浓度，其对卵子的受精、卵裂并无影响。

（9）瑞芬太尼：瑞芬太尼的药动学特性使其在经阴道取卵的静脉麻醉中颇受瞩目。一组将其用于经阴道取卵麻醉时，与咪达唑仑和异丙酚的联合用药的比较研究显示，2 组患者的卵裂率和妊娠率相当。当将瑞芬与常用的丙泊酚 -NO- 阿芬太尼联合用药比较时，瑞芬组妊娠率更高 (30.6% vs. 17.9%)。瑞芬组与局麻组比较，持续的瑞芬泵入提供了优越的麻醉效果，并且在超过 500 例的回顾性临床分析中，其对卵母细胞的治疗和胚胎的评分均无影响。

（10）吗啡：在一项使用相当于人体剂量 50mg 的吗啡的动物实验中，26%~33% 的卵母细胞常常导致染色体异常的多精子受精（一种多个精子为一个卵子受精的异常受精方式）。因此，在辅助生殖操作中应避免吗啡的使用。

（11）哌替啶（杜冷丁）：尽管目前并没有关于哌替啶与不良生殖影响的报道，但是当哌替啶作为辅助生殖操作中的术前麻醉预处理时，其镇痛效果并不理想。

（12）氧化亚氮（N₂O）：氧化亚氮对蛋氨酸合成酶的抑制作用已经很明确，但是还没有关于其对卵子受精、辅助生殖技术成功率影响的定论。在动物实验中，在受精卵 2 个细胞的阶段，N_2O 可以抑制胚胎的发育。但是在人体的研究中，当在全身麻醉下接受腹腔镜辅助生殖操作时，单独使用异氟烷、与异氟烷和 N_2O 联合使用，其妊娠结局没有区别。

（13）异氟烷：动物研究显示，异氟烷对小鼠的胚胎发育有害。进一步的研究显示，当从妇科接受氧化亚氮 - 异氟烷，或氧化亚氮 - 吗啡 - 芬太尼全身麻醉下腹腔镜手术的患者体内收集术中血清，用于培养小鼠胚胎，胚胎的受精率明显下降。人体研究表明，这一不良影响与术中异氟烷的暴露时间密切相关，在全麻腹腔镜下取卵时，最后一个取出的卵母细胞的受精率远远低于第一个取出的卵母细胞。但是，Beilin 等的研究却表明，在使用异氟烷或者丙泊酚、氧化亚氮或咪达唑仑等全身麻醉下进行 GIFT 操作，其术后妊娠率是一致的。

（14）安氟烷：与使用氟烷相比，使用安氟烷后胚胎植入、妊娠率更高。

（15）氟烷：动物研究表明，当小鼠应用氟烷麻醉后，其卵母细胞成熟明显延迟，但是却没有增加致死突变或植入障碍。在临床中，研究发现与使用安氟烷比较，患者孕早、中期的流产率会增高，胚胎植入率降低。氟烷是少数的已经明确的在人类辅助生殖技术中应该避免使用的麻醉药物。

（16）七氟烷：虽然目前并没有证据表明七氟烷具有遗传毒性，但是在中国仓鼠卵巢细胞的实验中，七氟烷的潜在的降解产物复合物 A 已被认为与诱导姐妹染色体互换相关，而姐妹染色体互换通常是 DNA 突变的一种标志。

（17）地氟烷：目前暂时没有任何已经公开发表的，关于地氟烷应用于辅助生殖技术麻醉的文献报道。

（18）止吐药：通常，辅助生殖技术的患者都会有较高的雌激素水平,这也会增加患者呕吐的发生率。在 ART 周期中应该避免使用诸如氟哌利多、甲氧氯普胺等多巴胺的拮抗药,因为这些药物会通过诱发高泌乳素血症,阻碍卵泡的成熟。然而,在围术期应用止吐药物抑制呕吐,预防误吸所带来的一过性高泌乳素血症的危险性仍然不明确。一些研究认为,较低水平的泌乳素与高妊娠率相关;但是另外一些研究认为,一过性的高泌乳素血症将会获得较好的卵母细胞质量和较高的妊娠率。

5-HT$_3$ 受体拮抗药是非常有效的围术期止吐药,因此在辅助生殖操作中也常规使用。目前,仍然缺乏其在早孕期使用的安全数据,也缺乏对潜在生育方面的影响。5-HT$_3$ 受体在人体内广泛存在,并且功能各异。在 II 期临床试验中发现:5-HT$_3$ 受体拮抗药昂丹司琼,对 DBA/2 小鼠具有高毒性,可诱导小鼠的异常神经行为,随后小鼠死亡。目前,瑞典和澳大利亚都试图在本国收集建立关于止吐药应用于妊娠早期治疗妊娠剧吐疗效的数据库,但是目前并未获得理想的病例数。一项 1995—2002 年瑞典关于早孕期间不同止吐药物治疗妊娠剧吐的妊娠结局的研究数据显示,在早孕期间不同止吐药物治疗妊娠剧吐的妊娠结局没有区别,在这组研究中 68% 的妇女服用美克洛嗪,32% 给予恩丹西酮。同时,澳大利亚学者进行了一项涵盖 176 例病例的研究,本研究中患者大多采用恩丹西酮治疗,研究显示,不同止吐药物应用后流产率、致畸率没有区别。北美 2002 年共识认为并不推荐新药作为治疗妊娠剧吐的一线用药,而是推荐吩噻嗪类、抗组胺 H$_1$ 受体拮抗药、维生素 B$_6$ 等多年临床应用证实有效,并且无明确致畸作用的药物。目前已有一项关于恩丹西酮可以经过胎盘屏障的研究发表:研究中共有 41 例患者早孕期接受人工流产,每一病例在术前接受 3 次 8 mg 恩丹西酮的治疗。人工流产后测量胎儿组织中恩丹西酮的含量,发现母胎比值为 0.41（0.31～0.52）,胎儿组织中的药物含量高于羊水含量。

总之,目前并没有足够的证据推荐 5-HT 拮抗药作为人类辅助生殖技术中恶心、剧吐的一线用药。

（19）非甾体抗炎药（NSAIDs）:NSAIDs 虽然是已经广泛应用于围术期的镇痛药,但是其在辅助生殖中应用的安全性并不明确。NSAIDs 抑制前列腺素的合成,在动物实验和人体试验中都已经证实 NSAIDs 的使用会导致异常着床和高流产率。在一项小鼠的实验研究表明,无论选择性还是非选择性

COX-2 抑制药的使用会大量移植后胚胎丢失。研究还证实:选择性 COX-2 抑制药美洛昔康可以抑制家兔排卵,未来可能会作为一种非激素类的避孕药使用,因此在辅助生殖的患者中应避免使用 COX-2 抑制药。同样在大量人群的研究中也有 NSAIDs 使用与流产率升高的报道。虽然目前在一些生殖中心希望使用阿司匹林来提高辅助生殖的成功率,但是其有效性并未被证实,大量的统计研究证实,阿司匹林的使用对于流产来说无益也无害。

（20）局部麻醉药:对比辅助生殖技术中各种局部麻醉药物的疗效是十分困难的,因为其疗效除与药动学相关外,还与药物的注射部位相关,例如宫颈旁、鞘内、硬膜外等。不同使用途径,其药物作用时间不同。研究发现,将小鼠的卵母细胞在氯普鲁卡因、利多卡因、布比卡因的溶液中培养后,均有异常受精和胚胎发育异常;但是,比较而言,布比卡因只有在高浓度时才有不良反应发生。卵母细胞本身具有当单精子受精后,挤出皮质颗粒防止多精子受精的自然反应。普鲁卡因、丁卡因的使用延迟了卵母细胞的这种自然反应的功能,因此增加了卵母细胞多精子受精的可能性,从而导致受精卵染色体异常。研究还发现,利多卡因对大鼠胚胎有致畸作用,但是研究中所使用的药物浓度大大高于临床应用。事实上,这些动物实验的研究可能与人体无关,因为在人工授精前卵母细胞都要被反复洗涤,因此,此时药物浓度远远低于临床检测。除此之外,椎管内麻醉后,可能到达卵泡液中的麻醉药物的浓度是微乎其微的。

4. 麻醉实施场合

事实上,取卵可以经阴道、在超声监护下、给予患者一定的镇静药物下安全取卵,因此,这一操作完全可能在小的操作室内完成,而不需要昂贵的手术间和专业的手术室人员。目前,许多辅助生殖的操作都在诸如独立的小手术中心,甚至办公室内,而并非一定要在医院内完成。使用一个独立的、有专门团队和环境的设施的优点在于,不仅提供了高效、专业的服务,同时提供了一个针对不孕症患者相对较为轻松的环境。

目前,美国麻醉医师学会 (ASA) 已经颁布了指南来指导非麻醉专业的人员在非医院设施内实施镇静（表 47-1）。利用这种非专业性麻醉的缺点是在复杂情况时,缺少应急的设备和专业的麻醉人员。因此,

至关重要的是这些机构具有一些书面协议的预案，以便当患者需要进一步或紧急服务来保护其健康时，可以将患者安全、及时地转移到预先设定的替代医疗设施。在这些机构中患者应被询问病史，并进行体格检查，从而评估麻醉风险和合并症，包括气道评估、误吸风险评估，并在需要时咨询麻醉专科医师。

表 47-1 操作室内的最低需求

- 可满足手术长度的充足的可靠的氧源。可用的后备氧源
- 可靠的吸引源。强烈推荐符合手术室标准的吸引设备
- 有气道设备
  - 能实施正压通气的可给予至少 90% 的氧的自充气手动复苏气囊
  - 气道设备，如喉罩气道、喉镜片和气管导管
- 符合 ASA "基本麻醉监护标准"的足够的监护设备
  - 血压
  - 氧饱和度
  - 心电图
  - CO_2 计
- 能够立即拿到的急救推车，配备除颤仪、急救药品和其他足以实施心肺复苏的设备
- 合适的镇静后管理方案
- 心肺紧急情况的书面方案，包括过敏反应、局麻药毒性反应和其他内外部灾害如火灾。所有该单位的人员都应就书面紧急情况方案进行培训

ASA. 美国麻醉医师学会

［改编自 American Society of Anesthesiologists. Standards Guidelines and Statements: Basic Anesthetic Monitoring, Standards for (Effective July 1, 2011); Nonoperating Room Anesthetizing Locations,Statementon (2008). http://www.asahq.org/For-Healthcare-Professionals/Standards-Guidelines-and-Statements.aspx. Last accessed January 16, 2011.]

五、辅助生殖技术中特殊操作的麻醉

1. 经阴道超声引导下取卵术（TVOR）

其手术创伤远远小于腹腔镜，但是却仍然是 ART 中一个最令人紧张和痛苦的程序。虽然目前已有少量研究表明 TVOR 可在无麻醉状态下进行，但是现在却大多数生殖中心还是在麻醉下进行，其麻醉方式可能是椎管内麻醉，或者适度药物镇静，或者经阴道壁、宫颈旁的局麻，或者几种方式的混合。Bokhari 等报道，在英国 ART 使用镇静的占 46%，全身麻醉占 28%，局麻的占 14%。Ditkoff 则报道 1997 年在美国镇静是最常用的麻醉方式，TVOR 中 95% 的病例麻醉方式为镇静。

TVOR 操作一般需要 20~30min，可按日间手术实施。因此，它需要一种快速、可逆、并提供良好的镇痛效果的麻醉技术。此外，这项麻醉技术应尽可能减少患者的体动，因为患者的体动会增加阴道探头插入及取卵的困难，同时损伤周围组织和器官的风险增加。目前可选的麻醉方式包括局部麻醉、镇静、区域麻醉、电针疗法。

（1）局部麻醉：宫颈旁阻滞麻醉可以为阴道壁穿刺提供足够的镇痛，但是却不能阻止卵泡穿刺带来的不适和疼痛，一般在实施时会联合给予少量静脉镇静。这种技术的优点是操作不需要专业麻醉医师，因此，可以在医院以外的地方实施。

（2）镇静（静脉麻醉）：适度镇静/镇痛（清醒镇静）被美国麻醉医师学会定义为"药物诱导的对意识的抑制，期间患者可以有意识地回应语音指令 ± 光刺激。在此期间不需要特殊的气道管理，患者的自主通气已经足够。心血管功能通常是正常的"。这一操作虽然不需要专业的麻醉医师，但是需要一个经过特别培训的 "镇静医师"。镇静医师应熟练掌握镇静技术和气道管理，并能够识别可能有并发症的患者，能够识别需要由专科麻醉医师处理的麻醉。其中，在这一操作中使用药物的种类、方法都会因为不同的麻醉中心、不同的医师而各有不同。麻醉过程中与外科医师的密切沟通是十分重要的，这样可以在医师进行穿刺前应用少量的阿片类药物就能减少穿刺的不适，并且能够在合适的时间停药，便于患者的快速恢复。目前，许多生殖中心都有专职的麻醉医师负责麻醉监护，因此允许随时由中度的镇静转为全身麻醉，这样就减少了因为不能耐受中度镇静疼痛而终止取卵的手术。目前在美国的许多 ART 中心，以丙泊酚为基本用药的深度镇静（即不插管静脉全身麻醉）越来越普遍。

（3）区域麻醉：以硬膜外麻醉或腰麻为主的椎管内阻滞麻醉为患者提供了极好的镇痛效果，并且对患者的镇静作用最小。除此之外，这种麻醉方式麻醉药物很少吸收入血，进入全身血液循环，因此，药物在卵泡液中的浓度也极低。同时与全身麻醉、镇静比较，患者恶心和过度麻醉的发生概率都很低。另外，这种麻醉方式下患者的同伴同样可以进入手术间，因此可以缓解患者的焦虑，增加满意度。Botta 等的研

究表明，区域麻醉与异丙酚镇静麻醉相比，在受精、卵裂、妊娠率方面均无明显区别。Lewin 等的研究表明，与全身麻醉比较，区域麻醉的受精、卵裂、妊娠率更佳。

卵巢的神经供应来自卵巢丛，从 $T_{10\sim12}$ 内脏神经发出，经肾神经节和肠系膜上神经节，到达卵巢丛（$T_{10\sim12}$）。最理想的感觉阻滞是能够让患者完全无痛，但是对运动功能的影响最小，这样患者还能够将自己放到床上，并摆成截石位。随着手术时间的缩短，术中用药的剂量也将减少。与以往使用的 5% 比较，1.5% 利多卡因椎管内麻醉后患者恢复时间明显缩短；加入 $10\mu g$ 芬太尼可进一步减少利多卡因的用量，同时患者的舒适感增加，而且并不增加类似尿潴留、住院时间增加等不良反应。由于对利多卡因和腰麻后疼痛综合征的关注，Tsen 等观察了布比卡因在区域麻醉中的应用。他们对比研究了 3.75 mg 0.75% 布比卡因与 25 μg 芬太尼联用组、30 mg 1.5% 利多卡因与 25 μg 芬太尼组的麻醉效果，结果显示，在麻醉起效时间、最大阻滞高度、术中、术后镇痛效果、术后感觉、运动恢复及其他不良反应，两者均无显著区别，但是确实发现布比卡因需要更长的时间代谢，因此随后的出院时间也推迟［（159.05 ± 37.80）min vs.（125.53 ± 37.54）min］。虽然这一研究的初衷并不是研究脊髓后疼痛综合征，但是确实在利多卡因组出现了 1 例典型症状。Tidmarsh 和 May 报道了使用 2.5 mg 布比卡因、25 μg 芬太尼鞘内联合用药，患者术中运动功能正常，但是研究并未报道药物失效所需时间。目前，在临床上虽然布比卡因已经可以替代利多卡因用于区域麻醉，但是在繁忙的日间护理中心，患者的延迟出院会带来一系列财务，甚至人员不足的问题，因此其未来的临床接受程度有待进一步商榷。

其他使用神经阻滞区域麻醉的考虑还包括一些常见的并发症，例如，穿刺后头痛、长时间的运动阻滞、尿潴留、神经损伤、硬膜外或椎管内血肿、感染等。此外，椎管内阻滞麻醉的耗时较长，需要专门的麻醉人员，并且必须在医院环境中进行。

（4）针刺麻醉：是一项新技术，原本与常规麻醉相比耗时较长，但是最近随着技术的改进使其临床应用性增强。针刺麻醉用于 ART 的优点之一是抗焦虑，另一方面其可以增加子宫的血供。当将针刺麻醉与宫旁阻滞联合应用、阿芬太尼与宫颈旁阻滞联合应用比较时，针刺麻醉除了在视觉模拟评分中获得不错的成绩，其患者的满意度和选择度均明显提高。但是针刺麻醉是否会提高 ART 的成功率，目前尚未知晓。

目前，还没有足够的数据来证实哪一种药物或哪一种麻醉技术是最好的 TVOR（经阴道取卵）的麻醉方法，并且患者的满意度也总是让人困惑。Kim 等在一项 meta- 荟萃分析中纳入了 1966—1999 年发表的 115 项研究成果，以期前瞻性的研究不同的麻醉方式：局部麻醉、区域麻醉、全麻对于 ART 成功率的影响。但是最终仅仅只有 4 项试验符合纳入标准，因此最终没有推荐任何特定的麻醉类型。2009 年，Kwan 等报道了 12 篇研究中 390 例符合纳入标准的报道，但是最终也未能找到有充分证据来证实就妊娠结局、疼痛缓解、患者满意度而言，中度的镇静和镇痛哪一个更好。

最后，虽然目前没有明确数据说明麻醉会降低受精率，但是我们必须不断地优化我们的麻醉方法，最终使麻醉技术能够优化 ART 结局。

2.ART 技术中的腹腔镜检查

GIFI，ZIFT 技术都是腹腔镜下完成的，现在绝大多数 ART 中的腹腔镜麻醉都是全身麻醉，然而也有一些为了避免可能的药物伤害而选择了椎管内麻醉。对 ART 而言，腹腔镜的主要不利因素是气腹、CO_2 的效应和其他生理改变；以及头低足高的截石位，这一体位可能会对生殖器官的灌注产生不利影响，因此，可能影响 ART 的成功率。腹腔镜下患者心血管的改变取决于术中的腹内压（intra-abdominal pressure，IAP），当 IAP 在 2kPa（15 mmHg）以下时，患者血液因"腹腔压力"从内脏静脉丛中挤压出来，因此回心血量增加，最终心排血量增加。当 IAP 在 2~2.67kPa（15~20 mmHg）以下时，由于下腔静脉和周围血管受压，回心血量减少，因此最终心排血量减少、血压下降。因此，建议 ART 腹腔镜检查患者的 IAP 应低于 2kPa（15 mmHg），尤其是在合并神经阻滞麻醉时。研究发现，腹腔镜下气腹患者采取水平位比头低位对血流动力的影响更小。最后，由于大多数接受 ART 的均为健康女性，人口组成在变化，我们可能需要麻醉的对象会是腹腔镜引发的生理改变能够明显影响内稳态的那些患者。

六、ART 并发症

ART并发症不多,最严重的是产科并发症,例如早产、多胎、卵巢过度刺激综合征(ovarian hyperstimulation syndrome,OHSS)。此外,还有一些操作的并发症。

1. 操作的并发症

Aragona 等回顾研究了 7098 例 TVOR 患者的术后恢复,发现其中6例有严重并发症(发生率0.08%,95% CI 0.03~0.18)。其中:4 例为需要手术治疗的腹腔内出血,2 例为盆腔脓肿。与之对比,挪威 2495 例病例中的盆腔脓肿的发生率为 0.24%,高于此项研究,挪威的研究者指出盆腔脓肿的发生与盆腔粘连病史相关。

2. 产科并发症

(1)早产:研究发现,ART 患者胎儿的早产率为 13%,高于正常妊娠 11%。ART 患者中随着多胎妊娠的发生,早产率升高:双胞胎的早产率62%,三胞胎 96%。同时,由于胎儿出生时的低体重,诸如脑性瘫痪、早产儿视网膜病变,支气管发育不良等早产儿并发症增加,随之而来的医疗费用也大幅度增加。

(2)多胎妊娠:2007 年采用新鲜周期的 ART 患者中 31% 为多胎妊娠:其中29.4% 为双胎,三胎为 1.8%,远远高于正常妊娠的 11%。从 1980—1997 年,双胞胎妊娠的人数上升了 50%,计划妊娠上升404%。多胎妊娠中,孕妇和胎儿的危险性都明显升高,以至于最终展开了关于最佳胚胎移植数的讨论。一般来说,多胎妊娠母体的危险性在于妊娠糖尿病、子痫前期、胎盘早剥、前置胎盘、血管前置的发生率增加,高剖宫产率(表 47-2)。多胎妊娠对于胎儿而言:早期妊娠中止、早产、低体重儿(2500g)、羊水过多、羊水过少、双胎输血综合征等发病率均显著升高;另外,ART 中单卵双胎更常见。

在许多国家,由于多胎妊娠所带来的医疗费用的增加,因此,开始审查是否在胚胎移植时仅仅移植单个胚胎的提议。在美国,既往移植的胚胎数是由医师和患者自由裁量的,但是美国生殖医学协会目前建议:35 岁以下妇女移植不超过 2 个胚胎;35—37 岁移植 2~3 个胚胎;38—40 岁移植 3~4 个胚胎或者 2 个囊胚;在那些 41—42 岁,不超过 5 个胚胎或 3 囊胚。加拿大的妇产协会推荐 35 岁以下妇女最多移植 2 个胚胎;39 岁以上年龄组,虽然其自身卵子的着床率很低,但是最多移植不超过 4 个胚胎;对于那些身体健康、移植成功率高的女性,应该考虑的只移植 1 个胚胎。但是,事实上许多患者和医师都不愿意减少移植胚胎的数量,尤其是那些自己承担医疗费用,并担心无法承受再次尝试的患者。许多夫妇还没有意识到多胎妊娠对于母亲和胎儿带来的危险。选择性减胎虽然可以减少早产的发生,却面临着严重的伦理问题。选择性减胎一般在孕 12 周左右超声监护的局部麻醉下,可以在选择减少的胎儿孕囊内注射氯化钾,或者采用射频技术热凝胎儿脐带,这些技术都类似于一次羊水穿刺操作。在减胎术后,留下的胎儿有3%~5%的流产率。

(3)异位妊娠:ART 技术异位妊娠的发生率不一,最低报道为不到 5%,最高在由于输卵管因素不孕患者中达到 11%,与之对比正常受孕人群异位妊娠的发生率仅仅 2%。ART 组宫内、宫外同时妊娠的发生率为 1%,而正常人群的发生率为 0.015%。这种患者通常需要在全身麻醉下切除输卵管或者去除异位病灶,术后宫内妊娠胎儿的流产率很高,但是目前已经有足月成功分娩的报道。令人惊奇的是,类似 GIFT 及 ZIFT 技术直接将胚胎放入输卵管内,其异位妊娠的发生率并不增加。在这些手术的麻醉中应充分考虑

表 47-2　多胎妊娠所致主要母体并发症的发生率

胎儿数目	提早分娩	早 产[1]	妊娠期糖尿病	子痫前期
1	15%	10%	3%	6%
2	40%	50%	5%~8%	10%~12%
3	75%	92%	7%	25%~60%
4	>95%	>95%	>10%	>60%

(1)出生孕周 <37 周

(经许可改编自 ASRM Practice Committee. Multiple pregnancy associated with infertility therapy.Fertil Steril, 2006, 86:S106—S110.)

宫内胎儿血流动力学的稳定性，因此，需要最大限度地提高胎盘灌注，并使用对胎儿影响最小的药物。

3. 卵巢过度刺激综合征

（1）诊断：卵巢过度刺激综合征是一种罕见、可能致命的，医源性的由于卵巢过度刺激诱发的并发症、其在 IVF 患者中发生率为 1%~10%。卵巢过度刺激综合征的特点是由于大量扩大的卵巢滤泡或囊肿导致卵巢增大，最后导致急性的大量体液转移至血管外间隙，血管内溶液耗竭，出现腹水、少尿、电解质紊乱、胸腔积液、血液浓缩、血液高凝状态、血栓栓塞。OHSS 分为轻度、中度、重度。重度 OHSS 的患病率仅为 0.5%~2%，但 OHSS 在所有卵泡刺激周期中的死亡率为 1/400 000~1/500 000，大多数的死亡通常是由于血栓栓塞引起的。总体来说，辅助生殖技术中 1.9% 的患者由于 OHSS 入院，然而未来随着 ART 人群的增多，OHSS 的患病数也会增加。

OHSS 有两种形式：早发 OHSS 发生在 hCG 注射后的 3~7d；迟发 OHSS 一般发生在成功妊娠之后，被认为是妊娠滋养细胞释放内源性 HCG 的结果。如果在促排之后没有成功妊娠，早发 OHSS 通常在几天内自行缓解；而晚发型 OHSS 可以持续数周，临床上更难以治疗。OHSS 的确切发病机制尚不清楚，但认为其发生与卵巢释放血管活性和血管生成物质相关，随之，血管通透性增加，大量富含蛋白的体液外渗。血管内皮生长因子（VEGF）目前被认为是最主要的因素。在易感患者中，最后用来促进卵泡成熟，诱发排卵的 HCG 似乎成为发生 OHSS 的关键刺激。发生 OHSS 的高危因素包括既往发生过 OHSS，年轻患者、合并排卵功能障碍的患者，例如多囊卵巢综合征患者。

（2）预防：彻底消除 OHSS 的风险只有终止周期，不再胚胎复苏、移植。但许多夫妇决定接受风险和继续胚胎移植。在移植过程中停止使用 HCG 一段时间或者减少 HCG 的用量可能对治疗 OHSS 有效。未来的工作将研究能否使用多巴胺受体激动药抑制 VEGF 的生成，从而预防 OHSS。

（3）治疗：OHSS 是一种自限性疾病，轻度或中度的患者可以在门诊卧床休息或仔细观察。重度 OHSS 有可能发生肾衰竭、肝损伤、血栓栓塞、急性呼吸窘迫综合征、弥散性血管内凝血，甚至多器官衰竭，因此，最好在重症监护病房由一个经验丰富的团队诊治，并且建议将所有重度 OHSS 的患者转入这种

重症监护中心。治疗主要是通过静脉输液维持血管内血容量，通常根据有创的心脏监测滴定。有时需要辅助通气。预防血栓栓塞是重要的；预防血栓的弹力袜被常规使用，5000~7500U 低分子肝素每日皮下注射；在不能行动的患者，促进血液循环的压迫靴也将被使用。

有腹水的患者，当需要减少腹部压力时，就需要进行腹腔穿刺术，通常这种穿刺是在 B 超指引下经阴道完成的。手术治疗则一般仅仅应用于少数特殊情况，例如囊肿破裂、卵巢扭转或内出血等，手术可以抢救生命，但有可能进一步加重电解质紊乱和增加发病率。当继续妊娠病情会进一步恶化，甚至致死时，就必须实施治疗性的终止妊娠。

经阴道穿刺、急诊剖腹探查术，或终止妊娠可能需要麻醉。这种患者的麻醉管理低血容量的患者相同，在麻醉药物的选择和用量时应预防进一步低血压的发生。由于腹部压力的升高，以及 OHSS 患者频繁的恶心、呕吐，快速的一系列检查是必要的，尤其检测血钾水平，往往在患者合并肾衰竭或者电解质紊乱会导致高钾血症。经阴道穿刺可以采取与 TVOR 相似的镇静。在手术过程中患者摆出头高足低位，这样一则可以比平卧位减少肺部受损，另外更有利于液体引流。

七、其他议题

卵母细胞和卵巢组织的冷冻保存：随着卵母细胞冷冻、保存技术的不断发展、壮大，很有可能在未来的 20 年成为生殖领域的普遍操作。卵母细胞冷冻的优点众多，例如使辅助生殖的周期更灵活，例如在初次取卵后发生 OHSS 或由于男方因素无法产生足够的精子，则可以将卵子冷冻，日后因为不需要重复剂量的激素治疗和卵泡的评估，从而减少了 ART 的花费。同时，卵母细胞冷冻为希望推迟生育年龄的妇女提供了选择；并能够规避以往冷冻胚胎所遇到的伦理和法律问题。卵母细胞冷冻最有益的用途就是帮助患有恶性肿瘤、需要细胞毒性治疗的妇女保留生育能力，对许多癌症幸存者来说，生育能力是生命质量的重要组成部分。然而，对于那些没有足够时间进行卵巢刺激，或者激素治疗可能会加速肿瘤生长的妇女，卵母细胞超低温冷冻治疗就不适合了。对于这一类患者，卵巢冷冻可能更适合。患者可以通过日间手术，腹腔镜下

获得卵巢组织并冷冻,这样就不需要推迟患者肿瘤的治疗方案。值得注意的是某些恶性肿瘤,最显著的是血液肿瘤患者,冷冻组织可能含有肿瘤细胞,因此有再次肿瘤复发或肿瘤种植的可能性。

关于使用冷冻卵子后妊娠结局的研究,2010 年 Noyes 等报道了 900 例卵母细胞冷冻保存技术活产的胎儿,其先天性畸形率与自然受孕婴儿无区别。

八、未来的方向

在过去的 30 年中,ART 的临床应用迅猛增长,并且这种增长趋势将在未来 20 年中继续保持。随着 ART 中药物治疗、手术技术以及科技水平的不断进步,ART 的受众人群的范围将越来越大,包括高龄合并系统疾病的女性、肥胖妇女及恶性肿瘤化疗后妇女。假若妊娠成功,这些妇女所面临的挑战不仅仅在辅助生殖阶段,在整个妊娠及分娩期都存在挑战。随着一些国家限制胚胎移植数量指南的引入,那些高阶妊娠以及相关的孕产妇和新生儿的风险将被消除。多胎妊娠的减少同样减少了 ART 中早产儿和低出生体重儿的数量。尽管有许多积极的进步,随着 ART 在世界范围内的普及,将继续挑起持续的道德、伦理和宗教的辩论。ART 术后长期转归数据仍然需要进一步收集、检查、整理,以确保各种新的技术和药物的安全性,ART 技术的进步不仅仅体现在妊娠活产率的增加,更重要的是健康的婴儿和健康的母亲。作为麻醉医师,我们应该不断地审视我们的麻醉实践和技术,以确保麻醉操作对 ART 的影响最小化。

要 点

■ 有越来越多的妇女接受 ART,例如老年女性、肥胖女性、接受癌症治疗的女性。这些妇女可能有严重的合并症。

■ 没有确凿的人体研究表明大多数麻醉药物对活产的重要影响,但是,有动物研究表明,麻醉可能对早期生殖功能有不利影响。

■ 麻醉药品 / 辅助用药应避免使用;如氟烷、依托咪酯、美索比妥、吗啡和非甾体抗炎药。

■ 麻醉药品 / 辅助用药应谨慎使用,如丙泊酚(大剂量或长时间使用),$5-HT_3$ 受体拮抗药和七氟烷。

■ 腹腔镜操作(GIFT, ZIFT)时长时间全身麻醉,可能会因为 CO_2 扩散进入卵泡,降低卵泡液 pH 从而影响受精率。

■ 最常见的 ART 操作是 TVOR。TVOR 可在中度或深度镇静或者浅全身麻醉下进行,这一麻醉操作可以在普通门诊日常情况下完成,并非需要专业的麻醉医师,但是必须具有适当的指南,来指导手术或麻醉中的并发症的处置。

■ ART 的并发症并不多见,最严重的是多胎妊娠及 OHSS。

第48章

胎儿宫内手术

（David G. Mann 和 Olutoyin A. Olutoye 著，魏 莉译，路志红校）

一、引言

以前，绝大多数出生前诊断的胎儿发育异常都是在出生后接受手术或者医疗干预的，然而，事实上有一部分胎儿手术是可以产前宫内干预的。但是，能够在产前宫内干预手术的需要满足以下条件：①术前必须在宫内明确诊断某种胎儿疾病；②在开展胎儿宫内治疗时必须有明确的病理生理学基础；③此前有过关于此种胎儿宫内手术安全性、有效性的动物实验；④胎儿宫内手术必须具有严格的纳入和排除标准。

胎儿宫内手术可以通过经皮途径或剖宫途径（子宫切开）进行。经皮手术通常是在超声引导下，包括宫内输血和分流。胎儿镜下异常胎盘血管吻合的激光光凝和先天性膈疝的气管闭塞治疗都是可以经皮进行的。

经子宫切开或子宫切口的手术包括两种：开放式胎儿手术是在妊娠中期进行的，术后胎儿仍继续妊娠；宫外产时治疗（exutero intrapartum therapy，EXIT）是指分娩前对胎儿进行操作或手术。

本章将讨论不同途径胎儿宫内手术的适应证以及麻醉管理。

二、经皮胎儿干预

许多胎儿宫内手术都是经皮操作的，其中的一些需要胎儿麻醉，另一些手术由于没有直接涉及胎儿，因此不需要胎儿麻醉。在每一需要胎儿干预的具体章节中我们将具体讨论，母体的麻醉我们将在每一章节的最后进行讨论。

1. 宫内输血

新生儿溶血病大多是由于 RH 溶血，曾经是围生儿死亡的重要原因。然而，随着其发病机制的阐明，诊断技术的发展以及有效的预防措施，目前新生儿溶血病引起的围生儿死亡已经很罕见了。在胎儿与母体存在 Rh 或者 ABO 血型不合时，就会导致红细胞的免疫反应：胎儿的红细胞经过母体的胎盘屏障后刺激母体产生针对胎儿红细胞的抗体，抗体再次进入胎儿体内，导致胎儿红细胞溶血、胎儿贫血。RH 溶血、ABO 溶血、严重的母胎出血性疾病、胎盘绒毛膜血管瘤、珠蛋白生成障碍性贫血、细小病毒 B19 的感染均会引起胎儿宫内贫血，需要胎儿宫内输血治疗。

RH 溶血在活产婴儿中的发生率约 1/6000，因为新生儿 RH 溶血本身发病率较低，对于有些患者需要胎儿宫内输血治疗，因此，专家建议此类孕妇都应该去专门治疗新生儿溶血的母婴中心进行治疗。胎儿宫内输血治疗是在超声监护下从母体的腹壁，经子宫向胎儿的静脉置入穿刺针，一般是置入脐静脉或肝下静脉，也可以经过腹膜内或心内途径，但是心内途径一般都是最后的选择。

胎儿宫内治疗时，在母体经过镇静或者局部腹壁麻醉后，将药物给入胎儿体内。对于这种经过胎儿静脉的胎儿宫内治疗，胎儿的宫内活动可能引起胎儿穿刺点的静脉撕裂，胎儿血液进入羊水，因此，操作过程中的胎儿保持不动是十分重要的。为了阻止胎儿运动，神经肌肉阻滞药会被直接应用于胎儿；还有一种办法就是为了保证胎儿的无痛，也可以直接经肝内静脉、腹壁内静脉、心内血管给胎儿使用阿片类药物。进一步的关于胎儿麻醉、制动和母体的局部麻醉的用药将在本章的后半部分讨论。

一般来说，胎儿宫内输血治疗是安全的，其术后胎儿存活率90%，并发症的发生率约3%。宫内输血治疗可能发生的并发症包括动脉穿刺不当导致动脉痉挛、胎儿心率减慢；心脏穿刺后胎儿心脏压塞、心包积血、心律失常；脐带受压等意外导致胎儿宫内窘迫；胎儿容量超负荷（心力衰竭）、胎膜早破、早产等。已报道的胎儿宫内治疗后的并发症包括胎膜早破（0.1%）、胎儿宫内感染（0.3%）、胎儿或新生儿死亡（0.7%，0.9%），以及急诊剖宫产（2.0%）。

2. 分流手术

这类病变一般以液体异常聚集为特征，并且通过分流手术或抽吸可以缓解，并且这类病变在妊娠期均可经超声识别。这些病变包括下尿路梗阻（lower urinary tract obstruction，LUTO）可能引起阻塞性尿路病变；先天性囊性腺瘤样畸形（congenital cystic ademomatoid malformations，CCAMs）或特发性胸腔积液（idiopathic pleural effusions，IPES），后两者最终引起胎儿肺发育不良，纵隔组织挤压心脏，导致胎儿心力衰竭。这其中的任何一种由于流出道梗阻导致的液体异常聚集病变，可以通过分流手术实施膀胱羊膜腔分流或胸腔羊膜腔分流，将异常积聚的液体从封闭空间分流到羊膜囊，从而阻止或逆转这种体液异常梗阻引起的病理生理变化。

（1）下尿路梗阻（LUTO）：会导致胎儿膀胱的异常充盈、扩大，这些病变一般多发于男婴，通常是由于诸如后尿道瓣膜疾病或者尿道闭锁等尿道畸形导致的。但是，前尿道瓣膜疾病、尿道外口狭窄、尿道中段发育不良也可能导致LUTO。LUTO在女婴中并不常见，仅仅发生于泄殖腔发育异常的胎儿。此外，LUTO还与一些先天性染色体畸形疾病相关，例如巨膀胱结肠综合征、巨膀胱综合征、唐氏综合征、18

号染色体三体。完全的尿道梗阻可以导致膀胱扩张、肾积水，最终导致胎儿肾纤维囊性病变。羊水过少的发生是由于泌尿系梗阻，胎儿尿液进入羊膜腔减少；肺发育不全则是由于进入胎儿肺部的羊水减少所致。除此之外，LUTO的患儿有可能合并面部、四肢的畸形，例如Potter综合征。这种胎儿出生后的发病率和病死率取决于胎儿宫内肺的发育状况和肾功能。通常当尿道梗阻导致胎儿早期羊水过少时，胎儿的死亡率为95%。

评估梗阻性尿道疾病对胎儿出生前肾功能的影响是充满挑战的。目前根据胎儿的尿液常规和胎儿肾的超声检查将出生后肾功能和肺功能的预后分为"好"和"差"2种。表48-1列举了根据胎儿尿液常规预测肾功能的各项指标及参数。

表 48-1　梗阻性尿道疾病出生后肾与肺功能的预后尿液分析值

	预后好	预后差
钠	< 90 mmol/L	> 100 mmol/L
氯	< 80 mmol/L	> 90 mmol/L
渗透压	< 180 mmol/L	> 200 mmol/L
钙	< 1.75 mmol/L（7mg/dl）	> 2 mmol/L(8 mg/dl)
总蛋白	< 200mg/L(20 mg/dl)	> 400mg/L(40 mg/dl)
β_2微球蛋白	< 6 mg/L	> 10 mg/L

尿液标本为18~22孕周标本，在尿道引流204次后采集，各样本间隔1~2d

［经许可引自 Mann S, Johnson MP, Wilson RD. Fetal thoracic and bladder shunts. Semin Fetal Neonatal Med,2010,15(1):28–33.］

理论上来说，胎儿的膀胱5~7d应排空3次，每2次间隔24~48h，因此，监测胎儿尿液渗透压的上升或下降，可以用来判断胎儿肾功能。第一次引流将收集在胎儿膀胱内收集的尿液，但是因为不能明确具体的收集日期，因此并不能反映肾目前的功能。第二次引流收集的胎儿上尿路系统排入膀胱的尿液，仍然不能反映肾的当前功能。第三次引流收集的应是最近形成的尿液，充分反映了当前的肾功能。胎儿进行性的尿液渗透压增高反映了其进行性、逐步加重的肾功能损害，是胎儿不良预后的一个表征，因此这类胎儿是不适合宫内治疗的。与之对比，胎儿尿液的高渗性逐步下降反映的是胎儿肾功能的可恢复性，对于这种情况下胎儿给予宫内的干预可能有益。

对 LUTO，宫内治疗是指通过插管，建立膀胱到羊膜腔的分流，从而使尿液从梗阻的膀胱进入羊膜囊。这种姑息治疗的目的是减轻胎儿肾的后负荷，以此停止或逆转已经发生的肾损伤，此外，在出生后的新生儿救治程序也是必需的。在超声监视下，套管针经皮插入经孕妇腹壁、子宫、最终到达胎儿下腹部附近的羊膜囊。套管针尖端位于下侧的腹线插入位点。在将穿刺针由胎儿腹壁刺入膀胱时，应在彩色多普勒的监视下以防对脐动脉的损伤。因此，可以建立胎儿膀胱羊膜腔的分流，方法如下：分流器的一个"卷曲"端在胎儿的膀胱，直通道穿过胎儿腹壁，另一"卷曲"端放在胎儿羊膜囊内。在手术结束时，超声检查证实了膀胱引流术的分流位置和膀胱引流的起始位置。

这一过程可能出现的并发症包括绒毛膜羊膜炎、胎膜早破、早产、胎盘内出血、医源性腹裂，同时分流管存在 40% 的脱落率。治疗后的胎儿后续继续按照产科常规诊疗处置，一般将在孕龄 34~35 周经阴道分娩。Biard 等报道了一项对于胎儿 LUTO 的长期随访结果：LUTO 的最终产后诊断最常见的是后尿道瓣膜病变（39%）和梅干腹综合征（39%）。出生后 1 年生存率为 91%，绝大多数死亡与肺发育不全相关。此项研究的术后随访的中位数为 5.8 年，术后：61% 患儿可以自发排尿；44% 的患儿肾功基本正常；22% 患儿轻度肾功能不全；34% 的 LUTO 患儿最终需要肾移植。此外，44% 的患儿并发持续性呼吸问题，66.5% 患儿病情恶化，50% 患儿频发泌尿系感染。

（2）先天性囊性腺瘤样畸形（congenital cystic adenomatoid malformation，CCAM）：患儿通常在肺部可见较大的充满液体的肿块。CCAM 的病理生理过程将在本章的后面章节做更详细地讨论。CCAM 胸腔中的巨大囊肿将导致胎儿心力衰竭，胎儿肺部发育不全以及由于纵隔摆动导致的血流动力学改变。胸腔羊膜腔分流可用于 CCAM 的治疗。放置胸腔、羊膜腔分流装置后，将胸腔囊肿内积液引流入羊膜腔，胸腔内占位囊肿的体积可减少 70%。这项操作也可应用于胸腔积液患儿，可以减少积液。

在超声监视下，穿刺针经皮由母体腹壁、子宫，进入胎儿胸部附近的羊膜腔。穿刺针的尖端置于左侧胸腔囊肿的外上方，以便于囊肿的回缩。一般避免经过锁骨中线，避免潜在的可能对于纵隔正常结构的影响。经过穿刺通道的分流装置的设置同膀胱羊膜腔分流，所有操作均在超声指引下完成。

这种治疗过程可能出现的并发症包括导管脱出、血栓物质致导管闭塞、胎膜早破、早产、胎儿出血、产后导管置入处肋骨畸形等。治疗后的胎儿分娩时按照产科常规诊疗处置，据统计胎儿成活率在高达 74%。

（3）特发性胸腔积液（IPE）：是另一种胸腔的异常占位性病变，最终产生与肺部病变相同的病理生理改变。这一胸腔占位包块最后导致肺部的发育不良，或者纵隔移位，最终致肺水肿。此时，为了清除胸腔积液将在超声引导下进行胸腔穿刺，穿刺后肺部将复张，胸腔积液将用来检测。对于穿刺后很快再次出现胸腔积液的胎儿，将安放胸腔羊膜腔分流装置。除了分流装置的胎儿端是放入胎儿胸膜腔，而不是胎儿肺叶中，其余分流装置的安置方法与治疗 CCAM 一致。IPE 胎儿放置胸腔羊膜腔分流装置的并发症与 CCAM 的分流并发症相同。放置胸腔羊膜腔分流装置后，新生儿的存活率远远高于未治疗组。

3. 胎儿心脏介入

胎儿心脏的最终形态及其左、右侧心室约在妊娠 7 周左右形成，但是，诊断超声检查只有在妊娠 12~14 周方可进行。先天性心脏病（CHD）往往源自瓣膜的狭窄或闭锁，导致所在心腔的发育不良，不能耐受胎儿出生后的血液循环所致。心力衰竭的出现往往起源于血液循环在通过房室瓣时流量异常，在经过半月瓣时流速增加，在动脉 / 静脉导管和主动脉峡部血流反向，以及肺静脉血流异常。因此，对于这些异常心血管生理的胎儿而言，宫内的心脏干预措施就是将这些循环失衡正常化。研究证实恢复心脏的正常血流后，促进心脏发育；同时心室压力减少后，由于促进了心脏的正常发育，最大限度地减少了对心脏的二次伤害。继发性损害的一个例子是由于冠状动脉灌注不良导致的心室纤维化。例如，严重主动脉瓣狭窄，因此，从主动脉根部提供很少或没有冠状动脉血流，导致冠状动脉灌注完全依赖于相对饱和的动脉导管。胎儿冠状动脉血流阻力 75% 来自于心室内压力；25% 来自心肌收缩力；因此，由于主动脉狭窄引起心室舒张末期压力增加，将显著减少冠状动脉灌注和促进心肌纤维化。

目前正在进行的经皮胎儿心脏介入治疗包括主动脉和肺动脉瓣成形术、对于限制的或完全关闭的房间隔的球囊房间隔造口术、胎儿心脏完全阻滞的心脏起搏。虽然超声已发展到有助于帮助选择适合宫内胎儿心脏干预的患者,但是最佳的干预时机目前仍不清楚。这种不确定的原因包括①在胎儿的多少孕周心脏的损害会发展到不可逆阶段,目前并不知道;②对于不成熟的胎儿来说,宫内心脏干预手术的死亡率10%~20%,同时还存在 5% 的早产率。

对于大多数胎儿的心脏介入治疗,一旦胎儿被肌内注射镇痛、镇静和肌松药,一个弯曲的长针经皮通过母体腹部、子宫壁进入胎儿的胸部。在这一操作中,穿刺针的轴线与胎儿的心脏流出道一致至关重要,因此,保证胎儿的最佳体位是手术成功的关键。术中根据胎儿的耐受性,穿刺针穿过冠状动脉后在狭窄的瓣膜或房间隔处球囊充气 2~3 次,扩张狭窄的瓣膜或房间隔。

当胎儿心肌出现致密化(mineralized myocardium),导致穿刺点不能收缩密封,穿刺点出血,将导致一系列的胎儿并发症,例如脑缺血、心脏压塞或胎儿死亡。值得注意是,胎儿心脏宫内干预成功的标准是通过穿刺针,能够成功将球囊通过瓣膜或房间隔,目前其成功率已经高于 80%,但是,这种治疗显著改善新生儿结局的说法尚需进一步证实。

三、胎儿镜

胎儿镜是直视下观察胎儿的内镜系统,其诞生于20 世纪 70 年代。最初,胎儿镜主要作为诊断工具,例如,从疑似血红蛋白病的胎儿体内获得血液、获得组织或检查一些病理性的畸形。最早开展的治疗则是胎儿镜直视下胎儿宫内输液。

胎儿镜本身是一个有创操作,有限的产科医师参与、母亲的安全问题、有效性的未确定性及监管困难均导致最初在美国胎儿镜并没有被广泛使用。在超声被广泛推广的 20 世纪 80 年代,胎儿镜几乎过时。

胎儿镜真正的进步起源于 1988 年欧洲委员会提出的"Eurofoetus"项目。该项目致力于评估常规产前超声检查在诊断胎儿畸形中的准确性。同时,该项目促进了胎儿医学中心与内镜设备制造商之间的协作,从而促进了更纤细、更高质量胎儿镜的出现。到了 20 世纪 90 年代,胎儿镜外科、产科内镜联合超声检查,开始共同蓬勃发展。

早期的胎儿镜临床应用是在超声引导下的脐带栓塞。第一个胎儿镜下的脐带栓塞是报道于 1993 年

的无心、无头的双胞胎病例。不幸的是,在对此类操作的回顾性研究表明,术后有较高的早产胎膜早破(PPROM)发生率,同时术后羊膜带的发生率也很高。目前,此项操作已被术中双极钳、单极针、射频电针的使用所优化。对于胎儿镜其他适应证都在后面的部分讨论。

四、胎盘共享

双胎妊娠的发生率为 1/90,其中 30% 是同卵双胎、70% 为异卵双胎。75% 的单卵双胎是单绒毛膜或共用一个胎盘。大部分单绒毛膜胎盘(约 96%)存在吻合血管,使血液在两个双胎之间流动。这种"血管连接"的双胞胎之间就存在一个胎儿作为"供体"将自身血液输送给另一胎儿"受体"胎儿,造成双胎之间循环不平衡的可能性。当这种循环不平衡出现时,这种胎盘共享就是病态的,会对一个甚至双胎都产生不良影响,这就是双胎输血综合征(twin-twin transfusion syndrome,TTTS)。

1. 双胎输血综合征(TTTS)

发生在 5%~15% 的单绒毛膜、双羊膜的双胎妊娠,是一个在双胎吻合血管慢性血流失衡的过程。其病理生理学原因大多为血管的异常结构,双胎之间可以存在胎盘血管吻合包括动脉 - 动脉、静脉 - 静脉或动脉 - 静脉。一般,动脉 - 动脉或静脉 - 静脉的血管吻合往往位于胎盘表面,其双向性允许血液在两个胎儿循环之间交通,而其具体流向取决于胎儿血管之间压力差。相比之下,动静脉交通往往发生在毛细血管水平,在深处共享胎盘小叶,被称为"深"吻合(彩图92)。这种动静脉交通的胎盘小叶,从其中一胎接收它的动脉供应,随后通过交通支其含氧的动脉血进入静脉引流,供应给另一胎儿。这种动、静脉吻合下血液只能单向流动,在胎盘表面表现为动、静脉在彼此根部不成对地穿过绒毛膜板,供应下层的胎盘小叶。这种单向血流使得胎儿间血流失衡,导致胎儿间输血。血液从供体,或称输出泵胎儿,输给另一个胎儿,供体胎儿随后会发生贫血、低血容量、低血压、低蛋白血症,并出现羊水过少。还可能发生供体胎儿严重的宫内生长受限;生长受限合并羊水过少使得这种供体胎儿又被称为是"卡住的"双胎。受体胎儿会红细胞增多、高血容量,有心力衰竭、高胆红素血症、高血

黏度致血栓、多尿致羊水过多的风险。若这一状况得不到纠正的话，2 个胎儿都会有死胎的风险。

虽然双胎输血综合征的现象其实在任何孕周都存在，但是双胎输血综合征的诊断通常是妊娠 20~21 周。一般是由于孕妇出现腹胀、端坐呼吸、呼吸困难、子宫收缩等羊水过多的症状就诊而诊断，或者通过一系列诊断单绒毛膜双胎妊娠的超声影像而诊断。TITS 的超声诊断指标包括在被输血胎儿出现多尿、羊水过多、膀胱过度充盈，在 < 20 孕周时羊水最大深度 > 8cm；或者 > 20 孕周时羊水最大深度在 10cm 以上；同时供血胎儿超声出现羊水过少，羊水最大深度 < 2cm。

1999 年，Quintero 等建立了以超声和多普勒检查为依据的双胎输血综合征的分期标准。Ⅰ期为受体胎儿出现羊水过多、供体胎儿羊水过少，供体胎儿超声下仍然可见膀胱影像；Ⅱ期为受体胎儿仍表现羊水过多、但供体胎儿超声未见膀胱影像；Ⅲ期时多普勒检测下可发现异常血流，例如，在供血胎儿中出现诸如脐动脉舒张末期血流缺失的动脉超声检测异常；或者受血胎儿出现静脉导管通道的反向血流或者搏动性脐静脉血流等静脉超声异常影像；搏动性脐静脉血流多出现在有明显三尖瓣反流的胎儿。Ⅳ期时胎儿出现心力衰竭，或者任何一个胎儿出现胎儿水肿；Ⅴ期的标准是出现胎儿死亡（表 48-2）。

双胎输血综合征以超声检测为标准的分期并不能预测胎儿预后，因此，有学者提出联合受血胎儿的超声心动图检查、超声检测分期，以期共同预测胎儿预后。但到目前为止并未发现此项联合诊断的预后预测价值。TTTS 的治疗已多年，目前的治疗方法包括渐进性的放羊水、双胎间羊膜隔膜造口术、选择性减胎、异常血管交通支的激光凝固。

（1）羊水穿刺：在超声引导下，18G 穿刺针穿刺进入被输血胎儿的羊膜腔，羊水被持续性引流出，直到超声下最大羊水深度 < 5cm。为了避免羊水过多导致胎膜早破，胎儿无法存活，羊水穿刺被多次重复，直到胎儿可以适应宫外存活。一项大型的关于双胎输血综合征的回顾研究报道：利用此项技术后胎儿存活率到达 60%~65%。但是此项操作术后出生的胎儿有 20% 出现严重神经系统后遗症的风险。

（2）双胎间羊膜隔膜造口术：此项操作在超声引导下经孕妇腹壁插入 20G 的麻醉穿刺针至双胎之间的羊膜隔膜，从而允许双胎的羊水经过此穿刺口重新分布。但是，2 个羊膜囊之间的交流增多可能会增加脐带缠绕的风险。

（3）选择性减胎术：选择性减胎术是双胎输血综合征最后的治疗选择。尤其是双胎均已不正常，而其中之一尤其严重时。此时就必须完全闭塞与病重胎儿相连的所有血管，以此防止受双胎输血综合征影响较小的胎儿出现神经功能的损伤，甚至死亡。

（4）药物治疗：曾经有观点提出对母体应用地高辛，以期纠正被输血胎儿的心脏功能。另外，也可以母体使用非甾体抗炎药，但是目前并没有改善胎儿结局的报道。

（5）激光电凝异常血管交通支：目前，这一操作已经成为胎儿镜的常用指征。早在 1973 年，Benirschke 和 Kim 就提出了双胎输血综合征的外科干预治疗，DeVore 等则建议使用激光凝固胎盘血管。10 年后，直到 1990 年，DeLia 等报道了第一例激光闭塞胎盘血管治疗双胎输血综合征。最初的手术通过腹壁小切口、子宫小切口插入宫腔镜完成。接下来，1995 年 Ville 等在局部麻醉下经皮将这一操作简化。直到一项欧洲的双胎研究项目，将胎儿镜下激光电凝异常血管交通支与羊膜腔穿刺减少羊水量比较：激光治疗后胎儿的存活率增加了 25%，并且激光治疗组胎儿的分娩孕周为 33.3 周，远远晚于羊水治疗的 29 周。从此胎儿镜下激光电凝异常血管交通支治疗双胎输血

表 48-2　双胎输血综合征的 Quintero 分期

分　期	羊水过多 / 过少	供体无膀胱	血流异常	水　肿	死　亡
Ⅰ	+	−	−	−	−
Ⅱ	+	+	−	−	−
Ⅲ	+	+	+	−	−
Ⅳ	+	+	+	+	−
Ⅴ	+	+	+	+	+

[引自 Quintero RA, Morales WJ, Allen MH, et al. Staging of twin-twin transfusion syndrome.J Perinatol, 1999, 19(8 Pt 1):550-555.]

综合征被广泛接受。

对于双胎输血综合征的，激光治疗适用于Ⅰ期、Ⅱ期的患者，此时的患者经过治疗会明显受益，只有不到10%患者将继续加重；对于Ⅲ期、Ⅳ期患者，激光治疗也具有一定的益处。激光治疗的目的是选择性激光凝固绒毛膜板上所有的双胎之间的血管交通支（包括动脉-动脉、静脉-静脉、动脉-静脉交通支）。在超声引导下，穿刺戳卡被置入子宫；经戳卡置入胎儿镜，激光光纤则经过胎儿镜操作通道置入。胎儿镜应用的激光包括两钕钇铝石榴石（Nd：YAG）和二极管（半导体）两种，其作用原理是将电或化学能转换为光能，最终在一定的距离下对靶目标产生巨大能量。血红蛋白的吸光谱上存在最佳的能量吸光度，来自激光的光被红细胞的成分血红蛋白吸收，血管内产生大量的热量。这热量最终导致红细胞凝聚、血管壁损伤和收缩，同时这种损伤扩散到周围的胎盘组织（彩图93）。在胎儿镜下检查，可见被破坏血管变白、凝固。

胎儿镜激光治疗的并发症包括胎膜破裂和早产。不均匀胎盘共享在目前单绒毛膜胎盘双胎中的发生率为10%~20%，用激光凝固、闭塞所有的血管交通支将减少血管吻合，因此，有可能使一部分胎盘丧失功能，并可能导致双胎均胎盘灌注不足。

2. 双胎反向动脉灌注序列（twin reverse arterial perfusion sequence，TRAP）

或"无心孪生"是特发于单绒毛膜双胎妊娠的一种罕见的疾病（约1%的发病率）。在这种情况下，双胎中有一个无心胎被另一个结构正常的，被称为"泵"的胎儿供给血液。通过胎盘中浅表的动脉-动脉吻合或静脉-静脉吻合，供体胎儿向受体胎儿灌注。通常，由于受体胎接受的是来自脐动脉而非脐静脉的血供，因此血流是反向的。这一反向的氧耗竭的血液从供体胎儿经子宫动脉/动脉到髂动脉/动脉，最后达到受体胎儿的腹主动脉。因此，由于这种特殊的血液供应，双胎中受体胎儿的双下肢和腹部器官由于优先血液供应，其发育往往较上半身发达，其上半身常常发育为无心儿或无脑儿。因此，双胎中的供体胎儿的心排血量不仅供应其自身，还需供应受体"无心无脑"儿，因此，这种血流动力学的供应由于心脏的超负荷，常常导致其充血性心力衰竭的发生。作为供体的双胎的围生儿死亡率大概为50%~75%。其死亡的因素主要有：羊水过多、充血性心力衰竭、早产等。目前，单绒毛膜双胎妊娠发生TRAP的自然过程还不确定，因此，暂时还未能制定出对于这种情况的最佳孕期管理、监护方法。虽然，TRAP中供体胎儿的围生儿死亡率＞50%，但是对于此种妊娠干预治疗和期待疗法哪一种会让患者最大的收益，仍然是困难的选择。但是，在严密的监护下，当供体胎儿情况急剧恶化或受体"无心"儿增长过快时就必要给予医疗干预。

Wong和Sepulveda等提出了相对客观的TRAP分期标准：一则根据受胎无心儿和供胎的腹围比，二则参考供胎是否出现羊水过多，心脏扩大和心力衰竭等代偿的迹象（表48-3）。这一分类系统的目的是给予医师参考，何时应该从期待治疗转为紧急干预。Wong和Sepulveda的分期标准将腹围比50%定为需要紧急干预和期待治疗的分界点。

表48-3 根据无心畸形分类的TRAP序列的管理方案

类 型	无心儿和供胎的腹围比（%）	供胎受损	管 理
Ⅰa	＜50	无	重新评估
Ⅰb	＜50	有	重新评估
Ⅱa	≥50	无	及时干预
Ⅱb	≥50	有	紧急干预

［引自 Wong AE, Sepulveda W. Acardiac anomaly: current issues in prenatal assessment and treatment. Prenat Diagn, 2005, 25(9):796–806.］

TRAP的治疗方法包括非手术治疗（观察）、药物治疗（地高辛、吲哚美辛）、选择性分娩、脐带闭塞（栓塞技术、脐带结扎、激光光凝、双极和单极电凝）。2003年，Tan，Sepulveda等报道了各种胎儿消融技术治疗TRAP的病例总结，研究指出：在各种胎儿脐带血管消融后，"泵胎"的总生存率为76%，治疗后分娩孕周明显延长，治疗后致分娩间期延长，发生在32周以前的早产和胎膜早破明显下降。

不幸的是，对于TRAP所有的选择性减胎治疗而言，在治疗同时或者治疗的几周后仍然存在另一孪生胎儿死亡的风险，其他手术并发症包括早产、胎膜早破、胎盘或子宫出血。医源性早产仍然是最常见的并发症，其发生率为10%~30%。

五、先天性膈疝（CDH）

新生儿先天性膈疝（congenital diaphragmatic hernia，CDH）是由于胚胎时期膈肌闭合不全，致单侧或双侧膈肌缺陷，部分腹部脏器通过缺损处进入胸腔，造成解剖关系异常的一种疾病。一般左侧多发，其发生率为 84%，右侧、双侧的发生率较低，分别为 13%，2%。先天性膈疝在活产胎儿中的发生率为 1/3000～1/5000。先天性膈疝是一种罕见的异常，大多数情况下单独存在，但也可能与其他畸形同时发生。虽然，先天性膈疝的定义为膈肌的缺损，但是其确切的病理起源是肺还是膈肌目前还不太清楚。这种病变由于腹腔内组织突出胸腔，导致肺部受压，肺部发育异常。膈疝发生同侧的肺组织出现肺泡减少，肺泡壁增厚，间质组织增多，肺泡空隙显著降低，肺表面气体交换面积显著减少。同时，同侧肺部的血管也出现发育异常，肺腺泡出现血管减少，血管壁增厚，表现为外膜增厚，内膜增生，肌层扩张。先天性膈疝的幸存者通常发展为通气不足和持久性肺动脉高压，由潜在的肺发育不全引起。最终，先天性膈疝患者由于肺部血管发育异常，导致肺血管对血管收缩刺激因素敏感，对低氧和高碳酸血症高敏，故肺动脉高压恶化，左向右分流增加，左向右分流进一步加重低氧和高碳酸血症，依次恶性循环重新往复。

先天性膈疝的治疗策略已经发展了很多年。早期的治疗措施包括积极的过度通气、高氧合和急诊手术修复。后来转为更和缓的通气策略，甚至采用自主呼吸，控制高碳酸血症在允许范围内，这样可以减少气压和容量损伤，直至随后进行手术修复。后来，高频振荡通气（high frequency oscillatory ventilation，HFOV）成为一个主要的治疗选择，既可以单独用于治疗，也可以作为到体外膜肺氧合（extra corporeal membrane oxygenation，ECMO）的过渡手段。先天性膈疝相关的肺动脉高压则越来越多的接受 NO 吸入或表面活性剂治疗。这些不同的方法改进了先天性膈疝的治疗，但是在情况很严重的患儿，其最终生存率并没有改善。

目前，诸如心室大小不均衡、纵隔移位程度，以及胃的位置均为先天性膈疝不良预后的指标，并已经被作为划分先天性膈疝严重程度的指标。介于目前所有先天性膈疝新生儿的所有临床问题均起源于肺部的发育不良，因此人们开始寻找一种基于肺发育不良预测患儿预后的方法。Metkus 及其同事报道了应用右肺头围比（lung-to- head circumference ratio，LHR）作为一种超声预测胎儿膈肌疝的生存率的指标。右肺头围比是在二维图像下在心脏四腔心切面水平测量右肺二维面积，除以头围。一项 55 例左侧先天性膈疝的研究表明，右肺头围比是预测出生后生存率的一个指标，当胎儿 LHR < 0.6 时，出生后胎儿均无存活；与之对比，当 LHR > 1.35，出生后胎儿在后续 ECMO 等支持下均 100% 存活。

虽然 Metkus 和他的同事已经在 2 篇文献中报道了右肺头围比预测先天性膈疝胎儿出生后存活率的准确性，但是由于 LHR 测量的准确性和重复性仍然存在一定的问题，因此，目前这一指标并未被广泛采用。研究还发现，在妊娠 12～32 周，胎儿肺部面积相对于头围而言快速增长，因此 Jani 等提出 LHR 应与孕周结合来解读，可以将测得的 LHR 除以该孕周时 LHR 的预期均值。在妊娠 12～32 周，这种实际测量与预期均值 LHR 比（O/ELHR）往往更精确。虽然现在 LHR 或 O/ELHR 经常用来预测 CDH 预后，但是仍然有学者提出质疑，因为其测量的准确性与超声医生密切相关。

CDH 患儿中，其肝的位置（在胸部或腹部）与生存预后亦密切相关。然而，将肝位置作为单一因素来预测预后，目前仍然存在争议。一般来说，CDH 严重患儿一般 O/ELHR ≤ 25%，同时肝位于胸腔内。当以上情况出现在左侧先天性膈疝患儿时，其存活率仅仅 15%。

CDH 患儿均病情凶险，同时合并严重的肺部发育不良，其外科手术治疗从以往的宫内解剖修复，发展到现在的宫内气管栓塞治疗。最初的动物研究表明，宫内膈肌缺损修复可逆转肺部发育不良和高血压，但是在人体研究中却没有这么乐观。最终，这种胎儿宫内修补的手术方式由于产妇合并症的高发生率和胎儿的不良预后，现在已经不在临床使用。此外，对于肝疝入胸腔的患儿，其宫内手术的预后差与肝复位后脐静脉受到压缩或扭曲相关。

进一步的动物研究表明，妊娠期间堵塞气管可使气管内液体积聚、肺组织受牵拉，从而刺激肺组织生长，降低 CDH 的发病率和死亡率。此后，在合并 CDH 的孕妇中逐步开展了各种气管堵塞术，例如，剖宫产术中行胎儿颈淋巴结清扫术，然后夹闭气管；或者胎儿镜下气管切开、夹闭，以及最近开展的胎儿镜球囊堵塞术。初期治疗 CDH 的气管球囊阻断技术术后总是合并较高的早产率和不可逆的喉返神经和气管损伤。在 2003 年，开展了一项关于气管堵塞技术对 CDH 治疗有效性的随机试验。试验将 CDH 分为 2 组：一组胎儿在宫内接受气管堵塞；另一组在婴儿出生后接受手术治疗。主要研究指标为超过 90d 的新生儿存活率，次要指标为研究干预后产妇和新生儿的并发症发生率。最终，此项研究被提前停止，因为在出生后 90d 的新生儿存活率的统计中，出生后手术组出乎意外的高达 77%，而胎儿镜气管堵塞组为 73%。两组间没有统计学差异，因此胎儿宫腔内气管堵塞术并不能改善新生儿出生后的生存率和并发症发生率。此外，研究发现，接受胎儿宫内气管堵塞的患儿一般在 30 周左右早产，而那些不干预治疗的胎儿一般都能接近足月分娩。还有一些批评的观点认为，这一研究中在胎儿镜下行气管堵塞诱发早产的原因，可能与在放置气管夹时采用的三孔技术相关。从这一早期研究开始，欧洲还继续开展了不同方法、不同种类的胎儿镜操作治疗 CDH 的动物实验。

在欧洲，一旦诊断 CDH，会在妊娠 26~28 周，实施胎儿镜气管腔内堵塞治疗。其针对单侧 CDH，并且 LHR ＜ 1，此时可在超声监测下实施。一般通过外倒转等优化胎儿的体位，随后对胎儿实施镇静，经母体腹部、子宫壁置入穿刺戳卡，然后戳卡被置换为含有内镜的护套和球囊闭塞系统的胎儿镜专用工具。然后，将内镜置入胎儿气管，随后置入充气腔内球囊阻塞气管（彩图 94）。最后，以液体充盈球囊。

在球囊置入后，妊娠将继续到近足月。最后，在全身麻醉下行 EXIT 去除腔内球囊，或者胎儿经阴道分娩后立即由婴儿支气管镜取出。然而，现在更常见的是在产前妊娠 34 周左右，在局部麻醉下超声监测引导下穿刺球囊，并取出。一般接受这种治疗的孕妇建议居住在实施胎儿镜气管腔内闭塞（fetoscopic endoluminal tracheal occlusion, FETO）胎儿中心附近，以便在胎儿早产时，方便胎儿气道的管理。

Deprest 及其同事的一项回顾性研究表明，在实施胎儿镜气管腔内闭塞（FETO）术后 2 周，LHR 从 0.7 增长到 1.7，平均的分娩周数在 33.5 周左右。FETO 术后胎儿早产率大大降低。此外，FETO 术后很少有关于球囊不良反应的报道，除非球囊置入较早，或者在球囊取出时出现并发症。虽然，目前临床上发现有 FETO 术后支气管扩张的婴儿，但是除了"犬吠样咳嗽"外，目前并无其他临床影响的报道。除此之外，这些气管扩张的程度随着时间会逐渐好转。

最终，虽然胎儿镜气管腔内闭塞（FETO）可以减少宫内胎儿肺的病理生理损伤，但是胎儿出生后，膈肌缺损的修补手术仍然是必需的。

据估计，若将球囊放置作为衡量手术的成功率，则 97% 的胎儿镜气管腔内闭塞术在首次都是成功的。研究表明，胎儿镜气管腔内闭塞术后 97% 的胎儿都是活产的，虽然此后在经历出生后膈肌修补后，只有约 50% 的婴儿存活并出院。Jani 等报道早产胎膜早破是 FETO 术后一个重要并发症，其发生率约为 47%，约 16% 的早产胎膜早破发生在 FETO 术后 3 周内。早产胎膜早破的风险与胎儿镜气管腔内闭塞术（FETO）的手术时间、手术采用全身麻醉还是局部麻醉有关，与术者经验、FETO 实施时孕周、O/E LHR 值无关。其他母体并发症包括羊膜腔内出血、绒毛膜羊膜炎；胎儿并发症包括气管裂伤、胎儿死亡，虽然胎儿并发症一般很少发生。

六、胎儿疼痛和胎儿的麻醉考量

胎儿干预迫使麻醉医师转变麻醉方式。最初，麻醉医师认为在这些操作中，只有母亲的麻醉需要药物干预。然而，现在除了孕妇之外，胎儿也成为了手术的患者。因此，在讨论胎儿麻醉前，我们必须明确是否存在胎儿疼痛，并寻找其支持证据。

1. 胎儿疼痛与镇痛

胎儿镇痛的概念值得特别讨论。对于胎儿的宫内干预而言，胎儿疼痛的感知和管理，仍然是一个悬而未决的问题。由于一系列的原因，到底胎儿在宫内是否能感受疼痛至今仍不明确。首先，疼痛是一种主观经验，包括感觉和情绪成分，它需要一个足够的意识水平，以便它被确认为"不愉快"。其次，疼痛的经验通常伴随着伤害性刺激。但是，一方面，幻肢疼痛的存在证实了在经历疼痛时伤害性刺激并不是必需的；另一方面，在脊髓损伤的水平以下肢体在伤害性刺激下的反射表明：疼痛的感觉并不一定必须发生在伤害性刺激时。最后，疼痛的情感成分预示着心理构建来源于功能性下丘脑环路意识知觉的构建。

对疼痛的感觉传导通路的建立开始于约孕周 7 周，校正胎龄（weight for gestational age, WGA）8 周时建立外周伤害性感受器并与脊髓相连；约 10 周 C-纤维长入脊髓。在孕 8 周形或一个完整的脊髓反射弧对非伤害性刺激做出反应；19（WGA）周左右在脊髓的背角出现伤害性神经元。大脑皮质在孕 10 周开始与其他脑结构初步分离，逐步成形。皮质副板是胎儿期所特有的，从 15WGA 开始成为构成大脑皮质的基础，20~22WGA 皮质副板与下丘脑传入纤维连接，随后逐步退化。从约 17WGA 开始一直持续至胎儿出生后，大脑皮质经历了分化，逐步成熟，最终成为各自特定功能区的发育过程。从 23~24WGA，丘脑传入纤维穿透大脑皮质，自此构成了完整的疼痛解剖回路图。

如果要认识并感知某种刺激是"不愉快"的，必须同时建立对外来刺激的感觉以及足够的意识水平，这些本身就比较困难。解剖性伤害性神经通路的存在并不能证实大脑皮质可以"感知"刺激或"识别"它为不愉快。大脑皮质为了"感知"一种伤害性刺激，除了解剖上神经通路的存在，大脑皮质和痛觉通路都必须发挥功能。由于可以测量来自大脑皮质神经元的累加突触电位，因此可通过脑电图进行皮质功能评估。一般，在 20WGA 左右原始的脑电图可以被识别，22WGA 脑电图变为持续性的，自 28WGA 以后的监护具有特征性。不幸的是，脑电活动本身并不能证明脑皮质功能；例如无脑儿虽然其脑干上功能性神经组织缺失，但脑电活动可能仍然存在。

体感诱发电位（somatosensory evoked potentials, SSEPs）证实了对于内脏伤害性刺激的皮质反应，这种反应从伤害性感受器起，通过脊髓背侧束、丘脑到达大脑皮质。因此，体感诱发电位的出现证实丘脑、疼痛感受器均功能正常。一般，在 24WGA 可以诱发体感诱发电位，27WGA 体感诱发电位发育完善，因此说明 24~26WGA 是疼痛感受器功能完善的阶段。

大脑必须有足够的意识水平，才能够判断出一个刺激为"不愉快"的，有待进一步解决。据推测，意识不应被视为有或无的现象，而是作为一个连续体，在意识层面可能是以"调光开关"的方式不断改变的。目前只有在脑电图检测为"清醒"时方可产生意识，即通过与大脑皮质和丘脑脑干通信介导的兴奋状态。此外，不幸的是，仅有清醒的脑电图并不能证明会产生意识，因为即使在持续的植物人状态（即无意识）仍然会有脑电图显示。

目前，正在研究是否存在能够客观指示疼痛存在的生物物理标志物（如一种应激反应因子）。研究者认为，当人体受到某一疼痛刺激时，体内的某一应激反应因子，或者是神经内分泌因子，或者是血流动力学方面的应激反应出现，并且能够从理论上推测疼痛的程度。例如，血清中的激素以及皮质醇、β 内啡肽、去甲肾上腺素等神经递质，作为神经内分泌应激标志物在受到刺激后浓度增加。妊娠 18 周在胎儿监测中发现：当胎儿受到疼痛刺激时，胎儿体内的皮质醇增加，β 内啡肽、去甲肾上腺素的浓度均明显增高。不幸的是，神经内分泌应激反应的存在，并不能证实身体是否感受到疼痛刺激，因为疼痛刺激是经自主神经系统和下丘脑－垂体－肾上腺轴介导的，并未经过大脑皮质的意识处理。此外，以往认为对胎儿无痛的操作，例如脐血输注，却在胎儿的血浆检测中发现了去甲肾上腺素的升高。

虽然血清中激素水平的增加并非疼痛刺激的绝对证据，但是，如果没有这一应激反应峰的存在，则可以证实身体并没有受到疼痛刺激。目前，已有资料表明：阿片镇痛和挥发性麻醉在孕妇手术中的应用可以明显减缓新生儿体内的应激反应峰。

超声多普勒监测表明在应激反应时，会引发大脑血流动力学的改变。在经受神经支配的腹壁进行静脉穿刺、胎儿宫内输血，而非无神经支配的脐带时，大脑血流量增加（以大脑中动脉的搏动指数为测量指标）。这种重新分配大脑血流量增加的同时，是以肠道、肾等非重要器官的血供减少为代价的。但是这种脑保护并不能够证实疼痛的存在，因为它也与胎儿缺氧和胎儿宫内生长受限相关。

在约 8WGA 时，就可以观察到胎儿在受到触摸时反射性的出现胎动，并将这种反射性的回缩运动作为最初的疼痛体验。研究发现，这种通过皮肤刺激引起的肢体的屈曲回缩反应是脊髓反应，与大脑皮质无关。因此，这种反射即使在无脑畸形，持续植物状态下仍然存在。

总之，虽然婴儿在 24~26WGA 时建立感受伤害的神经反射通路，并发挥功能，但是目前还没有确切的证实胎儿疼痛体验的证据。然而，Lee 和他的同事却仍然坚信"……胎儿的麻醉和镇痛仍然是必要的手术程序，有利于胎儿健康……是否存在胎儿疼痛的证据对胎儿的麻醉、镇痛并无必要，因为后者还在其他与缓解疼痛无关的方面发挥作用，包括①在操作中抑制胎儿的体动；②……使宫内手术中更容易接触胎儿；③防止激素的应激反应诱发的新生儿不良手术预后……"尽管关于胎儿在宫内手术时是否感到疼痛一直存在争议，但是大多数麻醉医师会在对胎儿存在有害性刺激的宫内干预治疗时，为胎儿提供镇痛。

胎儿手术麻醉的关键要素是镇痛、无体动和血流动力学稳定。其中胎儿血流动力学稳定将从母体方面进行考虑。

2. 胎儿期经皮介入治疗的麻醉考量

在宫内，药物治疗通过 3 种途径用于胎儿：直接给药、通过羊水摄取、通过胎盘从母体摄取。直接给药可以通过静脉（脐静脉或肝静脉）、肌内注射、心脏注射。脐静脉给药的风险包括可能的血管损伤致脐静脉夹层动脉瘤，最终胎儿血液循环障碍、脐静脉血肿或血栓形成。肝静脉给药可能的疼痛可以通过给予芬太尼而缓解。一般来说，胎儿宫内手术时，肌内注射为首选给药途径，除非手术中的其他程序涉及脐静脉和肝静脉。心脏内注射也可以应用，尤其是胎儿血流动力学不稳定时，心脏内注射是首选的给药方式。

胎儿活动可能会增加胎儿宫内操作的医源性损伤的风险，例如意外的刺伤或穿刺点撕裂引起出血。因此，胎儿制动和镇痛是宫内胎儿输血、脐血管穿刺和心脏介入治疗所必需的。此外，当胎儿活动时，为胎儿安放分流装置、放置球囊或心脏介入手术都是极其困难的。一般来说，胎儿的镇痛可以通过超声引导下直接肌内注射非除极的神经肌肉阻断药和阿片类药物完成。泮库溴铵，由于它的迷走松弛性质和作用持续时间较长，已经成为神经肌肉阻断药的首选，泮库溴铵的使用途径有 2 种：可以通过肌内注射给药（0.20～0.3mg/kg）；也可以通过脐静脉给药（0.1～0.25mg/kg）。然而，对于大多数持续超过 1h 的手术，维库溴铵可以按照相同的剂量经肌内注射或脐静脉给药。除此之外，阿片类药物，例如芬太尼（5～20μg/kg）和抗胆碱能药物，例如阿托品和格隆溴铵也可以与非除极神经肌肉阻滞药联合使用。但是在将这些药物混合抽入同一注射器注入胎儿体内之前，一定要由产科专家评估其合理性。

胎儿通过羊水吸收药物的并发症风险低。然而，在人体还未确定大部分药物通过胎膜或皮肤是如何吸收的。

通过母体给药经胎盘转运达到胎儿共享药效的目的是一种主要的给药途径，尤其对于双胎输血综合征（TTTS）的激光治疗。个别药物胎儿 / 母体比值如表 48-4 所示。

七、经皮胎儿介入治疗时母体的麻醉考量

尽管胎儿镜检查的手术患者是胎儿，但对母亲也有些特殊的麻醉注意事项。对于麻醉医师来说，首先考虑的、也是永远最重要的是保证母亲的安全、舒适和配合。后者对于母亲只接受局部麻醉或清醒镇静而非全身麻醉的胎儿干预过程尤为重要。

在欧洲，对于胎儿介入治疗（经皮放置分流装置、胎儿宫内输血、脐带穿刺，或者微创操作如 TTTS 的激光血管光凝等）偶尔会只用局部麻醉。但在美国却采取包括清醒镇静、椎管内麻醉、全身麻醉的多种麻醉方式，并且其最终的麻醉方式取决于母亲、母胎专家和麻醉医师的共同决定。

尽管目前大多数胎儿宫内治疗是在母亲清醒镇静下进行，但必须考虑到中转全身麻醉的可能性，并做好相应的全面准备。清醒镇静大多通过母体腹部皮肤的局麻联合静脉麻醉完成。静脉麻醉可采取静脉给予镇静药物，或间断静脉推注阿片类药物如芬太尼，或静脉内单次给予阿片类药物、苯二氮䓬类药物和小剂量丙泊酚输注［50～100μg/(kg·min)］联合使用。瑞芬太尼输注也被用作这一类微创手术的镇静，并且研究发现，当剂量为 0.1μg/(kg·min) 时，对胎儿也会有制动作用。一项随机双盲研究比较了瑞芬太尼和地西泮，发现当瑞芬太尼使用剂量为 0.1μg/(kg·min) 时，母亲的自觉术中胎动明显减少，并且术者也认为瑞芬太尼麻醉组孕妇的手术配合更佳。目前在美国以外的其他国家，还有采取静脉内注射右美托咪定麻醉的，但是右美托咪定在美国被列入 C 级药物，它对胎儿的效果尚未完全明确。清醒镇静需要很好地平衡母体的气道保护、预防过度镇静呼吸模式以及确保胎儿和母亲的充分制动以避免激光的意外损伤。

为了在局麻或镇静麻醉下施行胎儿镜治疗，胎盘应位于子宫后壁，否则有套管针穿过胎盘的风险。当胎盘位于子宫前壁时，通常存在一个小"窗口"，可以允许穿刺针的安全置入，不影响子宫胎盘的功能。当在子宫前壁不存在这种小"窗口"时就需要使用特殊弯曲的镜子或有用于激光发射的侧孔的套管针。可能需要全身麻醉来使腔镜更易接近子宫。腹腔镜下，随着气腹的充盈，可以进行充分的子宫操作，从而找到远离胎盘的子宫表面，以便安全置入胎儿镜的戳卡。

一些 TTTS 的孕妇可能同时患有羊水过多、端坐

表 48-4 一些药物的胎儿 / 母体比值

药　物	胎儿 / 母体比值	药　物	胎儿 / 母体比值
笑气	0.85 [1]	右美托咪定	0.84[18]
异氟烷	0.71 [2]	阿芬太尼	0.3[19]
依托米酯	0.04~0.5[3][4]	芬太尼（硬膜外）	0.37~0.94[20][21]
氯胺酮	1.2[5]	哌替啶	1.0[22]
丙泊酚（单次静注）	0.22~0.7[6][7][8][9]	吗啡	0.61[23]
丙泊酚（泵注）	0.5~0.76[9][10]	瑞芬太尼	0.73~0.88[24][25]
硫喷妥钠	0.31~1.08[11][3][12][13]	舒芬太尼	0.81[21]
地西泮[14]	0.57~2.0[15]	麻黄碱	0.7~1.13[26][27]
劳拉西泮	1.0[16]	去氧肾上腺素	0.7[27]
咪达唑仑	0.62[17]		

（1）Marx GF, Joshi CW, Orkin LR. Placental transmission of nitrous oxide. Anesthesiology, 1970, 32（5）:429-432.

（2）Dwyer R, Fee JP, Moore J. Uptake of halothane and isoflurane by mother and baby during caesarean section. Br J Anaesth, 1995, 74（4）: 379-383.

（3）Esener Z, Sarihasan B, Guven H, et al. Thiopentone and etomidate concentrations in maternal and umbilical plasma, and in colostrum. Br J Anaesth, 1992, 69（6）: 586-588.

（4）Gregory MA, Davidson DG. Plasma etomidate levels in mother and fetus. Anaesthesia, 1991, 46（9）:716-718.

（5）Ellingson A, Haram K, Sagen N, et al. Transplacental passage of ketamine after intravenous administration. Acta Anaesthesiol Scand, 1977, 21（1）:41-44.

（6）Sanchez-Alcaraz A, Quintana MB, Laguarda M. Placental transfer and neonatal effects of propofol in caesarean section. J Clin Pharm Ther, 1998, 23（1）:19-23.

（7）Gin T, Gregory MA, Chan K, et al. Maternal and fetal levels of propofol at caesarean section. Anaesth Intensive Care, 1990, 18（2）:180-184.

（8）Valtonen M, Kanto J, Rosenberg P. Comparison of propofol and thiopentone for induction of anaesthesia for elective caesarean section. Anaesthesia, 1989, 44（9）:758-762.

（9）Dailland P, Cockshott ID, Lirzin JD, et al. Intravenous propofol during cesarean section: placental transfer, concentrations in breast milk, and neonatal effects. A preliminary study. Anesthesiology, 1989, 71（6）:827-834.

（10）Gin T, Yau G, Chan K, et al. Disposition of propofol infusions for caesarean section. Can J Anaesth, 1991, 38（1）:31-36.

（11）Levy CJ, Owen G. Thiopentone transmission through the placenta. Anaesthesia, 1964, 19:511-513.

（12）Morgan DJ, Blackman GL, Paull JD, et al. Pharmacokinetics and plasma binding of thiopental. II: Studies at cesarean section. Anesthesiology, 1981, 54（6）:474-480.

（13）Bach V, Carl P, Ravlo O, et al. A randomized comparison between midazolam and thiopental for elective cesarean section anesthesia: III. Placental transfer and elimination in neonates. Anesth Analg, 1989, 68（3）:238-242.

（14）Bakke OM, Haram K, Lygre T, et al. Comparison of the placental transfer of thiopental and diazepam in caesarean section. Eur J Clin Pharmacol, 1981, 21（3）:221-227.

（15）Erkkola R, Kangas L, Pekkarinen A. The transfer of diazepam across the placenta during labour. Acta Obstet Gynecol Scand, 1973, 52（2）:167-170.

（16）McBride RJ, Dundee JW, Moore J, et al. A study of the plasma concentrations of lorazepam in mother and neonate. Br J Anaesth, 1979, 51（10）:971-978.

（17）Wilson CM, Dundee JW, Moore J, et al. A comparison of the early pharmacokinetics of midazolam in pregnant and nonpregnant women. Anaesthesia, 1987, 42（10）:1057-1062.

（18）Ala-Kokko TI, Pienimaki P, Lampela E, et al. Transfer of clonidine and dexmedetomidine across the isolated perfused human placenta. Acta Anaesthesiol Scand, 1997, 41（2）:313-319.

（19）Gepts E, Heytens L, Camu F. Pharmacokinetics and placental transfer of intravenous and epidural alfentanil in parturient women. Anesth Analg, 1986, 65（11）:1155-1160.

（20）Bader AM, Fragneto R, Terui K, et al. Maternal and neonatal fentanyl and bupivacaine concentrations after epidural infusion during labor. Anesth Analg, 1995, 81（4）:829-832.

（21）Loftus JR, Hill H, Cohen SE. Placental transfer and neonatal effects of epidural sufentanil and fentanyl administered with bupivacaine during labor. Anesthesiology, 1995, 83（2）:300-308.

（22）Shnider S, Way EL, Lord MJ. Rate of appearance and disappearance of meperidine in fetal blood after administration of narcotics to the mother. Anesthesiology, 1966, 27（2）:227-228.

（23）Kopecky EA, Ryan ML, Barrett JF, et al. Fetal response to maternally administered morphine. Am J Obstet Gynecol, 2000, 183（2）:424-430.

（24）Kan RE, Hughes SC, Rosen MA, et al. Intravenous remifentanil: placental transfer, maternal and neonatal effects. Anesthesiolo-gy, 1998, 88（6）:1467-1474.

（25）Ngan Kee WD, Khaw KS, Ma KC, et al. Maternal and neonatal effects of remifentanil at induction of general anesthesia for cesarean delivery: a randomized, double-blind, controlled trial. Anesthesiolo-gy, 2006, 104（1）:14-20.

（26）Hughes SC, Ward MG, Levinson G, et al. Placental transfer of ephedrine does not affect neonatal outcome. Anesthesiolo-gy, 1985, 63（2）:217-219.

（27）Ngan Kee WD, Khaw KS, Tan PE, et al. Placental transfer and fetal metabolic effects of phenylephrine and ephedrine during spinal anesthesia for cesarean delivery. Anesthesiology, 2009, 111（3）:506-512.

呼吸。在这种情况下，往往首先采取羊膜腔穿刺术来缓解羊水过多。然而，如果端坐呼吸持续存在，此时可能会考虑插管全身麻醉，因为此时孕妇是无法耐受平卧位的。当胎儿出现并发症，需要立刻通过急诊剖宫产分娩以防胎儿死亡时，一般也将采取全身麻醉的方式。应当对孕妇在全身麻醉中的常规注意事项进行观察。

椎管内麻醉，通常为用低浓度局部麻醉药的硬膜外麻醉，也被用于经皮胎儿干预中，尤其是持续1~2h的胎儿镜激光治疗。但是，这种麻醉方式不能确保术中胎儿的制动，除非术中同时使用小剂量的诸如瑞芬太尼这样可以快速通过胎盘屏障到达胎儿的镇静类药物。椎管内麻醉为异常胎盘血管激光光凝术后发现宫颈过短、需要宫颈环扎的孕妇提供了额外的益处。一般，经皮胎儿宫内干预术后的疼痛是很轻微的，因此，术后的硬膜外镇痛完全没有必要。

术中为了保证孕妇安全和胎儿的血流动力学稳定，必须维持母亲血流动力学的稳定。为了达到这一目的可以采取一些措施，例如左侧卧位、维持孕妇的平均动脉压，保持孕妇的携氧容积等。产妇平均动脉压可能需要通过静脉输注晶体或胶体溶液来维持血管内容量，或者使用血管活性药物来管理。最后，术中孕妇还需要持续的吸氧，以保持血红蛋白氧饱和度0.97以上，保证胎儿的氧气供应。

尽管目前有各种不同的方式为胎儿介入治疗的母体提供麻醉，但是研究发现，接受静脉全身麻醉的孕妇与插管全身麻醉比较，其母体低血压和羊膜腔内出血的发生率远远高于后者。因此，在考虑选择不同的麻醉方式时，这一点也应该考虑在内。总之，胎儿干预手术的麻醉方式的选择需要术者和麻醉医师的沟通，最终选择一种既能保证术中最好的手术条件，同时又对于胎儿和孕妇最佳的麻醉方式。

八、胎儿开放式手术

世界上，第一例胎儿开放式手术是1981年在旧金山加州大学为了拯救一个由于下尿路梗阻，先天性肾盂积水胎儿实施的拯救生命的输尿管造口术。目前，开放的胎儿手术仅仅应用于原本胎儿预后就很差的胎儿。本节将重点介绍胎儿开放式手术［肺部肿块、骶尾部畸胎瘤（sacrococcygeal teratoma，SCT）和脊髓脊膜膨出（myelomeningocele，MMC）］的概况、发展及围术期母体、胎儿的麻醉注意事项。

在20年前，美国就已经开展了胎儿开放式手术。随着时间的推移，对未出生的孩子进行手术的想法在医疗和外科手术界逐渐被越来越多的人接受，越来越多欧洲和美国的机构开展了胎儿宫内手术。随着超声技术以及诸如CT及MRI等快速成像技术的发展，可以快速进行胎儿的评估，从而发现适合胎儿开放式手术的适应证。这些适应证包括一些非致死性的疾病，如MMC；以及一些致命的胎儿疾病，例如巨大的肺部肿物、大的伴发潜在性心力衰竭的骶尾部畸胎瘤（胎儿水肿），这些最终都有可能导致胎死宫内。

对于有着危及生命的异常胎儿，开放胎儿手术的风险很小，因为只有手术了胎儿才可能存活。对母亲的风险是很难量化的。虽然开放性胎儿手术可能会导致孕妇的不适和并发症，但目前尚无孕产妇死亡的报道。孕产妇的健康和安全仍然是首要的。

1. 肺部肿物

通常在孕期的18~20周经超声诊断发现，其性质各异，包括了支气管肺隔离症（bronchopulmonary sequestrations，BPS），先天性肺囊性腺瘤样畸形（CCAMs）等良性病变；还有潜在恶性的很少见的胸膜肺母细胞瘤；以及一些被归类为"混合型"病变，其内既有肺隔离的组成部分，还有囊性腺瘤样畸形。

通常经病理检验来诊断肺部包块的性质。支气管囊肿、先天性肺气肿、纵隔畸胎瘤及支气管闭锁虽然不常见，但偶有发生。我们将研究这些病变的管理模式。这些手术大多是在分娩后，或者分娩过程中实施的，具体见后续的EXIT章节。

2. 支气管肺隔离症（BPS）

系肺先天发育异常，隔离肺组织为不成熟的，无功能的肺组织，其不与支气管相通。隔离肺组织与正常肺组织有胸膜将其分离，并接受来自主动脉的体循环动脉血液供应，包括叶内型和叶外型两种。彩色多普勒超声检测发现自胎儿体循环主动脉发出供应肺部病变的异常血管是肺隔离症诊断的特征。幸运的是，约2/3的隔离肺病变可以自行恢复，到胎儿出生时已经几乎察觉不到。同时，还有先天性肺囊性腺瘤样畸形和支气管肺隔离症共存的混合病变，对胎儿产生CCAM相同的病理影响，这种病变的最终诊断根据病理结果做出。

3. 先天性肺囊性腺瘤样畸形（CCAMs）

一种罕见的、先天性、囊性和实质内病变，发生率大约为新生儿的 1/10 000~1/35 000。在男性更常见，组织学特征是肺组织结构紊乱，终末细支气管过度生长，形成的多囊性不成熟的肺泡组织，缺乏正常的肺泡。这些病变与支气管会有短暂的、弯曲的相通，这一点正是 CCAMs 与 BPS 的区别。但是，先天性肺囊性腺瘤样畸形的病变并不参与气体交换。尽管不参与气体交换，与支气管相连的 CCAM 病灶在婴儿出生后复苏抢救时，却有可能导致空气潴留。一般，CCAM 病灶的动脉供应及静脉引流均来自肺循环。然而，也偶有来自体循环，异常的动脉和静脉引流的 CCAMs，以及"混合"系统供应的 CCAMs 报道。

CCAMs 被认为代表局灶性肺发育不良，支气管结构发育异常或支气管阻塞。Stocker 及同事将 CCAMs 从形态学上分为 3 种病变：Ⅰ型为大囊（直径＞2cm）且被覆假复层纤毛柱状上皮和黏液细胞；Ⅱ型为小囊（直径＜1cm）且被覆纤毛立方 - 柱状上皮细胞，无黏液细胞；Ⅲ型病变大、体积大、非囊性、内衬纤毛柱状上皮细胞。CCAMs 的另一种分类方式依据超声评估肺部肿物的大小，将 CCAMs 分为大囊型和小囊型。

正如本章前面所述，CCAMs 可以用胸腔穿刺、置入支架行永久性胸腔闭式引流或囊肿抽吸术治疗来降低囊肿压力，从而使周围肺组织正常生长。15%~20% CCAM 病变可能在怀孕期间体积缩小；然而，10% 的病例，CCAMs 病变将在胎儿期继续生长，这种扩张最终可能导致纵隔移位，回心血量减少，从而导致非免疫性胎儿水肿、心力衰竭（图 48-1）。通常，CCAM 伴发水肿时，其死亡率接近 100%，但是当胎儿 CCAM，无伴发水肿时，其存活率＞95%。关于 CCAM 的预后，Crombleholme 等提出，CCAM 体积比（按胎儿头围将肿物体积标准化）＞1.6 的胎儿出现水肿的风险显著增加。

出现胎儿水肿是 CCAM 者行胎儿开放式手术唯一的绝对适应证，因为它几乎总能预测胎儿宫内死亡。CCAM 者胎儿开放式手术的指征有：存在胎儿水肿、孕周＜32 周、染色体核型正常、没有相关的先天性异常，无适合抽吸或引流的主要囊腔。产前诊断为 CCAM 者的处理法则如图 48-2 所示。

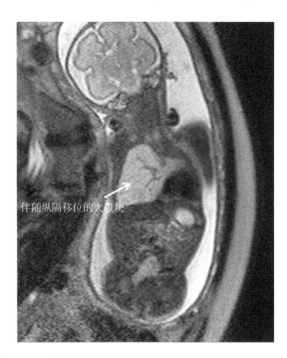

图 48-1　肺部巨大包块伴随纵隔移位的胎儿的磁共振图像

（Oluyinka Olutoye 授权使用）

4. 骶尾部畸胎瘤（sacrococcygeal teratoma，SCT）

最常见的新生儿肿瘤，源自位于胚胎的尾部 Henson 节点的多能细胞，该类细胞生长形成尾骨。它的发生率为 1/4000 活产儿，其中 75%~80% 发生于女婴。这种肿瘤通常包含来自所有 3 个胚层的组织。美国儿科协会外科手术组根据肿瘤的解剖位置和期别，将骶尾部畸胎瘤分为 Ⅰ~Ⅳ 型（图 48-3）。Ⅰ 型肿瘤主要在盆腔外，伴有极小的骶前成分；Ⅱ型绝大部分在盆腔外，但是在骶前也有很显著的一部分；Ⅲ型主要位于盆腔内，并向腹腔内延伸，但有外突成分；Ⅳ型全部位于盆腔内或腹腔内，外部没有。Ⅳ型肿瘤常常难以诊断，产前发现时可能就是恶性，并且由于盆腔内肿物其诊断常被延迟；同时也不适合胎儿外科手术切除。超高速胎儿磁共振成像对于判断肿瘤的盆腔内延伸有明显的优势。幸运的是＞80% 的 SCTs 为 Ⅰ型或 Ⅱ型，通常为良性，大多在出生时或出生后不久被诊断。但是，这些肿瘤由于可能导致难产、胎儿水肿、羊水过多和产后出血等，因此，也与产前发病率和死亡率密切相关。在没有广泛的继发性病理生理改变的情况下，这些胎儿可存活；在近足月时接受剖宫产（彩图 95），产后进行肿物切除。然而，SCT 的产前诊断（图 48-4）与胎儿死亡率增加 30%~50%

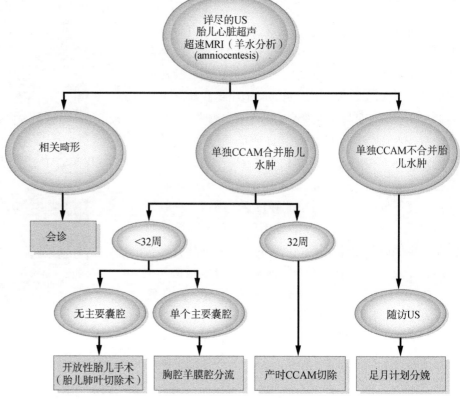

图 48-2　孕期被诊断为先天性肺囊性腺瘤样畸形的胎儿的处理程序

［经许可引自 Adzick NS. Open fetal surgery for life-threatening fetal anomalies. Semin Fetal Neonatal Med, 2010 (120).］

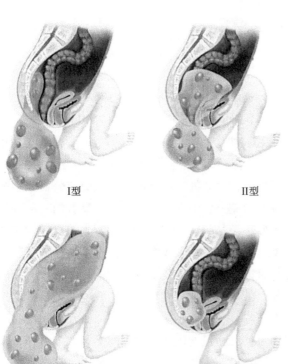

图 48-3　美国儿科手术选择学会对骶尾部畸胎瘤的分型

［经许可引自 Holzgreve, et al. The fetus with sacrococcygeal teratoma// Harrison MR, Golbus MS, Filly RA, eds. The Unborn Patient. Philadelphia, PA: WB Saunders, 1991:461 (136).］

密切相关。孕 24 周经超声或 MRI 测量的肿瘤与胎儿体积比 ≥ 0.12，被认为是胎儿预后较差的标准。

与胎儿 SCT 相关的高死亡率是多因素的。体积巨大、迅速增长的包块，将导致胎儿尿路梗阻、肾积水或肠梗阻，早产或难产。产前未确诊肿瘤的胎儿难产的发生大多由于分娩时创伤性肿瘤破裂或出血。一

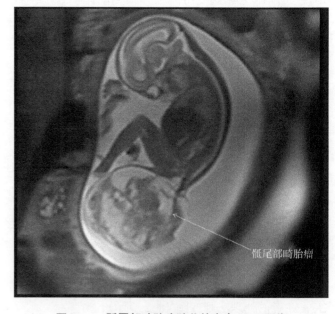

图 48-4　骶尾部畸胎瘤胎儿的宫内 MRI 图像

（Oluyinka Olutoye 授权使用）

般来说，大体积肿瘤的血流十分丰富，肿瘤内往往伴有动静脉分流。并且这些肿瘤的超声心动图和彩色多普勒评估显示：肿瘤的血供还可"窃取"自胎盘、胎儿。可观察到脐动脉血液反流，当肿瘤从胎盘"窃取"血流呈低阻力时，随着血流量的不断增加，胎儿心肌肥厚。心力衰竭的发生最终导致胎儿胸腔、心包积液，胎盘肥大，广泛性全身肿胀或全身水肿。一个或多个胎儿体腔积液的存在被定义为胎儿水肿，这是高排血量性心力衰竭的死亡前表现。胎儿水肿预示着即将到来的胎儿死亡，通常先于肿瘤体积的快速增长。这种肿瘤的迅速生长大多与肿物内出血有关。此种情况随后伴发贫血，导致高排血量性心力衰竭的发生。胎盘肿大和水肿的发展可能导致母体镜像综合征［（mirror syndrome）见其后的镜像综合征章节］。因此，在胎儿和母亲达到失代偿阶段之前，对骶尾部畸胎瘤实施宫腔内手术切除是可取的。

SCT 开放式胎儿手术治疗的适应证包括胎儿高排血量性心力衰竭、胎盘肿大或水肿、胎龄＜30 周以及适合手术治疗的 I 型或 II 型骶尾部畸胎瘤。手术禁忌证包括胎儿扩张型心肌病、III 型或 IV 型骶尾部畸胎瘤及当检查证实存在肿瘤内出血证据时。

5. 脊髓脊膜膨出（myelomeningocele, MMC）

是第一个不危及胎儿生命的病变，它对胎儿的慢性破坏性影响可以通过宫内胎儿手术修复。它是一种神经管缺陷，脊髓无覆盖的生长，导致脑膜和神经组织暴露于子宫内环境中。脊髓脊膜膨出的发生率为每年约 1/2000（活产），为了治疗其相关的并发症对卫生保健系统的需求是很大的。

母亲或胎儿叶酸的缺陷是 MMC 众所周知的发病诱因。此外，胎儿暴露于多种毒素如丙戊酸、钙通道阻断药、卡马西平、细胞松弛素和热疗等，也与MMC 的发展密切相关。

以往 MMC 的诊断是基于孕妇血清甲胎蛋白（AFP）水平的升高。随后，若 AFP 阳性则必须进一步羊膜腔穿刺测定羊水中 AFP 的测量来确诊。随着高分辨率的超声检查的最新发展，目前甚至在妊娠早期即可诊断 MMC。胎儿磁共振技术的发展也促进了胎儿 MMC 的明确诊断。目前，超声检查结合 MRI与孕妇血清 AFP 水平已用来确诊 MMC。

（1）脊髓脊膜膨出的胚胎学：MMC 的发病因

素有两点：其一，妊娠 3 周发育时神经管闭合的失败导致 MMC 的形成；其二，神经管闭合的失败使得脊髓暴露于宫内环境，造成暴露脊髓损伤后的继发性损伤。通常腰骶部是这一缺陷的常见部位。

（2）脊髓脊膜膨出的病理生理后遗症：不论MMC 的病因，背侧脊髓元件的缺陷和覆盖组织覆盖范围的缺失，导致含有脑脊髓流体的中央囊、畸形脊髓和相关的神经根的发育。畸形脊髓和下行感觉和运动束间（调节感觉和自主运动）连接的缺失，导致一定程度的下肢、膀胱或括约肌无力和感觉缺陷。这些可能导致慢性下肢神经功能障碍，以及大、小便失禁。此外，约 90% 或 85% 的儿童 MMC 最终分别将发展为 Arnold-Chiari 畸形（ANC）II 型或脑积水。

据推测，胎儿的干预可以改善与 MMC 的神经功能缺陷，包括受损的行走方式、脑积水、Arnold-Chiari 畸形（ANC）、也可以减少脑室腹腔分流术的需要。一些早期的动物研究支持这一理论，表明子宫内胎儿介入治疗可能防止产后神经缺陷。然而，在还未在大型动物研究中获得类似结果时，这一理论已经被推广到人类 MMC 的管理。人类胎儿 MMC 介入治疗始于 1997 年。由于这第一次尝试，以后一系列不同孕周开展胎儿宫内 MMC 介入治疗的报道。其中一些研究未能表明有关于改进产后神经功能的发现，而另外一些则记录了逆转干预前后脑疝的 MRI 表现，改善了神经功能。在进行了针对 2 个不同孕周进行MMC 介入治疗以及随后的结果观察显示，妊娠中实施 MMC 介入治疗越早，神经功能的改善越明显。Adzick 和他的同事报道了在妊娠 22~25 周在宫内实施 MMC 闭合的情况：9 个存活患儿在介入治疗后的平均 10 周都具有下肢功能，并且产前 MRI 检查显示：至少有 2 个或更多的脊髓段恢复优于预期。此外，产后超速 MRI 显示后脑的上升和颅后窝周围脑脊液量的增加，与宫内后脑疝的逆转相符。至目前为止，存活的 9 例患者中 7 例（78%）需要脑室分流。另一项由 Bruner 和他的同事的研究报道了 29 个胎儿在妊娠24~30 周行宫内 MMC 手术，术后脑疝发生率降低；29 例中的 17 例（59%）需要后续脑室腹腔分流。另外值得注意的是，与对照组比较，在相对较晚的孕周才需要行脑室腹腔分流术，而对照组有 91% 的分流安置率。此外，在较晚孕周干预组，患儿下肢功能提高不显著；这可能是由于在较大孕周介入治疗的话，子宫内的生化或创伤性损伤已经发生。费城儿童医院

58 例患儿超过 6 年的随访研究也证明，在胎儿行闭合手术的 3 周内，一系列 MRI 证实几乎所有的患者都后脑结构上升、后脑疝缓解。这些患者的 1 年、2 年、3 年和 5 年随访结果显示，脑室腹腔分流安置率为 46%，这比在 1983—2000 年的 84% 低得多。

最初，这些手术干预是被批评的，因为选择偏差和管理方法的不同可能会影响预后。因此，在 2003 年开展了一项关于脊髓脊膜膨出的前瞻性多中心随机对照研究，该试验的主要目的是确定在孕 19~25 周，开展胎儿宫内修复 MMC 手术对妊娠结局的改善。通过与产后手术组比较，观察术后胎儿死亡率以及术后 1 年脑室腹腔分流安置率。

该研究的次要目标是确定是否胎儿 MMC 修复改良 Arnold-Chiari Ⅱ 型畸形和神经系统预后程度。因此进行神经影像学，神经运动功能分析，认知测试，并在 12 月龄和 30 月龄时检查婴儿发育状况。最后，对于 MMC 宫内修复组与产后修复组，比较对于母亲长期的心理和生殖预后的影响。该研究设计为宫内治疗组、产后干预组各招募 100 名患者，根据各自不同地理位置分组。然而，由于显著的结果差异，本研究提前终止。研究发现，产前治疗组有 40% 的分流安置率，而产后手术组有 82% 分流安置率。此外，术后 30 个月研究显示，产前手术组运动功能和行走能力均优于产后治疗组，但是产前组早产和子宫破裂的发生率增加。

6. 胎儿开放式手术术前评估

（1）胎儿评估：一旦宫内的胎儿由于某些原因可能需要进行开放式胎儿手术，孕妇将被收入指定的治疗中心，并通过多学科的方法评估手术的可行性，这些包括：①详细超声检查以确认诊断，并排除是否存在其他相关先天性畸形；②应用超高速胎儿磁共振成像（MRI）用于进一步有无解剖结构异常的确认；③应用胎儿超声心动图评估胎儿心脏功能，排除先天性心脏病（这常常是最常见的胎儿畸形）；④羊膜穿刺术或脐带血取样用于胎儿核型分析。染色体异常、多胎妊娠，以及其他显著解剖异常的存在是开放式胎儿手术的禁忌。如果胎儿被认为适合进行开放式胎儿手术，接近手术日期再次进行术前影像检查，以确定有无可能影响到胎儿术中安全的生理变化。例如，假如术前检查提示胎儿心室功能障碍，则提示麻醉医师胎儿存在术中心搏骤停的可能性，需要密切监视。另

一方面，围术期的超声检测可以为麻醉医师提供相对准确的胎儿体重，便于术中使用药物剂量的计算。

（2）孕妇评估：开放式胎儿手术中不能过分强调孕妇的安全性，而忽视手术的指征。术前应该常规询问病史、体格检查，超声检查评估胎盘的大小对于决定术中用药是十分重要的，因为如果胎盘较大，或者胎盘血流丰富都可能会改变药物的药动学，因此术中用药可能需要增加剂量。此外，如果较大胎盘的边缘覆盖剖宫产切口，可能会导致孕妇的大量出血。目前，虽然有特殊的手术钳用于术中的子宫切开，产妇大出血仍可能发生。因此，在手术日应做好为孕妇输血的充分准备，一般需要准备 4U 血液。孕妇实施开放性胎儿宫内手术的禁忌证包括一些高危医疗风险因素、孕妇严重的吸烟史、估计到可能的胎盘功能受损，以及胎儿水肿考虑可能存在孕妇镜像综合征等。

（3）镜像综合征（Mirror Syndrome）：又被称为 Ballantyne 综合征，或者母体 - 胎儿 - 胎盘水肿的三联水肿综合征，其特征是产妇全身水肿、蛋白尿和高血压，同时存在胎儿水肿、胎盘水肿。当这种情况继续发展，母体表现为高动力状态，伴随高血压、全身水肿。胎儿的临床状况几乎与孕妇一致，孕妇临床状况映射出胎儿的一些特征，因此称为"镜像综合征"。"镜像综合征"的出现伴随着围生期并发症发病率和病死率的增加，因此，是开放式胎儿手术的禁忌证；"镜像综合征"通常可最终采取终止妊娠的治疗方式。

一旦孕妇和胎儿仔细评估已经完成，并决定采取手术治疗，应进行一个由胎儿 / 小儿外科医师、麻醉科医师、产科医师、护士助理、手术室护士和社会工作者等参加的多学科讨论，将与孕妇及家人共同讨论此种畸形的类型、预后以及可能对胎儿实施的干预措施。此外，还将讨论预计的手术步骤、婴儿出生后护理方案及治疗的风险、收益，其他可供选择的治疗方式也需要讨论。开放式胎儿手术相关的一般风险，包括（但不限于）早产、绒毛膜羊膜炎、胎膜早破、子宫破裂、宫缩抑制药的不良反应、胎儿死亡及后续所有妊娠均需剖宫产手术，均应在术前明确告知、并征得同意。会议中家属可以提出问题，并最终做出如何治疗的选择。在这些会议上还应强调医师给出的治疗选择并不是强制性的，最终决定权取决于孕妇。此外，孕妇在做决策的过程中还要考虑的一个因素是，为了预防早产，孕妇在胎儿开放手术术后的全程孕期必须

强制卧床休息，因此，孕妇需要一个非常强大的社会支持系统。

7. 术中管理

（1）胎儿监护：胎儿手术中胎儿监护的目的是为了防止由脐带受压引起的胎儿窒息，以及预防胎儿缺氧、低温。为胎儿推荐的设备和药物见表 48-5。例如，对于 MMC 修复，由于这一缺陷对胎儿循环功能没有太大的影响，因此胎儿的脉搏血氧饱和度并不是常规监测的，并且不是所有在表 48-5 列出的项目都需要检测。但是，可以进行胎儿连续超声心动图的检测，从而获得关于胎儿心室率、功能、体积的数据。对于需要切除巨大包块、影响胎儿的循环功能，或诸如大的肺或者骶尾部肿块切除术中胎儿中度暴露的开放性胎儿手术，连续胎儿监护提供了胎儿的氧饱和度、心率和心内容量状态等信息，从而显得尤为重要。根据不同的医院设置，致力于术中胎儿监护的麻醉医师也同样是手术团队的一部分。

表 48-5　胎儿手术所需设备

监护胎儿氧合的脉氧监护仪和探头
24G 静脉套管针
带延长管可连接至静脉套管针的盐水
静脉针穿刺时用作止血带的烟卷式引流
复苏用药：
3 个 1ml 的 1μg/kg 肾上腺素的注射器（用作静脉或脐带给药）
2 个 1ml 的 30mg/kg 葡萄糖酸钙的注射器（用作静脉给药）
胎儿用药注射器连接 27G 皮下针头，用于肌内注射给药
3 个注射器，内有单位剂量的阿托品、芬太尼和泮库溴铵的混合药液
带管芯的不同尺寸的气管内导管
2 个 10ml 的盐水注射器
2 个 10ml 的白蛋白注射器
60ml 的袋装红细胞（O 型）

胎儿氧饱和度取决于孕妇的氧饱和胎盘的灌注情况。通常，在孕妇低血压时，胎盘灌注压将会降低，因此，手术室必须具备一个独立的、用于监测胎儿氧饱和度的脉搏血氧监测仪。通常，胎儿血氧饱和度是通过将无菌脉搏血氧仪探针置于胎儿四肢末端而获得（彩图 96A）。最初，将探头牢固地固定在被羊水围绕、被覆胎脂的胎儿皮肤表面是十分困难的。解决的办法

是：其一，反复用手术室海绵擦拭使胎儿的皮肤干爽；其二，一旦探针放置好，覆盖一片铝箔，以防环境光线干扰（彩图 96B）。正常胎儿血氧饱和度的范围为 0.50~0.70；当 < 0.50 时，可能标志着胎盘灌注不良，以及孕妇血压控制不佳。另外，脐带受压也可能导致胎儿血氧饱和度降低（< 0.50）。当胎儿血氧饱和度 < 0.30，预示着胎儿心力衰竭的发生。

研究发现，当孕妇血氧提高时，即使脐带和子宫血流降低也可提高胎儿氧合。然而，母体动脉氧浓度 80kPa（600mmHg）并不能使胎儿动脉血氧浓度增加超过 6~8kPa（45~60mmHg）。因此增加母体氧浓度，与胎儿晶状体后纤维组织的形成或动脉导管提前闭合并不完全相关。

术中心脏科医师提供的连续胎儿超声心动图检测，为手术团队提供了包括心肌收缩性能、心脏功能、心率及胎儿血管内容量状态等重要的信息。这种监测一般开始于手术中开始暴露胎儿时，往往持续监测到术后子宫关闭。超声探头在覆盖无菌套管后被放置在暴露的子宫壁或直接在胎儿胸部，探头在检测中需不断变换位置，以获得最佳的图像质量。这种监测耗时费力，因为它需要在全程有一个熟练的心脏病专家在场。Rychik 和同事通过胎儿超声心动图记录了 83 位不同适应证的胎儿术中的心脏变化，其中 MMC 修复 15 例；胸内肿块切除（intrathoracic masses，ITM）51 例；SCT 4 例；CHD 修补 13 例。他们分别在术前、手术期间和胎儿手术后不久，针对心率、心排血量、导管通畅、心室功能和心脏瓣膜功能障碍等进行了检测。所有的 MMC 胎儿心血管功能基线均正常。然而，胎儿 ITM，CDH，SCT 胎儿均出现继发心脏故障引起的异常；SCT 胎儿出现了高心排血量，而 ITM 和 CHD 胎儿出现了心排血量降低的现象。研究发现，在切开子宫时，虽然胎儿的心率增加，但是所有病例的综合心脏排血量均降低了，也就说明心脏的心搏量是降低的。研究还发现：所有类型的胎儿手术术中均出现胎儿心动过缓，究其原因，考虑可能是由于脐带受到机械性压迫所致。虽然，在这 83 例开放性胎儿手术中并没有观察到显著的子宫收缩，但是在其他的胎儿开放性手术中，子宫收缩的发生率约为 27%。一般来说，这种继发于围术期保胎药、吲哚美辛的应用及手术应激诱发的子宫收缩，术后应尽早解决。

一项 Keswani 及其同事的回顾性研究表明，开放

式胎儿手术治疗时术中的胎儿超声心动图监测不仅可以早期发现心室充盈不足、心动过缓、心室收缩不足，给予有益的干预，并且能够对随后的复苏效果进行有效的评估。

术中预防胎儿体温过低也是很重要的一个方面。手术室的温度应保持在 26.7~29.4℃，此外，需要将温暖的液体持续经快速输液系统注入子宫腔，一方面替换术中流失的羊水；另一方面为胎儿保暖。这种羊水灌注一般使用等渗晶体液（常用乳酸林格液）。在手术室中，一般有专人负责调节输液的速度，液体经无菌管道流入宫腔。除了保持胎儿的温暖外，这种持续的液体输注可维持子宫体积，防止排出胎儿或胎盘剥离；同时也可作为一个缓冲来防止脐带受压。

（2）胎儿麻醉：开放式胎儿肿物切除术中胎儿的管理比 MMC 胎儿更复杂。胎儿手术肿物切除涉及的事项列于表 49-5。术中显露胎儿后应立即肌内注射给药预防胎儿应激反应和迷走神经反应，并提供胎儿镇痛和消除体动。具体用药为芬太尼（5~20 μg/kg）、阿托品（20 μg/kg）和维库溴铵或泮库溴铵（0.1~0.2mg/kg）联合使用，抽入同一注射器，注射至胎儿三角肌、臀部或大腿均可。开放式胎儿手术中提供充分的胎儿镇痛是必要的，因为胎儿的疼痛被认为可增加胎儿的应激反应，应激反应在诱发胎儿早产中发挥着重要的作用。当母亲接受吸入麻醉时，胎儿局部注射镇痛药和肌松药，可以使胎儿通过胎盘循环获得的母体麻醉的效果更持久。

由于所有吸入麻醉药都是脂溶性，具有较低的分子量，都是非电离的，因此容易穿过胎盘屏障，胎儿摄取时间稍长于孕妇。同时，胎儿麻醉与孕妇比较：仅需一个较低的最低肺泡浓度，远小于松弛子宫所需剂量，因此，足够深度的产妇麻醉应该能够提供足够的胎儿吸收和麻醉。一旦药物被注射到胎儿，如前所述脉搏血氧探头被放置在胎儿肢体的末端，随后试图建议婴儿外周血静脉通路，以便补液、输血时需要。宫内外周静脉置管极其困难，一方面由于在羊水的液体环境中操作，另一方面较易早产，较薄的静脉壁都是不利因素。选择性地通过脐带、骨内间断给药的方式也已被使用。在开放性宫内手术切除胎儿肿物时必须建立胎儿静脉通路的原因有很多。对不同病变的血管供应不同，并且术前影像学有可能不能完全描绘每一个细节，因此，在胎儿胸肺肿块切除术或动静脉畸

形手术时，以及大的动静脉畸形切除 SCT 术中，出血是一个很麻烦的问题。在切除大 ITM 的过程中，肿物压迫突然解除后，胎儿心脏将出现类似于缩窄性心包炎心包切开后的表现，胎儿心脏前负荷改变和心室力学受影响。关于胎儿进行开放式胎儿手术切除 ITM 的一项研究显示，其中 20% 有术前心功能不全。在手术当中这个数字增长到 80%，几乎所有的胎儿均出现心室或瓣膜的功能障碍。2/3 的 ITM 胎儿在肿物切除后也出现心动过缓，需要包括输液和心肺复苏在内的有效的复苏。

因此，在胸腔肿物移除之前，增加胎儿前负荷是有益的，总之，在这些过程中尽量减少胎儿血流动力学的不稳定，积极做到仔细观察血流动力学的变化，缓慢切除肿瘤，以及在切除过程中对心室容积进行积极监测。最后，手术前应备用 O 型阴性、辐照红细胞 50~60ml，分装保存，以便需要胎儿输血时紧急输入。

（3）孕妇的监护及麻醉管理：除了美国麻醉医师学会规定的常规监测外，经动脉穿刺的有创监测可以更准确的监测和调节母体的血压。另外由于术后母体长期卧床，还应准备下肢的术后空气压缩装置。术前需放置硬膜外导管并进行定位，但暂不使用，因为在开放式胎儿手术中往往需要较高的吸入性麻醉药浓度，这一点常常诱发产妇低血压。此时如果复合使用硬膜外麻醉，常加重产妇低血压。

硬膜外置管后，孕妇子宫左倾卧位，吸氧后快速麻醉诱导、气管插管。麻醉最初维持在吸入性麻醉药的 1MAC，术前 B 超检查一方面确定胎儿的状态良好，同时也进一步确定胎盘和胎儿的关系。此后，继续进行静脉置管、桡动脉置管、下胃管、导尿等操作。在确定无胎儿心脏异常的情况下，为减少子宫收缩，若孕妇术前没有使用吲哚美辛，此时可于直肠内放置 50mg。

开放式胎儿手术产妇麻醉的目标是：松弛子宫肌层、同时将孕妇血压维持在清醒状态的平均值。手术中将吸入性麻醉的浓度保持在 1 MAC，直到手术医师准备切开子宫。此时手术需要子宫进一步松弛，因此，将吸入性麻醉药的浓度提高至 2~3 倍的 MAC。这一高浓度的吸入麻醉药可以有效松弛子宫肌层，是开放式胎儿手术麻醉的首选。七氟烷、异氟烷、地氟烷都已被应用于开放式胎儿手术。其中，地氟烷的使用最具吸引力，原因是其血液 - 气体溶解度低，手术

结束后患者苏醒迅速。然而，近期 Boat 等的研究指出：不建议在外科手术准备切开子宫之前使用高浓度的地氟烷，原因是这种高浓度地氟烷增加胎儿心动过缓的发生率，最终产后新生儿复苏率也增加了。在这项回顾性研究中，将 36 位孕妇分为 2 组：一组 18 位孕妇在麻醉诱导后直接使用高浓度的地氟烷作为唯一的麻醉用药；而另外 18 位孕妇麻醉诱导后地氟烷的吸入维持在 1~1.5 MAC，同时辅以静脉使用丙泊酚 [150~200 μ g/（kg·min）] 和瑞芬太尼 [0.2~0.5 μ g/（kg·min）]，当准备切开子宫肌层前将地氟烷的吸入升高至 2~2.5 MAC，同时丙泊酚减少为 50~75 μ g/（kg·min）。2 种地氟烷的给药方法在术中子宫的松弛程度相同，但是接受静脉复合麻醉 + 低浓度地氟烷吸入组胎儿心动过缓的发生率、产后新生儿复苏率均明显下降。胎儿复苏的措施是指根据胎儿超声心动图表现推注液体、肾上腺素或者阿托品。

与高浓度吸入麻醉药比较，在手术开始时复合静脉麻醉以降低吸入麻醉药的浓度是有益的，原因是高浓度的吸入性麻醉将降低孕妇血压、减少子宫胎盘灌注，最终减少胎儿的宫内供氧，降低胎儿的血氧饱和度。

麻醉诱导给予琥珀胆碱引起神经肌肉阻滞，术中随后给予小剂量的中效肌松药，以此减少静脉注射硫酸镁带来的长时间神经肌肉阻滞。而硫酸镁往往用于子宫缝合以后的术后保胎。同时，少量静脉使用阿片类药物也可用于术中镇痛。

为了维持良好的子宫胎盘灌注，术中维持孕妇血流动力学在正常范围内是至关重要的。当孕妇血压降低时，麻黄碱收缩血管的作用，可以升高孕妇血压；同时，全身血管的收缩保证了向子宫的血流供应，因此麻黄碱一直是多年来孕妇首选的血管活性药物，但是，截至目前也并没有去氧肾上腺素使用会减少子宫胎盘血流量的报道，因此，麻黄碱、去氧肾上腺素都是可以选择的血管活性药物，这一选择取决于患者的血流动力学反应，有时为了维持孕妇的血压，可能 0.1 μ g/（kg·min）的去氧肾上腺素的输注是必要的。

一旦子宫完全暴露，术中产科医师可以通过触摸来判断子宫松弛的程度是否满意。术前平行于预定的子宫切口部位，通过子宫肌壁的全层缝合固定 2 根缝线，在缝合固定点之间插入一次性子宫止血缝合装置（美国外科公司，Norwalk，CT）至羊膜腔内。这一装置将羊膜层很好地与宫壁固定，防止了羊膜层分离

引起的子宫出血。此时由于子宫处于完全松弛状态，因此，修剪胎盘的边缘或放松缝线都会导致严重的产妇出血。此时，胎儿需要手术的特定身体部位正好位于切口下方，通过肌内注射为胎儿提供补充性麻醉。如果是胎儿的肿物切除（例如胸部肿物或 SCT），还需要如前所述的胎儿监护和胎儿静脉通道的建立。

在开放式胎儿手术中，孕妇的静脉输液量被限制在 500ml 晶体之内，因为超出这一范围，有可能由于各种原因最后导致肺水肿的发生。在开放性胎儿手术中，为了保持宫腔内足够的羊水，需要温暖的液体持续灌流入宫腔，并且这一液体需要量通常很大，高达 10L。此时，术中这种持续灌流入宫腔的温暖液体有部分将会被母体吸收，最终导致孕妇肺水肿的发生。因此术中宫腔灌流液的总量也需要严格控制。

一旦胎儿手术完成后，开始缝合子宫切口，首先给予 4~6g 的硫酸镁负荷剂量用于抑制子宫收缩，随后以 2~4g/h 的剂量持续输注。除了前面已经说过的术中宫腔灌流液过量可能导致孕妇肺水肿外，高镁血症同样可能诱发孕妇肺水肿的发生。

一旦开始缝合子宫切口，为了使孕妇在手术结束时快速平稳的苏醒，麻醉方式可改为局部麻醉和硬膜外阿片类药物麻醉，并且降低吸入性麻醉的浓度。或者吸入性麻醉药在此时可完全停止，孕妇可以通过吸入笑气和氧气混合气体，或者同时辅以低剂量的丙泊酚维持直到手术结束。

（4）麻醉后管理：手术结束后孕妇应在术后观察病房（step down unit）或重症监护病房接受密切监护。应该准备好迅速应对任何可能发生的并发症的治疗措施。术后，以宫腔压力来监测子宫活动和兴奋性，并以此为依据调整保胎治疗。同样，通过周期性的超声检查来评估胎儿的宫内情况。术后的治疗重点就是预防早产，这是胎儿手术的致命弱点。早产的发生时间可能是在术后立即发生，此时常导致胎儿的死亡，或者在手术后继续妊娠几周后发生。满意的术后镇痛也是预防胎儿早产的有力措施。不充分的产妇、胎儿镇痛，将刺激促肾上腺皮质激素的产生和随后皮质醇的释放。这引起改变胎盘，导致胎儿雌激素和前列腺素的产生，这两者均会增加子宫的活动性。曾有文献报道了硬膜外低浓度局部麻醉药物与高浓度阿片类药物联合使用的报道，例如硬膜外给予 0.05% 布比卡因和 10 μ g/ml 芬太尼，这种芬太尼的高浓度保证了胎儿

的充分吸收，同时也保证了胎儿的镇痛效果。

子宫收缩的预防一般自术前 1h（首选）或术中用 50~100mg 吲哚美辛直肠给药开始。在术后每 4~6 小时，也可以继续给药。但术后需要通过胎儿超声检查评估胎儿动脉导管的闭合情况，以决定吲哚美辛是否可以继续使用。术中开始静脉滴注的 $MgSO_4$，一般在术后持续使用 48~72h。使用过程中需仔细监测孕妇血清镁的含量，因为高镁血症会导致肺水肿、视物模糊、全身乏力、恶心或呕吐、肌肉无力、甚至呼吸障碍等一系列的不良反应。当血液中 $MgSO_4$ 浓度 ＞ 5mmol/L(10mEq/L) 时，深部肌腱反射被抑制；$MgSO_4$ 浓度 ＞ 12.5mmol/L(25mEq/L) 时，将可能发生心血管功能衰竭。临床上可以静脉注射葡萄糖酸钙来纠正高镁血症。

另外，还有一些其他的宫缩抑制药可以在胎儿开放性宫内手术的术后使用，例如：口服钙通道阻断药；或者经口、静脉或皮下给予特布他林。需要注意的是，当出现产妇低血压时不能持续使用钙通道阻断药。

九、宫外产时治疗（ex uterum intrapart-um therapy，EXIT)）

宫外产时治疗是指在近足月期或足月时胎儿已部分分娩，但此时胎儿的供应依旧来源于子宫胎盘，此时对胎儿实施的评估及胎儿抢救程序。它最初起源于对先天性膈疝（CDH）的胎儿宫内气管闭塞，继发肺发育不良而进行的宫外去除气管片段的手术。但现在EXIT，也被称为胎盘支持下的手术（OOPS），已经被用于可能危及新生儿复苏的各种胎儿异常。包括气道阻塞、可以分别行产时气道手术和产时病变切除的严重的胸腔内肿物，或其他危及生命的情况如严重的CDH 和先天性心脏病的一些病例，立刻安置体外膜肺氧合对这些病例可能有益。通常，对于这些胎儿，在其仍然能够通过胎盘循环得到足够的氧供应时，进行 EXIT 治疗对于断脐和分娩后的存活至关重要。这些治疗包括胎儿喉镜或支气管镜气管插管，气管切开、肿瘤缩减和切除或 ECMO 插管。与之前章节中讨论的方案相反，EXIT 中胎儿干预治疗的目的是随后立即娩出胎儿。需要经 EXIT 分娩的胎儿病变见表 48-6。

表 48-6　EXIT 手术的适应证

胎儿颈部包块
淋巴管瘤
畸胎瘤
血管瘤
神经母细胞瘤
甲状腺肿
胎儿肺部包块
先天性囊性腺瘤样畸形
支气管肺隔离症
胎儿纵隔包块
畸胎瘤
淋巴管瘤
先天性高位气道阻塞综合征
气道闭锁
喉部闭锁
产时体外膜肺氧合
严重先天性膈疝合并肝疝入胸腔
先天性心脏疾病
左心发育不全综合征合并房间隔完整 / 缺损
主动脉瓣狭窄合并房间隔完整 / 缺损
气管夹闭或腔内球囊阻塞后的气道阻塞的复原

1. 胎儿气道阻塞

详细原因超出了本节的讨论范围，但比较常见的病变将在这里做出简单的讨论。胎儿气道阻塞的原因包括外在因素和内在因素。外在因素引起胎儿气道阻塞的原因包括大头、颈部肿瘤，如宫颈畸胎瘤、颈部淋巴管瘤及一些不常见的胎儿口咽肿瘤、先天性甲状腺肿。内在因素引起胎儿气道阻塞的原因包括喉闭锁、先天性高位气道梗阻、喉或气管闭锁。

（1）颈部畸胎瘤：畸胎瘤是比较少见的肿瘤，它起源于所有的 3 个胚层，发生率 1/20 000~1/40 000（活产）。先天性颈部畸胎瘤发生率更低。这些肿瘤往往在诊断时已经十分巨大（彩图 97），因此压迫食管、阻碍胎儿吞咽，最终促使孕妇出现羊水过多，常于因羊水过多就诊时被发现。虽然大多数这些肿瘤是良性的，但却有很高的并发症发病率和病死率，原因是这些肿瘤常导致气道受压，并且气道的严重变形、解剖位置异常，导致 EXIT 手术时气管定位困难，因此很难保证婴儿分娩后的气道通畅。产时手术争取了时间，允许婴儿在仍然持续通过子宫胎盘灌注供氧时，考虑采取哪种最佳的治疗方法来确保气道的通畅。

（2）颈部淋巴管瘤：又被称为囊性水瘤，常位于在胎儿的颈部、腋窝或胸部。较大的头颈部淋巴管瘤，需要通过产时手术治疗。这种包块的产生是由于在胎儿发育的早期，颈部淋巴囊腔未能加入全身淋巴系统，最终产生独立的囊腔，淋巴液不断分泌，最终压迫周围组织（彩图98）。颈部淋巴管瘤可能在怀孕后期，也就是孕晚期发展。单纯患有颈部淋巴管瘤的胎儿，如果气道没有受到严重的挤压，往往在分娩后有很好的生存的机会。也只有仅患有颈部淋巴管瘤的胎儿被认为适合产时手术治疗。60%的在妊娠早期诊断颈部淋巴管瘤的胎儿可能有相关的染色体异常，例如心脏缺陷、唇腭裂、骨骼异常和胎儿水肿。水肿可能压迫周围解剖结构，与预后不良密切相关。

（3）先天性高位气道阻塞：通常被称为CHAOS，是一组由喉闭锁、喉囊肿或气管闭锁导致气道完全或几乎完全阻塞，而引起的临床综合征，产前可以诊断。CHAOS的特征为：超声表现为扩大的肺、扩张的气管支气管树、扁平或外翻的隔膜、腹水和非免疫水肿（图48-5）。一旦胎儿被诊断为完全气道阻塞和相关性产前水肿，如果没有干预治疗，其病死

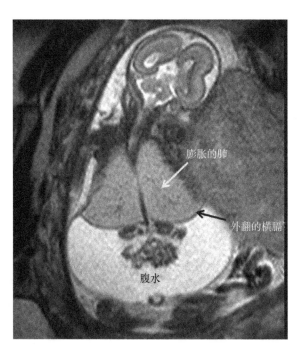

图48-5 先天性高位气道阻塞的胎儿在宫内的 **MRI** 图像
显示扩大的高回声的肺和外翻的横膈

膨胀的肺

外翻的横膈

腹水

（Oluyinka Olutoye 授权使用）

率为100%。EXIT治疗适用于所有引起严重气道阻塞的CHAOS胎儿。

2.胸腔内肿物

目前的产前影像学技术已经允许对胸腔内肿物进行详细的评估和记录。研究者观察到的婴儿巨大肺部肿物的临床严重性轻重不一。胎儿胸腔内肺部肿块的特定类型已在开放胎儿手术的章节进行了描述。生长缓慢的胸腔内病变的胎儿或病变发生在孕晚期的胎儿可能为EXIT治疗的适宜人选。通过分娩时的EXIT治疗，可以避免由于纵隔移位、空气潴留，或正常肺部受压导致的急性呼吸失代偿，尤其是在胎儿分娩后和脐带切除前，需要正压机械通气的胎儿。

3.先天性膈疝和先天性心脏病

严重的先天性膈疝定义为：胎儿的肝连同腹腔内容物一起疝入胸腔，超声测量胎儿肺-头比(LHR)<1.0，这种胎儿一般预后非常差。分娩后紧急ECMO对这种胎儿和有严重先天性心脏病的胎儿有利。对于这些情况，产时ECMO一般在胎儿头部和上躯干已部分娩出，但胎儿仍然接受子宫胎盘循环支持时进行。

4.EXIT 操作 vs 剖宫产

所有这些治疗的最终目标是娩出一个活婴。然而，每种治疗时分娩的紧迫性各不相同。EXIT适用于胎儿有特殊危及生命的先天性异常，在胎儿部分分娩时，子宫胎盘灌注可以提供充足的胎儿氧合的情况。EXIT手术类似于开放式胎儿手术，EXIT过程期间胎儿操作变得容易，由于子宫松弛，子宫破裂的风险性也很低。在手术期间，子宫松弛也是通过类似开放式胎儿手术中，在子宫切开或剖宫产前将吸入性麻醉的药物浓度调至2~3MAC完成的，因此EXIT治疗同样需要全身麻醉。EXIT的剖宫产术时，运用特殊的材料将羊膜和子宫边缘一起缝合，从而降低孕妇出血的风险。然而，因为术中子宫肌层松弛，孕妇出血的风险性仍然是增加的。另外，高浓度吸入性麻醉药的使用也需要在术中注意预防孕妇低血压，术中需要频繁或持续使用血管活性药物，使孕妇的血压维持在清醒时的基础水平。只有当孕妇血流动力学维持在正常值水平时，方可提供充足的子宫胎盘灌注、胎儿灌注和胎儿氧饱和度。不同于常规剖宫产产妇分娩后不久可以看到婴儿，

通过 EXIT 分娩的新生儿通常被镇静、插管，并在产后收入新生儿重症监护病房。依据不同的手术指征，分娩后婴儿可能需要接受有创监测、ECMO，或者仍具有头部和颈部畸形。因此，这些母亲一般在术前就已被告知她们术后可能不能立即见到孩子。其他与择期剖宫产的区别见表 48-7。

表 48-7　EXIT 和剖宫产的区别

	EXIT	剖宫产
子宫收缩力	目标：尽量降低收缩力，以便部分娩出胎儿和进行胎儿手术操作	目标：尽量不降低收缩力，在娩出婴儿后快速恢复子宫强收缩力
首选的麻醉	全身麻醉	区域麻醉
麻醉平面	深麻醉	尽可能小以免新生儿抑制
向宫内输注温热羊水	需要	不需要
麻醉医师数目	2 名管理母亲，1 名管理胎儿	1 名管理母亲

EXIT. 产时宫外治疗

［经许可引自 Garcia PJ, Olutoye OO, Ivey RT, et al. Case scenario: anesthesia for maternal-fetal surgery: the Ex Utero Intrapartum Therapy (EXIT) procedure. Anesthesiology, 2011.］

5. 产时手术治疗的术前评估

（1）胎儿评估：在为胎儿提供 EXIT 作为治疗方法时，需要完善术前评估，包括分析分娩过程中需要修复的异常，排除其他解剖缺陷，以及通过染色体核型分析排除染色体异常。还需行胎儿超声心动图检查以排除严重的与不良预后有关的非免疫性水肿。在即将手术前通过超声评估胎儿的体重，以便术中胎儿用药剂量的计算（表 48-5 中列举了胎儿手术所需的设备）。

（2）孕妇的评估：在术前需要对孕妇进行详细的病史采集和体格检查。严重心脏病的孕妇不能耐受手术中需要的高浓度吸入性麻醉，因此不是胎儿干预手术的合适人选。

6. 术中管理

孕妇麻醉和子宫松弛：术中的监测，以及麻醉诱导和维持均类似于开放式胎儿手术。不同点有以下几项：①由于这类手术，术后镇痛的要求与剖宫产相似，因此可以在在麻醉诱导前，放置硬膜外导管时可以在鞘内注射吗啡；②当术前羊水过多时，可能需要术前羊膜穿刺术放羊水，以便寻找胎盘边缘，正确定位子宫切口；③在孕妇存在吸入性麻醉药禁忌证的情况下，EXIT 治疗可以合用椎管内麻醉与静脉内注射硝酸甘油［速度为静推或静脉滴注 0.5~1.5μg/（kg·min）］来保证子宫肌层的松弛。但是，硝酸甘油应慎用，因为有可能导致孕妇肺水肿。

一旦达到足够的子宫松弛，对子宫切口仍然使用先前描述的那种特殊的可吸收钉合器，将羊膜到子宫肌层缝合在一起。一旦子宫切开，就会发生羊水流失，因此温暖的晶体溶液需要持续注入子宫腔内，保持子宫的充盈，从而防止由于宫腔压力下降、导致子宫收缩而在手术完成前就将胎儿排出的可能性。输注温暖液体还可维持胎儿体温、并防止操作时脐带受压。

一旦确定为 EXIT 治疗的适应证（如需要建立胎儿气道、开胸和肺部肿块取出/切除或为胎儿安置 ECMO 等），在断脐前，外科医师需要告知麻醉医师，以使夹闭气道和在分离脐带前给予缩子宫药物两者能悉心配合。此时，母亲吸入性麻醉药的浓度也应显著减少。有学者选择完全停止吸入性麻醉，采用静脉麻醉或笑气和氧气吸入麻醉，同时经之前放置的用于术后镇痛的硬膜外导管给予一定剂量的局部麻醉药和阿片。

可能由于子宫收缩乏力引发产妇大出血；因此，在手术过程中我们应该重视外科医师和麻醉医师之间的持续沟通。一般分娩后将缩宫素 20U 加入 500ml 晶体溶液，或者 40U 缩宫素加入 1000ml 晶体进行静脉输注足以恢复子宫收缩力。但甲麦角新碱、卡前列素氨丁三醇或米索前列醇等其他促进子宫收缩的药物也应该在术前准备好，以便出现产后出血时随时应用。恢复期的孕妇按剖宫产后的常规管理即可。

十、胎儿麻醉

根据胎儿不同畸形的特性，一般来说，在 EXIT 术后需要为新生儿准备一个单独的房间进行后续的 EXIT 治疗。尤其是在孕妇 EXIT 无菌手术野中已经开始肿物或部分肿物切除的患儿。如果术中预计婴儿的手术仍然需要一段时间才能完成，分娩后婴儿被迅速转移到与母亲手术室相邻的手术室，与此同时，开始缝合关闭产妇的腹部切口。这间相邻的专为新生儿护理准备的手术间，应当在 EXIT 手术开始之前就做好所有与新生儿救治相关的预先准备。婴儿手术室应包括所有新生儿常规麻醉的必需品。包括一个温暖的手术室环境；通过液体加温设备输注的晶体溶液；术中保暖装置如 Bair Hugger™；多条干燥、温暖的毛巾或毯子用以擦去新生儿的胎脂，以便于胸前心电监护仪电极片的固定。另外，还需要一个适当大小的血压计袖带；以及一定剂量的常规用药如肌松药、阿片类药物。

孕妇手术间必须配备的 EXIT 手术中胎儿所需物品与开放式胎儿手术中的要求是一样的（表 48-5）。除了列表中的物品，另外需要一个连接至氧源和呼气末二氧化碳（CO_2）指示计的无菌、有充气袋阀的面罩，以便确认新生儿气管插管位置，特别是在插管指征为胎儿头部或颈部包块引起气道变形时。

EXIT 手术中在胎儿部分分娩之前，孕妇的手术间温度应升高到 26.7~29.4℃（80~85°F），同时用温热的液体持续灌注子宫腔，从而保持胎儿的体温。根据不同医院的设定，一般由儿科麻醉医师负责婴儿的护理并参与母体手术中胎儿的管理。与开放胎儿手术中的处置相同，为了严密监测胎儿的生命体征，一旦产科医师接触到胎儿的上肢，脉搏血氧仪探测器应立即放置在此侧上肢。同时还应该尽量在同侧手臂建立一条静脉通道。如果静脉通路建立困难，则选择经肌内注射阿片类药物（芬太尼 5~20μg/kg）、肌松药（维库溴铵或泮库溴铵 0.1~0.2mg/kg）和抗胆碱能药（阿托品 0.02 μg/kg）的混合物，用于补充来自母体胎盘的麻醉药物的不足。在此过程中，如果需要，甚至可以通过脐带直接给胎儿注射药物。此外，产科医师还需要在术中确认胎儿的脐带的长度足以允许宫内操作和经脐血管给药，否则可能由于脐带的过度牵拉导致胎儿心动过缓。

胎儿干预过程中所需的胎儿体位包括受影响的身体部位（通常的头部和颈部），一小部分胎儿的上部躯干和上肢，以此可以实施直接的经胸胎儿超声心动图监测。在手术过程中由心脏内科医师实施的胎儿超声心动图监测可以提供胎儿心室充盈和心肌收缩力的持续评估。为了确保胎儿气道，直接可视喉镜、支气管镜和气管插管或气管切开都是可行的。偶尔，当 EXIT 的适应证为巨大的颈部肿物时，术中可能需要部分切除肿物，以显露气管切开术所需的部位。当术中肿物部分切除时，胎儿仍然通过脐带与子宫胎盘相连，从而获得来自胎盘的供氧。一旦脐带被断开，婴儿被立即送到前文所述的预先准备完善的相邻手术间，以便完成残余肿物的切除。此时需由外科医师决定，是否必须部分切除肿物才能获得到气道的入路。必须建立外周静脉通路，以便给予胎儿药物、输液、输血。

当 EXIT 手术施行胎儿胸廓切开和肺部肿物切除时（EXIT-to-resection），胎儿接受经肌内注射阿片类药物、肌松药和抗胆碱类药物的混合剂，同时施行气管插管，并且建立静脉通道，以便给予阿片类药物、肌松药或液体。推荐在胸廓切开和肺部肿物移除前给予推注液体，因为肺部肿物切除后解除了其对于胸腔的压迫，会引起心脏前负荷的改变。胎儿术中可能输注的液体包括晶体、胶体或者血液。如果术中静脉通道建立困难或不能及时建立，间断性的经脐带给予或者在直视下直接心内注射都是可行的。

一般情况下，一旦新生儿接受气管内插管或气管造口术，应通过无菌听诊器听诊婴儿双肺呼吸音，或者通过呼气末 CO_2 监测来评估插管的位置是否适当。位置确定后，将气管内插管缝合至婴儿牙龈部将其牢牢固定。但是，在 EXIT 适应证为巨大的肺部肿物时，气管内插管的位置无法经人工通气、呼气末 CO_2 监测和肺部听诊来确定。在这种情况下，建议在胸廓切开、肺部肿物切除后开始人工通气。肺部肿物切除后，通气可以使肺部不受限制地通过切口膨胀，从而避免了纵隔的进一步受压。

一旦脐带结扎和婴儿分娩后，产科医师或者自己放置脐带通路，或者交由新生儿科医师放置脐带通路，随后将其转至新生儿重症监护病房。已经放置了 ECMO 或者通过 EXIT- 气道操作确保了气道的婴儿会被转入新生儿重症监护病房。需要立即进一步手术的婴儿（肺或颈部肿块的彻底切除）将在 100% 纯氧人工通气并用热毯包裹的情况下，转运至相邻手术间完成必要的手术。

十一、孕妇预后

EXIT 治疗并不影响孕妇未来的生育。对于子宫下段剖宫产横切口使用特殊的手术缝合钉后还有可能成功阴道分娩。但是，假如在分娩时孕妇合并前置胎盘，那么子宫切口的选择就需要避开子宫下段而选择其他合适的位置。这一组孕妇在以后分娩中，为了预防子宫破裂，最好选择择期剖宫产。

由于 EXIT 治疗的特殊挑战性以及 EXIT 治疗与标准剖宫产术之间的诸多差异，EXIT 治疗需要多学科团队合作和努力才能确保成功。

要 点

■ 大多数胎儿镜在清醒镇静下进行。详细地将术中可能情况，包括告之患者她可能轻微地感觉到压迫腹部，手术等过程中可能听到持续的对话，这些可以帮助产妇减轻焦虑。应当告知孕妇术中有任何不适要随时告知麻醉医师，以便提供额外镇痛。虽然大部分手术在清醒镇静下进行，但偶尔也可能紧急转为全身麻醉。

■ 合并前置胎盘或显著羊水过多的孕妇在进行胎儿镜手术时需要全身麻醉。

■ 建议胎儿镜的麻醉采取多药联合的方式：术前给予咪达唑仑 2~3mg 静脉注射；自患者入室起，给予瑞芬太尼 0.08~0.1 μg/（kg·min）泵入；在局麻浸润前可给予芬太尼 25 μg 单次静推以减轻患者的反应；有时需要静脉注射苯海拉明治疗持续的阿片引起的瘙痒症状。

■ 虽然目前对于胎儿是否可以感知疼痛还存在争议，但大多数胎儿手术医师只有当真正对胎儿实施器械操作时，才会给予额外的药物干预。

■ 利用高浓度的吸入性麻醉使子宫松弛，是开放式胎儿手术和 EXIT（宫外产时）手术治疗的必要条件。虽然经静脉给予硝酸甘油也可使子宫松弛，但是一方面硝酸甘油对子宫松弛的效果不易量化；另一方面硝酸甘油的使用可能会诱发肺水肿，因此仅限于无法接受吸入麻醉的孕妇。

■ 在开放式胎儿手术中，应避免经硬膜外给予局麻药麻醉，因为这将加重孕妇的低血压（由松弛子宫所需的高浓度的吸入性麻醉引起）。

■ 早产是开放式胎儿手术的薄弱环节，因此，建议术后联合给予高浓度阿片类药物和低浓度局部麻醉药，例如 0.1% 布比卡因 +10 μg/ml 芬太尼的硬膜外镇痛治疗。这将同时降低孕妇和胎儿的皮质醇水平，皮质醇水平被认为在早产的发展中起到重要的作用。

■ 在胎儿手术中，给予孕妇大剂量硫酸镁来抑制子宫收缩，同时宫腔内持续晶体灌流。这使得母体易于发生肺水肿。因此，在胎儿手术中，静脉输注晶体应谨慎。

■ 对于那些威胁胎儿生命的病例如巨大的肺部肿物或骶尾部肿瘤，在进行胎儿手术时，不仅需要术中脉搏血氧饱和度、持续超声心动图监测，而且需要输入晶体、血液来抢救患儿。脊髓脑脊膜膨出（MMC）是一种非致命性疾病，这种患儿并无显著的病理生理改变，因此术中仅仅需要胎儿超声心动监护，几乎没有晶体或血液复苏的必要。

■ EXIT（宫外产时手术）治疗与剖宫产术的不同点在于胎儿不需要立即分娩，并且术中需要使用药物帮助子宫松弛。EXIT 手术的目的就是允许胎儿在产时，子宫胎盘供血中断胎儿分娩之前，接受胎儿手术治疗。

第49章

孕期非产科手术

（Yaakov Beilin 著，路志红 译，董海龙 校）

一、引言

孕期行非产科手术的发生率是 0.3%~2%。美国每年约有 400 万例分娩，因此相当于每年有 8 万例孕妇需要手术麻醉，而且很可能在手术的时候患者还没有查出来怀孕。研究表明很多手术的妇女都不知道她们怀孕了。拟行手术而不知道自己怀孕的患者在成年人为 0.3%~1.3%，在 15—20 岁的青少年约占 2.4%。因此，对于育龄女性，除非临床紧急情况不允许，否则应在术前行尿妊娠试验。

孕期任何时候都有可能需要行手术，但瑞典一项 72 万例患者的大型研究发现，最常见的是孕早期（42%），孕中期次之（35%），最后是孕晚期（24%）。阑尾切除是最常见的孕期非产科手术。但几乎所有手术类型都有在孕期成功实施的报道，包括体外循环下开胸心脏手术，需要降压和低温的神经外科手术，以及肝移植。

孕妇的麻醉是少见的，麻醉医师必须顾及 2 名患者的情况：母亲和未出生的胎儿。实施安全的麻醉需要了解妊娠带来的生理变化及麻醉和手术对发育中胎儿的影响。母体考量需基于生理变化对各器官系统的影响（表 49-1）。胎儿考量包括麻醉药物的可能致畸效应、避免宫内胎儿窒息，以及预防早产临产（图 49-1）。

二、妊娠的生理变化

孕妇会有显著的生理改变以适应发育的胎儿。这些改变中与麻醉医师最相关的是那些涉及心血管、呼吸、胃肠系统的部分。

1. 呼吸系统

由于妊娠初期孕酮水平增加，分钟通气量增加了近 50%，并一直持续至剩余孕期。由于解剖死腔在怀孕期间没有显著变化，因此足月时肺泡通气量增加了 70%。从孕 20 周开始，由于妊娠子宫推动横膈上移，功能残气量（functional residual capacity，FRC）、补呼气量和残气量都开始下降；足月时下降可达 20%。肺活量与孕前相比无变化。分钟通气量的增加导致 $PaCO_2$ 下降至约 4kPa（30mmHg）。由于肾排泄碳酸氢根代偿性地增加，动脉 pH 维持不变。

增加肺泡通气量和降低 FRC 导致吸入麻醉药物更快地被吸收和排出。FRC 的降低加之心排血量、代谢率和氧耗的增加，使得呼吸暂停或气道阻塞期间动脉低氧血症的风险更高。这也使得全身麻醉前预充氧尤为重要。有些人提出头高 30° 与平卧位相比其 FRC 增加。这能否推迟氧饱和度下降尚未知。

气道解剖的改变包括喉和咽部水肿，可使通气和气管插管更加困难。此外，黏膜毛细血管充血可引起气道操作期间出血。孕期 Mallampati 分级增加。

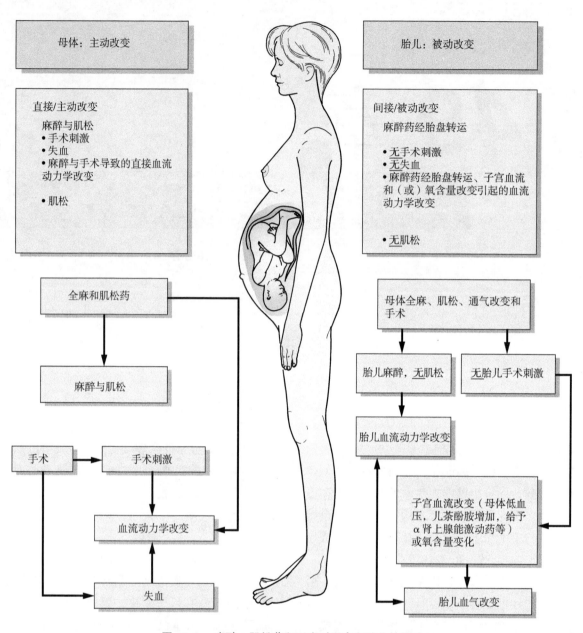

图 49-1　麻醉、肌松药和手术对母亲和胎儿的影响

（引自 Anesthesiology 1999;91:1159-1163.）

Pilkington 等发现从孕 12~38 周 4 级气道的发生率增加 38%。加之体重增加和胸部增大，这些变化使得气管插管更为困难，插管失败是孕产妇死亡的公认原因。

2. 心血管系统

心排血量在孕早期增加 30%~40%，足月时增加 50%。这主要是由于每搏量的增加（30%~40%），次之是由于心率增加（15%）。分娩期间和产后即刻心排血量进一步增加，但本章不对此进行讨论。由于雌激素和孕激素的血管舒张效应，孕期血压通常下降。舒张压下降的程度（10%~20%）更甚于收缩压

（0~15%）。近足月时，有 10%~15% 的患者仰卧位下血压会大幅下降，常伴有大汗、恶心、呕吐、面色苍白和神志的改变。这被称为仰卧位低血压综合征，是由妊娠子宫压迫下腔静脉和主动脉引起的。早在孕中期就会开始有这一综合征，可能会导致肾和子宫胎盘血流量减少。将患者左倾以解除子宫压迫可缓解这些症状。

心排血量的增加会加快静脉麻醉诱导的速度。妊娠子宫压迫下腔静脉导致奇静脉系统和硬膜外静脉的扩张。硬膜外静脉充盈使硬膜外和椎管内腔隙的体积变小，因此，椎管内阻滞所需药量减少。此外，据

表 49-1	孕期的生理变化
呼吸系统	
分钟通气量	增加 50%
潮气量	增加 40%
呼吸频率	增加 10%
氧耗	增加 20%
动脉血氧分压	增加 1.3kPa(10mmHg)
无效腔	无改变
肺泡通气量	增加 70%
动脉血二氧化碳分压	减少 1.3kPa(10mmHg)
动脉血 pH	无改变
血清 HCO_3^-	减少 4mmol/L(4mEq/L)
功能残气量	减少 20%
补呼气量	减少 20%
残气量	减少 20%
肺活量	无改变
心血管系统	
心排血量	增加 30%~40%
心率	增加 15%
每搏量	增加 30%
总外周血管阻力	降低 15%
股静脉压	增加 15%
中心静脉压	无改变
收缩压	降低 0~15%
舒张压	降低 10%~20%
血管内容量	增加 45%
血浆容量	增加 55%
红细胞容量	增加 30%
胃肠道	
胃肠动力	减弱
胃的位置	更靠头侧、更水平
转氨酶类	升高
碱性磷酸酶	升高
拟胆碱酯酶	降低 20%
血液系统	
血红蛋白	降低
凝血因子	增加
血小板计数	降低 20%
淋巴细胞功能	降低
肾	
肾血流	增高
肾小球滤过率	增高
血清肌酐和尿素氮	减少
肌酐清除率	增高
尿糖	1~10g/d
尿蛋白	300mg/d
神经系统	
最低肺泡浓度	下降 40%
内啡肽水平	增高

推测，孕酮可增加神经细胞对局部麻醉药的敏感性，因为在子宫增大之前椎管内药物的需求就已减少。

3. 胃肠道系统

以前一直认为孕早期末期之前孕妇的胃排空是延迟的。这与孕酮和增大的子宫使胃移位有关。然而，最近对乙酰氨基酚吸收的研究并没有发现孕妇胃排空的差异。Wong 等发现，足月孕妇口服 50ml 或 300ml 水其胃排空无差异，肥胖和非肥胖孕妇皆如此。这与分娩时胃排空延迟相反。尽管直到分娩发动前胃排空都不会延迟，但当孕 20 周妊娠子宫进入腹腔时，胃内压开始增加。此外胃液的酸度也增加，由于激素影响，食管下端括约肌张力也下降。虽然目前还不清楚这些变化是否有临床相关性，但有学者认为所有孕 18~20 周者均应被视为有胃内容物误吸的风险，当然有孕期常见的反酸症状如胃灼热感者应考虑为有误吸风险。

4. 血液系统

由于血浆容量的增加，在怀孕期间血管内容量增加了 45%。因为血浆容量增加的幅度比红细胞容量大（分别为 50% 和 30%），所以孕期会有相对的贫血。尽管如此，血红蛋白＜ 110g/L(11g/dl) 也被认为是异常的。孕期大部分凝血因子会增加，因此孕妇处于高凝状态，血栓栓塞的风险升高。正常妊娠者血小板计数通常会增加约 20%；约 7% 的孕妇血小板计数会＜ ($50×10^9$/L) (150 000/mm^3)，0.5%~1% 的会有血小板计数＜ $100×10^9$/L (100 000/mm^3)。

5. 肝功能的变化

孕期常出现肝功能指标（血清谷草转氨酶、乳酸脱氢酶、碱性磷酸酶、胆固醇）增加，但这未必表明有肝功能异常。在孕早期拟胆碱酯酶活性下降多达 20%，并在剩余孕期维持这一水平。但给予标准剂量的琥珀胆碱后很少见到呼吸停止时间延长，酯类局麻药的作用时间也没有延长。

6. 神经系统

受孕激素和内啡肽的影响，孕期吸入麻醉药的最低肺泡浓度（minimum alveolar concentration, MAC）下降达 40%。因此，吸入麻醉药应减量。另外，如前所述，与非妊娠患者相比，在孕妇要达到同等椎管内麻醉平面所需的局部麻醉药剂量更小。这与孕激素有关，同时也是由于妊娠子宫造成蛛网膜下和硬膜外腔受压、使得局部麻醉药更易扩散。MAC 和椎管内用药量的降低在孕早期就开始了。

三、胎儿考量

药物的致畸作用：致畸物指能使某种缺陷的发生率增加的物质，而且非偶然。必须在发育的某个关键点给予足量的致畸物才会造成致畸。在人类这一关键点是器官形成期间，在孕 15~60d。每个器官其易感期各不相同。例如，心脏易感期为孕 18~40d，而四肢为第 24~34 天。但中枢神经系统直到产后才能发育完全，因此，中枢神经系统的致畸关键时间超出了孕期。

由于明显的伦理限制和研究这些罕见缺陷所需患者例数太大，不可能在此领域进行严格的随机对照人类研究。在孕妇有 4 种方法可用于研究麻醉的效应：①动物实验；②有限的回顾性人类研究；③手术室工作人员慢性暴露于微量吸入麻醉剂的研究；④孕期接受手术者的预后研究。

在有的动物模型几乎所有麻醉药物都被发现是致畸的（表 49-2）。但由于种属差异，加之动物实验所用药物剂量远远高于临床所用剂量，所以动物实验的结果其价值有限。此外，其他已知致畸因素如高碳酸血症、低温和低氧血症在动物实验中未监测也未控制。种属差异尤为重要。沙利度胺在大鼠并未表现出致畸性，美国食品药品管理局（food and drug administration，FDA）批准将其用于人类。但后来发现沙利度胺在人类有致畸性。

表 49-2　麻醉药物对动物的致畸作用

麻醉药	致畸效应
硫喷妥钠	唇裂和心肌病
阿片类药物	腹股沟疝和中枢神经系统
局部麻醉药物	仅组织培养中细胞毒性
可卡因	胃肠道、泌尿生殖系统、中枢神经系统
肌松药	神经肌肉异常
强效吸入麻醉药	腭裂和骨骼畸形
氧化亚氮	骨骼异常
苯二氮䓬类	心脏异常、脊柱裂、唇裂
氯胺酮	神经管缺陷

美国 FDA 建立了风险分级系统来帮助医师们在选择给孕妇的治疗用药时权衡风险和获益。截至目前只有 5 种药物被明确是致畸的，而它们都不是麻醉药物。这些药物包括沙利度胺、异维 A 酸、香豆素（华法林）、丙戊酸和叶酸拮抗药。大多数麻醉药物，包括静脉诱导药物、局部麻醉药物、阿片类和神经肌肉阻断药分级都为 B 或 C（表 49-3 和表 49-4）。其实只有苯二氮䓬的分级为 D（有肯定证据表明其有风险。研究或上市后数据未显示对胎儿有风险。但潜在的获益可能超过潜在的风险）。可卡因分级为 X，即禁用。

表 49-3　美国食品和药品管理局对孕期用药的分级

A 级：对照研究表明无风险。在人类进行的严格的对照研究未表明对胎儿有风险

B 级：无对人类有风险的证据。动物实验发现有风险但人类研究未发现；或动物实验为阴性但还未进行足够的人类研究

C 级：不能排除风险。未进行足够的人类研究，而且动物实验为阳性或未进行动物实验。潜在的获益可能平衡风险

D 级：有关于风险的潜在证据。对人类有风险证据明确。尽管已知风险，但获益可能可接受。即，处理某一危及生命的状况时没有其他用药选择

X 级：孕期禁用。人类或动物研究表明，胎儿风险明显超过患者任何可能的获益

四、吸入麻醉药

氧化亚氮已知对哺乳动物致畸，且可迅速穿过胎盘。据推测氧化亚氮对动物的致畸性与其氧化维生素 B_{12} 有关，这会造成维生素 B_{12} 无法辅助甲硫氨酸合成酶（图 49-2），而后者对 DNA 亚基胸腺嘧啶核苷的合成至关重要。但也有证据表明，氧化亚氮的致畸性与影响 DNA 合成无关。对暴露于氧化亚氮的大鼠预先给予叶酸，使 DNA 合成无须经过甲硫氨酸合成酶，并不能预防先天畸形，而低浓度的氧化亚氮就可以抑制甲硫氨酸合成酶，但这一浓度在动物实验中是安全的。尽管有这些理论上的顾虑，氧化亚氮在人类没有被发现与先天畸形有关。FDA 没有对氧化亚氮进行分级，因为它属于医疗气体，不直接受 FDA 调控。

强效吸入麻醉药常用于手术。其中氟烷是被研究得最多的，结果毁誉参半，有的发现它与先天缺陷有关，如腭裂和爪的缺陷，有的没有。其他强效吸入麻醉药如异氟烷也一样。这些研究发现的临床意义尚不

表 49-4 美国食品药品管理局对一些麻醉药物的分级

麻醉药物	分 级
诱导用药	
依托咪酯	C
氯胺酮	C
美索比妥	B
丙泊酚	B
硫喷妥钠	C
吸入麻醉药	
地氟烷	B
安氟烷	B
氟烷	C
异氟烷	C
七氟烷	B
局部麻醉药物	
2- 氯普鲁卡因	C
布比卡因	C
利多卡因	B
罗哌卡因	B
丁卡因	C
右美托咪定	C
阿片类药物	
阿芬太尼	C
芬太尼	C
舒芬太尼	C
哌替丁	B
吗啡	C
神经肌肉阻断药	
阿曲库铵	C
顺式阿曲库铵	B
箭毒	C
米库氯铵	C
泮库溴铵	C
罗库溴铵	B
琥珀胆碱	C
维库溴铵	C
苯二氮䓬类	
地西泮	D
咪达唑仑	D

确定。FDA 将七氟烷和地氟烷列为 B 类药物，无须避免使用它们。使用吸入麻醉药从理论上来讲甚至还有好处，因为它们能抑制子宫收缩，有助于预防早产临产。此外，在一项对预后的比较研究中，孕期手术者和未手术者相比，两组先天性缺陷无差异，其中大多数都是在氧化亚氮复合吸入麻醉药全身麻醉下进行的。

五、静脉麻醉药物和辅助用药

1. 硫喷妥钠

硫喷妥钠在其近 70 年的临床应用中安全记录良好。尽管被发现对鸡胚胎致畸，但并未特别在人类进行研究，因为其良好安全记录而被认为可安全用于孕期。

2. 丙泊酚

丙泊酚能透过胎盘，胎儿 / 母体血浆浓度比将近 1 : 1。但尚无动物或人类研究表明其有致畸性（B 级）。有趣的是，由于卵泡液中丙泊酚浓度很高，对于体外受精时能否使用它还存在争议，但使用硫喷妥钠也同样存在争议，两种药受孕率并无差异。

3. 依托咪酯

依托咪酯以约 0.5 的胎儿 / 母体血浆浓度比通过胎盘。若给予大鼠 1~4 倍的人类剂量，则依托咪酯对胚胎表现出影响，但并非致畸效应。由于对胚胎有影响，依托咪酯的分级为 C 类。

4. 氯胺酮

氯胺酮透过胎盘的比率略高于其他静脉麻醉药。它可引起鸡胚神经管缺陷，但对小鼠无影响。没有对人类致畸的报道。对于氯胺酮对大鼠发育中的胎脑的影响尚存争议，但在人类还未阐明这一效应（见本章凋亡部分）。

5. 右美托咪定

右美托咪定在 1999 年主要作为 ICU 用的镇静药物被引入临床。它已经被安全用于某些患者的分娩镇痛。右美托咪定和相关的可乐定都可小量通过胎盘。Tariq 等发现宫内暴露于右美托咪定的大鼠无致畸效

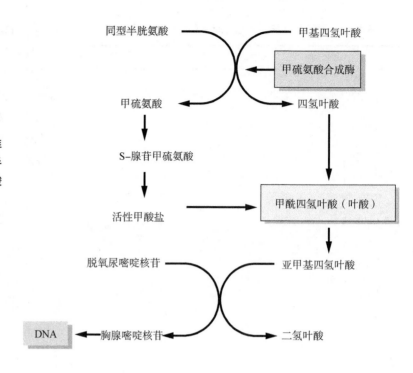

图49-2 通过氧化甲硫氨酸合成酶的辅因子维生素 B_{12}，氧化亚氮直接阻断从同型半胱氨酸和甲基四氢叶酸合成甲硫氨酸的转甲基反应

应或发育缺陷。没有人类的对照性研究，该药被归为 C 类。

6. 镇静催眠药

镇静药特别是苯二氮䓬类药物在孕早期的使用是有争议的。苯二氮䓬类药物通过抑制中枢神经系统的 γ 氨基丁酸（gamma-aminobutyric acid, GABA）受体而起作用。GABA 会阻碍腭突融合导致腭裂。因为地西泮能模拟 GABA，因此也可能增加腭裂的可能性。在一些人类回顾性研究中，有研究者指出孕 6 周以内口服地西泮与腭裂有关。这些发现与另两个前瞻性研究的结果不一致，这些前瞻性研究未发现两者有关联。

根据在这一领域接二连三的人类研究的发现，人们对这方面的顾虑依然很重。Laegreid 等在一项病例对照研究中发现苯二氮䓬类药物使用和腭裂有关，而 Dolovich 等的荟萃分析发现，病例对照研究中有关联，但队列研究中无关联。此外，Wikner 等用瑞典国家登记系统进行研究，未发现苯二氮䓬类药物与腭裂有关联，但发现与幽门狭窄和消化道闭锁有弱关联性。但应注意的是在这些研究中评估的对象都是长期服用苯二氮䓬类药物者，而非手术中那样仅单次使用者。FDA 将苯二氮䓬类药物归为 D 类，尽管有争议而且有些别的专家在孕期会使用此类药物，但作者在非产科手术中更愿意不用此类药物，除非有不得不为之的原因。

7. 阿片类药物

所有的阿片类药物均容易通过胎盘，因为它们有高度亲脂性。阿片类药物在仓鼠模型可致畸。有趣的是，在大鼠模型中，给予母鼠麻醉性镇痛药可预防先天缺陷，提示造成缺陷的是阿片引发的呼吸抑制和高碳酸血症，而非镇痛药本身。因此重要的是，麻醉期间给予麻醉性镇痛药的时候应避免其可能不良反应。合成的和天然的阿片其体内致畸效应极小或没有，分级为 C 类药物。通常可安全用于非产科手术。

8. 神经肌肉阻断药

由于其分子量和离子化特性，琥珀胆碱和所有的非除极药物都不通过胎盘，因此对发育中的胎儿几乎没有影响。研究肌松药的效应尤其困难，因为动物必须麻醉和通气。有一项研究表明肌松药（右旋筒箭毒碱、阿曲库铵、维库溴铵、泮库溴铵）对发育中的胎儿有剂量依赖的影响，但该研究中血药浓度是临床所见浓度的 30 倍。孕期无须避免使用肌松药，这些药大部分分级为 A 类或 B 类。

9. 局部麻醉药物

局部麻醉药物通过稳定细胞膜起作用，因此可能影响细胞有丝分裂和减数分裂。小鼠和鸡的在体实验表明，匹罗卡因、利多卡因和丁卡因可能导致神经管提前闭合。但是，Fujinaga1998 年进行的体外培养大鼠胚胎的对照研究未发现利多卡因有不良影响，除非使用超高浓度。局部麻醉药物在体研究未能表明它们有致畸效应。

六、人类研究

有两种途径可以评估麻醉药物对妊娠预后的影响：对慢性暴露于麻醉气体的女性的大型回顾性流行病学研究，以及比较孕期曾行手术和未行手术的女性的回顾性数据库研究。

1. 流行病学研究

在 20 世纪 70 年代进行的一些流行病学研究确定了慢性暴露于麻醉气体对健康的危害，包括出生缺陷和自发流产。所有研究结果相似，其中最一致的发现是有慢性暴露的女性流产的发生率比未暴露者高 25%~30%。因为这些发现而忧虑，美国麻醉医师学会资助了一项大型研究，得到了类似结果。作者调查了 73 496 名可能暴露于麻醉气体的个人。研究人群包括美国麻醉医师学会、美国麻醉护士协会、手术室护士协会和手术室技术人员协会的全体会员。通过邮件给这些人员寄送调查问卷，采集暴露程度和生殖预后信息。他们发现手术室工作人员自发流产和先天畸形风险增加。他们推荐在所有手术室均应强制安装微量麻醉气体清除装置，现在这已经被采纳为标准。但所有这些研究后来都受到了质疑，因为它们缺乏对照、对问卷的回馈率低、有记忆偏差、统计上也不准确。另一项不同设计方法的研究未能确认这些发现。Ericson 和 Kallen 用瑞典出生登记库比较了手术室工作的护士和内科病房护士的分娩预后。因为这是一项登记数据的研究而非调查研究，因此不像调查研究那样主观，特别是在回忆偏差方面。该研究未发现两组之间流产、围生期死亡或畸形的情况有差异。

2. 孕期手术者的预后研究

一些对曾行手术的孕妇的回顾性研究试图寻找麻醉手术与先天缺陷、自发流产或胎儿死亡之间的关联。它们的结果惊人得类似。1963 年 Smith 回顾了 67 例孕期曾行手术女性的病历，其中 11 例手术是在孕早期，发现手术组胎儿死亡更多，但均无先天缺陷。Shnider 和 Webster 回顾了 147 例孕期曾行手术女性的病历，其中 47 例手术是在孕早期，58 例在孕中期，

42 例是在孕晚期，将她们与 8926 例未行手术女性做了比较。他们发现早产临产率率有上升，但先天缺陷无增加。他们的结论是，手术疾病而非麻醉药物是早产临产的最重要决定因素。

Brodsky 等通过邮件向 30 272 名女性牙科助理和 29 514 名男性牙科医师的妻子发送了调查问卷，评估了职业和手术麻醉暴露对胎儿的影响。他们发现 287 例女性在孕期有手术史，其中 187 例手术是在孕早期，100 例在孕中期。他们发现自发流产发生率增加，但无论职业暴露还是手术暴露者中先天缺陷的发生率都无差异。手术暴露与职业暴露者流产率在孕早期分别为 8% 和 5.1%，在孕中期分别为 6.9% 和 1.4%。

Duncan 等用医疗保险数据研究了加拿大 Manitoba 在 1971—1978 年的全部人口。他们用 2565 例孕期曾行手术者与同等数量的未行手术者配对。他们没有发现先天性异常有差异，但在孕早期或孕中期曾接受全麻者自发流产增加。非妇科手术的风险比为 1.58，妇科手术的风险比值为 2。他们未能就自发流产的风险是否与麻醉或手术有关得出结论。

截至目前最大的研究是 Mazze 和 Kallen 的研究。他们结合了 1973—1981 年 9 年间 3 个瑞典医疗登记库的数据：医疗出生登记库、先天畸形登记库和出院登记库。他们评估了 4 项不良预后的数据：先天缺陷、死产婴儿、出生时存活但于 7d 内死亡的婴儿、出生体重 < 1500g 和 < 2500g 的婴儿。他们发现 720 000 例孕妇中有 5405 例曾于孕中行手术。在他们的数据中，大多数手术在孕早期进行（41.6%），孕中期（34.8%）和孕晚期（23.5）则有下降。大多数病例（54%）在全麻下完成，其中大部分使用的是氧化亚氮（> 98%）。他们未能发现在孕期任一阶段行手术者其先天畸形或死产有增加。但是，孕期接受手术者其出生体重 < 1500g 和 < 2500g 的婴儿数及出生后 7d 内死亡的婴儿数增加（图 49-3）。对于整个孕期都是如此。这些风险无法确定与某个麻醉药物或某种麻醉技术有关。对胎儿的风险增加可能首先是由需要手术的病况所致，妇科手术所致风险最高。同一组研究者发表了其中接受阑尾切除术者的亚组预后。他们发现手术后第 1 周内分娩的风险增加，平均出生体重降低 78g。分娩风险增加不会持续超过手术后 1 周。先天畸形或死产无增加。

1993 年和 2001 年有 2 项研究比较了孕期行手术者与未行手术者，结果与更早的研究类似。Kort 等回

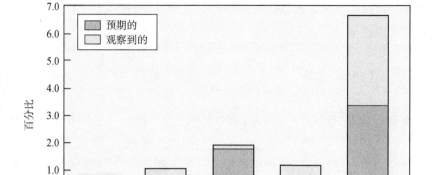

孕期行非产科手术者观察到的和预期的预后的数量

图 49-3 孕期行非产科手术者观察到的和预期的预后的数量。低体重和非常低体重新生儿以及 **168h** 内死亡的新生儿的发生率增加

*P<0.05

（引自 Mazze RI, Källén B. Reproductive outcome after anesthesia and operation during pregnancy: A registry study of 5405 cases. Am J Obstet Gynecol, 1989, 161:1178.）

顾了 1980—1989 年北卡罗里纳纪念医院和 Wake 医学中心全部 78 例孕期行手术病例，将她们与 49 489 例未行手术者进行了比较。最常见的手术适应证是阑尾炎、附件包块和胆囊炎。他们发现早产临产和早产率增加，但围生期死亡率和先天缺陷无增加。Visser 等回顾了 1989—1996 年曾行孕期手术的 77 例连续患者，将她们与 40 520 例未行手术女性做了比较。他们没有发现先天缺陷或围生期死亡率又增加，但孕晚期早产临产率增加。

与以上研究结果相反，两个独立的研究者发现孕早期手术与麻醉和中枢神经系统缺陷有关。在第一个研究中，同样使用前文述及的瑞典登记库，发现母亲在孕 4~5 周接受手术者其孩子神经管缺陷增加。Sylvester 等尝试在其病例对照研究中重复这些发现但未能成功。他们确定了 694 例有中枢神经系统缺陷的婴儿，将他们与 2984 例对照进行了比较。他们发现孕早期手术和麻醉与脑积水和眼部缺陷有关，但与神经管缺陷无关。这些研究都与第三个研究的结果不一致。Czeizel 等回顾了 1980—1994 年匈牙利的人口数据，评估了孕期麻醉下手术的致畸可能性。将有出生缺陷的婴儿与健康对照做了比较。35 727 例其婴儿无先天缺陷的女性中，有 73 例（0.2%）曾于孕期做过手术。而 20 830 例其婴儿有先天缺陷的女性中，有 31 例（0.15%）曾于孕期做过手术。他们发现，孕期手术者低出生体重婴儿比率增加，可能是由于很多孕妇是因为宫颈功能不全而行手术。他们未能发现两组间先天缺陷有差异。他们得出结论麻醉下手术不代表

对患者有致畸风险。

总之，数据压倒性地表明孕期手术和麻醉不会增加未出生胎儿先天缺陷的发生率。但它与早产临产和流产率增加相关，尤其是手术后 1 周内。尽管还未确认，但这一关联性更可能与手术或患者病况、而非麻醉药物有关，因为盆腔手术者流产率最高。

七、新生儿大脑的行为畸胎学与细胞凋亡

1963 年，Werboff 和 Kesner 用行为畸胎学一词描述了药物对子代对环境的行为的不良影响。卤素类药物特别是氟烷和安氟烷可导致啮齿类学习缺陷。大多数麻醉药物通过阻断 N- 甲基 -D- 天冬氨酸（N-methyl-D-aspartate，NMDA）或增强 GABA 起作用。研究表明，当作用于这两种机制的药物（如氯胺酮、氧化亚氮、咪达唑仑、巴比妥类、吸入麻醉药）被用于突触形成期的啮齿类动物时，它们可引起发育中大脑的广泛神经元凋亡。暴露于常用麻醉药物的雌性大鼠其后代会有学习缺陷，组织学检查可见广泛神经退变。

尽管动物模型中已表明麻醉药物和神经元凋亡有关，但从动物研究到人类研究的转化仍存在问题。大部分器官系统在孕早期末或更早发育完全，但大脑直到出生后都在发育。顾虑最重的时期是突触形成期间或快速生长期，这在从孕晚期到 3 岁。无法进行确认人类大脑内凋亡的随机试验，评估麻醉对大脑的影响比较复杂。最近两组独立的研究者评估了麻醉与手术

对以后生活中行为的影响。一组观察了学习障碍，另一组观察了异常行为，都发现手术和麻醉与预后指标有关联。研究还无法定论，因为它们并非随机试验，其中一个只是调查，但它们确实强调了严格的对照研究的必要性。目前尚不足以根据现有数据对麻醉实践做任何改变，FDA 在其顾问委员会会议上也得出了同样结论。

八、避免胎儿宫内窒息

非产科手术中胎儿最重要的注意事项是维持正常宫内生理环境和避免胎儿宫内窒息。胎儿氧合直接依赖于母亲的动脉血氧分压、携氧能力、氧的结合力和子宫胎盘灌注。因此维持正常的母体 PaO_2、$PaCO_2$ 和子宫血流很关键。

1. 孕妇和胎儿氧合

胎儿血红蛋白对氧的结合力强，因此通常胎儿可良好耐受轻到中度的母体低氧血症。但重度缺氧会导致胎儿死亡。全身麻醉对于孕妇尤其有风险，因为对呼吸道的管理可能遭遇困难，而且由于 FRC 的下降和氧耗的增加，血红蛋白脱氧合的速度也增快。椎管内麻醉期间还应注意麻醉平面较高、局部麻醉药毒性反应或过度镇静也可导致缺氧事件。

母体氧分压升高通常发生在全身麻醉期间。对分离人胎盘的研究表明，氧水平增加时的血管收缩提示若母体吸入氧浓度过高，则胎儿氧水平可能下降。相反，胎儿头皮毛细血管氧分压的研究表明随着母体氧水平增加胎儿的氧水平也增加。有人担心母体吸入氧浓度过高会对胎儿不利，可能引发动脉导管早闭或晶体后纤维增生症。但是，由于血的胎盘分流，即使母体 PaO_2 达到 80kPa（600mmHg），胎儿 PaO_2 也绝不会高于 8kPa（60mmHg）。因此，不应限制母体吸入氧浓度。

2. 母体二氧化碳

母体高碳酸血症和低碳酸血症均对胎儿不利。过度的正压通气导致的严重低碳酸血症可增加平均胸内压，减少静脉回流，并导致子宫血流量减少。此外，过度通气导致的母体碱中毒会直接引起血管收缩，从而减少子宫血流量，此外它还会导致母体的氧合血红蛋白解离曲线左移，从而减少氧供。严重的高碳酸血症是有害的，因为二氧化碳很容易穿过胎盘，与胎儿酸中毒和心肌抑制相关。

3. 子宫胎盘灌注

药物和麻醉操作都可影响子宫血流。胎盘血流与经绒毛间隙的净灌注压成正比，与阻力成反比。低血压可降低灌注压，引起低血压的原因有硬膜外或腰麻给予局麻药、仰卧位下主动脉腔静脉受压或出血。即使如此，像神经外科手术有时所需那样的中度低血压是安全的。缩血管药物，如 α 肾上腺素药物或 > 2mg/kg 的氯胺酮，全身麻醉中过度通气引起的低碳酸血症，或疼痛、不安、浅麻醉等引起的儿茶酚胺释放，均会增加血管阻力和降低子宫胎盘血流，因此均应避免。过去认为去氧肾上腺素应避免使用，因为它是缩血管药物，可导致子宫血管收缩。但最近的来自剖宫产女性的数据表明，去氧肾上腺素是较好的升压药选择。这些数据能否适用于母体非产科手术这样的胎儿尚未娩出的情况尚不清楚，但笔者在这种情况下会用去氧肾上腺素。

4. 预防早产临产

母体手术中胎儿最大的风险是自发流产、早产临产和早产，阑尾切除术后发生率可高达 22%。尚不清楚这是由手术、麻醉药物还是潜在病症引起的，但风险最高的是妇科手术或盆腔手术，这些手术中会搬动子宫，风险最低的阶段是孕中期。强效吸入麻醉药物降低子宫张力、抑制子宫收缩，因此，从这点考虑的话吸入麻醉药物是有益的。同理，应避免使用增加子宫张力的药物，如 > 2mg/kg 的氯胺酮。但没有研究表明某种麻醉药物或技术与流产或早产临产发生率增高或降低有关。

5. 腹腔镜手术

腹腔镜一度被认为在孕期是绝对禁忌的，但现在都常规进行了。常见的腹腔镜手术包括阑尾切除术，胆囊切除术，以及附件包块手术。Reedy 等的一项调查研究比较了孕 4~20 周行剖宫手术者（2181 例）和行腹腔镜手术者（1522 例）的 5 个胎儿预后变量（$n = 2181$），并与没有接受手术的普通孕妇进行了比较。5 个预后变量为出生体重、胎龄、宫内生长受限、先天畸形和婴儿存活率。他们发现，与普通人群相比，2 个手术组早产和低出生体重（< 2500g）的风险都

增加。但 2 个手术组间其他预后变量均无显著差异。

腹腔镜手术麻醉应特别注意要维持 CO_2 正常，因为维持气腹通常用的是 CO_2。调整母体通气参数维持呼气末 CO_2 在 4~4.7kPa（30~35 mmHg）可避免高碳酸血症和胎儿酸中毒。美国胃肠内镜外科医师协会提出了孕期的腹腔镜手术指南。手术的注意事项包括在放置戳卡中要小心，可使用开放技术，维持较低的气腹压（< 15 mmHg）以维持子宫灌注（表 49-5）。

表 49-5 孕期腹腔镜手术指南

1. 妊娠和非妊娠患者对急性腹部情况处理的适应证是相同的
2. 腹腔镜可以在孕期的任一阶段安全地进行
3. 根据患者疾病的紧急性和现场条件，可以在术前和（或）术后进行产科会诊
4. 妊娠患者应置于子宫向左移位体位，以尽量减少腔静脉和主动脉受压
5. 应在术前和术后进行胎儿心脏监护
6. 手术入路可采用开放式或 Hassan 戳卡、Veress 气腹针或可视戳卡建立
7. 1.3~2kPa（10~15 mmHg）的充气压可安全用于妊娠患者
8. 应使用 CO_2 计监测术中 CO_2
9. 建议术中及术后使用充气加压设备和术后早期下床活动，以预防深静脉血栓
10. 不应预防性应用宫缩抑制药，但围术期有早产迹象时应考虑使用

［引自 Yumi H. Guidelines for diagnosis, treatment, and use of laparoscopy for surgical problems during pregnancy: this statement was reviewed and approved by the Board of Governors of the Society of American Gastrointestinal and Endoscopic Surgeons (SAGES), September 2007. It was prepared by the SAGES Guidelines Committee. Surg Endosc, 2008, 22:849-861.］

九、胎儿心率监测

从孕 16~18 周开始可以通过外部的分娩力计来进行胎儿心率（fetal heart rate，FHR）监测，但术中使用该监测的适应证尚未明确，显然不是每个病例都适用，如腹部手术。一个问题是如何针对监测信息采取处理措施。若胎儿已无活力、FHR 描记堪忧，则能做的只有维持生理环境正常。如果不管怎么样都得这么做的话，那这还足以成为进行胎心监测的理由吗？有人相信这一理由很充分，Katz 等报道了一例病例，通过增加母体吸入氧浓度，他们纠正了接受眼部手术的一位孕妇的异常 FHR。

另一个问题是应该由谁来解读监测结果。麻醉药物会改变胎心率基线和减少变异，这些变化需要与胎儿受损害相区分。还有，如果监测发生变化但胎儿仍有活力，产科医师是否需立即进行娩出。

美国妇产科医师学会和美国麻醉医师学会就此问题发表了联合声明。该声明的一般指南包括：

1. 应有有资质的人员做好准备解读 FHR。
2. 若胎儿胎龄不足以存活，通常在术前和术后确认 FHR 即可，但在 "某些情况下应于术中进行监测，以利于体位的摆放或氧合治疗"。

3. 如果胎儿能存活，则应在术前和术后同时监测 FHR 和收缩，应有 1 名产科医师能够且愿意对胎儿适应证进行处理。

该声明最后指出："使用胎儿监测的决策应因人而异，最终，每个病例都应团队合作，优化母胎的安全。"

十、麻醉管理的一般推荐意见（图 49-4）

1. 术前管理与手术时机

尽可能避免在孕早期麻醉和手术。虽然没有麻醉药物被证明对人体致畸，但尽可能减少或消除胎儿在这一器官形成期间的暴露是审慎的。

在开始给予任何麻醉药物前都应该咨询产科医师、记录 FHR 情况。早在孕 12 周者就应该注意预防误吸，应考虑使用清质非颗粒性口服抗酸药、H_2 受体阻断药和甲氧氯普胺。雷尼替丁（全身麻醉前 60min 左右静脉注射 50mg）可降低剖宫产孕妇的胃液 pH，甲氧氯普胺（全身麻醉前 15~30min 静脉注射 10mg）可有效减少孕早期者的胃内容物量。

如果可能的话，由麻醉医师安慰患者而不是通过

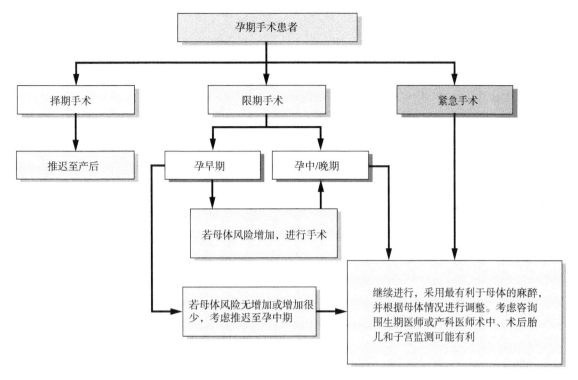

图 49-4　孕期手术患者管理的推荐意见总结

（经许可转载自 Rosen MA. Management of anesthesia for the pregnant surgical patient. Anesthesiology, 1999, 91:1159–1163.）

术前用药来减轻患者的不安。应告知患者没有已知的有关孩子先天畸形的风险，但流产或早产临产的风险会增高。此时是对患者进行有关早产临产征象宣教的好机会，例如有人在足月前会出现背痛，而且可能在术后长达 1 周才出现。对于孕 16~18 周或以上者，应将患者置于子宫左倾位转运至手术室，以免压迫主动脉下腔静脉。患者被移入手术室前，应左侧子宫位移，以避免妊娠 16~18 周后的下腔静脉受压。

2. 监护

除了标准的术中监护，如果有条件的话还应当监测胎心率和子宫张力。这是确保维持对胎儿的正常生理环境的最佳方式。应由产科医师或麻醉医师以外的具备解读 FHR 技能的人员来进行这些监测和解读。不管是否决策术中实施 FHR 监测，术前和术后都应监测 FHR 和子宫收缩情况。

3. 麻醉技术

应根据产妇的指征、手术的部位和性质和麻醉医师的经验来选择麻醉方式。由于 MAC 降低，区域麻醉或全身麻醉的所有用药的剂量都应减少。虽然没有研究发现区域麻醉和全身麻醉在先天性缺陷或早产等

新生儿转归方面有任何差异，但因为区域麻醉可避免肺吸入的风险、减少胎儿的药物暴露，因此可能要优于全身麻醉。另外，即便在动物研究中也尚未发现局部麻醉药有致畸效应。

椎管内麻醉的最大风险是低血压，这会降低子宫胎盘灌注。低血压的预防较为困难，因为预先扩容并不能有效地降低低血压发生率。若低血压发生，可使用麻黄碱或去氧肾上腺素，而且去氧肾上腺素可能更有益。重要的不是选择何种药物，而是治疗措施是否迅速。

全身麻醉之前应仔细评估气道，充氧去氮，并快速顺序诱导同时按压环状软骨。水肿、体重增加以及乳房的增大都会使气管插管更为困难。应准备数种喉镜手柄和镜片及其他紧急气道管理设备。孕期伴发上呼吸道黏膜毛细血管充血。在气道操作时必须特别小心，而且应选用小于正常口径的气管导管。应避免使用鼻咽气道和经鼻插管。应使用较高吸入氧浓度（至少 50%），二氧化碳分压应保持在正常妊娠水平（30~35mmHg）。孕妇的呼气末 CO_2 非常接近 $PaCO_2$ 水平，因为动脉 - 呼气末 CO_2 梯度在孕期是下降的。

4. 术后的管理

胎心率和子宫活动的监测应持续到术后。硬膜外或蛛网膜下隙给予阿片类药物是很好的镇痛选择，因为与肌内注射或静脉注射相比，它们的镇静作用极微，所需剂量也更小。应避免使用非甾体抗炎药，因为它们可能引起动脉导管过早关闭。

不管使用哪种技术，都应注重细节，注意在围术期维持正常宫内生理环境，包括避免低血压、低氧血症、高碳酸血症、低碳酸血症、低体温和酸中毒，这些是获得良好预后的关键。

要点

- 许多女性都会在孕期接受手术。
- 母体的风险与孕期生理改变有关。
- 母体气道和心血管问题是母体并发症和死亡率的首要原因。
- 胎儿的最大风险是早产临产和早产。这一风险是否与手术、麻醉或潜在病况有关尚不清楚。增加的风险与麻醉方式无关。
- 麻醉或手术不会增加先天畸形或流产的风险。
- 区域麻醉技术较全麻对母体和胎儿更为安全。
- 应根据母体适应证、手术部位和性质及麻醉医师的经验来选择麻醉方式。应选用有很长安全性历史的麻醉药物。
- 非产科手术期间对胎儿最重要的注意事项是维持正常宫内生理环境和避免宫内胎儿窒息。
- 所有患者均应有产科会诊、手术前和手术后应行 FHR 监测。
- 是否使用术中 FHR 监测应因人而异。
- FHR 和子宫活动监测应持续至术后。

产科椎管内麻醉指南

（王　怡译，路志红校）

本指南适用于产妇在分娩时应用局麻药进行椎管内麻醉或镇痛的情况。本指南旨在提高管理患者的质量，但不能保证患者的任何某种预后。因为各医疗单位所具备的麻醉资源可能不同，所以医务工作者要负责解读和制定适合自己机构的实践指南。这些指南应随着技术和实践的发展而不断进行修订。

指南一

椎管内麻醉应在具备适当的复苏设备和药物的地方进行，以处理麻醉过程中可能出现的异常情况。

复苏设备应包括，但并非只限于以下这些设备：氧源、吸引装置、气道管理和气管内插管的设备、能进行正压通气的途径、心肺复苏的药物和设备。

指南二

椎管内麻醉应由有相应资质的医师实施，阻滞后监护也应在由该类人员或在其指导下完成。

医师应通过单位的资格认证，才能负责实施和指导产科麻醉的过程，并处理相关的并发症。

指南三

椎管内麻醉应在下列情况下实施。

1. 患者已由有资质的医师检查。

2. 有一位具备实施经阴道分娩或剖宫产资格的产科医师能在需要时指导分娩和处理可能发生的产科并发症，这位医师应当了解产妇和胎儿的状况及产程进展情况，并同意实施产时麻醉。

在部门方案规定的环境下，由有资质的医师为产妇进行骨盆检查。负责患者的产科管理的医师应当获知其状况，以便对患者存在的危险和进一步的处理措施做出决策。

指南四

应在椎管内麻醉开始前开放静脉通路，并在整个麻醉过程中维持其通畅。

指南五

为分娩和或经阴道分娩患者行椎管内麻醉时，需要有资质的医师来监测和记录产妇的生命体征和胎心率。根据产妇和胎儿的临床情况可应用额外的监测。当复杂的经阴道分娩需要做广泛的椎管内阻滞时，需应用基本的麻醉监测标准。

指南六

剖宫产的椎管内麻醉需要按基本麻醉监护标准的要求监护，而且有资质的产科医师应可随时就位。

指南七

有资质的医护人员，除了监护产妇的麻醉医师外，都应能立即到位做好新生儿复苏的准备。

麻醉医师的首要责任是管理产妇。如果需要麻醉医师对新生儿救治提供短暂援助，则要权衡麻醉医师离开产妇对母体的风险和对新生儿的益处。

指南八

有相应资质的医师应当在椎管内麻醉时做好处理

麻醉并发症的准备，直到麻醉后患者情况稳定和满意为止。

指南九

对所有椎管内麻醉恢复期的患者，都应进行麻醉后监护。剖宫产和（或）高位椎管内阻滞后，都应采用麻醉后监护标准。

指南十

应有规定来保证有设施可供医师处理并发症和给麻醉后恢复患者行心肺复苏。

产科麻醉实践指南

美国麻醉医师学会产科麻醉工作小组的更新报告

（王　怡译，路志红校）

实践指南是系统建立的推荐意见，帮助医务人员和患者做出医疗决策。这些推荐意见可能会根据临床的需求及限制被采用、修改或拒绝，同时这些推荐并非要取代各单位的政策制度。另外，实践指南不是标准或者绝对的必要条件，指南的应用也不能保证任何一种特定的预后。实践指南根据医疗知识、技术及实践的发展进行修订。指南提供基本的推荐意见，通过荟萃和分析目前的文献、专家意见、开放性论坛的总结和临床可信数据而获得。

这次更新包括美国麻醉医师学会在 1988 年发表"产科麻醉实践指南"以来数据；也包括比之前版本更多的技术数据和推荐意见。

一、方法学

A. 围术期产科麻醉定义

本指南中，产科麻醉指分娩及经阴道分娩、剖宫产分娩，滞留胎盘剥离及产后输卵管结扎过程中实施的围生期麻醉和镇痛行为。

B. 指南目的

这些指南的目的是通过减少麻醉相关并发症的发生率和严重程度来提高产科患者麻醉管理质量，增进患者安全。

C. 重点

这些指南重点集中在处于分娩、非手术或手术分娩过程中、某些产后管理和镇痛（如剖宫产患者椎管内麻醉之后椎管内给予阿片类药物以术后镇痛）中的妊娠患者的麻醉管理。目标患者人群包括但并不局限于非复杂性妊娠或有常见产科问题的分娩期及产后患者。这些指南没有提供怀孕期间接受手术、妇科患者或者有慢性疾病的产妇（严重心脏、肾或神经系统疾病）。另外，这些指南没有探讨经阴道分娩后的镇痛、输卵管结扎后镇痛或全身麻醉剖宫产的术后镇痛。

D. 应用

这些指南旨在供麻醉医师使用。它们也可为别的麻醉提供者提供资源，也可以为那些给分娩和产后早期接受麻醉的患者提供指导和管理的医疗专家服务。

E. 工作小组成员及顾问

美国麻醉医师学会安排了 11 位成员的工作小组①回顾发表过的证据；②获取包括进行产科麻醉和镇痛的麻醉医师和非麻醉医生的顾问团的意见；③获取可能受指南影响的实践者的意见。小组成员包括来自美国不同地区的私人医疗机构和大学医院的麻醉医生及 2 位来自美国麻醉医师学会标准及实践参数委员会的方法论专家。

小组成员通过 7 个步骤制定了该指南。第一，他们在证据的标准上达成共识；第二，回顾与产科麻醉相关的同行评议期刊上发表的原创研究论文；第三，让专家顾问小组提供对不同围生期管理策略的有效性的意见，并阅览及批改由小组制定的指南草稿；第四，由实施产科麻醉的美国麻醉医师学会成员对指南推荐意见提出自己的观点；第五，工作小组在两个主要的国家会议上设置开放的论坛来征求对草稿的意见；第六，对顾问们进行调查，评估他们对指南实施的可行性的意见；第七，整合所有可用的信息，使小组内部形成共识，最终完成指南（附1）。

F. 证据的有无和强度

这些指南的准备过程遵循严格的方法学程序（附2）。为了以一种精确并易于理解的方式陈述研究的发现，这些指南使用了一些描述性的术语。当有足够数量的研究可用于评估时，指南中采用了如下术语来描述研究发现的力度。

支持： 对足够数量的随机对照试验的荟萃分析表明，临床干预与临床预后之间统计学显著相关（$P < 0.01$）。

建议： 个案报道和观察性研究的信息使得可以推断干预与预后相关。未进行对这类定性或描述性信息的荟萃分析。

可疑的： 荟萃分析未发现不同研究组或不同状况间有明显差异，而且也没有足够的定量信息来进行荟萃分析，由个案报道及观察性研究得到的信息也无法推断干预与预后相关。

文献中科学证据的缺乏以如下术语描述。

沉默： 没有确定的研究发表过干预与预后之间的关系。

不足： 只有极少数发表的研究探讨过干预与预后之间的关系。

不充分： 已有的研究不能用于评估干预与预后的关系。这些研究无法满足指南中重点部分定义的相关内容的指征，或出于方法学的考虑无法明确解读为有因果关系。

正式的调查信息由ASA的专家及成员收集。采用以下术语来描述对某个问题的回复。回应按5分制来征集，1分为强烈不赞同，5分为强烈赞同。调查结果根据中位数总结如下。

强烈赞同： 中位数为5（至少有50%的回应为5）。

赞同： 中位数为4（至少有50%的回应为4和5）。

不确定： 中位数为3（至少有50%的回应为3，或者没有其他回应类型或同样类型的组合包含了至少50%的回应）。

不赞同： 中位数为2（至少有50%的回应为2或1和2）。

强烈不赞同： 中位数为1（至少有50%的回应为1）。

二、指南

I. 麻醉前评估

病史和体格检查： 尽管没有比较研究能足以评估回顾病史（如回顾病历）或体格检查对围生期的影响，但文献报道某些患者的特征或临床特性与产科并发症相关。这些特征包括但不限于子痫前期、妊娠相关高血压、HELLP综合征、肥胖及糖尿病。

顾问和ASA成员均强烈赞同直接询问病史和体格检查，包括麻醉医师与产科医师的交流会减少产妇、胎儿和新生儿并发症。

推荐： 在进行麻醉前，麻醉医师应当有重点地询问病史和体格检查。这包括但不局限于产妇的既往史和麻醉史，相关产科病史，基础血压测量，气道、心脏和肺部检查，与"麻醉前评估的实践意见"相一致。当计划用区域麻醉时应检查产妇的背部。

如发现有明显的麻醉或产科危险因素，应鼓励麻醉医师与产科医师之间进行会诊讨论。应建立沟通体系以鼓励产科医师、麻醉医师和多学科团队的其他成员进行尽早并持续的沟通。

分娩期血小板计数： 没有足够的文献来评估在非复杂妊娠中常规血小板计数是否可以预测麻醉相关的并发症。文献提示血小板计数临床上可用于可疑妊娠相关高血压的孕妇，如子痫前期或HELLP综合征及其他凝血功能相关紊乱。

ASA成员们的观点是不确定血小板计数的作用，但顾问们赞同常规血小板计数检查并不能减少产妇麻醉并发症。顾问及ASA成员们均赞同对可疑子痫前期患者进行血小板计数检查可减少产妇麻醉相关并发症。顾问们强烈赞同、ASA成员们赞同对可疑凝血功能障碍患者，血小板计数检查可减少麻醉并发症。

推荐： 没有证据证明血小板计数检查可预测局部麻醉的并发症，麻醉医师在决定是否进行血小板计数检查时，应当个体化，并根据病史、体格检查及临床症状来决定。常规血小板计数检查对正常孕妇并无必要。

血型和筛查：没有足够的文献证明血型检查和筛查可以减少产妇麻醉相关并发症。另外，没有充分的文献确定血型交叉配型对健康及无复杂状况的产妇是否有必要。顾问和 ASA 成员们赞同所有孕妇的分娩期血样应送往血库备用。

推荐：常规血交叉配型对经阴道或手术分娩的健康及无复杂状况产妇并无必要。应根据产妇病史和预期出血并发症（如前置胎盘、既往子宫手术合并胎盘植入）以及本单位的制度来决定是否进行血型及筛查。

麻醉前胎心率记录：文献认为，镇痛或麻醉药物可能影响胎儿心率模式。没有足够的文献证明麻醉前胎心率记录可避免胎儿或新生儿并发症。顾问及 ASA 成员们均赞同麻醉前胎心率记录可减少胎儿和新生儿的并发症。

推荐：分娩时应由专业医师在区域麻醉前后进行胎心率监护。小组成员认为持续的胎心率监护并非总是必要，而且在区域麻醉开始过程中也可能无法实施。

Ⅱ．预防误吸

清亮液体：有关在分娩时禁饮清亮液体的次数与呕吐、反流或误吸之间的关系尚无足够的已发表的证据。顾问及 ASA 成员们均赞同在分娩期间口服清亮液体可以增加产妇的舒适度和满意率，尽管 ASA 成员们对此意见不一，但顾问们赞同分娩过程中口服清亮液体不会增加产妇并发症。

推荐：允许无合并症的分娩患者口服中量清亮液体。无合并症者选择剖宫产分娩可以在麻醉诱导前 2h 饮用中量清亮液体。清亮液体包括但不限于水、不含果肉的果汁、碳酸饮料、清茶、黑咖啡及运动饮料。摄入液体的容积较摄入液体的种类更重要。而对有误吸风险因素的患者（如病态肥胖、糖尿病、困难气道）或可能要手术分娩的患者（异常的胎心率模式），会进一步限制口服摄入，具体问题具体分析。

固体：可以预测产妇麻醉并发症的禁食固体食物的具体禁食时间尚未确定。虽然没有足够的文献表明对产妇固体食物某一禁食时间的安全性，但顾问及 ASA 成员们均赞同分娩过程中摄入固体食物会增加产妇并发症。他们均强烈赞同患者在考虑剖宫产分娩或产后输卵管结扎时，应该根据摄入食物类型（如脂肪）具备 6～8h 禁食时间。小组成员认识到产妇的分娩时间是不确定的，所以并非总能在非择期手术操作前遵循事先决定的禁食时间。

推荐：分娩患者应该避免固体食物。患者择期手术（如择期剖宫产或产后输卵管结扎）前应根据摄入食物类型（如脂肪含量）禁食 6～8h。

抑酸药、H₂ 受体阻断药和甲氧氯普胺：尚无足够文献能确定降低胃液酸度和呕吐、肺误吸、吸入胃内容物的产科患者并发症与死亡率之间的关系。已发表的证据支持术前使用非颗粒型抑酸药来降低围生期胃酸的酸度（如柠檬酸钠、碳酸氢钠）。然而，没有充分的文献证明非颗粒型抑酸药对胃容积的影响。文献提示 H₂ 受体阻断药能够有效降低产科患者胃酸酸度，而甲氧氯普胺能有效降低围生期恶心、呕吐发生率。顾问及 ASA 成员们均赞同在手术前使用非颗粒型抑酸药可减少产妇并发症。

推荐：手术前（如剖宫产、产后输卵管结扎）医务人员应考虑及时给予非颗粒型抑酸药、H₂ 受体阻断药和（或）甲氧氯普胺以预防误吸。

Ⅲ．分娩和经阴道分娩的麻醉监护

综述：并不是所有的产妇都需要麻醉监护。对需要分娩镇痛的产妇，有很多可用的有效的镇痛方法。产妇的要求是实施无痛分娩的一个正当理由。另外，产妇的身体状况和产科情况也保证了区域阻滞的实施改善产妇及新生儿预后。

选择什么样的镇痛技术需要根据患者的身体状况、产程进展和设备情况来决定。当有足够的资源（麻醉医师和护士）可用时，椎管内置管技术应该是可选择的镇痛方法之一。具体椎管内阻滞技术的选择应该个体化，根据麻醉危险因素、产科危险因素、患者意愿、产程进展和设备资源来决定。

椎管内置管技术用于分娩或经阴道分娩镇痛，主要目的是提供足够的产科镇痛效果和尽可能少的运动神经阻滞（如通过给予低浓度的局麻药 ± 阿片类药物来实现）。

当选择椎管内技术时，应该有治疗并发症（如低血压、全身中毒、全脊麻）的适当资源可用。如果加入阿片类药物，有用于治疗相关并发症（如瘙痒、恶心、呼吸抑制）的资源可用。静脉通路应在椎管内镇痛或麻醉开始前建立并维持。然而，椎管内镇痛开始前并不需要静脉输入一定量的液体扩容。

椎管内镇痛时机和分娩的结果：文献荟萃分析确

定椎管内镇痛时机并不影响剖宫产率。文献还表明其他分娩预后（自然分娩或器械助产）也不受影响。顾问们强烈赞同、ASA 成员们赞同早期开始硬膜外镇痛可以改善镇痛（如宫口开大＜ 5cm 与≥ 5cm 相比）。他们均不赞同早期镇痛会增加运动阻滞或产妇、胎儿或新生儿不良反应。

推荐： 尽可能在分娩早期（宫口＜ 5cm）给予患者椎管内镇痛。椎管内镇痛并不能满足任意宫颈扩张条件下的镇痛，应该具体问题具体分析。患者可以不必担心，椎管内镇痛的使用不会增加剖宫产率。

椎管内镇痛和前次剖宫产后试产： 非随机对照研究表明，硬膜外镇痛可用于前次剖宫产患者的试产，对经阴道分娩无不良影响。没有发现对比硬膜外和其他麻醉技术的随机对照研究。顾问及 ASA 成员们赞同椎管内技术提高了剖宫产分娩后患者经阴道试产的可能性。

推荐： 椎管内技术应该用于前次剖宫产分娩后试产的患者。对于这些患者，也可以考虑早期放置椎管内导管，既可用于之后的分娩镇痛，也可以用于手术分娩的麻醉。

提前置入蛛网膜下或硬膜外导管用于复杂产妇： 没有充分文献来评估复杂产妇提前置入蛛网膜下或硬膜外导管能否改善产妇或胎儿预后。顾问们及 ASA 成员们赞同为复杂产妇提前置入蛛网膜下或硬膜外导管可以减少产妇并发症。

推荐： 有产科（如双胎妊娠或子痫前期）或麻醉（如预期困难气道或肥胖）适应证时应考虑提前置入蛛网膜下或硬膜外导管，以避免必须紧急剖宫产时不得不采用全身麻醉。在这些情况下，蛛网膜下或硬膜外置管可以在分娩开始之前或者患者有分娩镇痛需求时进行。

持续硬膜外注射（CIE）

CIE 与肠道外阿片类药物比较： 文献阐述了与肠道外阿片类药物（如静脉注射或肌内注射）比较，硬膜外持续注射局麻药 ± 阿片类药物能提供更好的镇痛质量。顾问及 ASA 成员均强烈赞同与肠道外阿片类药物相比，CIE 局麻药 ± 阿片类药物能够提供更好的镇痛。

文献荟萃分析表明，与静脉注射阿片类药物相比，硬膜外持续注射局麻药会使第二产程平均延长 24min，同时使自然经阴道分娩的比率降低。文献荟萃分析确定两者在剖宫产发生率上没有差别。顾问和 ASA 成员们均不赞同与肠道外给予阿片类药物相比，CIE 局麻药会显著增加产程、降低自然分娩概率、增加产妇不良反应或增加胎儿及新生儿不良反应。

CIE 与单次蛛网膜下隙注射比较： 尚无足量文献可以评比较蛛网膜下隙单次注射阿片类药物 ± 局麻药和 CIE 局麻药 ± 阿片类药物镇痛的有效性。与单次蛛网膜下隙注射阿片类药相比，CIE 局麻药能够提供更好的镇痛，对此顾问们的态度是不确定的，但是 ASA 成员们是赞同的。顾问及 ASA 成员们均对运动阻滞的发生率持怀疑态度。与单次蛛网膜下隙注射阿片类药物相比，CIE 会延长产程，对此顾问们的态度是不确定，而 ASA 成员不赞同。他们均不赞同与单次蛛网膜下隙注射阿片类药物 ± 局麻药相比，CIE 局麻药 ± 阿片类药物会降低自然分娩的可能或增加产妇、胎儿或新生儿不良反应。

CIE ± 阿片类药物： 文献支持与硬膜外局麻药不加阿片类药物相比，加阿片类药物可改善镇痛质量及持续时间。顾问们强烈赞同、ASA 成员们赞同硬膜外局麻药加阿片类药物可以改善镇痛，均不赞同这样会增加胎儿或新生儿不良反应。在是否增加产妇不良反应方面顾问是不赞同的，而 ASA 成员们持怀疑态度。

没有充分的文献能确定与高浓度硬膜外局麻药不加阿片类药物相比，局麻药加阿片类药物可以改善镇痛质量及持续时间。顾问们和 ASA 成员们在改善镇痛方面均是不确定的，同时他们均不赞同用低浓度硬膜外局麻药加阿片类药物会增加产妇、新生儿及胎儿的不良反应。

对于镇痛的维持，文献表明，低浓度硬膜外局麻药＋阿片类药物和高浓度硬膜外局麻药不加阿片类药物的镇痛效应并无明显差异。小组成员注明在局麻药中加入阿片类药物使得可以用更低浓度的局麻药达到同等的镇痛效果。然而，文献不足以确定是否≤ 0.125% 浓度的布比卡因加阿片类药物可以提供等同或者优于浓度高于 0.125% 不加阿片类药物的布比卡因的镇痛效果。文献荟萃分析确定，与高浓度硬膜外局麻药不加阿片类药物相比，低浓度硬膜外局麻药加阿片类药物的运动阻滞更少。硬膜外局麻药加或不加阿片类药物，在产程、分娩模式或新生儿预后上没有明显差异。文献不足以确定硬膜外局麻药不加阿片类药物对其他产妇预后的影响（如低血压、恶心、瘙痒、呼吸抑制、尿潴留)。

顾问们和 ASA 成员们均赞同与较高浓度局麻药不加阿片类药物相比,应用低浓度局麻药加阿片类药在硬膜外镇痛维持方面可提供更好的镇痛效果。对于低浓度局麻药加阿片类药物类同自然分娩可能性,顾问们是赞同的,而 ASA 成员们是不确定的。顾问们强烈赞同、ASA 成员们赞同低浓度局麻药加阿片类药物可减少运动神经阻滞。他们均赞同联合用药可减少产科不良反应。而在降低胎儿及新生儿不良反应方面,他们的态度均为不确定。

推荐:选择的镇痛 / 麻醉技术应该反映患者的需求及偏好、操作者的偏好或技术及可用资源。持续性硬膜外注射技术可用于分娩时的有效镇痛。当选择持续硬膜外输注局部麻醉药时,加入阿片类药物可降低局麻药的浓度、改善镇痛质量、并尽量减轻运动阻滞。

无并发症者分娩充分镇痛的次要目标是用稀释的局麻药复合阿片类药物以尽可能地减少运动阻滞。应给予能提供充分镇痛和满意度的最低浓度的局麻药。例如,对于大多数患者分娩镇痛时没必要使用浓度 > 0.125% 的布比卡因。

蛛网膜下隙单次注射阿片类药 ± 局麻药:文献报道,蛛网膜下隙注射阿片类药加或不加局麻药都可提供有效的分娩镇痛,而不增加新生儿并发症的发生率。还没有足够的文献来比较蛛网膜下隙与肠道外用阿片药类的效果。也没有充分的文献对单次蛛网膜下隙注射阿片类药物加局麻药与不加局麻药进行比较。

顾问们强烈赞同、ASA 成员们赞同与肠道外用阿片类药相比,蛛网膜下隙用阿片类药镇痛效果更好。他们均不赞同与肠道外用阿片类药物相比,蛛网膜下隙阿片类药物会增加分娩持续时间,降低自然分娩机会,或增加胎儿及新生儿不良反应。对于蛛网膜下隙应用阿片类药物增加产妇不良反应,顾问们的态度是不确定,而 ASA 成员们是不赞同。

顾问们和 ASA 成员们均赞同与不加局麻药相比,加局麻药的蛛网膜下隙注射阿片类药物能改善镇痛效果。他们均不赞同这样会降低自然分娩机会、增加胎儿或新生儿不良反应。在是否增加产妇不良反应方面,他们的态度均为不确定。然而,他们均赞同在蛛网膜下隙应用阿片类药物的同时加入局麻药会增加运动阻滞。最后,在延长产程方面,顾问们的态度是不赞同,而 ASA 成员们是不确定。

推荐:蛛网膜下隙单次注射阿片类药物 ± 局麻

药,尽管作用持续时间有限,但仍可为自然经阴道分娩提供良好的镇痛效果。若分娩时间长于蛛网膜下隙药物镇痛效果持续时间,或有可能剖宫产者,可以考虑用导管技术替代单次注射。蛛网膜下隙阿片类药物复合局部麻醉药,能够延长镇痛持续时间并改善镇痛质量。小组成员注明蛛网膜下隙单次注射后镇痛起效迅速,对某些患者来说非常有利(例如产程进展迅速者)。

笔尖式腰麻针:相比切割式腰麻针,文献支持使用笔尖式腰麻针可减少硬膜外穿破后头痛发生率。顾问们和 ASA 成员们均强烈赞同使用笔尖式腰麻针减少产妇并发症。

推荐:笔尖式腰麻针应替代切割式斜面腰麻针,以尽量降低硬膜外穿破后头痛的风险。

腰麻硬膜外联合麻醉:文献支持与加阿片类药物的硬膜外麻醉相比,加阿片类药物的腰麻硬膜外联合麻醉(CSE)起效更快而镇痛效果相当。在产妇镇痛的满意度、分娩模式、低血压、运动阻滞、恶心、胎心率改变及 Apgar 评分方面,尚不确定 CSE 或硬膜外麻醉分别联合阿片类药物两者有何不同影响。文献荟萃表明,CSE 瘙痒发生率增加。

顾问们和 ASA 成员们均赞同 CSE 局麻药加阿片类药物比硬膜外局麻药加阿片类药物更能够改善早期镇痛。在整体镇痛效果、分娩时长和运动阻滞方面,CSE 加阿片类药物的影响是不确定的。顾问们和 ASA 成员们均不赞同 CSE 会增加胎儿及新生儿不良反应。在 CSE 是否增加产妇不良反应方面,顾问们不赞成,但 ASA 成员们的态度是不确定。

推荐:腰麻硬膜外联合麻醉可用于提供快速有效的分娩镇痛。

患者自控硬膜外镇痛:文献支持患者自控硬膜外镇痛 (PCEA) 与持续性硬膜外镇痛相比,可提供等效镇痛并减少药量。文献荟萃分析表明,与 CIE 相比,用 PCE 者第一产程更长(平均 36min),但第二产程不受影响。文献荟萃分析还表明,PCEA 和 CIE 时的分娩模式、运动阻滞发生率和 Apgar 评分是相当的。文献支持与无背景剂量的 PCEA 相比,有背景剂量的可以提供更好的镇痛;文献荟萃分析还表明,两者在分娩模式或运动阻滞发生率上没有区别。顾问们和 ASA 成员们均赞同与 CIE 相比,PCEA 改善镇痛并减少对麻醉干预的需求;他们也赞同 PCEA 改善产妇满意度。与 CIE 相比,PCEA 可减少运动阻滞、增加自然分娩可能性或减少产妇不良反应，顾问们和 ASA 成员们对此的态度是不确定。他们均赞同设有背景剂量的 PCEA 可以改善镇痛、改善产妇满意度，并降低麻醉干预的需求。对于背景剂量会减少自然分娩的可能性或增加产妇不良反应，ASA 成员们是不确定的，但顾问们是不赞同的。顾问们和 ASA 成员们均不确定背景剂量对运动阻滞发生率的影响。

推荐：PCEA 是维持分娩镇痛的有效灵活的方法。小组成员注明 PCEA 比恒速 CIE 更好，可减少麻醉干预、降低局麻药用量。PCEA 可以设定或不设定背景剂量。

Ⅳ. 滞留胎盘的剥离

麻醉选择：没有足够的文献来评价对于取出滞留胎盘哪一种麻醉药更有效。顾问们强烈赞同、ASA 成员们赞同如果有硬膜外导管且患者血流动力学稳定，硬膜外麻醉是滞留胎盘剥离的首选。顾问们和 ASA 成员们均同意一旦产妇大出血，全身麻醉优于椎管内麻醉。

推荐：小组成员注意到，一般来说，对于滞留胎盘剥离，没有哪项麻醉技术更优。然而，如果有硬膜外导管且患者血流动力学稳定，硬膜外麻醉为首选。椎管内麻醉前应评估血流动力学。应注意预防误吸。因为产后早期可能发生呼吸抑制和肺误吸，镇静 / 镇痛应谨慎滴定剂量。若产妇大出血，气管插管全身麻醉较椎管内麻醉更好。

子宫松弛：文献表明，在剥离滞留胎盘过程中，硝酸甘油可有效松弛子宫。顾问们和 ASA 成员们均同意使用硝酸甘油可使子宫松弛，增加剥离滞留胎盘成功率。

推荐：在取出滞留胎盘过程中，用硝酸甘油可替代硫酸特布他林或气管插管全麻吸入麻醉气体来松弛子宫。从小剂量开始逐渐递增的静脉用或舌下给予（即定量喷雾剂）硝酸甘油既可有效松弛子宫、又可减少并发症（如低血压）。

Ⅴ. 剖宫产的麻醉选择

1. 设备、物品及人员配备

文献尚不足以评估产房和产科手术室配备与主要手术室相当的设备、物品及人员配置有何益处。顾问及 ASA 成员们强烈赞同可用设备、物品及人员配置应与手术室相当。

推荐：产房及产科手术室应配备同主要手术室相当的设备、物品及人员。产房及产科手术室还应具备能处理可能并发症（如插管失败、镇痛不足、低血压、呼吸抑制、瘙痒、呕吐）的资源。应具备合适的设备及人员来监护较高平面椎管内麻醉或全身麻醉后恢复期的产科患者。

2. 全麻，硬膜外，腰麻或腰麻硬膜外联合麻醉

文献认为，硬膜外或腰麻可能产妇低血压发生率高，此外与硬膜外或腰麻相比，全身麻醉的麻醉开始到娩出时间较短。文献荟萃分析发现与硬膜外相比，全身麻醉者 1min 和 5min Apgar 评分更低，提示与腰麻者相比全身麻醉者 Apgar 评分也更低。文献尚不能确定腰麻或硬膜外麻醉与全身麻醉脐动脉血 pH 水平的差异。

顾问及 ASA 成员们均赞同与硬膜外或腰麻相比，全身麻醉可以缩短麻醉开始到切皮的时间，他们也赞同全身麻醉会增加产妇并发症。顾问们不确定、ASA 成员们则赞同全身麻醉会增加胎儿及新生儿并发症。顾问及 ASA 成员们均赞同硬膜外麻醉与腰麻相比，会推迟切皮时间、降低麻醉质量。他们均不赞同硬膜外麻醉增加产妇并发症。

文献荟萃分析发现，与硬膜外麻醉比较，腰麻分娩时间更短，而在低血压、脐带血 pH 水平及 Apgar 评分方面，文献是不确定的。顾问及 ASA 成员们均赞同与腰麻比较，硬膜外麻醉推迟切皮时间并降低麻醉质量。他们均不赞同硬膜外麻醉增加产妇并发症。

文献荟萃分析发现，在低血压发生率或 1 min Apgar 评分上，CSE 与硬膜外麻醉没有差异。没有充分的文献评估与腰麻相比 CSE 的预后。顾问及 ASA 成员们均赞同与硬膜外麻醉相比，CSE 更能改善麻醉质量及缩短切皮时间。对于减少产妇不良反应 ASA 成员们是不确定的，而顾问们是不赞同的。顾问及 ASA 成员们均不赞同与腰麻相比 CSE 的麻醉效果更好。对于减少产妇不良反应，ASA 成员是不确定的，而顾问是不赞同的。顾问强烈赞同、ASA 成员们赞同与腰麻相比，CSE 更为灵活，可满足长时间手术操作需要；他们均赞同 CSE 者麻醉到切皮时间更长。

推荐：剖宫产所选麻醉技术应当个体化，应基于下列因素做出决策。这些因素包括麻醉、产科或胎儿危险因素（如择期或是急诊）、患者的偏好及麻醉医

生的判断。对于大多数剖宫产患者来说椎管内技术优于全身麻醉。对于紧急剖宫产，已置好的硬膜外导管可以提供与腰麻同等快速起效的麻醉。如果选择腰麻，笔尖式腰麻针应取代切割式腰麻针。然而，在某些情况下（如严重胎儿心动过缓、子宫破裂、出血、胎盘早剥），全身麻醉是最合适的选择。不管用任何麻醉技术，应保持子宫移位（常为向左侧移位）直至娩出。

3. 静脉补液预先扩容

文献支持、顾问及 ASA 成员们同意，与未扩容者比较，预先扩容者腰麻后低血压发生率更低。

推荐： 静脉补液预先扩容可降低剖宫产者腰麻后低血压的发生率。尽管液体预先扩容低产妇低血压发生率，但不应为了预先扩容而推迟开始腰麻。

4. 麻黄碱或去氧肾上腺素

文献支持在剖宫产椎管内麻醉中，麻黄碱及去氧肾上腺素的使用能有效减少产妇低血压。文献对注射麻黄碱或去氧肾上腺素者严重低血压发生率的差别是不确定的；但有报道使用麻黄碱后脐血 pH 更低。顾问们赞同、ASA 成员们强烈赞同麻黄碱可用于治疗椎管内麻醉中的低血压。顾问们强烈赞同、ASA 成员们赞同去氧肾上腺素是治疗低血压的合理药物。

推荐： 静脉注射麻黄碱及去氧肾上腺素都可用于处理椎管内麻醉中的低血压。对于无并发症的产妇，若母体无心动过缓，去氧肾上腺素可能是更好的选择，因为使用去氧肾上腺素后胎儿酸碱状态更好。

5. 椎管内给予阿片类药物行术后镇痛

为了改善硬膜外麻醉下剖宫产的术后镇痛，文献支持与间断静脉或肌内注射阿片类药物相比，硬膜外给予阿片类药物更好。但硬膜外给予阿片类药物者瘙痒的发生率高。文献不足以评估硬膜外给予阿片类药物与静脉 PCA 相比的影响。另外，文献不足以比较蛛网膜下隙给予阿片类药物与肠道外给予阿片类药物的效果。顾问们强烈赞同、ASA 成员们赞同椎管内给予阿片类药物用于术后镇痛可以改善镇痛及产妇的满意度。

推荐： 对于椎管内麻醉下剖宫产的术后镇痛，椎管内给予阿片类药物优于间断肠道外注射阿片类药物。

Ⅵ. 产后输卵管结扎

文献不足以评估椎管内麻醉较之全身麻醉用于产

后输卵管结扎的益处。另外，文献不足以评估产后输卵管结扎时机对产妇预后的影响。顾问及 ASA 成员们均赞同椎管内麻醉用于产后输卵管结扎较之全身麻醉可以减少并发症。ASA 成员们是不确定的但顾问们赞同，在分娩后 8h 内进行产后输卵管结扎不会增加产妇并发症。

推荐： 对于产后输卵管结扎，根据食物种类（例如脂肪含量），患者应禁食固体食物 6～8h。需要注意预防误吸。实施的时机及麻醉技术的选择（椎管内麻醉还是全身麻醉）应该个体化，根据麻醉危险因素、产科危险因素（失血情况）及患者的偏好做出决策。但对大多数产后输卵管结扎的患者椎管内麻醉优于全身麻醉。麻醉医师应该清楚在分娩期间使用阿片类药物者胃排空会延迟，此外分娩后间隔的时间越长，为分娩而放置的硬膜外导管就越可能失去作用。如果产后输卵管结扎要在患者出院前进行，实施该操作时不能影响到产房中其他方面的患者管理。

Ⅶ. 产科及麻醉紧急事件管理

1. 处理紧急出血的资源

观察性研究及个案报道表明，具备处理紧急出血的资源可减少产妇并发症。顾问及 ASA 成员们均强烈赞同具备处理紧急出血的资源可减少产妇并发症。

推荐： 实施产科医疗的单位应具备处理紧急失血的资源（附表 B-1）。紧急时可给予特定血型或 O 型阴性血。无库存血可用或患者拒绝输血的难治性出血时，可以考虑自体血回输。

2. 中心有创血流动力学监护

文献不足以确定肺动脉导管置入是否与改善妊娠相关高血压者的母体、胎儿或新生儿预后有关。尚无文献涉及只有中心静脉导管的产科患者的管理。顾问及 ASA 成员们赞同为中心静脉或肺动脉导管置入不

附表 B-1 产科紧急出血推荐资源

- 大口径静脉通路
- 液体加温装置
- 加压气流保温毯
- 可用的库存血资源
- 快速输注静脉液体及血制品设备。包括但不限于徒手挤压液压箱、徒手充气加压袋和自动输注设备

所列条目仅为建议，应根据医务人员和医疗单位的特定需求、偏好及技术调整

能降低严重子痫前期产妇的并发症。

推荐：是否实施有创血流动力学监护应该个体化，根据临床适应证包括患者既往史及心血管危险因素做出决策。小组成员承认不是所有实践者都有条件在产房使用中心静脉或肺动脉导管。

3. 气道紧急事件管理设备

病案报道表明，是否有可用于气道紧急事件的设备与降低产妇、胎儿及新生儿并发症有关。顾问及 ASA 成员们均强烈赞同具备处理气道紧急事件的设备可以降低产妇、胎儿及新生儿并发症。

推荐：产房应该有可立即处理气道紧急事件的人员和设备，包括脉搏氧计和定性二氧化碳检测装置，与 ASA 困难气道管理实践指南相同。实施椎管内麻醉过程中应当有立即可用的基础气道管理设备（附表 B-2）。另外，产房的手术区应当配备困难气道管理的便携式设备（附表 B-3）。麻醉医师应当预先设计好困难气道插管的应对策略。当气管插管失败，可以考虑面罩通气及环状软骨压迫，或者用喉罩或声门上气道设备［如联合导管（combitube®）、插管喉罩（fastrach™）］来维持气道和肺通气。如果不能通气或叫醒患者，应手术建立气道。

心肺复苏：文献不足以评估分娩过程中产科患者心肺复苏的有效性。至于心搏骤停，美国心脏协会声明，抢救者最多有 4～5min 的时间来确定基础生命支持及高级心脏生命支持能否逆转心搏骤停。胎儿娩出可解除其对主动脉下腔静脉的压迫，从而改善母亲的心肺复苏。美国心脏协会进一步声明"＞ 24～25周的胎儿在母亲心搏骤停后 5min 内娩出者存活率最高"。这就需要医师在心搏骤停后4min内开始剖宫产。顾问及 ASA 成员们均强烈赞同在产房中能立即实施

附表 B-2　椎管内麻醉开始期间推荐的气道管理资源

- 喉镜及各型号镜片
- 气管导管，配管芯
- 氧源
- 有管道及导管的吸引装备
- 自动充气球囊和面罩，以便行正压通气
- 血管活性药，肌松剂和镇静药物
- 定性的二氧化碳检测装置
- 脉搏氧计

所列条目仅为建议，应根据医务人员和医疗单位的特定需求、偏好及技术调整

附表 B-3　剖宫产手术室内困难气道管理的建议的便携设备

- 各种设计和型号的硬质喉镜片
- 喉罩
- 各个型号的气管导管
- 气管插管引导装置。包括但不限于有或无可用于喷射通气的中空心的半硬管芯、光棒以及用于夹持气管导管末端的管钳
- 逆行插管设备
- 至少一种适用于紧急非手术气道通气的设备。包括但不限于经气管喷射通气机和中空喷射通气管芯以及声门上气道设备［如联合导管（combitube®）、插管喉罩（fastrach™）］
- 光导纤维插管设备
- 适用于紧急建立手术气道（例如环甲膜切开术）的设备
- 呼出二氧化碳监测装置
- 局部麻醉药物和缩血管药

所列条目仅为建议，应根据医务人员和医疗单位的特定需求、偏好及技术调整

（改编自 Practice guidelines for management of the difficult airway：An updated report by the American Society of Anesthesiologists Task Force on Management of the Difficult Airway. Anesthesiology,2003, 98：1269–1277.）

基础及高级生命支持可以降低产妇、胎儿及新生儿并发症。

推荐：产房和产科手术室应能立即实施基础及高级生命支持。如果分娩中发生心搏骤停，应立即开始标准化复苏。另外，应该维持子宫移位（常为左侧移位）。如果产妇循环 4min 内不能恢复，产科团队应立即实施剖宫产。

附 1　推荐意见的总结

Ⅰ.麻醉前评估

- 在进行麻醉前针对性地询问病史及体格检查。
- 产妇健康及麻醉史。
- 相关产科史。
- 气道及心肺检查。
- 基础血压测量。
- 当计划进行椎管内麻醉时检查背部。
- 应建立沟通体系，鼓励产科医师、麻醉医师及其他多学科团队成员之间尽早和持续的联系。
- 应根据患者既往史、体格检查及临床症状决定是否进行血小板计数检查；常规分娩期血小板计数

检查对健康产妇是没有必要的。

■ 应根据产妇既往史、预计出血并发症（例如胎盘植入患者伴有前置胎盘及既往子宫手术）及本单位政策决定是否需要分娩期血型及筛选或交叉配型；常规血交叉配型对健康及无并发症产妇是没有必要的。

■ 椎管内分娩镇痛前后应该由有资质的人监护胎心率。持续电子胎心率记录并非总有必要，也不可能在椎管内麻醉开始实施期间时进行。

Ⅱ. 预防误吸

■ 口服中量清水在无并发症产妇中是允许的。

■ 无并发症产妇选择剖宫产分娩，可以在麻醉前 2h 摄入中量清水。

■ 液体中是否有颗粒物质比液体摄入的量更重要。

■ 有误吸风险的患者（例如病态肥胖、糖尿病、困难气道）或可能剖宫产者（例如不正常胎心率模式）对经口摄入有更多限制，根据具体病例决定。

■ 分娩者应避免摄入固体食物。

■ 选择手术的患者（例如择期剖宫产或产后输卵管结扎），应该根据食物种类（如脂肪含量）禁食 6~8h。

■ 在手术前（例如剖宫产、产后输卵管结扎），医务人员为预防误吸应考虑及时使用非颗粒性抑酸剂、H_2 受体阻断药和（或）甲氧氯普胺。

Ⅲ. 分娩时麻醉管理

1. 椎管内技术：可用资源

■ 当选择椎管内给予局麻药物时，应具备可用于处理并发症（低血压、局麻药中毒、全脊麻）的适当资源。

■ 如果加用阿片类药物，应可处理相关并发症（例如瘙痒、恶心、呼吸抑制）。

■ 椎管内镇痛 / 麻醉开始前应建立静脉输液通道，并在椎管内镇痛 / 麻醉过程中维持。

■ 椎管内镇痛前无须静脉液体扩容。

2. 椎管内镇痛时机及分娩预后

■ 椎管内镇痛不会影响宫口开大，应该个体化实施。

■ 患者不用担心椎管内镇痛的使用会增加剖宫产发生率。

3. 椎管内镇痛及前次剖宫产后试产

■ 前次剖宫产后经阴道试产者应接受椎管内镇痛。

■ 对于这些患者，考虑提前放置椎管内导管是适宜的，可以用于随后的分娩镇痛或剖宫产时的麻醉。

4. 复杂分娩者预先置入蛛网膜下或硬膜外导管

■ 有产科因素（例如双胎或子痫前期）或麻醉适应证（例如预计困难气道或肥胖），应考虑提前置入蛛网膜下或硬膜外导管，以免紧急手术时需全身麻醉。

■ 在这些病例中，提前置入蛛网膜下或硬膜外导管可能优于在分娩开始或患者需要分娩镇痛时置入。

5. 持续硬膜外镇痛

■ 选择的镇痛 / 麻醉技术应该反映患者需求及偏好、操作者偏好或技术及可用的资源。

■ CIE 可以用于分娩有效镇痛。

■ 当选择的持续性硬膜外输注局部麻醉药时，加用阿片类药物可以降低局麻药物浓度、改善镇痛质量并减少运动阻滞。

■ 无并发症分娩的充分镇痛的次要目标是，用稀释的局麻药物结合阿片类药物来尽可能减少运动阻滞。

■ 应当用能提供充足产妇镇痛及舒适度的最低浓度局麻药物。

6. 蛛网膜下隙单次注射阿片类药物 ± 局麻药物

蛛网膜下隙单次注射阿片类药物 ± 局麻药物可以为自然阴道分娩提供有效的镇痛，尽管持续时间有限，如果分娩比蛛网膜下隙药物镇痛持续时间更长，或者有可能剖宫产，可以考虑置入导管而非单次注射蛛网膜下隙，也可以加用局麻药物来延长持续时间并改善镇痛质量。

7. 笔尖式腰穿针

应采用笔尖式腰穿针而非切割式腰穿针以降低硬膜穿破后头痛。

8. 腰硬联合麻醉

腰硬联合麻醉可以为分娩提供有效快速的镇痛。

9. 患者自控式硬膜外镇痛

- PCEA 是维持分娩镇痛的灵活有效的方法。
- PCEA 可能优于 CIE，与恒速硬膜外输注相比可减少麻醉干预，降低局麻药剂量，运动阻滞也更少。
- PCEA 可以设或不设背景剂量。

Ⅳ．滞留胎盘剥离

- 一般来说，滞留胎盘剥离没有所谓首选的麻醉技术。
- 如果已置入硬膜外导管且患者血流动力学稳定，硬膜外麻醉可作为首选。
- 椎管内麻醉前应评估血流动力学。
- 应考虑预防误吸。
- 因为产后早期可能发生呼吸抑制和肺误吸，镇静 / 镇痛应谨慎滴定剂量。
- 若产妇大出血，气管插管全身麻醉较椎管内麻醉更好。
- 在取出滞留胎盘过程中，用硝酸甘油可替代硫酸特普塔林或气管插管全麻吸入麻醉气体来松弛子宫。
- 从小剂量开始逐渐递增的静脉用或舌下给予（即定量喷雾剂）硝酸甘油既可有效松弛子宫、又可减少并发症（如低血压）。

Ⅴ．剖宫产的麻醉选择

- 产房和产科手术室应该配备与主要手术室相当的设备、设施及支持团队。
- 产房和产科手术室应该具备处理可能并发症（如插管失败、镇痛不足、高血压、呼吸抑制、瘙痒、呕吐）。
- 应具备合适的设备及人员来监护较高平面椎管内麻醉或全身麻醉后恢复期的产科患者。
- 剖宫产所选麻醉技术应当个体化，应基于下列因素做出决策。这些因素包括麻醉、产科或胎儿危险因素（如择期或是急诊）、患者的偏好及麻醉医师的判断。
- 对于大多数剖宫产患者来说椎管内技术优于全身麻醉。
- 存在的硬膜外导管与用于紧急剖宫产分娩的腰麻相比，可以在麻醉开始时提供相同的麻醉效果。
- 对于紧急剖宫产，已置好的硬膜外导管可以提供与腰麻同等快速起效的麻醉。

- 如果选择腰麻，笔尖式腰麻针应取代切割式腰麻针。
- 在某些情况下（如严重胎儿心动过缓、子宫破裂、出血、胎盘早剥），全身麻醉是最合适的选择。
- 不管用任何麻醉技术，应保持子宫移位（常为向左侧移位）直至娩出。
- 静脉补液预先扩容可降低剖宫产者腰麻后低血压的发生率。不应为了预先扩容而推迟开始腰麻。
- 静脉注射麻黄碱及去氧肾上腺素都可用于处理椎管内麻醉中的低血压。
- 对于无并发症的产妇，若母体无心动过缓，去氧肾上腺素可能是更好的选择，因为使用去氧肾上腺素后胎儿酸碱状态更好。
- 对于椎管内麻醉下剖宫产的术后镇痛，椎管内给予阿片类药物优于间断肠道外注射阿片类药物。

Ⅵ．产后输卵管结扎

- 对于产后输卵管结扎，根据食物种类（例如脂肪含量），患者应禁食固体食物 6～8h。
- 应注意预防误吸。
- 实施的时机及麻醉技术的选择（椎管内麻醉还是全身麻醉）应该个体化，根据麻醉危险因素、产科危险因素（失血情况）及患者的偏好做出决策。
- 对于大多数产后输卵管结扎的患者椎管内麻醉优于全身麻醉。
- 麻醉医师应该清楚在分娩期间使用阿片类药物者胃排空会延迟，此外分娩后间隔的时间越长，为分娩而放置的硬膜外导管就越可能失去作用。
- 如果产后输卵管结扎要在患者出院前进行，实施该操作时不能影响到产房中其他方面的患者管理。

Ⅶ．产科及麻醉紧急事件管理

- 实施产科医疗的单位应具备处理紧急失血的资源。
- 紧急时可给予特定血型或 O 型阴性血。
- 无库存血可用或患者拒绝输血的难治性出血时，可以考虑自体血回输。
- 是否实施有创血流动力学监护应该个体化，根据临床适应证包括患者既往史及心血管危险因素做出决策。
- 产房应该有可立即处理气道紧急事件的人员

和设备，包括脉搏氧计和定性二氧化碳检测装置，与 ASA 困难气道管理实践指南相同。

• 实施椎管内麻醉过程中应当有立即可用的基础气道管理设备。

• 产房手术区应当配备困难气道管理的便携式设备。

• 麻醉医生应当预先设计好困难气道插管的应对策略。

• 当气管插管失败，可以考虑面罩通气及环状软骨压迫，或者用喉罩或声门上气道设备 [如联合导管（combitube®）、插管喉罩（fastrach™）] 来维持气道和肺通气。

• 如果不能通气或叫醒患者，应手术建立气道。

■ 产房和产科手术室应能立即实施基础及高级生命支持。

■ 如果分娩中发生心搏骤停，应立即开始标准化复苏。

• 应该维持子宫移位（常常为左侧移位）。

• 如果产妇循环 4min 内不能恢复，产科团队应立即实施剖宫产。

附 2　方法和分析

这些指南的科学评估是根据证据联系或关于临床干预与预后之间可能关系的报告。对下列干预进行了分析，以评估它们对产科麻醉相关预后的影响。

1. 麻醉前评估

（1）直接的病史及体格检查。

（2）麻醉和产科人员之间的沟通。

（3）常规分娩期血小板计数检查不能减少产妇麻醉并发症。

（4）对于可疑子痫前期或凝血功能障碍，进行分娩期血小板计数检查。

（5）分娩期血型及筛查可以减少产妇并发症。

（6）对于健康、无并发症的分娩，没有必要进行血液交叉配型。

（7）麻醉前胎心率记录减少胎儿及新生儿并发症。

2. 产科患者预防误吸

（1）分娩过程中口服清液体改善患者舒适度及满意度，不会增加产妇并发症。

（2）分娩过程中经口摄入固体食物增加产妇并发症。

（3）在剖宫产前禁食固体食物 6～8h 降低产妇并发症。

（4）与不用抑酸药相比，手术前（不包括手术经阴道分娩）使用非颗粒型抑酸药可以降低产妇并发症。

3. 分娩的麻醉监护

（1）椎管内技术

①为复杂产妇预防性置入蛛网膜下隙或硬膜外导管可降低产妇并发症。

②持续硬膜外局麻药输注 ± 阿片类药物对比肠道外给予阿片类药物。

③持续硬膜外局麻药输注 ± 阿片类药物对比蛛网膜下腔阿片类药物 ± 局麻药。

④硬膜外局麻药 + 阿片类药物镇痛对比同等浓度硬膜外局麻药不加阿片类药物。

⑤硬膜外局麻药 + 阿片类药物镇痛对比更高浓度硬膜外局麻药不加阿片类药物。

⑥硬膜外持续输注低浓度局麻药 + 阿片类药物对比高浓度局麻药不加阿片类药物（如低于 0.125% 的布比卡因 + 阿片类药物对比高于 0.125% 的布比卡因不加阿片类药物）。

⑦ 单次蛛网膜下隙注射阿片类药物 ± 局麻药对比肠道外给予阿片类药物。

⑧单次注射蛛网膜下隙阿片类药物联合局麻药对比蛛网膜下隙阿片类药物不加局麻药。

（2）腰硬联合麻醉技术

CSE 局麻药物 + 阿片类药物对比硬膜外局麻药物 + 阿片类药物。

（3）硬膜外自控式镇痛

① PCEA 对比 CIE。

② PCEA 有背景剂量输注对比 PCEA 无背景剂量。

（4）椎管内镇痛，开始时机及产程进展

① 在宫口开大 < 5cm（与 > 5cm 对比）时开始硬膜外镇痛。

②椎管内技术用于前次剖宫产者经阴道试产。

4. 滞留胎盘剥离

（1）硬膜外导管仍在位且患者血流动力学稳定，硬膜外麻醉在提高滞留胎盘剥离成功率方面优于全身麻醉及腰麻。

（2）一旦产妇大出血，全身麻醉用于降低产妇并发症优于椎管内麻醉。

（3）硝酸甘油用于子宫松弛改善滞留胎盘取出成功率。

5. 剖宫产的麻醉选择

（1）在分娩及产房有与主要手术室相当的可用装备、设施及支持团队。

（2）全身麻醉对比硬膜外麻醉。

（3）全身麻醉对比腰麻。

（4）硬膜外麻醉对比腰麻。

（5）腰硬联合麻醉对比硬膜外麻醉。

（6）腰硬联合麻醉对比腰麻。

（7）与切割型腰麻针相比使用笔尖型腰麻针降低产妇并发症。

（8）与没有预先静脉输液相比，腰麻前预先静脉液体扩容减少产妇低血压发生。

（9）麻黄碱或去氧肾上腺素减少椎管内麻醉中的产妇低血压。

（10）椎管内阿片类药物对比肠道外阿片类药物用于剖宫产椎管内麻醉术后镇痛。

6. 产后输卵管结扎

（1）椎管内麻醉对比全身麻醉。

（2）分娩后 8h 内进行产后输卵管结扎不会增加产妇并发症。

7. 并发症管理

（1）处理紧急出血资源的可用性。

（2）是否有立即可用的处理气道紧急事件的设备。

（3）产房和产科手术室是否有立即可用的基础及高级生命支持设备。

（4）有创血流动力学监护用于严重子痫前期患者。

科学的证据来来源于集合研究文献，以观点为基础的证据来自于问卷调查、公开的讲座及其他（如网络投稿）。为了集合文献，可通过文献电子及人工检索鉴定可能相关的临床研究。电子和人工检索覆盖了 1940—2006 年共 67 年的时间段。最初检索出 4000 多篇引文，随即筛出了共 2986 篇不重叠的与主题相关的文章。回顾文章之后，2549 篇文章因不能提供直接证据而被排除。共 437 篇文章包含直接相关证据。

最初，将研究中的每项结果都按支持证据、反驳证据或可疑来分类。随即在正式荟萃分析前对结果进行汇总，以得出对每项证据的一个大概评估的方向。有 11 项证据的文献充足，包含足量的设计良好、统计信息充足的试验，可进行荟萃分析。这些证据包括非颗粒性抑酸药对比未用抑酸药，持续性硬膜外输注局麻药 ± 阿片类药物对比肠道外阿片类药物，硬膜外镇痛局麻药加阿片类药物对比相同浓度局麻药不加阿片类药物，持续硬膜外输注低浓度局麻药加阿片类药物对比高浓度局麻药不加阿片类药物，腰硬联合麻醉局麻药加阿片类药物对比硬膜外局麻药加阿片类药物，硬膜外自控式镇痛对比连续性硬膜外镇痛，剖宫产用全身麻醉对比硬膜外麻醉，用于剖宫产的腰硬联合麻醉对比硬膜外麻醉，笔尖式腰麻针对比切割式腰穿针，麻黄碱或去氧肾上腺素减少产妇椎管内麻醉中低血压，和剖宫产椎管内麻醉术后镇痛用椎管内阿片类药物对比肠道外阿片类药物。

通过基于一般方差的效应量评估或联合概率检验来测量连续结果，用 Mantel-Haenszel 比值比测量二分式结果。使用如下两个联合概率检验：① Fisher 联合检验，根据独立研究中报道的 P 值进行对数转换生成卡方值；② Stouffer 联合检验，根据样本量对每个标准正常误进行加权，从而提供每项研究的加权代表值。对于用 2×2 表格总结的联合研究结果，采用基于 Mantel-Haenszel 方法的比值比步骤分析，得出预后事件的频率信息。可接受的有意义水平设定为 $P < 0.01$（单侧）。对各项研究进行异质性检验以确认研究结果的一致性。若发现有显著异质性（$P < 0.01$），则计算 DerSimonian-Laird 随机效应比值比。为了控制可能的发表偏倚，计算"fail-safe n"值。未对未发表的研究进行检索，对检索结果未进行可靠性检验。

荟萃分析结果见附表 B-4。无论两种类型的数据什么时候评估，Mantel-Haenszel 比值比必须与联合检验的结果相一致才能被认为是有意义的发现。若无 Mantel-Haenszel 比值比，来源于 Fisher 和加权 Stouffer 联合检验的调查结果必须同意彼此均为有统计意义。

用评判者间信度判定工作小组成员和两位方法学专家的观察者间一致性。用双评判者一致度配对的 κ 统计评判一致性水平如下：①研究设计类型：κ =0.83～0.94；②分析类型：κ =0.71～0.93；③证据关联分配：κ =0.87～1.00；④数据库纳入的文献，κ =0.74～1.00。三评判者机会修正一致性值为：①研究设计 Sav=0.884，Var(Sav)=0.004；②分析类型，Sav=0.805，Var(Sav)=0.009；③关联分配，Sav=0.911，Var(Sav)=0.002；④数据库纳入的文献，Sav=0.660，Var(Sav)=0.024。这些值代表中到高水平的一致性。

专家共识来自于多种资源，包括：①调查得来的专家观点，这些是根据在产科麻醉或产妇与胎儿医学方面的知识与专长选出的专家；②调查得来的 ASA 活跃成员们的观点；③2 次全国麻醉会议的公开论坛中参与者的意见；④网络评论；⑤小组成员意见及解读。顾问们的调查回应率为（102 人中 76 人回应），共有 2326 项调查结果来自 ASA 活跃成员们。调查结果见表 B-5 及表 B-6，指南文中也有相关内容。

顾问们被要求指出一旦指南确定，哪些证据关联会改变他们的临床实践。回应率为 35%（ n = 36 ）。认为某项证据关联不会改变当前实践的顾问们所占比率如下：麻醉前评估 97%；预防误吸 83%；分娩时麻醉管理 89%；滞留胎盘剥离 97%；剖宫产麻醉选择 97%；产后输卵管结扎 97%；并发症管理 94%。97% 的回应者表示指南对用在典型病例上的时间没有影响。一位回应者表示执行指南的话会在典型病例上多花费 5min 的时间。

附表 B-4　荟萃分析总结

证据关联	n	Fisher 卡方值	P	加权 Stouffer Zc	P	效应量	Mantel–Haenszel OR	CI	异质性 显著性	异质性 效应量
预防误吸										
非颗粒性抑酸药对比未用抑酸药										
胃内 pH[1]	5	66.80	0.001	9.78	0.001	0.88	—	—	0.001	0.001
甲氧氯普胺对比未用甲氧氯普胺										
恶心	6	—	—	—	—	—	0.25	0.14～0.46	—	NS
呕吐	6	—	—	—	—	—	0.36	0.19～0.68	—	NS
分娩时麻醉监护										
CIE 局部麻醉药 ± 阿片类药物 对比 IV 阿片类药物										
第一产程	5	50.19	0.001	5.42	0.001	0.15	—	—	NS	NS
第二产程	7	67.53	0.001	4.84	0.001	0.21	—	—	NS	0.001
自然分娩	8	—	—	—	—	—	0.53	0.42～0.68	—	NS
剖宫产分娩[2]	8	—	—	—	—	—	0.88	0.50～1.47	—	0.01
胎儿酸中毒	5	—	—	—	—	—	0.71	0.51～0.98	—	NS
1min Apgar 评分	5	—	—	—	—	—	1.62	1.03～2.54	—	NS
5min Apgar 评分	5	—	—	—	—	—	1.17	0.41～3.32	—	NS
硬膜外局麻药＋阿片类药物对 比相同剂量局麻药										
镇痛（均值，SD）	6	91.21	0.001	17.70	0.001	0.99	—	—	0.001	0.001
镇痛（疼痛缓解）	5	—	—	—	—	—	4.03	2.14～7.56	—	NS
产程	5	38.62	0.001	0.04	0.480	0.01	—	—	0.001	0.001
自然分娩	8	—	—	—	—	—	0.97	0.69～1.35	—	NS
低血压	8	—	—	—	—	—	0.79	0.44～1.44	—	NS
运动阻滞	5	—	—	—	—	—	0.44	0.24～0.81	—	NS
瘙痒	7	—	—	—	—	—	6.15	3.22～11.74	—	NS
1min Apgar 评分	6	—	—	—	—	—	0.82	0.45～1.51	—	NS

（续表）

证据关联	n	Fisher 卡方值	P	加权 Stouffer Zc	P	效应量	Mantel–Haenszel OR	CI	异质性 显著性	异质性 效应量
硬膜外麻醉维持局麻药＋阿片类药物对比更高剂量局麻药										
产程	5	19.82	0.030	1.99	0.020	0.05	—	—	NS	NS
自然分娩	8	—	—	—	—	—	1.08	0.82～1.42	—	NS
运动阻滞	6	—	—	—	—	—	0.29	0.21～0.40	—	NS
1 min Apgar 评分	6	—	—	—	—	—	0.94	0.60～1.47	—	NS
笔尖式腰穿针对比切割式腰穿针										
硬膜外穿破后头痛	5	—	—	—	—	—	0.34	0.18～0.63	—	NS
腰麻硬膜外联合阻滞局麻药＋阿片类药物对比硬膜外局麻药＋阿片类药物										
镇痛（疼痛缓解）	7	—	—	—	—	—	1.16	0.62～1.85	—	0.010
镇痛满意度	5	—	—	—	—	—	1.45	0.89～2.34	—	NS
镇痛（起效时间）	5	57.80	0.001	−13.33	0.001	0.90	—	—	0.001	0.001
自然分娩	13	—	—	—	—	—	0.99	0.85～1.15	—	NS
低血压	6	—	—	—	—	—	1.76	0.73–4.26	—	NS
运动阻滞	7	—	—	—	—	—	1.20	0.90～1.60	—	NS
恶心	5	—	—	—	—	—	1.22	0.63～2.36	—	NS
瘙痒[2]	9	—	—	—	—	—	4.86	1.63～14.65	—	0.001
运动阻滞	7	—	—	—	—	—	1.20	0.90～1.60	—	NS
胎心率改变	6	—	—	—	—	—	1.25	0.92～1.70	—	NS
1min Apgar 评分	6	—	—	—	—	—	1.16	0.76～1.78	—	NS
5min Apgar 评分	6	—	—	—	—	—	1.36	0.52～3.56	—	NS
PCEA 对比 CIE										
疼痛缓解／评分	5	21.78	0.020	0.17	0.433	0.04	—	—	NS	NS
镇痛药使用	7	84.98	0.001	10.74	0.001	0.85	—	—	0.001	0.001
第一产程	5	42.42	0.001	5.24	0.001	0.44	—	—	0.008	0.001
第二产程	6	43.08	0.001	2.01	0.022	0.18	—	—	0.001	0.001
自然分娩	13	—	—	—	—	—	1.22	0.83～1.79	显著性	NS
运动阻滞[2]	7	—	—	—	—	—	0.52	0.15～3.44	—	0.010
1min Apgar 评分	6	—	—	—	—	—	0.63	0.27～1.50	—	NS
PCEA 伴背景剂量对比 PCEA										
镇痛（疼痛缓解）	5	—	—	—	—	—	3.33	1.87～5.92	—	NS
自然分娩	5	—	—	—	—	—	0.83	0.41～1.69	—	NS
运动阻滞	5	—	—	—	—	—	1.18	0.47～2.97	—	NS
早期对比晚期硬膜外阻滞										
剖宫产分娩	5	—	—	—	—	—	0.95	0.67～1.35	—	NS
剖宫产分娩麻醉选择										
全身麻醉对比硬膜外麻醉										
脐血 pH	5	49.04	0.001	0.52	0.300	0.37	—	—	0.001	0.001
1 分钟 Apgar 评分	5	49.04	0.001	−2.72	0.003	0.01	—	—	0.010	0.010
5 分钟 Apgar 评分	5	28.40	0.005	−2.95	0.002	0.08	—	—	NS	NS

（续表）

（续表）

证据关联	n	Fisher 卡方值	P	加权 Stouffer Zc	P	效应量	Mantel-Haenszel OR	CI	异质性 显著性	异质性 效应量
腰麻硬膜外联合阻滞对比硬膜外麻醉										
低血压	5	—	—	—	—	—	0.92	0.44~1.94	—	NS
脐血 pH	5	55.91	0.001	1.80	0.036	0.11	—	—	0.001	0.001
1min Apgar 评分	5	—	—	—	—	—	0.55	0.22~1.52	—	NS
液体预充对比未预充										
低血压	6	—	—	—	—	—	0.46	0.29~0.73	—	NS
麻黄碱对比安慰剂										
低血压	7	—	—	—	—	—	0.26	0.14~0.48	—	NS
麻黄碱对比去氧肾上腺素										
低血压	6	—	—	—	—	—	1.74	0.97~3.12	—	NS
脐血 pH	6	59.68	0.001	-7.55	0.001	0.71	—	—	0.001	0.001
椎管内阿片对比肠道外阿片用于术后镇痛										
镇痛	7	75.12	0.001	5.82	0.001	0.61	—	—	0.001	0.001
恶心	9	—	—	—	—	—	1.13	0.57~2.22	—	NS
呕吐	5	—	—	—	—	—	1.02	0.36~2.87	—	NS
瘙痒	9	—	—	—	—	—	6.23	3.32~11.68	—	NS

（1）分析中包含非随机对照研究；

（2）DerSimonian–Laird 随机效应比值比（OR）

CIE. 持续硬膜外输注；NS. 无显著性；PCEA. 患者自控硬膜外镇痛

附表 B-5　顾问们对调查的回应

		每一项回应的百分率				
	n	强烈赞同	赞同	不确定	不赞同	强烈不赞同
术前评估						
1. 直接病史及体格检查减少产妇、新生儿及胎儿并发症	76	72.4[1]	26.3	1.3	0.0	0.0
2. 麻醉和产科人员的沟通减少产妇、胎儿及新生儿并发症	76	89.5[1]	10.5	0.0	0.0	0.0
3. 常规分娩期血小板计数检查不能减少产妇麻醉并发症	75	36.0	44.0[1]	8.0	10.7	1.3
4. 分娩期血小板计数检查减少产妇麻醉并发症：						
对于怀疑子痫前期	76	46.1	36.8[1]	9.2	7.9	0.0
对于可疑凝血异常	76	59.2[1]	32.9	5.3	2.6	0.0
5. 所有产妇应将分娩期血样送至血库来减少产妇并发症	76	21.1	32.9[1]	17.1	26.3	2.6
6. 麻醉前胎心率记录减少胎儿及新生儿并发症	76	18.4	59.2[1]	13.2	9.2	0.0
预防误吸						
7a. 分娩过程中口服清液体可以改善患者舒适度及满意度	76	32.9	60.5[1]	1.3	3.9	1.3
7b. 分娩过程中口服清液体不会增加产妇并发症	75	16.0	45.3[1]	22.7	12.0	4.0
8a. 分娩过程中进食固体会增加产妇并发症	76	47.4	32.9[1]	10.5	5.3	3.9
8b. 剖宫产患者应根据消化食物种类（如脂肪含量）禁食固体食物 6~8h	76	65.8[1]	30.3	3.9	0.0	0.0
8c. 术后输卵管结扎患者应根据消化食物种类（如脂肪含量）禁食固体食物 6~8h	76	56.6[1]	27.6	9.2	5.3	1.3
9. 术前使用非颗粒性抑酸药可减少产妇并发症	75	29.3	45.3[1]	18.7	5.3	1.3

（续表）

	n	强烈赞同	赞同	不确定	不赞同	强烈不赞同
			每一项回应的百分率			

分娩时麻醉监护

椎管内技术

	n	强烈赞同	赞同	不确定	不赞同	强烈不赞同
10. 对复杂产妇预防性蛛网膜下或硬膜外置管可以减少产妇并发症	75	42.7	40.0[1]	16.0	1.3	0.0
11. 持续硬膜外输注局麻药 ± 阿片类药物对比肠道外给予阿片类药物：						
改善镇痛	75	84.0[1]	16.0	0.0	0.0	0.0
延长产程	75	4.0	24.0	21.3	36.0[1]	14.7
减少自然分娩机会	74	4.1	16.2	12.2	41.9[1]	25.7
增加产妇不良反应	75	1.3	8.0	14.7	42.7[1]	33.3
增加胎儿及新生儿不良反应	75	0.0	4.0	6.7	46.7[1]	42.7
12. 持续硬膜外输注局麻药 ± 阿片类药物对比蛛网膜下腔使用阿片类药物 ± 局麻药						
改善镇痛	74	12.2	25.7	20.3[1]	35.1	6.8
延长产程	75	0.0	16.0	37.3[1]	34.7	12.0
减少自然分娩机会	73	0.0	9.6	26.0	45.2[1]	19.2
增加产妇运动阻滞	74	5.4	41.9	17.6[1]	28.4	6.8
增加产妇不良反应	74	0.0	6.8	27.0	52.7[1]	13.5
增加胎儿及新生儿不良反应	75	0.0	1.3	21.3	52.0[1]	25.3
13a. 硬膜外镇痛使用局麻药加阿片类药物对比相同浓度局麻药不加阿片类药物						
改善镇痛	74	54.1[1]	39.2	1.4	4.1	1.4
增加产妇不良反应	74	6.8	28.4	10.8	45.9[1]	8.1
增加胎儿及新生儿不良反应	74	0.0	2.7	12.2	59.5[1]	25.7
13b. 硬膜外镇痛使用低浓度局麻药加阿片类药物对比高浓度局麻药不加阿片类药物						
改善镇痛	74	23.0	21.6	21.6	32.4	1.4
增加产妇不良反应	74	0.0	10.8	12.2	50.0	27.0
增加胎儿及新生儿不良反应	74	0.0	2.7	17.6	52.7[1]	27.0
14a. 硬膜外输注维持使用低浓度局麻药加阿片类药物 对比高浓度局麻药不加阿片类药物						
改善镇痛	74	21.6	28.4[1]	27.0	23.0	0.0
缩短产程	74	4.1	35.1	40.5[1]	17.6	2.7
改善自然分娩机会	74	12.2	60.8[1]	14.9	10.8	1.4
减少产妇运动阻滞	74	51.4[1]	43.2	5.4	0.0	0.0
减少产妇不良反应	74	16.2	44.6[1]	23.0	16.2	0.0
减少胎儿及新生儿不良反应	74	8.1	24.3	32.4[1]	32.4	2.7
14b. 硬膜外镇痛的维持使用浓度 ≤ 0.125% 的布比卡因加阿片类药物 对比浓度 > 0.125% 布比卡因不加阿片类药物						
改善镇痛	74	21.6	33.8[1]	21.6	23.0	0.0
缩短产程	74	6.8	33.8	45.9[1]	12.2	1.4
改善自然分娩机会	74	14.9	52.7[1]	24.3	8.1	0.0
减少产妇运动阻滞	74	40.5	51.4[1]	5.4	2.7	0.0
减少产妇不良反应	74	14.9	41.9[1]	25.7	17.6	0.0
减少胎儿及新生儿不良反应	74	4.1	31.1	35.1[1]	28.4	1.4
15. 蛛网膜下隙单次注射阿片类药物 ± 局麻药 对比肠道外给予阿片类药物：						
改善镇痛	74	68.9[1]	28.4	2.7	0.0	0.0

（续表）

	n	**强烈赞同**	**赞同**	**不确定**	**不赞同**	**强烈不赞同**
		每一项回应的百分率				
延长产程	74	1.4	5.4	20.3	51.4[1]	21.6
减少自然分娩机会	74	1.4	8.1	10.8	54.1[1]	25.7
增加产妇不良反应	74	0.0	25.7	25.7[1]	36.5	12.2
增加胎儿及新生儿不良反应	74	0.0	9.5	16.2	51.4[1]	23.0
16. 蛛网膜下隙单次注射阿片类药物加局麻药对比蛛网膜下隙使用阿片类药物不加局麻药						
改善镇痛	74	44.6	44.6[1]	4.1	5.4	1.4
延长产程	74	2.7	6.8	25.7	51.4[1]	13.5
减少自然分娩机会	74	2.7	5.4	23.0	58.1[1]	10.8
增加产妇运动阻滞	74	13.5	54.1[1]	9.5	21.6	1.4
增加产妇不良反应	74	1.4	27.0	23.0[1]	40.5	8.1
增加胎儿及新生儿不良反应	74	0.0	4.1	23.0	58.1[1]	14.9
腰麻 – 硬膜外 (CSE) 联合阻滞技术						
17. CSE 局麻药加阿片类药物 对比硬膜外局麻药加阿片类药物						
改善早期镇痛	74	48.6	35.1[1]	5.4	10.8	0.0
改善整体镇痛效果	74	18.9	31.1	23.0[1]	25.7	1.4
缩短产程	74	4.1	18.9	47.3[1]	29.7	0.0
减少自然分娩机会	73	0.0	2.7	19.2	61.6[1]	16.4
减少产妇运动阻滞	74	5.4	37.8	24.3[1]	32.4	0.0
增加产妇不良反应	74	0.0	18.9	24.3	54.1[1]	2.7
增加胎儿及新生儿不良反应	74	0.0	5.4	27.0	55.4[1]	12.2
患者自控式硬膜外镇痛 (PCEA)						
18. PCEA 对比持续硬膜外输注						
改善镇痛	75	16.0	41.3[1]	26.7	12.0	4.0
改善产妇满意度	75	41.3	46.7[1]	8.0	2.7	1.3
减少麻醉干预需求	75	42.7	36.0[1]	10.7	9.3	1.3
增加自然分娩机会	74	4.1	13.5	45.9[1]	33.8	2.7
减少产妇运动阻滞	75	9.3	38.7	24.0[1]	26.7	1.3
减少产妇不良反应	75	5.3	28.0	30.7[1]	34.7	1.3
19. PCEA 有背景剂量对比 PCEA 没有背景剂量注射						
改善镇痛	74	23.0	54.1[1]	16.2	6.8	0.0
改善产妇满意度	74	24.3	43.2[1]	23.0	9.5	0.0
减少麻醉干预需求	74	21.6	56.8[1]	12.2	9.5	0.0
减少自然分娩机会	74	0.0	4.1	41.9	51.4[1]	2.7
增加产妇运动阻滞	74	1.4	39.2	25.7[1]	32.4	1.4
增加产妇不良反应	74	1.4	13.5	29.7	52.7[1]	2.7
椎管内镇痛，开始时机及分娩进程						
20. 在宫口开大 < 5cm（对比 ≥ 5cm）时给予硬膜外镇痛：						
改善镇痛	75	50.7[1]	32.0	9.3	6.7	1.3
缩短产程	75	0.0	6.7	45.3[1]	41.3	6.7
改善自然分娩机会	74	0.0	10.8	48.6[1]	32.4	8.1
增加产妇运动阻滞	75	1.3	28.0	17.3	42.7[1]	10.7
增加产妇不良反应	75	1.3	5.3	20.0	61.3[1]	12.0
增加胎儿及新生儿不良反应	75	0.0	4.0	17.3	58.7[1]	20.0
21. 椎管内技术改善前次剖宫产经阴道试产者分娩的可能性	75	21.3	36.0[1]	33.3	8.0	1.3

（续表）

		每一项回应的百分率				
	n	强烈赞同	赞同	不确定	不赞同	强烈不赞同
滞留胎盘剥离						
22. 如果硬膜外导管在位且患者血流动力学稳定，首选硬膜外麻醉	75	66.7[1]	30.7	2.7	0.0	0.0
23. 若产妇大出血，气管插管全身麻醉要优于椎管内麻醉	75	30.7	48.0[1]	12.0	6.7	2.9
24. 硝酸甘油改善子宫松弛，增加滞留胎盘取除的成功率	75	34.7	48.0[1]	9.3	6.7	1.3
剖宫产的麻醉选择						
25. 产房和产科手术室应该有与主要手术室相当的装备、设施及支持团队	74	82.4[1]	16.2	1.4	0.0	0.0
26. 全身麻醉对比硬膜外麻醉						
缩短切皮时间	74	40.5	37.8[1]	8.1	9.5	4.1
增加产妇并发症	74	37.8	47.3[1]	9.5	5.4	0.0
增加胎儿及新生儿并发症	74	14.9	28.4	24.3[1]	29.7	2.7
27. 全身麻醉对比腰麻						
缩短切皮时间	74	20.3	35.1[1]	12.2	28.4	4.1
增加产妇并发症	74	33.8	50.0[1]	6.8	8.1	1.4
增加胎儿及新生儿并发症	74	12.2	28.4	23.0[1]	33.8	2.7
28. 硬膜外麻醉对比腰麻						
增加切皮时间	74	43.2	43.2[1]	8.1	5.4	0.0
降低麻醉质量	74	12.2	56.8[1]	9.5	17.6	4.1
增加产妇并发症	74	1.4	13.5	28.4	48.6[1]	8.1
29. CSE 麻醉对比硬膜外麻醉						
改善麻醉效果	73	20.5	47.9[1]	20.5	11.0	0.0
缩短切皮时间	73	17.8	53.4[1]	12.3	16.4	0.0
减少产妇不良反应	73	2.7	12.3	30.1	52.1[1]	2.7
30. CSE 麻醉对比腰麻						
改善麻醉效果	72	1.4	15.3	25.0	52.8[1]	5.6
增加时间延长的灵活性	73	61.6[1]	32.9	4.1	1.4	0.0
增加切皮时间	73	6.8	49.3[1]	17.8	21.9	4.1
减少产妇不良反应	73	1.4	11.0	37.0	47.9[1]	2.9
31. 使用笔尖式腰麻针对比切割样腰麻针可减少产妇并发症	73	75.3[1]	23.3	1.4	0.0	0.0
32. 对于腰麻静脉液体预充对比没有液体预充可减少产妇低血压	73	30.1	46.6[1]	12.3	9.6	1.4
33a. 静脉用麻黄碱是治疗椎管内麻醉过程中的低血压的合适用药	75	48.0	49.3[1]	1.3	1.3	0.0
33b. 静脉用去氧肾上腺素是治疗椎管内麻醉过程中的低血压的合适用药	75	50.7[1]	40.0	6.7	2.7	0.0
34. 椎管内使用阿片类药物对比肠道外使用阿片类药物用于剖宫产椎管内麻醉术后镇痛						
改善镇痛	69	60.9[1]	33.3	5.8	0.0	0.0
改善产妇满意度	69	52.2[1]	33.3	8.7	5.8	0.0
术后输卵管结扎						
35. 椎管内麻醉对比全身麻醉减少产妇并发症	70	24.3	58.6[1]	12.9	2.9	1.4
36. 立即（≤ 8 h）术后输卵管结扎不会增加产妇并发症	70	14.3	50.0[1]	22.9	11.4	1.4
并发症管理						
37. 处理紧急出血的资源可用，可以减少产妇并发症	70	74.3[1]	25.7	0.0	0.0	0.0
38. 处理紧急气道的设备立即可用，可以减少产妇、胎儿及新生儿的并发症	70	80.0[1]	20.0	0.0	0.0	0.0
39. 在产房中基础及高级生命支持设备立即可用，可以减少产妇，胎儿及新生儿的并发症	70	78.6[1]	21.4	0.0	0.0	0.0
40. 对于子痫前期重度的患者，常规使用中心静脉或肺动脉导管减少产妇并发症	70	0.0	10.0	12.9	55.7[1]	21.4

（1）中位数

n. 对每个选项做出回应的顾问的数目

表 B-6 ASA 成员对调查的回应

		每一项回应百分比				
	n	强烈赞同	赞同	不确定	不赞同	强烈不赞同
术前评估						
1. 直接病史及体格检查减少产妇、新生儿及胎儿并发症	2324	57.5[1]	38.3	3.0	1.0	0.1
2. 麻醉和产科人员的沟通减少产妇、胎儿及新生儿并发症	2321	77.9[1]	21.3	0.6	0.2	0.1
3. 常规分娩期血小板计数检查不能减少产妇麻醉并发症	2320	11.9	36.2	22.3[1]	23.6	6.0
4. 分娩期血小板计数检查减少产妇麻醉并发症						
对于怀疑子痫前期	2326	35.8	47.9[1]	11.4	4.3	0.6
对于可疑凝血异常	2323	46.8	43.5[1]	6.2	2.8	0.6
5. 所有产妇应将分娩期血样送至血库来减少产妇并发症	2317	22.1	34.3[1]	19.0	21.9	2.7
6. 麻醉前胎心率记录减少胎儿及新生儿并发症	2319	25.0	38.5[1]	25.2	9.9	1.6
预防误吸						
7a. 分娩过程中口服清液体可以改善患者舒适度及满意度	2283	15.4	65.5[1]	12.1	6.2	0.8
7b. 分娩过程中口服清液体不会增加产妇并发症	2285	6.7	40.2	23.6[1]	23.5	6.0
8a. 分娩过程中进食固体会增加产妇并发症	2284	48.2	38.0[1]	9.9	2.8	1.1
8b. 剖宫产患者应根据消化食物种类（如脂肪含量）禁食固体食物 6~8h	2283	66.8[1]	30.3	1.1	1.3	0.5
8c. 术后输卵管结扎患者应根据消化食物种类（如脂肪含量）禁食固体食物 6~8h	2281	66.9[1]	30.2	1.1	1.4	0.4
9. 术前使用非颗粒性抑酸剂可减少产妇并发症	2281	24.5	43.3[1]	24.0	7.2	1.1
分娩时麻醉监护						
椎管内技术						
10. 对复杂产妇预防性蛛网膜下或硬膜外置管可以减少产妇并发症	2071	17.6	42.4[1]	26.9	11.8	1.2
11. 持续硬膜外输注局麻药 ± 阿片类药物对比肠道外给予阿片类药物						
改善镇痛	2170	73.6[1]	25.1	0.8	0.4	0.1
延长产程	2174	1.2	14.4	19.0	51.7[1]	13.8
减少自然分娩机会	2171	0.8	7.4	16.9	53.3[1]	21.6
增加产妇不良反应	2169	0.6	12.0	9.8	58.9[1]	18.7
增加胎儿及新生儿不良反应	2168	0.3	3.0	7.5	61.3[1]	27.9
12. 持续硬膜外输注局麻药 ± 阿片类药物对比蛛网膜下隙使用阿片类药物 ± 局麻药						
改善镇痛	2160	17.4	36.5[1]	24.8	20.2	1.2
延长产程	2161	0.8	8.9	31.8	49.7[1]	8.8
减少自然分娩机会	2158	0.6	5.8	27.7	53.7[1]	12.3
增加产妇运动阻滞	2149	3.7	36.0	16.1[1]	38.7	5.4
增加产妇不良反应	2152	0.7	10.2	21.9	58.4[1]	8.8
增加胎儿及新生儿不良反应	2153	0.4	4.2	20.9	61.2[1]	13.3
13a. 硬膜外镇痛使用局麻药加阿片类药物对比相同浓度局麻药不加阿片类药物						
改善镇痛	2153	34.6	46.1[1]	6.2	10.8	2.3
增加产妇不良反应	2150	2.6	38.0	12.8[1]	40.4	6.2
增加胎儿及新生儿不良反应	2142	0.7	7.5	17.5	63.1[1]	11.3
13b. 硬膜外镇痛使用低浓度局麻药加阿片类药物对比高浓度局麻药不加阿片类药物						
改善镇痛	2155	13.1	31.7	26.9[1]	26.6	1.7
增加产妇不良反应	2154	1.1	13.8	15.8	55.7[1]	13.6
增加胎儿及新生儿不良反应	2147	0.6	4.5	19.3	60.8[1]	14.8

（续表）

	n	强烈赞同	赞同	不确定	不赞同	强烈不赞同
				每一项回应百分比		

14a. 硬膜外输注维持使用低浓度局麻药加阿片类药物对比高浓度局麻药不加阿片类药物

	n	强烈赞同	赞同	不确定	不赞同	强烈不赞同
改善镇痛	1977	17.2	38.5 [1]	24.0	19.2	1.0
缩短产程	1980	3.9	28.0	44.9 [1]	21.6	1.6
改善自然分娩机会	1977	6.9	41.1	35.9 [1]	15.1	1.0
减少产妇运动阻滞	1977	31.3	63.0 [1]	2.9	2.4	0.4
减少产妇不良反应	1971	11.4	47.1 [1]	26.8	14.0	0.9
减少胎儿及新生儿不良反应	1972	7.4	34.4	38.1 [1]	18.6	1.5

14b. 硬膜外镇痛的维持使用浓度≤ 0.125% 的布比卡因加阿片类药物 对比浓度＞ 0.125% 布比卡因不加阿片类药物

	n	强烈赞同	赞同	不确定	不赞同	强烈不赞同
改善镇痛	1973	16.5	38.6 [1]	23.9	19.7	1.4
缩短产程	1975	4.4	25.6	46.9 [1]	21.5	1.7
改善自然分娩机会	1973	6.1	36.9	38.9 [1]	16.7	1.4
减少产妇运动阻滞	1967	23.4	63.7 [1]	5.3	6.5	1.1
减少产妇不良反应	1960	9.2	44.7 [1]	27.0	18.1	1.0
减少胎儿及新生儿不良反应	1957	6.3	31.3	39.0 [1]	21.6	1.8

15. 蛛网膜下隙单次注射阿片类药物 ± 局麻药 对比肠道外给予阿片类药物

	n	强烈赞同	赞同	不确定	不赞同	强烈不赞同
改善镇痛	1966	36.9	50.2 [1]	8.9	3.6	0.5
延长产程	1963	0.4	2.7	31.5	55.8 [1]	9.6
减少自然分娩机会	1967	0.4	2.8	27.9	58.3 [1]	10.7
增加产妇不良反应	1958	2.1	23.7	23.1	45.1 [1]	5.8
增加胎儿及新生儿不良反应	1960	0.7	7.7	25.6	55.9 [1]	10.2

16. 蛛网膜下腔单次注射阿片类药物加局麻药对比蛛网膜下隙使用阿片类药物不加局麻药

	n	强烈赞同	赞同	不确定	不赞同	强烈不赞同
改善镇痛	1961	29.2	55.6 [1]	9.4	5.5	0.4
延长产程	1960	1.1	10.2	43.0 [1]	41.2	4.6
减少自然分娩机会	1959	0.8	8.1	38.4	47.1 [1]	5.7
增加产妇运动阻滞	1955	12.5	59.0 [1]	11.6	15.4	1.4
增加产妇不良反应	1951	2.5	33.1	28.9 [1]	33.1	2.4
增加胎儿及新生儿不良反应	1954	1.0	11.3	36.2	46.8 [1]	4.7

腰麻 – 硬膜外 (CSE) 联合阻滞技术

17. CSE 局麻药加阿片类药物对比硬膜外局麻药加阿片类药物

	n	强烈赞同	赞同	不确定	不赞同	强烈不赞同
改善早期镇痛	1887	31.1	44.6 [1]	11.7	11.2	1.5
改善整体镇痛效果	1884	14.0	26.8	27.1 [1]	28.7	3.5
缩短产程	1884	1.5	8.8	48.2 [1]	38.2	3.4
减少自然分娩机会	1882	0.3	3.1	38.5	52.1 [1]	6.0
减少产妇运动阻滞	1880	4.0	23.8	27.6 [1]	41.0	3.5
增加产妇不良反应	1877	2.0	28.2	33.0 [1]	34.2	2.6
增加胎儿及新生儿不良反应	1872	0.9	11.4	37.1	45.3 [1]	5.2

患者自控式硬膜外镇痛（PCEA）

18. PCEA 对比持续硬膜外注射

	n	强烈赞同	赞同	不确定	不赞同	强烈不赞同
改善镇痛	1852	15.3	40.1 [1]	29.2	14.6	0.8
改善产妇满意度	1848	27.8	46.5 [1]	19.6	5.6	0.5
减少麻醉干预需求	1849	22.4	42.9 [1]	21.4	12.1	1.1

（续表）

	n	强烈赞同	赞同	不确定	不赞同	强烈不赞同
				每一项回应百分比		
增加自然分娩机会	1845	2.6	12.1	56.9[1]	26.4	2.1
减少产妇运动阻滞	1846	4.3	34.1	40.4[1]	20.5	0.8
减少产妇不良反应	1838	3.8	27.0	46.5[1]	21.9	0.9
19. PCEA 有背景剂量对比 PCEA 没有背景剂量注射						
改善镇痛	1840	26.0	48.4[1]	20.8	4.7	0.3
改善产妇满意度	1840	25.4	46.0[1]	24.1	4.2	0.3
减少麻醉干预需求	1829	22.4	46.0[1]	24.7	6.6	0.3
减少自然分娩机会	1831	0.8	4.3	48.6[1]	41.6	4.8
增加产妇运动阻滞	1837	1.0	27.3	40.8[1]	28.6	2.2
增加产妇不良反应	1828	0.8	12.8	43.5[1]	39.6	3.3
椎管内镇痛，开始时机及分娩进程						
20. 在宫口开大 < 5cm（对比 > 5cm）时给予硬膜外镇痛						
改善镇痛	1831	25.9	52.7[1]	10.4	10.1	0.9
缩短产程	1825	1.9	13.5	40.1[1]	41.2	3.4
改善自然分娩机会	1823	1.8	14.9	49.4[1]	30.9	3.0
增加产妇运动阻滞	1819	0.9	20.5	21.2	53.4[1]	4.0
增加产妇不良反应	1821	0.7	11.0	22.3	61.1[1]	5.0
增加胎儿及新生儿不良反应	1820	0.3	4.3	23.0	64.6[1]	7.7
21. 椎管内技术改善前次剖宫产经阴道试产者分娩的可能性	1816	8.7	41.6[1]	37.9	10.1	1.7
滞留胎盘剥离						
22. 如果硬膜外导管在位且患者血流动力学稳定，首选硬膜外麻醉	1821	30.8	59.5[1]	4.3	4.4	1.0
23. 若产妇大出血，气管插管全身麻醉要优于椎管内麻醉	1823	36.0	48.8[1]	6.9	7.5	0.9
24. 硝酸甘油改善子宫松弛，增加滞留胎盘取除的成功率	1812	15.6	54.1[1]	26.4	3.5	0.4
剖宫产的麻醉选择						
25. 产房和产科手术室应该有与主要手术室相当的装备、设施及支持团队	1815	78.3[1]	20.3	0.5	0.9	0.1
26. 全身麻醉对比硬膜外麻醉						
缩短切皮时间	1826	30.9	46.3[1]	6.8	14.3	1.6
增加产妇并发症	1824	27.3	50.1[1]	10.9	9.6	2.0
增加胎儿及新生儿并发症	1825	13.9	37.5[1]	23.2	22.8	2.6
27. 全身麻醉对比腰麻						
减少切皮时间	1823	13.1	37.2[1]	13.7	30.1	6.0
增加产妇并发症	1815	23.8	49.6[1]	10.7	13.8	2.0
增加胎儿及新生儿并发症	1803	13.6	37.2[1]	21.9	24.6	2.8
28. 硬膜外麻醉对比腰麻						
增加切皮时间	1823	32.1	54.3[1]	3.8	8.7	1.0
降低麻醉质量	1821	15.0	51.0[1]	8.8	21.5	3.6
增加产妇并发症	1816	1.2	8.8	24.5	59.1[1]	6.4
29. CSE 麻醉 对比硬膜外麻醉						
改善麻醉效果	1794	18.7	45.4[1]	22.6	12.5	0.9
缩短切皮时间	1795	14.7	38.2[1]	21.7	23.2	2.3
减少产妇不良反应	1791	2.6	9.4	42.4[1]	43.3	2.4
30. CSE 麻醉对比腰麻						
改善麻醉效果	1800	4.4	14.3	28.5	48.2[1]	4.6
增加时间延长的灵活性	1808	32.1	54.8[1]	10.2	2.5	0.4
增加切皮时间	1804	9.9	48.7[1]	17.7	22.1	1.7

	n	强烈赞同	赞同	不确定	不赞同	强烈不赞同
				每一项回应百分比		
减少产妇不良反应	1802	0.9	7.7	41.6[1]	46.1	3.7
31. 使用笔尖式腰麻针对比切割样腰麻针可减少产妇并发症	1819	51.7[1]	39.4	5.7	2.9	0.4
32. 对于腰麻静脉液体预充对比没有液体预充可减少产妇低血压	1817	40.0	43.0[1]	9.0	6.5	1.4
33a. 静脉用麻黄碱是治疗椎管内麻醉过程中的低血压的合适用药	1819	50.7[1]	47.3	0.9	1.0	0.1
33b. 静脉用去氧肾上腺素是治疗椎管内麻醉过程中的低血压的合适用药	1820	31.9	52.8[1]	6.0	8.0	1.3
34. 椎管内使用阿片类药物对比肠道外使用阿片类药物用于剖宫产椎管内麻醉术后镇痛						
改善镇痛	1822	40.1	49.7[1]	6.9	3.0	0.3
改善产妇满意度	1816	35.0	47.4[1]	13.0	4.1	0.6
术后输卵管结扎						
35. 椎管内麻醉对比全身麻醉减少产妇并发症	1812	28.8	45.0[1]	15.2	9.4	1.6
36. 立即（≤8 h）术后输卵管结扎不会增加产妇并发症	1814	6.4	34.1	32.3[1]	23.0	4.2
并发症管理						
37. 处理紧急出血的资源可用，可以减少产妇并发症	1823	67.9[1]	30.8	1.0	0.3	0.0
38. 处理紧急气道的设备立即可用，可以减少产妇、胎儿及新生儿的并发症	1817	77.2[1]	22.1	0.6	0.2	0.0
39. 在产房中基础及高级生命支持设备立即可用，可以减少产妇、胎儿及新生儿的并发症	1812	73.4[1]	24.8	1.6	0.2	0.0
40. 对于子痫前期重度的患者，常规使用中心静脉或肺动脉导管减少产妇并发症	1822	3.2	13.3	33.0	40.8[1]	9.6

（1）中位数

n. 对每个选项做出回应的 ASA 成员的数目

产科麻醉最佳目标

（王　怡译，路志红校）

这份来自美国麻醉医师学会（ASA）和美国妇产医师学会（ACOG）的联合声明旨在就两专业共同关心的问题做出说明。好的产科医疗要求无论是择期或急症均应具备有资质的人员和设备以实施全身麻醉或椎管内麻醉。各医院可用的麻醉资源有很大差异。然而，对任何一家提供产科医疗的医院，均应努力达到一些优化的麻醉目标，包括以下几个方面。

1. 无论何时需要麻醉，应当有具备执业医师资格证的麻醉医师来实施。对许多产妇来说，椎管内麻醉（硬膜外麻醉、腰麻或腰 - 硬膜外联合麻醉）将是最合适的麻醉方法。

2. 在处理产科急症时，应由具备执业医师资格证的医生来维持产妇重要脏器的功能。

3. 麻醉医师和产科医师能在决定剖宫产后 30min 内开始手术。

4. 因为前次剖宫产者试产（TOLAC）的相关风险和子宫破裂是不可预知的，所以应有合适的设备和人员（包括产科麻醉、护理人员、能监护分娩及实施剖宫产术包括急诊剖宫产的医师）处于就绪状态是最理想的。当没有立即实施剖宫产的资源时，考虑 TOLAC 的患者应该与其产科医师讨论医院的资源、产科、麻醉、儿科和护士的可用性；应清楚告知患者风险可能的增加和替代处理措施。由各家机构根据自己可用的资源和所处地理位置来自行定义何为立即可用的人员和设备。

5. 应由一位有资质的麻醉医师来负责管理所有麻醉用药。很多产科医院由产科医师或产科医师指导麻醉护士来给予分娩麻醉药物。实施全身麻醉或椎管内

麻醉需要医学判断和技能技巧，因此，应具备有权限的麻醉医师。

负责产科麻醉的医师应有资格处理或指导由椎管内麻醉引起的不常见但偶尔会危及生命的并发症，如呼吸衰竭和心血管衰竭、局麻药中毒抽搐或呕吐误吸。掌握并牢记处理这些并发症必备的知识和技能，需要足够的培训和经常的应用。

为确保对产科患者最安全有效的麻醉，麻醉部门负责人应经医院同意，建立和加强产科麻醉实施的书面政策。包括：

1. 在实施麻醉期间，应有具备资质的产科医师在位准备实施阴道手术助产或剖宫产手术。根据各个机构的资源和所处地理位置来定义何为"在位准备"。椎管内麻醉和（或）全身麻醉应在有资质的医师检查产妇及胎儿和产程进展后实施。产科医师应掌握患者及胎儿情况和产程进展情况，并做好随时处理可能出现的并发症的准备。对于使用注册护士助产士 / 注册助产士来进行产科管理的医院，产科医师应负责为助产士提供帮助。

2. 必须具有与手术室相当的设备和后备人员。这包括应有配备合适的设备和医务人员的恢复室，能够接管并监护所有椎管内或全身麻醉后恢复的患者。当进行分娩镇痛或麻醉时，必须提供适当的设备以确保分娩期或麻醉恢复期患者的安全。

3. 除了手术医师外，全体人员能应立即做好新生儿抑制的复苏抢救准备。手术医师和麻醉医师负责产妇的安全，即使椎管内麻醉很完善时，也不能够离开产妇去关心新生儿。进行新生儿复苏的医师应当具备

以下条件。

（1）快速、准确地评估新生儿的情况，包括进行 Apgar 评分。

（2）知道新生儿抑制的病因（酸中毒、药物治疗、通气不足、损伤、畸形和感染）和复苏的适应证。

（3）能提供新生儿呼吸道管理、喉镜检查、气管内插管、气道吸引、人工通气、心脏按压、维持体温稳定。

在较大的产科医院和高危产科中心，应有 24h 全天候在位的麻醉、产科和新生儿专家。在进行产科麻醉时，最好有在这方面经过特别培训或经验丰富的麻醉医师做指导。这些单位往往还需要更高级的监护设备和经过特别培训的护理人员。

ASA 和 ACOG 联合进行的一项调查发现，在美国很多医院还没有达到上述要求。一些小的产科医院缺陷更是明显。但是，出于地域因素的考虑这些产科医院的存在还是有必要的。目前有将近 34% 的能提供产科服务的医院每年分娩数不足 500 例。让这些小型的产科医院为产妇提供综合服务是极低效率、不划算且常常不可行。因此，制定了以下建议：①只要有可能，规模小的产科医院应当联合起来；②如果因为地域的原因，需要小规模的产科单位存在时，这些医院应成为完善的地区围生系统的一部分。

有合适的能帮助处理各种产科问题的人员，这是好的产科医疗的必要特征。在高危妊娠分娩时，应有儿科医师或其他经过培训的医师负责新生儿安全，对有剖宫产史再经阴试产、臀位或多胎分娩的产妇应有麻醉医师在场。很多时候，医务人员需要待命很长时间以备不时之需，但最终可能并不需要完成他们拟定的任务。对这些待命服务给予合理的报酬是正当的和必要的。

还有很多其他措施也有利于提高产科麻醉服务的有效性和质量。在设计医院时应将产房建在手术室附近，这将有利于更安全有效的麻醉管理，包括对麻醉护士的监督指导。产房的麻醉设备应与手术室的相当。

最后，产科医师与麻醉医师之间良好的人际关系也是非常重要的。应鼓励两个科室共同进行讨论。麻醉医师应当认识到产科医师的特殊需要和关注的问题；产科医师应当认识到在生命支持和疼痛治疗方面，麻醉医师是专家。双方都应当认识到为患者提供高质量医疗的必要性。

分娩期胎心率监护：
术语、解读和一般管理原则

妇产科医师临床管理指南
美国妇产科医师学会

（王　怡译，路志红校）

近几年公开的数据表明，美国约 340 万胎儿（约占 400 万活产婴儿的 85%）进行了最常见的产科程序胎儿电子监护评估（EFM，表 D-1）。尽管 EFM 被广泛使用，关于 EFM 的功效、观察者之间和观察者自身差异、命名、解释系统和管理分析仍存在争议。此外，有证据表明使用 EFM 增加剖宫产分娩率和阴道助产率。本文献目的是综述胎儿心率评估的命名，回顾 EFM 的疗效数据，划定 EFM 的优势和缺点，并说明 EFM 的分类系统。

一、背景

产前并发症、不良子宫灌注、胎盘功能不全以及分娩事件之间复杂的相互作用，可能导致不良新生儿结果。已知的产科疾病，如高血压疾病、胎儿生长受限和早产都容易使胎儿预后不佳，但因窒息伤害所占的比例却很小。一项关于足月妊娠胎儿宫内窒息的研究中，63% 的孕产妇并不存在已知的危险因素。

胎儿的大脑通过交感神经和副交感神经的相互作用调控胎儿的心率。因此，胎儿心率（FHR）监护可用于确定胎儿氧供是否良好。1980 年，45% 临产的产妇使用胎心监护，这个比例在 1988 年达到 62%，

1992 年 74% 并在 2002 年达 85%。

尽管 EFM 被频繁使用，但其局限性包括观察者之间和观察者本身可靠性较差、效果不确定性和较高假阳性率。

胎心率监护可以从内部或外部进行。大多数外部监护使用有计算机逻辑的多普勒设备来解读和计数多普勒信号。内部 FHR 监护是用一个直接放置在胎儿头皮或其他先露部的螺旋线胎儿电极来完成的。

1. 电子胎心率监护的术语和解读指南

2008 年，Eunice Kennedy Shriver 美国国立儿童健康与人类发展研究院和美国妇产科医师学会与母胎医学学会合作赞助了一个有关电子 FHR 的研讨会。这个 2008 年的研讨会汇集了在该领域有专长和兴趣的多组研究者，并完成 3 个目标：①回顾和更新早期的 FHR 图形分类的定义；②评估现有的分类系统，解读具体 FHR 图形以及对在美国应用的系统提出建议；③对 EFM 的研究重点提出建议。要对 EFM 有一个完整的临床理解，就必须对子宫收缩、FHR 基线和变异、是否存在加速、周期性或间歇性的减速，以及这些特征随着时间的推移所发生的变化进行讨论。美国许多对 FHR 解读的常见假设和因素是术语和解读体系的核

表 D-1 电子胎心监护的各项定义

模 式	定 义
基线	● 10min 时间段内，平均 FHR 每分钟增幅 5 次左右心搏数（bpm），需除外 　　● 周期性的或间歇性的变化 　　● 周期性的明显 FHR 变异的时段 　　● 变化超过 25/min 的胎心率基线片段 ● 任一个 10min 的时段内，必须以至少 2min 的胎心率为基线。有时某个时段的基线是不确定的。在这种情况下，可以参考先前的 10min 窗口来确定基线 ● 正常 FHR 基线：110～160/min ● 心动过速：FHR 基线＞ 160/min ● 心动过缓：FHR 基线＜ 110/min
基线变异	● FHR 基线波动的幅度和频率是不规则的 ● 变异是从视觉上量化为每分钟心跳波峰到波谷的幅度 　　● 变异缺失 - 振幅无改变 　　● 轻度变异 - 振幅有改变，但≤ 5/min 　　● 中度（正常）变异 - 振幅范围 6～25/min 　　● 显著变异 - 振幅范围＞ 25/min
加速	● 明显可见 FHR 突然上升（30s 内达到波峰） ● 妊娠 32 周及以后，加速为胎心率从基线上升≥ 15/min，持续≥ 15s，但从出现到恢复少于 2min ● 妊娠 32 周之前，加速为胎心率从基线上升≥ 10/min，持续≥ 10s，但从出现到恢复少于 2min ● 延长加速持续 2min 或更久但少于 10min ● 如果加速持续 10min 或更长的时间，则是胎心基线的改变
早期减速	● 明显可见的通常是与子宫收缩相关的 FHR 均匀缓慢下降和恢复 ● FHR 逐渐减速是指从 FHR 开始下降至降到最低点（谷底）要 30s 或更久 ● FHR 减速幅度是从起始到减速的最低点来计算 ● 减速的谷底和宫缩的峰值同时出现 ● 在大多数情况下，减速起始、谷底和恢复分别与宫缩的开始、峰值和结束相一致并对应出现
晚期减速	● 明显可见的通常是与子宫收缩相关的 FHR 均匀缓慢下降和恢复 ● FHR 逐渐减速是指从 FHR 开始下降至降到最低点（谷底）要 30s 或更久 ● FHR 减速幅度是从起始到减速的最低点来计算 ● 减速在时间上延迟，减速的谷底发生在宫缩峰值之后 ● 在大多数情况下，减速起始、谷底和恢复分别在宫缩的开始、峰值和结束之后并对应出现
可变减速	● 明显可见的 FHR 突然减速 ● FHR 的突然减速是指从减速的开始至降到 FHR 谷底的时间少于 30s ● FHR 减速幅度是从起始到减速的最低点来计算 ● FHR 减速每分钟至少 15 次或更多，持续 15s 或更久，并在 2min 内恢复 ● 当可变减速与子宫收缩相互关联时，其起始、加深和持续时间通常随逐次的宫缩而变化
延长减速	● 明显可见的 FHR 减速低于基线 ● FHR 从基线下降每分钟 15 次或更多，持续 2min 或更久但不超过 10min ● 如果减速持续 10min 或更长的时间，则是基线改变
正弦波图形	● 明显可见的平滑的，正弦波型摆动的 FHR 基线图形，频率 3～5/min，持续 20min 或更久

FHR. 胎儿心率

（引自 Macones GA, Hankins GD, Spong CY, Hauth J, Moore T. The 2008 National Institute of Child Health and Human Development workshop report on electronic fetal monitoring： update on definitions, interpretation, and research guidelines. Obstet Gynecol,2008,112：661–666.）

心。其中两个特别重要的假设是：首先，这些定义首先是为了能对 FHR 模式进行阅读和解读，但也应当能适用于计算机化解读系统。其次，这些定义不仅能用于产时的 FHR 模式，也要能适用于产前监测。

子宫收缩频率的定义是平均超过 30min 的监测中，在 10min 时间窗内子宫收缩的次数，收缩频率只是子宫收缩评估的一部分，其他因素诸如宫缩持续时间、强度、收缩间竭时间在临床实践中也是同等重要的。

以下列出的是描述子宫收缩的术语。

正常：平均超过 30min 的监测中，10min 内收缩等于或少于 5 次。

宫缩过频：平均超过 30min 的监测中，10min 内收缩超过 5 次。

子宫收缩的特性

■ 过度刺激和过度收缩未给予定义，应该弃用。

■ 应根据有或无伴随 FHR 减速判定宫缩过频的性质。

■ 名词宫缩过频适用于自然临产或诱发的临产。宫缩过频的临床反应可以因自然宫缩或是诱发宫缩而不同。

表 D-1 提供的 EFM 定义和描述是基于 2008 年全国儿童健康研究所和人类发展工作组的调查结果。如果至少一半的宫缩发生减速则被定义为反复性的减速。

2. 胎儿心率图形的分类

各种 EFM 解读系统一直在美国和全世界使用，基于对可行方案的仔细审校，推荐一个三级 FHR 图形的分类系统（表 D-2）。FHR 曲线图形仅对胎儿当前的酸碱状态提供信息，认识到这点很重要。FHR 曲线的分类可以对胎儿在某个时间点及时地进行评估，曲线图形可能或即将发生变化。一个 FHR 曲线可能会在类别之间来回变动，具体取决于临床情况和使用的管理策略。

Ⅰ类 FHR 图形正常：Ⅰ类 FHR 图形强烈的预示胎儿在监测期间有正常的酸碱状态。Ⅰ类 FHR 图形可按常规方式进行监护，不需要特殊的处理。

Ⅱ类 FHR 图形不确定：Ⅱ类 FHR 图形不能预测胎儿酸碱状态的异常，但此刻还没有足够的证据将其归类为分类的Ⅰ类或Ⅲ类。Ⅱ类 FHR 图形需要评估和继续监护并重新评估，要考虑整个相关的临床状况。

在一些情况下，对待Ⅱ类图形可采取辅助检查或宫内复苏措施以确保胎儿健康。

Ⅲ类 FHR 图形异常：Ⅲ类图形与进行监测时胎儿酸碱状态异常相关。Ⅲ类 FHR 图形需要即时性评估。根据临床特征，迅速采取处理异常 FHR 图形措施，包括对产妇供氧、改变产妇体位、停止产程中宫缩剂使用、治疗产妇低血压和伴随胎心变化的宫缩过频，但不仅限于此。如果Ⅲ类图形用这些措施没有得到解

表 D-2　FHR 三级分类解读系统

Ⅰ类

- Ⅰ类 FHR 图形包括以下所有
- 基线率：110～160/min
- FHR 基线变异：中度
- 晚期或可变减速：无
- 早期减速：有或无
- 加速：有或无

Ⅱ类

Ⅱ类 FHR 图形包括所有不能被列为Ⅰ类或Ⅲ类 FHR 图形。Ⅱ类图形可能代表临床中经常遇到的那部分，Ⅱ类 FHR 图形的例子包括以下任何情况

基线率

- 心动过缓不伴有基线变异缺失
- 心动过速

FHR 基线变异

- 轻度的基线变异
- 不伴反复性减速的基线变异缺失
- 显著的基线变异

加速

- 胎儿受刺激后没有诱发出加速

周期性或间歇性减速

- 反复性可变减速伴有轻度或中度基线变异
- 延长减速超过 2min，但不超过 10min
- 反复性晚期减速伴随着中度的基线变异
- 可变减速伴有其他特性，如恢复到基线缓慢，尖峰型，或"双肩峰"

Ⅲ类

Ⅲ类 FHR 图形包括以下之一

- FHR 基线变异缺失和以下的任意一项
  - 反复性晚期减速
  - 反复性可变减速
  - 心动过缓
- 正弦波图形

FHR. 胎儿心率

（引自 Macones GA, Hankins GD, Spong CY, Hauth J, Moore T. The 2008 National Institute of Child Health and Human Development workshop report on electronic fetal monitoring: update on definitions, interpretation, and research guidelines. Obstet Gynecol,2008,112：661–666.）

决,应该着手分娩。

3. 电子胎心率监护回顾的指南

当 EFM 用于分娩期,护士或医生应该经常回顾监护结果。在无并发症的患者,回顾 FHR 描记的频率应在第一产程每 30 分钟 1 次,在第二产程每 15 分钟 1 次。对有并发症的患者(如胎儿生长受限,子痫前期),频率大约是第一产程每 15 分钟 1 次和第二产程每 5 分钟 1 次。医护人员应定期记录他们已经回顾了描记图形。FHR 描记图形作为医疗记录的一部分,应标记并且如有需要可供浏览。FHR 图形的计算机存储文件是缩微胶卷记录,不允许被覆盖或修改,这是合理的。

二、临床注意事项和建议

1. 产时电子胎儿心率监护有怎样的效果

分娩期 EFM 功效的判断基于其减少并发症的能力,如新生儿抽搐、脑瘫或产时胎儿死亡、同时最大限度地减少非必需的产科干预,如阴道助产术或剖宫产分娩。尚无随机临床试验比较 EFM 与其他监护在产程期间的益处。因此,EFM 的好处是通过与间断听诊比较的报告来衡量的。

一项对比较不同模式的随机临床试验的荟萃分析得出了以下结论:

- EFM 与间断听诊相比增加了总的剖宫产率[相对风险(RR)1.66;95% 置信区间(CI)1.30~2.13]和因 FHR 异常或酸中毒或两者原因的剖宫产率(RR2.37,95% CI 1.88~3.00)。
- EFM 的使用增加了胎头吸引和产钳阴道助产术的风险(RR 1.16,95% CI 1.01~1.32)。
- EFM 的使用并没有降低围生儿死亡率(RR 0.85,95% CI 0.59~1.23)。
- EFM 的使用减少了新生儿抽搐的风险(RR 0.50,95% CI 0.31~0.80)。
- EFM 的使用并没有减少脑瘫的风险(RR 1.74,95% CI 0.97~3.11)。

认为不确定 FHR 图形可以预测脑瘫是一种不切实际的想法。不确定图形预测出生体重 2500g 或以上的单胎新生儿脑瘫的阳性预测值为 0.14%,这意味着具有不确定 FHR 图形的 1000 多个胎儿中只有 1 个或

2 个会发生脑瘫。EFM 预测脑瘫的假阳性率非常高,在 99% 以上。

虽然数量有限,但已有数据表明使用 EFM 没有减少脑瘫的发生。尽管 EFM 广泛应用,脑瘫的发生率一直不变。尽管使用了 EFM 但脑瘫患病率仍然没有减少的主要解释是:70% 的病例发生在临产之前,而只有 4% 的脑病病例可以单纯归咎于产时的事件。

由于现有数据并没有显示出使用 EFM 比间断听诊有明显的好处,那么,在没有并发症的患者,选择其中任意一个都是可以接受的。从逻辑上讲,坚持指南上的胎心率听诊频率可能并不可行。一项前瞻性的研究指出,只有 3% 的病例成功完成间断听诊的方案。间断听诊失败最常见的原因包括频繁的记录和对记录的要求。

间断听诊可能不适合所有孕妇。大多数比较 EFM 与间断听诊的临床试验已排除存在不良预后高风险者参与研究,而对这些病例间断听诊的相对安全性是不确定的。高风险产妇(如怀疑胎儿生长受限,子痫前期和 1 型糖尿病)临产,应当用持续监护 FHR。

尚无可比较的数据表明在不存在危险因素的情况下,间断听诊的最佳频率是多少。一种方法是,在第一产程的活跃期,评估和记录 FHR 至少每 15 分钟 1 次,在第二产程至少每 5 分钟 1 次。

2. 产时电子胎儿心率监护评估中观察者间和观察者本身的变异性如何

观察者间和观察者本身在解读 FHR 图形上存在较大的变异。例如,当 4 位产科医师检查 50 个胎心宫缩图时,他们只对 22% 的病例意见一致。2 个月后,在对同样的 50 个图形的第 2 次审查中,医师们给出的解读有 21% 与他们的第 1 次评估不同。在另一项研究中,5 名产科医师分别解读 150 个胎心宫缩图,产科医师们仅对 29% 的病例的图形解读相似,提示观察者间的可靠度较差。

当图形正常时,对胎心宫缩图的解读较为一致。通过回顾性研究发现,预先知道新生儿的结局可能改变审查者对图形的印象。给出同样的产时监护图形,与良好结局相比,如果胎儿预后不良,审查者更容易找到胎儿宫内缺氧的证据并对产科医师的处理提出批评。因此,FHR 曲线的重新解读,特别是当新生儿的结果已知时,可能并不可靠。

3. 应该在什么时候对极早产的胎儿进行监测

监测极早产胎儿的决定需要产科医师，儿科医师和患者进行讨论，讨论关于早产儿存活或严重患病率的可能性（根据胎龄、胎儿体重的估计以及其他因素）和分娩方式的相关问题。如果病人因早产胎儿相关的指征而行剖宫产，则应连续监测，而不是间断听诊。胎龄极低时可能会有不同。

不确定的 FHR 图形可能会发生在高达 60% 的早产妇女中，最常见的异常是减速和心动过缓，随后是心动过速和轻度或缺失的基线变异。可变减速在早产分娩（55%～70%）中比足月分娩（20%～30%）更为常见。如果 FHR 异常持续，则应着手宫内复苏、各种辅助检查以确定胎儿健康状况并适时分娩。

4. 哪些药物能影响胎心率

胎心率图形可能受到分娩期所给药物的影响，虽然有时这种影响会导致产科干预，大多数情况下这些变化都是短暂的。

使用局部麻醉药（即利多卡因，布比卡因）的硬膜外镇痛可导致交感神经阻滞、产妇低血压、一过性子宫胎盘功能不全和 FHR 改变。肠道外给予麻醉镇痛药也可能会影响 FHR。一项随机试验比较了 0.25% 布比卡因的硬膜外麻醉和静脉注射哌替啶，发现与区域镇痛相比，静脉镇痛者变异减少、FHR 加速明显更少。两组减速的比率和因"不确定"FHR 图形而行剖宫产的比率无差异。一项包含 5 项随机试验和 7 项观察研究的系统性回顾也指出，产程中接受或未接

受硬膜外镇痛的产妇，因不确定 FHR 而行剖宫产的比率是相似的。

这方面人们已开始关注分娩过程中的腰硬膜外联合麻醉。一项对 1223 名临产妇女意向性治疗的分析表明，随机给予腰硬膜外联合麻醉（10μg 鞘内舒芬太尼，随后再次要求镇痛时硬膜外给予布比卡因和芬太尼）或静脉注射哌替啶（50mg 按需给药，4h 内最多 200mg），腰硬膜外联合麻醉组的胎心过缓比例和因异常胎心率而行紧急剖宫产率显著较高。但两组的新生儿结局没有显著差异。这项研究有一些方法学的问题。另一项随机对照试验比较了临产的妇女接受腰硬膜外联合麻醉（$n=41$）或硬膜外麻醉（$n=46$）的FHR 曲线异常的发生率。在这项研究中，FHR 异常更多见于接受腰硬膜外联合麻醉的产妇。尚需更多的研究来确定腰硬膜外联合技术可能的安全性和有效性。

其他一些影响胎心率图形的药物已经得到了研究（表 D-3）。值得注意的是，多元回归分析表明，使用硫酸镁所致的变异性下降与早期孕龄而非血清镁水平相关。有关镁对 FHR 的影响的研究结果存在差异。有些显示没有独立的影响，另一些显示基线或变异的微小变化。不过，总体而言，将 EFM 的不良结果单单归咎于硫酸镁的使用时应谨慎。

75% 的临产期间接受布托啡诺的患者会发生一过性正弦 FHR 图形，但这与不良结局无关。暴露于可卡因的胎儿，虽然在产程期间未受刺激的时候也有频繁的宫缩，但胎心率图形并没有表现出任何特征性改变。一项随机试验通过计算机分析胎心宫缩图确定，

表 D-3　常用药物对胎心率图形的影响

药　物	总　结	参考文献
麻醉性镇痛药	在等效剂量下，所有麻醉药（加或不加止吐药）有类似的影响：变异减少和加速的频率减少 75mg 哌替啶 =10mg 吗啡 = 0.1mg 芬太尼 =10mg 纳布啡	22，26～31
布托啡诺	短暂的正弦 FHR 图形，与哌替啶相比平均心率略有增加	32，33
可卡因	长变异减少	34，35
糖皮质激素	倍他米松引起 FHR 变异减少、影响胎儿昼夜节律，＞ 29 孕周时更明显，但地塞米松没有该作用	36～39
硫酸镁	短变异显著减少，无临床意义的 FHR 下降，随胎龄增长对加速的抑制增多	40，41
特布他林	FHR 基线升高和胎儿心动过速的发生率增加	42，43
齐多夫定	FHR 基线、变异、加速或减速次数无差异	44

FHR. 胎儿心率

与哌替啶相比，纳布啡用于产时镇痛减少了在超过 20min 的时间内出现 2 次 15s 加速的可能性。在产前患者，注射吗啡不仅降低胎儿呼吸运动，而且减少了加速的次数。

在早产过程中使用的促进胎儿肺成熟的糖皮质激素对 FHR 的影响已被研究（表 D-3）。在双胞胎和单胎中，使用倍他米松一过性地降低 FHR 变异，在第 4~7 天恢复到治疗前状态。使用倍他米松时也可能出现加速比例的减少，然而，这些变化与产科干预的增加或不良结局无关。其生物学机制未知。胎心宫缩图的计算机分析显示胎心率变异的减少与使用地塞米松是不相关的。

5. EFM 中什么样的结果与胎儿正常的酸碱状态是一致的

FHR 加速的存在一般可确定胎儿无酸中毒，但是，与 FHE 变异有关的临床结局数据却很少。一项观察性研究的结果表明，中度 FHR 变异和脐动脉血 pH > 7.15 紧密相关。一项研究报道指出在有晚期减速或可变减速出现时，如果 FHR 图形有正常变异，则 97% 的病例脐动脉血 pH > 7.00。在另一项回顾性研究中，大多数不良新生儿结局的病例显示 FHR 变异正常；这项研究的局限性在于没有考虑 FHR 图形的其他特性，如加速或减速的存在。然而，在大多数情况下，正常 FHR 变异代表胎儿状态良好、不存在代谢性酸中毒。

6. 在处理 II 类或 III 类胎心率曲线时辅助检查能有帮助吗

面对 II 类或 III 类 FHR 曲线时，一些辅助检查有助于确定胎儿健康状况，从而减少 EFM 的高假阳性率。

在轻度变异或变异缺失而且没有自发加速的 EFM 曲线情况时，应努力诱发出一个加速。对产时胎儿刺激的 11 项研究的荟萃分析指出，刺激胎儿有 4 种技术可用：①胎儿头皮采样；②艾利期（Allis）钳头皮刺激；③声振刺激；④手指头皮刺激。由于声振刺激和手指头皮刺激比其他两种方法伤害小，它们是首选的方法。当刺激之后继发一个加速时，就不太可能是胎儿酸中毒，产程可以继续。

当 III 类 FHR 曲线持续时，可以考虑取头皮血测定 pH 或乳酸值。然而，头皮血测 pH 的评估试验已

减少，甚至在某些三级医院可能都不使用。减少的原因可能是多方面的，包括医师的经验，在很短的时间内难以获取和处理足够的样本，以及对可能不经常使用的实验室设备需要进行常规维护和校准。更重要的是，创伤较小的头皮刺激可以提供与头皮血 pH 相近的胎儿酸中毒可能性的信息。

在一项研究中，用头皮血低 pH（研究中定义为 < 7.21，因为它是第 75 百分位数）预测脐动脉血 pH < 7.00 的敏感性和阳性预测值，分别为 36% 和 9%。更重要的是，用头皮血低 pH 确定新生儿缺血缺氧性脑病的敏感性和阳性预测值分别为 50% 和 3%。然而，头皮血 pH 更大的实用性是它的高阴性预测值（97%~99%）。有一些数据表明，胎儿头皮血乳酸水平比头皮的 pH 有更高的敏感性和特异性。然而，最近的一项大型随机临床试验，比较了产时胎儿窘迫的病例中使用头皮血的 pH 测定和头皮血乳酸水平测定，两组出生时酸血症发生率、Apgar 评分和新生儿重症监护病房转入率并无差异。虽然在美国头皮刺激已经在很大程度上取代了头皮血 pH 和头皮血乳酸测定，但如果可行的话，在处理 III 类曲线时这些测试可以提供额外的信息。

脉搏血氧饱和度测定没有被证明是临床评估胎儿状态有用的检验。

7. 是否有宫内复苏的方法能用于 II 类或 III 类曲线

对 II 类或 III 类 FHR 曲线需要评估可能的原因，初步评估和处理包括以下内容。

- 终止所有产程刺激药。
- 宫颈检查以确定脐带脱垂，迅速的宫颈扩张或胎头下降。
- 改变产妇位置向左或向右侧卧位，减少下腔静脉的压迫和改善子宫胎盘血流量。
- 监测产妇血压以便发现低血压，尤其是在那些使用区域麻醉者（如果出现，扩容或麻黄碱或两者兼用治疗，或者可能需要去氧肾上腺素）。
- 通过评估子宫收缩的频率和持续时间来评定病人子宫收缩过频。

不确定或异常图形情况时通常给产妇吸氧，这种疗法的有效性或安全性尚无数据。FHR 图形对体位改变或吸氧常常没有反应。在这种情况下，建议使用宫缩抑制药来停止宫缩或许能避免脐带受压。对 3 项

随机临床试验结果的一项荟萃分析报告比较了在处理可疑的不确定 FHR 曲线时用抑制宫缩药治疗（海索那林，特布他林或硫酸镁）与不治疗进行对照，宫缩抑制治疗比不治疗更普遍地改善了 FHR 曲线。但是，围生儿死亡率、低的 5min Apgar 评分、新生儿重症监护病房的转入率在两组之间无显著差异（可能是因为小样本）。因此，虽然宫缩抑制治疗似乎降低了 FHR 异常的数量，但是没有获得充分证据推荐它。

与 FHR 变化相关的宫缩过频可以用 β_2 肾上腺素能药物（海索那林或特布他林）成功地治疗。一项回顾性研究表明，98% 的这种病例对 β 受体激动药治疗有反应。

当 FHR 曲线包含反复性可变减速时，可以考虑采用羊膜腔灌注术以减轻脐带受压。一项包含了 12 个随机试验的荟萃分析将患者分配至经宫颈羊膜腔灌注术和没有治疗两组，显示子宫腔内置入液体可明显减少减速的发生率（RR0.54，95% CI 0.43～0.68）和因怀疑胎儿窘迫而施行的剖宫产率（RR0.35，95% CI 0.24～0.52）。因为较低的剖宫产率，羊膜腔灌注术也降低了产妇或新生儿住院超过 3d 的可能性。羊膜腔灌注术可以通过分次或持续灌注技术完成。一项随机试验比较了两种羊膜腔灌注技术，并得出减少反复性可变减速的能力是相似的结论。

Ⅱ类或Ⅲ类 FHR 图形的另一个常见原因是继发于区域麻醉的产妇低血压。如果产妇低血压已确定并怀疑继发于区域麻醉，扩容或静脉使用麻黄碱或两者同时使用都是可以的。

三、推荐和结论的总结

以下建议和结论是基于良好且一致的科学证据（level A）。

■ EFM 用于预测脑瘫的假阳性率是很高的，达到 99% 以上。

■ EFM 的使用和真空吸引与产钳阴道手术分娩率增加相关，也与因异常 FHR 图形和（或）酸中毒而行剖宫产率增加相关。

■ 当 FHR 曲线包含反复性可变减速，应当考虑采用羊膜腔灌注术以减轻脐带受压。

■ 脉搏血氧测定还没有被证明是一个临床上评估胎儿状况的有效方法。

以下建议是基于有限的或不一致的科学证据（level B）。

■ 观察者间和观察者本身对于 FHR 曲线的解读有很大的差异。

■ 尤其在已知新生儿的结局时，重新解读 FHR 曲线，不一定可靠。

■ EFM 的使用不会导致脑瘫减少。

以下建议是基于专家意见（level C）。

■ 推荐将 FHR 图形按照三级的系统分类。

■ 高风险的临产妇女应该进行连续的 FHR 监测。

■ 应该弃用过度刺激和过强收缩这两个术语。

对 MEDLINE 数据库，Cochrane 图书馆及 ACOG 内部资源及文件进行文献检索，查找发表于 1985 年 1 月到 2009 年 1 月之间的相关文章。检索结果限于用英文发表的文章。综述和述评也被纳入，但优先选择报道原始研究结果的文章。座谈会及科学性会议提供的研究摘要未纳入这一文件。对美国国立卫生研究院及美国妇产科医师学会等组织或机构发表的指南也进行了回顾，通过回顾所采用文章的参考文献又增加了一些研究。当无可靠的研究可用时，可以应用妇产科医师的专家意见。

根据美国预防服务工作组指定的方法来回顾和评估研究的质量：

Ⅰ　证据从至少一篇合理设计的随机对照试验得来。

Ⅱ-1 证据从有很好设计的非随机对照试验得来。

Ⅱ-2 证据从有很好设计的同期组群或病例对照分析研究，从多于一个中心或研究组得来的更好。

Ⅱ-3 证据从有或无干预的多重时间序列得来，非对照试验的显著结果也可以被看作这种类型的证据。

Ⅲ　根据临床经验、描述性研究或专家委员会报告得出的权威专家的意见。

基于数据中发现的最高水平证据，提出推荐意见并根据以下分类进行分级。

A 水平：推荐意见基于好的、一致的科学性证据。

B 水平：推荐意见基于有限的、非一致性的科学证据。

C 水平：推荐意见基于共识及专家意见。

中英文对照词汇表

A

abdominal circumference（AC） 腹围测量

abnormal fetal positions 胎位异常

abdominal paracentesis 腹腔穿刺术

acceleration 加速

acetaminophen

for postoperative pain 对乙酰氨基酚术后痛

accidental dural puncture（ADP） 意外硬膜外穿破

acid-base balance and carbon dioxide 酸碱平衡与二氧化碳

acidosis 酸中毒

acquired heart disease 获得性 / 后天性心脏疾病

activated partial thromboplastin time（aPTT） 部分活化凝血活酶时间

active transport 主动转运

acoustic neuromas 听神经瘤

acquired immunodeficiency syndrome（AIDS） 获得性免疫缺陷综合征

acupuncture 针灸 / 针刺疗法

acute tocolysis 紧急保胎

adjuvant analgesics 辅助镇痛用药

aDP-induced platelet activation ATP 介导的血小板激活

advanced airway management（AAM）skills 高级气道管理技巧

advanced cardiac life support（ACLS） 高级心脏生命支持

agonist-antagonist opioids 阿片类激动拮抗药

airway considerations 气道考量

airway evaluation 气道评估

airway management 气道管理

airway obstruction 气道梗阻

airway registries 气道登记

airway-related morbidity and mortality 气道相关并发症和死亡率

alfentanil 阿芬太尼

allergic reaction 过敏反应

allergy testing 过敏试验

allopurinol 别嘌醇

alpha-1-acid glycoprotein（AAG） α_1- 酸性糖蛋白

alpha adrenergic activity α 肾上腺能活性

alpha-fetoprotein（AFP） 甲胎蛋白

alpha-methyldopa 甲基多巴

Alport's syndrome 眼 - 耳 - 肾综合征

alternative medicine 替代医学

American Academy of Husband-Coached Childbirth（AAHCC） 美国丈夫指导的分娩学会

American Board of Anesthesiology Maintenance of Certification in Anesthesiology（ABAMOCA）Program 美国麻醉学委员会麻醉认证维护

American College of Chest Physicians（ACCP） 美国胸科医师学会

American College of Obstetricians and Gynecologists（ACOG） 美国妇产科医师学会

American Medical Association's Code of Medical Ethics informed consent 美国医学协会的医学伦理知情同意代码

American Psychiatric Association（APA） 美国精神病学协会

American Society of Anesthesiologists（ASA） 美国麻醉医师学会

American Society of Peri Anesthesia Nurses（ASPAN） 美国围麻醉期护士学会

American Society of Regional Anesthesia and Pain Medicine（ASRA） 美国区域麻醉与疼痛医学学会

amniocentesis, in fetal aneuploidy 羊膜穿刺，胎儿遗传异常

amniotic fluid embolism 羊水栓塞

amniotic fluid index（AFI） 羊水指数

amniotic fluid volume（AFV） 羊水量

amphetamines 安非他命

amyotrophic lateral sclerosis（ALS） 肌萎缩侧索硬化

antenatal corticosteroids 产前使用皮质激素

anaphylaxis 过敏反应

anesthesia 麻醉

anesthetic induction 麻醉诱导

anesthesia agents 麻醉药物

anesthesia care 麻醉管理

anesthesia crisis resource management training（ACRM） 麻醉危机资源管理培训

anesthesia equipment 麻醉设备

anesthesia maintenance 麻醉维持

anesthesia manpower 麻醉人力

anesthesiologist 麻醉医师

anesthetic agents 麻醉药物

anesthetic emergencies 麻醉紧急情况

aneurysms and AVMs 动脉瘤与房室畸形

angiotensin II receptor blockers（ARBs） 血管紧张素 II 受体阻断药

angiotensin-converting enzyme（ACE）inhibitors 血管紧张素转化酶抑制药

antacids 抗酸药

antenatal steroids for term cesarean sections（ASTECS） 足月剖宫产产前使用激素

antepartum fetal surveillance（AFS） 产前胎儿监测

antepartum hemorrhage 产前出血

antibiotic prophylaxis 预防性使用抗生素

antibiotics 抗生素

antibody-mediated cytotoxic reactions 抗体介导细胞毒反应

anticoagulant and antithrombotic drugs 抗凝与抗血栓药物

anticoagulation 抗凝

anticholinergic agents　抗胆碱能药物

anticholinesterase agents　抗胆碱酯酶药物

anticoagulants　抗凝药

antiemetic agents　止吐药

antiemetics　止吐药

antihyperalgesic effect　抗痛敏效应

antihypertensive agents　抗高血压药物

anti-phospholipid syndrome　抗磷脂综合征

antipsychotic therapy　抗精神病治疗

antithrombic agents　抗血栓药物

anxiety　焦虑

anxiety disorders　焦虑障碍

aortic aneurysm　主动脉瘤

aortic regurgitation　主动脉瓣反流

aortic stenosis（AS）　主动脉瓣狭窄

aortocaval compression　主动脉腔静脉压迫

apneic oxygenation　窒息氧合

apgar score system　Apgar 评分系统，用于新生儿评估

arginine-vasopressin（AVP）　精氨酸加压素

Arnold–Chiari malformation（ACM）　Arnold–Chiari 畸形

aromatherapy　芳香疗法

ART cycles　辅助生殖技术周期

arterial blood gasses　动脉血气

arterial oxygen tension　动脉氧分压

arterio-venous anastomoses　动静脉吻合

arteriovenous Fistulas（AVFs）　动静脉瘘

arteriovenous malformations（AVMs）　动静脉畸形

ARV drugs　抗反转录病毒药物

ascorbic acid　抗坏血酸

Aspergillusfumigatus　烟曲霉菌

asphyxia　窒息

Aspiration　误吸

aspiration pneumonia　吸入性肺炎

asthma　哮喘

asthma exacerbation　哮喘急性发作

asthma triggers　哮喘触发因素

asymmetric septal hypertrophy　非对称性心室间隔肥厚

atenolol　阿替洛尔

ativan　劳拉西泮

ATP-binding cassette sub-family B member-1（ABCB1）gene　ATP 结合盒转运 B 亚族 -1 基因

atrial fibrillation/atrial flutter　心房颤动 / 心房扑动

atrial septal defect（ASD）　房间隔缺损

atrioventricular node-dependent tachycardia　房室结依赖性心动过速

atropine　阿托品

atypical preeclampsia　不典型子痫前期

autoimmune diseases　自身免疫性疾病

autoimmune hepatitis　自身免疫性肝炎

automated external defibrillator　自动体外除颤仪

autonomic hyperreflexia（AH）　自主神经反射亢进

autonomic neuropathy　自主神经病变

autonomy or "self-rule"　自主或"自定规则"

autosomal dominant polycystic kidney disease（ADPKD）　常染色体显性多囊肾病

awake glidescope intubation　清醒可视喉镜插管

B

backache　背痛

background infusion　背景输注

backward upper right pressure（BURP）　向后、上、右按压（BURP 手法）

Ballantyne's syndrome　Ballantyne 综合征

baseline variability　基线变异性

Bell's palsy　面瘫

benign pulmonary sequestrations（BPS）　良性肺隔离症

benzodiazepines　苯二氮䓬类

bilevel positive airway pressure（BiPAP）　双相气道正压

biophysical profile（BPP）　生物物理评分

biophysical markers　生物物理标志物

biparietal diameter（BPD）　双顶径

bipolar disorder（BPD）　双向情感障碍

birth philosophy　生育理念 / 生育哲学

bispectral index（BIS）　脑电双频指数

Blastomyces　芽生菌

bleeding　出血

blood availability　血液可用性

blood coagulation　凝血

blood flow　血流

blood gas measurements　血气分析

blood loss　失血

blood transfusion　输血

blood vessel wall　血管壁

body mass index（BMI）　体重指数

brachial plexus palsy　臂丛神经麻痹

Bradley method　Bradley 方法

brady dysrhythmias　缓慢性心律失常

bradycardia　心动过缓

brain damage　脑损伤

brain death　脑死亡

breastfeeding　母乳喂养

breech presentations　臀先露

bronchogenic cysts　支气管囊肿

bronchopulmonary sequestration（BPS）　支气管肺隔离症

bupivacaine　布比卡因

butorphanol　布托啡诺

butterfly rash　蝶形皮疹

C

carbon dioxide（CO_2）pneumoperitoneum　二氧化碳气腹

carboxyhemoglobin　碳氧血红蛋白

caffeine　咖啡因

calcium channel blockers　钙通道阻断药

cannabis　大麻素

capillary leak syndrome　毛细血管渗漏综合征

caput succedaneum　先锋头（产瘤）

carbetocin　卡贝缩宫素（巧特欣）

cardiac arrest　心搏骤停

cardiac defects　心脏缺陷

cardiac dysrhythmias/cardioversion　心律失常、心脏复律

cardiac output（CO）　心排血量

cardiac surgery　心脏手术

cardiac syndromes　心脏体征

cardiac therapeutics　心脏治疗

cardiopulmonary–cerebral resuscitation　心肺脑复苏

cardiopulmonary bypass（CPB）　体外循环

cardiopulmonary resuscitation（CPR）　心肺复苏

cardiovascular function　心血管功能

cardioversion　心脏复律

carpal tunnel syndrome　腕管综合征

catecholamine release　儿茶酚胺释放

cauda equina syndrome　马尾综合征

caudal anesthesia　骶管麻醉

cavernous malformations（CM）　海绵状血管畸形

CCAM lesion　CCAM 病变

CCR5 antagonists　CCR5 拮抗药

celecoxib　塞来昔布

Centers for Disease Control and Prevention（CDC）　疾病控制
　与预防中心

Center for Maternal and Child Enquiries（CMACE）　孕产妇与
　儿童咨询中心

central core disease　中央轴空病

central nervous system　中枢神经系统

central nervous system（CNS）toxicity　中枢神经系统毒性

central venous pressure（CVP）　中心静脉压

cephalhematoma　头皮血肿

cerebral palsy（CP）　脑瘫

cerebrospinal fluid（CSF）　脑脊液

cervical cerclages　宫颈环扎

cervical insufficiency　宫颈功能不全

cesarean delivery　剖宫产

C1-esterase inhibitor（C1-INH）　C1 酯酶抑制药

chemotherapy　化疗

chest compressions　胸外按压

chlorhexidine–alcohol solutions　氯己定溶液

chloroprocaine　氯普鲁卡因

2-chloroprocaine　2- 氯普鲁卡因

choledochal cysts　胆总管囊肿

cholecystitis　胆囊炎

chorioamnionitis　绒毛膜羊膜炎

chorionic villus sampling（CVS）　绒膜绒毛采样

chromosomal microarray　染色体微阵列

chronic abruption placentae　慢性胎盘早剥

chronic pain　慢性疼痛

chronic pain postcesarean delivery　剖宫产后慢性痛

chronic pelvic pain　慢性盆腔疼痛

chronic post-surgical pain（CPSP）　术后慢性痛

chronic renal disease　慢性肾脏疾病

Churg–Strauss syndrome　Churg–Strauss 综合征

cigarette smoking　吸烟

cirrhosis　肝硬化

citalopram　西酞普兰

clomipramine　氯米帕明

clonazepam　氯硝西泮

clonidine　可乐定

closing lung volumes　闭合肺容积

coagulation system　凝血系统

cocaine　可卡因

colloid oncotic pressure（COP）　胶体渗透压

color doppler　彩色多普勒

combined spinal–epidural analgesia　腰硬联合镇痛

complete blood count　全血计数

computerized tomography scan　计算机断层扫描

combined spinal–epidural anesthesia　腰硬联合麻醉

comparative obstetric mobile epidural trial（COMET）　产科可
　行走硬膜外对照试验

Complementary and alternative medicine（CAM）　补充与替代
　医学

complementary medicine　补充医学

confidential enquiries into maternal deaths（CEMD）　孕产妇死
　亡保密调查

congenital cystic adenomatoid malformations（CCAMs）　先天
　性囊腺瘤样畸形

congenital diaphragmatic hernia（CDH）　先天性膈疝

continuous epidural infusion（CEI）　持续硬膜外输注（CEI）

continuous infusion lumbar epidural anesthesia，　持续输注腰段
　硬膜外麻醉

contraction stress test（CST）　宫缩应激试验

conventional medicine　传统医学

convulsions　抽搐

cool cap trial　冰帽试验

corticosteroids　皮质激素

CNS dysfunction　中枢神经系统功能障碍

coagulation abnormalities　凝血异常

coagulation enhancing drugs　促凝药

coagulation testing　凝血试验

Coccidioidesimmitis　粗球孢子菌

combined spinal–epidural anesthesia（CSEA）　腰硬联合麻醉

combined spinal–epidural（CSE）technique　腰硬联合技术

common peroneal nerve palsy　腓总神经麻痹

congenital aortic stenosis　先天性主动脉瓣狭窄

congenital heart disease　先天性心脏病

consultant survey responses　顾问调查回应

continuous infusion epidural（CIE）local anesthetics　持续硬膜

外输注局部麻醉药物

coronary artery disease（CAD） 冠状动脉疾病

cranial injuries 颅内损伤

crew resource management（CRM） 机组资源管理

cryopreserved oocytes 冷冻保存的卵母细胞

Cryptococcus neoformans 新型隐球菌

crown–rump length（CRL）measurement 顶臀长度测量

CSE local anesthetics 腰硬联合局部麻醉药物

cyclic adenosine monophosphate（cAMP） 环磷腺苷

cyclooxygenase inhibitors therapy 环氧合酶抑制药治疗

cystic fibrosis（CF） 囊肿纤维化

cytomegalovirus（CMV） 巨细胞病毒

D

1-deamino-8-D-arginine vasopressin（dDAVP） 1- 去氨基 -8-D-精氨酸血管加压素

death 死亡

decelerations 减速

decidual hemorrhage 蜕膜出血

deep venous thrombosis（DVT） 深静脉血栓

defective coagulation 凝血缺陷

delayed neuronal death 延迟性神经元死亡

delayed-type reactions 迟发型反应

depofoam 储库泡沫

dermatitidis 皮炎

desflurane 地氟烷

diabetes 糖尿病

diabetic ketoacidosis（DKA） 糖尿病酮症酸中毒

diabetic nephropathy 糖尿病肾病

diagnostic peritoneal lavage（DPL） 诊断性腹腔灌注

dialysis 透析

diamorphine 二醋吗啡（海洛因）

diastolic troughs（ED） 舒张期低谷

diazepam 地西泮

diclofenac 双氯芬酸

diclofenac sodium 双氯芬酸钠

difficult airway algorithm（DAA） 困难气道处理流程

difficult airway syndromes 困难气道综合征

digital scalp stimulation 数字头皮刺激

DNA mutation DNA 突变

DNA synthesis DNA 合成

Doppler blood flow abnormalities 多普勒血流异常

Doppler ultrasonographic 多普勒超声检查

Doppler ultrasound device 多普勒超声设备

double-catheter technique 双套管技术

Down syndrome 唐氏综合征

drug-induced hepatitis 药物性肝炎

E

Eastern Association for the Surgery of Trauma（EAST） 东部创伤手术协会

eclampsia 子痫

Edinburgh postpartum depression scale Edinburgh 产后抑郁评分

efavirenz 依法韦仑

Eisenmenger's syndrome 艾森门格综合征

elective delivery 择期手术时机

electroconvulsive therapy（ECT） 电休克治疗

electroencephalogram（EEG） 脑电图

electronic fetal monitoring（EFM） 电子胎儿监护

embolism 栓塞

emergency percutaneous cricothyroidotomy 紧急经皮环甲膜切开术

endocrine disorders 内分泌障碍

end-diastolic flow 舒张末血流

endotracheal intubation 气管内插管

enflurane 安氟烷

enoxaparin sodium 依诺肝素钠

enzyme-linked immunosorbent assay 酶联免疫吸附分析

ephedrine 麻黄碱

epidermolysis bullosa 大疱性表皮松解症

epidural abscesses 硬膜外脓肿

epidural analgesia 硬膜外镇痛

epidural anesthesia 硬膜外麻醉

epidural associated fever 硬膜外相关发热

epidural block 硬膜外阻滞

epidural blood patch（EBP） 硬膜外血补丁

epidural catheter 硬膜外导管

epidural hematoma 硬膜外血肿

epidural volume extension（EVE） 硬膜外容量扩充

epinephrine 肾上腺素

ergonovine maleate 马来酸麦角新碱

ergot alkaloids 麦角新碱

erythropoietin 促红细胞生成素

escitalopram（lexapro®） 依他普仑

ethylenediaminetetraacetic acid（EDTA） 乙二酸四乙酸

etomidate 依托咪酯

excitatory amino acid antagonists 兴奋性氨基酸拮抗药

expiratory reserve volume（ERV） 补呼气量

extended-release epidural morphine（EREM） 缓释吗啡

external cephalic version（ECV） 外倒转术

external fetal monitoring 体外胎儿监护

extra corporeal membrane oxygenation（ECMO） 体外膜肺氧合

extracranial injuries 颅外损伤

extrauterine life 宫外生活 / 出生后生活

extremely low birth weight（ELBW） 极低体重

ex utero intrapartum therapy（EXIT） 宫外产时治疗

F

face and brow presentation 面与额先露

facemask ventilation 面罩通气

facial nerve palsy 面神经麻痹

fatty liver 脂肪肝

femoral nerve palsy　股神经麻痹

femur length（FL）measurement　股骨长度测量

fentanyl　芬太尼

fetal aneuploidy　胎儿非整倍体

fetal bradycardia　胎儿心动过缓

fetal Doppler monitor　胎儿多普勒监测

fetal distress　胎儿窘迫

fetal ECG monitoring　胎心心电监护

fetal echocardiography　胎儿心脏超声

fetal growth restriction（FGR）　胎儿生长受限

fetal head entrapment　胎头嵌顿

fetal heart rate（FHR）　胎心率

fetal heart rate patterns　胎心率模式

fetal immobility　胎儿制动

Fetal lung development　胎肺发育

fetal lung maturity　胎肺成熟度

fetal macrosomia　巨大儿

fetal/maternal ratios　胎儿 / 母体比率

fetal maturity　胎儿成熟度

fetal monitoring　胎儿监护

fetal positioning　胎儿体位

fetal pulse oximetry　胎儿脉搏氧计

fetoscopic endoluminal tracheal occlusion（FETO）　胎儿镜气管腔内阻塞

fetoscopy　胎儿镜

fresh frozen plasma，FFP　新鲜冷冻血浆

fluid loads　液体负荷

fluid management　液体管理

fluorescence in situ hybridization　荧光原位杂交

fluorescence polarization（TDx-FLM II）　荧光偏振（TDx-FLM II）

fluoxetine　氟西汀

focused abdominal ultrasonography for trauma　创伤腹部聚焦超声

follicle-stimulating hormone（FSH）　促卵泡激素

full-term birth　足月产

functional residual capacity（FRC）　功能残气量（FRC）

fungal infections　真菌感染

fusion inhibitors　融合抑制药

G

gabapentin　加巴喷丁

gastric emptying，during pregnancy　胃排空

gastroesophageal reflux（GER）　胃食管反流（GER）

gastrointestinal（GI）reflux　胃肠反流

gastroschisis　腹裂

generalized anxiety disorder（GAD）　广泛性焦虑障碍

genetic amniocentesis　遗传学羊膜穿刺术

gestational age　孕龄

gestational diabetes mellitus（GDM）　妊娠期糖尿病

gestational hypertension　妊娠高血压

gestational thrombocytopenia　妊娠期血小板减少症

Gitelman's syndrome　Gitelman 综合征

glasgow coma score　格拉斯高昏迷评分

global health programs　全球健康项目

glomerular filtration rate（GFR）　肾小球滤过率

glomerulonephritis　肾小球肾炎

Goodpasture's syndrome　Goodpasture 综合征

gonadotrophin-releasing hormone（GnRH）agonist　促性腺激素释放激素激动药

G-protein–coupled receptor（GPCR）　G 蛋白偶联受体

H

H_2 receptor antagonists　H_2 受体拮抗药

5-HT_3 receptor antagonists　5-HT_3 受体拮抗药

Haemophilus influenza（*H. influenza*）　流感嗜血杆菌

halothane　氟烷

HBO therapy　高压氧疗

head circumference（HC）measurement　头围测量

hand dermatitis　手部皮炎

Health Insurance Portability and Accountability Act（HIPPA）　健康保险便利及责任法案 / 医疗电子交换法案

heart failure　心力衰竭

heart rate（HR）　心率

heliox　氦氧混合气

HELLP syndrome　HELLP 综合征

hemochromatosis　血色病

heparin　肝素

hepatic porphyries　肝卟啉病

hepatitis A virus　甲型肝炎病毒

hepatits B virus　乙型肝炎病毒

hepatits C virus　丙型肝炎病毒

hepatits D virus　丁型肝炎病毒

hepatits E virus　戊型肝炎病毒

hepatits G virus　己型肝炎病毒

hepatobiliary disease　肝胆疾病

hepatolenticular degeneration　肝豆状核变性

high frequency oscillatory ventilation（HFOV）　高频振荡通气

highly active antiretroviral therapy（HAART）　高效抗反转录病毒治疗

high-risk pregnancy　高危妊娠

Histoplasmacapsulatum　荚膜组织胞浆菌

human fetus　人类胎儿

human immunodeficiency virus（HIV）　人免疫缺陷病毒

hydatid disease　棘球虫幼病

hydrops fetalis　胎儿水肿

hydrotherapy　水疗

hyperalgesia　痛敏

hypermagnesemia　高镁血症

hyperosmolar hyperglycemic non-ketotic state（HHNS）　高渗高糖非酮症状态

hypertension and preeclampsia intervention trial at term（HYPITAT）　足月时高血压和子痫前期干预试验

hypertensive disorders　高血压异常

hypertrophic obstructive cardiomyopathy（HOCM）　肥厚型梗阻性心肌病

hyperbaric oxygen therapy　高压氧疗

hyperemesis gravidarum　妊娠剧吐

hypnosis　催眠

hypotension　低血压

hypotensive resuscitation　低血压复苏

hypothalamic–pituitary–adrenal axis disorders　下丘脑 - 垂体 - 肾上腺轴异常

hypothalamic–pituitary axis activation　下丘脑 - 垂体轴激活

hypothermia　低体温

hypoxemia　低氧血症

hypoxia　低氧

hypoxic encephalopathy　缺氧性脑病，胎儿

hypoxic ischemic encephalopathy（HIE）　缺血缺氧性脑病

I

idiopathic intracranial hypertension　特发性颅内高压

idiopathic pleural effusions（IPEs）　特发性胸腔积液

idiopathic thrombocytopenic purpura（ITP）　特发性小板减少性紫癜

IgE-mediated reactions　IgE 介导反应

Imipramine　丙米嗪

immune complex diseases　免疫复合体疾病

immune system　免疫系统

immune thrombocytopenic purpura（ITP）　免疫性血小板减少性紫癜

immunofluorescence assay（IFA）　免疫荧光分析

immunologic disorders　免疫障碍

in utero fetal surgery　宫内胎儿手术

induction agents　诱导药物

informed consent　知情同意

inhalational agents　吸入药物

inhalants and solvents　吸入物质和溶剂

inflammatory pain　炎性痛

injury severity score（ISS）　损伤严重程度评分

Institute for Safe Medication Practices（ISMP）　安全用药实践研究院

integrase strand transfer inhibitors（INSTIs）　整合酶链转移反应抑制药

integrative medicine　整合医学

International Association for the Study of Pain（IASP）　国际疼痛研究协会

international normalized ratio（INR）　国际标准化比值

interstitial space　组织间隙

intra-abdominal pressure（IAP）　腹内压

intracerebral hemorrhage（ICH）　脑出血

intracranial arteriovenous malformations（AVMs）　颅内动静脉畸形

intracranial hemorrhage　颅内出血

intracranial injuries　颅内损伤

intracranial neoplasms　颅内肿瘤

intrahepatic cholestasis　肝内胆汁淤积

intraoperative cell salvage　术中血液回收

intrapartum event　产时事件

intrapartum infection and fever　产时感染与发热

intrapartum monitoring　产时监护

intrathecal opioids　鞘内注射阿片类药物

intrauterine fetal demise（IUFD）　宫内胎儿死亡

intrauterine growth restriction（IUGR）　宫内生长受限

intravenous　静脉

intravenous anesthesia　静脉麻醉

intraventricular hemorrhage（IVH）　脑室内出血（IVH）

intrawound diclofenac　切口注射双氯芬酸

ion-trapping　离子井

isoflurane　异氟烷

ischemic heart disease　缺血性心脏疾病

ischemic/myopathic/arterial diseases　缺血性 / 肌源性 / 动脉疾病

ischemic stroke　缺血性卒中

K

ketamine　氯胺酮

ketorolac　酮洛酸

King-Denborough syndrome　King-Denborough 综合征

Klebsiella pneumoniae　克雷伯肺炎杆菌

Kleihauer–Betke test　Kleihauer–Betke 试验

L

L-DOPA　左旋多巴

lactic acid dehydrogenase　乳酸脱氢酶

labetalol　拉贝洛尔

labor　分娩

labor analgesia　分娩镇痛

labor delivery　分娩娩出

labor pain　分娩痛

labor progress　产程

labor support　分娩支持

labor tub　分娩浴盆

Lamaze philosophy　拉马兹分娩理念

laminectomy　椎板切除术

laparoscopic surgery guidelines　腹腔镜手术指南

laparoscopy　腹腔镜

laryngeal mask airway（LMW）　喉罩气道

laser therapy　激光治疗

latex allergy　乳胶过敏

learning deficits　学习缺陷

lean body weights（LBW）　瘦体重 / 去脂体重

left uterine displacement（LUD）　子宫左倾

left ventricular end-diastolic volume　左室舒张末容积

left ventricular function curve　左室功能曲线

leukocytosis　白细胞增多

levobupivacaine　左旋布比卡因

lidocaine　利多卡因

ligament hematoma　韧带血肿

limb-girdle muscular dystrophy（LGMD）　肢带型肌营养不良

lipophilicity　亲脂性

liver function　肝功能

liver transplantation　肝移植

liver tumors　肝肿瘤

local anesthesia.　局部麻醉

local anesthetic convulsions　局麻药抽搐

local anesthetic neurotoxicity　局麻药神经毒性

local anesthetic systemic toxicity（LAST）　局麻药全身毒性

local anesthetics（LAs）　局麻药物

local perineal infiltration anesthesia　局部会阴浸润麻醉

lower urinary tract obstruction（LUTO）　低位尿道梗阻

Loeys–Dietz syndrome　Loeys–Dietz 综合征

long-acting β-adrenergic agonists（LABAs）　长效 β 肾上腺能激动药

lorazepam　劳拉西泮

low birth weight（LBW）　低出生体重

low-molecular-weight heparin（LMWH）　低分子量肝素

lumbar disk disease　腰椎间盘疾病

lumbar epidural anesthesia　腰段硬膜外麻醉

lumbar sympathetic block　腰段交感阻断

lumbosacral trunk injury　腰骶干损伤

lung-to-head ratio（LHR）　肺头比

lung injury　肺损伤

lung parenchyma　肺实质

luteinizing hormone（LH）　促黄体素

M

magnesium　镁

magnesium sulfate　硫酸镁

magnetic resonance imaging（MRI）　磁共振成像

Mallampati scores　Mallampati 评分

Mantel–Haenszel odds ratios　Mantel–Haenszel 比值比

massage therapy　按摩疗法，分娩镇痛

mask ventilation　面罩通气

maternal cardiac arrest　孕产妇心搏骤停

maternal complications　母体并发症

maternal death　孕产妇死亡

maternal–fetal hemorrhage　母胎出血

maternal–fetal medicine　母胎医学

maternal-fetal rights　母胎权利

maternal hemodynamic stability　母体血流动力学稳定性

maternal hormonal milieu　母体激素内环境

maternal hypercapnia1　母体高碳酸血症

maternal hyperoxia　母体高氧

maternal hypoxemia　母体低氧

maternal infection　母体感染

maternal mortality　孕产妇死亡率

maternal pelvic fractures　母体骨盆骨折

maternal resuscitation　母体复苏

maternal trauma　母体创伤

McDonald cerclage procedure　McDonald 环扎术

mean arterial pressures（MAP）　平均动脉压

meconium aspiration syndrome（MAS）　胎粪吸入综合征

meconium-stained amniotic fluid（MSAF）　羊水胎粪污染

median local anesthetic concentration（MLAC）　平均局麻药浓度

medical birth registry　医学出生登记

meningeal permeability coefficients　脑膜渗透系数

meningitis　脑膜炎

meperidine　哌替啶

meptazinol　美普他酚

meralgia paresthetica　感觉异常性股痛

methohexital　美索比妥

metoclopramide　甲氧氯普胺

midazolam　咪达唑仑

mild hyperthyroidism　轻度甲状腺功能亢进

military anti-shock trousers　军用抗休克裤

minimal anesthetic concentration（MAC）　最低麻醉浓度

minimum alveolar concentration（MAC）　最低肺泡有效浓度

minimum effective analgesic concentrations（MEAC）　最低有效镇痛浓度

"mirror" syndrome　镜像综合征

misoprostol　米索前列醇

mitochondrial myopathy　线粒体心肌病

mitral regurgitation　二尖瓣反流

mobile obstetric emergencies simulator（MOES）　移动式产科紧急情况模拟器

modified early warning score（MEWS）　改良早期预警评分

monitored anesthetic care（MAC）　监测麻醉管理

morbidly obese parturient　病态肥胖孕产妇

morphine　吗啡

mother-to-infant HIV transmission　母婴 HIV 传播

motor neuron diseases　运动神经元疾病

moxibustion　灸法

multiminicore disease（MmD）　多发微轴空病

multimodal analgesia　多模式镇痛、

multiple endocrine neoplasia（MEN）　多发内分泌瘤

multiple gestation pregnancies　多胎妊娠

multiple gestations　多胎

multiple sclerosis　多发性硬化

multivariate simplified airway risk（SAR）　多变量简化气道风险

muscle relaxants　肌松剂

music therapy　音乐疗法

myasthenia gravis（MG）　重症肌无力

myasthenic crisis　肌无力危象

myelomeningocele（MMC）　脊髓脊膜膨出

Mycobacterium avium complex（MAC）　鸟型分枝杆菌复合体

Mycobacterium tuberculosis infection　结核杆菌感染

myocardial ischemia　心肌缺血

myocardial metabolic pathways　心肌代谢途径

myometrium　子宫肌层

myotonia　肌强直

myotonic　强直性

N

N-methyl-D-aspartate antagonism　N-甲基-D-天冬氨酸拮抗药

nalbuphine　纳布啡

naloxone　纳洛酮

National Center for Complementary and Alternative Medicine（NCCAM）　全国补充和替代医学中心

national health and nutrition examination survey（NHANES）　国家健康和营养调查

National Institute of Child Health and Human Development　美国国立儿童健康与人类发展研究院

National Institute on Drug Abuse（NIDA）　美国国立药物滥用研究院

natural childbirth philosophy　自然生产哲学/自然分娩理念

nausea and vomiting of pregnancy（NVP）　妊娠恶心呕吐

Neodymium–Yttrium Aluminum garnet（Nd:YAG）　钇铝石榴石晶体（Nd:YAG）

neonatal adaptation　新生儿适应

neonatal encephalopathy　新生儿脑病

neonatal neurologic injuries　新生儿神经损伤

neonatal respiratory depression　新生儿呼吸窘迫

neonatal resuscitation　新生儿复苏

neural tube defect（NTD）　神经管缺陷

neuraxial analgesia　椎管内镇痛

neuraxial anesthesia　椎管内麻醉

neuraxial hematoma　椎管内血肿

neuraxial labor analgesia　椎管内分娩镇痛

neurocutaneous syndromes　神经皮肤综合征

neurodevelopmental abnormalities　神经发育异常

neurofibromatoses　神经纤维瘤

neurogenic（vasogenic）shock　神经源性休克

neuroleptic malignant syndrome（NMS）　神经安定恶性综合征

neuromuscular blocking drugs　神经肌肉阻断药

neuromuscular blockers　神经肌肉阻断药

neuromuscular disorders　神经肌肉异常

neuromuscular junction　神经肌肉接头

neuropathic pain　神经病理性痛

newborn　新生儿

nicotine　尼古丁

Nikolajsen's questionnaire　Nikolajsen调查问卷

nitroglycerine（NTG）　硝酸甘油

nitroprusside　硝普钠

nitrous oxide　一氧化二氮/氧化亚氮/笑气

N-methyl-d-aspartate（NMDA）　N-甲基-d-天冬氨酸

N-methyl-D-aspartate（NMDA）receptors　N-甲基-d-天冬氨酸受体

nociception-induced hyperalgesia　伤害性刺激引发的痛敏

nociceptive pain　伤害性疼痛

non-depolarizing muscle relaxants　非除极肌松药

non-governmental organization（NGO）　非政府组织

non–hospital-based surgical/procedural facility　非医院性质的手术/操作单位

non-immune-mediated hydrops fetalis（NIHF）　非免疫介导的胎儿水肿

non-obstetric surgery　非产科手术

non-nucleoside reverse transcriptase inhibitors（NNRTIs）　非核苷类反转录酶抑制药

nonpharmacologic treatment　非药物治疗

nonreassuring fetal heart status　不确定胎心率状态

nonsteroidal anti-inflammatory drug（NSAID）　非甾体抗炎药

non-stress test（NST）　无应激试验

normeperidine　去甲哌替啶

noxious stimulus　伤害性刺激

nuchal translucency（NT）　颈部透明层

nucleoside/nucleotide reverse transcriptase inhibitors（NRTIs）　核苷类反转录病毒抑制药

nulliparous women　未经产妇女，初产妇

NYHA classification System　NYHA分级系统

O

obesity　肥胖

obesity hypoventilation syndrome（OHS）　肥胖通气不足综合征

obesity-related metabolic syndrome　肥胖相关代谢综合征

obsessive-compulsive disorder（OCD）　强迫性神经症/强迫症

obstetric anesthesia　产科麻醉

obstetric hemorrhage　产科出血

obstetric management　产科管理

obstetric morbidity　产科并发症

obstetric nerve palsies　产科神经麻痹

obstructive sleep apnea　阻塞性睡眠呼吸暂停

obstetrical brachial plexus palsy（OBPP）　产科臂丛神经麻痹

obstetrical invasive management　产科有创治疗

obstetrics　产科

obturator nerve palsy　闭孔神经麻痹

occipitoposterior（OP）　枕后位

octanol:buffer coefficients　辛醇/水分配系数

oligohydramnios　羊水过少

omphaloceles　脐膨出

oocytes　卵母细胞

open fetal surgery　开放性胎儿手术

operation on placental support（OOPS）　胎盘支持下手术

opioid agonist–antagonists　阿片类激动拮抗药

opioid antagonists　阿片拮抗药

opioid depression　阿片抑制

opioid disinhibition　阿片脱抑制

opoid withdrawal　阿片戒断

opioids　阿片类药物

orthopedic considerations　骨科考量

ovarian hyperstimulation syndrome（OHSS）　卵巢过度刺激综

合征

ovarian plexus 卵巢神经丛

ovaries，nerve supply 卵巢，神经支配

Oxygen-free radical inhibitors 氧自由基抑制药

Oxygen saturation 氧饱和度

oxytocin 缩宫素

oxytocin receptor antagonists 缩宫素受体拮抗药

oxytocin receptor（OTR） 缩宫素受体

P

P. aeruginosa 铜绿假单胞菌

pain 疼痛

panic disorder（PD） 恐慌障碍（PD）

pancuronium 泮库溴铵

para-aminobenzoic acid（PABA） 对氨基苯甲酸

paracervical block anesthesia 宫颈旁阻滞麻醉

paradoxical embolism 反常栓塞

parens Patriae 政府监护

paroxetine 帕罗西汀

partial thromboplastin time 部分凝血活酶时间

patent ductus arteriosus（PDA） 动脉导管未闭

pathogenesis 发病机制

patient autonomy 患者自主权

patient-controlled analgesia（PCA） 患者自控镇痛

patient controlled epidural analgesia（PCEA） 患者自控硬膜外镇痛

patient-controlled intravenous analgesia（PCIA） 患者自控静脉镇痛

peak expiratory flow rate（PEFR） 呼气峰流速

peliosis hepatitis 紫癜性肝炎

pencil-point spinal needles 笔尖式腰麻针

pentazocine 喷他佐辛

perinatal antiplatelet review of international studies（PARIS） 围生期抗血小板国际研究回顾

perinatal peripheral nerve injuries 围生期外周神经损伤

perioperative bronchospasm 围术期支气管痉挛

peripartum cardiomyopathy（PPCM） 围生期心肌病

peripartum infectious morbidity 围生期感染并发症

peripartum period 围生期

peripheral sensitization 外周敏化

peritoneal closure 腹膜缝合

personality disorders 人格障碍

Pfannenstiel incision Pfannenstiel 切口

pheochromocytomas 嗜铬细胞瘤

phenothiazines 吩噻嗪

phenylephrine 去氧肾上腺素

Pierre Robin sequence Pierre Robin 序列征

pituitary adenomas 垂体腺瘤

placenta 胎盘

placenta accrete 胎盘粘连

placenta previa 胎盘前置

plasma albumin 血浆白蛋白

plasma COP 血浆能效比

plasma oncotic pressure（POP） 血浆渗透压

plasma proteins 血浆蛋白

platelet activation and plugging 血小板激活和堵塞

platelet bleeding tests 血小板出血试验

platelet counts 血小板计数

platelet function analyzer（PFA-100） 血小板功能分析仪

platelet function-defects 血小板功能缺陷

platelet mapping 血小板图

Pneumocystis carinii pneumonia 卡氏肺囊虫肺炎

Pneumocystis jiroveci pneumonia 杰氏肺囊虫肺炎

pneumothorax 气胸

point-of-care tests/testing 即时检验

polycystic ovarian syndrome（PCOS） 多囊卵巢综合征

polysomnography 多导睡眠图

portal hypertension 门脉高压

post-operative hemorrhage 术后出血

positive end–expiratory pressure（PEEP） 呼气末正压通气

postcesarean pain 剖宫产后痛

postdural puncture headache（PDPH） 硬膜穿破后头痛

postpartum hemorrhage 产后出血

post-traumatic stress disorder（PTSD） 创伤后应激障碍

posterior reversible encephalopathy syndrome（PRES） 可逆性后部脑病综合征

posterior reversible leukoencephalopathy syndrome（PRES） 可逆性后部白质脑病综合征

Potassium channels 钾通道

potential teratogenic effects 可能致畸效应

practice guidelines for obstetric anesthesia 产科麻醉实践指南

preeclampsia 子痫前期

pregabalin 普瑞巴林

pregnancy 妊娠

pregnancy-related mortality 妊娠相关死亡率

prelabor repeat cesarean delivery（PRCD） 分娩前再次剖宫产

premature infants 早产儿

preterm birth（PTB） 早产

preterm infant 早产儿

preterm labor 早产临产

preterm premature rupture of membranes（PPROM） 未足月胎膜早破 / 早产胎膜早破

primary apnea 原发性呼吸暂停

primary pulmonary hypertension（PPH） 原发性肺高压

primary spinal cord tumors 原发性脊髓肿瘤

primary sclerosing cholangitis 原发性硬化性胆管炎

programmed intermittent epidural bolus（PIEB） 程控硬膜外间歇脉冲注入

progressive systemic sclerosis（PSS） 进行性系统性硬化症

prolactin adenomas 泌乳素腺瘤

prolonged QT syndrome QT 延长综合征

prophylactic epidural catheter placement 预防性硬膜外置管

prophylaxis　预防

propofol　丙泊酚

propylthiouracil（PTU）　丙硫氧嘧啶（PTU）

prostacyclin　前列环素

prostaglandin（PG）　前列腺素（PG）

protease inhibitors（PIs）　蛋白酶抑制药

prothombin time　凝血酶原时间

pseudocholinesterase　假性胆碱酯酶

psychiatric disorders　精神障碍

pudendal block anesthesia　阴部神经阻滞麻醉

puerperium　产褥期

pulmonary artery catheters（PACs）　肺动脉导管

pulmonary capillary wedge pressure（PCWP）　肺毛细血管楔压

pulmonary edema　肺水肿

pulmonary hypertension　肺高压

pulmonary stenosis（PS）　肺动脉狭窄

pulmonary vascular resistances（PVR）　肺血管阻力

pulse oximeter　脉搏氧计

Q

quantitative sensory tests（QST）　定量感觉测试

R

radial nerve palsy　桡神经麻痹

radiation　辐射

range of motion（ROM）　活动范围

rapid enzyme-linked immunoassay　放射性酶联免疫分析

RA techniques　RA 技术

reactive oxygen species（ROS）　活性氧簇

real-time directed Doppler ultrasound　实时引导多普勒超声

reflux nephropathy　反流性肾病

relaxin　松弛素

renal blood flow　肾血流

renal failure　肾衰竭

renal replacement therapy　肾替代治疗

renal transplantation　肾移植

renal tubular acidosis　肾小管酸中毒

renal tumors　肾肿瘤

regional anesthesia　区域麻醉

remifentanil　瑞芬太尼

reproductive technologies　生殖技术

residual volume　残气量

respiratory distress syndrome（RDS）　呼吸窘迫综合征

respiratory system　呼吸系统

revascularization　血管重建

rhesus D（Rh-D）　Rh-D 抗原

rheumatic heart disease（RHD）　风湿性心脏病

rheumatoid arthritis（RA）　风湿性关节炎

ritonavir（RTV）　利托纳韦

Robin sequence　Robin 序列征

rocuronium　罗库溴铵

ropivacaine　罗哌卡因

rocuronium　罗库溴铵

S

S. pneumonia　肺炎链球菌

sacrococcygeal teratoma（SCT）　骶尾部畸胎瘤

sacrum　骶骨

scalp abrasions　头皮擦伤

schizophrenia　精神分裂症

scopolamine　东莨菪碱

scoliosis　脊柱侧弯

secondary apnea　继发性呼吸暂停

sedative or hypnotics　镇静或催眠

serum glutamic-oxaloacetic transaminase　谷草转氨酶

seizures　抽搐

selective serotonin reuptake inhibitors（SSRIs）　选择性 5-HT 再摄取抑制药

sertraline　舍曲林

severe preeclampsia　重度子痫前期

sevoflurane　七氟烷

Sheehan's syndrome　席汉综合征

sheep　绵羊

short-acting B-adrenergic agonists（SABAs）　短效 β 肾上腺素能激动药

shoulder dystocia 肩难产

shoulder presentation　肩先露

simple obesity　单纯肥胖

simple diffusion　单纯扩散

single-injection spinal opioids　蛛网膜下单次注射阿片类药物

single nucleotide polymorphisms（SNP）　单核苷酸多态性

single-shot spinal（SSS）　单次腰麻

sinusoidal FHR pattern　正弦胎心率模式

skeletal muscle ryanodine receptor（RYR1）gene　骨骼肌罗纳丹受体基因

skull fractures　颅骨骨折

sleep disorder　睡眠障碍

SMA patients　脊髓性肌萎缩症患者

Sodium bicarbonate　碳酸氢钠

Sodium channel gene（SCN9A）　钠通道基因

Sodium nitroprusside（SNP）　硝普钠

somatosensory evoked potentials（SSEPs）　体感诱发电位

sotalol　索他洛尔

specific dysrhythmias　特定心律失常

spina bifida（SB）　脊柱裂

spina bifida occulta（SBO）　脊柱隐裂

spinal anesthesia　腰麻

spinal cord　脊髓

spinal dysraphism　椎管闭合不全

spinal–epidural anesthesia　腰硬联合麻醉

spinal metastatic disease　脊髓转移性疾病

spinal microcatheters　蛛网膜下微导管

spinal muscular atrophy（SMA） 脊髓性肌萎缩症

spinal stenosis 椎管狭窄

spinal tuberculosis（TB）/Pott's disease 脊柱结核 /Pott 病

spinal vascular malformations 脊髓血管畸形

spontaneous coronary dissection 自发性冠脉夹层

Staphylococcus aureus 金黄色葡萄球菌

Staphylococcus epidermidis 表皮葡萄球菌

status asthmaticus 持续哮喘状态

step therapy 阶梯疗法

sterile water papules 无菌水皮丘

sterilization room 无菌手术室

still birth 死胎

Streptococcus pneumoniae 肺炎链球菌

Streptococcus salivarius 唾液链球菌

stress-induced hyperalgesia 应激诱发的痛敏

stress response 应激反应

ST–T wave analysis ST-T 波分析

stroke volume（SV） 每搏量

Sturge–Weber syndrome/encephalotrigeminal angiomatosis Sturge–Weber 综合征 / 脑三叉神经血管瘤病

subarachnoid aneurysm trial 蛛网膜下动脉瘤

subarachnoid hemorrhage 蛛网膜下出血

subdural hematoma 硬膜下血肿

subgaleal hemorrhage 帽状腱膜下出血

substance abuse 物质滥用

Substance abuse and Mental Health Service Administration （SAMHSA） 物质滥用和精神卫生服务管理局

succinylcholine（Suxamethonium） 琥珀胆碱

sudden infant death syndrome（SIDS） 婴儿猝死综合征

sufentanil 舒芬太尼

supine hypotensive syndrome 仰卧位低血压综合征

survival motor neuron-1（SMN1）gene 存活运动神经元 -1 基因

sympathetic outflow 交感输出

symptomatic uterine rupture 症状性子宫破裂

syringomyelia 脊髓空洞症

systolic murmur 收缩期杂音

T

tachypnea 呼吸过速

tachysystole 收缩过频

TEG-heparinase assay（m-TEG） 血栓弹力图 - 肝素酶分析

tenofovir 替诺福韦

teratogenicity 致畸性

tetralogy of Fallot（TOF） 法洛三联征（TOF）

terminal apnea 终末性呼吸暂停

therapeutic hypothermia 治疗性低体温

thiopental 硫喷妥钠

Third National Audit of the Royal College of Anaesthetists 皇家 麻醉医师学会第三次国家审计项目

thromboelastogram（TEG） 血栓弹力图

thromboembolic deterrent（TED） 抗血栓袜

thrombotic thrombocytopenic purpura（TTP） 血栓性血小板 减少性紫癜（TTP）

thrombocytopenia（low platelet counts） 血小板减少症（低血 小板计数）

thromboprophylaxis 血栓预防

thymectomy 胸腺切除术

thyroid disorders 甲状腺功能异常

thyroid-stimulating hormone（TSH） 甲状腺刺激激素

timing of delivery 娩出时机

tinzaparin 亭扎肝素钠

TOBY trial TOBY 试验

tocodynamic parasympathetic efferents 子宫收缩副交感传出

tocolysis 抑制子宫收缩

total body weight（TBW） 总体重

total intravenous anesthesia（TIVA） 全凭静脉麻醉

total spinal anesthesia 全脊麻

touch therapy 抚摸疗法

tramadol 曲马朵

transcutaneous electrical nerve stimulation（TENS） 经皮电神 经刺激

transesophageal echocardiography（TEE） 经食管心脏超声

transient hyperglycemia 一过性高血糖

transient hypoxemia 一过性低氧

transient neurologic syndrome（TNS） 短暂性神经综合征

transporter proteins 转运蛋白

transthoracic impedance 经胸阻抗

transvaginal oocyte retrieval（TVOR） 经阴道取卵

transversus abdominis plane（TAP）block 腹横肌平面阻滞

transthoracic echocardiography（TTE）, 经胸心脏超声

trendelenburg 头低体位

trial of labor after cesarean delivery（TOLAC） 剖宫产后试产

tricyclic antidepressants（TCAs） 三环类抗抑郁药

tubal ligation 输卵管结扎，产后

tubal sterilization 输卵管绝育

tuberous sclerosis complex（TSC） 结节性硬化症

tumor grading 肿瘤分级

twin-to-twin transfusion syndrome（TTTS） 双胎输血综合征 （TTTS）

twin reversed arterial perfusion（TRAP）sequence 双胎反向 动脉灌注（TRAP）序列征

U

ultrashort-acting barbiturates 超短效巴比妥类药物

ultrasonography 超声检查

ultrasound staging 超声分级

ulysses Directive 尤利西斯指令

umbilical artery doppler velocimetry 脐动脉多普勒流速测定

umbilical vein catheterization 脐静脉置管

unfractionated heparin 普通肝素

unilateral epidural block 单侧硬膜外阻滞

urinary retention 尿潴留

umbilical blood flow（UBF） 脐血流

urinary catheter，placement 尿管，放置

urinary stone disease 尿路结石疾病

urinary tract infection 尿路感染

uterine atony 子宫弛缓

uterine blood flow 子宫血流

uterine blood vessels 子宫血管

uterine contractility 子宫收缩性

uterine distention 子宫扩张

uterine exteriorization 子宫外置

uterine incisions 子宫切口

uterine myomectomy 子宫肌瘤切除

uterine/placental blood flow 子宫 / 胎盘血流

uterine relaxation 子宫松弛

uterine rupture 子宫破裂

uterine tone 子宫张力

uterine vascular bed 子宫血管床

uterine vasoconstriction 子宫血管收缩

uterotonic drugs 子宫收缩药物

uteroplacental circulation 子宫胎盘循环

V

vaginal birth after cesarean（VBAC） 剖宫产后经阴道分娩

vaginal bleeding 阴道出血

vaginal delivery 经阴道分娩

valsalva 深吸气屏气

vasa previa 血管前置

vascular 血管

vasoactive drugs 血管活性药物

vasopressors 血管加压药物

vecuronium 维库溴铵

venous thromboembolism 静脉血栓栓塞

ventricular arrhythmias 室性心律失常

ventricular septal defect（VSD） 室间隔缺损

ventricular tachycardia 室性心动过速

venous occlusion 血管堵塞

vertebral hemangiomas（VH） 椎体血管瘤

very low birth weight（VLBW） 非常低出生体重

vessel wall contraction 血管壁收缩

viral hepatitis 病毒性肝炎

Virchow's triad Virchow 三联征

virtue ethicists 美德伦理学家

visual analog scale（VAS） scores 视觉模拟量表（VAS）评分

volatile anesthetics 吸入麻醉药

volatile halogenated agents 挥发性卤族药物

vpidural vein engorgement 硬膜外静脉扩张

W

warfarin 华法林

"warming up" phenomenon "热身"现象

Wegener's granulomatosis Wegner 肉芽肿

Werdnig–Hoffmann disease/SMA type 1 Werdnig–Hoffmann 病 / SMA 1 型

WHO analgesic ladder WHO 镇痛阶梯疗法

Wolff–Parkinson–White syndrome Wolff–Parkinson–White 综合征

women with GDM 患有妊娠期糖尿病的女性

women with SMA 患有脊髓性肌萎缩症的女性

World Federation of Societies of Anaesthesiologists（WFSA） 世界麻醉医师学会联合会

wound infiltration 切口浸润

written informed consent document 知情同意书文件

Z

zygote intrafallopian transfer（ZIFT） 受精卵输卵管内移植（ZIFT）

主 译 简 介

熊利泽，空军军医大学（第四军医大学）西京医院院长、教授、主任医师、博士生导师。973 首席科学家，长江学者特聘教授，国家杰出青年基金获得者，教育部长江学者创新团队和科技部重点领域创新团队学术带头人。担任中华医学会麻醉学分会主任委员，亚澳麻醉学会主席，《中华麻醉学杂志》总编辑。先后获得并承担国家及省部级课题 22 项。以第一完成人获国家科技进步一等奖 1 项，陕西省科学技术一等奖 3 项。在 J Clin Invest, Eur Heart J, Prog Neurobiol, Anesthesiology 等国际权威杂志发表 SCI 论文 200 余篇。

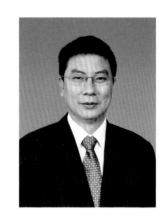

彩 图

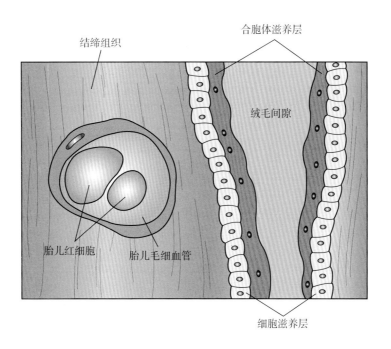

结缔组织

合胞体滋养层

绒毛间隙

胎儿红细胞　胎儿毛细血管

细胞滋养层

彩图 1　电镜下两个胎儿绒毛部分横断面，显示人类胎盘分离胎儿血和母体血的组织层次。孕晚期，细胞滋养层的区分不明显

（转载自 courtesy of Berkeley Bio-Engineering, Inc., Berkeley, CA.）

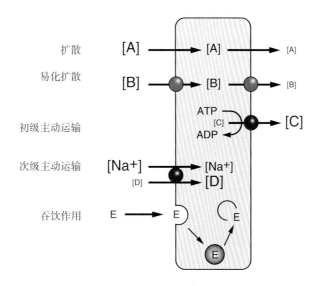

扩散　[A] → [A] → [A]

易化扩散　[B] → [B] → [B]

初级主动运输　ATP / ADP　[C] → [C]

次级主动运输　[Na+] → [Na+] / [D] → [D]

吞饮作用　E → E / E / E

彩图 2　分子通过胎盘的方式

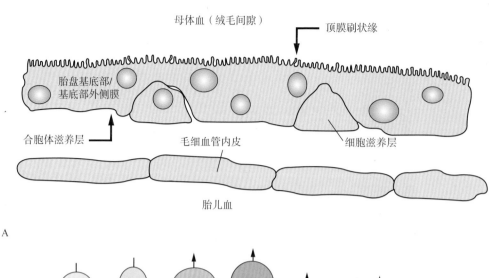

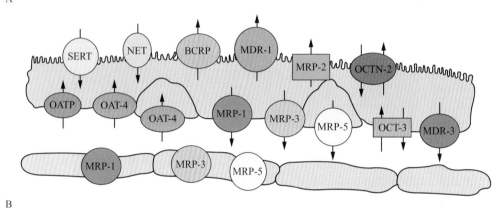

彩图 3 人类胎盘上的多种转运体蛋白

A. 胎盘组织层。B. 转运体蛋白及其在人类胎盘上的位置

BCRP（breast cancer resistance protein）：乳腺癌耐药蛋白；MRP（multidrug resistance-associated protein）：多药耐药相关蛋白；NET（noradrenaline transporter）：去甲肾上腺素转运体；OAT（organic anion transporter）：组织阴离子转运体；OATP（organic anion transporting polypeptide）：组织阴离子转运多肽；OCTN（organic cation transporter）：组织阳离子转运体；SER（serotonin transporter）：5 羟色胺转运体

（引自 Vähäkangas K, Myllynen P. Transporters in human placenta. Br J Pharmacology, 2009, 158:665–678.）

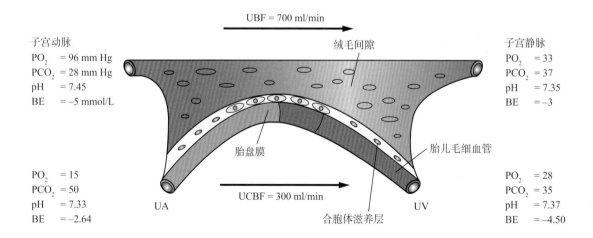

彩图 4 子宫胎盘气体交换，来源于健康剖宫产妇吸入空气时的数据

UA（umbilical artery）：脐动脉；UV（umbilical vein）：脐静脉；UCBF（umbilical cord blood flow）：脐血流

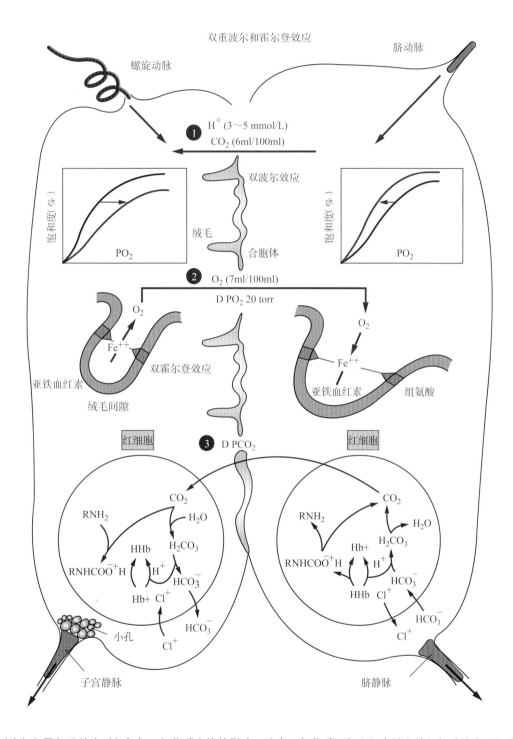

彩图 5 双侧波尔和霍尔登效应对氧气与二氧化碳交换的影响。注意二氧化碳可与血红素链上的组氨酸结合，阻止血红素与氧的结合

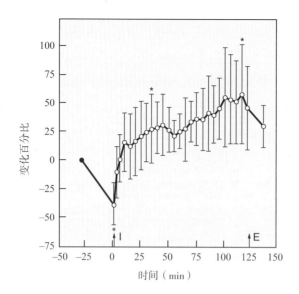

彩图 6　5mg/kg 硫喷妥钠、1.5mg/kg 琥珀胆碱诱导后气管插管，1% 异氟烷与 50% 笑气复合麻醉期间子宫血流变化

I= 气管插管；E= 拔出气管导管

* 表示与对照组相比有显著统计学差异（$P < 0.05$）

（经许可转载自 Alon E, Ball RH, Gillie MH, et al.Effects of propofol and thiopental on maternal and cardiovascular and acid–base variables in the pregnant ewe.Anesthesiology, 1993, 78:562–576.）

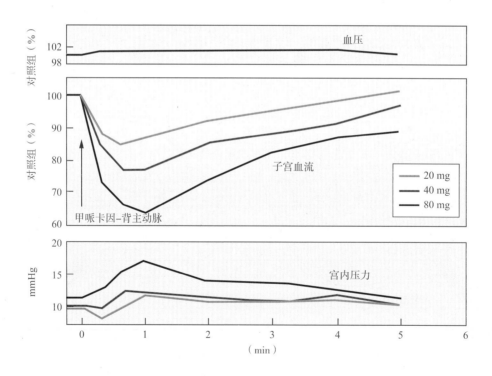

彩图 7　动脉内甲哌卡因剂量增加对临产期孕羊子宫血流和宫内压的影响。注意子宫血流进行性降低而子宫内压出现相似的反方向改变

（经许可转载自 Greiss FC Jr, Still JG, Anderson SG. Effects of local anesthetic agents on the uterine vasculatures and myometrium.Am J Obstet Gynecol, 1976, 124:889–899.）

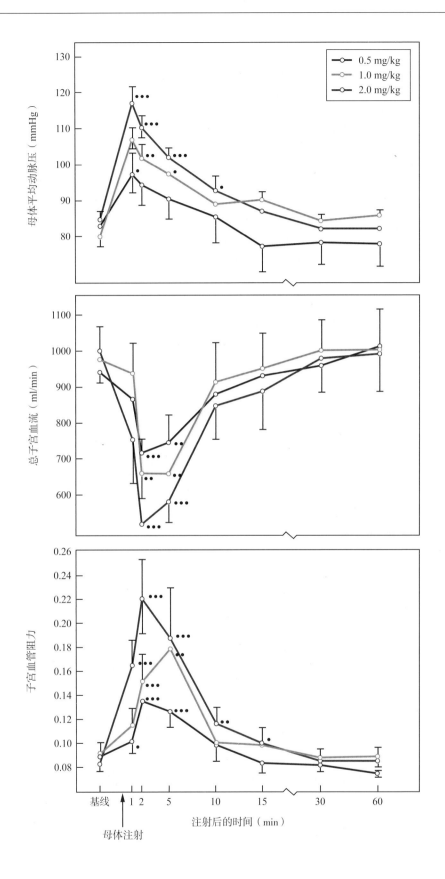

彩图 8　母体应用可卡因后平均动脉压（上）、总子宫血流（中）、子宫血管阻力（下）的变化

（经许可转载自 Woods JR Jr, Plessinger MA, Clark KE. Effect of cocaine on uterine blood flow and fetal oxygenation.JAMA, 1987, 257:957–961.）

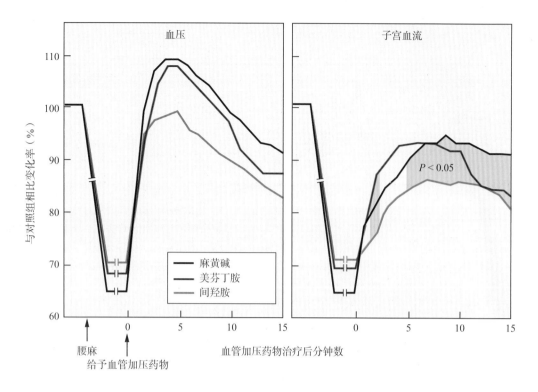

彩图 9 麻黄碱、缓慢泵注美芬丁胺或间羟胺治疗腰麻后低血压的平均反应曲线。**4min** 后，应用麻黄碱和美芬丁胺者比应用间羟胺者子宫血流明显要高

（经许可转载自 James FM 3rd, Greiss FC Jr, Kemp RA. An evaluation of vasopressor therapy for maternal hypotension during spinal anesthesia. Anesthesiology, 1970, 33, 25–34.）

彩图 10 应用不同血管升压药使平均动脉压升高相同水平时的平均子宫血流量变化

（经许可转载自 Ralston DH, Shnider SM, DeLorimier AA. Effects of equipotent ephedrine, metaraminol, mephentermine and methoxamine on uterine blood flow in the pregnant ewe. Anesthesiology, 1974, 40:354–370.）

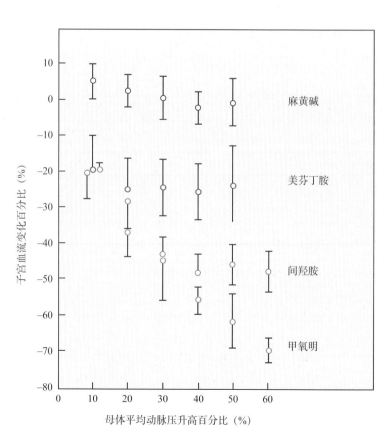

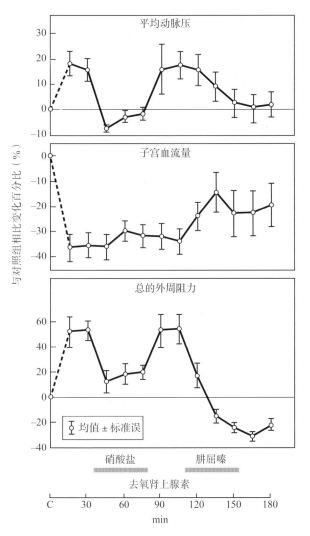

彩图 11　给予硝普钠和肼屈嗪治疗去氧肾上腺素诱导的高血压，观察母体平均动脉压、子宫血流量、总的外周阻力的变化百分比。肼屈嗪可使子宫血流显著增加（$P < 0.05$）

（经许可转载自 Ring G, Krames E, Shnider SM, et al. Comparison of nitroprusside and hydralazine in hypertensive pregnant ewes. Obstet Gynecol, 1977, 50:598–602.）

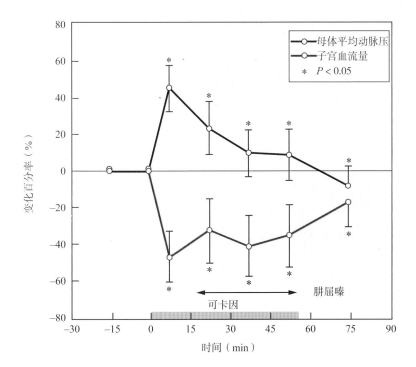

彩图 12　肼屈嗪治疗可卡因诱导的高血压的效果（$n = 10$）。箭头代表肼屈嗪的治疗时间，两种药物都在 55min 时停药。数据以均数 ± 标准差表示，与基础值相比有显著差异的标以星号（* 指 $P < 0.05$）

（经许可转载自 Vertommen JD, Hughes SC, Rosen MA, et al. Hydralazine does not restore uterine blood flow during cocaine-induced hypertension in the pregnant ewe. Anesthesiology, 1992, 76:580–587.）

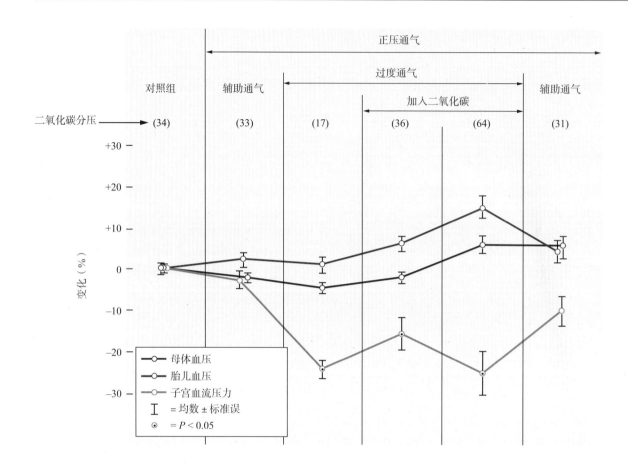

彩图 13 在 5 个正压通气时段母体与胎儿动脉血压及子宫血流的变化，图中括号内的数字为每个时段母体平均二氧化碳分压水平

（经许可转载自 Levinson G, Shnider SM, DeLorimier AA, et al.Effects of maternal hyperventilation on uterine blood flow and fetal oxygenation and acid–base status. Anesthesiology, 1974,40:340–347.）

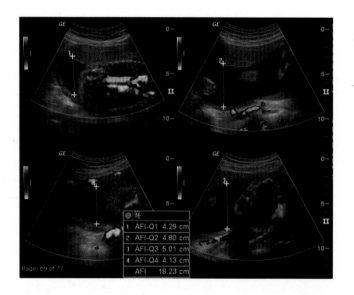

彩图 14 羊水指数（AFI）。4 个超声影像分别表示的是测量子宫各象限最大羊水池的垂直径线，四者之和即为羊水指数，即图中方框中所示

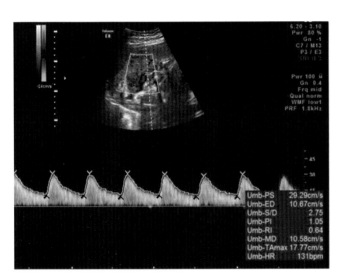

彩图 15　正常的脐动脉多普勒血流。超声影像表明了探头扫描的方向并且用红色和蓝色标示了血流的方向。血流描记可反映通过脐动脉血流的正常收缩峰值（**PS**）和舒张谷值（**ED**）

彩图 16　逆向的舒张末期血流。血流描记显示在舒张期血流为反向，表明在脐动脉内产生了逆向血流

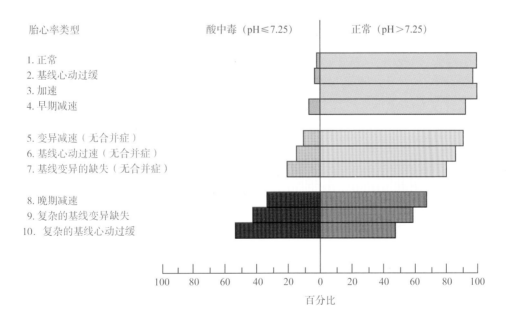

彩图 17　胎心率描记图改变的程度和其与出生后胎儿酸中毒的关系

（经许可转载自 Beard RW, Filshie GM, Knight CA, et al. The significance of the changes in the continuous fetal heart rate in the first stage of labour. J Obstet Gynaecol Br Commonw, 1971, 78:865–881.）

有氧代谢

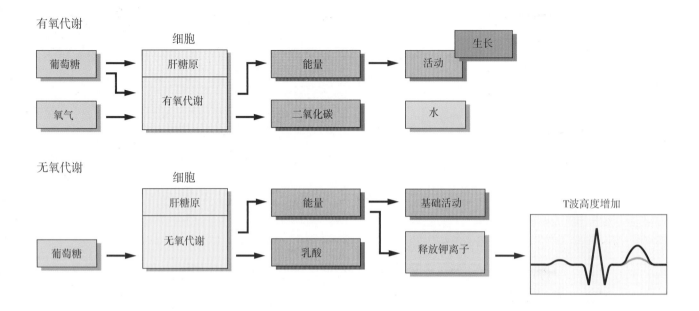

无氧代谢

彩图 18   心肌代谢通路和 T 波改变

（经许可转载自 Fetal Monitoring and ST Analysis. Neoventa Medical AB. © Neoventa Medical, 2012. ）

彩图 19   局部麻醉药带电部分和非带电部分之间存在动态平衡；在细胞内，离子化的分子与 Na^+ 通道的特异性受体相结合

（引自 Strichartz GR. Neural physiology and local anesthetics, Neural blockade in Clinical Anesthesia and Management of Pain. Edited by Cousins MJ Bridenbaugh PO, Philadelphia, PA: Lippincott-Raven, 1998: 35. ）

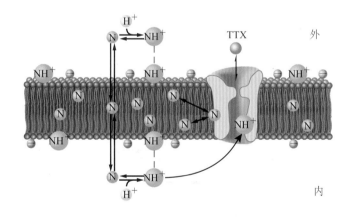

彩图 20   轻触觉（LT）、针刺觉（PP）和温度觉（T）的阻滞水平随着椎管内注射布比卡因时间的变化曲线图

（经许可转载自 Brull SJ, Greene NM. Time–courses of zones of differential sensory blockade during spinal anesthesia with hyperbaric tetracaine or bupivacaine. Anesth Analg, 1989, 69:342-347. ）

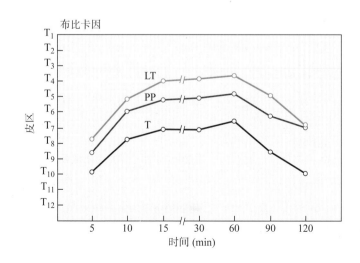

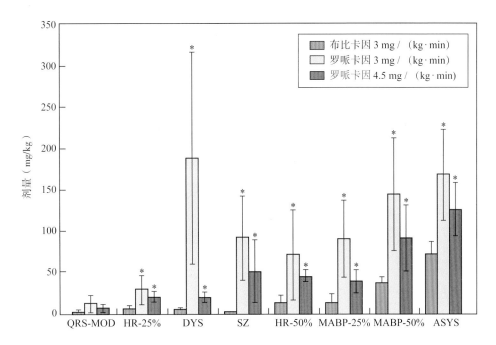

彩图 21　不同给药方案组第一次发生 QRS 波群调节（QRS–MOD），心律失常（DYS），抽搐，心率减少 25% 和 50%（25%HR 和 50%HR），平均动脉压降低 25% 和 50%（MABP–25% 和 MABP–50%）所需剂量。和布比卡因相比 *P* < 0.05

（经许可转载自 Dony P, Dewinde V, Vanderick B, et al. The comparative toxicity of ropivacaine and bupivacaine at equipotent doses in rats. Anesth Analg, 2000, 91:1489-1492.）

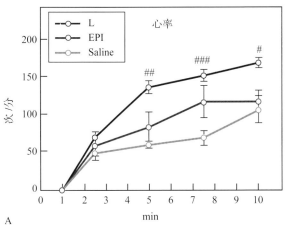

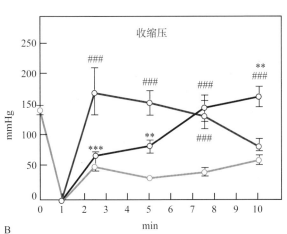

彩图 22　动物心率（A）和收缩压（B）随布比卡因中毒脂肪乳（L），肾上腺素（EPI）和生理盐水治疗后的时间变化

和生理盐水组相比有差异；*和肾上腺素组相比有差异

（经许可转载自 Weinberg GL, Di Gregorio G, Ripper R, et al. Resuscitation with lipid versus epinephrine in a rat model of bupivacaine overdose. Anesthesiology, 2008, 108:907–913.）

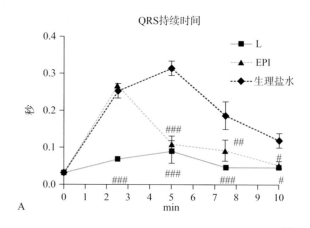

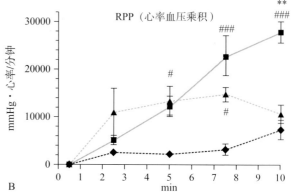

彩图 23　动物 QRS 持续时间（A）和 RPP（B）随布比卡因中毒脂肪乳（L），肾上腺素（EPI）和生理盐水治疗后的时间变化

#和生理盐水组相比有差异；＊和肾上腺素组相比有差异

（经许可转载自 Weinberg GL, Di Gregorio G, Ripper R, et al. Resuscitation with lipid versus epinephrine in a rat model of bupivacaine overdose. Anesthesiology, 2008, 108:907–913.）

彩图 24　产痛的特定阻滞和通路。产时疼痛包括内脏痛和躯体痛。子宫收缩会导致子宫肌层的缺血，导致钾、缓激肽、组胺和 5–HT 的释放。除此之外，子宫和宫颈低节段的牵张刺激机械感受器。这些有害冲动沿着伴随着交感神经末端的感觉神经纤维传导，经过宫颈旁区域和盆腔和腹下神经丛进入腰交感干。经过 T_{10}，T_{11}，T_{12} 的白交通和 L_1 脊神经，最后达到脊髓背角。通过阻滞这条通路上不同层次可以成功显示出这条传导通路。骶神经根阻滞 S_{2-4}，阴部阻滞，宫颈旁阻滞，低位椎管或鞍区阻滞，腰交感干阻滞，节段性硬膜外阻滞 T_{10} 至 L_1 可以缓解产时疼痛中的内脏痛成分

［经许可转载自 Eltzschig HK, Lieberman ES, Camann WR. Regional anesthesia and analgesia for labor and delivery. N Engl J Med, 2003, 348（4）:320.］

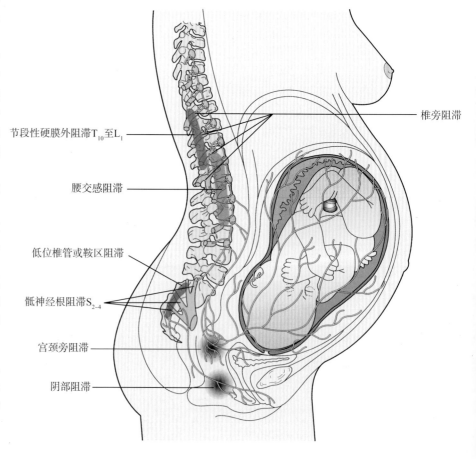

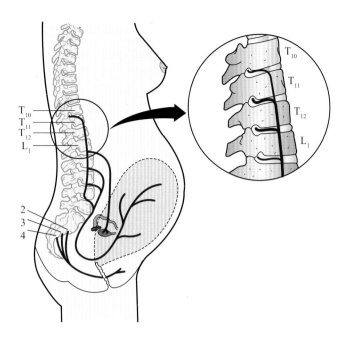

彩图 25　分娩疼痛传导通路。从宫颈和子宫传入的疼痛信号通过神经伴随交感神经纤维进入 T_{10}，T_{11}，T_{12} 的轴索和 L_1 脊平面，会阴部的疼痛通路通过阴部神经传导到 S_2，S_3，S_4 节段

（经许可转载自 Bonica JJ. The nature of pain of parturition. Clin Obstet Gynaecol, 1975, 2:511.）

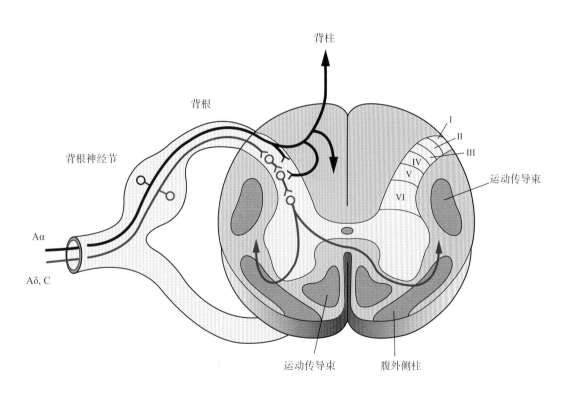

彩图 26　脊髓。$A\delta$ 和 **C** 纤维在脊髓背角形成多个突触。在 V 层的胞体发出轴突到同侧和对侧的腹侧核形成脊髓丘脑束

（经许可转载自 Bonica JJ. The nature of pain of parturition. Clin Obstet Gynaecol, 1975, 2:500.）

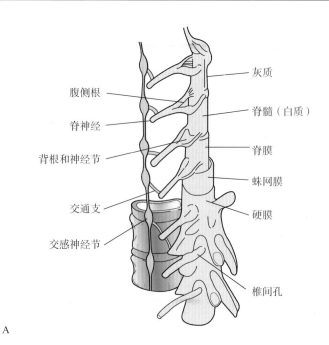

灰质
腹侧根
脊髓（白质）
脊神经
脊膜
背根和神经节
蛛网膜
交通支
硬膜
交感神经节
椎间孔

A

彩图 27　A. 脊髓和相关结构

［经许可转载自 Bridenbaugh PO, Greene NM, Brull SJ. Spinal（subarachnoid）neural blockade//Cousins MJ, Bridenbaugh PO, eds. Neural Blockade in Clinical Anesthesia and Management of Pain.Philadelphia, PA: Lippincott–Raven Publishers, 1998:203–241.］

B. 硬膜外腔、硬脊膜、蛛网膜和软脊膜的前视图。大量的静脉和椎体的静脉相连通

（经许可转载自 Macintosh RR. Lumbar puncture and spinal analgesia. Edinburgh: E & S Livingstone, 1957.Reprinted in Cousins MJ, Veering BT. Epidural neural blockade//Cousins MJ, Bridenbaugh PO, eds. Neural Blockade in Clinical Anesthesia and Management of Pain. Philadelphia, PA:Lippincott–Raven Publishers, 1998:243–321.）

椎板间腔隙
下关节突
上关节突
横突
黄韧带
硬膜
椎内静脉丛
硬膜外静脉
脊神经
椎体
前纵韧带

B

彩图 28　用落空感来确定硬膜外腔。将针置于棘间韧带，推动注射器的活塞判断压力。针用左手固定，右手拇指间歇性推动活塞。两手一起协同进针确保不会进针过快以及防止操作失误。每次进针后，都应该间断加压活塞直到落空感出现

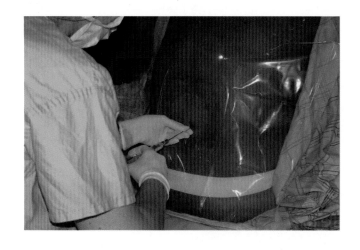

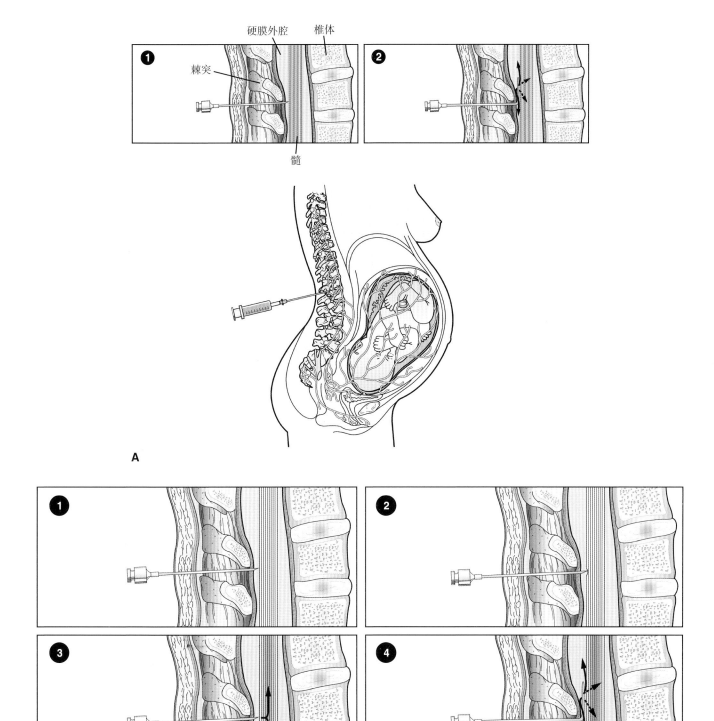

彩图 29　硬膜外镇痛技术和 CSE

硬膜外镇痛技术（图 A）是通过在硬膜外间隙置管实现的（1）。在找到最佳椎间间隙（L₃ 和 L₄ 间隙）之后用局麻药局部浸润麻醉，放置空心硬膜外穿刺针于棘间韧带。这些韧带对渗透具有一定的抵抗能力，将硬膜外穿刺针连接注射器可以让麻醉医师确认这些韧带的阻力。相比之下，硬膜外空间阻力较小，麻醉医师开始缓慢进针时有一定的阻力，当针进入到硬膜外腔时，会感到突然的落空感（2）。接下来放置硬膜外腔留置管，可以通过留置管注射局部麻醉药，阿片类药物，或者两者联合。CSE 的过程（图 B），硬膜外针置入硬膜外腔（1）。之后非常细的腰麻针通过硬膜外针进入蛛网膜下隙（2）。推动液体没有阻碍的话说明进针位置正确。使用单次大剂量局麻药，阿片类药物或者两者联合应用注入蛛网膜下隙（3）。接下来拔腰麻针，将导管置入硬膜外腔（4）。当单次脊髓镇痛完成之后，硬膜外导管可以用于持续的疼痛缓解

［经许可转载自 Eltzschig HK, Lieberman ES, Camann WR. Regional anesthesia and analgesia for labor and delivery. N Engl J Med, 2003, 348（4）:323.］

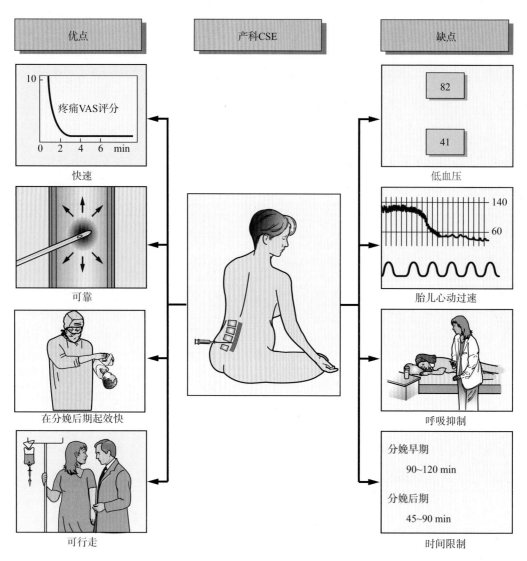

彩图 30　产时 CSE 麻醉的优点和缺点

（经许可转载自 Eisenach JC. Combined spinal–epidural analgesia in obstetrics. Anesthesiology, 1999, 91:299–302.）

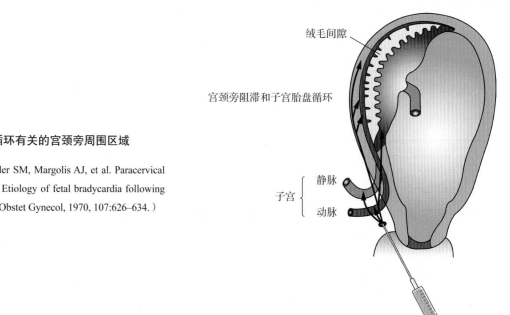

彩图 31　与子宫胎盘循环有关的宫颈旁周围区域

（经许可转载自 Asling JH, Shnider SM, Margolis AJ, et al. Paracervical block anesthesia in obstetrics. Ⅱ. Etiology of fetal bradycardia following paracervical block anesthesia. Am J Obstet Gynecol, 1970, 107:626–634.）

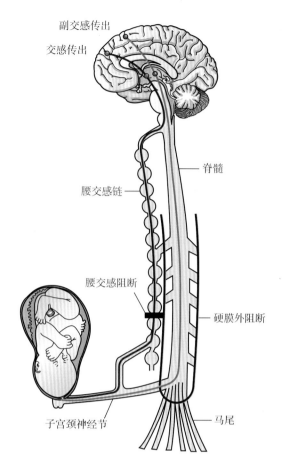

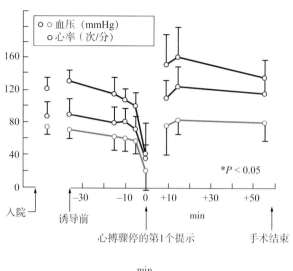

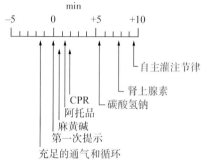

彩图 32　抑制宫缩的交感神经和宫缩的副交感神经传出通路。狗的妊娠及产后神经离断试验说明抑制宫缩的交感神经传出通路在中枢神经系统 T_3 发出，经过周围交感干到达子宫。切段盆腔副交感神经可阻断使子宫收缩的副交感神经。硬膜外镇痛可以部分阻滞副交感神经而不影响交感神经，因此可能减慢分娩进程

〔经许可转载自 Leighton BL, Halpern SH,Wilson DB. Lumbar sympathetic blocks speed early and second stage induced labor in nulliparous women. Anesthesiology, 1999, 90（4）:1044.〕

彩图 33　腰麻过程中心搏骤停的 **14** 例病人的重要体征的复合显示图（上图）和关键事件显示图（下图）

事件表示为与心搏骤停第一次提示（时间轴上的 0min 处）间的关系。收缩压的值（圆圈）为均值 ± 标准差

* 与入院时值相比 $P < 0.05$

（经许可转载自 Caplan RA, Ward RJ, Posner K, et al. Unexpected cardiac arrest during spinal anesthesia: a closed claims analysis of predisposing factors. Anesthesiology, 1988, 68:5–11.）

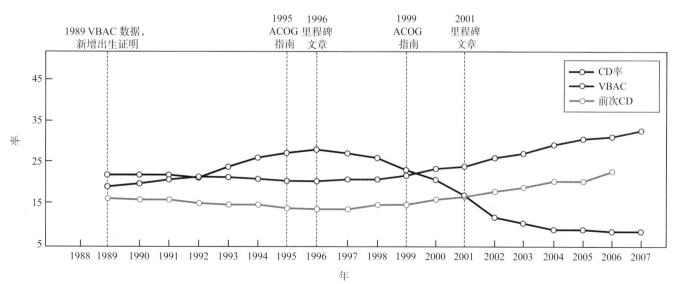

彩图 34　**VBAC** 率，所有剖宫产率（**CD** 率）及前次剖宫产率（前次 **CD**）

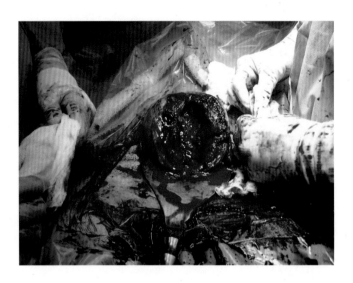

彩图 35　子宫破裂

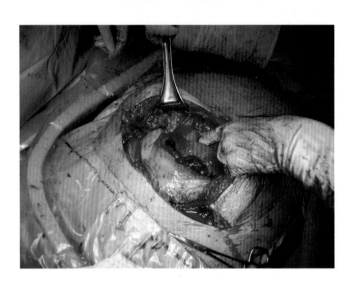

彩图 36　子宫破裂修补

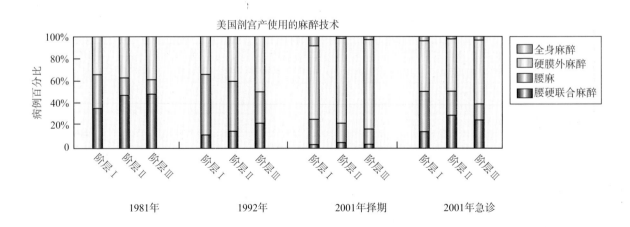

彩图 37　各种剖宫产麻醉技术的应用比例

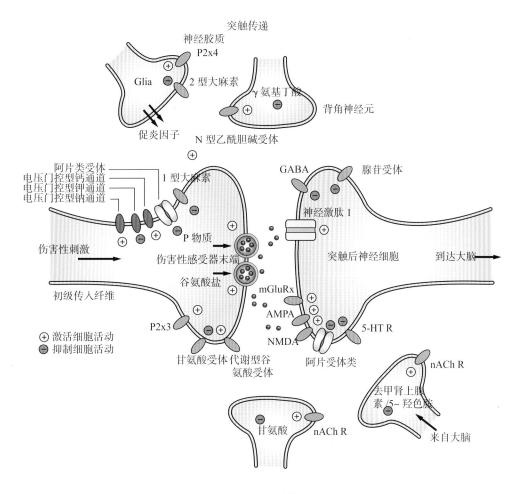

彩图 38 突触传递

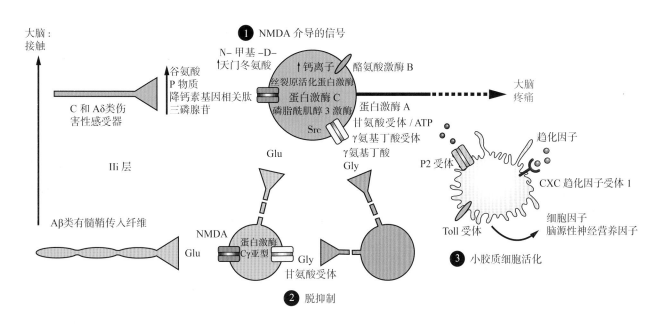

彩图 39 疼痛的细胞和分子机制

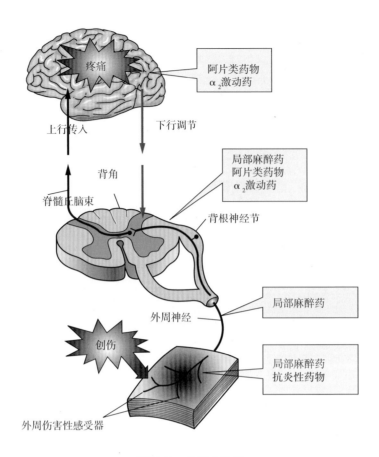

彩图 40　多模式镇痛

（经 Kehlet H, Dahl JB. The value of "multimodal" or "balanced analgesia" in postoperative pain treatment. Anesth Analg, 1993, 77（5）:1049. 许可重绘）

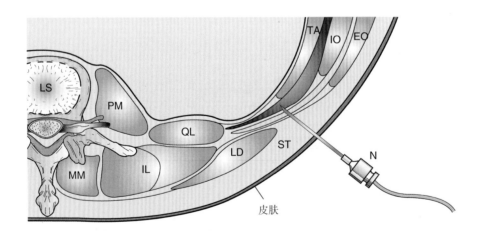

彩图 41　腹横肌平面阻滞

三角底部由浅入深分别由腹外斜肌、腹内斜肌、腹横肌的腱膜及腹膜构成。用突破法将穿刺针穿透三角后。穿刺针可在腹横肌平面显影，注射局麻药后可将筋膜层分开。LS. 腰椎；LD. 背阔肌；PM. 腰大肌；QL. 腰方肌；MM. 多裂肌；IL. 背髂肋肌；TA. 腹横肌；IO. 腹内斜肌；EO. 腹外斜肌；ST. 皮下组织［经许可转载自 Carney, J, McDonnell JG, Ochana A, et al. The transversus abdominis plane block provides effective postoperative analgesia in patients undergoing total abdominal hysterectomy. Anesth Analg, 2008, 107（6）:2056–2060.］

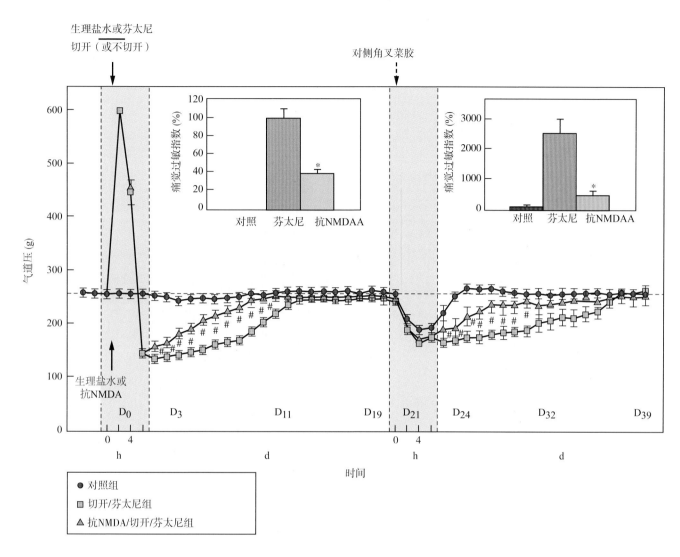

彩图 42　压力引起的痛觉过敏

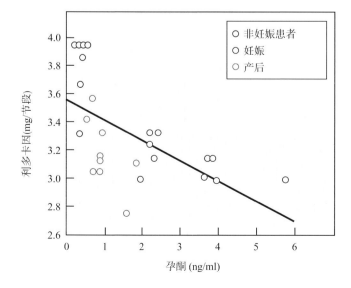

彩图 43　非妊娠患者、足月产妇及产后患者利多卡因需求量
（mg/ 节段）与脑脊液孕激素（ng/ml）的相关性
$r = -0.6$，$P = 0.03$

（经许可修改自 Datta S, Hurley RJ, Naulty JS, et al. Plasma and cerebrospinal fluid progesterone concentrations in pregnant and nonpregnant women. Anesth Analg, 1986, 65:950–954. ）

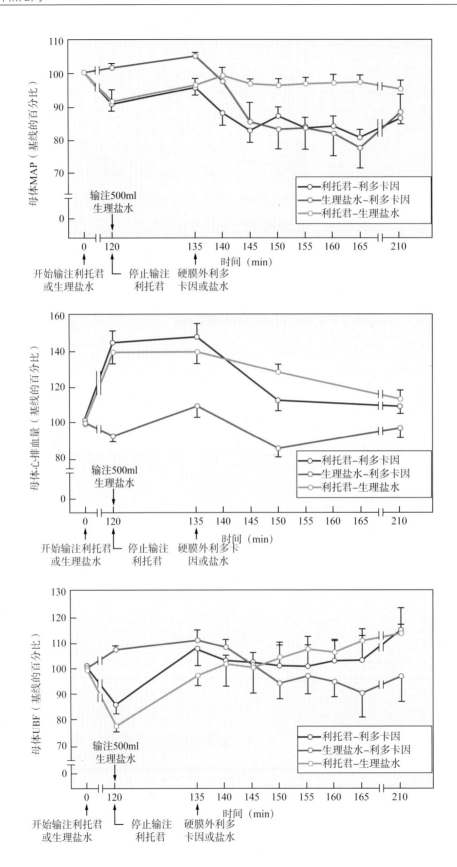

彩图 44 给孕羊静脉输注利托君 2h 后母体平均血压、心排血量和子宫血流量随时间的反应，以生理盐水为对照，继以硬膜外给予利多卡因或生理盐水对照

（经许可引自 Chestnut DH, Pollack KL, Thompson CS, et al. Does ritodrine worsen maternal hypotension during epidural anesthesia in gravid ewes? Anesthesiology, 1990, 72:315–321）

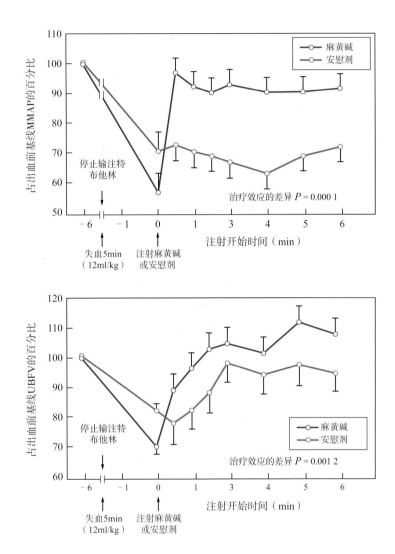

彩图 45 对怀孕的豚鼠在出血后分别静脉给予麻黄碱 **1mg/kg** 或安慰剂，其 **MMAP** 和子宫动脉血流速度（**UBFV**）随时间的变化。所有值都表示为与出血前基线值相比较的变化百分比的均值（±**SEM**）

（经许可引自 Chestnut DH, Weiner CP, Wang JP, et al. The effect of ephedrine upon uterine artery blood flow velocity in the pregnant guinea pig subjected to terbutaline infusion and acute hemorrhage. Anesthesiology, 1987, 66:508–512）

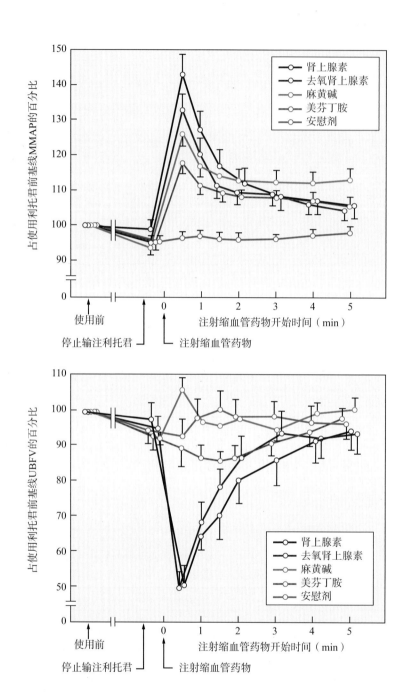

彩图 46 给妊娠豚鼠静脉输注利托君后再注射肾上腺素（0.001mg/kg）、去氧肾上腺素（0.01mg/kg）、美芬丁胺（1mg/kg）、麻黄碱（1mg/kg）或安慰剂（盐水，0.2ml）其 MMAP 和子宫动脉血流速度随时间的变化。每个值表示为与输注利托君前基线值相比的变化百分比的均值（±SEM）

（经许可引自 Chestnut DH, Ostman LG, Weiner CP, et al. The effect of vasopressor agents upon uterine artery blood flow velocity in the gravid guinea pig subjected to ritodrine infusion. Anesthesiology, 1988, 68:363–366）

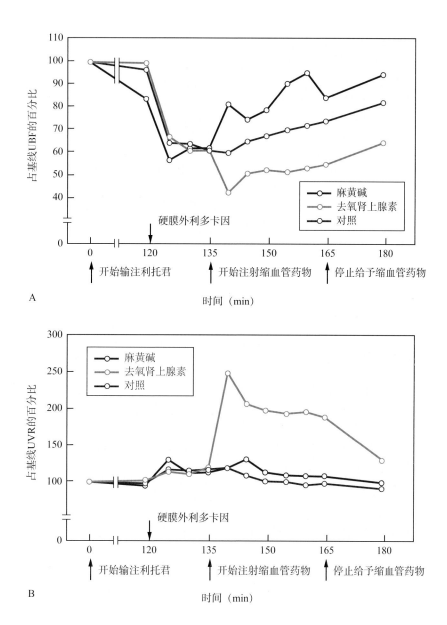

彩图 47 麻黄碱、去氧肾上腺素和 NS 对照组 UBF 随时间的变化。所有的值表示为均值（±SEM）（A，B）

（经许可引自 McGrath JM, Chestnut DH, Vincent RD, et al. Ephedrine remains the vasopressor of choice for treatment of hypotension during ritodrine infusion and epidural anesthesia. Anesthesiology, 1994, 80:1073–1081.）

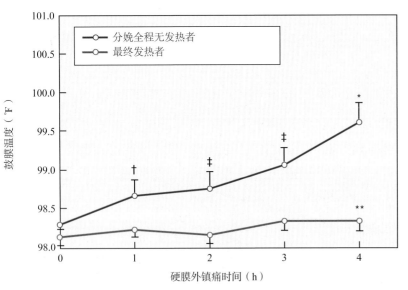

彩图 48 开始硬膜外镇痛 4h 后的母体鼓膜温度，按最终的产时发热状态分层。两曲线间有显著差异的温度点被标记出来（重复测量分析：†.*P*<0.05；‡.*P* ≤ 0.01；*.*P*<0.000 1）。用重复测量分析评估无发热组温度随时间的变化。没有观察到显著增加（**.*P*=0.26）

（经许可转载自 Goetzl L, Rivers J, Zighelboim I, et al. Intrapartum epidural analgesia and maternal temperature regulation. Obstet Gynecol, 2007, 109:687-690.）

彩图 49 不同肌松状态下对 IL-2 的核心温度反应

（经许可转载自 Goetzl L, Hill EG, Brown JL, et al. Maternal temperature response to epidural analgesia and pro-inflammatory activation. Reprod Sci, 2010, 17:177A.）

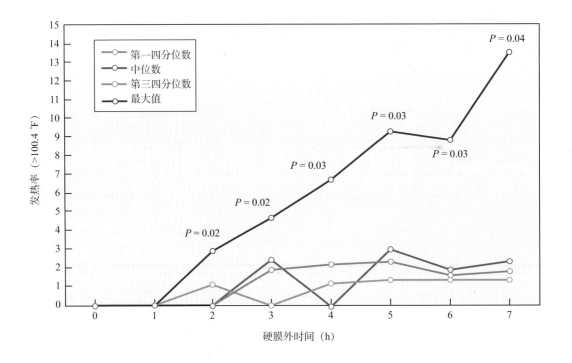

彩图 50 不同硬膜外镇痛时长和 IL-2 四分位数水平的发热率

（经许可转载自 Lenhardt R, Negishi C, Sessler DI, et al. Paralysis only slightly reduces the febrile response to IL-2during isoflurane anesthesia.Anesthesiology, 1998, 89:648-656.）

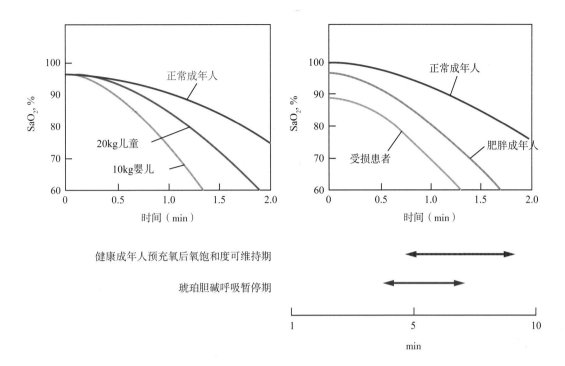

彩图 51　呼吸暂停期间血氧饱和度

［经许可转载自 Benumof JL, Dagg R, Benumof R. Critical hemoglobin desaturation will occur before return to an unparalyzed state following 1 mg/kg intravenous succinylcholine. Anesthesiology, 1997, 87（4）:979–982.］

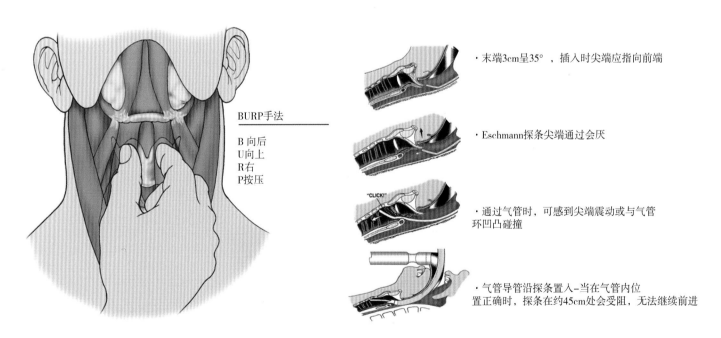

彩图 52　喉外部操作　　　　　　　　　**彩图 53　Eschmann 探条引导下气管插管**

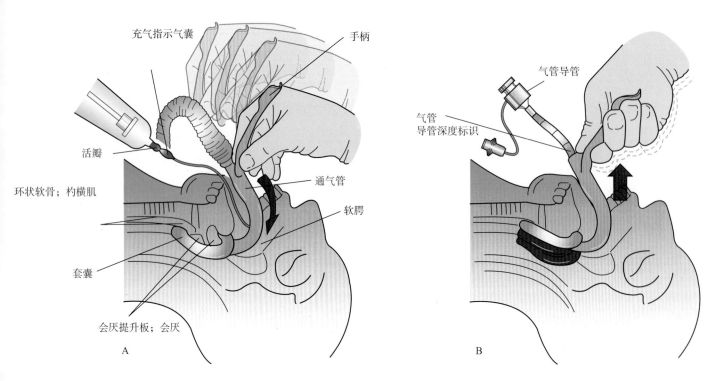

彩图 54 **Chandy 两步手法。A.** 置入 **LMA-Fastrach** 后，用金属手柄在矢状面轻柔旋转设备直至达到最小的手控通气阻力，即可获得良好的通气。这有助于设备内孔与声门在同一直线上。**B.** 盲探插管前，使用金属手柄将 **LMA Fastrach** 轻柔的从咽后壁提起（勿倾斜），可防止气管导管顶到杓状软骨，有利于气管导管顺利进入气管

［经许可转载自 Verghese C. Laryngeal mask airway devices: Three maneuvers for any clinical situation. Anesthesiology News, 2010, 36:8（15–16）.］

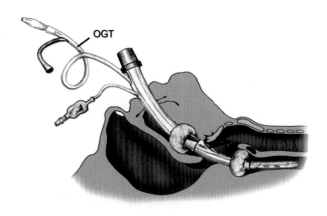

彩图 55 有 **OGT** 在位时 **King LTS-D** 在食管的正确位置

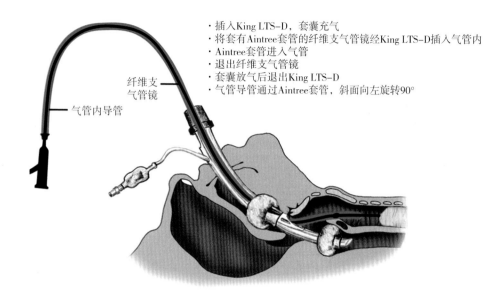

· 插入King LTS–D，套囊充气
· 将套有Aintree套管的纤维支气管镜经King LTS–D插入气管内
· Aintree套管进入气管
· 退出纤维支气管镜
· 套囊放气后退出King LTS–D
· 气管导管通过Aintree套管，斜面向左旋转90°

气管内导管

纤维支
气管镜

彩图 56　使用 Aintree 套管和纤维支气管镜经 King LTS-D 气管插管

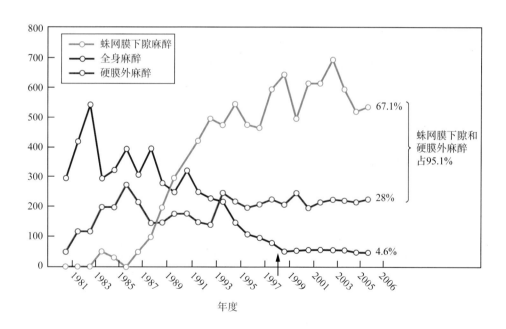

彩图 57　英国 St.James 大学医院 1982—2006 年剖宫产麻醉走势

［经许可转载自 Searle RD, Lyons G. Vanishing experience in training for obstetric general anesthesia: An observational study. Int J Obstet Anesth, 2008, 17（3）:233–237.］

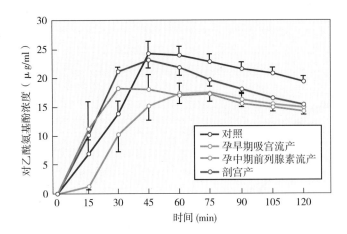

彩图 58　对乙酰氨基酚吸收法测量胃排空。如图显示非孕产妇小型妇科手术（红色），孕早期吸宫流产（绿色），孕中期前列腺素诱导终止妊娠（橙色），以及足月剖宫产（蓝色）时的对乙酰氨基酚吸收状况。峰浓度与达峰时间没有区别，浓度 - 时间曲线下面积仅在孕早期有区别，小于其他各组

（经许可重绘自 Macfie AG, Magides AD, Richmond MN, et al. Gastric emptying in pregnancy.Br J Anaesth, 1991, 67:54–57.）

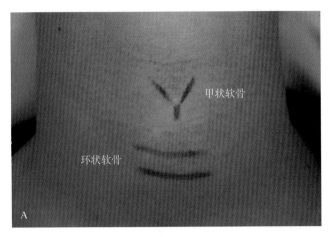
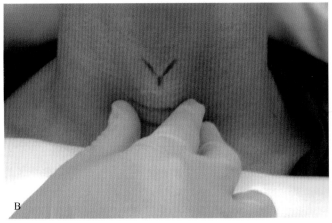

彩图 59　（**A**）环状软骨和甲状软骨上缘；（**B**）实施环状软骨按压

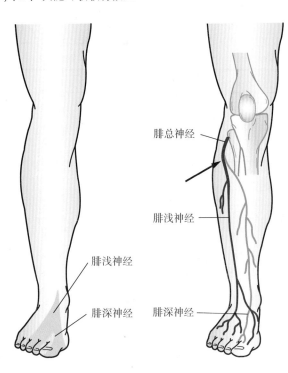

彩图 60　腓总神经及其分支。注意邻近腓骨头的神经，可因足蹬位置不佳而被压迫

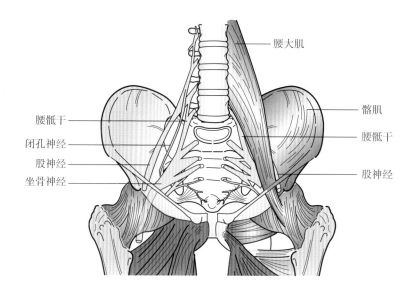

腰大肌

腰骶干

髂肌

腰骶干

闭孔神经

股神经

坐骨神经

股神经

彩图 61 腰骶神经根盆腔分支。腰骶干邻近骶骨翼,在此可被胎头压迫。胎儿在骨盆内时也会压迫股神经和闭孔神经

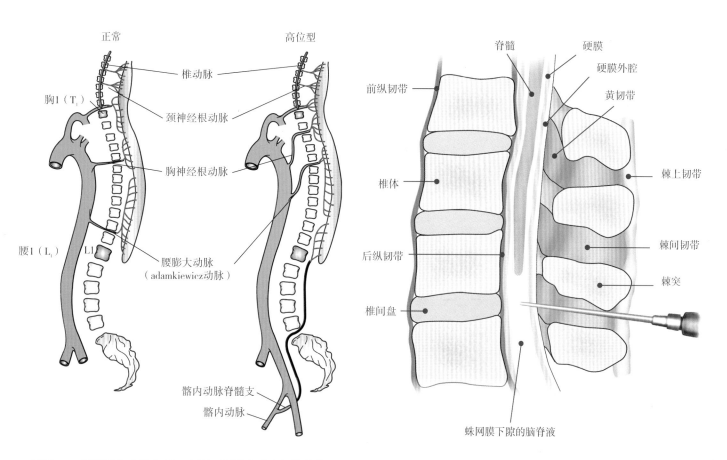

正常　　　　　　　　高位型

椎动脉

胸1(T₁)

颈神经根动脉

胸神经根动脉

腰1(L₁)　　L1

腰膨大动脉
(adamkiewicz动脉)

髂内动脉脊髓支

髂内动脉

脊髓　硬膜

硬膜外腔

黄韧带

前纵韧带

棘上韧带

椎体

后纵韧带

棘间韧带

棘突

椎间盘

蛛网膜下隙的脑脊液

彩图 62 脊髓供血动脉变异。左图,腰膨大动脉起始位置正常。右图,高位起始动脉。注意下段脊髓的供血动脉来自髂动脉的脊髓支,且可被胎儿压迫

彩图 63 腰椎解剖图

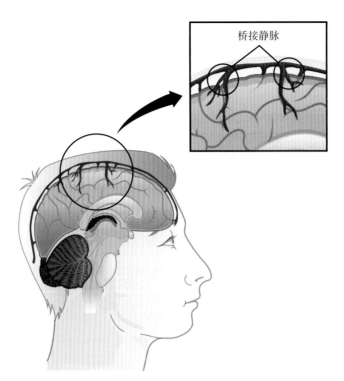

彩图 64 大脑与颅骨硬脑膜间的桥接静脉

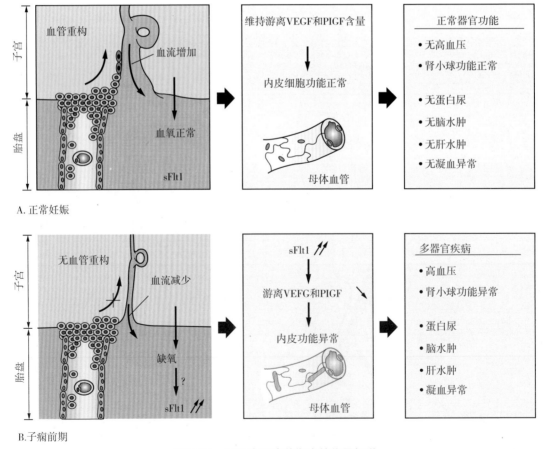

彩图 65 sFlt1 在子痫前期中的作用假说

A. 在正常妊娠，子宫螺旋动脉被血管内侵袭性滋养层细胞侵入并改构，由此显著增加血流以满足胎儿的氧与营养物质需求。B. 在子痫前期妇女的胎盘，没有发生滋养层细胞入侵，血流减少，导致胎盘缺氧。此外胎盘更多地分泌可溶性 Flt1（sFlt1）和清除 VEGF 和 PlGF，因此降低了循环中未结合的 VEFG 和 PlGF 含量。这一平衡的改变导致全身内皮功能障碍，引起多器官疾病。但目前对于缺氧是否是刺激子痫前期孕妇胎盘 sFlt1 分泌的扳机以及高水平的 sFlt1 是否干扰滋养层细胞入侵和子宫螺旋动脉重构仍无明确定论

（引自 Luttun A, Carmeliet P. Soluble VEGF receptor Flt1: The elusive preeclampsia factor discovered? J Clin Invest, 2003, 111:600–602. ）

子痫前期的病理生理

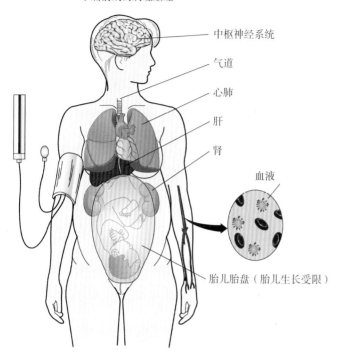

中枢神经系统

气道

心肺

肝

肾

血液

胎儿胎盘（胎儿生长受限）

彩图 66 子痫前期的病理生理学显示广泛多器官受累

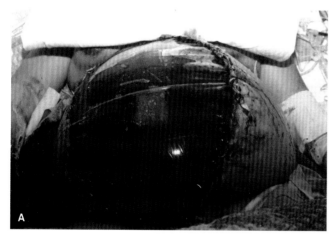

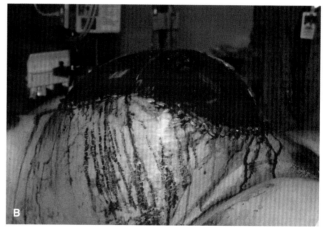

彩图 67 A 和 B.HELLP 综合征及重度子痫前期患者肝破裂。患者急需多个单位的血液和血制品。患者接受剖腹探查后腹腔填塞包扎，最终未能存活

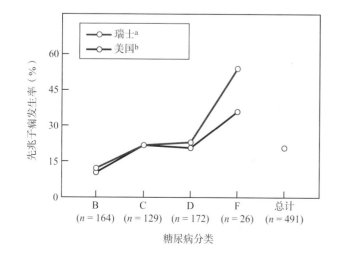

瑞士[a]
美国[b]

先兆子痫发生率（％）

60

45

30

15

B   C   D   F   总计
(n = 164)   (n = 129)   (n = 172)   (n = 26)   (n = 491)

糖尿病分类

彩图 68 491 例糖尿病患者根据 White 分类的子痫前期发生率

（经许可转载自 Cunningham FG, Leveno KJ, Bloom SL, et al. Diabetes // Cunningham FG, Leveno KJ, Bloom SL, eds. Williams Obstetrics. 23rd ed. New York, NY: McGraw-Hill Companies, Inc. 2010. Original data adapted from: aSibai BM, Caritis S, Hauth J, et al. Risks of preeclampsia and adverse neonatal outcomes among women with pregestational diabetes mellitus. Am J Obstet Gynecol, 2000, 182:364. and [b] Hanson U, Persson B. Outcome of pregnancies complicated by type 1 insulin-dependent diabetes in Sweden: Acute pregnancy complications, neonatal mortality and morbidity. Am J Perinatol, 1993, 10:330. ）

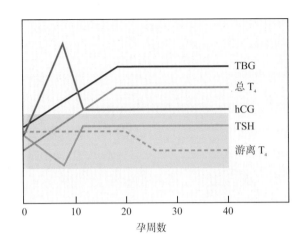

彩图 69 孕期血清甲状腺功能指标和 hCG 水平的变化模式。阴影部分代表非孕妇实验室检查甲状腺功能的正常范围

TBG. 甲状腺结合球蛋白；T₄. 甲状腺素；TSH. 甲状腺刺激激素

［经许可转载自 Casey BM, Leveno KJ. Thyroid disease in pregnancy. Obstet Gynecol, 2006, 108（5）:1283–1292. ］

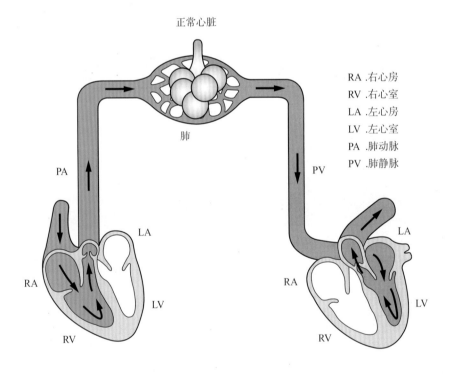

彩图 70 正常心脏

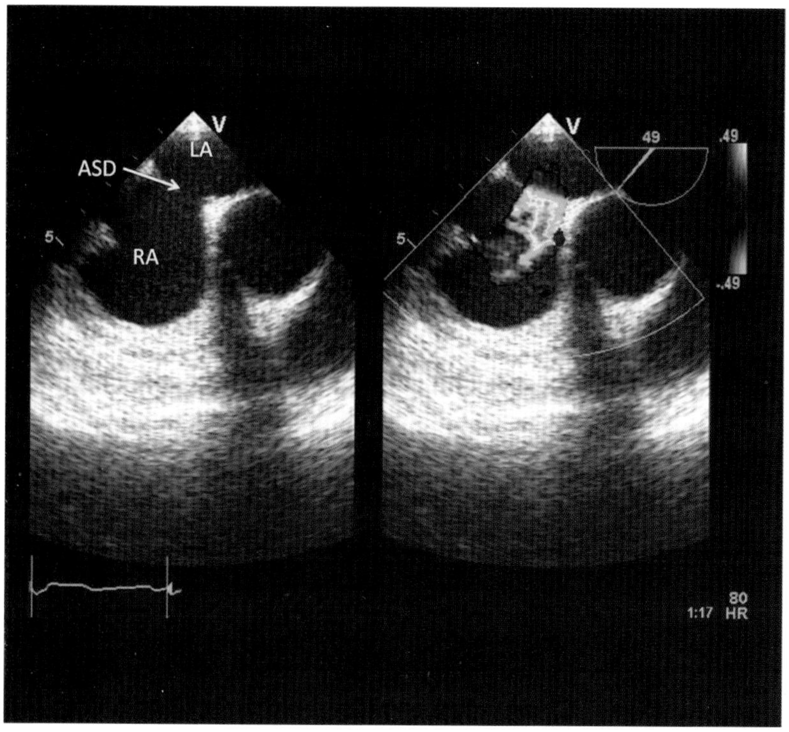

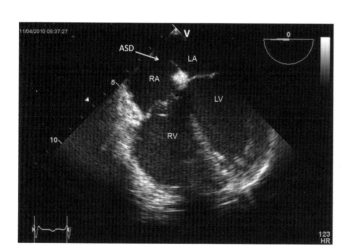

彩图 71　改良食管中段主动脉短轴切面显示一个大型房缺（左向右分流）

LA. 左心房；RA. 右心房；ASD. 房间隔缺损

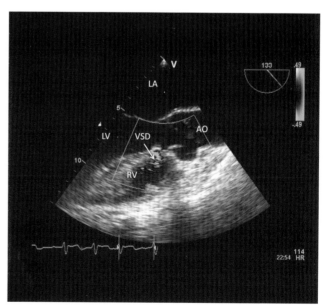

彩图 72　食管中段四腔心切面显示一个大型房缺（继发型）。同时也提示继发于慢性容量超负荷的右心室扩大

RA. 右心房；RV. 右心室；LA. 左心房；LV. 左心室

彩图 73　食管中段长轴切面显示室缺伴随室水平左向右分流

LA. 左心房；LV. 左心室；RV. 右心室；AO. 升主动脉；VAS. 室间隔缺损

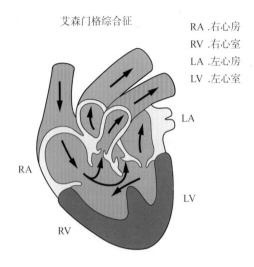

艾森门格综合征

RA．右心房
RV．右心室
LA．左心房
LV．左心室

彩图 74　艾森门格综合征

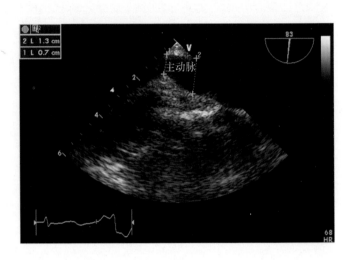

彩图 75　降主动脉长轴切面观察到主动脉缩窄患者降主动脉部位的狭窄

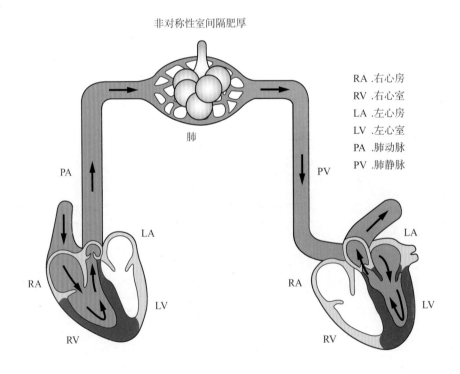

非对称性室间隔肥厚

RA．右心房
RV．右心室
LA．左心房
LV．左心室
PA．肺动脉
PV．肺静脉

彩图 76　非对称性室间隔肥厚

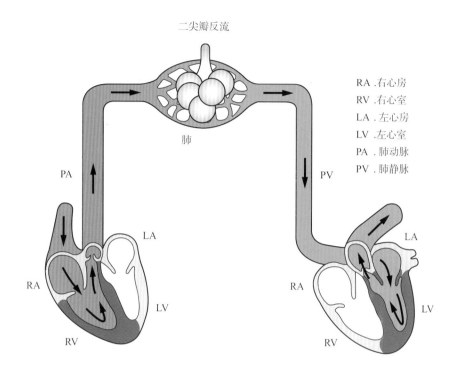

二尖瓣反流

肺

PA

PV

RA　.右心房
RV　.右心室
LA　.左心房
LV　.左心室
PA　.肺动脉
PV　.肺静脉

LA

RA

LV

RV

LA

RA

LV

RV

彩图 77　二尖瓣狭窄

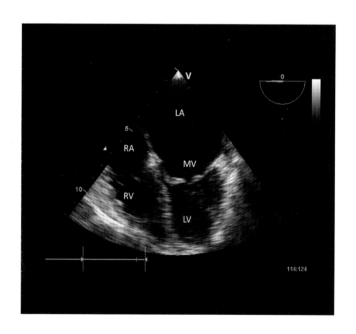

彩图 78　食管中段四腔心切面显示，该风心病患者左心房扩大、模糊，二尖瓣瓣叶开放受限。瓣叶增厚主要出现在二尖瓣瓣尖处，形成典型的"曲棍球"征，是风心病二尖瓣瓣叶典型形态改变

LA. 左心房；MV. 二尖瓣；LV. 左心室；RA. 右心房；RV. 右心室

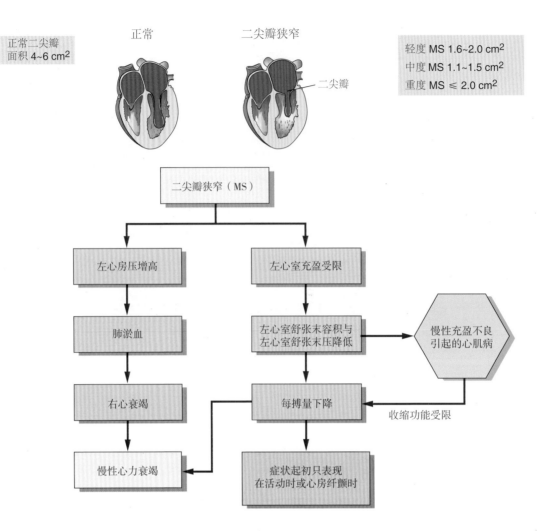

正常二尖瓣
面积 4~6 cm²

正常　　　　　　二尖瓣狭窄

二尖瓣

轻度 MS 1.6~2.0 cm²
中度 MS 1.1~1.5 cm²
重度 MS ≤ 2.0 cm²

二尖瓣狭窄（MS）

左心房压增高　　　　　　左心室充盈受限

肺淤血　　　　　　左心室舒张末容积与　　　　　　慢性充盈不良
　　　　　　左心室舒张末压降低　　　　　　引起的心肌病

右心衰竭　　　　　　每搏量下降　　　　　　收缩功能受限

慢性心力衰竭　　　　　　症状起初只表现
　　　　　　在活动时或心房纤颤时

彩图 79　二尖瓣狭窄的病理生理

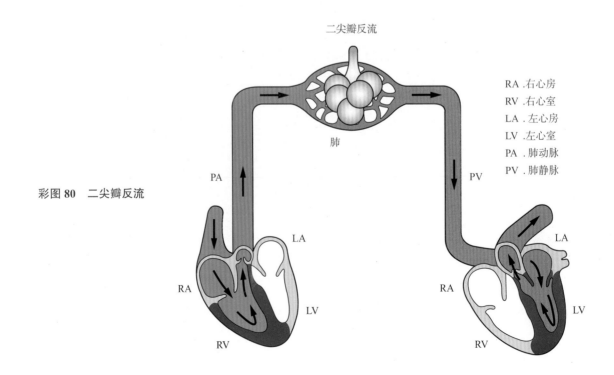

二尖瓣反流

肺

RA . 右心房
RV . 右心室
LA . 左心房
LV . 左心室
PA . 肺动脉
PV . 肺静脉

彩图 80　二尖瓣反流

PA　　　　　　PV

LA　　　　　　LA

RA　　　　　　RA

LV　　　　　　LV

RV　　　　　　RV

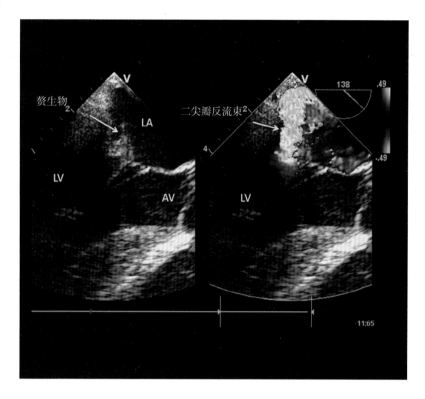

彩图 81 食管中段长轴切面显示二尖瓣前瓣巨大赘生物。可见大量向后的偏心血液流入左心房，致二尖瓣重度反流

LA. 左心房；LV. 左心室；AV. 主动脉瓣；MR. 二尖瓣反流

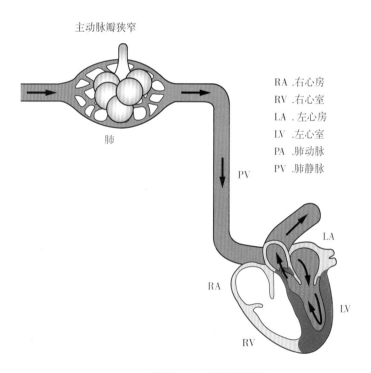

彩图 82 主动脉瓣狭窄

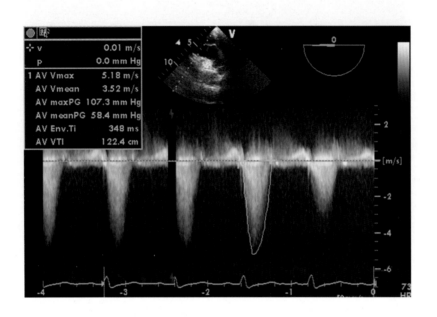

彩图 83　经胃深部长轴切面使用连续多普勒测量主动脉瓣血流。可发现，主动脉瓣血流峰速达 **5.18m/s**，平均压差为 **7.8kPa（58.4mmHg）**，两项都可满足主动脉瓣重度狭窄诊断标准

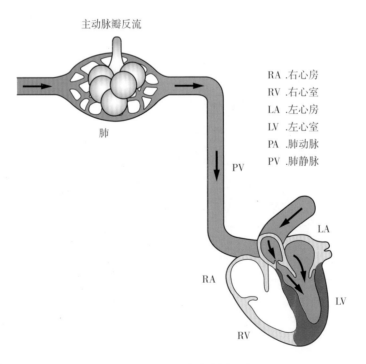

彩图 84　主动脉瓣反流

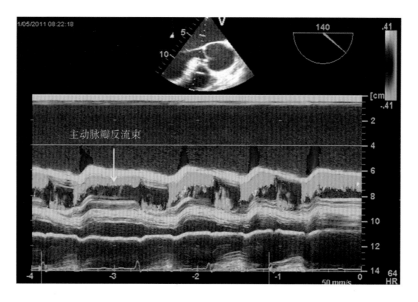

彩图 85 食管中段主动脉瓣长轴切面，M 型超声彩色多普勒显示左心室流出道。可见舒张期持续彩色血流，提示主动脉瓣反流

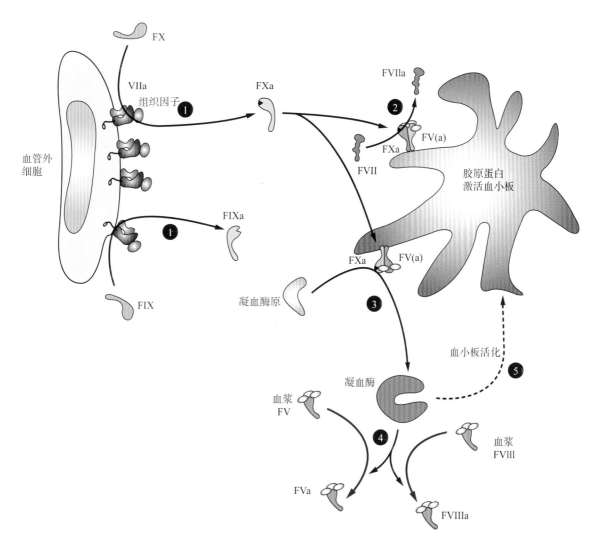

彩图 86 凝血的初始阶段。血管壁受损后暴露血管外组织因子，形成Ⅶ因子 / 活化Ⅶ因子复合物

［经许可转载自 Eilertsen KE，Østerud B. Tissue factor:（patho）physiology and cellular biology. Blood Coagul Fibrinolysis，2004，15（7）:521–538. ］

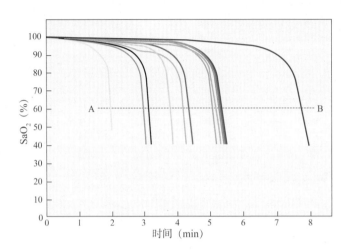

彩图 87 **99% 去氮后呼吸暂停时 SaO₂ 随时间变化曲线。黑虚线表示妊娠时的平均值。与 AB 线相交的线从左到右依次表示：BMI 50 和分娩；BMI 35 和分娩；分娩；脓毒症；BMI 35；双胞胎；血容量不足；平均怀孕；贫血；子痫前期**

（经许可改编自 McClelland SH, Bogod DG, Hardman JG. Pre-oxygenation and apnoea in pregnancy: changes during labour and with obstetric morbidity in a computational simulation. Anaesthesia, 2009,64:371–377.）

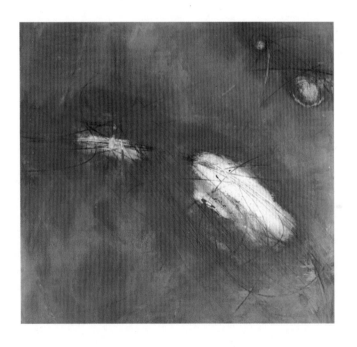

彩图 88 **创造力与疯狂：许多精神料医师都对创造力和疯狂间的紧密关联产生了浓厚兴趣。这位女性画家用破碎（间断）的线条来表现画作的疯狂，而同时色彩和形状又很和谐**

（经许可改编自 Broken Lines by Gesine Schetelig）

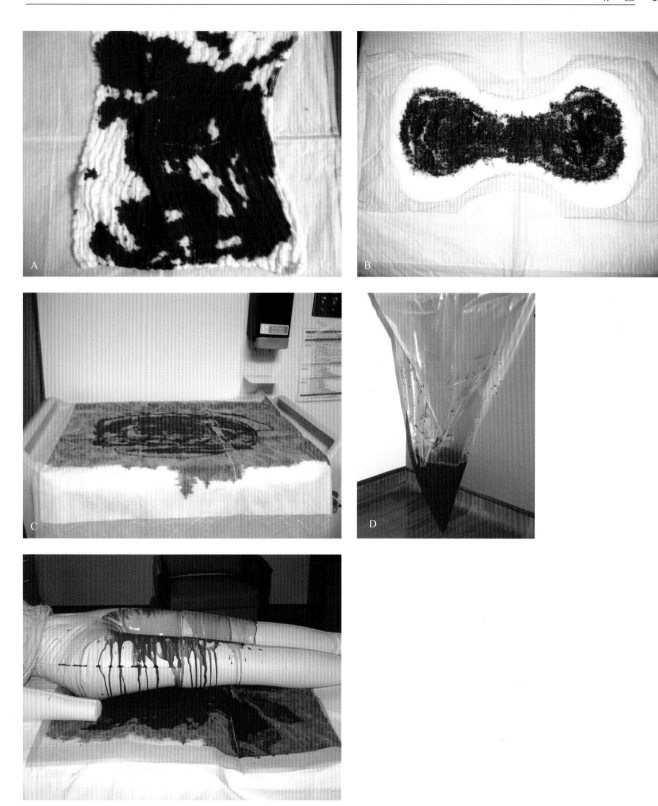

彩图 89　基于网络的孕妇外周失血模拟器

A. 开腹海绵；B. 会阴垫；C. 大号蓝色臀下垫；D. 阴道分娩幕帘；E. 在躺在产床上的模拟人身上洒的血

［经许可转载自 Toledo P, McCarthy RJ, Burke CA, et al. The effect of live and web-based education on the accuracy of blood-loss estimation in simulated obstetric scenarios. Am J Obstet Gynecol 2010;202(4):400.e1–400.e5.］

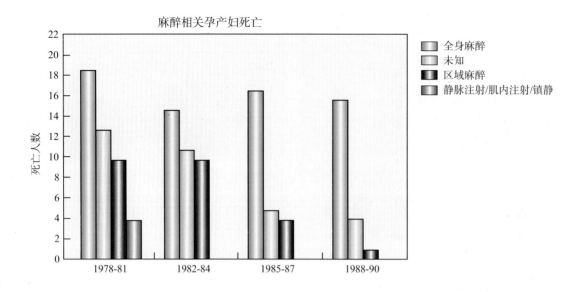

彩图 90　孕产妇死亡原因

[经 Wolters Kluwer Health, Lippincott Williams & Wilkins 许可转载自 Hawkins JL,Koonin LM, Palmer SK,et al. Anesthesia-related deaths during obstetric delivery in the United States,1979—1990.Anesthesiology,1997,86(2):277–284.]

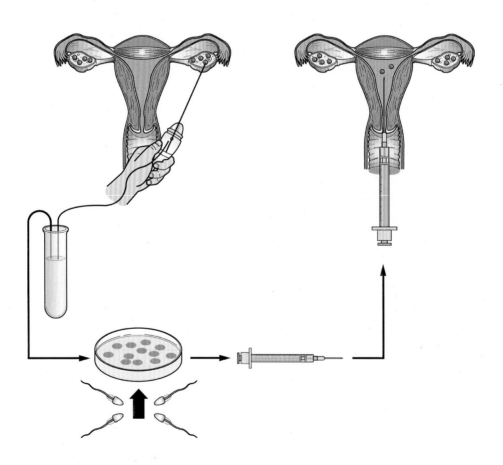

彩图 91　经阴道取卵和移植操作

（Caroline Dean 医生授权使用）

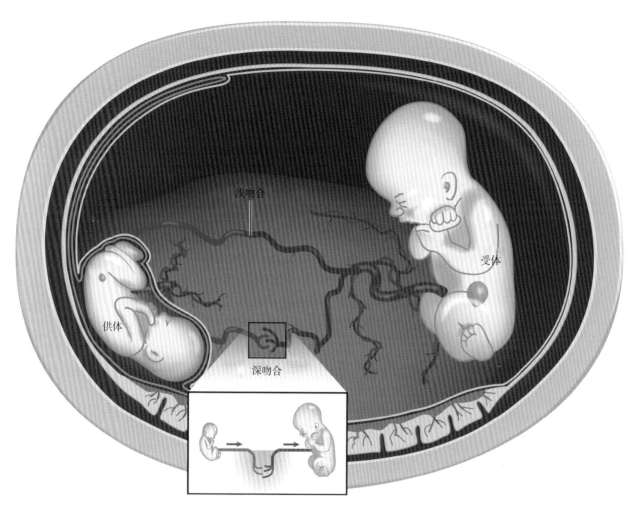

彩图 92　双胎输血综合征深、浅吻合图，图中较大的受体胎儿位于右侧，较小的"被卡住的"供体胎儿位于左侧，且由于羊水过少而被羊膜包裹

（Kenneth J Moise, Jr. 授权使用）

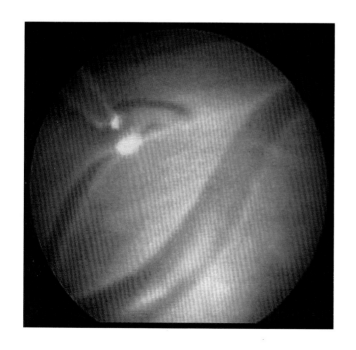

彩图 93　激光治疗双胎输血的动、静脉吻合

（Anthony Johnson DO 授权使用）

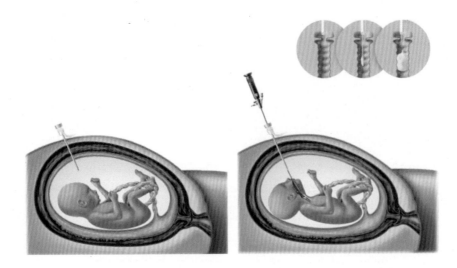

彩图 94   向胎儿口部方向插入戳卡。然后经戳卡向胎儿咽部和气管插入内镜。右上图为插入球囊、充气阻塞气道

[Deprest J 等许可使用（2006）]

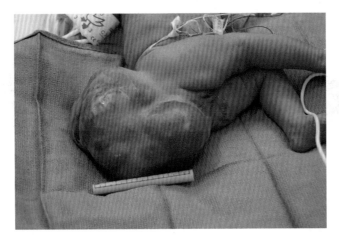

彩图 95   分娩后切除前的骶尾部畸胎瘤

（Oluyinka Olutoye 授权使用）

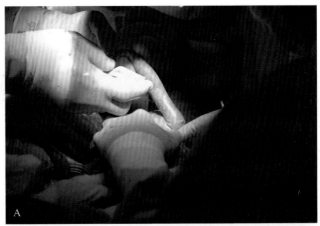

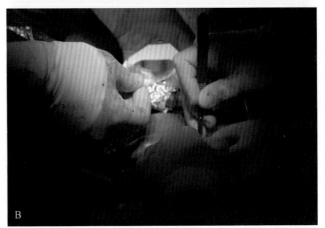

彩图 96   A. 用在胎儿手上的脉搏氧计；B. 用铝箔和敷贴包裹脉搏氧计以防环境光线干扰

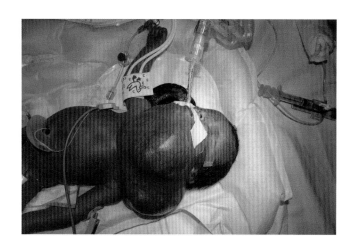

彩图 97　经 EXIT 分娩的新生婴儿的颈部畸胎瘤

（Oluyinka Olutoye 授权使用）

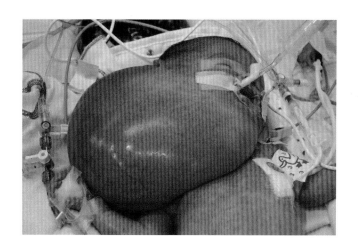

彩图 98　经 EXIT 分娩的新生婴儿的颈部淋巴管瘤

（Oluyinka Olutoye 授权使用）

本书参考文献请扫描二维码